БОЛЬШОЙ
РУССКО-АНГЛИЙСКИЙ
МЕДИЦИНСКИЙ
СЛОВАРЬ

COMPREHENSIVE
RUSSIAN-ENGLISH
MEDICAL
DICTIONARY

COMPREHENSIVE RUSSIAN-ENGLISH MEDICAL DICTIONARY

Approx. 70 000 terms

2nd stereotype edition

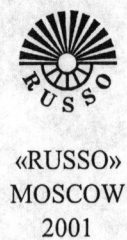

«RUSSO»
MOSCOW
2001

БОЛЬШОЙ РУССКО-АНГЛИЙСКИЙ МЕДИЦИНСКИЙ СЛОВАРЬ

Около 70 000 терминов

2-е издание, стереотипное

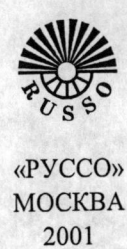

«РУССО»
МОСКВА
2001

ББК 5
Б79

Руководители авторского коллектива:
д-р мед. наук, проф., чл.-кор. РАЕН Бенюмович М.С.,
д-р мед. наук, проф., акад. МАИ Ривкин В.Л.

Авторы:
канд. мед. наук Антонян Р.Г., д-р мед. наук, проф., чл.-кор. РАЕН Бенюмович М.С., канд. мед. наук Болотина А.Ю., канд. биол. наук Болякина Г.К., канд. мед. наук Вербицкий В.М., канд. мед. наук Верин В.Е., д-р биол. наук Галактионов В.Г., д-р. мед. наук Горин В.В., д-р мед. наук Гречко В.Е., канд. биол. наук Еникеева Д.А., канд. мед. наук Ефимова М.Н., канд. мед. наук Здановский В.М., д-р биол. наук Зубкова С.М., канд. биол. наук Казанская Н.С, д-р мед. наук Кандель Э.И., д-р мед. наук Колесников Л.Л., Корнилова Д.В., канд. мед. наук Лисовский М.Я., канд. фарм. наук Малахова Н.И., д-р мед. наук Мигулёва И.Ю., Морозов Н.В., д-р мед. наук Морозов П.В., д-р мед. наук Папин А.А., канд. мед. наук Петрушина В.А., Пигнастый Г.Г., канд. мед. наук, проф., акад. МАИ Ривкин В.Л., д-р мед. наук Роменский А.А., канд. мед. наук Селезнёв Ю.В., д-р мед. наук Сувалян А.Г., д-р мед. наук Таточенко В.К., канд. мед. наук Чикорин А.К., канд. мед. наук Шиятая О.К., канд. филол. наук Шхвацабая Т.И., канд. мед. наук Якушева Е.О.

Б79 Большой русско-английский медицинский словарь. Ок. 70 000 терминов. — М: РУССО, 2001. — 704 с.

ISBN 5-88721-184-9

Словарь содержит около 70 000 терминов, представляющих все отрасли современной медицины — от анатомии и физиологии до микрохирургии и молекулярной биологии.

В Словаре достаточно полно представлены как фундаментальные, так и прикладные отрасли медицины: анатомия, гистология, цитология, физиология, микробиология, фармакология, терапия, хирургия, акушерство и гинекология, невропатология, педиатрия, стоматология, кардиология, урология, проктология, офтальмология, оториноларингология, сексопатология, психиатрия, вирусология, онкология, рентгенология и др.

В конце словаря приводится перечень русских медицинских сокращений с расшифровкой и английскими эквивалентами.

Словарь предназначен для широкого круга врачей-практиков, учёных-медиков, студентов и преподавателей медицинских академий и колледжей, а также для тех, кто по роду своей деятельности связан с международным сотрудничеством в области медицины.

ББК 5+81.2 Англ.-4

ISBN 5-88721-184-9

© «РУССО», 2000
Репродуцирование (воспроизведение) данного издания любым способом без договора с издательством запрещается.

ПРЕДИСЛОВИЕ

В последние десятилетия происходит широкое внедрение достижений мирового технического прогресса в медицинскую науку и практику. Большой вклад вносится в медицину и со стороны смежных с медициной наук: биохимии, молекулярной биологии, генетики и др.

Медицинская лексика впитывает в себя новую терминологию, связанную с прогрессивными методами исследования человеческого организма и его функционирования, новыми методиками лечения: лазерными технологиями, компьютерной диагностикой, микрохирургией, криохирургией, лапароскопическими исследованиями и т.д.

В работе по составлению Словаря принимал участие большой авторский коллектив — более 30 ученых-медиков различной специализации. В Словаре представлены все отрасли современной медицины — от анатомии и физиологии до микрохирургии и компьютерной диагностики.

В Словаре отражена терминология как фундаментальных, так и прикладных отраслей медицины: анатомии, гистологии, цитологии, физиологии, микробиологии, фармакологии, терапии, хирургии, акушерства и гинекологии, невропатологии, кардиологии, педиатрии, урологии, проктологии, офтальмологии, оториноларингологии, сексопатологии, стоматологии, психиатрии, онкологии, рентгенологии и др.

Словарь содержит около 70 000 терминов по всем основным разделам клинической и теоретической медицины, медицинской техники и смежных наук. При составлении словника Словаря и поиске эквивалентов на английском языке использовались различные медицинские источники последних лет: «Энциклопедический словарь медицинских терминов», издания ВОЗ, официальные переводы Международных номенклатур: анатомической, гистологической и эмбриологической, издания на английском языке: "Stedman's Medical Dictionary", "Dorland's Medical Dictionary", "Melloni's Illustrated Dictionary of Medical Abbreviations", вышедшие в издательствах "Parthenon Publishing" и "Williams & Wilkins" (США), а также периодические издания на русском и английском языках.

Как и любой объемный многолетний труд, Словарь не свободен от недостатков: кто-то может покритиковать отбор терминов в той или иной области, кто-то из специалистов может предложить более точный эквивалент на английском языке. Не будем забывать и о том, что медицинская терминология расширяется и обогащается постоянно, поэтому естественно, что какие-то новейшие термины, появившиеся в медицинском обиходе, объективно не могли попасть в Словарь. Будем с оптимизмом смотреть в будущее: создать 2-ое издание данного Словаря будет уже проще при наличии столь крупной русско-английской медицинской терминологической базы, отражением которой является данное издание.

Замечания и предложения по содержанию Словаря следует направлять по адресу: 117071 Москва, Ленинский проспект, д. 15, офис 323, издательство «РУССО».
Телефон/факс: 955-05-67, 237-25-02.
Web: http://www.aha.ru/~russopub/
E-mail: russopub@aha.ru

Авторы

О ПОЛЬЗОВАНИИ СЛОВАРЕМ

Ведущие термины расположены в словаре в алфавитном порядке. Синонимичные русские ведущие термины, следующие в алфавитном порядке непосредственно друг за другом, пишутся через запятую. Например, **гематодерматóз** *м.*, **гематодермия** *ж.*

Для составных терминов принята алфавитно-гнездовая система. По этой системе термины, состоящие из определяемых слов и определений, следует искать по определяемым словам. Например, термин **óстрый аденоидит** следует искать в гнезде **аденоидит**.

В гнезде алфавитный порядок соблюдается по определениям, которые располагаются после тильды (~), заменяющей ведущий термин.

Составные термины для удобства пользования словарем помещены с обратным порядком слов, после тильды в этих случаях ставится запятая. Например:

абсцéсс *м.*

~, гангренóзный

Составной термин следует читать: **гангренóзный абсцéсс**.

Синонимичные варианты как русских гнездовых терминов, так и английских эквивалентов даны в квадратных скобках ([ ]).

Например, **полносъёмный [пóлный] зубнóй протéз** full [complete] denture. Термин следует читать: **полносъёмный зубнóй протéз, пóлный зубнóй протéз**. Английский эквивалент следует читать: full denture, complete denture.

Все пояснения заключены в круглые скобки и набраны курсивом. Например:

слабéть *(о зрении)* to decay.

Факультативная часть как русского термина, так и английского эквивалента помещена в круглые скобки. Например:

протоплазм(ат)óлиз *м.* protoplasm(at)olysis.

Термин следует читать **протоплазматóлиз, протоплазмóлиз**. Английский эквивалент — protoplasmatolysis, protoplasmolysis.

Устойчивые словосочетания даются в подбор к ведущему термину и отделяются от перевода знаком ромба (◊). Например:

гипс *м.* plaster (of Paris), (dried) gypsum ◊ **снимáть** ~ to discard a plaster cast.

Иногда после перевода ведущего гнездового термина дается ссылка *см. тж*. Это означает, что если встретившееся в тексте существительное с прилагательным отсутствует в данном гнезде, его следует искать в гнезде того слова, на которое дана ссылка. Например:

лейкоцитопения *ж.* leuko(cyto)penia *f (см. тж* **лейкопения***)*.

Таким образом, если в тексте встретился термин **аутоиммýнная лейкоцитопения** и его в словаре нет, следует просмотреть гнездо **лейкопения**.

В словаре термины приводятся в американской орфографии.

СПИСОК ПОМЕТ И УСЛОВНЫХ СОКРАЩЕНИЙ

акуш.	акушерство	*паразитол.*	паразитология
аллерг.	аллергология	*пат. анат.*	патологическая анатомия
амер.	американский термин	*патол.*	патология
анат.	анатомия	*пед.*	педиатрия
англ.	английский термин	*прокт.*	проктология
анест.	анестезиология	*псих.*	психиатрия
антроп.	антропология	*пульм.*	пульмонология
бакт.	бактериология	*радиол.*	радиология
биол.	биология	*разг.*	разговорное выражение
биофиз.	биофизика	*рентг.*	рентгенология
биохим.	биохимия	*с.*	средний род
венерол.	венерология	*сексол.*	сексология
вирусол.	вирусология	*сем.*	семиотика
гастр.	гастроэнтерология	*сексопатол.*	сексопатология
гельм.	гельминтология	*см.*	смотри
гемат.	гематология	*стат.*	статистика
гемелл.	гемеллология	*стом.*	стоматология
ген.	генетика	*суд. мед.*	судебная медицина
гинек.	гинекология	*терат.*	тератология
гист.	гистология	*тж*	также
деонт.	деонтология	*токсикол.*	токсикология
дерм.	дерматология	*торак. хир.*	торакальная хирургия
ж.	женский род	*травм.*	травматология
иммун.	иммунология	*трансп.л.*	трансплантология
инф. бол.	инфекционные болезни	*урол.*	урология
ист.	относящийся к истории	*уст.*	устаревший термин
кард.	кардиология	*фарм.*	фармакология
клет. биол.	клеточная биология	*физ.*	физика
косм. мед.	космическая медицина	*физиол.*	физиология
лаб.	лабораторное оборудование	*физиотер.*	физиотерапия
лаб. диагн.	лабораторная диагностика	*физ. хим.*	физическая химия
лат.	латинский термин	*фр.*	французский термин
м.	мужской род	*хим.*	химия
мед. тех.	медицинская техника, оборудование, инструментарий	*хир.*	хирургия
микол.	микология	*цит.*	цитология
микр.	микробиология	*экол.*	экология
мн.	множественное число		
мол. ген.	молекулярная генетика	*эмбр.*	эмбриология
мол. биол.	молекулярная биология	*энд.*	эндокринология
морф.	морфология	*эпид.*	эпидемиология
напр.	например	NA	Nomina Anatomica (Международная анатомическая номенклатура)
невр.	неврология		
нейрофизиол.	нейрофизиология		
нейрохир.	нейрохирургия	NE	Nomina Embryologica (Международная эмбриологическая номенклатура)
нефр.	нефрология		
онк.	онкология		
опт.	оптика	NH	Nomina Histologica (Международная гистологическая номенклатура)
ортоп.	ортопедия		
ото	оториноларингология		
офт.	офтальмология		

РУССКИЙ АЛФАВИТ

Аа	Жж	Нн	Фф	Ыы
Бб	Зз	Оо	Хх	Ьь
Вв	Ии	Пп	Цц	Ээ
Гг	Йй	Рр	Чч	Юю
Дд	Кк	Сс	Шш	Яя
Ее	Лл	Тт	Щщ	
Ёё	Мм	Уу	Ъ	

А

абази́ческий abasic
абази́я ж. abasia
 ~, атакси́ческая atactic [ataxic] abasia
 ~, дрожа́тельная trepidant abasia
 ~, паралити́ческая paralytic abasia
 ~, пароксизма́льная дрожа́тельная paroxysmal trepidant abasia
 ~, спасти́ческая spastic abasia
 ~, хореи́ческая choreic abasia
абази́я-астази́я ж. abasia atactica, astasia-abasia
 ~, истери́ческая hysteric abasia atactica, hysteric astasia-abasia
абактериа́льный abacterial, nonbacterial
абацилля́рный abacillar(y)
абдомина́льный abdominal
абдоминогистеротоми́я ж. abdominohysterotomy, abdominal hysterotomy
абдоминогистерэктоми́я ж. abdominohysterectomy
абдоминоперикардиостоми́я ж. abdominopericardiostomy
абдоминоскопи́я ж. abdominoscopy, peritoneoscopy, laparoscopy, celioscopy, ventroscopy, organoscopy
абду́ктор м. abductor
абду́кция ж. abduction
абберра́нтный (напр. о хромосоме) aberrant
абберра́ция ж. aberration
 ~ гла́за, латера́льная хромати́ческая lateral chromatic aberration
 ~ гла́за, меридиона́льная meridional aberration
 ~ гла́за, продо́льная хромати́ческая longitudinal chromatic aberration
 ~ гла́за, сфери́ческая spherical [dioptric] aberration
 ~ гла́за, хромати́ческая chromatic [newtonian] aberration
 ~, хромати́дная chromatid aberration
 ~, хромосо́мная chromosome [chromosomal] aberration
абеталипопротеинеми́я ж. abetalipoproteinemia, acanthocytosis, Bassen-Kornweig syndrome
абзи́м м. иммун. abzyme
абиоти́ческий abiotic
абиотрофи́ческий abiotrophic
абиотрофи́я ж. abiotrophy, abiotrophia
 ~, ретина́льная retinal abiotrophy
 ~ сетча́тки abiotrophy of retina, retinal abiotrophy
 ~ сетча́тки, белото́чечная punctata albescens retinopathy
 ~ сетча́тки, геликои́дная helicoid chorioretinal degeneration
 ~ сетча́тки, желтопятни́стая fundus flavimaculatus
 ~ сетча́тки, пигме́нтная [сетча́тки, тапеторетина́льная] primary pigmentary degeneration of retina, tapetoretinal degeneration
 ~ сетча́тки, то́чечная бе́лая point-white retinal abiotrophy
абла́стика ж. ablastics
абласти́ческий ablastic
аблефари́я ж. ablephary, ablepharia
аблефаро́н м. ablepharon
аблютомани́я ж. псих. ablutomania
абля́ция ж. ablation
абора́льный aboral
або́рт м. abortion; miscarriage
 ~, ампуля́рный ampullar abortion
 ~, безлихора́дочный afebrile abortion
 ~, внебольни́чный criminal [illegal] abortion
 ~ в результа́те несча́стного слу́чая accidental abortion
 ~ «в ходу́» abortion in progress
 ~, есте́ственный natural [spontaneous] abortion
 ~, затяну́вшийся protracted abortion
 ~, идиопати́ческий idiopathic abortion
 ~, иммуноконфли́ктный immunological rejection of embryo
 ~, инфекцио́нный infectious abortion
 ~, инфици́рованный infected abortion
 ~, иску́сственный artificial [induced, justifiable, therapeutic] abortion
 ~, криминальный criminal [illegal] abortion
 ~, лейкеми́ческий abortus [hiatuš] leucemicus, leukemic abortion
 ~, медици́нский therapeutic [justifiable, legal] abortion
 ~, нача́вшийся incipient [imminent] abortion
 ~, незако́нный criminal [illegal] abortion
 ~, неизбе́жный inevitable abortion
 ~, непо́лный incomplete abortion
 ~, несостоя́вшийся missed [attempted] abortion
 ~, осложнённый complicated abortion
 ~, по́здний late abortion
 ~, по́лный complete abortion
 ~ по медици́нским показа́ниям therapeutic [justifiable, legal] abortion
 ~, престу́пный criminal [illegal] abortion
 ~, привы́чный habitual [recurrent] abortion
 ~, ра́нний early abortion

або́рт

~, самопроизво́льный spontaneous abortion, misburth, miscarriage
- ~, септи́ческий septic abortion
- ~, симули́рованный fabricated abortion
- ~, тру́бный [тубоабдомина́льный] tubal abortion
- ~, угрожа́ющий threatened abortion
- ~, цервика́льный [ше́ечный] cervical abortion

аборти́вный abortive, abortifacient; ectrotic, rudimentary
аборти́рованный aborted
або́ртный abortive
абортца́нг *м.* fenestrated [ovum, abort] forceps
абрази́вный abrasive
абра́зия *ж.* abrasion
абрахиоцефа́л *м.* abrachiocephalus
абрахиоцефа́лия *ж.* abrachiocephalia
абрахи́я *ж.* abrachia, abrachiatism
абса́нс *м.* absentia (epileptica), absence
- ~ автомати́зма automatic absence
- ~, атони́ческий atonic absence
- ~, гипертони́ческий hypertonic [complex] absence
- ~, миоклони́ческий myoclonic absence
- ~, пролонги́рованный prolonged absence
- ~, просто́й simple [pure] absence
- ~, ретрокурси́вный retrocursive absence
- ~, ретропульси́вный retropulsive absence
- ~, сло́жный complex absence
- ~, субклини́ческий subclinic absence
- ~, чи́стый pure [simple] absence
- ~, энурети́ческий enuretic absence

абсенти́зм *м. псих.* absinthism
абсо́рбер *м.* absorber
- ~ акусти́ческого [звуково́го] уда́ра acoustic shock absorber
- ~, у́гольный carbon absorber

абсорбти́вный absorptive, absorbent, capable of absorbing, pertaining to absorption
абсо́рбция *ж.* absorption, absorbing
- ~ белка́, нару́шенная protein malabsorption, malignant malnutrition, kwashiorcor
- ~ воды́ water absorption
- ~ гноя́, генерализо́ванная generalized pus absorption
- ~ жи́ра, нару́шенная fat malabsorption
- ~, избира́тельная selective absorption
- ~ излуче́ния absorption of radiation
- ~ лакто́зы, нару́шенная lactose malabsorption
- ~ лека́рственного вещества́ че́рез плаце́нту drug absorption through placenta
- ~ лека́рственного сре́дства drug absorption
- ~ лучи́стой эне́ргии absorption of radiation
- ~ септи́ческого вещества́, генерализо́ванная generalized septic substance absorption
- ~ токси́ческого вещества́ toxic substance absorption
- ~, уреми́ческая uremic absorption
- ~ хими́ческого вещества́ chemical absorption

абстине́нтный abstinent
абстине́нция *ж.* abstinence, withdrawal
- ~, о́бщая полова́я total sex abstinence
- ~, парциа́льная полова́я partial sex abstinence
- ~, по́лная полова́я total sex abstinence
- ~, полова́я sex abstinence
- ~, части́чная полова́я partial sex abstinence

абсцеди́рование *с.* abscess formation
абсце́сс *м.* abscess
- ~, актиномикоти́ческий actinomycotic abscess
- ~, альвеоля́рный alveolar abscess
- ~, амёбный amebic [endamebic, entamebic, tropical] abscess
- ~, анаэро́бный anaerobic abscess
- ~, аноректа́льный anorectal abscess
- ~, апика́льный apical abscess
- ~, аппендикуля́рный appendiceal [appendicular] abscess
- ~, асепти́ческий aseptic abscess
- ~, аспирацио́нный aspiration abscess
- ~, атеромато́зный atheromatous abscess, atherocheuma
- ~ Бе́цольда *ото* Bezold's abscess
- ~ Бро́ди *остеопат.* Brodie's abscess
- ~, бронхоге́нный bronchiogenic abscess
- ~, брыже́ечный mesenterial [mesenteric] abscess
- ~, брюши́нно-та́зовый peritoneo-pelvic abscess
- ~, брюшнотифо́зный typhoid fever abscess
- ~, влага́лищно-прямокише́чный vagino-rectal abscess
- ~, внебрюши́нный extraperitoneal abscess
- ~, внутрибрыже́ечный intramesenteric abscess
- ~, внутрибрюши́нный intraperitoneal abscess
- ~, внутрибрюшно́й intraabdominal abscess
- ~, внутриглазни́чный intraorbital abscess
- ~, внутрита́зовый pelvic abscess
- ~, внутритонзилля́рный intratonsillar abscess
- ~, внутричерепно́й intracranial abscess
- ~, вскры́вшийся opened abscess
- ~, втори́чный secondary abscess
- ~, вы́званный внедре́нием во́лоса pilar abscess
- ~, га́зовый gas abscess
- ~, га́зовый гангрено́зный emphysematous abscess
- ~, газосодержа́щий tympanitic [gas] abscess
- ~, гангрено́зный gangrenous abscess
- ~, гематоге́нный hematic [hematogenous] abscess
- ~, гематоэмболи́ческий hematoembolic abscess
- ~, геморраги́ческий hemorrhagic abscess
- ~, гипостати́ческий gravitation [hypostatic] abscess
- ~, глазни́чный orbital abscess
- ~, гли́стный verminous abscess
- ~, гло́точный pharyngeal abscess
- ~, гни́лостный putrid abscess
- ~, гно́йный pus abscess
- ~ головно́го мо́зга, амёбный amebian brain abscess
- ~ головно́го мо́зга, кардиопати́ческий cardiopathic brain abscess
- ~ головно́го мо́зга, конта́ктный contact brain abscess
- ~ головно́го мо́зга, метастати́ческий metastatic brain abscess

абсцесс

~ головно́го мо́зга, отоге́нный otogenic [otogenous] brain abscess
~ головно́го мо́зга, риноге́нный rhinogenous brain abscess
~ головно́го мо́зга, туберкулёзный tuberculous brain abscess
~, гоноре́йный gonorrheal abscess
~, горя́чий *уст.* hot abscess
~, грибко́вый fungal abscess
~, гуммо́зный gummatous abscess
~, двухка́мерный two-chamber abscess
~, дента́льный dental abscess
~, дентоальвеоля́рный dento-alveolar abscess
~, десневой [дёсенный] gingival abscess
~, диабети́ческий diabetic abscess
~, диафрагма́льный diaphragmatic abscess
~, доче́рний satellite abscess
~ Дюбуа́ *венер.* Dubois abscess
~ Дюпюитре́на *гинек.* Dupuytren abscess
~ железы́ Литтре́ Littré gland abscess
~ железы́ Ски́на Skene gland abscess
~ жёлтого те́ла yellow body abscess
~, жёлчный bile abscess
~, забрюши́нный retroperitoneal [subperitoneal] abscess
~, загло́точный retropharyngeal abscess
~, загорта́нный retrolaryngeal abscess
~, заминда́ликовый retrotonsillar abscess
~, за́поночный cuff-link [button, stud] abscess
~, зау́шный retroaural abscess
~, илеоцека́льный ileocecal abscess
~, инкапсули́рованный incapsulated abscess
~, интерлоба́рный interlobar abscess
~, интрадура́льный intradural abscess
~, интрамамма́рный intramammary abscess
~, интрамура́льный mural abscess
~, интратонзилля́рный intratonsillar abscess
~, инфекцио́нный infectious abscess
~, и́стинный true [genuine] abscess
~, ишиоректа́льный ischiorectal abscess
~, казео́зный caseous abscess
~, кандида́зный candidal abscess
~, кольцеви́дный "collar-stud" abscess
~, конгести́вный congestive abscess
~ ко́сти, нетуберкулёзный nontuberculous abscess of bone
~, криптоге́нный crypt(ogenic) abscess
~, ладо́нный palmar [volar] abscess
~, лакуна́рный lacunar abscess
~ лёгкого, амёбный amebian lung abscess
~ лёгкого, милиа́рный miliar lung abscess
~, лимфоге́нный lymphogenic abscess
~, ло́жный false [spurious] abscess
~, лямблио́зный Giardia lamblia abscess
~, мамма́рный mammary abscess
~, манже́тный cuff abscess
~, маргина́льный marginal abscess
~, мастоида́льный mastoidal abscess
~, медиастина́льный mediastinal abscess
~, межкише́чный interintestinal abscess
~, межмы́шечный intermuscular abscess
~ мезоса́льпинкса mesosalpinx abscess
~, метапневмони́ческий metapneumonic abscess
~, метастати́ческий metastatic [secondary] abscess
~, метастати́ческий пиеми́ческий metastatic pyemic abscess
~, мигри́рующий migrating abscess
~, милиа́рный miliary abscess
~, минда́ликовый tonsillar abscess
~, многока́мерный multicompartment abscess
~, мно́жественный multiple abscess
~, мозжечко́вый cerebellar abscess
~, мозо́льный corn abscess
~, моло́чный milk abscess
~, моля́рный верхнечелюстно́й molar maxillar abscess
~, мочево́й urinary abscess
~, мочепузы́рный urinary bladder abscess
~, мура́льный mural abscess
~, муфтообра́зный cuff abscess
~, надключи́чный supraclavicular abscess
~, надлобко́вый suprapubic abscess
~, надта́зовый suprapelvic abscess
~, натёчный congestive [wandering, migrating, hypòstatic] abscess
~, невскры́вшийся nonopened [blind] abscess
~, некроти́ческий necrotic abscess
~, неодонтоге́нный nonodontogenic abscess
~, нёбный palatal abscess
~ но́са, нару́жный external nasal abscess
~, носогло́точный nasopharyngeal abscess
~, обтурацио́нный obturative abscess
~, ограни́ченный local abscess
~, одино́чный solitary abscess
~, одонтоге́нный odontogenic abscess
~, окологло́точный parapharyngeal abscess
~, околозубно́й paradental abscess
~, окола́точный parauterine abscess
~, околоминда́ликовый paratonsillar abscess
~, околомочето́чниковый periurethral abscess
~, околопоче́чный pararenal abscess
~, околоси́нусовый parasinusal abscess
~ околососко́вого кружка́, непослеродово́й areola of mammary gland nonpostpartum abscess
~, околощёчный parabuccal abscess
~ операцио́нной ра́ны operative wound abscess
~ опо́рных структу́р зу́ба dental support structures abscess
~, орбита́льный orbital abscess
~, о́стрый acute [hot] abscess
~, о́стрый загло́точный acute retropharyngeal abscess
~, осумко́ванный encysted abscess
~, параанастомоти́ческий para-anastomotic abscess
~, паравагина́льный paravaginal abscess
~, паравертебра́льный paravertebral abscess
~, параденга́льный (para)dental abscess
~, парадивертикуля́рный paradiverticular abscess
~, паракише́чный extracolonic abscess

абсце́сс

~, параметра́льный parametral [parametric] abscess
~, параметри́тный parametritic [parametrial] abscess
~, параплевра́льный parapleural abscess
~, паракта́льный pararectal abscess
~, паратонзилля́рный paratonsillar abscess, quinsy
~, парауретра́льный paraurethral abscess
~, парафарингеа́льный parapharyngeal abscess
~, пародонта́льный parodontal abscess
~, па́ховый inguinal abscess
~, пельвиоректа́льный pelviorectal abscess
~, перви́чный mother [primary] abscess
~, периана́льный perianal abscess
~, перианастомоти́ческий perianastomotic abscess
~, периапика́льный *стом.* periapical abscess
~, периаппендикуля́рный periappendiceal [periappendicular] abscess
~, периартикуля́рный periarticular abscess
~, перибронхиа́льный peribronchial abscess
~, перивезика́льный perivesical abscess
~, перикардиа́льный pericardial abscess
~, перинеа́льный perineal abscess
~, периодонта́льный periodontal [lateral (alveolar), peridental] abscess
~, перипростати́ческий periprostatic abscess
~, периректа́льный perirectal abscess
~, перирена́льный perirenal abscess
~, перисинуо́зный perisinusal abscess
~, перитонеа́льный peritoneal abscess
~, перитонзилля́рный peritonsillar abscess
~, периуретра́льный periurethral abscess
~, периуретра́льный гоноко́кковый periurethral gonococcal [periurethral gonococcic] abscess
~, перицека́льный pericecal abscess
~ пе́чени, дизентери́йный dysenteric liver abscess
~, пиеми́ческий pyemic [septicemic] abscess
~, пилонида́льный pilonidal abscess
~, пиоге́нный pyogenic abscess
~, пове́рхностный superficial abscess
~, повто́рный recurrent [repeated] abscess
~, подвздо́шно-пояснии́чный inguino-lumbar abscess
~, подвздо́шный inguinal abscess
~, подглазни́чный infraorbital abscess
~, поддесневой subgingival abscess
~, поддиафрагма́льный subdiaphragmatic [subphrenic] abscess
~, подключи́чный subclavian abscess
~, подко́жный hypodermic [subcutaneous] abscess
~, подколе́нный popliteal abscess
~, поднадко́стничный subperiosteal abscess
~, подногтево́й subungual [hyponychial] abscess
~, подо́стрый subacute abscess
~, подпечёночный subhepatic abscess
~, подъязы́чный sublingual abscess
~, позадиглоточный retropharyngeal abscess
~, позадигорта́нный retrolaringeal abscess
~, позадима́точный retrouterine space abscess
~, позадипрямокише́чный retrorectal abscess
~, послеопераци́онный поддиафрагма́льный postoperative subdiaphragmatic abscess
~, послеродово́й postpartum abscess
~, посттонзилля́рный posttonsillar abscess
~, постцека́льный postcecal abscess
~, по́чечный renal [kidney] abscess
~, поясни́чный lumbar abscess
~, превертебра́льный prevertebral abscess
~, предпузы́рный prevesical abscess
~, премамма́рный premammary abscess
~, препателля́рный prepatellary abscess
~, пресакра́льный presacral abscess
~, прикорнево́й root abscess
~, присте́ночный parietal abscess
~, просови́дный miliary abscess
~ прямо́й кишки́, криптогландуля́рный cryptoglandular abscess
~, прямокише́чно-пузы́рный rectovesical abscess
~, путри́дный putrid abscess
~, разъеда́ющий corroding abscess
~, разъеда́ющий шанкро́идный corroding chancroid abscess
~, регионарный regional abscess
~, резидуа́льный residual abscess
~, ректовезика́льный rectovesical abscess
~, рена́льный renal [kidney] abscess
~, ретробульба́рный retrobulbar abscess
~, ретровезика́льный retrovesical abscess
~, ретромамма́рный retromammary abscess, retromammary mastitis
~, ретроперитонеа́льный retroperitoneal abscess
~, ретроректа́льный retrorectal abscess
~, ретротонзилля́рный retrotonsillar abscess
~, ретрофарингеа́льный retropharyngeal abscess
~, ретроцека́льный retrocecal abscess
~, рецидиви́рующий residual abscess
~, ро́жистый erysipelatous abscess
~, секвестри́рующий sequestrating abscess
~, септицеми́ческий septicemic abscess
~, септи́ческий septic abscess
~, сифилити́ческий syphilitic abscess
~, скрофулёзный scrofulous [tuberculous] abscess
~, скулово́й zygomatic abscess
~, сопу́тствующий satellite abscess
~, спина́льный spinal abscess
~ средосте́ния mediastinal abscess
~, стери́льный sterile abscess
~, субапоневроти́ческий subaponeurotic [subgaleal] abscess
~, субарахноида́льный subarachnoid(al) abscess
~, субареоля́рный subareolar abscess
~, субареоля́рный послеродово́й subareolar postpartum abscess
~, субгингива́льный subgingival abscess

~, субдиафрагма́льный subdiaphragmatic [subphrenic] abscess
~, субдорса́льный subdorsal abscess
~, субдура́льный subdural abscess
~, субкраниа́льный subcranial abscess
~, сублингва́льный sublingual abscess
~, субмаксилля́рный submaxillar abscess
~, субмамма́рный submammary abscess
~, субмандибуля́рный submandibular abscess
~, субпектора́льный subpectoral abscess
~, субпериоста́льный subperiostal abscess
~, субуретра́льный suburethral abscess
~, субцека́льный subcecal abscess
~, субэпидерма́льный subepidermal abscess
~, «сухо́й» dry abscess
~, творо́жистый caseous abscess
~, тимпаноцервика́льный tympanocervical abscess
~, тонзилля́рный tonsillar abscess
~, травмати́ческий traumatic abscess
~, тру́бный tube abscess
~, туберкулёзный tuberculous [scrofulous] abscess
~, тубеpо́зный tuberous abscess
~, ту́бооварна́льный tubo-ovarian abscess
~, фека́льный fecal [stercoral] abscess
~, филярио́зный filarial abscess
~, флегмоно́зный phlegmonous abscess
~, фолликуля́рный follicular abscess
~, фунго́зный fungal [fungous] abscess
~, холо́дный cold abscess
~, холо́дный артроге́нный arthrifluent [cold arthrogenic] abscess
~, холо́дный остеоге́нный ossifluent abscess
~, холо́дный па́ховый cold psoas abscess
~, холо́дный туберкулёзный cold tuberculous abscess
~, хрони́ческий chronic abscess
~, церебра́льный cerebral abscess
~ Чите́лли ото Citelli's abscess
~ шва suture abscess
~, экстрадура́льный extradural [epidural] abscess
~, эмболи́ческий embolic abscess
~, эндоге́нный endogenous [endogenic] abscess
~, энтамёбный entamoebic abscess
~, эпидура́льный epidural abscess
~, этмоида́льный ethmoidal abscess
~ яи́чника pyo-ovarium, ovarian abscess
абсцессогра́мма ж. contrast abscessogram, contrast sinogram
абсцессогра́фия ж. abscessography, contrast radiography of abscess cavity
~, непряма́я indirect abscessography
~, пряма́я direct abscessography
абсцессотоми́я ж. abscessotomy
абсцессэктоми́я ж. abscessectomy
абу́зус м. (состояние избыточности чего-л.) abuse
~, медикаменто́зный drug abuse
абули́я ж. abulia, dysbulia

абу́-мук-мук (инфекционная болезнь, сходная с ветряной оспой; встречается в Центральной Африке) abu-muc-muc
ава́рия ж., радиацио́нная radiation accident
аваскуля́рный avascular
аве́рсия ж. aversion
~, полова́я [сексуа́льная] sexual aversion
авиаденови́рус м. aviadenovirus
авиа́ция ж., санита́рная air medical service
авиаэвакуа́ция ж. air evacuation
авиди́н м. avidin
авидите́т м., ави́дность ж. иммун. avidity
авипоксви́русы м. мн. chickenpoxviruses
авируле́нтность ж. avirulence, avirulency
авируле́нтный avirulent
авитамино́з м. avitaminosis
авитамино́зный avitaminotic
автоанализа́тор м. autoanalyzer
автогене́з м. autogenesis
автогенети́ческий autogenetic
автогисторадиогра́фия ж. autoradiography, radioautography, histo(auto)radiography, historadioautography
автодози́метр м. autodosimeter
автоинже́ктор м. autoinjector
автоинтервьюе́р м. мед. тех. autointerviewer
автокампигра́фия ж. autocampigraphy, autocampimetry
автокла́в м. autoclave (chamber)
~, вертика́льный vertical autoclave
~, горизонта́льный horizontal autoclave
~, пароэлектри́ческий steam-electric autoclave
~ с теку́чим па́ром steam-jacketed autoclave chamber
~, шка́фный cabinet-type autoclave
автоклави́рование с. autoclaving
автоклави́рованный autoclaved
автоклави́ровать to autoclave
автокла́вная ж. autoclave room
автолаборато́рия ж. motor car laboratory
~, санита́рно-эпидемиологи́ческая (prophylactic-)epidemiological [antiepidemics] motor car laboratory
автома́кс м. мед. тех. automax
автома́т м. automatic machine, apparatus
~ для гистологи́ческой обрабо́тки тка́ней automatic tissue processing machine
~ для дози́рования порошко́в automatic powder measuring machine
~, дыха́тельный automatic breathing apparatus
~, фасо́вочный automatic filling machine
автомати́зм м. automatism
~, акти́вный гетеротопи́чный active heterotopic automatism
~, амбулато́рный ambulatory automatism
~, ассоциати́вный associative [ideatoric (mnestic)] automatism
~, аффекти́вный affective automatism
~, гетеротопи́ческий heterotopic automatism
~, гипноти́ческий hypnotic automatism
~, дви́гательный motoric automatism
~, идеа́торно-мнести́ческий ideatoric (mnestic) [associative] automatism

автоматизм

~, идеаторный ideational automatism
~, кинестетический kinesthetic automatism
~, номотопный nomotopic automatism
~, пароксизмальный идиопатический paroxysmal sensual automatism
~, пассивный гетеротопный passive heterotopic automatism
~, психический psychic automatism
~, речедвигательный speech-motor automatism
~, сенестопатический senestopathic [sensory] automatism
~, спинальный spinal automatism
~, чувственный sensory [senestopathic] automatism
~, эпилептический epileptic automatism
автоматия ж. automatism (см. тж автоматизм)
автоматограф м. automatograph
автомобиль м. car
~, медицинский medical car
~, санитарный ambulance
~ скорой медицинской помощи ambulance
автономизация ж. развития developmental autonomism
автооперационная ж. motor car operations room
автоперевязочная ж. motor car dressing room
авторадиограмма ж. auto(histo)radiograph, radioautograph, autoradiogram, radioautogram
авторадиография ж. auto(histo)radiography, radioautography, historadio(auto)graphy
~ цельного тела whole body autoradiography
авторентген м. mobile X-ray unit, mobile radiography van
автотроф м. микр. autotroph
автотрофный autotrophic
автохтонный autochthonic, autochthonous
авульсия ж. avulsion
агалактия ж. agalactia, agalactosis
~, вторичная secondary agalactia, secondary agalactosis
~, первичная primary agalactia, primary agalactosis
агалорея ж. agalorrhea
агаммаглобулинемия ж. agammaglobulinemia
~, алимфоцитарная alymphocytic agammaglobulinemia
~ Брутона Bruton's agammaglobulinemia
~, врождённая congenital agammaglobulinemia
~, врождённая сцепленная sex-linked congenital agammaglobulinemia
~, вторичная secondary agammaglobulinemia
~, вторичная приобретённая acquired secondary agammaglobulinemia
~, лимфопеническая lymphopenic [alymphocytary] athymolymphoplasia, Glanzmann-Riniker syndrome
~, наследственная hereditary agammaglobulinemia
~, первичная primary agammaglobulinemia
~, преходящая transient agammaglobulinemia
~, приобретённая acquired agammaglobulinemia

~, рецессивно наследственная по аутосоме autosomal recessive agammaglobulinemia
~ с лимфаденопатией, наследственная Prasad-Koza syndrome
~ с лимфопенией agammaglobulinemia with lymphopenia
~ с лимфоцитопенией, врождённая Freikorn's aplasia
~, сцепленная с X-хромосомой X-(chromosome) linked agammaglobulinemia
~ швейцарского типа Swiss-type agammaglobulinemia, severe combined immunodeficiency
агамный уст. agamous, agamic
агамогония ж. биол. agamogony, agamogenesis, asexual reproduction
агамонематодоз м. agamonematodosis
агамонематоды ж. мн. паразитол. larval forms of nematodes
аганглиоз м. aganglionosis
~ толстой кишки, врождённый Hirschsprung's disease
~ толстой кишки, врождённый сегментарный congenital segmental aganglionosis of large intestine
агаптоглобинемия ж. ahaptoglobinemia
агар(-агар) м. agar(-agar)
~, асцитический ascitic agar
~, висмут-сульфитный bismuth-sulfite agar, Wilson-Blair culture
~, глицериновый glycerin(e) agar
~, глюкозный glucose agar
~, декстрозный dextrose agar
~ Дригальского Drigalski-Conradi agar
~ Дьедонне Dieudonné agar
~, желатиновый gelatin agar
~, железосульфитный iron-sulfite agar
~, жёлчный bile salt agar
~, казеиново-угольный casein-charcoal agar
~, картофельно-кровяной potato-blood agar
~, картофельный potato agar
~, косой slanting agar
~, крахмальный starch agar
~, кровяной blood agar
~, лактозолакмусовый lactose-litmus agar
~ Левинталя, кровяной Levinthal's blood agar
~, маннитовый mannite agar
~ Мартина Martin's agar
~, мочевой urine agar
~, мясопептонный beef-extract [meat-extract, meat infusion, plain, simple] agar
~, обработанный фенолом phenolized agar
~, очищенный noble agar
~, питательный nutrient agar
~, полужидкий semisolid agar
~, простой plain [simple] agar
~, рыбно-желатиновый fish-gelatin agar
~ Сабуро, пептонный Sabouraud's peptone agar
~ Сабуро, скошенный Sabouraud's slope agar
~, свинцово-уксусный lead acetate agar
~, скошенный slanting agar

~, сывороточно-теллуритовый serum-tellurite agar
~, сывороточный serum agar
~, теллурит-шоколадный tellurite-chocolate agar
~, фенолфталеиновый phenolphtalein agar
~, фуксиновый fuchsin agar
~ Хоттингера Hottinger's agar
~ Эндо Endo [fuchsin(-sulfite)] agar, Braun's culture medium
~, яично-белковый egg albumin agar
~, яично-желточный egg yolk agar
агариковые *мн.* agarics
агаровый agarinic
агароза *ж.* agarose
~, голубая blue agarose
~, расплавленная molten agarose
~ с низким электроэндосмосом isogel [low-electroendosmotic flow] agarose
агарозный agarous
агароид *м.* (*агароподобное вещество, получаемое из черноморских водорослей рода Phyllophora*) agaroid
агарообразный agar-like
агастральный, агастрический agastric
агастрия *ж.* agastria
агастроневрия *ж.* agastroneuria
агглютинабельность *ж.* agglutinability
агглютинабельный agglutinable
агглютинат *м.* agglutinate
агглютинатор *м.* agglutinator
агглютинация *ж.* agglutination
~ в кислой среде acid agglutination
~, внутрисосудистая intravascular agglutination, sludging of blood
~, групповая cross [group] agglutination
~, иммунная immune agglutination
~, кислотная acid agglutination
~, макроскопическая macroscopic agglutination
~, массивная (*эритроцитов*) polyagglutination
~, микроскопическая microscopic agglutination
~ на холоде cold agglutination
~, неполная incomplete [partial] agglutination
~, непрямая indirect agglutination
~, неспецифическая nonspecific [high-titer] agglutination
~, пассивная passive [indirect] agglutination
~, перекрёстная cross [group] agglutination
~, полярная O-agglutination
~, самопроизвольная spontaneous agglutination
~, серотип-специфическая serospecific agglutination
~, смешанная mixed-antigen [mixed-field] agglutination
~, соматическая O-agglutination
~, специфическая specific agglutination
~, спонтанная spontaneous agglutination
~, химическая chemical agglutination
~, холодовая cold agglutination
~ хроматина chromatin agglutination
~, частичная partial [incomplete] agglutination

агглютинин *м.* agglutinin
~, антилейкоцитарный antileukocytic agglutinin
~, бактериальный bacterial agglutinin
~, главный chief agglutinin
~, групповой group [cross-reacting, immune] agglutinin
~, жгутиковый flagellar agglutinin
~ змеиного яда snake venom agglutinin
~, иммунный immune agglutinin
~, неполный partial [incomplete] agglutinin
~, растительный plant agglutinin
~, солевой saline agglutinin
~, соматический somatic agglutinin
~, холодовый cold agglutinin
агглютинировать to agglutinate
агглютиноген *м.* agglutinogen
агглютиногенный agglutinogenic
агглютиноген-резус *м.* Rh-agglutinogen
агглютинограмма *ж.* agglutinogram
агглютиноид *м.* agglutinoid
агглютиноскоп *м.* agglutinoscope, agglutination viewer
агглютинофильный agglutinophilic
агглютинофор *м.* agglutinophore
агравант *м.* malingerer
агравация *ж.* malingering, pathomimicry, pathomimesis
~, активная active malingering
~, пассивная passive malingering
~, патологическая pathologic malingering
~, подсознательная subconscious malingering
~, сознательная [умышленная] conscious [conscientious, deliberate, intentional, premediated] malingering
агравировать to malinger
агевзический ageusic
агевзия *ж.* ageus(t)ia
агенез *м.* agenesis, agenesia
агенезический agenetic; sterile
агенезия *ж.* agenesis, agenesia
~, гонадная gonadal agenesis
агенитализм *м.* agenitalism
агеносомия *ж.* agenosomia
агент *м.* agent
~, активирующий *эмбр.* activating [dorsalizing, neuralizing] agent
~, алкилирующий alkylating agent
~, антимитотический antimitotic agent
~, блокирующий blocking agent
~, вакуолизирующий vacuolating agent, vacuolating virus
~, восстанавливающий reducing agent
~, вставочный *иммун.* intercalating agent
~, денатурирующий denaturant
~ для образования пары ионов (*в анализе лекарственных веществ*) ion-pairing agent
~, дорсализующий *эмбр.* activating [dorsalizing, neuralizing] agent
~, инвазивный invading pathogen
~, интеркалирующий *иммун.* intercalating agent

агент

~, инфекцио́нный infectious agent
~ Йто́на mycoplasmal pneumonia; Eaton agent
~, кальциймобилизу́ющий calcium mobilizing agent
~, каудализи́рующий *эмбр.* caudalizing agent
~, конъюги́рующий conjugating agent
~, криозащи́тный *иммун.* cryoprotective agent
~, мембранотро́пный membrane-acting agent
~, метили́рующий methylating agent
~, мостикообразу́ющий bridging agent
~, мутаге́нный mutagenic agent
~, перекрёстносшива́ющий *иммун.* cross-linking agent
~, пове́рхностно-акти́вный surface-active agent
~, просветля́ющий *гист.* clearing agent
~, протекти́вный protectant
~, редуци́рующий reducer
~, свя́зывающий *иммун.* coupling [linking] agent
~, сенсибилизи́рующий sensibilizer
~, склерози́рующий sclerosing agent
~, сшива́ющий *иммун.* coupling [linking] agent
~, травми́рующий traumatic agent
~, трансформи́рующий *клет. биол.* transforming agent
~, фазоспецифи́ческий *иммун.* phase-specific agent
~, физи́ческий physical agent
~, фикси́рующий fixing agent
~, хелати́рующий [хелатобразу́ющий] chelating agent
~, хими́ческий chemical agent

агипногнози́я *ж. псих.* ahypnognosia
агири́ческий *анат.* agyric
агири́я *ж. анат.* agyria, lissencephalia, lissencephaly
агитолали́я *ж.* agitolalia
агитофази́я *ж.* agitophasia
аглико́н *м.* aglycon
аглобули́я *ж. уст.* aglobulia, aglobulism
агломера́т *м.* agglomerate
агломера́ция *ж.* agglomeration
аглосси́я *ж. (врождённое отсутствие языка)* aglossia
аглюко́н *м.* aglucon
агматоплоиди́я *ж. (увеличение числа хромосом за счёт их фрагментации)* agmatoploidy
агнати́я *ж. (врождённое отсутствие нижней челюсти)* agnathy, agnathia
агна́ция *ж. (ближайшее родство по отцовской или мужской линии)* agnation
агнози́я *ж. (нарушение процесса узнавания предметов и явлений)* agnosia

~, акусти́ческая acoustic [auditory] agnosia
~, апперцепти́вная apperceptive agnosia
~, ассоциати́вная association agnosia
~ болева́я analgia
~, вкусова́я gustatory agnosia
~, зри́тельная visual agnosia
~, зри́тельно-простра́нственная visual-spatial agnosia, apractognosia
~, идеато́рная ideational agnosia
~ Лисса́уэра, апперцепти́вная Lissauer's apperceptive agnosia
~, локализацио́нная localization agnosia
~ на ли́ца prosopagnosia
~, обоня́тельная olfactory agnosia
~, опти́ческая optic(al) agnosia
~, пальцева́я finger agnosia
~, простра́нственная spatial agnosia
~, симульта́нная simultaneous agnosia
~, слове́сная verbal agnosia
~, слухова́я auditory agnosia
~, такти́льная tactile agnosia
~, цветова́я color agnosia

агности́ческий agnostic
агонади́зм *м.* agonadism
агона́льный agonal
агонизи́ровать to agonize
агони́ст *м.* agonist

~, избира́тельный selective agonist
~, неизбира́тельный nonselective agonist
~, необрати́мый irreversible agonist
~, обра́тный inverse agonist
~, по́лный full agonist
~, предполага́емый putative agonist
~ реце́пторов, адренерги́ческий adrenergic receptor agonist
~, части́чный partial agonist

аго́ния *ж.* agony, pangs of death, death struggle, death throes
агорафоби́я *ж. псих.* agoraphobia
аграммати́зм *м. невр.* agrammatism, agrammatologia, agrammatica

~, импресси́вный impressive agrammatism
~, экспресси́вный expressive agrammatism

аграммафази́я *ж. невр.* agrammatism, agrammatologia, agrammatica
агранулоци́т *м.* agranulocyte, nongranular [agranular] leukocyte

~, подде́рживающий supporting agranulocyte of carotid body, *agranulocytus glomeris (carotici) sustentans* [NA]

агранулоцита́рный agranulocytic
агранулоцито́з *м. (отсутствие или уменьшение количества гранулоцитов в крови)* agranulocytosis, (malignant) granulocytopenia, agranulocytic [neutropenic] angina

~, аллерги́ческий allergic agranulocytosis
~, врождённый congenital agranulocytosis
~ в термина́льной ста́дии лейко́за terminal agranulocytosis
~, имму́нный immune agranulocytosis
~ Ко́стмана congenital neutropenia, congenital aleukia, congenital leukopenia, Kostmann's agranulocytosis, Kostmann's syndrome
~, лучево́й radiation agranulocytose
~, медикаменто́зный drug [medicamentous] agranulocytosis
~, миелотокси́ческий myelotoxic agranulocytosis
~, насле́дственный congenital neutropenia, congenital aleukia, congenital leukopenia, Kostmann's agranulocytosis, Kostmann's syndrome

адаптáция

~, нейтропенúческий neutropenic agranulocytosis
~, периодúческий periodic agranulocytosis
~, пернициóзный pernicious agranulocytosis
~, реактúвный rebound granulocytopenia
~, рецидивúрующий recurrent agranulocytosis
~, сальварсáнный salvarsane agranulocytose
~, симптоматúческий symptomatic agranulocytosis
~, токсúческий toxic agranulocytosis
~, хронúческий chronic agranulocytose
~, циклúческий cycle agranulocytose
~ Шýльца agranulocytosis, (malignant) granulocytopenia, agranulocytic [neutropenic] angina
агранулярный agranular
аграфúя ж. agraphia, anorthography, logagraphia
~, абсолютная absolute [atactic, literal] agraphia
~, акустúческая acoustic agraphia
~, амнемонúческая amnemonic agraphia
~, атактúческая atactic [literal, absolute] agraphia
~, бýквенная literal [absolute, atactic] agraphia
~, вербáльная verbal agraphia
~, зрúтельная optic agraphia
~, литерáльная literal [absolute, atactic] agraphia
~, мотóрная motor agraphia
~, музыкáльная musical agraphia
~, оптúческая optic agraphia
~, психúческая mental [cerebral] agraphia
~, сенúльная senile agraphia
~, словéсная verbal agraphia
~, слуховáя acoustic agraphia
~, стáрческая senile agraphia
~, церебрáльная mental [cerebral] agraphia
агрегáнт м. aggregant
агрегáт м. aggregate
~, тромбоцитáрный thrombocyte [(blood) platelet] aggregate
агрегатогрáмма ж. aggregatogram
агрегациóнный aggregative
агрегáция ж. aggregation
~ клéток cell aggregation
~ тромбоцúтов thrombocyte [(blood) platelet] aggregation
~ тромбоцúтов, индуцúрованная induced thrombocyte [induced (blood) platelet] aggregation
~ тромбоцúтов, спонтáнная spontaneous thrombocyte [spontaneous (blood) platelet] aggregation
~ эритроцúтов erythrocyte aggregation
агрегúровать to aggregate
агрегóметр м. aggregometer
агрегометрúя ж. aggregometry
агремúя ж. уст. agremia
агрессúвность ж. (напр. больного) aggressiveness, aggressivity
агрессúвный aggressive
агрессúны м. мн. микр. aggressines
агрéссия ж. aggression

~, аутоиммýнная autoimmune aggression
~ в отношéнии ребёнка, половáя sexual child abuse
~, экологúческая ecological aggression
агрипнúя ж. невр. agrypnia, insomnia, sleeplessness, wakefulness; arousal
агромáния ж. псих. agromania
адактилúя ж. adactylia, adactylism, adactyly
адамантинокарцинóма ж. уст. ameloblastic sarcoma, adamantinocarcinoma
адамантинóма ж. ameloblastoma, adamantinoma
~, ишиофизáрная pituitary adamantinoma
~, кистóзная adamantinoma polycysticum
~, многокáмерная adamantinoma polycysticum
~, плóтная hard adamantinoma
~ чéлюсти adamantinoma of jaw
адамантоблáст м. adamantoblast, enameloblast
адамантобластóма ж. ameloblastoma, adamantoblastoma
адамантóма ж. enameloma
Адáм-кóмплекс м. Adam-complex, amniogenic defects
адаптациóнный adap(ta)tive
адаптáция ж. adaptation
~, биологúческая biologic(al) adaptation
~, болевáя pain adaptation
~, вкусовáя gustatory adaptation
~ влагáлища adaptation of vagina, vaginal adaptation
~ глáза ocular adaptation
~, зрúтельная visual [retinal] adaptation
~ к высотé altitude adaptation
~ к солёности salinity adaptation
~ к токсúческим веществáм adaptation to toxic substances
~, метаболúческая metabolic adaptation
~ нéрвных цéнтров nervous [nerve] centers adaptation, adaptation of nervous [nerve] centers
~, обоня́тельная olfactory adaptation
~, обрáтная слуховáя reverse auditory adaptation
~, постурáльная postural adaptation
~, проспектúвная prospective adaptation
~, профессионáльная occupational adaptation
~, прямáя слуховáя direct auditory adaptation
~, психúческая psychic(al) [mental] adaptation
~, психологúческая psychologic(al) adaptation
~ рецéпторов receptors adaptation
~, световáя light [photopic] adaptation
~, сенсóрная sensory adaptation
~, слуховáя auditory adaptation
~, социáльная social adaptation
~, тактúльная tactile adaptation
~, темновáя dark adaptation
~, температýрная temperature adaptation
~, трудовáя labor [working] adaptation
~, ферментатúвная [фермéнтная] enzymatic adaptation
~, физиологúческая physiologic(al) adaptation
~, физúческая physical adaptation
~, функционáльная functional adaptation

адаптация

~, цветовая color adaptation
~, чувствительная sensory adaptation
~, экобиотическая ecobiotic adaptation
~, экоклиматическая ecoclimatic adaptation
~, энзиматическая enzymatic adaptation
адаптивность *ж.* adaptability
адаптивный adap(ta)tive
адаптиогенез *м.* process of adaptation development
адаптированный adapted
~ к (клетке-)хозяину host-adapted
адаптировать to adapt
адаптирующийся adaptable
адаптоген *м.* adaptogen, agent *or* condition favoring the adaptation
адаптометр *м.* adaptometer
адаптометрия *ж.* adaptometry
~, темновая dark adaptometry
адаптоциогенез *м.* process of adaptation development
адаптоэлектроокулография *ж.* electrooculography conducted under conditions of dark *or* light adaptation
адвентициальный adventitial, *adventitialis* [NH]
адвентиция *ж.* adventitia, adventitial tunic, adventitial coat, adventitial covering, *tunica adventitia, tunica fibrosa, capsula* [NA, NH]
адгезивность *ж.* (*напр. клеток*) adhesiveness
~, межклеточная intercellular adhesiveness
~ тромбоцитов platelet adhesiveness
адгезивный adhesive
адгезионный adhesion
адгезиотомия *ж.* adhesiotomy
адгезия *ж.* adhesion, sticking
~, аллергензависимая allergen-specific adhesion
~ амниона amniotic adhesions, amniotic [annular, Streeter's, Simonart's] bands
~, гомотипическая homotypic adhesion
~, иммунная immune adhesion
~ клеток, неспецифическая cell adhesion
~, линейно-специфическая [линиеспецифическая] *иммун.* lineage-specific adhesion
~, межклеточная cell-cell adhesion
аддисонизм *м. семиот.* addisonism
аддитивность *ж.* additivity
~ действия генов addition of genes action, additive gene effect
аддитивный additive
аддуктор *м. анат.* adductor
аддукция *ж.* adduction
адекватность *ж.* анестезии adequacy of anesthesia
адекватный adequate
аделоморфный adelomorphous
аденалгия *ж.* adenalgia, adenodynia
аденален *м. биохим., иммун.* adenallen
аденилат *м.* adenyl(ate)
аденилаткиназа *ж.* adenylate kinase
аденилатциклаза *ж.* adenylate cyclase
~, кальмодулин-независимая calmodulin-independent adenylate cyclase
адениловый adenylic

аденилосукцинат *м.* adenylosuccinate
аденилосукцинатлиаза *ж.* adenylosuccinate lyase
аденилосукцинатсинтаза *ж.* adenylosuccinate synthase
аденилпирофосфат *м. уст.* adenosine triphosphate
аденин *м.* adenine
адениндезаминаза *ж.* adenine deaminase
аденинмононуклеотид *м.* adenosine monophosphate, adenosine phosphoric acid
адениннуклеотид *м.* adenine nucleotide
аденин-фосфорибозилтрансфераза *ж.* adenine phosphoribosyltransferase
аденит *м.* adenitis
~, брыжеечный mesenteric adenitis
~ вартонова протока adenitis of Wharton's duct
~ вартонова протока, гнойный purulent adenitis of Wharton's duct
~, гангренозный gangrenous adenitis
~, гонорейный gonorrheal adenitis
~, золотушный scrofulous adenitis
~, инфекционный infectious adenitis
~ лимфатического узла lymph node adenitis
~, неспецифический брыжеечный nonspecific mesenteric adenitis
~ околоушной железы parotid gland adenitis
~, острый acute adenitis
~, острый брыжеечный acute mesenteric adenitis
~, острый эпидемический acute epidemic adenitis
~, паховый inguinal adenitis
~, подмышечный axillary adenitis
~, подострый брыжеечный subacute mesenteric adenitis
~, подострый паховый subacute inguinal adenitis
~, региональный regional adenitis
~, рецидивирующий relapsing adenitis
~, скрофулёзный scrofulous adenitis
~ слюнной железы salivary gland adenitis
~, туберкулёзный tuberculous adenitis
~, уретральный urethral adenitis
~, хронический chronic adenitis
~, шанкроидный chancroidal adenitis
~, шейный cervical [neck] adenitis
адения *ж.* adenia, pseudoleukemia, lymphomatosis
аденоакантома *ж.* adeno-acanthoma, adenocancroid
аденоамелобластома *ж.* adenoameloblastoma, adenomatoid odontogenic [ameloblastic adenomatoid] tumor
аденовирус *м.* adenovirus
аденовирусный adenoviral
аденогипофиз *м.* adenohypophysis, *adenohypophysis, lobus anterior* [NH, NA]
аденодиния *ж.* adenodynia, adenalgia
аденоз *м.* adenosis
~ молочной железы mammary gland adenosis

~, мультигландуля́рный infectious mononucleosis, glandular fever, acute benign lymphoblastosis, acute epidemic lymphadenosis, monocytic angina, acute infectious adenitis

~, склерози́рующий sclerosing [fibrosing] adenosis

аденозилгомоцистеи́н-S *м.* S-adenosylhomocysteine

аденозилметиони́н *м.* adenosylmethionine

S-аденози́л-L-метиониндекарбоксила́за *ж.* S-adenosyl-L-methionine decarboxylase

аденози́н *м.* adenine riboside, adenosine

аденозиндезамина́за *ж.* adenosine deaminase

аденозиндезоксирибози́д *м.* adenosine deoxyriboside

аденозиндифосфа́т *м.* adenosine diphosphate, adenosine diphosphoric acid

аденозиндифосфата́за *ж.* adenosinediphosphatase

аденози́н-дифосфа́т-рибозиларгини́н *м.* adenosine diphosphate-ribosylarginine

аденозинмонофосфа́т *м.* adenosine monophosphate, adenosine phosphoric acid

аденозиннуклеотида́за *ж.* adenosinenucleotidase

аденозинтрифосфа́т *м.* adenosine triphosphate, adenosine triphosphoric acid

аденозинтрифосфата́за *ж.* adenosinetriphosphatase

аденозинфосфа́т *м.* adenosine phosphate

аденози́н-циклофосфа́т *м.* adenosine cyclic phosphate

аденоидизм *м.* adenoidism

~, вне́шний external adenoidism

аденоиди́т *м.* adenoiditis

~, о́стрый acute adenoiditis

аденои́дный adenoid

адено́иды *м. мн.* adenoid vegetation, adenoids

~, врождённые congenital adenoids

~ носовы́х кана́лов adenoids of nasal canals

аденоидэктоми́я *ж.* adenoidectomy

аденоканкро́ид *м.* adenocancroid, adenoacanthoma

аденокарцино́ма *ж.* adenocarcinoma

~, альвеоля́рная alveolar adenocarcinoma

~, анапласти́ческая anaplastic adenocarcinoma

~, апокри́нная apocrine adenocarcinoma

~, ацидофи́льная acidophilic adenocarcinoma

~, ацина́рная [ацина́рно-кле́точная] acinic cell [acinar, acinose, acinous] adenocarcinoma

~, ацино́зная acinous adenocarcinoma

~, ациноцеллюля́рная acinic cell adenocarcinoma

~ в аденомато́зном поли́пе adenocarcinoma in adenomatous polyp

~ в ворси́нчатой аденоме adenocarcinoma in villous adenoma

~, внутрипрото́ковая intraductal noninfiltrating adenocarcinoma

~, водяни́сто-светлокле́точная hydropic clear cell adenocarcinoma

~, ворси́нчатая villous adenocarcinoma

~ в тубуля́рной аденоме adenocarcinoma in tubular adenoma

~, высокодифференци́рованная high-grade differentiated adenocarcinoma

~ гипо́физа pituitary adenocarcinoma

~, грибови́дная fungiform adenocarcinoma

~, дифференци́рованная differentiated adenocarcinoma

~ желу́дка gastric adenocarcinoma

~, кана́льцевая tubular [canalicular] adenocarcinoma

~ лёгкого pulmonary adenocarcinoma

~ неуточнённой локализа́ции adenocarcinoma of nonrefinement localization

~, низкодифференци́рованная low-grade differentiated adenocarcinoma

~, папилля́рная papillary adenocarcinoma

~, полипови́дная polypoid adenocarcinoma

~ предста́тельной железы́ (benign) hyperplastic prostate

~, псевдомуцино́зная pseudomucinous adenocarcinoma

~, са́льная sebaceous adenocarcinoma

~ с апокри́нной метаплази́ей adenocarcinoma with apocrine metaplasia

~ с веретеноклеточной метаплази́ей adenocarcinoma with spindle cell metaplasia

~, светлокле́точная clear cell adenocarcinoma

~ се́рных желёз adenocarcinoma of ceruminous glands

~, серо́зная serous adenocarcinoma

~, серо́зная папилля́рная [серо́зная сосо́чковая] serous papillary adenocarcinoma

~, склерози́рующая sclerosing adenocarcinoma

~ с ко́стной и хрящево́й метаплази́ей adenocarcinoma with bone and cartilage metaplasia

~, слизеобразу́ющая mucus-producing adenocarcinoma

~, сли́зистая mucoid adenocarcinoma

~, сме́шанная с плоскокле́точной карцино́мой mixed adenocarcinoma with flat [plane, squamous] cell carcinoma

~, сме́шанно-кле́точная mixed cell adenocarcinoma

~, сосо́чковая papillary adenocarcinoma

~ ти́па цилиндро́мы cylindroma-type adenocarcinoma

~, трабекуля́рная trabecular adenocarcinoma

~, тубуля́рная tubular [canalicular] adenocarcinoma

~, фолликуля́рная follicular adenocarcinoma

~, хромофо́бная chromophobe adenocarcinoma

~ цилиндри́ческого ти́па cylindrical [columnar] cell adenocarcinoma

~, эмбриона́льная embryonal [embryonic] adenocarcinoma

~, эндометрио́идная endometrioid adenocarcinoma

~, эозинофи́льная eosinophilic adenocarcinoma

~ яи́чника, псевдомуцино́зная pseudomucinous ovarian adenocarcinoma

~ in situ adenocarcinoma in situ

аденокисто́ма *ж.* adenocyst(oma)

~, папилля́рная papillary adenocystoma

аденокистóма

~, псевдопапиллярная желéзистая pseudopapillary glandular adenocystoma
~, сосóчковая papillary adenocystoma
аденолейомиофибрóма *ж.* adenoleiomyofibroma
аденолимфóма *ж.* adenolymphoma, papillary adenocystoma lymphomatosum, Warthin's tumor
аденолимфоцéле *с.* adenolymphocele, lymphohadenocele
аденолипóма *ж.* adenolipoma
аденолипоматóз *м.* adenolipomatosis
аденолúт *м.* (*простатит при наличии аденомы предстательной железы*) prostatitis combined with adenoma
аденóма *ж.* adenoma
  ~, альвеолярная alveolar adenoma
  ~, ацидофúльная acidophil(ic) adenoma
  ~, ацинóзная acinous adenoma
  ~, бранхиогéнная papillary adenocystoma lymphomatosum, adenolymphoma, Warthin's tumor
  ~ брóнха bronchial adenoma
  ~, вирилизúрующая verilizing adenoma
  ~, ворсúнчатая villous adenoma
  ~, гепатоцеллюлярная liver cell [hepatocellular] adenoma
  ~ гипóфиза pituitary adenoma
  ~ гипóфиза, анапластúческая *уст.* pituitary adenocarcinoma
  ~ гипóфиза, ацидофúльная eosinophil [acidophilic] adenoma
  ~ гипóфиза, базофúльная (pituitary) basophil adenoma
  ~ гипóфиза, главно-клéточная chief-cell pituitary adenoma; chromophobe [chromophobic] adenoma
  ~ гипóфиза, гонадотрóпная gonadotroph pituitary adenoma
  ~ гипóфиза, кортикотрóпная corticotroph pituitary adenoma
  ~ гипóфиза, лактотрóпная lactotroph pituitary adenoma
  ~ гипóфиза, нуль-клéточная null cell pituitary adenoma
  ~ гипóфиза, оксифúльная eosinophil [acidophilic] adenoma
  ~ гипóфиза, плюригормонáльная plurihormonal pituitary adenoma
  ~, гипофизáрная chromophobe [chromophobic] adenoma
  ~ гипóфиза, смéшанная mixed pituitary adenoma
  ~ гипóфиза, соматотрóпная somatotroph pituitary adenoma
  ~ гипóфиза, тиреотрóпная thyrotropic [pituitary] adenoma
  ~ гипóфиза, эозинофúльная eosinophil [acidophilic] adenoma
  ~ грааóовых пузырькóв granulosa cell tumor, folliculoma, granulosa cell carcinoma
  ~, деструúрующая *уст.* adenoma destruens, malignant adenoma, adenocarcinoma
  ~, доброкáчественная benign adenoma

~ желýдка, субмукóзная submucous adenoma of stomach, submucous gastric adenoma
~ жёлчных путéй bile duct adenoma, cholangioma
~, злокáчественная *уст.* adenoma destruens, malignant adenoma, adenocarcinoma
~ из жёлчных протóков bile duct adenoma
~ из клéток Гюртле Hürthle cell adenoma, Hürthle cell tumor
~ из лéйдиговских клéток Leydig cell adenoma
~ из островкóвых клéток islet (cell) [langerhansian] adenoma, islet (cell) tumor, insul(in)oma
~ из сáльных желёз sebaceous adenoma
~, инвазúвная invasive adenoma
~, индиффéрентно-клéточная chromophobe [chromophobic] adenoma
~, канáльцевая *уст.* tubular adenoma
~, кистóзная cystous [cystic] adenoma, cystadenoma
~, коллóидная colloid [follicular] adenoma
~ корыù надпóчечника adrenal cortex [cortical] adenoma
~, лимфоматóзная lymphomatous adenoma
~, макрофолликулярная macrofollicular adenoma
~, маскулинизúрующая virilizing adenoma
~, мезонефрóидная clear cell mesonephroid cystadenoma
~ мейбóмиевой желéзы meibomian adenoma
~, метастазúрующая metastasing adenoma, malignant thyroid tumor
~, микрофолликулярная microfollicular adenoma
~ мочевóго пузыря, нефрогéнная nephrogenic adenoma
~, озлокáчествившаяся adenoma undergone malignant transformation
~ околощитовúдной желéзы parathyroid adenoma
~, оксифúльная oxyphil [oncocytic] adenoma, oncocytoma
~, оксифúльная зернúстая oxyphil granular cell adenoma
~, оксифúльная клéточная oxyphil cell adenoma
~, оксифúльная папиллярная oxyphil papillary adenoma
~, онкоцитáрная oncocytoma, oncocytic [oxyphil] adenoma
~, островкóвая islet (cell) [langerhansion] adenoma, islet (cell) tumor, insul(in)oma
~, папиллярная papillary adenoma
~, папиллярная базофúльная basophilic papillary adenoma
~, паратиребóидная [паращитовúдная] parathyroid adenoma
~, периуретрáльная periurethral adenoma
~, печёночно-клéточная hepatoma, hepatocellular adenoma
~ Пúка Pick's [tubular] adenoma, androblastoma

аденофиброма

~, плеоморфная pleomorphic adenoma, mixed tumor
~, полипозная [полипоидная] adenomatous polyp
~ потовых желёз, светлоклеточная clear cell hidradenoma
~ потовых желёз, узловатая nodular hidradenoma
~, пролактин-секретирующая prolactin-secreting adenoma
~, пупочная umbilical adenoma
~, сальная steatadenoma
~ сальных желёз sebaceous adenoma
~ сальных желёз Аллопо — Лередда — Дарьё, симметричная Hallopeau-Leredde-Darier symmetrical sebaceous adenoma
~ сальных желёз Бальзера — Менетриё, симметричная Balser-Ménétrièr symmetrical adenoma of sebaceous glands, Balser-Ménétrièr symmetrical adenoma of pileous glands
~ сальных желёз Гиршфельда, старческая Hirschfeld's senile adenoma of sebaceous glands
~ сальных желёз Прингла, симметричная adenoma sebaceum, Pringle's disease
~, светлоклеточная clear cell adenoma
~ сети яичника arthenoblastoma
~, сложная mixed [composite] adenoma
~, солидная solid adenoma
~, сосочковая papillary adenoma
~, тестикулярная тубулярная androblastoma, testicular tubular adenoma, Sertoli cell tumor
~ типа карциноида carcinoid-type adenoma
~, трабекулярная trabecular adenoma
~, тубулярная tubular adenoma
~, фетальная fetal adenoma
~, фиброзная fibroadenoma, fibroid adenoma
~, фолликулярная follicular [colloid] adenoma
~, хромофобная chromophobe [chromophobic] adenoma
~, хромофобная диффузная diffuse chromophobe adenoma
~, хромофобная папиллярная papillary chromophobe adenoma
~, хромофобная синусоидальная sinusoidal chromophobe adenoma
~ щитовидной железы, токсическая toxic adenoma of thyroid gland, Plummer's disease
~, эмбриональная embryonal adenoma
~, эозинофильная eosinophilic adenoma, eosinophilic tumor of pituitary
~ яичника, тестикулярная канальцевая androblastoma, testicular tubular adenoma, Sertoli cell tumor

аденомаляция *ж.* adenomalacia
аденомаммэктомия *ж.* adenomammectomy
аденоматоз *м.* adenomatosis
~ лёгких pulmonary adenomatosis, alveolar cell carcinoma
~, полиэндокринный familial endocrine adenomatosis, multiple endocrine neoplasia
~, семейный толстокишечный familial colic adenomatosis
~, семейный эндокринный familial endocrine adenomatosis, multiple endocrine neoplasia

аденоматозный adenomatous
аденоматоидный adenomatoid
аденомегалия *ж.* adenomegaly
аденомер *м.* adenomere
аденомикоз *м.* adenomycosis
аденомиксома *ж.* adenomyxoma
аденомиксосаркома *ж.* adenomyxosarcoma
аденомиоз *м.* adenomyosis
аденомиозит *м.* adenomyositis
аденомиома *ж.* adenomyoma
аденомиоматоз *м.* adenomyomatosis
аденомиосаркома *ж.* adenomyosarcoma, Wilms' tumor, embryoma of kidney, mesoblastic nephroma, nephroblastoma, renal carcinosarcoma
~, эмбриональная embryonic adenomyosarcoma, embryonic carcinosarcoma
аденомиофиброма *ж.* adenomyofibroma
аденомиоэпителиома *ж.* adenomyoepithelioma
аденомэктомия *ж.* adenomectomy, prostatectomy
~, промежностная perineal prostatectomy
~, ретролобковая retropubic prostatectomy
~, трансуретральная transurethral adenomectomy

аденоневральный adenoneural
аденопапиллома *ж.* adenopapilloma
аденопапилломатоз *м.* giant hypertrophic gastritis, Ménétrièr's disease
аденопатия *ж.* adenopathy
~, гигантофолликулярная злокачественная giant follicular malignant adenopathy, Brill-Symmers disease
~, прикорневая adenopathy of hilus

аденопневмопатия *ж.* protracted, recurrent *or* chronic inflammation of lymphoid tissue of oropharynx, nasopharynx, paranasal sinuses, bronchi and lungs

аденосаркома *ж.* adenosarcoma
~ почки adenomyosarcoma, Wilms' tumor, embryoma of kidney, mesoblastic nephroma, nephroblastoma, renal carcinosarcoma

аденосателлиты *м. мн.* *(аденоассоциированные вирусы)* adenosatellites

аденосинусопневмопатия *ж.* protracted, recurrent *or* chronic inflammation of lymphoid tissue of oropharynx, nasopharynx, paranasal sinuses, bronchi and lungs

аденосклероз *м.* adenosclerosis
аденотом *м.* adenotome
аденотомия *ж.* adenotomy
аденотонзиллосинусопневмопатия *ж.* protracted, recurrent *or* chronic inflammation of lymphoid tissue of oropharynx, nasopharynx, paranasal sinuses, bronchi and lungs
аденотонзиллэктомия *ж.* adenotonsillectomia
аденотрихия *ж.* adenotrichia
аденофарингит *м.* adenopharyngitis
аденофиброз *м.* adenofibrosis
аденофиброма *ж.* fibroadenoma, adenofibroma
~, коллоидная [псевдомуцинозная] Brenner tumor

аденофибро́ма

~ яи́чка adenomatoid tumor, benign mesothelioma of testis

~ яи́чника Brenner's oophoroma folliculare, Brenner's tumor

аденофлегмо́на *ж.* adenophlegmon, phlegmonous adenitis

~, гни́лостная ichorous adenophlegmon

аденофтальми́я *ж.* adenophthalmia

аденохондро́ма *ж.* adenochondroma

аденоцеллюли́т *м.* adenocellulitis

аденцисто́ма *ж.* adenocystoma, cystadenoma, cystic adenoma

аденоци́т *м.* adenocyte, gland cell

~, ацидофи́льный acidophilic adenocyte

~, базофи́льный basophilic adenocyte

~ бере́менности adenocyte of gravidity, adenocyte of pregnancy

~, хромофи́льный chromophil adenocyte

~, хромофо́бный chromophobe adenocyte

~, эозинофи́льный eosinophilic adenocyte

адентия *ж.* adentia

аденэктоми́я *ж.* adenectomy

адерми́н *м. уст.* adermine, vitamin B_6, pyridoxine

адерми́я *ж.* adermia

адермогене́з *м.* adermogenesis

адефаги́я *ж. уст.* adephagia

адиадохокине́з *м.* adiadochokinesia, adiadochocinesia, adiadochokinesis, adiadochocinesis

адиастоли́я *ж.* adiastole

адинами́чный adynamic

адинами́я *ж.* adynamy, adynamia

~, аффекти́вная affective adynamia

~, железодефици́тная asiderotic adynamia

~, мото́рная motor adynamia

~, не́рвно-мы́шечная neuromuscular adynamia

~, о́бщая general adynamia, general asthenia

~ эпизоди́ческая насле́дственная [эпизоди́ческая семе́йная] adynamia episodica hereditaria, hyperkalemic periodic paralysis

адипи́новый adipin(ic)

адипоге́нный adipogenic, adipogenous

адипозалги́я *ж.* adiposalgia

адипози́т *м.* adipositis

адипо́зный adipose, fatty

адипозогенита́льный adipogenital

адипозури́я *ж.* adiposuria, lipuria, lipiduria

адипокини́н *м.* adipokinetic hormone, AKH, adipokinin

адиполити́ческий adipolytic, lipolytic

адипо́метр *м.* adipometer

адипонекро́з *м.* adiponecrosis

~ новорождённых adiponecrosis neonatorum

~ новорождённых, подко́жный subcutaneous adiponecrosis of newborns

адипопекси́я *ж.* adipopexis, adipopexia

адипосо́ма *ж.* adiposome, *adiposoma, gutta adipis* [NH]

адипоци́т *м.* adipocyte, fat [adipose] cell, lipocyte

~, многока́пельный multidrop adipocyte, multidrop fat [adipose] cell, multidrop lipocyte, *adipocytus multiguttularis* [NH]

~, однока́пельный one-drop adipocyte, one-drop fat [adipose] cell, one-drop lipocyte, *adipocytus uniguttularis* [NH]

адипси́я *ж.* adipsy, adipsia

адиспаропи́я *ж.*:

~, цветова́я color vision asthenopia

адиурекри́н *м. биохим.* adiurecrine

адиурети́н *м.* antidiuretic hormone, vasopressin, beta-hypophamine

аднекса́льный adnexal, annexal

аднекси́т *м.* adnexitis

~, гно́йный purulent adnexitis

~, гоноре́йный gonorrheal adnexitis

~, о́стрый acute adnexitis

~, туберкулёзный tuberculous adnexitis

~, хрони́ческий chronic adnexitis

аднексопекси́я *ж.* adnexopexy, annexopexy

адне́кс-тýмор *м.* tubo-ovarian tumor, adnextumor

аднексэктоми́я *ж.* adnexectomy, annexectomy

адолеска́рий *м. паразитол.* adolescaria

адолесце́нт *м.* adolescent

адо́нис *м. фарм.* adonis, Adonis

адонти́я *ж.* adontia

адопта́ция *ж. трансп.* adoption

адопти́вный adoptive

адренали́зм *м.* adrenalism

адренали́н *м.* adrenaline, epinephrine

адреналинеми́я *ж.* adren(alin)emia

адренали́новый adrenal

адреналинури́я *ж.* adrenalinuria

адренали́т *м.* adrenalitis

адренало́вый adrenal

адреногенный adrenogenic, adrenogenous

адренопати́я *ж.* adrenalopathy

адреналотро́пный adrenalotrop(h)ic

адреналэктоми́рованный adrenalectomized

адреналэктоми́я *ж.* adrenalectomy, ablation of adrenals, adrenal ablation

~, двусторо́нняя субтота́льная bilateral subtotal adrenalectomy

адренерге́тик *м.* adrenergic drug, adrenergic substance

адренерги́ческий adrenergic, adrenoceptive

адреноблока́тор *м.* adrenoceptor antagonist, adrenergic [adrenoceptor] blocker, adrenolytic [adrenergic blocking] agent, adrenoceptor blocking drug

адреноблоки́рующий adrenoblocking

адреногенита́льный adrenogenital

адреногломерулотропи́н *м.* adrenoglomerulotropin

адренокортика́льный adrenocortical

адренокортикостеро́ид *м.* adrenocorticosteroid

адренокортикотропи́н *м.* (adreno)corticotrop(h)in, adrenocorticotropic hormone, ACTH

адренокортикотро́пный adrenocorticotrop(h)ic

адренолейкодистрофи́я *ж.* adrenoleukodystrophy

азотурия

адренолитик *м.* adrenoceptor antagonist, adrenergic [adrenoceptor] blocker, adrenolytic [adrenergic blocking] agent, adrenoceptor blocking drug
адренолитический adrenolytic
адреномегалия *ж.* adrenomegaly
адреномиелоневропатия *ж.* adrenomyeloneuropathy
адреномиметик *м.* adrenoceptor [adrenergic] agonist
адреномиметический adrenomimetic, sympathomimetic
адренопатия *ж.* adren(al)opathy
адренореактивный adrenoreactive
адренорецептор *м.* adrenoreceptor, adrenergic receptor
адреносимпатический adrenosympathetic
адреностероид *м.* corticosteroid
адреностерома *ж.* adrenosteroma
адреностерон *м.* adrenosterone
адренотропизм *м.* adrenotrop(h)ism
адренотропин *м.* adreno(cortico)trop(h)in
адренотропный adreno(cortico)trop(h)ic
адренохром *м.* adrenochrome
адренэктомия *ж.* adrenalectomy, ablation of adrenals, adrenal ablation
адсорбент *м.* adsorbent
адсорбер *м.* adsorber
адсорбировать to adsorb
адсорбирующий adsorbing
адсорбционный adsorptive
адсорбция *ж.* adsorption
 ~ бактериофага adsorption of bacteriophage
 ~, биологическая biological adsorption
 ~ вируса adsorption of virus
 ~ гранулированным углем granular carbon adsorption
 ~, избирательная selective adsorption
 ~, обменная exchange adsorption
 ~, полимолекулярная polymolecular adsorption
 ~, физическая physical adsorption
 ~, химическая chemical adsorption
 ~, хроматографическая chromatographic [differential] adsorption
адъювант *м. иммун.* adjuvant
 ~, иммунологический immunologic adjuvant
 ~, коклюшный pertussis-type adjuvant
 ~, фармацевтический pharmaceutic adjuvant
 ~ Фрейнда Freund's adjuvant
 ~ Фрейнда, неполный incomplete Freund's adjuvant
 ~ Фрейнда, полный mycobacterial [complete Freund's] adjuvant
адъювантный (pertaining to) adjuvant
ажитация *ж. псих.* agitation
ажитография *ж. псих.* agitographia
ажитофазия *ж. псих.* agitophasia, agitolalia
азасерин *м. биохим.* azaserine
азастероид *м.* azasteroid
азбука *ж.* alphabet
 ~ Брайля, точечная *офт.* Braille's point ABC
 ~ глухонемых, ручная manual alphabet of deaf-mutes
 ~ на пальцах finger alphabet
азеотропия *ж.* azeotropy
азеотропный azeotropic
азигограмма *ж.* azygogram
азигография *ж.* azygography
 ~, непрямая indirect azygography
 ~, прямая direct azygography
 ~, чрескостная transosseous azygography
 ~, чрессосудистая transvessel azygography
азидотимидин *м. фарм.* azidothymidine, zidovudine
азобелки *м. мн.* azoproteins
азобензол *м.* azobenzene
азобилирубин *м.* azobilirubin
азогруппа *ж.* azo group
азокраситель *м.* azo dye
азооспематорея *ж.* azoospermatorrhea
азооспермия *ж.* azoospermatism, azoospermia
 ~, истинная true azoospermia
 ~, ложная false [spurious] azoospermia
 ~, лучевая radial azoospermia
азот *м. хим.* nitrogen, N
 ~, аминный amine nitrogen
 ~, аммиачный ammonia nitrogen
 ~ антител antibody nitrogen
 ~, атмосферный atmospheric nitrogen
 ~, безбелковый nonprotein [rest] nitrogen
 ~, белковый protein nitrogen
 ~, жидкий liquid nitrogen
 ~ мочевины urea nitrogen
 ~, небелковый nonprotein [rest] nitrogen
 ~, нитратный nitrate nitrogen
 ~, нитритный nitrite nitrogen
 ~, общий total nitrogen
 ~, остаточный rest [nonprotein] nitrogen
 ~ по Кьельдалю Kjeldahl's nitrogen
 ~, радиоактивный radionitrogen, radioactive nitrogen
 ~, тяжёлый heavy nitrogen
 ~, эндогенный endogenous nitrogen
азотемия *ж.* azotemia, uremia
 ~, внепочечная nonrenal [prerenal, extrarenal] azotemia
 ~, обтурационная retention [retentive] azotemia
 ~, олигурическая oliguric azotemia
 ~, почечная renal azotemia
 ~, продукционная productive azotemia
 ~, ренальная renal azotemia
 ~, ретенционная retention [retentive] azotemia
 ~, хлорипривная chloroprivic azotemia
 ~, экстраренальная nonrenal [prerenal, extrarenal] azotemia
азотистый nitrous, nitrogen(ous), nitride of...
азотный nitric, nitrogen(ous)
азотобактер *м.* azo(to)bacter
азотограф *м.* azotograph
азотометр *м.* azotometer
азоторея *ж. ист.* azotorrh(o)ea
азотсодержащий nitrogen-containing, nitrogen-bearing
азотурический azoturic
азотурия *ж.* azoturia

азу́р *м.* azure
азурофили́я *ж.* azurophilia
азурофи́льный azurophilic, azurophil(e)
азу́р-II-эози́н *м.* azure-II-eosine, Giemsa stain
аи́р *м.*, тростнико́вый *фарм.* sweet flag, *Acorus calamus*
айдойомани́я *ж. псих.* aidoiomania
айлурофили́я *ж. псих.* ailurophilia, galeophylia
айлурофоби́я *ж. псих.* ailurophobia, aelurophobia, galeophobia
а́йнгум *м.* ainhum
айхмофоби́я *ж.* aichmophobia
акайри́я *ж.* acairia
акалькули́я *ж. невр.* acalculia
 ~, опти́ческая visual [optic(al)] acalculia
акальцико́з *м.* acalcicosis, acalcerosis
акаму́ши *с.* akamushi [tsutsugamushi, shimamushi] disease, scrub [mite, tropical] typhus, flood [Japanese river, Kedani, inundation, island] fever
акантестези́я *ж.* acanthesthesia
аканто́з *м.* acanthosis
 ~, пролиферацио́нный proliferative acanthosis
 ~, ретенцио́нный retention acanthosis
аканто́зный acanthotic
акантокератодерми́я *ж.* acanthosis nigricans
акантокерато́лиз *м.* acanthokeratolysis
 ~, врождённый универса́льный inherited universal acanthokeratolysis
акантоли́з *м.* acantholysis
акантолити́ческий acantholytic
акантома́ *ж.* acanthoma
аканторе́ксис *м.* acanthorrhexis
акантоти́ческий acanth(r)otic
акантохейлонемато́з *м.* acanthocheilonemiasis
акантохейлоне́мы *ж. мн.* acanthocheilonema
акантоцефалёз *м.* acanthocephaliasis
акантоцефа́лы *м. мн.* acantocephala
акантоци́т *м.* acanth(r)ocyte
акантоцито́з *м.* acanth(r)ocytosis
акапни́ческий acapnic, acapnial
акапни́я *ж.* acapnia, hypocapnia
акарди́я *ж.* acardia
акариа́з *м.* acariasis, acarinosis, acarodermatitis
 ~, лёгочный lung [pulmonary] acapnia
акаридо́з *м.* acari(di)asis
акари́ды *м. мн. Acaridae*
акарици́д *м.* acaricide
акародермати́т *м.* acarodermatitis
акароло́гия *ж.* acarology
акарофоби́я *ж.* acarophobia
акатаграфи́я *ж. псих.* akatagraphia
акаталаземи́я *ж.*, акаталази́я *ж. (наследственное заболевание, обусловленное отсутствием каталазной активности в клетке)* acatalasemia, acatalasia
акаталепси́я *ж.* acatalepsia, acatalepsy
акаталепти́ческий acataleptic
акатаматези́я *ж. псих.* acatamathesia
акатастази́я *ж. (отклонение от нормы)* acatastasia
акатафази́я *ж. невр.* acataphasia

акатизи́я *ж. псих.* acathisia, akathisia
аквадистилля́тор *м. уст.* distilling apparatus
акваметри́я *ж.* aquametry
аквапункту́ра *ж.* aquapuncture
акидогальванока́устика *ж.* akidogalvanocautery
акине́з *м.* akinesia, akinesis
 ~, амнести́ческий akinesia amnestica
 ~, боле́зненный akinesia algera
 ~ Ван-Ли́нта Van Lint akinesia
 ~ сте́нок миока́рда akinetic wall motion
акине́тико-риги́дный akineticorigid
акинети́чески-гипертони́ческий akineticohypertonic
акинети́ческий akinetic
акиносперми́я *ж. (неподвижность сперматозоидов)* akinospermia
акиурги́я *ж. ист.* akiurgia
акклиматиза́ция *ж.* acclima(tiza)tion
акклиматизи́роваться to acclimatize
аккомодацио́нный accommodative
аккомода́ция *ж.* accommodation
 ~, абсолю́тная absolute accommodation
 ~, бинокуля́рная binocular accommodation
 ~, гистологи́ческая histologic accommodation
 ~ гла́за accommodation of eye
 ~ гла́за, внекапсуля́рная extracapsular accommodation
 ~ гла́за, вне́шняя external [non-lens] accommodation
 ~ гла́за, вну́тренняя internal [lens] accommodation
 ~ гла́за, внутрикапсуля́рная [гла́за, интракапсуля́рная] intracapsular accommodation
 ~ гла́за, нехруста́ликовая non-lens [external] accommodation
 ~ гла́за, хруста́ликовая lens [internal] accommodation
 ~ гла́за, экстракапсуля́рная extracapsular accommodation
 ~, избы́точная excessive accommodation
 ~, морфологи́ческая morphologic accommodation
 ~, недоста́точная subnormal accommodation
 ~, относи́тельная relative accommodation
 ~, тканева́я tissue accommodation
аккомодо́метр *м.* device for measurement of accommodation, accommodometer
аккумуля́ция *ж.* accumulation, storage
 ~ загрязня́ющих веще́ств accumulation of pollutions
акладио́з *м. дерм.* acladiosis
аклази́я *ж.* aclasis
 ~, диафиза́рная hereditary multiple exostoses, diaphysial aclasis, hereditary deforming chondrodysplasia
 ~, пя́точно-эпифиза́рная tarsoepiphyseal aclasis, dysplasia epiphysealis hemimelica
а́кме *с.* acme
а́кне *с.* acne, comedone
акнефоби́я *ж.* acnephobia
акни́т *м. уст.* acnitis, papulonecrotic tuberculoid, lupus miliaris disseminatus faciei

акоа́змы *ж. мн. псих.* acousma(s), acousmata, acoasma

акобальто́з *м. биохим.* acobaltosis

акогнози́я *ж.* acognosia, acognosy

акони́т *м. фарм.* monkshood, wolfsbane, *Aconitum*

аконита́за *ж.* aconitase

акори́я *ж. офт.* acoria

акрази́я *ж. уст. (отсутствие самоконтроля)* acrasia

акрани́я *ж.* acrania

акремонио́з *м. паразитол.* acremoniosis

акризи́я *ж. уст. (неясность диагноза и особенно прогноза болезни)* acrisia

акрилами́д *м.* acrylamide

акрила́т *м.* acrylate

акри́ловый acryl

акрихи́н *м.* acrichine

акроанестези́я *ж.* acroanesthesia

акроартри́т *м.* acroarthritis

акроасфикси́я *ж.* acrocyanosis, acroasphyxia, Raynaud's sign

акробла́ст *м.* acroblast

акрогери́я *ж.* acrogeria

акрогидро́з *м.* acrohidrosis

акрогипергидро́з *м.* acrohyperhidrosis

акрогипотерми́я *ж.* acrohypothermy

акродермати́т *м.* acrodermatitis

~, аллерги́ческий папулёзный papular acrodermatitis of childhood, Gianotti-Crosti syndrome

~ Аллопо́, пустулёзный сто́йкий [Аллопо́, хрони́ческий] acrodermatitis continua, acrodermatitis persistans, Hallopeau's disease

~, атрофи́ческий хрони́ческий acrodermatitis chronica atrophicans

~, везикуля́рный тропи́ческий acrodermatitis vesiculosa tropica

~, папулёзный де́тский papular acrodermatitis of childhood, Gianotti-Crosti syndrome

~, пустулёзный pustular acrodermatitis

~, сезо́нный acrodermatitis hiemalis

~, энтеропати́ческий acrodermatitis enteropathica

акродизосто́з *м.* acrodysostosis

акродини́я *ж.* acrodynia, erythredema, acrodynic erythema, pink [Swift's] disease

акрокерато́з *м.* acrokeratosis

~, бородавча́тый acrokeratosis verruciformis

акрокинези́я *ж. (избыточная подвижность)* acrocinesia, acrokinesia

акроконтракту́ра *ж.* acrocontracture

акролеи́н *м.* acrolein, acrylaldehyde

акромакри́я *ж.* arachnodactyly, acromacria

акромасти́т *м.* acromastitis, mammilitis, thelitis

акромегали́ческий acromegalic

акромегали́я *ж.* acromegalia, acromegaly

~, доброка́чественная benign acromegalia

~, части́чная partial acromegalia

акромелалги́я *ж.* acromelalgia

акромелани́зм *м.* acromelanism

акромелано́з *м.* acromelanosis

акромиа́льно-ключи́чный acromioclavicular

акромиа́льно-лопа́точный acromioscapular

акромиа́льно-плечево́й acromiohumeral

акромиа́льно-торака́льный acromiothoracic, thoracoacromial

акромиа́льный acromial

акромико́з *м.* acromycosis

акромикри́я *ж.* acromicria

~, врождённая *уст.* congenital acromicria, Down's [trisomy 21] syndrome, mongolism, Down's disease

акро́мион *м.* acromion

акромионэктоми́я *ж.* acromionectomy

акромиопла́стика *ж.*, пере́дняя anterior acromioplasty

акроневропати́я *ж.* acroneuropathy

акроостео́лиз *м.* acroosteolysis

акроостеопати́я *ж.* acroosteopathia, acroosteopathy

~, эпикондиля́рная acroosteopathia epicondylaris, tennis elbow

акропарестези́я *ж.* acropar(a)esthesia

акропати́я *ж.* acropathy

акропигмента́ция *ж.* acropigmentation

акропости́т *м.* acroposthitis

акросиндактили́я *ж.* acrosyndactyly

акросиринго́ма *ж.* acrosyringoma, verrucous dyskeratoma

акроскле́роз *м.* acrosclerosis, sclerodactylia

акросо́ма *ж.* acrosome, apical body, acrosomal [head] cap

акросома́льный acrosomal

акроти́зм *м. (отсутствие или неосязаемость пульса)* acrotism

акротромбо́з *м.* acrothrombosis

акротрофодини́я *ж.* acrotrophodynia

акротрофоневро́з *м.* acrotrophoneurosis

акрофоби́я *ж.* acrophobia

акрохордо́н *м. онк.* acrochordon

акроце́нтрик *м. ген.* acrocentric (chromosome)

акроцентри́ческий *ген.* acrocentric

акроцефали́ческий acrocephalic, acrocephalous, oxycephalic, oxycephalous

акроцефали́я *ж.* acrocephaly, oxycephaly, hypsicephaly, turricephaly, steeple [tower] skull

акроцефалополисиндактили́я *ж.* acrocephalopolysyndactyly, acrocephalopolysyndactylism, acrocephalopolysyndaktilia, Noack's [Carpenter's] syndrome

акроцефалосиндактили́я *ж.* acrocephalosyndactyly, acrocephalosyndactilia, Apert's syndrome

акроциано́з *м.* acrocyanosis; acroasphyxia; Raynaud's sign

~, идиопати́ческий idiopathic acrocyanosis

акроэрите́ма *ж.*, симметри́чная невиформная palmar erythema, Lane's disease

акроэстези́я *ж.* acro(a)esthesia

акселера́ция *ж.* acceleration

акселерогра́фия *ж.* accelerography

аксе́нный *(не заражённый нежелательными чужеродными организмами)* axenic

аксиа́льный axial

аксилля́рный axillary
акси́т м. уст. axite
аксифоиди́я ж. axiphoidia, axyphoidia
аксоаксона́льный (о синапсе) axoaxonic
аксодендри́т м. axodendrite
аксодендрити́ческий (о синапсе) axodendritic
аксоле́мма ж. axolemma, axilemma
аксо́лиз м. axolysis
аксо́н м. (основной отросток нейрона) axon, neurit(e)
~, миели́новый myelin(ic) [myelinated] axon
аксона́льный axonal
аксонейро́н м. axoneuron
аксоне́ма ж. axoneme, axonema
аксо́нный axonal
аксоно́метр м. axonometer
аксонотме́зис м. axonotmesis
аксо́н-рефле́кс м. axon reflex
аксопета́льный axopetal
аксопла́зма ж. axoplasm(a)
аксоплазмати́ческий axoplasmic
аксости́ль м. axostyle
аксофуга́льный axofugal, axifugal
акт м. 1. act 2. (документ) certificate
~ глота́ния act of swallowing, deglutition, ingestion
~ дефека́ции defecation (act)
~ мочеиспуска́ния urination (act)
~ о несча́стном слу́чае accident certificate
~, половой coitus
~ по охра́не окружа́ющей среды́, правово́й environment protection bill
~, родовой labor, parturition, act of delivery
~ санита́рного обсле́дования public health certificate
~ семяизверже́ния ejaculation
~ суде́бно-медици́нской эксперти́зы forensic medical examination report
актива́тор м. иммун. activator; promoter
~ агглютина́ции лейкоци́тов leukoagglutinating activator
~ альтернати́вного пути́ (активации комплемента) alternative pathway activator
~ ка́лиевых кана́лов potassium channel activator, K-channel opener, K-channel activator
~ ка́льциевых кана́лов calcium channel activator
~ лимфоци́тов lymphocyte activator
~ лимфоци́тов, неспецифи́ческий nonspecific lymphocyte activator
~ лимфоци́тов, специфи́ческий specific lymphocyte activator
~, метаболи́ческий metabolic activator
~, о́пухолевый tumor activator, tumor promoter
~ плазминоге́на plasminogen activator
~ плазминоге́на, тканево́й tissue-type plasminogen activator
~ плазминоге́на урокина́зного ти́па urokinase-type plasminogen activator
~ ро́ста growth activator
~ ро́ста, дистанцио́нный distant growth activator
~ ро́ста, лока́льный [роста, ме́стный] local growth activator
~ фибринокина́зы fibrinokinase activator
~ фибриноли́за fibrinolysis activator
актива́ция ж. activation, promotion
~, антителозави́симая (лимфоцитов) antibody-mediated activation
~, антителоопосре́дуемая (лимфоцитов) antibody-mediated activation
~ аутоимму́нных механи́змов cognate activation
~, взаи́мная reciprocal activation
~ вспомога́тельным сигна́лом иммун. bypass activation
~ в суспе́нзии suspension activation
~ ге́нов genes activation
~ иммуноглобули́новых ге́нов, после́довательная sequential activation of immunoglobulin genes
~ иммуноглобули́новых ге́нов, поэта́пная sequential activation of immunoglobulin genes
~ инфе́кции activation of infection
~ комплеме́нта complement activation
~ комплеме́нта, лока́льная local complement activation
~ макрофа́га macrophage activation
~ на пове́рхности surface activation
~ по альтернати́вному пути́ bypass activation
~ яйцекле́тки ovum activation
активиза́ция ж. activation, promotion
~ патологи́ческого проце́сса pathologic process activation
~, ра́нняя early mobilization, early activation
активизи́ровать to activate, to promote
активи́н м. биохим. activin
активи́рование с. activation
активи́рованный activated
активи́ровать to activate
активи́рующий activating
акти́вность ж. 1. activity, potency 2. радиол. amount [quantity] of (radio)activity, amount of radionuclide, activity level, radioactivity
~, адаптоге́нная adaptogenic activity
~, адреноблоки́рующая adrenergic blocking activity
~, амилолити́ческая amylolytic enzyme activity
~, анаболи́ческая anabolic activity
~, аналгети́ческая analgesic activity
~, ангиоге́нная angiogenic activity
~, андроге́нная androgenic activity
~, анксиолити́ческая anxiolytic activity
~, анорексиге́нная anorectic activity
~, антагонисти́ческая antagonist activity
~, антиагрегацио́нная antiaggregatory activity
~, антиаритми́ческая antiarhythmic activity
~, антибиоти́ческая antibiotic activity
~, антигиперглике́мическая antihyperglycemic activity
~, антигипертензи́вная antihypertensive activity
~, антигистами́нная antihistamine activity
~, антиидиотипи́ческая antiidiotype activity

акти́вность

~, антиимплантацио́нная antiimplantation activity
~, антикомплемента́рная anticomplementary activity
~, антилейкотрие́новая antileukotriene activity
~, антимитоти́ческая antimitotic activity
~, антиноцицепти́вная antinociceptive activity, antinociceptive potency
~, антиоксида́нтная antioxidant activity
~, антипаркинсони́ческая antiparkinsonian activity
~, антиперокcида́нтная antiperoxidant activity
~, антирахити́ческая antirachitic activity
~, антирезорбти́вная antiresorptive activity
~, антисекрето́рная antisecretory activity
~ антисы́воротки antiserum activity
~, антитромботи́ческая antithrombotic activity
~, антитромбоцита́рная antiplatelet activity
~, антиэндотокси́новая antiendotoxin activity
~, ацетилхолинэстера́зная acetylcholinesterase activity
~, бактериостати́ческая bacteriostatic activity
~, бактерици́дная bactericidal activity
~, биологи́ческая biological activity
~, вируци́дная virucidal activity
~, вну́тренняя intrinsic activity
~, вну́тренняя симпатомимети́ческая intrinsic sympathomimetic activity
~ в отноше́нии пе́рекисного окисле́ния, ингиби́рующая antiperoxidant activity
~ ге́на, опухолеподавля́ющая oncosuppressor [tumor suppressor] gene activity
~, гермици́дная germicidal activity
~, гипогликеми́ческая antihyperglycemic [hypoglycemic] activity
~, гиполипидеми́ческая hypolipidemic [lipid lowering] activity
~, гипотензи́вная hypotensive activity
~, глюкоге́нная glucogenic activity
~, дви́гательная motion [motor, locomotor] activity
~, дви́гательная, не свя́занная с лине́йным перемеще́нием motility
~, дофаминерги́ческая dopaminergic activity
~, дыха́тельная respiratory activity
~, есте́ственная ки́ллерная *иммун.* natural killer activity
~ затра́вки *иммун.* priming activity
~, избира́тельная selective activity
~, иммунологи́ческая immunologic activity
~, иммуномодули́рующая immunomodulating activity
~, иммуностимули́рующая immunopotentiating activity
~, инсектици́дная insecticidal activity
~ исто́чника излуче́ния, минима́льно значи́мая minimal significant activity of radiation source
~, кардиостимули́рующая [кардиотони́ческая] cardiac stimulant [cardiotonic] activity
~, кардиотро́пная cardiotropic activity
~, каталити́ческая catalytic activity

~, ки́ллерная *иммун.* killer activity
~, коронарорасширя́ющая coronary vasodilating activity
~ лека́рственного вещества́ drug activity
~ лимфоци́тов-ки́ллеров killer activity
~ лимфоци́тов-супре́ссоров suppressor activity
~ лимфоци́тов-хе́лперов helper activity
~, макрофага́льная, разруша́ющая кле́тки macrophage cytocidal activity
~ ма́тки, сокраща́тельная uterine activity
~, мембраностабилизи́рующая membrane stabilizing activity
~, местноанестези́рующая local anaesthetic activity
~, метаболи́ческая metabolic activity
~, митоти́ческая mitotic activity
~, мы́шечная musculation, muscle activity
~, наведённая induced activity
~, нако́пленная cumulative activity
~, наркоти́ческая narcotic activity
~, неврона́льная neuronal activity
~, нейролепти́ческая neuroleptic activity
~, нейро́нная neural activity
~ новорождённого, спонта́нная дви́гательная spontaneous motor activity of newborn
~, обме́нная metabolic activity
~, о́бщая total activity
~, объёмная activity concentration, quantity of activity per unit of volume
~, опио́идная opioid activity
~, опти́ческая optical activity
~, оста́точная remaining activity
~, паракри́нная paracrine activity
~ перено́счика инфе́кции infection carrier activity
~, пита́ющая кле́тки «взрывообра́зных» коло́ний в кле́точной культу́ре burst-feeder activity in cell culture
~, пове́рхностная surface activity
~, полова́я sexual activity
~, положи́тельная инотро́пная positive inotropic activity
~ приро́дных лимфоци́тов-ки́ллеров natural killer activity
~, протеолити́ческая proteolytic activity
~, противоаллерги́ческая antiallergic activity
~, противобактериа́льная antibacterial [bacterial inhibitory] activity
~, противови́русная antiviral activity
~, противовоспали́тельная antiinflammatory activity
~, противогли́стная antihelminthic activity
~, противогрибко́вая antifungal activity
~, противоишеми́ческая antiischemic activity
~, противокандидо́зная anticandidal activity
~, противококци́дная anticoccidial activity
~, противомаляри́йная antimalarial activity
~, противомикро́бная antimicrobial activity
~, противоопухолевая anticancer [antitumor] activity
~, противопаразита́рная antiparasitic activity

19

активность

~, противопсевдомонадная antipseudomonad activity
~, противосудорожная anticonvulsant activity, anticonvulsant potency
~, противотрипаносомная antitrypanosomal activity
~, психическая mental activity
~, психотомиметическая psychotomimetic activity
~, психотропная psychotropic activity
~ радиоактивного вещества radioactive substance activity
~, ранозаживляющая wound healing activity
~, сексуальная sexual activity
~, серотонинергическая serotonergic activity
~, снотворная hypnotic activity
~, сократительная contractive activity
~, солнечная solar activity
~, сосудорасширяющая vasorelaxant [vasodilator, vasodilating] activity
~, спазмолитическая antispasmodic activity
~, спайковая spike activity
~, спермагглютинирующая sperm-agglutinating activity
~, спермицидная spermicidal activity
~, специфическая specific activity
~, спонтанная биоэлектрическая spontaneous bioelectric activity
~, стимулирующая образование «взрывообразных» колоний в клеточной культуре burst-stimulating [burst-promoting] activity in cell culture
~, судорожная convulsive activity
~, суммарная фагоцитарная net phagocytosis
~, супрессорная иммун. suppressor activity
~ сыворотки, опсоническая serum opsonic activity
~ сывороточного комплемента, суммарная whole complement activity
~, транскрипционная ген. transcriptional activity
~, трипаноцидная trypanocidal activity
~, тромболитическая thrombolytic activity
~, туберкулостатическая tuberculostatic activity
~, удельная specific activity
~, фагоцитарная phagocytic activity
~, фагоцитирующая ingestion rate
~, фармакологическая pharmacological activity
~ фермента, специфическая specific enzyme activity
~, фибринолитическая fibrinolytic activity
~, физическая strenuous [physical] activity
~, фоновая background activity, background radiation
~, фотосинтетическая photosynthetic activity
~, фотохимическая photochemical activity, actinism
~, фунгистатическая fungistatic activity
~, фунгицидная fungicidal activity
~, функциональная functional activity
~, хелперная иммун. helper activity
~, химическая chemical activity

~, холинергическая cholinergic activity
~, холиноблокирующая anticholinergic activity
~, целлюлолитическая cellulolytic activity
~, цитолитическая cytolytic activity
~, цитостатическая cytostatic activity, cytostatic potency
~, цитотоксическая cytotoxic activity
~, цитотропная cytotropic activity
~, цитофильная cytophilic activity
~, шизонтоцидная schizontocidal activity
~, эктопическая ectopic activity
~, электрическая electrical activity
~, эндогенная ферментативная endogenous enzyme activity
~, эпилептиформная epileptiform activity
~, эпилептогенная epileptogenic activity
~, эстрогенная estrogenic activity
активный active
~ биологически biologically active
~ при пероральном введении orally active
~ транскрипционно transcriptionally active
актин м. actin
актиниды м. мн. хим. actinides
актинизм м. actinism
актинический actinic
актинобацилла ж. actinobacillus
актонобациллёз м. actinobacillosis
актинограмма ж. roentgenogram, actinogram
актинограф м. actinograph, roentgenogram
актинография ж. уст. roentgenography, actinography
актинодерматит м. radiodermatitis, actinodermatitis
актинодерматоз м. photodermatosis
актиноиды м. мн. хим. actinium series
актинокардиограмма ж. уст. electrocardiogram
актинокардиография ж. уст. electrocardiography
актинокимография ж. actinokymography, actinocymography
актинология ж. actinology
актинометр м. actinometer
актинометрия ж. actinometry
актиномикоз м. actinomycosis
~, абдоминальный abdominal actinomycosis
~ кожи lumpy skin disease, actinomycosis of skin
~ кожи, атероматозный atheromatous dermal actinomycosis
~ кожи, бугорково-пустулёзный tuberculopustular dermal actinomycosis
~ кожи, гуммозно-узловатый gummatous nodular dermal actinomycosis
~ кожи, язвенный ulcerative dermal actinomycosis
~ лёгких pulmonary [lung] actinomycosis
~, мочеполовой urogenital actinomycosis
~ роговицы corneal actinomycosis, actinomycotic keratitis
~, торакальный thoracic actinomycosis
~, шейно-челюстно-лицевой cervicognathofacial actinomycosis

актиномикóзный actinomycotic, actinomycetic, actinomycetous
актиномикóма ж. actinomycoma
актиномикотúческий actinomycotic, actinomycetic, actinomycetous
актиномицéты м. мн. микр. actinomycete, Actinomyces
актиномицúн м. actinomycin
актиномóрфный actinomorphous
актиноневрúт м. actinoneuritis
актиноскопúя ж. actinoscopy
актинотерапúя ж. actinotherapy
актинотоксемúя ж. actinotoxemia
актинофáг м. actinophage
актогрáмма ж. actinogram
актóграф м. actinograph
актогрáфия ж. actography
актомиозúн м. actomyosin
акузалгúя ж. an emergence of pain by the action of sound
акýметр м. acu(to)meter, audiometer
акуметрúя ж. acumetry, audiometry
акупрессýра ж. acupressure
акупунктýра ж. acupuncture
~, практúческая энергетúческая practical power acupuncture
акýстика ж. acoustics
~, молекулярная molecular acoustics
~, физиологúческая physiological acoustics
~, физúческая physical acoustics
акустикофобúя ж. acousticophobia
акустúметр м. acoustimeter
акустоскопúя ж. echotomography, ultrasonic [ultrasound] tomography
акусфéра ж. a device for investigation of capability to determine the direction to the source of sound
акутомúя ж. хир. acusection
акуторзúя ж. acutorsion
акутрáвма ж. acoustic trauma
акушéрка ж. obstetrician, midwife
акушéрский obstetric(al)
акушéрско-гинекологúческий obstetric-gynecologic
акушéрство с. obstetrics, midwifery, tocology
~, нормáльное branch of obstetrics concerning care of pregnant women without complications
~, оперативное operative obstetrics
~, патологúческое branch of obstetrics concerning care of pregnant women with complications
акушёр м. obstetrician, уст. accoucheur
акушёр-гинекóлог м. obstetrician-gynecologist
акцелерáтор м. иммун. accelerator
~ сыворотки serum accelerator
акцелерáция ж. acceleration
акцелерогрáфия ж. accelerography
акцелерометрúя ж. accelerometry
акцелеротрáвма ж. (повреждение, вызванное воздействием внезапного ускорения) accelerotrauma
акцéптор м. acceptor

~ водорóда hydrogen acceptor
акцидéнтный accident
алакримúя ж. alacrimia
алалúческий alalic
алалúя ж. alalia
~, мотóрная motor alalia
~, сенсóрная sensorial alalia
аланúн м. alanine
аланинаминотрансферáза ж. alanine aminotransferase, glutamic-pyruvic transaminase
алáстрим м. alastrim, variola minor, whitepox, mild smallpox, Kaffir pox
алгезúметр м. algesimeter
алгезúя ж. algesia
алгúд м. algid
~, малярúйный malarial algid
алгúдный algid, chill(y), cold
алгогéнный algogenic
алголагнúя ж. algolagnia (см. тж альголагнúя)
алейкемúческий aleukemic
алейкемúя ж. aleukemia
алейкúя ж. aleukia, agranulocytosis
~, алиментáрно-токсúческая alimentary toxic aleukia
~, геморрагúческая aleukia hemorrhagica
~, злокáчественная malignant aleukia
~ Фрáнка, геморрагúческая aleukia hemorrhagica
алейкоцитáрный, алейкоцúтный aleukocytic
алейкоцитóз м. aleukocytosis
алейрóн м. биохим. aleurone
алексúн м. alexin
алексúновый alexinic
алексúя ж. невр. alexia, visual aphasia, optical [sensory, visual] alexia
~, агностúческая agnostic alexia
~, бýквенная literal alexia
~, вербáльная verbal alexia
~, кóрковая cortical alexia
~, литерáльная literal alexia
~, мотóрная motor alexia, anarthria
~, музыкáльная music(al) alexia
~, неполная incomplete alexia, dyslexia
~, оптúческая optical [visual] alexia
~, подкóрковая subcortical alexia
~, словéсная verbal alexia
алексоцúт м. цит. alexocyte
алетоцúт м. aletocyte, wandering cell
алецитáльный alecithal
алиенúя ж. alienia
ализарúн м. alizarin
алиментáрный alimentary, nutritional, nutritive
алимфúя ж. alymphia
алимфоплазúя ж. alymphoplasia
алимфоцитáрный, алимфоцúтный alymphocytic
алимфоцитóз м. lymphocytic aplasia, alymphocytosis
~ Незелóфа Nezelof-type alymphocytosis
алифатúческий биохим. aliphatic
алициклúческий alicyclic
алкалемúя ж. alkalemia
алкализáция ж. alkalization

алкалиметри́ческий alkalimetric
алкалиметри́я ж. alkalimetry
алкалинури́я ж. alkal(in)uria
алкалипени́я ж. alkalipenia
алкало́з м. alkalosis
~, акапни́ческий acapnial [CO_2] alkalosis
~, выдели́тельный excretory alkalosis
~, га́зовый gaseous alkalosis
~, гипохлореми́ческий hypochloremic alkalosis
~, декомпенси́рованный uncompensated alkalosis
~, дыха́тельный respiratory alkalosis
~, компенси́рованный compensated alkalosis
~, метаболи́ческий metabolic alkalosis
~, нега́зовый nongaseous alkalosis
~, некомпенси́рованный noncompensated alkalosis
~, обме́нный metabolic alkalosis
~, респирато́рный respiratory alkalosis
~, экзоге́нный exogenous alkalosis
алкало́ид м. alkaloid
~, изохиноли́новый isoquinoline alkaloid
~, индо́льный indole alkaloid
~, пирролидизи́новый pyrrolidizine alkaloid
~, расти́тельный plant alkaloid
~ спорыньи́ ergot alkaloid
~ хи́нного де́рева cinchona alkaloid
алкало́идный alkaloid
алкалоидома́ния ж. alkaloid addiction
алкалотерапи́я ж. alkalitherapy, alkalotherapy,
алкалури́я ж. alkal(in)uria
алка́на ж. краси́льная фарм. alkanet, *Alkanna tinctoria*
алкаптонури́я ж. alkaptonuria
~, спонта́нная spontaneous alkaptonuria
алкили́рование с. alkylation
алкили́рующий alkylating
алкоголеме́тр м. alcoholemeter
алкоголеми́я ж. alcoholemia
алкоголиза́ция ж. alcoholization
~ ресни́чного узла́ retrobulbar alcohol block
алкоголизи́ровать to alcoholize
алкоголи́зм м. alcoholism
~, о́стрый acute alcoholism
~, привы́чный habitual alcoholism
~, симптомати́ческий symptomatic alcoholism
~, хрони́ческий chronic alcoholism
алкого́лик м., анони́мный anonymous alcoholic
алкого́ль м. 1. alcohol, spirit 2. ethanol, ethyl [grain] alcohol, rectified [wine] spirit
~, абсолю́тный absolute alcohol; anhydrous [dehydrated] alcohol
~, мети́ловый methyl alcohol, methanol; carbinol; wood naphtha; wood [pyroxylic, pyroligneous] spirit
~, эти́ловый ethyl [grain] alcohol, ethanol
алкогольдегидрогена́за ж. alcohol dehydrogenase
алкого́льный alcoholic
алкогольури́я ж. alcoholuria
аллантиа́зис м. allantiasis, botulism, sausage poisoning

аллантои́дный allantoid
аллантои́н м. allantoin
аллантои́с м. allantois
аллантохорио́н м. allantochorion, chorion allantoideum
алле́ли м. мн. alleles (см. тж алле́ль)
~, мно́жественные multiple alleles
~, па́рные pair alleles
аллели́зм м. ген. allelism
аллелобрахиа́льный allelobrachial
аллелоката́лиз м. allelocatalysis
аллелокаталити́ческий allelocatalytic
аллеломо́рф м. ген. allele, allelomorph
аллеломорфи́зм м. allelomorphism, allelism
~, ступе́нчатый step allelomorphism
аллеломо́рфный allelomorphic, allelic
аллелосома́льный allelosomal
аллелоти́п м. allelotype
алле́ль м. allele, allelomorph
~ ге́на gene allele
~ ди́кого ти́па wild-type allele
~, домина́нтный dominant allele
~, и́стинный true allele
~, коди́рующий coding allele
~, кодомина́нтный codominant allele
~, лета́льный lethal allele
~, ло́жный spurious allele, pseudoallele
~, молча́щий blank [null, silent] allele
~, неакти́вный inactive allele
~, незапо́лненный [«немо́й»] blank [null, silent] allele
~, нестаби́льный nonstable allele
~, норма́льный normal allele
~, позицио́нный positional allele
~, потенциа́льный potential allele, isoallele
~, пусто́й blank [null, silent] allele
~, рецесси́вный recessive allele
~, сло́жный compound allele
~, сублета́льный sublethal allele
~, функциона́льно акти́вный functional allele
алле́льность ж. allelism
алле́льный allelic
аллерге́н м. allergen, offending agent
~, аппликацио́нный contact(-type) sensitizer
~, бактериа́льный bacterial allergen
~ берёзовой пыльцы́ birch pollen allergen
~ во́здуха aeroallergen, inhalant allergen
~, вызыва́ющий специфи́ческую аллерги́ческую реа́кцию offending allergen
~ дома́шней пы́ли, клещево́й house dust mite protein
~ духо́в perfume allergen
~, иммобилизо́ванный на полиме́рной оболо́чке polymer-coupled allergen
~, иммобилизо́ванный на твёрдой фа́зе solid phase allergen
~ кедро́вой пыльцы́ cedar pollen allergen
~, клещево́й mite allergen
~, конвенциона́льный common sensitizer
~, конта́ктный contactant allergen
~ кра́ски для воло́с hair dye allergen
~ ни́келевой руды́ nickel allergen
~, перви́чный primary allergen

~, пищевой food-borne [ingestant] allergen
~, пластырный adhesive plaster allergen
~, специфический offending allergen
~ трески cod(-fish) allergen
аллергенность ж. allergenicity
аллергенный allergenic, antigenic, immunogenic
аллергенотерапия ж. allergen injection therapy
аллергид м. allergid
аллергизация ж. allergization
~, хроническая sustained sensitization
аллергизированный allergen-challenged
аллергизирующий allergenic, antigenic, immunogenic
аллергик м. highly allergic individual
аллергин м. allergin
аллергический allergic
аллергия ж. allergy, allergic response, hypersensitiveness, hypersensitivity
~, алиментарная food [alimentary, dietary] allergy
~ анафилактического типа anaphylactic allergy
~, атопическая atopic allergy
~, аэрогенная inhalant allergy
~, бактериальная bacterial allergy
~, бессимптомная latent allergy
~, биологическая biologic allergy
~, бронхиальная bronchial allergy
~ верхних дыхательных путей hay fever, autumnal catarrh
~ дыхательных путей inhalant allergy
~, замедленная delayed allergy
~ замедленного типа delayed-type [immunoglobulin-mediated] allergy
~ к домашней пыли house dust allergy
~, кишечная gastrointestinal allergy, allergic bowel reaction
~ к коровьему молоку cow's milk protein allergy
~, кожная dermal [dermatologic, skin] allergy
~, контактная (кожная) contact allergy
~, латентная latent allergy
~, лекарственная drug [medicamentous] allergy
~, лёгочная inhalant allergy
~, ливетиновая (реакция гиперчувствительности немедленного типа на ливетины желтка) bird-egg syndrome
~, медикаментозная drug [medicamentous] allergy
~, множественная multiple allergy
~ на аутологичную сперму autosperm response
~ на вещества, находящиеся в воздухе hay fever, autumnal catarrh
~ на грибную плесень, лёгочная mushroom worker's lung
~ на грибы mushroom allergy
~ на кору клёна, лёгочная maple bark lung
~ на молоко milk allergy
~ на пенициллин penicillin allergy
~ на плесенную пробковую пыль, респираторная suberosis
~ на плоды лаврового дерева laurel fever
~ на пыльцу (растений) pollen disease, grass pollen allergy, hay fever, pollinosis
~, наследственная hereditary allergy
~ на тараканов cockroach allergy
~ на ужаление sting allergy
~ на укус насекомого kiss-type allergy
~ на яичный белок egg-white allergy
~ на яичный желток egg-yolk allergy
~, немедленная immediate allergy
~, неспецифическая nonspecific allergy
~, пенициллиновая penicillin allergy
~, перекрёстная polyvalent allergy
~, пищевая food [alimentary, dietary] allergy
~, поливалентная polyvalent allergy
~, профессиональная occupational [workplace] allergy
~ птицеводов, лёгочная bird breeder's [bird fancier's] lung
~, респираторная (у работников цементной промышленности) silo filler's lung
~, семейная нереагиновая пищевая familial nonreaginic food allergy
~ слизистых у тех, кто нюхает табак pituitary snufftaker's disease
~, специфическая specific allergy
~, сывороточная serum allergy
~, туберкулёзная tuberculous allergy
~, физическая physical allergy
~, цитотоксическая cytotoxic allergy
аллергодерматит м., аллергодермия ж. allergic dermatitis, allergodermia
аллергоз м. allergosis, allergopathy
~ голубеводов pigeon breeder's disease
~ пивоваров malt worker's disease
~ птицеводов bird breeder's [bird fancier's] disease
~ работников сыродельной промышленности cheesewasher's disease
~ тех, кто нюхает табак, лёгочный pituitary snufftaker's lung
аллергоид м. allergoid
аллерголог м. aller(golo)gist
аллергология ж. allergology
~, профессиональная occupational allergology
аллергометрия ж. allergometry
аллергопатия ж. allergopathy
аллергосорбент м. allergosorbent
~, твердофазный solid phase allergen
аллергостатус м. allergic state
аллерготест м. allergotest, allergic [sensitization] test
~, бронхопровокационный bronchial challenge technique, bronchial provocation test
~, кожно-аппликационный contact-allergen skin test
аллергочувствительный allergy-predisposed, allergy-prone
аллилтиомочевина ж. allyl thiourea
аллитерация ж. alliteration
аллоагрессия ж. иммун. alloaggression
аллоальбуминемия ж. гемат. alloalbuminemia
аллоантиген м. alloantigen, isoantigen
аллоантитело с. alloantibody, isoantibody
аллоартропластика ж. alloarthroplasty

аллобиоз

аллобиоз *м.* allobiosis
аллогамия *ж.* allogamy, cross fertilization
аллогаплоид *м.* allohaploid
аллоген *м.* allogene
аллогенетический allogenetic
аллогенизация *ж.* опухоли *(искусственная стимуляция образования в опухолевых клетках новых антигенов, чужеродных для организма и не свойственных данной опухоли)* antigenic conversion of tumor cells, allogenization of tumor
аллогенный allogen(e)ic
аллогетероплоид *м.* alloheteroploid
аллодетерминанта *ж.* allodeterminant, alloepitope
~, сывороточная serological allodeterminant
аллодиплоид *м.* allodiploid
аллозигота *ж.* allozygote
аллоизомерия *ж.* alloisomerism
аллоиммунизация *ж.* alloimmunization
~ в системе мать — плод fetus-maternal alloimmunization
~ новорождённых neonatal alloimmunization
~, трансплацентарная fetus-maternal alloimmunization
аллоиммунитет *м.* alloimmunity
аллоиммунный homoimmune, alloimmune
аллоиммуноглобулин *м.* alloimmunoglobulin
аллокератопластика *ж.* allokeratoplasty
аллокинез *м.* allokinesis
аллокинетический allokinetic
аллокожа *ж.* dermal allograft
аллокортекс *м.* allocortex, archipallium
аллокость *ж.* allogenic bone, bone allograft
аллоксан *м.* alloxan
аллолалия *ж.* allolalia
аллометрия *ж.* allometry
алломиелотрансплантация *ж.* allogenic myelotransplantation, allogenic myelografting, marrow allografting
алломоно(гетеро)плоиды *м. мн.* allomonoheteroploids
алломорфоз *м.* allomorphism
аллонж *м. мед. тех.* adapter
аллопат *м.* allopath(ist)
аллопатический allopathic
аллопатия *ж.* allopathy
аллопатрия *ж.* allopatrie
аллоплазия *ж.* alloplasia, heteroplasia
аллоплазма *ж.* alloplasm(a)
аллопластика *ж.* alloplasty, homoplasty, allotransplantation, homotransplantation
аллоплоидия *ж.* alloploidy
аллополиплоид *м.* allopolyploid
~, геномный genomic allopolyploid
~, сегментный segmental allopolyploid
аллополиплоидия *ж.* allopolyploidy
~, нерегулярная irregular allopolyploidy
аллопсихический allopsychic
аллопсихоз *м.* Вернике *уст.* Wernicke's allopsychosis
аллопуринол *м.* allopurinol
аллореактивность *ж.* alloresponsiveness

аллорезистентность *ж.* alloresistance
аллоритмический allorhythmic
аллоритмия *ж.* allorhythmia
аллосиндез *м.* allosyndesis
аллосома *ж.* allosome
аллотетраплоид *м.* allotetraploid
аллотип *м.* allotypic variant, allotype
~, иммуноглобулиновый immunoglobulin allotype
~, молчащий latent allotype
~ тяжёлой цепи иммуноглобулина heavy-chain allotype
аллотипирование *с.* allotyping
аллотипически совместимый allotypically matched
аллотипия *ж.* allotypy
аллоткань *ж.* allotissue
аллотолерантность *ж.* allotolerance
аллотопия *ж.* dystopia, allotopia, malposition
аллотрансплантат *м.* allograft, allogenic graft, homograft
~, кожный skin allograft
~, костный bank bone, bone allograft
~, фетальный [эмбриональный] fetal allograft
аллотрансплантация *ж.* allotransplantation, allografting
~ почки kidney allotransplantation
~, совместная *(двух или более органов)* combined organ allografting
аллотрансплантированный allotransplantated
аллотриодонтия *ж.* allotriodontia
аллотриосмия *ж.* heterosmia, allotriosmia
аллотриофагия *ж.* pica, allotriophagy
аллотриплоид *м.* allotriploid
аллотропический allotropic
аллотропия *ж.* allotropism, allotropy
аллотропный allotropic
аллофенный *биол.* allophenic
аллофены *м. мн.* allophenes
аллофор *м. цит.* erythrophore, allophore
аллохейрический allochiral
аллохейрия *ж.* alloch(e)iria
аллохория *ж. (изменение расположения органов в онто- или филогенезе)* allochoria
аллохромосома *ж.* sex chromosome, allochromosome
аллохрящ *м.* cartilage allograft
аллоцентрический allocentric
аллоциклия *ж.* allocycly
аллоцитотоксичность *ж.* allo(antigen-)specific cytotoxicity
аллоэпитоп *м.* allodeterminant, alloepitope
аллоэротизм *м.* alloeroti(ci)sm, heteroerotism
аллоэстезия *ж.* alloaesthesia
~, зрительная visual alloaesthesia
алогизм *м.*, алогичность *ж. псих.* alogism
алогичный alogous
алопецийный alopecic
алопеция *ж.* alopecia, baldness, pelade
~, атрофическая alopecia atrophica
~ Вильсона, гнёздная marginal patchy alopecia aphasis, Wilson's circumscribed alopecia

~, генерализо́ванная universal alopecia, alopecia universalis, alopecia totalis
~, гнёздная circumscribed alopecia, alopecia areata, alopecia circumscripta
~, гнёздная злока́чественная alopecia totalis, alopecia universalis
~, гнёздная стригу́щая circumscribed cutting alopecia, alopecia areata tonsurans
~, гренла́ндская traumatic baldness, Greenland alopecia
~, диффу́зная diffuse alopecia
~, краева́я гнёздная marginal patchy baldness
~, кругова́я circumscribed alopecia, alopecia areata, alopecia circumscripta
~ Левента́ля — Люри́, лине́йная рубцу́ющаяся Loewenthal-Luri cicatricial linear alopecia
~, лепро́зная leprous alopecia
~, мелкоочаго́вая areolar [small-hearth, small-patchy] alopecia, alopecia parvimaculata
~, муцино́зная alopecia mucinosa
~, невроти́ческая neurotic alopecia, alopecia neurotica
~ новорождённых, заты́лочная occipital alopecia of newborns, alopecia occipitalis neonatorum
~, о́бщая universal alopecia, alopecia universalis
~, о́бщая врождённая alopecia adnata universalis, congenital general loss of hair
~, ограни́ченная врождённая congenital partial loss of hair
~, очаго́вая circumscribed alopecia, alopecia areata, alopecia circumscripta
~, преждевре́менная [пресени́льная] premature [presenile] alopecia, alopecia prematura, alopecia presenilis
~, рентге́новская X-ray alopecia
~, рубцо́вая cicatrix [cicatrical] alopecia
~, рубцу́ющая лине́йная cicatricial linear alopecia
~, себоре́йная seborrheic alopecia, alopecia seborrheica
~, сени́льная senile alopecia, alopecia senilis
~ симптомати́ческая symptomatic alopecia
~, сифилити́ческая syphilitic [luetic] alopecia, alopecia syphilitica
~, сифилити́ческая диффу́зная diffuse syphilitic alopecia, alopecia syphilitica diffusa
~, сифилити́ческая мелкоочаго́вая [сифилити́ческая очажко́вая] areolar syphilitic alopecia, alopecia syphilitica areolaris
~, сифилити́ческая сме́шанная mixed syphilitic alopecia, alopecia syphilitica mixta
~, ста́рческая senile alopecia, alopecia senilis, baldness of old age
~, та́ллиевая thallium alopecia, alopecia tallica
~, токси́ческая alopecia toxica
~, тота́льная universal alopecia, alopecia universalis, alopecia totalis
~, травмати́ческая traumatic alopecia
~, треуго́льная (*разновидность врождённой алопеции*) triangular alopecia
~, универса́льная universal alopecia, alopecia universalis, alopecia totalis

~, фолликуля́рная alopecia follicularis
~, эксфолиати́вная alopecia furefuracea, alopecia pityroides
~, эпили́новая alopecia evoked by use of plaster for epilation
ало́э *с. фарм.* aloe, Aloe
алте́й *м. фарм.* marsh-mallow, sweat-weed, wymote, Althaea officinalis
алупе́нт *м. фарм.* alupent, metaproterenol
альбе́до *с.* albedo
альбедо́метр *м.* albedometer
альбини́зм *м.* albinism, congenital achromia
~, глазно́й ocular albinism
~, глазоко́жный тирозиназонегати́вный tyrosinase-negative oculocutaneous albinism
~, глазоко́жный тирозиназопозити́вный tyrosinase-positive oculocutaneous albinism
~, о́бщий total albinism
~, окулокута́нный oculocutaneous albinism
~ с геморраги́ческим диате́зом и пигмента́цией ретикулоэндотелиа́льных кле́ток, глазоко́жный Hermansky-Pudlak syndrome, Hermansky-Pudlak type albinism
~, части́чный partial albinism
альбино́с *м.* albino
альбугини́т *м.* albuginitis
альбуми́н *м.* albumin
~ Бенс Джо́нса *уст.* Bence Jones protein, Bence Jones albumin
~, бы́чий сы́вороточный bovine serum albumin
~, ме́ченый радиоакти́вным йо́дом radiodinated serum albumin
~, мы́шечный muscle albumin
~, обессо́ленный salt-poor albumin
~ сы́воротки кру́пного рога́того скота́ bovine serum albumin
~, сы́вороточный serum albumin, seralbumin
~ челове́ческой сы́воротки human serum albumin
~, яи́чный ovalbumin, egg albumin
альбумина́т *м.* albuminate
~ желе́за iron albuminate
альбуминеми́я *ж.* albuminemia
альбуми́новый albuminous
альбумино́ид *м.* albuminoid
альбумино́метр *м.* albuminimeter, albuminometer
альбуминометри́я *ж.* albuminometry
альбуминури́ческий albuminuric
альбуминури́я *ж.* albuminuria, albuminorrhea, proteinuria
~, алимента́рная alimentary albuminuria
~ Ба́мбергера Bamberger's albuminuria
~, доброка́чественная benign albuminuria
~, лихора́дочная febrile albuminuria
~, ло́жная false albuminuria
~, лордоти́ческая lordotic albuminuria
~, нефроге́нная nephrogenous albuminuria
~, ортостати́ческая orthostatic [postural] albuminuria
~, оста́точная residual albuminuria
~, периоди́ческая intermittent albuminuria
~, постренна́льная postrenal albuminuria
~, преренна́льная prerenal albuminuria

~, приступообра́зная paroxysmal albuminuria
~, пуберта́тная adolescent albuminuria
~, случа́йная accidental albuminuria
~, функциона́льная functional [temporary] albuminuria
~, цикли́ческая recurrent [cyclic] albuminuria
~, эссенциа́льная essential albuminuria
альбумо́за ж. album(in)ose
альбумозури́я ж. albumosuria
~, гепатоге́нная hepatogenic [hepatogenous] albumosuria
~, пиоге́нная pyogenic albumosuria
~, энтероге́нная enterogenous albumosuria
альбуци́д м. sulfacetamide
альвеоалги́я ж. alveo(l)algia
альвеококко́з м. alveococcosis
~ пе́чени alveolar [hydatid] disease of liver
альвео́ла ж. alveole, *alveolus*
~ железы́ glandular alveole, *alveolus glandulae*
~ зу́ба alveolar [tooth] socket, odontobothrion, alveolus dentalis
~ лёгкого lung [pulmonary, pulmonic] alveolus, air [bronchic] cell, air vesicle, alveolus pulmonis
альвео́лиз м. alveolysis
альвеоли́т м. 1. alveolitis, alveolar periostitis 2. pneumonia alveolitis
~, аллерги́ческий allergic [hypersensitivity] pneumonia
~, аутоимму́нный lymphocytic alveolitis
~, зубно́й tooth socket inflammation
~, идиопати́ческий фибрози́рующий idiopathic fibrosing alveolitis
~, иммуноко́мплексный immune complex pneumonia
~, клено́вый аллерги́ческий maple bark lung
~, лёгочный о́стрый acute pulmonary alveolitis
~, лёгочный фибрози́рующий fibrosing alveolitis, diffuse interstitial pulmonary fibrosis
~ рабо́тников вентили́руемых помеще́ний ventilation pneumonia
~ сырова́ров, аллерги́ческий cheese maker's lung
~, токси́ческий фибрози́рующий toxic fibrosing alveolitis
~ у сельскохозя́йственных рабо́чих, аллерги́ческий farmer's lung
~, фибрози́рующий fibrosing alveolitis
~ хлебопёков Miller's lung
~, экзоге́нный аллерги́ческий exogenous allergic alveolitis
~, эндоге́нный cryptogenic [intrinsic] alveolitis
альвео́ло-губно́й alveo(lo)labial
альвео́ло-зубно́й alveo(lo)dental
альвео́ло-нёбный alveo(lo)palatal
альвеолопла́стика ж. alveo(lo)plasty
альвеолотоми́я ж. alveolotomy
альвеолоци́т м. alveolocyte
~, чешу́йчатый alveolar cell type I, squamous [small] alveolar cell, membranous pneumocyte
альвео́ло-язы́чный alveo(lo)lingual

альвеолэктоми́я ж. alveolectomy
альвеоля́рно-кле́точный alveo(lo)cellular
альвеоля́рный alveolar, alveolaris
альгина́т м. alginate
альгици́д м. экол. algicide
альгоге́нный algogenic
альгодисменоре́я ж. algodismenorrhea
альгодистрофи́я ж., нейрорефлекто́рная neuroreflectory algodystrophy
альголагни́я ж. псих. algolagnia
~, акти́вная active algolagnia, sadism
~, пасси́вная passive algolagnia, algophilia, masochism
альгомани́я ж. псих., уст. algomania, passive algolagnia, algophilia, masochism
альгоменоре́я ж. algomenorrhea
альго́метр м. algometer
альгометри́я ж. algometry
альгомиоклони́я ж. algomioclonism
альгофили́я ж. псих. algophily, algophilia, masochism, passive algolagnia
альгофоби́я ж. псих. algophobia
альдакто́н м. фарм. aldactone, spironolactone
альдеги́д м. aldehyde
~, ани́совый anisaldehyde
~, бензо́йный benzaldehyde
~, глицери́новый glyceraldehyde
~, изовалериа́новый isovaleraldehyde
~, муравьи́ный formaldehyde, formic aldehyde
~, у́ксусный acetaldehyde
альдегиддегидрогена́за ж. aldehyde dehydrogenase
альдогексо́за ж. aldohexose
альдо́за ж. aldose
альдозоредукта́за ж. aldose reductase
альдола́за ж. aldolase
альдопенто́за ж. aldopentose
альдостеро́ма ж. aldosteroma
альдостеро́н м. aldosterone
альдостерони́зм м. aldosteronism
~, втори́чный secondary aldosteronism
~, перви́чный primary [true] aldosteronism, Conn's syndrome
альдостероногене́з м. aldosteronogenesis
альдостероно́ма ж. aldosteronoma
альдостеронопени́я ж. hypoaldosteronism, aldosteronopenia
альдостеронури́я ж. aldosteronuria
альдри́н м. экол. aldrin
альтерати́вный alterative, alterant
альтера́ция ж. (*структурные изменения клеток, тканей и органов, сопровождающиеся нарушением их жизнедеятельности*) alteration
~, аллерги́ческая allergic alteration
~, втори́чная secondary alteration
~ десново́го кра́я gingival margin alteration
~, перви́чная primary alteration
альтерна́ция ж. alternation
~, механи́ческая mechanical alternation

~, электри́ческая electrical alternation
альтерни́рующий (напр. о пульсе) alternating
альттуберкули́н м. (Ко́ха) old [Koch's] tuberculin
а́льфа-адреноблока́тор м. alpha-(adreno)blocker, alpha-adrenergic blocking agent
а́льфа-адренореце́птор м. alpha-adrenergic receptor, alpha adrenoceptor
а́льфа-амила́за ж. alpha amylase
а́льфа-апплика́тор м. alpha applicator
а́льфа-глобули́н м. alpha globulin
а́льфа-диапазо́н м. часто́т (на электроэнцефалограмме) alpha band
а́льфа-излуча́тель м. alpha emitter
~, чи́стый pure alpha emitter
а́льфа-излуче́ние с. alpha radiation, alpha rays
а́льфа-кле́тка ж. alpha cell
а́льфа-липопротеи́н м. alpha lipoprotein
а́льфа-лучи́ м. мн. alpha rays
а́льфа-полоса́ ж. (на электроэнцефалограмме) alpha band
а́льфа-распа́д м. alpha decay
а́льфа-терапи́я ж. alpha therapy
а́льфа-фетопротеи́н м. alpha-fetoprotein
а́льфа-части́ца ж. alpha particle
«альцгеймериза́ция» ж. ста́рческого слабоу́мия "alzheimerization" of senile dementia
алюмино́з м. aluminosis
амавро́з м. amaurosis, blindness
~, альбуминури́ческий albuminuric amaurosis
~ Бе́рнса Burns amaurosis
~, врождённый congenital amaurosis
~, диабети́ческий diabetic amaurosis
~, истери́ческий hysteric(al) amaurosis
~, лётный amaurosis fugax, "blackout"
~, рефлекто́рный reflex amaurosis
~, токси́ческий toxic amaurosis
~, уреми́ческий uremic amaurosis
~, центра́льный central amaurosis
~, церебра́льный cerebral amaurosis
амавроти́ческий amaurotic
амакри́нный amacrinal, amacrine
амаксофоби́я ж. amaxophobia
амальга́ма ж. amalgam
~, ме́дная copper amalgam
~, сере́бряная silver amalgam
амальгами́ровать amalgamate
амальга́мовый amalgam
амальгамодози́метр м. alloy and mercury dispenser
амальгамоноси́тель м. amalgam carrier
амальгамосмеси́тель м. amalgamator
аманити́н м. токсикол. amanitine
аманитотокси́н м. amanitotoxin
амантади́н м. фарм. amantadine
амара́нт м. биохим. amaranth
амарилле́з м. yellow fever, virus amaril
амастиго́та ж. amastigote, leishmanial stage, leishmanial form
амасти́я ж. amastia, amazia
аматофоби́я ж. (боле́зненная боя́знь пы́ли) amathophobia
амбивале́нтность ж. ambivalence

~, аффекти́вная affective ambivalence
~, чу́вственная emotional ambivalence
амбивале́нтный ambivalent
амбиве́рт м. псих. ambivert
амбидекстри́я ж. ambidexterity, ambidextrism
амбилеви́я ж. невр. ambilevosity, ambisinistrism
амбисексуа́льность ж. (am)bisexuality; hermaphroditism
амбисексуа́льный (am)bisexual
амбитенде́нтность ж. ambitendency
амбитими́я ж. ambivalence
амблиафи́я ж. офт. amblyaphia
амблигести́я ж. amblygeustia
амблино́йя ж. amblynoia, amblyothymia
амблиопи́ческий amblyopiogenic
амблиопи́я ж. amblyopia
~, алкого́льная amblyopia alcoholica
~, анизометропи́ческая anisometropic amblyopia
~, астигмати́ческая astigmatic amblyopia
~, деприваци́онная deprivation amblyopia
~, дисбинокуля́рная strabismic amblyopia
~, истери́ческая hysterical amblyopia, hysterical blindness, tubular vision
~, мышья́ковая arsenic amblyopia
~, обскураци́онная amblyopia of obscure origin
~, рефракци́онная refractive amblyopia
~, таба́чная tobacco amblyopia
~, таба́чно-алкого́льная tobacco-alcohol amblyopia
~ ex anopsia amblyopia ex anopsia
амблиоско́п м. amblyoscope
амблиотими́я ж. псих. amblyothymia, amblyonoia
амбоце́птор м. amboceptor
~ бактериоли́за bacteriolytic amboceptor
~ гемо́лиза hemolytic amboceptor
амбулато́рия ж. outpatient clinic, outpatient department
~, корабе́льная ship outpatient clinic
~ медици́нского пу́нкта outpatient medical room
~, передвижна́я movable [mobile] outpatient clinic
амбулато́рия-апте́ка ж. (для полевы́х усло́вий) outpatient pharmacy
амбулато́рны/й (pertaining to) outpatient ◇ в ~х усло́виях in the outpatient setting
амебо́ма ж. ameboma
амели́я ж. amelia
амелобла́ст м. ameloblast, adamantoblast, ganoblast, enamel cell, enamel builder, enameloblast, (en)ameloblastus [NH]
амелобласти́ческий ameloblastic
амеломбласто́ма ж. ameloblastoma, adamantinoma
амелогене́з м. (en)amelogenesis
~, несоверше́нный amelogenesis imperfecta, enamel dysplasia
амелогени́ны м. мн. ген. amelogenins
аменоре́йный amenorrheal
аменоре́я ж. гинек. amenorrhea, menostasis, menostasia
~, вре́менная temporary amenorrhea

аменорея

~, вторичная secondary amenorrhea
~, гипергонадотропная hypergonadotropic amenorrhea
~, гипоталамическая hypothalamic amenorrhea
~, гипофизарная hypophysial [pituitary] amenorrhea
~, истинная true amenorrhea
~, кортикальная cortical amenorrhea
~, лактационная lactation amenorrhea
~, ложная cryptomenorrhea, false amenorrhea
~, лучевая radioamenorrhea
~, нервно-психическая emotional amenorrhea
~, овариальная ovarian amenorrhea
~, первичная primary amenorrhea
~, предклимактерическая premenopausal amenorrhea
~, психогенная emotional amenorrhea
~, связанная с резкими изменениями веса dysponderal amenorrhea
~, травматическая traumatic amenorrhea
~, физиологическая physiologic amenorrhea
~, функциональная functional amenorrhea
~, яичниковая ovarian amenorrhea

аменция ж. amentia
~, невоидная nevoid amentia

аметропия ж. ametropia
~, комбинационная combined ametropia
~, осевая axial ametropia
~, рефракционная refractive ametropia
~, смешанная mixed ametropia

амебиаз м. amebiasis; amebic dysentery, amebic abscess
~, кишечный intestinal amebiasis
~ печени liver [hepatic] amebiasis

амебоцид м. amebacide, amebicide
амебоцидный amebacidal, amebicidal
амебоцит м. amebocyte
амёба ж. ameba, *Amoeba*
амёбный amebic
амёбовидный ameboid
амигдалин м. amigdalin, mandelonitril-beta-gentobiozide, Lactril
амигдалит м. amigdalitis, tonsillitis
амигдалогиппокампотомия ж. amygdalohippocampotomy
амигдалотомия ж. amygdalotomy
амидогруппа ж. amido group
амиелия ж. amyelia
амиелэнцефалия ж. amyelencephalia
амиксия ж. (*перекрёстная стерильность*) amixia
амилаза ж. amylase
амилазурия ж. amylasuria
амилин м. amylin
амилоз м. amylosis
амилоид м. amyloid
~, ахроматический achromatic amyloid
~, сывороточный serum amyloid

амилоидный amyloid

амилоидобласты м. мн. Серова (*ретикулоэндотелиоциты, синтезирующие фибриллярный белок амилоида*) Serov's amyloidoblasts
амилоидоз м. amyloidosis, amyloid disease
~, висцеральный visceral amyloidosis
~, вторичный secondary [acquired] amyloidosis
~, генерализованный generalized [systemic, disseminate, common] amyloidosis, Abercrombie syndrome
~, генетический genetic [hereditary] amyloidosis
~, генуинный [идиопатический] idiopathic [genuinic, primary] amyloidosis
~, индийский Indian type amyloidosis
~ кожи lichen amyloidosis
~ лёгких pulmonary amyloidosis
~, локализованный local(ized) [focal] amyloidosis
~, мезенхимальный mesenchimal [pericollagenous] amyloidosis
~, местный local(ized) [focal] amyloidosis
~ мочевого пузыря cystic amyloidosis
~, наследственный hereditary [genetic] amyloidosis
~, общий common [systemic, disseminate, generalized] amyloidosis, Abercrombie syndrome
~, опухолевидный tumor-like amyloidosis
~, очаговый focal [local(ized)] amyloidosis
~, паренхиматозный parenchymatous [perireticular] amyloidosis
~, первичный primary [genuinic, idiopathic] amyloidosis
~, периколлагеновый pericollagenous [mesenchimal] amyloidosis
~, периретикулярный perireticular [parenchymatous] amyloidosis
~, португальский Portuguese type [hereditary neuropathic] amyloidosis
~ почек renal amyloidosis, amyloidosis nephrosis
~, приобретённый acquired [secondary] amyloidosis
~, распространённый disseminate [systemic, generalized, common] amyloidosis, Abercrombie syndrome
~, респираторный respiratory amyloidosis
~ селезёнки splenic amyloidosis
~, сенильный senile amyloidosis
~ сердца cardiac amyloidosis
~, системный systemic [disseminate, common, generalized] amyloidosis, Abercrombie syndrome
~, старческий senile amyloidosis

амимичный amimic
амимия ж. amimia
амин м. amine
~, ароматический aromatic amine
~, биогенный biogenic amine
~, вазоактивный vasoactive amine
~, прессорный pressor amine

аминоацидопатия ж. aminoacidopathy
аминоацидурия ж. aminoaciduria
~, аргинин-янтарная argininosuccinic acidemia
аминогликозид м. aminoglycoside
аминокислота ж. amino acid

~, аромати́ческая aromatic amino acid
~ глюконеогене́за gluconeogenic amino acid
~, замени́мая nonessential amino acid
~, медиа́торная transmitter amino acid
~, незамени́мая essential amino acid
~, свобо́дная free amino acid
~, серосодержа́щая sulfur amino acid
~ с разветвлённой це́пью branched-chain amino acid
~, тормозна́я inhibitory amino acid
~, эссенциа́льная essential amino acid
аминокрови́н *м.* *(белковый препарат крови)* "aminokrovin"
аминоксида́за *ж.* amine oxidase
аминопептида́за *ж.* aminopeptidase
аминофилли́н *м.* aminophylline, theophylline
  ~, симпатомимети́ческий sympathomimetic amine
амиоста́з *м.* amyostasis
амиотони́я *ж.* (a)myotonia, myotony
амиотрофи́ческий amyotrophic
амиотрофи́я *ж.* amyotrophy, amyotrophia, muscular atrophy
  ~ Ара́на — Дюше́нна Aran-Duchenne amyotrophia
  ~, диабети́ческая diabetic amyotrophy
  ~, насле́дственная невра́льная progressive neuropathic [peroneal, progressive neural] muscular atrophy, Charcot-Marie-Tooth atrophy, Charcot-Marie-Tooth disease
  ~, насле́дственная спина́льная hereditary spinal amyotrophy
  ~, невралги́ческая neuralgic amyotrophy
  ~, прогресси́рующая спина́льная progressive spinal amyotrophy
  ~, спина́льная spinal amyotrophy
амито́з *м.* amitosis
амитоти́ческий amitotic
амитриптили́н *м. фарм.* amitriptyline
амихофоби́я *ж. псих.* amychophobia
аммиа́к *м.* ammonia
аммиаклиа́за *ж.* ammonia lyase
аммониагене́з *м.* ammoniagenesis
амнези́я *ж.* amnesia
  ~, антерогра́дная anterograde amnesia
  ~, верба́льная verbal amnesia
  ~, глоба́льная global amnesia
  ~, де́тская infantile amnesia
  ~, зри́тельная visual amnesia
  ~, лакуна́рная lacunar amnesia
  ~, локализо́ванная localized amnesia
  ~, обоня́тельная olfactory amnesia
  ~ опьяне́ния amnesia of intoxication, amnesia of inebriation, acute alcoholism amnesia
  ~, периоди́ческая episodic amnesia
  ~, постгипноти́ческая posthypnotic amnesia
  ~, ретроантерогра́дная retroanterograde amnesia
  ~, ретрогра́дная retrograde amnesia
  ~, селекти́вная selective amnesia
  ~, слухова́я auditory amnesia
  ~, такти́льная tactile amnesia
  ~, травмати́ческая traumatic amnesia
  ~, тропи́ческая tropical amnesia, west coast memory
  ~, эпизоди́ческая episodic amnesia
амнемони́ческий amnemonic
амнести́ческий amnes(t)ic
амниогене́з *м.* amniogenesis
амниогра́фия *ж.* amniography
амнио́ма *ж.* amnioma
а́мнион *м.* amnion
амниона́льный amnionic
амниони́т *м.* amnionitis
амниоре́ксис *м.* amniorrhexis
амниоре́я *ж.* amniorrhea
амниоско́п *м.* amnioscope
амниоскопи́я *ж.* amnioscopy
амниоти́ческий amniotic, amnionic
амниото́м *м.* amniotome
амниотоми́я *ж.* amniotomy
амниохориодецидуи́т *м.* amniochorial deciduitis
амниоце́ле *с.* amniocele, omphalocele
амниоцентёз *м.* amniocentesis
  ~, влага́лищный vaginal amniocentesis
  ~ по генети́ческим показа́ниям genetic amniocentesis
  ~, чрезбрюши́нный (transabdominal) amniocentesis
а́мок *м. псих.* amok, amuck
амо́рфность *ж.* amorphism
амо́рфный amorphous, amorphic; noncrystalline
ампицилли́н *м.* ampicillin
амплиме́р *м. мол. биол.* amplimer
амплипульстерапи́я *ж.* amplipulse therapy
амплиту́да *ж.* amplitude, range, crest value
  ~ аккомода́ции amplitude of accommodation
  ~ безболе́зненных движе́ний pain-free range of movement, pain-free range of motion
  ~ движе́ний range [arc, extent] of motion, movement amplitude, motion arc
  ~, ограни́ченная decreased range of motion
  ~ пасси́вных движе́ний passive range of motion
  ~, по́лная full range of motion
амплифика́тор *м. ген.* amplifier
амплифика́ция *ж. ген.* amplification
  ~ ге́на, высокоу́ровневая high-level gene amplification
  ~ ге́на, низкоу́ровневая low-level gene amplification
  ~ кло́на clone amplification
  ~, твердофа́зная solid phase amplification
амплифици́рованный *ген.* amplificated
амплифици́ровать *ген.* amplificate
а́мпула *ж.* 1. ampula, *ampulla* [NA] 2. ampul, ampoule
  ~ Ге́нле ampulla of vas deferentis, Henle's ampulla, *ampulla ductus deferentisa* [NA]
  ~ для хране́ния образцо́в storage ampul
  ~, ко́стная osseous ampulla, *ampulla ossea* [NA]
  ~ ма́точной трубы́ ampulla of uterine tube, *ampulla tubae uterinae* [NA]
  ~, перепо́нчатая membranaces ampulla, *ampulla membranacea* [NA]

~ прямой кишки rectal ampulla, *ampulla recti* [NA]
~, силиконизированная стеклянная siliconized glass vial
~ с кровью blood ampul
амфикарион *м. цит.* amphykaryon
амфинуклеус *м. биол.* amphinucleus; centronucleus
амфипатический amphipathic
амфиплоидия *ж.* amphiploidy
амфитрих *м. бакт.* amphitrichate [amphitrichous] microorganism
амфодиплопия *ж.* amphodiplopia
амфодонтит *м. стом.* amphodontitis, periodontitis, pericementitis
~, коронковый pericoronaritis
амфодонтоз *м.* amphodontosis, parodontosis
амфолит *м. хим.* ampholyte
амфолит-носитель *м.* carrier ampholyte
амфорофония *ж.* amphorophony
амфотерицин *м.* amphotericin
амфотёрность *ж.* amphotericity, amphoterism
амфотёрный amphoteric
амфотропный amphotropic
амфофил *м.* amphochrom(at)ophil, amphophil
амфофильный amphochrom(at)ophil, amphophilic
амфохроматофил *м.* amphochrom(at)ophil, amphophil
амфохроматофильный amphochrom(at)ophilic, amphophilic
амфохромофил *м.* amphochrom(at)ophil, amphophil
амфохромофильный amphochrom(at)ophil, amphophilic
амфоцит *м.* amphocyte, amphophilic cell
анабиоз *м.* anabiosis
анабиотический anabiotic
анаболизм *м.* anabolism
анаболический anabolic
анакмезис *м.* anakmesis, anacmasis
анакре *с.* goundou, anákhré, henpuye, dog nose, gorondou
анакрота *ж.,* **анакротизм** *м.* (*ненормальная кривая на восходящей линии пульсовой волны, характерная при стенозе аорты*) anacrotism
анакротический anacrotic
анакузия *ж.* anacusis, anakusis
аналгезирующий analgetic, analgesic
аналгезия *ж.* analgesia
~, акупунктурная acupunctural analgesia
~, болевая analgesia dolorosa
~, местная local [topical] analgesia
~, паретическая paretic analgesia
~, поверхностная surface [permeation] analgesia
~, проводниковая conduction analgesia
~, спинальная spinal analgesia
~, топическая topical [local] analgesia
~, эпидуральная epidural analgesia
аналгетик *м.* analgetic, analgesic, pain reliever
~, наркотический narcotic analgesic
~, ненаркотический nonnarcotic [nonopioid] analgetic
~, опиоидный opioid analgesic
~, системный systemic analgesic

аналгетический analgesic, analgetic, analgic, antalgesic
аналгия *ж.* analg(es)ia
~, табетическая tabetic analgia
аналептик *м.* analeptic
анализ *м.* analysis, assay, estimation, examination, test ◇ производить ~ to assay, to test
~, агглютинационный agglutination assay, agglutination analysis
~, агрегационный aggregation assay
~, адгезионный adhesion assay
~, активационный activation analysis, activation assay
~ антигенов, гомогенный иммунофлюоресцентный soluble antigen fluorescent antibody test
~, бактериальный bacterial analysis
~, бактериологический bacteriological [microbial] analysis
~, биколориметрический two-color fluorescence analysis
~, биоиммуносорбентный bioimmunoabsorbent assay
~, биологический biological assay, biological analysis, biological examination
~, биохимический biochemical analysis, biochemical examination, biochemical assay, biochemical investigation
~ Бирнбаума, структурный *псих.* Birnbaum's structural analysis
~ бляшкообразования *иммун.* plaque analysis
~, вероятностный likelihood [proportionate, probability] analysis
~ в жидкой среде *иммун.* liquid-phase assay
~, визуальный visual analysis
~ в капиллярах, иммуноферментный capillary enzyme immunoassay
~ воды water analysis
~ воздействия на окружающую среду environmental analysis
~, гармонический Fourier's analysis
~, гетеродуплексный heteroduplex analysis
~, глубокий in-depth analysis
~ групп сцепления *ген.* linkage study
~, двухцветовой флюоресцентный two-color fluorescence analysis
~, деконволюционный deconvolution analysis
~, делеционный deletion analysis
~ делеционных мутантов deletion analysis
~, дискретный статистический discrete data analysis
~, дисперсионный variance analysis, analysis of variance
~ дуоденального содержимого duodenal content analysis
~ желудочного сока gastric analysis
~ идиотипического спектра антител idiotypic analysis
~ изображений, поэлементный pixel-by-pixel analysis
~ изображения (*напр. клетки*) image analysis
~, иммуногенетический immunogenotypic analysis

анализ

~, иммунологи́ческий immunodetection, immunoassay
~, иммунолюминесце́нтный luminescence immunoassay
~, иммунонефелометри́ческий nephelometric immunoassay
~, иммунорадиометри́ческий immunoradiometric assay
~, иммуносорбе́нтный immunosorbent assay
~, иммунофенотипи́ческий immune marker analysis
~, иммуноферме́нтный immune-enzyme analysis, immune-enzyme assay, enzyme immunodetection
~, иммунофлюоресце́нтный fluorescence immunoassay
~, иммунохими́ческий immunochemical assay
~, иммунохими́ческий фенотипи́ческий immune marker analysis
~, иммуноэлектрофорети́ческий immunoelectroassay
~, исче́рпывающий in-depth analysis
~ ка́ла feces analysis
~ ка́ла на скры́тую кровь occult blood feces analysis
~ ка́ла на я́йца гельми́нтов feces analysis on helminth eggs
~, капилля́рный capillary tube assay
~, кариотипи́ческий karyotypic analysis
~, ка́чественный qualitative analysis
~ кине́тики сте́нок миока́рда regional wall motion analysis
~, кинети́ческий kinetic [run-on] analysis
~, кла́стерный cluster analysis
~, кле́точного ци́кла cell-cycle analysis
~, коли́чественный quantitation, quantification, quantitative analysis, quantitative assessment, quantitative assay
~, коли́чественный имму́нный immunometric analysis
~, коли́чественный иммунофлюоресце́нтный fluoroimmunometric analysis
~, коли́чественный иммунохемилюминесце́нтный imunochemiluminometric assay
~, колориметри́ческий colorimetric analysis
~, комплементзави́симый твердофа́зный иммуноферме́нтный complement enzyme-linked immunosorbent assay
~, композицио́нный (соста́ва веще́ства) compositional analysis
~, конкуре́нтный гомоге́нный иммуноферме́нтный competitive homogeneous enzyme immunoassay
~, конкуре́нтный твердофа́зный иммуноферме́нтный competitive solid-phase enzyme immunoassay
~, конформацио́нный conformational analysis
~, корреляцио́нный correlation analysis
~ кро́ви blood examination, blood analysis, blood count, blood test
~ кро́ви, биохими́ческий biochemical blood analysis, biochemical blood examination

~ кро́ви, клини́ческий [кро́ви, о́бщий] clinical [common] blood analysis
~ кро́ви, по́лный complete blood count
~, лине́йно-регрессио́нный *стат.* linear regression analysis
~ ме́тодом бло́ттинга в ге́ле gel-blotting analysis
~ ме́тодом диффузио́нного разделе́ния partition analysis
~ ме́тодом ко́жных проб skin test assay
~ ме́тодом насыще́ния saturation analysis
~ ме́тодом нево́дного титрова́ния nonaqueous titration analysis
~ ме́тодом обра́тного скре́щивания backcross analysis
~ ме́тодом самовытесне́ния [ме́тодом самозамеще́ния] self-displacement analysis
~ ме́тодом фа́зовой раствори́мости phase solubility analysis
~ ме́тодом хроматогра́фии, коли́чественный chromatographic quantitation
~ ме́тодом электрофоре́за в полиакрила́мидном ге́ле polyacrylamide gel electrophoresis analysis
~ ме́тодом электрофоре́за в полиакрила́мидном ге́ле с додецилсульфа́том на́трия polyacrylamide gel electrophoresis with dodecylsulfate sodium analysis
~, микрото́чечный иммуноферме́нтный microdot immunoenzyme assay
~, многопараметри́ческий multiparameter analysis
~, многофа́кторный multicentric [multicenter] study, multivariate analysis
~, многоцве́тный multicolor analysis
~ мокро́ты sputum analysis
~ мочи́ urine analysis, urine examination
~ мочи́, клини́ческий [мочи́, о́бщий] clinical [common] urine analysis, clinical [common] urine examination
~ мочи́ по А́ддису — Како́вскому Addis sediment count
~, мультиколориметри́ческий multicolor analysis
~, мультипараметри́ческий multiparameter analysis
~, одновреме́нный коли́чественный (*напр. нескольких веществ*) simultaneous quantification
~, однофа́кторный univariate analysis
~ о́строго возде́йствия (*прое́кта или мероприя́тия*) на окружа́ющую среду́ environmental impact analysis
~ перви́чной структу́ры (*макромолекул*), сравни́тельный alignment
~ пи́щи food analysis
~, повто́рный reanalysis, retest
~, пока́дровый frame-by-frame analysis
~, полуколи́чественный semiquantitative analysis
~ полу́ченных да́нных data analysis
~ по ме́тоду χ^2, статисти́ческий chi-square test

анализ

~ послéдовательности *(гена)* sequence analysis
~, предварúтельный preliminary analysis
~, проточный микрофлюорометрúческий flow microfluorometry analysis
~, проточный цитометрúческий flow cytometric analysis
~ пыльцы́ pollen analysis
~, радиоактивационный activation analysis
~, радиоаллергосорбционный radioallergosorbent test
~, радиоиммýнный [радиоиммунологúческий] radio(immuno)assay, RIA
~, радиоиммуносорбéнтный radioimmunosorbent assay
~, радиоиммунохимúческий radioimmunochemical analysis
~, радиоконкурéнтный radio(immuno)assay, RIA
~, радиолигáндный radioligand assay
~, радиометрúческий radiometric analysis
~, радиорецепторный radioreceptor assay
~, радиохроматографúческий radiochromatography analysis
~ разделéнием на мéнее слóжные компонéнты proximate analysis
~, рáнговый статистúческий rank data analysis
~, регрессионный regression analysis
~ рентгенограммы X-ray picture analysis
~, рентгенографúческий X-ray analysis
~, рентгеноструктýрный X-ray crystal [X-ray diffraction, X-ray structure] analysis
~, рестрикционный restriction enzyme digest analysis
~ светорассéяния light scatter analysis
~ свя́зывания binding assay
~, систéмный system(s) analysis
~ состáва веществá compositional analysis
~ с помощью рентгéновских лучéй, кристаллографúческий X-ray crystallographic analysis
~, спорово-пыльцевой sporo-pollen analysis
~, статистúческий statistical analysis
~ стоúмости и эффектúвности *(напр. методов усовершенствования врачей)* cost benefit analysis
~ сточных вод wastewater analysis
~, структýрно-функциональный structure functional analysis
~ с хемолюминесцéнцией, твердофáзный иммуноферментный chemiluminescent enzyme-linked immunosorbent assay
~ сцеплéния мéжду гéнными лóкусами linkage analysis
~, твердофáзный иммуносорбéнтный enzyme-linked immunosorbent assay
~, твердофáзный иммунофлюоресцéнтный fluorescent binding immunoassay
~, термодинамúческий thermodynamic analysis
~ тóчек-пя́тен *мол. биол.* dot-blot analysis
~ у постéли больнóго bedside test
~, фáзовый phase (angle) analysis
~, фáкторный factor analysis
~ фáкторов свёртывания крóви, иммуноферментный enzyme-linked coagulation assay
~, фармакологúческий pharmacological analysis
~, флюоресцéнтный fluorescence assay
~ Фурьé Fourier's analysis
~, хроматографúческий chromatographic analysis
~, хромосóмный chromosomal analysis
~ цереброспинáльной жú́дкости cerebrospinal fluid [liquor] analysis
~, цефалометрúческий cephalometric analysis
~, цитогенетúческий cytogenetic analysis
~, цитологúческий cytologic(al) analysis
~ цитотоксúчности, клéточно-опосрéдованный cell cytotoxicity assay
~ числá бля́шек *иммун.* plaque analysis
~, элементáрный ultimate analysis
~ in vitro test tube assay

анализáтор *м.* analyzer
~, автоматúческий autoanalyzer
~, аминокислóтный amino acid analyzer
~ биохимúческого состáва плáзмы крóви, автоматúческий seralyzer
~ врéдных веществ и их вы́броса, промы́шленный on-stream analyzer
~ гистограмм pulse height analyzer
~, зрúтельный visual analyzer
~ изображéний image analyzer
~ úмпульсов, амплитýдный pulse height analyzer
~ кислорóда oxygen analyzer
~ клéток, автоматúческий automatic cell analyzer
~ металлúческих микроэлемéнтов trace metal analyzer
~, многоканáльный multichannel analyzer, MCA
~, одноканáльный single-channel analyzer
~ радиоактúвности radiation analyzer
~ слуховóй auditory analyzer

анализúровать to analyze

анализм *м. сексол.* analism

анáлог *м.* analog
~, биосинтетúческий biosynthetic analog
~, замещённый substituted analog
~, конформационно ограничéнный conformationally restricted analog
~ перехóдного состоя́ния *иммун.* transition-state analog
~, полужёсткий semirigid analog
~, стабúльный stable analog

анáльный anal

анáмнез *м.* anamnesis, case [medical, past (medical), antecedent] history ◇ в ~e in past history; собирáть ~ to take [to obtain] the (case) history; собирáть ~ у члéнов семьú больнóго to obtain the history from the patient's family members
~, акушéрский obstetric(al) history
~, аллергологúческий allergic history, allergic anamnesis

~ боле́зни medical [case, natural, past] history, antecedent anamnesis
~, гинекологи́ческий gynecologic(al) history
~ жи́зни (больно́го) life [patient (past), personal] history, patient anamnesis
~, лека́рственный drug history
~, ли́чный personal [life, patient (past)] history, patient anamnesis
~ настоя́щего заболева́ния medical [case, natural, past] history, antecedent anamnesis
~, отягощённый compromised [burdened] history, anamnestic record
~, отягощённый семе́йный burdened familial history
~, профессиона́льный professional anamnesis, occupational history
~, семе́йный family [familial] history
~, ука́зывающий на... history suggestive of...
~, эпидемиологи́ческий epidemiological anamnesis

анамнести́ческий anamnestic
анамниоти́ческий anamniotic
ананка́зм *м. псих.* anancasm, anancastia, obsessive-compulsive neurosis
ананка́ст *м. псих.* a person suffered of anancastia
ананкасти́я *ж. псих.* anancasm, anancastia, obsessive-compulsive neurosis
ананка́стный *псих.* anancastic
анаплази́рованный anaplastic
анаплази́я *ж.* anaplasia, cataplasia
анапласти́ческий anaplastic
анаприли́н *м. фарм.* propranolol
анаритми́я *ж.* anarithmia
анартри́я *ж.* anarthria
анаса́рка *ж.* anasarca, hydrosarca

~, алимента́рная alimentary anasarca
~ новорождённого anasarca of newborn
~ плода́ anasarca of fetus, fetal hydrops
~, по́чечная renal anasarca
~, серде́чная cardiac anasarca

анаспади́я *ж.* anaspadia, hypospadia
анастомо́з *м. анат., хир.* anastomosis

~, аментодура́льный amentodural anastomosis, Burdenko-Bakulev amentoduroanastomosis
~, антиперистальти́ческий antiperistaltic [aperistaltic] anastomosis, antiperistaltic bowel segment
~, антирефлю́ксный antireflux anastomosis
~, аортокорона́рный arterial shunt
~, артериа́льный arterial anastomosis
~, артериа́льный внеорга́нный arterial extraorgan anastomosis
~, артериа́льный внутриорга́нный arterial intraorgan anastomosis
~, артериа́льный внутрисисте́мный (*между ветвями одной магистральной артерии*) arterial homocladic anastomosis
~, артериа́льный межсисте́мный (*между разными магистральными артериями*) arterial heterocladic anastomosis

~, артериовено́зный 1. arteriovenous anastomosis, *anastomosis arteriolovenularis* [NA, NH] 2. *патол.* arteriovenous shunt
~, артериовено́зный гло́мусный [артериовено́зный клубо́чковый] glomic [glomus] arteriovenous anastomosis, *anastomosis arteriovenosa glomeriformis* [NH]
~, артериовено́зный просто́й simple arteriovenous anastomosis, *anastomosis arteriovenosa simplex* [NH]
~, артериоловенуля́рный arteriolovenular [arteriovenous] anastomosis, *anastomosis arteriolovenularis* [NH]
~, бесшо́вный *хир.* sutureless anastomosis
~, билиодигести́вный *хир.* biliary-enteric bypass, biliary-enteric anastomosis
~ «бок в бок» side-to-side anastomosis
~ «бок в коне́ц» side-to-end anastomosis
~, вено́зный venous anastomosis
~, вентрикосубдура́льный ventricular subdural shunt
~ Вишне́вского — Доне́цкого (*анастомоз подключичной артерии с ветвью лёгочного ствола*) Vishnevskij-Donetskij shunt
~, внутрибрюшно́й *хир.* intraperitoneal anastomosis
~, внутригрудно́й *хир.* intrathoracic anastomosis
~ Ври́сберга *анат.* (*соединение между медиальным кожным нервом плеча и межрёберно-плечевым нервом*) Wrisberg's anastomosis
~, вы́вернутый *хир.* everting anastomosis
~ Гале́на (*анастомоз между верхним и нижним нервами гортани*) Galen's anastomosis, Galen's nerve
~,ермети́чный *хир.* leak-proof anastomosis
~, двухря́дный *хир.* double layer anastomosis
~, еюноилеа́льный *хир.* jejunoileal bypass, jejunoileal anastomosis
~, желу́дочно-кише́чный *хир.* gastroenteric anastomosis
~, желу́дочно-кише́чный обходно́й *хир.* gastroenteric bypass
~, закры́тый *хир.* closed anastomosis
~, изоперистальти́ческий *хир.* isoperistaltic anastomosis
~, илеоана́льный *хир.* ileoanal anastomosis
~, илеоана́льный резервуа́рный ileal pouch-anal anastomosis, ileoanal pouch
~, илеоректа́льный ileorectal anastomosis, ileorectostomy
~, илеосигмо́идный ileosigmoid anastomosis
~, ка́во-кава́льный cavocaval anastomosis
~, кавопульмона́льный cavopulmonal shunt
~, кише́чный intestinal anastomosis, enteroanastomosis
~ Кла́до (*анастомоз между сипендикулярной и овариальной артериями в широкой связке матки*) Clado's anastomosis
~, колоана́льный colo-anal anastomosis
~ «коне́ц в бок» end-to-side anastomosis
~ «коне́ц в коне́ц» end-to-end [terminoterminal] anastomosis

анастомо́з

~, ма́точно-тру́бный hysterosalpingostomy
~, механи́ческий stapling, stapler [stapled] anastomosis, anastomosis with stapler, autosuture
~, микрососу́дистый microvascular anastomosis
~, на желу́дке по Гри́нвиллу, обходно́й Greenville's gastric bypass
~ на жёлчных путя́х, обходно́й biliary bypass
~, нало́женный одновреме́нно с резе́кцией immediate anastomosis
~, обходно́й bypass, bypassed loop, surgical [internal] bypass, diversion
~, обходно́й желу́дочный gastric bypass
~, однора́дный single-layer [one-layer, one-row] anastomosis
~, откры́тый open anastomosis
~, панкреатодуодена́льный pancreatoduodenal anastomosis
~, панкреатоеюна́льный pancreatojejunal anastomosis
~, перви́чный primary anastomosis
~, петлево́й обходно́й желу́дочный gastric bypass loop
~, пищево́дно-толстокише́чный esophagocolic anastomosis
~ по Бра́уну (*анастомоз между восходящей и нисходящей петлями тощей кишки*) Riolan's arcade, Braun's anastomosis
~ по Ки́ршнеру, пищево́дно-желу́дочный Kirschner's esophagogastric anastomosis
~, портокава́льный portacaval [postcaval] shunt
~ по Ру, обходно́й желу́дочный Roux-en-Y gastric bypass
~ прото́ков ductal anastomosis, *anastomosis ductuum* [NE]
~, риола́нов (*анастомоз между ветвями верхней и нижней брыжеечных артерий в брыжейке поперечной ободочной кишки*) portacaval [Riolan's] anastomosis, Riolan's arcade
~, рука́вный sleeve anastomosis
~, ручно́й hand-sewn [hand-suture, manual] anastomosis
~, са́льниково-дура́льный Burdenko-Bakulev's amentodural anastomosis
~, сосу́дистый vascular anastomosis
~, сосу́дистый экстраинтракраниа́льный extra-intracranial vascular anastomosis
~ с по́мощью магни́тных коле́ц magneting ring anastomosis
~, тощеподвздо́шный jejunoileal bypass for morbid obesity, jejunoileal shunt
~, холедоходуодена́льный choledochoduodenal anastomosis
~, цекоректа́льный cecoproctostomy
~, эверти́рованный everting anastomosis
~, эндоректа́льный илеоана́льный endorectal ileoanal anastomosis
~ Яко́бсона (*анастомозирующая часть барабанного сплетения*) Jacobson's anastomosis

анастомози́т *м.* anastomositis
анастомо́зный anastomotic

анастомо́зы *м. мн.* Шми́деля (*сообщения между системами воротной и полых вен*) Schmidel's anastomoses
анастомоти́ческий anastomotic
анатокси́н *м.* anatoxin, toxoid
~, дифтери́йный diphteria toxoid
~, столбня́чный tetanus toxoid, tetanus anatoxin
ана́том *м.* anatomist
анатоми́ровать to anatomize
анатоми́ческий anatomical
анато́мия *ж.* anatomy
~, клини́ческая clinical anatomy
~, макроскопи́ческая gross anatomy
~, микроскопи́ческая *уст.* histology, microscopic [minute, histologic] anatomy
~, нейрохирурги́ческая neurosurgery anatomy
~ не́рвной систе́мы neuroanatomy
~, норма́льная general anatomy
~, патологи́ческая pathologic [morbid] anatomy
~, пласти́ческая surface anatomy
~, рентгенологи́ческая X-ray anatomy, radioanatomy
~, системати́ческая systematic anatomy
~, стоматологи́ческая stomatologic anatomy
~, топографи́ческая topographic [regional] anatomy
~, ультразвукова́я ultrasound anatomy
~, хирурги́ческая surgical anatomy
анафа́за *ж.* anaphase
анафа́зный pertaining to anaphase
анафилакси́я *ж.* anaphylaxis, anaphylactic reaction
~, акти́вная active anaphylaxis
~, возвра́тная recurrent anaphylaxis
~, гетероло́гическая heterologous anaphylaxis
~, гомологи́ческая homologous anaphylaxis
~, иммуноко́мплексная aggregate anaphylaxis
~, ко́жная cutaneous anaphylaxis
~, лока́льная [ме́стная] local anaphylaxis
~, пасси́вная passive anaphylaxis
~, пасси́вная ко́жная passive cutaneous anaphylaxis
~, посттрансфузио́нная transfusion-induced sensitization
~, приобретённая acquired anaphylaxis
~, спровоци́рованная ко́итусом sexual intercourse-provoked anaphylaxis
~, транзито́рная сы́вороточно-подо́бная (*напр. при гепатите*) transient serum sickness-like syndrome
анафилакти́н *м.* anaphylactin
анафилакти́ческий anaphylactic
анафилактоге́н *м.* anaphylactogen, anaphylactogenic factor
анафилатокси́н *м.* anaphylatoxin
анафилатокси́ческий anaphylatoxic
анафоре́з *м.* anaphoresis
анаши́зм *м.* hashishism, hasheeshism, cannabism
анаэро́б *м.* anaerobe
~, облига́тный obligate [obligatory] anaerobe
анаэро́бный anaerobic

ангвиллюлёз *м.* strongyloidiasis, strongylo(ido)sis
ангедония *ж. псих.* anhedonia
ангепатия *ж.* hepatargion, hepatargy
ангиалгия *ж.* angialgia, angiodynia
ангидремия *ж.* anhydremia
ангидроз *м.* anhydrosis, anhidrosis
~, врождённый congenital anhidrosis
~, острый acute anhidrosis
~, тропический tropical anhidrosis
~, хронический chronic anhidrosis
ангиит *м.* angiitis, vasculitis
~, гранулематозный аллергический granulomatous angiitis, Churg-Strauss syndrome
~ Зика [сверхчувствительности] Zeek's [hypersensitivity] angiitis
ангина *ж.* angina, angine, (acute) tonsillitis, sore throat
~, абдоминальная abdominal [intestinal] angina, angina abdominalis, angina abdominis
~, агранулоцитарная *уст.* agranulocitar tonsillitis
~, аденовирусная adenoviral angina, pharyngoconjunctival fever
~, алиментарная alimentary angina
~, алиментарно-геморрагическая alimentary hemorrhagic angina
~, афтозная aphthous angina
~ боковых валиков tororum levatorium angina
~ Венсана (— Симановского) pseudomembranous [fusospirochetal, necrotic, Vincent's, Plaut's, Henoch's] tonsillitis, angina
~, гангренозная angina gangrenosa
~, герпетическая herpetic angina, herpangina
~, гортанная flegmonaes laryngitis
~, грибковая mycotic angina, tonsillomycosis
~, гриппозная grippal angina
~, дифтерийная diphtheritic pharyngitis
~, дифтерийная плёночная membranous [diphtheritic] croup
~, дифтеритическая diphtheritic pharyngitis
~, дифтероидная diphtheroid angina
~ Дюге Duguet's angina
~, зубная odontogenic angina
~, кандидозная candidal angina
~, катаральная catarrhal [superficial] tonsillitis
~, лакунарная lacunar tonsillitis, tonsillitis with lacunar exudate
~, лимфоидно-клеточная lymphoid cellular angina
~, ложноплёнчатая pseudomembranous [fusospirochetal, necrotic, Vincent's, Plaut's, Henoch's] tonsillitis, angina
~ Людвига Ludwig's angina, angina ludwigii, angina ludovici
~, мононуклеарная [моноцитарная] monocytic [mononuclear] tonsillitis
~, некротическая necrotic tonsillitis, angina
~, носоглоточной миндалины adenoiditis
~, острая angina acuta
~ Плаута — Венсана [, псевдомембранозная] pseudomembranous [fusospirochetal, necrotic, Vincent's, Plaut's, Henoch's] tonsillitis, angina

~, псевдоплёнчатая angina diphtheritica
~, ретроназальная adenoidis, retronasal angina
~, септическая septic angina
~ Симановского — Плаута preudomembranous [fusospirochetal, necrotic, Vincent's, Plaut's, Henoch's] tonsillitis, angina
~, сифилитическая syphilitic angina
~, сифилитическая папулёзная syphilitic papular angina
~, сифилитическая эритематозная syphilitic erythematous angina
~, скарлатинозная scarlet [catarrhal] tonsillitis, scarlatinal angina
~, стафилококковая staphylococcal angina
~, стрептококковая streptococcal angina
~ третьей миндалины third tonsil angina
~ тубарной миндалины tubal tonsillitis
~, ульцерозная angina ulcerosa
~, фибринозная fibrinous angina
~, фибринозно-плёнчатая fibrinomembranous angina
~, флегмонозная paratonsillar abscess, quinsy angina
~, фолликулярная follicular tonsillitis
~, фузоспирохетальная fusospirochetal [necrotic, Vincent's, Plaut's, Henoch's, pseudomembranous] tonsillitis, angina
~, хроническая chronic angina
~, язвенно-дифтеритическая ulcerative-diphtheritic tonsillitis
~, язвенно-некротическая necrotic tonsillitis, angina
~, язвенно-плёнчатая necrotic [fusospirochetal, Vincent's, Plaut's, Henoch's, pseudomembranous] tonsillitis, angina
~ язычной миндалины lingual tonsillitis, lingual tonsil angina
ангинальный, ангинозный anginous, anginal
ангиноидный anginoid
ангинофобия *ж. псих.* anginophobia
ангиоархитектоника *ж.* angioarchitecture
ангиобласт *м.* angioblast, angioderm
ангиобластный angioblastic
ангиобластома *ж.* (hem)angioblastoma
ангиогемофилия *ж.* angiohemophilia, Willebrand's disease, pseudohemophylia
ангиогенез *м.* angiogenesis
ангиогенин *м.* angiogenine
ангиогенный angiogenic
ангиогепатография *ж.* hepatic angiography
ангиоглиома *ж.* angioglioma
ангиограмма *ж.* angiogram, angiograph, vasogram, angiographic picture, angiographic image
~, вычислительная субтракционная digital subtraction [digital contrast] angiogram
~, радиоизотопная [радионуклидная] nuclear [radionuclide] angiogram, scintiangiogram
ангиография *ж.* angiography, vasography
~, аксиллярная axillary angiography
~ брюшной аорты abdominal aortic angiography
~, вертебральная vertebrobasilar [vertebral] angiography

ангиогра́фия

~, внутриартериа́льная дигита́льная intra-arterial digital subtraction imaging

~, внутриве́нная дигита́льная intravenous digital subtraction angiography

~, вычисли́тельная субтракцио́нная digital subtraction [digital contrast] angiography

~, га́зовая carboangiocardiography, pneumoangiography

~ головно́го мо́зга cerebral angiography

~, дигита́льная (субтракцио́нная) digital (subtraction) angiography

~, кароти́дная carotid angiography

~, компью́терная томографи́ческая computer tomographic angiography, computer tomographic arteriography

~, контра́стная contrast angiography

~, корона́рная coronary arteriography, coronarography, coronary angiography

~ ле́вого желу́дочка left ventricular angiography

~ лёгких pulmonary angiography, angiopneumography

~, магни́тно-резона́нсная magnetic resonance [MR] angiography

~, откры́тая open angiography

~, по́чечная renal angiography

~, пункцио́нная closed angiography

~, радиоизото́пная [радионукли́дная] radionuclide [isotope, nuclear medicine] angiography, scintiangiography, blood pool scanning

~, рентгеноконтра́стная X-ray contrast angiography

~, селекти́вная selective angiography

~, скоростна́я серийная rapid-series angiography

~, та́зовая pelvic angiography

~, тота́льная survey angiography

~, флюоресце́нтная fluorescent angiography

~, цифрова́я digital angiography

~, цифрова́я [числова́я] субтракцио́нная digital subtraction angiography

ангиодерми́т *м.* angiodermatitis

~, пурпуро́зный пигме́нтный purpuric pigmentary angiodermatitis

ангиодиатерми́я *ж.* angiodiathermy

~ гла́за cycloanemization

ангиодини́я *ж.* angiodynia, angialgia

ангиодисплази́я *ж.* angiodysplasia

ангиодистрофи́я *ж.* angiodystrophy

ангио́ид *м.* angioid

ангиокардиогра́мма *ж.* angiocardiographic image, cardioangiographic roentgen-image

ангиокардиогра́фия *ж.* angiocardiography, cardioangiography

~ в двух прое́кциях biplane angiocardiography

~ «пе́рвого прохо́да», радиоизото́пная first-pass radionuclide angiocardiography

~, равнове́сная гейти́рованная радиоизото́пная equilibrium gated radionuclide angiocardiography

~, радионукли́дная radionuclide angiocardiography

~, рентгеноконтра́стная X-ray contrast angiocardiography

~, селекти́вная selective angiocardiography

ангиокардиокинети́ческий angiocardiokinetic

ангиокардиокиногра́фия *ж.* cineangiocardiography, angiocardiography, cardioangiography

ангиокардиопневмогра́фия *ж.* angiocardiopneumography

ангиокардиоскани́рование *с.*, ангиокардиосканогра́фия *ж.* radionuclide cardiac blood pool scanning

ангиокардиосцинтигра́фия *ж.* radionuclide angiocardiography

ангиокерато́ма *ж.* angiokeratoma

~ Мибе́лли Mibelli's angiokeratoma, angiokeratoma digitorum, circumscriptum naeviforme

~ мошо́нки, невифо́рмная ограни́ченная [мошо́нки по Форда́йсу — Са́ттону] Fordyce(-Sutton) angiokeratoma of scrotum, angiokeratoma scrotti circumscriptum naeviforme

~ ту́ловища, диффу́зная diffuse angiokeratoma of body, Fabry's disease

~ ту́ловища, ограни́ченная невифо́рмная angiokeratoma corporis circumscriptum naeviforme

ангиолейомиобласто́ма *ж.* angioleiomyoblastoma, malignant angioleiomyoma, angioleiomyosarcoma

ангиолейомио́ма *ж.* angioleiomyoma, angiomyo(fibro)ma, telangiectatic fibromyoma, vascular leiomyoma

~, злока́чественная malignant leiomyoma, angioleiomyosarcoma

ангиолейомиосарко́ма *ж.* angioleiomyosarcoma, malignant angioleiomyoma, angioleiomyoblastoma

ангиолейци́т *м. уст.* angioleucitis, lymphang(e)itis

ангио́лиз *м.* angiolysis

ангиолимфогра́фия *ж.* lymphangiography

ангиолимфо́ма *ж.* angiolymphoma

ангиолипо́ма *ж.* angiolipoma

ангиолипомато́з *м.* angiolipomatosis

ангиоли́т *м.* angiolith

ангиоло́гия *ж.* angiologia

~, клини́ческая clinical angiology

ангиолюпо́ид *м.* Брока́ — Потрие́ (*разновидность саркоидоза*) Brocq's disease

ангио́ма *ж.* angioma

~, ветви́стая racemose hemangioma

~, гиперпласти́ческая capillary [superficial] angioma, nevus vascularis, vasculosis

~, звёздчатая stellate angioma

~, каверно́зная cavernous angioma, angioma cavernosum

~, капилля́рная гиперпласти́ческая angioreticuloma

~ мо́зга cerebral angioma

~ мо́зга, вено́зная cerebral venous angioma

~ мо́зга, каверно́зная cerebral cavernous angioma

~, мозгова́я cerebral angioma

~, наследственная геморрагическая hereditary hemorrhagic angioma, hereditary hemorrhagic telangiectasia, Rendu-Osler-Weber disease
~, плоская flat angioma
~, ползучая serpiginous angioma
~, рацемозная racemose hemangioma
~, сенильная senile [cherry] angioma
~ сердца cardiac angioma
~, серпигинозная serpiginous angioma
~, склерозирующая sclerosing angioma
~, старческая senile [cherry] angioma
~ трахеи angioma of trachea
~, эпителиальная epithelial angioma
ангиомаляция *ж.* angiomalacia
ангиоматоз *м.* (haem)angiomatosis
~ Капоши Kaposi's angiomatosis; Kaposi's sarcoma
~, кортико-менингеальный диффузный diffuse corticomeningeal angiomatosis, Bogaert-Divry syndrome
~, энцефалотригеминальный nevoid amentia
ангиомиолипома *ж.* angiomyolipoma
ангиомиолипосаркома *ж.* angiomyoliposarcoma
ангиомиома *ж.* angiomyoma
ангионевралгия *ж.* angioneuralgia
ангионевринома *ж.* angioneuroma
ангионевроз *м.* angioneurosis
ангионеврома *ж.* angioneuroma
ангионевротический angioneurotic
ангионевротомия *ж.* angioneurotomy
ангионеврэктомия *ж.* angioneurectomy
ангионефросцинтиграфия *ж.* renal scintiangiography
ангиопатия *ж.* angiopathy
~, региональная regional [local] angiopathy
~ сетчатки, гипертоническая hypertonic retinal angiopathy
~ сетчатки, гипотоническая hypotonic retinal angiopathy
~ сетчатки, диабетическая diabetic retinal angiopathy
~ сетчатки, травматическая traumatic retinal angiopathy
~ сетчатки, ювенильная angiopathie retinal juvenalis
ангиопластика *ж.* angioplasty
~, коронарная coronary angioplasty
~, транслюминальная transluminal angioplasty
~, чрескожная транслюминальная percutaneous transluminal angioplasty
ангиопневмография *ж.* pulmonary angiography, angiopneumography
ангиопневмосцинтиграфия *ж.* radionuclide lung perfusion [radionuclide perfusion lung] imaging, lung perfusion scintigraphy
ангиопоэз *м.* angiopoesis
ангиопоэтический angiopoetic, vasifactive, vasofactive, vasoformative
ангиопульмонография *ж.* pulmonary angiography, angiopneumography
~, избирательная selective angiopneumography
~, концевая terminal [end] angiopneumography
~, общая general angiopneumography

~, селективная selective angiopneumography
ангиопульмоносцинтиграфия *ж.* radionuclide lung perfusion [radionuclide perfusion lung] imaging, lung perfusion scintigraphy
ангиоретикулёз *м.* Капоши Kaposi's angioreticulosis, Kaposi's sarcoma
ангиоретикулёма *ж.* angioreticuloma
ангиоретикуломатоз *м.* angioreticulomatosis
ангиоретикулосаркома *ж.* angioreticulosarcoma
ангиоретикулоэндотелиома *ж.* angioreticuloendothelioma
~ сердца cardiac angioreticuloendothelioma
ангиорецептор *м.* angioreceptor
ангиосаркома *ж.* (hem)angiosarcoma, malignant hemangioma
~ сердца cardiac angiosarcoma
ангиосаркоматоз *м.* Капоши Kaposi's angiosarcomatosis, Kaposi's sarcoma
ангиосканирование *с.* scintiangiography, blood pool scanning, radionuclide flow study
ангиосканограмма *ж.* scintiangiogram, nuclear angiogram, perfusion scan
ангиосклероз *м.* angiosclerosis
ангиосклеротический angiosclerotic
ангиоскопия *ж.* angioscopy
ангиоскотома *ж.* angioscotoma
ангиоспазм *м.* vasoconstriction, angiospasm, Raynaud's disease
ангиоспастический angiospastic
ангиостеноз *м.* angiostenosis
ангиостомия *ж.* angiostomy
ангиостронгилидоз *м.* angiostrongylidosis
ангиосцинтиграфия *ж.* scintiangiography, radionuclide [isotope] angiography, blood pool scanning, perfusion scintigraphy, radionuclide flow study
ангиотелэктазия *ж.* angiotelectasia, angiotelectasis
ангиотензин *м.* angiotensin, angiotonin
ангиотензиноген *м.* angiotensinogen, hypertensinogen
ангиотом *м.* angiotome, vascular segment, intersegment
ангиотомия *ж.* angiotomy
ангиотриб *м.* angiotribe
ангиотрипсия *ж.* angiotripsy, vasotripsy
ангиотромбоз *м.* angiothrombosis
ангиотрофоневроз *м.* angiotrophoneurosis
ангиофакоматоз *м.* angiophacomatosis, angiophakomatosis, (Hippel-)Lindau disease
ангиофиброз *м.* angiofibrosis
ангиофиброксантома *ж.* angiofibroxantoma
ангиофиброма *ж.* angiofibroma
~, сидеротическая siderotic angiofibroma
ангиофиброматоз *м.* angiofibromatosis
~, злокачественный malignant angiofibromatosis
ангиофибромиксома *ж.* angiofibromyxoma
ангиофибромиома *ж.* angiofibromyoma
ангиофибромиосаркома *ж.* angiofibromyosarcoma
ангиохолецистит *м.* angiocholecystitis

ангиохоли́т *м.* angiocholitis, cholangitis
ангиохондромато́з *м.* angiochondromatosis
~, врождённый Maffucci's [Kast's] syndrome
ангиоцереброгра́фия *ж.* cerebral angiography, angiocerebrography
ангиоэндотелио́ма *ж.* angioendothelioma
ангиоэнцефалопати́я *ж.* angioencephalopathy
ангиэктази́я *ж.* angiectasia
ангуля́рный angular
ангуля́ция *ж. (1. угловое смещение кости 2. перегиб полой трубки, напр. кишки)* angulation
~ бедра́, врождённая congenital femoral angulation
~ большеберцо́вой ко́сти tibial angulation
~ кише́чника intestinal angulation, ileus
~ ко́пчика coccygeal angulation
~ крестца́ sacral angulation
~ лучезапя́стного суста́ва radiocarpal joint angulation
~ мочето́чника urethral angulation
~ позвоно́чника vertebral angulation, curvature of spine
андезито́з *м. (разновидность пневмокониоза)* andesitosis
андробласто́ма *ж.* androblastoma, arrhenoblastoma, arrhenoma
~, кана́льцевая [тубуля́рная] tubular androblastoma
~ яи́чника, диффу́зная diffuse androblastoma of ovary, Leidig cell adenoma
андроге́н *м.* androgen
андрогене́з *м.* androgenesis
андрогениза́ция *ж.* androgenization
андрогенизи́рованный androgenized
андроге́нный androgenic; androgenous
андрогини́я *ж.* androgyny, androgynism, female pseudohermaphroditism
андро́лог *м.* andrologist
андроло́гия *ж.* andrology
андромани́я *ж.* andromania, nymphomania
андростендио́л *м.* androstenediol
андростендио́н *м.* androstenedione
андростеро́ма *ж.* androsteroma
~, злока́чественная malignant androsteroma
андростеро́н *м.* androsterone
андросфизи́я *ж.* androsphysia
андрофи́л *м.* passive male homosexual
андрофили́я *ж. псих.* androphylia
андрофоби́я *ж. псих.* androphobia
аневри́зма *ж.* aneurysm
~, анастомо́зная aneurysm by anastomosis
~ ао́рты aortic aneurysm
~ ао́рты, артериосклероти́ческая arteriosclerotic [atherosclerotic] aneurysm
~ ао́рты, врождённая congenital aortic aneurysm
~ ао́рты, инфици́рованная infected aortic aneurysm
~ ао́рты, мешо́тчатая saccular aneurysm of aorta
~ ао́рты, посттравмати́ческая posttraumatic aortic aneurysm

~ ао́рты, сифилити́ческая syphilitic aortic aneurysm
~, аррозио́нная corrosion aneurysm
~, артериа́льная arterial aneurysm
~, артериа́льная врождённая congenital arterial aneurysm
~ арте́рии arterial aneurysm
~, артериовено́зная arteriovenous aneurysm, arteriovenous fistula
~, артериовено́зная врождённая congenital arteriovenous aneurysm
~, атеросклероти́ческая atherosclerotic aneurysm
~ базиля́рной арте́рии basilar aneurysm
~ Бржозо́вского Brzhozovsky's aneurysm
~ Бржозо́вского, концева́я Brzhozovsky's terminal aneurysm
~ брюшно́й ао́рты abdominal aneurysm
~, варико́зная varicose aneurysm
~, вееровидная fusiform aneurysm
~, вено́зная venous aneurysm
~ ве́ны Гале́на aneurysm of vein of Galen, Galen's veins aneurysm
~ верху́шки ле́вого желу́дочка [верху́шки се́рдца] apical aneurysm
~, внутричерепна́я intracranial aneurysm
~ восходя́щей ча́сти ао́рты aneurysm of ascending aorta
~, врождённая congenital aneurysm
~ грудно́й (ча́сти) ао́рты aneurysm of thoracic (part of) aorta, aneurysm of aorta thoracica
~, диффу́зная diffuse aneurysm
~, доброка́чественная ко́стная benign osseous aneurysm
~ дуги́ ао́рты aneurysm of aortic arch
~ желу́дочка (се́рдца) ventricular aneurysm
~, змееви́дная serpentine aneurysm
~, интрамура́льная intramural [dissecting] aneurysm
~, и́стинная true aneurysm
~ корона́рной арте́рии aneurysm of coronary artery
~ ле́вого желу́дочка left ventricular aneurysm
~, ло́жная false aneurysm
~, мешкови́дная [мешо́тчатая] saccular aneurysm
~, микоти́ческая mycotic [bacterial] aneurysm
~, милиа́рная miliary aneurysm
~ мо́зга, рацемо́зная артериовено́зная racemose arteriovenous [cirroid] aneurysm
~, мозгова́я cerebral aneurysm
~, неразорва́вшаяся unruptured aneurysm
~, неразорва́вшаяся внутричерепна́я unruptured intracranial aneurysm
~ нисходя́щей ча́сти ао́рты aneurysm of descending aorta
~, перифери́ческая peripheral aneurysm
~ позвоно́чной арте́рии vertebral artery aneurysm
~, проксима́льная proximal aneurysm
~, разо́рванная disrupted aneurysm
~, рассла́ивающая dissecting [intramural] aneurysm

анемия

~, септи́ческая septic aneurysm
~ се́рдца, о́страя acute cardiac [ventricular, mural] aneurysm
~ се́рдца, хрони́ческая chronic cardiac aneurysm
~ си́нуса Вальса́львы aneurysm of sinus of Valsalva
~ со́нной арте́рии carotid aneurysm
~ сосу́дов головно́го мо́зга cerebral aneurysm
~, травмати́ческая traumatic aneurysm
~, томби́рованная thrombosed aneurysm
~, фузифо́рмная fusiform aneurysm
аневризмати́ческий aneurysmal, aneurysmatic
аневризмогра́фия ж. aneurysmography
аневризмопла́стика ж. aneurysmoplasty
аневризморра́фия ж. aneurysmorrhaphy
аневризмотоми́я ж. aneurysmotomy
аневризмэктоми́я ж. aneurysmectomy
аневри́н м. уст. aneurine, thiamin
анеми́ческий, анеми́чный anemic
анеми́я ж. anemia
 ~, агастри́ческая agastric anemia
 ~, агранулоцита́рная agranulocytic anemia
 ~ Аддисо́на Addison's anemia
 ~ Аддисо́на — Би́рмера Addison-Biermer anemia
 ~, акантоцита́рная гемолити́ческая acanthocytic hemolytic anemia
 ~, алимента́рная alimentary [deficiency, nutritive, nutritional] anemia
 ~, алимента́рная мегалобла́стная alimentary [nutritive] megaloblastic anemia
 ~, анентера́льная anenteral anemia
 ~, анкилосто́мная [анкилостомо́зная] ankylostomatic [mount(ain), Egyptian] anemia, Egyptian chlorosis, ankylostomiasis, miner [tunnel] disease, (inter)tropical hyphemia, uncinariasis
 ~, апласти́ческая aplastic anemia, anemia gravis
 ~, апласти́ческая, вы́званная инфе́кцией aplastic anemia induced by infection
 ~, апласти́ческая, вы́званная лека́рственными сре́дствами aplastic anemia induced by drugs
 ~, апласти́ческая, вы́званная облуче́нием aplastic anemia induced by radiation
 ~, арегенера́торная aregeneratory [primary refractory] anemia
 ~, асидероти́ческая asiderotic [iron-deficiency] anemia
 ~, атипи́чная atypical anemia
 ~, аутоимму́нная autoimmune (hemolytic) anemia
 ~, ахили́ческая уст. achylic [achlorhydric] anemia
 ~, ахрести́ческая achrestic anemia
 ~ багда́дской весны́ уст. Bagdad Spring anemia
 ~, белководефици́тная protein deficiency anemia
 ~, бензо́льная benzene anemia
 ~ бере́менных anemia of pregnancy
 ~ бере́менных, субтропи́ческая мегалоцита́рная subtropic megalocyte pregnant anemia, Wilis-Balfur-MacSwini syndrome
 ~ Би́рмера Biermer's [Biermer-Ehrlich, pernicious] anemia
 ~ Бле́кфана — Да́ймонда, насле́дственная гипопласти́ческая congenital hypoplastic anemia, Diamond-Blackfan syndrome
 ~, боло́тная swampy [marshy] anemia
 ~, ботриоцефа́льная bothriocephalic [diphyllobothriotic, diphyllobothrial, helminthic B_{12}-deficient, (fish) tapeworm] anemia
 ~ бра́йтиков ист. мед. brightic's [Bright's] anemia
 ~ вегетариа́нцев vegetarian anemia
 ~, витами́н B_{12}-дефици́тная nutritional anemia due to vitamine B_{12} deficiency
 ~, витами́н B_6-реаги́рующая pyridoxin-responsive anemia
 ~ Ви́ттса Witts' anemia
 ~, врождённая congenital anemia, congenital pancytopenia
 ~, врождённая всле́дствие изоиммуниза́ции congenital anemia due to isoimmunization
 ~, врождённая всле́дствие поте́ри кро́ви плодо́м congenital anemia due to fetal blood loss
 ~, врождённая, вы́званная гипоплази́ей кра́сных кровяны́х кле́ток congenital anemia induced by red blood cells hypoplasia
 ~, втори́чная secondary anemia
 ~, втори́чная по отноше́нию к кровотече́нию о́страя acute posthemorrhagic anemia
 ~, втори́чная по отноше́нию к поте́ре кро́ви хрони́ческая chronic posthemorrhagic anemia
 ~, вы́званная аминокисло́тной недоста́точностью amino acid deficiency anemia
 ~, вы́званная атмосфе́рным давле́нием atmospheric pressure anemia
 ~, вы́званная белко́вой недоста́точностью protein deficiency anemia
 ~, вы́званная избира́тельным наруше́нием вса́сывания витами́на B_{12} с протеинури́ей selective malabsorption of vitamine B_{12} anemia with proteinuria
 ~, вы́званная инфе́кцией Balantidium coli Balantidium coli infection induced anemia
 ~, вы́званная ко́зьим молоко́м goat's milk anemia
 ~, вы́званная миксед́емой mixedema induced anemia
 ~, вы́званная наруше́нием глутатио́нового обме́на glutathione metabolism disturbance-induced anemia
 ~, вы́званная недоно́шенностью prematurity induced anemia
 ~, вы́званная недоста́точностью гексокина́зы hexokinase deficiency anemia
 ~, вы́званная недоста́точностью глицеральдегидфосфатдегидрогена́зы glyceraldehyde phosphate dehydrogenase deficiency anemia
 ~, вы́званная недоста́точностью глутатио́на эритроци́тов erythrocytic glutathione deficiency anemia
 ~, вы́званная недоста́точностью глутатионредукта́зы glutathione reductase deficiency anemia

анемия

~, вызванная недостаточностью глюкоза-6-фосфат-дегидрогеназы glucose-6-phosphate dehydrogenase deficiency anemia
~, вызванная недостаточностью 2,3-дифосфогликуратмутазы 2,3-diphosphoglycurate mutase deficiency anemia
~, вызванная недостаточностью железа iron-deficiency [asiderotic] anemia
~, вызванная недостаточностью пируваткиназы pyruvate kinase deficiency anemia
~, вызванная недостаточностью питания nutrition deficiency anemia
~, вызванная недостаточностью солей фолиевой кислоты folic acid salts deficiency anemia
~, вызванная недостаточностью триозофосфатизомеразы triosephosphate isomerase deficiency anemia
~, вызванная недостаточностью фолатов folates deficiency anemia
~, вызванная недостаточностью фолиевой кислоты folic acid deficiency anemia
~, вызванная недостаточностью фосфоглицераткиназы phosphoglycerate kinase deficiency anemia
~, вызванная недостаточностью 6-фосфоглюконатдегидрогеназы 6-phosphogluconate dehydrogenase deficiency anemia
~, вызванная недостаточностью фосфофруктоальдолазы phosphofructoaldolase deficiency anemia
~, вызванная потерей крови, острая hemorrhagic [acute posthemorrhagic] anemia, acute anemia due to blood loss
~, вызванная потерей крови плодом anemia due to fetal blood loss
~, вызванная тромботической тромбоцитопенической пурпурой, гемолитическая hemolytic anemia induced by thrombotic thrombocytopenic purpura
~, вызванная ферментной недостаточностью, гемолитическая enzyme deficiency induced hemolytic anemia
~, гемоглобин-дефицитная hemoglobin deficiency anemia
~, гемолитическая hemolytic anemia, hemolytic jaundice
~, гемолитическая, вызванная болезнями сердца hemolytic anemia induced by heart diseases
~, гемолитическая, вызванная лекарственными средствами hemolytic anemia induced by drugs
~, гемолитическая, вызванная шунтом или другим внутренним протезным приспособлением hemolytic anemia induced by shunt or other internal prosthesis device
~, гемолитическая механическая hemolytic mechanical anemia
~, гемолитическая микроангиопатическая hemolytic microangiopathic anemia
~, гемолитическая микросфероцитарная hereditary spherocytosis, globular cell anemia, congenital hemolytic [chronic familial] icterus, (chronic) alcoluric jaundice, Minkowsky-Shauffard disease

~, гемолитическая мишеневидно-клеточная hemolytic target-cell anemia
~, гемолитическая с Rh_o-фенотипом Rh_o disease, Rh deficiency syndrome
~, гемолитическая шпороклеточная hemolytic spur-cell anemia
~, гемолитическая эллиптоцитарная hemolytic ellyptocytary [ellyptocytotic] anemia, ellyptocytosis
~ Геррика sickle(-cell) [Herrick's] anemia, sickle cell disease, drepancythemia, sicklemia
~, гиперхромная hyperchromic anemia
~, гипопластическая [гипорегенераторная] hypoplastic [hyporegeneratory] anemia
~, гипохромная hypochromic [erythronormoblastic] anemia
~, гипохромная нормобластная hypochromic normoblastic anemia
~, гипохромная пиридоксинреагирующая hypochromic pyridoxin-responding anemia
~, глистная B_{12}-дефицитная helminthic B_{12}-deficient [diphyllobothriotic, bothriocephalic, diphyllobothrial, (fish) tapeworm] anemia
~, глубокая profound anemia
~, горная mount(ain) [ankylostomatic, Egyptian] anemia, Egyptian chlorosis, ankylostomiasis, miner [tunnel] disease, (inter)tropical hyphemia, uncinariasis
~, гранулоцитарная granulocytic anemia
~ Дайка — Янга, симптоматическая вторичная Dyke-Young type secondary symptomatic anemia
~, детская child's [children's] anemia
~, детская псевдолейкемическая anemia pseudoleukemica infantum
~, дефицитная deficiency [nutritional, alimentary] anemia
~, дизгемопоэтическая врождённая dyshemopoietic congenital anemia
~, дизэритропоэтическая dyserythropoietic anemia
~, дизэритропоэтическая врождённая dyserythropoietic congenital anemia
~, диморфная dimorphic anemia
~, дифиллоботриальная [дифиллоботриозная] diphyllobothrial [diphyllobothriotic, bothriocephalic, (fish) tapeworm, helminthic B_{12}-deficient anemia
~, дифтерийная diphtherial [diphtheritic] anemia
~, дрепаноцитарная уст. drepanocytic [sickle-cell, Herrick's] anemia, sickle-cell disease, sicklemia
~, египетская Egyptian [mount(ain), ankylostomatie] anemia, Egyptian chlorosis, ancylostomiasis, miner [tunnel] disease, (inter)tropical hyphemia, uncinariasis
~, железодефицитная asiderotic [iron-deficiency] anemia
~, железодефицитная эссенциальная iron-deficiency essential anemia
~, железорефрактерная iron refractory anemia
~, злокачественная malignant [pernicious] anemia

анемия

~, злока́чественная прогресси́рующая progressive malignant anemia
~, идиопати́ческая idiopathic anemia
~, инфекцио́нная infectious anemia
~, конституциона́льная constitutional aplastic anemia
~ Ку́ли Cooley's [erythroblastic] anemia, thalassemia major
~ Ле́дерера — Бри́лла Lederer's anemia, Lederer's disease
~, лейкоэритробла́стная leucoerythroblastic anemia, leucoerythroblastosis
~, лучева́я radiation anemia
~, макроцита́рная macrocytic [megalocytic] anemia
~, макроцита́рная тропи́ческая macrocytic tropical anemia
~, маляри́йная malarial anemia
~, мегалобла́стная megaloblastic anemia
~, мегалобла́стная рефракте́рная refractory megaloblastic anemia
~, мегалоцита́рная megalocytic anemia
~, медикаменто́зная drug(-induced) anemia
~, межтропи́ческая intertropical anemia
~, менискоцита́рная meniscocytic anemia, meniscocytosis
~, ме́стная local [ischemic] anemia, ischemia
~, миелопати́ческая myelopathic anemia
~, миелотокси́ческая myelotoxic anemia
~, миелофти́зная myelophthisic anemia
~, микроцита́рная microcytic anemia
~ Минко́вского — Шоффа́ра hereditary spherocytosis, globular cell anemia, Minkowsky-Shauffard disease
~, мишеневи́дно-кле́точная target [Mexican hat] cell anemia
~, младе́нческая infantile anemia
~, насле́дственная hereditary anemia
~, недоно́шенных premature babies anemia, anemia praematarorum
~ новорождённых, аллерги́ческая Lehndorf's syndrome
~ новорождённых, врождённая congenital anemia of newborn, erythroblastosis fetalis
~ новорождённых, гемолити́ческая hemolytic anemia of newborn, neonatal anemia
~ новорождённых, мегалобла́стная megaloblastic anemia of newborn
~, нормохро́мная normochromal anemia
~, нутрити́вная alimentary [deficiency, nutritive, nutritional] anemia
~, овалоцита́рная ovalocytic anemia
~, о́страя гемолити́ческая Lederer's anemia, Lederer's disease
~, о́страя геморраги́ческая acute hemorrhagic anemia
~, о́страя миелофти́зная всле́дствие поте́ри кро́ви acute myelophthisic anemia due to blood loss
~, о́страя постгеморраги́ческая hemorrhagic [acute posthemorrhagic] anemia

~, перви́чная primary [essential] anemia
~, перницио́зная pernicious [Biermer's, Biermer-Ehrlich] anemia
~, плеохро́мная pleochromic anemia
~, пневмогеморраги́ческая гипохро́мная реми́тти́рующая pneumohemorrhagic hypochromic remittant anemia
~, постгеморраги́ческая posthemorrhagic anemia
~, постинфекцио́нная postinfectious anemia
~, по́чечная renal anemia
~, примахи́новая primaquine anemia, favism
~ при недоста́точном вса́сывании желе́за, алимента́рная мегалобла́стная alimentary [nutritional] megaloblastic anemia due to iron malabsorption
~, приобретённая гемолити́ческая acquired hemolytic anemia
~ при уточнённой недоста́точности пита́ния, алимента́рная мегалобла́стная alimentary [nutritional] megaloblastic anemia due to defined nutrition deficiency
~, профессиона́льная occupational [professional] anemia
~, рефракте́рная refractory anemia
~ Рие́тти — Гре́ппи — Мике́ли Rietti-Greppi-Micheli familial microcytic hemolytic anemia
~, свинцо́вая lead anemia
~, свя́занная с депони́рованием желе́за, гипохро́мная hypochromic anemia connected with iron depositing
~, свя́занная с пита́нием, макроцита́рная nutritional macrocytic anemia, macrocytic anemia due to nutrition
~, свя́занная с питанием, мегалобла́стная nutritional megaloblastic anemia
~, свя́занная с по́лом, семе́йная гипохро́мная familial hypochromic sex-linked anemia
~, семе́йная миелофти́зная familial myelophthisic anemia
~, семе́йная эритробла́стная familial erythroblastic anemia
~, серпови́дно-кле́точная drepancytic [sickle-cell, Herrick's] anemia, sickle-cell disease, sicklemia
~, сидероахрести́ческая sideroachrestic anemia
~, сидеробла́стная sideroblastic anemia
~, сидеробла́стная насле́дственная sideroblastic hereditary anemia
~, сидеробла́стная пиридокси́н-дефици́тная sideroblastic pyridoxine deficiency anemia
~, сидеробла́стная приобретённая sideroblastic acquired anemia
~, сидеропени́ческая sideropenic anemia
~ с избы́тком бла́стов (в костном мозгу), рефракте́рная refractory anemia with excess of blast
~, симптомати́ческая гемолити́ческая hemolytic symptomatic anemia
~ с комбини́рованным синдро́мом холодо́вых и теплово́х агглютини́нов, аутоиму́нная гемолити́ческая combined cold-warm-antibody autoimmune hemolytic anemia

анемия

~ с неполными тепловыми агглютининами, аутоиммунная гемолитическая Coombs positive hemolytic anemia

~, спленогенная *уст.* [спленомегалическая] splenic anemia, Banti's disease

~ с синдромом тепловых агглютининов, аутоиммунная гемолитическая warm-antibody autoimmune hemolytic anemia

~, средиземноморская Mediterranean anemia

~ с тельцами Гейнца, врождённая congenital Heinz-body anemia

~, стойкая refractory anemia

~ Странски — Регала, гемолитическая Stransky-Regala hemolytic anemia, hemoglobinopathy

~, сфероцитарная spherocytic [hemolytic micro(sphero)cytic, globular-cell] anemia, Minkovsky-Shoffar disease, hereditary spherocytosis

~ типа Дайка — Янга, симптоматическая вторичная Dyke-Young type secondary symptomatic anemia

~, тиреопривная thyroprival anemia

~, Т-клеточная лимфопролиферативная T-cell lymphoproliferative anemia

~, токсическая апластическая toxic aplastic anemia

~, тромбоцитопеническая thrombocytopenic anemia, thrombocytopenia

~ у детей, псевдолейкемическая Jaksch-Hayem-Luzeta syndrome

~, устойчивая refractory anemia

~ Фанкони Fanconi's [congenital aplastic] anemia, congenital pancytopenia

~, ферментодефицитная лекарственная enzyme-deficiency drug-induced anemia

~ фон Якша von Jaksch's anemia

~, хлоротическая chlorosis

~, хроническая chronic anemia

~, хроническая, вызванная кровотечением chronic anemia due to blood loss, chronic posthemorrhagic anemia

~ Цюльнера — Огдена Zuelner(-Ogden) [megaloblastic] anemia

~, шаровидно-клеточная globular cell [hemolytic micro(sphero)cytic, spherocytic] anemia, Minkowsky-Shauffard disease, hereditary spherocytosis

~ шахтёров miner's [mount(ain), ankylostomatic, Egyptian] anemia, Egyptian chlorosis, ankylostomiasis, miner [tynnel] disease, (inter)tropical hyphemia, uncinariasis

~, экспериментальная experimental anemia

~, эллиптоцитарная гемолитическая ovalocytic hemolytic anemia

~, эллиптоцитозная elliptocytosis (anemia)

~, энзимопеническая enzymopenic anemia

~, эпидемическая epidemic anemia

~, эритробластная erythroblastic anemia

~, эритроцитарная апластическая erythrocytic aplastic anemia

~, эссенциальная essential [primary] anemia

~ Эстрена — Дамешека Estren-Dameshek anemia

~ Якша — Гайёма Jaksch-Hayem anemia

~, B_{12}-фолиево-ахрестическая B_{12}-folate-achrestic anemia, (Israëls-)Wilkinson disease

~, B_{12}-фолиево-дефицитная pernicious [Addison's, addisonian, Addison-Biermer, cytogenic, malignant] anemia

анемометр *м.* anemometer

анеморумбограф *м. экол.* anemograph

анемофобия *ж. псих.* anemophobia

анентеральный anenteral

анергазия *ж. псих.* anergasia

~, старческая senile anergasia

анергический anergic

анергия *ж.* anergy

анестезин *м.* anesthesin

анестезиолог *м. амер.* anesthesiologist, *англ.* anaesthetist

анестезиология *ж.* anesthesiology

~, военно-полевая field anesthesiology

~, педиатрическая pediatric anesthesiology

анестезиометр *м.* anesthesiometer

анестезирование *с.* anesthetization

анестезированный anesthetized

анестезировать anesthetize

анестезирующий anesthetic

анестезия *ж.* anesthesia

~, акупунктурная acupunctural anesthesia

~, амбулаторная outpatient anesthesia

~ без стресса stress-free anesthesia

~, болевая [болезненная] anesthesia dolorosa

~ Брауна Braun's anesthesia

~ Брауна — Гёртеля Braun-Hörtel anesthesia

~, верхнечелюстная инфильтрационная maxillary infiltration anesthesia

~, висцеральная visceral anesthesia

~, внутривенная intravenous anesthesia

~, внутрикостная intraosseous anesthesia

~, внутримышечная intramuscular anesthesia

~, гипотензивная hypotensive anesthesia

~, дентальная dental anesthesia

~, диссоциированная dissociative anesthesia

~, зубная dental anesthesia

~, ингаляционная inhalational anesthesia

~, интрадуральная intradural anesthesia

~, интраназальная intranasal anesthesia

~, интраневральная intraneural anesthesia

~, интраоральная intraoral anesthesia

~, интратекальная intrathecal anesthesia

~, каудальная caudal anesthesia

~, комбинированная combined anesthesia

~, корешковая radicular anesthesia

~ луночкового нерва alveolar nerve block

~, люмбальная lumbal block anesthesia

~, мандибулярная mandibular anesthesia

~, ментальная mental nerve block

~, местная local [topical] anesthesia

~ нёбного нерва palatine nerve block

~, нижнечелюстная инфильтрационная mandibular infiltration anesthesia

~ нижнечелюстного альвеолярного нерва inferior alveolar nerve block

~ носонёбного нерва nasopalatine nerve block

~, общая general anesthesia, narcosis

~ охлаждением cryanesthesia

~ па́льцев ки́сти, перча́точная gauntlet anesthesia
~, паравертебра́льная paravertebral anesthesia
~, парасакра́льная parasacral anesthesia
~, педиатри́ческая pediatric anesthesia
~, перидура́льная peridural anesthesia
~, периневра́льная perineural anesthesia
~, пове́рхностная surface anesthesia
~ подборо́дочного не́рва mental nerve block
~, поднадко́стничная subperiosteal anesthesia
~, по́лная total anesthesia
~, полова́я sexual anesthesia, anaphrodisia
~ по ме́тоду Вишне́вского, ме́стная инфильтрацио́нная Vishnevsky's technique of local anesthesia, transverse section anesthesia
~, пресакра́льная presacral anesthesia
~, проводнико́вая block [(loco-)regional, conduction, nerve block, field block] anesthesia
~, пролонги́рованная long-term [prolonged, continuous] anesthesia
~, регионáрная block [(loco-)regional, conduction, nerve block, field block] anesthesia
~, регионáрная верхнечелюстнáя maxillary regional anesthesia
~, регионáрная нижнечелюстнáя mandibular regional anesthesia
~, ректáльная rectal anesthesia
~, ретробульбáрная retrobulbar anesthesia
~, сакрáльная sacral anesthesia
~, сегментáрная segmental anesthesia
~, сексуáльная sexual anesthesia, anaphrodisia
~ с испóльзованием гипотензи́вных средств hypotensive anesthesia
~, сме́шанная mixed anesthesia
~, спинáльная spinal anesthesia
~, спинномозговáя spinal anesthesia
~ хóлодом topical ice(cold) anesthesia
~ щёчного не́рва buccal nerve block
~, экстрадурáльная extradural anesthesia
~, эндобронхиáльная endobronchial anesthesia
~, эндоневрáльная endoneural anesthesia
~, эндотрахеáльная endotracheal anesthesia
~, эпибульбáрная epibulbar anesthesia
~, эпидурáльная epidural anesthesia
анесте́тик м. anesthetic, anesthetic drug, anesthetic agent
~, ба́зисный basic anesthetic
~, внутриве́нный intravenous anesthetic
~, внутримы́шечный intramuscular anesthetic
~, га́зовый inhalation anesthetic, inhalation agent
~, галогенсодержа́щий halogenated anesthetic
~ для вво́дного нарко́за induction agent
~ для внутриве́нного нарко́за intravenous anesthetic
~, ингаляцио́нный inhalation anesthetic, inhalation agent
~, ме́стный local anesthetic
~, о́бщий (для общей анестезии) general anesthetic
~, основно́й basic anesthetic
~, парообра́зный (для общей анестезии) volatile anesthetic

анестети́ческий anesthetic
анетодерми́я ж. anetoderma, primary macular atrophy
~, атрофи́ческая erythematous anetoderma, Jadassohn's macular atrophy
~, опухолеви́дная [псевдоопухолевая] tumor-like [pseudotumorous] anetoderma, Schweninger-Buzzi macular atrophy
~, уртика́рная Pelizzari urticarial anetoderma
~ Швéннингера — Бу́цци Schweninger-Buzzi macular atrophy, tumor-like [pseudotumorous] anetoderma
~, эритемато́зная erythematous anetoderma, Jadassohn's macular atrophy
~ Я́дассона erythematous anetoderma, Jadassohn's macular atrophy
анеуплоиди́я ж. aneuploidy
анеупло́идный aneuploid
анзотоми́я ж. ansotomy
анизакиа́з м. гельм. anisakiasis
анизэйкони́я ж. aniseikonia
~, опти́ческая optical aniseikonia
~, функциона́льная functional aniseikonia
анизэйконо́метр м. eikonometer
анизокори́я ж. anisocoria
анизомасти́я ж. anisomastia
анизомели́я ж. (неравенство размеров, либо формы рук или ног) anisomelia
анизометропи́я ж. anisometropia
~, одноимённая homonymous anisometropia
~, осева́я axial anisometropia
~, пресбиопи́ческая presbyopic anisometropia
~, проста́я simple anisometropia
~, проста́я гиперметропи́ческая simple hyperopic anisometropia
~, проста́я миопи́ческая simple myopic anisometropia
~, разноимённая heteronymous anisometropia
~, рефракцио́нная refractive anisometropia
~, сло́жная compound anisometropia
анизоплоиди́я ж. anisoploidy
анизорефлекси́я ж. anisoreflexia
анизотропи́ческий anisotropic
анизофори́я ж. anisophoria
анизохромази́я ж. anisochromasia
анизохроми́я ж. anisochromia
анизоцито́з м. anisocytosis
анизоэйконо́метр м. eikonometer
анилериди́н м. (синтетический наркотик) anileridine
анили́нгус м. сексол. anilingus, anilinction
анили́нгция ж. сексол. anilinction, anilinctus
а́нима ж. псих. anima
анио́н м. anion
анио́нный anionic
анириди́я ж. (врождённое отсутствие радужной оболочки глаза) aniridia, irideremia
~, врождённая congenital aniridia
~, по́лная total aniridia
~, части́чная partial aniridia
ани́с м. бот. anise, Pimpinella anisum
анке́та ж. (напр. при медицинских опросах населения) questionnaire

анкети́рование с. (напр. при диспансеризации) questioning
анкилобле́фарон м. ankyloblepharon
~, врождённый congenital ankyloblepharon
~, приобретённый acquired ankyloblepharon
анкилоглосси́я ж. (косноязычие) ankyloglossia, dyslalia, tongue-tie
анкило́з м. ankylosis, anchylosis, fusion (of the joint), acampsia
~, врождённый congenital ankylosis
~ коле́нного суста́ва, штыкообра́зный bayonet leg
~, ко́стный bony [true] ankylosis
~, фибро́зный fibrous [false, ligamentous, spurious] ankylosis, immovable joint
~ че́люсти ankylosis of jaw
анкилосимбле́фарон м. ankylosymblepharon
анкилостомидо́з м. (анкилостомоз и некатороз) ankylostomiasis and necatoriasis
~ ко́жи (cutaneous) ankylostomiasis, ground [water, coolie] itch, dermatitis
анкилосто́мный ankylostomic
анкилостомо́з м. ankylostomiasis, ancylostomiasis, Egyptian anemia, Egyptian chlorosis, miner [tunnel] disease, (inter)tropical hyphemia, uncinariasis, hookworm disease
анкилоти́я ж. ankylotia
анксиоге́н м. anxiogen
анксиоли́тик м. anxiolytic
аннигиля́ция ж. annihilation (reaction)
аннулопла́стика ж. annuloplasty
анова́рия ж. anovaria, anovarism
ановезика́льный anovesical
ановулято́рный anovular, anovulatory
ановуля́ция ж. anovulation
~, сто́йкая refractory anovulation
аногенита́льный anogenital
ан оди́н м. (обезболивающее средство) anodyne
ан оди́рованный стом. anodized
~ зо́лотом стом. goldplated
анозогнози́я ж. anosognosia
ано́йя ж. anoia, anoesia
аноксеми́я ж. anoxemia
аноксибио́з м. anoxybiosis
анокси́ческий anoxic
анокси́я ж. anoxia
~, анеми́ческая anemic anoxia
~, аноксеми́ческая anoxic anoxia
~ головно́го мо́зга cerebral anoxia
~, миокардиа́льная myocardial anoxia
анома́лия ж. anomaly
~, анатоми́ческая anatomical anomaly
~ ветвле́ния бро́нхов bronchial branching anomaly
~, врождённая congenital anomaly
~ Дзержи́нского Dzerzhinsky anomaly, familial hyperplastic periosteal dystrophy
~ зубо́в dental anomaly
~, краниовертебра́льная craniovertebral anomaly
~, краниофациа́льная craniofacial anomaly
~ при́куса malocclusion, anomaly of occlusion
~ разви́тия maldevelopment, congenital malformations

~, свя́занная с по́лом sex-linked disorder
~ серде́чно-сосу́дистой систе́мы cardiovascular malformation
~ сосу́дистой систе́мы vascular malformations, vascular abnormalities
~ хара́ктера personality disorder
~, цветова́я anomalous color vision
~, че́люстно-лицева́я dentofacial anomaly
~, че́репно-лицева́я craniofacial anomaly
~ Эбште́йна кардиол. Ebstein's anomaly, Ebstein's disease
аномалоско́п м. anomaloscope
~, спектра́льный spectral anomaloscope
аномалоскопи́я ж. anomaloscopy
анома́льный anomalous
аноми́я ж. anomia
анонихи́я ж. anonychia
~, врождённая congenital anonychia
~, приобретённая acquired anonychia
анопи́я ж. anopia
анопла́стика ж. anoplasty
аноплоцефалидо́з м. гельм. anoplocephalidose
анопси́я ж. anopsia
аноргазми́я ж. anorgasmia
анорекси́ческий anorectic
анорекси́я ж. anorexia
~, не́рвная [не́рвно-психи́ческая] anorexia nervosa
аноректа́льный anorectal
аноректопла́стика ж. anorectoplasty
~, за́дняя posterior anorectoplasty
анорма́льность ж. abnormality
анорми́я ж. agrypnocoma, apathism
анорхи́зм м., анорхи́я ж. anorch(id)ism, anorchia
аноско́п м. anoscope
аноскопи́я ж. anoscopy
аносми́я ж. anosmia
~, травмати́ческая traumatic anosmia
аноти́я ж. anotia
анофта́льм м. anophthalmos
анофтальми́я ж. anophthalmia, anophthalm(y)
ансери́н м. anserine
анта́бус м. фарм. disulfiram, tetraethylthiuram disulfide
антагони́ст м. antagonist
~, избира́тельный selective antagonist
~ кальмодули́на calmodulin antagonist, calmodulin inhibitor
~ ка́льция calcium [slow] channel blocking agent, calcium channel inhibitor, calcium channel blocker, calcium antagonist
~, конкуре́нтный competitive antagonist
~ наркоти́ческих аналге́тиков narcotic antagонист
~, неизбира́тельный nonselective antagonist
~, неконкуре́нтный noncompetitive antagonist
~, необрати́мый irreversible antagonist
~, неселекти́вный nonselective antagonist
~, селекти́вный selective antagonist
антагонисти́ческий antagonistic
антаци́д м. ant(i)acid
антеве́рсия ж. anteversion

антиген

антелистез м. (разновидность спондилолистоза) antelisthesis
антенатальный antenatal, prenatal
антепозиция ж. anteposition
антероградный anterograde
антеторсия ж. antetorsion
антефлексия ж. anteflexion
антиагглютинин м. antiagglutinin
антиагрегант м. antiaggregant
антиагрегационный antiaggregatory, antiaggregant
антиадгезины м. мн. antiadhesins, antiadhesive antibodies
антиадренергический antiadrenergic, sympatholytic
антиаллергический antiallergenic
антианафилаксия ж. antianaphylaxis
антианафилактин м. antianaphylactin
антиангинальный antianginal
антиандроген м. antiandrogen
антианемический antianemic
антиантитела с. мн. antiantibodies
антиаритмический antiarrhythmic
антиатерогенный antiatherogenic
антибиограмма ж. antibiogram
антибиотик м. antibiotic
  ~, аминогликозидный aminoglycoside antibiotic
  ~, декапептидный decapeptide antibiotic
  ~, липопептидный lipopeptide antibiotic
  ~, макролидный macrolide antibiotic
  ~, моноциклический monocyclic antibiotic
  ~, полиеновый polyene antibiotic
  ~, полусинтетический semisynthetic antibiotic
  ~, противоопухолевый antitumor antibiotic
  ~ широкого спектра действия broad spectrum antibiotic
антибиотикопрофилактика ж. antibiotic prophylaxis
  ~, интраоперационная perioperative antibiotic prophylaxis
антибиотикорезистентность ж. antibiotic resistance
антибиотикорезистентный antibiotic-resistant
антибиотикотерапия ж. antibiotic therapy
  ~, местная topical antibiotic therapy
  ~, профилактическая prophylactic antibiotic cover
  ~, системная systemic antibiotic therapy
антибиотикочувствительный antibiotic-sensitive
антибиотический antibiotic(al)
антибластомный antitumoral
антибленнорейный antiblennorrhagic
антивиротик м. antivirotic
антивирулентный antivirulent
антивирус м. antivirus
антивирусный antiviral
антивирусотерапия ж. antiviral therapy
антивитамин м. antivitamin
антигельминтик м. ant(i)helmint(h)ic
антигемагглютинин м. antihemagglutinin
антигемолизин м. antihemolysin
антигемофильный antihemophylic
антиген м. antigen (см. тж антигены)
  ~, абсорбированный (макрофагом) fed antigen
  ~, австралийский Australia antigen
  ~, активационный activation antigen
  ~, ассоциированный с опухолью, трансплантационный tumor-associated transplantation antigen
  ~ аутологичной ткани self-tissue antigen
  ~, аутологичный autologous antigen
  ~, бактериальный bacterial antigen
  ~, белковый proteantigen
  ~, видоспецифический species-specific antigen
  ~ вирулентности virulence antigen, Vi-antigen
  ~, вирусный viral antigen
  ~, внеклеточный extracellular antigen
  ~, вызывающий состояние толерантности tolerogenic substance
  ~, высокоиммуногенный immunodominant antigen
  ~, высокомолекулярный high-molecular antigen
  ~, гетерогенный heterogenous antigen
  ~, гетерологичный heteroantigen
  ~, групповой group antigen
  ~, группоспецифический group-specific antigen
  ~ группы крови blood-group substance
  ~, диагностический diagnostic antigen
  ~, дизентерийный dysenteric antigen
  ~, дифференцированный differentiation antigen
  ~, естественный innate antigen
  ~, жгутиковый flagellar antigen
  ~, защищающий protective antigen
  ~, изогенный isogenic antigen
  ~, искусственный artificial antigen
  ~, капсульный capsular antigen
  ~, карциноэмбриональный oncofetal [carcinoembryonal] antigen
  ~ клеточной поверхности cell surface antigen
  ~, клеточный cellular antigen
  ~, клонированный cloned antigen
  ~, контрольный test [reference] antigen
  ~, корпускулярный particulate [corpuscular] antigen
  ~, ксеногенный xenogeneic antigen
  ~, лиофилизированный dried antigen
  ~, макромолекулярный macromolecular antigen
  ~, меченный изотопом radioantigen
  ~, меченый tagged antigen
  ~ миеломы-G myeloma-G antigen
  ~, многовалентный multivalent antigen
  ~, модифицированный modified antigen
  ~, моновалентный monovalent antigen
  ~, мультивалентный multivalent antigen
  ~, нативный native antigen
  ~, неочищенный crude antigen
  ~, неполный incomplete antigen
  ~, неродственный unrelated antigen
  ~, общий public antigen

антиген

~ окружа́ющей среды́ environmental [natural] antigen
~, онкофета́льный oncofetal [carcinoembryonal] antigen
~, о́пухолевый специфи́ческий tumor-associated [tumor-specific] antigen
~, опухолесвя́занный углево́дный tumor-associated carbohydrate antigen
~, опухолеспецифи́ческий tumor-associated [tumor-specific] antigen
~, органоспецифи́ческий organ-specific antigen
~, паразита́рный parasitic antigen
~, парати́фозный parathyphoid antigen
~ плацента́рной мембра́ны basement-bound antigen
~, пове́рхностный surface antigen
~, по́лный complete antigen
~, преодоле́вший трансплацента́рный барье́р grafted antigen
~, приро́дный natural [environmental] antigen
~, пролиферацио́нный proliferation antigen
~, простати́ческий prostatic antigen
~, простати́ческий специфи́ческий prostatic specific antigen
~, протекти́вный protective antigen
~, пыльцево́й grass pollen antigen
~, радиоакти́вный radioantigen
~, радиоме́ченый radiolabeled antigen
~, раствори́мый soluble antigen
~, риккетсио́зный rickettsial antigen
~, сенсибилизи́рующий sensibilizing antigen
~, серологи́чески определя́емый serologically defined antigen
~, синтети́ческий synthetic antigen
~, со́бственный self-antigen
~, специфи́ческий specific antigen
~, специфи́чный для о́соби мужско́го по́ла male-specific antigen
~, тимусзави́симый thymus-dependent antigen
~, тимуснезави́симый thymus-independent antigen
~, тифо́зный typhoid antigen
~, тканево́й tissue antigen
~, тканеспецифи́ческий histotype-specific [tissue-specific] antigen
~, трансплантацио́нный transplantation antigen
~, трансплантиро́ванный grafted antigen
~, тромбоцита́рный platelet antigen
~ Фо́рссмана Forssman's antigen
~, холе́рный choleraic antigen
~, цитоплазмати́ческий cytoplasmic antigen
~, ча́стный private antigen
~, эритроцита́рный erythrocytic antigen
~, эхинокко́кковый echinococcus antigen
~, Т-зави́симый T-dependent antigen
~, Т-незави́симый T-independent antigen
антигенеми́я ж. (обнаружение антигена в крови) antigenemia
антиге́нность ж. antigenicity, immunogenicity
~, перекрёстная cross antigenicity
~, тканева́я tissue-specific antigenicity
антиге́нный antigenic, allergenic, immunogenic
антигенотерапи́я ж. antigenotherapy
антигенреакти́вный antigen-reactive
антигенсвя́зывающий antigen-binding
антигенчувстви́тельный antigen-sensitive
антиге́ны м. мн. antigens (см. тж антиге́н)
~, близкоро́дственные shared antigens
~ гистосовмести́мости histocompatibility [Medawar's] antigens
~ гистосовмести́мости, отцо́вские paternal histocompatibility antigens
~, неро́дственные [чужеро́дные] nonshared antigens
антигиалуронида́за ж. antihyaluronidase
антигигиени́чный unhygienic, insanitary
антигипертензи́вный antihypertensive
антигипноти́ческий antihypnotic
антигистами́н м. antihistamine
антигистами́нный antihistaminic
антиглобули́н м. antiglobulin
антигормо́н м. antihormone
антигормона́льный antihormonal, antihormonic
антигрибко́вый antifungal, antimycotic
антидепресса́нт м. antidepressant
~, трицикли́ческий tricyclic antidepressant
~ четырёхцикли́ческой структу́ры tetracyclic antidepressant
антидепресса́нт-ингиби́тор м. моноаминоксида́зы monoamine oxidase inhibitor antidepressant
антидепресса́нтный antidepressant
антидиабети́ческий antidiabetic
антидиаре́йный antidiarrheal, antidiarrheic
антидиуре́з м. antidiuresis
антидиурети́ческий antidiuretic
антидо́т м. antidote, antipoison
антидо́тный antidotal, antidotic
антидро́мный antidromic
антижелту́шный anti-icteric
антиидиоти́ческий (напр. об антителах) anti-idiotypic
антииммуноглобули́н м. anti-immunoglobulin
антикалькулёзный anticalculous, antilithic
антиканцероге́н м. anticarcinogen
антиканцероге́нный anticarcinogenic
антикариоге́нный, антикарио́зный anticariogenic, anticarious
антикатализа́тор м. anticatalyst, anticatalyzer
антикато́д м. anticathode
антикетоге́нный antiketogenic
антикоагуля́нт м. anticoagulant
~, непрямо́й indirect anticoagulant
~, прямо́й direct anticoagulant
антикоагуля́нтный anticoagulant, anticoagulative
антикодо́н м. anticodon
антикомплеме́нт м. anticomplement
антикомплемента́рный anticomplementary
антиконвульса́нт м. anticonvulsant, anticonvulsive
антиксерофтальми́ческий antixerophthalmic
антилейкоцита́рный, антилейкоци́тный antileukocytic

антите́ло

антилимфоцита́рный, антилимфоци́тный antilymphocytic
антилипа́за *ж.* antilipase
антилипотро́пный antilipotropic
антилютеоге́нный antiluteogenic
антилюэти́ческий antiluetic, antisyphilitic
антималяри́йный antimalarial, antipaludian
антименингоко́кковый antimeningococcic, antimeningococcus
антименорраги́ческий antimenorrhagic
антиметаболи́т *м.* metabolic poison, antimetabolite
~, противоопухолевый anticancer [antitumor] antimetabolite
антиметаболи́ческий antimetabolic
антимикро́бный antimicrobial, antibacterial
антимиози́н *м.* antimyosin
антимитоти́ческий antimitotic
антимонголи́зм *м.* antimongolism
антиноцице́пция *ж. физиол.* antinociception
антиовулято́рный antiovulatory
антиокисли́тель *м.* antioxidant
~, пая́льный *стом.* antiflux
антиокисли́тельный antioxidant, antioxidative
антиоксида́за *ж.* antioxidase
антиоксида́нт *м.* antioxidant
антиоксида́нтный antioxidant, antioxidative
антионкоге́н *м.* antioncogene
антиортостати́ческий antiorthostatic
антипаразита́рный antiparasitic
антипарасимпатомимети́ческий antiparasympathomimetic
антипаркинсони́ческий antiparkinsonian
антипедикулёзный antipedicular, antipediculotic
антипедикуло́тик *м.*, антипедикуля́нт *м.* antipediculotic, antiphthiriatic
антипедикуля́рный antipedicular, antipediculotic
антиперistáльтика *ж.* antiperistalsis, reversed peristalsis
антиперистальти́ческий antiperistaltic
антипероксида́зный antiperoxidase
антипрогести́н *м.* antiprogestin
антипролиферати́вный antiproliferative
антипростагланди́н *м.* antiprostaglandine
антираби́ческий antirabic
антирахити́ческий antirachitic
антиревмати́ческий antirheumatic
антириккетсио́зный antirickettsial
антисанитари́я *ж.* insanitariness
антисанита́рный insanitary, inhealthful
антисеборре́йный antiseborrheic
антисе́птик *м.* antiseptic, anti-infective agent
~, ме́стный topical anti-infective agent
антисе́птика *ж.* antiseptics, antisepsis
антисепти́ческий antiseptic
антисифилити́ческий antisyphilitic, antiluetic
антискорбути́ческий antiscorbutic
антистре́ссовый antistress
антисы́воротка *ж.* antibody-containing [protective] serum, antiserum
~, аллоге́нная alloserum

~, антиидиотипи́ческая anti-idiotypic antiserum
~, антииммуноглобули́новая anti-immunoglobulin antiserum
~, антипепти́дная antipeptide serum
~, гетероло́гическая heterologous antiserum
~, гиперимму́нная hyperimmune antiserum
~, гомологи́ческая homologous antiserum
~ к змеи́ному я́ду antivenene
~, кро́личья rabbit antiserum
~, ксеноге́нная xenoantiserum
~, моноспецифи́ческая monospecific antiserum
~, поликлона́льная polyclonal antiserum
~ по́сле реиммуниза́ции normal hyperimmune serum
~ про́тив носи́теля anticarrier serum
антитела́ *с. мн.* antibodies *(см. тж* антите́ло*)*
~, антиадгези́вные [антиадгезио́нные] antiadhesins, antiadhesive antibodies
~, гетероклона́льные heteroclonal antibodies
~, диагности́ческие screening antibodies
~ для лече́бных це́лей therapeutic antibodies
~ для це́лей транспланта́ции, моноклона́льные transplant antibodies
~, есте́ственные preantibodies
~, каталити́ческие abzymes
~, ло́кус-специфи́ческие locus-specific antibodies
~, моноклона́льные homogeneous [hybridoma, monoclonal] antibodies
~, определя́емые по́лом *(индивиду́ума)* sex-specific antibodies
~, перераство́рённые reconstituted antibody solution
~ про́тив кле́ток-ки́ллеров killer-blocking antibodies
~, следовы́е minute antibodies
~ Фо́рссмана Forssman's antibodies
~, холодо́вые cold antibodies
~, циркули́рующие circulating antibodies
~, цитотокси́ческие cytotoxic [killer] antibodies
~, цитотро́пные cytotropic antibodies
антите́ло *с.* antibody, antisubstance *(см. тж* антитела́*)*
~, абортоге́нное aborter's [abortifacient] antibody
~, агглютини́рующее agglutinating antibody
~, альбуми́новое albuminic [univalent, incomplete, inhibiting] antibody
~, анафилакти́ческое anaphylactic antibody
~, анафилактоге́нное sensitizing antibody
~, антиакти́новое antiactin antibody
~, антиаллотипи́ческое antiallotypic antibody
~, антиантите́льное metatope
~, антигаммаглобули́новое antigammaglobulin antibody
~, антигемофи́льное antihemophilic antibody
~, антиге́н-специфи́ческое complementary antibody
~, антиидиотипи́ческое anti-idiotypic antibody
~, антииммуноглобули́новое antiimmunoglobulin antibody

антите́ло

~, антикла́ссовое *(против определённого класса иммуноглобулинов)* anticlass antibody
~, антиклонотипи́ческое anticlonotypic antibody
~, антилейкоцита́рное antileukocytic antibody
~, антимы́шечное antimuscle antibody
~, антинуклеа́рное antinuclear antibody
~, антиовариа́льное antiovary antibody
~, антиплацента́рное antiplacental antibody
~, антипо́чечное antikidney antibody
~, антитромбоцита́рное antithrombocytic antibody
~, антифа́говое antiphage antibody
~, антифагоцита́рное antiphagocytic antibody
~, антихламиди́йное antichlamydial antibody
~, антиэритроцита́рное antierythrocytic antibody
~, антиэстроге́нное antiestrogenic antibody
~, аутоимму́нное autoimmune antibody
~, бактериолити́ческое bacteriolytic antibody
~, бивале́нтное bivalent antibody
~, блоки́рующее blocking antibody
~, вируснейтрализу́ющее virus neutralizing antibody
~, гемолити́ческое hemolytic antibody
~, гетероге́нное heterogenic antibody
~, гетерологи́чное heteroantibody
~, гумора́льное molecular antibody
~ для скри́нинга *(большого числа проб)* screening antibody
~, есте́ственное classical [natural] antibody
~, защи́тное protective antibody
~, идентифици́рующее *(напр. диагности́ческое)* detector antibody
~, изоимму́нное isoimmune antibody
~, иммобилизо́ванное capture antibody
~, имму́нное immune antibody
~, ингиби́рующее inhibiting [incomplete, univalent] antibody
~, класс-специфи́ческое class-specific antibody
~, кле́точно-фикси́рованное cell-bound antibody
~, комплемента́рное complementary antibody
~, контрацепти́вное aborter's [abortifacient] antibody
~, конъюги́рованное attached [complexed, conjugated] antibody
~, ксеноге́нное xenoantibody
~, липоидотро́пное lipoidotropic antibody
~ ма́тери [матери́нского происхожде́ния] maternal antibody
~, ме́ченое tagged [labeled] antibody
~, ме́ченое моноклона́льное (radio-)labeled monoclonal antibody
~, моновале́нтное univalent [incomplete, inhibiting] antibody
~, моноклона́льное monoclonal antibody
~, неагглютини́рующее nonagglutinating antibody
~, нейтрализу́ющее neutralizing antibody
~, непо́лное incomplete [univalent, inhibiting] antibody
~, неспецифи́ческое nonspecific antibody
~, норма́льное normal antibody
~, одновале́нтное univalent [incomplete, inhibiting] antibody
~, опсонизи́рующее opsonizing antibody
~, о́пухолевое tumor [neoplasm, neoplastic] antibody
~, по́зднее late antibody
~, по́лное saline agglutinin, complete antibody
~, поствакцина́льное vaccine-induced antibody
~, посторо́ннее extraneous antibody
~, предсуществу́ющее *(сыворотки крови)* preantibody
~, преципити́рующее precipitating antibody
~, приро́дное classical [natural] antibody
~, протекти́вное protective antibody
~ про́тив носи́теля anticarrier antibody
~, противогрибко́вое anti-Candida antibody
~, противогриппо́зное antigrippal [anti-influenza] antibody
~, противостолбня́чное antitetanus antibody
~ про́тив пропепти́дов propeptide-directed antibody
~ про́тив чужеро́дного антиге́на antiforeign antibody
~, реаги́новое reagin
~ с бактерици́дными сво́йствами bactericidal antibody
~, свя́занное attached [complexed, conjugated] antibody
~, свя́занное с носи́телем carrier-bound antibody
~, секрето́рное local antibody
~, сенсибилизи́рующее sensitizing antibody
~, спермагглютини́рующее spermagglutinin
~, специфи́ческое specific antibody
~, сы́вороточное serum [molecular] antibody
~, твердофа́зное solid-phase antibody
~, теплово́е warm antibody
~, фикси́рованное fixed antibody
~, флюоресци́рующее fluorescent antibody
~, циркули́рующее circular antibody
~, цитостати́ческое cytostatic antibody

антителоблоки́рующий antibody-blocking
антителогене́з *м.* antibody response, serogenesis
антите́ло-зонд *с.* screening antibody
антите́ло-катализа́тор *с.* abzyme
антителопродуце́нт *м.* antibody producer
антителосвя́зывающий antibody-binding
антиреби́дный antithyroid
антитиреотокси́ческий antithyrotoxic
антитиреотро́пный antithyrotropic
антитоксиге́н *м.* antitoxi(no)gen
антитокси́н *м.* antitoxin, antitoxic antibody, toxicide

~, ботулини́ческий botulinum antitoxin
~, га́зово-гангрено́зный gas gangrene antitoxin
~, дизентери́йный dysentery antitoxin
~, дифтери́йный diphtheria antitoxin
~, норма́льный normal antitoxin
~, столбня́чный tetanus antitoxin
~, стрептоко́кковый streptococcic antitoxin

антитоксиноге́н *м.* antitoxi(no)gen

апекскардиогра́фия

антитокси́ческий antitoxic
антитрепоне́мный antitreponemal
антитрипаносо́мный antitrypanosomal
антитрипси́н м. antitrypsin
антитрипти́ческий antitryptic
антитрихомона́дный antitrichomonal
антитромби́н м. antithrombin
антитромботи́ческий antithrombotic
антитропи́н м. antitropin, antiopsonin
антитуберкули́н м. antituberculin
антитубули́н м. antitubulin
антитуморогéнный antitumorigenic
антифагоцита́рный antiphagocytic
антифермéнт м. antienzyme
антифибринолизи́н м. prothrombinogen
антифлю́с м. antiflux
антифола́т м. antifolate (drug)
a_1-антихимотрипси́н м. a_1-antichymotrypsin
антихолинэстера́за ж. anticholinesterase
антиципа́ция ж. ген. anticipation
антишистосомо́зный antischistosomal
антиэстроге́н м. antiestrogen
антиэстрогéнный antiestrogenic
антоцианиди́ны м. мн. anthocyanidins
антоциа́ны м. мн. anthocyanins
антрагликози́ды м. мн. anthraglycosides
антрако́з м. anthracosis
антра́льный antral
антрахино́ны м. мн. anthraquinones
антрацикли́ны м. мн. anthracyclines
антри́т м. antritis
антродрена́ж м. ото antrodrainage
антропогéнный antropogenic
антропологи́ческий anthropologic(al)
антрополо́гия ж. anthropology
антропометри́ческий anthropometric(al)
антропометри́я ж. anthropometry
антропоморфоло́гия ж. anthropomorphology
антропоно́з м. anthroponosis
антропоцентри́ческий anthropocentric
антропу́нкция ж. mastoideocentesis
антроскопи́я ж. anthroscopy
антротоми́я ж. mastoidotomy, anthrotomy
а́нтрум м. antrum
антрумгра́фия ж. antrumgraphy
антрэктоми́я ж. antrectomy
анури́я ж. anuria
~, арена́льная [внепо́чечная] arenal [extrarenal] anuria
~, интоксикацио́нная intoxicational anuria
~, калькулёзная calculus anuria
~, обтурацио́нная obturative [obstructive] anuria
~, постренáльная postrenal anuria
~, по́чечная renal [secretory] anuria
~, преренáльная prerenal anuria
~, преходя́щая transitory anuria
~, рена́льная renal [secretory] anuria
~, рефлекто́рная reflex anuria
~, секрето́рная secretory [renal] anuria
~, субренáльная subrenal anuria
~, травмати́ческая traumatic anuria
~, транзито́рная transitory anuria
~, экстрарена́льная arenal [extrarenal] anuria
а́нус м. anus
~, неперфори́рованный anal atresia, anus imperforatus
~, подáтливый pliable anus
~, противоесте́ственный anus praeternaturalis
~ Раско́ни Rusconi's anus, blastopore
анусит м. anusitis
анью́м м. ainhum
анэлектро́н м. anelectronus
анэлектротони́ческий anelectrotonic
анэнцефали́я ж. anencephalia, anencephaly
анэозинофили́я ж. aneosinophilia
анэуплоиди́я ж. aneuploidy
ао́рта ж. aorta, *aorta* [NA]
~, брюшна́я abdominal aorta, *aorta abdominalis* [NA]
~, вентра́льная ventral aorta, *aorta ventralis* [NA]
~, восходя́щая ascending aorta, *aorta ascendens* [NA]
~, высо́кая праволежáщая right-side high aorta
~, грудна́я thoracic aorta, *aorta thoracica* [NA]
~, дорса́льная dorsal aorta, *aorta dorsalis* [NA]
~, коро́ткая брюшна́я short abdominal aorta
~, нисходя́щая descending aorta, *aorta descendens* [NA]
~, удлинённая грудна́я elongated thoracic aorta
~, у́зкая narrow aorta
~, широ́кая восходя́щая wide ascending aorta
аорталги́я ж. aortalgia
аорта́льный aortic, aortal
аорти́т м. aortitis
~, аллерги́ческий allergic aortitis
~, атероя́звенный atheroulcerous aortitis
~, гигантокле́точный giant cell aortitis
~, гно́йный purulent aortitis
~, инфекцио́нный infectious aortitis
~, сифилити́ческий syphilitic aortitis
~, туберкулёзный aortitis tuberculosa
~, эмболи́ческий embolic aortitis
аортогра́мма ж. aortogram
аортогра́фия ж. aortography
~, паралюмба́льная [паранефра́льная] translumbar aortography
~, ретрогра́дная retrograde aortography
~, translюмба́льная translumbar aortography
~, трансфемора́льная femoral aortography
аортокорона́рный aortocoronary
аортопати́я ж. aortopathy
апанкреати́ческий apancreatic
апареуни́я ж. сексол. apareunia
апатито́з м. apatitosis
апати́чный apathic
апа́тия ж. apathism, apathy
апатогéнность ж. (*экспериментального животного*) sterility
апекскардиогра́фия ж. apexcardiogram

«апельси́н» *м.* Ге́нке Henke's "orange", *caput tali* [NA]
апертýра *ж.* aperture, *apertura* [NA]
~ грудно́й кле́тки, ве́рхняя superior aperture of thorax, superior thoracic aperture, *apertura thoracis superior* [NA]
~ грудно́й кле́тки, ни́жняя inferior aperture of thorax, inferior thoracic aperture, *apertura thoracis inferior* [NA]
~ кана́льца ули́тки, нарýжная external aperture of canaliculus of cochlea, *apertura externa canaliculi cochleae* [NA]
~ клиновѝдной па́зухи aperture of sphenoid sinus, sphenoidal fossa, *apertura sinus sphenoidalis* [NA]
~ ло́бной па́зухи aperture of frontal sinus, *apertura sinus frontalis* [NA]
~ провода́ преддве́рия, нарýжная external aperture [fissure] of aqueduct of vestibule
~ та́за, ве́рхняя superior aperture of minor pelvis, *apertura pelvis superior, aditus pelvis* [NA]
~ та́за, ни́жняя inferior aperture of minor pelvis, *apertura pelvis inferior, exitus pelvis* [NA]
апертýрный aperture, orate
апика́льный apical
апикотоми́я *ж.* apicotomy
апинеали́зм *м.* apinealism
апира́за *ж.* apyrase
апирети́ческий apyretic, apyrexial, afebrile, athermic
апироге́нный apyrogenic
апитерапи́я *ж.* api(o)therapy
аплази́я *ж.* aplasia
~ ви́лочковой железы́ thymic aplasia
~ влага́лища vaginal aplasia
~, герминати́вная germinal aplasia
~ ди́ска зри́тельного не́рва aplasia of optic disc, optic nerve aplasia
~, и́стинная эритроцита́рная pure red-cell aplasia
~ кли́тора clitoral aplasia
~ ко́жи cutaneous [dermal] aplasia
~ ко́жи, врождённая congenital dermal aplasia
~ ко́стного мо́зга panmyelophthisis, atrophy of bone marrow, bone marrow aplasia
~, лимфоцита́рная Nezelof syndrome, lymphocytic aplasia, alymphocytosis
~ ма́тки и влага́лища absence of vagina
~ моло́чной железы́ mammary aplasia
~ но́са arrhinia
~ по́чки renal aplasia
~ селезёнки asplenia
~ сетча́тки retinal aplasia
~ ти́муса thymus [thymic] aplasia, DiGeorge syndrome
~ ти́муса, врождённая congenital thymic aplasia
~ Фре́йкорна, лимфоцита́рная Freikorn's aplasia
~ яи́чника ovarian aplasia
апласти́ческий aplastic
апневмато́з *м.* apneumatosis
апневми́я *ж.* apneumia

апно́э *с.* apn(o)ea
~ во сне sleep apnea
апобело́к *м.* тромбопласти́на thromboplastin apoprotein
апогини́я *ж.* apogyny
аподи́я *ж.* apodia
апокриниза́ция *ж.* apocrinization
~ эпите́лия apocrinization of epithelium
апокри́нный, апокри́новый apocrine
аполипопротеи́н *м.* apolipoprotein
апоневро́з *м.* aponeurosis, sheath, fascia
~ двугла́вой мы́шцы плеча́ bicipital aponeurosis, semilunar fascia, lacertus fibrosus
~ Денонвилье́ Denonvilliers' fascia
~, ладо́нный palmar aponeurosis, volar fascia
~, надчерепно́й epicranial aponeurosis, galea aponeurotica
~, подо́швенный plantar fascia, plantar aponeurosis, aponeurosis plantaris
~ Рише́ Richet's aponeurosis, fascia omoclavicularis
~ Си́бсона Sibson's fascia, suprapleural membrane, membrana suprapleuralis
~ языка́ lingual aponeurosis, aponeurosis linguae
апоневрози́т *м.* aponeurositis
~, подо́швенный plantar aponeurositis
~ стопы́ aponeurositis of foot
апопатофоби́я *ж.* (*патологическая боязнь уборных*) apopathophobia
апоплекси́я *ж.* apoplexy
~, бульба́рная bulbar apoplexy
~, гипофиза́рная pituitary apoplexy
~ Кувеле́ра [, ма́точно-плацента́рная] uteroplacental apoplexy, Couvelaire uterus
~, менингеа́льная meningeal apoplexy
~ мо́зга cerebral apoplexy
~ мо́зга, серо́зная serose apoplexy of brain
~ па́льцев apoplexy of fingers, Achenbach syndrome
~, печёночная hepatic apoplexy
~, прогресси́рующая progressive apoplexy, Broadbent's disease
~, спина́льная spinal apoplexy
~ яи́чника ovarian apoplexy
апоплектифо́рмный apoplectiform, apoplectoid
апоплекти́ческий apoplectic
апопротеи́н *м.* apoprotein
апопто́з *м.* apoptosis, programmed cell death
апосте́ма *ж.* apostem(a) abscess
апостемато́зный pertaining to apostema
апотемнофили́я *ж.* *сексол.* apothemnophilia
апотрансферри́н *м.* apotransferrin
апоферме́нт *м.* apoenzyme
апоферрити́н *м.* apoferritin
апо́физ *м.* apophysis
~, персисте́нтный persistent apophysis
апофиза́рный apophyseal, apophysial, apophysiary, apophysary
апофизео́лиз *м.* apophyseal [epiphysial] fracture
апофизи́т *м.* apophysitis
апоэнзи́м *м.* apoenzyme

аппара́т *м.* 1. apparatus, device, equipment, machine, unit, instrument 2. apparatus, *apparatus* [NH]

~, абсорбцио́нный absorber

~, аккомодацио́нный accommodative apparatus of eye

~, артикуляцио́нный speech [utterance] apparatus

~, аспирацио́нно-нагнета́тельный aspiration injection apparatus

~, аэрозо́льный nebulizer, atomizer, vaporizer

~ Ба́ркрофта *физиол.* Barcroft apparatus

~ Бобро́ва Bobrov's (infusion) apparatus

~ Богда́нова *травм., ортоп.* Bogdanov's apparatus

~ Бочаро́ва для инъе́кции сосу́дистой систе́мы Bocharov's vascular system injection apparatus

~, вазомото́рный vasomotor system

~, вазопрессо́рный vasopressor system

~, ва́куумный vacuum apparatus

~ Ван-Сла́йка для коли́чественного определе́ния га́зов кро́ви Van Slyke blood gas apparatus

~ Ва́рбурга *биохим.* Warburg's apparatus

~ веретена́ apparatus of spindle, *apparatus fusalis*

~, вестибуля́рный vestibular apparatus

~, вну́тренний се́тчатый internal reticular [segregation] apparatus, *apparatus reticulatus internus, complexus golgiensis*

~ Вы́водцева *(для инъекции в сосуды трупа консервирующей жидкости)* Vyvodcev's apparatus

~ высо́кого напряже́ния, рентге́новский hard X-ray machine

~, гальва́но-фаради́ческий *ист., физиотер.* galvanofaradic apparatus

~, голосово́й vocal apparatus, *glottis*

~ Го́льджи Golgi apparatus, Golgi complex, Holmgren-Golgi canals, *complexus golgiensis, apparatus reticulatus internus* [NH]

~ Го́фтманна, компрессио́нный *ортоп.* Hoeftmann's apparatus, Hoeftmann's external fixation device, Hoeftmann's equipment

~ Гри́шина *ортоп.* Grishin's apparatus

~ движе́ния motor apparatus

~, дезинфекцио́нный disinfection apparatus

~, дезинфекцио́нный га́зовый gas disinfection apparatus

~, дезинфекцио́нный распы́ливающий spraying disinfection apparatus

~, депрессо́рный depressor system

~, диагности́ческий рентге́новский X-ray diagnostic apparatus, X-ray diagnostic machine

~ для ана́лизов га́зов кро́ви, двойно́й манометри́ческий double-type manometric blood gas analyzer

~ для близкофо́кусной рентгенотерапи́и close-focus roentgenotherapy apparatus close

~ для визуализа́ции imager

~ для вправле́ния вы́виха и репози́ции, дистракцио́нный manipulation reduction frame, reduction apparatus

~ для враща́ющихся колб *иммун.* roller culture apparatus

~ для враще́ния ки́сти руки́ hand rotating apparatus

~ для враще́ния плечево́го суста́ва shoulder-joint rotating apparatus

~ для вытяже́ния stretch-machine, traction apparatus

~ для га́зового нарко́за gas anesthesia apparatus

~ для гальваниза́ции, насте́нный wall apparatus for galvanization

~ для гальваниза́ции по́лости рта apparatus for mouth cavity galvanization

~ для гипотерми́и hypothermic apparatus

~ для дефибрини́рования пла́змы plasma defibrination apparatus

~ для диатерми́и diathermy [diathermic] apparatus

~ для дыха́ния (re-)breathing [ventilator] apparatus, aerophore

~ для зона́льного электрофоре́за на бума́ге paper(-strip) electrophoresis apparatus

~ для зонди́рования се́рдца heart-probing apparatus

~ для измере́ния ли́кворного давле́ния cerebrospinal fluid pressure apparatus

~ для и́мпульсной ультравысокочасто́тной терапи́и ultrahigh frequency pulse therapy apparatus

~ для инактиви́рования сы́воротки serum inactivating apparatus

~ для индуктотерапи́и inductotherm apparatus, apparatus for inductothermy

~ для ионофоре́за iontophoresis [iontherapy] apparatus

~ для иску́сственной вентиля́ции лёгких machine for artificial lung ventilation

~ для иссле́дования газообме́на respiratory exchange apparatus

~ для конверге́нтного облуче́ния convergent beam unit

~ для культу́р ро́ллерного ти́па *иммун.* roller culture apparatus

~ для лече́ния сколио́за ме́тодом вытяже́ния scoliotone

~ для лече́ния то́ками ультразвуковы́х часто́т apparatus for treatment with ultrasonic-frequency currents

~ для лече́ния электрошо́ком electroconvulsive apparatus

~ для магнитола́зерной терапи́и apparatus for magnetic-laser therapy

~ для ме́стной дарсонвализа́ции apparatus for local darsonvalization

~ для механотерапи́и mechanotherapy apparatus

~ для наложе́ния ско́бок stapler (apparatus)

~ для наложе́ния сосу́дистого анастомо́за vascular anastomosis apparatus

аппарат

~ для определения обмена веществ metabolimeter

~ для регистрации параметров системы, физиологический physiological apparatus for registration of system parameters

~ для рентгеноскопии fluoroscope

~ для рентгенотерапии roentgenotherapy apparatus

~ для снятия зубного камня, ультразвуковой sonic scaler

~ для стереорентгенографии orthostereoscope

~ для тахофореза tachofrac

~ для терапии интерференционными токами apparatus for interferential currents therapy

~ для титрования volumetric apparatus

~ для удлинения костей lengthening apparatus

~ для ультравысокочастотной терапии apparatus for ultrahigh-frequency therapy

~ для ультразвукового исследования ultrasonograph

~ для чрескожной стимуляции нервов transcutaneous electrical nerve stimulator

~ для электроаналгезии electroanalgetic apparatus

~ для электронаркоза electronarcosis apparatus

~ для электростимуляции мышц apparatus for electric stimulation of muscles

~ для электростимуляции мышц синусоидальными модулированными токами apparatus for sinusoidal modulated currents electrostimulation of muscles

~ для электротерапии диадинамическими токами apparatus for diadynamic currents therapy

~ Доплера, сосудистый vascular Doppler's apparatus

~ Доплера, транскраниальный transcranial Doppler's apparatus

~, дыхательный 1. respiratory apparatus, respiratory system, *apparatus respiratorius, systema respiratorium* 2. (re-)breathing [ventilator] apparatus, aerophore

~, жевательный masticatory apparatus

~, звуковоспринимающий *ото* sound-perceiving apparatus

~, звукопроводящий sound-conducting apparatus

~ зуба, связочный dental ligamentous apparatus

~, зубной dental apparatus

~ Илизарова *ортоп.* Ilizarov's external fixator, Ilizarov's apparatus

~, иммобилизующий immobilizer

~, ингаляционный портативный carrying apparatus for aerosol therapy, carrying inhalator

~ «искусственная почка» artificial kidney apparatus

~ искусственного дыхания medical ventilation [resuscitation] apparatus, volume ventilator

~ Калнберза, компрессионно-дистракционный *ортоп.* Kalnberz's compression distraction apparatus

~, кислородный oxygen caddy

~, компрессионный compression frame

~, костно-мышечный musculoskeletal [locomotor] system, support-motor [locomotor] apparatus, locomotorium

~, кохлеарный cochlear apparatus, *cochlea* [NH]

~, лабораторный laboratory apparatus

~, лазерный laser apparatus

~ Лоренца — Штилле *травм., ортоп.* Lorenz-Stille apparatus

~, магнитотерапевтический magnetotherapy device

~ Макнотона *хир.* Macnaughton's apparatus

~, массажный body massage apparatus

~, митотический mitotic apparatus, *apparatus mitoticum*

~, мочеполовой urogenital [genitourinary] apparatus, *systema urogenitale, apparatus urogenitalis* [NH]

~, мышечный muscular system

~, наркозный anesthesia [narcosis] apparatus

~ наружной фиксации external fixator, external fixation device, frame

~, нервно-мышечный neuromuscular apparatus

~ низкого напряжения, рентгеновский soft X-ray machine

~, опорно-двигательный musculoskeletal [locomotor] system, support-motor [locomotor] apparatus, locomotorium

~, ортодонтический orthodontic appliance

~, ортопедический orthopedic apparatus

~, открываемый с двух сторон, стерилизационный double-ended sterilization apparatus

~, отолитовый statoconic [otoconic] apparatus, *statoconia* [NA]

~, перегонный distilling apparatus

~, передвижной moving apparatus

~, передвижной рентгеновский mobile X-ray apparatus

~ Перминова *травм.* Perminov's apparatus

~, пищеварительный digestive [alimentary] apparatus, digestive [alimentary] system, *apparatus digestorius, systema digestorium* [NA, NH]

~ Потена *хир.* Potain's apparatus

~ прямой кишки, замыкательный anal sphincter complex, anal sphincter mechanism

~, разгибательный *(сухожилий)* extensor mechanism

~, реанимационный resuscitator

~, рентгеновский X-ray apparatus, X-ray unit

~, рентгенотерапевтический roentgenotherapy apparatus

~, ретикулоэндотелиальный reticulo-endothelial system

~ Рива-Роччи *(ртутный сфигмоманометр)* mercury sphygmo(mano)meter

~, светопреломляющий refringent [refracting, refraction] apparatus, optic system of eye

~, связочный ligamentous apparatus

~, скользящий *(сухожилий)* gliding mechanism

~, слёзный lacrimal apparatus, *apparatus lacrimalis* [NA]
~, слуховой hearing aid, deaf-aid, auditory [hearing] apparatus, otophone
~, стереотаксический stereotactic apparatus
~, сшивающий stapler, surgical stapling instrument
~, телетерапевтический (teletherapy) gamma-apparatus
~, терапевтический рентгеновский therapeutic X-ray apparatus
~, циркулярный сшивающий circumferential stapler
~, шарнирно-дистракционный caliper traction apparatus
~ Шёде *травм., ортоп.* Schede's apparatus
~, электрорентгенографический xeroradiograph

аппаратура *ж.* apparatus, equipment
~, диагностическая diagnostic apparatus, diagnostic equipment
~ для биологических исследований bioinstrumentation, apparatus for biological investigation
~ для высокочастотной терапии apparatus for high-frequency therapy
~ для дециметроволновой терапии apparatus for decimeter-wave therapy
~ для лазерной терапии apparatus for laser therapy
~ для магнитолазерной терапии apparatus for magnetic-laser therapy
~ для магнитотерапии apparatus for magnetic therapy
~ для микроволновой терапии apparatus for microwave therapy
~ для миллиметроволновой терапии apparatus for millimeter-wave therapy
~ для низкочастотной терапии apparatus for low-frequency therapy
~ для сантиметроволновой терапии apparatus for centimeter-wave therapy
~ для сверхвысокочастотной терапии apparatus for superhigh-frequency therapy
~ для терапии инфракрасными лучами apparatus for infrared therapy
~ для ультравысокочастотной терапии apparatus for ultrahigh-frequency therapy
~ для ультразвуковой терапии apparatus for ultrasonic therapy
~ для фототерапии apparatus for phototherapy
~, медико-биологическая medical-biological apparatus
~, медико-техническая medical-technical apparatus
~, медицинская medical apparatus
~, рентгеновская X-ray equipment
~, реографическая rheographic device
~, физиотерапевтическая apparatus for physical therapy
~, электромедицинская electromedical apparatus

аппендикостомия *ж.* appendicostomy

аппендикс *м.* appendage, (vermiform) appendix, *appendix vermiformis* [NA]
аппендикулярный appendiceal, appendicular
аппендицит *м.* appendicitis, scolecoiditis
~, вызванный каловыми конкрементами stercoral appendicitis
~, гангренозный gangrenous appendicitis
~, грыжевой hernial appendicitis
~, деструктивный destructive appendicitis
~, катаральный congestive [catarrhal] appendicitis
~, острый acute appendicitis
~, перфоративный perforated appendicitis
~, подострый subacute appendicitis
~, ретроперитонеальный retroperitoneal appendicitis
~, ретроцекальный retrocecal appendicitis
~, рецидивирующий chronic [recurrent] appendicitis
~, склерозирующий sclerosing appendicitis
~, флегмонозно-язвенный ulcerophlegmonous appendicitis
~, флегмонозный phlegmonous appendicitis
~, хронический chronic [recurrent] appendicitis

аппендэктомия *ж.* appendectomy, scolectomy
~, профилактическая prophylactic appendectomy
~, ретроградная retrograde appendectomy
апперцептивный apperceptive
апперцепция *ж.* apperception
аппетит *м.* appetite
~, избирательный appetition
~, извращённый perverted appetite, pica, parorexia
аппликатор *м.* applicator; *микр.* sample applicator
~ в виде индукционной катушки induction coil applicator
~ в виде кабеля, образующего спираль вокруг конечности wrap-around coil
~ в виде плоскоспиральной катушки "pancake" coil (applicator)
~, внутриполостной intracavitary applicator
~, двухслойный sandwich-mold applicator
~, дипольный dipole applicator
~ для локальных воздействий, вибрационный local vibratory applicator, local vibrator
~ для микроволновой диатермии, стандартный дипольный standard dipole applicator for microwave diathermy
~ для ультразвуковой терапии soundhead, treatment head, ultrasonic applicator, applicator for ultrasonic therapy
~, контактный direct contact applicator
~, наружный external applicator
~, перемещающийся постепенно gradually moving ultrasonic applicator
~, радиотерапевтический β-ray applicator
~ с воздушным зазором air-cooled applicator
~ с минимальными электрическими и механическими потерями applicator with minimal electrical and mechanical losses

аппликатор

~, стандартный standard applicator
~, терапевтический therapeutic applicator
~, ультразвуковой ultrasonic applicator
~, цилиндрический drum applicator
аппликация *ж.* application
~, внутриполостная intracavitary application
~ глины clay application
~ горчицы mustard application
~, горячая hot application
~, грязевая mud (poultice) application, mud (poultice) bath
~ лекарственных препаратов medicine application
~ лечебной грязи mud (poultice) application, mud (poultice) bath
~ льда ice application
~, местная local application
~, накожная skin application
~, общая total [general] application
~ озокерита ozocerite [ozokerite, mineral wax, mineral tallow] application
~ парафина wax [paraffin] bath
~, тёплая heat application
~ торфа peaty mud application
~, холодная cold application
аппроксиматор *м.* approximator
~, зубчатый gearing approximator
апраксия *ж.* apraxia
~ Бонгёффера, ассоциативная Bonhoeffer's associative apraxia
апрактический apractic, apraxic
апробация *ж.*, клиническая clinical testing
апробированный (*о продукте*) certified
апрозопия *ж.* (*врождённая деформация лица*) aprosopia
апроктия *ж.* imperforate anus, aproctia
апротинин *м.* aprotinin
аптека *ж.* pharmacy, drug-store, dispensary, chemist's shop
~, гомеопатическая homeopathic pharmacy
~, зелёная (*аптечный киоск по продаже лекарственных трав*) green pharmacy
аптекарский *уст.* pharmaceutic(al)
аптекарь *м. разг.* pharmacist, chemist, apothecary, druggist
аптечка *ж.* medicine chest; first-aid outfit, first-aid kit
~ первой помощи first-aid outfit, first-aid kit
аптечный pharmaceutic(al)
аптиализм *м.* aptyalism
апудома *ж.* apudoma, APUD [amine precursor uptake (and) decarboxylation] (system) tumor
арабиноза *ж.* arabinose
аралия *ж. бот.* aralia, mountain angelica, *Aralia tourn*
аранейдизм *м.*, арахнидизм *м. паразитол.* arachnidism, araneism
арахнодактилия *ж.* arachnodactyly, dolichostenomelia, spider fingers
арахноидальный arachnoid(al)
арахноидит *м.* arachnoiditis
~, диффузный diffuse arachnoiditis
~, кистозный cystic arachnoiditis
~, ограниченный limited arachnoiditis
~, продуктивный productive arachnoiditis
~, слипчивый adhesive arachnoiditis
~, спинальный spinal arachnoiditis
~, травматический traumatic arachnoiditis
~, хронический chronic arachnoiditis
~, церебральный cerebral arachnoiditis
~, цистицеркозный cysticercotic arachnoiditis
арахноидэндотелиома *ж.* arachnoidendothelioma
арахноидэндотелиоматоз *м.* arachnoidendotheliomatosis
арахнофобия *ж. псих.* arachnophobia
арахноэнцефалит *м.* meningo(en)cephalitis, meningoencerebritis
арбовирус *м.* arbovirus
арбовирусный arboviral
арборизационный arborizational
арборизация *ж. гист.* arborization
арборицид *м.* arboricide
аргентаффинный argentaffin(e)
аргентаффинома *ж.* argentaffinoma, carcinoid (tumor)
аргентаффиноцит *м.* argentaffin(e) cell, *argentaffinocytus* [NH]
~, желудочный ventricular [stomachal, stomachic] argentaffin(e) cell, *argentaffinocytus, endocrynocytus gastricus* [NH]
~, кишечный intestinal argentaffin(e) cell, *argentaffinocytus, endocrynocytus intestinalis* [NH]
аргентофильный argyrophil(ic), argentophil(e)
аргинин *м.* arginine, 2-amino-5-guanidinopentanoic acid
аргининосукцинурия *ж.* argininosuccinicaciduria
аргириазис *м.*, аргирия *ж.*, аргироз *м.* argyrosis, argyria, argyriasis, argyrism
~ конъюнктивы conjunctival argyrosis
аргирофильный argyrophil(ic), argyrophil(e)
ареактивность *ж.*, иммунологическая lack of immune response
ареальный pertaining to area, *arealis* [NH]
арения *ж.* (*отсутствие почек*) arenia
ареновирус *м.* arenavirus
ареолит *м.* areolitis
ареолярный areolar
арибофлавиноз *м.* ariboflavinosis, riboflavin deficiency
аринэнцефалия *ж.* arrhinencephaly, holoprosencephaly
аритмичный arrhythmic
аритмия *ж.* arrhythmia
~, апериодическая недыхательная синусовая aperiodic nonrespiratory sinus arrhythmia
~, дигиталисная digitalis induced arrhythmia
~, дыхательная respiratory arrhythmia
~, дыхательная синусовая respiratory sinusal arrhythmia
~, желудочковая ventricular arrhythmia
~, мерцательная ciliary arrhythmia, cardiac fibrillation
~, наджелудочковая supraventricular arrhythmia

арте́рии

~, недыха́тельная си́нусовая nonrespiratory sinus arrhythmia
~, нестойкая nonstable [transient] arrhythmia
~, периоди́ческая недыха́тельная си́нусовая periodic nonrespiratory sinus arrhythmia
~, постоя́нная continuous [perpetual] arrhythmia
~, предсе́рдная atrial arrhythmia
~, преходя́щая transient arrhythmia
~, си́нусовая sinus arrhythmia
~, стойкая stable arrhythmia
~, супервентрикуля́рная supraventricular arrhythmia
~, транзито́рная transient arrhythmia
~, узлова́я nodal arrhythmia
~, ю́ношеская juvenile arrhythmia
аритмоге́н *м.* arrhythmogen
аритмоге́нность *ж.* arrhythmogenicity
аритмоге́нный arrhythmogenic
арифмома́ния *ж.* (*навязчивый счёт*) arithmomania
а́рка *ж.* arc, arcus [NA]
арка́да *ж.* arcade
  ~ по́чки Фли́нта, сосу́дистая Flint's arcade, *arteriae arcuatae* [NA]
  ~ Риола́на Riolan's arcade, Riolan's anastomosis
а́рки *ж. мн.* Па́ркера (*затылочные дуги развивающегося черепа*) Parker's arcus
аркообра́зный arcual
а́рника *ж.* го́рная mountain arnica, leopard's [wolf's] bane, mountain tobacco, *Arnica montana*
арренобласто́ма *ж.*, аррено́ма *ж.* arrhenoblastoma, arrhenoma, androblastoma
аррóзия *ж.* arrosion
арсенодермати́т *м.* arsenodermatitis
артерено́л *м.* arterenol, norepinephrine
артериалги́я *ж.* arterialgia
артериализа́ция *ж.* arterialization, vascularization
артериа́льный arterial
арте́рии *ж. мн.* arteries, *arteriae* [NA] (*см. тж* арте́рия)
  ~ Адамке́вича arteries of Adamkiewicz
  ~ А́нсерова (*артерии головки бедра*) Anserov's arteries
  ~, боковы́е крестцо́вые lateral sacral arteries, *arteriae sacrales laterales* [NA]
  ~, боковы́е носовы́е lateral nasal arteries, *arteriae nasales laterales* [NA]
  ~ большо́го мо́зга cerebral arteries, *arteriae cerebri* [NA]
  ~ век, латера́льные lateral palpebral arteries, *arteriae palpebrales laterales* [NA]
  ~ век, медиа́льные medial palpebral arteries, *arteriae palpebrales mediales* [NA]
  ~, ве́рхние диафрагма́льные superior phrenic arteries, *arteriae phrenicae superiores* [NA]
  ~, ве́рхние мочепузы́рные superior vesical arteries, *arteriae vesicales superiores* [NA]
  ~, ве́рхние наддвенадцатиперстнокише́чные superior supraduodenal arteries, *arteriae supraduodenales superiores* [NA]
  ~, ве́рхние пузы́рные superior vesical arteries, *arteriae vesicales superiores* [NA]
  ~ Вилли́зия Willis arteries
  ~, внутриорга́нные intraorganic arteries
  ~ ворси́нок плаце́нты placental stem villous arteries
  ~, глубо́кие височные deep temporal arteries, *arteriae temporales profundae* [NA]
  ~, дли́нные за́дние ресни́чные long posterior ciliary arteries, *arteriae ciliares posteriores longae* [NA]
  ~, дорса́льные пальцевы́е dorsal digital arteries, *arteriae digitales dorsales* [NA]
  ~, дорса́льные плюсневы́е dorsal metatarsal arteries, *arteriae metatarseae dorsales* [NA]
  ~, дорса́льные пя́стные dorsal metacarpal arteries, *arteriae metacarpeae dorsales* [NA]
  ~, дуговы́е arcuate arteries, *arteriae arcuatae* [NA]
  ~, завитко́вые helicine arteries of penis, *arteriae helicinae penis* [NA]
  ~, за́дние конъюнктива́льные posterior conjunctival arteries, *arteriae conjunctivales posteriores* [NA]
  ~, за́дние межрёберные posterior intercostal arteries, *arteriae intercostales posteriores* [NA]
  ~, за́дние носовы́е posterior nasal arteries, *arteriae nasales posteriores* [NA]
  ~, икроно́жные sural arteries, *arteriae surales* [NA]
  ~, коле́нные genicular arteries, *arteriae genus* [NA]
  ~, коро́ткие желу́дочные short gastric arteries, *arteriae gastricae breves* [NA]
  ~, коро́ткие за́дние ресни́чные short posterior ciliary arteries, *arteriae ciliares posteriores breves* [NA]
  ~, ладо́нные пальцевы́е palmar digital arteries, *arteriae digitales palmares* [NA]
  ~, ладо́нные пя́стные palmar metacarpal arteries, *arteriae metacarpeae palmares* [NA]
  ~, латера́льные крестцо́вые lateral sacral arteries, *arteriae sacrales laterales* [NA]
  ~, ма́лые нёбные lesser palatine arteries, *arteriae palatinae minores* [NA]
  ~, медиа́льные предплю́сневые medial tarsal arteries, *arteriae tarseae mediales* [NA]
  ~, междо́льковые interlobular arteries, *arteriae interlobulares* [NA]
  ~ моста́ *arteriae pontis* [NA]
  ~, мочепузы́рные vesical arteries, *arteriae vesicales* [NA]
  ~, мы́шечные muscular arteries, *arteriae musculares* [NA]
  ~, надпо́чечниковые suprarenal arteries, *arteriae suprarenales* [NA]
  ~, надсклера́льные episcleral arteries, *arteriae episclerales* [NA]
  ~, нару́жные срамны́е external pudendal arteries, *arteriae pudendae externae* [NA]

артерии

~, нижние диафрагмальные inferior phrenic arteries, *arteriae phrenicae inferiores* [NA]

~, нижние (моче)пузырные inferior vesical arteries, *arteriae vesicales inferior* [NA]

~, общие ладонные пальцевые common palmar digital arteries, *arteriae digitales palmares communes* [NA]

~, общие подошвенные пальцевые common plantar digital arteries, *arteriae digitales plantares communes* [NA]

~, островковые insular arteries, *arteriae insulares* [NA]

~, панкреатические pancreatic arteries, *arteriae pancreaticae* [NA]

~, панкреатодуоденальные pancreaticoduodenal arteries, *arteriae pancreaticoduodenales* [NA]

~, переднемедиальные центральные centeromedial central arteries, *arteriae centrales anteromediales* [NA]

~, передние верхние альвеолярные anterior superior alveolar arteries, *arteriae alveolares superiores anteriores* [NA]

~, передние конъюнктивальные anterior conjunctival arteries, *arteriae conjunctivales anteriores* [NA]

~, передние ресничные anterior ciliary arteries, *arteriae ciliares anteriores* [NA]

~ печени, междольковые interlobular arteries of liver, *arteriae interlobulares hepatis* [NA]

~, питающие плечевую кость nutrient arteries of humerus, *arteriae nutriciae [nutrientes] humeri* [NA]

~, подвздошной кишки ileal arteries, *arteriae ilei* [NA]

~, подлопаточные subscapular arteries, *arteriae subscapulares* [NA]

~, подошвенные пальцевые plantar digital arteries, *arteriae digitales plantares* [NA]

~, подошвенные плюсневые plantar metatarsal arteries, *arteriae metatarseae plantares* [NA]

~ почки arteries of kidney, *arteriae renis* [NA]

~ почки, дуговые arcuate arteries of kidney, *arteriae arcuatae renis* [NA]

~ почки, междолевые interlobar arteries of kidney, *arteriae interlobares renis* [NA]

~ почки, междольковые interlobular arteries of kidney, *arteriae interlobulares renis* [NA]

~, поясничные lumbar arteries, *arteriae lumbales* [NA]

~, предплюсневые tarsal arteries, *arteriae tarseal* [NA]

~, прободающие perforating arteries, *arteriae perforantes* [NA]

~ сердца arteries of heart

~, сигмовидные sigmoid arteries, *arteriae sigmoideae* [NA]

~, собственные ладонные пальцевые proper palmar digital arteries, *arteriae digitales palmares propriae* [NA]

~, собственные подошвенные пальцевые proper plantar digital arteries, *arteriae digitales plantares propriae* [NA]

~ соединительной оболочки, задние posterior conjunctival arteries, *arteriae conjunctivales posteriores* [NA]

~ соединительной оболочки, передние anterior conjunctival arteries, *arteriae conjunctivales anteriores* [NA]

~, сонно-барабанные caroticotympanic arteries, *arteriae caroticotympanicae* [NA]

~, среднемозговые *arteriae mesencephalicae* [NA]

~, тощей кишки jejunal arteries, *arteriae jejunales* [NA]

~, тыльные пальцевые dorsal digital arteries, *arteriae digitales dorsales* [NA]

~, тыльные плюсневые dorsal metatarsal arteries, *arteriae metatarseae dorsales* [NA]

~, тыльные пястные dorsal metacarpal arteries, *arteriae metacarpeae dorsales* [NA]

~, экстраорганные extraorganic arteries

~ эластического типа arteries of elastic type, *arteriae elastotypica* [NH]

~, эписклеральные episcleral arteries, *arteriae episclerales* [NA]

артериит *м.* arteritis

~, аллергический allergic arteritis

~, асептический aseptic arteritis

~, височный temporal arteritis

~, гигантоклеточный cranial [giant cell] arteritis

~, гнойно-некротический necrotic suppurative arteritis

~, инфекционный infectious arteritis

~, коронарный coronary arteritis

~, некротический necrotic arteritis

~, полипозно-язвенный arteritis polypoulcerosa

~, продуктивно-гнойный suppurative productive arteritis

~, продуктивно-некротический necrotic productive arteritis

~, ревматический rheumatic arteritis

~, сифилитический syphilitic arteritis

~, специфический specific arteritis

~, темпоральный temporal arteritis

~, туберкулёзный arteritis tuberculosa

~, язвенный ulcerative arteritis

артериовенозный arteriovenous

артериограмма *ж.* arteriogram

артериография *ж.* arteriography

~, вертебральная vertebral arteriography

~, двухпроекционная two-projection arteriography

~, закрытая closed arteriography

~, катетеризационная cateter arteriography

~, коронарная coronary arteriography, coronarography, coronary angiography

~, лёгочная pulmonary arteriography

~, непрямая indirect arteriography

~, открытая open arteriography

~, периферическая peripheral arteriography

~, почечная renal arteriography

~, прямая direct arteriography

~, пункционная closed arteriography

~, радиоизотопная radioisotope arteriography

артерия

~, ретроградная retrograde arteriography
~, селективная selective arteriography
~, тазовая pelvic arteriography
~, церебральная cerebral arteriography
артериола *ж.* arteriole, *arteriola* [NA]
~, выносящая клубочковая efferent glomerular arteriole, *arteriola glomerularis efferens* [NA]
~, предкапиллярная precapillary arteriole, arterial capillary, metarteriola
~, приносящая клубочковая afferent glomerular arteriole, *arteriola glomerularis afferens* [NA]
~, прямая straight arteriole, *arteriola recta* [NA]
~ пятна сетчатки, верхняя superior arteriole of macula, *arteriola macularis superior* [NA]
~ пятна сетчатки, нижняя inferior arteriole of macula, *arteriola macularis inferior* [NA]
~ селезёнки, вагинальная vaginal [ellipsoid] arteriole of spleen, *arteriola vaginata [ellipsoidea] splenica [lienalis]* [NH]
~ селезёнки, влагалищная vaginal [ellipsoid] arteriole of spleen, *arteriola ellipsoidea [vaginata] splenica [lienalis]* [NH]
~ селезёнки, гильзовая vaginal [ellipsoid] arteriole of spleen, *arteriola ellipsoidea [vaginata] splenica [lienalis]* [NH]
~ селезёнки, кисточковая penicillar arteriole of spleen, *arteriola penicillaris splenica [lienalis]* [NH]
~ селезёнки, пульпарная penicillar arteriole of spleen, *arteriola penicillaris splenica [lienalis]* [NH]
~ селезёнки, эллипсоидная ellipsoid [vaginal] arteriole of spleen, *arteriola ellipsoidea [vaginata] splenica [lienalis]* [NH]
~ сетчатки, верхняя височная superior temporal arteriole of retina, *arteriola temporalis retinae superior* [NA]
~ сетчатки, верхняя носовая superior nasal arteriole of retina, *arteriola nasalis retinae superior* [NA]
~ сетчатки, медиальная medial arteriole of retina, *arteriola medialis retinae* [NA]
~ сетчатки, нижняя височная inferior temporal arteriole of retina, *arteriola temporalis retinae inferior* [NA]
~ сетчатки, нижняя носовая inferior nasal arteriole of retina, *arteriola nasalis retinae inferior* [NA]
~ сетчатки, средняя medial arteriole of retina, *arteriola medialis retinae* [NA]
артериолит *м.* arteriolitis, arteriolith
артериоловенулярный arteriolovenular
артериологиалиноз *м.* arteriolohyalinosis
артериология *ж.* arteriology
артериолография *ж.* arteriolography
артериолонекроз *м.* arteriolonecrosis
артериолонекротический arteriolonecrotic
артериолонефросклероз *м.* arteriolonephrosclerosis
артериолосклероз *м.* arteriolosclerosis
артериолосклеротический arteriolosclerotic
артериолы *ж. мн.* arterioles, *arteriolae* [NA]

~, прямые straight arterioles, *arteriolae rectae* [NA]
артериолярный arteriolar
артериопатия *ж.* arteriopathy
артериопластика *ж.* arterioplasty
артериопьезография *ж.* arteriopiezography
артериосимпатэктомия *ж.* arteriosympathectomy
артериосклероз *м.* arteriosclerosis
~, гиперпластический hyperplastic arteriosclerosis
~, гипертензивный hypertensive arteriosclerosis
~ головного мозга cerebral arteriosclerosis
~, детский infantile arteriosclerosis
~, медиальный medial [Mönckeberg's] (arterio)sclerosis, Mönckeberg's degeneration, Mönckeberg's calcification
~, облитерирующий arteriosclerosis obliterans
~, ревматический rheumatic arteriosclerosis
~, сенильный [старческий] senile arteriosclerosis
~, узелковый nodular arteriosclerosis
~, церебральный cerebral arteriosclerosis
артериоспазм *м.* arteriospasm
артериостеноз *м.* arteriostenosis
артериотомия *ж.* arteriotomy
артериэктазия *ж.* arteri(o)ectasia
артериэктомия *ж.* arteriectomy
артерия *ж.* artery, *arteria* [NA] (*см. тж* артерии)
~, альвеолярная alveolar artery, *arteria alveolaris* [NA]
~ Арнольда Arnold's [musculophrenic] artery, *arteria musculophrenica* [NA], anterior tympanic artery, *arteria tympanica anterior* [NA]
~, базилярная basilar artery, *arteria basilaris* [NA]
~, барабанная tympanic artery, *arteria tympanica* [NA]
~ бедра, глубокая deep artery of thigh, *arteria profunda femoris* [NA]
~, бедренная femoral artery, *arteria femoralis* [NA]
~, боковая грудная lateral thoracic artery, *arteria thoracica lateralis* [NA]
~, боковая задняя лодыжковая posterior lateral malleolar artery, *arteria malleolaris posterior lateralis* [NA]
~, боковая передняя лодыжковая anterior lateral malleolar artery, *arteria malleolaris anterior lateralis* [NA]
~, боковая подошвенная lateral plantar artery, *arteria plantaris lateralis* [NA]
~, боковая предплюсневая lateral tarsal artery, *arteria tarsea lateralis* [NA]
~ бокового сегмента печени artery of lateral segment of liver, *arteria segmenti lateralis hepatis* [NA]
~, большая нёбная greater palatine artery, *arteria palatina major* [NA]
~ большого мозга, задняя posterior cerebral artery, *arteria cerebri posterior* [NA]
~ большого мозга, передняя anterior cerebral artery, *arteria cerebri anterior* [NA]

артéрия

~ большóго мóзга, срéдняя middle cerebral artery, *arteria cerebri media* [NA]
~ большóго пáльца кисти, глáвная chief artery of thumb, *arteria princeps pollicis* [NA]
~ Вéбера Weber's [anterior tympanic] artery, *arteria tympanica anterior* [NA]
~ вертлýжной впáдины artery of acetabulum, *arteria acetabuli* [NA]
~ вéрхнего перéднего сегмéнта пóчки artery of superior anterior segmenti of kidney, *arteria segmenti anterioris superioris renis* [NA]
~ вéрхнего сегмéнта пóчки artery of superior segment of kidney, *arteria segmenti superioris renis* [NA]
~, верхнечелюстнáя (internal) maxillary artery, *arteria maxillaris* [NA]
~, вéрхняя барабáнная superior tympanic artery, *arteria tympanica superior* [NA]
~, вéрхняя брыжéечная superior mesenteric artery, *arteria mesenterica superior* [NA]
~, вéрхняя гипофизáрная superior hypophysial artery, *arteria hypophysialis superior* [NA]
~, вéрхняя гортáнная superior laryngeal artery, *arteria laryngea superior* [NA]
~, вéрхняя груднáя superior thoracic artery, *arteria thoracica superior* [NA]
~, вéрхняя губнáя superior labial artery, *arteria labialis superior* [NA]
~, вéрхняя локтевáя коллатерáльная superior ulnar collateral artery, *arteria collateralis ulnaris superior* [NA]
~, вéрхняя надпóчечная superior suprarenal artery, *arteria suprarenalis superior* [NA]
~, вéрхняя надчрéвная superior epigastric artery, *arteria epigastrica superior* [NA]
~, вéрхняя окóльная локтевáя superior ulnar collateral artery, *arteria collateralis ulnaris superior* [NA]
~, вéрхняя поджелýдочно-двенадцатиперстнокишéчная superior pancreaticoduodenal artery, *arteria pancreaticoduodenalis superior* [NA]
~, вéрхняя прямокишéчная superior rectal artery, *arteria rectalis superior* [NA]
~, вéрхняя щитовидная superior thyroid artery, *arteria thyroidea superior* [NA]
~, вéрхняя ягодичная superior gluteal artery, *arteria glutea superior* [NA]
~, видиева artery of pterygoid canal, vidian artery, *arteria canalis pterygoidei* [NA]
~ вилочковой железы artery of thymus, *arteria thymica* [NA]
~, влагáлищная vaginal artery, *arteria vaginalis* [NA]
~, внýтренняя груднáя internal thoracic [internal mammary] artery, *arteria thoracica interna* [NA]
~, внýтренняя подвздóшная internal iliac [hypogastric] artery, *arteria iliaca interna* [NA]
~, внýтренняя половáя internal pudendal artery, *arteria pudenda interna* [NA]
~, внýтренняя сóнная internal carotid artery, *arteria carotis interna* [NA]

~, внýтренняя срамнáя internal pudendal artery, *arteria pudenda interna* [NA]
~, возврáтная локтевáя recurrent ulnar artery, *arteria recurrens ulnaris* [NA]
~, возврáтная лучевáя recurrent radial artery, *arteria recurrens radialis* [NA]
~, возврáтная межкóстная recurrent interosseous artery, *arteria interossea recurrens* [NA]
~ ворсинки плацéнты, стволовáя placental stem villous artery
~, восходящая глóточная ascending pharyngeal artery, *arteria pharyngea ascendens* [NA]
~, восходящая нёбная ascending palatine artery, *arteria palatina ascendens* [NA]
~, восходящая шéйная ascending cervical artery, *arteria cervicalis ascendens* [NA]
~ Гегенбáура, яичниковая ovarian [Gegenbaur's] artery, *arteria ovarica* [NA]
~, гипертрофированная hypertrophied artery
~, глазнáя [глазничная] ophthalmic artery, *arteria ophthalmica* [NA]
~, глубóкая ушнáя deep auricular artery, *arteria auricularis profunda* [NA]
~, глубóкая шéйная deep cervical artery, *arteria cervicalis profunda* [NA]
~, грудоакромиáльная thoracoacromial artery, *arteria thoracoacromialis* [NA]
~, грудоспиннáя thoracodorsal artery, *arteria thoracodorsalis* [NA]
~, длинная центрáльная long central artery, *arteria centralis longa* [NA]
~, дугообрáзная arcuate [metatarsal] artery, *arteria arcuata* [NA]
~, жевáтельная masseteric artery, *arteria masseterica* [NA]
~, желýдочно-двенадцатиперстнокишéчная gastroduodenal artery, *arteria gastroduodenalis* [NA]
~, жёлчно-пузырная cystic artery, *arteria cystica* [NA]
~, завиткóвая helicine artery, *arteria helicina* [NA]
~ зáднего сегмéнта пéчени artery of posterior segment of liver, *arteria segmenti posterioris hepatis* [NA]
~ зáднего сегмéнта пóчки artery of posterior segment of kidney, *arteria segmenti posterioris renis* [NA]
~, зáдняя барабáнная posterior tympanic artery, *arteria tympanica posterior* [NA]
~, зáдняя большеберцóвая posterior tibial artery, *arteria tibialis posterior* [NA]
~, зáдняя большеберцóвая возврáтная posterior tibial recurrent artery, *arteria recurrens tibialis posterior* [NA]
~, зáдняя вéрхняя альвеолярная posterior superior alveolar artery, *arteria alveolaris superior posterior* [NA]
~, зáдняя межкóстная posterior [dorsal] interosseous artery, *arteria interossea posterior* [NA]
~, зáдняя менингеáльная posterior meningeal artery, *arteria meningea posterior* [NA]

артерия

~, задняя мозговая posterior cerebral artery, *arteria cerebri posterior* [NA]

~, задняя нижняя мозжечковая posterior inferior cerebellar artery, *arteria cerebelli inferior posterior* [NA]

~, задняя решётчатая posterior ethmoidal artery, *arteria ethmoidalis posterior* [NA]

~, задняя слепокишечная posterior cecal artery, *arteria caecalis posterior* [NA]

~, задняя соединительная posterior communicating artery, *arteria communicans posterior* [NA]

~, задняя спинномозговая posterior spinal artery, *arteria spinalis posterior* [NA]

~, задняя ушная posterior auricular artery, *arteria auricularis posterior* [NA]

~, запирательная obturator artery, *arteria obturatoria* [NA]

~, затылочная occipital artery, *arteria occipitalis* [NA]

~, клиновидно-нёбная sphenopalatine artery, *arteria sphenopalatina* [NA]

~ клитора, глубокая deep artery of clitoris, *arteria profunda clitoridis* [NA]

~ клитора, дорсальная dorsal artery of clitoris, *arteria dorsalis clitoris* [NA]

~ колена, боковая верхняя lateral superior artery of knee, *arteria genus superior lateralis* [NA]

~ колена, боковая нижняя lateral inferior artery of knee, *arteria genus inferior lateralis* [NA]

~ колена, медиальная верхняя medial superior artery of knee, *arteria genus superior medialis* [NA]

~ колена, медиальная нижняя medial inferior artery of knee, *arteria genus inferior medialis* [NA]

~ колена, нисходящая descending artery of knee, *arteria genus descendens* [NA]

~ колена, средняя medial artery of knee, *arteria genus media* [NA]

~, короткая центральная short central artery, *arteria centralis brevis* [NA]

~, кремастерная cremasteric [external spermatic, Cooper's] artery, *arteria cremasterica* [NA]

~ круглой связки artery of round ligament of uteris, *arteria ligamenti teretis uteri* [NA]

~ крыловидного канала artery of pterygoid canal, vidian artery, *arteria canalis pterygoides* [NA]

~ Купера cremasteric [external spermatic, Cooper's] artery, *arteria cremasterica* [NA]

~ лабиринта artery of labyrinth, *arteria labyrinthi* [NA]

~, латеральная передняя лодыжковая lateral anterior malleolar artery, *arteria malleolaris anterior lateralis* [NA]

~, латеральная подошвенная lateral plantar artery, *arteria plantaris lateralis* [NA]

~, левая венечная left coronary artery, *arteria coronaria sinistra* [NA]

~, левая желудочная left gastric artery, *arteria gastrica sinistra* [NA]

~, левая желудочно-сальниковая left gastroepiploic artery, *arteria gastroepiploica sinistra* [NA]

~, левая лёгочная left pulmonary artery, *arteria pulmonalis sinistra* [NA]

~, левая ободочная [левая ободочно-кишечная] left colic artery, *arteria colica sinistra* [NA]

~ лица, поперечная transverse facial artery, *arteria transversa facialis* [NA]

~, лицевая facial [external maxillary] artery, *arteria facialis* [NA]

~, лобная frontal artery, *arteria frontalis* [NA]

~, локтевая ulnar artery, *arteria ulnaris* [NA]

~, локтевая возвратная ulnar recurrent artery, *arteria recurrens ulnaris* [NA]

~ лопатки Крювелье Cruveilhier's scapular artery, circumflex artery of scapula, *arteria circumflexa scapulae* [NA]

~ луковицы мужского полового члена artery of bulb of penis, *arteria bulbi penis* [NA]

~ луковицы преддверия влагалища artery of bulb of vestibule, *arteria bulbi vestibuli* [NA]

~, лучевая radial artery, *arteria radialis* [NA]

~, лучевая возвратная radial recurrent artery, *arteria recurrens radialis* [NA]

~ Лушки brachial [Luschka's] artery, *arteria brachialis* [NA]

~, магистральная main artery

~, малоберцовая peroneal [fibular] artery, *arteria peronea* [NA]

~, маточная uterine artery, *arteria uterina* [NA]

~, медиальная лобно-базальная *arteria frontobasalis medialis* [NA]

~, медиальная передняя лодыжковая medial anterior malleolar artery, *arteria malleolaris anterior medialis* [NA]

~, медиальная подошвенная medial plantar artery, *arteria plantaris medialis* [NA]

~, междольковая interlobular artery, *arteria interlobularis* [NA]

~, мозговая cerebral artery, *arteria cerebri* [NA]

~ мозговой оболочки, задняя posterior meningeal artery, *arteria meningea posterior* [NA]

~ мозговой оболочки, передняя anterior meningeal artery, *arteria meningea anterior* [NA]

~ мозговой оболочки, средняя middle meningeal artery, *arteria meningea media* [NA]

~ мозжечка, верхняя superior cerebellar artery, *arteria cerebelli superior* [NA]

~ мозжечка, задняя нижняя inferior posterior cerebellar artery, *arteria cerebelli inferior posterior* [NA]

~ мозжечка, передняя нижняя inferior anterior cerebellar artery, *arteria cerebelli inferior anterior* [NA]

~ мочеиспускательного канала urethral artery, *arteria urethralis* [NA]

~ мужского полового члена, глубокая deep artery of penis, *arteria profunda penis* [NA]

артерия

~ мужско́го полово́го чле́на, дорса́льная dorsal artery of penis, *arteria dorsalis penis* [NA]
~ мы́шечного ти́па artery of muscular type, *arteria myotypica* [NA]
~, мы́шечно-диафрагма́льная musculophrenic artery, *arteria musculophrenica* [NA]
~ мы́шцы, поднима́ющей я́ичко cremasteric [external spermatic, Cooper's] artery, *arteria cremasterica* [NA]
~, надбло́ковая supratrochlear artery, *arteria supratrochlearis* [NA]
~, надглазни́чная supraorbital artery, *arteria supraorbitalis* [NA]
~, надлопа́точная suprascapular artery, *arteria suprascapularis* [NA]
~, наивы́сшая межрёберная supreme intercostal artery, *arteria intercostalis suprema* [NA]
~, нару́жная подвздо́шная external iliac artery, *arteria iliaca externa* [NA]
~, нару́жная со́нная external carotid artery, *arteria carotis externa* [NA]
~ Нейба́уэра Neubauer's artery, *arteria thyroidea ima* [NA]
~ ни́жнего пере́днего сегме́нта по́чки artery of inferior anterior segment of kidney, *arteria segmenti anterioris inferioris renis* [NA]
~ ни́жнего сегме́нта по́чки artery of inferior segment of kidney, *arteria segmenti inferioris renis* [NA]
~, ни́жняя альвеоля́рная inferior alveolar artery, *arteria alveolaris inferior* [NA]
~, ни́жняя бараба́нная inferior tympanic artery, *arteria tympanica inferior* [NA]
~, ни́жняя брыжёечная inferior mesenteric artery, *arteria mesenterica inferior* [NA]
~, ни́жняя гипофиза́рная inferior hypophysial artery, *arteria hypophysialis inferior* [NA]
~, ни́жняя горта́нная inferior laryngeal artery, *arteria laryngeal inferior* [NA]
~, ни́жняя губна́я inferior labial artery, *arteria labialis inferior* [NA]
~, ни́жняя локтева́я коллатера́льная [ни́жняя локтева́я око́льная] inferior ulnar collateral artery, *arteria collateralis ulnaris inferior* [NA]
~, ни́жняя надпо́чечная inferior suprarenal artery, *arteria suprarenalis inferior* [NA]
~, ни́жняя надчре́вная inferior epigastric artery, *arteria epigastrica inferior* [NA]
~, ни́жняя поджелу́дочно-двенадцатиперстнокише́чная inferior pancreaticoduodenal artery, *arteria pancreaticoduodenalis inferior* [NA]
~, ни́жняя прямокише́чная inferior rectal artery, *arteria rectalis inferior* [NA]
~, ни́жняя щитови́дная inferior thyroid artery, *arteria thyroidea inferior* [NA]
~, ни́жняя ягоди́чная inferior gluteal artery, *arteria glutea inferior* [NA]
~, ни́зшая щитови́дная lowest thyroid artery, *arteria thyroidea ima* [NA]
~, нисходя́щая лопа́точная descending scapular artery, *arteria scapularis descendens* [NA]
~, нисходя́щая нёбная descending palatine artery, *arteria palatina descendens* [NA]
~ но́са, дорса́льная dorsal artery of nose, *arteria dorsalis nasi* [NA]
~, о́бщая межко́стная common interosseous artery, *arteria interossea communis* [NA]
~, о́бщая печёночная common hepatic artery, *arteria hepatic communis* [NA]
~, о́бщая подвздо́шная common iliac artery, *arteria iliaca communis* [NA]
~, о́бщая со́нная common carotid artery, *arteria carotis communis* [NA]
~, огиба́ющая бе́дренную кость, латера́льная lateral circumflex femoral artery, *arteria circumflexa femoris lateralis* [NA]
~, огиба́ющая бе́дренную кость, медиа́льная medial circumflex femoral artery, *arteria circumflexa femoris medialis* [NA]
~, огиба́ющая лопа́тку circumflex artery of scapula, *arteria circumflexa scapulae* [NA]
~, огиба́ющая малоберцо́вую кость circumflex fibular artery, *ramus circumflexus fibulae* [NA]
~, огиба́ющая плечеву́ю кость, за́дняя posterior circumflex humeral artery, *arteria circumflexa humeri posterior* [NA]
~, огиба́ющая плечеву́ю кость, пере́дняя anterior circumflex humeral artery, *arteria circumflexa humeri anterior* [NA]
~, огиба́ющая подвздо́шную кость, глубо́кая deep circumflex iliac artery, *arteria circumflexa ilium profunda* [NA]
~, огиба́ющая подвздо́шную кость, пове́рхностная superficial circumflex iliac artery, *arteria circumflexa ilium superficialis* [NA]
~, околосердечносу́мочно-диафрагма́льная pericardiacophrenic artery, *arteria pericardiacophrenica* [NA]
~, основна́я basilar artery, *arteria basilaris* [NA]
~, парацентра́льная paracentral artery, *arteria paracentralis* [NA]
~ пере́днего сегме́нта пе́чени artery of anterior segment of liver, *arteria segmenti anterioris hepatis* [NA]
~, пере́дняя бараба́нная anterior tympanic artery, *arteria tympanica anterior* [NA]
~, пере́дняя большеберцо́вая anterior tibial artery, *arteria tibialis anterior* [NA]
~, пере́дняя ворси́нчатая anterior choroid artery, *arteria choroidea anterior* [NA]
~, пере́дняя межко́стная anterior interosseous artery, *arteria interossea anterior* [NA]
~, пере́дняя мозгова́я anterior cerebral artery, *arteria cerebri anterior* [NA]
~, пере́дняя решётчатая anterior ethmoid artery, *arteria ethmoidalis anterior* [NA]
~, пере́дняя слепокише́чная anterior cecal artery, *arteria caecalis anterior* [NA]
~, пере́дняя соедини́тельная anterior communicating artery, *arteria communicans anterior* [NA]

артéрия

~, передняя спинномозговая anterior spinal artery, *arteria spinalis anterior* [NA]

~, перикардодиафрагмальная pericardiacophrenic artery, *arteria pericardiacophrenica* [NA]

~, персистирующая persistent artery

~, питающая nutrient artery, *arteria nutricia* [NA]

~ плеча, глубокая deep brachial artery, *arteria profunda brachii* [NA]

~, плечевая brachial artery, *arteria brachialis* [NA]

~, поверхностная височная superficial temporal artery, *arteria temporalis superficialis* [NA]

~, поверхностная надчревная superficial epigastric artery, *arteria epigastrica superficialis* [NA]

~, поверхностная плечевая superficial brachial artery, *arteria brachialis superficialis* [NA]

~, поверхностная шейная superficial cervical artery, *arteria cervicalis superficialis* [NA]

~, подбородочная (sub)mental artery, *arteria (sub)mentalis* [NA]

~, подвздошно-ободочная iliocolic artery, *arteria iliocolica* [NA]

~, подвздошно-поясничная iliolumbar artery, *arteria iliolumbalis* [NA]

~, подглазничная infraorbital artery, *arteria infraorbitalis* [NA]

~ поджелудочной железы, большая great pancreatic artery, *arteria pancreatica magna* [NA]

~ поджелудочной железы, дорсальная dorsal pancreatic artery, *arteria pancreatica dorsalis* [NA]

~ поджелудочной железы, нижняя inferior pancreatic artery, *arteria pancreatica inferior* [NA]

~, подключичная subclavian [subclavicular] artery, *arteria subclavia* [NA]

~, подколенная popliteal artery, *arteria poplitea* [NA]

~, подкрыльцовая axillary artery, *arteria axillaris* [NA]

~, подлопаточная subscapular artery, *arteria subscapularis* [NA]

~, подмышечная axillary artery, *arteria axillaris* [NA]

~, подподбородочная submental artery, *arteria submentalis* [NA]

~, подрёберная subcostal artery, *arteria subcostalis* [NA]

~, подъязычная sublingual artery, *arteria sublingualis* [NA]

~, позвоночная vertebral artery, *arteria vertebralis* [NA]

~ полового члена, глубокая deep artery of penis, *arteria profunda penis* [NA]

~ полового члена, дорсальная dorsal artery of penis, *arteria dorsalis penis* [NA]

~ постцентральной борозды *arteria sulci postcentralis* [NA]

~, почечная renal artery, *arteria ren(al)is* [NA]

~, правая венечная right coronary artery, *arteria coronaria dextra* [NA]

~, правая желудочная right gastric artery, *arteria gastrica dextra* [NA]

~, правая желудочно-сальниковая right gastroepiploic artery, *arteria gastroepiploica dextra* [NA]

~, правая лёгочная right pulmonary artery, *arteria pulmonalis dextra* [NA]

~, правая ободочная right colic artery, *arteria colica dextra* [NA]

~, предклинная precuneal artery, *arteria precunealis* [NA]

~ предцентральной борозды *arteria sulci precentralis* [NA]

~, промежностная perineal artery, *arteria perinealis* [NA]

~, пузырная cystic artery, *arteria cystica* [NA]

~, пупочная umbilical artery, *arteria umbilicalis* [NA]

~ Раубера Rauber's artery

~, самая верхняя грудная supreme thoracic artery, *arteria thoracica suprema* [NA]

~, самая верхняя межрёберная supreme intercostal artery, *arteria intercostalis suprema* [NA]

~, самая нижняя поясничная lowest lumbar artery, *arteria lumbalis ima* [NA]

~, свёрнутая convoiute(d) artery, *arteria convoluta* [NA]

~ селезёнки, трабекулярная trabecular artery of spleen, *arteria trabecularis splenica* [NA]

~ селезёнки, центральная central artery of spleen, *arteria centralis splenica* [NA]

~, селезёночная splenic [lienal] artery, *arteria splenica, arteria lienalis* [NA]

~ семявыносящего протока artery of ductus deferens, *arteria ductus deferentis* [NA]

~ сетчатки, центральная central artery of retina, central retinal artery, *arteria centralis retinae* [NA]

~, сильвиева Sylvius artery, *arteria cerebri media* [NA]

~, скулоглазничная zygomaticoorbital artery, *arteria zygomaticoorbitalis* [NA]

~, слёзная lacrimal artery, *arteria lacrimalis* [NA]

~ смешанного типа artery of mixed type, *arteria mixtotypica* [NA]

~, собственно печёночная proper hepatic artery, *arteria hepatica propria* [NA]

~, сопровождающая седалищный нерв sciatic artery, accompanying artery of ischiatic nerve, *arteria comitans nervi ischiadici* [NA]

~, сопровождающая срединный нерв accompanying artery of median nerve, *arteria comitans nervi mediani* [NA]

~ сосудистого сплетения, задняя posterior choroidal artery, *arteria choroidea posterior* [NA]

~ сосудистого сплетения, передняя anterior choroidal artery, *arteria chorioidea anterior* [NA]

артéрия

~, среди́нная median artery, *arteria mediana* [NA]

~, среди́нная крестцо́вая median sacral artery, *arteria sacralis mediana* [NA]

~ срéднего сегмéнта пéчени artery of medial segment of liver, *arteria segmenti medialis hepatis* [NA]

~, срéдняя височная median temporal artery, *arteria temporalis media* [NA]

~, срéдняя мозгова́я medial cerebral artery, *arteria cerebri media* [NA]

~, срéдняя надпо́чечная middle suprarenal artery, *arteria suprarenalis media* [NA]

~, срéдняя ободо́чно-кише́чная middle colic artery, *arteria colica media* [NA]

~, срéдняя око́льная middle collateral artery, *arteria collateralis media* [NA]

~, срéдняя прямокише́чная middle rectal artery, *arteria rectalis media* [NA]

~ стекловидного тéла hyaloid artery, *arteria hyaloidea* [NA]

~ стопы́, дорсáльная dorsal artery of foot, *arteria dorsalis pedis* [NA]

~ Тáндлера Tandler's artery, *arteria princeps pollicis* [NA]

~, теменно-заты́лочная parietooccipital artery, *arteria parietooccipitalis* [NA]

~, ты́льная dorsal artery of foot, *arteria dorsalis pedis* [NA]

~, углова́я angular artery, *arteria angularis* [NA]

~ указáтельного пáльца, лучева́я radial artery of index finger, *arteria radialis indicis* [NA]

~, уретрáльная urethral artery, *arteria urethralis* [NA]

~ хвоста́ поджелу́дочной железы́ caudal pancreatic artery, *arteria caudae pancreatis* [NA]

~ хвоста́той до́ли пéчени artery of caudate lobe of liver, *arteria lobi caudati* [NA]

~ Ци́нна Zinn's artery, *arteria centralis retinae* [NA]

~ червеобра́зного отро́стка artery of vermiform appendix, *arteria appendicularis* [NA]

~ шéи, попере́чная transverse artery of neck, *arteria tranversia colli, arteria transversia cervicalis* [NA]

~, шилососцевидная stylomastoid artery, *arteria stylomastoidea* [NA]

~ Шоссьé Chaussier's artery, *arteria circumflexa femoris lateralis* [NA]

~, щёчная buccal [buccinator] artery, *arteria buccalis* [NA]

~ эласти́ческого ти́па artery of elastic type, *arteria elastotypica* [NA]

~ языка́, глубо́кая deep artery of tongue, *arteria profunda linguae* [NA]

~, язы́чная lingual artery, *arteria lingualis* [NA]

~, яи́чковая testicular artery, *arteria testicularis* [NA]

~, яи́чниковая ovarian [Cegenbaur's] artery, *arteria ovarica* [NA]

артерэктоми́я ж. arteriectomy

артефа́кт м. artefact, artifact

~, дыха́тельный respiratory artifact

~, ко́стный bone-induced artifact

~, свя́занный с движе́нием motion artifact

~ электрокардиостимуля́тора artifact of electric cardiac pacemaker

артикуля́тор м. articulator

~, анатоми́ческий anatomical articulator

~, ви́лочковый fork articulator

~, зубно́й dental articulator

~, про́волочный wire articulator

~ Сандго́фера Sandhofer's articulator

~, части́чный partial articulator

артикуля́ция ж. articulation

~ височно-нижнечелюстно́го суста́ва temporomandibular articulation

артифаки́я ж. *офт.* pseudophakia

артифехиностомо́з м. artyfechinostomosis

артра́гра ж. arthragra

артралги́ческий arthralgic, arthrodynic

артралги́я ж. arthralgia, arthrodynia

~, сифилити́ческая syphilitic arthralgia

артремфи́т м. joint mouse, joint body

артри́т м. arthritis, synovitis, joint inflammation, inflammatory arthropathia

~, адъюва́нтный adjuvant-induced arthritis

~, анафилакти́ческий anaphylactic arthritis

~, асепти́ческий aseptic arthritis

~, асепти́ческий посттравмати́ческий aseptic posttraumatic arthritis

~, аутоиммýнный antigen-induced arthritis

~, бруцеллёзный brucellous arthritis

~, брюшнотифо́зный typhoid arthritis

~ височно-нижнечелюстно́го суста́ва temporomandibular joint arthritis

~, втори́чный secondary arthritis

~, гемофили́ческий hemophilic arthritis

~, гипертрофи́ческий hypertrophic arthritis

~, гно́йный ру(о)arthrosis, septic [purulent, suppurative] arthritis, purulent synovitis, arthropyosis, arthr(o)empyesis

~, гоноко́кковый [гонорéйный] gonorrheal [gonococcal, blennorrhagic, urethral] arthritis

~, грибко́вый fungous arthritis, fungous synovitis

~, дегенерати́вный degenerative arthritis

~, деформи́рующий arthritis deformans

~, дизентери́йный dysenteric arthritis

~, дистрофи́ческий dystrophic arthritis

~, инфекцио́нно-аллерги́ческий allergic infectious arthritis

~, инфекцио́нный infectional arthritis

~, инфекцио́нный неспецифи́ческий atrophic [chronic inflammatory, rheumatoid, proliferative] arthritis, rheumatic gout, rheumatoid joint inflammation, pseudorheumatism

~, инфекцио́нный специфи́ческий infectional arthritis

~, климактери́ческий climacteric arthritis

~, медикаменто́зный arthritis medicamentosa

~, метастати́ческий гно́йный metastatic purulent arthritis

~, мигри́рующий arthritis migrans

~, микротравматический microtraumatic arthritis
~, множественный polyarthritis
~, неинфекционный noninfectious arthritis
~, неспецифический nonspecific arthritis
~, обменный metabolic arthritis
~, острый acute arthritis
~, острый гнойный acute suppurative arthritis, pyarthrosis
~, паракарциноматозный paracarcinomatous arthritis
~, подагрический gouty arthritis
~, поствакцинальный arthritis secondary to immunization
~, посттравматический posttraumatic arthritis
~, прогрессирующий деформирующий rheumatoid [atrophic, chronic inflammatory, proliferative] arthritis, rheumatic gout, rheumatoid joint inflammation, pseudorheumatism
~, профессиональный occupational arthritis
~, псориатический psoriatic arthritis
~, ревматический rheumatic arthritis, osseous rheumatism, rheumarthrosis, rheumarthritis
~, ревматоидный atrophic [chronic inflammatory, rheumatoid, proliferative] arthritis, rheumatic gout, rheumatoid joint inflammation, pseudorheumatism
~, рецидивирующий irritable joint
~, рожистый erysipelatous arthritis
~, рожистый серозный erysipelatous serous arthritis
~, сапной glanderous arthritis
~, септический septic arthritis
~, серозный serous arthritis
~, сифилитический syphilitic arthritis
~, склеродермический sclerodermic arthritis
~, травматический traumatic arthritis
~, туберкулёзный tuberculous arthritis
~, филяриозный chylous arthritis
~, фунгозный [фунгоидный] fungous arthritis
~, хронический chronic arthritis
~, эрозивный erosive arthritis
~, ювенильный ревматоидный juvenile rheumatoid arthritis
артритизм *м. ист.* arthritism
артритический arthritic
артрит-синовит *м. (артрит с преимущественным воспалением синовиальной оболочки)* arthritis-synovitis
артрогенный arthritic
артрография *ж.* (contrast) arthrography
~, контрастная contrast arthrography
~ с двойным контрастированием double-contrast arthrography
артрогрипоз *м.* arthrogryposis
~, двусторонний bilateral arthrogryposis
~, множественный врождённый congenital multiple arthrogryposis, Guerin-Stern syndrome
артродез *м.* fusion, arthrodesis, surgical [artificial] ankylosis, Albert's operation, arthrodesia, syndesis
~ Богданова Bogdanov's arthrodesis

~, внесуставной extraarticular [extracapsular] arthrodesis
~, внутрисуставной intraarticular [intracapsular] arthrodesis
~ Вредена Vreden's arthrodesis
~ Генслена Gaenslen's arthrodesis
~ голеностопного сустава ankle fusion
~, задний posterior bone block operation
~ коленного сустава knee fusion, arthrodesis of knee
~ коленного сустава при туберкулёзном поражении fusion of tuberculous knee
~, комбинированный combined arthrodesis
~, компрессионный compression arthrodesis
~ лучезапястного сустава (pan)arthrodesis of wrist, wrist fusion
~, межтеловый interbody vertebral fusion
~, неудачный failed arthrodesis
~ Олби Albee's arthrodesis
~ Оппеля — Лортиуара Oppel-Lorthioir arthrodesis
~, пателлярный patellar arthrodesis
~, первичный primary joint fusion
~ плечевого сустава shoulder fusion, arthrodesis of shoulder
~ по Богданову Bogdanov's arthrodesis
~ по Вредену Vreden's arthrodesis
~ по Генслену Gaenslen's arthrodesis
~, подтаранный subastragalar [subtalar] arthrodesis, stabilization of subastragalar joint
~ по Олби Albee's arthrodesis
~ по Оппелю — Лортиуару Oppel-Lorthioir arthrodesis
~ по Смиту — Петерсену Smith-Petersen arthrodesis
~ по Соррелю *ист.* Sorrel's arthrodesis
~ по Уилсону Wilson's arthrodesis
~ по Фридланду Fridland's arthrodesis
~ по Хассу Hass' arthrodesis
~ по Чаклину Chaklin's arthrodesis
~ проксимального межфалангового сустава pep arthrodesis
~, смешанный combined arthrodesis
~, тройной triple [panastragalar] arthrodesis
артродезировать to perform an arthrodesis
артродисплазия *ж.*, врождённая hereditary arthrodysplasia
артродия *ж.* 1. arthrodia, plane articulation, *articulatio plana* [NA] 2. spheroidal articulation, *articulatio spheroidea* [NA]
артроз *м.* arthrosis
~ височно-нижнечелюстного сустава temporomandibular arthrosis
~, вторичный secondary arthrosis
~, геморрагический hemarthros(is), hemartron
~, генерализованный generalized arthrosis
~, генуинный primary [genuine] arthrosis
~, дегенеративный degenerative arthrosis, degenerative joint disease
~, деформирующий deforming arthrosis, arthrosis deformans
~ коленного сустава gonarthrosis
~, первичный primary [genuine] arthrosis

артро́з

~, полиартикуля́рный generalized arthrosis
~, посттравмати́ческий posttraumatic arthrosis
~, ретропателля́рный retropatellar arthrosis
~, унковертебра́льный uncovertebral arthrosis
~, феморопателля́рный femoropatellar arthrosis
артрозоартри́т *м.* osteoarthritis, osteoarthrosis, degenerative [hypertrophic] arthritis
артроксе́зис *м.* (*удаление поражённых тканей с суставных поверхностей*) arthroxesis
артро́лиз *м.* arthrolysis
артроли́т *м.* arthrolith
артролитиа́з *м.* arthrolithiasis
артроло́гия *ж.* arthrology
артро́метр *м.* arthrometer, goniometer
артрометри́я *ж.* arthrometry
артроостеи́т *м.* arthrosteitis
артроофтальмопати́я *ж.* arthroophthalmopathy
артропати́я *ж.* arthropathy, arthropathia
~, вы́званная соля́ми gouty arthritis
~, гемофили́ческая bleeders' [hemophilic] joint
~, диабети́ческая diabetic arthropathy
~, лёгочная osteopulmonary arthropathy
~, неврогéнная [невропати́ческая, нейрогéнная, нейропати́ческая] neurogenic [neuropathic] arthropathy, neuropathic arthritis, neuropathic joint, Charcot's arthropathy, Charcot's disease, Charcot's joint
~, остеопульмона́рная osteopulmonary arthropathy
~, постдизентери́йная postdysenteric arthropathy
~, преходя́щая transient [temporary] arthropathy
~ при спинно́й сухо́тке tab(et)ic arthropathy
~, псориати́ческая psoriatic arthropathy
~, сирингомиели́ческая syringomyelic arthropathy
~, табети́ческая tab(et)ic arthropathy
~, травмати́ческая traumatic arthropathy
~, уточнённая accurate [clarified] arthropathy
~, хрони́ческая постревмати́ческая chronic postrheumatic arthropathy
~ Шарко́ neurogenic [neuropathic] arthropathy, neuropathic arthritis, neuropathic joint, Charcot's arthropathy, Charcot's disease, Charcot's joint
артропио́з *м.* arthropyosis
артропла́стика *ж.* arthroplasty
~, интерпозицио́нная interposition arthroplasty
~ коле́нного суста́ва knee arthroplasty
~, однополю́сная hemiarthroplasty, unicompartmental arthroplasty
~ с оставле́нием промежу́тка ме́жду суставными конца́ми косте́й gap arthroplasty
~ с примене́нием металли́ческого колпачка́ mold arthroplasty
~ тазобе́дренного суста́ва hip arthroplasty
~, тота́льная total arthroplasty
артропласти́ческий arthroplastic
артропневмо(рентгено)гра́фия *ж.* arthropneumo(roentgeno)graphy

артрори́з *м. хир.* arthrorisis
~, за́дний posterior arthrorisis
артросинови́т *м.* arthrosynovitis
артросклеро́з *м.* arthrosclerosis
артроско́п *м.* arthroscope
артроскопи́я *ж.* arthro(endo)scopy
~, диагности́ческая diagnostic arthroscopy
артростоми́я *ж.* arthrostomy
артросцинтигра́мма *ж.* arthroscintigram
артросцинтиграфи́я *ж.* arthroscintigraphy
артротеноде́з *м.* arthrotenodesis
артрото́м *м.* arthrotome
артротоми́я *ж. ортоп.* arthrotomy, capsulotomy, synosteotomy
артротомогра́фия *ж.* arthrotomography
артротро́пный arthrotropic
артрофибро́з *м.* joint fibrosis
артрофи́т *м.* arthrophyte
артрохондри́т *м.* arthrochondritis
артроце́ле *с.* arthrocele
артроцентéз *м.* arthrocentesis
артроэндоскопи́я *ж.* arthroendoscopy
артрэктоми́я *ж.* arthrectomy
архети́п *м.* archetype
архибла́ст *м.* archiblast
архи́в *м.*, медици́нский medical archives
архига́струла *ж.* archigastrula
архикарио́н *м.* archikaryon
архико́ртекс *м.* archicortex, archipallium, allocortex, heterotypical [olfactory] cortex
архимо́рула *ж.* archimorula
архинейро́н *м.* archineuron
архинефро́н *м.* archinephron, pronephros
архипа́ллиум *м.* archipallium, allocortex, archicortex, heterotypical [olfactory] cortex
архисто́ма *ж.* archistome, blastopore
архитекто́ника *ж.* (*о структуре ткани*) architectonics
архопла́зма *ж.* archoplasm(a)
архоце́ле *с.* archic(o)ele, blastoc(o)ele
архэ́нтерон *м.* archenteron, coelenteron, gastroc(o)ele, primitive gut
асбесто́з *м.* asbestosis
асексуали́зм *м.*, асексуа́льность *ж.* asexuality
асексуа́льный asexual
асем(аз)и́я *ж. невр.* asemasia
асе́птика *ж.* aseptics
асепти́ческий aseptic
асиали́я *ж. невр.* asialia, asialism, aptyalia, aptyalism
асиалофетуи́н *м.* asialofetuin
асидеро́з *м.* asiderosis
асидероти́ческий asiderotic
асимволи́я *ж.* asymbolia, asymboly
асимметри́я *ж.* asymmetry
~ артериа́льного давле́ния asymmetry of blood pressure
~ лица́ facial asymmetry
~ оска́ла *невр.* asymmetry of grin
~, сенсо́рная sensory asymmetry
~ та́за с диспропо́рцией asymmetry of pelvis with disproportion
~ че́люсти mandible [jaw] asymmetry

асимптоматический symptom-free, symptomless
асинапсис *м.* asynapsis
асинергический asynergic, dyssynergic
асинергия *ж.* asynergia, asynergy, dyssynergia
 ~ левого желудочка left ventricular asynergy
 ~, необратимая irreversible asynergy
 ~, преходящая reversible asynergy
 ~ стенок миокарда regional [wall motion] asynergy
асинклитизм *м. акуш.* asynclitism, parietal presentation
 ~, задний [Литцманна] posterior asynclitism, posterior parietal presentation, Litzmann's obliquity
 ~ Негеле [, передний] anterior asynclitism, anterior parietal presentation, Nägele's obliquity
 ~, физиологический кратковременный physiologic short-term asynclitism
асинклитический asynclitic
асинхрония *ж.* asynchronicity
асистолический asystolic
асистолия *ж.* asystole, asystolia, cardiac standstill
аскарида *ж.* ascarid, Ascaris
аскаридоз *м.* ascari(di)asis
 ~, кишечный intestinal ascariasis
аскарицид *м.* ascaricide
аскарицидный ascaricidic
аскомикоз *м.* blastomycosis
аскомицеты *м. мн.* ascomycetes, Ascomycetae
аскорбат *м.* ascorbate
аскорбиновый ascorbic
асомния *ж.* asomnia
асония *ж.* asonia, tone deafness
асоциальный *(напр. о личности)* asocial
аспарагин *м.* asparagine, asparamide, aminosuccinamic acid
аспарагиназа *ж.* asparaginase
аспарагиновый asparaginic, aspartic
аспартат *м. (соль или эфир аспарагиновой кислоты)* aspartate
аспартат-аминотрансфераза *ж.* aspartate aminotransferase
аспартаткиназа *ж.* aspartatkinase
аспергиллёз *м.* aspergillosis, aspergillomycosis
 ~, аллергический бронхолёгочный allergic bronchopulmonary aspergillosis
 ~ кожи, инфильтративно-язвенный aspergillosis cutis infiltrativa ulcerosa
 ~ кожи, папилломатозно-веррукозный aspergillosis cutis papillomatosa verrucosa
 ~ кожи, экземоподобный aspergillosis cutis eczemoidea
 ~ кожи, язвенный aspergillosis cutis ulcerosa
 ~ лёгочный pulmonary aspergillosis
 ~, псевдоканцерозный pseudocancerous aspergillosis
 ~, ушной aural aspergillosis, otomycosis
аспергиллёзный aspergillar
аспергиллин *м.* aspergillin
аспергилловый aspergillic
аспергиллома *ж.* aspergilloma, saprophytic fungus ball
аспергилломикоз *м.* aspergillosis, aspergillomycosis
аспергиллотоксикоз *м.* aspergillus toxicosis, aspergillotoxicosis
асперматизм *м.* aspermatism, aspermia
асперматогенез *м.* aspermatogenesis
 ~, аутоиммунный autoimmune aspermatogenesis
аспермия *ж.* aspermia, aspermatism
аспират *м.* aspirate
аспиратор *м. мед. тех.* aspirator, ejector, suction unit, suction device, suction pump
 ~, ультразвуковой ultrasonic aspirator
аспиратор-отсасыватель *м.* suction apparatus
аспирация *ж.* aspiration
 ~, внутриутробная intrauterine aspiration
 ~ воды water aspiration
 ~ желудочного содержимого aspiration of gastric contents
 ~ иглой (fine-)needle aspiration
 ~ катаракты aspiration of cataract
 ~ мекония meconium aspiration (syndrome)
 ~, назогастральная зондовая nasogastric suction
 ~ пищи aspiration of food
 ~ пищи, привычная habitual food inhalation
 ~ слизистой пробки aspiration of mucous plug
 ~, стереотаксическая stereotactic aspiration
 ~, эндоскопическая endoscopic aspiration
аспирин *м.* aspirin, acetylsalicylic acid
аспирировать to aspirate
аспленизм *м.* asplenism, asplenia
 ~, наследственный congenital asplenia
аспленический asplenic
асплениия *ж.* asplenia, asplenism
аспорогенный asporogenic, asporo(geno)us
ассимилировать to assimilate
ассимиляция *ж.* assimilation
 ~, генетическая genetic assimilation
 ~ загрязняющих веществ, атмосферная atmospheric assimilation of pollutants
 ~ отходов waste assimilation
 ~ с диспропорцией *терат.* assimilation with disproportion
 ~, тазовая *терат.* pelvic assimilation
ассистент *м.* assistant
ассонанс *м. невр.* assonance
ассоциативный associative
ассоциация *ж.* association
 ~, вторичная secondary association
 ~, гетерогенетическая heterogenic association
 ~, диакинетическая diakinetic association
 ~, негомологическая nonhomologous association
 ~, первичная primary association
астазия *ж.* astasia
 ~, истерическая hysteric astasia
астазия-абазия *ж.* abasia atactica, astasia-abasia
астеатоз *м.* asteatosis
астеник *м.* asthenic
астенический asthenic
астения *ж.* asthenia, adynamia
 ~, агастральная agastric asthenia
 ~, невропатическая neurotic asthenia

астения

~, нейроциркуляторная neurocirculatory asthenia
~, психогенная psychasthenia
~, психогенная миокардиальная psychogenic myocardial asthenia
~, психоневротическая psychasthenia
~, психофизиологическая psychophysiologic asthenia
~, старческая senile asthenia
~, травматическая traumasthenia
~, эмоциональная mental asthenia

астенозооспермия *ж.* (*пониженная подвижность сперматозоидов в сочетании с их малым содержанием в эякуляте*) asthenozoospermia

астеноневротический asthenoneurotic
астенопический asthenopic
астенопия *ж.* asthenopia, eye strain, visual fatique

~, аккомодативная accommodative asthenopia
~, истерическая hysteric(al) asthenopia
~, мышечная muscular asthenopia
~, неврастеническая neurasthenic asthenopia
~, нервная nervous [retinal] asthenopia
~, психогенная psychogenic asthenopia
~, ретинальная retinal [nervous] asthenopia
~, тарзальная tarsal asthenopia
~, цветовая color vision asthenopia

астеноспермия *ж.* asthenospermia
астереогноз *м.* tactile amnesia
астериксиз *м.* asterixis, flapping tremor, "liver flap"
астерния *ж.* asternia
астеромикоз *м.* asteromycosis
астигматизм *м.* astigmatism, astigmia

~, анизотропный anisotropic astigmatism
~, врождённый congenital astigmatism
~, гиперметропический hypermetropic [hyperopic] astigmatism
~, истинный true astigmatism
~, миопический myopic astigmatism
~, неправильный irregular astigmatism
~, обратный inversed astigmatism
~, правильный regular astigmatism
~, приобретённый acquired astigmatism
~, простой simple astigmatism
~, прямой regular astigmatism
~, ретинальный retinal astigmatism
~, роговичный corneal astigmatism
~ с косыми осями oblique astigmatism
~, сложный compound astigmatism
~, смешанный mixed astigmatism
~, физиологический physiologic astigmatism
~, хрусталиковый lenticular astigmatism

астигматический astigm(at)ic
астигматоскоп *м.* astigm(at)oscope
астигмометр *м.* astigm(at)ometer
астигмоофтальмометр *м.* ophthalmometer, keratometer

астма *ж.* asthma

~, аллергическая [атопическая] allergic [atopic] asthma
~, бронхиальная bronchial [spasmodic] asthma
~, бронхиальная профессиональная occupational bronchial asthma
~, брюшная abdominal asthma
~, вилочковая thymic asthma
~, инфекционно-аллергическая intrinsic asthma
~, кишечная intestinal asthma
~, нервная nervous asthma
~, ночная nocturnal asthma
~, психогенная psychogenic asthma
~, сезонная seasonal asthma
~, сердечная paroxysmal nocturnal dyspnea, cardiac asthma
~, симптоматическая symptomatic asthma
~, экзогенная exogenous asthma

астматик *м. разг.* asthmatic, bronchial asthma sufferer
астматический asthmatic
астматоидный asthmatoid
астмогенный asthmogenic
астробласт *м.* astroblast
астробластома *ж.* astroblastoma, grade II *or* grade III astrocytoma
астроглиальный astroglial
астроглиобласт *м.* astroglioblast
астроглиома *ж.* astroglioma
астроглиоцит *м.* astrogliocyte
астроглия *ж.* astroglia, macroglia
астросфера *ж. цитол.* astrosphere, aster, paranuclear body, attraction sphere, Lavdovsky's nucleoid
астроцит *м.* astrocyte, astroglia [macroglia, Cajal's, Deiters'] cell, *astrocytus* [NH]

~, волокнистый fibrillar [fibrous] astrocyte, *astrocytus fibrosus* [NH]
~, плазматический [протоплазматический] protoplasmatic [protoplasmic, ameboid, reactive, gemistocytic] cell, ameboid [reactive, gemistocytic] astrocyte, gemistocyte, *astrocytus protoplasmaticus* [NH]
~ сетчатки retinal astrocyte, *astrocytus retinalis* [NH]
~, фиброзный fibrillar [fibrous] astrocyte, *astrocytus fibrosus* [NH]

астроцитарный, астроцитный astrocytic
астроцитоз *м.* astrocytosis
астроцитома *ж.* astrocytoma

~, анапластическая [атипическая] anaplastic [malignant, atypic(al), grade IV] astrocytoma, glioblastoma [spongioblastoma] multiforme
~, веретеноклеточная spindle cell astrocytoma
~, волосовидная pilocytic astrocytoma
~, гемистоцитарная gemistocytic [protoplasmatic, reactive] astrocytoma, gemistocytoma
~, гетеротипическая heterotypic(al) astrocytoma
~, гигантоклеточная giant [mast, large] cell astrocytoma
~, дедифференцированная dedifferentiated astrocytoma

~, злока́чественная malignant [anaplastic, atypic(al), grade IV] astrocytoma, glioblastoma [spongioblastoma] multiforme
~, крупнокле́точная large [mast, giant] cell astrocytoma
~, малигнизи́рованная anaplastic [malignant, atypic(al), grade IV] astrocytoma, glioblastoma [spongioblastoma] multiforme
~, мелкокле́точная small cell astrocytoma
~ мозжечка́ cerebellar astrocytoma
~ но́са nasal astrocytoma
~, пило́идная [пилоцита́рная] pilocytic astrocytoma
~, плазмати́ческая plasmatic astrocytoma
~, полиморфно-кле́точная polymorphocellular astrocytoma
~, протоплазмати́ческая protoplasmatic [gemistocytic, reactive] astrocytoma, gemistocytoma
~, субэпендима́льная subependimal astrocytoma
~, тучнокле́точная mast [large, giant] cell astrocytoma
~, фибрилля́рная fibrillary astrocytoma
~, фибро́зная fibrous astrocytoma
~, ювени́льная juvenile astrocytoma
асфигми́я *ж.* (*отсутствие пульса*) acrotism
асфигмогемиплеги́ческий asphygmohemiplegic
асфиксиа́нт *м.* asphyxiant
асфикси́я *ж.* asphyxia
~, бе́лая white asphyxia, asphyxia pallida
~, внутрима́точная [внутриутро́бная] intrauterine [fetal] asphyxia
~, втори́чная secondary asphyxia
~, вы́званная га́зами *или* пара́ми asphyxia caused by gases *or* vapors
~, вы́званная гравитацио́нными измене́ниями asphyxia caused by gravitation changes
~, вы́званная пи́щей *или* иноро́дным те́лом asphyxia caused by food *or* foreign body
~, вы́званная сдавле́нием [вы́званная сжа́тием] asphyxia caused by compression [compaction, constriction]
~, вы́званная утопле́нием asphyxia caused by drowning
~, засто́йная stagnant asphyxia
~, ингаляцио́нная inhalation asphyxia
~, ишеми́ческая ischemic asphyxia
~, лока́льная [ме́стная] local asphyxia, Raynaud's disease
~, механи́ческая mechanical asphyxia
~ новорождённого postnatal [neonatal] asphyxia, asphyxia of newborn, respiratory distress syndrome, congenital alveolar dysplasia, congenital aspiration pneumonia, asphyxia neonatorum
~ новорождённого, бе́лая [новорождённого, бле́дная] white asphyxia neonatorum
~ новорождённого, втори́чная secondary postnatal asphyxia, secondary asphyxia of newborn, asphyxia neonatorum secundaria
~ новорождённого, интраната́льная intranatal asphyxia of newborn, asphyxia neonatorum intranatalis
~ новорождённого, синю́шно-бе́лая blue-white asphyxia neonatorum
~ новорождённого, си́няя blue asphyxia neonatorum
~ новорождённого, тяжёлая heavy asphyxia neonatorum
~ новорождённого, уме́ренная moderate asphyxia neonatorum
~, патологи́ческая pathologic asphyxia
~, перината́льная perinatal asphyxia
~ плода́ intrauterine [fetal] asphyxia
~ плода́ при рожде́нии (*в 1-ю минуту после рождения*) birth asphyxia
~ плода́, хрони́ческая chronic fetal asphyxia
~, послеродова́я postnatal [neonatal] asphyxia, asphyxia of newborn, respiratory distress syndrome, congenital alveolar dysplasia, congenital aspiration pneumonia, asphyxia neonatorum
~, ретикуля́рная livedo reticularis, asphyxia reticularis, livedo annularis, livedo racemosa
~, си́няя blue asphyxia, asphyxia livida, asphyxia cyanotica
~, странгуляцио́нная strangulated asphyxia
~, ткане́вая tissue asphyxia
~, токси́ческая toxic asphyxia
~, травмати́ческая pressure stasia, traumatic asphyxia, traumatic apnea
асфикти́ческий asphyctic, asphyxial, asphyctous
асци́т *м.* ascites, abdominal [peritoneal] dropsy, hydroperitonea, hydroperitoneum
~, врождённый congenital ascites
~, геморраги́ческий hemorrhagic [bloody] ascites
~, желати́нозный gelatinous ascites
~, имму́нный immune ascites
~, преагона́льный preagonale ascites
~, псевдохилёзный pseudochylous ascites
~, сифилити́ческий syphilitic [luetic] ascites
~, туберкулёзный tuberculous ascites
~, филярио́зный filarial ascites
~, хилёзный chylous [chilosus, milky, adiposus] ascites
~, цирроти́ческий cirrhotic ascites
асци́т-ага́р *м.* ascitic agar
асци́т-бульо́н *м.* ascitic broth
асцити́ческий, асци́тный ascitic
асци́т-перитони́т *м.* peritonitis developing in presence of ascites
атави́зм *м.* atavism
~, психи́ческий *уст.* psychic atavism
атависти́ческий atavistic
ата́ка *ж.* attack
~ боле́зни attack of disease
~, вага́льная [ва́гусная, вазовага́льная] (vaso)vagal attack, vasovagal [vasodepressor] syncope, Gowers' syndrome
~, корона́рная coronary attack
~ пиелонефри́та attack of pyelonephritis
~, преходя́щая ишеми́ческая transient ischemic attack
~, ревмати́ческая acute attack of rheumatic fever
атаксиметри́я *ж.* ataximetria, ataxiagraphia
атаксио́метр *м.* ataxiameter, ataxiagraph

атаксиофоби́я ж. псих. ataxiophobia
атакси́ческий atactic, ataxic
атакси́я ж. ataxia, ataxy
 ~, алкого́льная alcohol(ic) ataxia
 ~, апрозекти́ческая aprosectic ataxia
 ~, артикуляцио́нная articulation ataxia
 ~, вазомото́рная vasomotor ataxia
 ~, вестибуля́рная labyrinthine [vestibular] ataxia
 ~, динами́ческая dynamic ataxia
 ~, интрапсихи́ческая intrapsychic ataxia
 ~, истери́ческая hysteric ataxia
 ~, лабири́нтная labyrinthine [vestibular] ataxia
 ~, ло́бная frontal [Bruns] ataxia
 ~, локомото́рная locomotor ataxia
 ~, маниака́льная maniacal ataxia
 ~ Мари́, насле́дственно-семе́йная Marie's hereditary cerebellar ataxia
 ~, мозгова́я cerebral ataxia
 ~, мозжечко́вая cerebellar ataxia
 ~, мозжечко́вая насле́дственная cerebellar hereditary ataxia
 ~, мото́рная motor ataxia
 ~, мы́шечная muscular ataxia
 ~, насле́дственная hereditary ataxia
 ~, насле́дственная спасти́ческая hereditary spastic ataxia
 ~ неоргани́ческого происхожде́ния nonorganic ataxia
 ~, опти́ческая visual [optical] ataxia
 ~, о́страя acute ataxia
 ~, прогресси́рующая дви́гательная progressive locomotor ataxia, tabes dorsalis
 ~, профессиона́льная professional ataxia, occupation neurosis
 ~, психоге́нная psychogenic ataxia
 ~, рецесси́вная recessive X-linked ataxia
 ~, рубра́льная rubral ataxia
 ~ с гипогонади́змом, мозжечко́вая Sheehan's syndrome
 ~, семе́йная familial ataxia
 ~ Се́нджера — Бра́уна Sanger-Brown [spinocerebellar] ataxia
 ~, сенсити́вная sensitive ataxia
 ~, спина́льная spinal ataxia
 ~, спина́льно-церебелля́рная spinocerebellar [Sanger-Brown] ataxia
 ~, ста́тико-локомото́рная staticolocomotory ataxia
 ~, стати́ческая static ataxia
 ~, табети́ческая tabetic ataxia
 ~ ту́ловища static ataxia
 ~ Фри́дрейха Friedreich's ataxia, Friedreich's disease
 ~, центра́льная central ataxia
 ~, церебра́льная cerebral ataxia
 ~, части́чная partial ataxia
 ~, энзооти́ческая enzootic ataxia
атакси́я-телеангиэктази́я ж. Louis-Bar syndrome, ataxia teleangiectasia, ataxia teleangiectasis
атакти́ческий atactic, ataxic
атаракси́я ж. ataraxia
атара́ктик м. ataractic

ата́чмен м. мед. тех. attachment
ателекта́з м. pulmonary collapse, atelectasis
 ~ лёгких, абсорбцио́нный absorption [acquired, obstructive, reabsorption, secondary] atelectasis
 ~ лёгких, ацино́зный acinar atelectasis
 ~ лёгких, врождённый primary [congenital, initial] atelectasis, atelectasis of newborn
 ~ лёгких, долево́й lobar [segmental] atelectasis
 ~ лёгких, до́льковый lobular atelectasis
 ~ лёгких, компрессио́нный compression atelectasis
 ~ лёгких, обтурацио́нный obturator atelectasis
 ~ лёгких, о́стрый масси́вный acute massive atelectasis
 ~ лёгких, очаго́вый focal atelectasis
 ~ лёгкого, травмати́ческий traumatic atelectasis
 ~ лёгкого, части́чный partial atelectasis
 ~, приобретённый acquired atelectasis
 ~, туберкулёзный tuberculous atelectasis
 ~ у плода́ или новорождённого, перви́чный primary [congenital, initial] atelectasis, atelectasis of newborn
ателекта́зный, ателектати́ческий atelectatic
ателия́ ж. at(h)elia
ателодонти́я ж. стом. atelodontia
ателокарди́я ж. atelocardia
ателомиели́я ж. atelomyelia
ателопрозопи́я ж. ateloprosopia
атерми́ческий athermic, apyretic, apyrexial, afebrile
атерогене́з м. atherogenesis
атероге́нный atherogenic
атерокальцино́з м. atherocalcinosis
атеро́ма ж. atheroma, atherosis, sebaceous cyst
 ~ ко́жи atheroma [sebaceous cyst] of skin
 ~, нагнои́вшаяся festered [suppurated] atheroma
атеромато́з м. atheromatosis, nodular sclerosis
атеромато́зный atheromatous
атеросклероге́нный atherosclerogenic
атеросклеро́з м. atherosclerosis
 ~ ао́рты atherosclerosis of aorta
 ~, корона́рный coronary atherosclerosis
 ~ Мёнкеберга medial calcification, Mönckeberg's sclerosis
 ~, нача́льный церебра́льный initial cerebral atherosclerosis
 ~, о́бщий general atherosclerosis
 ~ сосу́дов головно́го мо́зга cerebral atherosclerosis
 ~, церебра́льный cerebral atherosclerosis
 ~, эксперимента́льный experimental atherosclerosis
 ~, экстракорона́рный extracoronary atherosclerosis
атеросклероти́ческий atherosclerotic
атерэктоми́я ж. кард. atherectomy
атето́з м. athetosis
 ~, двойно́й врождённый double congenital athetosis
 ~, зрачко́вый hippus; pupillary athetosis
атето́зный athetosic

атетоидный athetoid; athetosic
атетотический athetotic
атимия ж. athymia, athymism
атимолимфоплазия ж. athymolymphoplasia, alymphocytary [lymphopenic] agammaglobulinemy, Glanzmann-Riniker syndrome, Swiss type of immunoparesis
атипический, атипичный (напр. о клетке) atypical
атипия ж. atypia, atypism
атиреоз м. athyreosis, athyroidism, athyroidation; hypothyroidism
атлант м. atlas, *atlas* [NA]
атланто-аксиальный, атланто-затылочный, атланто-окципитальный atlantooccipital
атлетический athletic
атмотерапия ж. (*терапия парами лекарственных веществ*) atmotherapy, steamy medicine therapy
атонический atonic
атония ж. atony
 ~, врождённая congenital atony
 ~ капилляров capillar atony
атопический atopic
атопия ж. atopy, hereditary [spontaneous, atopic] allergy, atopic illness, "foreign disease"
атравматический atraumatic
атрактоплазма ж. atractoplasm
атрансферринемия ж. atransferrinemia
атрезия ж. atresia, clausura, atretic teratosis
 ~, анальная anal atresia, imperforate anus
 ~, билиарная biliary atresia, biliary agenesia
 ~ лёгочного клапана pulmonic valve atresia
 ~ отверстия Мажанди atresia foraminis Magendie, Dandy-Walker syndrome
 ~ пищевода congenital esophageal obstruction, esophageal atresia
 ~ типа яблочной шелухи apple peel atresia
 ~ фолликула follicular atresia
 ~ хоан choanal atresia
атрепсия ж. athrepsy
атретический atretic, atresic, imperforate
атриовентрикулярный atrioventricular
атриомегалия ж. atriomegalia
атриосептопексия ж. atrioseptopexy
 ~ Бейли Bailey's atrioseptopexia
атриотомия ж. atriotomy
атрихия ж. atrichia, atrichosis
 ~, пятнистая atrichia maculosa
атрихоз м. atrichosis, atrichia
атропин м. atropine
атропинизация ж. atropinization
атропинизировать to atropinize
атропинизм м. atropinism
атропиновый atropine
атрофированный (*об органе*) nonfunctional, atrophied
атрофический atrophic
атрофия ж. atrophy, atrophia
 ~ альвеол, преждевременная periodontosis, parodontosis
 ~, артритическая arthritic atrophy

~, белая *невр.* atrophie blanche, "white atrophy"
~, бурая brown atrophy
~, воспалительная inflammatory atrophy
~ вульвы, прогрессирующая диффузная *дерм.* kraurosis vulvae, leukokraurosis, leukoplacic vulvitis
~, гемифациальная hemifacial atrophy, Parry-Romberg syndrome
~ гирата хориоидеи gyrate atrophy of choroid
~, гладкая smooth atrophy
~ глаза phthisis of eye
~, гормональная hormonal atrophy
~, дегенеративная degenerative atrophy
~ десневого края gingival margin atrophy
~, дисфункциональная dysfunctional atrophy
~, жёлтая (acute) yellow atrophy
~, жировая fatty atrophy
~ жировой ткани, кольцевидная atrophia textus adiposi anularis, Ferreira-Marquis syndrome
~, заместительная substitutive atrophy
~, зернистая granular atrophy
~ зрительного нерва optic atrophy
~ зрительного нерва, атеросклеротическая atherosclerotic optic atrophy
~ зрительного нерва, вторичная secondary optic atrophy
~ зрительного нерва, глаукоматозная glaucomatous optic atrophy
~ зрительного нерва Лёбера Leber's optic atrophy, Leber's disease
~ зрительного нерва, наследственная детская infantile heredofamilial optic atrophy, hereditary optic atrophy with early onset, Behr's syndrome
~ зрительного нерва, неполная partial optic atrophy
~ зрительного нерва, первичная primary optic atrophy
~ зрительного нерва, полная total optic atrophy
~ зрительного нерва, постневритическая postneuritic optic atrophy
~ зрительного нерва, прогрессирующая progressive optic atrophy
~ зрительного нерва, простая primary optic atrophy
~ зрительного нерва, сосудистая vascular optic atrophy
~ зрительного нерва, табетическая tabetic optic atrophy
~ зрительного нерва, частичная partial optic atrophy
~, идиопатическая idiopathic atrophy
~, идиопатическая лёгочная progressive [idiopathic] lung atrophy, disappearing lung
~, ишемическая ischemic atrophy
~ кишечных крипт crypt atrophy
~ кожи, белая atrophie blanche, "white atrophy"

атрофия

~ кожи, идиопатическая прогрессирующая primary diffuse atrophy, atrophia cutis idiopathica progressiva
~ кожи, линейная linear atrophy
~ кожи, пятнистая anetoderma, macular atrophy
~ кожи, рубцовая ulerythema
~ кожи, старческая senile atrophy, atrophia cutis seniles, atrophoderma biotriptica
~ кожи Фордайса, симметричная acrodermatitis chronica atrophicans
~, компрессионная compression atrophy
~, концентрическая concentric atrophy
~, костная bone atrophy
~ лица, односторонняя прогрессирующая face hemiatrophy
~, лучевая radiation atrophy
~, местная local atrophy
~ мозга cerebral atrophy
~ мозга, ограниченная предстарческая circumscribed atrophy of brain, convolutional (cerebral) [lobar] atrophy
~ молочной железы mastatrophy
~, мышечная псевдомиопатическая [мышечная спинальная прогрессирующая ювенильная, мышечная спинальная проксимальная наследственная] juvenile muscular atrophy, (Wohlfart-)Kugelberg-Welander disease
~ мышц muscle [muscular] atrophy
~ мягких тканей soft-tissue atrophy
~, невротическая neurotic [nervous] atrophy
~ ногтей onychoatrophia
~, общая cachexia, cachexy
~, оливопонтоцеребеллярная olivopontocerebellar atrophy, Dejerine-Thomas disease
~, острая acute atrophy
~, острая костная Sudeck's atrophy; posttraumatic osteoporosis
~ от бездействия dysfunctional atrophy
~ от давления compression [pressure] atrophy
~ Парро (новорождённого) Parrot's atrophy of newborn
~, патологическая pathological atrophy
~, перипапиллярная ползучая хориоидальная geographic helicoid peripapillary choroidopathy, geographic choroiditis
~, перонеальная мышечная peroneal muscular atrophy, Charcot-Marie-Tooth disease
~ печени, красная red atrophy of liver
~ печени, острая жёлтая acute yellow atrophy of liver, acute parenchymatous hepatitis, massive hepatic necrosis, Rokitansky's disease, malignant jaundice
~ Пика Pick's atrophy
~, постиммобилизационная plaster-of-Paris disease
~, прогрессирующая progressive atrophy
~, прогрессирующая гемифациальная progressive hemifacial atrophy, Parry-Romberg syndrome
~, прогрессирующая лёгочная progressive [idiopathic] lung atrophy, disappearing lung
~, простая simple atrophy
~, псевдогипертрофическая pseudohypertrophic atrophy
~ радужки, прогрессирующая эктодермальная progressive ectodermal iris atrophy
~ радужки, эссенциальная прогрессирующая essential progressive atrophy of iris
~ селезёнки splenic atrophy
~, серая gray atrophy
~, серозная serous atrophy
~ сетчатки, простая опоясывающая snail tract retinal degeneration
~ сосудистой оболочки, прогрессирующая choroideremia, progressive choroidal atrophy
~, спинальная spinal atrophy
~, спинальная мышечная Hoffmann's muscular atrophy, Werdnig-Hoffmann disease
~ тимуса, острая acute thymic atrophy
~, физиологическая physiological atrophy
~ хориоидеи, дольчатая [хориоидеи, извилистая] gyrate atrophy of choroid
~ хориоидеи, перипапиллярная серпигинозная peripapillary serpiginous choroidopathy
~ хориоидеи, центральная ареолярная central areolar choroidal [cape] dystrophy, central areolar choroidal sclerosis, central areolar choroidal atrophy
~ хориоидеи, эссенциальная прогрессирующая essential progressive choroidal atrophy
~, хориоретинальная chorioretinal atrophy
~, церебральная cerebral atrophy
~, эксцентрическая eccentric atrophy

атрофодермия ж. atrophoderma [xeroderma] pigmentosum, atrophoderma
~ лица, сетчатая atrophoderma faciei reticulata
~, невротическая atrophoderma neurotica
~, эритематозная сетчатая atrophoderma reticulata erythematosa

аттенуация ж. микр. attenuation
аттенуированный микр. attenuated
аттенюатор м, постоянный constant attenuator
аттестация ж. доноров-трансплантантов donor notification
аттик м. attic, epytympanum
аттикоантромастоидотомия ж. atticoantromastoidotomy
аттикоантротомия ж. atticoantrotomy
аттикотомия ж. atticotomy
аттрактант м. attractant
аттракция ж. хим., цитол. attraction
аугментация ж. augmentation
аудиогенный audiogenic
аудиограмма ж. audiogram
~, пороговая threshold audiogram
~, речевая speech audiogram
~, тональная pure tone audiogram
аудиолог м. audiologist
аудиологический audiologic
аудиология ж. audiology
аудиометр м. audiometer
аудиометрия ж. audiometry

~ (Бекеши), автоматическая automatic (Békésy) audiometry
~ в свободном звуковом поле free sound field audiometry
~, компьютерная [объективная] computed [objective] audiometry
~, поведенческая behavioral audiometry
~, речевая speech audiometry
~, тональная pure tone audiometry
~ фильтрованной речью filtered speech audiometry
аудиостимулятор *м.* audiostimulator
аудиостимуляция *ж.* audiostimulation
ауксанограмма *ж.* auxanogram
ауксанографический auxanographic
ауксанография *ж.* auxanography
ауксин *м.* auxin
ауксоаутотроф *м.* auxoautotroph
ауксогетеротроф *м.* auxoheterotroph
ауксотроф *м.* auxotroph
ауксотрофный auxotrophic
ауксохром *м.* auxochrome
ауксохромный auxochromous
ауксоцит *м.* auxocyte
аура *ж.* aura
~, абдоминальная abdominal aura
~, астматическая aura asthmatica
~, височная temporal aura
~, зрительная visual aura
~, истерическая aura hysterica
~, кинестетическая kinesthetic aura
~, надчревная epigastric aura
~, обонятельная olfactory aura
~, психическая psychic [mental] aura
~, слуховая auditory aura
~, эпилептическая epileptic aura
аурантин *м.* aurantin, aureolic acid
ауреомицин *м.* aureomycin
аурикуловентрикулярный auriculoventricular
аурикулопунктура *ж.* auriculopuncture
аурикулотемпоральный auriculotemporal
аурикулотерапия *ж.* auriculotherapy
аурикулярный auricular
ауропальпебральный auropalpebral
ауропупиллярный auropupillar
аускультация *ж.* auscultation
~, непосредственная immediate [direct] auscultation
~, непрямая mediate auscultation
~, прямая immediate [direct] auscultation
аускультировать to auscultate
аутбридинг *м. ген.* outbreeding
аутизм *м.* autism, autistic thinking
~, детский infantile [children] autism, Kanner's syndrome
аутистический autistic
ауткроссинг *м. ген.* outcrossing
аутоагглютинация *ж.* autoagglutination
аутоагглютинин *м.* autoagglutinin
аутоагрегация *ж.* self-aggregation
аутоагрегирующий self-aggregating
аутоагрессия *ж.* autoaggression, self-aggression
аутоаллерген *м.* autoallergen

аутоаллергенный autoallergenic
аутоаллергический autoallergic
аутоаллергия *ж.* autoallergy
аутоампутация *ж.* autoamputation
аутоанализатор *м.* autoanalyzer
аутоанамнез *м.* autoanamnesis
аутоанафилаксия *ж.* autoanaphylaxis
аутоантиген *м.* autoimmune antigen, autoantigen, self-antigen
~, тканевой self-tissue antigen
аутоантигенность *ж.* autoantigenicity
аутоантигенный autoantigenic
аутоантикомплемент *м.* autoanticomplement
аутоантитело *с.* antiself [autoreactive] antibody, autoantibody
~, антиидиотипическое antiidiotype antibody
~ к щитовидной железе long-acting thyroid stimulator
~, тепловое warm autoantibody
~, холодовое cold autoantibody
аутобактериофаг *м.* autobacteriophage
аутовакцина *ж.* autovaccine, autogenous [autologous] vaccine
аутовакцинация *ж*, аутовакцинотерапия *ж.* autovaccination, self-immunization, self-inoculation
аутогамия *ж.* autogamy
аутогамный autogamous
аутогемолизин *м.* autohemolysin
аутогемотерапия *ж.* autohemotherapy
аутогемотрансфузия *ж.* auto(hemo)transfusion
аутогенез *м.* autogenesis
аутогенетический autogenetic
аутогенный autogenous, autogenic
аутогеномный autogenomatic
аутогетероплоид *м.* autoheteroploid
аутогетероплоидный autoheteroploid(al)
аутогисторадиография *ж.* autoradiography, radioautography, histo(auto)radiography, historadioautography
аутографизм *м.* autographism, dermographism, derm(at)ographia
аутография *ж.* radioautography, autoradiography
аутодермопластика *ж.* autoplasty, autografting, autotransplantation, autologous grafting
аутодетерминанта *ж. иммун.* autoimmune epitope, self-determinant, self-epitope
аутодонорство *с.* autodonation
аутозит *м.* autosite
аутозитный autositic
аутоидентификация *ж.* autoidentification
~, половая [сексуальная] sexual autoidentification
аутоиммунизация *ж.* autoimmunization, autosensitization, self-immunization
аутоиммунитет *м.* autoimmunity
аутоиммунность *ж.* autoimmunity
аутоиммунный autoimmune
аутоиммуноагрессия *ж.* autoimmune aggression
аутоиммунорегуляция *ж.* autoimmunoregulation
аутоинвазия *ж.* autoinvasion
аутоингибирование *с.* autoinhibition
аутоинокуляция *ж.* autoinoculation

аутоинтоксика́нт *м.* autointoxicant
аутоинтоксика́ция *ж.* autointoxication, autotoxicosis, self-poisoning, endointoxication
~, дискрази́ческая dyscratic autointoxication
~, кише́чная intestinal autointoxication, copremia
~, обме́нная metabolic autointoxication
~, резорбцио́нная resorption autointoxication
~, ретенцио́нная retention autointoxication
аутоинфе́кция *ж.* autoinfection, self-infection
аутоката́лиз *м.* autocatalysis
аутокаталити́ческий autocatalytic
аутокатетериза́ция *ж.* autocatheterization
аутокинези́я *ж.* autokinesia, autokinesis
аутокри́нный autocrine
аутокро́вь *ж.* autoblood
аутолава́ж *м.* autolavage
аутолейкоагглютини́н *м.* autoleukoagglutinin
аутолейкоцитотерапи́я *ж.* autoleukocytotherapy
ауто́лиз *м.* (*кле́ток*) autolysis, self-destruction, self-digestion, self-injury, self-lysis
~ тка́ней tissue autolysis
аутолиза́т *м.* autolysate
~, дрожжево́й yeast autolysate
аутолизи́н *м.* autolysin
аутолизосо́ма *ж.* autolysosome
аутолити́ческий autolytic
аутологи́ческий autologous
аутомнези́я *ж.* automnesia
аутомобилиза́ция *ж.* automobilization
аутомоносексуали́зм *м.* automonosexuality
аутоневропла́стика *ж.* autoneuroplasty
аутоофтальмоско́п *м.* auto-ophthalmoscope
аутоофтальмоскопи́я *ж.* auto-ophthalmoscopy
аутопепти́д *м.* autologous peptide
аутоперфу́зия *ж.* autoperfusion
аутоплазмотрансфу́зия *ж.* autotransfusion
аутопла́стика *ж.* autoplasty, autografting, autotransplantation, autologous grafting
аутопло́ид *м.* auto(poly)ploid
аутоплоиди́я *ж.* auto(poly)ploidy
аутополипло́ид *м.* auto(poly)ploid
аутополиплоиди́я *ж.* auto(poly)ploidy
аутопротромби́н *м.* autoprothrombin
аутопсихо́з *м. уст.* autopsychosis
~ Ве́рнике Wernicke's autopsychosis
~ Ве́рнике, экспанси́вный Wernicke's expansive autopsychosis
аутопсихотерапи́я *ж.* autopsychotherapy
ауто́псия *ж.* autopsy, cadaveric [postmortem] examination, necropsy
ауторадиогра́мма *ж.* autoradiogram, radioautogram
ауторадио́граф *м.* autoradiograph, radioautograph, autohistoradiograph
ауторадиографи́я *ж.* autoradiography, radioautography
~ всего́ те́ла whole [total] body autoradiography
~ ме́тодом покры́тия coated autoradiography
~ накло́нных сре́зов mounted autoradiography

~, о́бщая [тота́льная] whole [total] body autoradiography
аутореакти́вность *ж.* autoreactivity, autoresponsiveness
ауторегуля́ция *ж.* autoregulation
аутореинва́зия *ж.* autoreinvasion
аутореинфу́зия *ж.* autoreinfusion
ауторепара́ция *ж.* self-repair
ауторепликация *ж.* self-replication
ауторецеп́тор *м.* autoreceptor
аутосенсибилиза́ция *ж.* self-sensitization, autosensibilization
аутосеротерапи́я *ж.* autoserotherapy, autoserum therapy
аутоско́п *м.* autoscope
аутоскопи́я *ж.* direct laryngoscopy
аутосо́ма *ж.* autosome, *autosoma* [NH]
аутосо́мный autosomal
аутостетоско́п *м.* autechoscope
аутостимуля́ция *ж.* autostimulation
аутотендопла́стика *ж.* autotendoplasty
аутотолера́нтность *ж.* internal tolerance, self-tolerance
~, генети́чески предетермини́рованная natural self-determinant tolerance
аутотоми́я *ж.* autotomy
аутотопагнози́я *ж.* autotopagnosia
аутотрансплантант *м.* autograft, autogenic [autogenous, autologous] graft, autoplast, autoplastic graft
~ гу́бчатой ко́сти autogenic cancellous bone (graft)
~, ко́жный autodermic graft
~, ко́стный autogenous bone, autologous bone graft
~, се́тчатый meshed autograft
аутотрансплантация *ж.* self-grafting, autotransplantation, autografting
аутотрансфу́зия *ж.* autotransfusion, autoinfusion
аутотре́нинг *м.* autogenic training, autogenic therapy
аутотро́ф *м.* autothroph
~, облига́тный obligate autotroph
~, факультати́вный facultative autotroph
аутотро́фный autotrophic
аутоуроте́ст *м.* (*проба с внутрикожным введением аутологичной мочи*) autourine test
аутофаги́ческий autophagic
аутофаги́я *ж.* autophagia
аутофагосо́ма *ж.* autophagosome
аутофили́я *ж. псих.* autophilia, narcissism
аутофлюороско́п *м.* autofluoroscope
аутофони́я *ж.* autophony
аутохто́нный autochtonous
аутоцитолизи́н *м.* autocytolysin
аутоцитотокси́н *м.* autocytotoxin
аутоцитотокси́чность *ж.* autocytotoxicity, self-killing
аутоэколо́гия *ж.* autoecology
аутоэпиля́ция *ж.* autoepilation
аутоэпито́п *м. иммун.* autoimmune epitope, self-determinant, self-epitope
аутоэроти́зм *м.* autoeroti(ci)sm

~, ананка́стный [навя́зчивый] anankastic autoerotism
~, патологи́ческий pathologic(al) autoerotism
~, сто́йкий замести́тельный persistent [stable] deputizing [deputy, compensating] autoerotism
аутоэроти́ческий autoerotic
аутоэхолали́я ж. autoecholalia
афаги́я ж. aphagia
афази́ческий aphasi(a)c
афази́я ж. aphasia
~, акусти́ческая acoustic [auditory] aphasia, word deafness
~, амнести́ческая amnestic [amnemonic] aphasia
~, ассоциати́вная associative aphasia
~, атакти́ческая ataxic aphasia
~ Брока́ Broca's aphasia
~, верба́льная verbal aphasia
~ Ве́рнике Wernicke's [receptive] aphasia
~, глоба́льная global aphasia
~, графомото́рная graphomotor aphasia
~, комбини́рованная combined aphasia
~, ко́рковая cortical aphasia
~, мото́рная motor aphasia
~, подко́рковая subcortical aphasia
~, по́лная complete aphasia
~, проводнико́вая conduction aphasia
~, психосенсо́рная psychosensory aphasia
~, семанти́ческая semantic aphasia
~, сенсо́рная sensory aphasia
~, сме́шанная mixed aphasia
~, талами́ческая thalamic aphasia
~, тота́льная total aphasia
~, транскортика́льная transcortical aphasia
~, функциона́льная functional aphasia
~, центра́льная central aphasia
афаки́ческий офт. aphakic
афаки́я ж. офт. aphakia, aphacia
~, врождённая congenital aphakia
~, односторо́нняя monocular aphakia
~, приобретённая acquired aphakia
афаланги́я ж. aphalangia
афебри́льный afebrile, apyretic, apyrexial, athermic
афеми́я ж. невр. aphemia, pure word muteness
афере́з м. (a)pheresis
афетопротеи́н м. afetoprotein
афибрилля́рный afibrillar
афибриногенеми́я ж. afibrinogenemia
~, врождённая congenital afibrinogenemia
афиброплази́я ж. afibroplasia
афици́д м. экол. aphicide
афлатоксико́з м. aflatoxicosis
афлатокси́н м. aflatoxin
афони́ческий aphonous, aphonic
афони́я ж. aphonia
~, паралити́ческая aphonia paralytica
~, парано́идная aphonia paranoica
~, спасти́ческая spastic aphonia
~, функциона́льная functional aphonia
афрази́я ж. aphrasia
афродизи́я ж. сексол. aphrodisia

афто́з м. aphthosis
афто́зный aphthous
афтонги́я ж. (афазия, обусловленная спазмом речевой мускулатуры) aphthongia
а́фты ж. мн. aphtae
~ Бедна́ра Bednar's aphthae, pterygoid ulcer
~, кахекти́ческие cachectic aphthae
аффе́кт м. affect
~, астени́ческий asthenic affect
~, изменённый abnormal affect
~, патологи́ческий pathologic affect
~, перви́чный primary affect
~, пове́рхностный shallowness of affect
~, стени́ческий sthenic affect
аффекти́вность ж. affectivity
аффекти́вный affective
афферéнтный afferent, centripetal, e(i)sodic
аффините́т м., аффи́нность ж. ген., иммун. affinity
~ антите́л antibody affinity
ахалази́я ж. achalasia
~, кардиа́льная cardiac achalasia
~ карди́и esophageal achalasia; cardiospasm
~ мочето́чника ureteric achalasia
~, пельвиректа́льная pelvirectal achalasia, congenital [aganglionic] megacolon, Hirschsprung's disease
~, пилори́ческая pyloric achalasia
~ пищево́да, врождённая congenital achalasia of esophagus, congenital megaesophagus
~ пищево́да, идиопати́ческая idiopathic esophageal achalasia
~, сфи́нктерная sphincteral achalasia
ахейли́я ж. acheilia, absence of lips
ахейри́ческий ach(e)iric
ахейри́я ж. acheiria, apodia
ахили́ческий achylic, achilous
ахили́я ж. achylia, achylosis
~, гистаминоусто́йчивая histamine-resistant achylia
~, желу́дочная gastric achylia
~, панкреати́ческая pancreatic achylia
~, по́лная complete achylia
~, сто́йкая stable [permanent] achylia
~, функциона́льная functional achylia
ахиллобурси́т м. achillobursitis, Achilles tendon bursitis
ахиллоде́з м. achillodesis
ахиллодини́я ж. achillodynia
ахиллорафи́я ж. achillorrhaphy
ахиллотенопла́стика ж. achillotenoplasty
~ Ба́йера Bayer's achillotenoplasty
ахилло(тено)томи́я ж. achillotomy
ахлоргидри́ческий achlorhydric
ахлоргидри́я ж. achlorhydria, gastric anacidity
ахлори́дный achlorid
ахлоропси́я ж. achloropia
ахоли́ческий acholic, acholous
ахоли́я ж. acholia
ахолури́ческий acholuric
ахолури́я ж. acholuria
ахондрогене́з м. achondrogenesis

ахондрогенез

~ типа Лангера — Салдино achondrogenesis type II, Langer-Saldino achondrogenesis
~ типа Парéнти — Фраккаро Parenti-Fraccaro type achondrogenesis
ахондроплазия ж. achondroplasia, achondroplasty, chondrodistrophy
ахрестический achrestic
ахроацитоз м. achroacytosis
ахроглобин м. achroglobin
ахромазия ж. achromatopsia, color blindness
ахроматин м. achromatin
ахроматический achromatic
ахроматоп(с)ия ж. achromatopsia, color blindness
~, полная complete achromatopsia
~, частичная incomplete achromatopsia
ахроматофилия ж. achromatophylia
ахромацит м. achroma(to)cyte
ахромилоид м. achromatic amyloide
ахромия ж. achromia
~ кожи achromia cutis
~, послепаразитарная achromia parasitica
ацеколин м. acetylcholine chloride
ацервулома ж. acervuloma, psammoma
ацетабулопластия ж. acetabuloplasty
ацетатцеллюлоза ж. cellulose acetate
ацетилгалактозамин м. acetylgalactosamine
ацетилгалактозамин-сульфат м. acetylgalactosamine sulfate
ацетилглицин м. acetylglycine
ацетилглюкозамин м. acetyl-D-glucosamine
ацетил-β-D-глюкозаминидаза ж. acetyl-β-D-glucosaminidase
ацетилглюкозаминфосфотрансфераза ж. acetyl-glucosamine phosphotransferase
ацетилдофамин м. acetyldophamine
ацетилирование с. acetylation, acetylization
ацетилированный acetylated
ацетил-CoA-карбоксилаза ж. acetyl-CoA carboxylase
ацетилкарнитин м. acetylcarnitine
ацетилфосфат м. acetylphosphate
ацетилхолин м. acetylcholine
ацетилхолинхлорид м. acetylcholine chloride
ацетилхолинэстераза ж. acetylcholinesterase
ацетиметр м. acetimeter, acetometer
ацетоацетат м. acetoacetate
ацетон м. acetone
ацетонемический acetonemic
ацетонемия ж. acetonemia
~, диабетическая diabetic acetonemia
ацетонурический acetonuric
ацетонурия ж. acetonuria, ketonuria
ацетоуксусный acetoacetic
ацефал м. acephalus
ацефалия ж. acephaly, acephalia, acephalism
ацефалобрахия ж. acephalobrachia
ацефалогастер м. acephalogaster
ацефалогастрия ж. acephalogastria
ацефалокардия ж. acephalocardia
ацефалопод м. acephalopodius
ацефалоподия ж. acephalopodia
ацефалорахия ж. acephalorrhachia
ацефалостомия ж. acephalostomy
ацефалоторация ж. acephalothoracia
ацефалоциста ж. acephalocyst
ацидаминурия ж. aminoaciduria, acidaminuria
ацидемия ж. acidemia
~, изовалериановая isovaleric acidemia
~, метилмалоновая methylmalonic acidemia
~, пироглутаминовая pyroglutamic acidemia
~, пропионовая propionic acidemia
ацидиметр м. acidimeter
ацидиметрия ж. acidimetry
ацидоз м. acidosis
~, врождённый молочный congenital lactic acidosis
~, газовый gas(eous) acidosis
~, декомпенсированный decompensated acidosis
~, диабетический diabetic acidosis
~, дыхательный respiratory acidosis
~, изолированный isolated acidosis
~, компенсированный compensated acidosis
~, метаболический metabolic acidosis
~ мозга acidosis of brain
~, молочнокислый lacticemia
~, негазовый nongaseous acidosis
~, некомпенсированный uncompensated acidosis
~, обменный metabolic acidosis
~ плода fetal acidosis
~, послеоперационный postoperative acidosis
~, почечноканальцевый renal tubular acidosis
~, почечный renal acidosis
~, респираторный respiratory acidosis
~, тканевой tissue acidosis
~, тубулярный tubular acidosis, Lightwood-Albright syndrome
ацидозный acidosic, acidotic
ацидотест м. Acetest
ацидотический acidotic, acidosic
ацидофил м. acidophil, acidocyte, eosinophil, acidophilic [eosinophilic] cell
ацидофилин м. acidophilin, acidophilic milk
ацидофилия ж. acidophilia
ацидофильность ж. acidophilism
ацидофильный acidophil(ic), acidophilous, oxyphilic
ацидоцитоз м. acidocytosis, eosinophilia, eosinophylic leukocytosis
ацидоцитопения ж. acidocytopenia, eosinopenia, acidopenia, eosinophylic leukopenia
ацидурический aciduric
ацидурия ж. aciduria
~, ксантуреновая xanthurenic aciduria
~, метилкротоновая beta-methylcrotonyl-CoA carboxylase deficiency, methylcrotonic aciduria
~, оротиковая orotic aciduria
~, парагидроксифенилуксусная para-hydroxyphenylacetic aciduria
ациклический acyclic
ацикловир м. иммун. acyclovir
ациклонуклеозиды м. мн. acyclonucleosides
ацилирование с. хим. acylation
ацилкарнитин м. acylcarnitine
ацилфосфатаза ж. acylphosphatase

ацинарноклеточный acinic-cell
ацинарный, ацинозный acinar, acinic, acinous, acinal
ациноцит *м.* exocrine pancreatic cell
áцинус *м.* acinus, *acinus* [NA, NH]
 ~, железистый glandular acinus
 ~, лёгочный pulmonary acinus
 ~, панкреатический pancreatic acinus
аэрарий *м.* aerarium
аэратор *м.* aerator
аэрация *ж.* aeration, ventilation
 ~ водоёма aeration of water reservoir
 ~ воды water aeration
 ~ сточных вод sewage [waste water] aeration
аэрирование *с.* aeration
аэроакустика *ж.* aeroacoustics
аэроаллерген *м.* inhalant allergen, aeroallergen
аэроб *м.* aerobe
 ~, облигатный obligate [obligatory] aerobe
 ~, факультативный facultative aerobe
аэробактер *м.* Aerobacter (aerogenes), Enterobacter aerogenes
аэробика *ж.* aerobics, popmobility
аэробиоз *м.* aerobiosis
аэробный aerobic, aerobian, aerophil
аэрогелиотерапия *ж.* aeroheliotherapy
аэроген *м.* aerogen
аэрогенез *м.* aerogenesis
аэрогенный aerogenic, aerogenous
аэрогидроионизатор *м.* aerohydroionizer
аэрогидротерапия *ж.* aerohydrotherapy
аэрозолизация *ж.* aerosolization
аэрозоль *м.* aerosol, spray
 ~, бактериальный bacterial aerosol
 ~, бактерицидный bactericidal aerosol
 ~, бытовой communal aerosol
 ~, дозированный metered aerosol
 ~, лечебный medical aerosol
 ~, радиоактивный radioaerosol, radioactive aerosol
аэрозольный aerosol
аэрозольтерапия *ж.* aerosol therapy, atmiatrics, atmiatry
аэроион *м.* air [atmospheric, gaseous] ion
 ~, отрицательный negative air ion
 ~, положительный positive air ion
аэроионизатор *м.* aeroionizer
 ~, электроэффлювиальный electroeffluvial aeroionizer
аэроионизация *ж.* aeroionization, electric breeze; atomization
аэроионоингалятор *м.* aeroioninhaler
аэроионоингаляция *ж.* aeroionoinhalation
аэроионотерапия *ж.* aeroionotherapy, air ion therapy
аэрокоагулятор *м.* aerocoagulator
аэрокоагуляция *ж.* aerocoagulation
аэроколия *ж.* aerocoly
аэромаммография *ж. рентг.* aeromammography, pneumomammography
аэрометр *м.* aerometer
аэроневроз *м.* aeroneurosis

аэроотит *м.* aerootitis, aviator's ear
аэропатия *ж.* aeropathy
аэроперитонеум *м.* pneumoperitoneum, aeroperitoneum
аэропланктон *м. экол.* aeroplankton
аэросинусит *м.* aerosinusitis
аэроскоп *м.* aeroscope
аэросолярий *м.* aerosolarium
аэротенк *м.* aerotank, aeration tank
аэротерапия *ж.* aerotherapy, aerotherapeutics
аэротермотерапия *ж.* aerothermotherapy
аэротромбоз *м.* aerothrombosis
аэротропизм *м.* aerotropism
аэрофагия *ж.* aerophagia, aerophagy, air-swallowing
аэрофил *м.* obligate [obligatory] aerobe
аэрофильтр *м.* aerofilter
аэрофитотерапия *ж.* aerophytotherapy
аэрофобия *ж.* aerophobia
аэроцеле *с.* aerocele
аэроцентрифуга *ж.* aerocentrifuge
аэроэлектрофорез *м.* aeroelectrophoresis
аэроэмболия *ж.* aeroembolism

Б

багульник *м. фарм.* ledum, Labrador tea, *Ledum*
 ~ болотный crystal tea ledum, *Ledum palustre*
бадан *м. фарм.* bergenia, *Bergenia*
 ~ толстолистный leather bergenia, *Bergenia crassifolia*
бадьян *м. фарм.* anisetree, *Illicium*
 ~ звёздчатый [китайский] truestar [Chinese] anisetree, *Illicium verum*
база *ж.* base
 ~, больничная hospital [nosocomial] base
 ~ данных data base
базалиома *ж. онк.* basal cell carcinoma, basal cell epithelioma, basalioma
 ~, аденоидная adenoid basalioma, adenoid basal cell carcinoma
 ~, дермальная dermal basal cell carcinoma, dermal basalioma
 ~, кистозная cystic basal cell carcinoma, cystic basalioma
 ~ кожи, плоская поверхностная неизъязвляющаяся pagetoid basal cell carcinoma, pagetoid basalioma, basalioma cutis planum superficiale inexulcerans
 ~, мультицентрическая multicentric basal cell carcinoma, multicentric basalioma
 ~, ороговевающая keratinizing basal cell carcinoma, keratinizing basalioma
 ~, педжетоидная [пигментированная, пигментная] pagetoid basal cell carcinoma, pagetoid basalioma, basalioma cutis planum superficiale inexulcerans

базалиома

~, сетчатая reticular [trabecular] basal cell carcinoma, reticular [trabecular] basalioma
~, склеродермоподобная sclerodermoid basal cell carcinoma, sclerodermoid basalioma
~, солидная solid basal cell carcinoma, solid basalioma
~, узелково-язвенная nodular-ulcerous basal cell carcinoma, nodular-ulcerous basalioma

базедовизм *м. (лёгкая форма диффузного токсического зоба)* basedowism
базедовик *м. разг. (мужчина, страдающий диффузным токсическим зобом)* basedowian
базедовификация *ж. (появление симптомов диффузного токсического зоба на фоне эутиреоидного зоба)* basedowification
базедовичка *ж. разг. (женщина, страдающая диффузным токсическим зобом)* basedowian
базидиомицеты *м. мн.* club fungi, *Basidiomycetes*
базилик *м. фарм.* sweet basil, *Ocimum basilicum*
~ камфорный [обыкновенный, огородный] sweet basil, *Ocimum basilicum*
~ эвгенольный East Indies basil, *Ocimum gratissimum*
базилярный basilar
базион *м. антроп.* basion
базиотриб *м. мед. тех.* basiotribe, cranioclast
базиотрипсия *ж. акуш.* craniotomy, cranioclasis, cranioclasty, basiotripsy, basilysis
базопения *ж.* basophil(ic) leukopenia, basopenia
базофилизм *м.* basophilism
~, вилочковый thymic basophilism
~, гипофизарный pituitary [Cushing's] basophilism, Cushing's syndrome
~, кортико-адреналовый adrenocortical basophilism
~, питуитарный pituitary [Cushing's] basophilism, Cushing's syndrome
~, препубертатный [юношеский] juvenile basophilism, pubertate dyspituitarism, pubertate obesity
базофилия *ж.* 1. *цитол.* basophilia 2. basophylic leukocytosis
базофилоцит *м. гемат.* basophilic leucocyte, basocyte, basophile
базофобия *ж. (боязнь ходьбы)* basophobia
бактериальный bacterial, bacteritic
бактерид *м.* bacterid
~, пустулёзный pustular bacterid
бактериемический bacteriemic
бактериемия *ж.* bacter(i)emia
~, клостридиальная clostridial bacteremia
~, лучевая radial bacteremia
~, неспецифическая nonspecific bacteremia
~, пневмококковая pneumococcal bacteremia
бактерии *ж. мн.* bacteria (*см. тж* бактерия, бацилла, палочка)
~, азотфиксирующие nitrogen-fixing bacteria
~, алкалофильные alcalophilic bacteria
~, анаэробные anaerobic bacteria
~, ароматообразующие aroma-forming bacteria
~, аутотрофные autotrophic bacteria
~, ацидофильные acidophilic [aciduric] bacteria
~, аэробные aerobian [aerobic, aerobiotic] bacteria
~, болезнетворные pathogenic bacteria
~, веретенообразные Fusobacteria
~, газообразующие gas-producing bacteria
~, гемо(глобино)фильные hemophilic bacteria, hemophils
~, гетеротрофные heterotrophic bacteria
~, гнилостные putrefactive bacteria
~, гноеродные pyogenic [pyogenetic, pyogenous, pus-forming] bacteria
~, грамотрицательные gram-negative bacteria
~, грамположительные gram-positive bacteria
~, денитрифицирующие denitrifying bacteria
~, дизентерийные dysentery bacilli, dysentery organisms
~, капсульные capsuliferous [encapsulated] bacteria
~, кислотоупорные [кислотоустойчивые] acid-fast bacteria
~, кишечные intestinal bacteria, Enterobacteriaceae
~, колициногенные colicinogenic bacteria
~, маслянокислые butyric-acid bacteria
~, непатогенные nonpathogenic bacteria
~, нитрифицирующие nitrifying [nitrate, nitrite] bacteria, nitrobacteria
~, палочковидные rod-like [rod-shaped] bacteria
~, паратифозные parathyphoid bacteria
~, патогенные pathogenic bacteria
~, переносимые с кровью blood-borne bacteria
~, прототрофные prototrophic bacteria
~, сапрофитные saprophitic bacteria
~, светящиеся luminescent [luminous, photogenic] bacteria
~, спиралевидные spiral-form bacteria
~, спорообразующие spore-forming bacteria
~, уксуснокислые acetic-acid bacteria
~, факультативно-патогенные elective pathogenic bacteria
~, чумные plague bacilli
бактерийный bacterial, bacteritic
бактериоагглютинин *м.* bacterioagglutinin
бактериовыделение *с.* bacterioexcretion
бактериовыделитель *м.* a person discharging bacteria
бактериогемолизин *м.* bacteriohemolysin
бактериолиз *м.* bacteriolysis
бактериолизин *м.* bacteriolysin
бактериолитический bacteriolytic
бактериологический bacteriological
бактериология *ж.* bacteriology
~, медицинская medical bacteriology
~, общая general [common] bacteriology
~, пищевая alimentary bacteriology
~, промышленная industrial bacteriology
~, санитарная sanitary bacteriology
~, санитарно-пищевая sanitary-and-alimentary bacteriology
~, техническая technical bacteriology

бактерионоси́тель *м.* (bacteria) carrier
бактерионоси́тельство *с.* bacteria carrying, carrier state
бактериопланкто́н *м.* bacterial plankton
бактериопротеи́н *м.* bacterioprotein
бактериоскопи́ческий bacterioscopic
бактериоскопи́я *ж.* bacterioscopy
бактериоулови́тель *м.* bacteriocatcher
 ~, аспирацио́нный aspirate bacteriocatcher
 ~, седиментацио́нный sedimentable bacteriocatcher
 ~, электростати́ческий electrostatic bacteriocatcher
бактериофа́г *м.* bacteriophage, coliphage, bacterial virus
 ~, дефе́ктный defective bacteriophage
 ~, дизентери́йный dysenteric bacteriophage
 ~, зре́лый mature bacteriophage
 ~, кише́чный intestinal bacteriophage
 ~, стрептоко́кковый streptococcic bacteriophage
 ~, тифо́идный typhoid bacteriophage
 ~, уме́ренный temperate [moderate] bacteriophage
 ~, холе́рный choleraic bacteriophage
 ~, чумно́й plague bacteriophage
бактериофаги́я *ж.* bacteriophagia, bacteriophagy
бактериофаготерапи́я *ж.* bacteriophage treatment
бактериофоби́я *ж. псих.* bacteriophobia
бактериохлорофи́лл *м.* bacteriochlorophyll
бактериохоли́я *ж.* bacteriocholia
бактериоциди́н *м.* bacteriocidin
бактериоциногени́я *ж.*, бактериоциноге́нность *ж.* bacteriocynogenity
бактериури́я *ж.* bacteriuria
бактерици́д *м.* bactericide
бактерициди́н *м.* bactericidin
бактерици́дность *ж.* bactericidal action
бактерици́дный bactericidal
бакте́рия *ж.* bacterium (*см. тж* бакте́рии, баци́лла, па́лочка)
 ~ Бо́йда — Новгоро́дской, дизентери́йная *Shigella boydii*
 ~ Борде́ — Жангу́ Bordet-Gengou bacillus, *Bordetella pertussis*
 ~ Григо́рьева — Ши́ги, дизентери́йная *Shigella [Bacillus] shigae, Shigella [Bacillus, Bacterium] dysenteriae, Bacterium dysenteriae Shiga*, Shiga(-Kruse) bacillus
 ~, дизентери́йная *Shigella [Bacillus] shigae, Shigella [Bacillus, Bacterium] dysenteriae, Bacterium dysenteriae Shiga*, Shiga(-Kruse) bacillus
 ~ Зо́нне, дизентери́йная *Bacillus [Bacterium] dysenteriae sonnei, Shigella (dysenteriae) sonnei*
 ~ Ко́ха Koch's [tubercle] bacillus, *Mycobacterium [Bacillus] tuberculosis*
 ~ Ко́ха — Уи́кса (*возбудитель острого эпидемического конъюнктивита*) *Haemophilus influenzae, Haemophilus aegypticus*, Koch-Weeks [Pfeiffer's, Weeks] bacillus
 ~ Мо́ргана (*представитель сальмонелл*) Morgan's bacillus, *Proteus [Morganella, Salmonella] morganii*
 ~ Фле́кснера, дизентери́йная *Shigella paradysenteriae, Bacterium dysenteriae flexneri, Shigella (dysenteriae) flexneri*, Flexner's bacillus
 ~ Шо́ттмюллера *Salmonella schottmülleri, Bacillus paratyphosis B*
 ~ Шту́цера — Шми́тца, дизентери́йная *Shigella schmitzii*
бактероидо́з *м.* bacteroidosis
бактеро́иды *м. мн.* Bacteroides
бактопепто́н *м.* bacterial peptone
балани́т *м.* balanitis
 ~, гангрено́зный gangrenous balanitis, balanoposthomycosis
 ~, гно́йничково-я́звенный purulentoulcerative balanitis
 ~, гно́йный purulent balanitis, balanorrhea
 ~, диабети́ческий balanitis diabetica
 ~, катара́льный catarrhal balanitis
 ~, облитери́рующий balanitis obliterans
 ~, просто́й simple [irritative] balanitis
 ~, эрози́вный erosive balanitis
 ~, эрози́вный кругови́дный balanitis circularis erosiva
 ~, я́звенный ulcerative balanitis
баланопла́стика *ж.* balanoplasty
баланопостомико́з *м.* balanoposthomycosis, gangrenous balanitis
баланорраги́я *ж.* balanorrhagia
баланоце́ле *с.* balanocele
бала́нс *м.* balance
 ~, во́дно-электроли́тный water-electrolytic balance
 ~, во́дный fluid [water] balance
 ~, во́дный отрица́тельный negative fluid balance
 ~, во́дный положи́тельный positive fluid balance
 ~, генети́ческий genetic balance
 ~, глазодви́гательный oculomotor balance
 ~, дыха́тельный respiratory balance
 ~, жи́дкостный fluid [water] balance
 ~, калори́йный caloric balance
 ~, кислоро́дный oxygen balance
 ~, кисло́тно-щелочно́й acid-base balance
 ~, метаболи́ческий metabolic balance
 ~ миока́рда, кислоро́дный myocardial oxygen balance
 ~, на́триевый sodium balance
 ~, стати́ческий static balance
 ~, температу́рный thermal balance
 ~, теплово́й heat balance, balance of heat
 ~, углево́дный carbohydrate balance
 ~, физиологи́ческий physiological balance, physiologic equilibrium
 ~, экологи́ческий ecological balance
 ~, энергети́ческий energy balance
балантидиа́з *м.* balantidiasis, balantid(i)osis
 ~, о́стрый acute balantidiasis
 ~, субклини́ческий subclinical balantidiasis
 ~, хрони́ческий непреры́вный chronic balantidiasis

балантидиаз

~, хронический рецидивирующий chronic recurrent balantidiasis
балантидий *м. Balantidium (coli)*
балка *ж.* beam, girder
~, Г-образная *травм.* right angle plate of Elliot
~ с накладкой *травм.* blade plate
баллистика *ж.* ballistics
~, раневая ballistics of wound(ing)
баллистокардиограмма *ж.* ballistocardiogram
~, вертикальная vertical ballistocardiogram
~, идеальная ideal ballistocardiogram
~, латеральная lateral ballistocardiogram
~, поперечная transversal ballistocardiogram
~, продольная longitudinal ballistocardiogram
~ скорости ballistocardiogram of speed
~ смещения ballistocardiogram of displacement
~ ускорения ballistocardiogram of acceleration
баллистокардиография *ж.* ballistocardiography
~, векторная vector ballistocardiography
~, высокочастотная high-frequency ballistocardiography
~, динамическая dynamic ballistocardiography
~, локальная local ballistocardiography
~, непрямая indirect ballistocardiography
~, низкочастотная low-frequency ballistocardiography
~, общая common ballistocardiography
~, прямая direct ballistocardiography
~, сейсмическая seismic ballistocardiography
баллистофобия *ж. псих.* ballistophobia
баллон *м.* balloon, cylinder, bomb
~, внутриаортальный intra-aortic balloon
~ Гаррена, желудочный Garren gastric bubble
~ испарительный evaporative container
~, кислородный oxygen bomb
бальзам *м.* balsam
~, канадский *гист.* Canada balsam
~, перуанский *фарм.* Peruvian balsam, balsam del Peru
бальзамирование *с.* трупа embalming of dead body
бальзамированный embalmed
бальзамировать to embalm
бальзамный balsamic, balmy
бальнеография *ж.* balneography
бальнеолечебница *ж.* balneary
бальнеолечение *с.* balneotherapy, balneotherapeutics, balneology
бальнеопроцедура *ж.* balneological treatment
бальнеореакция *ж.* balneal reaction, balneoreaction
бальнеотерапевтический balneotherapeutic
бальнеотехник *м.* balneal technician
баляш *м. (невенерический эндемический люэс)* bejel
бандаж *м.* bandage, surgical corset, abdominal support, rib [body] belt, binder
~, грыжевой hernial bandage, truss
~, эластичный elastic bandage
бандаж-набрюшник *м.* abdominal band(age)
банк *м.* bank
~ данных data bank
~ костных трансплантатов bone bank
~ крови blood bank
~ тканей bank of tissues
банки *ж. мн.* cups, cupping-glasses
~, кровососные wet cups
~, лечебные Bier's cups
~, медицинские cups, cupping glasses
~, «сухие» dry cups
банный bathing
баня *ж.* 1. bath(house) 2. bath, balneum *(см. тж* ванна*)*
~, водяная water bath, balneum
~, воздушная air bath
~, горячевоздушная hot air bath
~, горячевоздушная турецкая *(с последующими растираниями тела и погружениями в горячую и холодную воду)* Turkish bath
~, лабораторная laboratory bath
~, паровая steam [vapor] bath
~, паровая русская *(с последующими растираниями тела и погружениями в холодную воду)* Russian bath
~, песочная sand bath
~ пропускного типа bath(house) of permittive type
~ туалетного типа bath(house) of toilet type
~, финская sauna, Finnish bath
барабанный *анат.* tympanic, tympanal
баралим *м. (поглотитель углекислоты)* baralime
барбалоин *м. фарм.* barbaloin
барбарис *м. фарм.* barberry, berber(r)y, *Berberis*
~ амурский Amur barberry, *Berberis amurensis*
~ восточный oriental [East(ern)] barberry, *Berberis orientalis*
~ обыкновенный common [European] barberry, *Berberis vulgaris*
~ разноножковый heteropodal barberry, *Berberis heteropoda*
барбитал *м. фарм.* barbital, barbitone
барбитал-натрий *м.* barbital sodium, soluble barbital
барбитурат *м.* barbiturate
барбитур(ат)изм *м.*, барбитуромания *ж.* barbiturism, barbitalism
барбифен *м.* barbiphen, phenobarbital
барботирование *с. (повторное введение и извлечение жидкости, напр. при спинномозговой анестезии)* barbotage
барвинок *м. фарм.* periwinkle, *Vinca*
~ малый common periwinkle, *Vinca minor*
бариевый baric
барий *хим.* barium, Ba
~, азотнокислый barium nitrate
~, бромистый barium bromide
~, йодистый barium iodide
~, мышьяковистый barium arsenate
~, сернистый barium sulfide
~, углекислый barium carbonate
~, уксуснокислый barium acetate

~, хло́ристый barium chloride
~, хромовоки́слый barium yellow, barium chromicum, barium chromate
барилали́я ж. barylalia, baryglossia
баритими́я ж. псих. уст. depression
баритино́з м., барито́з м. пульм. baritosis, barytosis
барока́мера ж. pressure [altitude, hyperbaric] chamber
~ для испыта́ний в усло́виях глубо́кого ва́куума high-vacuum environmental test chamber
~, операцио́нная operating pressure [operative altitude] chamber, pressure chamber for operation
~, терапевти́ческая therapeutic pressure [therapeutic altitude] chamber
барооксигена́ция ж. hyperbaric oxygenation
бароото́ит м. baro(o)titis
бароререце́птор м. baro(re)ceptor, pressoceptor
~ аорта́льной зо́ны aortic arch baroceptor
~ волоско́вый hair cell baroceptor
~ лёгочных арте́рий pulmonary arterial baroceptor
~ плаце́нты placental baroceptor
~ синокароти́дной зо́ны carotid sinus baroceptor
баротерапи́я ж. barotherapy
баротермока́мера ж. barothermal chamber
баротра́вма ж. barotrauma
~, взрывна́я explosion barotrauma
~, декомпрессио́нная decompression barotrauma
~, лёгочная pulmonary barotrauma
баротропи́зм м. barotropism
барофоби́я ж. псих. barophobia
барофу́нкция ж. barofunction
барра́ж м. псих. barrage of thought, thought deprivation, thought obstruction, thought blocking
бартолини́т м. bartholinitis
~, гонорейный gonococcal bartholinitis
~, каналикуля́рный canalicular bartholinitis
барье́р м. barrier
~, гематоэнцефали́ческий blood-brain [blood-cerebrospinal fluid, hematoencephalic] barrier
~ ме́жду альвеоля́рным во́здухом и кро́вью gas-blood barrier
~ Мерсье́ (гипертрофированная средняя доля предстательной железы) Mercier's barrier
~, сли́зистый mucus [mucinous] barrier
батальо́н м. выздора́вливающих battalion of convalescents
батигастри́я ж. невр. gastroptosis, bathygastry
батикарди́я ж. (низкое положение сердца) bathycardia
батипно́э с. (глубокое дыхание в сочетании с изменениями его частоты и ритма) bathypnea
батиэстези́я ж. proprioceptive [deep] sensibility, myesthesia, bathyesthesia
батмотропи́зм м. bathmotropism
батофоби́я ж. псих. bathophobia
баттари́зм м. невр. stuttering, battarism
баугини́т м. inflammation of ileocecal valve

баугиноспа́зм м. spasm of ileocecal valve
бахро́мка ж. tag, fimbria, *fimbria* [NA]
~ гиппока́мпа *fimbria hippocampi* [NA], *corpus fimbriatum hippocampi*
~, ко́жная cutaneous [skin] tag, cutaneous papilloma
~, ко́жная периана́льная external [skin] perianal tag
~ ра́дужки tag of iris, Krause's region
~, я́ичниковая ovarian fimbria, fimbriated extremity, *fimbria ovarica* [NA]
бахро́мки ж. мн. ма́точной трубы́ fimbriae of uterine tube, *fimbriae tubae uterinae* [NA]
бахро́мчатый fimbriate(d)
баци́лла ж. bacillus (см. тж бакте́рия, бакте́рии, па́лочка)
~ Кальме́тта — Гере́на (авирулентный штамм микобактерий туберкулёза) Calmette-Guérin bacillus, Bacille bilié de Calmette-Guérin, BCG
~, сибиреязвенная anthrax bacillus, *Bacillus anthracis*
~, туберкулёзная tubercle [Koch's] bacillus, *Mycobacterium tuberculosis*, *Bacillus tuberculosis*
бациллеми́я ж. bacillemia
бацилловыделе́ние с. elimination of bacilli
бацилловыдели́тель м. eliminator of bacilli
бациллоноси́тель м. bacillicarrier, carrier of bacilli
~, акти́вный active bacillicarrier
бациллоноси́тельство с. carriage of bacilli
бациллофоби́я ж. псих. bacillophobia
бацитраци́н м. фарм. bacitracin
башмачо́к м., ортопеди́ческий вкладно́й inner wedge, calcaneus bar
бег м. run(ning)
~, оздорови́тельный health-improving [recreational] run, jogging
бе́гство с. flight; escape ◊ ~ в боле́знь псих. flight to the disease; ~ в рабо́ту псих. flight to the job
бе́джель м. (невенерический эндемический люэс) bejel
бе́дренный femoral
безазо́тистый anazotic, anitrogenous
безафибра́т м. фарм. bezaphibrate
безбелко́вый protein-free
безболево́й painless
безболе́зненность ж. painlessness
безболе́зненный painless, indolent, anodynous
безво́дный anhydrous, nonaqueous
безвре́дный harmless, innocuous
безвре́менник м. фарм. autumn crocus, meadow saffron, colchicum, *Colchicum*
~ великоле́пный showy autumn crocus, *Colchicum speciosum*
~ осе́нний autumn crocus, meadow saffron, colchicum, *Colchicum autumnale*
безгла́зый разг. eyeless, anophthalmous
безгни́лостный aseptic
безголо́вый разг. acephalous
безголо́сый разг. aphonic

безжгу́тиковый aflagellar
безжелту́шный anicteric
безжи́зненный *разг.* lifeless
беззо́льный ashless, ash-free
беззу́бый *разг.* edentulous, toothless, anodontous
безлихора́дочный afebrile, apyretic
безмедикаменто́зный nonmedicamentous, nondrug
безмикро́бный abacterial, amicrobic
безно́гий *разг.* legless, footless, limbless
безно́сый *разг.* noseless
безоа́р *м.* (*инородное тело в желудке*) bezoar
безопа́сность *ж.* safety
~ **лека́рственного сре́дства** drug safety
~, **радиацио́нная** radiation safety, health physics
безрециди́вный recurrence-free, relapse-free
безру́кий *разг.* abrachial, armless, limbless
безу́мие *с. разг.* folly
безъязы́кий *разг.* aglossus
беккере́ль *м. физ.* becquerel, Bq
беклометазо́н *м. фарм.* beclometasone
белки́ *м. мн.* proteins (*см. тж* **бело́к**)
~, **запасны́е** reserve proteins
~, **индуци́руемые шо́ком** stress-induced proteins
~ **теплово́го шо́ка** heat shock proteins
белководефици́тный protein deficient
белладо́нна *ж. фарм.* belladonna, banewort, deadly nightshade, death's herb, dwale, *Atropa belladonna*
бело́к *м.* protein (*см. тж* **белки́**)
~, **амило́идный** amyloid protein
~, **анио́нный** anionic [cathodic] protein
~, **антиви́русный** antiviral protein
~, **аутоимму́нный** autoimmune protein
~, **аутологи́чный** autologic protein
~, **бактериа́льный** bacterial protein
~ **Бенс-Джо́нса** (*белок, обнаруживаемый в моче при множественной миеломе*) Bence Jones protein
~, **вирусиндуци́руемый** virus induced protein
~, **ви́русный** virus protein
~, **ви́русный неструкту́рный** virus nonstructural protein
~, **ви́русный структу́рный** virus structural protein
~, **вирусоспецифи́ческий** virus specific protein
~, **высокомолекуля́рный** high molecular weight protein
~, **гемсодержа́щий** heme protein
~, **гетерологи́чный** foreign [heterologous] protein
~, **гибри́дный** hybrid protein
~, **гликозили́рованный** glycated protein
~, **глобуля́рный** globular protein
~, **денатури́рованный** denaturated protein
~, **железосодержа́щий** iron protein
~, **желто́чный** yolk protein
~, **живо́тный** animal protein
~, **защи́тный** defensive [protective] protein
~, **имму́нный** immune protein, antibody immunoglobulin
~, **иммуноге́нный** immunologically relevant protein
~, **кальцийсвя́зывающий** calcium binding protein
~, **ки́слый** acidic protein
~, **корпускуля́рный** corpuscular protein
~, **мембра́нный** membrane protein
~, **миело́мный** myeloma protein
~, **микросо́мный** microsomal protein
~ **молока́** milk protein
~, **моноклона́льный** monoclonal protein, monoclonal immunoglobulin
~, **мы́шечный** muscle protein
~, **нати́вный** native protein
~, **негисто́новый** nonhistone protein
~, **неполноце́нный** partial [incomplete] protein
~, **нераствори́мый** insoluble protein
~, **неусвоя́емый** nonassimilable protein
~, **неферме́нтный** nonenzyme protein
~, **низкомолекуля́рный** low molecular weight protein
~, **но́вый** new protein
~, **о́бщий** *лаб. диаг.* whole [crude] protein
~, **онкоге́нный** oncoprotein
~ **основно́й фа́зы** anionic [cathodic] protein
~ **о́строй фа́зы** (*воспаления*) protein of acute phase
~, **пищево́й** food protein
~ **пла́змы кро́ви** plasma protein
~, **плаценtа́рный** placenta protein
~, **разобща́ющий** uncoupling protein
~ **регенери́рующего не́рва** protein of regenerating nerve
~, **регулято́рный** regulatory protein
~, **рекомбинацио́нный** recombinant protein
~, **рецепто́рный** receptor protein
~, **рибосо́мный** ribosomal protein
~, **свя́зывающий** binding protein
~, **секрето́рный** secretory protein
~, **С-реакти́вный** C-reactive protein
~ **сы́воротки молока́** whey protein, lactoprotein
~, **тка́невый** tissue protein
~, **токси́ческий** toxic protein
~, **химе́рный** chimeric protein
~, **це́льный** whole protein
~, **цитозо́льный** cytosolic protein
~, **щелочно́й** anionic [cathodic] protein
~, **экзоге́нный** exogenous [external] protein
~, **эндоге́нный** endogenous [internal] protein
бело́к-носи́тель *м.* carrier protein
белокопы́тник *м. фарм.* butterbur, coltsfoot, *Petasites*
~ **лека́рственный** purple butterbur, *Petasites hybridus*, *Petasites officinalis*
~ **япо́нский** Japanese butterbur, *Petasites saponicus*
бело́к-предше́ственник *м.* precursor protein
белокры́льник *м.* calla, *Calla*
~ **боло́тный** wild calla, water arum, *Calla palustris*
бело́чный albugine(o)us
бельё *с.* linen
~, **операцио́нное** surgical garb

бельмо́ *с.* leukoma
~, пло́тное dense leukoma
~, приро́сшее adherent leukoma
~ рогови́цы corneal leukoma
~, сращённое adherent leukoma
~, эктази́рованное [эктати́ческое] ectatic leukoma
бемегри́д *м. фарм.* bemegride
бенга́л-роз *м.* rose bengal
бенга́льская ро́зовая *ж.* rose bengal
~, радиоакти́вная radioactive rose bengal
бензадами́н *м. фарм.* benzy(n)damine hydrochloride
бензальдеги́д *м.* benzaldehyde
бензантраце́н *м. (канцерогенный углеводород)* benz(a)anthracene, benzanthrene
бензбромаро́н *м. фарм.* benzbromarone
бензиди́н *м. лаб. диаг.* benzidine
бензи́л *м. биохим.* benzyl
бензилпеницилли́н *м.* benzylpenicillin, penicillin G
бензимидазо́л *м. биохим.* benzimidazole
бензи́н *м.* (petroleum) benzin(e), gasoline
бензиодаро́н *м. фарм.* benziodarone
бензоа́т *м. биохим.* benzoate
бензои́л *м. биохим.* benzoyl
бензо́йный benzoic
бензокаи́н *м. фарм.* benzocaine
бензо́л *м. биохим.* benzene, benzol
бензпире́н *м. (канцерогенный углеводород)* benzpyrene
берберин *м. фарм.* berberin, umbellatine
бере́менная 1. *ж.* pregnant woman, expectant mother, gravida 2. pregnant, gravid, impregnate
бере́менност/ь *ж.* pregnancy, gestation, gravidity, graviditas, fetation ◇ она́ на ... ме́сяце ~и she is on her ... month (of pregnancy)
~, ампуля́рная ampullar pregnancy
~, брыжёечная mesenteric pregnancy
~, брюшна́я abdominal pregnancy
~, внема́точная extrauterine [cornual, ectopic, heterotopic] pregnancy, abdominal [cornual, extrauterine] gestation, ectopic fetation, eccyesis, metacyesis
~, внутрибрюши́нная intraperitoneal pregnancy
~ в подростко́вом во́зрасте adolescent pregnancy
~ в рудимента́рном ро́ге ма́тки angular [cornual] pregnancy
~ в сли́шком ра́ннем во́зрасте precocious pregnancy
~, иммуноконфли́ктная [иммунологи́чески несовмести́мая] immunoincompatible pregnancy
~, недоно́шенная incomplete pregnancy
~, осложнённая abnormal pregnancy
~, повто́рная consecutive [repeated] pregnancy
~ по́зднего сро́ка late pregnancy
~ при са́харном диабе́те diabetic pregnancy
~, развива́ющаяся progressive pregnancy
~ ра́ннего сро́ка early pregnancy
~ с повы́шенным ри́ском gravidity at risk
~, физиологи́ческая physiological [normal] pregnancy, encyesis

~, ше́ечная cervical pregnancy
~, эктопи́ческая extrauterine [cornual, ectopic, heterotopic] pregnancy, abdominal [cornual, extrauterine] gestation, ectopic fetation, eccyesis, metacyesis
~, яи́чниковая ovarian pregnancy, ovariocyesis
берёза *ж. фарм.* birch, *Betula*
~ бе́лая white [European] birch, *Betula alba, Betula pendula*
~ борода́вчатая pendent white [weeping] birch, *Betula verrucosa*
бе́ри-бе́ри *с.* beriberi, endemic neuritis
~, атрофи́ческое dry [atrophic, paralytic] beriberi
~, вла́жное wet beriberi
~, паралити́ческое, сухо́е dry [atrophic, paralytic] beriberi
бери́ллий *м. хим.* berillium, Be
бериллио́з *м. токсикол.* berylliosis
~ ко́жи cutaneous berylliosis
~, милиа́рный miliary berylliosis
берке́лий *м. хим.* berkelium, Bk
бертие́лла *ж. гельминт. Bertiella; Bertiella satyri, Bertiella studeri*
бертиеллёз *м. гельминт.* bertielliasis
берцо́вый crural, pertaining to crus
беска́псульный acapsular
бескле́точный acellular, cell-free
бескро́вный bloodless, exsanguinate
беспа́лый adactylous
беспа́мятство *с.* unconsciousness, forgetfulness
беспигме́нтный pigment-free
беспло́дие *с.* sterility, infertility, infecundity, acyesis, barrenness
~, вре́менное temporary sterility
~, врождённое congenital sterility
~, же́нское female sterility, atocia, aphoria, acyesis
~, же́нское абсолю́тное absolute sterility
~, же́нское ановулято́рное anovulatory infertility
~, же́нское втори́чное secondary sterility
~, же́нское перви́чное primary sterility
~, же́нское тру́бное tubal sterility
~, мужско́е male sterility
~, мужско́е асперматоге́нное aspermatogenic sterility
~, мужско́е дисперматоге́нное dysspermatogenic sterility
~, мужско́е нормосперматоге́нное normospermatogenic sterility
~, мужско́е секрето́рное secretory male sterility
~, мужско́е экскрето́рное excretory male sterility
~, обрати́мое reversible sterility
~, относи́тельное relative sterility
~, приобретённое acquired sterility
~, функциона́льное functional sterility
беспло́дный sterile, infertile, acyetic
беспоко́йство *с.* anxiety
~, дви́гательное motor anxiety

беспокойство

~, мимическое mimic anxiety
~, моторное motor anxiety
~, психическое psychic anxiety
~, речевое talkative anxiety
беспо́лый agamic, agamous, asexual, sexless, nonsexual
бесполюсный apolar
бессахарный sugarless, sugar-free
бессвязность ж. incoherence
  ~ мышления incoherence of thinking
  ~ речи speech incoherence
бессилие с. impotence, impotency
  ~, половое (sex) impotence
  ~, половое органическое (sex) organic impotence
  ~, половое паралитическое (sex) paralytic impotence
  ~, половое функциональное (sex) functional impotence
бессимптомный asymptomatic, clinically unsuspected
бессмертник м. фарм. immortelle, everlasting, Helichrysum
  ~ песчаный sandy everlasting, Helichrysum arenarium
бессознательный unconscious
бессонница ж. sleeplessness, agrypnia, pervigilium, insomnia, ahypnia, wakefulness; arousal
бессосудистый avascular
бесструктурный anhistous, anhistic
бестиализм м. сексол. bestiality, zooerastia, zoophilia
бесформенность ж. эмбр., терат. informitas
бесформенный amorphous, formless, shapeless
бесшовный non-suture, sutureless
бета-адреноблокатор м. фарм. beta-adrenergic blocking agent, beta-blocker
бета-аппликатор м. radiotherapeutic applicator
бета-базофил м. beta cell of adenohypophysis, beta basophil; thyritrope, thyrotroph, adenocytus β-basophylus [NH]
бета-волны ж. мн. невр. beta rhythm
бета-гидроксилаланин м. serine, beta-hydroxylalanine
бета-4'-гидроксифенил-3',5',3,5-тетрайодтиразин м. thyroxine, beta-4'-hydroxylphenil-3'5',3,5 tetraiodothyrosine
бета-глобулин м. beta-globuline
бета-глюкуронидаза ж. beta-glucuronidase, beta-glycuronidase
бета-диагностика ж. радиол. beta counting, beta diagnostics
бета-зонд м. beta-radiometer
  ~, диагностический diagnostic beta-radiometer
бета-излучатель м. beta emitter
  ~, чистый pure beta emitter
бета-излучение с. beta-radiation, beta-rays emission
бета-индолилаланин м. tryptophane, beta-indolylalanine
бета-карболин м. beta-carboline
бета-клетка ж. beta cell

  ~ гипофиза beta cell of adenohypophysis, beta basophil, thyritrope, thyrotroph, adenocytus β-basophylus [NH]
  ~, искусственная artificial beta cell, artificial pancreas for implantation
  ~ панкреатических островков beta cell of pancreas, insulocytus basophilus [NH]
бета-лейкоцит м. (лейкоцит, не подвергающийся лизису при свёртывании крови) beta leukocyte
бета-липопротеин м. beta lipoprotein
бета-лучи м. мн. физ. beta rays
бета-2-микроглобулин м. beta-2-microglobulin
бета-пара-гидроксифенилаланин м. tyrosine, beta-para-hydroxyphenylalanine
бета-радиометр м. beta radiometer
  ~, клинический clinical beta radiometer
бета-радиометрия ж. beta counting
бета-распад м. физ. beta decay
бета-ритм м. невр. beta rhythm
бета-спектроскопия ж. beta-spectroscopy
бета-талассемия ж. beta-thalassemia, β-thalassemia
бетатрон м. радиол. betatron
бетатрон-терапия ж. betatron therapy
  ~, аппликационная application betatron therapy
  ~, внутриполостная intracavity betatron therapy
  ~, внутритканевая intratissular [interstitial] betatron therapy
бета-эндорфин м. биохим. beta-endorphin
беттолепсия ж. tussive [laryngeal, cough] syncope, laryngeal epilepsy, laryngeal vertigo
библиоклептомания ж. bibliocleptomania
библиомания ж. bibliomania
библиотека library
  ~, геномная genomic library
  ~, медицинская medical library
библиотерапия ж. bibliotherapy
бивалент м. bivalent
  ~, асимметричный asymmetrical bivalent
  ~, дитактический ditactic bivalent
  ~, косой skew bivalent
  ~, неравный unequal bivalent
  ~, преждевременный precocious bivalent
  ~, прецентрический precentric bivalent
бигамия ж. bigamy
бигеминический bigeminal
бидактилия ж. bidactylia
бидистиллятор м. redistiller
бидистилляция ж. redistillation
биение с. beat, throb
  ~ пульса pulsation
  ~ сердца heart beat, throbbing of heart
бикапсулярный bicapsular
бикарбонат м. bicarbonate
  ~ натрия фарм. sodium bicarbonate
бикардиограмма ж. ист. bicardiogram
биклональность ж. биол. biclonality
бикс м. drum, (dressing) sterilizer box
бикуспидализация ж. (хирургическая операция на клапанах аорты) bicuspidization

бикуспида́льный *(двустворчатый)* bicuspid(al)
билатера́льность *ж.* bilateralism
билатера́льный bilateral
билиа́рный biliary, bilious
биливерди́н *м. биохим.* biliverdin(e), dehydrobilirubin, (utero)verdine
билигуми́н *м. (нерастворимый компонент жёлчных камней)* bilihumin
биликсанти́н *м. (продукт окисления билирубина)* choletelin, bilixantin(e)
билиото́ракс *м.* biliothorax
билируби́н *м. биохим.* bilirubin
~, непрямо́й unconjugated [indirect reacting] bilirubin
~, несвобо́дный conjugated [direct reacting] bilirubin
~, несвя́занный unconjugated [indirect reacting] bilirubin
~, прямо́й conjugated [direct reacting] bilirubin
~, свобо́дный unconjugated [indirect reacting] bilirubin
~, свя́занный conjugated [direct reacting] bilirubin
билирубина́т *м. (соль билирубина)* bilirubinate
билирубинглоби́н *м.* bilirubinglobin
билирубинглюкурони́д *м.* bilirubin monoglucuronide, conjugated [direct reacting] bilirubin
билируби́новый bilirubinic
билирубино́иды *м. мн.* bilirubinoids
билирубинури́я *ж.* bilirubinuria
~, постгепати́тная posthepatitic hyperbilirubinuria
билиури́я *ж.* biliuria, choluria
билифусци́н *м. (пигмент жёлчи и жёлчных камней)* bilifuscin
билоба́рный bilobate, bilobed
билобуля́рный bilobular
билобэктоми́я *ж. (удаление двух долей лёгкого)* bilobectomy
бильгарцио́з *м. гельминт.* schistosomiasis, bilharziasis, bilharziosis, Egyptian hematuria, Bilharz's disease
бильга́рция *ж. гельминт.* Schistosoma, Bilharzia
бимануа́льный bimanual
бина́рный binar
бинаура́льный binaural
бинокуля́рный binocular
бинт *м.* bandage, roller, fascia
~, ва́тный cotton bandage
~ Ве́рбова *акуш.* Verbov's bandage
~, ги́псовый plaster bandage
~, двугла́вый two-headed [double-headed] bandage
~, крахма́льный starch bandage
~, ма́рлевый gauze bandage
~, рези́новый (India-)rubber bandage, Esmarch's bandage
~, се́тчатый net roller, reticular bandage
~, ска́танный roller bandage
~, эласти́чный elastic [crêpe] bandage
~ Э́смарха (India-)rubber bandage, Esmarch's bandage

бинтова́ние *с.* bandaging
~ эласти́чным бинто́м strapping
бинтова́ть to bandage, to dress
биоадге́зия *ж.* bioadhesion
биоактива́ция *ж.* bioactivation
биоаку́стика *ж.* bioacoustics
биови́зор *м. мед. тех.* biovision, bioviser
биогельми́нт *м.* biohelminth
биогельминто́з *м.* biohelminthosis
биоге́н *м.* biogen
биогене́з *м.* biogenesis
биогенети́ческий biogenetic
биогени́я *ж. (наука о развитии организмов)* biogeny
биоге́нный biogenic
биогеогра́фия *ж.* biogeography
биогеохи́мия *ж.* biogeochemistry
биогеоцено́з *м.* biogeocenosis
биогеоценоло́гия *ж.* biogeocenology
~, радиацио́нная radiation biogeocenology
биода́тчик *м.* biosensor
биодеграда́ция *ж.* biodegradation
биодемогра́фия *ж.* biodemography
биодо́за *ж.* biodose, biological [erythema] dose
биодози́метр *м.* biodosimeter
биодозиметри́я *ж.* biodosimetry
биодосту́пность *ж. фарм.* bioavailability
~, вариа́бельная variable bioavailability
~ при перора́льном введе́нии препара́та oral bioavailability
био́за *ж. биохим.* biose
биоиндика́тор *м.* bioindicator
биокалори́метр *м.* biocalorimeter
биокалориметри́я *ж.* biocalorimetry
биокатализа́тор *м.* biocatalyst, biocatalyzer
биокиберне́тика *ж.* biocybernetics
биоклиматогра́мма *ж.* climatogram
биоклиматоло́гия *ж.* bioclimatics, bioclimatology
биоколло́ид *м.* biocolloid
биоконте́йнер *м.* biopack
биоли́зис *м.* biolysis
биолити́ческий biolytic
био́лог *м.* biologist
биологи́ческий biologic(al)
биоло́гия *ж.* biology
~, кле́точная cell(ular) biology, cytology
~, косми́ческая space [cosmic] biology
~, молекуля́рная molecular biology
~, популяцио́нная population biology
~, радиацио́нная radiation biology, radiobiology
~ разви́тия developmental biology
~ челове́ка human biology
биолока́ция *ж.* biolocation
~, ультразвукова́я echography, (ultra)sonography, ultrasound, echographia, echoscopy
биолюминесце́нция *ж.* bioluminescence
био́м *м. (сообщество организмов)* biome
биома́сса *ж.* biomass
биоматема́тика *ж.* biomathematics
биомедици́на *ж.* biomedicine
биомедици́нский biomedical
биомембра́на *ж.* biomembrane

биометеороло́гия ж. biometeorology
биометри́я ж. *стат.* biometry, biometrics
 ~, ультразвукова́я ultrasonometry, sonographic measurement
биомеха́ника ж. biomechanics
 ~ движе́ний biomechanics of movements
 ~ зу́ба dental biomechanics
биомикроофтальмоскопи́я ж. *(биомикроскопия глазного дна)* biomicroophthalmoscopy
биомикроско́п м. biomicroscope
биомикроскопи́ческий biomicroscopic
биомикроскопи́я ж. biomicroscopy
 ~ гла́за biomicroscopy of eye
 ~, конъюнктива́льная conjunctival biomicroscopy
биомикрохромоофтальмоскопи́я ж. biomicrochromoophthalmoscopy
биоморфо́з м. biomorphosis
биомфаля́рия ж. *паразитол.* Biomphalaria; Australorbis
био́н м. bion
био́ника ж. bionics
био́нт м. biont
биоокисли́тель м. bio-oxidant
биополиме́р м. biopolymer
биопотенциа́л м. bioelectric potential, biopotential
 ~, вы́званный evoked biopotential
биопрепара́т м. biological preparation
биопро́ба ж. biological [serum] test, bioassay
биопроте́з м. biological prosthesis
 ~ кла́пана се́рдца heart valve bioprosthesis
 ~, саморассасывающийся bioresorbable [biodegradable] prosthesis
биопси́йный bioptic
биопсихоло́гия ж. biopsychology
биопси́я ж. biopsy (procedure), exploratory excision
 ~, аспирацио́нная aspiration [needle] biopsy
 ~, гастроскопи́ческая gastroscopic biopsy
 ~ Да́ниэлса, ретроклавикуля́рная *(участка клетчатки шеи с лимфатическими узлами сзади от ключицы)* prescalenic biopsy
 ~ заморо́женных сре́зов frozen section biopsy
 ~ иглой needle [aspiration] biopsy
 ~, инцизио́нная incisional biopsy
 ~, клинови́дная cone biopsy
 ~, операцио́нная [откры́тая] open biopsy
 ~, пе́тельная snare biopsy
 ~, прескале́нная *(участка клетчатки шеи с лимфатическим узлами сзади от ключицы)* prescalenic biopsy
 ~, прице́льная biopsy under visual control, target biopsy
 ~, пункцио́нная puncture [needle, punch] biopsy
 ~, seри́йная sequential biopsy
 ~, стереотакси́ческая stereotaxic biopsy
 ~, стерна́льная sternal biopsy
 ~ то́нкой иглой fine needle biopsy
 ~, тота́льная total biopsy, total removal of lesion
 ~, трансуретра́льная transurethral biopsy
 ~, хирурги́ческая excisional [surgical] biopsy
 ~ че́рез колоноско́п colonoscopic biopsy
 ~ че́рез эндоско́п endoscopic biopsy
 ~, чреско́жная percutaneous biopsy
 ~, щёточная brushing, brush biopsy
 ~, щипко́вая excisional [surgical] biopsy
 ~, эксфолиати́вная exfoliative biopsy
 ~, эксцизио́нная excisional biopsy
 ~, эндомиокардиа́льная endomyocardial biopsy
 ~, эндоскопи́ческая endoscopic biopsy
биопта́т м. *(биопсийный материал)* biopsy material, tissue sampling
биоразложе́ние с. biodegradation
биорегуля́тор м. bioregulator
биоредуце́нт м. bioreducer
биореогра́ф м. biorheograph
биори́тм м. biorhythm
биоритмоло́гия ж. biorhythmology
би́ос м. *(группа факторов роста для одноклеточных организмов)* bios
биосе́нсор м. biosensor
 ~, амперометри́ческий amperometric biosensor
биоси́нтез м. biosynthesis
биосинхрониза́ция ж. biosynchronization
биосовмести́мость ж. biocompatibility
биосовмести́мый biocompatible, biologically compatible
биосоциоло́гия ж. biosociology
биоста́тика ж. biostatics
биостати́стика ж. biostatistics
биостимуля́ция ж. biostimulation
биосфе́ра ж. biosphere
биота́ксис м. biotaxis, biotaxy
биотелеметри́я ж. biotelemetry
биотелеска́нер м. biotelescanner
биотерапи́я ж. biotherapy
биоте́хника ж. bioengineering
биотехноло́гия ж. biotechnology
биоти́н м. *биохим.* biotin
биоти́п м. *(совокупность неизменяемых свойств человека, определяющих его развитие)* biotype
биото́к м. biological current, biocurrent
биотокси́н м. biotoxin
биотоми́я ж. *(живосечение)* biotomy
биото́п м. *экол.* biotope
биотрансформа́ция ж. biotransformation, biological transformation
 ~ лека́рственного вещества́ drug biotransformation
биотро́н м. *(камера искусственного климата)* biotron
биофа́г м. biophage
биофармаци́я ж. biopharmaceutics
биофи́зика ж. biophysics
 ~, медици́нская medical biophysics
биофизи́ческий biophysical
биофлавоно́ид м. *фарм.* bioflavonoid
биофо́р м. *ген.* biophore, idioblast, plastidule
биохими́ческий biochemical
биохи́мия ж. biochemistry
 ~, возрастна́я age biochemistry

~, динами́ческая dynamic biochemistry
~, клини́ческая [медици́нская] medical [clinical] biochemistry
~, молекуля́рная molecular biochemistry
~, прикладна́я applied biochemistry
~, радиацио́нная radiation biochemistry
~, функциона́льная functional biochemistry
биоцено́з *м. экол.* bioc(o)enosis
биоценоло́гия *ж.* biocenology
биоци́кл *м.* biocycle
биоэквивале́нтность *ж. фарм.* bioequivalence
биоэколо́гия *ж.* bioecology
биоэлектри́ческий bioelectric(al)
биоэлектри́чество *с.* bioelectricity
биоэлектро́ника *ж.* bioelectronics
биоэлеме́нт *м.* bioelement
биоэнерге́тика *ж.* bioenergetics
бипе́д *м. (имеющий две ноги)* biped
биполя́рность *ж.* bipolarity
биполя́рный bipolar
бисакоди́л *м. фарм.* bisacodyl
бисальбуминеми́я *ж. (врождённая анормальность)* bisalbuminemia
бисексуали́зм *м.* hermaphrodi(ti)sm
бисексуа́льность *ж.* (am)bisexuality; hermaphrodi(ti)sm
бисексуа́льный (am)bisexual
бисистоли́я *ж.* Образцо́ва *(удвоение верхушечного толчка и первого тона на верхушке сердца, а также дикротия пульса на крупных артериях)* Obraztsov's bisystolia
бисмаркбра́ун *м.*, би́смарк *м.* кори́чневый *гистол.* Bismarck brown
бисмути́зм *м. (хроническое отравление висмутом)* bismuthosis, bismuthism
биссино́з *м. (разновидность пневмокониоза)* byssinosis, cotton(-mill) fever
биуре́т *м. хим.* biuret; allophanamide
биуре́товый biuretic
бифидобакте́рия *ж.* Bifidobacterium
бифидофа́ктор *м.* bifidus factor
бифидофло́ра *ж.* Bifidobacterium flora
бифурка́ция *ж. (разделение на две ветви)* bifurcation, *bifurcatio* [NA]
~ а́орты bifurcation of aorta, *bifurcatio aortae* [NA]
~ лёгочного ствола́ bifurcation of pulmonary trunk, *bifurcatio trunci pulmonalis* [NA]
~ трахе́и bifurcation of trachea, tracheal bifurcation, *bifurcatio tracheae* [NA]
бихевиори́зм *м. псих.* behaviorism
бицили́ндры *м. мн. оптом.* crossed cylinders
бичено́сцы *м. мн. паразитол.* Flagellata, Mastigophore
бласте́ма *ж. цитол., эмбр.* blastema
бласте́мный blastemic
бласте́я *ж. ист., эмбр.* blast(a)ea
бласти́д *м. (пространство в оплодотворённой яйцеклетке, где образуется ядро)* blastid(e)
бласти́н *м. (вещество, стимулирующее деление клеток)* blastin
бластоге́н *м. эмбр.* blastogene
бластогене́з *м. эмбр.* blastogenesis
бластоге́нный *эмбр.* blastogen(et)ic
бластоде́рма *ж. эмбр.* blastoderm(a)
бластодерма́льный *эмбр.* blastodermal, blastodermic
бластоди́ск *м.* blastodisk, *blastodiscus* [NE]
бласто́з *м. (аномалия строения бластулы)* blastopathy, blastosis
бластокине́з *м. (движение зародыша в яйце)* blastokinesis
бласто́ма *ж.* blasto(cyto)ma
~ щитови́дной железы́, лимфомато́зная Hashimoto's thyroiditis, Hashimoto's disease, struma lymphomatosa
бластомато́з *м.* 1. blastomatosis, tumor formation, oncogenesis 2. carcinomatosis, carcinosis
бластомато́зный blastomatous
бластоме́р *м. эмбр.* blastomere, cleavage cell, segmentation sphere
бластомеротоми́я *ж. эмбр.* blastomerotomy, blastotomy
бластомико́з *м.* blastomycosis
~, амазо́нский keloidal blastomycosis, Lobo's disease
~, брази́льский paracoccidioidomycosis, Brazilian [South American] blastomycosis
~ Ги́лкриста North American [cutaneous] blastomycosis, Gillchrist's [Chicago] disease
~, глубо́кий deep blastomycosis
~, европе́йский European blastomycosis
~, кело́идный keloidal blastomycosis, Lobo's disease
~, ко́жный cutaneous [North American] blastomycosis, Gilchrist's [Chicago] disease
~ лёгких pulmonary blastomycosis
~, пове́рхностный superficial blastomycosis
~, рассе́янный disseminated blastomycosis
~, тропи́ческий tropical blastomycosis
бластомице́та *ж.* Blastomyces, Blastomycete
~, брази́льская Paracoccidioides [Blastomyces] brasiliensis
~, ко́жная Blastomyces dermatitiolis
бластогене́з *м.* tumor formation, blastomogenesis, oncogenesis
бластомоге́нный blastomogenic, oncogenic
бластонейропо́р *м. эмбр.* blastoneuropore
бластопати́я *ж. (анормальность строения бластулы)* blastopathy, blastosis
бластопо́р *м. эмбр.* blastoporus, blastopore, *blastoporus* [NE]
бластотоми́я *ж.* blastomerotomy, blastotomy
бластотрансформа́ция *ж. иммун., цитол.* blastic transformation
~ лимфоци́тов blastic transformation of lymphocytes
бластофтори́я *ж. (дегенерация зародышевой клетки)* blastophthoria
бластоце́ль *ж.* blastoc(o)ele; cleavage [segmentation, subgerminal] cavity, *blastocoelia* [NE]
бластоци́ста *ж.* blastocyst, *blastocystis* [NE]
~, двухсло́йная bilaminar blastocyst, *blastocystis bilaminarion* [NE]
~, трёхсло́йная trilaminar blastocyst, *blastocystis trilaminarion* [NE]

бластоци́т *м.* blastocyte
бластоцито́ма *ж.* blasto(cyto)ma
бленнорея́ *ж.* blennorrhea, blennorrhagia, gonorrheal conjunctivitis, gonorrheal ophthalmia
~ новорождённых ophthalmia [blennorrhea] neonatorum
~ с включе́ниями inclusion [swimming pool] conjunctivitis, inclusion blennorrhea
бленноррагия́ *ж.* blennorrhea, blennorrhagia, gonorrheal conjunctivitis, gonorrheal ophthalmia
блеомици́н *м. фарм.* bleomycine
бле́скость *ж. физиол.* (*свойство светящейся поверхности вызывать изменения зрительного анализатора*) brightness
блефараденит *м.* blephar(o)adenitis
блефари́зм *м.* (*спазм век*) blepharism
блефари́т *м.* blepharitis
~, ангуля́рный blepharitis angularis
~, гно́йный purulent blepharitis
~, демодико́зный (*вызываемый клещом Demodex folliculorum*) demodectic blepharitis
~, мейбо́миевый meibomian blepharitis
~, нея́звенный nonulcerative [(squamous) seborrheic] blepharitis
~, паразита́рный pediculous blepharitis, blepharitis parasiticus, blepharitis phthiriatica
~, просто́й squamous blepharitis
~, сухо́й dry blepharitis, blepharitis sicca
~, чешу́йчатый squamous blepharitis
~, я́звенный ulcerative blepharitis, blear eye, blepharitis ulcerosa
блефари́т-роза́цеа *м.* blepharitis rosacea
блефароадено́ма *ж.* blepharoadenoma
блефароатеро́ма *ж.* blepharoatheroma
блефаробленнорея́ *ж.* blepharoblennorrhea
блефарокло́нус *м.* blepharoclonus
блефароколобо́ма *ж.* blepharocoloboma
блефароконъюнктиви́т *м.* blepharoconjunctivitis
~, ангуля́рный angular blepharoconjunctivitis
блефаропла́ст *м.* basal body, basal corpuscle, basal granule, blepharoplast, *corpusculum basale* [NH]
блефаропла́стика *ж.* blepharoplasty
блефароплеги́я *ж.* blepharoplegia, paralysis of eyelid
блефаропто́з *м.* blepharoptosia, blepharoptosis
блефарорафи́я *ж.* blepharorrhaphy, tarsorrhaphy
~, латера́льная lateral blepharorrhaphy
~, медиа́льная medial blepharorrhaphy
блефароспа́зм *м.* blepharospasm
~, истери́ческий hysterical blepharospasm
~, клони́ческий clonic blepharospasm
~, рефлекто́рный reflex blepharospasm
~, симптомати́ческий symptomatic blepharospasm
~, ста́рческий senile blepharospasm
~, тони́ческий tonic blepharospasm
~, эссенциа́льный essential blepharospasm
блефароста́т *м. мед. тех.* blepharostat
блефаростено́з *м.* blepharostenosis
блефароти́к *м.* clonic blepharospasm

блефарото́м *м.* blepharotome
блефаротоми́я *ж.* blepharotomy
блефарофимо́з *м.* (*укорочение глазной щели вследствие срастания краёв век у наружного угла глаза*) blepharophimosis
блефарохала́зис *м.* (*атрофия кожи верхних век*) blepharochalasis
близне́ц *м.* twin, *gemellus, geminus* [NE]
~, паразити́ческий parasitic twin, *gemellus parasiticus* [NE]
близнецо́вый gemellary
близнецы́ *м. мн.* twins, *gemelli, gemini* [NE]
~, биамниоти́ческие biamniotic twins
~, двуяйцо́вые [дизиго́тные] diovular [dizygotic] twins
~, монозиго́тные [монохориа́льные, одноя́йцо́вые] monoovular [monozygotic, monochorial, monochorionic] twins, co-twins
~, разнояйцо́вые hetero-ovular twins
~, соединённые conjoined twins, *gemelli conjuncti* [NE]
~, соединённые асимметри́чные conjoined unequal [conjoined asymmetrical] twins
~, соединённые симметри́чные conjoined equal [conjoined symmetrical] twins
~, сро́сшиеся conjoined twins, *gemelli conjuncti* [NE]
близнецы́-гемипа́ги *м. мн.* (*сросшиеся боковыми сторонами грудной клетки*) hemipagus
близнецы́-дермоци́мусы *м. мн.* (*плод-паразит находится внутри аутозита*) dermocyma
близнецы́-иниопа́ги *м. мн.* (*сросшиеся в области затылка*) iniopagus, iniodymus
близнецы́-ишиопа́ги *м. мн.* (*сросшиеся в области промежности*) ischiopagus
близнецы́-краниопа́ги *м. мн.* (*сросшиеся в области головы*) craniopagus, cephalopagus, janiceps
близнецы́-ксифопа́ги *м. мн.* (*сросшиеся в области грудины*) xiphopagus, Siamese twins
близнецы́-омфалопа́ги *м. мн.* (*сросшиеся в области пупка*) monomphalus, omphalopagus
близнецы́-оподи́дисы *м. мн.* (*с одним туловищем и двумя головами*) opodidymus
близнецы́-пигопа́ги *м. мн.* (*сросшиеся в области крестца*) pygopagus
близнецы́-полигна́ты *м. мн.* (*плод-паразит прикреплён к челюсти аутозита*) polygnathus
близнецы́-прозопоторакопа́ги *м. мн.* (*сросшиеся в области лица и груди*) prosopothoracopagus
близнецы́-соматопа́ги *м. мн.* (*сросшиеся туловищами*) somatopagus
близнецы́-торакопа́ги *м. мн.* (*сросшиеся в области грудины*) thoracopagus, thoracodidymus
близнецы́-энга́стриусы *м. мн.* (*плод-паразит находится в животе аутозита*) engastrius
близнецы́-эпигна́тусы *м. мн.* (*плод-паразит сращён с нижней челюстью аутозита*) epignathus

близнецы-эпикомусы *м. мн.* *(плод-паразит сращён с теменной областью аутозита)* epicomus
близнецы-яницепсы *м. мн.* *(сросшиеся в области головы)* craniopagus, cephalopagus, janiceps
близорукий myopic, nearsighted, shortsighted
близорукость *ж. офт.* myopia, nearsightedness, shortsightedness
~, аксиальная axial myopia
~, врождённая congenital myopia
~, высокая *(степень которой превышает 6 диоптрий)* miopia alta
~, злокачественная malignant [pernicious] myopia
~, комбинационная combinative myopia
~, ложная pseudomyopia
~, ночная night myopia
~, оптическая refractive [optic, refringence] myopia
~, осевая axial myopia
~, прогрессирующая progressive myopia
~, продромальная prodromal myopia
~, профессиональная occupational myopia
~, рефракционная refractive [optic, refringence] myopia
~, спазматическая pseudomyopia
~, сумеречная night myopia
~, транзиторная transitory myopia
~, школьная school myopia
блок *м.* trochlea, block, pulley, *trochlea* [NA]
~, вагусный *анест.* vagal [vagus nerve] block
~ верхней косой мышцы глазного яблока trochlea of the superior oblique muscle, *trochlea musculi obliqui superioris bulbi* [NA]
~, генетический genetic block
~, желудочковый *невр.* ventricular block
~, зрачковый iris bombé, umbrella iris
~, интрадуральный *анест.* intradural block
~, интратекальный *анест.* intrathecal block
~, конъюгационный *ген., цитол.* pairing block
~ мышцы muscular trochlea, muscular pulley
~, перидуральный *анест.* peridural block
~, спинально-субарахноидальный *невр.* spinal subarachnoid [dynamic] block
~, ушной *(при травме среднего уха)* ear [tubal] block
~, центральный стерилизационный central sterile supply department
блокада *ж.* block(ade)
~ автономной нервной системы *анест.* vagosympathetic block
~, адренергическая *фарм.* adrenergic (neuron) block(ade)
~, альтернирующая *кард.* *(чередование циклов возбуждения с нормальной и истощающейся проводимостью)* alternating heart block
~ альфа-ритма *невр.* depression [blockade] of alpha rhythm
~, арборизационная *кард.* arborization heart block, blockade in the Purkinje ramification

~, атриовентрикулярная atrioventricular heart block
~, бифасцикулярная *кард.* bifascicular heart block
~ вегетативной нервной системы *анест.* vagosympathetic block
~, вентрикулоатриальная *(при экстрасистолах из предсердно-желудочкового узла)* retrograde heart block
~ Вишневского, новокаиновая procaine [novocaine, Vishnevskiy's] block
~, внутрижелудочковая *кард.* intraventricular heart block
~, внутрижелудочковая локальная *кард.* local [focal] intraventricular heart block
~, внутрижелудочковая местная *кард.* local [focal] intraventricular heart block
~, внутрижелудочковая очаговая *кард.* focal [local] intraventricular heart block
~, внутрипредсердная intra-atrial heart block
~ входа *кард.* protective [entrance] block
~ выхода *кард.* exit block
~, ганглионарная *анест.* ganglionic blockade
~, двухпучковая *кард.* bifascicular heart block
~, дигиталисовая *фарм.* digitalis block
~ задней ветви левой ножки предсердно-желудочкового пучка left posterior fascicular block, left posterior hemiblock
~, интраатриальная *кард.* intra-atrial block
~ коленного сустава locked knee
~ концевых разветвлений *кард.* arborization heart block, blockade in the Purkinje ramification
~ левой ножки предсердно-желудочкового пучка left bundle-branch block
~ левой ножки предсердно-желудочкового пучка, неполная incomplete left bundle-branch block
~ левой ножки предсердно-желудочкового пучка, полная complete left bundle-branch block
~ левой ножки пучка Гиса left bundle-branch block
~ ликвороотока block of liquor's flow
~, межжелудочковая bundle-branch [interventricular heart] block, block of bundle of His
~, межпредсердная interatrial block
~, межрёберная *анест.* intercostal (nerve) block
~, монофасцикулярная *кард.* monofascicular heart block
~, наркотическая *фарм.* narcotic blockade
~, нейромышечная *фарм.* myoneural block
~, нервная *анест.* nerve block
~, нервно-мышечная *фарм.* myoneural block
~, новокаиновая *анест.* procaine [novocaine, Vishnevskiy's] block
~, новокаиновая вагосимпатическая vagosympathetic block
~, новокаиновая короткая procaine short block
~, новокаиновая паранефральная procaine paranephric [procaine pararenal] block

блокада

~, новокаиновая поясничная procaine lumbar [procaine paranephric, procaine pararenal] block

~, новокаиновая ретромаммарная procaine retromammary block

~, новокаиновая футлярная [новокаиновая циркулярная] procaine circular block

~ ножек атриовентрикулярного пучка bundle-branch [interventricular heart] block, block of bundle of His

~ ножек предсердно-желудочкового пучка bundle-branch [interventricular heart] block, block of bundle of His

~ ножек предсердно-желудочкового пучка, альтернирующая alternate [intermittent] bundle-branch block

~ ножек предсердно-желудочкового пучка, билатеральная [ножек предсердно-желудочкового пучка, двусторонняя] bilateral bundle-branch block

~ ножек предсердно-желудочкового пучка, замаскированная masked bundle-branch block

~ ножек предсердно-желудочкового пучка, перемежающаяся intermittent [alternate] bundle-branch block

~ ножки предсердно-желудочкового пучка *(левой или правой)*, переходящая [ножки предсердно-желудочкового пучка, транзиторная] transient *(left or right)* bundle-branch block

~ ножки пучка Гиса bundle-branch [interventricular heart] block, block of bundle of His

~, однопучковая *кард.* monofascicular heart block

~, паравертебральная *анест.* paravertebral block

~, параневральная *анест.* paraneural block

~ передней ветви левой ножки предсердно-желудочкового пучка left anterior fascicular block, left anterior hemiblock

~, перианальная *анест.* perianal field block

~, периинфарктная peri-infarction block

~, периневральная *анест.* perineural block

~ правой ножки предсердно-желудочкового пучка right bundle-branch block

~ правой ножки предсердно-желудочкового пучка, классическая classic type of right bundle-branch block

~ правой ножки предсердно-желудочкового пучка, неполная incomplete right bundle-branch block

~ правой ножки предсердно-желудочкового пучка, полная complete right bundle-branch block

~ правой ножки предсердно-желудочкового пучка S-типа S-type [Wilson's type] right bundle-branch block, Wilson's block

~ правой ножки предсердно-желудочкового пучка типа Вильсона Wilson's type [S-type] right bundle-branch block, Wilson's block

~ правой ножки пучка Гиса right bundle-branch block

~, предсердно-желудочковая atrioventricular heart block

~, предсердно-желудочковая второй степени second degree [incomplete, partial] atrioventricular heart block

~, предсердно-желудочковая второй степени второго типа second degree atrioventricular block, type II; drop beat; Mobitz type II of atrioventricular block

~, предсердно-желудочковая второй степени первого типа second degree atrioventricular block, type I; Wenkebach's heart block, Mobitz type I of atrioventricular block

~, предсердно-желудочковая второй степени с периодами Самойлова — Венкебаха second degree atrioventricular block, type I; Wenkebach's heart block; Mobitz type I of atrioventricular block

~, предсердно-желудочковая высокой степени advanced [high-grade] atrioventricular block

~, предсердно-желудочковая дистальная третьей степени third degree [complete] distal atrioventricular heart block

~, предсердно-желудочковая Мобитца, тип второй second degree atrioventricular block, type II; drop beat; Mobitz type II of atrioventricular block

~, предсердно-желудочковая Мобитца, тип первый second degree atrioventricular block, type I; Wenkebach's heart block, Mobitz type I of atrioventricular block

~, предсердно-желудочковая неполная incomplete [partial, second degree] atrioventricular heart block

~, предсердно-желудочковая первой степени first degree atrioventricular heart block

~, предсердно-желудочковая полная complete [third degree] atrioventricular heart block

~, предсердно-желудочковая полная дистальная complete [third degree] distal atrioventricular heart block

~, предсердно-желудочковая полная проксимальная complete [third degree] proximal atrioventricular heart block

~, предсердно-желудочковая прогрессирующая progressive atrioventricular heart block

~, предсердно-желудочковая проксимальная третьей степени third degree [complete] proximal atrioventricular heart block

~, предсердно-желудочковая третьей степени third degree [complete] atrioventricular heart block

~, пресакральная *анест.* presacral block

~, проводниковая *анест.* nerve block anesthesia

~, пудендальная *анест.* pudendal block

~, региональная *анест.* regional block

~ ретикулоэндотелиальной системы reticuloendothelial system block

~ сердца, альтернирующая *(чередование циклов возбуждения с нормальной и истощающейся проводимостью)* alternating heart block

болезненность

~ сердца, антероградная *(на пути прохождения импульса от синусового узла к желудочкам)* anterograde heart block

~ сердца, атриовентрикулярная atrioventricular heart block

~ сердца второй степени, синоаурикулярная second degree sinoatrial block

~ сердца, идиопатическая хроническая Lenègre's disease, Lenègre's syndrome

~ сердца первой степени, синоаурикулярная first degree sinoatrial block

~ сердца, поперечная неполная incomplete [partial, second degree] atrioventricular heart block

~ сердца, поперечная полная complete [third degree] atrioventricular heart block

~ сердца, поперечная частичная partial [incomplete, second degree] atrioventricular heart block

~ сердца, ретроградная *(при экстрасистолах из предсердно-желудочкового узла)* retrograde heart block

~ сердца, синоаурикулярная sinoatrial [sinuatrial, sinus, sinoauricular] block

~ сердца третьей степени, предсердно-желудочковая third degree [complete] atrioventricular block

~ сердца третьей степени, синоаурикулярная third degree sinoatrial block

~, симпатическая *анест.* sympathetic block

~ срединной ветви левой ножки предсердно-желудочкового пучка left median fascicular block

~ сустава *(при травме)* locked joint

~ тонуса tonus block, cataplexy

~, трёхпучковая [трифасцикулярная] *кард.* trifascicular heart block

~, шейная *анест.* neck block

~ Школьникова(— Селиванова — Цодыкса), новокаиновая *(введение новокаина в клетчатку полости таза при переломах костей таза)* Shkolnikov(-Selivanov-Tsodyx) block

~, экстрадуральная *анест.* extradural block

~, эпидуральная *анест.* epidural block

блокатор *м.* blocker

~ анионных каналов anion-channel blocker

~ входа кальция calcuim entry blocker

~ ионных каналов ion-channel blocker

~ калиевых каналов potassium channel blocker

~ кальциевых каналов calcium channel-blocking agent, calcium entry [calcium channel] blocker, calcium channel inhibitor, calcium antagonist

~ натриевых каналов sodium channel blocker

блоха *ж.* flea

~ крысиная rat flea, *Xenopsylla*

~ песчаная [проникающая] sand flea, *Tunga penetrans*

~ человеческая human flea, *Pulex irritans*

блуждание *c.* wandering, roaming

~, автоматическое somnambulism, somnambulance

бляшка *ж.* plaque, plate, patch

~, атероматозная atheromatosis [atheromatous] plaque

~, атеросклеротическая atherosclerosis [atherosclerotic] plaque

~, атеросклеротическая кальцинированная atherosclerosis calcific plaque

~, атеросклеротическая фиброзная atherosclerosis fibrous plaque

~, афтозная aphthous patch, aphthous plaque

~ Биццоцеро (blood) platelet, thrombocyte, Bizzozero's platelet, Hayem's hematoblast, Zimmerman's corpuscle, Zimmerman's particle, *thrombocytus* [NH]

~, двигательная *уст.* neuromuscular synapse

~, зубная *(масса из бактерий, остатков эпителиальных клеток и полимеров слюны, прикрепляющаяся к эмали зуба)* dental [bacterial] plaque

~ Искерского — Бито Bitot's spot

~, кожная *(крупная плоская папула)* skin plate

~, кожная мокнущая moist [oozing] skin plate

~, ксеротическая xerotic plaque, xerotic patch

~ курильщиков nicotinic leukokeratosis, nicotinic leukoplakia, smoker's patch

~, лейкоплакическая leukoplakia patch

~, моторная *уст.* neuromuscular synapse

~, слизистая *(при сифилисе)* mucous plaque, plaque muquese, flat condyloma, condyloma latum

~, старческая senile [neuritic] plaque, drusen

бляшки *ж. мн.* пейеровы aggregated [agminated] glands, Peyer's plaques, Peyer's patches, *noduli [folliculi] lymphatici aggregati* [NA, NH]

бляшкообразование *c. вирусол.* plaque formation

боваризм *м. псих.* bovarism, bovarysm

бодрствование *c.* wakefulness, wakeful state; keeping wake, vigilance

бодрствующий wakeful

бок *м. анат.* flank, side, *latus* [NA]

боковой lateral, *lateralis* [NA]

бокс *м.* box; container; receptacle

~, бактериологический bacteriologic(al) box

~, закрытый *(часть больничной палаты, предназначенная для изоляции инфекционного больного, не представляющего эпидемической угрозы)* closed box

~, индивидуальный [мельцеровский] *(для полной изоляции больного)* individual box

~, приёмный box receptacle, isolation ward

~, радиационный radiation box

~, смотровой box receptacle, isolation ward

болевой painful, algesic

болезненно painfully

болезненность *ж.* 1. *(имеющее отношение к болезни)* sickliness, abnormality, morbidity 2. *(имеющее отношение к боли)* painfullness, tenderness

болéзненность

~, локáльная localized pain, pencil tenderness
~ при пальпáции palpatory tenderness
болéзненный 1. *(относящийся к болезни)* morbid, sickly, unhealthy, abnormal, diseased 2. *(относящийся к боли)* painful, dolorous, algogenic
болезнетвóрный morbiferous, morbific, morbigenous, pathogenic
болéзни *ж. мн.* diseases *(см. тж* болéзнь*)*
~, адаптáции adaptation diseases
~, аденовúрусные adenovirus diseases
~, алиментáрные alimentary diseases
~, аллергúческие allergic diseases
~, арбовúрусные arbovirus diseases
~, аренавúрусные arenavirus diseases
~, аутоагрессúвные autoaggressive [autoallergic, autoimmune] diseases
~, аутоаллергúческие autoallergic [autoaggressive, autoimmune] diseases
~, аутоиммýнные autoimmune [autoaggressive, autoallergic] diseases
~, венерúческие venereal diseases
~, внýтренние internal diseases
~, врождённые congenital diseases
~ депонúрования storage diseases
~, дéтские children diseases
~, душéвные *уст.* mental diseases, mental disorders, mental [emotional] illnesses, psychoses
~ жáрких стран tropical diseases
~, желýдочно-кишéчные gastrointestinal diseases
~, зарáзные contagious diseases
~, инвазиóнные parasitic [invasion] diseases
~, инфекциóнно-аллергúческие infection-allergic diseases
~, инфекциóнные infectious [infective] diseases
~, инфекциóнные экзотúческие *(инфекционные болезни, возникающие путём завоза извне)* exotic infectious diseases
~ кóжи skin diseases, dermatoses
~ кóжи, гнойничкóвые pyoderma, pyodermatites
~ кóжи, грибкóвые cutaneous mycoses, dermatomycoses
~, кóжные skin diseases, dermatoses
~, коллагéновые collagen(-vascular) diseases, collagenoses
~, контролúруемые пóлом, наслéдственные hereditary sex-regulated diseases
~, микоплáзменные mycoplasmal diseases
~, молекулярные molecular diseases
~ накоплéния storage diseases
~ накоплéния, лизосóмные lysosomal storage disorders
~, наслéдственные hereditary diseases
~, нéрвные diseases of nervous system
~, облигáтно-трансмиссúвные *(трансмиссивные болезни, передающиеся только через посредство специфических переносчиков)* obligate transmissible diseases
~, ограничéнные пóлом, наслéдственные hereditary sex-restricted diseases
~, паразитáрные parasitic [invasion] diseases

~, параполиомиелúтные [полиомиелитоподóбные] poliomyelitis-like diseases
~, полиэтиологúческие polyetiologic diseases
~, профессионáльные occupational diseases
~, психúческие mental diseases, mental disorders, mental [emotional] illnesses, psychoses
~, рахитоподóбные rickets-like diseases
~ соединúтельной ткáни connective-tissue diseases
~ соединúтельной ткáни, диффýзные collagen(-vascular) diseases, collagenoses
~, сопýтствующие concomitant diseases
~, сцéпленные с пóлом, наслéдственные hereditary sex-linked diseases
~, трансмиссúвные *(инфекционные болезни, возбудители которых проникают в организм через посредство кровососущих переносчиков)* transmissible diseases
~, тропúческие tropical diseases
~, факультатúвно-трансмиссúвные *(трансмиссивные болезни, передающиеся не только через кровососущих переносчиков, но и другими путями)* facultative transmissible diseases
~, хирургúческие surgical diseases, surgical pathology
~, хромосóмные chromosome diseases
~, эндемúческие endemic diseases
~, эндокрúнные endocrine diseases
~, энтеровúрусные enterovirus diseases
~, эпидемúческие epidemic diseases
~, эпизоотúческие epizootic diseases
~, ECHO-вúрусные ECHO-virus diseases
болéзнь *ж.* disease, illness, disorder, sickness, malum, morbus, malady *(см. тж* болéзни*)* ◇
~ прошлá *разг.* the illness has passed, the illness is over
~ Абдергáльдена — Кáуфманна — Линьякá [Абдергáльдена — Фанкóни] cystinosis, cystine storage disease, Lignac-Fanconi [Toni-Fanconi] syndrome
~ Абта — Лéттерера — Сúве nonlipid histiocytosis, Letterer-Siwe disease
~ авиáторов high-altitude sickness, aviators' disease
~, авиациóнная air [aerial, aviation] disease
~, австралúйская *уст.* (Australian) Q fever, query [nine-mile] fever, hiberno-vernal bronchopneumonia
~ Аддисóна (chronic) adrenocortical insufficiency, bronzed disease, bronzed skin, melasma, suprarenale, Addison's disease
~ Аддисóна-Бúрмера pernicious [macrocytic, malignant, achylic, cytogenic, Addison's, Addison-Biermer, addisonian, Biermer's] anemia, Biermer's [Addison-Biermer] disease
~, адъювáнтная *(артрит, вызываемый введением экспериментальным животным адъюванта Фрейнда)* adjuvant disease
~ Айéрсы primary sclerosis of pulmonary arterial tree, idiopathic pulmonary hypertension, cardiopathia nigra, Ayerza's disease
~ Акóсты acute mountain [Acosta's] sickness
~, алкогóльная *уст.* chronic alcoholism

болéзнь

~ Áльберс-Шéнберга (dominant) osteopetrosis, ivory [marble] bones, marble-bone [Albers-Schönberg] disease

~ Альцгéймера presenile [primary senile, Alzheimer's] dementia, primary neuronal degeneration, Alzheimer's disease, Alzheimer's sclerosis

~, англи́йская *уст.* 1. rickets, English disease 2. chorea minor, simple [Sydenham's] chorea, St. Vitus' dance

~ Áндерсена type 4 glycogenosis, glycogen storage disease, type IV, branching deficiency amilopectinosis, Andersen's disease

~ «Апóлло-11» acute hemorrhagic conjunctivitis, "Apollo-11" disease

~ Арáна — Дюшéнна progressive muscular atrophy, progressive spinal amyotrophy, muscular trophoneurosis, creeping [wasty] palsy, wasting paralysis, Duchenne-Aran [Aran-Duchenne, Cruveilhier's] disease

~, астени́ческая total [congenital] asthenia, Steller's syndrome

~, астури́йская рóзовая pellagra, maidism, moyidism, Saint Ignatius itch, Alpine scurvy, mal de la rosa

~ Ауéски pseudorabies, infectious bulbar paralysis, mad itch, Aujeszky's disease

~, базéдова exophthalmic [toxic] goiter, (exophthalmic) hyperthyroidism, Graves' [Basedow's, Parry's] disease, hyperthyroidism, thyrotoxicosis, thyroid cachexia

~ Базéна erythema induratum, tuberculosis (cutis) indurativa, Bazin's disease

~ Балó Baló's disease, encephalitis periaxialis concentrica

~ Бáльзера pancreatitis with fat necrosis, Balser's fatty necrosis

~ Бальфýра chloroma, green cancer, chloroleukemia, chloromyeloma, chloromatous sarcoma, Balfour's disease

~, бáмбльская epidemic pleurodynia, devil's grip, epidemic myalgia, epidemic myositis; diaphragmatic epidemic benign dry; epidemic diaphragmatic pleurisy, epidemic transient diaphragmatic spasm, Bornholm [Daae's, Sylvest's] disease

~ Бáнга bovine brucellosis, bovine infectious [contagious] abortion, Bang's disease

~ Бáнти congestive splenomegaly, splenic anemia, Banti's [Klemperer's] disease

~ Бáрлоу Barlow's disease, infantile scurvy

~ Барракéра — Си́монса (progressive) partial lipodystrophy, lipodystrophia progressiva, Barraquer's [Simon's] disease

~ Бáттена late juvenile type of cerebral sphingolipidosis, ceroid lipofuscinosis, Batten-Mayou [Spielmeyer-Sjögren, Spielmeyer-Vogt] disease

~ Бéка sarcoid(osis), sarcoid of Boeck, benign lymphogranulomatosis, Besnier-Boeck-Schaumann disease, Besnier-Boeck-Schaumann syndrome

~ Бéккера cardiomyopathia obliterans

~ бéлых пя́тен guttate morphea, morphea guttata, lichen sclerosus et atrophicus, Csillag's disease

~ Беньé — Бéка — Шáуманна sarcoid(osis), benign lymphogranulomatosis, sarcoid of Boeck, Besnier-Boeck-Schaumann disease, Besnier-Boeck-Schaumann syndrome

~ Бéра familial macular degeneration, Behr's disease

~ Берже́ immunoglobulin A [IgA] glomerulonephritis, immunoglobulin A [IgA] nephropathy, Berger's disease

~ Бернáра — Сульé (*тромбоцитодистрофия*) Bernard-Soulier syndrome

~ Бéхтерева poker back, spondylitis deformans, Bechterew's [Strümpell's] disease

~ Бéхчета cutaneomucouveal [oculobuccogenital, uveo-encephalitic, Behçet's] syndrome, recurrent hypopion, triple symptom complex, Behçet's disease

~ Би́бера lattice corneal dystrophy, Biber-Haab-Dimmer disease

~ Бильшóвского — Я́нского early juvenile type of cerebral sphingolipidosis, Bielschowsky-Jansky disease

~ Бинсвáнгера subcortical arteriosclerotic encephalopathy, Binswanger's disease

~ Би́рмера pernicious [malignant, cytogenic, macrocytic, achylic, Addison's, addisonian, Biermer's, Addison-Biermer] anemia, Biermer's [Addison-Biermer] disease

~ Блáнта(— Бáрбера) osteochondrosis deformans tibiae, nonrachitic bowleg, tibia vara, Blount's disease, Blount-Barber syndrome

~, борнхóльмская epidemic pleurodynia, devil's grip, epidemic myalgia, epidemic myositis, diaphragmatic epidemic benign dry, epidemic diaphragmatic pleurisy, epidemic transient diaphragmatic spasm, Bornholm [Daae's, Sylvest's] disease

~ Борóвского Old World cutaneous leishmaniasis

~ Бóткина viral hepatitis type A, infectious [epidemic, short-incubation] hepatitis, epidemic jaundice, Botkin's disease

~ Бóуэна (Bowen's) precancerous dermatosis, Bowen's disease

~, брáйтова *уст.* (*воспалительное заболевание почек, обычно гломерулонефрит*) Bright's disease

~ Бри́лла (*рецидив сыпного тифа после многолетней ремиссии*) recrudescent [benign] typhus, Brill's [Brill-Zinsser] disease

~ Бри́лла — Си́ммерса giant follicular lymphoblastoma, nodular [follicular] lymphoma, Brill-Symmers disease

~ Бри́лла — Ци́нссера (*рецидив сыпного тифа после многолетней ремиссии*) recrudescent [benign] typhus, Brill's [Brill-Zinsser] disease

~ Брóдбента fulminating apoplexia, Broadbent's disease

болéзнь

~, брóнзовая (chronic) adrenocortical insufficiency, bronzed disease, bronzed skin, melasma suprarenale, Addison's disease

~, бронхоэктатúческая multiple bronchiectasis

~ Брюса brucellosis, Cyprus [Gibraltar, Malta, Maltese, Mediterranian, Neapolitan, goat, goat milu, rock] fever

~ Буйó rheumatic (endo)carditis, Bouillaud's disease

~ Бурневúлля (— Прúнгла) tuberous sclerosis, epiloia, Bourneville's disease

~ Бушáра Bouchard's disease, dilation of stomach from inefficiency of gastric muscles; gastrectasia, gastrectasis

~ Бушé — Гзéлля swineherd's [Bouchet-Gsell] disease

~ Бюдингера — Лýдлоффа — Лéвена chondromalacia patellae, Büdinger-Ludloff-Laewen disease

~ Бюргера thromboangiitis obliterans, Buerger's disease

~ Бюргера — Грютца type I familial hyperlipoproteinemia, familial hyperchylomicronemia, familial hypertriglyceridemia, idiopathic [familial fat-induced] hyperlipemia, Bürger-Grütz syndrome

~ Вáгнера (— Унферрúхта — Хéппа) dermatomyositis; polymyositis

~ Вакéза (— Óслера) polycythemia vera, myelopathic [splenomegalic] polycythemia, erythrocythemia, erythremia, erythrocytosis megalosplenica, polycythemia rubra, Vaquez's [Osler's, Vaquez-Osler] disease

~ Ван-Бóгарта subacute sclerosing [van Bogaert's sclerosing] panencephalitis, subacute inclusion body [Dawson's, van Bogaert's] encephalitis

~ Ван-Бýрена penile induration, fibrous cavernitis, induratio penis plastica, Peyronie's [van Buren's] disease

~ Васúльева — Вéйля leptospiral [hemorrhagic, infectious (spirochetal), (acute) febrile] jaundice, icterogenic [icterohemorrhagic] spirochetosis, spirochetal [epidemic catarrhal] icterus, Mediterranean yellow fever, Weil's [Fiedler's] disease

~, венерúческая пятая venereal [ulcerating] granuloma, pudendal ulcer, ulcerating granuloma of pudenda, fifth venereal disease, donovanosis, granuloma inguinale, granuloma venereum

~, венерúческая четвёртая benign inguinal lymphogranulematosis, lymphogranuloma [lymphopathia] venereum, fourth venereal [Frei's, (Durand-)Nicolas-Favre] disease, climatic [tropical] bubo

~ Вéрднига — Гóффманна familial spinal muscular atrophy, progressive spinal muscular atrophy of infants, Werdnig-Hoffmann paralysis, Werdnig-Hoffmann disease, Hoffmann-Werdnig syndrome

~ Верльгóфа idiopathic (thrombocytopenic) purpura, Werlhof's disease

~ Видáля — Абрамú enterohepatic syndrome, icteroanemia, Abrami [Vidal-Abrami] disease

~ Виллебрáнда angiohemophilia, pseudohemophilia, vascular hemophilia, von Willebrand's disease, Minot-von Willebrand [Willebrand's] syndrome

~ Вúльсона (— Конавáлова) hepatolenticular [(progressive) lenticular, Wilson's] degeneration, Strümpell-Westphal pseudosclerosis, familial hepatitis, Strümpell-Westphal [Westphal-Strümpell, Wilson's] pseudosclerosis, Wilson [Westphal-Strümpell] disease, Wilson's syndrome

~ Вóльмана Wolman's disease, xanthomatosis familiaris primaria et calcificatio adrenalis

~, вторúчная *иммун.* secondary [graft-versus-host] disease, graft-versus-host reaction

~, высокогóрная [высóтная] (high-)altitude [mountain] sickness, altitude [mountain] disease, hypobaropathy

~ Гáнсена lepra, leprosy, Hansen's disease

~ Гéйне — Мéдина (acute anterior) poliomyelitis, infantile paralysis, Heine-Medin disease

~ Ги — Гéртера — Гéйбнера childhood celiac [Gee's, Gee-Herter, Gee-Herter-Heubner] disease

~, гипертонúческая essential [idiopathic, primary] hypertension, morbus hypertonicus

~, гипотонúческая essential [primary] arterial hypotension

~ Гúппеля — Линдáу cerebroretinal [retinocerebral] angiomatosis, (von) Hippel-Lindau [(von) Hippel's] disease

~ Гиппокрáта, «чёрная» *(дёгтеобразный стул)* melena

~ Гúрке glycogen storage disease, type I; hepatorenal glycogenosis

~ Гúршспрунга congenital [aganglionic] megacolon, pelvirectal achalasia, Hirschsprung's disease

~, глютéновая nontropical sprue, gluten enteropathy, celiac disease

~, гомологúчная *иммун.* secondary [graft-versus-host] disease, graft-versus-host reaction

~, гóрная mountain [(high-)altitude] sickness, mountain [altitude] disease, hypobaropathy

~ Гошé keratin thesaurismosis, cerebrosine lipoidosis, Gaucher's disease

~, гранулемáтозная regional enteritis, regional [distal] ileitis, Crohn's disease

~ Гýрлер — Пфáундлера gargoylism, lipochondrodystrophy, type I mucopolysaccharidosis, Hurler's disease, Hurler's [Hurler-Pfaundler] syndrome

~ Дарьé Darier's disease, keratosis follicularis

~ Дáуна congenital acromicria, trisomy 21 [Down's] syndrome, mongolism, Down's disease

~, декомпрессиóнная decompression [caisson] sickness, decompression [compressed air] illness, decompression [caisson, compressed air] disease, airemia, bends

~ Дéркума adiposis dolorosa, Dercum's disease

болéзнь

~ Дéррика — Бéрнета (Australian) Q fever, query [nine-mile] fever, hiberno-vernal bronchopneumonia
~ Ди Гульéльмо erythremic myelosis, erythromyelosis, Di Guglielmo's disease, Di Guglielmo's syndrome
~ Жанé psychasthenia, Janet's disease
~, желчнокáменная cholelithiasis
~, зáячья *уст.* tularemia, deep-fly [rabbit] fever, Pahvant Valley plague
~, излечи́мая curable disease
~, изнури́тельная consumptive [debilitating, wasting] disease
~ Изрáэльса — Уи́лкинсона (B_{12}-folate) achrestic [Wilkinson's, Israëls-Wilkinson] anemia
~, инду́сская чёрная kala-azar, tropical splenomegaly, visceral leishmaniasis, Hindu black disease, Dumdum fever
~, интеркуррéнтная intercurrent disease
~, инфекцио́нная infectious disease
~ Ицéнко — Ку́шинга pituitary [Cushing's] basophilism, Cushing's syndrome
~ Кáлера multiple [plasma cell] myeloma, myelomatosis, plasm(acyt)oma, Kahler's disease
~, кáрликовая *(вызываемая трансплантацией новорождённой мыши аллогенных клеток селезёнки взрослой мыши)* runt [wasting] disease
~ Каррио́на bartonelliasis, bartonellosis, Oroya fever, verruga peruviana, Carrion's disease
~ Кáшина — Бéка endemic osteoarthritis, osteoarthritis deformans endemica, Kashin-Bek disease
~, квинслéндская (Australian) Q fever, query [nine-mile] fever, hiberno-vernal bronchopneumonia
~ Кёлера, вторáя *(остеохондропатия плюсневых костей, обычно II плюсневой кости)* osteochondrosis of head of second metatarsal bone, Freiberg's [Köhler's second (bone)] disease, Freiberg's infarction
~ Кёлера, пéрвая *(остеохондропатия ладьевидной кости предплюсны)* Köhler's tarsal scaphoid osteochondrosis, Köhler's tarsal scaphoiditis, Köhler's first (bone) disease
~, кессо́нная decompression [caisson] sickness, decompression [compressed air] illness, decompression [caisson, compressed air] disease, airemia, bends
~ Киáри *(первичный тромбоз печёночных вен)* Chiari's [Chiari-Budd, Budd's, Budd-Chiari] syndrome, Chiari's [Rokitansky's] disease
~ Ки́нбека 1. *(остеохондропатия полулунной кости запястья)* lunate [semilunar] bone osteochondrosis, lunatomalacia, Kienböck's disease, Kienböck-Preiser syndrome 2. *(травматическая сирингомиелия)* traumatic syringomyelia, Kienböck's disease
~, кишечнокáменная enterolithiasis
~, кóжная skin [cutaneous] disease

~, коронáрная coronary heart [coronary artery, ischemic heart] disease
~ Кри́стмаса factor IX deficiency, hemophilia B
~ крóви blood disease, hemopathy
~ Крóна regional enteritis, regional [distal] ileitis, Crohn's disease
~, кры́мская (Australian) Q fever, query [nine-mile] fever, hiberno-vernal bronchopneumonia
~ Лéгга — Кальвé — Пéртеса epiphysial aseptic necrosis of upper end of femur, osteochondritis deformans juvenilis of hip, pseudocoxalgia, coxa plana, Perthes' [Legg-Calvé-Perthes, Legg's] disease
~ «легионéров» *инф. бол.* legionnaires' disease
~ Лéйна Lane's disease, erythema palmare hereditarum
~, лекáрственная drug disease
~ Ленéгра *(идиопатическая хроническая блокада сердца)* Lenègre's disease, Lenègre's syndrome
~ Ли́ттла spastic diplegia, spastic spinal paralysis, Little's disease
~, лóжная false disease, pseudomalady
~, лучевáя radiation sickness
~, лучевáя óстрая acute radiation sickness
~, лучевáя подóстрая subacute radiation sickness
~, лучевáя хрони́ческая chronic radiation sickness
~, малорóслости *(вызываемая трансплантацией новорождённой мыши аллогенных клеток селезёнки взрослой мыши)* runt [wasting] disease
~ Мáрека avian lymphomatosis, Marek's [big liver] disease, ocular [visceral] lymphomatosis, fowl paralysis
~ Маркиафáвы — Микéли paroxysmal nocturne hemoglobinuria, Marchiafava-Micheli disease, Marchiafava-Micheli syndrome
~ Менетриé giant hypertrophic gastritis, Ménétrier's disease
~ Меньéра *(лабиринтопатия, характеризующаяся приступами головокружения, рвоты, шума в ушах и прогрессирующей глухотой)* Ménière's disease
~, миелóмная multiple [plasma cell] myeloma, myelomatosis, plasmocytoma, Kahler's disease
~ Ми́лроя lymphedema type I, Milroy's [Nonne-Milroy] disease
~ Минамáты *(отравление органическими соединениями ртути в результате употребления в пищу рыбы и других продуктов моря, загрязнённых ртутью)* Minamata disease
~ Минкóвского — Шоффáра hereditary spherocytosis, globe cell [constitutional hemolytic] anemia, congenital hemolytic [chronic familial] icterus, (chronic) acholuric jaundice, Minkowsky-Shauffard disease
~ Ми́нора *(центральная гематомиелия)* Minor's disease
~, морскáя sea sickness

боле́знь

~, мочека́менная urolithiasis

~, мра́морная (dominant) osteopetrosis, ivory [marble] bones, marble-bone [Albers-Schönberg] disease

~, мыши́ная tularemia, deer-fly [rabbit] fever, Pahvant Valley plague

~ накопле́ния эфи́ров холестери́на Wolman's disease, xanthomatosis familiaris primaria et calcificatio adrenalis

~, неизлечи́мая incurable disease

~ Никола́ — Фа́вра benign inguinal lymphogranulematosis, lymphogranuloma [lymphopathia] venereum, fourth venereal [Frei's, (Durand-)Nicolas-Favre] disease, climatic [tropical, strumous] bubo

~ Ни́манна — Пи́ка lipoid cell reticulohistiocytosis, sphingomyelin [phosphatide] lipidosis, sphingomyelinosis, Niemann-Pick disease

~ новорождённых, гемолити́ческая hemolytic disease of newborn, fetal erythroblastosis, erythroblastosis fetalis

~ новорождённых, геморраги́ческая hemorrhagic disease of newborn

~, ожо́говая burn disease

~, олимпи́йская уст. (Australian) Q fever, query [nine-mile] fever, hiberno-vernal bronchopneumonia

~ Оппенге́йма congenital atonic pseudoparalysis, Oppenheim's disease, (a)myotonia congenita

~ О́сгуда — Шла́ттера osteochondrosis of tuberosity of tibia, apophysitis tibialis adolescentium, Osgood-Schlatter [Schlatter's] disease

~ О́слера 1. myelopathic [splenomegalic] polycythemia, erythrocythemia, erythremia, polycythemia vera, erythrocytosis megalosplenica, polycythemia rubra, Vaquez's [Vaquez-Osler, Osler's] disease 2. hereditary hemorrhagic teleangiectasia, Rendu-Osler-Weber [Osler-Weber-Rendu, Osler's] disease

~, основна́я principal [fundamental, basic] disease

~ от коша́чьих цара́пин cat-scratch fever, cat-scratch disease

~ «отсу́тствия пу́льса» pulseless disease, brachiocephalic arteritis, reserved coarctation, Takayasu's disease, Takayasu's [Martorell's] syndrome

~ от уку́сов крыс эпид. rat-bite fever, sodoku

~, паду́чая ист. epilepsy, epilepsia

~ Па́ннера osteochondrosis of capitellum of humerus, Panner's disease

~ Паркинсо́на Parkinson's disease, shaking [trembling] palsy, paralysis agitans

~ Пе́джета 1. (деформирующий остеит) osteitis deformans, Paget's disease 2. (экземоподобный рак соска молочной железы) Paget's disease 3. (экстрамамиллярный рак) extramammary Paget's disease

~ Пейрони́ penile induration, fibrous cavernitis, induratio penis plastica, Peyronie's [van Buren's] disease

~, периоди́ческая (семе́йная) (периодические стереотипные приступообразные боли в животе, иногда также в области груди и в суставах, сопровождающиеся пароксизмальной лихорадкой) periodic peritonitis, familial paroxysmal [familial recurrent] polyserositis

~ Пе́ртеса osteochondrosis of head of femur, osteochondrosis of capitular epiphysis, pseudocoxalgia, coxa plana, Perthes' [Legg-Calvé-Perthes, Legg-Calvé-Waldenström, Waldenström's] disease

~ пе́чени, поликисто́зная polycystic disease of liver

~ по́чек, поликисто́зная polycystic disease of kidney, polycystic renal disease

~, почечнока́менная nephrolithiasis

~, психи́ческая mental disease, mental disorder, mental [emotional] illness, psychosis

~ Рандю́ — Ве́бера — О́слера hereditary hemorrhagic teleangiectasia, Rendu-Osler-Weber [Osler-Weber-Rendu, Osler's] disease

~ Ре́йманна (периодические стереотипные приступообразные боли в животе, иногда также в области груди и в суставах, сопровождающиеся пароксизмальной лихорадкой) periodic disease

~ Рейно́ Raynaud's disease, Raynaud's syndrome, Raynaud's phenomen

~ Реклингха́узена 1. (костей) parathyroid osteosis, Recklinghausen's disease of bone, osteitis fibrosa cystica 2. (нейрофиброматоз) neurofibromatosis, multiple neuroma, neuromatosis, Recklinghausen's disease

~ Реклю́ (мастопатия с атрофией долек и образованием кист, выстланных эозинофильным эпителием) Reclus disease

~ Рокита́нского 1. acute yellow atrophy of liver, acute parenchymatous hepatitis, malignant jaundice, Rokitansky's disease 2. (первичный тромбоз печёночных вен) Chiari's [Chiari-Budd, Budd's, Budd-Chiari] syndrome, Chiari's [Rokitansky's] disease

~ Ро́та — Бе́рнгардта (невралгия латерального кожного нерва бедра) neuralgia paraesthetica, Roth-Bernhardt [Bernhardt-Roth, Roth's, Bernhardt's] disease

~ Русти́цкого (— Ка́лера) multiple [plasmacell] myeloma, myelomatosis, plasm(acyt)oma, Kahler's disease

~, сапоподо́бная уст. melioidosis, malleaidosis, pseudoglanders, pseudocholera, glanders-line [Stanton's, Whitmore's] disease

~, сартла́нская (интоксикация, вызванная потреблением содержащей летучие мышьяковистые основания рыбы, выловленной в стоячей воде) Haff's disease

~, са́харная уст. 1. (гипергликемия) hyperglycemia, saccharine disease 2. (сахарный диабет) diabetes mellitus

~, семе́йная familial disease

~ се́рдца cardiac [heart] disease

~, серпови́дно-кле́точная (связанная с присутствием гемоглобина S) sickle cell disease

болезнь

~, синюшная [синяя] *(группа врождённых пороков сердца с цианозом, обусловленных артериовенозным шунтом)* morbus caeruleus

~, скотобоен (Australian) Q-fever, query [nine-mile] fever, hiberno-vernal bronchopneumonia

~, слюнно-каменная sialolithiasis, salivolithiasis, ptyalolithiasis

~ Сокольского — Буйо rheumatic (endo)carditis, Bouillaud's disease

~, соматическая somatic disease

~, сонная 1. *(африканский трипаносомоз)* trypanosomiasis, sleeping sickness 2. *(эпидемический летаргический энцефалит Экономо)* lethargic [Economo's] encephalitis, Economo's disease 3. *(нарколепсия)* narcolepsy, paroxysmal sleep, sleep epilepsy, Gélineau's syndrome

~, сонная африканская African [Congo] trypanosomiasis, African sleeping sickness, African lethargy

~, сопутствующая concomitant disease

~, спаечная peritoneal commissures

~, среднеазиатская (Australian) Q fever, query [nine-mile] fever, hiberno-vernal bronchopneumonia

~, Стилла (— Шоффара) juvenile rheumatoid arthritis, Still's disease

~, Стюарта — Прауэр *(недостаточность фактора X свёртывания крови)* factor X deficiency

~, сывороточная serum sickness

~ Такаясу pulseless disease, brachiocephalic arteritis, reserved coarctation, Takayasu's disease, Takayasu's [Martorell's] syndrome

~, термезская (Australian) Q fever, query [nine-mile] fever, hiberno-vernal bronchopneumonia

~ Тея — Сакса infantile type of cerebral sphingolipidosis, G_{M2} [generalized] gangliosidosis, Tay-Sachs [Sachs] disease

~ Толочинова — Роже *кард.* ventricular septal defect, Roger's disease

~ Томсена myotonia congenita, Thomsen's disease

~, травматическая wound dystrophy

~, тромбоэмболическая recurrent thromboembolism

~, трофобластическая trophoblastic tumor

~, тяжёлая serious [painful] illness

~ тяжёлых цепей *(иммуноглобулинов)* heavy-chain [Franklin's, Seligman's] disease

~ Уилкинсона (B_{12}-folate) achrestic [Wilkinson's, Israëls-Wilkinson] anemia

~ Уиппла intestinal lipodystrophy, Whipple's disease

~, уровская Kashin-Bek disease, endemic osteoarthritis, osteoarthritis deformans endemica

~ Фабри Fabry's disease, Fabry's syndrome, angiokeratoma corporis diffusum

~ Феера acrodynia, erythredema polyneuropathy, pink [Feer's] disease

~ Фейрбанка multiple epiphyseal dysplasia, Fairbank's disease

~ Филатова infectious mononucleosis, glandular fever, acute benign [acute epidemic] lymphadenosis, monocytic angina, acute infectious adenitis, Filatov's [Pfeiffer's] disease

~ Филатова — Дьюкса *инф. бол.* fourth disease, scarlatinoid, scarlatinella, rubeola scarlatinosa, Filatov-Dukes disease

~ фоновая background disease

~ Форбса type 3 glycogenosis, Forbes disease

~ Фрейберга osteochondrosis of head of second metatarsal bone, Freiberg's [Köhler's second (bone)] disease, Freiberg's infarction

~ Хаглунда (— Шинца) *(остеохондроз апофиза пяточной кости)* calcaneal osteochondritis, Haglund's disease

~ Хартнупа neutral aminoaciduria, Hartnup disease

~ Хенда — Шюллера — Крисчена normal cholesteremic xanthomatosis, lipogranulomatosis, Hand-Schüller-Christian disease

~ Хесслера hereditary aseptic acetabular necrosis, Hässler's disease

~ Хиари *(первичный тромбоз печёночных вен)* Chiari's [Chiari-Budd, Budd's, Budd-Chiari] syndrome, Chiari's [Rokitansky's] disease

~ Ходжкина lymphogranulomatosis, Hodgkin's disease, fibromyeloid reticulosis

~, хроническая chronic illness, chronic disease

~, цейлонская *уст.* beriberi, endemic enteritis, kakké

~, четвёртая *инф. бол.* fourth disease, scarlatinoid, scarlatinella, rubeola scarlatinosa, Filatov-Dukes disease

~, чёрная 1. *(дёгтеобразный стул)* melena 2. *(гепатит, вызываемый Clostridium novi)* black disease

~ Шагаса American [Brazilian] trypanosomiasis, Chagas disease

~ Шарко *невр.* amyotrophic lateral sclerosis, Charcot's disease

~ Шейерманна osteochondrosis of acromion

~ Шейерманна — Мау juvenile [Scheuermann's] kyphosis, vertebral epiphysitis, Scheuermann's [Scheuermann-Mau] disease

~ Шёнлейна — Геноха purpura rheumatica, purpura nervosa, acute vascular [anaphylactoid, Schönlein(-Henoch)] purpura, Schönlein(-Henoch) disease

~, шестая *инф. бол.* *(внезапная экзантема)* exanthema subitum, sixth disease

~ Шиммельбуша (fibro)cystic disease of breast, chronic cystic mastitis, fibrocystic disease

~ Шлаттера osteochondrosis of tuberosity of tibia, apophysitis tibialis adolescentium, Osgood-Schlatter [Schlatter's, Schlatter-Osgood] disease

~ Шморля 1. *(внедрение хрящевой ткани из межпозвоночного диска в губчатую кость тела позвонка, грыжа Шморля)* hernia [prolapse] of nucleus pulposus, Schmorl's nodule 2. *(болезнь Шейерманна — Мау)* juvenile [Scheuermann's] kyphosis, vertebral epiphysitis, Scheuermann's [Scheuermann-Mau] disease

болéзнь

~ Шпильмéйера — Фóгта late juvenile type of cerebral sphingolipidosis, Batten-Mayou [Spielmeyer-Vogt, Vogt-Spielmeyer] disease

~ Штрю́мпеля 1. spondylitis deformans, poker back, Bechterew's [Strümpell's] disease 2. acute epidemic leukoencephalitis, Strümpell's disease

~ Эконóмо lethargic encephalitis, von Economo's disease

~ Энгеля-Реклингхáузена parathyroid osteosis, (von) Recklinghausen disease of bone, Engel-Recklinghausen disease, osteitis fibrosa cystica (generalisata)

~, эндеми́ческая endemic disease

~, энзооти́ческая enzootic disease

~ эпидеми́ческая epidemic disease

~, ю́ксовская [ю́ксовско-сартлáнская] *(интоксикация, вызванная употреблением содержащей летучие основания мышьяка рыбы, выловленной в стоячей воде)* Haff's disease

~ Я́бы *(вирусная болезнь обезьян и человека, характеризующаяся образованием доброкачественных опухолей кожи)* Yaba's disease

~, я́звенная peptic [round] ulcer

~ Якоба — Крéйтцфельдта cortico-striatal-spinal degeneration, spastic pseudoparalysis, Creutzfeldt-Jakob [Jakob-Creutzfeldt, Jakob's] disease, Creutzfeldt-Jakob syndrome

~ Я́нского — Бильшóвского early juvenile type of cerebral sphingolipidosis, Jansky-Bielschowsky disease

болéть 1. *(быть больным)* to be ill (with); *разг.* to be down (with); *(быть больным долго, часто)* to be ailing; to be in poor health; to suffer (from) ◊ он болéет áстмой с дéтства he has been ailing from asthma since he was a child; он болéет пневмони́ей he is ill with pneumonia, he is down with pneumonia; он болéет с дéтства he has been ailing since childhood; он всегдá болéет he is always ailing **2.** *(о боли)* to ache, to hurt ◊ у негó боли́т головá his head aches, he has a headache; у негó боли́т гóрло he has a sore throat; у негó боли́т ногá his foot hurts, he has pain in his foot; у негó боля́т глазá he has sore eyes, his eyes hurt; что у Вас боли́т? what's your trouble?

болеутолéние *с.* analgesia, alganesthesia, anesthesia, pain relieving

болеутоля́ющее *с. (средство)* analgesic, analgetic, anodyne

болеутоля́ющий soothing, analgesic; sedative

бóли *ж. мн.* pains *(см. тж* боль*)*

~ в животé abdominal [visceral] pains; abdominal migraine

~ в животé, спасти́ческие crampy abdominal pains, abdominal cramps

~ в животé, схваткообрáзные colicky abdominal pains

~ внýтреннего óргана visceralgia, somatic pains

~, заты́лочные occipital headache

~, коликообрáзные colicky pains

~, корешкóвые nerve root [radicular] pains

~, некупи́рующиеся intractable pains

~, непостоя́нные occasional pains, temporary aching

~, остáточные residual pains

~, перемещáющиеся wandering [ambulant] pains

~, периоди́ческие occasional pains, temporary aching

~, послеампутациóнные phantom-limb [post-amputation] pains

~ при родовы́х схвáтках labor pains, pains of delivery

~, приступообрáзные colicky [cramping] pains

~, рецидиви́рующие recurrent pains

~, си́льные severe [intense, violent, bad] pains

~, упóрные intractable pains

~, фантóмные phantom-limb [post-amputation] pains

~, чáстые frequent pains

болиголóв *м. фарм.* hemlock, *Conium*

~ крáпчатый [пятни́стый] spotted [poison] hemlock, *Conium maculatum*

болóметр *м. мед. тех.* bolometer

боль *ж.* pain, ache, pangs, hurt *(см. тж* бóли*)* ◊ причиня́ть ~ to hurt; снимáть ~ to anesthetize, to induce anesthesia, to render anesthetic; устраня́ть ~ to eliminate pain; чýвствовать ~ to have a pain

~, ангинáльная [ангинóзная] angina, anginal pain

~, атипи́ческая [атипи́чная] atypical pain

~ в бокý stitch

~ в гóрле sore throat

~ в груди́ chest pain

~, виcóчная temporal pain

~, внезáпная sudden pain

~, внезáпная рéзкая pang

~ в óбласти пóчки renal pain, nephralgia

~ в óбласти сéрдца heart pain, cardiodynia

~ в покóе pain at rest

~ в спинé low-back pain

~, вы́званная звукáми pain caused by sounds, odynacusis

~, вы́званная ожóгами pain caused by heat, thermalgia

~, вы́званная прикосновéнием pain caused by a touch, haphalgesia

~, вы́званная свéтом pain caused by light, photalgia

~, вы́званная хóлодом pain caused by cold, cryalgesia

~, высóтная altitude pain

~, гетеротопи́ческая referred [heterotopic] pain

~, головнáя headache, cephalalgia

~, голóдная hunger pain

~, дáвящая constricting pain

~, жгýчая burning pain, causalgia, smart

~, загруди́нная retrosternal pain

~, зубная toothache, odontalgia, dentalgia, odontodynia
~, иррадиирующая spreading [radiating, excentric, referred] pain
~, кинжальная knife-like pain
~, колющая stabbing [piercing] pain
~, копчиковая coccyalgia, coccygeal pain
~, лицевая facial [face] pain, prosopalgia
~, луночковая *стом.* alveolus pain
~, межменструальная intermenstrual pain, mid-pain
~, менструальная menstrual pain, dysmenorrhea
~, мучительная excruciating pain
~, мышечная muscle pain, myalgia, muscular ache, myoneuralgia, myodynia
~, невралгическая neuralgic pain
~, нейрогенная neurogenic pain
~, непостоянная transient pain
~, непрерывная steady pain
~, неукротимая intractable pain
~, ночная night pain, nyctalgia
~, ноющая aching [dull, boring] pain
~, ослабленная obtundent pain
~, острая acute pain
~, отражённая referred [heterotopic] pain
~, пароксизмальная paroxysmal pain
~, периодическая intermittent pain
~, подагрическая gouty pain
~, позвоночная back pain
~, послеоперационная postoperative pain
~, постоянная constant [persistent, continuous] pain
~, поясничная low back pain, lumbago, lumbalgia
~, преходящая intermittent pain
~ при глотании pain in swallowing, odynphagia, sore throat, dysphagia, angina
~ при движении pain on movement, cinesalgia, kinesalgia, kinesialgia, oxykinesia
~ при дефекации pain in defecating, tenesmus
~ при дотрагивании pain caused by a touch, haphalgesia
~ при кашле pain on coughing
~ при мочеиспускании pain on urination, pain on micturition, pain in urinating, dysuria, strangury
~ при нагибании pain on bending over
~ при нагрузке pain on activity
~ при натуживании pain on straining
~ при пальпации живота abdominal wall tenderness
~ при поворотах *(напр. головы)* pain on rotation
~, приступообразная colicky [cramping] pain
~ при физическом напряжении pain on exercise
~ при ходьбе painful ambulation
~ при чихании pain on sneezing
~, психогенная psychogenic pain
~, пульсирующая throbbing [pulsing] pain
~, разлитая extended pain
~, резкая sharp pain, pang, baryodynia
~, рецидивирующая recurrent pain

~, сильная severe [intense, violent, bad] pain
~, слабая mild pain
~, соматическая somatic pain, visceralgia
~, спровоцированная evoked pain
~, стойкая persistent ache, steady [long standing, unwavering] pain
~, стреляющая darting [shooting, lightning, fulgurant] pain
~, судорожная cramping pain
~, схваткообразная cramp-like [spasmodic] pain
~, таламическая thalamic pain
~, тупая aching [dull, boring] pain
~, умеренная moderate pain
~, хроническая chronic pain
~, центральная central pain

больдо *с.* *(листья и стебли содержащего алкалоиды вечнозелёного растения Peumus boldus)* boldo

больниц/а *ж.* hospital, infirmary ◇ поступать в ~у to enter [to be admitted to] a hospital, to be hospitalized
~, глазная eye hospital
~, городская municipal hospital
~, детская children's hospital
~, инфекционная infectious diseases hospital
~, клиническая clinical hospital
~, медицинской реабилитации hospital of medical rehabilitation
~, многопрофильная multifield [multitype] hospital
~, общесоматическая general hospital
~, объединённая *(больница, имеющая поликлинику)* combined hospital
~, однопрофильная one-field [one-type] hospital
~, онкологическая cancer [oncological] clinic, cancer hospital
~, профилированная one-field [one-type] hospital
~, психиатрическая mental hospital, lunatic asylum
~, психоневрологическая psychoneurological [psychoneurology] hospital
~, районная regional hospital
~, сельская rural hospital
~, сельская участковая rural district hospital
~ скорой (медицинской) помощи emergency hospital
~, специализированная specialized hospital
~, терапевтическая therapeutic hospital
~, туберкулёзная tuberculosis hospital
~, физиотерапевтическая physiotherapeutic hospital

больничн/ый 1. *(относящийся к больнице)* hospital 2. *м. разг.* *(листок временной нетрудоспособности)* medical sick-leave certificate, sick-list ◇ быть на ~ом *разг.* to be on sick leave, to be on the sick-list

больно painfully, badly; it is painful ◇ глазам ~ the eyes hurt; делать ~ to hurt; ему ~ it hurts him, he is in pain; мне ~ дышать it hurts me to breath

больно́й

больно́й *м.* sick, patient, case ◇ ~ бле́ден the patient is pale; ~ в крити́ческом состоя́нии critically [seriously] ill patient; ~ вы́писан the patient was discharged

~ алкоголи́змом alcoholic, addict, drinker
~, амбулато́рный ambulator, ambulatory [ambulant, walking] patient, ambulant case
~, асоциа́льный asocial patient
~, безнадёжный fatal case
~, беспо́мощный helpless patient
~ бе́шенством hydrophobe
~, венери́ческий venereal patient
~ водобоя́знью hydrophobe
~, вы́бывший (из стациона́ра) discharged patient
~, вы́живший survived patient
~, вы́писанный discharged patient
~, госпитализи́рованный hospital [admitted] patient
~, дееспосо́бный competent patient
~, инфекцио́нный contagious [infectious, infective] patient
~, «ката́лочный» *разг.* wheel-bed patient
~, «кре́сельный» *разг.* chair-ridden [wheelchair] patient
~, лежа́чий bed(-ridden) patient, bed [lying-down] case
~ на посте́льном режи́ме bed(-ridden) patient, bed [lying-down] case
~ наркома́нией drug [substance] abuser, (drug) addict, drug user
~, находя́щийся на хрони́ческом гемодиа́лизе hemodialysis-dependent patient
~, не выходя́щий из до́ма household ambulator, in-patient, indoor patient, inmate
~, неиму́щий indigent patient
~, нейрохирурги́ческий neurosurgical patient
~, неконта́ктный uncooperative patient
~, нетемперату́рящий afebrile patient
~, неходя́чий nonambulatory patient
~, норма́льного пита́ния well-nourished patient
~, носи́лочный litter patient, litter case
~, ожо́говый burn patient
~, опери́рованный operated patient
~, осла́бленный debilitated patient
~ паркинсони́змом parkinsonian patient
~, перви́чно обрати́вшийся newly-admitted patient
~, повто́рный repeated patient
~, подве́ргшийся опера́ции operated patient
~, поликлини́ческий polyclinic patient
~, полустациона́рный day patient
~, посте́льный bed [lying-down] case, bed(-ridden) patient
~, прикреплённый для медици́нского обслу́живания contractual patient
~ психи́чески 1. *(о больно́м)* mentally ill 2. *(личность)* mental patient, mental case
~, рабо́тающий community ambulator
~ с высо́кой сте́пенью операцио́нного ри́ска high-risk (surgical) patient
~ с кише́чной сто́мой ostomy patient, ostomist

~, сохра́нный safe [undamaged, noncompromised] patient
~, сохра́нный психи́чески mentally safe patient
~, сохра́нный somatíчески somatically [medically] safe patient
~ с перело́мом позвоно́чника broken-backed patient
~, стациона́рный hospital case, hospital patient, in-patient
~, стоматологи́ческий dental patient
~, терапевти́ческий medical patient
~ токсикома́нией solvent abuser, glue sniffer
~, травматологи́ческий trauma patient
~, фтизиатри́ческий tuberculous patient
~, хирурги́ческий surgical patient
~, ходя́чий ambulator, ambulatory [ambulant, walking] patient, ambulant case
~, хрони́ческий chronic patient
большеберцо́вый tibial, *tibialis* [NA]
большеголо́вый macrocephalous
бо́люс *м. фарм.* bolus, very large pill
бомбези́н *м. биохим.* bombesin
боофи́лус *м. паразитол.* Boophilus
бор *м.* 1. *хим.* boron, B 2. *стом.* bur(r), borer; drill, cutter

~, алма́зный diamond dental drill
~, высокооборо́тный high-speed bur
~ для вкла́док inlay bur
~, зубно́й bur, (dental) borer
~, колесови́дный wheel-shaped dental drill
~, конусови́дный conical dental drill
~, кру́глый spherical dental drill
~, низкооборо́тный low-speed bur
~, обратноко́нусный inverted conical dental drill
~, пневмати́ческий power bur
~, полиро́вочный finishing bur
~, стально́й steel bur
~, стоматологи́ческий bur, (dental) borer
~, твердоспла́вный hard-alloy dental drill, tungsten carbide bur
~, хирурги́ческий surgical bur
~, цилиндри́ческий cylindrical drill
~, шарови́дный spherical dental drill
бора́го *с. фарм.* borage, Borago
бора́ны *м. мн.* boranes, boron hydrides
бора́т *м. фарм.* borate
бордете́лла *микробиол.* Bordetella
боре́ц *м. фарм.* monkshood, wolfsbane, *Aconitum*

~ апте́чный monkshood, officinal aconite, bear's foot, *Aconitum napellus*
бори́зм *м. (отравле́ние соедине́ниями бо́ра)* borism
бормаши́на *ж.* dental (drilling) engine, dental drilling machine

~, комбини́рованная combined drilling machine
~, ножна́я foot drilling machine
бо́рный boric
бороводоро́ды *м. мн.* boranes, boron hydrides
борода́ *ж.* beard, *barba* [NA]
борода́вка *ж.* verruga, verruca, wart

~, дегтя́рная pitch wart

борозда́

~, мя́гкая soft wart, soft verruca, verruga

~, обыкнове́нная common [infectious, viral] wart, common [infectious, viral] verruca, verruca simplex, verruca vulgaris

~, остроконе́чная big [pointed, venereal] wart, big [pointed, venereal] verruca, big [pointed, venereal] verruga

~, перуа́нская *(одно из проявлений бартонеллёза)* verruga [verruca] peru(vi)ana

~, пло́ская verruca plana juvenilis, flat [plane] wart, flat [plane] verruca, flat [plane] verruga

~, пло́тная dense wart, dense verruca, dense verruga

~, подо́швенная plantar wart, plantar verruca, plantar verruga

~, проста́я common [infectious, viral] wart, common [infectious, viral] verruca, verruca simplex, verruca vulgaris

~, рогова́я plantar wart, plantar verruca, plantar verruga

~, ста́рческая senile wart, solar [senile] keratosis

~, тру́пная anatomic [necrogenic, postmortem, prosector's] wart, tuberculosis cutis verrucosa

~, ю́ношеская plane [flat] wart, plane [flat] verruca, plane [flat] verruga, verruca plana juvenilis

борода́вчатка *ж. (вид ядовитых рыб семейства бородавчатковых)* Synanceja verrucosa

борода́вчатый verruciform, wartlike

борозда́ *ж.* furrow, groove, trench, sulcus *(см. тж бороздка, бороздки, борозды)*

~ Аммо́нова ро́га *(большого мозга)* hippocampal sulcus, *sulcus hippocampus, sulcus hippocampalis* [NA]

~, базиля́рная *(моста большого мозга)* basilar sulcus, *sulcus basilaris* [NA]

~, бараба́нная *(височной кости)* tympanic sulcus of temporal bone, *sulcus tympanicus (ossis temporalis)* [NA]

~ большо́го камени́стого не́рва *(пирамиды височной кости)* sulcus of greater petrosal nerve, *sulcus nervi petrosi majoris* [NA]

~, бульба́рно-мостова́я *(моста большого мозга)* bulbopontine sulcus, *sulcus bulbopontinus* [NA]

~, бульбовентрикуля́рная *(сердца)* bulboventricular sulcus, *sulcus bulboventricularis* [NE]

~, вене́чная coronary sulcus of heart, *sulcus coronarius* [NE, NA]

~ ве́рхнего камени́стого си́нуса *(пирамиды височной кости)* sulcus of [groove for] superior petrosal sinus of temporal, *sulcus sinus petrosi superioris (ossis temporalis)* [NA]

~ ве́рхнего сагитта́льного си́нуса 1. *(затылочной кости)* sulcus of superior sagittal sinus of occipital bone, *sulcus sinus sagittalis superioris (ossis occipitalis)* [NA] 2. *(лобной кости)* sulcus of superior sagittal sinus of frontal bone, *sulcus sinus sagittalis superioris (ossis frontalis)* [NA]

~ ве́рхней камени́стой па́зухи *(пирамиды височной кости)* sulcus of superior petrosal sinus of temporal bone, *sulcus sinus petrosi superioris (ossis temporalis)* [NA]

~ ве́рхней сагитта́льной па́зухи 1. *(затылочной кости)* sulcus of (superior) sagittal sinus of occipital bone, *sulcus sinus sagittalis superioris (ossis occipitalis)* [NA] 2. *(лобной кости)* sulcus of superior sagittal sinus of frontal bone, *sulcus sinus sagittalis superioris ossis frontalis* [NA]

~ ве́рхней че́люсти, больша́я нёбная greater palatine sulcus of maxilla, *sulcus palatinus major maxillae* [NA]

~ ве́рхней че́люсти, подглазни́чная infraorbital sulcus of maxilla, *sulcus infraorbitalis* [NA]

~ ве́рхней че́люсти, слёзная lacrimal sulcus of maxilla, *sulcus lacrimalis (maxillae)* [NA]

~, висо́чная ве́рхняя *(височной доли)* superior temporal sulcus, *sulcus temporalis superior* [NA]

~, висо́чная ни́жняя *(височной доли)* inferior temporal sulcus, *sulcus temporalis inferior* [NA]

~ вну́тренней со́нной арте́рии *(клиновидной кости)* carotid sulcus, *sulcus caroticus (ossis sphenoidalis)* [NA]

~, внутритеменна́я *(теменной доли)* intraparietal sulcus, *sulcus intraparietalis* [NA]

~, га́ррисонова *(горизонтальное углубление вдоль нижнего края грудной клетки, наблюдаемое при рахите у детей)* Harrison's groove

~, гипоталами́ческая hypothalamic sulcus, *sulcus of Monro, sulcus hypothalamicus* [NA]

~, гиппокампа́льная *(большого мозга)* hippocampal sulcus, hippocampal fissure, *sulcus hippocampi, sulcus hippocampalis* [NA]

~, глазодви́гательная *(ножки среднего мозга)* medial sulcus of crus cerebri, oculomotor sulcus, *sulcus medialis cruris cerebri, sulcus oculomotorius, sulcus nervi oculomotorii* [NA]

~, горта́нно-трахеа́льная laryngotracheal sulcus, *sulcus laryngotrachealis* [NA]

~, двугла́вой мы́шцы, латера́льная lateral bicipital groove, *sulcus bicipitalis lateralis* [NA]

~, двугла́вой мы́шцы, медиа́льная medial bicipital groove, *sulcus bicipitalis medialis* [NA]

~, деснева́я gingival sulcus, *sulcus gingivalis* [NA]

~ дли́нного сгиба́тельного сухожи́лия большо́го па́льца стопы́ sulcus of tendon of flexor hallucis longus of calcanei, *sulcus tendinis musculi flexoris hallucis longi calcanei* [NA]

~ евста́хиевой трубы́ sulcus of auditory [eustachian] tube, *sulcus tubae auditivae* [NA]

~, жа́берная перви́чная primary branchial sulcus, *sulcus branchialis primus* [NE]

~, за́дняя бокова́я *(продолговатого мозга)* posterior lateral sulcus of medulla oblongata, *sulcus lateralis posterior, sulcus dorsolateralis, sulcus posterolateralis (medullae oblongatae)* [NA]

~, за́дняя латера́льная *(продолговатого мозга)* posterior lateral sulcus of medulla oblongata, *sulcus lateralis posterior, sulcus dorsolateralis, sulcus posterolateralis (medullae oblongatae)* [NA]

борозда́

~, за́дняя латера́льная *(спинного мозга)* posterior lateral sulcus of spinal cord, posterolateral groove, *sulcus lateralis posterior (medullae spinalis)* [NA]

~, за́дняя промежу́точная *(продолговатого мозга)* posterior intermediate sulcus of medulla oblongata, *sulcus intermedius posterior, sulcus intermedius dorsalis (medullae oblongatae)* [NA]

~, за́дняя среди́нная *(продолговатого мозга)* posterior median sulcus of medulla oblongata, *sulcus medianus posterior (medullae oblongatae)* [NA]

~, за́дняя среди́нная *(спинного мозга)* posterior median sulcus of spinal cord, *sulcus medianus posterior (medullae spinalis)* [NA]

~, запира́тельная *(лобковой кости)* obturator sulcus of pubis, *sulcus obturatorius (ossis pubis)* [NA]

~ запя́стья carpal sulcus, sulcus of wrist, *sulcus carpi* [NA]

~, заты́лочная попере́чная *(затылочной кости)* transverse occipital sulcus, *sulcus occipitalis transversus* [NA]

~, заты́лочно-висо́чная *(большого мозга)* occipitotemporal sulcus, *sulcus occipitotemporalis* [NA]

~ заты́лочной арте́рии *(пирамиды височной кости)* sulcus of occipital artery, *sulcus arteriae occipitalis* [NA]

~, зацентра́льная *(теменной доли)* postcentral [retrocentral] sulcus, *sulcus postcentralis* [NA]

~ зри́тельного пучка́ sulcus of chiasm, optic groove, optic sulcus, *sulcus (pre)chiasmatis (ossis sphenoidalis)* [NA]

~, инфрапальпебра́льная *(под нижним веком)* infrapalpebral sulcus, *sulcus infrapalpebralis* [NA]

~, корона́рная вене́чная coronary sulcus of heart, atrioventricular groove, *sulcus coronaris* [NE, NA]

~ крыловидного крючка́ *(клиновидной кости)* sulcus of pterygoid hamulus, *sulcus hamuli pterigoidei* [NA]

~, крылонёбная 1. *(крыловидного отростка клиновидной кости)* pterygopalatine sulcus of pterygoid process (of sphenoid bone), *sulcus pterygopalatinus (processus pterygoidei)* [NA] 2. *(нёбной кости)* greater palatine [pterygopalatine] sulcus of palatine bone, *sulcus palatinus major, sulcus pterygopalatinus (ossis palatini)* [NA]

~, латера́льная *(большого мозга)* lateral cerebral sulcus, fissure [fossa] of Sylvius, sylvian fissure, sylvian fossa, *sulcus lateralis (cerebri)* [NA]

~, лёгочная *(грудной клетки)* pulmonary sulcus of thorax, *sulcus pulmon(al)is (thoracis)* [NA]

~, ло́бная *(лобной доли)* inferior frontal sulcus, *sulcus frontalis inferior* [NA]

~, ло́бная ве́рхняя *(лобной доли)* superior frontal sulcus, *sulcus frontalis superior* [NA]

~, лоды́жковая *(большеберцовой кости)* malleolar sulcus, *sulcus malleolaris* [NA]

~ локтево́го не́рва *(плечевой кости)* sulcus of ulnar nerve, ulnar groove, *sulcus nervi ulnaris* [NA]

~ лучево́го не́рва *(плечевой кости)* sulcus of radial nerve, radial groove, *sulcus nervi radialis* [NA]

~ ма́лого камени́стого не́рва *(пирамиды височной кости)* sulcus of lesser petrosal nerve, *sulcus nervi petrosi minoris* [NA]

~, межжелу́дочковая *(сердца)* interventricular sulcus, *sulcus interventricularis* [NE]

~, межжелу́дочковая за́дняя *(сердца)* posterior interventricular sulcus, *sulcus interventricularis posterior (cordis)* [NA]

~, межжелу́дочковая ни́жняя *(сердца)* posterior interventricular sulcus, *sulcus interventricularis inferior (cordis)* [NA]

~, межжелу́дочковая пере́дняя *(сердца)* anterior interventricular sulcus, *sulcus interventricularis anterior (cordis)* [NA]

~, межпредсе́рдная interatrial sulcus, *sulcus interatrialis* [NE]

~ мозо́листого те́ла *(большого мозга)* sulcus of corpus callosum, *sulcus corporis callosi* [NA]

~, мозо́листо-краева́я *(большого мозга)* cingulate sulcus, *sulcus cinguli, sulcus cingulatus* [NA]

~ Монро́ hypothalamic [Monro's] sulcus, *sulcus hypothalamicus* [NA]

~, мочеполова́я urogenital sulcus, *sulcus urogenitalis* [NE]

~, невра́льная neural sulcus, *sulcus neuralis* [NA]

~, нёбная больша́я *(нёбной кости)* greater palatine sulcus of palatine bone, *sulcus palatinus major (ossis palatini)* [NA]

~, нёбно-влага́лищная *(крыловидного отростка клиновидной кости)* palatovaginal sulcus, *sulcus palat(in)ovaginalis* [NA]

~ ни́жнего камени́стого си́нуса *(пирамиды височной кости)* sulcus of [groove for] inferior petrosal sinus of temporal bone, *sulcus sinus petrosi inferioris* [NA]

~ ни́жней камени́стой па́зухи *(пирамиды височной кости)* sulcus of inferior petrosal sinus of temporal bone, *sulcus sinus petrosi inferioris (ossis temporalis)* [NA]

~ ни́жней че́люсти, че́люстно-подъязы́чная mylohyoid sulcus of mandible, *sulcus mylohyoideus (mandibulae)* [NA]

~ но́гтя sulcus of matrix of nail, proximal nail fold, *sulcus matricis unguis* [NA]

~ но́жки завитка́ *(ушной раковины)* sulcus of crus of helix, *sulcus cruris helicis* [NA]

~ но́жки (сре́днего) мо́зга, медиа́льная medial sulcus of crus cerebri, oculomotor sulcus, *sulcus medialis cruris cerebri, sulcus nervi oculomotorii* [NA]

борозда

~, носовая *(большого мозга)* rhinal sulcus, *sulcus rhinalis* [NA]
~ носовой кости, решётчатая ethmoidal sulcus of nasal bone, *sulcus ethmoidalis (ossis nasalis)* [NA]
~, носогубная nasolabial sulcus, nasolabial groove, *sulcus nasolabialis* [NA]
~, обонятельная 1. *(лобной доли)* olfactory sulcus of frontal lobe, *sulcus olfactorius (lobi frontalis)* [NA] 2. *(полости рта)* olfactory sulcus of nose, *sulcus olfactorius (nasi)* [NA]
~, окольная *(большого мозга)* collateral sulcus, *sulcus collateralis* [NA]
~ островка *(большого мозга)*, круговая circular sulcus of insulae, Reil's sulcus, *sulcus circularis insulae* [NA]
~, парамезонефральная paramesonephral sulcus, *sulcus paramesonephricus* [NE]
~, первичная primary sulcus, primary furrow, *sulcus primitivus* [NE]
~, передняя боковая [передняя латеральная] *(продолговатого мозга)* anterior lateral sulcus of medulla oblongata, *sulcus lateralis anterior, sulcus ventrolateralis, sulcus anterolateralis (medullae oblongatae)* [NA]
~, передняя латеральная *(спинного мозга)* anterior lateral sulcus of spinal cord, *sulcus anterolateralis, sulcus ventrolateralis (medullae spinalis)* [NA]
~ перекрёста *(клиновидной кости)* sulcus of chiasm, optic groove, optic sulcus, *sulcus (pre)chiasmatis (ossis sphenoidalis)* [NA]
~ плеча, латеральная lateral bicipital groove, *sulcus bicipitalis lateralis* [NA]
~ плеча, медиальная medial bicipital groove, *sulcus bicipitalis medialis* [NA]
~ плечевой кости, межбугорковая intertubercular sulcus of humerus, *sulcus intertubercularis humeri* [NA]
~ поводка *(эпиталамуса)* habenular sulcus, *sulcus habenulae, sulcus habenularis* [NA]
~, пограничная 1. *(нервной трубки)* frontier [border(-line), boundary, terminal] sulcus, *sulcus limitans* [NE] 2. *(правого предсердия)* terminal sulcus of right atrium, *sulcus terminalis (atrii dextri)* [NA] 3. *(ромбовидной ямки четвёртого желудочка головного мозга)* frontier [border(-line), boundary, terminal] sulcus of rhomboid fossa, *sulcus limitans (fossae rhomboideae)* [NA] 4. *(языка)* terminal sulcus of tongue, *sulcus terminalis (linguae)* [NA]
~, подбородочно-губная mentolabial sulcus, *sulcus mentolabialis* [NA]
~, подбугорная hypothalamic [Monro's] sulcus, *sulcus hypothalamicus* [NA]
~, подглазничная *(верхней челюсти)* infraorbital sulcus of maxilla, *sulcus infraorbitalis (maxillae)* [NA]
~, подключичная *(первого ребра)* sulcus of subclavian artery, *sulcus arteriae subclaviae* [NA]
~ подключичной артерии *(первого ребра)* sulcus of subclavian artery, *sulcus arteriae subclaviae* [NA]
~ подключичной вены *(первого ребра)* sulcus of subclavian vein, *sulcus venae subclaviae* [NA]
~ подключичной мышцы *(ключицы)* sulcus of subclavian muscle, *sulcus muscle subclavii* [NA]
~, подтеменная *(большого мозга)* subparietal sulcus, *sulcus subparietalis* [NA]
~, позадиоливная *(продолговатого мозга)* retroolivary sulcus, *sulcus retroolivaris (medullae oblongatae)* [NA]
~ позвоночной артерии *(атланта первого шейного позвонка)* sulcus of vertebral artery of atlas, *sulcus arteriae vertebralis (atlantis)* [NA]
~ полой нижней вены *(печени)* sulcus of vena cava, *sulcus venae cave* [NA]
~, полулунная *(затылочной доли)* lunar sulcus, *sulcus lunatus* [NA]
~ поперечного синуса *(затылочной кости)* sulcus of transverse sinus of occipital bone, *sulcus sinus transversi (ossis occipitalis)* [NA]
~ поперечной пазухи *(затылочной кости)* sulcus of transverse sinus of occipital bone, *sulcus sinus transversi (ossis occipitalis)* [NA]
~, постцентральная *(теменной доли)* postcentral [retrocentral] sulcus, *sulcus postcentralis* [NA]
~, поясная *(большого мозга)* cingulate sulcus, *sulcus cinguli, sulcus cingulatus* [NA]
~ правого предсердия, пограничная terminal sulcus of right atrium, *sulcus terminalis (atrii dextri)* [NA]
~, предперекрёстная *(клиновидной кости)* sulcus of chiasm, optic groove, optic sulcus, *sulcus (pre)chiasmatis (ossis sphenoidalis)* [NA]
~, предцентральная *(лобной доли)* precentral sulcus, *sulcus precentralis* [NA]
~, противокозелка *(ушной раковины)*, поперечная transverse sulcus of anthelix, *sulcus anthelicus transversus* [NA]
~, прямая *(лобной доли)* olfactory sulcus of frontal lobe, *sulcus olfactorius (lobi frontalis)* [NA]
~ пупочной вены *(печени плода)* sulcus of umbilical vein, *sulcus venae umbilicalis* [NA]
~ пяточной кости calcaneal sulcus, *sulcus calcanei* [NA]
~ ребра costal sulcus, groove of rib, *sulcus costae* [NA]
~, рейлева *(большого мозга)* circular sulcus of insulae, Reil's sulcus, *sulcus circularis insulae* [NA]
~, решётчатая *(носовой кости)* ethmoidal sulcus of nasal bone, *sulcus ethmoidalis (ossis nasalis)* [NA]
~, роландова central sulcus of cerebrum, fissure of Rolando, *sulcus centralis cerebri* [NA]
~ ромбовидной ямки, пограничная *(четвёртого желудочка головного мозга)* frontier [border(-line), boundary terminal] sulcus of rhomboid fossa, *sulcus limitans fossae rhomboideae* [NA]

борозда́

~ сигмови́дного си́нуса 1. *(височной кости)* sigmoid sulcus [sulcus of sigmoid sinus, sigmoid fossa, sigmoid groove] of temporal bone, *sulcus sinus sigmoidens (ossis temporalis)* [NA] 2. *(затылочной кости)* sigmoid sulcus [sulcus of sigmoid sinus, sigmoid fossa, sigmoid groove] of occipital bone, *sulcus sinus sigmoidens (ossis occipitalis)* [NA] 3. *(теменной кости)* sigmoid sulcus [sulcus of sigmoid sinus, sigmoid fossa, sigmoid groove] of parietal bone, *sulcus sinus sigmoidens (ossis parietalis)* [NA]

~ сигмови́дной па́зухи 1. *(височной кости)* sigmoid sulcus [sulcus of sigmoid sinus, sigmoid fossa, sigmoid groove] of temporal bone, *sulcus sinus sigmoidens (ossis temporalis)* [NA] 2. *(затылочной кости)* sigmoid sulcus [sulcus of occipital sinus, sigmoid fossa, sigmoid groove] of occipital bone, *sulcus sinus sigmoidens (ossis occipitalis)* [NA] 3. *(теменной кости)* sigmoid sulcus [sulcus of sigmoid sinus, sigmoid fossa, sigmoid groove] of parietal bone, *sulcus sinus sigmoidens (ossis occipitalis)* [NA]

~, си́львиева *(полушария большого мозга)* lateral cerebral sulcus, fissure [fossa] of Sylvius, sylvian fissure, sylvian fossa, *sulcus lateralis (cerebri)* [NA]

~ скле́ры scleral [sclerocorneal] sulcus, *sulcus sclerae* [NA]

~, слёзная 1. *(верхней челюсти)* lacrimal sulcus of maxilla, *sulcus lacrimalis (maxillae)* [NA] 2. *(слёзной кости)* lacrimal sulcus of lacrimal bone, *sulcus lacrimalis (ossis lacrimalis)* [NA]

~ слухово́й трубы́ sulcus of auditory [eustachian] tube, *sulcus tubae auditivae* [NA]

~, со́нная *(клиновидной кости)* carotid sulcus, *sulcus caroticus (ossis sphenoidalis)* [NA]

~ сошника́ sulcus of vomer, vomeral sulcus, *sulcus vomeri* [NA]

~, сошнико́во-влага́лищная *(крыловидного отростка клиновидной кости)* vomerovaginal sulcus, *sulcus vomerovaginalis* [NA]

~ спинномозгово́го не́рва *(поперечного отростка III-VII шейных позвонков)* sulcus of spinal nerve, *sulcus nervi spinalis* [NA]

~, спира́льная вну́тренняя *(улиткового лабиринта)* internal spiral sulcus, *sulcus spiralis internus* [NA]

~, спира́льная нару́жная *(улиткового лабиринта)* external spiral sulcus, *sulcus spiralis externus* [NA]

~ сре́дней височной арте́рии *(височной кости)* sulcus of middle temporal artery, *sulcus arterial temporalis media* [NA]

~, странгуляцио́нная constriction [ligature] mark

~ сухожи́лий малоберцо́вых мышц sulcus of tendons of peroneal muscles, *sulcus tendinum musculorum peroneorum, sulcus tendinum musculorum fibularium* [NA]

~ сухожи́лия дли́нной малоберцо́вой мы́шцы sulcus of tendon of long peroneal muscle, *sulcus tendinis musculi peronei longi* [NA]

~ тара́нной ко́сти sulcus of talis, *sulcus tali* [NA]

~, те́менно-заты́лочная *(большого мозга)* parietooccipital sulcus, *sulcus parieto-occipitalis* [NA]

~ ушно́й ра́ковины, за́дняя posterior sulcus of auricle, *sulcus auriculae posterior* [NA]

~ четвёртого желу́дочка *(головного мозга)* median sulcus of fourth ventricle, *sulcus medianus ventriculi quarti* [NA]

~, шпо́рная *(большого мозга)* calcarine sulcus, *sulcus calcarinus* [NA]

~, ягоди́чная gluteal sulcus, gluteal furrow, *sulcus glutealis* [NA]

~ языка́, пограни́чная terminal sulcus of tongue, *sulcus terminalis linguae* [NA]

~ языка́, среди́нная median sulcus [longitudinal raphe] of tongue, *sulcus medianus linguae* [NA]

боро́здка *ж.* sulcus, *sulcus* [NA] *(см. тж* борозда́, боро́здки, боро́зды*)*

~, ампуля́рная *(лабиринта внутреннего уха)* ampullary sulcus, *sulcus ampullaris* [NA]

~ противозавитка́ *(ушной раковины)*, попере́чная transverse sulcus of anthelix, *sulcus anthelicus transversus* [NA]

боро́здки *мн. (см. тж* борозда́, боро́здка, боро́зды*)* sulci, *sulci, sulculi*

~ ко́жи sulci of skin, *sulci cutis* [NA]

боро́зды *ж. мн.* sulci, *sulci (см. тж* борозда́, боро́здка, боро́здки*)*

~, артериа́льные *(костей черепа)* arterial sulci, arterial grooves, *sulci arteriosi* [NA]

~ большо́го мо́зга sulci of cerebrum, *sulci cerebri* [NA]

~, вено́зные *(костей черепа)* venous sulci, sulci for veins, venous grooves, *sulci venosi* [NA]

~, височные попере́чные *(височной доли)* transverse temporal sulci, *sulci temporales transversi* [NA]

~, глазни́чные *(лобной доли)* orbital sulci of frontal lobi, *sulci orbitales lobi frontalis* [NA]

~, нёбные *(верхнечелюстной кости)* palatine sulci of maxilla, *sulci palatini (maxillae)* [NA]

~, околоободочнокише́чные sulci paracolic, *sulci paracolici* [NA]

боррелио́з *м. инф. бол.* borreliosis

борре́лия *ж. микробиол.* Borrelia

борьба́ *ж.*:

~, противора́ковая fight against cancer

боталли́т *м.* botallitis

боти́нок *м.* shoe

~, пло́тно облега́ющий snug fitting shoe

~ с двойны́м сле́дом wedged shoe

~ с негну́щейся подо́швой stiff-soled shoe

бо́трии *мн. (щелевидные присоски на головке ленте́цов)* bothria

ботриомико́ма *ж.* 1. botryomycoma 2. pyogenic granuloma ботриоцефалёз *м. уст. гельм.* diphyllobothriasis, dibothriocephaliosis, bothriocephaliasis, fish tapeworm disease

ботриоцефа́льный *уст.* diphyllobothrial, bothriocephalic

ботули́зм *м.* botulism, allantiasis, sausage poisoning

~, ранево́й wound botulism, wound allantiasis

ботулини́ческий botulinic

боязли́вость *ж.* timidity, apprehension(s), fearfulness

боя́знь *ж.* fear, phobia

боя́рышник *м. фарм.* hawthorn, *Crataegus*

~ колю́чий обыкнове́нный common [English] hawthorn, *Crataegus oxyacantha*

~ крова́во-кра́сный [кровя́но-кра́сный] сиби́рский redhaw hawthorn, *Crataegus sanguinea*

брадиакузи́я *ж.* bradyacusia

брадиаритми́я *ж.* bradyarrhythmia

~, мерца́тельная bradycardiac atrial fibrillation

брадиартри́я *ж.* bradyarthria

брадибази́я *ж.* (*замедленность ходьбы*) bradybasia

брадидиа́стола *ж.* bradydiastole

брадикарди́я *ж.* bradycardia, brachycardia, bradyrhythmia

~, ва́гусная vagal bradycardia

~ высо́кой трениро́ванности bradycardia of high training, bradycardia of sportsmen

~, желу́дочковая ventricular bradycardia

~, идиопати́ческая essential [idiopathic] bradycardia

~, кардиомускуля́рная cardiomuscular bradycardia

~, постинфекцио́нная postinfectious bradycardia

~, си́нусная [си́нусовая] sinus bradycardia

~ спортсме́нов bradycardia of sportsmen, bradycardia of high training

~, узлова́я nodal bradycardia

~, центра́льная (*зависящая от болезней центральной нервной системы*) central bradycardia

брадикинези́я *ж.* bradykinesia, bradykinesis

брадикинети́ческий bradykinetic

брадикини́н *м. биохим.* bradykinin

брадилали́я *ж.* bradylalia, bradyarthria, bradyglossia

~, мозжечко́вая cerebellar bradylalia

брадилекси́я *ж.* bradylexia

брадипепси́я *ж.* bradypepsia

брадипно́э *с.* bradypn(o)ea

брадипракси́я *ж.* bradypraxia

брадипсихи́зм *м.* bradyphrenia, bradypsychia

брадисистоли́я *ж.* bradysystole

брадисфигми́я *ж.* bradysphygmia

брадителекинези́я *ж.* bradytelekinesia, bradytelecinesia

брадители́ческий bradytelic

брадители́я *ж.* bradytely

брадифаги́я *ж.* bradyphagia

брадифази́я *ж.* bradyphasia

брадифрази́я *ж.* bradyphrasia

брадифрени́я *ж.* bradyphrenia, bradypsychia

брадиэстези́я *ж.* bradyesthesia

бранхиоге́нный branchial

бранхио́ма *ж.* branchioma, branchial tumor

бранхиоме́р *м. эмбр.* branchiomere

бранхиомери́я *ж. эмбр.* branchiomerism

бра́нша *ж.* (*ветвь функционирующей части хирургических ножниц, запилов*) branch

брасле́тки *ж. мн.*, рахити́ческие rickety thickening of wrists and ankles

брахиа́льный brachial

брахигнати́я *ж.* brachignathia, bird face

брахидактили́я *ж.* brachydactyly

брахикамптодактили́я *ж.* brachycamptodactyly

брахикефали́я *ж.* brachycephalism, brachycephaly

брахикрани́я *ж.* brachycrania

брахиметакарпи́я *ж.* brachymetacarpia

брахиморфи́я *ж.* brachymorphia

брахиподи́я *ж.*, брахискели́я *ж.* brachypodia, brachyskelia

брахиспондили́я *ж.* brachyspondylia

брахитерапи́я *ж.* brachytherapy, near-focal radiotherapy

брахифаланги́я *ж.* brachyphalangia

брахихейли́я *ж.* brachych(e)ilia

брахицефали́ческий brachycephalic

брахицефали́я *ж.* brachycephaly

брахиэзо́фагус *м.* brachyesophagus

бра́чность *ж.* conjugality

бревиплатисплондили́я *ж.* breviplatyspondylia

бре́гма *ж.* bregma, *bregma* [NA]

бред *м.* delusion, delirium, deliration

~, абортивный abortive delusion

~, альтруисти́ческий altruistic [Messianic] delusion

~, антагонисти́ческий (*содержащий идею нахождения больного в центре борьбы двух враждующих начал, групп людей*) antagonistic [Manich(a)ean] delusion

~, апокалипти́ческий delusion of ruin [delusion of (down)fall) of the world, eschatological [apocalyptic] delusion

~, архаи́ческий (*связанный с представлениями прошедших времён*) archaic delusion

~, аффекти́вный affective [holotymic] delusion

~ благожела́тельного возде́йствия delusion of kindly [(well) disposed, benevolent] influence, delusion of kindly [(well) disposed, benevolent] pressure

~ боле́зни hypochondriacal delusion, delusion of disease

~, бу́йный violent delirium, delirium foribundum

~ вели́чия delusion of grandeur, expansive delusion, megalomania

~ вино́вности delusion of culpability, delusion of accusation

~ вне́шней и вну́тренней раскры́тости delusion of external and internal disclosure

бред

~ возде́йствия (*с иде́ей посторо́ннего влия́ния на больно́го*) delusion of influence

~ воображе́ния Дюпре́ paraphrenic [fantastic] delusion, Dupré's delusion of imagination

~ воображе́ния, о́стрый acute paraphrenic delusion

~, втори́чный (*возника́ющий при нали́чии други́х психи́ческих расстро́йств*) secondary delusion, delusion of explaining

~ высо́кого происхожде́ния delusion of high [another] origin

~, галлюцинато́рный hallucinatory [hallucinative] delusion

~ ги́бели ми́ра delusion of ruin [delusion of (down)fall] of the world, eschatological [apocalyptic] delusion

~, голоти́мный affective [holotymic] delusion

~ грехо́вности delusion of self-accusation, delusion of sinfulness

~ грома́дности и отрица́ния (*с иде́ями всео́бщей ги́бели и мировы́х катакли́змов*) delusion of hugeness and negation, Cotard's delusion

~ двойнико́в delusion of doubles

~, депресси́вный depressive delusion

~, дерматозо́йный dermatozoic delusion

~, дисморфофоби́ческий dysmorphophobical delusion, delusion of physical defect

~ изобрета́тельства delusion of inventiveness, delusion of discovery

~, индуци́рованный (*возника́ющий у лиц, находи́вшихся в конта́кте с психи́ческим больны́м, и бли́зкий по содержа́нию бре́ду больно́го*) induced [shared paranoid] delusion

~, инициа́льный (*при инфекцио́нных заболева́ниях перед подъёмом температу́ры*) initial delirium, initial delusion

~ ино́го происхожде́ния delusion of another [high] origin

~ инсцениро́вки delusion of pretence, delusion of feint

~ интерметаморфо́зы (*с иде́ей по́лного измене́ния окружа́ющего*) metabolic delusion

~, интерпретати́вный primary [interpretative, oral, verbal, primordial] delusion

~ интуи́ции (*возника́ющий внеза́пно, без по́вода*) delusion of intuition

~, ипохондри́ческий hypochondriacal delusion, delusion of disease

~, ипохондри́ческий катестети́ческий (*обусло́вленный патологи́ческими ощуще́ниями во вну́тренних о́рганах*) cathestetic delusion

~ истоще́ния exhaustion delirium

~, катати́мный (*возника́ющий на фо́не пони́женного настрое́ния, в содержа́нии кото́рого основно́е значе́ние принадлежи́т фа́ктам из жи́зни больно́го*) catathymic delusion

~ кверуля́нтов delusion of quarellers, delusion of querulousness

~ ко́жных парази́тов dermatozoic delusion

~, конфабуля́то́рный fabricated [confabulative] delusion

~, конфо́рмный (*вы́званный у психи́ческого больно́го*) induced delusion of mads, shared paranoid disorder of mads

~ Кота́ра (*с иде́ями всео́бщей ги́бели и мировы́х катакли́змов*) delusion of hugeness and negation, Cotard's delusion

~ Кота́ра, ипохондри́ческий (*с иде́ей по́лного или части́чного исчезнове́ния вну́тренних о́рганов*) nihilistic [Cotard's hypochondriacal] delusion, delusion of negation

~ Кота́ра, меланхоли́ческий (*с иде́ями самообвине́ния, обречённости на ве́чные му́ки*) Cotard's melancholic delusion

~, любо́вный erotic delusion

~ ма́лого разма́ха (*бред уще́рба, пресле́дования, отравле́ния, распространя́ющийся на лиц ближа́йшего окруже́ния больно́го*) paranoid delusion of small [little] range

~, маниака́льный manic delusion

~, манихе́йский antagonistic [Manich(a)ean] delusion

~ Манья́на, хрони́ческий *ист.* (*бредово́й психо́з с исхо́дом в деме́нцию*) Magnan's chronic delusion, Magnan's hallucinative-delusional madness

~ мастурба́нтов, сенсити́вный sensitive referential idea of masturbators, masturbators' sensitive idea [masturbators' sensitive delusion] of reference

~, мегалома́ни́ческий delusion of grandeur, expansive delusion, megalomania

~ месси́анства altruistic [Messianic] delusion

~, метаболи́ческий (*с иде́ей по́лного измене́ния окружа́ющего*) metabolic delusion

~ метаморфо́зы (*с иде́ей превраще́ния больно́го в то или ино́е живо́тное или в неодушевлённый предме́т*) delusion of metamorphosis, delusion of transformation

~, микрома́ни́ческий (*с иде́ей уменьше́ния всего́ те́ла или отде́льных часте́й те́ла больно́го*) micromanic delusion, delusion of littleness, micromania

~, мисти́ческий mistical delusion

~, наведённый (*возника́ющий у лиц, находи́вшихся в конта́кте с психи́ческим больны́м, и бли́зкий по содержа́нию бре́ду больно́го*) induced [shared paranoid] delusion

~, несистематизи́рованный unsystematized delusion

~, нигилисти́ческий (*с иде́ей по́лного или части́чного исчезнове́ния вну́тренних о́рганов*) nihilistic [Cotard's hypochondriacal] delusion, delusion of negation

~ обвине́ния delusion of accusation, delusion of charge

~ обнища́ния delusion of impoverishment, delusion of pauperization, delusion of ruin

~, о́бразный (*с преоблада́нием фанта́зий, грёз*) picturesque [graphic, figurative, sensible, sensual, perceptible] delusion

~ объясне́ния secondary delusion, delusion of explaining

~ овладе́ния (*с идеей постороннего влияния на больного*) delusion of possession, delusion of seizure
~ одержи́мости (*с идеей существования в организме больного живых существ, часто фантастических*) delusion of obsession, delusion of possession
~ особого значе́ния delusion of particular significance
~, о́стрый acute [grave] delusion
~ откры́тия delusion of discovery, delusion of inventiveness
~ отноше́ния (*с идеей отрицательного предубеждённого отношения к больному окружающих*) idea [delusion] of reference, referential idea
~ отноше́ния, сенсити́вный (*связанный с реальной физической или моральной ущербностью больного*) sensitive idea [sensitive delusion] of reference, sensitive referential idea
~ отравле́ния delusion of poisoning
~ отрица́ния 1. (*с идеей полного или частичного исчезновения внутренних органов*) nihilistic [Cotard's hypochondriacal] delusion 2. (*с идеями всеобщей гибели и мировых катаклизмов*) delusion of huginess and negation, Cotard's delusion
~, парано́идный (*с идеями неблагоприятного воздействия на больного извне*) paranoid delusion
~, паранойя́льный (*систематизированный бред при ясном сознании без галлюцинаций, иллюзий и аффективных расстройств*) paranoiac delusion
~, парафре́нный paraphrenic [fantastic] delusion, Dupré's delusion of imagination
~, перви́чный (*возникающий без предшествующих психических расстройств*) primary [interpretative, oral, verbal, primordial] delusion
~, персеку́торный delusion of persecution
~, полимо́рфный polymorphous delusion
~ поми́лования delusion of pardon
~ превраще́ния (*с идеей превращения больного в то или иное животное или в неодушевлённый предмет*) delusion of transformation, delusion of metamorphosis
~, пресени́льный presenile delirium
~ пресле́дования delusion of persecution
~ пресле́дования, алкого́льный alcoholic delusion of persecution
~ пресле́дования тугоу́хих delusion of hard-of-hearing people
~ при алкого́льном дели́рии delusion by alcoholic delirium
~, примордиа́льный (*возникающий без предшествующих психических расстройств*) primary [interpretative, oral, verbal, primordial] delusion
~ притяза́ния delusion of pretension
~, профессиона́льный professional [occupational] delusion
~ разоре́ния delusion of impoverishment, delusion of pauperization, delusion of ruin

~ ре́вности, алкого́льный alcoholic delusion of jealousy
~, резидуа́льный (*сохраняющийся после исчезновения других психических нарушений и восстановления критического отношения с ним*) residual delusion
~, ретроспекти́вный (*содержащий ложные суждения о событиях прошлого*) retrospective delusion
~ реформа́торства delusion of reformism
~ самообвине́ния [самоосужде́ния] delusion of self-accusation, delusion of sinfulness
~ самоуниже́ния delusion of self-abasement, delusion of self-disparagement
~, сенсити́вный (*связанный с реальной физической или моральной ущербностью больного*) sensitive idea [sensitive delusion] of reference, sensitive referential idea
~ «се́рдца» *ист.* atrial [auricular] fibrillation, delirium cordis
~, систематизи́рованный systematized delusion
~, слове́сный (*возникающий без предшествующих психических расстройств*) primary [interpretative, oral, verbal, primordial] delusion
~, somати́ческий (*с идеей поражения внутренних органов*) somatic delusion
~, ста́рческий senile delusion
~ стра́сти delusion of passion
~ супру́жеской неве́рности, алкого́льный alcoholic delusion of jealousy
~ сутя́жничества delusion of quarellers, delusion of querulousness
~, ти́хий muttering delirium
~, токси́ческий toxic delirium
~ толкова́ния (*возникающий без предшествующих психических расстройств*) primary [interpretative, oral, primordial, verbal] delusion
~ тугоу́хих delusion of hard-of-hearing people
~ уще́рба delusion of detriment
~, фантасти́ческий paraphrenic [fantastic] delusion, Dupré's delusion of imagination
~ физи́ческого недоста́тка dysmorphobical delusion, delusion of physical defect
~, хрони́ческий chronic delusion
~, чу́вственный (*с преобладанием фантазий, грёз*) picturesque [graphic, figurative, sensible, sensual, perceptible] delusion
~ чужи́х роди́телей delusion of high [another] origin
~, экспанси́вный delusion of grandeur, expansive delusion, megalomania
~, эроти́ческий erotic delusion
~, эсхатологи́ческий delusion of ruin [delusion of (down)fall] of the world, eschatological [apocalyptic] delusion

бре́дить to delirate, to rave
бредово́й delusional, delirious
брело́к-дермати́т *м.* berlock [berloque, perfume] dermatitis
бреннеро́ма *ж.* (*аденофиброма яичника*) Brenner's tumor, Brenner's oophoroma folliculare
брети́лий *м. фарм.* bretylium

брефопла́стика ж. *(аллопластика с применением тканей мертворождённых плодов или погибших новорождённых)* brephoplasty
брефопласти́ческий brephoplastic
брига́да ж. brigade, crew, team
  ~, **медици́нская выездна́я** mobile medical team
  ~ **медици́нской ско́рой по́мощи** emergency team
  ~ **медици́нской специализи́рованной по́мощи** brigade of special medical aid
  ~ **хиру́ргов** operating crew, surgery team
бриллианткрези́л м. **бла́у** *(краситель, используемый в гистохиме)* brilliant cresyl blue
брио́ния ж. *фарм.* bryony, *Bryonia*
  ~ **бе́лая** white bryony, *Bryonia alba*
  ~ **двудо́мная** redberry bryony, *Bryonia dioica*
бро́ви ж. мн., **сро́сшиеся** synophrys, continuous eyebrows
бровь ж. eyebrow, *supercilium* [NA]
броди́льный *биохим.* fermentative
броди́ть *биохим.* to ferment
бродя́жничать to be on the tramp, to be on the road
броже́ние с. *биохим.* fermentation
  ~, **алкого́льное** alcoholic fermentation
  ~, **лимонноки́слое** citric-acid fermentation
  ~, **маслякноки́слое** butyric fermentation
  ~, **молочноки́слое** lactic (acid) fermentation
  ~, **окисли́тельное** oxidative fermentation
  ~, **спиртово́е** alcoholic fermentation
  ~, **уксусноки́слое** acetic fermentation
бром м. *хим.* bromine, Br
  ~, **радиоакти́вный** radioactive bromine
  ~, **циа́нистый** *фарм.* bromine cyan
бромазепа́м м. *фарм.* bromazepam
бромами́д м. *фарм.* bromamide
брома́т м. *хим.* bromate
бромацето́н м. *(слезоточивый газ)* brom(o)acetone
бромбензилциани́д м. *(слезоточивый газ)* brombenzyl cyanide
бромгекси́н м. *фарм.* bromhexine
бромела́йн м. *(протеолитический фермент плодов ананаса)* bromeline
броми́д м. *хим.* bromide
  ~ **ка́лия** *фарм.* potassium bromide
  ~ **на́трия** *фарм.* sodium bromide
бромидро́з м. *(зловонный пот)* bromidrosis, osmidrosis
бромидро(зи)фоби́я ж. brom(h)idrophobia
броми́зм м. bromi(ni)sm, bromide-poisoning
бромизова́л м. *фарм.* bromisoval, bromural
броми́рованный bromated, brominated
броми́т м. *фарм.* bromite
бромка́мфора ж. *фарм.* monobromated camphora
бромоде́рма ж. bromoderm(a)
  ~, **тубеpо́зная** tuberous bromoderm
  ~, **угреви́дно-пустулёзная** acneform pustular bromoderm
  ~, **узлова́тая** nodose bromoderm

  ~, **узлова́тая я́звенно-вегети́рующая** nodose ulcerous vegetative bromoderm
бромокрипти́н м. *фарм.* bromocriptine
бромофо́рм м. *фарм.* bromoform(um)
бромоформи́зм м. *(хроническое отравление бромоформом)* bromoformism
бромура́л м. *фарм.* bromisoval, bromural
бромциа́н м. *фарм.* bromine cyan
бронтофоби́я ж. *(навязчивая боязнь грома)* bronthophobia
бронх м. bronchus, *bronchus* [NA]
  ~, **гла́вный** primary bronchus, *bronchus principalis* [NA]
  ~, **доба́вочный** accessory bronchus
  ~, **долево́й** lobar bronchus
  ~, **до́льковый** lobular bronchus
  ~, **дрена́жный** draining bronchus, draining bronchial tube
  ~, **надартериа́льный** eparterial bronchus
  ~, **сегмента́рный** segmental bronchus, *bronchus segmentalis* [NA]
  ~, **трахеа́льный** *(аномалия развития)* tracheal bronchus
  ~, **язычко́вый** *(идущий к язычковой доле левого лёгкого)* lingular bronchus
бронхаде́ни́т м. bronch(o)adenitis
  ~, **подартериа́льный** hyparterial bronchus
  ~, **туберкулёзный** tuberculous bronchadenitis
бронхиа́льный bronchial
бронхио́ла ж. bronchiole, *bronchiolus* [NA]
  ~, **дыха́тельная** respiratory [alveolar] bronchiole, *bronchiolus respiratorius* [NA]
  ~, **концева́я** terminal [lobular] bronchiole, *bronchiolus terminalis* [NA]
  ~, **респирато́рная** respiratory [alveolar] bronchiole, *bronchiolus respiratorius* [NA]
  ~, **термина́льная** terminal [lobular] bronchiole, *bronchiolus terminalis* [NA]
бронхиоли́т м. bronchiolitis, capillary bronchitis
  ~, **гриппо́зный** influenzal bronchiolitis
  ~, **облитери́рующий** obliterating bronchiolitis
  ~, **облитери́рующий врождённый** congenital obliterating bronchiolitis
  ~, **экссудати́вный** exudative bronchiolitis, bronchiolitis exudativa
бронхиолоспа́зм м. bronchiolospasm
бронхиолэктази́я ж. bronchiolectasis, bronchiolectasia
бронхио́ма ж. bronchioma
бронхи́т м. bronchitis
  ~, **аллерги́ческий** allergic bronchitis
  ~, **астмати́ческий** asthmatic bronchitis
  ~, **астмо́идный** asthma-like [asthmatoid] bronchitis
  ~, **атрофи́ческий** atrophic bronchitis
  ~, **геморраги́ческий** hemorrhagic bronchitis
  ~, **гипертрофи́ческий** hypertrophic bronchitis
  ~, **гни́лостный** putrefactive [putrid, fetid] bronchitis
  ~, **гно́йный** purulent bronchitis
  ~, **деструкти́вно-полипо́зный** destructive-polypous bronchitis

бронхофония

~, деструктивно-язвенный destructive-ulcerative [destructive-ulcerous] bronchitis
~, деструктивный destructive bronchitis
~, деформирующий bronchitis deformans
~, диффузный diffuse bronchitis
~, застойный congestive bronchitis
~, зловонный putrefactive [putrid, fetid] bronchitis
~, казеозный caseous [cheesy] bronchitis
~, капиллярный capillary bronchitis, bronchiolitis
~, катаральный catarrhal bronchitis
~, крупозный croupous [exudative, fibrinous, plastic, (pseudo)membranous] bronchitis
~, локальный circumscribed [local] bronchitis
~, некротически-геморрагический necrotic-hemorrhagic bronchitis
~, некротический necrotic bronchitis
~, облитерирующий obliterating bronchitis
~, обструктивный obstructive bronchitis
~, ограниченный circumscribe [local] bronchitis
~, острый acute bronchitis
~, острый простой acute nonobstructive bronchitis
~, острый фибринозный croupous [exudative, fibrinous, plastic, (pseudo)membranous] bronchitis
~, пластический croupous [exudative, fibrinous, plastic, (pseudo)membranous] bronchitis
~, плёночный croupous [exudative, fibrinous, plastic, (pseudo)membranous] bronchitis
~, продуктивный *(сопровождающийся кашлем с мокротой)* productive bronchitis
~, пылевой dust bronchitis
~, рецидивирующий recurrent bronchitis
~, слизисто-гнойный mucopurulent bronchitis
~, сухой dry bronchitis
~, термический thermic [thermal] bronchitis
~, туберкулёзный tuberculous bronchitis
~, фибринозный croupous [exudative, fibrinous, plastic, (pseudo)membranons] bronchitis
~, хронический chronic bronchitis
бронхоаденит *м.* bronch(o)adenitis
~, индуративный indurative bronchadenitis
бронхоальвеолит *м.* bronchoalveolitis, bronchopneumonia, bronchial pneumonia, vesicular bronchiolitis
бронхоальвеолярный bronchoalveolar
бронховезикулярный bronchovesicular
бронхогенный bronchogenic
бронхограмма *ж.* bronchogram
бронхография *ж.* bronchography
~, селективная selective bronchography
бронходилататор *м.* bronchodilator
бронходилатация *ж.* bronchodila(ta)tion
бронхокавернозный bronchocavernous
бронхокимография *ж.* radiokymography of bronchi, bronchokymography

бронхокин(емат)ография *ж.* cineradiography of bronchi
бронхоконстриктор *м. фарм.* bronchoconstrictor
бронхоконстрикция *ж.* bronchoconstriction
бронхолёгочный bronchopulmonary
бронхолит *м.* broncholith
бронхолитиаз *м.* broncholithiasis
бронхолитик *м. фарм.* bronchial spasmolytic
бронхомикоз *м.* bronchomycosis
бронхомониалиаз *м.* bronchomoniliasis, bronchocandiliasis
бронхопатия *ж.* bronchopathy
бронхопластика *ж.* bronchoplasty
бронхоплевральный bronchopleural
бронхопневмония *ж.* bronchopneumonia, bronchial pneumonia, vesicular bronchiolitis, bronchoalveolitis
бронхорадиометрия *ж.* endoscopic count rate measurement of bronchi
бронхорасширитель *м.* bronchodilator
бронхорея *ж.* bronchorrhea
бронхоскоп *м.* bronchoscope
~, дыхательный breathing bronchoscope
~, оптический optical bronchoscope
~, фиброоптический bronchofiberscope, fiberoptic bronchoscope
бронхоскопический bronchoscopic
бронхоскопия *ж.* bronchoscopy
~, верхняя upper bronchoscopy
~, нижняя lower bronchoscopy
бронхоспазм *м.* bronch(i)ospasm, bronchismus
бронхоспирограмма *ж.* bronchospirogram
бронхоспирограф *м.* bronchospirograph
бронхоспирография *ж.* bronchospirography
бронхоспирометр *м.* bronchospirometer
бронхоспирометрия *ж.* bronchospirometry
бронхостеноз *м.* bronchostenosis, bronchiarctia, bronchoconstriction
~, вентильный [клапанный] valvular bronchostenosis
~, полный full bronchostenosis
~, сквозной частичный through partial [through incomplete] bronchostenosis
бронхостомия *ж.* bronchostomy
бронхосуживатель *м. фарм.* bronchoconstrictor
бронхосцинтиграмма *ж.* radionuclide aerosol inhalation scan, radionuclide tracheobronchial lung image
бронхосцинтиграфия *ж.* radionuclide tracheobronchial aerosol lung study
бронхотетания *ж.* bronchotetany
бронхотом *м.* bronchotome
бронхотомия *ж.* bronchotomy
бронхотрахеальный bronchotracheal
бронхоудерживатель *м. мед. тех.* bronchial forceps
бронхофиброскоп *м.* bronchofiberscope, fiberoptic bronchoscope
бронхофония *ж.* bronchophony
~, шёпотная whispered bronchophony

бронхоэзофагоскоп

бронхоэзофагоскоп *м.* bronchoesophagoscope
бронхоэктаз *м.* bronchiectasis, bronchictasia
~, ателектатический atelectatic bronchiectasis
~, атрофический atrophic bronchiectasis
~, варикозный varicose bronchiectasis
~, веретенообразный fusiform bronchiectasis
~, врождённый congenital bronchiectasis
~, гипертрофический hypertrophic bronchiectasis
~, деструктивный destructive bronchiectasis
~, дизонтогенетический dysontogenetic bronchiectasis
~, диспластический dysontogenetic bronchiectasis
~, мешотчатый saccular bronchiectasis
~, острый acute bronchiectasis
~, постбронхитический postbronchitic bronchiectasis
~, постстенотический poststenotic bronchiectasis
~, приобретённый acquired bronchiectasis
~, ретенционный retention bronchiectasis
~, сухой (*не содержащий секрета или гноя и проявляющийся сухим кашлем, кровохарканьем*) dry bronchiectasis
~, функциональный functional bronchiectasis
~, цилиндрический cylindrical bronchiectasis
~, чёткообразный varicose bronchiectasis
бронхоэктатический bronchiectatic
брошюра *ж.* brochure
~ исследователя *фарм.* investigator's brochure
бруксизм *м.* (*скрежетание зубами, особенно во время сна*) bruxism, odontoprisis
бруксомания *ж.* (*приступы скрежетания зубов во время бодрствования*) bruxomania, brychomania
брунеомицин *м. фарм.* rufocromomycin
брусника *ж.* cowberry, red whortleberry, mountain cranberries, *Vaccinum vitis idaea*
бруцелла *ж. микр.* brucella, *Brucella*
бруцеллёз *м.* brucellosis, brucelliasis, brucellemia, indolent [abortus, goat, goat's milk, mountain, rock, Cyprus, Gibraltar, Malta, Maltese, Mediterranean, Neapolitan] fever, Bruce's septicemia, Mediterranean phthisis
~ козье-овечьего типа goat-sheep type brucellosis
~ коровьего типа Bang's disease
~ свиного типа swine type brucellosis
~, хронический chronic brucellosis
бруцеллёзный brucellar
бруцеллиды *м. мн.* (*сыпь при бруцеллёзе*) brucellar eruption
бруцеллин *м.* (*препарат из чистых культур бруцелл для диагностики и лечения бруцеллёза*) brucellin
бруцин *м. фарм.* brucine
брыжеечный mesenteric, mesenterial
брыжейка *ж.* mesentery, *mesenterium* [NA]
~, брюшная [вентральная] ventral mesentery, *mesenterium ventrale primitivum* [NA]
~, дорсальная общая dorsal common mesentery, *mesenterium dorsale commune* [NA]

~ желудка (*у эмбриона*) mesogastrium, mesogaster
~ матки mesometrium, *mesometrium* [NA]
~ маточной трубы mesosalpinx, *mesosalpinx* [NA]
~ ободочной восходящей кишки ascending [right] mesocolon, mesentery of ascending part of colon, *mesocolon ascendens* [NA]
~ ободочной кишки mesocolon, *mesocolon* [NA]
~ ободочной нисходящей кишки descending [left] mesocolon, mesentery of descending part of colon, *mesocolon descendens* [NA]
~ ободочной поперечной кишки transverse mesocolon, mesentery of transverse part of colon, *mesocolon transversum* [NA]
~ ободочной сигмовидной кишки mesentery of sigmoid colon, sigmoid [pelvic] mesocolon, *mesocolon sigmoideum* [NA]
~, общая dorsal common mesentery, *mesenterium dorsale commune* [NA]
~, передняя ventral mesentery, *mesenterium ventrale primitivum* [NA]
~ подвздошной кишки mesoileum, *mesoileum* [NA]
~ прямой кишки mesorectum, *mesorectum* [NA]
~ слепой кишки mesentery of cecum, *mesocecum* [NA]
~, спинная dorsal common mesentery, *mesenterium dorsale commune* [NA]
~, сухожильная mesoten(d)on, mesotendineum, *mesotendineum* [NA]
~ толстой кишки mesocolon, *mesocolon* [NA]
~ тонкой кишки mesentery, *mesenterium* [NA]
~ тощей кишки mesojejunum, *mesojejunum* [NA]
~ фаллопиевой трубы mesosalpinx, *mesosalpinx* [NA]
~ червеобразного отростка mesentery of vermiform appendix, *mesoappendix* [NA]
~ яичника mesovarium, *mesovarium* [NA]
~ яйцевода mesosalpinx, *mesosalpinx* [NA]
брюшина *ж.* peritoneum, *peritoneum* [NA]
~, висцеральная visceral peritoneum, *peritoneum viscerale* [NA]
~, внутренностная visceral peritoneum, *peritoneum viscerale* [NA]
~, мочеполовая urogenital peritoneum, *peritoneum urogenitale* [NA]
~, париетальная parietal peritoneum, *peritoneum parietale* [NA]
~, пристеночная parietal peritoneum, *peritoneum parietale* [NA]
брюшинно-тазовый peritoneo-pelvic
брюшинный peritoneal
брюшко *с.* belly, *venter* [NA]
~, верхнее (*лопаточно-подъязычной мышцы*) superior [upper] belly of omohyoid muscle, *venter superior (musculi omohyoidei)* [NA]

~, за́днее *(двубрюшной мышцы)* posterior belly of digastric muscle, *venter posterior (musculi digastrici)* [NA]
~, заты́лочное *(затылочно-лобной мышцы)* occipital belly of occipitofrontal muscle, *venter occipitalis (musculi occipitofrontalis)* [NA]
~, ло́бное *(затылочно-лобной мышцы)* frontal belly of occipitofrontal muscle, *venter frontalis (musculi occipitofrontalis)* [NA]
~, мы́шечное belly of muscle, muscle belly
~, ни́жнее *(лопаточно-подъязычной мышцы)* inferior [lower] belly of omohyoid muscle, *venter inferior (musculi omohyoidei)* [NA]
~, пере́днее *(двубрюшной мышцы)* anterior belly of digastric muscle, *venter anterior (musculi digastrici)* [NA]
брю́шно-влага́лищный abdominovaginal
брю́шно-генита́льный abdominogenital
брю́шно-грудно́й abdominothoracic
брюшно́й abdominal
брю́шно-мошо́ночный abdominoscrotal
брю́шно-пузы́рный abdominocystic, abdominovesical
брюшнотифо́зный pertaining to typhoid fever
бубо́н *м. (поверхностный лимфатический узел, увеличенный в результате воспаления)* bubo
~, безболе́зненный indolent bubo
~, венери́ческий venereal bubo
~ второ́го поря́дка, чумно́й перви́чный primary pestilential bubo of second order
~, па́ховый lymphogranuloma [lymphopathia] venereum, lymphogranuloma inguinale, fourth venereal [Frei's, (Durand-)Nicolas-Favre] disease, tropical [climatic, strumous] bubo
~, сифилити́ческий syphilitic bubo
~, тропи́ческий lymphogranuloma [lymphopathia] venereum, lymphogranuloma inguinale, fourth venereal [Frei's, (Durand-)Nicolas-Favre] disease, tropical [climatic, strumous] bubo
~, туляреми́йный tularemic bubo
~, туляреми́йный втори́чный secondary tularemic bubo
~, туляреми́йный перви́чный primary tularemic bubo
~, чумно́й втори́чный secondary pestilential bubo
~, чумно́й перви́чный primary pestilential bubo
~, шанкро́идный *(при мягком шанкре)* chancroidal [virulent] bubo
бубо́нный bubonic
бубоноце́ле *с. (припухлость в паху, обусловленная бедренной или паховой грыжей)* bubonocele
бубо́нула *ж. (абсцесс или язва по ходу лимфатического сосуда при осложнении мягкого шанкра лимфангиитом)* bubonulus, Nisbet's chancre
бугор́ *м.* 1. tuber, *tuber* [NA] 2. knot, bump, lump *(см. тж* бугры́*)*
~ ве́рхней че́люсти maxillary tuber, tuberosity of maxilla, *tuber maxillae*
~, зри́тельный thalamus, *thalamus* [NA]

~, ло́бный frontal tuber, frontal eminence, *tuber frontale* [NA]
~ пя́точной ко́сти calcanean tuber, tuberosity of calcaneus, *tuber calcanei* [NA]
~, са́льниковый 1. *(поджелудочной железы)* omental tuber of pancreas, *tuber omentale (pancreatis)* [NA] 2. *(печени)* omental tuber of liver, *tuber omentale* [NA]
~, седа́лищный ischial tuberosity, *tuber ischiadicum* [NA]
~, се́рый *(гипоталамуса)* gray tuber, *tuber cinereum* [NA]
~, темнно́й parietal tuber, *tuber parietale* [NA]
~ червя́ *(мозжечка)* tuber of vermis, *tuber vermis* [NA]
буторо́к *м.* 1. tubercle, *tuberculum* [NA] 2. hillock
~, ана́томов anatomic [necrogenic, postmortem, prosector] wart, *tuberculosis verrucosa (cutis)*
~ атла́нта, за́дний posterior tubercle of atlas, *tuberculum posterius (atlantis)* [NA]
~ атла́нта, пере́дний anterior tubercle of atlas, *tuberculum anterium (atlantis)* [NA]
~, большо́й *(плечевой кости)* greater tubercle of humeri, *tuberculum majus (humeri)* [NA]
~ ве́рхней губы́ tubercle of upper lip, labial tubercle, procheilon, *tuberculum labii superioris* [NA]
~, волча́ночный lupoma
~ Вр́исберга *(клиновидного хряща гортани)* cuneiform [Wrisberg's] tubercle, *tuberculum cuneiforme* [NA]
~, гло́точный *(затылочной кости)* pharyngeal tubercle, *tuberculum pharyngeum* [NA]
~, губно́й tubercle of upper lip, labial tubercle, procheilon, *tuberculus labii superioris* [NA]
~, да́рвиновский *(ушной раковины)* auriculum [darwinian] tubercle, *tuberculum auriculae* [NA]
~, дорса́льный *(лучевой кости)* dorsal tubercle of radius, Lister's tubercle, *tuberculum dorsale* [NA]
~, запира́тельный за́дний *(лобковой кости)* posterior obturator tubercle, *tuberculum obturatorium posterius (ossis pubis)* [NA]
~, запира́тельный пере́дний *(лобковой кости)* anterior obturator tubercle, *tuberculum obturatorium anterius (ossis pubis)* [NA]
~ зри́тельного бугра́, за́дний pulvinar, *pulvinar (thalami)* [NA]
~ зри́тельного бугра́, пере́дний anterior tubercle of thalamus, *tuberculum anterius thalami* [NA]
~ зу́ба dental tubercle, tubercle of crown of tooth, dental cusp, *tubercle (coronae) dentis* [NA]
~ клинови́дного ядра́ *(продолговатого мозга)* tubercle of cuneate nucleus, *tuberculum cuneatum* [NA]
~, клинови́дный *(клиновидного хряща гортани)* cuneiform [Wrisberg's] tubercle, *tuberculum cuneiforme* [NA]
~, ко́жный cutaneous [skin] tubercle

бугорок

~, конусовидный *(ключицы)* conoid tubercle, coracoid tuberosity, *tuberculum conoideum* [NA]

~ коронки зуба dental tubercle, tubercle of crown of tooth, dental cusp, *tuberculum (coronae) dentis* [NA]

~ кости-трапеции *(запястья)* tubercle of trapezium, *tuberculum ossis trapezii, tuberculum ossis multanguli* [NA]

~, краевой *(скуловой кости)* marginal tubercle, *tuberculum marginale* [NA]

~ ладьевидной кости tubercle of scaphoid [navicular] bone, *tuberculum ossis scaphoidei, tuberculum ossis navicularis* [NA]

~, латеральный *(заднего отростка таранной кости)* lateral tubercle of posterior process of talus, *tuberclus lateralis (processus posterioris tali)* [NA]

~, лепрозный leproma

~, лестничный tubercle of anterior scalene muscle, Lisfranc's tubercle, *tuberculum musculi scaleni anterioris* [NA]

~ Листера *(лучевой кости)* dorsal tubercle of radius, Lister's tubercle, *tuberculum dorsale* [NA]

~ Лисфранка tubercle of anterior scalene muscle, Lisfranc's tubercle, *tuberculum musculi scaleni anterioris* [NA]

~, лицевой *(четвёртого желудочка головного мозга)* facial colliculus, *colliculus facialis* [NA]

~, лобковый *(лобковой кости)* pubic tubercle (of pubic bone), *tuberculum pubicum (ossis pubis)* [NA]

~, малый *(плечевой кости)* lesser tubercle of humeri, *tuberculum minus (humeri)* [NA]

~, медиальный *(заднего отростка таранной кости)* medial tubercle of posterior process of talus, *tuberclus mediale (processus posterioris tali)* [NA]

~, межвенозный *(правого предсердия)* intervenous tubercle, *tuberculum intervenosum* [NA]

~, межмыщелковый латеральный *(большеберцовой кости)* lateral intercondylar tubercle, *tuberculum intercondylare laterale* [NA]

~, межмыщелковый медиальный *(бедренной кости)* medial intercondylar tubercle, *tuberculum intercondylare mediale* [NA]

~, надгортанный *(надгортанника)* epiglottic tubercle, *tuberculum epiglotticum* [NA]

~, надсуставной *(лопатки)* supraglenoid tubercle, supraglenoid tuberosity, *tuberculum supraglenoidale (NA)*

~ нежного ядра *(продолговатого мозга)* tubercle of nucleus gracilis, *tuberculum nuclei gracilis* [NA]

~ обсеменения *(вокруг лейшманиозной язвы)* dissemination tubercle

~ оплодотворения *(яйцеклетки)* tubercle of fecundation, tubercle of fertilization

~ первого шейного позвонка, задний posterior tubercle of atlas, *tuberculum posterius (atlantis)* [NA]

~ первого шейного позвонка, передний anterior tubercle of atlas, *tuberculum anterium (atlantis)* [NA]

~ передней лестничной мышцы tubercle of anterior scalene muscle, Lisfranc's tubercle, *tuberculum musculi scaleni anterioris* [NA]

~, подбородочный *(нижней челюсти)* mental tubercle of mandible, *tuberculum mentale (mandibulae)* [NA]

~, подвздошный *(подвздошной кости)* iliac tubercle, *tuberculum iliacum* [NA]

~, подсуставной *(лопатки)* infraglenoid tubercle, infraglenoid tuberosity, *tuberculum infraglenoidale* [NA]

~ поперечных отростков шейных позвонков, задний posterior tubercle of cervical vertebrae, *tuberculum posterius vertebrarum cervicalium* [NA]

~ поперечных отростков шейных позвонков, передний anterior tubercle of cervical vertebrae, *tuberculum anterius vertebrarum cervicalium* [NA]

~, приводящий *(бедренной кости)* adductor tubercle of femur, *tuberculum adductorius (femoris)* [NA]

~ пяточной кости calcanean tubercle of calcaneus, *tuberculum calcanei (ossis calcanei)* [NA]

~ ребра tubercle of rib, *tuberculum costae* [NA]

~, рожковидный *(рожковидного хряща гортани)* corniculate tubercle, *tuberculum corniculatum* [NA]

~, сонный *(шестого шейного позвонка)* carotid tubercle of sixth cervical vertebra, *tuberculum caroticum (vertebrae cervicalis)* [NA]

~, «сторожевой» *(утолщение слизистой мембраны у нижнего конца трещины заднего прохода)* sentinel pile

~, суставной *(височной кости)* articular tubercle of temporal bone, tubercle of root of zygoma, *tuberculum articulare (ossis temporalis)* [NA]

~ таламуса, задний pulvinar, *pulvinar (thalami)* [NA]

~ таламуса, передний anterior tubercle of thalamus, *tuberculum anterius thalami* [NA]

~ тонкого ядра *(продолговатого мозга)* tubercle of nucleus gracilis, *tuberculum nuclei gracilis* [NA]

~, тройничный *(продолговатого мозга)* trigeminal tubercle, *tuberculum trigeminale* [NA]

~, трупный anatomic [necrogenic, postmortem, prosector] wart, *tuberculosis verrucosa (cutis)*

~, туберкулёзный (милиарный) (gray) tubercle

~ турецкого седла *(клиновидной кости)* tubercle of sella turcica, *tuberculum sellae (turcicae)* [NA]

~ ушной раковины auriculum tubercle, darwinian tubercle, *tuberculum auriculae* [NA]

~, щитовидный верхний *(щитовидного хряща гортани)* superior thyroid tubercle, *tuberculum thyroideum superior* [NA]

~, щитови́дный ни́жний *(щитовидного хряща гортани)* inferior thyroid tubercle, *tuberculum thyroideum inferior* [NA]
~, яйцево́й *(яйцеклетки)* tubercle of fecundation, tubercle of fertilization
~, яре́мный *(затылочной кости)* jugular tubercle (of occipital bone), *tuberculum jugulare (ossis occipitalis)* [NA]
бугорча́тка *ж. уст.* tuberosity
~, ягоди́чная gluteal tuberosity, *tuberositas glutea* [NA]
бугри́стость *ж.* tuberosity, *tuberositas* [NA]
~ большеберцо́вой ко́сти tuberosity of tibia, *tuberositas tibiae* [NA]
~, дельтови́дная *(плечевой кости)* deltoid tuberosity of humerus, *tuberositas deltoidea humeri* [NA]
~ диста́льной фала́нги ungual [unguicular] tuberosity; *(пальца кисти)* distal tuberosity of fingers, *tuberositas phalangis distalis manus* [NA]; *(пальца стопы)* distal tuberosity of toes, *tuberositas phalangis distalis pedis* [NA]
~, жева́тельная *(ветви нижней челюсти)* masseteric tuberosity, *tuberositas masseterica* [NA]
~, крестцо́вая sacral tuberosity, *tuberositas sacralis* [NA]
~, криловидная *(ветви нижней челюсти)* pterygoid tuberosity of mandible, *tuberosity pterygoidea mandibulae* [NA]
~ кубови́дной ко́сти tuberosity of cuboid bone, tuberosity of fourth tarsal bone, *tuberositas ossis cuboidei* [NA]
~ ладьеви́дной ко́сти tuberosity of navicular [scaphoid] bone, *tuberositas ossis navicularis* [NA]
~ локтево́й ко́сти tuberosity of ulna, *tuberositas ulnae* [NA]
~ лучево́й ко́сти radial tuberosity, *tuberositas of radius, tuberositas radii* [NA]
~ пе́рвой плюсневой ко́сти tuberosity of first metatarsal bone, *tuberositas ossis metatarsalis I*
~, подвздо́шная iliac tuberosity, *tuberositas iliaca* [NA]
~ пя́той плюсневой ко́сти tuberosity of fifth metatarsal bone, *tuberositas ossis metatarsalis V*
~, ягоди́чная *(бедренной кости)* gluteal tuberosity of femur, *tuberositas glutea femoris* [NA]
бугри́стый *анат.* tuberous, knobby
бугры́ *м. мн. анат.* tubera *(см. тж бугор)*
~, выступа́ющие ло́бные frontal bossing
буддиза́ция *ж. ист. (обеззараживание молока слабым раствором перекиси водорода и прогреванием до 52°С)* buddization
будезони́д *м. фарм.* budesonide
буж *м. мед. тех.* bougie, probe, dila(ta)tor
~ Гега́ра *(для расширения канала шейки матки)* Hegar's dilator
~, голо́вчатый *(для определения места сужения мочеиспускательного канала)* olive pointed [acorn tipped, bulbous, Guyon(-Sinitsyn)] bougie

~ Гюйо́на (— Сини́цына) *(для определения места сужения мочеиспускательного канала)* olive pointed [acorn tipped, bulbous, Guyon(-Sinitsyn)] bougie
~ для туннелиза́ции уре́тры urethra tunnelization bougie
~, кони́ческий *(для расширения мочеиспускательного канала)* conic bougie
~ Лефо́ра, уретра́льный *(с гибким проводником для устранения прокола слизистой оболочки)* Le Fort's bougie
~, металли́ческий metal bougie
~, мя́гкий elastic bougie
~, нитеви́дный filiform [thread-like] bougie
~, пищево́дный esophageal bougie
~, по́лый hollow bougie
~, трахе́альный tracheal bougie
~, уретра́льный urethral bougie
~, уретра́льный мужско́й изо́гнутый male curved urethral bougie
~, филифо́рмный filiform [thread-like] bougie
~ Хега́ра *(для расширения канала шейки матки)* Hegar's dilator
~, эласти́ческий [эласти́чный] elastic bougie
бужи́рование *с.* bougi(e)nage
~ пищево́да gullet bougienage
~ прямо́й кишки́ anal bougienage
буж-перфора́тор *м.* bougie-perforator
~ Фра́кмана, уретра́льный Frukman's bougie-perforator
буж-щуп *м. (для обнаружения камней в мочевом пузыре)* (bladder stone) bougie-detector
бузина́ *ж. фарм.* 1. *(куст)* elder, *Sambucus* 2. *(ягода)* elder-berry
~ чёрная common [golden, European] elder, *Sambucus nigra*
бук *м. фарм.* beech, *Fagus*
~ восто́чный oriental beech, *Fagus orientalis*
~ европе́йский [лесно́й, обыкнове́нный] common beech, *Fagus silvatica*
букка́льный *(относящийся к щеке)* buccal
буккости́ль *м. (дополнительный бугорок в виде наплыва эмали на боковой поверхности верхних коренных зубов)* buccostylus
буклозами́д *м. фарм.* buclosamide
букофо́н *м. (датчик звуковых сигналов)* buccophone
булими́я *ж.* bulimia, hyperorexia
~, нейроге́нная bulimia nervosa
бу́лла *ж. (пузырёк диаметром 1 см и более)* bulla
~, лёгочная pulmonary bulla
~, эмфиземато́зная emphysematous bulla
буллёзный bullous
буллэктоми́я *ж.* bullectomy
бульба́рный *(относящийся к продолговатому мозгу)* bulbar
бульби́т *м.* 1. *урол.* bulbitis 2. duodenitis
бу́льбо-каверно́зный bulbocavernous
бу́льбо-спина́льный bulbospinal
бульботоми́я *ж. нейрохир.* bulbotomy

бульботóм-хордотóм

бульботóм-хордотóм *м. мед. тех.* bulbotome-chordotome
бу́льбо-уретра́льный bulbourethral
бульóн *м.* broth
 ~, глицери́новый glycerin broth
 ~, мясопептóнный beef-extract [meat infusion] broth
 ~, пептóнный peptone broth
 ~, пита́тельный nutrient broth
 ~, ры́бный fish broth
 ~, са́харный sugar broth
бума́га *ж.* paper
 ~, вощёная wax(ed) paper
 ~, индика́торная indicator [test] paper
 ~, ла́кмусовая litmus paper
 ~, логарифми́ческая logarithmic graph paper
 ~, миллиметрóвая linear graph paper
 ~, полулогарифми́ческая semilog(arithmic) graph paper
 ~, прома́сленная oil(ed) paper
 ~, реакти́вная indicator [test] paper
 ~, свинцóвая lead acetate paper
 ~, фильтрова́льная filter paper
 ~, фильтрова́льная беззóльная ashless filter paper
бумекаи́н *м. фарм.* bumecain, pyrromecain
буметани́д *м.* bumetanide
бунамиди́н *м. фарм.* bunamidine
бунгпа́гга *ж.* bungpagga, tropical (pyo)myositis, myositis purulenta tropica, lambo lambo
бупивакаи́н *м. фарм.* bupivacaine
бупренорфи́н *м. фарм.* buprenorphine
бура́ *ж. фарм.* sodium tetraborate, borax
бура́в *м.* auger; gimlet
 ~, корневóй (ручнóй) *стом.* root canal hand file, root canal hand rasp
бурси́т *м.* bursitis, bursal synovitis
 ~, антескапуля́рный antescapular bursitis
 ~, антескапуля́рный хрустя́щий crepitant antescapular bursitis
 ~ ахи́ллова сухожи́лия achillobursitis, Achilles tendon bursitis; achyllodynia
 ~ большóго па́льца стопы́ bunion
 ~, бруцеллёзный brucellosis bursitis
 ~, гнóйный bursal abscess
 ~, гонорéйный gonorrheal bursitis
 ~, известкóвый calcific [calcareous] bursitis
 ~ колéнного суста́ва knee joint bursitis, housemaid's knee
 ~ колéнного суста́ва, хрони́ческий гипертрофи́ческий white swelling, Brodie's knee
 ~ лопа́тки scapular bursitis
 ~, лопа́точный scapular bursitis
 ~, лучеплечевóй radiohumeral bursitis, tennis elbow
 ~, надключи́чный supraclavicular bursitis
 ~ пéрвого метата́рзо-фала́нгового суста́ва bunion
 ~ поддельтови́дной су́мки subdeltoid bursitis
 ~, препателля́рный prepatellar bursitis
 ~, пролифери́рующий proliferous bursitis
 ~ пя́точного сухожи́лия achillobursitis, Achilles tendon bursitis; achyllodynia

 ~, реакти́вный reactive bursitis
 ~, сифилити́ческий syphilitic bursitis
 ~, субдельтови́дный subdeltoid bursitis
 ~ су́мки подъязы́чной кóсти subhyoid(ean) bursitis
 ~ шахтёров miner's elbow
бурсогра́фия *ж. рентг.* contrast radiography of bursa
бурсоли́т *м.* bursolith
бурсэктоми́я *ж.* bunionectomy, bursectomy
бурча́ние *с. разг.* grumbling
 ~ в животé gurgling
 ~ в слепóй кишкé gurgling cecum
бусерели́н *м. фарм.* buserelin
бу́сина *ж.* bead
буспирóн *м. фарм.* buspirone
бусульфа́н *м. фарм.* busulfan, busulphan
бутами́д *м. фарм.* butamide, tolbutamide
бутилокситолубл *м.* buthylhydroxytoluene, BHT
бутирилхоли́н *м.* butyrylcholine
бутирилхолинэстера́за *ж.* butyrylcholin esterase
бутирóметр *м.* butyrometer, butyroscope, cream gage
бутирометри́я *ж.* butyrometry
бутóн *м.* bud
 ~ Би́скры *уст.* (*кóжный лейшманиóз Старóго Свéта*) cutaneous [Old World] leishmaniasis, Aleppo boil, Oriental [Biskra] button; Kandahar [Lahore, Natal] sore, tropical ulcer
бутоньéр *м.* (*промежностно-уретральный свищ, накладываемый в перепончатой части мочеиспускательного канала при непроходимости его свободного отдела*) boutonniere
буторфанóл *м. фарм.* butorphanol
бутылочка *ж.*, дéтская feeding bottle
буты́ль *ж.*, заполня́емая в заводски́х услóвиях, двойна́я piggyback bottle
бу́фер *м. биохим.* buffer
 ~, смотровóй playback buffer
бу́ферность *ж.* сту́ла stool buffer capacity
бу́ферный *биохим.* buffer
буфта́льм *м.* (*увеличéние размéров глазнóго я́блока*) buphthalmos, buphthalmus
БЦЖ-тест *м.* Calmette's test, Calmette's reaction
быстрота́ *ж.* прогресси́рования болéзни rapidity of disease progression
бэр *м.* (*биологи́ческий эквивалéнт рентгéна*) biological roentgen-equivalent
бэр-метри́я *ж.* biological roentgen-equivalent dosimetry
бювéт *м.* (*устрóйство для питьевóго испóльзования минера́льных вод*) pump-room
бю́гель *м. стом.* clasp
 ~, двухкювéтный two-flask clasp
 ~, однокювéтный single-flask clasp
 ~, трёхкювéтный three-flask clasp
бюджéт *м.* здравоохранéния budget of public health service
бюллетéн/ь *м.* 1. *разг.* (*листóк врéменной нетрудоспосóбности*) medical [sick-leave] certificate, sick-list ◇ ~ быть на ~е to be on sick-leave, to be on the sick-list 2. (*печатная продукция*) bulletin

~, санитáрный sanitary bulletin
бюрéтка ж. лаб. buret(te), dropping glass
~, измери́тельная measuring buret
~ с автомати́ческим нулём automatic zero buret
~ с крáном stopcock buret

В

вагáльный vagal
вагинáльный vaginal
вагини́зм м. vaginism(us), vulvismus
~, вульвáрный vulvar vaginismus
~, зáдний posterior vaginismus
~, перинеáльный [промéжностный] perineal vaginismus
~, психогéнный mental vaginismus
вагини́т м. vaginitis, colpitis
váги́но-абдоминáльный vaginoabdominal
váги́но-везикáльный vaginovesical
váги́но-вульвáрный vaginovulvar
вагиногрáмма ж. vaginogram
вагинóграф м. мед. тех., ист. (vulvoperineo)vaginograph
вагинографи́я ж. рентг. vaginography
вагинодини́я ж. vaginodynia, colpodynia
váги́но-лабиáльный vaginolabial
вагинóметр м. мед. тех. vaginometer
вагиномикóз м. vaginomycosis, colpomycosis
вагинопáтия ж. vaginopathy
вагинопекси́я ж. vaginopexy, vaginofixation, colporexy
вагиноперинеáльный vaginoperineal
вагиноперинеорáфия ж. vaginoperineorrhaphy
вагиноперинеотоми́я ж. vaginoperineotomy
вагиноперитонеáльный vaginoperitoneal
вагинoплáстика ж. vaginoplasty
вагиноскóп м. vaginoscope
вагиноскопи́я ж. vaginoscopy, colposcopy
вагинотóм м. мед. тех. vaginotome
вагинотоми́я ж. vaginotomy, colpotomy
вагинофиксáция ж. vaginofixation, colpopexy, vaginopexy
вагинэктоми́я ж. vaginectomy, colpectomy
вагоглоссофарингеáльный vagoglossopharyngeal
ваголити́ческий vagolytic
вагоневрóз м. vagoneurosis
вагосимпати́ческий vagosympathetic
ваготоми́я ж. vagotomy
~, двусторóнняя bilateral vagotomy
~, избирáтельная selective vagotomy
~, односторóнняя unilateral vagotomy
~, париетáльно-клéточная parietal cell [proximal] vagotomy
~, поддиафрагмáльная subdiaphragmatic vagotomy
~, пóлная complete vagotomy
~, проксимáльная proximal [parietal cell] vagotomy
~, селекти́вная selective vagotomy

~, селекти́вная высóкая highly selective vagotomy
~, селекти́вная проксимáльная selective proximal vagotomy
~, стволовáя stem [truncal] vagotomy
~, трансторакáльная transthoracal vagotomy
~, части́чная partial vagotomy
ваготони́н м. (гормонáльный препарáт из поджелудочной железы, усиливающий тонус вáгуса) vagotonin
ваготони́ческий vagotonic
ваготони́я ж. vagotonia, parasympathotonia
ваготропи́зм м. vagotropism
ваготрóпный vagotropic
вáгус м. разг. vagus (nerve), nervus vagus [NA]
вáгусный vagal
вазели́н м. vaseline, petrolatum, petrolat(e), petroleum ointment, petroleum jelly ◇ смáзывать ~ом to vaseline
~, бéлый white petrolatum, petrolatum album
~, бóрный borated petrolatum
~, жи́дкий liquid petrolatum
вазели́новый vaseline
вазелинодéрма ж. vaseline dermatitis
вазици́н м. фарм. vasicine
вазоакти́вный vasoactive
вазоанастомóз м. vasal anastomosis, vasoanastomosis
вазовазостоми́я ж. vasovasostomy
вазовезикулографи́я ж. рентг. vasoseminal vesiculography
вазовезикулэктоми́я ж. vasovesiculectomy
вазогрáмма ж. vasogram, angiogram, angiograph, angiographic picture, angiographic image
вазографи́я ж. рентг. vasography, angiography
вазоденти́н м. vasodentin
вазодепрессóрный vasodepressor
вазодилатáтор м. vasodilator, vasodilating [vasodilative] agent
~, перифери́ческий peripheral vasodilator
вазодилатáция ж. vasodilation
вазокардиогрáмма ж. angiocardiographic image, cardioangiographic roentgen-image
вазокардиографи́я ж. рентг. angiocardiography, cardioangiography
вазоконстри́ктор м. vasoconstrictive agent, vasoconstrictor
вазоконстри́кторный vasoconstrictive
вазоконстри́кция ж. vasoconstriction, angiospasm, Raynaud's disease
вазолигатýра ж. vasoligature
вазолимéнт м. фарм. vasoliment, parogen, petroxolin
вазомотóрный vasomotor(ial)
вазоневрóз м. vasoneurosis, angioneurosis
вазоорхидостоми́я ж. vasoorchidostomy
вазопати́я ж. angiopathy
вазопресси́н м. vasopressin, antidiuretic hormone, beta-hypophamine
вазопунктýра ж. vasopuncture
вазорáфия ж. vasorrhaphy; vasoligation
вазорезéкция ж. vasosection
вазорелаксáнт м. vasorelaxant
вазорелаксáция ж. vasorelaxation

вазоспа́зм ж. angiospasm, vasoconstriction, Raynaud's disease
  ~, мозгово́й cerebral angiospasm
вазоспасти́ческий angiospastic, vasospastic
вазостимуля́тор м. vasostimulant, vasotonic
вазостоми́я ж. vasostomy
вазотоми́я ж. vasotomy
вазотони́н м. vasotonin
вазотони́ческий vasotonic
вазотони́я ж. vasotonia
вазотоци́н м. vasotocin
вазотрофи́ческий vasotrophic
вазофикса́тор м. мед. тех. vessel clamp
вазоэпидидимостоми́я ж. vasoepididymostomy
вазэктоми́я ж. vasectomy
вакуолиза́ция ж. vacuolization
вакуо́ль ж. vacuole
  ~, аутофаги́ческая autophagic vacuole
  ~, пищевари́тельная food vacuole
  ~, сократи́тельная contractile vacuole
вакуоля́рный vacuolar
ва́куум м. vacuum
ва́куум-або́рт м. vacuum [suction] curettage, vacuum aspiration
ва́куум-гальваниза́ция ж. vacuum galvanization
ва́куум-гидротерапи́я ж. vacuum hydrotherapy
ва́куум-дарсонвализа́ция ж. vacuum d'arsonvalization
ва́куум-масса́ж м. vacuum massage
вакуумме́тр м. физ. vacuum gage
ва́куум-насо́с м. vacuum pump
ва́куум-перфора́ция ж. акуш. vacuum perforation
ва́куум-пипе́тка ж. vacuum pipette
ва́куум-стимуля́тор м. мед. тех. vacuum stimulant
ва́куум-фонотерапи́я ж. vacuum phonotherapy
ва́куум-эксхолеа́ция ж. vacuum [suction] curetage, vacuum aspiration
ва́куум-экстра́ктор м. мед. тех. vacuum extractor
ва́куум-экстра́кция ж. акуш. vacuum extraction
ва́куум-электрофоре́з м. vacuum electrophoresis
вакци́на ж. 1. (коровья оспа) cowpox, vaccin(i)a 2. иммун. vaccine
  ~, адсорби́рованная adsorbed vaccine
  ~, алланто́исная (приготовленная путём культивирования вируса на куриных эмбрионах) egg-derived vaccine
  ~, антираби́ческая rabies [antirabic, hydrophobia] vaccine
  ~, ассоции́рованная (для иммунизации против нескольких болезней) combined vaccine
  ~, аутоге́нная [аутологи́чная] autologous [autogenous, corresponding] vaccine
  ~, бактериа́льная bacterial vaccine
  ~ баци́ллы Кальме́тта — Гере́на (противотуберкулёзная, БЦЖ) tuberculosis [BCG, Calmette's (bacillus)] vaccine
  ~, ге́нно-инжене́рная (genetically) engineered [recombinant] vaccine
  ~, гетероге́нная [гетероло́гичная] heterologous [heterotypic] vaccine
  ~, дипло́идная (полученная путём культивирования вируса на диплоидных клетках) diploid vaccine
  ~, жива́я live vaccine
  ~, жи́дкая liquid vaccine
  ~ из заражённых ви́русом эмбрио́нов ку́рицы avian embryo vaccine
  ~, инактиви́рованная inactivated [dead, killed, nonliving] vaccine
  ~, коклю́шно-дифтери́йно-столбня́чная diphtheria, tetanus toxoids, and pertussis vaccine
  ~, комбини́рованная [ко́мплексная] (для иммунизации против нескольких болезней) combined vaccine
  ~, менингоко́кковая meningococcal vaccine
  ~, молекуля́рная molecular vaccine
  ~, моновале́нтная monovalent vaccine
  ~, осла́бленная attenuated vaccine
  ~, осла́бленная пасса́жами на козла́х caprinized vaccine
  ~, осла́бленная пасса́жами на кро́ликах lapinized vaccine
  ~, осла́бленная пасса́жами на кури́ных эмбрио́нах avianized vaccine
  ~, поливале́нтная polyvalent [multipartial] vaccine
  ~, порошкови́дная dust vaccine
  ~ про́тив гепати́та B hepatitis B vaccine
  ~ про́тив жёлтой лихора́дки yellow fever vaccine
  ~, противобруцеллёзная brucellosis vaccine
  ~, противови́русная virus vaccine
  ~, противогриппо́зная influenza virus vaccine
  ~, противодифтери́йная diphtheria vaccine
  ~, противококлю́шная pertussis vaccine
  ~, противокорева́я measles virus vaccine
  ~, противокрасну́шная rubella virus vaccine
  ~, противоо́спенная smallpox vaccine
  ~, противопароти́тная mumps vaccine
  ~, противополиомиели́тная polio(myelitis) [poliovirus] vaccine
  ~, противополиомиели́тная жива́я ора́льная live [Sabin's] oral vaccine
  ~, противополиомиели́тная инактиви́рованная inactivated polio [Salu's] vaccine
  ~, противосибирея́звенная anthrax vaccine
  ~, противотифо́зная (anti)typhoid vaccine, typhobacterin
  ~, противотуберкулёзная tuberculous [Calmette's (bacillus), BCG] vaccine
  ~, противохоле́рная cholera vaccine
  ~, противочу́мная plague vaccine
  ~, противоя́щурная foot-mouth disease vaccine
  ~, пылеви́дная dust vaccine
  ~, рекомбина́нтная recombinant [(genetically) engineered] vaccine
  ~, синтети́ческая artificial [synthetic] vaccine
  ~ с уси́ленными иммуноге́нными сво́йствами immunoenhanced vaccine
  ~, суха́я dry vaccine

~, уби́тая inactivated [dead, killed, nonliving] vaccine
~, фенолизи́рованная phenolized vaccine
~, формализини́рованная formalinized vaccine
~, хими́ческая chemical vaccine
~, эмбриона́льная embryo vaccine
~, этеризо́ванная etherized vaccine
вакцина́льный *(относящийся к вакцинации)* vaccinal
вакцина́тор *м.* vaccinator, vaccinationist
вакцина́ция *ж.* vaccination
~, аэрозо́льная aerosol [inhaling] vaccination
~, внутрико́жная intradermal [intracutaneous] vaccination
~, ингаляцио́нная aerosol [inhaling] vaccination
~, интраназа́льная intranasal vaccination
~, конъюнктива́льная conjunctival vaccination
~, нако́жная (supra)cutaneous vaccination
~, неэффекти́вная noneffective vaccination, vaccine failure
~, обяза́тельная compulsory [obligatory] vaccination
~, перви́чная primary vaccination
~, перора́льная oral [enteral] vaccination
~, повто́рная revaccination
~, подко́жная subcutaneous vaccination
~, энтера́льная oral [enteral] vaccination
вакцини́рованный vaccinated
вакцини́ровать to vaccinate
вакци́ния *ж. (дерматоз, возникающий как осложнение противооспенной вакцинации)* vaccinia
~, втори́чная secondary [inoculated] vaccinia
~, гангрено́зная progressive [gangrenous, necrotic] vaccinia
~, генерализо́ванная generalized vaccinia, widespread vaccinal lesions
~, инокули́рованная secondary [inoculated] vaccinia
~, некроти́ческая progressive [necrotic, gangrenous] vaccinia
~, ползу́чая serpiginous vaccinia
~, прида́точная accessory [additional, supplementary] vaccinia
~, прогресси́рующая progressive [gangrenous, necrotic] vaccinia
вакци́нный vaccinal
вакцинопрофила́ктика *ж.* vaccinal prevention
вакцинотерапи́я *ж.* vaccinotherapy
~, внутриве́нная intravenous vaccinotherapy
~, внутрико́жная intradermal [intracutaneous] vaccinotherapy
~, перора́льная oral [enteral] vaccinotherapy
~, подко́жная subcutaneous vaccinotherapy
~, регионáрная regional vaccinotherapy
вакцинофоби́я *ж.* vaccinophobia
вал *м.*:
~, грануляцио́нный *(грануляционная ткань между живой и мёртвой или между живой тканью и инородным телом)* granulation bank

валера́т *м.* valerate, valerianate
валериа́на *ж. фарм.* valerian, *Valeriana*
~ лека́рственная common [cat's] valerian, garden heliotrope, *Valeriana officinalis*
валериана́т *м.* valerianate, valerate
валериа́новый valerian, valerianic, valeric
ва́лик *м.* 1. *анат. (цилиндрическое образование, возвышение, выступ)* cushion, elevation, protuberance, swelling, wall, *agger, vallum, torus (см. тж* ва́лики*)* 2. *(скатанный в виде цилиндра кусок ваты или марли, обычно в стоматологической практике)* roll, swab
~, ва́тный cotton swab
~, ма́рлевый gauze swab
~ мы́шцы, поднима́ющей мя́гкое нёбо levator swelling, levator cushion, *torus levatorius* [NA]
~, нёбный palatine torus, palatine protuberance, *torus palatinus* [NA]
~, нижнечелюстно́й mandibular torus, *torus mandibularis* [NA]
~ но́гтя nail wall, wall of nail, nail vallum, *vallum unguis* [NA]
~ но́са ridge of nose, ethmoidal crest, *agger nasi* [NA]
~, тру́бный *(полости глотки)* eustachian cushion, *torus tubarius* [NA]
ва́лики *м. мн.,* осяза́тельные tactile elevations, *toruli tactiles* [NA]
валикодержа́тель *м. стом., мед. тех.* roll [swab] holder
вали́н *м. биохим. (альфа-аминоизовалериановая кислота)* valine
вальвули́т *м.* valvulitis
~, диффу́зный *(с мукоидным набуханием, изменениями соединительной ткани клапанов сердца и образованием гранулём без повреждения эндотелия)* diffuse endocarditis, diffuse [Talalaev's] valvulitis
~, ревмати́ческий rheumatic valvulitis
~ Талала́ева diffuse endocarditis, diffuse [Talalaev's] valvulitis
вальвулогра́фия *ж. (ультразвуковое исследование клапанов сердца)* valvulography
вальвулопекси́я *ж. хир.* valvulopexy
вальвулопла́стика *ж. хир.* valvuloplasty
вальвуло́том *м. мед. тех.* valvulotome
вальвулотоми́я *ж. хир.* valvulotomy
~, закры́тая closed valvulotomy
~, закры́тая лёгочная чрезжелу́дочковая Brock's closed (pulmonary transventricular) valvulotomy
~, митра́льная mitral valvulotomy, mitral commissurotomy
~, ректа́льная rectal valvulotomy
~ через разре́з ле́вой лёгочной арте́рии, закры́тая лёгочная Sellers closed (pulmonary) valvulotomy
вальвуля́рный *(относящийся к клапану)* valvular
ва́льгусный *(образующий угол, открывающийся в сторону от средней линии тела; о частях конечностей)* valgus, valgoid
вальпроа́т *м. фарм.* valproate

вампири́зм *м.* necrosadism
ванада́т *м. фарм.* vanadate
вана́дий *м. хим.* vanadium, V
ванадилсульфа́т *м. фарм.* vanadyl sulfate
ванили́зм *м. (аллергические реакции на ваниль)* vanillism
вани́лин *м. фарм. (ванилиновый альдегид)* vanillin
вани́линовый vanillic
вани́ль *ж. фарм.* vanilla, *Vanilla planifolia*
ванкомици́н *м. фарм.* vancomycin
ва́нна bath; balneum *(см. тж* ва́нночка*)*
  ~, азо́тная nitric [nitrogen] bath
  ~, арома́тическая balmy [balsamic] bath
  ~, бро́мная bromine bath
  ~, вибрацио́нная vibrating [vibratory] bath
  ~, вихрева́я vortical [eddy] bath
  ~, водяна́я water bath
  ~, возду́шная air bath
  ~, га́зовая gas bath
  ~, гидравли́ческая hydraulic bath
  ~, гидроэлектри́ческая (hydro)electric bath
  ~, горчи́чная mustard bath
  ~, горя́чая *(температура воды более 40°C)* hot bath
  ~, грязева́я mud bath
  ~, двухка́мерная two-chamber bath
  ~, диа́лизная dialysis bath
  ~, дли́тельная long-term bath
  ~ для ног, ка́мерная foot bath
  ~ для окра́ски мазко́в кро́ви blood smear staining bath
  ~ для рук, ка́мерная arm (immersion) bath
  ~ для секцио́нного набо́ра dissecting bath
  ~, есте́ственная natural bath
  ~, желе́зистая *(содержащая железо)* chalybeate bath
  ~, жемчу́жная pearl [effervescent] bath
  ~, иску́сственная artificial bath
  ~, йо́дная iodide bath
  ~, йо́до-бро́мная iodide-bromine bath
  ~, ка́мерная chamber bath
  ~, кислоро́дная oxygen bath
  ~, контра́стная contrast [alternating, hot and cold] bath
  ~, кратковре́менная short-term bath
  ~, крахма́льная starch bath
  ~, ледяна́я ice bath
  ~, лека́рственная medicated [drug] bath
  ~, ме́стная local bath
  ~, минера́льная mineral bath
  ~, морска́я sea (-water) bath
  ~, мышьяксодержа́щая arsenic-containing bath
  ~, нафтала́новая naphthalan bath
  ~, о́бщая general bath
  ~, однока́мерная one-chamber bath
  ~, парафи́новая paraffin bath
  ~, парова́я vapor bath
  ~, пе́нистая foam bath
  ~, переме́нная contrast [alternating, hot and cold] bath
  ~, песо́чная sand(y) bath
  ~, подво́дно-кише́чная *(подводное кишечное промывание)* underwater [submerged] intestinal lavage
  ~, потого́нная sudorific [diaphoretic] bath
  ~, поясна́я half bath
  ~, пре́сная fresh [sweet] bath
  ~, прохла́дная *(температура воды 20 — 23°C)* tepid bath
  ~, радиоакти́вная radioactive bath
  ~, радо́новая radon bath
  ~, рапна́я *(с высокоминерализованной водой солёных озёр и лиманов)* "rapa" bath
  ~, светова́я light bath
  ~, светотеплова́я light-warm bath
  ~, сероводоро́дная hydrogen sulfide [sulfuretted hydrogen] bath
  ~, сидя́чая sitz [hip sedentary] bath, bath in sitting, bath in sedentary posture
  ~, скипида́рная turpentine bath
  ~, солёная sodium chloride [briny, salt] bath
  ~, со́лнечная sun bath
  ~ с отрубя́ми bran-bath
  ~, субаква́льная *(подводное кишечное промывание)* underwater [submerged] intestinal lavage
  ~, сульфи́дная hydrogen sulfide [sulfuretted hydrogen] bath
  ~, суховозду́шная dry air bath
  ~, терма́льная *(из горячего источника)* thermal bath
  ~, тёплая *(температура воды 37 — 39°C)* heat bath
  ~, торфяна́я bog bath
  ~, углеки́слая carbonic acid gas bath
  ~, углеки́слая суха́я dry carbonic acid gas bath
  ~, успока́ивающая calmant [calmative, sedative] bath
  ~, хво́йная conifer(ous) [pine needle] bath
  ~, хлори́дная на́триевая sodium chloride [briny, salt] bath
  ~, холо́дная *(температура воды 20°C)* cold bath
  ~, четырёхка́мерная four-chamber bath
  ~, шалфе́йная sage bath
  ~, шла́ковая slag bath
  ~, электри́ческая electric [electrotherapeutic] bath
  ~, электростати́ческая electrostatic bath
ва́нная (ко́мната) *ж.* bathroom
ва́нночка *ж.* bath *(см. тж* ва́нна*)*
  ~, глазна́я eye-bath
  ~, со́довая soda bath
вапориза́тор *м. ист. (аппарат для остановки маточного кровотечения прижиганием тканей водяным паром)* vaporizer
вапориза́ция *ж. (превращение твёрдого или жидкого вещества в газ)* vaporization
вариа́бельность *ж. биол. (изменчивость)* variability

~ результа́тов у одного́ иссле́дователя intraobserver variability
~ результа́тов у ра́зных иссле́дователей interobserver variability
вариа́нса ж. стат. variance
вариа́нт м. variant, version
вариа́ция ж. биол. variation
~, аллотипи́ческая allotypic variation
~, гомологи́ческая homologous variation
~, идиотипи́ческая idiotypic variation
~, изотипи́ческая isotypic variation
~, несбаланси́рованная unbalanced variation
~, сбаланси́рованная balanced variation
~, somaти́ческая somatic variation
~, соматоге́нная somatogenic variation
варикоблефаро́н м. varicoblepharon
варикогра́фия ж. varicography
варико́з м. (неравномерное расширение вен) varix, varicosity
~ то́лстой кишки́ colonic varix
варико́зный varicose
варикотоми́я ж. хир. varicotomy
варикофлеби́т м. varicophlebitis
варикоце́ле с. (варикозное расширение вен семенного канатика) varicocele
~, идиопати́ческое idiopathic [primary] varicocele
варикоцелеэктоми́я ж. урол., хир. varicocelectomy
вариолифо́рмный, вариолови́дный (оспоподобный) varioliform
вариоло́ид м. modified smallpox, varioloid
вариоля́ция ж. ист. variolation
вариоста́т м. ист. (многоцелевой физиотерапевтический аппарат) variostat, multistat, pantostat
ва́русный (образующий угол, открывающийся в сторону средней линии тела; о частях конечностей) varus
варфари́н м. фарм. warfarin
васкулёзный (сосудистый) vascular, vasal
васкули́т м. vasculitis, angiitis
~, аллерги́ческий allergic angiitis
~, аллерги́ческий ко́жный allergic cutaneons vasculitis, allergic cutaneous angiitis
~, волча́ночный lupous vasculitis
~, геморраги́ческий purpura rheumatica, purpura nervosa, acute vascular [anaphylactoid, Henoch's] purpura, Schönlein(-Henoch) disease
~, гиперерги́ческий hyperergic vasculitis
~, инфекцио́нный infectious vasculitis
~, некроти́ческий necrotizing vasculitis
~, ревмати́ческий rheumatic vasculitis
~, ревматои́дный rheumatoid vasculitis
~, ретина́льный retinal vasculitis, Eales' disease
~, риккетсио́зный rickettsial vasculitis
~, систе́мный systemic [visceral] angiitis
~, сыпнотифо́зный typhous vasculitis
~, токсиге́нный toxigenic vasculitis
~, узелко́вый некроти́ческий nodular necrotizing vasculitis, Werther's disease

васкуляриза́ция ж. 1. (образование сосудов) vascularization 2. (обеспеченность ткани сосудами) vascularity
~ пе́чени по Бурде́нко Burdenko's liver [hepatic] vascularization
васкуляризи́рованный vascularized
васкуля́рный (сосудистый) vascular, vasal
ва́т/а ж. (медицинская) cotton (wool), wadding ◊ слой ~ы sheet wadding
~, гемостати́ческая (пропитанная трихлоридом железа) styptic cotton
~, гигиени́ческая (низкогигроскопическая для женских гигиенических пакетов) hygienic cotton
~, гигроскопи́ческая absorbent cotton
~, глазна́я (высокогигроскопическая) purified cotton
~, коллоди́йная pyroxylin [colloxylin, collodion, (soluble) gum] cotton
~, компре́ссная (низкогигроскопическая) compress cotton
~, хирурги́ческая (умеренно гигроскопическая) surgical cotton
~, целлюло́зная (из смеси хлопка и целлюлозы) cellulose cotton
ватодержа́тель м. cotton-holder
~ для горта́ни laryngeal cotton-holder
~ для носогло́тки nasopharyngeal cotton-holder
введе́ни/е с. (напр. лекарственного препарата, зонда в какую-л. часть тела) introduction ◊ путь ~я route of (drug) introduction; режи́м ~я dosing regimen; спо́соб ~я mode of (drug) introduction
~, бо́люсное (внутривенная инъекция в течение нескольких секунд) bolus dosing
~, внутриартериа́льное intra-arterial introduction (of drug)
~, внутрибрюши́нное intraperitoneal introduction (of drug)
~, внутриве́нное intravenous introduction (of drug)
~, внутриве́нное ка́пельное (intravenous) drip-feed
~, внутривлага́лищное (intra)vaginal introduction (of drug)
~, внутрикаверно́зное (в кавернозные тела полового члена) intracavernous introduction (of drug)
~, внутрико́жное intradermal introduction (of drug)
~, внутрико́стное intraosseous introduction (of drug)
~, внутримы́шечное intramuscular introduction (of drug)
~, внутрирогови́чное intracorneal introduction (of drug)
~, внутрисуставно́е intra-articular introduction (of drug)
~ внутрь oral [enteral] introduction (of drug), oral [enteral] dosing

введе́ние

~ в стекловидное те́ло intravitreal [intravitreous] introduction (of drug)

~, дли́тельное long-term [chronic] introduction (of drug)

~, дро́бное intermittent introduction (of drug), intermittent dosing

~, интравагина́льное (intra)vaginal introduction (of drug)

~, интраназа́льное intranasal introduction (of drug)

~, интратека́льное *(под оболочки спинного мозга)* intrathecal [endolumbal, spinal] introduction (of drug)

~, интрацистерна́льное *(в подпаутинное пространство головного мозга)* intracisternal introduction (of drug)

~ испыту́емого препара́та introduction of preparation under study

~ испыту́емого препара́та в поду́шечку ла́пы *(подопытного животного)* foot-pad introduction of a preparation under study

~, ка́пельное drop-by-drop introduction (of drug)

~, кратковре́менное short-term introduction (of drug)

~ медици́нского препара́та introduction of medicinal substance

~ ме́тки *разг. радиол.* labeling

~, многокра́тное multiple-dose introduction

~, одновреме́нное simultaneous [concurrent] introduction (of drug)

~, однокра́тное single [acute] dosing

~, парентера́льное parenteral introduction (of drug), parenteral dosing

~, перора́льное oral [enteral] introduction (of drug), oral [enteral] dosing

~, повто́рное repeated [repetitive] introduction (of drug)

~, подко́жное subcutaneous introduction (of drug)

~ под сли́зистую submucosal introduction (of drug)

~, преры́вистое intermittent introduction (of drug), intermittent dosing

~, продолжи́тельное long-term [chronic] introduction (of drug)

~, ректа́льное rectal introduction (of drug)

~, совме́стное combined introduction (of drug)

~, спина́льное *(под оболочки спинного мозга)* intrathecal [endolumbal, spinal] introduction (of drug)

~, стру́йное stream [jet] introduction (of drug)

~ через ка́пельную кли́зму rectal drip introduction (of drug)

~, эндолюмба́льное endolumbal [intrathecal, spinal] introduction (of drug)

~, энтера́льное oral [enteral] introduction (of drug)

~, эпидура́льное epidural introduction (of drug)

вдавле́ние *с. анат.* impression, *impressio* [NA] *(см. тж* вдавле́ния*)*

~, базиля́рное *(дефект развития: вдавление основания затылочной кости и ската в задннюю черепную ямку)* basilar impression, basilar invagination, platybasia

~ височно́й ко́сти, тройни́чное trigeminal impression of temporal bone, *impressio trigemini ossis temporalis* [NA]

~, двенадцатиперстно-кише́чное *(дуодена́льное) (печени)* duodenal impression of liver, *impressio duodenalis (hepatis)* [NA]

~, желу́дочное *(печени)* gastric impression of liver, *impressio gastrica (hepatis)* [NA]

~, надпо́чечниковое *(печени)* suprarenal impression of liver, *impressio suprarenalis (hepatis)* [NA]

~, обо́дочно-кише́чное *(печени)* colic impression of liver, *impressio colica (hepatis)* [NA]

~, пищево́дное *(печени)* esophageal impression of liver, *impressio esophagia (hepatis)* [NA]

~, по́чечное *(печени)* renal impression of liver, *impressio renalis (hepatis)* [NA]

~ рёберно-ключи́чной свя́зки *(на ключице)* impression of costoclavicular ligament, costal tuberosity of clavicle, *impressio ligamenti costoclavicularis (hepatis)* [NA]

~, серде́чное *(лёгкого)* cardiac impression of lung, *impressio cardiaca (pulmonis)* [NA]; *(печени)* cardiac impression of liver, *impressio cardiaca (hepatis)* [NA]

~, тройни́чное *(височной кости)* trigeminal impression (of temporal bone), *impressio trigemini (ossis temporalis)* [NA]

вдавле́ния *с. мн. анат.* impressions *(см. тж* вдавле́ние*)*

~, пальцеви́дные *(черепа)* digital [digitate] impressions, *impressiones digitatae* [NA]

вдох *м.* inspiration; breath ◊ сде́лать глубо́кий ~ to take a deep breath

~, форси́рованный forced inspiration

вдохну́ть to inspire (with), to instile (into)

вдува́ние *с.* inflation, blowing up

~ во́здуха в по́лость пле́вры pneumothorax

~ в по́лость те́ла *(лекарственного препарата, воздуха, газа)* insufflation

вдыха́ние *с.* inhalation

вдыха́ть to breathe in, to inspire, to inhale

вегетариа́нец *м.* vegetarian

вегетариа́нский vegetarian

вегетариа́нство *с.* vegetarianism

вегетати́вно-сосу́дистый *(относящийся к вегетативной нервной системе и сосудам)* vegetovascular

вегетати́вный *(относящийся к росту и питанию; к вегетативной нервной системе, к бесполому размножению)* vegetative

вегета́ции *ж. мн.* vegetations

~, адено́идные adenoid vegetations, adenoids

~, бактериа́льные *(на клапанах сердца или эндокарде при эндокардитах)* bacterial vegetations

~, борода́вчатые verrucous vegetations

~, эрози́рованные erosive vegetations

вегета́ция *ж.* vegetation

ве́на

~ на митра́льном кла́пане vegetation on mitral valve
~ на трёхство́рчатом кла́пане vegetation on tricuspid valve
вегето́з *м.*, вегетоневро́з *м.* vegetative neurosis
вегетонометри́я *ж.* vegetonometry
вегетопати́я *ж.* vegetative neurosis
веде́ние *с.* conducting, management
~ нарко́за, дородово́е prenatal anesthetic management
~ послеоперацио́нного пери́ода postoperative regimen management
~ ро́дов labor management
везика́льный *анат. (относящийся к пузырю)* vesical
везика́нт *м. (вещество, обладающее нарывным действием в т.ч. кожно-нарывное боевое отравляющее вещество)* vesicant
везикоабдомина́льный vesicoabdominal
везиковагина́льный vesicovaginal
везиковагиноректа́льный vesicovaginorectal
везикопростатото́м *м.* vesicoprostatotome
везикопустулёз *м.* vesicopustulosis
везикоректа́льный vesicorectal
везикоректостоми́я *ж.* vesicorectostomy
везикосигмоида́льный vesicosigmoid
везикосигмоидостоми́я *ж.* vesicosigmoidostomy
везикоспина́льный vesicospinal
везикотоми́я *ж.* vesicotomy
везикоуретра́льный vesicourethral
везикоутеровагина́льный vesicouterovaginal
везикоцервика́льный vesicocervical
вези́кула *ж. (пузырёк)* vesicle, *vesicula* [NA] *(см. тж* пузырёк*)*
везикуля́рный vesicular
везикули́т *м. урол.* vesiculitis
~, инфильтрати́вно-фибро́зный infiltrative fibrous vesiculitis
~, катара́льный catarrhal vesiculitis
~, трихомона́дный mycotic vesiculitis
~, туберкулёзный tuberculous vesiculitis
везикулови́русы *м. мн.* vesiculoviruses
везикулогра́мма *ж. урол.* vesiculogram
везикулогра́фия *ж. урол.* (seminal) vesiculography
везикулопростати́т *м.* vesiculoprostatitis
везикулотоми́я *ж. урол.* vesiculotomy
везикулэктоми́я *ж. урол.* vesiculectomy
везикуля́рно-бронхиа́льный vesiculobronchial
везикуля́рно-каверно́зный vesiculocavernous
везикуля́рно-тимпани́ческий vesiculotympanic
везикуля́рный *анат., гистол., патол. (относящийся к пузырьку)* vesicular
ве́ко *с.* eyelid, *palpebra* [NA]
~, ве́рхнее superior eyelid, *palpebra superior* [NA]
~, ни́жнее inferior eyelid, *palpebra inferior* [NA]
~, тре́тье third eyelid
векодержа́тель *м. мед. тех.* eye speculum
векоподъёмник *м. мед. тех.* eyelid lifter
векорасшири́тель *м. мед. тех.* blepharostat
~, амагни́тный nonmagnetic blepharostat

~, подковообра́зный horseshoe-shaped blepharostat
~, пружи́нный spring-loaded blepharostat
~, саля́зочный sliding blepharostat
ве́ктор *м.* vector
~, серде́чный cardiac vector
~ электри́ческого по́ля electric field vector
ве́ктор-баллистокардиогра́мма *ж.* vectorballistocardiogram
ве́ктор-баллистокардио́граф *м.* vectorballistocardiograph
ве́ктор-кардиогра́мма *ж.* vectorcardiogram
ве́ктор-кардио́граф *м.* vectorcardiograph
ве́ктор-кардиогра́фия *ж.* vectorcardiography
~, объёмная spatial [three-dimensional] vectorcardiography
ве́ктор-кардиоско́п *м.* vectorcardioscope
ве́ктор-кардиоскопи́я *ж.* vectorcardioscopy
ве́кторный vectorial
векторо́скоп *м.* vectoroscope
ве́ктор-сфигмогра́мма *ж.* vectorsphygmogram
ве́ктор-электрокардиогра́мма *ж.* vectorelectrocardiogram
ве́ктор-электрокардио́граф *м.* vectorelectrocardiograph
ве́ктор-электрокардиогра́фия *ж.* vectorelectrocardiography
ве́ктор-электрокардиоско́п *м.* vectorelectrocardioscope
ве́ктор-электроокулогра́фия *ж.* vectorelectrooculography
ве́ктор-электроретиногра́фия *ж.* vectorelectroretinography
векуро́ний *м. фарм.* vecuronium
велика́н *м.* giant
~, инфанти́льный евнухо́идный infantile eunuchoid giant
~, и́стинный пропорциона́льный true proportional giant
величина́ *ж.* amount; size; value
~ до́зы dose size
~, до́лжная *физиол.* due value
велоэрго́метр *м. мед. тех.* bicycle ergometer
велоэргометри́я *ж. кард.* bicycle ergometry, veloergometry
ве́на *ж.* vein, *vena* [NA] *(см. тж.* ве́ны*)* ◇ расшире́ние ~ы varicose vein
~, анастомоти́ческая ве́рхняя *(головного мозга)* superior anastomotic vein, *vena anastomotica superior* [NA]
~, анастомоти́ческая ни́жняя *(головного мозга)* inferior anastomotic [Labbé's] vein, *vena anastomotica* [NA]
~, артериа́льная pulmonary trunk, *truncus pulmonalis* [NA]
~, база́льная *(головного мозга)* basal vein (of cerebri), *vena basalis* [NA]
~, база́льная ве́рхняя *(лёгкого)* superior basal vein (of lung), *vena basalis superior (pulmonis)* [NA]
~, база́льная ни́жняя *(лёгкого)* inferior basal vein of lung, *vena basalis inferior (pulmonis)* [NA]

вена

~, базáльная óбщая *(лёгкого)* common basal vein of lung, *vena basalis communis* [NA]
~ бедрá, глубóкая deep femoral vein, *vena profunda femoris* [NA]
~, бéдренная femoral vein, *vena femoralis* [NA]
~ боковóго желýдочка *(головного мозга)*, латерáльная lateral ventricular vein, *vena ventriculi lateralis [vena atrii] lateralis* [NA]
~ боковóго желýдочка *(головного мозга)*, медиáльная medial ventricular vein, *vena ventriculi lateralis [vena atrii] medialis* [NA]
~, брыжéечная вéрхняя superior mesenteric vein, *vena mesenterica superior* [NA]
~, брыжéечная нѝжняя inferior mesenteric vein, *vena mesenterica inferior* [NA]
~, висóчная диплоѝческая передняя anterior temporal diploic vein, *vena diploica temporalis anterior* [NA]
~, висóчная срéдняя middle temporal vein, *vena temporalis media* [NA]
~ водопровóда преддвéрия *(внутреннего уха)* vein of aqueduct of vestibule, *vena aqueductus vestibuli* [NA]
~ волокнѝстого тѝпа fiber type vein, *vena fibrotypica* [NH]
~, ворóтная portal vein, *vena portae, vena portalis,* [NA]
~, ворсѝнчатая *(головного мозга)* choroid vein, *vena chorioidea* [NA]
~, ворсѝнчатая вéрхняя *(головного мозга)* superior choroid vein, *vena chorioidea superior* [NA]
~, ворсѝнчатая нѝжняя *(головного мозга)* inferior choroid vein, *vena chorioidea inferior* [NA]
~, выходящая пояснѝчная ascending lumbar vein, *vena lumbalis ascendens* [NA]
~ Галéна great cerebral vein, great vein of Galen, *vena cerebri magna* [NA]
~, глазнáя вéрхняя superior ophthalmic vein, *vena ophthalmica superior* [NA]
~, глазнáя нѝжняя inferior ophthalmic vein, *vena ophthalmica inferior* [NA]
~, глубóкая deep vein, *vena profunda* [NA]
~, головнáя cephalic vein, *vena cephalica* [NA]
~, головнáя добáвочная accessory cephalic vein, *vena cephalica accessoria* [NA]
~, головнáя средѝнная median cephalic vein, *vena mediana cephalica* [NA]
~, гортáнная superior laryngeal vein, *vena laryngea superior* [NA]
~, гортáнная нѝжняя inferior laryngeal vein, *vena laryngea inferior* [NA]
~, грудиноакромиáльная thoracoacromial vein, *vena thoracoacromialis* [NA]
~, грудѝно-ключѝчно-сосцевѝдная sternocleidomastoid vein, *vena sternocleidomastoidea* [NA]
~, груднáя боковáя lateral thoracic vein, *vena thoracica lateralis* [NA]

~, губнáя вéрхняя superior labial vein, *vena labialis superior* [NA]
~, диафрагмáльная phrenic vein, *vena phrenica* [NA]
~, диплоѝческая *(губчатого вещества костей крышки черепа)* diploic vein, *vena diploica* [NA]
~, диплоѝческая висóчная зáдняя posterior temporal diploic vein, *vena diploica temporalis posterior* [NA]
~, диплоѝческая затылочная occipital diploic vein, *vena diploica occipitalis* [NA]
~, диплоѝческая лóбная frontal diploic vein, *vena diploica frontalis* [NA]
~, добáвочная скрытая accessory saphenous vein, *vena saphena accessoria* [NA]
~, дренѝрующая draining vein
~, желýдочковая нѝжняя *(головного мозга)* inferior ventricular vein, *vena venticularis inferior* [NA]
~, желýдочная лéвая left gastric vein, *vena gastrica sinistra* [NA]
~, желýдочная прáвая right gastric vein, *vena gastrica dextra* [NA]
~, желýдочно-сáльниковая лéвая left gastroepiploic vein, *vena gastroepiploica sinistra* [NA]
~, желýдочно-сáльниковая прáвая right gastroepiploic vein, *vena gastroepiploica dextra* [NA]
~ жёлчного пузыря cystic vein, *vena cystica* [NA]
~, занижнечелюстнáя retromandibular vein, *vena retromandibularis* (NA]
~, затылочная occipital vein, *vena occipitalis* [NA]
~ зрѝтельного бугрá и полосáтого тéла thalamostriate [terminal] vein, *vena thalamostriata, vena terminalis* [NA]
~, каменѝстая *(мозжечка)* petrosal vein, *vena petrosa* [NA]
~ канáльца улѝтки *(внутреннего уха)* vein of cochleal canal, *vena canaliculi cochleae* [NA]
~, кардинáльная óбщая common cardinal vein, Cuvier's duct
~ клѝтора, глубóкая дорсáльная deep dorsal vein of clitoris, *vena dorsalis clitoridis profunda* [NA]
~ клѝтора, дорсáльная dorsal vein of clitoris, *vena dorsalis clitoridis* [NA]
~ , кóжная *(сосочка кожи)* cutaneous vein, *vena cutanea* [NA]
~, конéчная [концевáя] *(головного мозга)* thalamostriate [terminal] vein, *vena thalamostriata superior, vena terminalis* [NA]
~, крестцóвая средѝнная median sacral vein, *vena sacralis mediana* [NA]
~ крыловѝдного канáла *(клиновидной кости)* vein of pterygoid canal, *vena canalis pterygoidei* [NA]
~ Лаббé *(головного мозга)* inferior anastomotic [Labbé's] vein, *vena anastomotica* [NA]

вена

~ лёвого желу́дочка, за́дняя (се́рдца) posterior vein of left ventricle, *vena posterior ventriculi sinistri* [NA]

~ лёвого предсе́рдия, коса́я oblique vein of left atrium, *vena obliqua atrii sinistri* [NA]

~ лица́, глубо́кая deep facial vein, *vena faciei profunda* [NA]

~ лица́, попере́чная transverse facial vein, *vena transversa faciei* [NA]

~, лицева́я facial vein, *vena facialis* [NA]

~, лицева́я за́дняя posterior facial vein, *vena facialis posterior* [NA]

~, лицева́я пере́дняя anterior facial vein, *vena facialis anterior* [NA]

~ ло́ктя, промежу́точная [ло́ктя, среди́нная] median [intermedial] cubital vein, *vena mediana [vena intermedia] cubiti* [NA]

~, лопа́точная дорса́льная [лопа́точная за́дняя] dorsal scapular vein, *vena scapularis dorsalis* [NA]

~, лопа́точная спинна́я dorsal scapular vein, *vena scapularis dorsalis* [NA]

~ лу́ковицы полово́го чле́на vein of bulb of penis, *vena bulbi penis* [NA]

~ лу́ковицы преддве́рия (влага́лища) vein of bulb of vestibule, *vena bulbi vestibuli* [NA]

~, межпозвоно́чная intervertebral vein, *vena intervertebralis* [NA]

~, межрёберная ле́вая ве́рхняя left superior intercostal vein, *vena intercostalis superior sinistra* [NA]

~, межрёберная ле́вая ни́жняя left inferior intercostal vein, *vena intercostalis inferior sinistra* [NA]

~, межрёберная пра́вая ве́рхняя right superior intercostal vein, *vena intercostalis superior dextra* [NA]

~, межрёберная пра́вая ни́жняя right inferior intercostal vein, *vena intercostalis inferior dextra* [NA]

~, межрёберная са́мая ве́рхняя supreme intercostal vein, *vena intercostalis suprema* [NA]

~, мозгова́я больша́я great cerebral vein, great vein of Galen, *vena cerebri magna* [NA]

~, мозгова́я глубо́кая сре́дняя deep medial cerebral vein, *vena cerebri media profunda* [NA]

~, мозгова́я пере́дняя anterior cerebral vein, *vena cerebri anterior* [NA]

~, мозгова́я поверхностная сре́дняя superficial middle cerebral vein, *vena cerebri media superficialis* [NA]

~ мозо́листого те́ла, дорса́льная dorsal vein of corpus callosum, *vena corposis callosi dorsalis* [NA]

~ мозо́листого те́ла, за́дняя posterior vein of corpus callosum, *vena corporis callosi posterior* [NA]

~, мостосреднемозгова́я пере́дняя anterior pontomesencephalic vein, *vena pontomesencephalica anterior* [NA]

~ мужско́го полово́го чле́на, дорса́льная dorsal vein of penis, *vena dorsalis penis* [NA]

~, мы́щелковая эмисса́рная (между сигмовидной пазухой и позвоночными венозными сплетениями) condylar emissary vein, *vena emissaria condilaris* [NA]

~, надглазни́чная supraorbital vein, *vena supraorbitalis* [NA]

~, надлопа́точная suprascapular vein, *vena suprascapularis* [NA]

~, надпо́чечниковая пра́вая right suprarenal vein, *vena suprarenalis dextra* [NA]

~, надпо́чечниковая ле́вая left suprarenal vein, *vena suprarenalis sinistra* [NA]

~, надчре́вная ни́жняя inferior epigastric vein, *vena epigastrica inferior* [NA]

~, надчре́вная пове́рхностная superficial epigastric vein, *vena epigastrica superficialis* [NA]

~, непа́рная azygos vein, *vena azygos* [NA]

~, нёбная palatine vein, *vena palatina* [NA]

~, нёбная нару́жная external palatine vein, *vena palatina externa* [NA]

~ ноги́, подко́жная больша́я great saphenous vein, *vena saphena magna* [NA]

~ ноги́, подко́жная доба́вочная accessory saphenous vein, *vena saphena accessoria* [NA]

~ ноги́, подко́жная ма́лая small saphenous vein, *vena saphena parva* [NA]

~ ноги́, скры́тая ма́лая small saphenous vein, *vena saphena parva* [NA]

~, носолобная nasofrontal vein, *vena nasofrontalis* [NA]

~, ободо́чная ле́вая left colic vein, *vena colica sinistra* [NA]

~, ободо́чная пра́вая right colic vein, *vena colica dextra* [NA]

~, ободо́чная [ободочнокише́чная] сре́дняя middle colic vein, *vena colica media* [NA]

~ обоня́тельной изви́лины (головного мозга) vein of gyrus olfactorius, *vena gyri olfactorii* [NA]

~, окружа́ющая подвздо́шную кость глубо́кая deep circumflex iliac vein, *vena circumflexa ilium profunda* [NA]

~, окружа́ющая подвздо́шную кость пове́рхностная superficial circumflex iliac vein, *vena circumflexa ilium superficialis* [NA]

~, основна́я (головного мозга) basal vein (of cerebri), *vena basalis* [NA]

~, основна́я ве́рхняя (лёгкого) superior basal vein of lung, *vena basalis superior (pulmonis)* [NA]

~, основна́я ни́жняя (лёгкого) inferior basal vein of lung, *vena basalis inferior (pulmonis)* [NA]

~, основна́я о́бщая (лёгкого) common basal vein of lung, *vena basalis communis (pulmonis)* [NA]

~ пе́чени, центра́льная central vein of liver, *vena centralis hepatis* [NA]

~, пещери́стая cavernous vein, *vena cavernosa penis* [NA]

~, пове́рхностная superficial vein, *vena superficialis* [NA]

вена

~, подвздо́шная вну́тренняя internal iliac vein, *vena iliaca interna* [NA]
~, подвздо́шная нару́жная external iliac vein, *vena iliaca externa* [NA]
~, подвздо́шная о́бщая common iliac vein, *vena iliaca communis* [NA]
~, подвздо́шно-ободо́чная ileocolic vein, *vena ileocolica* [NA]
~, подвздо́шно-пояcни́чная iliolumbar vein, *vena iliolumbalis* [NA]
~, поддо́льковая *(печени)* underlobular vein, *vena sublobularis (hepatis)* [NA]
~, подключи́чная subclavian vein, *vena subclavia* [NA]
~, подколе́нная popliteal vein, *vena poplitea* [NA]
~, подкры́льцо́вая [подмы́шечная] axillary vein, *vena axillaris* [NA]
~, подподборо́дочная submental vein, *vena submentalis* [NA]
~, подрёберная subcostal vein, *vena subcostalis* [NA]
~, подъязы́чная sublingual vein, *vena sublingualis* [NA]
~, позвоно́чная vertebral vein, *vena vertebralis* [NA]
~, позвоно́чная доба́вочная additional vertebral vein, *vena vertebralis accessoria* [NA]
~, позвоно́чная пере́дняя anterior vertebral vein, *vena vertebralis anterior* [NA]
~, по́лая ве́рхняя superior vena cava, *vena cava superior* [NA]
~, по́лая ни́жняя inferior vena cava, *vena cava inferior* [NA]
~, половая вну́тренняя internal pudendal vein, *vena pudenda interna* [NA]
~ полоса́того те́ла *(головно́го мо́зга)* striate vein, *vena striata* [NA]
~, полунепа́рная hemiazygos vein, *vena hemiazygos* [NA]
~, полунепа́рная доба́вочная accessory hemiazygos vein, *vena hemiazygos accessoria* [NA]
~ преддве́рия (головно́го мо́зга), латера́льная lateral ventricular vein, *vena atrii [vena ventriculi] lateralis* [NA]
~ преддве́рия (головно́го мо́зга), медиа́льная medial ventricular vein, *vena atrii [vena ventriculi] medialis* [NA]
~ предпле́чья, среди́нная median vein of forearm, *vena mediana antebrachii* [NA]
~, предприврáтниковая *(желудка)* prepyloric vein, *vena prepylorica* [NA]
~ прозра́чной перегоро́дки *(головно́го мозга́)*, за́дняя posterior vein of septum pellucidum, *vena septi pellucidi posterior* [NA]
~ прозра́чной перегоро́дки *(головно́го мозга́)*, пере́дняя anterior vein of septum pellucidum, *vena septi pellucidi anterior* [NA]
~, промежу́точная медиа́льная *(предплечья)* median basilic vein, *vena mediana [vena intermedia] basilica* [NA]
~, прямокише́чная ве́рхняя superior rectal vein, *vena rectalis superior* [NA]

~, пузы́рная *(жёлчного пузыря)* cystic vein, *vena cystica* [NA]
~, пупо́чная umbilical vein, *vena umbilicalis* [NA]
~, пупо́чная ле́вая left umbilical vein, *vena umbilicalis sinistra* [NA]
~ руки́, подко́жная латера́льная cephalic vein, *vena cephalica* [NA]
~ руки́, подко́жная медиа́льная basilic vein, *vena basilica* [NA]
~ селезёнки, пульпа́рная pulp [pulpal] vein of spleen, *vena pulparis splenica, vena pulparis lienalis* [NA]
~ селезёнки, трабекуля́рная trabecular vein of spleen, *vena trabecularis splenica, vena trabecularis lienalis* [NA]
~, селезёночная splenic vein, *vena splenica* [NA]
~ се́рдца, больша́я great cardiac vein, *vena cordis magna* [NA]
~ се́рдца, ма́лая small cardiac vein, *vena cordis parva* [NA]
~ се́рдца, сре́дняя middle cardiac vein, *vena cordis media* [NA]
~ сетча́тки, центра́льная central vein of retina, *vena centralis retinae* [NA]
~, слёзная lacrimal vein, *vena lacrimalis* [NA]
~, собира́тельная gathering vein
~, сопровожда́ющая *(артерию, нерв)* accompanying vein, *vena comitans* [NA]
~, сопровожда́ющая подъязы́чный нерв accompanying vein of hypoglossal nerve, *vena comitans nervi hypoglossi* [NA]
~ сосу́дистого сплете́ния *(головно́го мозга)* choroid vein, *vena chorioidea* [NA]
~, срамна́я вну́тренняя internal pudendal vein, *vena pudenda interna* [NA]
~ сте́ржня улитки (вну́треннего у́ха), спира́льная spiral vein of modiolus, *vena spiralis modioli* [NA]
~, таламостриа́рная ве́рхняя thalamostriate [terminal] superior vein, *vena thalamostriata superior, vena terminalis* [NA]
~ те́ла позвонка́ basivertebral vein, *vena basivertebralis* [NA]
~, углова́я *(между глазницей и спинкой носа)* angular vein, *vena angularis* [NA]
~, ушна́я за́дняя posterior auricular vein, *vena auricularis posterior* [NA]
~ червеобра́зного отро́стка appendicular vein, *vena appendicularis* [NA]
~ червя́ (мозжечка́), ве́рхняя superior vein of vermis, *vena vermis superior* [NA]
~ червя́ (мозжечка́), ни́жняя inferior vein of vermis, *vena vermis inferior* [NA]
~, шейная глубо́кая deep cervical vein, *vena cervicalis profunda* [NA]
~, шилососцеви́дная stylomastoid vein, *vena stylomastoidea* [NA]
~, щитови́дная ве́рхняя superior thyroid vein, *vena thyreoidea superior* [NA]
~, щитови́дная ни́жняя inferior thyroid vein, *vena thyreoidea inferior* [NA]

~, эмисса́рная emissary vein, *vena emissaria* [NA]
~, эмисса́рная заты́лочная occipital emissary vein, *vena emissaria occipitalis* [NA]
~, эмисса́рная мы́щелковая condyloid emissary vein, *vena emissaria condylaris* [NA]
~, эмисса́рная сосцеви́дная mastoid emissary vein, *vena emissaria mastoidea* [NA]
~, эмисса́рная темення́ parietal emissary vein, *vena emissaria parietalis* [NA]
~ языка́, глубо́кая deep lingual vein, *vena profunda linguae* [NA]
~, язы́чная lingual vein, *vena lingualis* [NA]
~, яи́чковая testicular vein, *vena testicularis* [NA]
~, яи́чковая ле́вая left testicular vein, *vena testicularis sinistra* [NA]
~, яи́чковая пра́вая right testicular vein, *vena testicularis dextra* [NA]
~, яи́чниковая ovarian vein, *vena ovarica* [NA]
~, яи́чниковая ле́вая left ovarian vein, *vena ovarica sinistra* [NA]
~, яи́чниковая пра́вая right ovarian vein, *vena ovarica dextra* [NA]
~, яре́мная вну́тренняя internal jugular vein, *vena jugularis interna* [NA]
~, яре́мная нару́жная external jugular vein, *vena jugularis externa* [NA]
~, яре́мная пере́дняя anterior jugular vein, *vena jugularis anterior* [NA]
ве́на-выпускни́к *ж.*, эмисса́рная emissary vein, *vena emissaria* [NA]
венепу́нкция *ж.* venipuncture, venepunction
венери́ческий venereal
венеро́лог *м.* venereologist
венерологи́ческий venereologic
венероло́гия *ж.* venereology
венерофоби́я *ж. псих.* venereophobia
венесе́кция *ж.* venesection, venisection
вене́ц *м.* crown, corona, *corona* [NA]
~ голо́вки полово́го чле́на corona [crown] of glans penis, *corona glandis penis* [NA]
~ головы́ *(наивы́сшее ме́сто головы́)* crown of head
~, лучи́стый *(коры головно́го мо́зга)* radiate crown, *corona radiata* [NA]
~, ресни́чный ciliary crown, *corona ciliaris* [NA]
вене́чный coronary, coronal, *coronalis*
ве́нный venous
веновеностоми́я *ж.* venovenostomy
веногра́мма *ж.* venegram, phlebogram
веногра́фия *ж.* venography, phlebography
~, восходя́щая ascending venography
~, контра́стная contrast venography
~, радионукли́дная radionuclide venography
~, селезёночная splenic portography, splenic venography, splenoportography, hepatolienography
вено́зный venous
венокавогра́фия *ж.* (vena)cavography
венопати́я *ж.* venopathy
веноперитонеостоми́я *ж.* venoperitoneostomy
венопу́нкция *ж.* venipuncture, venepuncture
веносе́кция *ж.* venesection, venisection
веносклеро́з *м.* venosclerosis
веноспондилогра́фия *ж.* venospondylography
венотоми́я *ж.* venotomy, phlebotomy
веноэкстра́ктор *м.* vein stripper
вентиля́тор *м.* ventilator, air-blast
вентиля́ция *ж.* ventilation
~, альвеоля́рная alveolar ventilation
~ лёгких ventilation of lungs, pulmonary ventilation
~ лёгких, высокочасто́тная high-frequency jet pulmonary ventilation
~ лёгких, иску́сственная artificial pulmonary ventilation
~ лёгких, иску́сственная вспомога́тельная assisted pulmonary ventilation
~ лёгких, максима́льная maximal pulmonary breathing capacity
~ лёгких, перемежа́ющаяся навя́занная intermittent mandatory pulmonary ventilation
~ лёгких, ручна́я manual pulmonary ventilation
~ лёгких с положи́тельным давле́нием в конце́ вы́доха positive end-expiratory pressure pulmonary ventilation
~ лёгких с положи́тельным перемежа́ющимся давле́нием intermittent positive pressure pulmonary ventilation
~, лёгочная pulmonary ventilation, ventilation of lungs
~, однолёгочная one-lung ventilation
~, принуди́тельная mandatory ventilation
~, спонта́нная spontaneous ventilation
~, управля́емая control(led) ventilation
вентоли́н *м.* ventolin
вентра́льный ventral, *ventralis* [NA]
вентрикули́т *м.* ventriculitis
вентрикулогра́мма *ж.* ventriculogram
вентрикулогра́фия *ж.* ventriculography
~, возду́шная cerebral pneumography, pneumoventriculography
~, двупла́новая biplane ventriculography
~, динами́ческая радионукли́дная first-pass ventriculography, first-pass (radionuclide) cardiac imaging, radionuclide [(radionuclide) first-pass] angiocardiography, first-pass [first-transit] cardiac study
~, катетеризацио́нная interventional ventriculography
~, контра́стная (X-ray) contrast ventriculography
~, ле́вая left ventriculography, left ventricular contrast angiography
~, негати́вная cerebral pneumography, pneumoventriculography
~ по пе́рвому прохожде́нию (, радионукли́дная) first-pass ventriculography, first-pass (radionuclide) cardiac imaging, radionuclide [(radionuclide) first-pass] angiocardiography, first-pass [first-transit] cardiac study

вентрикулография

~, равнове́сная радионукли́дная equilibrium (gated) radionuclide [radionuclide gated, multiple gated equilibrium blood pool] ventriculography, radionuclide gated cardiac study, radionuclide gated angiography, (equilibrium) gated blood pool scintigraphy, gated cardiac scintigraphy, gated radionuclide heart study
~, радиоизото́пная [радионукли́дная] radionuclide ventriculography, quantitative radionuclide angiocardiography, radionuclide cineangiography
вентрикулопла́стика ж. ventriculoplasty
вентрикулопу́нкция ж. ventriculopuncture
вентрикулоскани́рование с. radionuclide scanning of stomach
вентрикулоскопи́я ж. ventriculoscopy
вентрикулостоми́я ж. ventriculostomy
вентрикулосцинтиграфи́я ж. radionuclide ventriculography, quantitative radionuclide angiocardiography, radionuclide cineangiography
вентрикулотоми́я ж. ventriculotomy
вентрикулоцистернографи́я ж. cisternography, ventriculography
вентрикулоцистерностоми́я ж. ventriculocisternostomy
вентрикуля́рный ventricular
вентрогистероскопи́я ж. ventrohysteroscopy
вентродорса́льный ventrodorsal
вентролатера́льный ventrolateral
вентромедиа́льный ventromedial
вентрофикса́ция ж. ventrofixation
~ ма́тки ventrohysteropexy
ве́нула ж. venule, *venula* [NA]
~, мы́шечная muscular venule, *venula muscularis* [NA]
~, посткапилля́рная postcapillary venule, *venula postcapillaris* [NA]
~ пятна́ сетча́тки, ни́жняя inferior venule of macule, *venula macularis inferior* [NA]
~ сетча́тки, височ́ная temporal venule of retina, *venula temporalis retinae* [NA]
~ сетча́тки, медиа́льная medial venule of retina, *venula medialis retinae* [NA]
~ сетча́тки, ни́жняя носова́я inferior nasal venule of retina, *venula nasalis retinae inferior* [NA]
~, собира́тельная gathering venule, *venula colligens* [NA]
ве́нулы ж. мн. venules, *venulae* [NA]
~, звёздчатые stellate venules of kidney, *venulae stellatae* [NA]
~, прямы́е straight venules, *venulae rectae* [NA]
ве́нчик м. crown, *corona* [NA]
ве́ны ж. мн. veins, *venae* [NA] (см. тж ве́на)
~, база́льно-позвоно́чные basivertebral veins, *venae basivertebrales* [NA]
~, бараба́нные tympanic veins, *venae tympanicae* [NA]
~ Бреше́ Breschet's [diploic] veins, *venae diploicae* [NA]
~, бронхиа́льные bronchial veins, *venae bronchiales* [NA]

~ век palpebral veins, *venae palpebrales* [NA]
~ ве́рхнего ве́ка superior palpebral veins, *venae palpebrales superiores* [NA]
~, верхнечелюстны́е maxillary veins, *venae maxillares* [NA]
~, ве́рхние альвеоля́рные superior alveolar veins, *venae alveolares superiores* [NA]
~, ве́рхние диафрагма́льные superior phrenic veins, *venae phrenicae superiores* [NA]
~, ве́рхние ягоди́чные superior gluteal veins, *venae gluteae superiores* [NA]
~ височ́но-нижнечелюстно́го суста́ва temporomandibular articular veins, *venae articulares temporomandibulares* [NA]
~, височ́ные temporal veins, *venae temporales* [NA]
~, вну́тренние грудны́е internal thoracic veins, *venae thoracicae internae* [NA]
~, вортико́зные vorticose veins, *venae vorticosae, venae choroideae oculi* [NA]
~, гло́точные pharyngeal veins, *venae pharyngeae* [NA]
~, горта́нные laryngeal veins, *venae laryngeae* [NA]
~, грудинонадчре́вные thoracoepigastric veins, *venae thoracoepigastricae* [NA]
~, грудны́е pectoral veins, *venae pectorales* [NA]
~, губны́е labial veins, *venae labiales* [NA]
~, диплои́ческие diploic [Breschet's] veins, *venae diploicae* [NA]
~, дорса́льные пя́стные dorsal metacarpal veins, *venae dorsales metacarpales* [NA]
~, дуговы́е arcuate veins, *venae arcuatae* [NA]
~, желу́дочковые ventricular veins, *venae ventriculares* [NA]
~, за́дние большеберцо́вые posterior tibial veins, *venae tibiales posteriores* [NA]
~, за́дние губны́е posterior labial veins, *venae labiales posteriores* [NA]
~, за́дние кардина́льные posterior cardinal veins, *venae postcardinales* [NA]
~, за́дние мошо́ночные posterior scrotal veins, *venae scrotales posteriores* [NA]
~, запира́тельные obturator veins, *venae obturatoriae* [NA]
~, заты́лочные occipital veins, *venae occipitales* [NA]
~ кли́тора, глубо́кие deep veins of clitoris, *venae clitoridis profundae* [NA]
~ кли́тора, пове́рхностные superficial veins of clitoris, *venae clitoridis superficiales* [NA]
~ коле́на genicular veins, *venae genus* [NA]
~, конъюнктива́льные conjunctival veins, *venae conjunctivales* [NA]
~, крестцо́вые sacral veins, *venae sacrales* [NA]
~ лабири́нта veins of labyrinth, *venae labyrinthi* [NA]
~, ладо́нные пальцевы́е palmar digital veins, *venae digitales palmares* [NA]

~, ладо́нные пя́стные palmar metacarpal veins, *venae metacarpae palmares* [NA]
~, латера́льные окружа́ющие бе́дренную кость lateral circumflex femoral veins, *venae circumflexae femoris laterales* [NA]
~, лёгочные pulmonary veins, *venae pulmonales* [NA]
~, ло́бные frontal veins, *venae frontales* [NA]
~, локтевы́е ulnar veins, *venae ulnares* [NA]
~, лучевы́е radial veins, *venae radiales* [NA]
~, малоберцо́вые fibular veins, *venae peroneae [fibulares]* [NA]
~, ма́точные uterine veins, *venae uterinae* [NA]
~, медиа́льные окружа́ющие бе́дренную кость medial circumflex femoral veins, *venae circumflexae femoris mediales* [NA]
~, медиастина́льные mediastinal veins, *venae mediastinales* [NA]
~, межголо́вковые intercapital veins, *venae intercapitales* [NA]
~, междолевы́е interlobar veins, *venae interlobares* [NA]
~, междо́льковые interlobular veins, *venae interlobulares* [NA]
~, межрёберные intercostal veins, *venae intercostales* [NA]
~, менингеа́льные meningeal veins, *venae meningeae* [NA]
~, мозговы́е celebral veins, *venae cerebri* [NA]
~ мозжечка́ cerebellar veins, *venae cerebelli* [NA]
~, мочепузы́рные vesical veins, *venae vesicales* [NA]
~, мы́шечно-диафрагма́льные musculophrenic veins, *venae musculophrenicae* [NA]
~, надбло́ковые supratrochlear veins, *venae supratrochleares* [NA]
~, надчре́вные epigastric veins, *venae epigastricae* [NA]
~, нару́жные носовы́е external nasal veins, *venae nasales externae* [NA]
~, нару́жные половы́е external pudendal veins, *venae pudendae externae* [NA]
~, ни́жние губны́е inferior labial veins, *venae labiales inferiores* [NA]
~, ни́жние диафрагма́льные inferior phrenic veins, *venae phrenicae inferiores* [NA]
~, ни́жние таламостриа́льные inferior thalamostriate veins, *venae thalamostriatae inferiores* [NA]
~, ни́жние ягоди́чные inferior gluteal veins, *venae gluteae inferiores* [NA]
~, но́жковые peduncular veins, *venae pedunculares* [NA]
~, околопупо́чные paraumbilical veins, *venae paraumbilicales* [NA]
~ околоушно́й железы́ parotid veins, *venae parotideae* [NA]
~, островко́вые insular veins, *venae insulares* [NA]
~, панкреати́ческие pancreatic veins, *venae pancreaticae* [NA]
~, панкреатодуодена́льные pancreaticoduodenal veins, *venae pancreaticoduodenales* [NA]

~, пере́дние большеберцо́вые anterior tibial veins, *venae tibiales anteriores* [NA]
~, пере́дние губны́е anterior labial veins, *venae labiales anteriores* [NA]
~, пере́дние кардина́льные anterior cardinal veins, *venae cardinales anteriores* [NA]
~, пере́дние мошо́ночные anterior scrotal veins, *venae scrotales anteriores* [NA]
~, перикардиа́льные pericardiac veins, *venae pericardiacae* [NA]
~, перикардиодиафрагма́льные pericardiacophrenic veins, *venae pericardiacophrenicae* [NA]
~ пе́чени, центра́льные central veins of liver, *venae centrales hepatis* [NA]
~, печёночные hepatic veins, *venae hepaticae* [NA]
~, пещери́стые cavernous veins, *venae cavernosae* [NA]
~, пищево́дные esophageal veins, *venae esophageales* [NA]
~, плечевы́е brachial veins, *venae brachiales* [NA]
~, плечеголовны́е brachiocephalic veins, *venae brachiocephalicae* [NA]
~, подо́швенные плюсневы́е plantar metatarsal veins, *venae metatarseae plantares* [NA]
~ полово́го чле́на, глубо́кие deep veins of penis, *venae penis profundae* [NA]
~ полово́го чле́на, пове́рхностные superficial veins of penis, *venae penis superficiales* [NA]
~ полуша́рия мозжечка́, ве́рхние superior cerebellar veins, *venae hemispherii cerebelli superiores* [NA]
~ полуша́рия мозжечка́, ни́жние inferior cerebellar veins, *venae hemispherii cerebelli inferiores* [NA]
~, по́чечные renal veins, *venae renales* [NA]
~, поясни́чные lumbar veins, *venae lumbales* [NA]
~ преддве́рия vestibular veins, *venae vestibulares* [NA]
~, предло́бные prefrontal veins, *venae prefrontales* [NA]
~, предсе́рдно-желу́дочковые atrioventricular veins, *venae atrioventriculares* [NA]
~, предсе́рдные atrial veins, *venae atriales* [NA]
~, продоба́ющие perforatory veins, *venae perforantes* [NA]
~, прямокише́чные rectal veins, *venae rectales* [NA]
~, ресни́чные ciliary veins, *venae ciliares* [NA]
~, решётчатые ethmoidal veins, *venae ethmoidales* [NA]
~ се́рдца cardiac veins, *venae cordis* [NA]
~ се́рдца, наиме́ньшие smallest cardiac veins, *venae cordis minimae* [NA]
~ се́рдца, пере́дние anterior cardiac veins, *venae cordis anteriores* [NA]
~, сигмови́дные sigmoid veins, *venae sigmoideae* [NA]

вéны

~, склерáльные scleral veins, *venae sclerales* [NA]

~, спинномозговы́е spinal veins, *venae spinales* [NA]

~, среднемозговы́е mesencephalic veins, *venae mesencephalicae* [NA]

~ стопы́, ты́льные пальцевы́е dorsal digital veins of foot, *venae digitales dorsales pedis* [NA]

~ стопы́, ты́льные плюсневы́е dorsal metatarsal veins of foot, *venae metatarseae dorsales pedis* [NA]

~, теменны́е parietal veins, *venae parietales* [NA]

~, ти́мусные thymic veins, *venae thymici* [NA]

~ то́щей и подвздо́шной кишки́ jejunal and ileac veins, *venae jejunales et ileales* [NA]

~, трахеáльные tracheal veins, *venae tracheales* [NA]

~, ушны́е auricular veins, *venae auriculares* [NA]

~ шéи, попере́чные transverse cervical veins, *venae transversae colli* [NA]

~, эмисса́рные emissary veins, *venae emissariae* [NA]

~, эписклерáльные episcleral veins, *venae episclerales* [NA]

~ языкá, дорсáльные dorsal lingual veins, *venae dorsales linguales* [NA]

верапами́л *м. фарм.* verapamil, isoptin, finoptin

вербáльный verbal

вербигерáция *ж.* verbigeration, oral stereotypy, catalogia

веретенó *с. гист., цитол.* spindle, *fusus* [NH]

~, митоти́ческое mitotic spindle, *fusus mitoticus* [NH]

~, не́рвно-мы́шечное neuromuscular spindle, *fusus neuromuscularis* [NH]

~, не́рвно-сухожи́льное neurotendinous spindle, *fusus neurotendineus* [NH]

~, эмáлевое enamel spindle, *fusus enamelic* [NH]

веретенови́дный *(напр. о клетке)* spindle-shaped, *fusiformus* [NH]

веретеноклéточный spindle-cell

веретенообрáзный fusiform

верифици́рованный verified

верифици́ровать to verify

верогрáфин *м.* verografin, urografin

веронáл *м. фарм.* veronal, barbital

верошпирóн *м. фарм.* verospiron, spironolactone

вероя́тность *ж.* probability, likelihood

~ излечéния possibility of cure

вертебрáльный vertebral

вéртел *м.* trochanter, *trochanter* [NA]

~, большóй greater trochanter, *trochanter major* [NA]

~, мáлый lesser trochanter, *trochanter minor* [NA]

~, трéтий third [rudimentary] trochanter

верти́го *с.* dizziness, giddiness, vertigo

верхнегортáнный superlaryngeal

верхнечелюстнóй maxillary

верху́шечный apical

верху́шка *ж.* tip, *apex* [NA]

~ голóвки малоберцóвой кóсти apex of head of fibula, *apex capitis fibulae* [NA]

~ клéтки apex [tip] of cell, *apex cellularis* [NH]

~ кóрня зýба root apex, *apex radicis dentis* [NA]

~ крестцá apex of sacrum, *apex ossis sacri* [NA]

~ лёгкого apex of lung, *apex pulmonis* [NA]

~ мочевóго пузы́ря apex of urinary bladder, *apex vesicae* [NA]

~ надколéнника apex of patella, *apex patellae* [NA]

~ нóса tip of nose, *apex nase* [NA]

~ пирами́ды висóчной кóсти apex of petrous portion of temporal bone, *apex partis petros, ossis temporalis* [NA]

~ предстáтельной железы́ apex of prostate, *apex prostatae* [NA]

~ сéрдца apex of heart, cardiac apex, *apex cordis* [NA]

~ черпаловидного хрящá apex of arytenoid cartilage, *apex cartilaginis arytenoideae* [NA]

~ языкá apex of tongue, *apex linguae* [NA]

вес *м.* weight

~ ребёнка при рождéнии baby's weight at birth

~, срéдний mean weight

~ тéла body weight

весну́шки *ж. мн.* freckles; lentigo

вестибули́т *м.* vestibulitis

вестибулокортикáльный vestibulocortical

вестибулокохлеáрный vestibulocochlear

вестибулолóгия *ж.* vestibulology

вестибуломéтрия *ж.* vestibulometry

вестибуломозжечкóвый vestibulocerebellar

вестибулопáтия *ж.* vestibulopathy

вестибулоспинáльный vestibulospinal

вестибулотоми́я *ж.* vestibulotomy

вестибулоуретрáльный vestibulourethral

вестибулэктоми́я *ж.* vestibulectomy

вестибуля́рный vestibular, *vestibularis*

весы́ *мн.* для грудны́х детéй baby balance

вéтви *ж. мн. (артéрий, нéрвов)* branches, *rami* [NA] *(см. тж* ветвь*)*

~ барабáнной перепóнки branches of tympanic membrane, *rami membranae tympani* [NA]

~ бокового желýдочка, ворси́нчатые choroidal branches of lateral ventricle, *rami choroidei ventriculi laterales* [NA]

~, бронхиáльные bronchial branches, *rami bronchiales* [NA]

~ век palpebral branches, *rami palpebrales* [NA]

~, вéрхние шéйные сердéчные superior cervical cardiac branches, *rami cardiaci cervicales superiores* [NA]

~ внýтренней кáпсулы branches of internal capsule, *rami capsulae internae* [NA]

~, глазни́чные orbital branches, *rami orbitales* [NA]

~, глоточные pharyngeal branches, *rami pharyngeales* [NA]
~, гортанно-глоточные laryngopharyngeal branches, *rami laryngopharyngei* [NA]
~, грудинные sternal branches, *rami sternales* [NA]
~, грудинные сердечные thoracic cardiac branches, *rami cardiaci thoracici* [NA]
~, железистые glandular branches, *rami glandulares* [NA]
~, задние височные posterior temporal branches, *rami temporales posteriores* [NA]
~, задние желудочные posterior gastric branches, *rami gastrici posteriores* [NA]
~, затылочные occipital branches, *rami occipitales* [NA]
~ зрительного тракта branches of optic tract, *rami tractus optici* [NA]
~, зубные dental branches, *rami dentales* [NA]
~, капсулярные capsular branches, *rami capsulares* [NA]
~, крыловидные pterygoid branches, *rami pterygoidei* [NA]
~, латеральные задние ворсинчатые lateral posterior choroidal branches, *rami choroidei posteriores laterales* [NA]
~, латеральные мозговые lateral medullar branches, *rami medullares laterales* [NA]
~, латеральные пяточные lateral calcaneal branches, *rami calcanei laterales* [NA]
~, медиальные задние ворсинчатые medial posterior choroidal branches, *rami choroidei posteriores mediales* [NA]
~, медиальные лодыжечные medial malleolar branches, *rami malleolares mediales* [NA]
~, медиальные мозговые medial medullar branches, *rami medullares mediales* [NA]
~, медиальные пяточные medial calcaneal branches, *rami calcanei mediales* [NA]
~, медиастинальные mediastinal branches, *rami mediastinales* [NA]
~ миндалевидного тела branches of amygdaloid body, *rami corporis amygdaloidei* [NA]
~ молочной железы mammary branches, *rami mammarii* [NA]
~ молочной железы, латеральные lateral mammary branches, *rami mammarii laterales* [NA]
~ молочной железы, медиальные medial mammary branches, *rami mammarii mediales* [NA]
~, мочеточниковые ureteral branches, *rami ureterici* [NA]
~, мышечные muscular branches, *rami musculares* [NA]
~, нижние шейные сердечные inferior cervical cardiac branches, *rami cardiaci cervicales superiores* [NA]
~, ножковые peduncular branches, *rami peduncularеs* [NA]
~, околоушные parotid branches, *rami parotidei* [NA]
~, панкреатические pancreatic branches, *rami pancreatici* [NA]
~, паховые inguinal branches, *rami inguinales* [NA]
~, перегородочные межжелудочковые interventricular septum branches, *rami interventriculares septales* [NA]
~ переднего решётчатого нерва, носовые nasal branches of anterior ethmoid nerve, *rami nasales nervi ethmoidalis anterior* [NA]
~, передние височные anterior temporal branches, *rami temporales anteriores* [NA]
~, передние желудочные anterior gastric branches, *rami gastrici anteriores* [NA]
~, передние межрёберные anterior intercostal branches, *rami intercostales anteriores* [NA]
~ перешейка зева rami of isthmus of fauces, *rami isthmi faucium* [NA]
~, перикардиальные pericardiac branches, *rami pericardiaci* [NA]
~, печёночные hepatic branches, *rami hepatici* [NA]
~, пищеводные esophageal branches, *rami esophageales* [NA]
~, подбородочные mental branches, *rami mentales* [NA]
~, подлопаточные subscapular branches, *rami subscapulares* [NA]
~, почечные renal branches, *rami renales* [NA]
~, прободающие perforating branches, *rami perforantes* [NA]
~, пяточные calcaneal branches, *rami calcanei* [NA]
~, сальниковые epiploic branches, *rami epiploici* [NA]
~, селезёночные splenic branches, *rami lienales* [NA]
~ спинномозгового нерва, соединительные communicating branches of spinal nerve, *rami communicantes nervi spinalis* [NA]
~, спинномозговые spinal branches, *rami spinales, rami radiculares* [NA]
~, таламические thalamic branches, *rami thalamici* [NA]
~, тимусные thymic branches, *rami thymici* [NA]
~, трахейные tracheal branches, *rami tracheales* [NA]
~ третьего желудочка, ворсинчатые choroidal branches of third ventricle, *rami choroidei ventriculi tertii* [NA]
~, узловые ganglionar branches, *rami ganglionares* [NA]
~ хвоста хвостатого ядра caudate branches, *rami caudae nuclei caudati* [NA]
~, чревные celiac branches, *rami coeliaci* [NA]
~ языка, дорсальные dorsal lingual branches, *rami dorsales linguae* [NA]
~, язычные lingual branches, *rami linguales* [NA]

ветвь ж. *(артерии, нерва)* branch, *ramus* [NA] *(см. тж* ветви)

ветвь

~, акромиа́льная acromial branch, *ramus acromialis* [NA]

~ аксо́на, коллатера́льная collateral branch of axon, *ramus collateralis axonis* [NH]

~ аксо́на, обходна́я collateral branch of axon, *ramus collateralis axonis* [NH]

~, анастомози́рующая anastomotic branch, *ramus anastomoticus* [NA]

~, анастомоти́ческая предсе́рдная communicating atrial branch, *ramus atriali anastomoticus* [NA]

~ артериа́льного ко́нуса branch of arterial cone, *ramus coni arteriosi* [NA]

~, вертлу́жная acetabular branch, *ramus acetabularis* [NA]

~ вертлу́жной впа́дины acetabular branch, *ramus acetabularis* [NA]

~, ве́рхняя бараба́нная higher tympanic branch, *ramus tympanicus superior* [NA]

~, верху́шечная apical branch, *ramus apicalis* [NA]

~ вну́треннего слухово́го прохо́да branch of internal acoustic meatus, *ramus meatus acustici interni* [NA]

~, восходя́щая за́дняя posterior ascending branch, *ramus posterior ascendens* [NA]

~, восходя́щая пере́дняя anterior ascending branch, *ramus anterior ascendens* [NA]

~, гипоталами́ческая hypothalamic branch, *ramus hypothalamicus* [NA]

~, глазни́чная orbital branch, *ramus orbitalis* [NA]

~ глазодви́гательного не́рва branch of oculomotor nerve, *ramus nervi oculomotorii* [NA]

~, глубо́кая подо́швенная deep plantar branch, *ramus plantaris profundus* [NA]

~, груди́но-ключи́чно-сосцеви́дная sternocleidomastoid branch, *ramus sternocleidomastoideus* [NA]

~, дельтови́дная deltoid branch, *ramus deltoideus* [NA]

~ денти́нного кана́льца, боковая lateral branch of dentinal canaliculus, *ramus lateralis tubuli dentinalis* [NA]

~, за́дняя бараба́нная posterior tympanic branch, *ramus tympanicus posterior* [NA]

~, за́дняя межжелу́дочковая posterior interventricular branch, *ramus interventricularis posterior* [NA]

~, заты́лочно-висо́чная occipitotemporal branch, *ramus occipitotemporalis* [NA]

~, камени́стая petrosal branch, *ramus petrosus* [NA]

~, ключи́чная clavicular branch, *ramus clavicularis* [NA]

~, ко́жная cutaneous branch, *ramus cutaneus* [NA]

~, коллатера́льная collateral branch, *ramus collateralis* [NA]

~, ладо́нная запя́стная palmar carpal branch, *ramus carpeus palmaris* [NA]

~, латера́льная lateral branch, *ramus lateralis* [NA]

~, ле́вая краева́я left marginal branch, *ramus marginalis sinister* [NA]

~ ле́вой но́жки атриовентрикуля́рного пучка́, за́дняя posterior part of left (His) atrioventricular bundle branch, *ramus posterior cruri sinistri fasciculi atrioventriculari* [NA]

~ ле́вой но́жки атриовентрикуля́рного пучка́, пере́дняя anterior part of left (His) atrioventricular bundle branch, *ramus anterior cruri sinistri fasciculi atrioventricularis* [NA]

~, лобко́вая pubic branch, ramus of pubis, *ramus pubicus* [NA]

~ лобко́вой ко́сти, ве́рхняя superior pubic ramus, *ramus superior ossis pubis* [NA]

~ лобко́вой ко́сти, ни́жняя inferior pubic ramus, *ramus inferior ossis pubis* [NA]

~, ло́бная frontal branch, *ramus frontalis* [NA]

~ ло́нной ко́сти pubic branch, ramus of pubis, *ramus pubicus* [NA]

~, медиа́льная medial branch, *ramus medialis* [NA]

~, медиа́льная база́льная medial basal branch, *ramus basalis medialis* [NA]

~, медиа́льная серде́чная medial cardiac branch, *ramus cardiacus medialis* [NA]

~, менингеа́льная meningeal branch, *ramus meningeus* [NA]

~, минда́ликовая tonsillar branch, *ramus tonsillaris* [NA]

~ мозгово́й оболо́чки блужда́ющего не́рва meningeal ramus of vagus, *ramus meningeus vagi* [NA]

~, надподъязы́чная suprahyoid branch, *ramus suprahyoideus* [NA]

~ намёта, база́льная basal tentorial branch, *ramus tentorii basalis* [NA]

~ намёта, краева́я marginal tentorial branch, *ramus tentorii marginalis* [NA]

~ нейри́та, коллатера́льная collateral branch of neurite, *ramus collateralis neuritis* [NA]

~ не́рва полово́го чле́на, бе́дренная femoral branch of genitofemoral nerve, *ramus femoralis nervi genitofemoralis* [NA]

~ ни́жней че́люсти ramus of mandible, *ramus mandibulae* [NA]

~ ни́жней че́люсти, краева́я marginal branch of mandible, *ramus marginalis mandibulae* [NA]

~, нисходя́щая за́дняя posterior descending branch, *ramus posterior descendens* [NA]

~, нисходя́щая пере́дняя anterior descending branch, *ramus anterior descendens* [NA]

~, оболо́чечная meningeal branch, *ramus meningeus* [NA]

~, огиба́ющая circumflex branch, *ramus circumflexus* [NA]

~ перекрёста chiasmatic branch, *ramus chiasmaticus* [NA]

~, перстнещитови́дная cricothyroid branch, *ramus cricothyroideus* [NA]

~ пещери́стого си́нуса branch of cavernous sinus, *ramus sinus cavernosi* [NA]

вещество́

~, пове́рхностная ладо́нная superficial palmar branch, *ramus palmaris superficialis* [NA]

~, подвздо́шная iliac branch, *ramus iliacus* [NA]

~, подко́жная saphenous branch, *ramus saphenus* [NA]

~, поднадколе́нниковая infrapatellar branch, *ramus infrapatellaris* [NA]

~, подподъязы́чная infrahyoid branch, *ramus infrahyoideus* [NA]

~, полова́я genital branch, *ramus genitalis* [NA]

~, пра́вая краева́я right marginal branch, *ramus marginalis dexter* [NA]

~ пра́вой но́жки предсе́рдно-желу́дочкового пучка́ part of right (His) atrioventricular bundle branch, *ramus cruri dextri fasciculi atrioventricularis* [NA]

~ предсе́рдно-желу́дочкового узла́ branch of atrioventricular node, *ramus nodi atrioventricularis* [NA]

~, промежу́точная предсе́рдная intermedial atrial branch, *ramus atrialis intermedius* [NA]

~ седа́лищной ко́сти ramus of ischium, *ramus ossis ischii* [NA]

~, си́нусная branch of carotid sinus, *ramus sinus carotici* [NA]

~ си́нусно-предсе́рдного узла́ branch of sinoatrial node, *ramus nodi sinuatrialis* [NA]

~ ска́та clival branch, *ramus clivi* [NA]

~, скуловисо́чная zygomaticotemporal branch, *ramus zygomaticotemporalis* [NA]

~, скулолицева́я zygomaticofacial branch, *ramus zygomaticofacialis* [NA]

~, соедини́тельная communicating branch, *ramus communicans* [NA]

~ со слёзной арте́рией, анастомоти́ческая communicating branch with lacrimal artery, *ramus anastomoticus (cum arteria lacrimali)* [NA]

~, сосцеви́дная mastoid branch, *ramus mastoideus* [NA]

~, спинна́я dorsal branch, *ramus dorsalis* [NA]

~ спинномозгово́го не́рва, брюшна́я ventral ramus of spinal nerve, *ramus ventralis nervi spinalis* [NA]

~ спины́ dorsal branch, *ramus dorsalis* [NA]

~ сре́дней до́ли branch of lobus medius, *ramus lobi medii* [NA]

~, стремя́нная stapedial branch, *ramus stapedialis* [NA]

~, теменна́я parietal branch, *ramus parietalis* [NA]

~, те́менно-заты́лочная parietooccipital branch, *ramus parietooccipitalis* [NA]

~, тенториа́льная tentorial branch, *ramus tentorii* [NA]

~ тройни́чного узла́ branch of trigeminal ganglion, *ramus ganglionis trigemini* [NA]

~, тру́бная tubal branch of uterine artery, *ramus tubarius* [NA]

~, ушна́я auricular branch, *ramus auricularis* [NA]

~, че́люстно-подъязы́чная mylohyoid branch, *ramus mylohyoideus* [NA]

~ четвёртого желу́дочка, ворси́нчатая choroidal branch of fourth ventricle, *ramus choroideus ventriculi quart* [NA]

~ шилогло́точной мы́шцы branch of stylopharyngeal muscle, *ramus musculi stylopharyngei* [NA]

~, язычко́вая lingular branch, *ramus lingularis* [NA]

~, яи́чниковая ovarian branch of uterine artery, *ramus ovaricus* [NA]

вещества́ *с. мн.* substances (*см. тж* вещество́)

~, бластомоге́нные blastomogenic [oncogenic, carcinogenic] substances, carcinogens

~, вазоакти́вные vasoactive substances

~, онкоге́нные blastomogenic [oncogenic, carcinogenic] substances, carcinogens

~, пита́тельные nutrients

~, тканеспецифи́чные контра́стные tissue-specific contrast agents

вещество́ *с.* substance, agent; material (*см. тж* вещества́)

~, амо́рфное amorphous substance

~, антимикро́бное antiinfective chemical, antiinfection [antiinfective] agent

~ антихолинэстера́зного де́йствия anticholinesterase chemical agent

~, антропоге́нное *экол.* artificial substance, substance of man-made origin

~, антропоге́нное загрязня́ющее *экол.* anthropogenic pollutant

~, ароматизи́рующее fragrant, fragrance

~, бактерици́дное bactericide agent

~, бе́лое white substance, *substantia alba* [NA]

~, биоге́нное *экол.* biogenic (organic) matter

~, биологи́чески акти́вное biologically active [bioactive] substance

~, борьба́ с загрязне́нием кото́рым тре́бует первоочередны́х мер priority substance

~, вводи́мое в лека́рственную фо́рму для прида́ния ма́ссы, индифере́нтное excipient, vehicle

~ ви́лочковой железы́, мозгово́е medullary substance of thymus gland, *medulla thymi* [NH]

~, внутрищелево́е intrafissural [intraslit] substance, *substantia intrafissuralis* [NH]

~, водораствори́мое контра́стное water-soluble contrast agent

~, вре́дное (для здоро́вья) *экол.* hazardous [harmful] substance

~, вре́дное загрязня́ющее hazardous [dangerous] pollutant

~, вспомога́тельное adjuvant, additive, adjunct

~, втори́чное висцера́льное secondary visceral substance, *substantia visceralis secundaria* [NA]

~, гу́бчатое spongy substance, *substantia spongiosa* [NA]

~ денти́на, основно́е *стом.* ground substance of dentin, *substantia fundamentalis dentini* [NA]

~, диспергирующее dispersant

~ для парентера́льного пита́ния intravenous nutrient

вещество

~, естéственное загрязня́ющее *экол.* natural pollutant
~, загрязня́ющее *экол.* polluting substance, pollutant, impurity, contaminant
~, загрязня́ющее во́ду water pollutant
~, загрязня́ющее во́здух air pollutant
~, за́днее продыря́вленное posterior perforated substance, *substantia perforata posterior* [NA]
~ Зе́ммеринга Soemmering substantia nigra
~, изменя́ющее осмоти́ческое давле́ние кро́ви osmotic agent
~, исправля́ющее вкус лека́рственного сре́дства taste-masking agent, flavor(ing)
~, исхо́дное лека́рственное parent drug
~, йодсодержа́щее контра́стное iodine-containing [iodinated] contrast agent
~, канцероге́нное blastomogenic [oncogenic, carcinogenic] substance, carcinogen
~, компа́ктное compact substance, *substantia compacta* [NA]
~, контра́стное contrast medium, contrast agent, contrast material, contrast substance
~, ко́рковое cortical substance
~, корриги́рующее вкус и за́пах лека́рственного сре́дства taste-masking agent, flavor(ing)
~ ко́сти, компа́ктное solid bone substance
~, ко́стное bone stock
~, ко́стное основно́е ground substance of bone, *substantia fundamentalis ossea* [NH]
~, латера́льное промежу́точное (се́рое) lateral intermediate (gray) substance, *substantia (grisea) intermedia lateralis* [NA]
~, лека́рственное pharmaceutical [drug] substance
~ лимфати́ческого узла́, ко́рковое cortical substance of lymph node, *cortex nodi lymphatici*
~ лимфати́ческого узла́, мозгово́е medullary substance of lymph node, *medulla nodi lymphatici*
~ лимфати́ческого узла́, околоко́рковое paracortex, deep [tertiary] cortex, thymus-dependent zone, *paracortex [zona thymodependens] nodi lymphatici*
~, магни́тно-резона́нсное контра́стное magnetic resonance contrast agent
~, межкле́точное intercellular substance, *substantia intercellularia* [NH]
~, мозгово́е medullary substance, *medulla*
~, неабсорби́рующееся контра́стное nonabsorbable contrast agent
~, нейросекрето́рное neurosecretory substance, *substantia neurosecretoria* [NH]
~, неоргани́ческое nonorganic substance
~, не свя́занное с белка́ми пла́змы кро́ви, лека́рственное free drug
~, опа́сное (для здоро́вья) *экол.* dangerous [hazardous] substance
~, опа́сное загрязня́ющее dangerous [hazardous] pollutant
~, опти́чески акти́вное загрязня́ющее optically active pollutant
~, органи́ческое organic substance

~, основно́е ground [basal] substance, *substantia fundamentalis* [NH]
~, отравля́ющее poisonous substance
~, парамагни́тное контра́стное paramagnetic contrast material, paramagnetic contrast [positive contrast] agent
~, паху́чее odorous substance
~, пере́днее продыря́вленное anterior perforated substance, *substantia perforata anterior* [NA]
~, пита́тельное nutrient, nutritional support
~ пи́щи, балла́стное ballast agent of food
~, пове́рхностно-акти́вное surface-active material
~, подсла́щивающее sweetener, sweetening agent
~, по́чечное ко́рковое cortex of kidney, renal cortex, *cortex renalis* [NA]
~, по́чечное мозгово́е medullary substance of kidney, *medulla renalis* [NA]
~ по́чки, ко́рковое cortex of kidney, renal cortex, *cortex renalis* [NA]
~ по́чки, мозгово́е medullary substance of kidney, *medulla renalis* [NA]
~, промежу́точное intercellular substance
~, радиоакти́вное radioactive substance, radioactive agent, active material, radiant matter
~, радиомимети́ческое radiomimetic
~, растворённое solute
~ Ре́йхерта anterior perforated substance, *substantia perforata anterior* [NA]
~, рентгеноконтра́стное (radi)opaque medium, radiographic contrast medium, radiopaque substance
~, ретикуля́рное reticular substance, *substantia reticularis* [NA]
~ рогови́цы, со́бственное proper substance of cornea, *substantia propria corneae*
~ Рола́ндо, за́днее студени́стое gelatinous substance of Rolando, *Rolando substantia gelatinosa*
~, рола́ндово gelatinous substance of Rolando, *Rolando substantia gelatinosa*
~, сахари́стое sweetener, sweetening agent
~, связу́ющее vehicle
~, се́рое gray substance, *substantia grisea* [NA]
~, се́тчатое *(эритроцита)* reticular substance, *substantia reticularis* [NA]
~, си́львиево substantia grisea centralis
~ синапти́ческой ще́ли, внутрищелево́е intraslit substance of synaptic slit, *substantia intrafissuralis fissurae synapticae* [NH]
~, скле́ивающее adhesive substance
~ скле́ры, со́бственное proper substance of sclera, *substantia propria sclerae* [NA]
~, скользя́щее *(вспомога́тельное вещество при произво́дстве табле́ток)* lubricant
~, со́бственное *(тка́ни)* proper substance, *substantia propria* [NH]
~ сосу́дистой оболо́чки гла́за, со́бственное proper substance of choroid(eae), *substantia propria choroideae*

~, способствующее всасыванию penetration enhancer, absorption-enhancing agent
~, способствующее набуханию swelling agent
~, способствующее проникновению (внутрь) penetration enhancer
~, стойкое загрязняющее persistent pollutant
~, студенистое gelatinous substance, *substantia gelatinosa* [NA]
~, суживающее просвет бронха bronchoconstrictor
~, супермагнитное контрастное superparamagnetic contrast [negative contrast, bulk susceptibility] agent, superparamagnetic contrast material
~, суспендирующее suspending agent
~, твёрдое solid (substance)
~, тератогенное teratogen
~, токсичное toxicant
~, токсичное загрязняющее toxic pollutant
~, увлажняющее wetting agent
~, фармакологическое pharmaceutical substance
~, ферромагнитное контрастное ferromagnetic contrast agent, ferromagnetic material
~, физиологически активное physiologically active substance
~, хроматофильное chromatophilic substance, *substantia chromatophilica*
~, хрящевое основное cartilagenous ground substance, *substantia fundamentalis cartilaginea*
~ цемента, межклеточное intercellular substance of cement, *substantia intercellularis cementi*
~ цемента, основное basic substance of cement, *substantia fundamentalis cementalis*
~, центральное промежуточное (серое) central intermediate (gray) substance, *substantia (grisea) intermedia centralis* [NA]
~, центральное серое central gray substance of cerebrum, *substantia grisea centralis* [NA]
~, центральное студенистое central substance of spinal cord, *substantia gelatinosa centralis* [NA]
~, чёрное black substance, *substantia nigra* [NA]
~, чужеродное foreign substance
~, эмульгирующее emulsifying agent
вживление *с.* электрода electrode implantation
взаимодействие *с.* interaction
~ антитела с антигеном antibody-antigen interaction
~, иммунное immune interaction
~, иммунное клеточное immune cellular interaction
~, клеточное cellular interaction
~, лекарственное drug interaction
~, регуляторное regulatory interaction
~, спин-спиновое spin-spin interaction
~, стереоселективное enantioselective interaction
взаимозависимость *ж.* interdependency
взаимоотношение *с.* interrelation
взаимосвязь *ж.* intercommunication, correlation

взбалтывать to stir
взвесь *ж.* meal
~, бариевая barium meal
~, контрастная opaque meal
~ сульфата бария barium meal
~ сульфата бария, водная barium solution, barium suspension
взвешивание *с.* weighing
~ салфеток (*для определения кровопотери*) swab weighing
вздох *м.* sigh
вздутие *с.*:
~ живота bloating, abdominal distension, abdominal swelling
~ лёгких lungs hyperinflation
~ лёгких, эмфизематозное lungs emphysema-like inflation
вздыхать to sigh
взятие *с.* крови (*на анализ*) blood draw(ing)
вибратор *м.* vibrator, oscillator
вибрационный vibratory
вибрация *ж.* vibration, oscillation
вибрион *м.*:
~, холерный comma bacillus
вибриссы *мн.* vibrissa, hairs in nostrils, *vibrissae* [NA]
вибровытяжение *с.* vibroextension
виброкардиограмма *ж.* vibrocardiogram
виброкардиограф *м.* vibrocardiograph
виброкардиография *ж.* vibrocardiography
вибромассаж *м.* vibratory massage, vibrotherapeutics
виброрасширитель *м.* vibratory dilator
~, гинекологический gynecologic vibratory dilator
вибростолик *м.* vibratory table
вибротерапия *ж.* vibrotherapy
виварий *м.* vivarium
~, передвижной mobile vivarium
вивисекция *ж.* vivisection
виводиализ *м.* vivodialysis
вид *м.* 1. (*внешний*) appearance 2. view
~, внешний appearance
~, общий general appearance
~ сбоку lateral view
~ сзади rear view
~ спереди frontal view
~ ягодичного предлежания, задний right sacro-posterior position
видеоэндоскопия *ж.* videoimage endoscopy
визуализация *ж.* imaging, visualization
~ вентиляции лёгких ventilation [inhalation] imaging
~ в покое rest imaging, imaging at rest
~ в реальном масштабе времени real-time imaging
~, диагностическая diagnostic imaging
~, магнитно-резонансная (nuclear) magnetic resonance imaging
~, магнитно-резонансная фазовая magnetic resonance phase imaging
~ метаболических процессов metabolic imaging

визуализа́ция

~, морфологи́ческая morphological imaging
~, неинвази́вная noninvasive imaging
~ о́рганов брюшно́й по́лости abdominal imaging
~, отсро́ченная delayed imaging
~ перфу́зии perfusion imaging
~ по на́трию, магни́тно-резона́нсная magnetic resonance sodium imaging
~, посло́йная tomography, tomographic [multisection] imaging
~ при нагру́зке stress imaging
~ при физи́ческой нагру́зке exercise imaging, imaging during exercise
~, прице́льная spot imaging
~, прото́нная магни́тно-резона́нсная proton imaging
~, радионукли́дная radionuclide [nuclear, radio-isotope] imaging, scintimaging, imaging with radionuclides
~, рентге́новская radiologic [X-ray] imaging
~ се́рдца cardiac imaging
~, синхронизи́рованная (multi)gated imaging
~, спектроскопи́ческая spectroscopic imaging
~, трёхме́рная компью́терная three-dimension computerized imaging
~, ультразвукова́я ultrasonic [sonographic] imaging
~ физиологи́ческих проце́ссов physiological imaging
~, функциона́льная functional imaging
~, эмиссио́нно-трансмиссио́нная emission-transmission imaging
визуа́льный visual
вилокса́зин м. viloxazine
винпоцети́н м. фарм. vinpocetine, cavinton
винт м. screw
~, ги́бкий malleable screw
~, двухкортика́льный bicortical screw
~, двухступе́нчатый biphase screw
~, зажи́мный clamping [binding] screw
~, затяжно́й fixing screw
~, интерфрагмента́рный interfragmentary screw
~, компресси́рующий compression screw
~, кортика́льный cortical screw
~, ко́стный bone screw
~, маллеоля́рный malleolar screw
~ Ри́чарда, компресси́рующий Richard's compression screw
~, спонгио́зный cancellous (bone) [spongy bone] screw, pull-up type of screw
~, стя́гивающий lag screw
~, устано́вочный set screw
~, фикси́рующий fixing screw
випо́ма ж. vipoma, VIP-secreting adenoma
вира́ж м. туберкули́новых проб conversion of tubercular tests
виргога́мия ж. сексол. virgogamy
вирзуногра́фия ж. retrograde cholangiopancreatography
вирилиза́ция ж. virilization
вирилизи́рующий virilizing
вирили́зм м. virilism

~, климактери́ческий climacteric virilism
~, эпифиза́рный epiphysial virilism
вирио́н м. virion
~, инта́ктный [исхо́дный] intact virion
вируле́нтность ж. virulence
ви́рус м. virus ◇ культиви́ровать ~ to culture virus; обнару́живать ~ в кро́ви to spot virus in the blood; случа́йно зарази́ться ~ом to contract accidental virus infection
~, аденоассоции́рованный [аденосателли́тный] adeno-associated virus
~, артропоно́зный arthropod-borne virus
~, аттенуи́рованный attenuated virus
~ Би́ттнера Bittner's virus, Bittner's [milk] factor
~, интерфери́рующий interfering virus
~, кише́чный enteric virus
~ кокса́ки Coxsackie virus
~ лимфосарко́мы соба́к canine lymphosarcoma virus
~ миелобласто́зы кур chicken myeloblastosis virus
~ миксо́мы myxoma virus
~, онкоге́нный oncogenic virus
~ папилло́мы кро́ликов [папилло́мы Шо́упа] Shope papilloma virus
~ полио́мы мыше́й murine polyoma virus
~, респирато́рно-синцитиа́льный respiratory syncytial virus
~ сарко́мы кур Rous sarcoma virus
~ сарко́мы Моло́ни Moloney sarcoma virus
~ сарко́мы Ра́уса Rous sarcoma virus
~ фибро́мы кро́ликов [фибро́мы Шо́упа] Shope fibroma virus
~, фильтру́ющийся filterable [filter-passing] virus
~ Шо́упа Shope papilloma virus
вирусоноси́тель м. virus carrier
вирусоноси́тельство с. virus infection carrier state
вискозиме́тр м. visco(si)meter
ви́смут м. хим. bismuth, Bi
височно-челюстно́й temporomandibular
височный temporal
висцералги́я ж. visceralgia
висцера́льный visceral
висцеромега́лия ж. visceromegaly, organomegaly
висцеропто́з м. visceroptosia, visceroptosis
висцерореце́птор м. visceroreceptor
висцеросенсо́рный viscerosensory
витали́зм м. ист. мед. vitalism
вита́льный vital
витаме́ры м. мн. vitamers
витами́н м. vitamin
~, водораствори́мый water-soluble vitamin
~ A vitamin A, retinol
~ A_1-альдеги́д vitamin A_1 aldehyde
~ A_1-кислота́ vitamin A_1 acid
~ A-спирт retinol
~ B_1 vitamin B_1, thiamin(e), aneurine
~ B_2 vitamin B_2, riboflavin, lactoflavin
~ B_4 vitamin B_4, choline
~ B_6 vitamin B_6, pyridoxine, adermine

~ B₈ vitamin B_8, inositol
~ B₁₂ vitamin B_{12}, cyanocobalamin
~ B₁₃ orotic acid
~ C vitamin C, ascorbic acid
~ D vitamin D
~ D₂ vitamin D_2, ergocalciferol
~ D₃ vitamin D_3, cholecalciferol
~ E vitamin E, a-tocoferol
~ F vitamin F
~ H biotin, *уст.* vitamin H
~ K vitamin K
~ M vitamin M
~ P vitamin P, citrin
~ PP vitamin PP
~ U vitamin U

витаминоло́гия *ж.* vitaminology
вителли́н *м.* (ovo)vitellin
вителлогени́н *м.* vitellogenin
витили́го *с.* vitiligo, acquired leukoderma, piebald skin
витронекти́н *м.* vitronectin
вихрь *м.* иде́й *псих.* flight of ideas
вкла́дка *ж.*, зубна́я dental inlay
вклине́ние *с. (мозга)* impaction
~, тенториа́льное tentorial herniation
включе́ние *с.* inclusion, *inclusio* [NH]
~, внутрикле́точное body inclusion
~, кле́точное cell inclusion
~, кристалло́идное crystalloid inclusion
~, митохондриа́льное mitochondrial inclusion
включе́ния *с. мн.* inclusions
~, ви́русные virus inclusions
~, цитоплазмати́ческие cytoplasmic inclusions
включённый в липосо́мы liposome-entrapped, liposome-encapsulated, liposomally encapsulated
вкола́чивание *с.* impaction
~ зу́ба dental impaction
вкрапле́ние *с.* impregnation
вкрапле́ния *с. мн.*, ко́стные bone impregnation
вкус *м.* taste
вкусово́й gustatory
вла́га *ж.* moisture, liquid; humor
~, водяни́стая aqueous humor, aqueous hydatoid, *humor aquosus* [NA]
влага́лище *с.* vagina, sheath, *vagina* [NA]
~ глазно́го я́блока bulbar vagina, bulbar fascia, sheath of eyeball, Tenon's capsule, *vagina bulbi* [NA]
~ зри́тельного не́рва, вну́треннее internal vagina [internal sheath] of optic nerve, *vagina interna nervi optici* [NA]
~ зри́тельного не́рва, нару́жное external vagina [external sheath] of optic nerve, *vagina externa nervi optici* [NA]
~, лимфати́ческое периартериа́льное lymphatic periarterial sheath, *vagina periarterialis lymphatica* [NA]
~, межбугорко́вое синовиа́льное intertubercular synovial sheath, *vagina synovialis intertubercularis* [NA]

~ прямо́й кишки́ живота́ rectus sheath, *vagina musculi recti abdominis* [NA]
~ сгиба́телей, о́бщее синовиа́льное common synovial sheath for flexor tendons, *vagina synovialis communis musculorum flexorum* [NA]
~, со́нное carotid sheath, *vagina carotica* [NA]
~ сухожи́лия tendon sheath, *vagina tendinis* [NA]
~ сухожи́лия дли́нной малоберцо́вой ко́сти, подо́швенное plantar tendon sheath of long peroneal muscle, *vagina tendinis musculi peronei longi plantaris* [NA]
~ сухожи́лия, синовиа́льное vaginal synovial membrane, *theca tendinis, vagina synovialis tendinis* [NA]
~, у́зкое narrow vagina
~, фасциа́льное fascial compartment
~ шилови́дного отро́стка sheath of styloid process, *vagina processus styloidei* [NA]
~, широ́кое wide vagina
влага́лищный vaginal
вла́жность *ж.* humidity
~, относи́тельная relative humidity
власогла́в *м.* whipworm, *Trichuris trichiura*
влече́ние *с.* drive, attraction
~, импульси́вное impulsive desire, impulsive drive
~ к одноимённому по́лу homosexuality, homoerotism
~, навя́зчивое annoying desire, annoying drive
~, полово́е sexual desire, sexual drive, erotic attraction, libido
влива́ние *с.* infusion, injection, instillation (*см. тж* инфу́зия, инъе́кция)
~, бо́люсное bolus injection
~, внутриве́нное intravenous instillation, intravenous infusion, intravenous injection, phleboclysis
~, внутримы́шечное intramuscular infusion
~, интратрахеа́льное intratracheal instillation
~, ка́пельное drop infusion
~, подко́жное subcutaneous infusion
влия́ние *с.* influence ◊ ока́зывать защи́тное ~ про́тив ра́ка то́лстой кишки́ to have a protective effect against colon cancer; ока́зывать угнета́ющее ~ на мото́рику to exert an inhibitory effect on the motility
~ никоти́на на разви́тие плода́ nicotine effect on fetus
~, побо́чное side effect
вменя́емость *ж.* sanity
вменя́емый sane
вмеша́тельство *с. (напр. хирурги́ческое)* intervention
~, изле́чивающее операти́вное curative surgery
~, медици́нское medical intervention
~, операти́вное operative [surgical] intervention, surgery, surgical procedure, surgical aggression, operative measure
~, паллиати́вное salvage [salvaging] procedure

133

вмеша́тельство

~, хирурги́ческое operative [surgical] intervention, surgical procedure, surgery, surgical aggression
вневлага́лищный extravaginal
внегона́дный extragonadal
внедре́ние *с.* adventitia, introduction, adoption
внедри́тель *м.* радиоакти́вных игл radiode *(an instrument for the therapeutic application of radioactive source)*
внезаро́дышевый extraembryonic
внекапсуля́рный extracapsular
внекле́точный extracellular
внема́точный extrauterine
внепирами́дный extrapyramidal
внесуставно́й extraarticular, abarticular
внеутро́бный extrauterine
внечерепно́й extracranial
внешнесекрето́рный exocrinous, exocrine
вне́шний external
внеэмбриона́льный extraembryonic
вну́тренний internal, inner
внутриартериа́льный intra-arterial
внутрибрюши́нный, внутрибрюшно́й intraperitoneal, intra-abdominal
внутриве́нно intravenously
внутриве́нный intravenous
внутриви́дение *с.* diagnostic [clinical] imaging
внутривлага́лищный intravaginal
внутригрудно́й intrathoracic
внутрижелу́дочковый intraventricular
внутрикле́точный intracellular, endocellular
внутрико́жно intracutaneously
внутрико́жный intracutaneous
внутрико́рковый intracortical
внутрико́стный intraosseous, intraosteal
внутрима́точнй intrauterine
внутримозгово́й intracerebral, intramedullary
внутримы́шечно intramuscularly
внутримы́шечный intramuscular
внутринерво́й endoneural
внутриопу́холевый intratumoral
внутриплацента́рный intraplacental
внутриплевра́льный intrapleural
внутрипозвоно́чный intraspinal
внутриполостно́й intracavitary
внутрипросве́тный intraluminal
внутрипузы́рный intravesical
внутрирото́вой (intra)oral
внутрисвя́зочный intraligamentous
внутрисекрето́рный incretory, endocrine
внутрисерде́чный intracardiac
внутрисосу́дистый intravascular
внутрисуставно́й intraarticular, intracapsular, intrasynovial
внутритрахеа́льный intratracheal
внутриутро́бный antenatal, intrauterine
внутричерепно́й intracranial, encranial, endocranial, entocranial
внутриэпителиа́льный intraepithelial
внуша́емость *ж.* suggestibility
внуша́емый suggestible
внуша́ть to suggest
внуше́ние *с.* suggestion

~, гипноти́ческое hypnotic suggestion
вовлече́ние *с.* ◊ ~ в о́пухолевый проце́сс о́рганов visceral organ involvement; ~ в о́пухоль сосу́дов vascular involvement
вод/а́ *ж.* water ◊ передава́емый че́рез ~у *(об инфе́кции)* waterborne
~, бро́мная bromine water
~, внутрикле́точная intracellular water
~, гидрокарбона́тная hydrocarbonate water
~, жёсткая earthy water
~, йо́дная iodide water
~, йодобро́мная iodide-bromine water
~, минера́льная mineral water
~, морска́я sea-water, salt water
~, омагни́ченная magnetic water
~, питьева́я drinking water
~, ра́доновая radon water
~, содержа́щая мышья́к arsenical [arsenious] water
~, сульфи́дная sulfide [sulfurated hydrogen] water
~, углеки́слая carbonic acid water
~, целе́бная healing water
води́тель *м.*:
~ ри́тма pacemaker, pacing lead
~ ри́тма се́рдца cardiac pacemaker
~ ри́тма, эктопи́ческий ectopic pacemaker
водобоя́знь *ж.* hydrophobia, rabies
водогрязелече́бница *ж.* balneary
водогрязелече́ние *с.* balneotherapy, balneotherapeutics
водоём *м.* water reservoir, basin, pond, water body
~, иску́сственный artificial reservoir
~, непрото́чный stagnant basin
~, прото́чный circulating [flowing] water reservoir
водозабо́р *м.* water intake; water abstraction, withdrawal of water
водолече́бница *ж.* hydropathic establishment
водолече́бный hydropathic(al)
водолече́ние *с.* hydriatics, hydropathy, hydrotherapeutics, hydrotherapy
водоме́р *м.* water meter
водообеспе́ченность *ж.* available water supply, water availability
водообме́н *м.*:
~, глоба́льный *экол.* global water cycle
водооборо́т *м.* water circulation
водопоглоще́ние *с.* water absorption
водоподгото́вка *ж.* water treatment, water conditioning
водоприёмник *м.* water intake
водопрово́д *м.* aqueduct, *aqueductus* [NA]
~ мо́зга aqueduct of cerebrum, sylvian aqueduct, *aqueductus cerebri* [NA]
~ преддве́рия aqueduct of vestibule, Cotunnius' aqueduct, *aqueductus vestibuli* [NA]
~, си́львиев aqueduct of cerebrum, sylvian aqueduct, *aqueductus cerebri* [NA]
~ сре́днего мо́зга aqueduct of cerebrum, sylvian aqueduct, *aqueductus cerebri* [NA]
~ ули́тки cochlea aqueduct
водопроница́емость *ж.* water permeability

водораствори́мость ж. water solubility
водораствори́мый water soluble
водоро́д м. хим. hydrogen, H
водотеплолече́ние с. heat-water therapy
водото́к м., зарегули́рованный regulated stream
водохрани́лище с. water storage basin, (water) storage reservoir
~ годово́го регули́рования annual storage reservoir
~ компенси́рованного регули́рования compensating [balancing] reservoir
~ многоле́тнего регули́рования overyear storage reservoir, storage reservoir for multiannual regulation
~ сезо́нного регули́рования seasonal storage reservoir
во́ды ж. мн. water(s)
~, бытовы́е сто́чные residential [sanitary, gray] waste water(s)
~, вну́тренние inland [territorial] water(s)
~, возвра́тные return water(s), return flow
~, городски́е сто́чные urban [communal, municipal] waste water(s)
~, грунтовы́е underground [subterranean] water(s)
~, дрена́жные drainage water(s)
~, загрязнённые polluted water(s)
~, за́дние акуш. hindwater
~, инфекцио́нные сто́чные infections sewage water(s)
~, минерализо́ванные mineralized [saline] water(s)
~, минера́льные гидрокарбона́тно-на́триевые sodium hydrocarbonate mineral water(s)
~, минера́льные желе́зистые chalybeate mineral water(s)
~, минера́льные сульфа́тные sulfate mineral water(s)
~, минера́льные углеки́слые гидрокарбона́тно-сульфа́тно-ка́льциевые calcium carbonate hydrocarbonate-sulfate mineral water(s)
~, минера́льные углеки́слые гидрокарбона́тно-сульфа́тно-ма́гниевые magnesium carbonate hydrocarbonate-sulfate mineral water(s)
~, минера́льные хлори́дно-ка́льциевые calcium chloride mineral water(s)
~, минера́льные хлори́дно-на́триевые sodium chloride mineral water(s)
~, неочи́щенные сто́чные raw waste water(s)
~, нормати́вно-очи́щенные сто́чные effluents treated to standard quality
~, обеззара́женные сто́чные sterilized waste water(s)
~, околопло́дные акуш. amniotic fluid, liquor amnii
~, пове́рхностные surface water(s)
~, подзе́мные ground water(s)
~, по́чвенные soil water(s)
~, промы́шленные commercial [industrial] water(s)
~, промы́шленные сто́чные industrial waste water(s)
~, сельскохозя́йственные сто́чные agricultural waste water(s)
~, сто́чные waste [sewage] water(s), effluents
~ су́ши inland [territorial] water(s)
водя́нка ж. edema, hydrops, dropsy
~ бере́менных edema of pregnant, gestational edema
~ больши́х половы́х губ hydrocele feminae
~ влага́лищной оболо́чки семенно́го кана́тика hydrocele of tunica vaginalis
~ головно́го мо́зга hydrocephalus, hydrocephaly
~ головно́го мо́зга, сообща́ющаяся communicating hydrocephalus
~ жёлчного пузыря́ hydrops of gallbladder, gallbladder hydrops
~, имму́нная immune hydrops
~, неимму́нная nonimmune hydrops
~ оболо́чек яи́чка dropsy of testicular membranes, (scrotal) hydrocele
~ плода́ hydrops fetalis
~ плода́, неимму́нная nonimmune hydrops fetalis
~ семенно́го кана́тика funicular hydrocele
~ спинно́го мо́зга hydromyelia
~ суста́ва hydrarthrosis
возбуди́мость ж. excitability
~ новорождённого, повы́шенная irritability of newborn
~, рефлекто́рная reflex excitability
~, чрезме́рная hyperexcitability
возбуди́мый excitable
возбуди́тель м. (боле́зни) causative [aetiological] agent
возбужда́ть to excite, to stimulate
возбужде́ние с. excitation, excitement, stimulation
~, кататони́ческое catatonic agitation, catatonic excitation
~, мотивацио́нное motivation excitement
~, полово́е sexual stimulation, sexual arousal
~ предсе́рдий atrial activation
~ предсе́рдий, ретрогра́дное retrograde atrial activation
~, преждевре́менное premature excitation
~, психи́ческое psychic excitement
~, психомото́рное psychomotor agitation
~ родово́й де́ятельности induction of labor
~, синапти́ческое synaptic stimulation
~, эмоциона́льное emotional excitement, emotional arousal
возвра́т м.:
~ боле́зни relapse
~ (кро́ви), вено́зный venous return
возвра́тный recurrent
возвыше́ние с. eminence, *eminentia* [NA]
~, альвеоля́рное juga alveolaria
~, дугообра́зное arcuate eminence, eminence of superior semicircular canal, *eminentia arcuata* [NA]
~, клинови́дное jugum sphenoidale
~, крестообра́зное cruciform eminence, internal occipital crest, crucial line, *eminentia cruciformis* [NA]

возвыше́ние

~, межмы́щелковое intercondylar [intermediate] eminence, *eminentia intercondylaris* [NA]
~ мизи́нца hypothenar
~, подвздо́шно-лобко́вое iliopubic [iliopectinal] eminence, iliopubic tuber(cle), iliopectinal tubercle, crest of pubis, *eminentia iliopubica* [NA]

возде́йствие *с.* action, effect, influence; intervention, impact
~ биологи́ческими ри́тмами, синхронизи́рованное synchronized biological rhythms exposure
~, вре́дное deleterious [detrimental, adverse] effect
~, вре́дное эмбриона́льное fetal harm
~, дли́тельное long-term exposure
~ и́мпульсным электромагни́тным по́лем exposure of pulsing electromagnetic field, PEMF exposure
~, инфразвуково́е infrasound [infrasonic] exposure, exposure to infrasound
~, кумуляти́вное cumulative effect
~ ла́зерным излуче́нием laser exposure, exposure to laser radiation
~, лока́льное local action, local exposure
~, мни́мое imaginary [show] exposure
~ на здоро́вье health effect
~ на кли́мат climatic effect
~, на окружа́ющую среду́, ко́свенное side environmental effect, side environmental impact
~ на окружа́ющую среду́, непосре́дственное direct environmental effect, direct environmental impact
~ на окружа́ющую среду́, отрица́тельное adverse environmental impact
~ на окружа́ющую среду́, положи́тельное beneficial environmental impact
~ на окружа́ющую среду́, предотврати́мое avoidable environmental impact
~ на пого́дные усло́вия weather control, weather modification
~, нетеплово́е nonthermal exposure
~ органи́ческих раствори́телей exposure to organic solvents
~, оста́точное *экол.* residual effect
~, побо́чное side effect
~, повторя́ющееся repeated exposure
~, продолжи́тельное long-term exposure
~, разруши́тельное destructive [devastating] effect
~, совоку́пное additive effect
~, теплово́е thermal exposure
~ ультразву́ком exposure to ultrasound, ultrasound [ultrasonic] exposure
~, фармакологи́ческое pharmacological intervention
~ физкульту́ры на органи́зм (lifetime) exposure to physical exercise
~, хрони́ческое chronic exposure
~, широ́кое *экол.* wide-spread effect
~ шу́ма noise exposure, noise impact
~, экологи́ческое ecological impact, ecological effect
~, электри́ческое electric influence

воздержа́ние *с.* continence, abstinence
~ от пи́щи fast
~, по́лное полово́е total sex abstinence

возде́рживаться *(от пищи)* to abstain *(from food)*; to fast

во́здух *м.* air
~, альвеоля́рный alveolar air
~, атмосфе́рный atmospheric air
~, вдыха́емый inspired air
~ в приземно́м сло́е атмосфе́ры surface air
~ в произво́дственных помеще́ниях occupational air
~, выдыха́емый expired air
~, дыха́тельный tidal air
~, загрязнённый contaminated [pollutant-loaded] air
~, кондициони́рованный conditioned air
~, нагре́тый heated air
~, нару́жный outside air
~, озони́рованный ozonized air
~, оста́точный residual air
~, резе́рвный reserve air
~, сжа́тый compressed air
~ со станда́ртными сво́йствами standard air
~, целе́бный salubrious [salutary] air
~, чи́стый pure [clean, uncontaminated] air

воздухово́д *м.* artificial airway
воздухообме́н *м.* air exchange
воздухоочисти́тель *м.* air cleaner
воздухопроница́емость *ж.* air permeability
возника́ть *(напр. об опухолях)* to arise
возобновле́ние *с.* лече́ния лека́рством reinstitution of drug

во́зраст *м.* age
~, ана́томо-физиологи́ческий anatomico-physiological age
~, биологи́ческий biological age
~, внутриутро́бный fetal age
~, гестацио́нный gestational age
~, грудно́й infancy
~, детеро́дный childbearing age
~, де́тский infancy, childhood
~, дошко́льный preschool age
~, зре́лый mature age
~, календа́рный chronological age
~, климактери́ческий climacteric age
~, ко́стный skeletal maturity, bone age
~, менструа́льный menstrual age
~, морфологи́ческий morphological age
~, овуляцио́нный ovulational age
~, плода́ fetus age
~, подростко́вый adolescence
~, пожило́й elderly age
~, пуберта́тный puberty age
~, репродукти́вный childbearing age
~, somatíческий anatomical [physical] age
~, сре́дний mean [average] age
~, ста́рческий senility, old age
~, факти́ческий actual age
~, фертилизацио́нный fertilization age

вокругсуставно́й periarticular
волды́рь *м.* wheal, blister
волна́ *ж.* wave
 ~, дикроти́ческая dicrotic wave
 ~, пу́шечная *(пульса шейных вен)* cannon wave
 ~, электромагни́тная electromagnetic wave
 ~ P P wave
 ~ P, лёгочная P pulmonary wave
 ~ T T wave
 ~ U U wave
воло́кна *с. мн.* fibers, *fibrae* [NA] *(см. тж* воло́кно*)*
 ~, ассоциати́вные не́рвные association fibers, *neurofibrae associationes* [NA]
 ~ Бе́ргманна Bergmann's fibers
 ~ большо́го мо́зга, дугообра́зные arcuate fibers of cerebrum, *fibrae arcuatae cerebri* [NA]
 ~ Брю́кке Brücke's [meridional] fibers, *fibrae meridionales musculi ciliaris* [NA]
 ~, висо́чно-мостовы́е temporopontine fibers, *fibrae temporopontinae* [NA]
 ~, висцера́льные не́рвные visceral nerve fibers, *neurofibrae viscerales* [NA]
 ~, вну́тренние дугообра́зные internal arcuate fibers, *fibrae arcuatae internae* [NA]
 ~, внутриталами́ческие intrathalamic fibers, *fibrae intrathalamicae* [NA]
 ~, дви́гательные motor nerve fibers, *neurofibrae efferentes* [NA]
 ~ Ивано́ва *(реснитчатой мышцы)* Ivanov's fibers (of ciliary muscle), *fibrae radiales musculi ciliaris* [NA]
 ~, комиссура́льные не́рвные commissural nerve fibers, *neurofibrae commissurales* [NA]
 ~, ко́рково-мостовы́е corticopontine fibers, *fibrae corticopontinae* [NA]
 ~, ко́рково-покры́шечные corticorectal fibers, *fibrae corticorectales* [NA]
 ~, ко́рково-ретикуля́рные corticoreticular fibers, *fibrae corticoreticulares* [NA]
 ~, ко́рково-спинномозговы́е corticospinal fibers, *fibrae corticospinales* [NA]
 ~, ко́рково-я́дерные corticonuclear fibers, *fibrae corticonucleares* [NA]
 ~, кортикоспина́льные corticospinal fibers, *fibrae corticospinales* [NA]
 ~, косы́е oblique fibers, *fibrae obliquae* [NA]
 ~, кра́сные зу́бчатые red dental fibers, *fibrae dentatae rubrales* [NA]
 ~, ло́бно-мостовы́е frontopontine fibers, *fibrae frontopontinae* [NA]
 ~, межно́жковые intercrural fibers, *fibrae intercrurales* [NA]
 ~, меридиона́льные meridional [Brücke's] fibers, *fibrae meridionales musculi ciliaris* [NA]
 ~ моста́, попере́чные transverse fibers of pons, *fibrae pontis transversae* [NA]
 ~ моста́, продо́льные longitudinal fibers of pons, *fibrae pontis longitudinales* [NA]
 ~, мю́ллеровы *(реснитчатой мышцы)* Müller's fibers (of ciliary muscle), *fibrae circulares musculi ciliaris* [NA]
 ~, не́рвные nerve fibers
 ~, перивентрикуля́рные periventricular fibers, *fibrae periventriculares* [NA]
 ~, пищевы́е dietary fibers
 ~, послеузловы́е не́рвные postganglionic nerve fibers, *neurofibrae postganglionares* [NA]
 ~ пояска́ zonular fibers, *fibrae zonulares* [NA]
 ~, преганглиона́рные fibrae preganglionares
 ~, предузловы́е не́рвные preganglionic nerve fibers, *neurofibrae preganglionares* [NA]
 ~, проекцио́нные не́рвные projection nerve fibers, *neurofibrae projectiones* [NA]
 ~, радиа́льные radial fibers, *fibrae radiales* [NA]
 ~, сократи́тельные mantle [contraction] fibers
 ~, супраопти́ческие supraoptical fibers, *fibrae supraoptica* [NA]
 ~, тала́мо-теменны́е thalamoparietal fibers, *fibrae thalamoparietales* [NA]
 ~, тангенциа́льные не́рвные tangential nerve fibers, *neurofibrae tangentiales* [NA]
 ~, те́менно-висо́чно-мостовы́е parietotemporopontine fibers, *fibrae parietotemporopontinae* [NA]
 ~ термина́льной поло́ски fibers of terminal stria, *fibrae striae terminales* [NA]
 ~ хруста́лика fibers of lens, *fibrae lentis* [NA]
 ~, циркуля́рные circular fibers, *fibrae circulares* [NA]
 ~, чувстви́тельные не́рвные sensory nerve fibers, *neurofibrae afferentes* [NA]
волокни́стый fibrous
волокно́ *с.* fiber, *fibra* [NH] *(см. тж* воло́кна*)*
 ~, автоно́мное не́рвное autonomic nerve fiber, *neurofibra autonomica* [NH]
 ~, апика́льное *(зуба)* apical fiber, *fibra apicalis* [NH]
 ~, афферéнтное не́рвное afferent nerve fiber, *neurofibra afferens* [NH]
 ~, безмиели́новое [безмя́котное] не́рвное nonmyelinated [unmyelinated, nonmedullated, Remak's, gray] nerve fiber, *neurofibra nonmyelinata* [NH]
 ~, бе́лое мы́шечное white muscle fiber, *myofibra alba, myocytus albus* [NH]
 ~, вкусово́е не́рвное gustatory nervous fiber, *neurofibra gustatoria* [NH]
 ~, внутриверетённое мы́шечное intrafusal [intraspindle] muscle fiber, *myofibra intrafusalis* [NH]
 ~, дви́гательное motor fiber
 ~, денти́нное dentin fiber, *fibra dentini* [NH]
 ~, десневóе gingival fiber, *fibra gingivalis* [NH]
 ~, едини́чное single fiber
 ~, интрафузáльное мы́шечное intrafusal [intraspindle] muscle fiber, *myofibra intrafusalis* [NH]
 ~ Ке́нта *(в проводящей системе сердца)* Kent's fiber

ВОЛОКНО́

~, коллаге́новое collagen(ous) [white] fiber, *fibra collagena* [NH]
~, кольцеви́дное ретикуля́рное ring-form [ring-like] reticular fiber, *fibra reticularis anularis* [NH]
~, кра́сное мы́шечное red muscle fiber, *myofibra rubra, myocytus rubrus* [NH]
~ ма́трикса fiber of matrix, *fibra matricis* [NH]
~, межзубно́е interdental fiber, *fibra interdentalis* [NH]
~, межкорнево́е *(зуба)* interroot fiber, *fibra interradicularis* [NH]
~, миелинизи́рованное не́рвное myelinated [medullated] nerve fiber, *neurofibra myelinata* [NH]
~, мы́шечное muscle fiber, *myofibra* [NH]
~ Мю́ллера Müller's fiber
~, мя́котное не́рвное medullated [myelinated] nerve fiber, *neurofibra myelinata* [NH]
~, немиелинизи́рованное не́рвное unmyelinated [nonmyelinated, nonmedullated, Remak's, gray] nerve fiber, *neurofibra nonmyelinata* [NH]
~, обоня́тельное не́рвное olfactory nerve fiber, *neurofibra olfactoria* [NH]
~, поперечнополоса́тое мы́шечное transversal striated muscle fiber
~, постганглиона́рное не́рвное postganglionic nervous fiber, *neurofibra postganglionica* [NH]
~, предентинное predentin(e) [predentinal] fiber, *fibra predentinalis* [NH]
~ прикрепле́ния лимфати́ческого капилля́ра fiber of lymphatic capillary, *fibra fixationis vasis lymphocapillaris* [NH]
~, пробода́ющее *(надкостницы)* perforating fiber, *fibra perforans (periostei)* [NH]
~, проводя́щее серде́чное мы́шечное conductance heart muscle fiber, *myofibra conducens cardiaca* [NH]
~, продо́льное эласти́ческое longitudinal elastic fiber, *fibra elastica longitudinalis* [NH]
~ Пуркинье́ Purkinje's fiber, *myofibra conducens purkinjensis* [NH]
~, ретикуля́рное reticular fiber, *fibra reticularis* [NH]
~ селезёнки, кольцеви́дное се́тчатое ringform [ring-like] reticular fiber of spleen, *fibra reticularis anularis* [NH]
~ соедини́тельной тка́ни connective tissue fiber, *fibra textus connectivi* [NH]
~, спира́льное не́рвное spiral nerve fiber, *neurofibra spiralis* [NH]
~, сухожи́льное tendinous fiber, *fibra tendinea* [NH]
~ То́мса Tomes (dentinal) fiber, *processus odontoblasti dentini* [NH]
~, углеро́дное carbon fiber
~ хруста́лика, гла́вное chief [main] fiber of lens, *fibra principalis lentis* [NH]
~ хруста́лика, перехо́дное transitional fiber of lens, *fibra transitoria lentis* [NH]
~ хруста́лика, центра́льное central fiber of lens, *fibra centralis lentis* [NH]

~ цеме́нта *(зуба)* cement fiber of tooth, *fibra cementalis* [NH]
~, цеме́нтно-альвеоля́рное cementoalveolar fiber, *fibra cementoalveolaris* [NH]
~, цеме́нтное cement fiber of tooth, *fibra cementalis* [NH]
~, эффере́нтное не́рвное efferent nerve fiber, *neurofibra efferens* [NH]
волоко́нце *с.* fibril(la)
волоко́нцевый fibrillar, fibrillary
во́лос *м.* hair, *pilus* [NH]
волоса́тость *ж.*, избы́точная hypertrichosis, hypertrichiasis
волоси́стый pilar(y)
волоски́ *м. мн.*, перви́чные downy hair
во́лосы *м. мн.* hair
~ но́са vibrissa, *vibrissae* [NH]
~, пушко́вые *(на теле новорождённого)* lanugo
~, ре́дкие sparse hair
~, то́нкие fine hair
~, шерсти́стые woolly hair
волча́нка *ж.* lupus
~ Бенье́ — Теннессо́на, озноблённая Besnier-Tennesson lupus pernio
~, дискоидная discoid lupus
~, кра́сная lupus erythematosus
~, систе́мная кра́сная [систе́мная эритемато́зная] systemic lupus erythematosus
вольтаре́н *м.* voltaren, sodium diclofenae
воро́нка *ж.* funnel
~, дели́тельная separating funnel
~, ка́пельная dropping funnel
~ ма́точной трубы́ infundibulum of uterine tube, *infundibulum tubae uterinae* [NA]
~, решётчатая ethmoidal infundibulum, *infundibulum ethmoidae* [NA]
воро́та *мн.* инфе́кции, входны́е (portal of) entry of infection
ворси́нчатость *ж.* villousness
ворси́нчатый villiferous, villous
ворси́ны *ж. мн.* villi
~ плаце́нты placental villi
~ хорио́на chorionic villi
~ хорио́на, свобо́дные floating (free) villi
~ хорио́на, я́корные anchoring villi
воск *м.* wax
~, ба́зисный base plate wax
~, го́рный mineral wax, ozocerite
~ для вкла́док inlay wax
~ для окклюзио́нных ва́ликов occlusal wax
~ для отли́вки моде́ли casting wax
~ для о́ттиска impression wax
~ для скле́ивания adhesive [sticky] wax
~, зуботехни́ческий dental wax
~, кле́йкий adhesive [sticky] wax
~, ле́нточный ribbon wax
~, ли́пкий sticky [adhesive] wax
~, окклюзио́нный occlusal wax
~, отли́вочный casting wax
~, оттискно́й impression wax
~, сверхли́пкий eversticky wax
восковидный waxy, ceraceous
восково́й wax

воспале́ние с. inflammation
 ~, адгези́вное adhesive inflammation
 ~, аллерги́ческое allergic [immune] inflammation
 ~, альтерати́вное alterative inflammation
 ~, асепти́ческое aseptic inflammation
 ~ бараба́нной перепо́нки, буллёзное bullous myringitis
 ~ большо́й железы́ преддве́рия влага́лища bartholinitis
 ~ брюши́ны, та́зовое pelvic peritonitis
 ~ в отключённой кишке́ diversion colitis
 ~ ву́львы vulvitis
 ~, гангрено́зное gangrenous inflammation
 ~, геморраги́ческое hemorrhagic inflammation
 ~, гиперерги́ческое hyperergic inflammation
 ~, гни́лостное putrid inflammation
 ~, гно́йное suppurative infection, suppurative inflammation
 ~, гранулемато́зное granulomatous inflammation
 ~, демаркацио́нное demarcation inflammation
 ~, десквамати́вное desquamative inflammation
 ~ десны́ gingival inflammation, inflammation of gum
 ~, дифтери́ческое diphtheritic inflammation
 ~, диффу́зное diffuse inflammation
 ~ жёлчных путе́й cholangitis
 ~, имму́нное immune [allergic] inflammation
 ~, интерстициа́льное interstitial inflammation
 ~, катара́льное catarrhal inflammation
 ~ коле́нного суста́ва gonitis
 ~ кра́йней пло́ти полово́го чле́на foresian inflammation, posthitis
 ~ кра́сной каймы́ губ red border inflammation, cheilitis
 ~, крупо́зное croupous inflammation
 ~ лёгких pneumonia
 ~ ма́тки metritis
 ~ ма́точной трубы́ salpingitis
 ~ ма́точной трубы́ и покрыва́ющей её брюши́ны salpingoperitonitis
 ~ миоме́трия metritis
 ~, неспецифи́ческое nonspecific inflammation
 ~, о́строе acute inflammation
 ~ отпада́ющей оболо́чки ма́тки deciduitis
 ~, паренхимато́зное parenchimatous inflammation
 ~, продукти́вное [пролиферати́вное] proliferative [productive, hyperplastic] inflammation
 ~ прямо́й кишки́ rectal inflammation
 ~, псевдомембрано́зное pseudomembranous inflammation
 ~, разли́тое generalized inflammation
 ~, реакти́вное reactive inflammation
 ~, ро́жистое erysipelatous inflammation
 ~, серо́зное serous inflammation
 ~, симпати́ческое sympathetic inflammation
 ~ соска́ (моло́чной железы́) acromastitis
 ~ та́зовой клетча́тки pelvic cellular tissue inflammation
 ~ фа́терова соска́ inflammation of Vater's papilla
 ~, фибрино́зное fibrinous inflammation
 ~, флегмоно́зное phlegmonous inflammation
 ~, хрони́ческое chronic inflammation
 ~, экссудати́вное exudative inflammation
 ~ яи́чника oophoritis
 ~ яи́чника, гно́йное pyoovarium
воспалённый inflamed
воспита́ние с., гигиени́ческое hygienic education
восполне́ние с. кровопоте́ри blood replacement
воспомина́ние с. memory
 ~, визуа́льное eye memory
 ~, ло́жное falsification of memory
восприи́мчивость ж. receptiveness, receptivity, susceptibility
 ~ к инфе́кции susceptibility to infection
восприя́тие с. appreciation, perception
 ~ бо́ли appreciation of pain
 ~, бредово́е delusional perception
 ~, простра́нственное spatial perception
воспроизводи́мость ж. reproducibility
 ~ результа́тов reproducibility of results
воспроизво́дство с. населе́ния reproduction of population
восстанови́тельный restorative
восстана́вливать 1. (хими́ческое вещество́) to reduce 2. to restore, to renew, to rehabilitate, to regenerate, to recover
восстановле́ние с. 1. (хими́ческая реакция) reduction 2. restoration, renewal, rehabilitation, regeneration, recovery
 ~, анатоми́ческое restoration of anatomic position
 ~ ве́са recovery of weight
 ~ движе́ний gain of motion
 ~ здоро́вья health resumption, rehabilitation, recovery of one's health
 ~ кише́чной непреры́вности restoration [reestablishment] of intestinal [bowel] continuity
 ~ кровоснабже́ния restoration of blood supply
 ~ мышц muscle rehabilitation
 ~ объёма кро́ви adjustment of blood volume
 ~ подви́жности суста́ва mobilization of joint
 ~ профессиона́льных на́выков occupational recovery
 ~ свя́зок ligamentous reconstruction, ligament repair
 ~ сил recreation, rejuvenation
 ~ физи́ческой акти́вности somatic mobilization
 ~ фу́нкции functional recovery
 ~, функциона́льное functional recovery
 ~ хирурги́ческим путём repair, reconstruction
 ~ чувстви́тельности return of sensation
восстано́вленный 1. (о химическом веществе́) reduced 2. restored, renewed, rehabilitated, regenerated, recovered
вошь ж. louse
 ~, головна́я head louse
 ~, лобко́вая crab [pubic] louse
 ~, платяна́я body [clothes] louse
впаде́ние с. лёгочных вен, анома́льное anomalous pulmonary venous return
впа́дина ж. cavity

впа́дина

~, вертлу́жная acetabulum, cotyloid [cup-like] cavity
~ лопа́тки, суставна́я glenoid cavity of scapula, *cavitas glenoidalis scapulae* [NA]
~, подмы́шечная axillary crease
~, суставна́я glenoid cavity

вправле́ние *с.* reposition, reduction, alignment, reset
~ вы́павшей пупови́ны omphalotaxis
~, гру́бое rough reduction
~, закры́тое closed reduction
~, откры́тое open reduction
~, повто́рное realignment, remanipulation, rehearsed reduction
~ под контро́лем зре́ния reduction under direct vision
~ пупови́ны replacement of umbilical cord
~, ручно́е manual reduction
~, самопроизво́льное spontaneous reduction
~, то́чное anatomic reduction
~, эта́пное step-wise reduction

вправля́ть *(обломки)* to reduce, to reset *(a fracture)*

впры́скивание *с.* injection
~, внутрико́жное intracutaneous [intradermal] injection
~, внутримы́шечное intramuscular injection
~, подко́жное subcutaneous [subdermal] injection

впя́чивание *с.*, кле́точное cellular invagination
враста́ние *с.* сосу́дов vascular ingrowth

врач *м.* doctor, physician, practitioner of medicine ◇ вызыва́ть ~а́ to call a doctor; записа́ться на приём к ~у́ to make an appointment to see a doctor; идти́ на приём к ~у́ to go to the doctor; лечи́ться у ~а́ to be attended by a doctor; наблюда́ться у ~а́ to be followed up by a doctor; обраща́ться к ~у́ to seek medical attention, to come to see [to consult] a doctor; обраща́ться к ~у́ по по́воду боле́зни to go to a doctor about a disease; приглаша́ть ~а́ to call in a doctor
~, больни́чный hospital physician, hospital doctor
~, вое́нный military doctor
~, высококвалифици́рованный highly experienced [highly skilled] doctor
~ вы́сшей катего́рии doctor of higher category
~, гла́вный head doctor
~, глазно́й eye doctor, ophthalmologist, oculist
~, дежу́рный doctor on duty, duty doctor, doctor on call
~, де́тский pediatrician, children's doctor
~, дома́шний family doctor, family physician
~, зубно́й dentist, stomatologist, dental practitioner
~, квалифици́рованный experienced [skilled] doctor
~, ле́чащий attending medical doctor, doctor in charge; hospital doctor
~, ме́стный local doctor
~ на приёме doctor on duty, duty doctor, doctor on call
~ неотло́жной по́мощи emergency [urgent] doctor
~ о́бщей пра́ктики general practitioner, GP
~, отве́тственный дежу́рный doctor on duty, duty doctor, doctor on call
~ по диети́ческому пита́нию dietitian, dietarian
~ по лече́бной физкульту́ре и спо́рту doctor in exercise therapy and sports medicine
~, практику́ющий general practitioner, GP
~, семе́йный family doctor, family physician
~ ско́рой по́мощи emergency [urgent] doctor
~, спорти́вный doctor in sports medicine
~ у посте́ли больно́го attending medical doctor, doctor in charge; hospital doctor
~ у́ха, го́рла и но́са *разг.* otorhinolaryngologist
~, участко́вый doctor in charge of a section in a city area, district doctor
~, цехово́й working physician, factory's sectorial doctor
~, частнопрактику́ющий private practitioner
~ широ́кого про́филя general practitioner, GP
~, шко́льный school pediatrician

врач-бактерио́лог *м.* bacteriologist
врач-бальнео́лог *м.* balneologist
врач-биохи́мик *м.* biochemist
врач-венеро́лог *м.* venereologist
врач-вирусо́лог *м.* virologist
врач-гомеопа́т *м.* homeopath
врач-дието́лог *м.* dietitian, dietarian
врач-интéрн *м.* internship doctor
врач-клиници́ст *м.* clinician
врач-консульта́нт *м.* visiting medical doctor, medical adviser
врач-лабора́нт *м.* laboratory doctor
врач-нарко́лог *м.* narcologist
врач-ордина́тор *м.* attending medical doctor, doctor in charge; hospital doctor
врач-ортопе́д *м.* orthopedic surgeon
врач-радиоизото́пный диагно́ст *м.* nuclear (medicine) physician
врач-радио́лог *м.* radiologist, roentgenologist
врач-радионукли́дный диагно́ст *м.* nuclear (medicine) physician
врач-рентгено́лог *м.* radiologist, roentgenologist
врач-специали́ст *м.* medical specialist
врач-ультразвуково́й диагно́ст *м.* sonologist
врач-эпидемио́лог *м.* epidemiologist

враща́тели *м. мн.*:
~ груди́ rotator thoracic muscles, *musculis rotatores thoracis* [NA]
~ поясни́цы rotator lumbar muscles, *musculis rotatores lumborum* [NA]
~ ше́и rotator cervical muscles, *musculis rotatores cervicis* [NA]

враще́ние *с. физиол.* rotation
~ вле́во *(шеи)* left rotation
~ внутрь *(плеча)* internal rotation
~ впра́во *(шеи)* right rotation
~ нару́жу *(плеча)* external rotation
~, осево́е torsion
~ про́тив часово́й стре́лки anticlockwise rotation
~, спонта́нное unconstrained torque
~ с це́лью нагре́ва в воде́ heated whirlpool in water

вред *м.* harm, injury, damage ◇ причинять ~ to damage; to be detrimental (to)

вредители *м. мн.*:
~ животных animal pests
~ растений plant pests

вредность *с.* производства occupational hazard

временный temporary

время *с.* time ◇ снижать ~ транзита по толстой кишке to decrease transit time in colon
~ визуализации *радиол.* appearance time, time of appearance
~ восстановления recovery time
~ дефазировки T2 T2 relaxation time
~ достижения максимальной скорости наполнения time to peak filling rate
~ задержки эхо-импульса echo(-delay) time, TE
~ инверсионной задержки inversion time, TI
~ исследования *радиол.* acquisition [imaging, run, scan(ning)] time
~ исследования на МР-томографе magnet time
~ Квика prothrombin time, PT
~ кишечного транзита total [gut] transit time
~ кровотока в малом круге кровообращения, среднее mean pulmonary transit time
~ максимального накопления [максимума] *радиол.* time to peak, T max, maximum uptake [peak] time
~, мёртвое *рад.* dead time
~ облучения radiation time
~ операции timing of surgery
~ пассажа *(содержимого кишечника)* transit time
~ повторения импульса repetition time, TR
~ полувыведения excretion [elimination] half-time, half-time disappearance, half-time excretion, half-time of elimination phase
~ полужизни half-life
~ полунакопления half-rise time
~ полуочищения крови blood half-life, half-clearance time, half-time in blood, blood half-time disappearance
~ получения среза single scan time
~ поперечной релаксации transverse [spin-spin, T2] relaxation time
~ пробуждения после наркоза recovery time
~ продольной релаксации longitudinal [spin-lattice, T1] relaxation time
~, протромбиновое prothrombin time, PT
~ прохождения *радиол.* mean transit time, MTT
~ релаксации relaxation time
~ спин-решёточной релаксации spin-lattice [longitudinal, T1] relaxation time
~ спин-спиновой релаксации spin-spin [transverse, T2] relaxation time
~ толстокишечного транзита colonic transit time
~ томографирования imaging [acquisition, run, scan(ning)] time
~ транзита transit time
~ удержания residence time
~ эхо-задержки [эхо-сигнала] echo(-delay) time, TE

врождённый congenital; built-in

всасываемость *ж.* лекарства drug absorbability

всасывание *с.* absorption, resorption, intake
~ в кишечнике intestinal absorption
~, внутрибрюшинное transperitoneal reabsorption
~, кишечное intestinal absorption
~ пищи intake of food
~ при введении через рот (per)oral absorption
~ при интраназальном введении nasal absorption
~ при пероральном введении (per)oral absorption
~ при сублингвальном введении sublingual absorption
~ при трансбуккальном введении buccal absorption
~, сублингвальное sublingual absorption
~ через кожу percutaneous [transdermal] absorption, transdermal permeation
~, чрескожное percutaneous [transdermal] absorption, transdermal permeation

вскармливание *с.* (ребёнка) (infant) feeding
~, грудное breast feeding
~, искусственное artificial [bottle, formula] feeding
~, смешанное mixed feeding

вскрывать *(полый орган)* to open

вскрытие *с.* 1. *(трупа)* autopsy, necropsy 2. opening, rupture ◇ ~ показало autopsy has shown
~ абсцесса lancing [drain] of abscess
~ абсцесса, самопроизвольное spontaneous opening of abscess
~ влагалища, чрезбрюшинное gastroelytrotomy
~ дугласова кармана culdotomy
~ плодного пузыря rupture of amniotic fluid sac
~ плодного пузыря, позднее late rupture of amniotic fluid sac
~ плодного пузыря, преждевременное premature rupture of amniotic fluid sac
~ плодного пузыря, своевременное timely rupture of amniotic fluid sac
~ полости в зубе opening [trepanation] of pulp cavity
~ спинномозгового канала rachitomy
~ трупа autopsy, necropsy
~ трупа, патологоанатомическое postmortem examination
~ трупа, судебно-медицинское medicolegal autopsy

вспыхнуть *(о болезни, эпидемии)* to break out

вспышка *ж.*:
~, бредовая delusional attack, delusional exacerbation
~ гнойного процесса flare-up of infection
~ инфекции infective episode
~, эмоциональная emotional outburst

вставание *с. (после операции)* ambulation
~, раннее early ambulation, early walking

вставáть

вставáть *(после операции)* to ambulate, to be out of bed
вставлéние *с.* предлежáщей чáсти плодá fitting of presentation
встáвочный *(напр. о протоке железы)* intercalated
втирáние *с.* rubbing-in
втори́чный secondary
второродя́щая *ж.* secundipara, para II
втяжéние *с.* retraction
~ груднóй клéтки, систоли́ческое systolic chest retraction
~ межрёберных промежýтков intercostal retraction, indrawing
вуáль *ж.* fogging, turbidity
~, краевáя margine fogging
~ на стáрых рентгéновских плёнках long-storage fogging
вýльва *ж.* vulva
вульви́зм *м.* vaginism(us), vulvismus
вульви́т *м.* vulvitis
~, гонорéйный gonorrheal vulvitis
~, диабети́ческий diabetic vulvitis
~, дифтерóидный diphtheroid vulvitis
~, лейкоплаки́ческий leukoplakic vulvitis, leukoplakia vulvae
~, микоти́ческий mycotic vulvitis
~, плазмоклéточный plasma cell vulvitis
~, псевдолейкоплаки́ческий pseudoleukoplakic vulvitis
~, трихомонáдный Trichomonas vulvitis
~, флегмонóзный phlegmonous vulvitis
~, экзематóзный eczematous vulvitis
~, я́звенный ulcerative vulvitis
вульвовагинáльный vulvovaginal
вульвовагини́т *м.* vulvovaginitis
~, бактериáльный bacterial vulvovaginitis
~, ви́русный viral vulvovaginitis
~, грибкóвый mycotic vulvovaginitis
~, диабети́ческий diabetic vulvovaginitis
~, микоти́ческий mycotic vulvovaginitis
~, óстрый acute vulvovaginitis
~, трихомонáдный Trichomonas vulvovaginitis
~, хрони́ческий chronic vulvovaginitis
вульвопати́я *ж.* vulvopathy
вульворектáльный vulvorectal
вульвэктоми́я *ж.* vulvectomy
вульнерографи́я *ж.* contrast radiography of penetrating wounds
вход *м.*:
~ в глазни́цу opening into orbit, *aditus orbitae* [NA]
~ в гортáнь aperture of larynx, *aditus laryngis* [NA]
вши́вость *ж.* pediculosis
вы́бор *м.* selection
~ зóны интерéса placement [determination, selection, positioning] of region of interest
~ мéтода лечéния therapeutic decision, choice of treatment
~ момéнта проведéния операции timing of operation
~ операции choice of surgical procedure

вы́борка *ж.* sampling
~, типи́ческая произвóльная stratified random sampling
вы́брос *м.* emission, discharge, release *(см. тж* вы́бросы)
~, антропогéнный *экол.* man-made emission
~ в атмосфéру discharge into the air, atmospheric emission
~ гистами́на histamine release
~ дымовы́х гáзов smoke emission
~ из желýдка gastric output
~ кáла *(за сутки)* fecal output
~, контроли́руемый промы́шленный organized industrial emission, organized industrial discharge
~, минýтный сердéчный cardiac output
~, неконтроли́руемый промы́шленный nonorganized industrial emission, nonorganized industrial discharge
~, повы́шенный минýтный сердéчный high-output cardiac state
~, предéльно допусти́мый *экол.* maximum permissible discharge
~, промы́шленный industrial discharge
~ пы́ли dust emission
~, радиоакти́вный radioactive discharge, radioactive release
~, случáйный *экол.* accidental discharge, accidental release
~, суммáрный предéльно допусти́мый total maximum permissible discharge
~, удéльный предéльно допусти́мый specific maximum permissible discharge
вы́бросы *м. мн.* emissions *(см. тж* вы́брос)
~, автомоби́льные (motor) vehicle [engine] emissions
~ гáзов, кáртерные crankcase emissions
~, газообрáзные gaseous discharge, gas burst, gas release
~ отрабóтавших гáзов exhaust gas emissions
~, регули́руемые regulated emissions
~, твёрдые solid discharge
выбухáние *с.* bulging
~ пупкá exomphalos, exumbilication
~ роднички́ bulging of fontanel
вывáривать *(растворять в горячей жидкости)* to digest
выведéние *с. (вещества из организма)* excretion
~, замéдленное *радиол.* prolonged washout
~ óргана на повéрхность тéла, врéменное exteriorization
~ радиофармпрепарáта washout of tracer
~ с жёлчью bile excretion
~ с мочóй renal [urinary] excretion
~ с фекáлиями fecal excretion
~ тóлстой кишки́ на стéнку животá colon exteriorization, colostomy
выви́нчивать to unscrew, to screw out
вы́вих *м.* dislocation, luxation, abarticulation ◇ вправля́ть ~ to set a bone

~, акромиа́льно-ключи́чный acromioclavicular dislocation, acromioclavicular separation, knocked down shoulder
~ бедра́ hip dislocation, dislocation of hip
~ бедра́, вправи́мый reducible hip
~ бедра́, невправи́мый unreducible hip
~ бедра́, центра́льный dislocation of central type
~, врождённый congenital dislocation
~, за́дний posterior dislocation
~, закры́тый closed [simple] dislocation
~, застаре́лый chronic [established, long-standing, unreduced, old] dislocation
~ зу́ба dental dislocation
~ ки́сти с перело́мом шилови́дного отро́стка лучево́й ко́сти transradial styloid dislocation
~ надколе́нника patellar dislocation, dislocation of patella
~ надколе́нника, привы́чный slipping patella, recurrent dislocation of patella
~, невправи́мый unreducible dislocation
~, недиагности́рованный neglected dislocation
~, неосложнённый simple dislocation
~, непо́лный sublux(ation), semiluxation
~ ни́жней че́люсти mandibular dislocation
~, ни́жний inferior dislocation
~, осложнённый complicated dislocation
~, откры́тый open [compound] dislocation
~, патологи́ческий pathological dislocation
~, пере́дний anterior dislocation
~, перилуна́рный perilunate [perilunar] dislocation
~ плеча́ shoulder dislocation
~ плеча́, ни́жний subglenoid dislocation
~ плеча́, подо́стный subspinous dislocation
~ плеча́, привы́чный shoulder-slip
~, подтара́нный subtalar dislocation
~ позвонко́в vertebral dislocation
~ по́лный complete dislocation
~ полово́го чле́на phallocrypsis
~ полулу́нной ко́сти lunate [Kienböck's] dislocation
~ предпле́чья, диверги́рующий divergent dislocation
~, привы́чный habitual [relapsing] dislocation
~, расходя́щийся divergent dislocation
~, рецидиви́рующий recurrent [consecutive] dislocation, redislocation
~, све́жий acute dislocation
~, сло́жный open [compound] dislocation
~, сто́йкий permanent dislocation
~ та́за spondylolisthetic [Prague, Rokitansky's] pelvis
~ тибиотарза́льный Nélaton's dislocation
~, травмати́ческий traumatic dislocation
~, ты́льный dorsal dislocation
~, чрезладьеви́дно-перилуна́рный transscaphoperilunate [transscaphoid perilunate fracture] dislocation
~, чрезладьеви́дно-чрезголо́вчатый transscaphoid-transcapitate dislocation

~, чрезладьеви́дно-чрестрёхгра́нный transscaphoid-transtriquetral dislocation
~, чрезладьеви́дный transscaphoid dislocation
выви́хивать to dislocate, to luxate
вы́вихнутый abarticular, dislocated
выводи́ть (*орган на поверхность тела*) to exteriorize
~ в ра́ну (*напр. сухожилия*) to deliver
выводно́й (*напр. о протоке железы*) excretory
вы́ворот *м.* eversion; inversion
~ ма́тки inversion of uterus
~ сли́зистой оболо́чки mucosal ectropion
выда́вливание *с.* амальга́мы amalgam squeezing
выда́лбливать to gouge
выделе́ние *с.* discharge, elimination, elution (*см. тж* выделе́ния)
~ в просве́т luminal release
~ децидуа́льной оболо́чки deciduation
~ жёлчи bile flow
~ меко́ния, избы́точное meconiorrhea
~ молози́ва, уси́ленное colostrorrhea
~ молока́ milk let-down
~ мочи́ urinary excretion, urine flow
~ отпада́ющей оболо́чки deciduation
~ с ка́лом (*какого-л. вещества*) fecal recovery, fecal excretion
~ сли́зи (*из заднего прохода*) mucus discharge, passage of mucus
выделе́ния *с. мн.* discharge (*см. тж* выделе́ние)
~, влага́лищные vaginal discharge
~, водяни́стые watery discharge
~, гно́йные purulent discharge
~ из илеосто́мы ileostomy [ileal] output, ileal excreta, ileal effluent
~ из пупка́ umbilical discharge
~ из соска́ nipple discharge
~, кровяни́сто-гно́йные sanies
~, кровяни́стые blood-tinged [bloody] discharge
~, ма́точные uterine discharge
~ ме́ди с мочо́й urinary excretion of copper
~ мокро́ты expectoration
~, оби́льные profuse discharge
~, патологи́ческие pathologic discharge
~, послеродо́вые lochia
~ с неприя́тным за́пахом, менструа́льные bromomenorrhea
выделя́ть 1. to define, to debride, to separate 2. to release 3. (*опухоль, орган*) to expose
~ из спа́ек to separate
вы́дох *м.* expiration
~, спровоци́рованный forced expiration
вы́емка *ж.* recess, trough, notch
выжива́емость *ж.* survivability, survival rate, survival value
~, актуриа́льная actuarial survival rate
~, пятиле́тняя five-year survival rate
выжива́ние *с.* survival
~, дли́тельное long-term survival
~ индиви́дуума individual survival
~ наибо́лее приспосо́бленных survival of the fittest

выживать

выжива́ть to survive
выздора́вливать to make convalescence, to recover, to recuperate
выздора́вливающий *(о пациенте)* recovering, recuperating
вы́здороветь to cure completely, to make a recovery
выздоровле́ние *с.* recovery, recuperation, convalescence, cure
~, вы́раженное клини́чески apparent clinical recovery
~, гла́дко протека́ющее smooth [uneventful] recovery
~, непо́лное incomplete [defective, partial] recovery
~, по́лное full [complete, absolute, ultimate] recovery
~ с гла́дким тече́нием smooth [uneventful] recovery
~, спонта́нное spontaneous recovery
~, сто́йкое permanent cure
~, части́чное incomplete [partial, defective] recovery
вы́зов *м. (врача)* call ◇ получа́ть экстренный ~ *(о враче)* to be called out on an urgent case
~ врача́ на́ дом calling a doctor (in)
~ ско́рой медици́нской по́мощи emergency call
вызыва́ть *(болезнь, приступ тошноты и т.п.)* to bring on
вы́кидыш *м.* abortion; miscarriage, misbirth
~, иску́сственный artificial abortion
~, непо́лный incomplete abortion
~, несостоя́вшийся missed abortion
~, по́здний *(при массе тела плода 500—900 г.)* immature birth
~, привы́чный habitual [recurrent] abortion
~, привы́чный самопроизво́льный recurrent spontaneous abortion, recurrent miscarriage
~, провоци́рованный *(лекарствами или хирургическим путём)* induced abortion
вылечивать to cure, to heal up
вылуще́ние *с.* enucleation
вымира́ние *с.* extinction
~ ви́да extinction of species
вымыва́ние *с.* радиофармпрепара́та washout of tracer
вына́шивание *с.* бере́менности carrying of a pregnancy
выно́сливость *ж.* tolerance
~, болева́я pain tolerance
~ к глюко́зе glucose tolerance
~ к недоста́тку кислоро́да hypoxia [anoxia] tolerance
~ к физи́ческой нагру́зке exercise tolerance
~ мышц muscle endurance
выпада́ть *(о зубах)* to come out
выпаде́ние *с.* prolapse, procidentia
~ влага́лища vaginal prolapse, colpoptosis
~ всех слоёв прямо́й кишки́ full-thickness rectal prolapse
~ геморроида́льных узло́в prolapsed hemorrhoids, prolapsed piles
~ зу́ба falling of tooth
~ колосто́мы colostomy prolapse
~ ма́тки prolapse of uterus, uterine prolapse, prolapsus uteri, falling of womb
~ ма́тки и влага́лища frank prolapse, metrocolpocele
~ межпозвоно́чного ди́ска disk prolapse, prolapsed [slipped] disk
~ ногте́й onychoptosis
~ оса́дка precipitation
~ пере́дней сте́нки прямо́й кишки́ anterior mucosal prolapse of rectum
~ прямо́й кишки́ rectal prolapse, prolapsus of rectum
~ прямо́й кишки́, вну́треннее internal procidentia, intussusception of rectum, internal rectal prolapse
~ прямо́й кишки́, по́лное complete rectal prolapse
~ прямо́й кишки́, скры́тое concealed rectal prolapse
~ пупови́ны prolapse of cord, prolapse of funis
~ сли́зистой оболо́чки прямо́й кишки́ mucosal descent, mucosal prolapse
~ уре́тры prolapse of urethra
выпа́ривание *с.* evaporation
вы́писка *ж.* 1. *(больного)* discharge 2. *(из документа)* record
~ из больни́цы discharge from the hospital
~ из исто́рии боле́зни case record
~ из стациона́ра discharge from the hospital
выпи́сывать *(больного)* to discharge
вы́пот *м.* exudate, exudation, irritant fluid
~, геморраги́ческий перикардиа́льный hemorrhagic pericardial effusion
~, геморраги́ческий плевра́льный bloody pleural effusion
~, злока́чественный перикардиа́льный malignant pericardial effusion
~, злока́чественный плевра́льный malignant [neoplasmic] pleural effusion
~, междолево́й плевра́льный interlobar pleural effusion
~, перикардиа́льный pericardial effusion
~, перитонеа́льный ascites
~, плевра́льный pleural effusion
~, псевдохилёзный плевра́льный pseudochylous pleural effusion
~, суставно́й effusion
~, туберкулёзный плевра́льный tuberculous pleural effusion
~, хилёзный плевра́льный chylous pleural effusion
~, холестери́новый плевра́льный cholesterol pleural effusion
~, хрони́ческий перикардиа́льный chronic pericardial effusion
~, эозинофи́льный плевра́льный eosinophilic pleural effusion
вы́пуклость *ж.* convexity
вы́пуклый convex
выпуска́ть to release
выпя́чивание *с. (органа)* outpouching

~ межпозвонкового диска, трансдуральное transdural herniation of a disk
вырабатывать *(вещество)* to generate, to produce
выработка *ж.* спермы, замедленная bradyspermatism
выраженность *ж.* evidence; intensity
 ~ женских половых органов femininity
 ~ подкожно-жирового слоя mass of subcutaneous tissue
выраженный evident; apparent
 ~, клинически clinically apparent, clinically important, symptomatic
 ~, особо most evident
 ~, резко full-blown
 ~, слабо *(о гепатите)* low-grade
вырезание *с.* excision
вырезка *ж.* incisure, notch, *incisura* [NA]
 ~, барабанная tympanic notch, *incisura tympanica* [NA]
 ~, большая седалищная greater sciatic notch, *incisura ischiatica major* [NA]
 ~, вертельная trochlear notch
 ~ вертлужной впадины incisure of acetabulum, *incisura acetabuli* [NA]
 ~, верхняя позвоночная superior vertebral incisure, superior vertebral notch, *incisura vertebralis superior* [NA]
 ~ верхушки сердца incisure of apex of heart, *incisura apicis cordis* [NA]
 ~ грудины, рёберная costal incisure of sternum, costal notch, *incisura costalis* [NA]
 ~ желудка, кардиальная cardiac incisure of stomach, *incisura cardiaca ventriculi* [NA]
 ~ затылочной кости, яремная jugular incisure of occipital bone, *incisura jugularis* [NA]
 ~, клиновидно-нёбная sphenopalatine incisure of palatine bone, sphenopalatine notch, *incisura sphenopalatina* [NA]
 ~, ключичная clavicular incisure [clavicular notch] of sternum, *incisura clavicularis sterni* [NA]
 ~ круглой связки *incisura ligamenti teretis* [NA]
 ~, крыловидная pterygoid fissure, *incisura pterygoidea* [NA]
 ~, лобная frontal incisure, *incisura frontalis* [NA]
 ~ лобной кости, решётчатая ethmoidal incisure of frontal bone, *incisura ethmoidalis ossis frontalis* [NA]
 ~ локтевой кости, блоковидная trochlear notch of ulna, *incisura trochlearis ulnae* [NA]
 ~ локтевой кости, лучевая radial incisure [radial notch] of ulna, *incisura radialis ulnae* [NA]
 ~ лопатки incisure of scapula, scapular notch, *incisura scapuli* [NA]
 ~ лучевой кости, локтевая ulnar incisure of radius, *incisura ulnaris radii* [NA]
 ~, малая седалищная lesser sciatic notch, *incisura ischiatica minor* [NA]
 ~, малоберцовая fibular incisure, fibular notch, *incisura fibularis* [NA]
 ~, межмыщелковая intercondylar notch
 ~, надглазничная supraorbital incisure, supraorbital notch, *incisura supraorbitalis* [NA]
 ~ нижней челюсти incisure of mandible, mandibular notch, *incisura mandibulae* [NA]
 ~, нижняя позвоночная inferior vertebral incisure, inferior vertebral notch, *incisura vertebralis inferior* [NA]
 ~, носовая nasal incisure, *incisura nasalis* [NA]
 ~, предзатылочная preoccipital incisure, *incisura preoccipitalis* [NA]
 ~, седалищная sciatic notch, *incisura ischiatica* [NA]
 ~, слёзная lacrimal incisure, *incisura lacrimalis* [NA]
 ~, сосцевидная mastoid incisure of temporal bone, mastoid notch, *incisura mastoidae* [NA]
вырост *м.* outgrowth
 ~, патологический excrescence
высасывать to suck out
высверливание *с.* drilling
высверливать to drill, to bore
высвобождение *с. (вещества)* release
 ~, быстрое fast release
 ~, вызванное evoked release
 ~, замедленное sustained release
 ~, контролируемое controlled release
 ~ лекарственного средства drug release
 ~, спонтанное spontaneous release
выскабливание *с.* abrasion, curage, curettage, curettement
 ~, диагностическое diagnostic curettage
 ~ матки endometrectomy
 ~ полости матки, диагностическое biopsy of lining of uterus
 ~ слизистой оболочки матки и тела матки, диагностическое diagnostic dilatation and curettage of cervical and uterine mucous membranes
 ~ стенок полости матки curettage of uterine cavity
 ~ цервикального канала endocervical curettage
выскабливать to abrade
высокоактивный highly active
высококачественный *(напр. о материале)* high-grade
высокотоксичный highly toxic
высота *ж.*:
 ~ выброса, эффективная *экол.* effective emission height
 ~ смешивания выбросов с атмосферным воздухом *экол.* mixing emission height
выстилать *(о клетках)* to line
выстилка *ж.* lining
 ~, альвеолярная alveolar lining
выстукивание *с.* percussion
выступ *м.* protuberance, prominence, projection
 ~, внутренний затылочный internal occipital protuberance, *protuberantia occipitalis interna* [NA]

выступ

~ горта́ни laryngeal prominence, *prominentia laryngis* [NA]
~, заты́лочный нару́жный external occipital protuberance, *protuberantia occipitalis externa* [NA]
~, ко́стный bony prominence
~, ларингеа́льный laryngeal prominence, *prominentia laryngis* [NA]
~ мы́шечного волокна́, пальцеви́дный digitiform prominence of muscle fiber, *prominentia digitiformis myofibrae* [NA]
~, подборо́дочный mental protuberance, *protuberantia mentalis* [NA]
~, спира́льный spiral prominence, *prominentia spiralis* [NA]
высыпа́ние *с.* appearance of skin rash
вытрезви́тель *м.*, медици́нский medical department of sobriety
вытя́гивать (*напр. ногу*) to stretch
вытяже́ние *с.* traction ◇ подде́рживать ~ to suspend traction
~, демпфи́рованное elastic traction
~, дли́тельное prolonged [protracted, continuous, constant] traction
~ за бугри́стость большеберцо́вой ко́сти tibial pin traction
~ за ко́сти че́репа skull traction
~ за локтево́й отро́сток olecranon traction
~ за пя́точную кость calcaneus skeletal traction
~ за теменны́е бугры́ halo [skull] traction
~ за че́реп skull traction
~, клеево́е glue traction
~, лейкопла́стырное adhesive plaster traction
~ мышц muscle stretching procedure
~, нако́жное skin traction
~ пе́ред вправле́нием, предвари́тельное pre-reduction traction
~ пе́тлей Глиссо́на cervical halter [overhead] traction
~, подво́дное underwater traction
~, постоя́нное prolonged [protracted, continuous, constant] traction
~, скеле́тное skeletal extension, skeletal traction
~, сухо́е dry extension
вы́тяжка *ж.* extract
выха́живание *с.* (*больного*) patient's management with due respect to both medical treatment and general care
вы́ход *м.* outlet
~ кише́чных га́зов passage of flatus
~ та́за pelvic outlet
вычита́ние *с.* изображе́ния image subtraction
вычлене́ние *с.* exarticulation
выявле́ние *с.* detection
~ больны́х case detection
~ больны́х, акти́вное active case finding, case-finding activities
~, ра́ннее early detection, early diagnosis, early diagnostics
выявля́ть to detect
вя́зкость *ж.* viscosity
~, абсолю́тная absolute viscosity
~ кро́ви blood viscosity

вя́лость *ж.* flaccidity, flabbiness
~, мы́шечная floppiness
вя́лый flaccid, flabby

Г

га́битус *м.* habitus
газ *м.* gas (*см. тж* га́зы)
~ в брюшно́й по́лости intraperitoneal gas
~, ине́ртный inert gas
~, наркоти́ческий anesthetic gas
~, неочи́щенный rough [dirty] gas
~, очи́щенный purified gas
~, приро́дный natural [rock] gas
~, углеки́слый carbon dioxide
~, ядови́тый poisonous [noxious] gas
газоанализа́тор *м.* gas analyzer
~, автомати́ческий automatic gas analyzer
га́зовый gaseous
газо́н *м.*, бактериа́льный (*вид бактериальной культуры на плотной питательной среде при сплошном росте бактерий*) bacterial lawn
газонепроница́емый gasproof, gastight
газообме́н *м.* gas exchange, gaseous metabolism, (inter)change of gases
~, дыха́тельный respiratory metabolism
~, лёгочный pulmonary gas exchange
газообра́зный gaseous, gasiform
газообразова́ние *с.* gas-formation, gasification
газоочи́стка *ж.* gas purification, scrubbing
газопроница́емость *ж.* gas permeability
газосигнализа́тор *м.* gas alarm, gas detector
газосчётчик *м.* gas meter
газоулови́тель *м.* gas trap, gas collector
газоусто́йчивость *ж.* gas resistance
га́зы *м. мн.* gases (*см. тж* газ) ◇ у больно́го отошли́ ~ flatus has discharged
~, кише́чные flatus
~ кро́ви blood gases
~, радиоакти́вные radioactive gases
гаймори́т *м.* maxillary sinusitis, maxillitis
~, аллерги́ческий allergic maxillary sinusitis
~, гно́йный purulent maxillary sinusitis
~, катара́льный catarrhal maxillary sinusitis
~, одонтоге́нный odontogenic maxillary sinusitis
~, о́стрый acute maxillary sinusitis
~, травмати́ческий traumatic maxillary sinusitis
~, хрони́ческий chronic maxillary sinusitis
гайморогра́мма *ж.* maxillary sinus radiograph
гайморогра́фия *ж.* roentgenography of maxillary sinus, maxillary sinus radiography
гайморо́скоп *м.* maxillary sinusoscope
гайморо́скопия *ж.* maxillary sinusoscopy
гайморотоми́я *ж.* maxillary sinusotomy
галакто́за *ж.* galactose
галактозами́н *м.* galactosamine
галактоземи́я *ж.* galactosemia

галактозида́за *ж.* galactosidase
галактозилтрансфера́за *ж.* galactosyl transferase
галактозилцерами́д *м.* galactosyl ceramide
галактокина́за *ж.* galactokinase
галакторе́я *ж.* (ga)lactorrhea
галактосиалидо́з *м.* galactosialidosis
галакто́стаз *м.* galactoschesia, galactoschesis, galactostasia, galactostasis, galactischia
галактотерапи́я *ж.* galactotherapy
галактофо́р *м.* milk duct, galactophore, *ductus lactiferi* [NA]
галактофори́т *м.* galactophoritis
галактофорогра́фия *ж.* breast ductography
галактоце́ле *с.* (ga)lactocele, lacteal [milk] cyst
галактоцебрози́д *м.* galactocerebroside
галактоцеброзида́за *ж.* galactocerebrosidase
галакту́рия *ж.* galacturia, chiluria
галеантропи́я *ж. псих., уст.* galeanthropy
галени́зм *м. ист.* galenism
галеофили́я *ж.* galeophilia
галеофоби́я *ж.* galeophobia
га́ллий *м. хим.* gallium, Ga
 ~, радиоакти́вный radiogallium, radioactive gallium
галловытяже́ние *с.* halo traction
галлюцина́торный hallucinatory
галлюцина́ции *ж. мн.* hallucinations
 ~, аделомо́рфные *(зрительные с нечёткими образами)* adelomorphous hallucinations
 ~, акусти́ческие auditory [acoustic] hallucinations
 ~, антагонисти́ческие antagonistic hallucinations
 ~, ассоции́рованные associated hallucinations
 ~, аутоскопи́ческие autoscopic(al) hallucinations
 ~, бу́квенные visual hallucinations with letters
 ~, верба́льные verbal hallucinations
 ~, вестибуля́рные vestibular hallucinations
 ~, висцера́льные visceral [interoceptive, enteroceptive, somatic, coenesthopathic] hallucinations
 ~, вкусовы́е gustatory [taste] hallucinations
 ~ воображе́ния imagination hallucinations
 ~, генита́льные genital hallucinations
 ~, гигри́ческие hygric hallucinations
 ~, гипнагоги́ческие hypnagogic hallucinations
 ~, гипнопомпи́ческие hypnopompic hallucinations
 ~, дви́гательные motoric [muscular, kinesthetic, proprioceptive] hallucinations
 ~, дейтероскопи́ческие autoscopic(al) hallucinations
 ~, зри́тельные visual [optical] hallucinations
 ~, императи́вные imperative hallucinations
 ~, интероцепти́вные interoceptive [visceral, enteroceptive, somatic, coenesthopathic] hallucinations
 ~, и́стинные true hallucinations
 ~ Кальба́ума, абстра́ктные Kahlbaum's abstract hallucinations
 ~ Кальба́ума, апперцепти́вные Kahlbaum's apperceptive hallucinations
 ~, кинематографи́ческие scenic [stage(-like), cinematographic] hallucinations
 ~, кинестети́ческие kinesthetic [muscular, motoric, proprioceptive] hallucinations
 ~, комменти́рующие commenting [teleologic(al)] hallucinations
 ~, ко́мплексные complex [synthetic] hallucinations
 ~, лилипу́товые microhallucinations, lilliputian hallucinations
 ~ Манья́на, билатера́льные Magnan's bilateral hallucinations
 ~, микропти́ческие microhallucinations, lilliputian hallucinations
 ~, музыка́льные musical hallucinations
 ~, мы́шечные muscular [motoric, kinesthetic, proprioceptive] hallucinations
 ~, негати́вные negative hallucinations
 ~, нормопти́ческие visual hallucinations with normal-size images
 ~, обоня́тельные olfactory hallucinations
 ~, опти́ческие visual [optical] hallucinations
 ~, осяза́тельные haptic [tactile] hallucinations
 ~, отражённые reflex hallucinations
 ~ па́мяти hallucinations of memory, retroactive hallucinations
 ~, панора́мные panoramic hallucinations
 ~ Пи́ка Pick's hallucinations
 ~, повелева́ющие imperative hallucinations
 ~, полиопти́ческие polyopic hallucinations
 ~, проприоцепти́вные motoric [kinesthetic, muscular, proprioceptive] hallucinations
 ~, психи́ческие psychic hallucinations
 ~, рефлекто́рные reflex hallucinations
 ~ Сегла́, зри́тельные верба́льные Ségla's visual verbal hallucinations
 ~, сенестети́ческие coenesthetic hallucinations
 ~, синтети́ческие synthetic [complex] hallucinations
 ~, сомати́ческие somatic [coenesthopathic, visceral, interoceptive, enteroceptive] hallucinations
 ~, стаби́льные [стати́ческие, стереоти́пные] stable (Kahlbaum's) [static, stereotype] hallucinations
 ~, сцени́ческие [сценоподо́бные] scenic [stage(-like), cinematographic] hallucinations
 ~, такти́льные haptic [tactile] hallucinations
 ~, терми́ческие thermal hallucinations
 ~, унилатера́льные unilateral hallucinations
 ~, функциона́льные *(разновидность вербальных галлюцинаций)* functional hallucinations
 ~, экстракампи́нные extracampine hallucinations
 ~, элемента́рные *(в виде бесформенных зрительных образов или отдельных звуков)* elementary hallucinations
 ~, эндоскопи́ческие endoscopic hallucinations
 ~, энтероцепти́вные enteroceptive [coenesthopathic, visceral, interoceptive, somatic] hallucinations
галлюциноге́н *м.* hallucinogen
галлюциноге́нный hallucinogenic
галлюцино́з *м.* hallucinosis
 ~, алкого́льный alcoholic hallucinosis

~, бредовой delirious hallucinosis
~, вербальный verbal hallucinosis
~, зрительный visual hallucinosis
~, иллюзорный illusory hallucinosis
~ Клейста, прогрессирующий Kleist's progressive hallucinosis
~ Лермитта peduncular [mesencephalic] hallucinosis
~, мезенцефальный mesencephalic [peduncular] hallucinosis
~, обонятельный olfactory hallucinosis
~, острый acute hallucinosis
~, педункулярный peduncular [mesencephalic] hallucinosis
~ Плаута Plaut's hallucinosis
~, сифилитический syphilitic hallucinosis
~, сложный [смешанный] complex [mixed] hallucinosis
~, тактильный tactile hallucinosis
~, токсический toxic hallucinosis
~, хронический chronic hallucinosis
~ Шрёдера, фантастический Schröder's fantastic hallucinosis
галлюциноиды *м. мн.* hallucinoids
галоген *м.* halogen
галогенирование *с.* halogenation
галоневус *м.* halo nevus
галоперидол *м. фарм.* haloperidol
галоп *м.*, протодиастолический protodiastolic gallop
галотан *м. фарм.* halothane
гальванизация *ж.* galvanization
~ воротниковой области по Щербаку Shcherbak's galvanic collar
~ области лица galvanization of face, galvanization of facial area
~, общая Vermel's [general] galvanization
~ по Вермелю Vermel's [general] galvanization
~, продольная longitudinal galvanization
~ слизистой оболочки носа nasal galvanization, galvanization of nasal mucosa
гальванизм *м.* galvanism
гальванический galvanic
гальваногрязелечение *с.* galvanic mud cure, galvanic mud treatment
гальваногрязь *ж.* galvanic mud
гальванокаустика *ж.* galvanocautery, electrocautery
гальванокаутер *м.* electrocauter
гальванометр *м.* electric meter, galvanometer
гальванопальпация *ж.* galvanopalpation
гальванопунктура *ж.* galvanopuncture
гальванотерапия *ж.* galvanotherapy, galvanotherapeutics
гальванотермия *ж.* galvanocautery
гамак *м.* hammock ◇ ~ на палочках *травм.* hammock on poles; ~ при переломе таза pelvic sling
гамак-подстопник *м.* foot hammock
гамаксофобия *ж. (боязнь колёсного транспорта)* hamaxophobia
гамартия *ж. терат.* hamartia
гамартома *ж.* hamartoma

~ лёгкого hamartoma of lung
~, мезенхимальная mesenchymal hamartoma, benign mesenchymoma
~, фиброзная fibrous hamartoma
~, хондроматозная chondromatous hamartoma
гамартофобия *ж. (боязнь совершения греха, недостойного поступка)* hamartophobia
гамбринизм *м. (алкоголизм, развивающийся при злоупотреблении пивом)* hambrinism
гамета *ж.* gamete
гаметический gametic
гаметогенез *м.* gametogenesis
гаметоносительство *с.* gamete carrying
гаметопатия *ж.* gametopathy
гаметоцит *м.* gametocyte
гамма-аппарат *м. радиол.* gamma-apparatus
~, дистанционный distance [remote] gamma-apparatus
~, шланговый hose gamma-apparatus
гамма-артрометрия *ж.* scintiarthrometry
гамма-волны *ж. мн. радиол.* gamma waves
гамма-глобулин *м.* gamma globulin
~, бычий bovine gamma globulin
~, иммунный immune gamma globulin
~ направленного действия gamma globulin of directed action
гаммаглобулинопатия *ж.* gammaglobulinopathy
гамма-глутамилтранспептидаза *ж.* gamma-glutamyl transpeptidase
гаммаграмма *ж.* scintiscan, scintigram, gammagram
гаммаграфия *ж.* gammagraphy
~, медицинская medical gammagraphy
гамма-излучатель *м.* gamma emitter
гамма-излучение *с.* gamma radiation, gamma rays
~, жёсткое high-energy [hard] gamma rays
~ низкой энергии low-energy gamma radiation, low-energy [soft] gamma rays
~ средней энергии medium-energy gamma radiation, medium-energy gamma rays
гамма-камера *ж.* 1. gamma camera 2. (single crystal) scintillation camera, scinticamera
~, аналоговая analog scintillation camera
~, высокочувствительная high-sensitivity gamma camera
~ для исследования всего тела whole-body gamma camera
~ для прицельной сцинтиграфии spot [small field-of-view] gamma camera
~, мобильная mobile gamma camera
~, мультикристаллическая multicrystal (scintillation) camera
~, ротационная rotating gamma [rotating tomographic] camera, emission tomographic [SPECT] system
~ с большим детектором large field-of-view [large crystal, wide-field(-of-view)] gamma camera
~ с двумя детекторами double-head [dual-head] gamma camera
~ с мозаичным детектором multicrystal (scintillation) camera

~, сопряжённая с компьютером computer-interfaced gamma camera, camera-computer system

~, стациона́рная stationary gamma camera

~, томографи́ческая rotating gamma [rotating tomographic] camera, emission tomographic [SPECT] system

~, цифрова́я digital scintillation camera

га́мма-кардиогра́мма ж. radionuclide angiocardiogram, scintigraphic image of heart

га́мма-кардиогра́фия ж. radionuclide angiocardiography, radionuclide cardiac imaging

га́мма-ква́нт м. gamma photon

~, аннигиляцио́нный positron annihilation photon

га́мма-лучи́ м. мн. gamma rays

гаммаметри́я ж. gamma counting

га́мма-мотонейро́н м. gamma motoneuron

га́мма-облуча́тель м. (teletherapy) gamma-apparatus

га́мма-облуче́ние с. gamma irradiation

гаммапати́я ж. gammopathy

га́мма-радио́метр м. gamma counter

га́мма-радиометри́я ж. gamma counting

га́мма-резона́нс м., я́дерный Mössbauer effect

га́мма-ритм м. невр. gamma rhythm

га́мма-систе́ма ж. мы́шечной иннерва́ции gamma motor system

га́мма-спектроскопи́я ж. gamma spectroscopy

га́мма-сцинтигра́фия ж. (radionuclide) scintigraphy, scintillation (scanning) [gamma camera, radionuclide, radioisotope] imaging, scintigraphic study

га́мма-счётчик м. gamma counter

га́мма-телетерапи́я ж. gamma(-ray) teletherapy

~, аппликацио́нная contact gamma-therapy

~, внутриполостна́я intracavitary gamma(-ray) teletherapy

~, внутриткане́ва́я intratissular [interstitial] gamma(-ray) teletherapy

~, дистанцио́нная gamma(-ray) teletherapy

~, короткодистанцио́нная [короткофо́кусная] short-distance gamma(-ray) teletherapy

га́мма-тиреорадио́метр м. thyroid uptake system

га́мма-томо́граф м. SPECT [single photon emission computed tomography] system

га́мма-томогра́фия ж. single photon emission computed tomography, SPECT, tomoscintigraphy, SPECT-scanning

га́мма-топогра́мма ж. scintigram, gamma-topogram, scintiscan, radioisotopic [planar] scan, gamma-ray [radionuclide, gamma camera, nuclear, scintigraphic] image

га́мма-топо́граф м. planar nuclear imaging system, gamma-topograph

~ с неподви́жным дете́ктором gamma [scintillation] Anger-type camera

~ с подви́жным дете́ктором scintiscanner, scintillation scanner

га́мма-топогра́фия ж. scintigraphy, scintillation [gamma camera, radionuclide, radioisotope] imaging, scintigraphic study, (radionuclide) scanning, scintimaging

~, динами́ческая dynamic (radionuclide) scintigraphy, dynamic scanning, serial radionuclide imaging

~, стати́ческая static radionuclide imaging

га́мма-устано́вка ж. gamma-apparatus

га́мма-хроногра́фия ж. quantitative scintigraphy, radionuclide dynamic function study

га́мма-энцефалогра́фия ж. gamma encephalography, nuclear brain imaging

гамо́н м. (*гипотетическое вещество, выделяемое яйцеклеткой и сперматозоидом с целью облегчения их слияния*) gamone

га́нглии м. мн. ganglions, ganglia, *ganglia* [NA] (*см. тж* га́нглий)

~, грудны́е thoracic ganglia, *ganglia thoracica* [NA]

~, диафрагма́льные phrenic ganglia, *ganglia phrenica* [NA]

~, крестцо́вые sacral ganglia, *ganglia sacralia* [NA]

~, полулу́нные celiac [solar, semilunar] ganglia, Willis' centrum nervosum, *ganglia celiaca* [NA]

~, по́чечные renal ganglia, *ganglia renalia* [NA]

~, пояснчи́ные lumbar ganglia, *ganglia lumbalia* [NA]

~, промежу́точные intermediate ganglia, *ganglia intermedia* [NA]

~, серде́чные cardiac [Wrisberg's] ganglia, *ganglia cardiaca* [NA]

~, симпати́ческие sympathetic ganglia, *ganglia sympathici* [NA, NH]

~, симпати́ческие паравертебра́льные ganglia of sympathetic trunk, paravertebral ganglia, *ganglia trunci sympathici* [NA]

~, симпати́ческие превертебра́льные ganglia of autonomic [sympathetic] plexuses, *ganglia plexuum autonomicorum, ganglia plexuum sympathicorum* [NA]

~ симпати́ческого ствола́ ganglia of sympathetic trunk, paravertebral ganglia, *ganglia trunci sympathici* [NA]

~, со́лнечные celiac [solar, semilunar] ganglia, Willis' centrum nervosum, *ganglia celiaca* [NA]

~ сплете́ний вегетати́вной не́рвной систе́мы ganglia of autonomic [sympathetic] plexuses, *ganglia plexuum autonomicorum, ganglia plexuum sympathicorum* [NA]

~, та́зовые pelvic [hypogastric] ganglia, *ganglia pelvica* [NA]

~, черепно-спинномозговы́е cerebrospinal ganglia, *ganglia craniospinalia, ganglia encephalospinalia* [NA]

~ черепны́х не́рвов, чувстви́тельные sensory ganglia of cranial nerves, *ganglia sensorialia nervorum cranialium* [NA]

~, чре́вные celiac [solar, semilunar] ganglia, Willis' centrum nervosum, *ganglia celiaca* [NA]

га́нглий м. ganglion, *ganglion* [NA], *ganglium* [NH] (*см. тж* га́нглии)

га́нглий

~, автоно́мный autonomous ganglion, *ganglion autonomicum* [NA]
~ Арно́льда 1. otic [auricular, Arnold's] ganglion, otoganglion, *ganglion oticum* [NA] 2. carotid glomus, *glomus caroticum* [NA]
~, база́льный *анат.* basal ganglion, basal nucleus
~, бараба́нный tympanic ganglion, *ganglion tympanicum* [NA]
~ блужда́ющего не́рва, ве́рхний superior ganglion of vagus nerve, *ganglion superius nervi vagi* [NA]
~, брыже́ечный mesenteric ganglion
~, вегетати́вный autonomic ganglion, *ganglium autonomicum* [NH]
~, висо́чный vestibular [Scarpa's] ganglion, *ganglion vestibulare* [NA]
~, висцера́льный autonomic ganglion, *ganglium autonomicum* [NH]
~, внечерепно́й *уст.* inferior ganglion of glossopharyngeal nerve, petrosal [extracranial] ganglion, *ganglion inferius nervi glossopharyngei* [NA]
~, внутричерепно́й *уст.* superior ganglion of glossopharyngeal nerve, intracranial ganglion, *ganglion superius nervi glossopharyngei* [NA]
~ Ври́сберга cardiac [Wrisberg's] ganglion, *ganglion cardiacum* [NA]
~, га́ссеров trigeminal [semilunar, Gasser's, Gasserian] ganglion, ganglion of trigeminal nerve, *ganglion trigeminale* [NA]
~, грудно́й thoracic ganglion, *ganglion thoracica* [NA]
~, звёздчатый cervicothoracic [stellate cervical, inferior cervical] ganglion, *ganglion cervicothoracicum, ganglion stellatum inferius, ganglion cervicale inferius* [NA]
~, камени́стый petrosal [extracranial] ganglion, inferior ganglion of glossopharyngeal nerve, *ganglion inferius nervi glossopharyngei* [NA]
~ коле́нца geniculate ganglion, *ganglion geniculi* [NA]
~, коне́чный terminal ganglion, *ganglion terminale* [NA]
~, ко́пчиковый unpaired [coccygeal, Walter's] ganglion, *ganglion coccygeum, ganglion impar* [NA]
~, ко́ртиев spiral ganglion of cochlea, auditory [Corti's] ganglion, *ganglion spirale cochleae* [NA]
~ краниа́льного горта́нного не́рва ganglion of cranial [superior] laryngeal nerve
~, крылонёбный sphenopalatine [Meckel's, pterygopalatine] ganglion, *ganglion pterygopalatinum, ganglion sphenopalatinum* [NA]
~ Лэ́нгли submandibular [submaxillary] ganglion, *ganglion submandibulare, ganglion submaxillare* [NA]
~ Лю́двига Ludwig's ganglion, parasympathetic neurons in interatrial septum
~, межно́жковый interpeduncular [intercrural, Gudden's, Granser's] ganglion, interpeduncular nucleus, *nucleus interpeduncularis* [NA], *corpus interpedunculare*
~, межпозвонко́вый intervertebral ganglion
~, непа́рный unpaired [coccygeal, Walter's] ganglion, *ganglion impar, ganglion coccygeum* [NA]

~, не́рвный nerve [neural] ganglion
~, ни́жний 1. inferior ganglion of glossopharyngeal nerve, petrosal [extracranial] ganglion, *ganglion inferius nervi glossopharyngei* [NA] 2. ganglion of (trunk of) vagus, nodose ganglion, *ganglion inferius nervi vagi, ganglion nodosum, ganglion plexiforme* [NA]
~, осно́вно-нёбный sphenopalatine [Meckel's, pterygopalatine] ganglion, *ganglion pterygopalatinum, ganglion sphenopalatinum* [NA]
~, парасимпати́ческий parasympathetic ganglion
~, парасимпати́ческий интрамура́льный parasympathetic intramural ganglion
~, пети́тов Petit's ganglion, *ganglion caroticum* [NA]
~ поводка́ habenular nucleus, *nucleus habenulae, ganglion habenulae* [NA]
~, подко́рковый subcortical ganglion
~, поднижнечелюстно́й submandibular [submaxillary] ganglion, *ganglion submandibulare, ganglion submaxillare* [NA]
~, подъязы́чный sublingual ganglion
~, позвоно́чный vertebral ganglion, *ganglion vertebrale* [NA]
~, полулу́нный trigeminal [semilunar, Gasserian, Gasser's] ganglion, *ganglion trigeminale* [NA]
~, по́чечно-аорта́льный aorticorenal ganglion, *ganglion aorticorenale* [NA]
~, по́чечный renal ganglion, *ganglion renale* [NA]
~, превертебра́льный симпати́ческий prevertebral sympathetic ganglion
~, преддве́рный vestibular [Scarpa's] ganglion, *ganglion vestibulare* [NA]
~,ресни́чный ciliary [ophthalmic] ganglion, *ganglion ciliare* [NA]
~ Ро́бинсона Robinson's ganglion, *ganglion celiacum* [NA]
~, сенсо́рный sensory ganglion
~, серде́чный ве́рхний [серде́чный краниа́льный] cranial [superior] cardiac ganglion, *ganglion cardiacum craniale, ganglion cardiacum superius* [NA]
~, серде́чный сре́дний middle cardiac ganglion, *ganglion cardiacum medium* [NA]
~, симпати́ческий sympathetic ganglion
~ Ска́рпы vestibular [Scarpa's] ganglion, *ganglion vestibulare* [NA]
~, со́нный carotid ganglion, *ganglion caroticum* [NA]
~, спина́льный [спинномозгово́й] spinal ganglion, *ganglion spinale* [NA, NH]
~, сплетениеви́дный nodose ganglion, ganglion of (trunk of) vagus, *ganglion inferior nervi vagi* [NA], *ganglion nodosum, ganglion plexiforme*
~ сплете́ния knot [ganglion] of interlacement
~, тройни́чного не́рва trigeminal [semilunar, Gasserian, Gasser's] ganglion, *ganglion trigeminale* [NA]
~, узлова́тый nodose ganglion, ganglion of (trunk of) vagus, *ganglion inferior nervi vagi* [NA], *ganglion nodosum, ganglion plexiforme*
~ ули́тки, спира́льный spiral ganglion of cochlea, auditory [Corti's] ganglion, *ganglion spirale cochleae* [NA]

~, ушнóй otic [auricular, Arnold's] ganglion, otoganglion, *ganglion oticum* [NA]

~ Фрóрипа *(скопление нейронов вдоль корешков подъязычного нерва у 6-8-недельного эмбриона человека)* Froriep's ganglion

~, чувствительный sensory ganglion

~ шéйки мáтки cervical ganglion of uterus, cervicouterine [Lee's, Frankenhäuser's] ganglion, *ganglion cervicale uteri* [NA]

~, шéйно-груднóй cervicothoracic [stellate cervical] ganglion, *ganglion cervicothoracicum, ganglion stellatum inferius, ganglion cervicale inferius* [NA]

~, шéйный вéрхний superior cervical ganglion, *ganglion cervicale superius, ganglion cervicale craniale* [NA]

~, шéйный каудáльный inferior cervical ganglion, *ganglion cervicale inferius, ganglion cervicale caudale* [NA]

~, шéйный краниáльный superior cervical ganglion, *ganglion cervicale superius, ganglion cervicale craniale* [NA]

~, шéйный нижний inferior cervical ganglion, *ganglion cervicale inferius, ganglion cervicale caudale* [NA]

~, шéйный срéдний middle cervical ganglion, *ganglion cervicale medium* [NA]

~ языкоглóточного нéрва, вéрхний superior ganglion of glossopharyngeal nerve, *ganglion superius nervi glossopharyngei* [NA]

~, ярéмный jugular ganglion, *ganglion jugulare* [NA]

ганглиоастроцитóма *ж.* ganglioastrocytoma
ганглиобла́ст *м.* ganglioblast
ганглиобластóма *ж.* ganglioblastoma
ганглиоблокáтор *м.* ganglionic blocker, ganglionic blocking agent
ганглиоблокирующий ganglioblocking
ганглиоглиóма *ж.* ganglioglioma
ганглиозид *м.* ganglioside
ганглиозидóз *м.* gangliosidosis

~ типа I G_{M1} [generalized] gangliosidosis

~ типа II G_{M2} gangliosidosis

ганглиóзный ganglionic; ganglionary
ганглиолитик *м.* ganglionic blocker, ganglionic blocking agent
ганглиолитический gangliolytic
ганглионáрный ganglionic; ganglionary
ганглионеврит *м.* ganglioneuritis
ганглионевробластóма *ж.* ganglioneuroblastoma
ганглионеврóма *ж.* ganglioneuroma

~, средостéния mediastinal ganglioneuroma

ганглионейроматóз *м.* ganglioneuromatosis
ганглионит *м.* ganglionitis, gangliitis

~, травматический traumatic ganglionitis

ганглиоплегический ganglioplegic
ганглиорадикулит *м.* radiculoganglionitis
ганглиоцитóма *ж.* gangliocytoma
ганглио(симпат)эктомия *ж.* ganglio(sympath)-ectomy, gangli(on)ectomy
гангóза *ж.* gangosa, rhinopharyngitis mutilans

гангрéна *ж.* gangrene

~, анафилактическая anaphylactic gangrene

~, анаэрóбная gas gangrene, gangrenous emphysema

~, ангионевротическая angioneurotic gangrene

~, ангиосклеротическая angiosclerotic gangrene

~, артериосклеротическая arteriosclerotic gangrene

~ без предшéствующего воспалéния cold gangrene

~, бéлая white gangrene, leukonecrosis

~, вакцинáльная vaccinal gangrene

~, влáжная humid [wet, moist] gangrene

~, внутрибольничная decubitus ulcer, pressure sore, decubital [nosocomial] pressure, bedsore, hospital [nosocomial] gangrene, sloughing phagedena

~, гáзовая gas gangrene, gangrenous emphysema

~, горя́чая *(с предшествующим воспалением)* hot [secondary] gangrene

~, госпитáльная [декубитáльная] decubitus ulcer, pressure sore, decubital [nosocomial] pressure, bedsore, hospital [nosocomial] gangrene, sloughing phagedena

~, диабетическая diabetic [glycemic] gangrene

~ жёлчного пузыря́ gangrenous cholecystitis

~, застóйная static [venous] gangrene

~, инфекциóнная infective gangrene

~, ишемическая gangrenous ischemia, ischemic gangrene

~ кишки́ bowel gangrene

~, клостридиáльная clostridial gangrene

~ кóжи cutaneous gangrene

~ кóжи, аллергическая cutaneous allergic gangrene

~ кóжи, висмутовая cutaneous bismuth gangrene, bismuth eschar

~ кóжи, распространённая disseminated cutaneous gangrene

~ лёгкого pulmonary gangrene

~, марантическая senile gangrene, Pott's disease

~, молниенóсная malignant edema, fulminating gangrene

~ мошóнки, óстрая Fournier's disease, Fournier's gangrene, syphiloma of Fournier

~, нейротрофическая trophic [primary, spонtaneous] gangrene

~ от прóлежня decubitus ulcer, pressure sore, decubital [nosocomial] pressure, bedsore, hospital [nosocomial] gangrene, sloughing phagedena

~, первичная primary [spontaneous, trophic] gangrene

~, прогрессирующая бактериáльная progressive bacterial synergistic gangrene

~ рта gangrenous stomatitis, oral gangrene

~, самопроизвóльная spontaneous [primary, trophic] gangrene

~, симметричная symmetric gangrene

~, стáрческая senile gangrene, Pott's disease

~, сухáя dry gangrene

~, термическая thermal gangrene

~, токсическая toxic gangrene

гангре́на

~, травмати́ческая traumatic gangrene
~, тромботи́ческая thrombotic gangrene
~, трофи́ческая trophic [primary, spontaneous] gangrene
~ Фурньé Fournier's disease, Fournier's gangrene, syphiloma of Fournier
~, хими́ческая chemical gangrene
~, холо́дная *(без предшествующего воспаления)* cold gangrene
~, циркулято́рная circulatory gangrene
~, циркулято́рная вено́зная static [venous] gangrene
~, циркулято́рная ишеми́ческая arteriosclerotic gangrene
~, эмболи́ческая embolic gangrene
гангрено́зный gangrenous; sphacelous
гансениа́з *м.*, гансениоз *м.* leprosy, lepra, Hansen's disease
гапло́ид *м.* haploid
гаплоидиза́ция *ж.* haploidization
гаплоиди́я *ж.* haploidy
гапло́идный haploid
гапломико́з *м.* adiaspiromycosis, haplomycosis
гаптофоби́я *ж.* aphephobia, haphephobia
гаргоили́зм *м.* gargoylism, lipochondrodystrophy, type I mucopolysaccharidosis, Hurler's disease, Hurler's [Hurler-Pfaundler] syndrome
гарпаксофоби́я *ж.* harpaxophobia
гастралги́я *ж.* gastric colic, gastrodynia, gastralgia
~, не́рвная nervous gastric colic
гастри́н *м.* gastrin
гастрино́ма *ж.* gastrinoma, G-cell carcinoid
гастри́т *м.* gastritis
~, азотеми́ческий uremic [azotemic] gastritis
~, алимента́рный alimentary gastritis
~, алкого́льный alcoholic gastritis
~, аллерги́ческий allergic gastritis
~, антра́льный antral gastritis
~, атрофи́ческий atrophic gastritis, gastric atrophy
~, аутоиммýнный атрофи́ческий autoimmune atrophic gastritis
~, бана́льный catarrhal gastritis
~, выдели́тельный eliminative gastritis
~, гига́нтский гипертрофи́ческий giant hypertrophic gastritis, Ménétrièr's disease
~, гипертрофи́ческий hypertrophic gastritis
~, гипоксеми́ческий hypoxemic gastritis
~, гландуля́рный gastroduodenitis
~, дифтерити́ческий fibrinous [diphtheritic] gastritis
~, диффу́зный diffuse gastritis
~, жёлчный рефлю́ксный bile reflux gastritis
~, засто́йный congestive [static] gastritis
~, интерстициа́льный interstitial gastritis
~, катара́льный catarrhal gastritis
~, коррози́вный [некроти́ческий] corrosive [necrotic, (toxico)chemical] gastritis
~, не́рвно-рефлекто́рный neuroreflex gastritis
~, опухолеви́дный tumor-like gastritis
~, о́стрый acute gastritis
~, очаго́вый focal gastritis
~, пове́рхностный superficial gastritis
~, полипо́зный polypous gastritis
~, просто́й catarrhal gastritis
~, рефлю́ксный reflux(ed) gastritis
~, скла́дчатый hypertrophic gastritis
~ с повы́шенной секрето́рной фу́нкцией hyperacid [superacid] gastritis
~ с пони́женной секрето́рной фу́нкцией subacid [acidulous] gastritis
~, субатрофи́ческий preatrophic gastritis
~, токси́ческий toxic gastritis
~, фибрино́зный fibrinous [diphtheritic] gastritis
~, флегмоно́зный phlegmonous gastritis, gastric abscess
~, фолликуля́рный follicular gastritis
~, хрони́ческий chronic gastritis
~, эксфолиати́вный exfoliative gastritis
~, элиминацио́нный eliminative gastritis
~, эрози́вный [я́звенный] erosive [ulcerous] gastritis
гастробиопси́я *ж.* gastrobiopsy
~, аспирацио́нная aspiration gastrobiopsy
гастрогастри́н *м.* gastrin
гастрогастро́н *м.* gastron
гастрогастростоми́я *ж.* gastrogastrostomy
гастро́граф *м.* gastrograph
гастрогра́фия *ж.* gastrography
гастродиа́лиз *м.* gastrodialysis
гастродини́я *ж.* gastrodynia, gastralgia, gastric colic
гастродискоидо́з *м. гельм.* gastrodiscoidosis
гастродуодени́т *м.* gastroduodenitis
гастродуоденопла́стика *ж.* gastroduodenoplasty
гастродуоденоскопи́я *ж.* gastroduodenoscopy
гастродуоденостоми́я *ж.* gastroduodenostomy
гастроеюнодуоденопла́стика *ж.* gastrojejunoduodenoplasty
гастроеюнопла́стика *ж.* gastrojejunoplasty
гастроеюностоми́я *ж.* gastrojejunostomy
~, петлева́я loop gastrojejunostomy
~ по Ру Roux-en-Y gastroenterostomy, Roux-en-Y anastomosis, Roux-en-Y operation
гастрока́мера *ж. мед. тех.* gastrocamera, photogastrograph
гастроло́гия *ж.* gastrology
гастромаля́ция *ж.* softening of stomach, gastromalacia
гастромиксоре́я *ж.* gastromyxorrhea
гастропа́г *м.* gastropagus
гастропати́я *ж.* gastropathy
гастропекси́я *ж.* gastropexy
~ по Бра́йцеву Braitsev's gastropexy
~ по Га́ммесфару Hammesfahr's gastropexy
~ по О́ппелю Oppel's gastropexy
~ по Хи́ллу Hill's posterior gastropexy
гастропла́стика *ж.* gastroplasty
~, вертика́льная vertical banded gastroplasty
~, вертика́льная кольцева́я vertical ring gastroplasty
гастроплеги́я *ж.* gastroplegia

гастропликация *ж. хир.* gastroptyxis, gastroplication
~, клапанная valvular gastroptyxis
гастроптоз *м.* gastroptosis, gastroptosia
гастрорадиография *ж.* radionuclide imaging of stomach
гастрорафиотом *м. мед. тех.* gastrorrhaphiotome
гастроррагия *ж.* gastrorrhagia
гастросканирование *с.*, гастросканография *ж.* radionuclide scanning of stomach
гастроскоп *м.* gastroscope
~, волоконный gastrofibroscope
гастроскопия *ж.* gastroscopy
гастроспазм *м.* gastrospasm
гастростомия *ж.* gastrostomy
~, зондовая catheter [feeding (tubes)] gastrostomy
~ по Витцелю Witzel's gastrostomy
~ по Доронину Doronin's gastrostomy
~ по Кадеру Kader's gastrostomy
~ по Марведелю Marwedel's gastrostomy
~, чрескожная percutaneous gastrostomy
гастросуккорея *ж.* gastrosuccorrhea, Reichmann's syndrome
гастросцинтиграфия *ж.* 1. radionuclide imaging of stomach 2. radionuclide gastric emptying imaging, scintigraphic evaluation [scintigraphic measurements] of gastric emptying
гастротест *м.* gastro-test
гастротом *м.* gastrotome
гастротомия *ж.* gastrotomy
гастрофиброскоп *м.* gastrofibroscope
гастроэзофагостомия *ж.* gastroesophagostomy
~, трансторакальная transthoracic [transthoracal] gastroesophagostomy
гастроэнтероанастомоз *м.* gastroenteroanastomosis, gastroenterostomy
~ по Полиа, задний posterior Polya anastomosis
гастроэнтероколит *м.* gastroenterocolitis
гастроэнтеролог *м.* gastroenterologist
гастроэнтерология *ж.* gastroenterology
гастроэнтероррагия *ж.* gastroenterorrhagia
гастроэнтеростомия *ж.* gastroenterostomy, gastroenteroanastomosis
~ Брауна Braun's gastroenterostomy
~ по Ру Roux-en-Y operation, Roux-en-Y gastroenterostomy, Roux-en-Y anastomosis
гаструла *ж.* gastrula
гаструляция *ж.* gastrulation
гастрэктазия *ж.* gastrectasia, gastrectasis
гастрэктомия *ж.* gastrectomy
~, абдоминальная abdominal gastrectomy
~, абдоминально-торакальная abdominothoracic gastrectomy
~ по Сапожкову Sapozhkov's gastrectomy
~, расширенная broadened gastrectomy
~, субтотальная subtotal gastrectomy, Schoemaker's procedure
~, тотальная total gastrectomy
~, трансплевральная transpleural gastrectomy
~, трансторакальная transthoracic [transthoracal] gastrectomy

гаустрация *ж.* haustration
гашиш *м.* hashish, hasheesh, cannabis, charas, churus, marijuana
гашишемания *ж.*, гашишизм *м.* cannabism, hashishism, hasheeshism
гвоздь *м. травм.* nail, pin ◇ ввести ~ без насилия to coax a nail; провести ~ to drive a nail
~ Богданова Bogdanov's pin
~ Брукера — Уиллса Brooker-Wills nail
~, гибкий elastic rod
~ Дуброва Dubrov's nail
~ Еланского Elanskiy's nail
~ Зикеля Zickel's nail
~ Петрова — Яснова Petrov-Yasnov nail
~ с накладкой, трёхлопастный triflange nail plate
~ с накладной пластинкой angle nail, nail plate
~, трёхлопастный triflange [three-flanged, three-blade] nail
~, трубчатый tubular nail
~, четырёхлопастный four-flanged nail
~ Шнайдера Schneider's nail
~ Штейнманна Steinmann's nail
~ Эндера Ender's nail
гебефрения *ж.* hebephrenia
~, депрессивная depressive hebephrenia
~ Клейста, апатическая Kleist's apathic hebephrenia
~, маниакальная maniacal gebephrenia
гебоид *м. суд. мед.* heboid
~, криминальный criminal heboid
гебоидофрения *ж.* heboidophrenia
геботомия *ж.* pubiotomy, hebosteotomy
гедонизм *м. псих.* (hyper)hedonia, (hyper)hedonism
гексадактилия *ж.* hexadactylism
гексоза *ж.* hexose
гексозамин *м.* hexosamine
гексокиназа *ж.* hexokinase
гексоний *м.* hexamethonium
гелий *м. хим.* helium, He
геликотрема *ж.* helicotrema, *helicotrema* [NA]
гелиоз *м.* sunstroke, heliosis
гелиопатия *ж.* heliopathy
гелиопатология *ж.* heliopathology
гелиопрофилактика *ж.* helioprophylaxis
гелиотерапия *ж.* heliotherapy, solar therapy, solar treatment
гелиотропизм *м.* heliotropism
гель *м.* gel
~, агаровый agar gel
~, полиакриламидный polyacrylamide gel
~, цитратный citrate gel
гельминт *м.* helminth
гельминтограф *м.* Кротова Krotov's helmintograph
гельминтоз *м.* helminthiasis, helminthism
~, природно-очаговый naturofocal helminthiasis
~, природный natural helminthiasis
~, смешанный кишечный mixed intestinal helminth infestation

гельминтозооно́з *м.* helminthozoonosis
гельминтоларвоскопи́я *ж.* helmintholarvoscopy
гельминтоло́гия *ж.* helminthology
гельминто́ма *ж. уст.* helminthoma
гельминтоноси́тель *м.* helminths-carrier
гельминтоноси́тельство *с.* helminths-carrying
гельминтоовометри́я *ж.* helminthoovometry
гельминтоовоскопи́я *ж.* helminthoovoscopy
гельминтофа́уна *ж.* helminthofauna
гельминтофо́бия *ж.* helminthophobia
гельминтоци́д *м.* vermicide, helminthicide
гель-фильтра́ция *ж.* gel filtration
гель-хроматогра́фия *ж.* gel chromatography
гем *м.* heme, haem
гемагглютина́ция *ж.* hemagglutination
~, непряма́я indirect hemagglutination
~, пасси́вная passive hemagglutination
~, пряма́я direct hemagglutination
гемагглютини́н *м.* hemagglutinin
~, ви́русный virus hemagglutinin
гемагглютининоге́н *м.* hemagglutininogen
гемадсо́рбция *ж.* hemadsorption
гемангиобласто́ма *ж.* (hem)angioblastoma, angioreticuloma
гемангио́ма *ж.* hemangioma
~, амелобла́стная ameloblastic hemangioma
~, артериа́льная capillary [arterial] hemangioma
~, артериовено́зная arteriovenous hemangioma
~, борода́вчатая verrucous hemangioma
~, вено́зная venous hemangioma
~, ветви́стая cirsoid [racemose] hemangioma, cirsoid [racemose] aneurysm
~, гипертрофи́ческая capillary proliferative hemangioma
~, звёздчатая spider-like [stellate] hemangioma
~, злока́чественная malignant hemangioma, hemangiosarcoma, angiosarcoma
~, каверно́зная cavernous hemangioma, erectile tumor, strawberry [vascular] nevus, cavernoma
~, капилля́рная capillary [arterial] hemangioma
~, капилля́рная пролифери́рующая capillary proliferative hemangioma
~, пещери́стая cavernous hemangioma, erectile tumor, strawberry [vascular] nevus, cavernoma
~, пло́ская flat hemangioma
~, ползу́чая serpiginous hemangioma
~, рацемо́зная cirsoid [racemose] hemangioma, cirsoid [racemose] aneurysm
~, сени́льная senile hemangioma
~, серпигино́зная serpiginous hemangioma
~, склерози́рующая dermatofibroma, sclerosing hemangioma, (fibrous) histiocytoma, nodular subepidermal fibrosis, fibroxanthoma, fibrous xanthoma
~, ста́рческая senile hemangioma
~, цирзо́идная cirsoid [racemose] hemangioma, cirsoid [racemose] aneurysm
гемангиомато́з *м.* hemangiomatosis
~ пе́чени hepatic hemangiomatosis
гемангиоперицито́ма *ж.* hemangiopericytoma, perithelioma

~, злока́чественная malignant hemangiopericytoma, pericytoma
гемангиосарко́ма *ж.* hemangiosarcoma
~ Ка́поши Kaposi's multiple (pigmented) hemorrhagic sarcoma
гемангиофибро́ма *ж.* hemangiofibroma
гемангиоэндотелиобласто́ма *ж.* hemangioendothelioblastoma
гемангиоэндотелио́ма *ж.* hemangioendothelioma
~, доброка́чественная benign hemangioendothelioma
~, злока́чественная malignant hemangioendothelioma
гемангиоэндотелиосарко́ма *ж.* hemangioendotheliosarcoma
гемангиэктази́я *ж.* hemangiectasis, hemangiectasia
гемартро́з *м.* hemarthros(is), hemarthron
~, гемофили́ческий hemophilic [bleeder's] joint
гематеме́зис *м.* hematemesis
гематидро́з *м.* hematidrosis, hemidrosis, sudor sanguineus
гематоаэро́метр *м.* hematoaerometer
гематоби́лия *ж.* hematobilia, hemobilia
~, нетравмати́ческая nontraumatic hematobilia
гематоге́нный hematogenic, hematogenous
гематогидронефро́з *м.* hematohydronephrosis
гематодермато́з *м.*, гематодерми́я *ж.* leukoderma, leukopatia
гематоиди́н *м.* hematoidin
гематоко́льпос *м.* hematocolpos
гематоксили́н *м. гист.* hematoxylin
~ Ве́йгерта, желе́зный Weigert's iron hematoxylin
~ Ве́йгерта, ли́тиевый Weigert's lithium hematoxylin
~, вольфрамовоки́слый phosphotungstic acid hematoxylin
~ Ге́йденгайна, желе́зный Heidenhain's iron hematoxylin
~, желе́зный iron hematoxylin
~, квасцо́вый hemalum, alum (type of) hematoxylin
гематокри́т *м.* hematocrit, packed cell volume, PCV
гемато́лиз *м.* hem(at)olysis, erythrolysis
гемато́лог *м.* hematologist
гематологи́ческий hematologic
гематоло́гия *ж.* hematology
гемато́ма *ж.* hematoma
~, абсцеди́рующая hematic abscess, hematopostema
~, асепти́ческая aseptic hematoma
~, внутрижелу́дочковая intraventricular hemorrhage, intraventricular hematoma
~, внутримозгова́я intracerebral hematoma
~, внутримы́шечная intramuscular hematoma
~, внутричерепна́я intracranial hemorrhage, intracranial hematoma
~, внутричерепна́я подоболо́чечная extradural hemorrhage, extradural hematoma

~, забрюши́нная retroperitoneal hematoma
~, зама́точная retrouterine hematoma
~, интрадура́льная intradural hematoma
~, интракраниа́льная intracranial hemorrhage, intracranial hematoma
~, интрамура́льная intramural hematoma
~, нагнои́вшаяся hematic abscess, hematopostema
~, напряжённая tense hematoma
~, нару́жного у́ха othematoma
~, околопо́чечная pararenal [paranephric] hematoma
~, околотру́бная peritubal hematoma
~, оссифици́рованная ossified [ossifying] hematoma
~, «очко́вая» "spectacles" hematoma
~, параурера́льная paraurethral hematoma
~, пароксизма́льная paroxysmal hematoma of hands, Achenbach's syndrome
~, периана́льная perianal hematoma
~ пе́чени, подка́псульная hepatic subcapsular hematoma
~, подногтева́я subungual hematoma
~, предбрюши́нная preperitoneal hematoma
~, пульси́рующая aneurysmal [pulsative] hematoma, false aneurysm
~ ра́ны wound hematoma
~, распира́ющая arching hematoma
~, родова́я (after)birth hematoma
~, субарахноида́льная subarachnoid hematoma
~, субдура́льная subdural hemorrhage, subdural hematoma
~, та́зовая pelvic hematoma
~, травмати́ческая traumatic hematoma
~, экстраплевра́льная extrapleural hematoma
~, эпидура́льная extradural [epidural] hemorrhage, extradural hematoma
гематомиели́я ж. hematomyelia
гематопиоме́тра ж. hematopyometra
гематопорфири́н м. hematoporphyrin
гематопорфири́я ж. hematoporphyria
~, хрони́ческая уст. porphyria cutanea tarda
гематопси́я ж. (кровоизлияние в глаз) hematopsia
гематора́хис м. hematorrhachis, spinal apoplexy
гематоса́льпинкс м. hematosalpinx
гематосарко́ма ж. уст. hematosarcoma, lymphoreticulosarcoma
гематоти́мпанон м., гематоти́мпанум м. hematotympanum
гематото́ракс ж. hem(at)othorax
гематотрахело́метра ж. hematotrachelos
гематофа́г м. hem(at)ophagus
гематофоби́я ж. hem(at)ophobia
гематоце́ле с. hematocele
гематоци́ста ж. hematocyst, blood cyst
гематоэнцефали́ческий blood-brain
гемату́ри́я ж. урол. hematuria
~, везика́льная vesical hematuria
~, втори́чная secondary [late] hematuria
~, еги́петская гельм. Egyptian hematuria
~, инициа́льная initial hematuria
~, и́стинная hematuria
~, коне́чная terminal hematuria
~, ло́жная pseudohematuria, false hematuria
~, макроскопи́ческая gross hematuria, macrohematuria
~, микроскопи́ческая microscopic hematuria, microhematuria
~, нача́льная initial hematuria
~, по́чечная renal hematuria
~, пузы́рная vesical hematuria
~, семе́йная familial hematuria
~, семе́йная доброка́чественная familial benign hematuria
~, семе́йная насле́дственная familial hereditary hematuria
~, термина́льная terminal hematuria
~, тота́льная total hematuria
~, уретра́льная urethral hematuria
~, эссенциа́льная essential hematuria
гемафизалис м. (род клещей семейства Ixodidae) Haemaphysalis
гемерало́пия ж. day blindness, hemeralopy
гемиагевзи́я ж. hemiageusia, hemiageustia
гемиалги́я ж. hemialgia
гемиамблиопи́я ж. hemiamblyopia
гемианалгези́я ж. hemianalgesia
гемианестези́я ж. hemianesthesia
~, альтерни́рующая [перекрёстная] alternate [crossed] hemianesthesia
гемианопи́я ж. hemianopsia, hemianopia, hemiabiepsia, half-vision, hemiamaurosis
~, абсолю́тная absolute hemianopsia
~, билатера́льная bilateral [binocular] hemianopsia
~, биназа́льная binasal hemianopsia
~, битемпора́льная bitemporal hemianopsia
~, ве́рхняя superior hemianopsia
~, гетерони́мная heteronymous [crossed] hemianopsia
~, гомони́мная homonymous [(equi)lateral] hemianopsia
~, горизонта́льная horizontal hemianopsia
~, двойна́я [двусторо́нняя] bilateral [binocular] hemianopsia
~, двусторо́нняя височ́ная bitemporal hemianopsia
~, квадра́нтная quadrantic hemianopsia, quadrantanopsia
~, ко́рковая cortical hemianopsia
~, несимметри́чная incongruous hemianopsia
~, непо́лная incomplete [partial] hemianopsia
~, ни́жняя inferior hemianopsia
~, одноимённая homonymous [(equi)lateral] hemianopsia
~, односторо́нняя unilateral [uniocular] hemianopsia
~, относи́тельная relative hemianopsia
~, по́лная complete hemianopsia
~, разноимённая heteronymous [crossed] hemianopsia
~, симметри́чная congruous hemianopsia
~, тра́ктусовая homonymous hemianopsia evoked by lesion of optic tract

гемианопи́я

~, центра́льная central hemianopsia
~, части́чная incomplete [partial] hemianopsis
гемианопси́я *ж.* hemianopsia, hemianopia, hemiabiepsia, half-vision, hemiamaurosis
гемианопти́ческий hemianoptic
гемианосми́я *ж.* hemianosmia
гемианэнцефали́я *ж.* hemianencephalia
гемиапракси́я *ж.* hemiapraxia
гемиартро́з *м.* symphisis
гемиартропла́стика *ж.* hemiarthroplasty
~, двухпо́люсная bipolar hemiarthroplasty
гемиасинерги́я *ж.* hemiasynergia
гемиатакси́я *ж.* hemiataxia
гемиатето́з *м.* hemiathetosis
гемиатрези́я *ж.* hemiatresia
~ двойно́й ма́тки hemiatresia of double uterus
~ раздво́енного влага́лища hemiatresia of bipartite vagina
гемиатрофи́я *ж.* hemiatrophy
~ лица́, прогресси́рующая progressive facial hemiatrophy
~, перекрёстная crossed hemiatrophy
~ языка́, прогресси́рующая progressive lingual hemiatrophy
гемиахроматопси́я *ж.* hemiachromatopsia
гемибалли́зм *м. невр.* hemiballism
гемибло́к *м. кард.* hemiblock
гемигастрэктоми́я *ж.* hemigastrectomy, Kelling-Madlener operation
гемигепатэктоми́я *ж.* hemihepatectomy
гемигидро́з *м.* hemidiaphoresis, hemihidrosis
~ лица́ facial hemihidrosis
гемигидронефро́з *м.* hemihydronephrosis
гемигипалгези́я *ж.* hemihypalgesia
гемигипергидро́з *ж.* hemihyper(h)idrosis
гемигиперестези́я *ж.* hemihyperesthesia
гемигипертрофи́я *ж.* hemihypertrophy
гемигипестези́я *ж.* hemihyp(o)esthesia
гемиглоби́н *м.* methemoglobin, ferrihemiglobin, hemiglobin
гемиглосси́т *м.* hemiglossitis
гемиглоссоплеги́я *ж.* hemiglossoplegia
гемогра́мма *ж.* hemogram, blood picture
гемидесмосо́ма *ж.* hemidesmosoma
гемидро́з *м.* hemidrosis, hematidrosis, sudor sanguineus
гемизиго́тность *ж. ген.* hemizygosity
гемизиго́тный *ген.* hemizygous
гемика́рион *м. ген.* hemikaryon
гемикастра́ция *ж.* hemicastration
гемиклони́я *ж. невр.* hemiclonicity
гемиколэктоми́я *ж.* hemicolectomy
~, левосторо́нняя left hemicolectomy, left colonic resection
~, правосторо́нняя right hemicolectomy, right colonic resection
гемикорпорэктоми́я *ж.* hemicorporectomy
гемикраниоэктоми́я *ж.* hemicranionectomy
гемикрани́я *ж.* hemicrania, hemicephalalgia; migraine
гемиламинэктоми́я *ж.* hemilaminectomy
гемиларингэктоми́я *ж.* hemilaryngectomy
гемимели́я *ж. терат.* hemimelia

геми́н *м.*, геминхлори́д *м.* hemin, ferriheme chloride, Teichmann's crystals
гемипанкреатэктоми́я *ж.* hemipancreatectomy
гемипаре́з *м.* hemiparesis
гемипельвэктоми́я *ж.* hemipelvectomy
гемиплеги́ческий hemiplegic
гемиплеги́я *ж.* hemiplegia
~, альтерни́рующая alternate hemiplegia
~, вя́лая flaccid [peripheral] hemiplegia
~, гомолатера́льная homolateral hemiplegia
~, де́тская церебра́льная infantile hemiplegia
~, ипсилатера́льная homolateral hemiplegia
~, истери́ческая hysteric hemiplegia
~, капсуля́рная capsular hemiplegia
~, контралатера́льная contralateral hemiplegia
~ лица́ facial hemiplegia
~, лицева́я facial hemiplegia
~, насле́дственная hereditary hemiplegia
~, перекрёстная crossed hemiplegia
~, перифери́ческая peripheral [flaccid] hemiplegia
~, преходя́щая transient hemiplegia
~, спасти́ческая spastic [central] hemiplegia
~, спина́льная spinal hemiplegia
~, транзито́рная transient hemiplegia
~, центра́льная central [spastic] hemiplegia
~, церебра́льная cerebral hemiplegia
гемисе́кция *ж.* зу́ба dental hemisection
гемисистоли́я *ж.* hemisystole
гемиспа́зм *м.* hemispasm
~, губоязы́чный labiolingual hemispasm
~ лица́ facial hemispasm
гемиспоро́з *м. микол.* hemisporosis
гемиструмэктоми́я *ж.* hemistrumectomy, hemithyroidectomy
гемисферэктоми́я *ж.* hemispherectomy
гемитиреоидэктоми́я *ж.* hemithyroidectomy, hemistrumectomy
гемитони́я *ж.* hemi(hyper)tonia
~ Бе́хтерева postapoplectic [Bechterew's] hemi(hyper)tonia
гемитре́мор *м.* hemitremor
гемихоре́я *ж.* hemichorea
гемицефалги́я *ж.* hemicephalalgia, hemicrania; migraine
гемицефали́я *ж.* hemi(en)cephalia
гемоалкали́метр *м.* hemalkalimeter
гемобили́я *ж.* hemobilia
гемобласто́з *м.* hemoblastosis
гемогазо́метр *м.* hemogasometer
гемогистиобла́ст *м.* hem(at)ohistioblast
гемоглоби́н *м.* hemoglobin
~, анома́льный abnormal [aberrant] hemoglobin
~, восстано́вленный reduced hemoglobin
~, гликозили́рованный glycated hemoglobin
~, зелёный choleglobin, green [bile pigment] hemoglobin, verdo(hemo)globin
~, изменённый abnormal [aberrant] hemoglobin
~, мы́шечный myoglobin, muscle hemoglobin
~, оксигени́рованный oxyhemoglobin, oxygenated hemoglobin
~, пло́дный fetal hemoglobin, hemoglobin F

~, серповидно-клеточный sickle-cell hemoglobin, hemoglobin S
~, фетальный fetal hemoglobin, hemoglobin F
гемоглобинемия ж. hemoglobinemia
гемоглобинолиз м. hemoglobinolysis
гемоглобинометр м. hemoglobinometer, hematinometer
гемоглобинопатия ж. hemoglobinopathy
~, серповидно-клеточная sickle-cell hemoglobinopathy
гемоглобинурия ж. hemoglobinuria
 ~, аутоиммунная autoimmune hemoglobinuria
 ~, иммуногемолитическая immunohemolytic hemoglobinuria
 ~, лекарственная medicamentous [drug] hemoglobinuria
 ~, малярийная malarial hemoglobinuria, blackwater [bilious, hemoglobinuric] fever
 ~, маршевая march hemoglobinuria
 ~, ночная nocturnal hemoglobinuria
 ~, пароксизмальная paroxysmal hemoglobinuria
 ~, пароксизмальная ночная paroxysmal nocturnal hemoglobinuria, Marchiafava-Micheli syndrome, Marchiafava-Micheli anemia
 ~, пароксизмальная холодовая paroxysmal cold hemoglobinuria
 ~, послеродовая puerperal [postparturient] hemoglobinuria
 ~, посттрансфузионная posttransfusion hemoglobinuria
 ~, токсическая toxic hemoglobinuria
гемодиализ м. hemodialysis
 ~, поддерживающий maintenance hemodialysis
 ~, хронический chronic hemodialysis
гемодиализатор м. hemodialyzer, artificial kidney
гемодилюция ж. hemodilution
гемодинамика ж. hemodynamics
 ~, маточно-плацентарная uteroplacental hemodynamics
 ~, мозговая cerebral hemodynamics
 ~, плодно-плацентарная fetoplacental hemodynamics
 ~, центральная central hemodynamics
гемодинамический hemodynamic
гемоккульттест м. hemoccult test
гемоколит м. hemorrhagic colitis
гемокония ж. hemoconia, blood dust, *hemoconium* [NH]
гемоконцентрация ж. hemoconcentration
гемокультура ж. hemoculture
гемолиз м. hem(at)olysis, erythrolysis
 ~, аутоиммунный autoimmune hemolysis
 ~, внесосудистый extravascular hemolysis
 ~, внутриаппаратный hemolysis observed in hemodialyzer during perfusion
 ~, внутриклеточный intracellular hemolysis
 ~, декомпенсированный decompensated hemolysis
 ~ новорождённого, аутоиммунный autoimmune hemolysis in newborn
 ~, обусловленный комплементом complement-mediated hemolysis
 ~, ожоговый burn hemolysis
 ~, осмотический osmotic hemolysis
 ~, повышенный increased hemolysis
 ~, постгеморрагический posthemorrhagic hemolysis
гемолизин м. hemolysin
 ~, бактериальный bacterial hemolysin
 ~ беспозвоночных invertebrate hemolysin
 ~, гетерофильный heterophil hemolysin
 ~, естественный natural hemolysin
 ~ змеиного яда venom hemolysin
 ~, иммунный immune hemolysin
 ~, неспецифический nonspecific hemolysin
 ~, специфический specific hemolysin
 ~, холодовый cold hemolysin
гемолизиноген м. hemolysinogen
гемолизирование с. hemolyzation
гемолизировать to hemolyze
гемолимфа ж. hemolymph
гемолимфангиома ж. hem(at)olymphangioma
гемолимфатический hemolymphatic
гемолитический hemolytic
гемомеланин м. malarial pigment
гемомеланоз м. hemochromatosis, bronze(d) diabetes, iron storage [Recklinghausen-Apfelbaum] disease, Troisier-Hanot-Chauffard syndrome
гемоперикард м. hemopericardium
гемоперитонеум м. hemoperitoneum
гемоперфузия ж. hemoperfusion
гемопневмоперикардит м. hemopneumopericarditis
гемопневмоторакс м. hemopneumothorax
гемопоэз м. hemopoiesis
гемопоэтин м. hemopoietine
гемопоэтический hem(at)opoietic
гемореология ж. hemorheology
геморетикулоцит м. reticulocyte
геморефлектор м. Брингмана Bringman's hemoreflector
геморрагин м. *(содержащийся в некоторых ядах токсин, который вызывает дегенерацию и лизис эндотелия, что приводит к возникновению кровоизлияний)* hemorrhagin
геморрагический hemorrhagic
геморрагия ж. hemorrhage
геморроидальный hemorrhoidal
геморроидэктомия ж. hemorrhoidectomy, excision of hemorrhoids
 ~, закрытая closed [Ferguson's] hemorrhoidectomy
 ~, открытая open hemorrhoidectomy
 ~, подслизистая submucosal [Park's] hemorrhoidectomy
 ~ путём перевязки узлов hemorrhoidal banding
геморрой м. hemorrhoid(s), piles
 ~, внутренний internal hemorrhoids
 ~, инфицированный infected hemorrhoids
 ~, кожный cutaneous hemorrhoids
 ~, комбинированный intero-external type of piles, combined hemorrhoids

геморрой

~, кровоточащий bleeding hemorrhoids
~, наружный external hemorrhoids, external tags
~, острый hemorrhoids in acute stage, hemorrhoidal thrombosis, acute strangulated hemorrhoids
~ с выпадением узлов prolapsed hemorrhoids
~, смешанный intero-external type of piles, combined hemorrhoids
~ с тромбозом thrombosed hemorrhoids
~, ущемлённый strangulated hemorrhoids
гемосальпинкс *м.* hem(at)osalpinx
гемосидерин *м.* hemosiderin
гемосидероз *м.* hemosiderosis, hemochromatosis
~ головного мозга cerebral hemosiderosis
~ кожи cutaneous hemosiderosis
~ лёгких pulmonary hemosiderosis
~, лёгочный pulmonary hemosiderosis
~, лёгочный идиопатический idiopathic primary pulmonary hemosiderosis, Ceelen-Gellerstedt syndrome
гемосидерофаг *м.* hemosiderophage
гемосидерофор *м.* hemosiderophore, *hemosiderophorus* [NH]
гемосовместимость *ж.* hemocompatibility
гемосорбент *м.* hemosorbent
гемосорбция *ж.* hemosorption
гемоспермия *ж.* hemospermia
~, истинная hemospermia vera
~, ложная pseudohemospermia
гемостаз *м.* hemostasia, hemostasis, arrest of bleeding ◇ выполнять ~ to secure hemostasis, to clamp all bleeders
~, первичный primary hemostasia
гемостатический hemostatic, hemostyptic
гемостимулятор *м.* hemostimulating agent, hemostimulant
гемостимуляция *ж.* hemostimulation, stimulation of hemopoiesis
гемотахометр *м.* hemotachometer
гемотерапия *ж.* hemotherapeutics, hemotherapy
гемотимпанум *м.* hem(at)otympanum
гемотоксин *м.* hemotoxin
гемотоксичность *ж.* hem(at)otoxicity
гемотоксичный hem(at)otoxic
гемоторакс *м.* hemothorax, hemopleura
~, большой big hemothorax
~, верхушечный apical hemothorax
~, малый small hemothorax
~, ограниченный circumscribed hemothorax
~, остаточный residual hemothorax
~, осумкованный blocked [capsulated] hemothorax
~, свернувшийся clotted hemothorax
~, средний middle hemothorax
~, тотальный total hemothorax
гемотрансфузия *ж.* (blood) transfusion, hemotransfusion
гемотроф *м.* hemotroph(e)
гемофагоцитоз *м.* hemophagocytosis
гемофилик *м. разг.* hemophiliac
гемофилия *ж.* hemophilia

~ A hemophilia A, classical hemophilia, Factor VIII deficiency
~ B hemophilia B, Factor IX deficiency, Christmas disease
гемофильный hemophilic
гемофильтрация *ж.* hemofiltration
гемофобия *ж.* hemophobia
гемохроматоз *м.* hemochromatosis, hemosiderosis
~, идиопатический idiopathic hemochromatosis
гемоцит *м.* hemocyte, *hemocytus* [NA]
гемоцитобласт *м.* hem(at)ocytoblast, hemoblast
гемоцитобластома *ж.* hemocytoblastoma
гемоцитопоэз *м.* hemocytopoiesis
ген *м.* gene (*см. тж* гены)
~, автаркный autarchic gene
~, амбивалентный ambivalent gene
~, аморфный amorphic gene
~, антиморфный antimorphic gene
~, аутаркный autarchic gene
~, аутосомный autosomal gene
~, буферный buffering gene
~, внехромосомный [внеядерный] extrachromosomal [extranuclear] gene
~, гетерохроматический heterochromatic [invisible] gene
~, гипаркный hyparchic gene
~, гиперморфный hypermorphic gene
~, гипоморфный hypomorphic gene
~ гистосовместимости histocompatibility gene
~, главный key [major, master] gene
~, голандрический holandric [Y-linked] gene
~, гологенический hologenic gene
~, гомеотический hom(o)eotic gene
~, диагинический diagynic gene
~, диандрический diandric gene
~, доминантный dominant gene
~, зависимый dependent gene
~, изоляционный isolation gene
~, изомерный [изоморфный] isomorphic gene
~ иммунного ответа immune response gene
~, индуцибельный inducible gene
~, инертный inert gene
~, ключевой key [major, master] gene
~, комплексный complex gene
~, комплементарный complementary gene
~, кондоминантный condominant gene
~, контролируемый полом sex-controlled gene
~, летальный lethal gene
~, малый minor [small] gene
~, материнский maternal gene
~, модифицированный полом sex-conditioned gene
~, молчащий silent gene
~, мутабельный mutable gene
~, неаллельный nonallelic gene
~, невидимый invisible [heterochromatic] gene
~, независимый independent gene
~, непостоянный inconstant gene
~, ограниченный полом sex-limited gene
~, основной key [major, master] gene
~, отцовский paternal gene
~, пенетрантный penetrant gene
~, плейотропный pleiotropic [polyphenic] gene

~, подавля́ющий suppressor gene
~, подавля́ющий о́пухоль tumor suppressor gene
~, регули́рующий regulator [operator] gene
~, репресси́вный repressor gene
~, рецесси́вный recessive gene
~, сигна́льный marker (gene)
~, сло́жный complex gene
~, структу́рный structural gene
~, сце́пленный с по́лом sex-linked gene
~, сце́пленный с X-хромосо́мой X-linked gene
~, сце́пленный с Y-хромосо́мой Y-linked [holandric] gene
~, трансформи́рующий oncogene, transforming gene
~, уси́ливающий intensifying [extension] gene
~, химе́рный chimeric gene
~, элемента́рный elementary gene
~, эписта́тический epistatic gene
генеалоги́ческий genealogical
генеало́гия ж. genealogy
гене́з(ис) м. genesis
генерализа́ция ж. generalization; spreading
~, гематоге́нная hematogenic spreading
~, лимфоге́нная lymphogenic spreading
генерализо́ванный generalized
генера́тор м. generator
~ аэроио́нов generator of air ions
~, изото́пный radionuclide generator (system)
~ мя́гкого рентге́новского излуче́ния soft ray tube
~ радиоакти́вных изото́пов radionuclide generator (system)
~ ультразву́ка ultrasonic generator
~ электроаэрозо́лей electroaerosol generator, generator of electroaerosols
генера́ци/я ж. generation ◇ вре́мя ~и (кле́тки) generation time, cell cycle
~, альтерни́рующая alternate generation
~, беспо́лая asexual [direct, nonsexual] generation
~, пе́рвая, втора́я (и т. д.) first, second (and so on) filial generation
~, полова́я sexual generation
~ разнообра́зия generation of diversity, GOD
~, спонта́нная spontaneous generation
гене́тика ж. genetics
~, биохими́ческая biochemical genetics
~ групп кро́ви blood group genetics
~ иммуните́та immunogenetics
~, клини́ческая clinical genetics
~, косми́ческая space genetics
~, математи́ческая mathematical [quantitative] genetics, population dynamics, genetic epidemiology
~, медици́нская medical [clinical] genetics
~ микро́бов microbial genetics
~, молекуля́рная molecular genetics
~ поведе́ния behavior genetics
~, популяцио́нная population genetics
~, психофармакологи́ческая psychopharmacologic(al) genetics

~, радиацио́нная radiation genetics, radiogenetics
~ разви́тия development [physiological] genetics
~ somatíческих кле́ток somatic cell genetics
~, статисти́ческая statistical genetics
~, трансплантацио́нная transplantation genetics
~, фармакологи́ческая pharmacologic(al) genetics, pharmacogenetics
~, физиологи́ческая physiological [development] genetics
~ челове́ка human genetics
~, эволюцио́нная evolutionary genetics
генети́ческий genetic
гениталии мн. genital [reproductive] organs, genitals, organa genitalia [NA]
генита́льный genital
генитоаноректа́льный genitoanorectal
генитогра́фия ж. genitography
генитоспина́льный genitospinal
генитоуретрогра́фия ж. genitourethrography
генитоурогра́фия ж. genitography and urethrocystography
генитофеморальный genitofemoral, genitocrural
генитоцистогра́фия ж. genitocystography
ген-марке́р м. marker (gene)
ген-модифика́тор м. modifier gene
ген-мута́тор м. mutator gene
геноблáст м. genoblast
ген-ограничи́тель м. modifier gene
генодермато́з м. genodermatosis
геноклин м. genocline
геном м. genome
ге́номный genomic
ген-опера́тор м. regulator [operator] gene
геносо́ма ж. genosome
геноти́п м. genotype
генотокси́чность ж. genotoxicity
генотокси́чный genotoxic
генофо́нд м. gene pool
ген-подави́тель м. suppressor gene
~ о́пухоли tumor suppressor gene
ген-регуля́тор м. regulator [operator] gene
ген-репре́ссор м. repressor gene
ген-супре́ссор м. suppressor gene
гентамици́н м. фарм. gentamicin, gentamycin
гену́инный genuine
ген-усили́тель м. intensifying [extension] gene
генцианвиоле́т м., генциа́новый фиоле́товый м. gentian violet, methylrosaniline chloride
ге́ны м. мн. genes (см. тж ген)
~, алле́льные allelic genes
~, амбивале́нтные ambivalent genes
~, гомодинами́ческие homodynamic genes
~, гомологи́ческие homologous genes
~, межвидовы́е interspecific genes
~, определя́ющие тип строе́ния pattern genes
~, полиме́рные [сло́жные] polymeric genes
~ стери́льности sterility genes
~, сце́пленные linked genes
геогельми́нт м. geohelminth
геогельминто́з м. geohelminthosis
геома́ния ж. geomania

геомедици́на ж. geomedicine
геопатоло́гия ж. geopathology; nosological geography
геосисте́ма ж. geosystem
геотрихо́з м. geotrichosis, mycodermatitis
геотропи́зм м. geotropism, geotaxis
геофаги́я ж. geophagia, geophagy, geophagism
гепарансульфа́т м. heparan sulfate
гепарансульфатпротеоглика́н м. heparan sulfate proteoglycan
гепари́н м. *фарм.* heparin
~, низкомолекуля́рный low molecular weight heparin
гепаринеми́я ж. heparinemia
гепаринизáция ж. heparinization
гепаринизи́ровать to heparinize
гепарино́ид м. heparinoid
гепариноци́т м. mast cell, mastocyte, labrocyte, *granulocytus basophilis* [NH]
гепатизáция ж. hepatization
гепатикогастростоми́я ж. hepaticogastrostomy
гепатикогра́мма ж. hepatic arteriogram, hepatic angiogram, arterial hepatogram
гепатикогрáфия ж. hepatic angiography, hepatic arteriography, arterial hepatography
гепатикодуоденостоми́я ж. hepaticoduodenostomy
гепатикоеюностоми́я ж. hepaticojejunostomy
гепатиколёз м. *гельм.* capillariasis
гепатиколитиа́з м. hepaticolithiasis
гепатиколитотоми́я ж. hepaticolithotomy
гепатиколитотрипси́я ж. hepaticolithotripsy
гепатикостоми́я ж. hepaticostomy
гепатикотоми́я ж. hepaticotomy
гепатикохолецистоэнтеростоми́я ж. hepaticoholecystoenterostomy
гепатикоэнтеростоми́я ж. hepaticoenterostomy
гепати́т м. hepatitis
~, агресси́вный [акти́вный (хрони́ческий)] aggressive [active chronic, subacute] hepatitis, juvenile [posthepatitis] cirrhosis
~, аллерги́ческий allergic hepatitis
~, амёбный amoebic hepatitis
~, аскаридо́зный ascaridiasis hepatitis
~, безжелту́шный anicteric viral hepatitis
~, бруцеллёзный brucellar hepatitis
~, ви́русный viral [virus] hepatitis
~, ви́русный безжелту́шный anicteric viral hepatitis
~, ви́русный желту́шный icteric viral hepatitis
~, ви́русный затяжно́й lingering [protracted] viral hepatitis
~, ви́русный «ма́лый» anicteric viral hepatitis
~, ви́русный о́стрый паренхимато́зный acute yellow atrophy of liver, acute parenchymatous hepatitis
~, ви́русный персисти́рующий persistent [prolonged] viral hepatitis
~, ви́русный плазмоцитоклéточный plasma cell [lupoid] hepatitis
~, ви́русный рецидиви́рующий recurrent viral hepatitis
~, ви́русный ти́па A viral hepatitis type A, virus A hepatitis, epidemic [infectious, short incubation] hepatitis, epidemic jaundice, Botkin's disease

~, ви́русный ти́па B viral hepatitis type B, virus B hepatitis, serum [transfusion, long incubation, parenteral, inoculation, syringe-transmitted] hepatitis, homologous serum jaundice
~, ви́русный ти́па C viral hepatitis type C
~, ви́русный ти́па D viral hepatitis type D, delta hepatitis
~, волчáночный lupous hepatitis
~, врождённый inherent [congenital] hepatitis
~, галотáновый halothan hepatitis
~, гелиотро́пный heliotropic hepatitis
~, герпети́ческий herpetic hepatitis
~, гигантоклéточный neonatal [giant cell] hepatitis
~, гно́йный suppurative hepatitis
~, гуммо́зный gummatous hepatitis
~, диффу́зный diffuse hepatitis
~, диффу́зный мезенхимáльный [диффу́зный мезенхи́мный] diffuse mesenchymal hepatitis
~ затяжно́го ти́па, ви́русный lingering [protracted] viral hepatitis
~, инокуляцио́нный viral hepatitis type B, virus B hepatitis, serum [transfusion, long incubation, parenteral, inoculation, syringe-transmitted] hepatitis, homologous serum jaundice
~, интерлобуля́рный interlobular hepatitis
~, интерстициáльный interstitial [mesenchymal] hepatitis
~, инфекцио́нный viral hepatitis type A, virus A hepatitis, epidemic [infectious, short incubation] hepatitis, epidemic jaundice, Botkin's disease
~, латéнтный latent hepatitis
~, лекáрственный drug-induced hepatitis
~, лучево́й radiation hepatitis
~, люпо́идный lupoid [plasma cell] hepatitis
~, люэти́ческий luetic hepatitis
~, лямблио́зный girardiasis [lambliasis] hepatitis
~, маляри́йный malarial hepatitis
~, междо́льковый interlobular hepatitis
~, мезенхимáльный [мезенхи́мный] mesenchymal [interstitial] hepatitis
~, метаболи́ческий metabolic hepatitis
~, молниено́сный fulminant hepatitis
~, мононуклео́зный mononucleosis hepatitis
~, некроти́ческий hepatic necrosis
~, о́стрый acute hepatitis
~, очаго́вый focal hepatitis
~, парентерáльный viral hepatitis type B, virus B hepatitis, serum [transfusion, long incubation, parenteral, inoculation, syringe-transmitted] hepatitis, homologous serum jaundice
~, паренхимато́зный parenchymatous [epithelial] hepatitis
~, передавáемый чéрез инфици́рованную во́ду waterborne type of hepatitis
~, персисти́рующий persistent [prolonged] hepatitis
~ плодá fetal hepatitis
~, подо́стрый aggressive [active chronic, subacute] hepatitis, juvenile [posthepatitis] cirrhosis

гепатоспленосканогра́мма

~, посттрансфузио́нный [приви́вочный] viral hepatitis type B, virus B hepatitis, serum [transfusion, long incubation, parenteral, inoculation, syringe-transmitted] hepatitis, homologous serum jaundice
~, продукти́вный productive hepatitis
~, протозо́йный protozoal hepatitis
~, реакти́вный reactive hepatitis
~, ревмати́ческий rheumatic hepatitis
~, свинцо́вый lead hepatitis
~, септи́ческий septic hepatitis
~, серо́зный serous hepatitis
~, сифилити́ческий syphilitic hepatitis
~, скарлатино́зный scarlatinal hepatitis
~, скороте́чный fulminant hepatitis
~, скры́тый latent hepatitis
~, сы́вороточный viral hepatitis type B, virus B hepatitis, serum [transfusion, long incubation, parenteral, inoculation, syringe-transmitted] hepatitis, homologous serum jaundice
~, то́ксико-аллерги́ческий toxicoallergic hepatitis
~, то́ксико-хими́ческий toxicochemical hepatitis
~, токси́ческий toxic hepatitis
~, трофопати́ческий hepatosis, trophopathic hepatitis
~, туберкулёзный tuberculous hepatitis
~, фета́льный fetal hepatitis
~, фульмина́нтный fulminant hepatitis
~, холангиоге́нный cholangiogenic hepatitis
~, холангиолити́ческий cholangiolitic hepatitis
~, холестати́ческий cholestatic hepatitis
~, хрони́ческий chronic hepatitis
~, «шприцево́й» разг. viral hepatitis type B, virus B hepatitis, serum [transfusion, long incubation, parenteral, inoculation, syringe-transmitted] hepatitis, homologous serum jaundice
~, эксперимента́льный experimental hepatitis
~, энзооти́ческий Rift Valley fever, enzootic hepatitis
~, эпидеми́ческий viral hepatitis type A, virus A hepatitis, epidemic [infectious, short incubation] hepatitis, epidemic jaundice, Botkin's disease
~, эпителиа́льный epithelial [parenchymatous] hepatitis
гепатоадено́ма ж. liver adenoma, hepatoadenoma, hepatoma
гепатобилиа́рный hepatobiliary
гепатобилисцинтигра́мма ж. radionuclide hepatobiliary scan, cholescintigram, biliary scintigram
гепатобилисцинтиграфи́я ж. radionuclide [nuclear] hepatobiliary imaging, HIDA [biliary] scintigraphy
гепатобласто́ма ж. hepatoblastoma, embryonal liver carcinoma
гепатовеногра́мма ж. hepatic venogram
гепатовеногра́фия ж. hepatovenography
гепатоге́нный hepatogenic, hepatogenous
гепатогра́мма ж. hepatogram
~, артериа́льная arterial hepatogram
~, порта́льная portal hepatogram
гепатогра́фия ж. hepatography
~, радиоизото́пная hepatobiliary scintigraphy
гепатодиафрагмопекси́я ж. hepatodiaphragmopexy

гепатодини́я ж. hepatodynia, hepatalgia
гепатодуоденостоми́я ж. hepatoduodenostomy
гепатоеюностоми́я ж. hepatojejunostomy
гепато́з м. hepatosis, trophopathic hepatitis
~ бере́менных, жирово́й о́стрый acute fatty hepatosis of pregnancy
~, жирово́й fatty hepatosis
~, пигме́нтный pigmentary hepatosis
~, холестати́ческий cholestatic hepatosis
гепатоканцерогене́з м. hepatocarcinogenesis
гепатолентикуля́рный hepatolenticular
гепатолиена́льный hepatolienal
гепатолиеногра́фия ж. hepatolienography
гепатолиеносканосцинтигра́фия ж. hepatosplenic scintigraphy
гепатолизи́н м. hepatolysin
гепатоли́т м. hepatolith
гепатолитиа́з м. hepatolithiasis
гепатолобэктоми́я ж. hepatolobectomy
гепато́лог м. hepatologist
гепатоло́гия ж. hepatology
гепато́ма ж. hepatoma, liver cell carcinoma
гепатомаля́ция ж. hepatomalacia
гепатомегали́я ж. hepatomegaly, enlargememt of liver, megalohepatia
~, врождённая congenital hepatomegaly
~, гликоге́нная glycogen (storage) disease, glycogenosis, glycogenic thesaurismosis, glycogenic hepatomegaly
гепатомелано́з м. hepatomelanosis
гепатоментофренопекси́я ж. hepatomentophrenopexy
гепатонефри́т м. hepatonephritis
гепатонефро́з м. hepatorenal [hepatonephoric, liver-kidney] syndrome
гепатонефромегали́я ж. hepatonephromegaly
гепатопати́я ж. hepatopathy
гепатопекси́я ж. hepatopexy
гепатопто́з м. hepatoptosis
гепаторадиогра́фия ж. рентг. hepatoradiography
гепатора́фия ж. hepatorrhaphy
гепаторе́ксис м. hepatorrhexis
гепаторена́льный hepatorenal, hepatonephric
гепаторрагия ж. hepatorrhagia
гепатоскани́рование с. hepatic [static liver] scanning, hepatic [(radio)colloid liver] scintigraphy, radionuclide [(radio)colloid] liver imaging
гепатосканогра́мма ж. hepatic [(radio)colloid, liver] scan, radionuclide [(radio)colloid] image of liver
гепатоскано(сцинти)графи́я ж. hepatic [(radio)colloid liver] scintigraphy, hepatoscintigraphy, radionuclide [(radio)colloid] liver imaging, hepatic [static liver] scanning
гепатоспленит м. hepatosplenitis
гепатоспленогра́фия ж. hepatolienography, hepatosplenography
гепатоспленомегали́я ж. hepatosplenomegaly, hepatolienomegaly
гепатоспленопати́я ж. hepatosplenopathy
гепатоспленосканогра́мма ж. radiocolloid liver-spleen scan

гепатосцинтигра́мма

гепатосцинтигра́мма *ж.* hepatoscintigram, (radio)colloid liver scan, radionuclide [(radio)colloid] image of liver

гепатосцинти(скано)графия *ж.* hepatic [(radio)colloid liver] scintigraphy, hepatoscintigraphy, radionuclide [(radio)colloid] liver imaging, hepatic [static liver] scanning

гепатотоксеми́я *ж.* hepatotoxemia

гепатотокси́чность *ж.* hepatotoxicity, liver toxicity

гепатотоми́я *ж.* hepatotomy

гепатохолангиогастростоми́я *ж.* hepatocholangiogastrostomy

гепатохолангиодуоденостоми́я *ж.* hepatocholangioduodenostomy

гепатохолангиоеюностоми́я *ж.* hepatocholangiojejunostomy

гепатохолангиостоми́я *ж.* hepatocholangiostomy

гепатохолангиоэнтеростоми́я *ж.* hepatocholangioenterostomy

гепатохолангии́т *м.* hepatocholangitis

~, диффу́зный diffuse hepatocholangitis

~, облитери́рующий obliterating hepatocholangitis

гепатохолеграфи́я *ж.* cholangiography

~, чреско́жная чреспечёночная percutaneous [transdermal, fine-needle] transhepatic cholangiography, PTC

гепатохолесцинтиграфи́я *ж.* cholescintigraphy, hepatobiliary scintigraphy, radionuclide hepatobiliary imaging

гепатохолецисти́т *м.* hepatocholecystitis

гепатохолецистогастростоми́я *ж.* hepatocholecystogastrostomy

гепатохолецистостоми́я *ж.* hepatocholecystostomy

гепатохолецистосцинтиграфи́я *ж.* cholescintigraphy, hepatobiliary scintigraphy, radionuclide hepatobiliary imaging

гепатохолецистоэнтеростоми́я *ж.* hepatocholecystoenterostomy

гепатоцеллюля́рный hepatocellular

гепатоцеребра́льный hepatocerebral

гепатоцирро́з *м.* hepatocirrhosis, liver [hepatic] cirrhosis

гепатоци́т *м.* hepatocyte, *hepatocytus* [NH]

гепатэктоми́я *ж.* hepatectomy

гербици́д *м.* herbicide, weedcide, plant [weed] killer

~, избира́тельный selective herbicide

~, общеистреби́тельный contact [nonselective] herbicide

гербици́дный herbicidal

гередоатакси́я *ж.* heredoataxia

~, мозжечко́вая cerebellar heredoataxia

гередодегенера́ция *ж.* heredodegeneration

гериа́тр *м.* geriatrician

гериатри́ческий geriatric

гериатри́я *ж.* geriatrics

гермафроди́т *м.* hermaphrodite

~, и́стинный true hermaphrodite

~, ло́жный pseudohermaphrodite, false hermaphrodite

~, ло́жный же́нский female pseudohermaphrodite, female intersex

~, ло́жный мужско́й male pseudohermaphrodite, male intersex

гермафродити́зм *м.* hermaphroditism

~, гермина́льный germinal hermaphroditism

~, двусторо́нний bilateral hermaphroditism

~, и́стинный true hermaphroditism, ambisexuality

~, ло́жный pseudohermaphroditism, false [spurious] hermaphroditism

~, ло́жный же́нский female hermaphroditism

~, ло́жный мужско́й male hermaphroditism

~, односторо́нний unilateral hermaphroditism

гермети́ческий hermetic

гермина́льный germinal

germinóма *ж.* germinoma, gonocytoma

герниолапаротоми́я *ж.* herniolaparotomy

герниоло́гия *ж.* herniology

герниопла́стика *ж.* hernioplasty

гернио́рафия *ж.* herniorrhaphy

гернио́м *м.* herniotome

герниотоми́я *ж.* herniotomy

герниоэнтеротоми́я *ж.* hernioenterotomy

герогигие́на *ж.* gerohygiene, gerontological hygiene

геродерми́я *ж.* geroderma, gerodermia

~, де́тская children's geroderma

геродиете́тика *ж.* gerodietetics, gerontological dietetics

герои́н *м.* diacetylmorphine, heroin

героини́зм *м.*, героиномани́я *ж.* heroinism, heroinomania

геро́нт *м.* (*человек в возрасте от 75 до 90 лет*) a person of old age

геронто́лог *м.* gerontologist

геронтологи́ческий gerontological

геронтоло́гия *ж.* gerontology

~, социа́льная social gerontology

~, сравни́тельная comparative gerontology

~, эволюцио́нная evolutionary gerontology

геронтопсихиатри́я *ж.* gerontopsychiatry, gerontological psychiatry

геронтопсихоло́гия *ж.* gerontopsychology, gerontological psychology

геронтотерапи́я *ж.* gerontotherapy, geriatric therapy

геронтофили́я *ж.* gerontophilia

геронтофоби́я *ж.* gerontophobia

герпанги́на *ж.* herpangina, herpetic angina

ге́рпес *м.* herpes, serpigo

~ бере́менных herpes [hydroa] gestationis

~, генита́льный genital herpes, herpes simplex of genitals, herpes genitalis

~, лихора́дочный fever blisters, cold sores, herpes febrilis

~ на губа́х herpes of lips, herpes labialis

~ на лице́ herpes simplex of face, herpes facialis

~ новорождённых herpes neonatorum

~, опоясывающий (herpes) zoster, shingles, zona (serpiginosa)
~, опоясывающий генерализованный herpes generalisatus, herpes zoster varicellosus
~, опоясывающий диссеминированный herpes disseminatus
~ половых органов genital herpes, herpes simplex of genitals, herpes genitalis
~, простой herpes simplex
~, рецидивирующий herpes recidivicus
герпетизм *м.* herpetism
герпетиформный herpetiform
герпетический herpetic
герпетология *ж.* herpetology
герпетоэнцефалит *м.* herpeto-encephalitis
гестаген *м.* (*препарат прогестагена или его аналогов*) gestagen, gestogen
гестагенный (*относящийся к гестагенам*) gestagenic
гестационный (*относящийся к беременности*) gestational
гестоз *м.* (*токсикоз беременных*) gestosis
гетерестезия *ж.* heteresthesia
гетероагглютинация *ж.* heteroagglutination
гетероагглютинин *м.* heteroagglutinin
гетероадельфия *ж. гемелл.* heteradelphia
гетероаллель *м.* heteroallele
гетероаллергия *ж.* heteroallergy
гетероальбумоза *ж.* heteroalbumose
гетероальбумозурия *ж.* heteroalbumosuria
гетероантиген *м.* heteroantigen
гетероантисыворотка *ж.* heteroantiserum
гетероантитело *с.* heteroantibody
гетероаутопластика *ж.* heteroautoplasty
гетеробластный heteroblastic
гетеробрахиальный heterobrachial
гетерогамета *ж.* heterogamete
гетерогаметный heterogamete
гетерогамия *ж.* heterogamy
гетерогемагглютинин *м.* heterohemagglutinin
гетерогемотрансфузия *ж.* heterologous transfusion
гетерогенез *м.* abiogenesis; heterogenesis
гетерогенизация *ж.* induction of heterogeneity
~ опухоли, искусственная artificial induction of tumor heterogeneity
гетерогенность *ж.* heterogeneity, heterogenicity
~ антител antibody heterogeneity
~, структурная structural heterogeneity
гетерогенный heterogenous
гетерогеномный heterogenomic
гетерогенота *ж.* (*клетка, содержащая дополнительный генетический фрагмент, отличающийся от её собственного интактного генотипа*) heterogenote
гетерогибридома *ж.* heterohybridoma
гетерогония *ж.* heterogenesis; heterogony
гетеродимус *м. гемелл.* (*несимметрично сросшиеся близнецы*) hetero(di)dymus
гетеродонт *м.* (*индивидуум, имеющий зубы различной формы, строения и размеров не в соответствии с функциональным предназначением зубов*) heterodont

гетеродонтизм *м.* heterodontism
гетеродонтный heterodont
гетеродромный (*движущийся или действующий в противоположном направлении*) heterodromous
гетерозигота *ж.* heterozygote
гетерозиготность *ж.* heterozygosity, heterozygosis
~, вынужденная enforced heterozygosis
~, двойная double heterozygosis
~, криптическая структурная cryptic structural heterozygosis
~ по транслокации translocation heterozygosis
~, простая simple heterozygosis
гетерозиготный heterozygous
гетерозид *м.* glycoside
гетерозис *м. биол.* heterosis
~, гетерокариотический heterocaryotic heterosis
~, комбинационный combinatory heterosis
~, одногенный single gene heterosis
~, однолокусный single locus heterosis
гетероинтоксикация *ж.* (*экзогенная интоксикация*) heterointoxication
гетероинфекция *ж.* (*экзогенная инфекция*) heteroinfection
гетерокариоз(ис) *м.* heterokaryosis, heterocaryosis
гетерокарион *м.* heterokaryon, heterocaryon
гетерокератопластика *ж.* heterokeratoplasty
гетерокинезия *ж. ген.* heterokinesis
гетерокладический (*относящийся к анастомозу между ветвями различных артерий*) heterocladic
гетерокомплемент *м.* heterocomplement
гетерокринный heterocrine
гетеролалия *ж. невр.* heterolalia, heterophasia, heterophemia, heterophemy
гетеролизин *м.* heterolysin
гетеролизосома *ж.* heterolysosome
гетеролипиды *м. мн.* heterolipids
гетерологичность *ж.* heterology
гетерологичный heterologous
гетеромастия *ж.* heteromastia, heteromastism
гетеромерия *ж.* heteromery
гетерометаплазия *ж.* heterometaplasia
гетерометропия *ж.* heterometropia, antimetropia
гетероморфизм *м. ген.* heteromorphism
гетероморфный heteromorphous
гетероморфоз *м.* heteromorphosis
гетеронимный (*напр. о гемианопсии*) heteronymous
гетерономия *ж.* heteronomy
гетерономный *биол., псих.* heteronomous
гетероосмия *ж.* heterosmia
гетероостеопластика *ж.* hetero-osteoplasty
гетеропагус *м. терат.* heteropagus
гетеропикноз *м.* heteropyknosis
~, отрицательный negative heteropyknosis
~, положительный positive heteropyknosis
гетеропикнотический heteropyknotic
гетероплазия *ж.* heteroplasia
гетероплазма *ж.* heteroplasma

гетеропла́стика

гетеропла́стика *ж.* heteroplasty, heterotransplantation, heterografting
гетеропласти́ческий heteroplastic
гетеропло́ид *м.* heteroploid
гетероплоиди́я *ж.* heteroploidy
гетеропло́идный heteroploid
гетерополиме́р *м.* heteropolymer
гетеропси́я *ж.* heteropsia
гетеросексуа́льность *ж.* heterosexuality
гетеросексуа́льный heterosexual
гетеросеротерапи́я *ж.* heteroserotherapy
гетероси́напсис *м. ген.* heterosynapsis
гетеросинде́з *м. ген.* heterosyndesis
гетероско́п *м. офт., мед. тех.* heteroscope
гетероскопи́я *ж. офт.* heteroscopy
гетеросо́ма *ж.* heterosome, heterochromosome, sex chromosome, *heterosoma* [NH]
гетероста́з *м. (общее название для эпистаза и гипостаза)* heterostasis
гетеросы́воротка *ж.* heterologous serum
гетерота́ксис *м. (аномальное расположение органов или частей тела)* heterotaxia, heterotaxis, heterotaxy
гетероталли́зм *м. биол.* heterothallism
гетеротерми́я *ж. биол.* heterothermy
гетероти́п *м. биол.* heterotype
гетеротипи́ческий heterotypic(al)
гетеротокси́н *м.* heterotoxin
гетеротокси́ческий heterotoxic
гетеротопи́ческий heterotopic
гетеротопи́я *ж.* heterotopia
~, акти́вная active heterotopia
~, пасси́вная passive heterotopia
~, эндометрио́идная endometrioid heterotopia
гетерото́пный heterotopic
гетеротрансплантат *м.* heterotransplant, heterograft, heteroplastic [interspecific, xenoplastic, heterologous, xenogeneic] graft, xenograft
гетеротрансплантация *ж.* heterotransplantation, heteroplasty, heterografting
~ о́пухоли tumor heterotransplantation
гетеротрансфу́зия *ж.* heterologous transfusion
гетеротрихо́з *м.* heterotrichosis
гетеротропи́я *ж.*, гетеротро́пность *ж. офт.* heterotropia, heterotropy, strabismus, squint
гетеротро́ф *м. биол.* heterotroph
гетеротрофи́я *ж.*, гетеротро́фность *ж.* heterotrophia, heterotrophy
гетеротро́фный heterotrophic
гетерофаги́я *ж.* heterophagy
гетерофагосо́ма *ж.* heterophagosoma, heterophagic vacuole, *phagolysosoma* [NH]
гетерофази́я *ж.* heterophasia, heterophasis, heterophemia
гетерофертилиза́ция *ж.* heterofertilization
гетерофи́л *м. гемат., иммун.* heterophil(e)
гетерофи́льный heterophil(e)
гетерофио́з *м. гельм.* heterophy(d)asis
гетерофи́т *м. биол.* heterophyte
гетерофи́тный heterophytic
гетерофони́я *ж.* heterophonia, heterophthongia
гетерофори́я *ж. офт.* heterophoria

гетерофта́льм *м.* heterophthalmia, heterophthalmos, heterophthalmus, allophthalmia
гетерохили́я *ж.* heterochylia
гетерохромати́н *м.* heterochromatin, *heterochromatinum* [NH]
гетерохроматиниза́ция *ж.* heterochromatinization, heterochromatosis
гетерохроми́я *ж.* heterochromia
~, бинокуля́рная binocular heterochromia
~, втори́чная secondary heterochromia
~, монокуля́рная monocular heterochromia
~, осложнённая complicated heterochromia
~, перви́чная primary heterochromia
~, проста́я simple heterochromia
~ ра́дужки heterochromia iridis
~, симпати́ческая sympathetic heterochromia
гетерохромосо́ма *ж.* hetero(chromo)some, sex chromosome
гетерохрони́зм *м.* heterochrony, heterochronism, heterochronia
гетерохро́нность *ж.* heterochrony, heterochronism, heterochronia
~ старе́ния heterochrony of aging
гетерохро́нный heterochronic, heterochronous
гетерохто́нный heterochthonous
гетероцеллюля́рный heterocellular
гетероцентри́ческий heterocentric
гетероцефа́лус *м. гемелл.* heterocephalus
гетероцикли́ческий heterocyclic
гетероцитолизи́н *м.* heterocytolysine
гетероцитотокси́н *м.* heterocytotoxin
гетероэроти́зм *м.* alloeroti(ci)sm, heteroerotism
гефирофоби́я *ж. (боязнь перехода по мосту)* gephyrophobia
гештальтпсихологи́я *ж.* gestaltism, gestalt theory
гиали́н *м.* hyalin
гиалиниза́ция *ж.* hyalinization
гиали́новый hyaline, hyaloid
гиалино́з *м.* hyaline degeneration, hyalinosis
~ ко́жи и сли́зистых оболо́чек lip(o)id proteinosis, Urbach-Wiethe disease
гиалинури́я *ж.* hyalinuria
гиали́т *м.*, гиалоиди́т *м.* hyalitis, hyaloiditis
гиало́з *м. офт.* hyalosis
гиало́идный hyaline, hyaloid
гиало́ма *ж.* hyaloidoretinal degeneration, hyaloma, colloid (pseudo)milium, Wagner's disease
гиаломе́р *м.* hyalomere, *hyalomerus* [NH]
гиаломуко́ид *м.* hyalomucoid
гиалопла́зма *ж.* hyaloplasm(a)
гиалосерози́т *м.* hyaloserositis
~, мно́жественный прогресси́рующий progressive multiple hyaloserositis, Concato's disease
гиалосо́ма *ж.* hyalosome
гиалофаги́я *ж.* hyalophagia, hyalophagy
гиалофоби́я *ж.* hyalophobia
гиалоци́т *м.* hyalocyte, vitreous cell
гиалура́т *м.*, гиалурона́т *м.* hyalurate, hyaluronate
гиалуронида́за *ж.* hyaluronidase

гиалуро́новый hyaluronic
гибберелли́н *м.* gibberellin
гиббере́лловый gibberellic
ги́бель *ж.* death, loss, wreck, (down)fall, ruin
 ~, кле́точная cell death, cell loss
 ~ плода́ fetal death
 ~ плода́, интраната́льная *(во время родов)* intranatal fetal death
гиберна́ция *ж.* hybernation
 ~, иску́сственная artificial hybernation
 ~ плода́, интраната́льная intranatal fetal hybernation
гиберно́ма *ж.* hibernoma
 ~, доброка́чественная benign hibernoma
 ~, злока́чественная malignant hibernoma
ги́бкость *ж.* flexibility, range of motion
 ~ в коле́нном суста́ве knee range of motion
 ~, восково́я *псих.* waxy flexibility, flexibilitas cerea
 ~ в плечево́м суста́ве flexibility at shoulder
 ~ подколе́нного сухожи́лия hamstring flexibility
гибри́д *м.* hybrid, crossbreed
 ~, ло́жный false hybrid
 ~, межвидово́й interspecies [interspecific] hybrid
 ~, полигено́мный polygenomic hybrid
 ~, приви́вочный graft hybrid
 ~, структу́рный structural hybrid
гибридиза́ция *ж.* hybridization, crossbreeding
 ~, аллопатри́ческая allopatric hybridization
 ~ ДНК DNA hybridization
 ~, интрогресси́вная introgressive hybridization
 ~ кле́ток cell hybridization
 ~, односторо́нняя unilateral hybridization
 ~, перекрёстная cross hybridization
 ~ somatи́ческих кле́ток somatic cell hybridization
гибридизи́ровать to hybridize
гибри́дный hybrid
гибридотранспланта́ция *ж.* hybridotransplantation
гига́нт *м.* giant, *gigas* [NE]
гиганти́зм *м.* gigantism, gigantosoma, somatomegaly, macrosomia, hypersomia
 ~, акромегали́ческий acromegalic gigantism
 ~ вну́тренних о́рганов gigantism of inner organs
 ~, гипофиза́рный pituitary gigantism
 ~, евнухо́идный eunuchoid gigantism
 ~, и́стинный true gigantism
 ~, парциа́льный partial gigantism
 ~, перви́чный primordial gigantism
 ~, полови́нный half gigantism
 ~, церебра́льный cerebral gigantism
 ~, части́чный partial gigantism
гигантокле́точный giant-cell
гиганто́ма *ж.* giant cell tumor
 ~ сухожи́лия giant cell tumor of tendon sheath
гигантомасти́я *ж.* gigantomastia, macromastia, macromazia
гигантопите́к *м. антроп.* gigantopithecus, gigantanthropus
гигантоци́т *м.* giant cell
гига́нтский *(напр. о клетке)* giant
гигие́на *ж.* hygiene, hygienics ◇ ~ и санитари́я hygiene and sanitation
 ~, авиацио́нная aviation hygiene
 ~ бере́менных prenatal care
 ~, больни́чная hospital hygiene
 ~ воды́ hygiene of water
 ~, вое́нная military hygiene
 ~ го́рода urban hygiene
 ~ дете́й и подро́стков hygiene of children and adolescents, pediatric hygiene
 ~, железнодоро́жная railway hygiene
 ~ жили́ща home [dwelling, housing] hygiene
 ~ зубо́в и по́лости рта oral hygiene
 ~, индивидуа́льная personal hygiene
 ~, коммуна́льная communal [municipal] hygiene
 ~, косми́ческая space hygiene
 ~, куро́ртная health resort hygiene
 ~, ли́чная personal hygiene
 ~, о́бщая common hygiene
 ~ окружа́ющей среды́ hygiene of environment
 ~, ора́льная oral hygiene
 ~ пита́ния nutrition hygiene
 ~, пищева́я nutrition hygiene
 ~, полова́я sex hygiene
 ~ по́лости рта oral hygiene
 ~, промы́шленная industrial hygiene
 ~, профессиона́льная occupational hygiene, occupational health, hygiene of work, hygiene of labor
 ~, психи́ческая mental hygiene
 ~, радиацио́нная radiation hygiene
 ~, се́льская rural hygiene
 ~, социа́льная social hygiene
 ~, спорти́вная sport's hygiene
 ~, судова́я ship's hygiene
 ~, тра́нспортная transport hygiene
 ~ труда́ occupational hygiene, occupational health, hygiene of work, hygiene of labor
 ~ физи́ческих упражне́ний и спо́рта sport's hygiene
гигиени́ст *м.* hygienist
гигиени́ческий, гигиени́чный hygienic; healthful; sanitary
гигрестези́я *ж.* hygresthesia
гигро́граф *м.* hygrograph
гигро́ма *ж.* hygroma
 ~, интрадура́льная intradural hygroma
 ~, кисто́зная cystic lymphangioma, cystic hygroma
 ~, препателля́рная housemaid's knee, hygroma praepatellare
 ~, субдура́льная subdural hygroma
гигро́метр *м.* hygrometer, psychrometer
гигрометри́я *ж.* hygrometry, psychrometry
гигро́ний *м.* hygronium
гигропарестези́я *ж.* hygroparesthesia
гигроскопи́ческий, гигроскопи́чный hygroscopic
гигрофо́бия *ж.* hygrophobia
гидати́да *ж.* hydatid

гидати́да

~ ма́точной трубы́ Morgagni's [stalked] hydatid, morgagnian cyst, vesicular appendage, *appendix vesiculosa* [NA]

~, морга́ниева [туба́рная] Morgagni's [stalked] hydatid, morgagnian cyst, vesicular appendage, *appendix vesiculosa* [NA]

~ яи́чка sessile [nonpedunculated] hydatid, testicular appendage, *appendix testis* [NA]

гидати́дный hydatid

гидатидообра́зный hydatidiform

гидатидоце́ле *с.* hydatidocele

~ яи́чка hydatidocele of testis

гидатиду́рия *ж.* hydatiduria

гидрадени́т *м.* hydradenitis, hidrosadenitis

~, гно́йный spiradenitis, hydradenitis suppurativa

~, подмы́шечный hydradenitis axillaris

гидраденóма *ж.* hydr(o)adenoma

~, сосо́чковая papillary hydradenoma, apocrine adenoma

гидра́мнион *м.* hydramnion, hydramnios, dropsy of amnion, *hydramnion* [NE]

гидраргири́зм *м.*, **гидраргири́я** *ж.* hydrargyria, hydrargyrism, hydrargirosis, mercury poisoning, mercurialism

~ ко́жи hydrargyria cutis

гидраргиро́з *м.* hydrargirosis, hydrargyria, hydrargyrism, mercury poisoning, mercurialism

гидрартро́з *м.* hydrarthrosis

~, интермитти́рующий hydrarthrosis intermittens

гидра́стис *м. фарм.* hydrastis, golden [jaundice, yellow] root, *Hydrastis canadensis*

гидра́т *м. хим.* hydrate

гидрата́за *ж.* hydrase

гидрата́ция *ж.* hydration

гидра́тный hydrated

гидреми́ческий hydremic

гидреми́я *ж.* hydremia

~, компенсато́рная compensatory hydremia

~, патологи́ческая pathologic(al) hydremia

~, физиологи́ческая physiologic(al) hydremia

гидри́рование *с.* hydrogenation

гидроадипси́я *ж.* (*отсутствие желания пить воду*) hydroadipsia

гидроанэнцефали́я *ж.* hydranencephaly, hydranencephalus

гидроаэроиониза́тор *м.* hydroaeroionizer

гидроаэроиониза́ция *ж.* hydroaeroionization

гидроаэроионотерапи́я *ж.* hydroaeroionotherapy

гидроаэроио́ны *м. мн.* hydroaeroions

~, лёгкие light hydroaeroions

~, сверхтяжёлые superheavy hydroaeroions

~, тяжёлые heavy hydroaeroions

гидробилируби́н *м.* hydrobilirubin

гидробиоло́гия *ж.* hydrobiology

гидрова́рий *м.* hydrovarium

гидрогематонефро́з *м.* hydrohematonephrosis

гидрогематоце́ле *с.* hydrohematocele

гидрогена́за *ж.* hydrogenase

гидрогениза́ция *ж.* hydrogenation

гидродина́мика *ж.* hydrodynamics

~ гла́за hydrodynamics of eye

гидро́з *м.* 1. (h)idrosis 2. hyperhidrosis, polyhidrosis, sudorrhea

гидрозо́ль *ж.* hydrosol

гидрозофо́бия *ж. псих.* hydrosophobia

гидроио́н *м.* hydroion

гидроиониза́тор *м.* hydroionizer

гидроиониза́тор-распыли́тель *м.* hydroionizer-nebulizer

гидрокалико́з *м. урол.* hydrocalycosis

гидрока́ликс *м. урол.* hydrocalyx

гидрокарбона́т *м.* hydrogen carbonate

гидрокахекси́я *ж.* kwashiorkor, infantile pellagra, malignant malnutrition

гидрокиста́ *ж.* hydrocyst

гидрокисто́ма *ж.* hydrocystoma

гидроко́льпос *м.* hydrocolpocele, hydrocolpos

гидрокортизо́н *м.* hydrocort(is)one

гидрокси́д *ж.* hydroxide

~ ка́льция calcium hydroxide

гидрокси́л *м.* hydroxyl

гидроксила́за *ж.* hydroxylase

гидроксили́рование *с.* hydroxylation

гидроксипроли́н *м.* hydroxyproline

гидролаби́льность *ж.* hydrolability

~, приобретённая acquired hydrolability

~, экзоге́нная exogenous hydrolability

~, эндоге́нная endogenous hydrolability

гидролаби́льный hydrolabile

гидролабири́нт *м.* hydrolabyrinth, hydrops labirinthi

гидрола́за *ж.* hydrolase

гидро́лиз *м.* hydrolysis

~, кисло́тный acid hydrolysis, acidolysis

~, ферментати́вный enzymatic hydrolysis

~, щелочно́й alkaline hydrolysis

гидролиза́т *м.* hydrolyzate

гидролизи́н *м.* hydrolysine

гидроли́мфа *ж.* hydrolymph

гидролити́ческий hydrolytic

гидромани́я *ж.* hydromania

гидромасса́ж *м.* hydromassage

гидроменинги́т *м.* hydromeningitis

гидроменингоце́ле *с.* hydromeningocele

гидроме́тра *ж.* hydrometra

гидрометроко́льпос *м.* hydrometrocolpos

гидромиели́я *ж.* hydromyelia

гидромиело(менинго)це́ле *с.* hydromyelo(meningo)cele

гидромикроцефали́я *ж.* hydromicrocephaly

гидромио́ма *ж.* hydromioma

гидронефро́з *м.* hydronephrosis, nephrohydrosis, uronephrosis

~, асепти́ческий aseptic hydronephrosis

~, врождённый congenital [primary] hydronephrosis

~, втори́чный secondary [acquired] hydronephrosis

~, гига́нтский giant hydronephrosis

~, двусторо́нний bilateral hydronephrosis

~, динами́ческий dynamic [kinetic] hydronephrosis

~, закры́тый closed hydronephrosis
~, идиопати́ческий idiopathic hydronephrosis
~, интермитти́рующий intermittent hydronephrosis
~, инфици́рованный infected hydronephrosis
~, калькулёзный calculous hydronephrosis, calculous uronephrosis, calculous nephrohydrosis
~, ло́жный false hydronephrosis, pseudohydronephrosis
~, механи́ческий mechanical hydronephrosis
~, откры́тый open hydronephrosis
~, (пост)травмати́ческий (post)traumatic hydronephrosis
гидрооксикинуренинури́я ж. hydroxykynureninuria
гидрооксипролинеми́я ж. hydroxyprolinemia
гидропанкреато́з м. hydropancreatosis
гидроперика́рд м. hydropericardium, cardiac dropsy
гидроперикарди́т м. hydropericarditis
гидропероксиды м. мн. hydroperoxides
~ липи́дов lipid hydroperoxides
гидропионефро́з м. hydropyonephrosis
гидропиоуре́тер м. hydropyoureter
гидропи́ческий hydropic, dropsical
гидропневмато́з м. hydropneumatosis
гидропневмогони́я ж. hydropneumogonia
гидропневмоперика́рд м. hydropneumopericardium, pneumohydropericardium
гидропневмоперитоне́ум м. hydropneumoperitoneum, pneumohydroperitoneum
гидропневмото́ракс м. hydropneumothorax, pneumohydrothorax, seropneumothorax
гидропо́з м. (потообразование) hydropoiesis
гидропроцеду́ра ж. water procedure
гидропу́льт м. hydraulic sprayer
гидроре́я ж. hydrorrhea
~, амниона́льная hydrorrhea gravidarum, hydrorrhea gravide
~, наза́льная [носова́я] rhinorrhea, nasal hydrorrhea
гидроса́льпинкс м. hydrosalpinx
~, интермитти́рующий intermittent hydrosalpinx
~, просто́й hydrosalpinx simplex
~, фолликуля́рный hydrosalpinx follicularis
гидросирингомиели́я ж. hydrosyringomyelia
гидроскопи́чный hydroscopic
гидроспиро́метр м. hydrospirometer
гидроста́тика ж. hydrostatics
гидростати́ческий hydrostatic
гидросфигмо́граф м. hydrosphygmograph
гидрота́ксис м. hydrotaxis
гидротерапи́я ж. hydrotherapy, hydrotherapeutics
гидротерми́ческий hydrothermic
гидрото́ракс м. hydrothorax, pleurorrhea, serothorax, dropsy of chest
~, фета́льный hydrothorax fetalis
~, хилёзный chylous thorax, chylothorax
гидротропи́зм м. hydrotropism
~, отрица́тельный negative hydrotropism
~, положи́тельный positive hydrotropism
гидротуба́ция ж. гинек. hydrotubation
гидроуре́тер м. hydroureter
гидроуретеронефро́з м. hydroureteronephrosis
гидрофи́льность ж. hydrophilia, hydrophilism
гидрофи́льный hydrophil(ic), hydrophilous, hydrophile
гидрофоби́я ж. hydrophobia, rabies
гидрофо́бный hydrophobic
гидрофта́льм м. hydrophthalmos, hydrophthalmus, buphthalmos
гидрохлори́д м. hydrochloride
~, метилфенида́та methylphenidate hydrochloride
гидроце́ле с. hydrocele
~, врождённое congenital hydrocele
~, гига́нтское giant hydrocele
~, грыжево́е hernial hydrocele
~, инфици́рованное infected hydrocele
~, мошо́ночное scrotal hydrocele
~, приобретённое acquired hydrocele
~, хилёзное chylous hydrocele
гидроцефали́я ж. hydrocephalus, hydrocephaly
~, вну́тренняя internal hydrocephalus
~, врождённая congenital [primary] hydrocephalus
~, втори́чная secondary [acquired] hydrocephalus
~, де́тская childhood hydrocephalus
~, желу́дочковая ventricular hydrocephaly
~, закры́тая closed hydrocephalus
~, нару́жная external hydrocephalus
~, о́бщая general hydrocephalus
~, окклюзио́нная obstructive hydrocephalus
~, о́страя acute hydrocephalus
~, оти́тная otitic hydrocephalus
~, откры́тая communicating [open] hydrocephalus
~, перви́чная primary [congenital] hydrocephalus
~, постменинги́тная postmeningitic hydrocephalus
~, приобретённая acquired [secondary] hydrocephalus
~, сифилити́ческая syphilitic hydrocephalus
~, сообща́ющаяся communicating [open] hydrocephalus
~ спинно́го мо́зга hydromyelia
~, токси́ческая toxic hydrocephalus
~, травмати́ческая (post)traumatic hydrocephalus
~, тромботи́ческая thrombotic hydrocephalus
~, хрони́ческая chronic hydrocephalus
гидроцефало́ид м. hydrocephaloid
гидроцефалоце́ле с. hydro(en)cephalocele, encephalocystocele
гидроцисто́ма ж. (киста потовой железы) hydrocystoma
гидроэлектри́ческий hydroelectric
гидроэнцефалоце́ле с. hydro(en)cephalocele, encephalocystocele

гидрурéз *м.* hydruria, polyuria
гилофобия *ж. псих.* hylophobia
гильза *ж. (для культи)* sleeve
~, гипсовая приёмная plaster sleeve
~, деревянная приёмная wooden sleeve
~, кожаная приёмная leather sleeve
~, приёмная bucket of prosthesis
~ протéза, приёмная sleeve
гимен *м.* virginal membrane, hymen, *hymen* [NA]
гименальный hymenal
гименит *м.* hymenitis
гименолепидоз *м.* hymenolepiasis
гименорафия *ж.* hymenorrhaphy
гименоскоп *м.* hymenoscope
гименотом *м.* hymenotome
гименотомия *ж.* hymenotomy
гименэктомия *ж.* hymenectomy
гимнастика *ж.* gymnastics, exercises
~, гигиеническая hygienic gymnastics
~, голосовая vocal gymnastics
~, дыхательная respiratory gymnastics
~, корригирующая corrigent gymnastics
~, лечéбная curative gymnastics, therapeutic exercises
~, несимметричная asymmetric exercises
~, производственная industrial gymnastics
~, ритмическая eurhythmics, popmobility
~, шведская Swedish movement
гимнастический gymnastic
гинандризм *м.*, гинандрия *ж.* gynandrism, gynandria
гинандробластома *ж.* gynandroblastoma
гинандроморф *м.* gynandromorph
гинандроморфизм *м.* gynandromorphism
гинандроморфный gynandromorphous
гинантроп *м.* female pseudohermaphrodite, female intersex
гинатрезия *ж.* gynatresia
гингивит *м.* gingivitis
~, атрофический atrophic [senile] gingivitis
~, афункциональный afunctional gingivitis
~ берéменных pregnancy gingivitis
~, висмутовый bismuth gingivitis
~, гангренозный gangrenous gingivitis
~, геморрагический hemorrhagic gingivitis
~, герпетический herpetic gingivitis
~, гиперплазический hyperplastic gingivitis
~, гипертрофический hypertrophic gingivitis
~, гнойный suppurative gingivitis
~, десквамативный desquamative gingivitis
~, диабетический diabetic gingivitis
~, дисменорéйный dysmenorrhea [dysovarian] gingivitis
~, диффузный diffuse gingivitis
~, катаральный catarrhal gingivitis
~, краевой marginal gingivitis
~, лейкозный leukemic gingivitis
~, маргинальный marginal gingivitis
~ подростков juvenile [youthful] gingivitis
~, пролиферативный proliferative gingivitis
~, ртутный mercuric gingivitis
~, свинцовый lead gingivitis
~, скорбутический scorbutic gingivitis
~, фузоспириллёзный trench mouth, trench throat, fusospirochetal [necrotizing ulcerative, ulceromembranous, Vincent's] gingivitis, fusospirillosis, fusospirochetal [ulceromembranous] angina, Plaut's ulcer, Vincent's infection
~, хронический chronic gingivitis
~, цинготный scorbutic gingivitis
~, юношеский juvenile [youthful] gingivitis
~, язвенно-мембранозный [язвенно-некротический, язвенный] trench mouth, trench throat, fusospirochetal [necrotizing ulcerative, ulceromembranous, Vincent's] gingivitis, fusospirillosis, fusospirochetal [ulceromembranous] angina, Plaut's ulcer, Vincent's infection
гингивоглоссит *м.* gingivoglossitis, uloglossitis
гингивопластика *ж.* gingivoplasty
гингивостоматит *м.* gingivostomatitis
~, герпетический herpetic gingivostomatitis
~, некротизирующий язвенный necrotizing ulcerative gingivostomatitis
гингивотомия *ж.* gingivotomy
гингивэктомия *ж.* gingivectomy
гинекография *ж.* (pneumo)gynecography
гинеколог *м.* gynecologist
гинекологический gynecologic(al)
гинекология *ж.* gynecology
~, дéтская infantile gynecology
~, общая general gynecology
~, оперативная operative gynecology
~, судéбная legal [forensic] gynecology
~, частная particular gynecology
~, эндокринологическая endocrinous gynecology
гинекомания *ж. уст.* satyriasis, gynecomania
гинекомастия *ж.* gynecomastia, gynecomastism, gynecomasty, gynecomazia
~, истинная true gynecomastia
~, ложная false gynecomastia, pseudogynecomastia
~, пубертатная pubertal gynecomastia, pubertal mastitis
гинекопатия *ж.* gynecopathy
гинекофилия *ж.* satyriasis, gynecomania
гинекофобия *ж.* gyne(co)phobia, gynophobia
гиногамон *м. (гамон, выделяемый яйцеклеткой)* gynogamon
гиногенéз *м.* gynogenesis
гинопластика *ж.* gynoplastics, gynoplasty
гиносфизия *ж. (женская форма таза у мужчин)* gynosphysia
гинофобия *ж.* gyne(co)phobia, gynophobia
гипакузия *ж.* hypoacusis, hypoacusia
гипалгезический hypalgesic, hypalgetic
гипалгезия *ж.* hypalgesia, hypalgia
гипалгический hypalgesic, hypalgetic
гипалгия *ж.* hypalgesia, hypalgia
гипаркный *(о гене)* hyparchic
гипемия *ж. уст.* ischemia, hypaemia
гипенгиофобия *ж. псих.* hypengiophobia
гипераденоз *м.* hyperadenosis
гиперадипоз *м.* hyperadiposity, hyperadiposis
гиперадренализм *м.* hyperadrenalism

гиперадреналинемия ж. hyperadren(alem)ia
гиперадренокортицизм м. hyper(adreno)corticism
гиперазотемия ж. hyperazotemia
гиперазотурия ж. hyperazoturia
гиперактивность ж. hyperactivity
гиперакузия ж. hyperacusis, hyperacusia
гипералгезический hyperalgesic, hyperalgetic
гипералгезия ж. hyperalgesia, hyperalgia
~, слуховая auditory hyperalgesia
гипералиментация ж. hyperalimentation, superalimentation
~, внутривенная intravenous hyperalimentation
~, парентеральная parenteral hyperalimentation, total parenteral alimentation, total parenteral nutrition
гипералиментоз м. hyperalimentosis
гипералкоголемия ж. hyperalcoholemia
гипераллантоинурия ж. hyperallantoinuria
гиперальдостеронемия ж. hyperaldosteronemia
гиперальдостеронизм м. (hyper)aldosteronism
~, вторичный secondary aldosteronism
~, первичный primary aldosteronism
гиперальдостеронурия ж. hyperaldosteronuria
гиперальфалипопротеинемия ж. hyperalphalipoproteinemia
гиперамилаземия ж. hyperamylasemia
гиперамилазурия ж. hyperamylasuria
гипераминоацидемия ж. hyperaminoacidemia
гипераминоацидурия ж. (hyper)aminoaciduria, acidaminuria
~, почечная renal aminoaciduria
гипераммониемия ж. hyperammon(i)emia
~, семейная family [cerebroatropic] hyperammonemia, Rett's syndrome
гиперандрогенизм м. hyperandrogenism
гиперантефлексия ж. hyperanteflexion
~ матки hyperanteflexion of uterus
гиперапобеталипопротеинемия ж. hyperapobetalipoproteinemia
гиперафродизия ж. erot(ic)omania
гиперацидность ж. hyperacidity
~, желудочная hyperchlorhydria, gastric hyperacidity
гиперацидный hyperacid, superacid
гипераэрация ж. hyperaeration
гипербарический hyperbaric
гипербарооксигенотерапия ж. hyperbaric oxygenation
гипербетааланинемия ж. beta-alaninemia
гипербилирубинемия ж. hyperbilirubinemia
~, врождённая congenital hyperbilirubinemia, Crigler-Najjar syndrome
~, доброкачественная benign hyperbilirubinemia
~, идиопатическая idiopathic hyperbilirubinemia
~, конституциональная constitutional hyperbilirubinemia, Gilbert's disease
~, конъюгированная conjugated hyperbilirubinemia

~, наследственная hereditary hyperbilirubinemia
~, неконъюгированная unconjugated hyperbilirubinemia
~ новорождённых neonatal hyperbilirubinemia
~ новорождённых, транзиторная негемолитическая neonatal transient nonhemolytic hyperbilirubinemia
~ новорождённых, транзиторная семейная neonatal transient familial hyperbilirubinemia
~, печёночно-клеточная hepatocellular hyperbilirubinemia
~, подпечёночная subhepatic hyperbilirubinemia
~, постгепатитная posthepatitis hyperbilirubinemia
~, физиологическая physiological hyperbilirubinemia
~, функциональная functional hyperbilirubinemia
гипербрахицефалия ж. hyperbrachicephaly
гипербулия ж. hyperbulia
гипервакцинация ж. hypervaccination
гипервалинемия ж. hypervalinemia
гипервентиляция ж. hyperventilation
~, альвеолярная alveolar hyperventilation
~, искусственная artificial hyperventilation
гипервитаминоз м. hypervitaminosis
гипервозбудимость ж. hyperexcitability
гиперволемический hypervolemic, plethoric
гиперволемия ж. hypervolemia, plethora
~, олигоцитемическая oligocythemic hypervolemia
~, полицитемическая polycythemic hypervolemia
гипергалактозия ж. hypergalactosia
гипергаммаглобулинемия ж. hypergammaglobulinemia
~, дискретная discrete hypergammaglobulinemia
~, диффузная diffuse hypergammaglobulinemia
~, моноклональная monoclonal hypergammaglobulinemia
~, поликлональная polyclonal hypergammaglobulinemia
гипергевзия ж. hypergeusia, gustatory hyperesthesia, oxygeusia
гипергедония ж. псих. (hyper)hedonia, (hyper)hedonism
гипергемоглобинемия ж. hyperhemoglobinemia
гипергенезия ж. hypergenesis
гипергенитализм м. hypergonadism, hypergenitalism (см. тж гипергонадизм)
~, церебральный cerebral hypergonadism
~, эпифизарный epiphyseal hypergonadism
гипергидратация ж., гипергидрия ж. excessive hydration, hyperhydration
гипергидроз м. hyperhidrosis, polyhidrosis, sudorrhea
~, асимметричный asymmetrical hyperhidrosis
~, климатический climatic hyperhidrosis
~, местный local hyperhidrosis
~, общий common hyperhidrosis

гипергидро́з

~, ограни́ченный circumscribed hyperhidrosis
~, односторо́нний unilateral hyperhidrosis
~, око́лоу́шно-висо́чный periauriculotemporal hyperhidrosis
~, патологи́ческий pathological hyperhidrosis
~, универса́льный universal hyperhidrosis
~, физиологи́ческий physiological hyperhidrosis
~, функциона́льный functional hyperhidrosis

гипергидропекси́я *ж.* (*повышенная задержка воды в тканях*) hyperhydropexy, hyperhydropexis

гипергистаминеми́я *ж.* hyperhistaminemia
гиперги́я *ж.* hypergia
гипергликеми́ческий hyperglycemic
гипергликеми́я *ж.* hyperglycemia, hyperglycosemia

~, адрена́ловая adrenal hyperglycemia
~, алимента́рная alimentary hyperglycemia
~, вре́менная temporal hyperglycemia
~, диабети́ческая diabetic hyperglycemia
~, нарко́зная narcosis hyperglycemia
~, пищева́я food hyperglycemia
~, постгеморраги́ческая posthemorrhagic hyperglycemia
~, реакти́вная reactive [responsive] hyperglycemia
~, рефлекто́рная reflex hyperglycemia
~, транзито́рная transitory hyperglycemia

гипергликорахи́я *ж.* hyperglycorrhachia
гиперглицинеми́я *ж.* hyperglycinemia

~, некетоти́ческая nonketotic hyperglycinemia

гиперглобулинеми́я *ж.* hyperglobulinemia
гиперглюкозури́я *ж.* hyperglucosuria
гипергнози́я *ж. псих.* hypergnosis, hypergnosia
гипергонади́зм *м.* hypergonadism, hypergenitalism (*см. тж* гипергенитали́зм)

~, гипофиза́рный pituitary hypergonadism
~, овариа́льный ovarian hypergonadism
~, тестикуля́рный testicular hypergonadism
~, яи́чниковый ovarian hypergonadism

гипергрануля́ция *ж.* hypergranulation
гипердактили́зм *м.*, **гипердактили́я** *ж.* hyperdactyly, hyperdactylia, hyperdactylism
гиперденти́я *ж.* hyperdontia, plyodontia
гипердиагно́стика *ж.* overdiagnosis
гипердинами́ческий hyperdynamic
гипердинами́я *ж.* hyperdynamia

~ ма́тки hyperdynamia uteri
~ се́рдца hyperdynamia of heart

гипердипло́ид *м.* polyploid, hyperdiploid
гипердипло́идный polyploid, hyperdiploid
гипердиплоиди́я *ж.* polyploidy, hyperdiploidy
гиперреме́зис *м.* бере́менных hyperemesis gravidarum
гиперреми́рованный hyperemic
гиперреми́я *ж.* hyperemia, flushing, congestion

~, акти́вная [артериа́льная] active [arterial, fluxionary] hyperemia
~, вазомото́рная vasomotor hyperemia
~, вено́зная passive [venous] hyperemia
~, воспали́тельная inflammatory hyperemia, flare
~, гипостати́ческая hypostatic hyperemia
~, засто́йная congestive hyperemia
~, иску́сственная artificial hyperemia
~, коллатера́льная collateral hyperemia
~, лека́рственная drug hyperemia
~ лица́ hyperemia of face
~ ма́тки metryperemia
~, ме́стная local hyperemia
~, нейропаралити́ческая neuroparalytic hyperemia
~, очаго́вая focal hyperemia
~, пасси́вная passive [venous] hyperemia
~, патологи́ческая pathologic hyperemia
~ пе́чени, засто́йная passive hepatic congestion
~, постанеми́ческая postanemic hyperemia
~, постгипотерми́ческая posthypothermic hyperemia
~, постишеми́ческая postishemic hyperemia
~, разлита́я diffuse hyperemia
~, реакти́вная reactive hyperemia
~, рефлекто́рная reflex hyperemia
~, сосу́дистая vascular hyperemia
~, токси́ческая toxic hyperemia
~, физиологи́ческая physiologic congestion
~, функциона́льная functional hyperemia

гипереги́ческий hyperergic
гипереги́я *ж.* hyperergy
гиперестези́я *ж.* hyperesthesia, oxyesthesia

~, вкусова́я hypergeusia, gustatory hyperesthesia, oxygeusia
~, зри́тельная optic hyperesthesia
~ зу́ба dental hyperesthesia
~ ма́тки metryperesthesia
~, мы́шечная muscular hyperesthesia
~, обоня́тельная olfactory hyperesthesia, hyperosmia
~, психи́ческая mental hyperesthesia
~, сексуа́льная sexual hyperesthesia
~, такти́льная hyperaphia, tactile hyperesthesia, oxyaphia
~, церебра́льная cerebral hyperesthesia

гипериммуниза́ция *ж.* hyperimmunization
гиперимму́нный hyperimmune
гипериндиканеми́я *ж.* hyperindicanemia
гиперино́з *м.* hyperinosemia, hyperinosis
гиперинсулинеми́я *ж.* hyperinsulinemia
гиперинсулини́зм *м.* hyperinsulinism
гиперинфе́кция *ж.* hyperinfection
гиперкалиеми́я *ж.* hyperkal(i)emia, hyperpotassemia
гиперкалуре́з *м.* hyperkaluresis
гиперкальциеми́я *ж.* hypercalc(in)emia
гиперкальци(н)ури́я *ж.* hypercalci(n)uria, hypercalcuria, calcinuric diabetes
гиперкапни́я *ж.* hypercapnia, hypercarbia
гиперкарди́я *ж.* hypercardia, hypertrophy of heart
гиперкерато́з *м.* hyperkeratosis, hyperkeratinization

~, внефолликуля́рный extrafollicular hyperkeratosis

~, врождённый универса́льный ichthyosis vulgaris, hyperkeratosis congenita, ichthyosis intrauterina, ichthyosis simplex

~, гоноре́йный gonorrheal keratosis

~, ихтиозифо́рмный генерализо́ванный congenital ichthyosiform erythroderma

~, ладо́нно-подо́швенный hyperkeratosis (congenitalis) palmaris et plantaris

~, лучево́й radiation hyperkeratosis

~, пенетри́рующий Kyrle's disease, hyperkeratosis follicularis et parafollicularis, hyperkeratosis penetrans

~, подногтево́й hyperkeratosis subungualis

~, пролифераци́онный proliferative hyperkeratosis

~, проника́ющий Kyrle's disease, hyperkeratosis follicularis et parafollicularis, hyperkeratosis penetrans

~, профессиона́льный occupational hyperkeratosis

~, ретенцио́нный retentional hyperkeratosis

~ с периодонти́том, ладо́нно-подо́швенный Papillon-Lefèvre syndrome

~, фолликуля́рный hyperkeratosis follicularis

~, фрамбези́йный hyperkeratosis due to yaws

~, эксцентри́ческий porokeratosis, hyperkeratosis eccentrica, Mibelli's disease

гиперкетонеми́я ж. hyperketonemia

гиперкетонури́я ж. hyperketonuria

гиперкине́з м. hyperkinesia, hyperkinesis

~, атето́идный athetotic hyperkinesia

~, гиперкинети́ческий hyperkinetic hyperkinesia

~, гиперпати́ческий hyperpathic hyperkinesia

~, де́тский hyperkinesia of infants

~, истери́ческий hysterical hyperkinesia

~, ко́рковый cortical hyperkinesia

~, мозжечко́вый cerebellar hyperkinesia

~, подко́рковый subcortical hyperkinesia

~, псевдоатето́идный pseudoathetotic hyperkinesia

~, ти́ковый tic hyperkinesia

~, хореифо́рмный choreiform hyperkinesia

~, хорей́ческий choreic hyperkinesia

~, экстрапирами́дный extrapyramidal hyperkinesia

~, эпизоди́ческий episodic hyperkinesia

гиперкинези́я ж. hyperkinesia, hyperkinesis

~ се́рдца hyperkinesia of heart

~ сте́нок миока́рда hyperkinetic wall motion

гиперкинети́ческий hyperkinetic

гиперкоагуля́ция ж. hypercoagulation

гиперкомпенса́ция ж. псих. hypercompensation

гиперкорре́кция ж. overcorrection, overreduction

~ в ва́льгусном положе́нии intentional valgus position

гиперкортици́зм м. hyper(adreno)corticism, hypercorticalism

~, медикаменто́зный drug hyperadrenocorticism

гиперкреатинеми́я ж. hypercreatinemia

гиперкрини́зм м., гиперкрини́я ж. (избыточная выработка гормона эндокринной железой) hypercrinism, hypercrinia, hypercrinemia, hypercrisia

гиперлактацидеми́я ж. hyperlactacidemia

гиперлакта́ция ж. hyperlactation

гиперлейкоцито́з м. hyperleukocytosis

гиперлецитинеми́я ж. hyperlecithinemia

гиперлизинеми́я ж. hyperlysinemia

гиперлипазури́я ж. lipasuria

гиперлип(ид)еми́я ж. (hyper)lipemia, (hyper)lipoidemia, (hyper)lipidemia

гиперлипопротеинеми́я ж. hyperlipoproteinemia

~, приобретённая acquired hyperlipoproteinemia

~, семе́йная familial hyperlipoproteinemia

~ ти́па I, семе́йная type I familial hyperlipoproteinemia, familial hyperchylomicronemia, familial hypertriglyceridemia, idiopathic [familial fat-induced] hyperlipemia, Bürger-Grütz syndrome

~ ти́па II, семе́йная type II familial hyperlipoproteinemia, familial hyperbetalipoproteinemia, familial hypercholesterolemia, familial hypercholesteremic xanthomatosis

~ ти́па III, семе́йная type III familial hyperlipoproteinemia, familial hyper(pre)betalipoproteinemia, familial hypercholesterolemia with hyperlipemia, carbohydrate-induced hyperlipemia

~ ти́па IV, семе́йная type IV familial hyperlipoproteinemia, familial hyperprebetalipoproteinemia, familial hypertriglyceridemia, carbohydrate-induced hyperlipemia

~ ти́па V, семе́йная type V familial hyperlipoproteinemia, familial hyperchylomicronemia with hyperbetalipoproteinemia, mixed hyperlipemia, combined fat- and carbohydrate-induced hyperlipemia

гиперлордо́з м. hyperlordosis

гипермагн(ез)иеми́я ж. hypermagnesemia

гипермасти́я ж. hypermastia; polymastia

гипермели́я ж. терат. polymelia

гиперменоре́я ж. гинек. hypermenorrhea, menorrhagia

гиперметаболи́зм м. hypermetabolism

~, тирео́идный thyroidal hypermetabolism

~, экстратирео́идный extrathyroidal hypermetabolism

гиперметионинеми́я ж. (hyper)methioninemia

гиперметри́я ж. невр. hypermetria

гиперметропи́я ж. hyperopia, hypermetropia, farsightedness

~, абсолю́тная absolute hyperopia

~, аксиа́льная axial hyperopia

~, и́стинная total hyperopia

~, комбинацио́нная combinatory hyperopia

~, осева́я axial hyperopia

~, рефракцио́нная refractive [refringent] hyperopia

~, скры́тая latent hyperopia

~, ста́рческая presbyopia

~, тота́льная total hyperopia

гиперметропи́я

~, факультати́вная facultative [relative] hyperopia
~, я́вная manifest hyperopia
гипермими́я ж. hypermimia
гиперминерализа́ция ж. hypermineralization
гипермиотони́я ж. hypermyotonia
гипермнези́ческий hypermnesic
гипермнези́я ж. hypermnesia
гипермоби́льность ж. hypermobility, hypermotility
гиперморфо́з м. *биол.* anaboly
гипернатриеми́я ж. hypernatremia
гипернефро́ма ж. hypernephroma, renal cell carcinoma, renal [clear cell] adenocarcinoma, clear cell carcinoma of kidney, Grawitz's tumor
~, доброка́чественная *уст.* clear-cell adenoma of kidney, benign hypernephroma
~, и́стинная genuine hypernephroma
гиперовари́я ж. hyperovaria, hyperovarinism
гипероксалури́я ж. (hyper)oxaluria
~, перви́чная primary hyperoxaluria
гипероксиѝ ж. hyperoxia
гиперонихи́я ж. onychauxis, hyperonychia
гиперосми́я ж. hyperosmia, oxyospheresia, oxyosmia
гиперосмоля́рность ж. hyperosmolarity
гиперосмоля́рный hyperosmolar
гиперо́смос м. hyperosmosis
гиперосмоти́ческий hyperosmotic
гиперосто́з м. hyperostosis

~, вну́тренний ло́бный Morel's [Morgagni(-Stewart-Morel), Stewart-Morel] syndrome, Morgagni's disease, Morgagni's hyperostosis, hyperostosis frontalis interna
~, генерализо́ванный diaphyseal dysplasia, diaphyseal sclerosis, Engelmann's disease
~, генерализо́ванный оссифици́рующий (hypertrophic) pulmonary [hypertrophic pneumatic, secondary hypertrophic] osteoarthropathy, Bamberger-Marie disease
~, де́тский [инфанти́льный] кортика́льный infantile cortical hyperostosis, Caffey(-Silverman) syndrome
~, ко́рковый [кортика́льный] cortical hyperostosis
~, систе́мный диафиза́рный врождённый diaphyseal dysplasia, diaphyseal sclerosis, Engelmann's disease
~ че́репа hyperostosis cranii
гиперостоти́ческий hyperostotic
гиперпанкреати́зм м. hyperpancreatism
гиперпарази́т м. (*паразит, живущий на другом паразите*) hyperparasite
гиперпаразити́зм м. hyperparasitism
гиперпаратирео́з м. hyperparathyroidism
~, перви́чный primary hyperparathyroidism
~, семе́йный неоната́льный familial neonatal [primary neonatal] hyperparathyroidism, primary parathyroid hyperplasia
гиперпаратиреоиди́зм м. hyperparathyroidism
гиперпати́я ж. *невр.* hyperpathia
гиперперистальтика ж. hyperperistalsis

гиперпигмента́ция ж. hyperpigmentation, superpigmentation
~ ко́жи бере́менных hyperpigmentation of pregnant women's skin, mask of pregnancy
гиперпинеали́зм м. hyperpinealism
гиперпирекси́я ж. hyperpyrexia
~, маляри́йная malarial hyperpyrexia
гиперпитуитари́зм м. hyperpituitarism
~, базофи́льный basophilic hyperpituitarism
~, парциа́льный partial hyperpituitarism
~, физиологи́ческий physiologic hyperpituitarism
~, части́чный partial hyperpituitarism
~, эозинофи́льный eosinophilic hyperpituitarism
гиперплази́рованный hyperplastic
гиперплази́я ж. hyperplasia
~, аденокисто́зная adenocystic hyperplasia
~, аденомато́зная adenomatous hyperplasia
~, ангиофолликуля́рная angiofollicular hyperplasia
~, воспали́тельная inflammatory hyperplasia
~, дёсенная gingival hyperplasia
~, желе́зистая glandular hyperplasia
~, желе́зисто-кисто́зная hyperplasia glandulocystica
~, желе́зисто-мы́шечная hyperplasia glandulomuscularis
~, кише́чная лимфо́идная intestinal lymphoid hyperplasia
~, лимфо́идная lymphoid hyperplasia
~, миело́идная myeloid hyperplasia
~ надпо́чечников, врождённая congenital adrenal hyperplasia; adrenogenital syndrome
~, несеме́йная перви́чная паратирео́идная nonfamilial primary parathyroid hyperplasia
~ островко́вых кле́ток поджелу́дочной железы́ islet cell hyperplasia, nesidioblastosis
~ предста́тельной железы́, втори́чная secondary prostatic hypertrophy
~ предста́тельной железы́, лобуля́рная lobular prostatic hypertrophy
~ предста́тельной железы́, постатрофи́ческая postatrophic prostatic hypertrophy
~, псевдокарциномато́зная pseudocarcinomatous hyperplasia
~, псевдоэпителиомато́зная pseudoepitheliomatous hyperplasia
~, регенерати́вная regenerative hyperplasia
~, систе́мная systemic hyperplasia
~ стро́мы яи́чника thecomatosis, ovarium stromal hyperplasia
~ с эозинофили́ей, ангиолимфо́идная angiolymphoid hyperplasia with eosinophilia
~, эритробласти́ческая erythroblastic hyperplasia
гиперпласти́ческий hyperplastic
гиперпло́ид м. hyperploid
гиперплоиди́я ж. hyperploidy
гиперпло́идный hyperploid
гиперпно́э с. hyperpnea
гиперподви́жность ж. hypermobility, hypermotility

гиперполименорея *ж.* hyperpolymenorrhea
гиперполяризация *ж. электрофизиол.* hyperpolarization
гиперпролактинемия *ж.* hyperprolactinemia
гиперпролинемия *ж.* hyperprolinemia
гиперпролинурия *ж.* hyperprolinuria
гиперпротеинемия *ж.* hyperproteinemia
гиперпротромбинемия *ж.* hyperprothrombinemia
гиперрастяжимость *ж.* кожи hyperextensibility of skin
гиперреактивность *ж.* hyperreactivity, increased response
~, бронхиальная bronchial hyperreactivity
~ дыхательных путей airway hyperreactivity
гиперреактивный hyperreactive
гиперреактор *м.* hyperreactive person
гиперренинемия *ж.* hyperreninemia
гиперрефлексия *ж.* hyperreflexia
гиперсалемия *ж.* hypersalemia
гиперсаливация *ж.* hyperptyalism, hypersialosis, hypersalivation
гиперсаркозинемия *ж.* (hyper)sarcosinemia
гиперсегментация *ж.* hypersegmentation
~ нейтрофилов, наследственная hereditary hypersegmentation of neutrophils, Undritz's anomaly
гиперсекреторный hypersecretory
гиперсекреция *ж.* hypersecretion
~, желудочная hyperchlorhydria, gastric hypersecretion
~, кишечная intestinal hypersecretion
гиперсексуальность *ж.* hypersexuality, hyperlibidinousness
~, пубертатная pubertal hypersexuality
гиперсеротонемия *ж.* hyperserotonemia
гиперсимпатикотония *ж.* hypersympathicotonia
гиперсомия *ж.* hypersomia, macrosomia, somatomegaly, gigantism, gigantosoma
гиперсомния *ж. невр.* hypersomnia
~, гипогликемическая hypoglycemic hypersomnia
~, пароксизмальная paroxysmal hypersomnia
~, перманентная permanent hypersomnia
гиперспленизм *м.* hypersplenism, hypersplenia
гиперстеатоз *м.* seborrhea, hypersteatosis
гиперстеник *м.* hypersthenic person
гиперстенический hypersthenic
гиперстения *ж.* hypersthenia
гиперстенурия *ж.* hypersthenuria
гиперстимуляция *ж.* hyperstimulation
~ с целью аналгезии hyperstimulation for fast pain relief
гипертелия *ж. (наличие добавочных сосков)* hyperthelia
гипертелоризм *м. терат.* hypertelorism
~, глазной наследственный hereditary ocular [hereditary orbital] hypertelorism
~, семейный familial hypertelorism
гипертензивный hypertensive
гипертензин *м.* angiotensin, hypertensin
гипертензиноген *м.* angiotensinogen, hypertensinogen

гипертензия *ж.* hypertension, hypertensia (*см. тж* гипертония)
~, артериальная arterial hypertension
~, артериальная вазоренальная vasorenal hypertension
~, артериальная вторичная secondary hypertension
~, артериальная гиперкинетическая hyperkinetic hypertension
~, артериальная гипокинетическая hypokinetic hypertension
~, артериальная гормональная hormonal hypertension
~, артериальная диастолическая diastolic hypertension
~, артериальная злокачественная malignant [pale] hypertension
~, артериальная климактерическая climacteric [menopausal] hypertension
~, артериальная корригируемая лекарственными препаратами drug-corrected arterial hypertension
~, артериальная корригируемая немедикаментозными средствами arterial hypertension corrected by non-drug means
~, артериальная корригируемая устранением факторов риска arterial hypertension corrected by risk factors elimination
~, артериальная «красная» benign [red] hypertension
~, артериальная лабильная labile hypertension
~, артериальная мозговая brain hypertension
~, артериальная надпочечниковая adrenal hypertension
~, артериальная нейрогенная neurogenic hypertension
~, артериальная «обезглавленная» "beheaded" arterial hypertension
~, артериальная ортостатическая orthostatic hypertension
~, артериальная пароксизмальная paroxysmal hypertension
~, артериальная первичная essential [primary, idiopathic] hypertension, hyperpiesia, hyperpiesis
~, артериальная пограничная borderline (arterial) hypertension
~, артериальная полицитемическая hypertonia polycythemica
~, артериальная послеродовая postpartum hypertension
~, артериальная почечная renal hypertension
~, артериальная почечно-сосудистая renovascular hypertension
~, артериальная предменструальная premenstrual hypertension
~, артериальная регионарная regional hypertension
~, артериальная регионарная церебральная regional cerebral hypertension

гипертéнзия

~, артериáльная реноваскуля́рная renovascular hypertension
~, артериáльная реноприва́ная renoprival hypertension
~, артериáльная рефлексогéнная [артериáльная рефлектóрная] reflex(ogenic) hypertension
~, артериáльная рефрактéрная refractory hypertension
~, артериáльная симпати́ческая sympathetic hypertension
~, артериáльная симптомати́ческая symptomatic hypertension
~, артериáльная систоли́ческая systolic hypertension
~, артериáльная склероти́ческая sclerotic hypertension
~, артериáльная солева́я salt hypertension
~, артериáльная сосу́дистая vascular hypertension
~, артериáльная стаби́льная stable hypertension
~, артериáльная стóйкая sustained [persistent] hypertension
~, артериáльная стрéссорная stress-hypertension
~, артериáльная упóрная refractory hypertension
~, артериáльная транзитóрная transitory [transient] hypertension
~, артериáльная центрогéнная hypertension of central origin
~, артериáльная цереброишеми́ческая cerebroischemic hypertension
~, артериáльная эксперимента́льная experimental hypertension
~, артериáльная эмоциона́льная emotional hypertension
~, артериáльная эндокри́нная endocrine hypertension
~, артериáльная эндокринопати́ческая endocrinopathic hypertension
~, артериáльная ю́ношеская juvenile hypertension
~ берéменных, артериáльная pregnancy hypertension
~ большóго кру́га кровообращéния greater circuit hypertension
~, венóзная venous hypertension
~, внутрижелу́дочковая intraventricular hypertension
~, внутричерепнáя intracranial hypertension
~, гемодинами́ческая hemodynamic hypertension
~ глáза, пароксизмáльная доброкáчественная paroxysmal benign ocular hypertension
~, жёлчная bile hypertension
~, застóйная congestive hypertension
~, лёгочная pulmonary hypertension
~, лёгочная посткапилля́рная pulmonary postcapillary hypertension
~, лёгочная прекапилля́рная pulmonary precapillary hypertension
~, ли́кворная liquor [cerebrospinal fluid] hypertension
~ мáлого кру́га кровообращéния lesser circuit hypertension
~, нейромы́шечная neuromuscular hypertension
~ неуточнённого генéза, артериáльная arterial hypertension of nondefined origin
~, объёмзави́симая volume-dependent hypertension
~, перви́чная лёгочная primary pulmonary hypertension
~, портáльная portal hypertension
~, посткоммоциóнная commotion hypertension
~, систéмная systemic hypertension
~ с неустанóвленным генéзом, артериáльная arterial hypertension of nondefined origin
~ с устанóвленным генéзом, артериáльная arterial hypertension of defined origin
~ уточнённого генéза, артериáльная arterial hypertension of defined origin
~, эссенциáльная essential [primary, idiopathic] hypertension, hyperpiesia, hyperpiesis
гипертéнзор м. hypertensor, pressor agent
гипертерми́ческий hyperthermic
гипертерми́я ж. hyperthermia, hyperpyrexia
~, акти́вная active hyperthermia
~, злокáчественная hyperthermia of anesthesia, malignant hyperpyrexia
~, иску́сственная artificial hyperthermia
~, коротковóлновая short-wave hyperpyrexia
~, лихорáдочная febrile hyperthermia
~, локáльная [мéстная] local hyperthermia
~, микровóлновая microwave hyperthermia
~ новорождённых transitory fever of newborn, dehydration fever
~, пасси́вная passive hyperthermia
~, предменструáльная premenstrual hyperthermia
~, сверхвысокочастóтная [ультравысокочастóтная] overhigh [ultrahigh] frequency hyperthermia
~, электри́ческая electric hyperthermia
гипертими́ческий hyperthymic
гипертими́я ж. hyperthymia
гипертиреóз м., гипертиреоиди́зм м., гипертиреоидóз м. hyperthyroidism, hyperthyrea, hyperthyrosis
~, втори́чный secondary hyperthyroidism
~, перви́чный primary hyperthyroidism
~, скры́тый latent hyperthyroidism
~, экзофтальми́ческий exophthalmic hyperthyroidism
гипертирозинеми́я ж. hypertyrosinemia
гипертóник м. разг. hypertensive patient
гипертони́ческий hypertensive
гипертони́я ж. 1. hypertension, hypertensia (см. тж гипертéнзия) 2. (увеличенный тонус мышцы) hypertonia, hypertonicity
~, «блéдная» malignant [pale] hypertension
~, блокáдная уст. (форма артериальной гипертензии, наблюдавшаяся у жителей блокадного Ленинграда) blockade hypertension

~, доброка́чественная benign [red] hypertension
~, мы́шечная muscular hypertonia
~, осмоти́ческая hyperosmolality
гипертриглицеридеми́я ж. hypertriglyceridemia
гипертрихо́з м. hypertrichosis, hypertrichiasis
~, врождённый ме́стный nevoid hypertrichosis
~, врождённый универса́льный hypertrichosis lanuginosa universalis
~, диабети́ческий diabetic hypertrichosis
~, заро́дышевый embryonal hypertrichosis
~, климактери́ческий climacteric hypertrichosis
~, о́бщий hypertrichosis universalis
~, пуберта́тный pubertal hypertrichosis
~, пушко́вый hypertrichosis lanuginosa
~, травмати́ческий traumatic hypertrichosis
~, части́чный hypertrichosis partialis
гипертромбинеми́я ж. hyperthrombinemia
гипертромбоцито́з м. hyperthrombocytosis
гипертропи́я ж. hypertropia
гипертрофи́рованный, гипертрофи́ческий hypertrophic
гипертрофи́я ж. hypertrophy, hypertrophia
~, адапти́вная adaptive hypertrophy
~, вика́рная vicarious [substitutional] hypertrophy
~, восстанови́тельная restoratory hypertrophy
~, врождённая hypergen(et)ic teratosis
~, гормона́льная hormonal hypertrophy
~ желу́дочка (се́рдца) ventricular hypertrophy
~, замести́тельная vicarious [substitutional] hypertrophy
~, идиопати́ческая idiopathic hypertrophy
~, и́стинная true hypertrophy
~ кли́тора macroclitoris, clitorism; clitoridauxe
~, компенсато́рная compensatory hypertrophy
~, концентри́ческая concentric hypertrophy
~, корреляти́вная correlative hypertrophy
~ кра́йней пло́ти полово́го чле́на redundant prepuce of penis, hypertrophy of prepuce
~ ле́вого желу́дочка left ventricular hypertrophy
~ ле́вого предсе́рдия left atrial hypertrophy, left atrial enlargement
~, ло́жная pseudohypertrophy, false hypertrophy
~ миока́рда myocardial hypertrophy
~ миока́рда, идиопати́ческая idiopathic myocardial hypertrophy
~ моло́чной железы́ macromastia, macromazia, gigantomastia, megalomastia
~, мы́шечная muscular hypertrophy
~ ногте́й onychophyma
~ обо́их желу́дочков се́рдца biventricular hypertrophy, biventricular enlargement
~ обо́их предсе́рдий biatrial hypertrophy, biatrial enlargement
~ перегоро́дки се́рдца, асимметри́чная asymmetrical septal hypertrophy
~ по́чки hypernephrotrophy
~ пра́вого желу́дочка right ventricular hypertrophy, right ventricular enlargement

~ пра́вого предсе́рдия right atrial hypertrophy, right atrial enlargement
~ предсе́рдия atrial hypertrophy, atrial enlargement
~ предста́тельной железы́ [проста́ты] prostatic hypertrophy
~, проста́я simple [numerical] hypertrophy
~, псевдомы́шечная pseudomuscular hypertrophy
~, рабо́чая work hypertrophy
~, регенерацио́нная restoratory hypertrophy
~ се́рдца cardiac hypertrophy
~ сли́зистой оболо́чки желу́дка, гига́нтская giant hypertrophy of mucous coat of stomach
~, физиологи́ческая physiologic hypertrophy
~, функциона́льная functional hypertrophy
~, эксцентри́ческая eccentric hypertrophy
~, эндокри́нная endocrine hypertrophy
гиперуре́з м. hyperuresis
гиперурикеми́я ж. hyperuricemy
~, перви́чная primary hyperuricemy, Lesch-Nyhan syndrome
гиперурикури́я ж. hyperuricuria
гиперуробилинури́я ж. hyperurobilinuria
гиперфаланги́я ж. hyperphalangism
гиперферреми́я ж. hyperferremia
гиперфибриногенеми́я ж. hyperfibrinogenemia
гиперфолликулоиди́зм м. hyperfolliculoidism
гиперфори́ческий hyperphoric
гиперфори́я ж. офт. hyperphoria
~, двойна́я double hyperphoria
гиперфосфатеми́я ж., гиперфосфатеми́я ж. hyperphosphatemia, hyperphosphatasemia, hyperphosphatasia
гиперфосфатури́я ж. hyperphosphaturia
гиперфу́нкция ж. hyperfunctioning, increase of function
~, компенсато́рная compensatory hyperfunctioning
~ се́рдца, изометри́ческая isometric hyperfunctioning of heart
~ се́рдца, изотони́ческая isotonic hyperfunctioning of heart
гиперхили́я ж. hyperchylia
гиперхлоргидри́я ж. hyperchlorhydria
гиперхлореми́я ж. hyperchloremia
~, идиопати́ческая renal tubular acidosis, Lightwood-Albright syndrome
гиперхлори́рование с. hyperchlorination
~ воды́ hyperchlorination of water
гиперхлорури́я ж. hyperchloruria
гиперхолестеринеми́я ж. hypercholesterolemia, hypercholesteremia, hypercholesterinemia
~, идиопати́ческая [семе́йная, эссенциа́льная] familial hypercholesterolemia, type II familial hyperlipoproteinemia
гиперхромази́я ж. hyperchromatism, hyperchrom(as)ia
гиперхромато́з м. hyperchromatosis; hyperchromatism, hyperchrom(as)ia
гиперхроми́я ж. hyperchromatism, hyperchrom(as)ia

гиперхромия

~, макроцитарная macrocytic hyperchromia
гиперхромурия ж. hyperchromuria
гиперцементоз м. стом. hypercementosis
гиперцистеинемия ж. hypercysteinemia
гиперчувствительность ж. hypersensibility, hypersensitivity, hyperresponsiveness
 ~, гранулематозная granulomatous hypersensitivity
 ~ замедленного типа delayed-type hypersensitivity
 ~ каротидного синуса carotid sinus hypersensitivity
 ~, контактная contact hypersensitivity
 ~, немедленная immediate hypersensitivity
 ~ немедленного типа immediate hypersensitivity
гиперэкзофория ж. hyperexophoria
гиперэкстензия ж. hyperextension, superextension
гиперэластичность ж. кожи skin hyperelasticity
гиперэластоз м. hyperelastosis
гиперэлектролитемия ж. hyperelectrolytemia
гиперэозинофилия ж. hypereosinophilia
гиперэстрогенемия ж. hyperestrogenemia
гиперэстрогенизм м. hyperestrogenism
гиперэхогенный hyperechoic
гипестезия ж. hyp(o)esthesia
 ~, половая sexual hypoesthesia
гипнабельность ж. hypnoability
гипнагогический hypnagogic, hypnagogue
гипналгия ж. hypnalgia
гипноанализ м. hypnoanalysis
гипноанестезия ж. hypnoanesthesia
гипногенный hypnogenous, hypnogenic
гипноз м. hypnosis; hypnotism
 ~, активный active hypnosis
 ~ световым раздражением photohypnosis
гипнонаркоз м. hypnonarcosis
гипнотарий м. a room for performing of hypnosis
гипнотерапия ж. hypnotherapy
гипнотизёр м. hypnotist
гипнотизировать to hypnotize
гипнотизм м. уст. hypnotism; hypnosis
гипнотический hypnotic
гипнофобия ж. hypnophobia
гипоадренализм м. hypoadrenalism
гипоадреналинемия ж. hypoadrenalinemia
гипоакузия ж. hypacusia, hyp(o)acusis
гипоальфахолестеринемия ж. hypoalphacholesterolemia
гипобаризм м. hypobarism, hypobaria
гипобарический hypobaric
гипобеталипопротеинемия ж. hypobetalipoproteinemia
гипобиоз м. (механизм выживаемости плода и новорождённого при неблагоприятных внешних условиях) hypobiosis
гипобласт м. endoderm, entoderm, hypoblast
 ~, внезародышевый extraembryonic entoderm, extraembryonic hypoblast
гипобластический hypoblastic
гипобулия ж. hypobulia

гиповария ж. hypovari(a)nism, hypovaria
гиповентиляция ж. hypoventilation
 ~, альвеолярная alveolar hypoventilation
 ~, хроническая альвеолярная chronic alveolar hypoventilation
гиповитаминоз м. hypovitaminosis
гиповолемия ж. hypovolemia, hyphemia, olig(h)emia
 ~, олигоцитемическая oligocythemic hypovolemia
гипогалактия ж. hypogalactia, oligogalactia
 ~, вторичная secondary hypogalactia
 ~, первичная primary hypogalactia
гипогаммаглобулинемия ж. hypogammaglobulinemia
 ~, вторичная secondary hypogammaglobulinemia
 ~, идиопатическая idiopathic hypogammaglobulinemia
 ~, первичная primary hypogammaglobulinemia
 ~, селективная selective immunoglobulin deficiency
гипоганглиоз м. hypogangliosis
гипогаплоид м. hypohaploid
гипогаплоидный hypohaploid
гипогастральный hypogastric
гипогастрий м. pubic [hypogastric] region, hypogastrium, regio pubica [NA]
гипогевзия ж. hypogeusesthesia, hypogeusia
гипогенезия ж. hypogenesia
 ~, полярная polar hypogenesia
гипогенитализм м. hypogonadism, hypogenitalism (см. тж гипогонадизм)
 ~, женский female hypogenitalism
 ~, мужской male hypogenitalism
гипогепатизм м. hypohepatia
гипогидратация ж. hypohydration, dehydration
 ~, внеклеточная extracellular hypohydration
 ~, внутриклеточная intracellular hypohydration
 ~, гиперосмотическая hyperosmotic hypohydration
 ~, гипоосмотическая hypo-osmotic hypohydration
гипогидрия ж. hypohydration, dehydration
гипогидроз м. hypohidrosis, hypoidrosis
гипогликемический hypoglycemic
гипогликемия ж. hypoglycemia
 ~, диабетическая diabetic hypoglycemia
 ~, инсулиновая insulin hypoglycemia, Hollander's test
 ~ новорождённых neonatal hypoglycemia
 ~ новорождённых, стойкая intractable neonatal hypoglycemia
 ~, семейная familial hypoglycemia, Mac-Quarrie's syndrome
 ~, спонтанная spontaneous hypoglycemia
гипогликогенолиз м. hypoglycogenolysis
гипоглобулия ж. hypoglobulia
гипоглоссия ж. microglossia, hypoglossia
гипогнатия ж. hypognathia
гипогонадизм м. hypogonadism, hypogenitalism (см. тж гипогенитализм)

~, вторичный secondary hypogonadism
~, нейрогенный neurogenic hypogonadism
~, первичный primary hypogonadism
~, тестикулярный eunochoidism, eunuchism, male [testicular] hypogonadism
~, яичниковый ovarian hypogonadism
гиподактилия *ж.* hypodactyly, hypodactylism
гиподерма *ж.* hypoderm, superficial fascia, *tela subcutanea* [NA]
гиподермит *м.* panniculitis
гиподинамический hypodynamic
гиподинамия *ж.* hypodynamia
~ сердца hypodynamia of heart
гиподонтия *ж.* partial anodontia, hypodontia
гипоизостенурия *ж.* hyposthenuria and isosthenuria
гипоинсулинемия *ж.* hypoinsulinemia
гипоинсулинизм *м.* hypoinsulinism
гипокалиемия *ж.* hypokal(i)emia
гипокальциемия *ж.* hypocalcemia
гипокальциноз *м.* hypocalcinosis
гипокапния *ж.* hypocapnia
гипокинез *м.* hypokinesia, hypokinesis, hypomotility
гипокинезия *ж.* hypokinesia, hypokinesis, hypomotility
~, диффузная diffuse hypokinesia
~, региональная regional hypokinesia
~ стенок миокарда hypokinetic wall motion
гипоконид *м. стом.* hypoconid
гипоконус *м. стом.* hypocone
гипокортицизм *м.* hypo(adreno)corticism
~, вторичный secondary hypoadrenocorticism
~, первичный primary hypoadrenocorticism
гипокриния *ж.* (*недостаточная секреция какой-л. железы, особенно эндокринной*) hypocrinism, hypocrinia
гипоксантин *м. биохим.* hypoxanthine
гипоксемия *ж.* hypoxemia
~, анемическая anemic hypoxemia
~, артериальная arterial hypoxemia
~, артериолёгочная arteriopulmonary hypoxemia
~, венозная venous hypoxemia
~, гемическая hemic hypoxemia
~, лёгочная pulmonary hypoxemia
~, циркуляторная circulatory hypoxemia
~, цитотоксическая cytotoxic hypoxemia
гипоксический hypoxic
гипоксия *ж.* hypoxia, oxygen starvation, air hunger, air insufficiency
~, альвеолярная alveolar hypoxia
~, анемическая anemic hypoxia
~, аноксическая anoxic hypoxia
~, внезапная sudden hypoxia
~, высотная altitude hypoxia
~, гемическая hemic hypoxia
~, гипоксическая hypoxic hypoxia
~, гистотоксическая histotoxic hypoxia
~, диффузионная diffusion hypoxia
~, дыхательная respiratory hypoxia
~, застойная stagnant [congestive] hypoxia
~, ишемическая ischemic hypoxia

~, клеточная cellular hypoxia
~, кровяная blood hypoxia
~ миокарда myocardial hypoxia
~, мнимая imaginary hypoxia
~, молниеносная fulminant hypoxia
~ новорождённых hypoxia neonatorum
~, острая acute hypoxia
~ плода fetal hypoxia
~ плода, хроническая chronic fetal hypoxia
~ плода, хроническая внутриутробная chronic intrauterine hypoxia
~, повторная repeated hypoxia
~, постепенно развивающаяся gradual hypoxia
~, респираторная respiratory hypoxia
~, тканевая tissue hypoxia
~, тотальная total hypoxia
~, хроническая chronic hypoxia
~, циркуляторная circulatory hypoxia
~, экстремальная extremal hypoxia
гипокупремия *ж.* hypocupremia
гиполейкоцитоз *м.* hypoleukocytosis
гиполибидомия *ж.* hypolibidinousness, hyposexuality
гипомагниемия *ж.* hypomagnesemia
гипоманиакальный hypomanic(al)
гипомания *ж.* hypomania
гипомастия *ж.* hypomastia, hypomazia
гипоменорея *ж.* hypomenorrhea
гипометрия *ж.* hypometria
гипомнезия *ж.* hypomnesis
гипомобильность *ж.* hypokinesis, hypokinesia, hypomobility
гипоморф *м.* (*имеющий укороченные ноги*) hypomorph
гипомохлион *м.* (*точка на предлежащей части плода, которой он фиксируется в периоде изгнания*) hypomochlion
гипонатриемия *ж.* hyponatremia
гипонихий *м.* matrix unguis, nail bed, *hyponichium* [NA]
гипоорхидия *ж.* hypo-orchidia, hypo-orchidism
гипоосмолярность *ж.* hyposmolarity
гипоосмолярный hyposmotic, hyposmolar
гипоосмос *м.* hyposmosis
гипоосмотический hyposmotic, hyposmolar
гипопаратиреоз *м.* hypoparathyroidism, hypoparathyreosis
~, инфантильный, сцепленный с X-хромосомой X-linked infantile hypoparathyroidism
~, послеоперационный postoperative hypoparathyroidism
гипопаратиреоидизм *м.* hypoparathyroidism, hypoparathyreosis
гипоперфузия *ж.* hypoperfusion, lack of perfusion
~, лёгочная pulmonary hypoperfusion
гипопигментация *ж.* hypopigmentation
гипопион *м. офт.* hypopyon
гипопитуитаризм *м.* hypopituitarism
гипоплазия *ж.* hypoplasia
~ аорты aortic hypoplasia
~ влагалища vaginal hypoplasia

гипоплазия

~ зри́тельного не́рва optic nerve hypoplasia
~ зу́ба dental hypoplasia
~ ко́стного мо́зга bone marrow hypoplasia
~ кры́льев но́са alae nasi hypoplasia
~ ле́вой полови́ны се́рдца hypoplastic left heart [Rachfuss-Kissel] syndrome
~ лёгкого, кистозная cystic lung hypoplasia
~ лёгочной арте́рии pulmonary artery hypoplasia
~ моло́чных желёз hypomastia, hypomazia
~ мочево́го пузыря́ dwarf bladder
~ по́чки renal hypoplasia
~ по́чки, врождённая congenital hypoplastic kidney
~ пра́вого желу́дочка hypoplasia of right ventricle
~, фока́льная дерма́льная focal dermal hypoplasia, Goltz [Goltz-Gorlin] syndrome
~ эма́ли зуба́ enamel hypoplasia
гипопласти́ческий hypoplastic
гипопло́ид м. hypoploid
~, части́чный sectional hypoploid
гипополипло́ид м.hypopolyploid
гипопроконвертинеми́я ж. hypoproconvertinemia
гипопротеинеми́я ж. hypoproteinemia
гипопротромбинеми́я ж. hypoprothrombinemia
гипоптиали́зм м. hypoptyalism, hyposalivation, hyposialosis
гипореакти́вность ж. hyporeactivity, decreased response
гипореакти́вный hyporeactive
гипореа́ктор м. hyporeactive person
гипорегенера́торный hyporegenerative
гипорефлекси́я ж. hyporeflexia
гипорибофлавино́з м. hyporiboflavinosis
гипосалеми́я ж. hyposalemia
гипосалива́ция ж. hypoptyalism, hyposalivation, hyposialosis
гипосекрето́рный hyposecretory
гипосекре́ция ж. hyposecretion
гипосексуа́льность ж. hyposexuality, hypolibidinousness
гипосенсибилиза́ция ж. hyposensitization
~, специфи́ческая specific hyposensitization
гипосиали́я ж. hypoptyalism, hyposalivation, hyposialosis
гипосидеро́з м. hyposiderosis
гипосинде́з м. hypoarthrodesis, hyposyndesis
гипосми́я ж. hyposmia
гипоспади́я ж. hypospadias
~ голо́вки полово́го чле́на balanic hypospadias
~, же́нская female hypospadias
~, мошо́ночная scrotal hypospadias
~ полово́го чле́на penile hypospadias
~, проме́жностная perineal hypospadias
~, стволова́я penile hypospadias
~, тота́льная total hypospadias
~, членомошо́ночная penoscrotal hypospadias
гипосперматогене́з м. hypospermatogenesis
гипосперми́я ж. oligo(zoo)spermia, oligo(zoo)spermatism

гипосплени́зм м., гипоспления́ ж. hyposplenism
гипоста́з м. hypostasis
~, агона́льный agonal hypostasis
~, прижи́зненный vital hypostasis
~, тру́пный cadaveric [postmortem] hypostasis, postmortem livedo
гипостати́ческий hypostatic
гипостату́ра ж. (отставание ребёнка в росте и весе при удовлетворительной упитанности) hypostatura
гипостени́ческий hyposthenic
гипостени́я ж. hyposthenia
гипостенури́я ж. hyposthenuria
~, кана́льцевая tubular hyposthenuria
гипоталами́ческий hypothalamic
гипоталамолимби́ческий hypothalamolimbic
гипотала́мус м. hypothalamus
гипотелори́зм м. терат. hypotelorism
гипотензи́вный hypotensive
гипотензи́я ж. hypotension, hypotensia (см. тж гипотони́я)
~, артериа́льная arterial hypotension
~, вазовага́льная vasovagal hypotension
~, вено́зная venous hypotension
~, внутрижелу́дочковая intraventricular hypotension
~, внутричерепна́я intracranial hypotension
~, врождённая congenital hypotension
~, гиповолеми́ческая hypovolemic hypotension
~, идиопати́ческая essential [primary, idiopathic] hypotension
~, иску́сственная artificial hypotension
~, конституциона́льная constitutional hypotension
~, контроли́руемая controlled hypotension
~, лёгочная pulmonary hypotension
~, ли́кворная hypotension of liquor
~, мозжечко́вая cerebellar hypotension
~, мы́шечная muscular hypotension
~, нейроциркуля́торная essential [primary, idiopathic] hypotension
~, ортостати́ческая orthostatic [postural] hypotension, postural syncope
~, о́страя acute hypotension
~, постура́льная orthostatic [postural] hypotension, postural syncope
~ созна́ния ист. hypotonia of consciousness
~, табети́ческая tabetic hypotonia
~, управля́емая controlled hypotension
~, физиологи́ческая physiologic hypotension
~, хрони́ческая идиопати́ческая chronic idiopathic [chronic orthostatic] hypotension, Shy-Drager syndrome
~, эссенциа́льная essential [primary, idiopathic] hypotension
гипотерми́ческий hypothermic
гипотерми́я ж. hypothermia
~, дли́тельная prolonged [continuous] hypothermia
~, иску́сственная artificial hypothermia
~, контроли́руемая controlled hypothermia
~, лека́рственная drug-induced hypothermia

~ охлаждéнием cooling-induced hypothermia
~, хирурги́ческая surgical hypothermia
гипотети́ческий hypothetic(al)
гипотиази́д м. hydrochlorothiazide
гипотими́я ж. hypothymia, blues, depression of spirit
гипоти́мпанум м. hypotympanum
гипотирео́з м., гипотиреоиди́зм м. hypothyroidism
~, врождённый congenital thyroid deficiency
гипото́ник м. разг. hypotensive patient
гипотони́ческий hypotonic
гипотони́я ж. 1. hypotension, hypotensia (см. тж гипотéнзия) 2. (уменьшенный тонус мышцы) hypotonia, hypotonicity
~, мы́шечная muscular hypotonia
гипотриплóид м. hypotriploid
гипотрихóз м. hypotrichosis, oligotrichosis, oligotrichia
~, наслéдственный congenital hypotrichosis, Unna's syndrome
гипотропи́я ж. офт. hypotropia
гипотрофи́чный hypotrophic; small-for-date
гипотрофи́я ж. hypotrophy
~, алимента́рная alimentary hypotrophy
~, внутриутрóбная intrauterine (fetal) hypotrophy, intrauterine growth retardation
~, врождённая congenital hypotrophy
~ новорождённых neonatal hypotrophy, wasting disease of newborn
~ плода́, внутриутрóбная intrauterine fetal hypotrophy, intrauterine growth retardation
гипофаланги́я ж. hypophalangism
гипофарингоскопи́я ж. hypopharyngoscopy
гипофибриногенеми́я ж. hypofibrinogenemia
гипо́физ м. pituitary body, hypophysis, *hypophysis* [NA]
гипофиза́рный hypophysial, hypophyseal
гипофизи́т м. hypophysitis
гипофизопри́вный hypophysoprivic
гипофизэктоми́я ж. hypophysectomy
гипофори́я ж. офт. hypophoria
~, двойна́я double hypophoria
гипофосфатази́я ж. hypophosphatasia
гипофосфатеми́я ж. hypophosphatemia
гипофосфатури́я ж. hypophosphaturia, oligophosphaturia
гипофу́нкция ж. hypofunction
гипохили́я ж. hypochylia, oligochylia
гипохлоргидри́я ж. hypochlorhydria
гипохлореми́я ж. hypochloremia
гипохлорури́я ж. hypochloruria
гипохолестеринеми́я ж. hypocholesterolemia, hypocholesteremia, hypocholesterinemia
гипохоли́я ж. hypocholia, oligocholia
гипохондри́ческий hypochondriac(al)
гипохондроплази́я ж. hypochondroplasia
гипохромази́я ж. hypochromasia, oligochromasia
гипохромати́чность ж. hypochromatism, hypochromia
гипохромели́я ж. hypochromelia
гипохроми́я ж. hypochromia, hypochromatism
гипохрóмный hypochromic

гипоэлектролитеми́я ж. hypoelectrolytemia
гипоэргази́я ж. (*сниженная функциональная активность*) hypoergasia
гипоэрги́я ж. (*сниженная реактивность*) hypoergy
гипоэхогéнный (*о ткани при исследовании ультразвуком*) hypoechoic
гиппока́мп м. Ammon's horn, hippocamp(us), *hippocampus* [NA]
гиппокампа́льный hippocampal
гиппокампотоми́я ж. hippocampotomy
гиппури́я ж. hippuria
гипс м. plaster (of Paris), (dried) gypsum ◊ снима́ть ~ to discard a plaster cast
~, жжёный dried gypsum
гипсаритми́я ж. (*наличие на электроэнцефалограмме высоких медленных волн и пиков*) hypsar(r)hythmia
гипсибрахицефали́ческий (*имеющий широкую и высокую голову*) hypsibrachycephalic
гипсистафили́я ж. (*высокое узкое нёбо*) hypsistaphylia
гипсицефали́я ж. oxycephaly, acrocephaly, hypsicephaly, turricephaly, steeple [tower] head, steeple [tower] skull
гипсова́ние с. plastering
гипсова́ть to plaster
гипсóвочная ж. (*кабинет для наложения гипса*) cast [splint] room
ги́псовый plaster
гипсорасшири́тель м. plaster spreading forceps
гипурги́я ж. (*уход за больным*) nursing, looking (after), care, hypurgy
гирсути́зм м. hirsutism, hirsuties
~ Апéра (*усиленный рост волос на лице и туловище у женщин*) Apert's hirsutism
~, гипофиза́рный hypophysial hirsutism
~, яи́чниковый ovarian hirsutism
гируди́н м. фарм. hirudin
~, рекомбина́нтный recombinant hirudin
гирудинóз м. (*болезнь, вызванная внедрением в организм пиявок*) hirudiniasis
гирудотерапи́я ж. hirudotherapy, hirudinization; leeching
гирэктоми́я ж. gyrectomy
гистами́н м. (*Н-имидазол-4-этанамин*) histamine
гистаминеми́я ж. histaminemia
гистами́новый histamine
гистаминоподо́бный histamine-like
гистаминорефрактéрный, гистаминоустóйчивый histamine-resistant, resistant to histamine
гистаминури́я ж. histaminuria
гистерéзис м. (*отсроченное последействие причины*) hysteresis
гистерографи́я ж. рентг. metrography, hysterography, uterography
гистеродинамóграф м. мед. тех. hysterograph
гистеродини́я ж. hysterodynia, metralgia, metrodynia
гистероклéйзис м. (*оперативное закрытие матки*) hysterocleisis
гистероколпоскóп м. hysterocolposcope

гистерокольпоскопия

гистерокольпопия ж. hysterocolposcopy
гистерокольпэктомия ж. hysterocolpectomy
гистеролапаротомия ж. hysterolaparotomy
гистеролизис м. (*высвобождение матки из спаек*) hysterolysis
гистеролит м. hysterolith
гистероманометр м. hysteromanometer
гистерометрия ж. hysterometry
гистеромиома ж. hysteromyoma
гистеромиомэктомия ж. hysteromyomectomy
гистеромиотомия ж. hysteromyotomy
гистеропатия ж. hysteropathy
гистеропексия ж. hysteropexy, uterofixation
гистероптоз м. hysteroptosis, metroptosis, prolapse of uterus, falling [descent] of womb, descensus uteri
гистерорексис м. metrorrhexis, hysterorrhexis
гистеросальпингограмма ж. hysterosalpingogram
гистеросальпингография ж. hysterosalpingography, hysterotubography, metrosalpingography, uterosalpingography, uterotubography, metrotubography
гистеросальпингостомия ж. hysterosalpingostomy
гистеросальпингэктомия ж. hysterosalpingectomy
гистероскоп м. *мед. тех.* hysteroscope, metroscope
гистероскопия ж. hysteroscopy
гистеротом м. hysterotome
гистеротомия ж. hysterotomy, metrotomy
гистерофор м. *ист.* (*устройство для удержания матки при её выпадении*) hysterophore
гистероцеле с. hysterocele
гистерэктомия ж. hysterectomy, uterectomy
~, абдоминальная abdominal hysterectomy
~, брюшно-влагалищная abdominovaginal hysterectomy
~, брюшно-стеночная abdominal hysterectomy
~, влагалищная vaginal hysterectomy
~, лапароскопическая laparoscopic hysterectomy
~, паравагинальная paravaginal hysterectomy, Schuchardt's operation
~, радикальная radical hysterectomy
~ с двусторонней овариэктомией, абдоминальная celiohystero-oophorectomy
~, субтотальная subtotal hysterectomy
~, супрацервикальная supracervical [supravaginal] hysterectomy
~, тотальная total [complete] hysterectomy
~, экстренная emergency hysterectomy
гистидин м. (*бета-4-имидазолаланин, незаменимая аминокислота*) histidine
гистидинемия ж. histidinemia, ahistadasia, Ghadimi-Partington-Hunter syndrome
гистидинурия ж. histidinuria
гистиогенез м. histiogenesis, histiogeny
гистиоидный hist(i)oid
гистиоцит м. macrophage, histiocyte, *macrophagus* [NH]
~, мозговой microgliocyte, microgliacyte, Hortega's [gitter] cell, *macrophagus gliasis* [NH]

~, сердечный cardiac histiocyte, Anitschkow myocyte
гистиоцитарный histiocytic
гистиоцитоз м. histiocytosis
~, злокачественный malignant histiocytosis, reticuloendotheliosis
~, липидный [липоидный] lipid histiocytosis, phosphatide thesaurismosis, phosphatide lipoidosis, sphyngomyelinosis, sphingomyelin lipidosis, Niemann-Pick [Niemann's, Pick's] disease
гистиоцит(оксант)ома ж. histiocytoma, sclerosing hemangioma, histiocytoxanthoma, xanthofibroma
~, гемосидериновая hemosiderin histiocytoma, siderotic angiofibroma
~, злокачественная malignant histiocytoma, malignant fibroxanthoma
~, фиброзная fibrous histiocytoma
гистоавторадиография ж., гистоауторадиография ж. historadiography, histoautoradiography
гистогематин м. *биохим.* cytochrome, histohematin
гистогематический histohematogenous
гистогенез м. histogenesis, histogeny
~, постнатальный [постфетальный] postnatal histogenesis
~, эмбриональный embryonal [embrionic] histogenesis
гистогенетический histogenetic
гистогенный histogenous
гистогормон м. histohormone, tissue hormone
гистограмма ж. histogram
гистозим м. aminoacylase, dehydropeptidase, hippuricase, histenzyme, histozyme
гистолиз м. histolysis
~, патологический pathologic histolysis
~, ферментативный enzym(at)ic histolysis
~, физиологический physiologic histolysis
гистолизат м. histolysate
гистолитический histolytic
гистолог м. histologist
гистологический histologic(al)
гистология ж. histology, microscopic anatomy, microanatomy
~, нормальная normal histology
~, общая general histology, *histologia* [NH]
~, описательная descriptive histology
~, патологическая pathologic histology, histopathology
~, сравнительная comparative histology
~, частная special histology
~, эволюционная evolutionary histology
~, экспериментальная experimental histology
гистомониаз м. *инф. бол.* histomoniasis
гистоморфология ж. histomorphology
гистоморфометрия ж. histomorphometry
гистон м. *биохим.* histone
гистонурия ж. histonuria
гистопатология ж. histopathology
гистоплазмин м. *иммун.* histoplasmin
гистоплазмоз м. histoplasmosis, Darling's disease
~, африканский African histoplasmosis
~, кожный cutaneous histoplasmosis
гистоплазмы ж. мн. *микр.* Histoplasma capsulatum

гисторадиоавтография ж. histoautoradiography
гисторадиография ж. historadiography
гистосовместимость ж. histocompatibility
гистотипический histotypic
гистотоксический histotoxic
гистотопография ж. histotopography
гистотопохимия ж. histotopochemistry
гистотромбин м. histothrombin
гистофизиологический histophysiologic
гистофизиология ж. histophysiology
гистохимический histochemical
гистохимия ж. histochemistry
гиталéн м. фарм. gitalin
  ~, аморфный amorphous gitalin
гитанизм м. (отравление куколем обыкновенным) githanism
гитоксин м. фарм. gitoxin
гифедония ж. сексол. hyphedonia
гифема ж. (кровоизлияние в переднюю камеру глаза) hyphema
  ~, тропическая (inter)tropical hyphema
гифомикоз м. hyphomycosis
гифы мн. микол. hyphae
глабелла ж. 1. glabella, glabella [NA] 2. антpon. glabella
глабеллярный glabellar
главный chief, main, princeps [NA]
гладилка ж. стом. burnisher, smoother
  ~, двусторонняя double-end smoother
глаз м. eye, oculus [NA]
  ~, амавротический кошачий amaurotic cat's eye
  ~, «бычий» bovine eye
  ~, ведущий sighting eye
  ~, гиперметропический hypermetropic eye
  ~, искусственный artificial eye
  ~, кистозный cystic eye
  ~, косящий squinting eye
  ~, невооружённый naked eye
  ~, редуцированный reduced eye
  ~, фиксирующий fixating eye
  ~, эмметропический emmetropic eye
глазник м. разг. eye-doctor, oculist, ophthalmologist
глазница ж. orbit, eye-pit, eyesocket, orbita [NA]
глазнично-ушной oculoauricular
глазничный orbital, orbitalis [NA]
глазной ocular, ophthalmic
глазовращающий oculogyric, ophthalmogyric
глазодвигательный oculomotor(ius)
глазолицевой oculofacial
глазоносовой oculonasal
глазосердечный oculocardiac
гландулярный glandular
глаукома ж. glaucoma
  ~, абсолютная absolute glaucoma
  ~, врождённая congenital glaucoma
  ~, вторичная secondary glaucoma
  ~, вторичная сидеротическая secondary siderotic glaucoma
  ~, геморрагическая hemorrhagic [apoplectic] glaucoma
  ~, гиперсекреторная hypersecretory glaucoma
  ~, декомпенсированная decompensated glaucoma
  ~, диэнцефальная diencephalic glaucoma
  ~, закрытоугольная angle-closure [closed-angle, narrow-angle] glaucoma
  ~, застойная congestive glaucoma
  ~, злокачественная malignant glaucoma
  ~, капсулярная capsular glaucoma
  ~, комбинированная combined glaucoma
  ~, компенсированная compensated glaucoma
  ~, кортизонная cortisone [steroid] glaucoma
  ~, ложная pseudoglaucoma
  ~, молниеносная fulminant glaucoma
  ~ на поздней стадии advanced glaucoma
  ~, начальная initial glaucoma
  ~, некомпенсированная noncompensated glaucoma
  ~, острая acute glaucoma
  ~, острая застойная acute congestive [acute obstructive] glaucoma
  ~, открытоугольная open-angle [wide-angle, (chronic) simple] glaucoma, glaucoma simplex
  ~, первичная primary glaucoma
  ~, пигментная pigmentary glaucoma
  ~, последовательная consecutive glaucoma
  ~, посттравматическая (post-)traumatic glaucoma
  ~, почти абсолютная near absolute glaucoma
  ~, простая open-angle [wide-angle, (chronic) simple] glaucoma, glaucoma simplex
  ~, простая атрофическая simple atrophic [Donders] glaucoma
  ~, псевдоэксфолиативная pseudoexfoliative glaucoma
  ~, развитая developed [mature] glaucoma
  ~, ретенционная retention glaucoma
  ~, симптоматическая symptomatic glaucoma
  ~, скоротечная fulminant glaucoma
  ~, смешанная mixed glaucoma
  ~, стероидная steroid [cortisone] glaucoma
  ~, субкомпенсированная subcompensated glaucoma
  ~, терминальная absolute glaucoma
  ~, травматическая (post)traumatic glaucoma
  ~, увеальная uveal glaucoma
  ~, угрожающая impending glaucoma, glaucoma imminens
  ~, узкоугольная narrow-angle [closed-angle, angle-closure] glaucoma
  ~, факогенетическая phakogenic glaucoma
  ~, факолитическая phakolytic glaucoma
  ~, факоморфическая phakomorphous glaucoma
  ~, факотопическая phakotopic glaucoma
  ~, хроническая chronic glaucoma
  ~, циклическая cyclic glaucoma
  ~, экспериментальная experimental glaucoma
  ~, эксфолиативная exfoliative glaucoma
  ~, ювенильная [юношеская] juvenile glaucoma
глаукоматозный glaucomatous
гленоидальный (относящийся к суставной ямке) glenoid
гленоспороз м. glenosporosis

~, амазо́нский keloidal blastomycosis, glenosporosis
глиа́льный (neuro)glial
глибенклами́д *м.* glibenclamid, glyburide
глика́н *м.* glycane
гликеми́я *ж.* (*содержание глюкозы в крови*) glyc(oh)emia
гликоалкало́ид *м.* glycoalkaloid
гликогевзи́я *ж. невр.* glycogeusia
гликоге́н *м.* glycogen, animal starch, tissue dextrin, hepatin
гликогена́за *ж.* glycogenase
гликогене́з *м.*, гликогени́я *ж.* glycogenesis, glycogeny
гликоге́нный, гликоге́новый glycogen(et)ic, glycogenous
гликогено́з *м.* glycogen (storage) disease, glycogenosis, glycogenic thesaurismosis, glycogenic hepatomegaly
~ восьмо́го [VIII] ти́па type VIII [myophosphofructokinase deficiency] glycogenosis, Tarui's disease
~ второ́го [II] ти́па type II [generalized] glycogenosis, Pompe's disease
~, генерализо́ванный generalized [type II] glycogenosis, Pompe's disease
~, гепатонефромега́льный type I [glucose 6-phosphatase hepatorenal] glycogenosis, (von) Gierke's disease
~ девя́того [IX] ти́па type IX [liver phosphorilase kinase deficiency] glycogenosis, Hug's disease
~ деся́того [X] ти́па type X [cyclic AMP-dependent kinase deficiency] glycogenosis
~, нефромегали́ческий type I [glucose 6-phosphatase hepatorenal] glycogenosis, (von) Gierke's disease
~ пе́рвого [I] ти́па type I [glucose 6-phosphatase hepatorenal] glycogenosis, (von) Gierke's disease
~ пя́того [V] ти́па type V [myophosphorylase deficiency] glycogenosis, McArdle(-Schmid-Pearson) disease
~ седьмо́го [VII] ти́па type VII [hepatophosphoglycomutase deficiency] glycogenosis, Thomson's disease
~ с цирро́зом пе́чени, диффу́зный type IV glycogenosis, (branching deficiency) amylopectinosis, Andersen's disease
~ тре́тьего [III] ти́па type III glycogenosis, limit (debranching deficiency) dextrinosis, Cori's disease, Forbes' disease
~ четвёртого [IV] ти́па type IV glycogenosis, (branching deficiency) amylopectinosis, Andersen's disease
~ шесто́го [VI] ти́па type VI [hepatophosphorylase deficiency] glycogenosis, Hers' disease
гликогено́лиз *м.* glycogenolysis
гликогенолити́ческий glycogenolytic
гликозаминоглика́н *м.* glycosaminoglycan
гликози́д *м.* glycoside
~, генуи́нный genuine glycoside
~ наперстя́нки digitalis glycoside
~, серде́чный cardiac glycoside
~, стеро́идный steroid glycoside
~, стеро́ловый (phyto)sterol glycoside
~, цианоге́нный cyanogenic glycoside
~, цианофо́рный cyanophoric glycoside
гликозида́за *ж.* glycosidase
гликозидо́зы *м. мн.* (*наследственные заболевания, обусловленные недостаточностью гликозидаз*) glycosidoses
гликозили́рование *с.* glycosylation
гликозури́я *ж.* glucosuria, glycosuria
гликока́ликс *м.* (*гликопротеин и полисахарид, покрывающие поверхность клетки*) glycocalyx, glycocalix
гликоко́л *м. биохим.* gly(co)cine, glycocol
гликоконъюга́т *м.* glucoconjugate
гликокортико́ид *м.* glucocorticoid
гликокортикостеро́ид *м.* glucocorticosteroid
глико́лиз *м.* glycolysis
~, анаэро́бный anaerobic glycolysis
~, аэро́бный aerobic glycolysis
гликолипи́д *м.* glycolipid
гликолипидо́зы *м. мн.* (*гликозидозы, при которых нарушен распад углеводных компонентов гликолипидов*) glycolipidoses
гликолити́ческий glycolytic
гликонеогене́з *м.* glyconeogenesis, gluconeogenesis
гликопепти́д *м.* glycopeptide
гликопроте́ин *м.* glycoprotein
~, пове́рхностный surface glycoprotein
гликопротеино́зы *м. мн.* (*гликозидозы, при которых нарушен распад гликопротеидов*) glycoproteinoses
гликосиалоре́я *ж.* glycosialorrhea
гликосфинголипи́д *м.* glycosphingolipid
гликури́я *ж.* glycosuria, glucosuria
гли́на *ж.* clay
~, бе́лая *фарм.* bolus alba
глиноле́чение *с.* clay treatment
гли́ны *ж. мн.*, лече́бные medicinal clays
глиоархитекто́ника *ж.* glioarchitectonics
глиобла́ст *м.* spongioblast, glioblast
глиобласто́ма *ж.* glioblastoma
~, мультифо́рмная anaplastic [malignant, atypic(al)] astrocytoma, astrocytoma of grade IV, glioblastoma [spongioblastoma] multiforme
глио́з *м.* gliosis
~, анизомо́рфный anisomorphic gliosis
~, базиля́рный basilar gliosis
~, волокни́стый fibrous gliosis
~, гипертрофи́ческий узлова́тый epiloia, hypertrophic nodular gliosis
~, диффу́зный diffuse gliosis
~, периваскуля́рный perivascular gliosis
~, прогресси́вный субкортика́льный progressive subcortical gliosis
~, спинномозгово́й spinal gliosis
~, туберо́зный tuberous gliosis
~, фибро́зный fibrous gliosis
глио́ма *ж.* glioma
~, анаплази́рованная [анапласти́ческая] anaplastic glioma
~, астроцита́рная astrocytic glioma
~, веретеноклеточная [веретенообра́зно-кле́точная] spindle-cell glioma
~, гигантоклеточная giant-cell glioma

гломерулосклероз

~ головного мозга cerebral glioma
~, диффузная diffuse glioma
~, злокачественная malignant glioma
~ зрительного нерва glioma of optic nerve
~, кистозная cystic glioma
~ носа nasal glioma
~ сетчатки retinoblastoma
~ сетчатки, внутренняя glioma endophytum
~ сетчатки, наружная glioma exophytum
~ спинного мозга spinal glioma
~, телангиэктатическая telangiectatic glioma
~ хиазмы chiasmal glioma
~, эпендимальная [эпендимарная] ependymal glioma, ependoglioma
глиоматоз *м.* gliomatosis
глиоматозный gliomatous
глиомиксома *ж.* gliomyxoma
глионевробластома *ж.* glioneuroblastoma
глионеврома *ж.* glioneuroma
глиопиль *м.* gliopil
глиоплазма *ж.* glioplasm(a)
глиоретикулум *м.* glioreticulum
глиосаркома *ж.* gliosarcoma
глиосома *ж.* gliosome
глиофиброз *м.* gliofibrosis
глиофиламент *м.* gliofilament, *gliofilamentum* [NH]
глиоцит *м.* gliacyte, gliocyte, *gliocytus* [NH]
~, ганглиозный satellite cell, gliacyte of ganglion, cloak gliacyte, *gliocytus ganglii, gliocytus mantelli* [NH]
~, концевой terminal gliacyte, *gliocytus terminalis* [NH]
~, лучевой radial gliacyte, *gliocytus radialis* [NH]
~, мантийный satellite cell, cloak gliacyte, gliacyte of ganglion, *gliocytus ganglii, gliocytus mantelli* [NH]
~, периферический peripheral gliacyte, *gliocytus peripheralis* [NH]
~, пинеальный pineal [epiphyseal, epiphysial] gliacyte, *gliocytus epiphysiali* [NH]
~, поддерживающий волокно retinal gliacyte, Müller's (radial) cell, sustentacular Müller's fiber, *gliocytus sustentantes fibralis* [NH]
~, терминальный terminal gliacyte, *gliocytus terminalis* [NH]
~, центральный central gliacyte, *gliocytus centralis* [NH]
глист *м.* helminth
глистный helminthic
глистогонное *с. (средство)* vermifuge
глистогонный helminthagogue, antihelminthic, vermifugal
глицерид *м.* glyceride
глицерилтринитрат *м. фарм.* glyceryl trinitrate, nitroglycerin
глицерин *м.* glycerol, glycerin
глицериновый glyceric
глицерогель *м.* glycerogel
глицерозоль *м.* glycerosol
глицерофосфат *м.* glycerophosphate
~ железа *фарм.* ferric [iron] glycerophosphate
~ кальция *фарм.* calcium glycerophosphate
глицин *м. биохим.* glycocoll, gly(co)cine
глицинемия *ж.,* глициноз *м.* (hyper)glycinemia
глицинурия *ж.* glicinuria
глицирризин *м. фарм.* glycyrrhizic acid, glycyrrhizin
глия *ж.* (neuro)glia, *neuroglia* [NH]
~, астроцитарная macroglia
глобин *м. биохим.* globin
глобозид *м. биохим.* globoside
глобулин *м.* globulin
~, антигемофилический [антигемофильный] antihemophilic globulin, factor VIII
~, иммунный immune globulin
~, меченый tagged globulin
~, миеломный myeloma globulin
~, миофибриллярный myofibrillar globulin
~, сывороточный serum globulin
~, человеческий human globulin
глобулинурия *ж.* globulinuria
глобулярный globular, *globulosus* [NH]
гломангиобластома *ж.* glomangioblastoma
гломангиома *ж.* glomus tumor, angioneuromyoma, glomangioma
гломероцитома *ж.* glomerocytoma
гломерулит *м.* glomerulitis
гломерулонефрит *м.* glomerulonephritis
~, геморрагический hemorrhagic glomerulonephritis
~, диффузный diffuse glomerulonephritis
~, злокачественный malignant glomerulonephritis
~, интракапиллярный intracapillary glomerulonephritis
~, латентный latent glomerulonephritis
~, мембранный membranous glomerulonephritis
~, мембранозно-пролиферативный membranoproliferative glomerulonephritis
~, мембранозный membranous glomerulonephritis
~, острый acute glomerulonephritis
~, очаговый focal glomerulonephritis
~, очаговый эмболический focal embolic glomerulonephritis
~, подострый subacute glomerulonephritis
~, продуктивный productive glomerulonephritis
~, пролиферативный proliferative glomerulonephritis
~, серозный десквамативный serous desquamative glomerulonephritis
~, смешанный mixed glomerulonephritis
~, хронический chronic glomerulonephritis
~, экссудативный exudative glomerulonephritis
~, экстракапиллярный extracapillary glomerulonephritis
гломерулопатия *ж.* glomerulopathy
~, идиопатическая мембранозная idiopathic membranous glomerulopathy
гломерулосклероз *м.* glomerulosclerosis, glomerular sclerosis
~, диабетический [интеркапиллярный] intercapillary [diabetic] glomerulosclerosis
~, очаговый focal glomerulosclerosis

183

гломерулоцитома

гломерулоцитома *ж.* glomerulocytoma
гломерулярный glomerular
гломус *м.* glome, glomus, *glomus* [NA]
~, аортальный aortic body
~, каротидный (inter)carotid body, *glomus caroticum* [NA]
~, лёгочный pulmonary glome, *glomus pulmonale* [NA]
~, сонный (inter)carotid body, *glomus caroticum* [NA]
~, сосудистый *(бокового желудочка головного мозга)* choroid glomus, choroid skein, *glomus choroideum* [NA]
~, ярёмный glomus jugulare
гломусангиома *ж.* glomus tumor, glomangioma, angioneuro(myo)ma
гломусный glomal
гломэктомия *ж. (удаление гломусной опухоли)* glomectomy
глоссалгия *ж.* glossalgia, glossodynia
глоссина *ж. (муха цеце)* tsetse fly, Glossina
глоссит *м.* glossitis
~, атрофический atrophic [Hunter's, Moeller's] glossitis, bald tongue
~ Бержерона *(при гипоавитаминозах группы «В» и эндокринных нарушениях в молодом возрасте)* Bergeron's glossitis
~, бластомикотический blastomycotic glossitis
~, гиперпластический hyperplastic glossitis
~, гипопластический hypoplastic glossitis
~, гуммозный gummatous glossitis
~, гунтеровский atrophic [Hunter's, Moeller's] glossitis, bald tongue
~, десквамативный geographic tongue, glossitis areata exfoliativa, benign migratory glossitis
~, индуративный [интерстициальный] indurative [sclerosing, interstitial] glossitis
~, ландкартообразный glossitis desiccans
~ Меллера atrophic [Hunter's, Moeller's] glossitis, bald tongue
~, мигрирующий geographic tongue, glossitis areata exfoliativa, benign migratory glossitis
~, пеллагрозный pellagrous glossitis, beet-tongue
~, пернициозно-анемический atrophic [Hunter's, Moeller's] glossitis, bald tongue
~, острый acute glossitis
~, ромбовидный median rhomboid glossitis
~, сифилитический syphilitic glossitis
~, склерозирующий interstitial [sclerosing, indurative] glossitis
~, эксфолиативный geographic tongue, glossitis areata exfoliativa, benign migratory glossitis
глоссодинамометр *м.* glossodynamometer
глоссодиния *ж.* glossodynia, glossalgia
глоссолалия *ж.* glossolalia
глоссопатия *ж.* glossopathy
глоссоплегия *ж.* glossoplegia, glossolysis
глоссоптоз *м.* glossoptosis
глоссорафия *ж.* glossorrhaphy
глоссоспазм *м.* glossospasm
глоссэктомия *ж.* glossectomy, glossosteresis, elinguation, lingulectomy

глотание *с.* swallowing, deglutition
~, болезненное painful swallowing, odynophagia
~ воздуха aerophagia, air swallowing
~, затруднённое deglutitive problem
~ слюны sialophagia
глотательный swallowing, deglutitive, deglutitory
глотать to swallow
глотка *ж.* pharynx, *pharynx* [NA]
глоток *м.* swallow
глоточно-гортанный pharyngolaryngeal
глоточно-нёбный pharyngopalatine
глоточно-носовой pharyngonasal
глоточно-пищеводный pharyngoesophageal
глоточно-подгортанный pharyngoepiglotic
глоточно-ротовой pharyngo-oral
глоточно-челюстной pharyngomaxillary
глоточно-язычный pharyngoglossal
глоточный pharyngeal
глубина *ж.* depth, profundity; intensity
~ вдоха depth of inhale
~ выдоха depth of exhale
глубокий deep, *profundus* [NA]
глутамин *м. биохим.* glutamine
глутаминаза *ж.* glutaminase
глутатион *м. биохим.* glutathione
~, восстановленный reduced glutathione
~, окисленный oxidized glutathione
глухой *(страдающий глухотой)* deaf
глухонемой deaf-mute, surdomute, deaf and dumb
глухонемота *ж.* deaf-mutism, surdomutism, surdomutiasis, deaf-dumbness
глухота *ж.* deafness, surdity
~, абсолютная anacusis, total deafness
~, акустическо-травматическая acoustic traumatic deafness
~, апоплектиформная apoplectiform deafness
~, артериосклеротическая arteriosclerotic deafness
~, врождённая congenital deafness
~, двусторонняя bilateral deafness, deafness in both ears
~, кондуктивная conduction [conductive] deafness
~, контузионная contusion deafness
~, корковая cortical [central] deafness
~, лабиринтная labyrinthine deafness
~, музыкальная music(al) deafness
~, нейросенсорная perceptive deafness
~, нейросенсорная врождённая neurosensory deafness, Usher's syndrome
~, неполная hypoacusis, disacusis
~, нервная nerve deafness
~, односторонняя unilateral deafness, deafness in one ear
~, парадоксальная paradoxic deafness, paradoxic hearing loss, Willis [false] paracusis, paracusia willisana
~, периферийная peripheric deafness
~, перцептивная perceptive deafness
~, полная anacusis, total deafness
~, приобретённая acquired deafness

~, прогрессирующая progressive deafness
~, профессиональная occupational deafness
~, психическая psychic deafness
~, ретролабиринтная retrolabyrinthine deafness
~, сенсорная sensory deafness
~ с зобом, врождённая нейросенсорная congenital nerve deafness and goiter, Pendred's syndrome
~, словесная word deafness
~, старческая senile deafness
~, токсическая toxic deafness
~, травматическая traumatic deafness
~, улитковая cochlear deafness
~, хроническая chronic deafness
~, центральная central [cortical] deafness
~, церебральная cerebral deafness
глюкагон *м.* glucagon, hyperglycemic-glycogenolytic factor
глюкагонома *ж.* alpha-cell tumor, alpha-cell neoplasm, glucagonoma
глюкан *м.* glucan
глюкогенный glucogenic
глюкоза *ж.* glucose, dextrose
глюкозамин *м. биохим.* glucosamin(e), glycosamine
глюкозид *м.* glucoside
глюкозидаза *ж.* glycosidase, glucosidase
глюкозофосфат *м.* glucose phosphate
глюкозо-6-фосфат *м. биохим.* glucose 6-phosphate
глюкозо-6-фосфатаза *ж.* glucose 6-phosphatase
глюкозо-6-фосфатдегидрогеназа *ж.* glucose 6-phosphate dehydrogenase
глюкозурия *ж.* glycosuria, glucosuria
~, алиментарная alimentary [digestive] glycosuria
~ беременных glycosuria of pregnancy
~, доброкачественная benign [innocent] glycosuria
~, нервная nervous glycosuria
~ новорождённых glycosuria of newborns, neonatal glycosuria
~, нормогликемическая normoglycemic glycosuria
~, патологическая pathologic glycosuria
~, почечная renal glycosuria
~, предменструальная premenstrual glycosuria
~, ренальная renal glycosuria
~, рефлекторная reflex glycosuria
~, центральная central glycosuria
~, экспериментальная experimental glycosuria
~, эмоциональная emotional glycosuria
глюкокинин *м.* glucokinin, plant [vegetable] insulin
глюкокортикоид *м.* glucocorticoid
глюкокортикоидный glucocorticoid
глюколипид *м.* glycolipid
глюкометр *м. мед. тех.* glucometer
глюконат *м. биохим.* gluconate
~ кальция *фарм.* calcium gluconate
глюконеогенез *м.* gluconeogenesis, glyconeogenesis

глюконовый gluconic
глюкорецептор *м.* glucoreceptor
глюкотест *м. лаб. диагн.* gluco-test
глюкоцереброзид *м. биохим.* glucocerebroside
глюкоцереброзидоз *м.* cerebroside lipidosis, kerasin thesaurismosis, Gaucher's disease, Gaucher's splenomegaly
глюкуронид *м. биохим.* glucuronid
глюкуронидаза *ж.* glucuronidase
глюкуронидация *ж.* glucuronidation
глюкуроновый *биохим.* glucuronic
глютатион *м. биохим.* glutathione
глютеальный gluteal
глютелин *м. биохим.* glutelin
глютен *м. биохим.* gluten
гнаталгия *ж.* gnathalgia
гнатион *м. антроп.* gnathion
гнатит *м.* gnathitis
гнатодинамометр *м.* gnathodynamometer, occlusometer
гнатодинамометрия *ж.* gnathodynamometry
гнатопластика *ж.* gnathoplasty
гнатосома *ж. паразитол.* gnathosoma
гнатостат *м. мед. тех.* gnathostat
гнатостомоз *м. гельм.* gnathostomosis
гнатоцефал *м. терат.* gnathocephalus
гнев *м.* anger
гнездо *с.* nest
~ генов gene nest
~ инфекции focus of infection
~ раненых *(место временного сосредоточения и укрытия раненых на поле боя перед их эвакуацией)* casualties' shelter
«гнейс» *м. разг. (молочный струп)* crusta lactea, cradle cap, milk crust
гнида *ж.* nit
гниение *с.* putrefaction, bacterial decay
гнилогноекровие *с. уст.* septicopyemia
гнилой putrid, putrefied
гнилокровие *с. уст.* sepsis, septicemia
гнилостный putrefactive, saprogenic, saprogenous
гниющий putrescent
гноевидный putreform, puruloid
гноекровие *с.* pyemia
гноеподобный pyoid
гноеродный pyogenic
гноетечение *с.* suppuration, purulent discharge, pyorrhea
гнозис *м. псих.* gnosis
~, слуховой acoustic gnosis
гной *м.* pus, suppuration
~, ихорозный [путридный] ichorous pus
~, синий blue pus
~, сливкообразный creamy pus
~, стерильный sterile pus
~, творожистый curdy [cheesy] pus
~, эозинофильный eosinophilic pus
гнойник *м.* pyogenic [hot] abscess
гнойничковый pustular, impetiginous
гнойничок *м.* pustule
гнойно-воспалительный pyoinflammatory
гнойный suppurative, purulent, festering

гнотобиоло́гия

гнотобиоло́гия ж. *(наука о получении лабораторных животных с идентифицированной микрофлорой)* gnotobiotics, gnotobiology
гнотобио́т м. gnotobiote
гнотобио́тика ж. gnotobiotics, gnotobiology
гнуса́вость ж. rhinolalia, rhinophonia, nasonnement, nasality, nasal intonation, nasal speech, nasal twang
~, закры́тая rhinolalia clausa
~, откры́тая open rhinolalia, rhinolalia aperta
гнуса́вый nasal, snuffling
голандри́ческий *ген.* holandric
голенопа́льцевый digitocrural
голеносто́пный talocrural
го́лень ж. (lower) leg, crus, shin, *crus* [NA]
~, саблеви́дная bandy [boomerang] leg, saber shin, anterior bowing of tibia
голоака́рдиус м. *гемелл.* holoacardius
голобласти́ческий *эмбр.* holoblastic
голова́ ж. head, *caput* [NA]
~, квадра́тная caput quadratum
~, кони́ческая steeple head, hypsicephaly
~, ма́ленькая microcephalia, microcephaly, microcephalism
~ меду́зы *сем.* Medusa head, cirsomphalos, caput medusae
~ молото́чка head of malleus, *caput mallei* [NA]
~, свиса́ющая drooping head
~ стре́мени head of stapes, *caput stapedis* [NA]
голо́вка ж. head, *capulum* [NA]
~ бедра́ [бе́дренной ко́сти] femoral head, head of femur, head of thigh bone, *caput (ossis) femoris* [NA]
~ двугла́вой мы́шцы плеча́, дли́нная long head of biceps brachial muscle, interarticular ligament of articulation of humerus, *caput longum musculi biceps brachii* [NA]
~ двугла́вой мы́шцы плеча́, коро́ткая short [medial] head of biceps brachial muscle, short head of coracobrachial muscle, *caput breve musculi biceps brachii* [NA]
~ дете́ктора detector head
~ кли́тора glans of clitoris, *glans clitoridis* [NA]
~ локтево́й ко́сти head of ulna, *caput ulnae* [NA]
~ лучево́й ко́сти head of radius, *caput radii* [NA]
~ малоберцо́вой ко́сти head of fibula, *caput fibulae* [NA]
~ мы́щелка плечево́й ко́сти capitellum of humerus, little [radial] head of humerus, *capitulum humeri* [NA]
~ мы́шцы head of muscle
~ мы́шцы, приводя́щей большо́й па́лец ки́сти, коса́я oblique head of adductor pollicis muscle, *caput obliquum musculi adductoris pollicis* [NA]
~ мы́шцы, приводя́щей большо́й па́лец ки́сти, попере́чная transverse head of adductor pollicis muscle, *caput transversum musculi adductoris pollicis* [NA]
~ мы́шцы, приводя́щей большо́й па́лец стопы́, коса́я oblique head of adductor hallucis muscle, *caput obliquum musculi adductoris hallucis* [NA]
~ мы́шцы, приводя́щей большо́й па́лец стопы́, попере́чная transverse head of adductor hallucis muscle, *caput transversum musculi adductoris hallucis* [NA]
~ ни́жней че́люсти head of mandible, *caput mandibulae* [NA]
~ плеча́ humeral head, *caput humerale* [NA]
~ плечево́й ко́сти head of humerus, *caput humeri* [NA]
~ плода́ fetal head
~ плюсневой ко́сти head of metatarsal bone, *caput ossis metatarsalis* [NA]
~ пове́рхностного сгиба́теля па́льцев, лучева́я radial head of flexor digitorum superficial muscle, *caput radiale musculi flexoris digitorum superficialis* [NA]
~ пове́рхностного сгиба́теля па́льцев, плечелоктева́я humeroulnar head of flexor digitorum superficial muscle, *caput humeroulnare musculi flexoris digitorum superficialis* [NA]
~ поджелу́дочной железы́ head of pancreas, *caput pancreatis* [NA]
~ полово́го чле́на balanus, *glans penis* [NA]
~ прида́тка яи́чка head of epididymis, *caput epididymidis* [NA]
~ пя́стной ко́сти head [condyle] of metacarpal bone, *caput ossis metacarpalis* [NA]
~ ребра́ head of rib, *caput costae* [NA]
~ тара́нной ко́сти head of talus, head of astragalus, *caput tali* [NA]
~ трёхгла́вой мы́шцы плеча́, дли́нная long head of triceps brachial muscle, first [middle] scapular head of triceps brachial muscle, *caput longum musculi triceps brachii* [NA]
~ трёхгла́вой мы́шцы плеча́, латера́льная lateral [great second] head of triceps brachial muscle, lateral short anconeus muscle, *caput laterale musculi triceps brachii* [NA]
~ трёхгла́вой мы́шцы плеча́, медиа́льная medial [deep, short] head of triceps brachial muscle, medial anconeus muscle, *caput mediale musculi triceps brachii* [NA]
~, ультразвукова́я подви́жная removable soundhead
~ ультразвуково́го генера́тора ultrasonic applicator soundhead
~ фала́нги head of phalanx, *caput phalangis* [NA]
~ хвоста́того ядра́ head of caudate nucleus, anterior extremity of caudate, *caput nuclei caudati* [NA]
головно́й cephalic, cranial, *capitatus* [NA]

головодержа́тель *м.* head holder, headrest
головокруже́ние *с.* vertigo, giddiness, dizziness
~, вестибуля́рное vestibular vertigo
~, высо́тное height vertigo
~, горта́нное laryngeal vertigo, laryngeal [cough, tussive] syncope
~, диэнцефа́льное diencephalic vertigo
~, ко́рковое cortical vertigo
~, лабири́нтное labyrinthine [auditory] vertigo, Ménière's disease
~, медулля́рное medullary vertigo
~, несисте́мное nonrota(to)ry [nonsystemic] vertigo
~, постура́льное postural vertigo
~, рефлекто́рное reflex vertigo
~, систе́мное rota(to)ry [systemic] vertigo
~, эндеми́ческое паралити́ческое [эпидеми́ческое] endemic paralytic [paralyzing, epidemic] vertigo, Gerlier's disease
голога́мия *ж. эмбр.* hologamy
гологи́нный *ген.* hologynic
́ологра́мма *ж.* hologram
́ологра́фия *ж.* holography
го́лод *ж.* hunger ◊ испы́тывать ~ to be [to feel] hungry; утоля́ть ~ to satisfy [to appease] one's hunger; чу́вствовать ~ to be [to feel] hungry
~, «во́лчий» bulimia, hyperorexia
голода́ние *с.* starvation, fasting
~, абсолю́тное absolute [complete] starvation
~, белко́вое proteinic starvation
~, витами́нное vitamin starvation
~, во́дное water starvation
~, вы́нужденное enforced starvation, enforced fasting
~, жирово́е fat starvation
~, ка́чественное qualitative starvation
~, кислоро́дное oxygen starvation, air hunger, air insufficiency, hypoxia
~, лече́бное starvation diet, nestiatria, nestitherapy
~, минера́льное mineral starvation
~, непо́лное incomplete [partial] starvation
~, патологи́ческое pathologic starvation, pathologic fasting
~, повто́рное repeated starvation, repeated fasting
~, по́лное complete [absolute] starvation
~, светово́е light [solar] starvation, solar insufficiency
~, солево́е salt deprivation, salt deficiency
~, со́лнечное solar [light] starvation, solar insufficiency
~ углево́дное carbohydrate starvation
~, ультрафиоле́товое ultraviolet starvation
~, физиологи́ческое physiologic starvation
~, части́чное partial [incomplete] starvation
голода́ть to starve; to go [to be] hungry
голодисфрени́я *ж. псих.* holodysphrenia
голо́дны/й hungry ◊ быть ~м to be hungry, to feel empty; на ~ желу́док on an empty stomach
голокинети́ческий *биол.* holokinetic
голокри́нный, голокри́новый holocrine

голопарази́т *м.* (*облигатный паразит*) holoparasite
голопрозэнцефали́я *ж. терат.* holoprosencephaly, Patau's syndrome
го́лос *м.* voice, vox ◊ говори́ть хри́плым ~ом to speak hoarsely, to speak in a hoarse voice
~, беззву́чный soundless [silent] voice
~, гнуса́вый snuffling [hypernasal] voice
~, пе́вческий singing voice
~, пищево́дный esophageal voice
~, хри́плый hoarse [raucous, husky] voice
голосово́й vocal(ic)
голосообразова́ние *с.* phonation
голоти́мия *ж.* holothymia
голуби́ка *ж.* bog bilberry, *Vaccinium uliginosum*
гоматропи́н *м.* homatropine
гомео́зис *м. биол.* homeosis
гомеокине́з *м. ген.* homeokinesis
гомеопа́т *м.* homeopath
гомеопати́ческий homeopathic
гомеопа́тия *ж.* homeopathy
гомеоре́зис *м. биол.* homeorhesis
гомеоси́напсис *м.* (*конъюгация двух гомологичных хромосом*) homeosynapsis
гомеоста́з(ис) *м.* homeostasis ◊ в усло́виях ~а under the steady state conditions
~, антиге́нный antigenic homeostasis
~, генети́ческий genetic homeostasis
~, имму́нный immune homeostasis
~ индивидуа́льного разви́тия developmental homeostasis
~, популяцио́нный population homeostasis
~, физиологи́ческий physiological homeostasis
гомеоста́т *м.* (*самовоспроизводящаяся органелла*) homeostat
гомеостати́ческий homeostatic
гомеоти́п *м. биол.* homeotype
гомеотипи́ческий *биол.* homeotypic(al)
гомилопати́я *ж. псих.* homilopathia
гомилофоби́я *ж. псих.* homilophobia
гомини́д *м.* (*относящийся к семейству высших приматов*) hominid
гоминиза́ция *ж.* (*преобразование предка человека в современного человека*) hominization
гомицидомани́я *ж. псих.* homicidomania
гомоаргининури́я *ж.* homoargininuria
гомогаме́та *ж.* homogamete
гомогаме́тность *ж.* homogameticy
гомогаме́тный homogametic
гомога́мия *ж. биол.* homogamy
гомогена́т *м.* homogenate
гомогене́з *м. биол.* homogenesis
гомогенети́ческий *биол.* homogenetic
гомогениза́тор *м.* homogenizer
гомогениза́ция *ж.* homogenization
гомогенизи́ровать to homogenize
гомоге́нность *ж.* homogeneity, homogenicity
гомоге́нный homogeneous
гомогентизинури́я *ж.* homogentisuria
гомоглика́н *м. биохим.* homoglycan
гомодиме́р *м. мол. биол.* homodimer

гомодинами́я ж. (сходство органов или их частей, расположенных по продольной оси тела, напр. рёбер) homodynamia
гомодо́нт м. homodont
гомодонти́я ж. homodontia
гомозиго́та ж. homozygote
гомозиго́тность ж. homozygosity
~, структу́рная structural homozygosity
гомозиго́тный homozygous
гомойтерми́я ж. homo(io)thermy, homo(io)thermism
гомойте́рмный homo(io)thermic, homo(io)thermal
гомокератопла́стика ж. homokeratoplasty
гомоко́жа ж. alloskin, homoskin
гомоко́сть ж. allobone, homobone
гомолатера́льный homolateral
гомолизи́н м. homolysin
гомоли́зис м. homolysis
гомолизоге́нный homolysogenic
гомо́лог м. homologue
гомологи́ческий, гомологи́чный homologous
гомоло́гия ж. homology
~, внутригапло́идная intrahaploid homology
~, оста́точная residual homology
гомомери́я ж. биол. homomery
гомомо́рфный биол. homomorphic
гомони́мный (одноимённый) homonymous
гомоно́мия ж. биол. homonomy
гомоплази́я ж. биол. homoplasia, homoplasticity
гомопла́стика ж. homoplasty, xenograft repair, homeotransplantation, allotransplantation
гомопласти́ческий homoplastic
гомопласти́чность ж. биол. homoplasticity, homoplasia
гомополиме́р м. homopolymer
гомореакта́нт м. иммун. homoreactant
гомосвести́зм м. сексол. homosvestism
гомосексуали́зм м. homosexuality
~, же́нский lesbianism, tribadism, tribady
~, мужско́й pederasty, uranism
гомосексуали́ст м. homosexual, invert
гомосексуа́льность ж. homosexuality, homoeroti(ci)sm
гомосексуа́льный homosexual, homoerotic
гомосинде́з м. homosyndesis
гомоспецифи́ческий homospecific
гомоталли́зм м. биол. homotallism
гомоткань ж. allotissue, homotissue
гомотрансплантат м. allograft, allogenic graft, homotransplant, homograft
гомотранспланта́ция ж. hom(e)otransplantation
гомофи́тный homophytic
гомохря́щ м. allocartilage, homocartilage
гомоцикли́ческий биохим. homocyclic
гомоцистинури́я ж. homocystinuria
гомоцитотокси́н м. homocytotoxin
гомоцитруллинури́я ж. homocitrullinuria
гомоэроти́зм м. homoeroti(ci)sm, homosexuality
гому́нкулюс м. ист. homunculus
гомфока́рпус м. Gomphocarpus
~, куста́рниковый фарм. Gomphocarpus fruticosis

гона́гра ж. gonatagra
гона́дный gonadal, gonadial
гонадобласто́ма ж. gonadoblastoma
гонадогене́з м. gonadogenesis
гонадолибери́н м. gonadotropin-releasing hormone, gonadoliberin
гонадопати́я ж. gonadopathy
гонадотропи́н м. gonadotrop(h)in
~, менопауза́льный [менопа́узный] menopausal gonadotropin
~ сы́воротки жерёбой кобы́лы equine [pregnant mare serum] gonadotropin
~, сы́вороточный serum gonadotropin
~ хо́риона челове́ка human chorionic gonadotropin
~, хориони́ческий chorionic gonadotropin, choriogonadotropin
гонадотро́пный gonadotrop(h)ic
гонадотропоци́т м., гонадотро́ф м. gonadotrope, gonadotroph, delta basophil, delta cell
гона́ды ж. мн. gonads
~, полосковидные streak gonads
гонадэктоми́я ж. gonadectomy
гоналги́я ж. gonalgia
гонартро́з м. gonarthrosis
гонартротоми́я ж. gonarthrotomy
гонгилоне́ма ж. гельм. Gongylonema
гонгилонемато́з м. gongylonemiasis
гонеми́я ж. gonoccemia, gonohemia
гониогра́фия ж. офт. goniography
гониокраниометри́я ж. goniocraniometry
гониоли́нза ж. офт. goniolens
~ Уо́рста Worst's goniolens
гонио́ма ж. gonioma
гонио́метр м. мед. тех. goniometer
го́нион м. антроп. gonion
гониопункту́ра ж. офт. goniopuncture
гониосине́хия ж. офт. goniosynechia
гониоско́п м. офт. gonioscope
гониоскопи́я ж. офт. gonioscopy
гониото́м м. офт. goniotome
гониотоми́я ж. goniotomy
гони́т ж. gonitis, gonarthritis
~, гно́йный purulent gonitis
~, гонорейный gonorrheal gonitis
~, инфекцио́нный infectious gonitis
~, подагри́ческий gonatagra
~, реакти́вный reactive gonitis
~, ревмати́ческий rheumatic gonitis
~, сифилити́ческий syphilitic gonitis
~, токси́ческий toxic gonitis
~, травмати́ческий traumatic gonitis
~, туберкулёзный tuberculous gonitis
~, экссудати́вный exudative gonitis
гонобла́ст м. gonoblast, plasma germinale [NE]
гоноблленнорея́ ж. gonoblennorrhea
гонобо́бель м. bog bilberry, Vaccinium uliginosum
гоновакци́на ж. gonovaccine
гоноко́кк м. gonococcus
гонококкеми́я ж. gonoccemia, gonohemia
гономери́я ж. ген. gonomery
гонопиеми́я ж. gonopyemia
гонорейный gonorrheal

гормо́н

гоноре́я ж. gonorrhea
~, асимпто́мная latent gonorrhea
~ бере́менных gonorrhea of pregnant
~, бессимпто́мная latent gonorrhea
~ ве́рхнего отде́ла же́нской мочеполово́й систе́мы gonorrhea of female upper urogenital tract
~ де́вочек gonorrhea of girls
~, лате́нтная latent gonorrhea
~, метастати́ческая metastatic gonorrhea
~ ни́жнего отде́ла же́нской мочеполово́й систе́мы gonorrhea of female lower urogenital tract
~, осложнённая complicated gonorrhea
~, о́страя acute gonorrhea
~, ректа́льная rectal gonorrhea
~, све́жая recent gonorrhea
~, семе́йная familial gonorrhea
~, скры́тая latent gonorrhea
~, торпи́дная torpid gonorrhea
~, хрони́ческая chronic gonorrhea
~ ше́йки ма́тки gonorrhea of neck of uterus, gonorrhea of cervix
~, экстрагенита́льная extragenital gonorrhea
гоносе́псис м. gonosepsis
гоносептицеми́я ж. gonosepticemia
гоносо́ма ж. sex chromosome, gonosome
гонотокси́н м. gonotoxin
гоноци́т м. gonocyte
гоноцито́ма ж. germinoma, gonocytoma
горб м. hump(back), kyphosis, hunchback, gibbus
~, рахити́ческий rachitic hump
~, рёберный costal humpback
~, серде́чный cardiac hump
~, ста́рческий senile hump
~, углово́й angular [Pott's] curvature
горба́тость ж. gibbosity
горба́тый humpbacked, humped, humpy
горе́лка ж. burner; blowpipe
~, бунзе́новская Bunsen's burner
~, га́зовая gas burner
горе́ние с. burning, combustion
горе́ц м. фарм. Polygonum
~ змеи́ный snakeweed, Polygonum bistorta
~ пе́речный water piper, Polygonum hydropiper
~ почечу́йный lady's thumb, Polygonum persicaria
~ пти́чий knotgrass, knotweed, Polygonum aviculare
гореча́вка ж. фарм. gentian, Gentiana
~ жёлтая yellow gentian, Gentiana lutea
го́речь ж. 1. (вкус) bitterness, bitter taste 2. (вещество) bitter, bitter stuff
горизонта́льный horizontal
горицве́т м. фарм. adonis, pheasant's eye, Adonis
~ весе́нний Adonis vernalis
~ золоти́стый Adonis chrysocyatha
го́рло с. throat ◊ име́ть больно́е ~ to have a sore throat, to have a cold in throat
~, больно́е sore throat
~, дыха́тельное larynx, larynx [NA]

горлово́й throaty
гормо́н м. hormone (см. тж гормо́ны)
~, адипокинети́ческий adipokinin, adipokinetic hormone
~, адренокортикотро́пный adrenocorticotropic [corticotropic, adrenotropic] hormone, (adreno)corticotropin, adrenotropin, ACTH
~, андроге́нный androgenic hormone
~, антидиурети́ческий antidiuretic hormone, vasopressin, β-hypophamine
~, высвобожда́ющий releasing factor, releasing hormone
~, высвобожда́ющий лютеинизи́рующий luteinizing releasing hormone
~, высвобожда́ющий тиротропи́н thyrotropin-releasing hormone, thyroliberin
~ высвобожде́ния releasing factor, releasing hormone
~, глюкокортико́идный glucocorticoid, glycocorticoid
~, гонадотро́пный gonadotrop(h)in, gonadotropic hormone
~ жёлтого те́ла progesterone, progestational [corpus luteum] hormone, luteohormone
~ кортикотропи́на, высвобожда́ющий corticoliberin, corticotropin-releasing factor, cortitropin-releasing hormone
~ коры́ надпо́чечников adrenocorticotropic [corticotropic, adrenotropic] hormone, (adreno)corticotropin, adrenotropin, ACTH
~, кринотро́пный (гормон передней доли гипофиза, стимулирующий деятельность той или иной эндокринной железы) crinotropic hormone
~, лактоге́нный prolactin, lactogenic [mammotropic, galactopoietic] factor, lactogenic [mammotropic, galactopoietic] hormone, lactotropin
~, липотро́пный lipotropin, lipotropic pituitary hormone
~ лютеинизи́рующего гормо́на, высвобожда́ющий luliberin, luteinizing hormone-releasing hormone
~, лютеинизи́рующий lutropin, luteinizing [interstitial cell-stimulating] hormone, luteinizing principle
~, лютеотро́пный [маммотро́пный] prolactin, lactogenic [mammotropic, galactopoietic] factor, lactogenic [mammotropic, galactopoietic] hormone, lactotropin
~, меланинконцентри́рующий melanin-concentrating hormone
~, меланотропиноингиби́рующий melanotropin release inhibiting factor
~, мелано́формный [меланоцитостимули́рующий] melanotropin, melanocyte-stimulating hormone, intermedin, melanophore-expanding principle
~, минералокортико́идный mineralo(corti)coid
~, натрийурети́ческий natriuretic hormone
~ околощитови́дной железы́ parathyroid hormone, parathyrin, parathormone

189

гормо́н

~, паратирео́идный parathyroid hormone, parathyrin, parathormone
~ поджелу́дочной железы́, гипергликеми́ческий glucagon, hyperglycemic-glycogenolytic factor, hyperglycemic [pancreatic] hormone
~ пролакти́на, высвобожда́ющий prolactoliberin, prolactin-releasing hormone
~, пролактиноингиби́рующий prolactinostatin, prolactin-inhibiting factor, prolactin-inhibiting hormone
~, ранево́й wound hormone, traumatic acid
~ ро́ста somatotropin, growth [somatotropic] hormone
~ ро́ста, плацента́рный human placental lactogen, chorionic "growth hormone-prolactin", human chorionic somatomammotropic hormone, human chorionic somatomammotropin, purified placental protein
~, серде́чный herz [cardiac, heart] hormone
~ соматотро́пного гормо́на, высвобожда́ющий somatotropin-releasing hormone, somatotropin-releasing factor, somatoliberin
~, соматотро́пный somatotropin, growth [somatotropic] hormone
~, стеро́идный steroid hormone
~, тестикуля́рный testosterone, testicular [testis, orchidic] hormone
~, тиреостимули́рующий [тиреотро́пный] thyrotrop(h)in, thyrotropic [thyroid-stimulating] hormone
~ тиреотро́пного гормо́на, высвобожда́ющий thyroliberin, thyrotropin-releasing hormone, thyroid-stimulating hormone-releasing factor
~, фолликулостимули́рующий follicle-stimulating hormone, FSH
~, фоликуля́рный follicle hormone
~, хориони́ческий гонадотро́пный chorionic gonadotropic hormone
~ хромаффи́нных кле́ток надпо́чечника epinephrine chromaffin hormone
~, эктопи́ческий ectopic hormone
~, эстроге́нный estradiol, estrogenic hormone
~, эутопи́ческий eutopic hormone
гормона́льный hormonic, hormonal
гормоногене́з м. hormonopoiesis, hormonogenesis
гормонообразу́ющий hormonopoietic, hormonogenic
гормонопо́эз м. hormonopoiesis, hormonogenesis
гормонорезисте́нтный hormone-resistant
гормонотерапи́я ж. hormonotherapy, hormonal therapy, hormonal treatment, endocrinotherapy
~, блоки́рующая blocking hormonotherapy
~, замести́тельная substitutive [replacing] hormonotherapy
~, стимули́рующая stimulating hormonotherapy
~, тормозя́щая hindering [hampering, impeding] hormonotherapy
гормо́ны м. мн. hormones (см. тж гормо́н)
~ гипотала́муса hypothalamic hormones
~ гипо́физа pituitary hormones
~, гипофиза́рные pituitary hormones
~, есте́ственные natural hormones
~ за́дней до́ли гипо́физа posterior pituitary hormones
~, нейрогипофиза́рные neurohypophyseal hormones
~, овариа́льные ovarian hormones
~ пере́дней до́ли гипо́физа anterior pituitary hormones
~, плацента́рные placental hormones
~ поджелу́дочной железы́ pancreatic hormones
~, половы́е sex hormones
~, половы́е же́нские female (sex) [estrogenic] hormones, estrogens
~, половы́е мужски́е male (sex) [androgenic] hormones, androgens
~, половы́е стеро́идные sex steroids
~, синтети́ческие synthetic hormones
~, тирео́идные thyroid hormones
~ щитови́дной железы́ thyroid hormones
~ яи́чника ovarian hormones
горопте́р м. офт. horopter
~, теорети́ческий [то́чечный] Veith-Müller horopter
гороптери́ческий horopteric
горохови́дный pisiform, pea-shaped, pea-sized, *pisiformis* [NA]
горта́нно-гло́точный laryngopharyngeal
горта́нно-трахеа́льный laryngotracheal
горта́нный laryngeal, laryngeus
гортаногло́тка ж. laryngopharynx, *pars laryngea pharyngis* [NA]
горта́нь ж. larynx, *larynx* [NA]
~, иску́сственная artificial larynx
горчи́ца ж. фарм. mustard, *Brassica*
~ бе́лая white [yellow] mustard, *Brassica alba*
~ саре́птская *Brassica juncea*
~ чёрная black [brown] mustard, *Brassica nigra*
горчи́чник м. mustard plaster, mustard leaf, mustard paper ◇ ста́вить ~и to apply mustard plasters
го́рький bitter
горькова́тый bitterish, rather bitter
горя́чка ж. разг. fever
~, бе́лая ист., псих. delirium tremens, delirium alcoholicum, alcoholic mania
~, послеродова́я ист. puerperal fever
госпитализа́ция ж. hospitalization, admission (to hospital)
~ больно́го admission [hospitalization] of patient
~, децентрализо́ванная decentralized hospitalization
~ для лече́ния admission for treatment
~, неотло́жная urgent [emergency] hospitalization
~, пла́новая planned hospitalization
~, повто́рная rehospitalization, readmission of patient

~ по «входно́му» диа́гнозу hospitalization according to the entrance diagnosis
~ по кана́лу «перево́д» (из одного лечебного учреждения в другое) hospitalization from one medical institution to another
~ по кана́лу «самотёк» (без медицинского направления) hospitalization without medical order
~ по кана́лу «ско́рая по́мощь» hospitalization on emergency
~ по направле́нию Министе́рства здравоохране́ния hospitalization according to the Ministry of Health order
~ по направле́нию поликли́ники hospitalization according to the outpatient department order
~ по социа́льным показа́телям hospitalization by social indications
~ по ухо́ду (за больны́м) hospitalization for care
~ по экстренным показа́ниям urgent [emergency] hospitalization
~, сро́чная urgent [emergency] hospitalization
~ с це́лью акти́вного динами́ческого наблюде́ния admission for active and dynamic observation
~ с це́лью диспансериза́ции hospitalization [admission] for prophylactic medical examination
~ с це́лью лече́ния hospitalization [admission] for treatment
~ с це́лью установле́ния диа́гноза hospitalization [admission] for making a diagnosis
~, урге́нтная urgent [emergency] hospitalization
~, централизо́ванная centralized hospitalization
~, экстренная urgent [emergency] hospitalization

госпитализи́ровать (больно́го) to hospitalize (a patient), to admit [to take] (a patient) to a hospital, to place a patient in a hospital
~ повто́рно to rehospitalize a patient
~ экстренно to admit to the hospital on an emergency basis

госпитали́зм м. (1. синдром отрыва от дома 2. внесение внутрибольничных инфекций) hospitalism
~ у дете́й hospitalism in children
~, хирурги́ческий surgical hospitalism

го́спиталь м. (military) hospital
~, авиацио́нный aviation hospital
~, вое́нно-морско́й naval hospital
~, вое́нный military hospital
~, гарнизо́нный garrison (military) hospital
~, генера́льный ист. base hospital
~ для инвали́дов войны́ hospital for disabled veterans
~ для (лече́ния) легкора́неных hospital for slightly wounded
~, инфекцио́нный infectious military hospital
~, контро́льно-эвакуацио́нный ист. control evacuation hospital
~, нейрохирурги́ческий neurosurgical hospital
~, окружно́й district hospital
~, плаву́чий naval hospital ship
~, полево́й field hospital
~, сортиро́вочный sorting hospital
~, специализи́рованный specialized hospital
~, судово́й ship's hospital
~, эвакуацио́нный evacuation hospital
~, эта́пный ист. intermediate [stage] hospital

госпита́льный hospital
гостепарази́т м. xenoparasite
гото́вность ж. readiness
~, аритми́ческая arrhythmic readiness
~, су́дорожная readiness for convulsions

гравила́т м. фарм. Leum
~ городско́й avens, Leum curbanum
~ крупнолистово́й large-leaf avens, Leum macrophyllum
~ речно́й water [purple] avens, Leum rivale

градие́нт м. gradient
~, альвеоля́рно-артериа́льный alveolar-arterial gradient
~, артериовено́зный arterial-venous gradient
~, барометри́ческий baric [barometric pressure] gradient
~ давле́ния pressure gradient
~ давле́ния ме́жду у́ровнями «альвео́ла — рот» alveola-mouth pressure gradient
~ желу́дочков се́рдца, электри́ческий electrical ventricular gradient
~, желу́дочковый ventricular gradient
~, кислоро́дный oxygen gradient
~, митра́льный mitral gradient
~ напряже́ния кислоро́да oxygen tension gradient
~ напряже́ния углекислоты́ carbon dioxide tension gradient
~, предсе́рдно-желу́дочковый atrioventricular gradient
~, систоли́ческий systolic gradient

градуи́ровать to graduate
градуиро́вка ж. graduation, calibration
гра́дус м. degree
грамициди́н м. фарм. gramicidin
грамотрица́тельный gram-negative
грамположи́тельный gram-positive
гран м. физиол., бот. gran
грана́т(ник) м. фарм., диетол. pomegranate, Punica granatum
грана́товый pomegranate
грани́ца ж. limit; boundary, border; interface
~, дермоэпидерма́льная dermoepidermal interface
~ достове́рности стат. confidence limit, confidence level
~ разде́ла (сред) interface
~, цементоэма́левая cement-enamel junction
грани́цы ж. мн. borders, boundaries; limits
~ абсолю́тной серде́чной ту́пости borders of absolute heart dullness
~ лёгких lungs borders
~ относи́тельной серде́чной ту́пости borders of relative heart dullness
~ пе́чени liver borders

гра́нула ж. granule, granulum [NH] ◇ а́льфа-~ alpha [eosinophilic, acidophilic, oxyphilic] granule; бе́та-~ beta [amphophilic] granule; га́мма-~ gamma [delta, basophilic] granule; де́льта-~ delta [gamma, basophilic] granule; ка́ппа-~ kappa [azurophilic] granule; э́псилон-~ epsilon [neutrophilic] granule

~, азурофи́льная azurophilic [kappa] granule, *granulum azurophilicum* [NH]

~, амфофи́льная amphophilic [beta] granule

~, ацидофи́льная acidophilic [alpha, eosinophilic, oxyphilic] granule

~, база́льная basal body, basal granule, basal corpuscle, blepharoplast

~, базофи́льная basophilic [delta, gamma] granule, chromatin rest, *granulum basophilicum* [NH]

~, белко́вая protein granule, *granulum proteini* [NH]

~ волюти́на volutin granule

~ зимоге́на zymogenic granule, *granulum zymogeni* [NH]

~, муциге́нная [муци́новая] mucinous [mucigenous, muciparous] granule, *granulum mucigeni* [NH]

~, нейтрофи́льная neutrophilic [epsilon] granule

~, оксифи́льная oxyphilic [alpha, eosinophilic, acidophilic] granule

~, пигме́нтная pigment granule

~ проте́ина protein granule, *granulum proteini* [NH]

~, секрето́рная secretory granule, *granulum secretorium* [NH]

~, сли́зистая mucinous [mucigenous, muciparous] granule, *granulum mucigeni* [NH]

~, эозинофи́льная eosinophilic [alpha, acidophilic, oxyphilic] granule

гранулемато́з *м.* granulomatosis

~, аллерги́ческий allergic granulomatosis

~ Ве́генера necrotizing respiratory [Wegener's] granulomatosis

~, ксантомато́зный [липо́идный] lip(o)id granulomatosis, xanthomatosis

~, неинфекцио́нный некроти́ческий necrotizing respiratory [Wegener's] granulomatosis

~ новорождённых (*разновидность листериоза*) granulomatosis of newborn

гранулемато́зный granulomatous

гранулёз *м.* granulosis

грануле́ма *ж.* granuloma

~, актиномикоти́ческая actinomycotic granuloma

~, амёбная amebic granuloma

~, ануля́рная granuloma annulare

~, апика́льная (peri)apical [dental, root] granuloma

~ А́шоффа rheumatic granuloma, Aschoff's body, Aschoff's nodule

~, ба́риевая barium granuloma

~ Боро́вского cutaneous [dermal] leishmaniasis, oriental boil, granuloma endemicum

~, бруцеллёзная brucellar granuloma

~, брюшнотифо́зная typhoid fever granuloma

~, венери́ческая venereal granuloma, donovanosis, fourth venereal disease, pudendal ulcer, ulcerating granuloma of pudenda, granuloma inguinale

~, внутричерепна́я intracranial granuloma

~, гигантокле́точная giant-cell granuloma

~ горта́ни laryngeal granuloma

~, грибови́дная mycosis [granuloma] fungoides

~, жирова́я xanthoma, lipoid [fat] granuloma

~, злока́чественная malignant granuloma

~, зубна́я dental [(peri)apical, root] granuloma

~, инфекцио́нная infectious granuloma

~, инъекцио́нная injection (lypo)granuloma

~, кокцидиоида́льная coccidioidomycosis, coccidioidal granuloma

~, кольцеви́дная granuloma annulare

~ ко́рня зу́ба root [dental, (peri)apical] granuloma

~, лепромато́зная leprous granuloma

~, околоверху́шечная (peri)apical [dental, root] granuloma

~, па́ховая venereal granuloma, donovanosis, fourth venereal disease, pudendal ulcer, ulcerating granuloma of pudenda, granuloma inguinale

~, периапика́льная (peri)apical [dental, root] granuloma

~, пиоге́нная pyogenic granuloma

~, прикорнева́я root [dental, (peri)apical] granuloma

~, ревмати́ческая rheumatic granuloma, Aschoff's body, Aschoff's nodule

~, сарко́идная sarcoidosis granuloma

~, силикоти́ческая silicotic granuloma

~, сыпнотифо́зная rickettsial [typhous] granuloma

~ Талала́ева rheumatic granuloma, Aschoff's body, Aschoff's nodule

~, туберкулёзная tuberculous granuloma

~, туляреми́йная tularemic granuloma

~, фунго́идная mycosis [granuloma] fungoides

~ Хо́джкина *гемат.* Hodgkin's disease, malignant [Hodgkin's] granuloma

~ щитови́дной железы́, доброка́чественная benign granuloma of thyroid

~, эпителиа́льная epithelial granuloma

~, эозинофи́льная eosinophilic granuloma

грану́лировать to granulate

гранулобла́ст *м.* granuloblast

гранулобласто́ма *ж.* medulloblastoma

грануломе́р *м.* granulomere, *granulomerus* [NH]

гранулопоэ́з *м.* granulopoiesis

гранулопоэти́ческий granulopoietic

гранулофти́з *м.* granulophthisis

гранулоци́т *м.* granulocyte, granular leukocyte, *granulocytus* [NH]

~, ацидофи́льный acidophil(ic) [eosinophilic] leukocyte, eosinophil, eosinocyte, *granulocytus acidophilicus, granulocytus eosinophilicus* [NH]

~, ацидофи́льный ю́ный acidophilic [eosinophilic] metamyelocyte, juvenile [young] acidophilic granulocyte, *granulocytus acidophilicus,*

granu-locytus eosinophilicus, metamyelocytus acidophilus [NH]
~, базофи́льный basophil(ic) [mast] leukocyte, basophil(ic) basocyte, basophilocyte, *granulocytus basophilicus* [NH]
~, базофи́льный ю́ный juvenile [young] basophilic granulocyte, basophilic metamyelocyte, *granulocytus basophilicus juvenilis, metamyelocytus basophilicus* [NH]
~, нейтрофи́льный neutrophilic granulocyte, *granulocytus neutrophilicus* [NH]
~, нейтрофи́льный палочкоя́дерный stab [band, rod] neutrophil, band-form granulocyte, Schilling's band cell
~, нейтрофи́льный ю́ный juvenile [young] neutrophilic leukocyte, neutrophilic metamyelocyte, *granulocytus neutrophilicus juvenilis, metamyelocytus neutrophilicus* [NH]
~, полимо́рфно-я́дерный polymorphonuclear granulocyte
~, сегментоя́дерный нейтрофи́льный segmented granulocyte, neutrophilic leukocyte, neutrophil, *granulocytus neutrophilicus segmentonuclearis* [NH]
~, эозинофи́льный acidophil(ic) [eosinophilic] leukocyte, eosinophil, eosinocyte, *granulocytus acidophilicus, granulocytus eosinophilicus* [NH]
~, ю́ный metamyelocyte, juvenile [young, immature] granulocyte, *granulocytus juvenilis* [NH]
гранулоцита́рный, гранулоци́тный granulocytic
гранулоцито́з *м.* granulocytosis
~, абсолю́тный absolute granulocytosis
~, относи́тельный relative granulocytosis
гранулоцитопени́ческий granulocytopenic
гранулоцитопени́я *ж.* granulo(cyto)penia, hypogranulocytosis
гранулоцитопоэти́ческий granulocytopoietic
гра́нулы *ж. мн. фарм., цитол.* granules (*см. тж* гра́нула)
~ А́длера *гемат.* Adler's granules
грануля́рный granular
грануля́ции *ж. мн.* granulations, *granulationes* [NA]
~ арахноида́льной [паути́нной] оболо́чки arachnoidal [pacchionian] granulations, arachnoid villi, pacchionian bodies, *granulationes arachnoideales* [NA]
~, пахио́новы arachnoidal [pacchionian] granulations, arachnoid villi, pacchionian bodies, *granulationes arachnoideales* [NA]
грануляцио́нный granulation
гра́фик *м.* plot, graph
графи́т *м.* graphite, plumbago, black lead
графито́з *м.* graphitosis
графоло́гия *ж.* graphology
графома́ния *ж.* graphorrhea
графопострои́тель *м.* plotter
~, двухкоордина́тный X-Y plotter
графоре́я *ж.* graphorrhea
графоспа́зм *м.* graphospasm, writers' spasm, mogigraphia
графофоби́я *ж.* graphophobia
гре́бень *м.* crest, ridge, *crista* [NA]

~, акусти́ческий acoustic [ampullar] crest, *crista ampullaris* [NA]
~, альвеоа́мпульный [альвеоля́рный] alveolar crest
~ большеберцо́вой ко́сти tibial crest, anterior border of tibia, *margo anterior tibiae* [NA]
~ большо́го бугорка́ (*плечево́й ко́сти*) crest of greater [larger] tubercle, pectoral [external, outer, bicipital, posterior] ridge, *crista tuberculi major* [NA]
~ ве́рхней че́люсти, ра́ковинный conchal [inferior turbinal] crest of maxilla, *crista conchalis maxillae* [NA]
~ ве́рхней че́люсти, решётчатый ethmoidal [superior turbinal] crest of maxilla, *crista ethmoidalis maxillae* [NA]
~ голо́вки ребра́ crest of (little) head of rib, cuneiform eminence [interarticular ridge] of head of rib, *crista capitis costae* [NA]
~, дугообра́зный (*черпаловидного хряща горта́ни*) arcuate [arched] crest, *crista arcuata* [NA]
~ же́нского мочеиспуска́тельного кана́ла female urethral crest, cervical crest of female urethra, *crista urethralis femininae* [NA]
~, запира́тельный (*лобко́вой ко́сти*) obturator crest, *crista obturatoria* [NA]
~, заты́лочный вну́тренний internal occipital crest, *crista occipitalis interna* [NA]
~, заты́лочный нару́жный external occipital crest, middle nuchal line, *crista occipitalis externa* [NA]
~, клинови́дный (*клиновидной кости*) crest of sphenoid, sphenoidal crest, *crista sphenoidalis* [NA]
~, краево́й (*эма́ли зу́ба*) margin ridge
~, крестцо́вый боково́й [крестцо́вый латера́льный] lateral [external] sacral crest, *crista sacralis lateralis* [NA]
~, крестцо́вый медиа́льный medial sacral crest, crest of spinous processes of sacrum, tubercular ridge of sacrum, *crista sacralis media(na)* [NA]
~, крестцо́вый промежу́точный intermediate [articular] sacral crest, *crista sacralis intermedia* [NA]
~, крестцо́вый среди́нный medial sacral crest, crest of spinous processes of sacrum, tubercular ridge of sacrum, *crista sacralis media(na)* [NA]
~ лобко́вой ко́сти pectineal line of pubic bone, *pecten ossis pubis* [NA]
~, лобко́вый pubic crest, *crista pubica* [NA]
~, ло́бный frontal crest, *crista frontalis* [NA]
~ малоберцо́вой ко́сти, латера́льный posterior border [posterior crest] of fibula, *crista lateralis fibulae, margo posterior fibulae* [NA]
~ малоберцо́вой ко́сти, медиа́льный medial crest [oblique line, posterior internal border] of fibula, *crista medialis fibulae, margo anterior fibulae* [NA]
~ ма́лого бугорка́ (*плечево́й ко́сти*) crest of lesser [smaller] tubercle, anterior [internal] bicipital ridge, *crista tuberculi minoris humeri* [NA]

гребень

~, межвертельный *(шейки бедра)* intertrochanteric crest, intertrochanteric ridge, posterior intertrochanteric line, *crista intertrochanterica* [NA]
~ мужского мочеиспускательного канала male urethral crest, *crista urethralis masculinae* [NA]
~, наджелудочковый *(правого желудочка сердца)* supraventricular [infundibuloventricular] crest, *crista supraventricularis* [NA]
~, надсосцевидный *(височной кости)* supramastoid crest, *crista supramastoidea* [NA]
~ нёбной кости, раковинный conchal [inferior turbinal] crest of palatine bone, *crista conchalis ossis palatini* [NA]
~ нёбной кости, решётчатый ethmoidal [superior turbinal] crest of palatine bone, *crista ethmoidalis ossis palatine* [NA]
~, нёбный palatine crest, *crista palatina* [NA]
~, носовой nasal crest, *crista nasalis* [NA]
~ окна улитки *(внутреннего уха)* crest of cochlear window, *crista fenestrae cochleae* [NA]
~, петушиный *(решётчатой кости)* cock's comb, *crista galli* [NA]
~, пограничный *(правого предсердия)* terminal crest of right atrium, *crista terminalis atri dextri* [NA]
~, подвздошный iliac crest, crest of ilium, *crista iliaca* [NA]
~, подвисочный *(клиновидной кости)* infratemporal crest, *crista infratemporalis* [NA]
~, поперечный *(внутреннего слухового прохода)* transverse [falciform] crest (of internal auditory meatus), *crista transversalis* [NA]
~, поперечный *(зуба)* transverse ridge, *crista transversalis* [NA]
~ преддверия *(улитки внутреннего уха)* crest of vestibule, *crista vestibuli* [NA]
~, слёзный задний posterior lacrimal crest, *crista lacrimalis posterior* [NA]
~, слёзный передний anterior lacrimal crest, *crista lacrimalis anterior* [NA]
~ супинатора crest of supinator muscle, supinator crest, supinator ridge, *crista musculi supinatoris* [NA]
~ уретры, женский female urethral crest, cervical crest of female urethra, *crista urethralis femininae* [NA]
~ уретры, мужской male urethral crest, *crista urethralis masculinae* [NA]
~ шейки ребра crest [ridge] of neck of rib, *crista colli costae* [NA]
гребешки *м. мн.* cristae
~ кожи ridges of skin, crests of skin, dermal ridges, *cristae cutis* [NA]
гребешок *м.* crest, ridge, *crista* [NA] *(см. тж* гребень)
грей *м. радиол.* gray
грелка *ж.* hot-water bottle, hot-water bag
~, резиновая rubber hot-water bottle
~, химическая chemical heating pad
~, электрическая electric heating pad
гриб *м.* fungus

~ головного мозга cerebral fungus, fungus of brain, encephalocele, hernia of brain, cerebral hernia
~, лёечный *Aspergillus*
~, несъедобный toadstool, poisonous fungus
~ пупка *(грануляционная ткань культи пупочного канатика у новорождённых)* umbilical fungus, umbilical granuloma
~, съедобный edible fungus, mushroom
~, ядовитый toadstool, poisonous fungus
грибки *м. мн.* fungi *(см. тж* грибок, грибы)
~, кефирные kefir fungi
~, лучистые ray fungi, *Actinomycetales*
~, мозаичные mosaic fungi
~, паразитические parasitic fungi
грибковый fungous
грибница *ж.* mushroom spawn, mycelium
грибной mushroom
грибовидный fungiform, fungoid
грибок *м.* fungus *(см. тж* грибки, грибы)
~, дрожжевой yeast fungus
~, кожный dermatophyte, cutaneous fungus, dermatomyces
~, нитевидный mycelial [thread, mold] fungus
~, пластинниковый [пластинчатый] gill fungus, *Agaricus*
~, плесневой mycelial [mold, thread] fungus
~ стригущего лишая Trichophyton, Achorion
~, фавусный Trichophyton [Achorion] schoenleinii
грибы *м. мн.* fungi *(см. тж* грибки, грибок)
~, базидиальные club fungi, *Basidiomycetes*
~, высшие higher fungi
~, головнёвые *Ustilaginales*
~, несовершенные imperfect fungi, *Fungi imperfecti, Deuteromycetes*
~, низшие *Phycomycetes, Phycomycetae*
~, паразитические parasitic fungi
~, патогенные pathogenic fungi
~, совершенные perfect fungi, *Ascomycetes*
~, сумчатые sac [cap] fungi
~, трубчатые pore fungi
~, хищные predacious [predatory, raptorial] fungi
гризеофульвин *м. фарм.* griseofulvin, Curling's factor
грипп *м.* influenza, grip(pe), flu
~, азиатский Asian influenza
~, балканский Balcan grippe
~, «дьявольский» epidemic pleurodynia, devil's [Dabney's] grip, epidemic myalgia, epidemic myositis, Bornholm's disease
~, испанский Spanish influenza
~, кишечный intestinal influenza
~, пандемический pandemic influenza
~, токсический toxic influenza
~, эндемический endemic influenza
~, эпидемический epidemic influenza
гриппозный influenzal
гроздевидный racemose, *racemosus* [NA]
гроздь *ж.* cluster, raceme, *racemus* [NH]

~ эндокриноцитов *(гипофиза)* cluster of pituitary endocrine cells, *racemus endocrinocytorum* [NH]
громкость *ж.* loudness
~ тона сердца heart sound loudness, intensity of heart sound
грубоволокнистый rough fibrose, rough fibrous
грудина *ж.* breast bone, *sternum* [NA]
грудино-ключично-сосцевидвый sternocleidomastoid
грудино-ключичный sternoclavicular, sternocleidal
грудино-позвоночный sternovertebral, vertebrosternal
грудино-рёберный sternocostal
грудино-трахеальный sternotracheal
грудная клетка *ж.* chest, *thorax* [NA]; breast *(the anterior surface of thorax)*, *pectus* [NA]
~, астеническая alar [phthinoid, pterygoid] chest
~, бочкообразная barrel [emphysematous] chest
~, воронкообразная funnel [foveated] chest, funnel breast, koilosternia, *pectus excavatum* [NA]
~, гиперстеническая hypersthenic chest
~, килевидная pigeon [chicken] breast, keeled chest; rickets breast, *pectus carinatum* [NA]
~, кифотическая kyphotic chest
~, коническая conic(al) chest
~, «куриная» pigeon [chicken] breast, keeled chest; rickets breast, *pectus carinatum* [NA]
~, лордотическая lordotic chest
~, паралитическая paralytic chest
~, рахитическая rickets breast; pigeon [chicken] breast, keeled chest, *pectus carinatum* [NA]
~, сколиотическая scoliotic chest
~, узкая narrow chest, stenothorax
~, уплощённая flat chest
~, цилиндрическая cylindrical chest
~, широкая broad chest
~, эмфизематозная emphysematous [barrel] chest
грудница *ж.* уст., разг. mastitis, mammitis
грудной pectoral, thoracal, thoracic
грудь *ж.* 1. chest, *thorax* [NA] 2. breast, *mamma* [NA] *(см. тж* грудная клетка*)*
~, впалая hollow [sunken] breast
~ «сапожника» *ист.* funnel [foveated] chest, funnel breast, koilosternia, *pectus excavatum* [NA]
груз *м.* load; weight
~, акушерский obstetric weight
~, генетический genetic load
~ для скелетного вытяжения traction weight
групп/а *ж.* group ◇ определение ~ы крови blood grouping, blood typing; crossmatching
~ больных, обследуемая patient population, clinical series
~, возрастная age group
~ здоровья health group
~ инвалидности disability group
~ крови blood group

~ крови, лейкоцитарная white blood cell group
~ медицинского усиления group of medical reinforcement, group of medical strengthening
~ населения population group
~ повышеного риска high(er) risk group
~, простетическая *биохим.* prosthetic group
~ радиационной опасности веществ group of radiation danger of substances
~ санитарной эвакуации sanitary transport group
~ сцепления *ген.* linkage group
~ хондроцитов aggregate [group] of chondrocytes, *aggregatio chondrocytica* [NH]
~, эритроцитарная aggeregate of red blood cells, erythrocytic group, monetary columella, *aggregatio erythrocytica* [NH]
груша *ж.*:
~, клизменная rubber syringe, colonic bulb
грушевидный piriform, *piriformis* [NA]
грыж/а *ж.* hernia, rupture ◇ быть больным ~ей to be ruptured, to have a hernia; устранять ~у to repair a hernia; устранять ~у в сочетании с закрытием колостомы to accomplish hernial repair in conjunction with colostomy closure
~, бедренная femoral [crural] hernia
~, бедренная мышечно-лакунарная Hesselbach's hernia
~ белой линии живота midline [epigastric] hernia
~ больших срамных губ vaginolabial [posterior labial] hernia
~ Бохдалека, диафрагмальная *(обусловленная недоразвитием мышечного слоя диафрагмы в области пояснично-рёберного треугольника)* Bochdalek's hernia, congenital diaphragmatic hernia
~, брыжеечная mesenteric hernia
~, брюшная ventral hernia
~ брюшной стенки abdominal hernia
~ Вельпо *(бедренная грыжа, расположенная напротив сосудов бедра)* Velpeau's hernia
~, вентральная ventral hernia
~, влагалищная colpocele, vaginal hernia
~, влагалищная задняя posterior vaginal hernia, enterocele
~, внутренняя internal hernia
~, внутрибрюшинная intraperitoneal hernia
~, вправимая reducible hernia
~, врождённая congenital hernia
~ Гессельбаха *(бедренная мышечно-лакунарная грыжа)* Hesselbach's hernia
~ головного мозга cerebral hernia, encephalocele, hernia of brain, cerebral fungus, fungus of brain
~ головного мозга, водяночная encephalocystocele, hydroencephalocele
~ головного мозга и мозговых оболочек meningoencephalocele, encephalomeningocele
~, двусторонняя bilateral hernias
~ десцеметовой оболочки descemetocele
~, диафрагмальная diaphragmatic hernia, diaphragmatocele

грыжа

~, диафрагма́льная и́стинная true diaphragmatic hernia
~, диафрагма́льная ло́жная false diaphragmatic hernia
~, диафрагма́льная пере́дняя anterior diaphragmatic [parasternal] hernia, Morgagni's foramen hernia
~, диафрагма́льная перемежа́ющаяся intermittent hiatal [von Bergmann's] hernia
~, диафрагма́льная травмати́ческая traumatic diaphragmatic hernia
~ диверти́кула подвздо́шной кишки́ diverticular [Littré's] hernia, hernia of Meckel's diverticulum
~ желу́дка gastrocele
~ живота́ abdominal (wall) hernia
~ живота́, боковая lateral abdominal hernia
~ живота́, вну́тренняя internal abdominal hernia
~ живота́, нару́жная external abdominal hernia
~, жировая adipocele, lipocele
~, запира́тельная obturator [subpubic] hernia
~, запира́тельная переднегребешко́вая forepectineal [forecrystal] obturator hernia
~, запира́тельная позадигребешко́вая retropectineal [retrocrystal] obturator hernia
~, интерпариета́льная interparietal [intermuscular] hernia
~, интерстициа́льная interstitial hernia
~ Клоке́ (гребешковая бедренная грыжа) rural pectineal [Cloquet's] hernia
~ Ларре́я parasternal [anterior diaphragmatic] hernia, Morgagni's foramen hernia
~ лёгкого pleurocele
~ Литтре́ diverticular [Littré's] hernia, hernia of Meckel's diverticulum
~ ма́тки uterine hernia, hernia of uterus, metrocele, hysterocele
~ ма́точной трубы́ и я́ичника salpingo-oophorocele, salpingo-oothecocele
~, медиастина́льная mediastinal hernia
~ межпозвонко́вого [межпозвоно́чного] ди́ска herniation of intervertebral disk, disk herniation, herniated disk, disk prolapse, discal hernia
~, межсигмови́дная intersigmoid hernia
~, межстено́чная intermuscular [interparietal] hernia
~, мезентерико-париета́льная duodenojejunal [Treitz'] hernia
~ ме́ккелева диверти́кула diverticular [Littré's] hernia, hernia of Meckel's diverticulum
~, мозгова́я cerebral hernia, encephalocele, hernia of brain, cerebral fungus, fungus of brain
~, мозгова́я водя́ночная encephalocystocele, hydroencephalocele
~ мозговы́х оболо́чек meningocele
~ мозговы́х оболо́чек, водя́ночная hydromeningocele
~ Морга́ньи parasternal [anterior diaphragmatic] hernia, Morgagni's foramen hernia
~ мочеви́дного отро́стка xiphoid hernia
~ мочевого пузыря́ cystic hernia, cyctocele, vesicocele
~ мочеиспуска́тельного кана́ла urethrocele

~, мочепузы́рная cystic hernia, cystocele, vesicocele
~ мочето́чника ureterocele
~, мошо́ночная scrotal hernia, oscheocele
~, мы́шечная muscular hernia, myocele
~, надчре́вная epigastric hernia
~, невправи́мая incarcerated [irreducible, obstructed] hernia
~, овариа́льная ovarian hernia, ovariocele
~, околопупо́чная paraumbilical hernia
~ отве́рстия Ви́нслоу Winslow's foramen hernia
~, парадуодена́льная duodenojejunal [Treitz'] hernia
~, параилеостоми́ческая paraileostomal hernia
~, параколостоми́ческая paracolostomal hernia
~, парапищево́дная paraesophageal hernia
~, парастерна́льная parasternal [anterior diaphragmatic] hernia, Morgagni's foramen hernia
~, параумбилика́льная paraumbilical hernia
~, париета́льная (кишечная) parietal [Richter's] hernia
~, па́ховая inguinal [groin] hernia
~, па́ховая кана́льная incomplete inguinal hernia
~, па́ховая кана́тиковая complete inguinal hernia
~, па́ховая коса́я oblique inguinal hernia
~, па́ховая надпузы́рная supravesical inguinal hernia
~, па́ховая непо́лная incomplete inguinal hernia
~, па́ховая по́лная complete inguinal hernia
~, па́ховая промежу́точная intermuscular [interparietal] inguinal hernia
~, па́ховая пряма́я direct inguinal hernia
~, па́хово-бе́дренная inguinofemoral [inguinocrural] hernia
~, па́хово-мошо́ночная inguinoscrotal hernia
~, периколостоми́ческая [перистома́льная] peristomal hernia
~ пе́чени hepatocele
~ пищево́да esophagocele, hernia of esophagus
~ пищево́дного отве́рстия диафра́гмы hiatal [hiatus] hernia
~ пищево́дного отве́рстия диафра́гмы, параэзофагеа́льная paraesophageal hernia
~ пищево́дного отве́рстия диафра́гмы, скользя́щая sliding hiatal hernia
~ пищево́дного отве́рстия диафра́гмы, эзофагеа́льная gastroesophageal hernia
~, плевра́льная pleurocele
~, позадислепокише́чная retrocecal [Rieux's] hernia
~, по́лная complete hernia
~ полово́й губы́ labial hernia
~ полово́й губы́, за́дняя vaginolabial [posterior labial] hernia
~, послеопераци́онная postoperative hernia
~ послеопераци́онного рубца́ incisional hernia
~ по́чки nephrocele
~, поясни́чная lumbar hernia
~, предбрюши́нная preperitoneal hernia
~, приобретённая acquired hernia

~, пристеночная кишечная parietal [Richter's] hernia
~, промежностная ischiorectal [perineal] hernia, perineocele
~, профессиональная occupational hernia
~ прямой кишки rectocele, proctocele
~ пульпы *(зуба)* hernia of pulp
~, пульсионная pulsion hernia
~, пуповинная omphalocele, embryonal [embryonic] hernia
~, пупочная umbilical hernia, exomphalos
~ пупочного канатика omphalocele, embryonal [embryonic] hernia
~, ретроперитонеальная retroperitonal [Cooper's] hernia
~, ретростернальная parasternal [anterior diaphragmatic] hernia, Morgagni's foramen hernia
~, рецидивная recurrent hernia
~ Рихтера *(кишечная)* parietal [Richter's] hernia
~ роговой оболочки keratocele
~, рубцовая cicatricial [scar] hernia
~ сальника omental [intraepiploic] hernia
~, седалищная sciatic hernia, enterischiocele
~ семенного канатика funicular hernia
~ сердечная cardiocele
~, синовиальная synovial hernia
~, скользящая sliding [slip(ped), extrasaccular] hernia
~ спигелиевой линии *(живота)* spigelian hernia
~ спинного мозга myelocele
~ спинного мозга и мозговых оболочек myelomeningocele
~ стекловидного тела hernia of vitreous body
~ стомы stomal hernia
~, суставная arthrocele
~, сухая dry hernia
~ сухожильных перемычек *(белой линии живота)* hernia of tendinous intersections
~, тонзиллярная *(мозжечка)* tentorial hernia
~ тонкой кишки и сальника enteroepiplocele
~, травматическая traumatic hernia
~ Трейтца Treitz' [duodenojejunal] hernia
~ устья мочеточника ureterocele
~, ущемлённая strangulated hernia
~, фасциальная fascial hernia
~, френоперикардиальная phrenopericardial hernia
~ хрусталика phacocele, hernia of eye lens
~, черепно-мозговая cerebral hernia, encephalocele, hernia of brain, cerebral fungus, fungus of brain
~, черепно-мозговая базальная basal cerebral hernia
~, черепно-мозговая затылочная occipital cerebral hernia
~, черепно-мозговая лобная frontal cerebral hernia
~, черепно-мозговая назальная nasal cerebral hernia
~, черепно-мозговая назоорбитальная naso-orbital cerebral hernia
~, черепно-мозговая назофронтоорбитальная nasofronto-orbital cerebral hernia
~, черепно-мозговая назоэтмоидальная naso-ethmoidal cerebral hernia
~, черепно-мозговая носоглазничная naso-orbital cerebral hernia
~, черепно-мозговая нослобная nasofrontal cerebral hernia
~, черепно-мозговая носо-лобно-глазничная nasofronto-orbital cerebral hernia
~, черепно-мозговая носорешётчатая naso-ethmoidal cerebral hernia
~, черепно-мозговая передняя anterior cerebral hernia
~, черепно-мозговая сагиттальная sagittal cerebral hernia
~, черепно-мозговая фронтоназоорбитальная frontonaso-orbital cerebral hernia
~, черепно-мозговая фронтоорбитальная fronto-orbital cerebral hernia
~ широкой связки матки hernia of broad ligament of uterus
~ Шморля hernia [prolapse] of nucleus pulposis, Schmorl's nodule
~, эмбриональная omphalocele, embryonic [embryonal] hernia
~, эпигастральная epigastric hernia
грыжевой hernial, herniary
грыжеобразование *с.* herniation, formation of hernia, hernia developing
грыжесечение *с.* herniotomy, kelotomy, celotomy; hernia repair, hernioplasty, herniorrhaphy
~, наружное *(без рассечения грыжевого мешка)* external herniotomy, Petit's herniotomy
~ по Бассини *(при паховой грыже)* Bassini's herniorrhaphy
~ по Жирару *(при паховой грыже)* Girard's herniorrhaphy
~ при пупочной грыже umbilical hernia repair, umbilical herniorrhaphy
грыжник *м.* волосистый *фарм.* hairy herniary, *Herniaria hirsuta*
грязеводолечение *с.* fango-balneotherapy, fangotherapy, mud therapy
грязевой mud(dy)
грязеиндуктотермия *ж.* inductothermia of mud
грязелечебница *ж.* therapeutic mud-baths, institution for mud cures
грязелечение *с.* pelotherapy, mud therapy, mud cure, mud treatment
грязеотстойник *м.* sump, mud box
грязеочиститель *м.* mud-scraper
гряз/и *ж. мн.* muds ◇ лечиться ~ями to take [to undergo] a mud cure
~, лечебные therapeutic muds
~, лечебные высокоминерализованные high-mineralization muds
~, лечебные гидротермальные hydrothermal therapeutic muds
~, лечебные естественные natural therapeutic muds
~, лечебные иловые silt [slime] therapeutic muds

гря́зи

~, лече́бные и́ловые сульфи́дные sulfide silt [sulfide slime] therapeutic muds

~, лече́бные и́ловые сульфи́дные иску́сственные sulfide silt [sulfide slime] artificial therapeutic muds

~, лече́бные материко́вые continental [mainland] therapeutic muds

~, лече́бные минера́льные mineral therapeutic muds

~, лече́бные морски́е sea therapeutic muds

~, лече́бные натура́льные natural therapeutic muds

~, лече́бные озёрно-ключевы́е lake-spring therapeutic muds

~, лече́бные примо́рские seaside therapeutic muds

~, лече́бные радиоакти́вные [лече́бные radо́новые] radioactive [radon] therapeutic muds

~, лече́бные сапропе́левые *(иловые отложения преимущественно пресноводных водоёмов, содержащие более 10% органических веществ)* sapropelic therapeutic muds

~, лече́бные слабоминерализо́ванные light-mineralization therapeutic muds

~, лече́бные со́почные knoll [hill, mount] therapeutic muds

~, лече́бные терма́льные thermal therapeutic muds

~, лече́бные торфяны́е peat therapeutic muds

гря́зный dirty, muddy, miry

грязь *ж.* dirt, filth; mud *(см. тж* гря́зи*)*

гуани́н *м. биохим.* guanine

гуанози́н *м. биохим.* guanosine

губа́ *ж.* lip, *labium, labrum* [NA] *(см. тж* гу́бы*)*

~ бараба́нного кра́я *(спиральной пластинки улиткового протока внутреннего уха)* labium of tympanic limb, tympanic lip of limb of spiral lamina, *labium limbi tympanicum* [NA]

~ гло́точного отве́рстия слухово́й трубы́, за́дняя posterior lip of pharyngeal opening of auditory tube, *labium posterius ostii pharyngei tubae auditivae* [NA]

~ гло́точного отве́рстия слухово́й трубы́, пере́дняя anterior lip of pharyngeal opening of auditory tube, *labium anterius ostii pharyngei tubae auditivae* [NA]

~ гребня́ подвздо́шной ко́сти, вну́тренняя internal lip of iliac crest, *labium internum cristae iliacae* [NA]

~ гребня́ подвздо́шной ко́сти, нару́жная external lip of iliac crest, *labium externum cristae iliacae* [NA]

~, двойна́я double lip

~, зая́чья cleft [hare] lip

~ ли́мба, преддве́рная *(спиральной пластинки улиткового лабиринта)* vestibular lip of limb of lamina

~ отве́рстия ма́тки, за́дняя posterior lip [labium posterior] of ostium of uterus, posterior lip of cervix uteri, *labium posterius ostii uteri, labium posterius orificii externi uteri* [NA]

~ отве́рстия ма́тки, пере́дняя anterior lip [labium anterior] of ostium of uterus, anterior lip of cervix uteri, *labium anterius ostii uteri, labium anterius orificii externi uteri* [NA]

~ плечево́го суста́ва, суставна́я glenoid lip of humeral articulation, *labium glenoidale articulationis humeri* [NA]

~ преддве́рного кра́я *(спиральной пластинки улиткового протока внутреннего уха)* vestibular lip of limb of spiral lamina, *labium vestibulare limbi laminae spiralis* [NA]

~, ромби́ческая rhombic lip, *labium rhombicum* [NA]

~ рта lip, *labium oris* [NA]

~ рта, ве́рхняя upper [superior] lip, *labium superius oris* [NA]

~ рта, ни́жняя lower [inferior] lip, *labium inferius oris* [NA]

~, суставна́я articular [glenoidal] lip, *labium articulare, labium glenoidale* [NA]

~ тазобе́дренного суста́ва, вертлу́жная acetabular lip, glenoid lip of articulation of hip, circumferential cartilage, cotyloid ligament, *labium acetabulare* [NA]

~ тазобе́дренного суста́ва, суставна́я acetabular lip, glenoid lip of articulation of hip, circumferential cartilage, cotyloid ligament, *labium acetabulare* [NA]

~ ше́йки ма́тки, за́дняя posterior lip [labium posterior] of ostium of uterus, posterior lip of cervix uteri, *labium posterius ostii uteri, labium posterius orificii externi uteri* [NA]

~ ше́йки ма́тки, пере́дняя anterior lip [labium anterior] of ostium of uterus, anterior lip of cervix uteri, *labium anterius ostii uteri, labium anterius orificii externi uteri* [NA]

~ шерохова́той ли́нии бе́дренной ко́сти, латера́льная lateral lip of linea aspera of femur, *labium laterale lineae asperae femoris* [NA]

~ шерохова́той ли́нии бе́дренной ко́сти, медиа́льная medial lip of linea aspera of femur, *labium mediale lineae asperae femoris* [NA]

гу́бка *ж.* sponge

~, гемостати́ческая hemostatic sponge

~, желати́новая gelatine sponge

~, хирурги́ческая surgical sponge

губкообра́зный spongiform

гу́бно-зубно́й labiodental

губно́й labial

гу́бно-нёбный labiopalatine

гу́бно-носово́й labionasal

губоподборо́дочный labiomental

гу́бчатый spongy, spongiform, spongioid, *spongiosus* [NA]

гу́бы *ж. мн.* lips, *labia* [NA] *(см. тж* губа́*)*

~ бластопо́ра lips of blastopore, *labia blastopori* [NE]

~ отве́рстия ма́тки lips of ostium of uterus, *labia ostii uteri* [NA]

~, половы́е больши́е large lips of pudendum, *labia majora pudendi* [NA]

~, половы́е ма́лые small lips of pudendum, *labia minora pudendi* [NA]
~ рта lips of mouth, *labia oris* [NA]
~, срамны́е больши́е large lips of pudendum, *labia majora pudendi* [NA]
~, срамны́е ма́лые small lips of pudendum, *labia minora pudendi* [NA]
~ тапи́ра (*симптом миопатии*) tapir's lips
~, чрезме́рно по́лные [чрезме́рно то́лстые] full lips

гуля́вник *м. фарм.* sisymbrium, *Sisymbrium*
~ лека́рственный hedge mustard, *Sisymbrium officinale*

гу́мма *ж.* gumma
~, кальцино́зная calcific gumma
~, ко́жная туберкулёзная scrofuloderma gummosa
~, милиа́рная miliary gumma
~, одино́чная solitary gumma
~, сифилити́ческая syphilitic gumma
~, солита́рная solitary gumma
~, фрамбези́йная yaws [frambesia] gumma

гуммо́зный gummatous
гумора́льный humor(al)
гу́мус *м.* humus
гу́нду *с.* goundou, henpuye, dog nose, anákhré, gorondou

Д

давле́ние *с.* pressure ◇ повыша́ть артериа́льное ~ to raise blood pressure; понижа́ть артериа́льное ~ to reduce blood pressure
~, артериа́льное blood [arterial] pressure, arteriotony, piesis
~, артериа́льное база́льное (*измеряемое непосредственно после ночного сна*) basal blood pressure
~, артериа́льное боково́е (*измеряемое прямым кровавым способом или на основании анализа тахиосциллограммы*) true systolic pressure
~, артериа́льное ве́рхнее *разг.* systolic [maximum] blood pressure
~, артериа́льное высо́кое hypertension, high pressure
~, артериа́льное диастоли́ческое diastolic [minimum] blood pressure
~, артериа́льное доба́вочное [артериа́льное дополни́тельное] (*изменение артериального давления, вызванное воздействием случайных факторов окружающей среды или нагрузочной пробы*) additive blood pressure
~, артериа́льное ни́жнее *разг.* diastolic [minimum] blood pressure
~, артериа́льное ни́зкое hypotension, low pressure

~, артериа́льное оста́точное (*разность между случайным и базальным артериальными давлениями*) rest blood pressure
~, артериа́льное о́фисное (*измеренное во время контакта с врачом*) office blood pressure
~, артериа́льное пограни́чное border-line blood pressure
~, артериа́льное систе́мное systemic arterial [systemic blood] pressure
~, артериа́льное систоли́ческое systolic [maximum] blood pressure
~, артериа́льное систоли́ческое и́стинное (*измеряемое прямым кровавым способом или на основании анализа тахиосциллограммы*) true systolic pressure
~, артериа́льное случа́йное (*измеряемое в произвольное время суток без нагрузок*) accidental blood pressure
~, артериа́льное сре́днее mean arterial [mean blood] pressure
~, артериа́льное среднесу́точное average daily blood pressure
~, атмосфе́рное barometric [atmospheric] absolute pressure
~, брюшно́е abdominal pressure
~ в воздухоно́сных [дыха́тельных] путя́х, положи́тельное непреры́вное (*при искусственной вентиляции лёгких*) continuous positive airway pressure
~ в воздухоно́сных [дыха́тельных] путя́х, положи́тельное постоя́нное continuous positive airway pressure
~, вено́зное venous pressure
~, вено́зное центра́льное central venous pressure
~ в конце́ вы́доха, положи́тельное positive end-expiratory pressure
~ в концевы́х лёгочных капилля́рах pulmonary capillary-wedge pressure
~ в ле́вом предсе́рдии left atrial pressure
~ в лёгочной арте́рии pulmonary pressure
~ вне дефека́ции, внутрипрямокише́чное resting intrarectal pressure
~, внутриана́льное anal pressure
~, внутриаорта́льное aortic pressure
~, внутрибрюшно́е intra-abdominal pressure
~, внутригла́зное intraocular pressure
~, внутригрудно́е intrathoracic pressure
~, внутрилёгочное intrapulmonic pressure
~, внутрима́точное intrauterine pressure
~, внутримиокардиа́льное intramyocardial pressure
~, внутриорга́нное intraorganic pressure
~, внутрипечёночное intrahepatic pressure
~, внутрипищево́дное intraesophageal pressure
~, внутриплевра́льное intrapleural pressure
~, внутрипо́чечное renal pressure
~, внутрипредсе́рдное intra-atrial pressure
~, внутрипрямокише́чное intrarectal pressure
~, внутрипрямокише́чное оста́точное resting rectal pressure
~, внутрипузы́рное intravesical pressure
~, внутрисерде́чное intracardial [endocardial] pressure

~, внутрисуставно́е intraarticular pressure
~, внутритканево́е intratissular pressure
~, внутритолстокише́чное intracolonic pressure
~, внутричерепно́е intracranial pressure
~ в поко́е resting pressure
~ в сре́дней висо́чной арте́рии middle temporal artery pressure
~, гидростати́ческое *физ.* hydrostatic pressure
~, жева́тельное masticating pressure
~, закли́ненное *(измеренное с помощью катетера, введённого в сосуд)* wedge pressure
~, закли́ненное в лёгочной арте́рии pulmonary artery wedge pressure
~, закли́ненное в печёночной ве́не hepatic vein wedge pressure
~, звуково́е sound [sonic] pressure
~ изгна́ния кро́ви pressure of blood expulsion
~, капилля́рное capillary pressure
~ кислоро́да oxygen pressure
~, коллóидно-онкоти́ческое colloid-oncotic pressure
~, коллóидно-осмоти́ческое colloid-osmotic pressure
~, крити́ческое *физ.* critical pressure
~ кровенаполне́ния blood filling pressure
~, кровяно́е *разг.* blood [arterial] pressure, arteriotony, piesis
~ наполне́ния желу́дочка *(сердца)* ventricular filling pressure
~ на то́чку акупункту́ры acupressure
~, окклюзи́вное *стом.* occlusal [biting] pressure
~, онкоти́ческое oncotic pressure
~, осмоти́ческое osmotic pressure, osmolality
~ отбо́ра *генет.* selection pressure
~, отрица́тельное *(ниже атмосферного)* negative pressure
~ панкреати́ческой тканево́й жи́дкости, регионáрное regional pancreatic tissue fluid pressure
~, парциáльное partial pressure
~, перфузио́нное perfusion pressure
~, повы́шенное hypertension, high pressure
~, положи́тельное *(выше атмосферного)* positive pressure
~, пони́женное hypotension, low pressure
~, популяцио́нное population pressure
~, пульсово́е pulse pressure
~, тканево́е interstitial pressure
~ цереброспинáльной жи́дкости (cerebro)spinal fluid [thecal] pressure
дáвность *ж. суд. мед.* prescription
~ захороне́ния тру́па prescription of corpse burying
~ наступле́ния сме́рти prescription of death coming
~ поврежде́ния prescription of injury
дакарбази́н *м.* dacarbazine, deficene
дакномани́я *ж. (навязчивое стремление кусать окружающих)* dacnomania
дакриоаналги́я *ж.* dacryoadenalgia
дакриоадени́т *м.* dacry(o)adenitis
дакриоли́т *м.* dacryolith, ophthalmolith, lacrimal calculus

дакрио́н *м. антроп.* dacryon
дакрио́пс *м. (1. избыток слёзной жидкости 2. ретенционная киста слёзной железы или её протока)* dacryops
дакриоре́я *ж.* dacryorrhea
дакриостено́з *м.* dacryostenosis
дакриосцинтигра́фия *ж.* (nuclear) dacryoscintigraphy
дакриоцисталги́я *ж.* dacryocystalgia
дакриоцисти́т *м.* dacryocystitis
~ новорождённых dacryocystitis of newborns
~, о́стрый acute dacryocystitis
~, флегмоно́зный phlegmonous dacryocystitis
~, хрони́ческий chronic dacryocystitis
дакриоцистогра́мма *ж.* dacryocystogram
дакриоцистогра́фия *ж.* dacryocystography
~, радионукли́дная nuclear [radionuclide] dacryocystography
дакриоцистопто́з *м.* dacryocystoptosis
дакриоцисториностено́з *м.* dacryocystorhinostenosis
дакриоцисториностоми́я *ж.* dacryocystorhinostomy
~, вну́тренняя inner dacryocystorhinostomy
~, нару́жная external dacryocystorhinostomy
~, эндоназáльная endonasal dacryocystorhinostomy
дакриоцистото́м *м.* dacryocystotome
дакриоцистотоми́я *ж.* dacryocystotomy
дакриоцистоэтмоидостоми́я *ж.* dacryocystoethmoidostomy
дакриоцистэктоми́я *ж.* dacryocystectomy
дакриури́я *ж.* dacryuria
дактилалги́я *ж.* dactylalgia, dactylodynia
дактилартри́т *м.* dactylarthritis
дактили́т *м.* dactylitis
~, сифилити́ческий syphilitic dactylitis
~, туберкулёзный tuberculous dactylitis
дактилогра́мма *ж.* dactylogram
дактилогрипо́з *м.* dactylogryposis
дактилодини́я *ж.* dactylodynia, dactylalgia
дактило́лиз *м.* dactylolysis
~, спонтáнный dactylolysis spontanea
дактилоло́гия *ж.* dactilology; cheirology
дактиломегали́я *ж.* dactylomegaly, macrodactyly, macrodactylism, macrodactylia, megalodactylism
дактилосимфи́з *м.* dactylosymphysis
дактилоскопи́я *ж. суд. мед.* dactyloscopy
дактилоспáзм *м.* dactylospasm
дактиномици́н *м. фарм.* dactinomycin
даларги́н *м. фарм.* dalargin
дальнозо́ркий hypermetropic, farsighted, longsighted
дальнозо́ркость *ж. офт.* hyperopia, hypermetropia, farsightedness, longsightedness
~, и́стинная true hyperopia
~, комбинацио́нная combinative hyperopia
~, осева́я axial hyperopia
~, относи́тельная facultative [relative] hyperopia
~, по́лная total hyperopia
~, преломля́ющая [рефракцио́нная] refractive hyperopia

~, скры́тая latent hyperopia
~, ста́рческая presbyopia
~, я́вная manifest hyperopia
дальто́н *м. хим.* dalton
дальтони́зм *м.* daltonism, color-blindness ◇ страда́ть ~ом to be color-blind
дальто́ник *м.* a person suffering of daltonism
даназо́л *м. фарм.* danazol
да́нны/е *мн.* data, findings, results, figures, evidence ◇ ~ не совпада́ют the data run counter to ...; ~ не согласу́ются the results are in conflict with ...; хорошо́ согласо́вываться с ~ми гистологи́ческого иссле́дования to correlate very accurately with the histologic findings; эндоскопи́ческого иссле́дования бы́ли неубеди́тельны endoscopy was inconclusive; э́ти ~ хорошо́ согласу́ются с ~ми други́х се́рий *(иссле́дований)* these findings compare favorably to those reported in other series
~ ана́лиза analysis, findings
~, анамнести́ческие anamnestic data
~ вскры́тия autopsy [postmortem] findings
~ доклини́ческих иссле́дований preclinical data
~, исхо́дные *(иссле́дования)* raw [basic, input] data
~, клини́ческие clinical evidence, clinical findings, clinical data; human data
~ лаборато́рных иссле́дований laboratory data
~ лаборато́рных иссле́дований при госпитализа́ции admission labs
~ микроскопи́ческого иссле́дования microscopic findings
~ неврологи́ческого иссле́дования neurological findings
~ опера́ции operation findings
~ о́пытов test data
~, офтальмоскопи́ческие ophthalmoscopic findings
~, перви́чные *(иссле́дования)* primary data
~, перкуто́рные percussion data, percussion findings
~, повозрастны́е age-specific data
~, посме́ртные autopsy [postmortem] findings
~ предвари́тельных испыта́ний preliminary test data
~ рентге́новского иссле́дования radiological evidence, radiographic [X-ray] findings, radiographic data
~, рентгенологи́ческие radiological evidence, radiographic [X-ray] findings, radiographic data
~, секцио́нные autopsy [postmortem] findings
~, сцинтиграфи́ческие scintigraphic data, scan findings
~ ультразвуково́го иссле́дования ultrasonic data
~, физиологи́ческие physiologic data
~ хими́ческого ана́лиза chemical findings
~, эксперимента́льные experimental data
~ электрокардиогра́фии electrocardiographic findings

~, электрокардиографи́ческие electrocardiographic findings
~ эндоскопи́и endoscopic findings, findings observed with endoscopy
~, эндоскопи́ческие endoscopic findings, findings observed with endoscopy
~, эпидемиологи́ческие epidemiologic evidence
данти́ст *м.* 1. *(специалист по лечению и протезированию зубов)* dentist 2. *(зубной техник)* dental mechanic
дантроле́н *м. фарм.* dantrolen
дапсо́н *м. фарм.* dapsone
дарвини́зм *м.* Darwinism
~, социа́льный social Darwinism
дарсонвализа́ция *ж.* darsonvalism, d'arsonvalization
~, ме́стная local d'arsonvalization
~, о́бщая general [total] d'arsonvalization
да́тчик *м.* detector, sensor, gage, transducer
~ артериа́льного давле́ния blood pressure sensor
~, баллистокардиографи́ческий ballistocardiographic detector
~, биомедици́нский biomedical sensor
~, биофизи́ческий biophysical sensor
~, волоко́нно-опти́ческий fiber optic probe
~ давле́ния pressure sensor
~ для конверге́нтного скани́рования, ультразвуково́й phased-array transducer
~ для лине́йного скани́рования, ультразвуково́й linear-array transducer, linear probe
~ для се́кторного скани́рования, ультразвуково́й sector-scan transducer, sectorial probe
~ дыха́ния respiration sensor
~, кише́чный intestinal sensor
~, медици́нский medical probe
~, механоэлектри́ческий mechanoelectrical transducer
~, многокана́льный multichannel analyzer
~, передаю́щий transmitter
~, приёмный receiver
~, пульсово́й pulse sensor
~, пьезоэлектри́ческий piezoelectric transducer
~, температу́рный thermometer, temperature gage
~, тензометри́ческий tensometric sensor
~, термоэлектри́ческий thermoelectric transducer
~ ультразвуково́й эндоскопи́ческий endosonic probe
~, ушно́й ear sensor
~, фотометри́ческий photometric sensor
~, фотоэлектри́ческий photoelectric sensor
~, электрокардиографи́ческий electrocardiographic sensor
~, электроэнцефалографи́ческий electroencephalographic sensor
дауномици́н *м.*, даунорубици́н *м. фарм.* daunorubicin
дви́гательный locomotive, (loco)motor, motional

движе́ние

движе́ние с. movement, motion *(см. тж* движе́ния*)*
~, амебо́идное ameboid movement
~, анафа́зное anaphase movement
~, безболе́зненное painless [pain-free] movement
~, боле́зненное painful movement
~, бро́уновское *физ.* molecular [brownian(-Zsigmondy)] movement
~, вдыха́тельное inspiration movement
~ в суста́ве joint movement
~, выдыха́тельное expiration movement
~, вы́нужденное forced movement
~, глота́тельное swallow
~, кругово́е *кард., невр.* circus movement
~ наме́рения intention movement
~, непроизво́льное involuntary movement
~, произво́льное voluntary movement
~, прометафа́зное prometaphase movement
~, рво́тное retching movement
~, рефлекто́рное reflex movement
~, сгиба́тельно-разгиба́тельное flexion-extention movement
~, созна́тельное voluntary movement
~, соса́тельное sucking movement
~, су́дорожное convulsive movement, jerk, twitching
~, углово́е *(изменяющее угол между частями конечности)* angular movement
~, целенапра́вленное purposive movement

движе́ния с. мн. movements *(см. тж* движе́ние*)*
~, автоматизи́рованные *физиол.* automatic movements
~, акти́вные *физиол.* active movements
~, враща́тельные *(глаз, конечностей)* rotatory movements, rotatory motions, gyrations, circumduction
~, врождённые congenital movements
~ глаз eye [ocular] movements
~ глаз, ассоции́рованные associated eye movements
~ глаз, бы́стрые rapid eye movements
~ глаз, вестибуля́рные рефлекто́рные vestibular reflex eye movements
~ глаз, диверге́нтные divergent eye movements
~ глаз, конверге́нтные convergent eye movements
~ глаз, пла́вные [глаз, просле́живающие] pursuit eye movements
~ глаз, расходя́щиеся divergent eye movements
~ глаз, саккади́рованные *(быстрое перемещение глаз от одной точки фиксации к другой)* saccadic eye movements
~ глаз, сочётанные associated eye movements
~ глаз, сходя́щиеся convergent eye movements
~ глаз, устано́вочные [глаз, фиксацио́нные] fixative eye movements
~ глаз, фузио́нные *(обеспечивающие положение глаз, при котором изображения объектов проецируются на идентичные точки сетчатки)* fusion eye movements
~, дыха́тельные respiratory movements
~, жева́тельные *(нижней челюсти)* masticatory [excursive] movements
~ кисте́й рук, молоткообра́зные *(форма тика)* malleation
~ кише́чника movements of intestine
~ кише́чника, маятникообра́зные pendular [to-and-fro] movements of intestine
~ кише́чника, червеобра́зные vermicular [peristaltic] movements, peristalsis
~, координи́рованные coordinated movements
~, мерца́тельные twinkling movements
~, мы́шечные muscular movements
~, мы́шечные гру́бые rough [coarse] muscular movements
~, мы́шечные кру́пные large [big] muscular movements
~, мы́шечные ме́лкие small muscular movements
~, мы́шечные то́нкие fine muscular movements
~, паралле́льные содру́жественные associated parallel movements
~, пасси́вные *физиол.* passive movements
~ плода́ fetal movements
~ ресни́чек *(эпителия)* twinkling movements; ciliary beats
~, согласо́ванные coordinated movements
~, стереоти́пные motor stereotypy
~ ту́ловища trunk movements
~, фанто́мные *(ощущаемые больным в ампутированной конечности)* phantom movements
~, хореифо́рмные [хорейи́ческие] choreic [choreiform] movements

двое́ние с. *(зрения)* diplopia, diplopy, amblyopia, double vision, binocular polyopia

двои́ться to divide in two; to appear double; to fork ◇ ~ в глаза́х to see double; у меня́ дво́ится в глаза́х I am seeing double; у него́ дво́ится в глаза́х he sees (objects) double

дво́йня ж. twins
~, двуяйцо́вая dizygotic [binovular, dichorial, dichorionic, dissimilar, false, fraternal, heterologous, diovular, two-egg, unlike] twins
~, однояйцо́вая monozygotic [enzygotic, identical, monochorial, monochorionic, monovular, similar, true, uniovular] twins
~, сро́сшаяся conjoined [Siamese] twins

дво́йственность ж. duality, duplicity
~, психи́ческая ambivalence

двояково́гнутый *физ.* biconcave, concavoconcave, double concave, amphicelous

двояковы́пуклый *физ.* convexoconvex

двуно́гий two-legged, biped(al)

двупа́лость ж. bidactyly

двупо́лость ж. hermaphrodi(ti)sm; (am)bisexuality

двупо́лый hermaphroditic, bisexual

дегенерация

двуправору́кость ж. ambidextrism
двусторо́нний double, bilateral, bipartite
двуу́стка ж. уст. Opistorchis
~, кита́йская Clonorchis sinensis, Opisthorchis sinensis
~, коша́чья cat liver fluke, Opisthorchis felineus
~, ланцетови́дная lancet fluke, Dicrocoelium dendriticum, Dicrocoelium lanceatum
~, печёночная liver fluke, Fasciola hepatica
двуу́шный binotic, binaural
двухвале́нтный divalent
двухпо́люсный bipolar
деанима́ция ж. уст. brain death
деартериализа́ция ж. хир. dearterialization
деафферента́ция ж. физиол. deafferentation
деацетили́рование с. deacetylation
деаэра́ция ж. воды́ deaeration of water
деби́л м. moron
деби́льность ж. moronity, moronism
деби́льный moronic
деби́т м. discharge, output, yield
~ воды́ discharge [yield] of water
~ га́за discharge [yield] of gas
~ исто́чника водоснабже́ния discharge [yield] of water supply source
~ пепси́на pepsin discharge
~ се́рдца heart discharge
~ соля́ной кислоты́ hydrochloric acid discharge
дебризохи́н м. фарм. debrisoquine
деваскуляриза́ция ж. devascularization
деваста́ция ж. (полное уничтожение возбудителей гельминтозов) total dehelmintization
девиа́ция ж. deviation (см. тж отклоне́ние)
~ глаз, содру́жественная conjugate deviation of eyes
~, полова́я sexual deviation
девио́метр м. мед. тех., офт. deviometer
девитализа́ция ж. devitalization
~ пу́льпы (зуба) pulp devitalization
девитализи́рующий devitalizing
де́вственница ж. virgin
де́вственность ж. virginity
де́вственный virgin(al)
девяси́л м. фарм. inula, Inula
~ брита́нский British inula, Inula britannica
~ высо́кий elecampane, scabwort, Inula helenium
~ иволи́стная willow-leaf inula, Inula salicina
дегаза́тор м. degasifier, degasser
дегаза́ция ж. degasification, degassing
дегази́ровать to degas
дегельминта́ция ж., дегельминтиза́ция ж. dehelmintization, manishment [expulsion] of helminths
~, диагности́ческая (стимуляция с диагностической целью отхождения члеников гельминтов с калом путём применения субтерапевтической дозы противоглистного средства) diagnostic dehelmintization
~, преимагина́льная (проводимая в период, когда гельминты ещё не достигли половой зрелости) larval dehelmintization
дегенера́нты м. мн. псих. degenerates

~, вы́сшие (обладающие выраженными способностями или одарённостью в какой-л. области) higher degenerates
~, ни́зшие (с выраженной интеллектуальной слабостью или изъянами личности) (lower) degenerates
дегенерати́вный degenerative
дегенера́ция ж. degeneration (см. тж деграда́ция, дезинтегра́ция, дистрофи́я, перерожде́ние)
~, баллони́рующая (в клетках, заражённых некоторыми вирусами) ballooning degeneration
~ бе́лого вещества́ (головно́го) мо́зга, гу́бчатая [бе́лого вещества́ (головно́го) мо́зга, спонгио́зная] spongy degeneration (of white matter), spongy degeneration of central nervous system, Canavan's disease, Canavan's sclerosis
~, гепатолентикуля́рная hepatolenticular [lenticular progressive] degeneration, hepatolenticular [Wilson's] disease, Wilson's syndrome, pseudosclerosis of Westphal
~, гиали́новая hyaline [vitreous] degeneration, hyalinosis
~ ди́ска (хряща́) disk degeneration
~, дистрофи́ческая dystrophic degeneration
~ жёлтого пятна́ macular degeneration
~ жёлтого пятна́ Бе́ра familial [Behr's] macular degeneration, Behr's disease
~ жёлтого пятна́, врождённая congenital [vitelliform] macular degeneration, vitelliform degeneration of Best, Best's disease
~ жёлтого пятна́, дискови́дная disciform macular [senile disciform] degeneration, senile macular exudative choroiditis, Kuhut-Junius disease
~ жёлтого пятна́, желто́чная [жёлтого пятна́, желточнофо́рмная] congenital [vitelliform] macular degeneration, vitelliform degeneration of Best, Best's disease
~ жёлтого пятна́, семе́йная familial [Behr's] macular degeneration, Behr's disease
~ жёлтого пятна́, ста́рческая senile macular degeneration
~ жёлтого пятна́ Шта́ргардта [жёлтого пятна́, ю́ношеская] Stargardt's disease
~, кисто́зная cystic degeneration
~, миели́новая myelinic [mucoid] degeneration
~ мозжечка́, перви́чная прогресси́рующая primary progressive cerebellar [Holmes'] degeneration
~, муко́идная mucoid [myelinic] degeneration
~, мы́шечная myodegeneration, degeneration of muscles
~ не́рвных воло́кон degeneration of nerve fibers
~ не́рвных воло́кон, восходя́щая ascending degeneration
~ не́рвных воло́кон, втори́чная secondary [wallerian] degeneration
~ не́рвных воло́кон, нисходя́щая descending degeneration

дегенерация

~ нервных волокон, периаксональная [нервных волокон, сегментарная] periaxonal degeneration
~ нервных волокон, травматическая traumatic degeneration
~, паренхиматозная cloudy swelling, parenchymatous degeneration
~, первичная primary degeneration
~, пигментная pigmental [pigmentary] degeneration
~, психическая mental degeneration
~ роговицы Бюклерса Bücklers' corneal degeneration
~ роговицы, краевая marginal corneal [ectatic marginal, Terrien's marginal] degeneration
~ сетчатки retinopathy
~ сетчатки, вторичная secondary degeneration of retina
~ сетчатки, дисковидная disciform macular [senile disciform] degeneration, senile macular exudative choroiditis, Kuhnt-Junius disease
~ сетчатки, кистовидная cystoid degeneration of retina
~ сетчатки, коллоидная Doyne's familial honeycombed choroiditis, Doyne's familial colloid [Doyne's honeycomb] degeneration
~ сетчатки, кольцевидная circinate retinitis
~ сетчатки, первичная primary degeneration of retina
~ сетчатки, пигментная pigmentary retinopathy, retinitis pigmentosa
~ сетчатки, пигментная без пигмента degeneratio retinae pigmentosa sine pigmento
~ сетчатки, спиноцеребеллярная spinocerebellar degeneration
~ сетчатки, тапеторетинальная tapetoretinal degeneration
~ сетчатки, точечная белая retinopathy [retinitis] punctata albescens, punctate retinitis
~, старческая senile degeneration
~, фасцикулярная *(мышцы)* fascicular degeneration
~, церебромакулярная amaurotic idiocy
дегенерировать to degenerate
дегидраза *ж.* dehydrase
дегидратаза *ж.* dehydratase
дегидратация *ж.* dehydration
дегидрирование *с.* dehydrogenation
дегидроандростерон *м.* dehydro(epi)androsterone, dehydroisoandrosterone, prasteron
дегидрогеназа *ж.* dehydrogenase
дегидрогенизация *ж.* dehydrogenation
дегидрохолестерин *м.* dehydrocholesterol
дегидроэметин *м. фарм.* dehydroemetine
дегидроэпиандростерон *м.* dehydro(epi)androsterone, dehydroisoandrosterone, prasteron
деградация *ж.* degradation, degeneration *(см. тж* дегенерация, дезинтеграция, перерождение, распад*)*
~ личности personal degradation, disintegration [decay] of personality
~ личности, алкогольная alcoholic personal degradation
~ среды environmental degradation

деградировать to degrade
дегрануляция *ж.* degranulation
дегустатор *м.* taster
дегустация *ж.* tasting
дегустировать to taste, to carry out a tasting
дедифференцировка *ж.* dedifferentiation
дееспособность *ж. суд. мед.* (active) capacity, competence
дееспособный competent, capable
«дежа антандю» *фр. псих. (феномен «уже слышанного»)* "déjà entendu"
«дежа вэкю» *фр. псих. (феномен «уже пережитого»)* "déjà vécu"
«дежа вю» *фр. псих. (феномен «уже виденного»)* "déjà vu"
«дежа эпруве» *фр. псих. (феномен «уже испытанного»)* "déjà éprouvé"
дежурить to be on duty ◇ ~ у постели больного to watch by [to be in constant attendance at] the patient's bedside
дежурств/о *с.* watch(ing), duty ◇ прием ~ *(напр. в больнице)* taking over duty; сдача ~ *(напр. в больнице)* passing of duty
~, врачебное medical [doctor's] duty
~, дневное day duty, day watch(ing)
~, ночное night duty, night watch(ing)
~, санитарское hospital attendant's [nurse's] duty
~, сестринское nursing (duty)
дезагравация *ж.* demalingering
дезагрегант *м. биохим.* disaggregant
дезагрегация *ж. (ткани)* disaggregation
~, механическая mechanical disaggregation
~, ферментная enzyme disaggregation
дезагрегировать to disaggregate
дезактиватор *м.* deactivator
~ яда poison deactivator
дезактивация *ж. радиол.* deactivation, decontamination
~, индивидуальная individual deactivation, individual decontamination
~, неотложная emergency deactivation
~ поверхности surface deactivation
~, полная complete deactivation
~ участков радиоактивного заражения cleanup of radioactive areas
~, частичная preliminary deactivation
дезактивированный deactivated, decontaminated
дезамидаза *ж.* de(s)amidase
дезамидирование *с.* de(s)amid(iz)ation
дезамидировать to de(s)amidize
дезаминаза *ж.* de(s)aminase
дезаминирование *с.* deamin(iz)ation
дезаминировать to deaminate, to deaminize
дезартикуляция *ж.* disarticulation
дезацетилаза *ж.* deacetylase
дезацилаза *ж.* deacylase
дезиминаза *ж.* deiminase
дезинвагинация *ж. хир.* disinvagination
дезинсектант *м.* disinsectant
дезинсектировать to disinsectate; to fumigate
дезинсектор *м.* disinsector

дезинсе́кция *ж.* disinsection, disinsectization; fumigation
~, вла́жная humid disinsection
~ в очаге́ disinsection in hotbed
~, га́зовая gas disinsection
дезинстру́ктор *м.* (*дезинфектор, имеющий среднее медицинское образование*) disinfector
дезинтегра́ция *ж.* disintegration, decay (*см. тж* дегенера́ция, деграда́ция, перерожде́ние, распа́д)
~ ли́чности disintegration [decay] of personality, personal degradation
дезинтоксика́нт *м.* disintoxicant, detoxicant, detoxifier, detoxicator
дезинтоксика́ция *ж.* disintoxication, detoxi(fi)cation
дезинтоксици́ровать to detoxify, to detoxicate
дезинфа́ль *ж.* (*ручной опрыскиватель для дезинфекции или дезинсекции*) manual sprinkle [manual spray] for disinfection or disinsection
дезинфекта́нт *м.* disinfectant
~, непо́лный incomplete disinfectant
~, по́лный complete disinfectant
дезинфе́ктор *м.* disinfector
дезинфекцио́нный disinfectant, disinfective
дезинфе́кция *ж.* disinfection; cleansing; (*окуриванием*) fumigation
~, биологи́ческая biological disinfection
~, вла́жная humid disinfection
~ в очаге́ disinfection in hotbed
~, га́зовая gas disinfection
~, заключи́тельная terminal disinfection
~, ка́мерная chamber disinfection
~, парова́я steam disinfection
~, по́лная complete disinfection
~, профилакти́ческая preventive disinfection
~ рта oral disinfection
~ сто́чных вод waste [sewage] water disinfection
~, теку́щая current disinfection
~ формали́ном Formalin [formol] disinfection
~ формальдеги́дом formaldehyde disinfection
~, части́чная partial disinfection
дезинфици́ровать to disinfect; to cleanse; (*окуриванием*) to fumigate ◇ ~ ра́ну to disinfect [to cleanse] a wound
дезинфици́рующий disinfecting, disinfectant, disinfective
дезипрами́н *м. фарм.* desipramine
дезоблитера́ция *ж.* (*искусственное восстановление облитерированных полостей тела путём удаления соединительнотканных образований и разъединения спаянных стенок*) deobliteration
дезодора́нт *м.* deodorant, deodorizer, antibromic
дезодора́тор *м.* deodorizer
дезодора́ция *ж.* deodorization, odor removal, odor control
дезодори́ровать to deodorize
дезодори́рующий deodorizing
дезокклю́зия *ж. стом.* deocclusion
дезоксиаденози́н *м. биохим.* deoxyadenosine
дезоксигемоглоби́н *м.* deoxyhemoglobin, deoxygenated [reduced] hemoglobin

дезоксигена́ция *ж.* deoxygenation
дезоксиглюко́за *ж.* deoxyglucose
дезоксигуанози́н *м. биохим.* deoxyguanosine
дезоксикортизо́л *м.* deoxycortisol, hydroxydeoxycorticosterone
дезоксикортикостеро́н *м.* deoxycorticosterone, de(s)oxycortone, cortexone
дезоксикортикостеро́н-ацета́т *м.* deoxycorticosterone acetate, de(s)oxycortone acetate, cortexone
дезоксикортикостеро́н-пропиона́т *м.* deoxycorticosterone propionate
дезоксикортикостеро́н-триметилацета́т *м.* deoxycorticosterone pivalate, deoxycorticosterone trimethylacetate
дезоксинуклеотидилтрансфера́за *ж.* deoxynucleotidyl transferase
дезоксирибоальдала́за *ж.* deoxyriboaldase
дезоксирибо́за *ж.* deoxyribose
дезоксирибозилтрансфера́за *ж.* deoxyribosyl transferase
дезоксирибонуклеа́за *ж.* deoxyribonuclease
дезоксирибонуклеи́новый deoxyribonucleic
дезоксирибонуклеози́д *м. биохим.* deoxyribonucleoside
дезоксирибонуклеоти́д *м. биохим.* deoxyribonucleotide
дезоксириботи́д *м. биохим.* deoxyribotide
дезоксиса́хар *м.* deoxy-sugar
дезоксицитиди́н *м. биохим.* deoxycytidine
дезорганиза́ция *ж.* (*нарушение физико-химической или морфологической организации клеток, тканей или органов*) disorganization
дезориента́ция *ж. псих.* disorientation
~, аллопсихи́ческая (*нарушение ориентировки во времени, пространстве, по отношению к другим лицам*) allopsychic disorientation
~, амнести́ческая (*обусловленная расстройством памяти*) amnesic disorientation
~, аутопсихи́ческая (*относящаяся только к собственной личности*) autopsychic disorientation
~, бредова́я delusional disorientation
~ пило́та самолёта, простра́нственная spatial disorientation, pilot's vertigo
~, соматопсихи́ческая (*относящаяся к восприятию собственного тела, его частей или внутренних органов*) somatopsychic disorientation
дезориенти́рование *с.*, дезориентиро́вка *ж. псих.* disorientation (*см. тж* дезориента́ция)
дейоди́рование *с.* deiodination
де́йствие *с.* action, effect (*см. тж* эффе́кт)
~, автоматизи́рованное automatic action
~, аддити́вное additive action
~, адсорбцио́нное adsorption action
~, аллерге́нное allergenic action
~, амнези́рующее amnesic action
~, амнести́ческое amnestic action
~, анаболи́ческое anabolic action
~, аналепти́ческое analeptic(al) action
~, аналгети́ческое analgetic [analgesic, antinociceptive] action
~, анестези́рующее anesthetic action

де́йствие

~, анксиолити́ческое sedative [anxiolytic, calming] action
~, анорексиге́нное anorectic action
~, антагонисти́ческое antagonist(ic) action
~, антаци́дное antacidic action
~, антиагресси́вное anti-aggressive action
~, антиаллерги́ческое antiallergic action
~, антиамнести́ческое antiamnesic action
~, антианафилакти́ческое antianaphylactic action
~, антиангина́льное antianginal action
~, антиандроге́нное antiandrogenic action
~, антианеми́ческое antianemic action
~, антиаритми́ческое antiarrhythmic [antidysrhythmic] action
~, антиастмати́ческое antiasthmatic action
~, антиатероге́нное antiatherogenic action
~, антиатеросклероти́ческое antiatherosclerotic action
~, антибактериа́льное antibacterial action
~, антибиоти́ческое antibiotic action
~, антиви́русное antiviral action
~, антигемостати́ческое antihemostatic action
~, антиге́нное antigenic action
~, антигипертензи́вное antihypertensive action
~, антигипокси́ческое antihypoxic action
~, антигистами́нное antihistamine action
~, антидеполяризу́ющее antidepolarizing action
~, антидепресси́вное antidepressant action
~, антидиурети́ческое antidiuretic action
~, антидо́тное antidotal action
~, антиинфекцио́нное anti-infectious [anti-infective] action
~, антиишеми́ческое anti-ischemic action
~, антикоагуля́нтное anticoagulant [anticoagulative] action
~, антиконфли́ктное *фарм.* anticonflict action
~, антилейко́зное antileukemic action
~, антилейшманио́зное antileishmanial action
~, антимикро́бное antimicrobic action
~, антиноцепти́вное analgetic [analgesic, antinoceptive] action
~, антиоксида́нтное anti-oxidant [anti-oxidative] action
~, антипаразита́рное antiparasitic action
~, антиперистальти́ческое antiperistaltic action
~, антипролиферати́вное antiproliferative action
~, антирахити́ческое antirachitic action
~, антиревмати́ческое antireumatic action
~, антисекрето́рное antisecretory action
~, антисепти́ческое antiseptic action
~, антиспазмоге́нное [антиспасти́ческое] antispasmogenic [spasmolytic, antispasmodic] action
~, антитокси́ческое antitoxic action
~, антитромбоцита́рное antiplatelet action
~, антихолинерги́ческое anticholinergic action
~, антихолинэстера́зное anticholinesterase action
~, антишо́ковое antishock action

~, антиэстроге́нное antiestrogenic [estrogen-antagonistic] action
~, аритмоге́нное arrythmogenic action
~, атропиноподо́бное atropine-like action
~, аутокри́нное autocrine action
~, бактериостати́ческое bacteriostatic [bacterial growth-inhibiting] action
~, бактерици́дное bactericidal action
~, батмотро́пное *(влияющее на возбудимость миокарда)* bathmotropic action
~, биологи́ческое biological action
~, благоприя́тное beneficial [favorable, ameliorative] action
~, блоки́рующее blocking action
~, болезнетво́рное ill effect
~, бронхолити́ческое broncholytic action
~, бронхорасширя́ющее bronchodilatory action
~, бронхоспасти́ческое bronchospasmodic [bronchospasmogenic, bronchospasm inducing] action
~, бронхосу́живающее bronchoconstrictive [bronchoconstrictor] action
~, бу́ферное buffer [tampon] action
~, ваготро́пное vagotropic action
~, вегетотро́пное vegetotropic action
~, вирулици́дное viricidal [virucidal] action
~ вне́шней среды́ environment influence
~, волево́е volition(al) action
~, вре́дное harmful [deleterious, adverse] action
~, галлюциноге́нное hallucinogenic action
~, гаметоци́дное gametocidal action
~, ганглиоблоки́рующее ganglion blocking action
~, гемодинами́ческое hemodynamic action
~, гемолити́ческое hemolytic action
~, гемостати́ческое hemostatic action
~, гемотокси́ческое hemotoxic action
~ ге́на action of gene
~, гепатозащи́тное hepatoprotective action
~, гепатотокси́ческое hepatotoxic action
~, гипноти́ческое hypnotic action
~, гипокальц(и)еми́ческое hypocalcemic action
~, гипотензи́вное hypotensive action
~, гипохолестеринеми́ческое hypocholesteremic [cholesterol lowering] action
~, гонадотро́пное gonadotropic action
~, гормона́льное hormonal action
~, гормоноге́нное hormonogenic action
~, деполяризу́ющее depolarizating action
~, диабетоге́нное diabetogenic action
~, динами́ческое dynamic action
~, диурети́ческое diuretic action
~, дозозави́симое dose-dependent action
~, дромотро́пное *(влияющее на проведение возбуждения)* dromotropic action
~, жаропонижа́ющее antipyretic action
~, желчего́нное choleretic action
~, зави́симое от до́зы dose-dependent action
~, защи́тное protective action, protection
~, зобоге́нное goitrogenic action
~, избира́тельное selective action
~, иммунодепресси́вное immunosuppressive action

действие

~, иммуномодули́рующее immunomodulatory action

~, ингиби́рующее [ингиби́торное] inhibitory [suppressive, depressant] action

~, инотро́пное *(влияющее на силу мышечного сокращения)* inotropic effect

~, инсулиноподо́бное insulin-mimetic [insulin-like] action

~, инсулинотро́пное insulinotropic action

~ ионизи́рующего излуче́ния radiation effect

~ ионизи́рующего излуче́ния, бактерици́дное bactericidal effect of ionizing radiation

~ ионизи́рующего излуче́ния, биологи́ческое biological effect of ionizing radiation

~ ионизи́рующего излуче́ния, генети́ческое genetic effect of ionizing radiation

~ ионизи́рующего излуче́ния, канцероге́нное cancerogenic effect of ionizing radiation

~ ионизи́рующего излуче́ния, непрямо́е indirect effect of ionizing radiation

~ ионизи́рующего излуче́ния, somatíческое somatic effect of ionizing radiation

~ ионизи́рующего излуче́ния, токси́ческое toxic effect of ionizing radiation

~, канцероге́нное carcinogenic [cancerogenic] action

~, кардиозащи́тное cardioprotective action

~, кардиореспирато́рное cardiorespiratory action

~, кардиоселекти́вное [кардиоспецифи́ческое] cardiospecific [cardioselective] action

~, кардиотро́пное cardiotropic action

~, катабиоти́ческое catabiotic effect

~, каталептоге́нное cataleptogenic action

~, ко́жно-нарывно́е blistering effect

~, комбини́рованное synergistic [combined] action

~, кумуляти́вное cumulative action

~, ларвици́дное *гельм.* larvicidal effect

~, латéнтное latent action

~, лека́рственного сре́дства drug(-induced) action, action of drug

~ лека́рственных средств, тератоге́нное teratogenic action of drugs

~, лета́льное lethal action

~, лече́бное therapeutic action

~, лити́ческое lytic action

~, лютеолити́ческое luteolytic action

~, масси́рующее massaging action

~, мембраностабилизи́рующее membrane-stabilizing action

~, ме́стное local action

~, миоти́ческое myotic action

~, мно́жественное multiple action

~, мочего́нное diuretic action

~, муколити́ческое mucolytic action

~, мутаге́нное mutagenic activity

~, мутацио́нное effect of mutation

~, навя́зчивое complulsive action, violation

~, наркоти́ческое narcotic action

~, наси́льственное compulsive action, violation

~, натрийурети́ческое natriuretic action

~, неблагоприя́тное adverse [harmful, deleterious] action

~, нежела́тельное undesirable [unwanted] (side) action

~, нейроге́нное neurogenic effect

~, нейропаралити́ческое neuroparalytic action

~, нейропротекти́вное neuroprotective action, neuroprotection

~, нейротокси́ческое neurotoxic action

~, нейротро́пное neurotropic action

~, нейрохими́ческое neurochemical action

~, необрати́мое irreversible action

~, не́рвно-паралити́ческое neuroparalytic action

~, неспецифи́ческое nonspecific action

~, обезбо́ливающее analgetic [analgesic, antinociceptive] action

~, о́бщее systemic action

~, объединённое synergistic [combined] action

~, опа́сное dangerous effect

~, оста́точное residual action

~, ототокси́ческое ototoxic action

~, отха́ркивающее expectorative action

~, патогенети́ческое pathogenetic action

~, патологи́ческое morbid action

~, перифери́ческое peripheral action

~ пи́щи, специфи́ческое динами́ческое specific dynamic food action

~, пневмотро́пное pneumotropic action

~, побо́чное adverse reaction (to drugs), side action, by-action

~, побужда́ющее stimulatory action

~, поврежда́ющее damaging [casualty, injurious] action

~, подкрепля́ющее reinforcing action

~, пораżáющее damaging [casualty, injurious] action

~, постсинапти́ческое postsynaptic action

~, потенциалозави́симое voltage-dependent action

~, потенци́рующее potentiating action

~, пресинапти́ческое presynaptic action

~, прессо́рное pressor action

~, преходя́щее transient action

~, пролонги́рованное durable action

~, протéкторное protective action, protection

~, противоболево́е analgetic [analgesic, antinociceptive] action

~, противови́русное antiviral action

~, противовоспали́тельное anti-inflammatory [antiphlogenic] action

~, противогни́лостное antiputrefactive action

~, противогрибко́вое antifungal action

~, противозача́точное contraceptive action

~, противозу́дное antipruritic action

~, противокашлево́е antitussive [cough-depressant] action

~, противолейшманио́зное antileishmanial action

~, противоопу́холевое antineoplastic action

~, противоотёчное anti-edema(tous) action

~, противопаразита́рное antiparasitic action

де́йствие

~, противополо́жное opposite action
~, противорво́тное antiemetic action
~, противоревмати́ческое antireumatic action
~, противосу́дорожное anticonvulsant action
~, противошо́ковое antishock action
~, противоя́дное antidotal action
~, профилакти́ческое prophylactic [preventive] action
~, прямо́е direct action
~, психоге́нное psychogenic action
~, психостимули́рующее psychostimulant action
~, психофармакологи́ческое psychopharmacological action
~ радиа́ции radiation effect
~, радиобиологи́ческое radiobiological action
~, радиозащи́тное radiation protective action
~, раздража́ющее irritant action
~, расслабля́ющее relaxing action
~, расширя́ющее dilator action
~, рво́тное emetic action
~, релакси́рующее relaxing action
~, рефлекто́рное reflex action
~, салурети́ческое saluretic action
~ све́та action of light
~, седати́вное sedative [anxiolytic, calming] action
~, сенсибилизи́рующее sensibilizing action
~, симпатикотро́пное sympathicotropic action
~, симпатолити́ческое sympatholytic action
~, симпатомимети́ческое sympathomimetic action
~, симптомати́ческое symptomatic action
~, синерги́дное [синергисти́ческое, синерги́ческое] synergistic [combined] action
~, систе́мное systemic action
~, слаби́тельное laxative [cathartic] action
~, снотво́рное hypnotic action
~, совме́стное synergistic [combined] action
~, сосудорасширя́ющее vasorelaxant [vasodilatory] action
~, сосудосу́живающее vasoconstrictive [vasoconstrictor] action
~, специфи́ческое specific action
~, спосо́бствующее promoting action
~, стереоселекти́вное stereoselective action
~, стимули́рующее stimulatory action
~, теплово́е thermal action
~, терапевти́ческое therapeutic [curative] action
~, тератоге́нное teratogenic action
~, токси́ческое toxic [poisonous] action
~, тормозя́щее inhibitory [suppressive, depressant] action
~, транзито́рное transient action
~, трофи́ческое trophic action
~, угнета́ющее inhibitory [suppressive, depressant] action
~, ульцероге́нное ulcerogenic action
~, урикозури́ческое uricosuric action
~, уси́ливающее strengthening [enhancing, reinforcing] action

~ усло́вного раздражи́теля conditioned stimulus action
~, успока́ивающее sedative [anxiolytic, calming] action
~, утеротро́пное uterotropic action
~, фармакодинами́ческое pharmacodynamic action
~, фармакологи́ческое pharmacological action
~, фетотокси́ческое (токси́ческое по отноше́нию к пло́ду) fetotoxic action
~, физиологи́ческое physiological action
~, фотосенсибилизи́рующее photosensitizing [photosensibilizing] action
~, фототокси́ческое phototoxic action
~, фотоэлектри́ческое photoelectrical action
~, химиотерапевти́ческое chemotherapeutic action
~, холиномимети́ческое cholinomimetic action
~, хрони́ческое chronic action
~, хронотро́пное (влия́ющее на частоту́ серде́чных сокраще́ний) chronotropic action
~, центра́льное central action
~, цитогенети́ческое cytogenetic action
~, цитопроте́кторное cytoprotective action
~, цитостати́ческое cytostatic action
~, цитотокси́ческое cytotoxic action
~, экрани́рующее shielding action
~, эмбриотокси́ческое (токси́ческое по отноше́нию к эмбрио́ну) embryotoxic action
~, этиотро́пное etiotropic action
~ я́да effect of poison; effect of venom

де́йствия с. мн. actions, effects (см. тж де́йствие)
~, развра́тные суд. мед. lecherous [debauched, depraved, profligate] actions

дейтерано́мал м. (страда́ющий дейтераномали́ей) deuteranomalous person, person suffering of deuteranomaly
дейтераномали́я ж. (сла́бость восприя́тия зелёного цве́та) deuteranomaly, green weakness
дейтерано́п м. (страда́ющий дейтерано́пией) deuteranope, deuteranopic person
дейтеранопи́ческий deuteranopic
дейтеранопи́я ж. (отсу́тствие восприя́тия зелёного цве́та) deuteranop(s)ia, green blindness
дейте́рий м. хим. deuterium, D
дейтеропати́ческий deuteropathic
дейтеропати́я ж. (втори́чное заболева́ние) deuteropathy
дейтеропла́зма ж. deut(er)oplasm, *deuteroplasma* [NE]
дейтеропорфири́н м. deuteroporphyrin
дейтеросо́ма ж. (1. грану́лы ядры́шка, выбра́сываемые в цитопла́зму, из кото́рых образу́ется желто́к 2. предше́ственник процентрио́ли в ресни́тчатой эпителиа́льной кле́тке 3. непостоя́нная кле́точная структу́ра, напр. ка́пля, грану́ла) deut(er)osome
дейтеротоки́я ж., дейтерото́ция ж. (беспо́лое размноже́ние, при кото́ром воспроизво́дятся о́соби обо́их поло́в) deuterotocia, deuterotoky
дейтероце́ль ж. эмбр. c(o)elom
дейтони́мфа ж. паразитол. deutonymph

дейтоплáзма ж. deut(er)oplasm, *deuteroplasma* [NE]
дейтосóма ж. deut(er)osome
декаборáн м. decaborane
декальцинáция ж. decalcification
декальцинировать to decalcify
декальцификáция ж. decalcification
~ кóсти bone decalcification
декальцифицировать to decalcify
декаметóний м. *фарм.* decamethonium
декантáция ж. (*освобождение центрифугированной суспензии от осадка*) decantation
декантировать to decant
деканцерогенизáция ж. decarcinogenization
деканюляция ж. (*удаление трахеотомической трубы*) decannul(iz)ation
декапитáтор м. *мед. тех.* decapitator, decollator
декапитáция ж. *акуш., суд. мед.* decapitation, decollation, detruncation
декапитировать *акуш., суд. мед.* to decapitate
декапсулировать *хир.* to decapsulate
декапсуляция ж. *хир.* decapsulation
~ пóчки renal decortication, renal decapsulation, decapsulation of kidney
декарбазин м. *фарм.* decarbazine
декарбоксилáза ж. decarboxylase
декарбоксилирование с. decarboxylation
~, окислительное oxidative decarboxylation
декарбоксилировать to decarboxylate
декарбонизáция ж. (*замещение углекислого газа кислородом в крови сосудов лёгкого*) decarbonization
декарнификáция ж. (*обратное развитие карнификации ткани, обычно лёгкого*) decarnification
декартилагинизáция ж. (*удаление хряща с поверхности кости*) decartilagination, surgical removal of cartilage
декóкт м. *фарм.* decoction, apozem(a)
деколлагенизáция ж. (*растворение коллагеновых волокон в очаге воспаления*) decollagenization
декомпенсáция ж. decompensation
~ сердéчной деятельности cardiac decompensation
декомпенсированный *патол.* decompensated
декомпозиция ж. (*распад вещества на составные части*) decomposition
~, жировáя fatty [adipose] degeneration
декомпрéссия ж. (*1. резкое уменьшение барометрического давления в окружающем человека пространстве, напр. при выходе из кессона 2. лечебное мероприятие, уменьшающее избыточное давление в тканях, органах или жидких средах организма*) decompression
~, абдоминáльная *акуш.* abdominal decompression
~, взрывнáя (*превышающая допустимую скорость*) explosive decompression
~ головнóго мóзга cerebral decompression
~ жёлчных путéй biliary decompression
~ кишéчника intestinal [bowel] decompression
~ перикáрда cardiac [pericardial] decompression, decompression of heart, decompression of pericardium
~ прямóй кишки decompression of rectum
~ сéрдца cardiac [pericardial] decompression, decompression of heart, decompression of pericardium
~ спиннóго мóзга spinal cord decompression, decompression of spinal cord
~, транскорпорáльная transcorporal decompression
~, хирургическая surgical decompression
деконденсáция ж. (*разрыхление, напр. хроматина*) decondensation
~ хромосóм decondensation of chromosomes
деконтаминáция ж. (*очистка, обеззараживание, напр. от радиоактивного загрязнения*) decontamination
деконъюгáция ж. (*разделение, напр. хромосом*) deconjugation
декортикáция ж. (*1. функциональное выключение или удаление коры больших полушарий 2. удаление коркового слоя органа*) decortication
~ артéрии periarterial sympathectomy, arterial decortication
~ лёгкого decortication of lung
~ полушáрий головнóго мóзга decortication of cerebral hemispheres
~ полушáрий головнóго мóзга, обратимая reversible decortication of cerebral hemispheres
~ пóчки renal decortication
~ чéлюсти decortication of jaw
дексаметазóн м. *фарм.* dexamethasone
декстрáн м. *биохим.* dextran
декстранáза ж. dextranase
декстрин м. *биохим.* dextrin
декстринáза ж. dextrinase
декстринóза ж. isomaltose, dextrinose
декстринурия ж. dextrinuria
декстровéрсия ж. *анат.* dextroversion
~ мáтки dextroversion of uterus
~ сéрдца dextroversion of heart
декстрогастрия ж. dextrogastria
декстрогрáмма ж. dextrogram
декстрóза ж. *биохим.* dextrose, dextroglucose
декстрокардиогрáмма ж. (*электрокардиограмма, характеризующаяся отклонением электрической оси сердца вправо*) dextrocardiogram
декстрокардия ж. dextrocardia
~, вторичная secondary dextrocardia
~, зеркáльная mirror-image dextrocardia
~, изолированная isolated dextrocardia
~, истинная true dextrocardia
~, неизолированая nonisolated dextrocardia
декстрометорфáн *фарм.* dextromethorphan
декстропозиция ж. *анат.* dextroposition
~ мáтки dextroposition of uterus
~ сéрдца dextroposition of heart
декстроротáция ж. dextrorotation
~ сéрдца dextrorotation of heart
декстросоединéние с. *биохим.* dextrocompound

декстроторсия

декстроторсия *ж.* dextroclination, dextrotorsion
~ сердца dextroclination of heart
декстрофория *ж. офт.* dextrocularity
декстроциклофория *ж. офт.* dextrocycloocularity
декураризация *ж. (лечебное мероприятие по прекращению действия миорелаксантов с помощью лекарственных средств)* decurarization
делагил *м. фарм.* chloroquine
деламинация *ж. цитол., эмбр.* delamination
деление *с.* division, *divisio* [NE]
  ~ клетки cell division
  ~ клетки, амитотическое amitosis, amitotic [direct] cell division, holoschisis, Remak's nuclear division, *amitosis* [NH]
  ~ клетки, митотическое mitosis, mitotic [indirect] cell division, *mitosis cellularis* [NH]
  ~ клетки, множественное *(у простейших класса споровиков)* schizogony
  ~ клетки, неконтролируемое uncontrolled cell division
  ~ клетки, непрямое 1. *(митоз)* mitosis, mitotic [indirect] cell division, *mitosis cellularis* [NH] 2. *(мейоз)* meiosis, *meiosis* [NH]
  ~ клетки, прямое amitosis, amitotic [direct] cell division, holoschisis, Remak's nuclear division, *amitosis* [NH]
  ~ мейоза meiotic division
  ~ мейоза, второе equational [second meiotic, homotypic] division, *divisio equalis* [NE]
  ~ мейоза, первое reduction [first meiotic, heterotypic] division, *divisio reductans* [NE]
  ~, постредукционное *(в мейозе)* postreduction division, *divisio postreductans* [NE]
  ~, перередукционное *(в мейозе)* prereduction division, *divisio prereductans* [NE]
  ~, редукционное reduction [first meiotic, heterotypic] division, *divisio reductans* [NE] 2. *уст.* meiosis, *meiosis* [NE]
  ~ созревания *(в мейозе)* maturation division, *divisio maturatans* [NE]
  ~, эквационное equational [second meiotic, homotypic] division, *divisio equalis* [NE]
  ~ ядра division of nucleus, nuclear division, *divisio nuclearis* [NH]
  ~ ядра, неконтролируемое uncontrolled nuclear division
делеционный *ген., мол. биол.* deletion
делеция *ж. ген., мол. биол.* deletion
  ~ гена gene deletion
  ~ клона clonal deletion, deletion of clone
  ~, хромосомная chromosome [chromosomal] deletion
  ~, хромосомная интерстициальная interstitial deletion
делирий *м. (безумие, помешательство, бред)* delirium, deliration
  ~, абортивный abortive delirium
  ~ абстиненции withdrawal delirium, delirium during the withdrawal symptoms
  ~, активный *(с острым возбуждением)* active delirium

  ~, алкогольный delirium tremens, delirium alcoholicum
  ~, атропиновый atropine delirium
  ~ без делирия delirium without delirium, delirium sine delirio
  ~, бормочущий *(с преобладанием двигательного возбуждения в сочетании с тихим невнятным повторением отдельных звуков, слов, междометий)* muttering delirium, delirium mussitans
  ~, гипнагогический hypnagogic delirium
  ~, инициальный *(при инфекционных заболеваниях перед подъёмом температуры)* initial delirium
  ~, инфекционный infectious delirium
  ~, истерический hysteric delirium, hysteric exhaustion psychosis
  ~ истощения exhaustion delirium
  ~, кокаиновый cocaine delirium
  ~ коллапса collapse delirium
  ~, лихорадочный (specific) febrile delirium
  ~, люцидный *(без галлюцинаций, бреда, дезориентировки в окружающем)* delirium without delirium, delirium sine delirio
  ~, мусситирующий *(с преобладанием двигательного возбуждения в сочетании с тихим невнятным повторением отдельных звуков, слов, междометий)* muttering delirium, delirium mussitans
  ~, онейроидный *(со сценическими галлюцинациями фантастического содержания)* oneirism, oneiric delirium
  ~, острый acute [grave, Bell's] delirium
  ~, подострый subacute delirium
  ~, посттравматический posttraumatic delirium
  ~, профессиональный occupational delirium
  ~ с бормотанием *(с преобладанием двигательного возбуждения в сочетании с тихим невнятным повторением отдельных звуков, слов, междометий)* muttering delirium, delirium mussitans
  ~, старческий senile delirium
  ~, сыпнотифозный typhous delirium
  ~, токсический toxic delirium
  ~, травматический traumatic delirium
  ~, эпилептический epileptic delirium
делириозный delirious
дело *с.* business
  ~, военно-санитарное military medical business
  ~, курортное health resort business
  ~, лечебное medical business
  ~, сестринское nurse business
дельта-антиген *м. (маркёр вирусного гепатита)* delta-antigen
дельта-базофил *м. (гипофиза)* gonadotrope, *adenocytus D-basophilicus* [NH]
дельта-волна *ж. (головного мозга)* delta wave
дельта-клетка *ж.* 1. *(дефинитивный инсулоцит панкреатических островков)* delta-cell, D-cell 2. *(D-базофильный аденоцит гипофиза)* gonadotrope, *adenocytus D-basophilicus* [NH]
дельфиноидин *м.* delphinoidin

демаркация ж. (отграничение живой ткани от некротизированных участков) demarcation
демекарийбромид м. фарм. demecarium bromide
демеколцин м. фарм. demecolcine, colhamine
дементный dement(ed), feeble-minded
деменция ж. dementia (см. тж слабоумие)
~, амнестическая amnes(t)ic dementia
~, вторичная secondary dementia
~, гебефреническая hebephrenic dementia
~, кататоническая catatonic dementia
~, лакунарная lacunar(y) dementia
~, мультиинфарктная vascular [multi-infarct] dementia
~, острая acute dementia
~, паралитическая paralytic dementia, dementia paralitica, general paresis, Boyle's disease, cerebral tabes, syphilitic meningoencephalitis
~, параноидная dementia paranoides
~, первичная primary dementia
~, постинсультная postinsult dementia
~, посттравматическая (post)traumatic dementia
~, пресенильная presenile [primary senile, Alzheimer's] dementia, primary neuronal degeneration, Alzheimer's disease, Alzheimer's sclerosis
~, псевдопаралитическая pseudoparalytic dementia
~, псевдостарческая pseudosenile dementia
~, сенильная senile psychosis, senile dementia
~, сифилитическая paralytic dementia, dementia paralitica, general paresis, Boyle's disease, cerebral tabes, syphilitic meningoencephalitis
~, склеротическая sclerotic dementia
~, терминальная terminal dementia
~, токсическая toxic dementia
демиелинизация ж. невр. demyelination, demyelinization
деминерализация ж. demineralization
демография ж. demography
~, динамическая dynamic demography
~, статическая static demography
демодикоз м. (акариаз, вызываемый угревой железницей) demodicosis, demodicidosis
деморфан м. фарм. dextromethorphan hydrobromide
деморфинизация ж. demorphinization
демпинг-синдром м. jejunal [postgastrectomy] syndrome, (jejunal) dumping
демукозация ж. (удаление слизистой оболочки) demucosation
денатурация ж. биохим. denaturation
денге с. инф. бол. dengue, dengue [dandy, breakbone] fever
дендрит м. (cyto)dendrite, neurodendrite, (neuro)dendron, dendritis [NH]
~, апикальный [верхушечный] apical dendrite, dendritis apicales [NH]
дендритический dendritic
дендритоподобный dendroid
дендроплазма ж. dendroplasm, dendroplasma [NH]

денервация ж. denervation
денидация ж. (дегенерация и отторжение эндометрия во время менструации) denidation
денитрификация ж. (распад азотистых соединений с образованием свободного азота) denitrification
денитрифицировать to denitrify
денитрогенация ж. (удаление азота из организма, напр. для предупреждения аэроэмболии при кессонной болезни) denitrogenation
денсиметрия ж. лаб. диаг. (определение плотности вещества) densimetry
денситограмма ж. dens(it)ogram
денситография ж. dens(it)ography
денситометр м. мед. тех. densitometer
~, оптический optical densitometer, videodensitometer
~, рентгеновский roentgen videodensitometer
денситометрия ж. лаб. диаг. (измерение оптической плотности вещества) densitometry; densimetry
денсография ж. dens(it)ography
дентальный dental
дентатотомия ж. (стереотаксическая операция разрушения зубчатых ядер мозжечка) dentatotomy
дентикль м. стом. denticle
дентиметрия ж. (измерение окружности шейки зуба) dentimetry
дентин м. стом. dentin, dentinum [NH]
~, вокругканальцевый peritubular [pericanalicular] dentin, dentinum peritubulare [NH]
~, врождённый опалесцирующий hereditary opalescent dentin
~, вторичный secondary [irregular] dentin, dentinum secundarium [NH]
~, гиперчувствительный hypersensitive dentin
~, глобулярный globular dentin
~, естественный natural dentin
~, заместительный replacing dentin
~, интерглобулярный interglobular dentin
~, иррегулярный secondary [irregular] dentin, dentinum secundarium [NH]
~, искусственный artificial dentin
~, кариозный carious dentin
~, околоканальцевый peritubular [pericanalicular] dentin, dentinum peritubulare [NH]
~, околопульпарный circumpulpar [parapulpar] dentin
~, первичный primary dentin, dentinum primarium [NH]
~, перитубулярный peritubular [pericanalicular] dentin, dentinum peritubulare [NH]
~, плащевой mantle dentin
~, размягчённый softened dentin
~, чувствительный sensitive dentin
дентинный dentinal
дентинобласт м. odontoblast, odontoplast, odontoblastus [NH]
дентиногенез м. dentinogenesis
~, несовершенный dentinogenesis [odontogenesis] imperfecta
дентинома ж. dentinoma

дентиция

дентиция ж. *(1. прорезывание зубов 2. расположение зубов)* dentition
дентоальвеолярный dentoalveolar
денудация ж. *(удаление ткани, покрывающей орган)* denudation
денуклеация ж. *(удаление ядра из клетки)* denucleation
день м. day ◇ два раза в ~ *(напр. о приёме препарата)* twice a day; через ~ on alternate days
~ после операции, первый postsurgical day
деонтология ж. deontology
деоссификация ж. *(удаление минеральных солей из кости)* deossification
депарафинирование с. *гист.* de-embedding; removing of paraffin
деперсонализация ж. depersonalization
~, бредовая delusional depersonalization
депигментация ж. depigmentation
~, вторичная secondary depigmentation
депилировать *(осуществлять депиляцию)* to depilate, to epilate
депилятор м. *(агент, вызывающий депиляцию)* depilatory, dealvant; epilatory
депиляторный, депиляционный depilatory
депиляция ж. *(удаление волос, не затрагивающее волосяную луковицу)* depilation
деполимеризация ж. depolymerization
деполяризатор м. *фарм., физиол., физ. хим.* depolarizer
деполяризация ж. depolarization
~ дендрита dendritic depolarization
~ желудочков (сердца) ventricular depolarization
~ предсердий atrial depolarization
депонирование с. *(отложение, напр. каких-л. веществ в организме)* depositing, pooling, storage
депопуляция ж. *(уменьшение численности вида, населения)* depopulation
депрессант м. *фарм.* depressant
депрессивный depressive
депрессия ж. 1. *(состояние, характеризующееся угнетением или тоскливым настроением и сочетающееся иногда с соматическими нарушениями)* depression; melancholy 2. *(смещение вниз)* depression
~, адинамическая *(с ослаблением побуждений)* adynamic [apathic] depression
~, адинамическая нейролептическая *(возникающая при лечении нейротропными препаратами)* neuroleptic(al) depression
~, ажитированная agitated depression
~, алкогольная alcoholic depression
~ альфа-ритма *(головного мозга)* alpha rhythm depression
~, анаклитическая *(у детей, внезапно разлучённых с матерью на длительное время)* anaclitic depression; hospitalism
~, ананкастическая *(с навязчивыми состояниями)* anancastic depression

~, анестетическая *(с переживаниями отсутствия чувств, напр. радости, горя)* anesthetic depression
~, астеническая *(с повышенной утомляемостью, истощаемостью, гиперестезией, потоком образов)* asthenic depression
~ без депрессии latent [masked] depression
~, брюзжащая *(с недовольством окружающими людьми и обстановкой)* querulous depression
~, вегетативная *(с нарушениями вегетативной нервной системы)* vegetative depression
~, витальная *(с предсердечной тоской, чувством тяжести в различных частях тела, психической анестезией)* vital depression
~, ворчливая *(с недовольством окружающими людьми и обстановкой)* querulous depression
~, галлюцинаторная hallucinatory depression
~, галлюцинаторно-параноидная hallucinatory paranoid depression
~, дистимическая (Weitbrecht's) endoreactive dysthymia, endoreactive [dysthymic] depression
~, дисфорическая *(со злобностью, раздражительностью, неприязнью к окружающим)* dysphoric depression
~, заторможенная *(с замедлением психических процессов и двигательных реакций)* inhibited depression
~, инволюционная *(возникающая в пожилом и старческом возрасте)* involutional melancholia, involutional depression, involutional psychosis
~, инволюционная застывающая catatonic depression
~, ипохондрическая hypochondriac(al) depression
~, ироническая *(сочетающаяся с иронической или скорбной улыбкой)* ironic(al) [smiling] depression
~ истощения (, реактивная) *(вследствие эмоционального перенапряжения)* exhaustion depression
~, катадическая *(ткани)* catadic depression
~, климактерическая climacteric depression
~, конституциональная constitutive depression
~, ларвированная latent [masked] depression
~ «лишённых корней» *(возникающая, напр. у военнопленных, заключённых)* depression of "deprivation of the roots"
~, маскированная latent [masked] depression
~, матовая mild depression
~, монополярная *(периодически возникающая депрессия при маниакально-депрессивном психозе, не сменяющаяся маниакальной фазой)* monopolar depression
~, мягкая mild depression
~, наркоидная anesthetic depression
~, невротическая *(с грустным настроением, адинамией, нередко с явлениями навязчиво-*

сти, ипохондрии, сенестопатии) neurotic depression
~ отчуждéния (*с деперсонализацией и дереализацией*) depression of estrangement
~, панфоби́ческая panphobic depression
~, паралити́ческая (*при прогрессивном параличе*) paralytic depression
~, парано́идная paranoid depression
~ перенапряжéния exhaustion depression
~, периоди́ческая monopolar depression
~ по́чвы (Шнéйдера) (*со страхами, навязчивыми состояниями и деперсонализацией*) (Schneider's) soil depression
~, пресени́льная involutional melancholia, involutional depression, involutional psychosis
~, простáя simple depression
~, психи́ческая mental depression; dysthymia
~, психогéнная reactive [situational] depression
~, психоти́ческая psychotic depression
~, реакти́вная reactive [situational] depression
~, ремитти́рующая monopolar depression
~ сегмéнта электрокардиогрáммы electrocardiogram segment depression
~, сени́льная senile depression
~, симптомати́ческая (*при заболевании внутренних органов, травмах*) somatogenic [symptomatic] depression
~, скры́тая latent [masked] depression
~, слезли́вая tearful [lacrymose] depression
~, сло́жная complex depression
~, соматогéнная (*при заболевании внутренних органов, травмах*) somatogenic [symptomatic] depression
~, сосу́дистая (*при атеросклерозе сосудов головного мозга*) vascular depression
~, стáрческая senile depression
~ стрáха (*с чувством нависшей опасности*) depression of fear
~, ступоро́зная stuporous depression
~, тревóжная worried [anxious, uneasy, troubled] depression
~, улыбáющаяся ironic(al) [smiling] depression
~, циклотими́ческая cyclothymic depression
~, циркуля́рная (*при маниакально-депрессивном психозе*) retarded depression
~, экзистенциáльная reactive [situational] depression
~, эндогéнная endogenous depression
~, эндореакти́вная (*с угрюмо-раздражительным настроением, ипохондрическими и вегетативными симптомами*) (Weitbrecht's) endoreactive dysthymia, endoreactive [dysthymic] depression
депрéссор *м.* (*1. мышца или инструмент, осуществляющий опускание 2. нерв, раздражение которого снижает артериальное давление 3. препарат*) depressor
~ языкá *мед. тех.* tongue depressor
депрессо́рный depressor
депривáция *ж.* (*лишение, утрата*) deprivation

~, дви́гательная (*напр. при ограничении пространства, невесомости*) motor deprivation
~, матери́нская (*в общении ребёнка с матерью*) mother deprivation
~ мочи́ urine deprivation
~, половáя sexual deprivation
~, сенсо́рная (*напр. при расстройствах функций органов чувств*) sensorial deprivation
депротеинизáция *ж.* deproteinization
депси́д *м.* (*вещество, полученное конденсацией одной или двух молекул гидроксикислоты бензола, напр. танниновая кислота*) depside
депульпи́рование *с.* (*удаление пульпы зуба*) removal of tooth pulp
~ зу́ба removal of tooth pulp
дературáция *ж.* (*борьба с грызунами*) rodent control; deraturation
дереализáция *ж. псих.* derealization
дéрево *с.* tree, *arbor* [NH]
~, альвеоля́рное alveolar tree, *arbor alveolaris* [NH]
~, бронхиáльное bronhial tree, *arbor bronchialis* [NH]
~, хи́нное *фарм.* cinchona
дерепрéссия *ж. ген.* derepression
~ гéна gene derepression
держáние *с.* continence
~ кáла fecal continence
~ мочи́ urine continence
держáтель *м. мед. тех.* holder
~ вклáдки *стом.* inlay holder
~ катéтера catheter support, catheter retainer
~, коро́нковый *стом.* crown holder
~, подвесно́й (*для рентгеновских снимков*) processing hanger
~ хирурги́ческой иглы́ surgeon needle holder
~ шóвной ни́ти *хир.* suture organizer, suture carrier
деривáт *м. биол., хим.* derivative
деривáция *ж.* (*1. происхождение 2. создание условий для оттока биологической жидкости по новому руслу*) derivation
~ мочи́ (*хирургическим путём*) urine derivation
дéрма *ж.* (*соединительнотканная часть кожи*) derma, *dermis, corium* [NA]
~, ногтевáя nail derma, *corium inguis* [NA]
дермабрáзия *ж.* (*удаление эпидермиса и сосочкового слоя кожи с лечебной или косметической целью*) dermabrasion
~, лáзерная laser dermabrasion
дермáльный dermal, dermic
дермамиото́м *м. мед. тех.* dermamyotome
дермати́т *м.* dermatitis
~, актини́ческий (*в результате воздействия излучения*) actinic dermatitis
~, аллерги́ческий allergic dermatitis
~, атопи́ческий atopic dermatitis, atopic eczema disseminated, neurodermatitis, Besnier-Brocq syndrome

дерматит

~, атрофический пятнистый хронический erythematous [Jadassohn's] erythroderma

~, атрофический сетчатый poikiloderma atrophicans vasculare (Jacobi)

~, бородавчатый chromo(blasto)mycosis, dermatitis verrucosa

~, брелоковый *(после применения парфюмерных средств)* berlock [berloque, perfume] dermatitis

~ Брока, ихтиозиформный Brocq's congenital ichthyosiform erythroderma, Brocq's ichthyosiform dermatosis

~ Брока, полиморфный болезненный Brocq's polymorphous painful dermatitis

~, бруцеллёзный brucella dermatitis

~, буллёзный bullous dermatitis

~, буллёзный артифициальный artificial bullous dermatitis

~, буллёзный мукосинехиальный атрофический ocular pemphigus

~, веррукозный chromo(blasto)mycosis, dermatitis verrucosa

~, гангренозный gangrenous dermatitis

~, гемостатический *(дерматит ног, нижних частей туловища при застойной сердечной недостаточности)* stasis dermatitis, stasis dermatosis, dermatitis hemostatica

~, герпетиформный dermatitis herpetiformis, dermatitits multiformis, Duhring's disease

~ головы Капоши, сосочковый keloidal folliculitis, acne keloid

~, гусеничный *(обусловленный раздражением кожи волосками гусениц)* caterpillar dermatitis

~, дисменорейный симметричный Matzenauer-Polland syndrome, dermatitis dysmenorrheica, dermatosis dysmenorrheica symmetrica

~, золотой *(обусловленный применением препаратов золота)* chrysoderma

~, интертригинозный *(воспаление прилежащих областей кожи)* intertrigo

~, кокцидиоидозный secondary [progressive] coccidioidomycosis, coccidioidal granuloma, coccidioidal dermatitis

~, контактный *(при непосредственном воздействии раздражающих веществ на кожу)* **1.** *(с аллергическим компонентом)* contact dermatitis **2.** *(без аллергического компонента)* dermatitis venenata

~ Ламбергера, фрамбезиоформный benign [Hallopeau type of] pemphigus vegetans, dermatitis [pyoderma] vegetans

~ Ланга, перифолликулярный acne conglobata

~, лихеноидный зудящий circumscribed [localized] neurodermatitis, Vidal's disease, lichen simplex chronicus

~, лихеноидный пурпурозный пигментный pigmented purpuric lichenoid dermatitis, Gougerot-Blum syndrome

~, лихеноидный экзематозный пигментный prickly heat, heat rash, miliaria rubra, lichen tropicus, strophulus

~, лучевой radiation dermatitis

~, медикаментозный drug eruption, drug rash, dermatitis medicamentosa

~, механический mechanical [traumatic] dermatitis

~, микотический mycotic dermatitis, dermatophytosis, dermatomycosis

~, мокнущий weeping dermatitis, eczema

~, некротический necrotic dermatitis

~, никелевый nickel dermatitis

~, новорождённых, эксфолиативный Ritter's disease, dermatitis exfoliativa neonatorum, keratolysis [impetigo, pemphigus] neonatorum

~, ожоговый burn [thermal] dermatitis, dermatitis combustionis

~, околоротовой perioral dermatitis

~, онхоциркозный onchocerciasis dermatitis

~ Оппенгейма, липоидный атрофический necrobiosis lipoidica diabeticorum, dermatitis atrophicans lipoides diabetica

~, охряный (Favre-Chaix) ochre dermatitis, angiodermatitis pigmentosa purpurosa

~, пелёночный diaper [napkin-area, gluteal, Jacquet's] dermatitis, napkin-area [gluteal, Jacquet's] erythema

~, пеллагрозный pellagral dermatitis

~, перианальный perianal dermatitis

~, перианальный абсцедирующий фистулёзный "jeep's" disease, dermatitis abscedens et fistulosa perianalis

~, полиморфный dermatitis herpetiformis, dermatitis multiformis, Duhring's disease

~, простой blushing, dermatitis [erythema] simplex

~, профессиональный occupational [industrial] dermatitis

~, пурпурозный purpura senilis

~, пустулёзный контагиозный contagious acne, contagious pustular dermatitis

~, пустулёзный хронический benign [Hallopeau type of] pemphigus vegetans, dermatitis [pyoderma] vegetans

~, пустулёзный язвенный токсико-аллергический pyoderma gangrenosum

~, радиационный radiation dermatitis

~, рентгеновский X-ray [roentgen(-ray)] dermatitis

~, ртутный mercurial dermatitis

~, себорейный seborrheic dermatitis, seborrheic eczema, seborrhea

~, солнечный actinic dermatitis, dermatitis aestivalis

~, телеангиэктатический purpura senilis

~, термический burn [thermal] dermatitis, dermatitis combustionis

~, токсико-аллергический пустулёзный язвенный pyoderma gangrenosum

~, травматический mechanical [traumatic] dermatitis

~ у детей, гангренозный dermatitis gangrenosa infantum, rupia escharotica, pemphigus gangrenosum
~, фолликулярный acne conglobata
~, химический chemical dermatitis
~, церкариевый [шистосомный] schistosome [swimmer's] dermatitis, swimmer's [clay digger's] itch, cutaneous schistosomiasis
~, эксфолиативный exfoliative dermatitis
~, эксфолиативный генерализованный подострый Wilson-Brocq erythroderma, dermatitis exfoliativa generalisata subacuta
~, эритематозный erythema, dermatitis erythematosa

дерматоаутопластика ж. dermatoautoplasty

дерматобиаз м. (миаз, вызываемый личинкой овода Dermatobia hominis) dermatobiasis, South American myiasis

дерматовенеролог м. specialist in skin and venereal diseases

дерматогетеропластика ж. dermatoheteroplasty

дерматоглифика ж. (совокупность индивидуальных сосочковых линий кожного рельефа ладонных и подошвенных поверхностей) dermatoglyphics

дерматограмма ж. electrodermatogram

дерматодиния ж. dermatalgia, dermatodynia

дерматоз м. dermatosis, dermatopathy, dermopathy (см. тж дерматозы, дерматопатия, дермопатия)

~ Блоха — Сульцбергера, пигментный Bloch-Sulzberger syndrome

~ Боуэна (внутриэпидермический рак кожи) Bowen's precancerous dermatosis, Bowen's precancerous dermatitis, Bowen's disease

~ Брока, ихтиозиформный Brocq's congenital ichthyosiform erythroderma, Brocq's ichthyosiform dermatosis

~, буллёзный bullous dermatosis

~, геморрагический пигментный dermal [skin] hemosiderosis, hemosiderosis of skin

~, дисменорейный симметричный Matzenauer-Polland syndrome, dermatitis dysmenorrheica, dermatosis dysmenorrheica symmetrica

~, зудящий itching dermatosis

~, истерический hysterical dermatosis

~, линеарный [линейный] linear dermatosis

~, лихеноидный lichenoid dermatosis

~, медикаментозный dermatosis medicamentosa

~, менструальный menstrual dermatosis

~, нейтрофильный фебрильный острый acute febrile neutrophilic dermatosis, Sweet's disease

~, папулёзный lichenoid dermatosis

~ Педжета, экстрамаммиллярный (рак апокринных желёз и их протоков, локализующийся в перианальной области, подмышечных впадинах, на наружных половых органах) extramammary Paget's disease

~, пигментный прогрессирующий pigmentary progressive dermatosis, reticular progressive hemosiderosis of skin, Schamberg's disease

~, предраковый precancerous dermatosis

~, профессиональный industrial [occupational] dermatosis

~, пузырный [пузырчатый] bullous dermatosis

~, пурпурозно-пигментный dermal [skin] hemosiderosis, hemosiderosis of skin

~, световой photodermatosis, photodermatitis

~, сенильный [старческий] senile dermatosis

~, субкорнеальный пустулёзный subcorneal pustular dermatosis, Sneddon-Wilkinson disease

~, экземоподобный eczema-like dermatosis

~, язвенный ulcerative dermatosis

дерматозоон м. (кожный паразит) dermatozoon

дерматозооноз м. dermatozoonosis, dermatozoiasis

дерматозы м. мн. dermatoses (см. тж дерматоз, дерматопатия, дермопатия)

~, акариозные acarian dermatoses

~ беременных dermatoses of pregnancy

~, вирусные virus dermatoses

~, инфекционные infectious dermatoses

~, клещевые acarian dermatoses

~, паразитарные parasitic dermatoses

~, тропические tropical dermatoses

дерматокандидоз м. dermatocandidiasis

дерматококк м. (диплококк, обнаруживаемый в некоторых случаях слоновости) dermatococcus

дерматокониоз м. dermatoconiosis

дерматоконъюнктивит м. dermatoconjunctivitis

дерматолиз м. Алибера (вялая кожа) dermatolysis, chalazoderma, cutis laxa

дерматолог м. dermatologist, skin specialist

дерматологический dermatologic(al)

дерматология ж. dermatology, dermology

дерматом м. 1. dermatome, dermatomus [NE] 2. мед. тех. dermatome, skin-grafting apparatus, skin-grafting knife

~, пневматический air-powered [pneumatic] dermatome

дерматома ж. (круговидное уплотнение кожи) dermatoma

дерматомания ж. (навязчивое стремление самоповреждать кожу, ногти, губы) dermatomania

дерматомер м. (сегмент эмбрионального покрова) dermatomere

дерматомиаз м. (дерматозооноз, обусловленный проникновением в кожу мух или их личинок) dermatomyiasis

~, глубокий deep [profound] dermatomyiasis

~, поверхностный superficial dermatomyiasis

дерматомикоз м. dermatomycosis

дерматомикология ж. dermatomycology

дерматомиозит м. dermatomyositis

~, тропический tropical (pyo)myositis, myositis purulenta tropica, bungpagga, lambo lambo

дерматомиома ж. dermal leimyoma, dermatomyoma

дерматомицет м. (грибок, паразитирующий на коже) derm(at)ophyte, dermatomycetes

дерматоневроз м. dermatoneurosis

дерматопатия ж. dermatosis, derm(at)opathy, dermatopatia (см. тж дерматоз, дермопатия)

~ Оберста — Лёна — Хаусса, пигментная (дисхромия кожи у детей первого года жизни) reticular [Oberste-Lehn-Hauss] pigmented dermatopathy

~, пигментная ретикулярная (дисхромия кожи у детей первого года жизни) reticular [Oberste-Lehn-Hauss] pigmented dermatopathy

дерматопатофобия ж. (боязнь возникновения кожной болезни) dermato(patho)phobia

дерматопиомиозит м. dermatopyomyositis

дерматопластика ж. dermatoplasty

дерматосклероз м. dermatosclerosis

дерматоскопия ж. (визуальное исследование кожи и её придатков) dermatoscopy

дерматосома ж. (часть экваториальной пластинки митотической клетки) dermatosome

дерматостоматит м. dermatostomatitis

дерматотлазия ж. (навязчивое стремление вызывать у себя раздражение кожи путём разминания, пощипывания, растирания, расчёсывания) dermatothlasia

дерматотропный derm(at)otropic

дерматофиброз м. dermatofibrosis

~, лентикулярный диссеминированный Buschke-Ollendorff syndrome, dermatofibrosis lenticularis disseminata

дерматофиброма ж. dermatofibro(sarco)ma

~, прогрессирующая рецидивирующая protruding [Darier-Ferrand] dermatofibrosarcoma, dermatofibro(sarco)ma protuberans

дерматофибросаркома ж. dermatofibro(sarco)ma

~, выбухающая protruding [Darier-Ferrand] dermatofibrosarcoma, dermatofibro(sarco)ma protuberans

~ Дарье — Феррана protruding [Darier-Ferrand's] dermatofibrosarcoma, dermatofibro(sarco)ma protuberans

дерматофилиаз м. (зудящий дерматоз, вызываемый укусами блох) dermatophiliasis

дерматофилёз м. (дерматоз, вызываемый актиномицетами Dermatophilus congolensis) dermatophilosis

дерматофит м. (грибок, паразитирующий на коже) dermatophyte

дерматофитид м. (аллергическая сыпь при микозах) dermatophytid

дерматофития ж., **дерматофитоз** м. dermatophytosis

дерматофобия ж. (боязнь возникновения кожной болезни) dermato(patho)phobia

дерматохирургия ж. dermatosurgery

дерматоцеллюлит м. (воспаление кожи и подкожной клетчатки) dermatocellulitis

дермовакцина ж. dermovaccine

дермографизм м. (изменение окраски кожи при её механическом штриховом раздражении) derm(at)ographism, dermographia, dermography, factitious urticaria, skin writing

~, белый white dermographism

~, возвышенный elevated dermographism

~, красный red dermographism

~, местный local dermographism

~, разлитой diffuse dermographism

~, рефлекторный reflexed dermographism

~, уртикарный [эксфолиативный] urticarial [urticarious] dermographism

дермоид м. dermoid

дермоидный dermoid

дермопатия ж. dermatosis, derm(at)opathy, dermatopatia (см. тж дерматоз, дерматопатия)

дермоскопия ж. (визуальное исследование кожи и её придатков) dermatoscopy

десатурация ж. (1. введение двойной связи между атомами углерода молекулы жирной кислоты 2. выведение из организма азота, растворённого в его жидких средах, путём вдыхания кислорода) desaturation

десенсибилизация ж. desensitization

десенсибилизировать to desensitize

десиккант м. (высушивающее вещество) desiccant

десимпатизация ж. хир. sympathectomy

десквамативный (относящийся к десквамации) desquamative, desquamatory

десквамация ж. (слущивание эпителия) desquamation

~ новорождённых, ламеллёзная [новорождённых, эпидермальная] lamellar exfoliation [lamellar desquamation, lamellar ichthyosis] of the newborn, ichthyosis congenita, ichthyosis fetalis

десмалгия ж. (боль в связке) desmalgia, ligamentalgia

десмит м. (воспаление связок) desmitis, ligamentitis

десмоид м. desmoid (tumor), desmoma

десмолаза ж. desmolase

десмолиз м. (разрушение межклеточных мостиков у росткового слоя эпидермиса) desmolysis

десмология ж. анат. (наука о связках) desmology

десмома ж. desmoid (tumor)

десмон м. 1. (цитоплазматический фактор роста) desmon 2. (бивалентное, связывающее комплемент антитело) amboceptor, desmon

десмопатия ж. (болезнь связок) desmopathy

десмоплазия ж. (патологическое образование фиброзной соединительной ткани) desmoplasia

десмопластический (относящийся к десмоплазии) desmoplastic

десмосома ж. desmosome, bridge corpuscle, desmosota, macula adherens [NH]

десмостерол м. (непосредственный предшественник холестерина) desmosterol

десмотоми́я ж. *(рассечение или разделение связок)* desmotomy

десмурги́я ж. *(наука о применении и технике наложения повязок)* desmurgy

десна́ ж. gum, *gingiva* [NA]

~, краева́я [свобо́дная] gingival [gum] margin, *margo gingivalis* [NA]

десневой gingival

десо́рбция ж. *(удаление адсорбированного вещества с поверхности различных объектов)* desorption

деспирализа́ция ж. хромосо́м despiralization of chromosomes

деструкти́вный *(относящийся к деструкции)* destructive

деструктор м. *(мусоросжигатель)* incinerator

деструкция ж. *патол.* destruction

десцемети́т м. *(воспаление задней пограничной пластинки глаза)* descemetitis

десцеметоце́ле с. *(грыжа задней пограничной пластинки глаза)* descemetocele, keratocele

дете́ктор м. *мед. тех.* detector

~ излуче́ния [радиа́ции] radiation [ray] detector

детерге́нт м. *(моющее средство)* detergent

детермина́нта ж. determinant

~, антиге́нная antigen(ic) determinant, epitope

~, (антиге́нная) консервати́вная conserved antigenic determinant

~, (антиге́нная) конформацио́нная conformational [conformation-dependent] determinant

~, (антиге́нная) маскиро́ванная hidden [covert] determinant

~, (антиге́нная) непреры́вная continuous determinant

~, (антиге́нная) о́бщая common determinant

~, (антиге́нная) преры́вистая discontinuous determinant

~, (антиге́нная) скры́тая hidden [covert] determinant

~, (антиге́нная) эволюцио́нно стаби́льная conserved antigenic determinant

детермина́ция ж. *биол.* determination

де́ти *мн.* children

~, у́мственно отста́лые mental defectives, mental deficients

де́ти-инвали́ды *мн.* handicapped children

детоксика́нт м. *(вещество, обезвреживающее токсин)* detoxicant, detoxifier, detoxicator, disintoxicant

детоксика́ция ж. detoxi(fi)cation, disintoxication

детоксици́ровать to detoxify, to detoxicate

деторо́дный genital

деторожде́ние с. procreation, child-bearing

дето́рсия ж. *(устранение заворота органа путём раскручивания)* detorsion

детоуби́йство с. infanticide

~, акти́вное active infanticide

~, пасси́вное passive infanticide

детоуби́йца м., ж. infanticide

детрениро́ванность ж. detraining

детри́т м. *(продукт распада тканей)* detritus

детритофа́г м. detritophage, detritus consumer

де́тский children's, child's

де́тскость ж. *псих.* childishness

де́тство с. childhood

~, ра́ннее infancy, early childhood

детумесце́нция ж. *(1. уменьшение припухлости тканей 2. прекращение эрекции после эякуляции и оргазма)* detumescence

дефека́ци/я ж. defecation, bowel movement, stool, intestinal discharge, evacuation ◊ ту́житься при ~и to strain at stool

~, затруднённая dyschezia, outlet obstruction, obstructed defecation

дефекография ж. defecography

дефекометри́я ж. defecometry

дефе́кт м. 1. *(недостаток, недочёт, изъян)* defect, blemish, fault, imperfection 2. *(физический или умственный недостаток)* handicap

~ аортолёгочной перегоро́дки aortic [aorticopulmonary] septal defect, aorticopulmonary fenestration, aorticopulmonary window

~, врождённый birth [congenital] defect

~, космети́ческий cosmetic defect

~ косте́й че́репа skull defect

~ ко́сти bone [bony] defect

~ межжелу́дочковой перегоро́дки (се́рдца) ventricular septal defect

~ межпредсе́рдной перегоро́дки atrial septal [atrioseptal] defect

~ межпредсе́рдной перегоро́дки с шунто́м сле́ва напра́во atrial septal defect associated with left to right shunting

~ межпредсе́рдной перегоро́дки с шунто́м спра́ва нале́во atrial septal defect associated with right to left shunting

~ накопле́ния *(радиоакти́вного изото́па)* photon-deficient [cold, hypoactivity, hypofixing] area, photon-deficient [storage] defect, photopenic zone, cold lesion, cold abnormality

~ наполне́ния *рентг.* filling defect

~, насле́дственный hereditary defect

~ перено́са йо́да iodine transport defect

~ перфу́зии perfusion defect

~, психи́ческий mental defect

~ разви́тия development defect

~, физи́ческий (physical) handicap

~, функциона́льный functional defect

дефекта́р м. *уст.* *(аптечный работник, готовящий полуфабрикаты, учитывающий поступление медикаментов, других аптечных товаров и пополняющий их запасы)* supplier pharmacist

дефекти́вный defective; handicapped

~, у́мственно mentally defective

~, физи́чески physically handicapped

дефе́ктный imperfect, faulty

дефектоло́гия ж. *(наука об особенностях развития, обучения и воспитания детей с физическими и умственными недостатками)* defectology

дефеминиза́ция ж. defemin(iz)ation

деференти́т м. *(воспаление семявыводящего протока)* deferentitis

деферентогра́мма ж. deferentogram
дефере́нтэктоми́я ж. урол. deferentectomy
дефибрилли́ровать кард. to defibrillate
дефибрилля́тор м. кард. defibrillator
~, и́мпульсный impulse defibrillator
~, нару́жный external defibrillator
дефибрилля́ция ж. кард. defibrillation
~ (се́рдца), медикаменто́зная drug defibrillation
~ (се́рдца), спонта́нная spontaneous defibrillation
~ (се́рдца), электри́ческая electric(al) defibrillation
дефибрини́рование с. (крови) defibrination
дефибрини́ровать (кровь) to defibrinate, to defibrinize
дефигура́ция ж. суста́ва (изменение формы сустава вследствие отёка околосуставных тканей, увеличения количества синовиальной жидкости) joint defiguration
дефици́т м. deficit, deficiency
~ вла́жности humidity [dampness] deficit
~, имму́нный immunodeficiency, immune deficiency
~, имму́нный врождённый congenital [innate, inborn] immunodeficiency
~, имму́нный приобретённый acquired immunodeficiency
~, имму́нный приобретённый специфи́ческий specific acquired immunodeficiency
~ кислоро́да anoxia, hypoxia, oxygen deficiency, oxygen deficit
~ насыще́ния humidity [dampness] deficit
~ пу́льса Jackson's symptom
дефлора́нт м. (вещество, уничтожающее избыточные завязи и соцветия на растениях) deflorant
дефлора́ция ж. (нарушение целостности девственной плевы) defloration, deflowering, depriving of virginity
дефлоресце́нция ж. (исчезновение сыпи) deflorescence
дефлори́ровать to deflower
дефолиа́нт м. (вещество, уничтожающее листву) defoliant
дефолиа́ция ж. (удаление листвы) defoliation
деформа́ция ж. deformity, deformation, malformation
~ Вельпо́ silver fork [Velpeau's] deformity
~ голо́вки плода́ deformity of fetal head
~ грудно́й кле́тки, воронкообра́зная (аномалия развития) funnel [foveated] chest, funnel breast, pectus excavatum
~ грудно́й кле́тки, килеви́дная (аномалия развития) pigeon [chicken] breast, keeled chest, pectus carinatum
~ грудно́й кле́тки, кифоти́ческая kyphosis
~ грудно́й кле́тки, лордоти́ческая lordosis
~ грудно́й кле́тки, сколиоти́ческая scoliosis
~ зубно́го ря́да deformity of dentitions
~ коле́нных суста́вов, ва́льгусная knock knee, genu valgum
~ коле́нных суста́вов, ва́русная bow leg, genu varum
~ коле́нных суста́вов, гиперэкстензио́нная back knee, genu recurvatum
~ локтево́го суста́ва, ва́льгусная cubitus valgus
~ локтево́го суста́ва, ва́русная gun stock deformity, cubitus varus
~ пе́рвого па́льца стопы́, ва́льгусная hallux valgus
~ пе́рвого па́льца стопы́, ва́русная hallux varus
~ предпле́чья, вилкообра́зная (со смещением кисти в тыловую сторону при типичном переломе лучевой кости) silver fork [Velpeau's] deformity
~ предпле́чья, штыкови́дная (со смещением кисти в радиальном направлении при типичном переломе лучевой кости) bayonet deformity
~, рубцо́вая cicatricial deformity
~ стопы́ (tali)pes
~ стопы́, ва́льгусная (tali)pes valgus
~ стопы́, ва́русная (tali)pes varus
~ стопы́, эквинова́льгусная (выворот кнаружи и подошвенное сгибание стопы) (tali)pes equinovalgus
~ стопы́, эквинова́русная (выворот внутрь и подошвенное сгибание стопы, косолапая стопа) clubfoot, (tali)pes equinovarus
~ суста́ва, ва́льгусная (с образованием угла, открытого кнаружи) valgus (deformity), valgus alignment, valgus angulation
~ суста́ва, ва́русная (с образованием угла, открытого внутрь) varus (deformity), varus alignment, varus angulation
~ Шпре́нгеля (врождённое высокое расположение лопаток, придающее им крыловидную форму) Sprengel's deformity
дефосфорили́рование с. dephosphorylation
дефтори́рование с. defluorination
~ воды́ defluorination of water
дефунда́ция ж. (иссечение дна матки) defundation, defundectomy
дехлори́рование с. dechloridation, dechlorination
~ воды́ dechlorination [dechloridation] of water
децеребелля́ция ж. (удаление мозжечка) decerebellation
децеребра́ция ж. (удаление, отделение путём перерезки или функциональное отключение переднего отдела головного мозга) decerebration
децебри́ровать to decerebrate
децибе́л м. физ. decibel
децигра́мм м. decigram
децидуа́льный decidual
децидуи́т м. deciduitis
децидуо́ма ж. deciduoma
децимоля́рный (о растворе) decimolar
децинорма́льный (о растворе) decinormal, tenthnormal
деэпикардиализа́ция ж. хир. de-epicardialization

де́ятельность *ж.* activity; function ◇ **вызыва́ть родову́ю ~** to induce labor; **стимули́ровать родову́ю ~** to stimulate labor
~, **вы́сшая не́рвная** higher nervous activity
~, **повы́шенная** *(больно́го)* hyperactivity, overactivity, superactivity
~, **пони́женная** *(больно́го)* hypoactivity
~, **психи́ческая** psychic(al) activity
~, **родова́я** birth activity, labor (activity), uterine contractions
~ **се́рдца** operation of heart, cardiac performance
~, **созна́тельная** conscious activity
~, **у́мственная** mental work, mental performance
дёготь *м. фарм.* (coal) tar
дёгтеобра́зный tar-like
дёсенно-ко́стный gingivo-osseous
дёсенно-язы́чно-осево́й gingivolinguoaxial
дёсенный gingival
диабе́т *м.* *(болезнь, характеризующаяся избыточным выделением мочи)* diabetes
~ **борода́тых же́нщин, са́харный** diabetes of bearded women, Achard-Thiers syndrome
~, **бро́нзовый** hemochromatosis, iron storage disease, Troisier-Hanot-Chauffard syndrome, bronze(d) diabetes
~ **взро́слых, са́харный** insulin-independent [maturity-onset, adult-onset, grown-ups, ketosis-resistant, lipoplethoric, type II] diabetes
~ **второ́го [II] ти́па, са́харный** insulin-independent [maturity-onset, adult-onset, grown-ups, ketosis-resistant, lipoplethoric, type II] diabetes
~, **галакто́зный** galactosuria, galactosemia, galactose diabetes
~, **гликофосфами́нный** cystinosis, cystine storage disease, Lignac-Fanconi syndrome
~, **инози́товый** inosituria, diabetes inositus
~, **кальциури́ческий** hypercalcuria, calciuric diabetes
~ **молоды́х, са́харный** insulin-dependent [insulin-deficient, juvenile(-onset), growth-onset, achrestic, ketosis-prone, type I] diabetes
~, **неса́харный** diabetes insipidus
~, **неса́харный нейрогипофиза́рный** neurohypophyseal diabetes insipidus
~, **неса́харный нефроге́нный вазопрессинрезисте́нтный** renal diabetes, renal glycosuria, diabetes innocens
~, **неса́харный по́чечный** nephrogenic [renal] diabetes insipidus
~, **неса́харный физиологи́ческий** *(у детей первого года жизни из-за морфологического несовершенства канальцевой системы)* physiological diabetes insipidus
~ **новорождённых, са́харный транзито́рный** transient diabetes of the newborn, transient diabetes of the infants, physiological diabetes, glycosuria of the newborn
~ **пе́рвого [I] ти́па, са́харный** insulin-dependent [insulin-deficient, juvenile(-onset), growth-onset, achrestic, ketosis-prone, type I] diabetes
~, **по́чечный** renal diabetes, renal glycosuria, diabetes innocens
~, **са́харный** pancreatic [insular] diabetes; diabetes mellitus
~, **са́харный адренали́новый** adrenal diabetes
~, **са́харный алимента́рный** alimentary glycosuria, alimentary diabetes
~, **са́харный альбуминури́ческий** albuminuric diabetes
~, **са́харный артериосклероти́ческий** arteriosclerotic diabetes
~, **са́харный внепанкреати́ческий** extrapancreatic diabetes
~, **са́харный гипофиза́рный** pituitary [hypophyseal] diabetes
~, **са́харный «голо́дный»** *(возникший после длительного голодания)* starvation diabetes
~, **са́харный декомпенси́рованный** decompensated diabetes
~, **са́харный идиопати́ческий** pancreatic [insular] diabetes; diabetes mellitus
~, **са́харный инсулин(о)зави́симый** insulin-dependent [insulin-deficient, juvenile(-onset), growth-onset, achrestic, ketosis-prone, type I] diabetes
~, **са́харный инсулин(о)незави́симый [са́харный инсулинорезисте́нтный]** insulin-independent [maturity-onset, adult-onset, grown-ups, ketosis-resistant, lipoplethoric, type II] diabetes
~, **са́харный клини́ческий** overt [clinical] diabetes
~, **са́харный компенси́рованный** compensated diabetes
~, **са́харный лаби́льный** *(характеризующийся быстрой сменой гипо- и гипергликемии)* brittle diabetes
~, **са́харный лате́нтный** chemical [border, latent, occult, subclinical] diabetes
~, **са́харный липоатрофи́ческий** lipoatrophic ["lean"] diabetes
~, **са́харный липоге́нный** lipogenous ["obese"] diabetes
~, **са́харный малосимпто́мный** *(без жажды и полиурии)* masked diabetes, diabetes decipiens
~, **са́харный манифе́стный** overt [clinical] diabetes
~, **са́харный нейроге́нный** neurogenic diabetes
~, **са́харный остри́вшийся** aggravated diabetes
~, **са́харный островко́вый** pancreatic [insular] diabetes; diabetes mellitus
~, **са́харный о́стрый** acute diabetes
~, **са́харный панкреати́ческий** pancreatic [insular] diabetes; diabetes mellitus
~, **са́харный перемежа́ющийся** brittle diabetes
~, **са́харный пограни́чный** chemical [border, latent, occult, subclinical] diabetes
~, **са́харный послеоперацио́нный** postoperative diabetes
~, **са́харный потенциа́льный** potential diabetes, prediabetes

диабет

~, са́харный преходя́щий transient diabetes
~, са́харный скры́тый chemical [border, latent, occult, subclinical] diabetes
~, са́харный стаби́льный insulin-independent [maturity-onset, adult-onset, grown-ups, ketosis-resistant, lipoplethoric, type II] diabetes
~, са́харный ста́рческий senile diabetes
~, са́харный стеро́идный steroid(ogenic) diabetes
~, са́харный супру́жеский (*возникающий одновременно у мужа и жены*) conjugal diabetes
~, са́харный тиази́дный (*в результате приёма тиазидовых диуретиков*) thiazide diabetes
~, са́харный тиреоге́нный thyrogenous diabetes
~, са́харный токси́ческий toxic diabetes
~, са́харный транзито́рный transient diabetes
~, са́харный физиологи́ческий transient diabetes of the newborn, transient diabetes of the infants, physiological diabetes, glycosuria of the newborn
~, са́харный хими́ческий chemical diabetes
~, са́харный хрони́ческий chronic diabetes
~, са́харный эксперимента́льный experimental [artificial] diabetes
~, са́харный эксперимента́льный алокса́новый alloxan diabetes
~, са́харный эксперимента́льный дитизо́новый dithizonic diabetes
~, са́харный эксперимента́льный пункцио́нный (*гипергликемия в результате укола дна IV желудочка головного мозга*) puncture diabetes
~, са́харный эксперимента́льный флоридзи́новый phlori(d)zin diabetes
~, са́харный эссенциа́льный pancreatic [insular] diabetes; diabetes mellitus
~, са́харный ювени́льный [са́харный ю́ношеский] insulin-dependent [insulin-deficient, juvenile(-onset), growth-onset, achrestic, ketosis-prone, type I] diabetes
~, са́харный я́вный overt [clinical] diabetes
~, солево́й по́чечный pseudohypoaldosteronism
~ «то́щих», са́харный lipoatrophic ["lean"] diabetes
~, фосфа́тный phosphaturia, phosphate diabetes

диабети́д *м.* (*поражение кожи или слизистых оболочек при сахарном диабете*) diabetid
~, интертригино́зный diabetic intertrigo

диабе́тик *м. разг.* (*мужчина, страдающий сахарным диабетом*) diabetic

диабети́ческий diabetic

диабети́чка *ж. разг.* (*женщина, страдающая сахарным диабетом*) diabetic

диабетоге́нный diabetogenic

диабето́метр *м.* (*поляриметр для определения содержания глюкозы*) diabetometer

диагини́ческий (*сцепленный с полом и передающийся через хромосому X от самца к самцу через самку*) diaginic

диа́гноз *м.* diagnosis (*см. тж* диагностика) ◇ допусти́ть оши́бку в ~е to misdiagnose, to overlook a diagnose; обоснова́ние ~a substantiation of a diagnosis; подтверди́ть ~ to confirm a diagnosis; поста́вить ~ to make (out) [to form] a diagnosis; расхожде́ние ~ов devergence [difference] in diagnoses; совпаде́ние ~ов coincidence of diagnoses; (с)формули́ровать ~ to formulate a diagnosis
~, амбулато́рный diagnosis of polyclinic, diagnosis of health center, diagnosis of outpatients' department
~, анатоми́ческий pathologic [postmortem] diagnosis
~, биологи́ческий (*поставленный с помощью опытов на животных*) biological diagnosis
~, вероя́тный provisional [hypothetic(al), likely, presumptive, probable, tentative, suggested, working] diagnosis
~, входно́й directional [entrance] diagnosis
~, гипотети́ческий provisional [hypothetic(al), likely, presumptive, probable, tentative, suggested, working] diagnosis
~, гистологи́ческий histologic diagnosis
~, дифференциа́льный differential diagnosis, differentiation
~, догоспита́льный pre-admission diagnosis
~, заключи́тельный final [concluding] diagnosis
~, запозда́лый late [delayed] diagnosis
~, клини́ческий clinical [bedside] diagnosis
~, компьютернотомографи́ческий computed tomography diagnosis
~ Кре́чмера, многоме́рный *псих.* Kretschmer's polydimensional diagnosis
~, лаборато́рный laboratory diagnosis
~ лече́бного отделе́ния (стациона́ра) hospital diagnosis
~ ме́тодом исключе́ния diagnosis by exclusion
~, морфологи́ческий morphological diagnosis
~ на догоспита́льном эта́пе pre-admission diagnosis
~ напра́вившего учрежде́ния directional [entrance] diagnosis
~, направи́тельный directional [entrance] diagnosis
~, непра́вильный incorrect diagnosis
~, нея́сный indeterminate [obscure, vague] diagnosis
~, нозологи́ческий (*содержащий название болезни в терминах, предусмотренных принятыми классификациями и номенклатурой болезней*) nosological diagnosis
~, оконча́тельный final [concluding] diagnosis
~, операцио́нный surgical [operating] diagnosis
~ основно́го заболева́ния basic diagnosis, diagnosis of basic disease
~, основно́й basic diagnosis, diagnosis of basic disease

диагностика

~, ошибочный wrong [erroneous] diagnosis, misdiagnosis
~, патогенетический pathogenetic diagnosis
~, патологоанатомический pathologic [postmortem] diagnosis
~, первичный [первоначальный] initial diagnosis
~, подтверждённый confirmed diagnosis
~, поздний late [delayed] diagnosis
~, полидименсиональный Kretschmer's polydimensional diagnosis
~ поликлиники diagnosis of polyclinic, diagnosis of health center, diagnosis of outpatients' department
~, поликлинический diagnosis of polyclinic, diagnosis of health center, diagnosis of outpatients' department
~, послеоперационный postoperative diagnosis
~, посмертный pathologic [postmortem] diagnosis
~, правильный right [correct] diagnosis
~, предварительный provisional [hypothetic(al), likely, presumptive, probable, tentative, suggested, working] diagnosis
~, предоперационный preoperative diagnosis
~, предположительный provisional [hypothetic(al), likely, presumptive, probable, tentative, suggested, working] diagnosis
~, прежний former diagnosis
~, пренатальный prenatal diagnosis
~ при выписке *(больного из стационара)* diagnosis on discharge
~ приёмного отделения *(стационара)* admission diagnosis
~, прижизненный life-time [antemortem] diagnosis
~ при поступлении *(больного в стационар)* admission diagnosis
~, причинный etiological diagnosis
~, рабочий provisional [hypothetic(al), likely, presumptive, probable, tentative, suggested, working] diagnosis
~, различительный differential diagnosis, differentiation
~, ранний early diagnosis
~, рентгеновский [рентгенологический] roentgen(-ray) [X-ray, radiologic] diagnosis, radiodiagnosis
~, ретроспективный retrospective diagnosis
~, симптоматический *(констатирующий лишь отдельные проявления болезни)* symptomatic diagnosis
~, синдромный *(по синдрому, характеризующему основной патологический процесс)* syndromic diagnosis
~, скоропомощной urgent diagnosis
~ службы «Скорой помощи» urgent diagnosis
~, сомнительный doubtful diagnosis
~ сопутствующего заболевания diagnosis of concomitant disease
~, спорный disputable diagnosis
~ стационара hospital diagnosis
~, судебно-медицинский legal [medicine] diagnosis
~, топический niveau [topical] diagnosis
~, точный precise [accurate, exact] diagnosis
~, трудный difficult [arduous, elusive, hard] diagnosis
~, ультразвуковой [ультрасонографический] ultrasonic [echographic, supersonic, ultrasound] diagnosis
~, уточнённый exacted [clarified] diagnosis
~, «фельдшерский» *разг.* "medical attendant's" diagnosis
~ фонового заболевания diagnosis of background disease
~, функциональный functional diagnosis
~, цитологический cyto(hysto)logic diagnosis
~, электрокардиографический electrocardiographic diagnosis
~, эпидемиологический epidemiologic(al) diagnosis
~, этиологический etiological diagnosis
~, эхолокационный ultrasonic [echographic, supersonic, ultrasound] diagnosis
~, ядерно-магнитно-резонансный nuclear magnetic resonance diagnosis
~, ясный obvious diagnosis

диагност *м.* diagnostician
диагностик/а *ж.* diagnostics; diagnosis *(см. тж* диагноз*)* ◇ искусство ~и diagnostic skill, skill in diagnostics
~ беременности на ранних сроках early pregnancy detection
~, биохимическая biochemical diagnostics
~, дифференциальная differential diagnostics
~, донозологическая *(диагностика состояний, пограничных между здоровьем и болезнью)* prenosological diagnostics
~, инструментальная instrumental diagnostics
~, компьютерная computerized [computer(-assisted)] diagnostics
~, компьютернотомографическая computer tomography diagnostics
~, лабораторная laboratory diagnostics
~, лучевая roentgen(-ray) [X-ray, radiologic] diagnostics, radiodiagnostics
~, машинная computerized [computer(-assisted)] diagnostics
~, микробиологическая microbiological diagnostics
~, предродовая [пренатальная] prenatal diagnostics
~, прижизненная life-time [antemortem] diagnostics
~, радиоизотопная [радионуклидная] radionuclide [scintigraphic] diagnostics
~ ранних сроков беременности early pregnancy detection
~, ранняя early detection, early recognition
~, рентгеновская [рентгенологическая] roentgen(-ray) [X-ray, radiologic] diagnostics, radiodiagnostics
~, серологическая serum diagnostics

диагно́стика

~, сцинтиграфи́ческая radionuclide [scintigraphic] diagnostics

~, топи́ческая niveau [topical] diagnostics

~, ультразвукова́я ultrasonic [echographic, supersonic, ultrasound] diagnostics, ultrasonographic detection

~, физи́ческая *(основанная на обследовании больного методами осмотра, перкуссии, пальпации и аускультации)* physical diagnostics

~, функциона́льная functional diagnostics

~, цитологи́ческая cytologic diagnostics, cytodiagnostics

~, эхолокацио́нная ultrasonic [echographic, supersonic, ultrasound] diagnostics, ultrasonographic detection

~, я́дерно-магни́тно-резона́нсная nuclear magnetic resonance diagnostics

диагно́стикум *м. (препарат для диагностики in vitro)* diagnosticum

~, ви́русный viral diagnosticum

~, граппо́зный influenza diagnosticum

~, пароти́тный parotitis diagnosticum

диагности́рование *с.* diagnostication, diagnostics

диагности́ровать to diagnose, to diagnosticate ◇
~ боле́знь to diagnose [to identify] a case

диагности́ческий diagnostic

диагра́мма *ж.* diagram, chart

диагра́фия *ж. (регистрация внешних очертаний, напр. при краниометрии)* diagraphy

диа́да *ж. (двойная хромосома, возникающая в результате уменьшения тетрады наполовину в первой фазе мейоза)* dyad, diad

диадинамотерапи́я *ж.* diadynamic (currents) therapy

диадохокимо́граф *м. мед. тех.* diadochokymograph

диадохокине́з *м. (способность быстро, симметрично и равномерно совершать сменяющие друг друга противоположные движения конечностей)* diadochokinesia, diadochokinesis, diadochocinesia

диадохокинети́ческий diadochokinetic

диазепа́м *м. фарм.* diazepam

диазореа́кция *ж.* (Э́рлиха) Ehrlich's diazo reaction

диазосоедине́ние *с.* diazo compound

диака́рб *м. фарм.* acetazolamide

диакине́з *м. (конец профазы первого мейотического деления)* diakinesis

диа́лиз *м. (очистка коллоидных растворов и растворов высокомолекулярных веществ от низкомолекулярных соединений путём диффузии через полунепроницаемую мембрану)* dialysis

~, брюши́нный peritoneal dialysis

~, гастроинтестина́льный [желу́дочно-кише́чный] gastro-intestinal dialysis

~, желу́дочный gastric dialysis

~, интестина́льный intestinal dialysis

~, интракорпора́льный intracorporal dialysis

~, кише́чный intestinal dialysis

~, лёгочный pulmonary dialysis

~, перитонеа́льный peritoneal dialysis

~, плевра́льный pleural dialysis

~, экстракорпора́льный extracorporal dialysis

диализа́т *м.* dialysate

диализа́тор *м.* dialyzer, dialysis unit

диализи́ровать to dialyze

диа́метр *м.* diameter *(см. тж диа́метры, разме́р)*

~ та́за pelvic diameter

~ та́за, косо́й oblique diameter of pelvis, *diameter obliqua pelvis* [NA]

~ та́за, попере́чный transverse diameter of pelvis, *diameter transversa pelvis* [NA]

~ че́репа cranial diameter

~ че́репа, бипариета́льный biparietal diameter

~ че́репа, битемпора́льный bitemporal diameter

~ че́репа, заты́лочно-ло́бный occipitofrontal [fronto-occipital] diameter

~ че́репа, заты́лочно-подборо́дочный occipitomental [mento-occipital] diameter

~ че́репа, ло́бно-подборо́дочный frontomental diameter

~ че́репа, цервикобрегмати́ческий cervicobregmatic diameter

диа́метры *м. мн.* diameters *(см. тж диа́метр, разме́р)*

~ голо́вки плода́ diameters of fetal skull

диами́н *м. биохим.* diamine

диаминури́я *ж.* diaminuria

диамо́кс *м. фарм.* azetazolamine

диандри́ческий diandric

диандри́я *ж. (триплодия, в которой наружный гаплоидный набор хромосом имеет отцовское происхождение)* diandry

диапазо́н *м.* range

~ доз dosage range

~ приёмлемости *(совокупность форм сексуального поведения, не вызывающая у партнёра негативной реакции)* range of acceptability

диапа́уза *ж. (состояние неактивности и задержки развития, сопровождающееся значительным снижением обмена у семян растений, отложенных яиц, куколок насекомых, животных, впадающих в спячку)* diapause

диапеде́з *м. (выхождение форменных элементов крови через неповреждённые стенки сосудов)* diapedesis, diapiresis, migration

диапеде́зный diapedetic

диаре́йный diarrheal, diarrheic

диаре́я *ж.* diarrhea *(см. тж поно́с)*

~, ви́русная 1. *(острый эпидемический, по-видимому, вирусный гастроэнтерит, возникающий преимущественно в весенне-зимний период)* Spencer's disease 2. *(острый гастроэнтерит, вызываемый аденовирусами и, вероятно, другими ещё не распознанными вирусами)* virus diarrhea

~, кохинхи́нская tropical [Cochin China] diarrhea, tropical sprue

~, эпидеми́ческая 1. *(острый эпидемический, по-видимому, вирусный гастроэнтерит, возникающий преимущественно в весенне-зимний период)* Spencer's disease 2. *(острый гастроэнтерит, вызываемый аденовирусами и, вероятно, другими ещё не распознанными вирусами)* virus diarrhea

диартро́з *м. (подвижное соединение костей, разделённых полостью, содержащей синовиальную жидкость)* diarthrosis, *junctura sinovialis* [NA] *(см. тж* суста́в*)*

диаскопи́я *ж. (установление цвета элементов сыпи путём обескровливания их надавливанием предметным стеклом)* diascopy

диаста́з *м.* diastasis

~ прямы́х мышц живота́ diastasis recti abdominis

диаста́за *ж. уст.* diastase

диастазури́я *ж.* diastasuria, amylasuria

диаста́льтика *ж. (вид перистальтики кишечника, при которой область угнетения сокращения предшествует волне сокращения)* diastalsis

диастальти́ческий diastaltic

диасте́ма *ж.* 1. *стом. (расстояние, промежуток)* diastem[a] *[NA]* 2. *(узкая зона экваториальной пластинки, где происходит деление цитосомы во время мейоза)* diastem(a)

~, и́стинная *стом.* true diastema

~, ло́жная *стом.* spurious [false] diastema

~, пере́дняя *стом.* anterior diastema

диастематокрани́я *ж. (врождённый дефект: продольная щель черепа)* diastematocrania

диастематомиели́я *ж. (удвоение спинного мозга)* diastematomyelia, diplomyelia

диастематопиели́я *ж. (врождённый дефект: щель между лонными костями)* diastematopyelia

диа́стер *м.* diaster, amphiaster, *diaster*, [NH]

диастереоизоме́р *м.* diastereoisomer

диа́стола *ж. (расширение полостей сердца, во время которого они наполняются кровью)* diastole

~, заме́дленная bradydiastole

~, коне́чная end-diastole

диастоли́ческий diastolic

диасхи́з *м.* diaschisis, Monakow's syndrome

диате́з *м.* diathesis

~, аллерги́ческий allergic diathesis

~, артрити́ческий arthritism, gouty diathesis, goutiness, latent gout

~, атопи́ческий exudative diathesis; lymphatism, lympho(ido)toxemia

~, геморраги́ческий hemorrhagic diathesis

~, желе́зистый strumous diathesis

~, кисто́зный cystic diathesis

~, лимфа́тико-гипопласти́ческий [лимфати́ческий] lymphohypoplastic diathesis

~, мочеки́слый urine acid diathesis

~, невропати́ческий neuropathic [psychopathic] diathesis

~, не́рвно-артрити́ческий arthritism, gouty diathesis, goutiness, latent gout

~, не́рвно-артрити́ческий мочеки́слый urine acid diathesis

~, оксалеми́ческий oxalic acid diathesis

~, подагри́ческий arthritism, gouty diathesis, goutiness, latent gout

~, спазмати́ческий [спазмофили́ческий] spasmophilic [spasmodic] diathesis

~, тромбофили́ческий thrombophilia

~, тромбоэмболи́ческий inopectic diathesis

~, фибропласти́ческий *(тенденция к избыточному образованию соединительной ткани после травм)* fibroplastic diathesis

~, экссудати́вно-катара́льный [экссудати́вный] exudative diathesis; lymphatism, lympho(ido)toxemia

~, я́звенный *(предрасположенность к язвообразованию в желудке или двенадцатиперстной кишке)* ulcerous diathesis

диате́зный diathetic

диатерми́ческий diathermic, diathermal, diathermous

диатерми́я *ж.* diathermy, transthermia, thermopenetration, thermoradiotherapy

~, коротковолно́вая shortwave diathermy, inductothermy

~, коротковолно́вая и́мпульсная pulsed shortwave diathermy

~, микроволно́вая microwave diathermy

~, средневолно́вая middle wave diathermy

~, ультразвукова́я ultrasound [ultrasonic] diathermy

~, ультракоротковолно́вая ultrashort wave diathermy

~, хирурги́ческая surgical diathermy, electrocoagulation

~, щадя́щая medical diathermy, thermopenetration

диатермогальваниза́ция *ж.* diathermic galvanization

диатермогониопункту́ра *ж. офт.* diathermic goniopuncture

диатермогрязелече́ние *с.* diathermic mud cure

диатермоионтофоре́з *м.* diathermic iontophoresis

диатермокоагуля́тор *м.* electrocoagulator, electrocauter

диатермокоагуля́ция *ж.* surgical diathermy, electrocoagulation

диатермокониза́ция *ж. (иссечение ткани в виде конуса)* electrocauterizing [diathermic] conization

~ ше́йки ма́тки electrocauterizing conization of cervix uteri

диатермотоми́я *ж.* electrotomy

диатермоэксци́зия *ж. (биопсия ткани с помощью диатермокоагуляции)* electrocauterizing [diathermic] excision

диауксия *ж. (рост бактерий до истощения определённого субстрата с последующим*

возобновлением роста после выработки фермента, необходимого для усвоения другого субстрата) diauxy
диафаномéтр ж. *мед. тех.* diaphanometer
диафанометрия ж. *(измерение прозрачности жидкости)* diaphanometry
диафаноофтальмоскопия ж. *(исследование глаза путём просвечивания через склеру)* diaphanoophthalmoscopy
диафаноскóп м. *мед. тех.* diaphanoscope, electrodiaphane, electrodiaphanoscope
~, глазной ophthalmic diaphanoscope
диафаноскопия ж. *(исследование органов и тканей, основанное на пропускании через них узкого пучка света)* (electro)diaphanoscopy, transillumination
диафенилсульфóн м. *фарм.* dapsone; 4,4-sulfobisaniline
диафиз м. diaphysis, shaft, *diaphysis* [NA]
~ бедрá shaft of femur
~ большеберцóвой кóсти tibial shaft
~ лучевóй кóсти radial shaft
диафизáрный diaphyseal, diaphysial
диафизит м. diaphysitis
диафизэктомия ж. diaphysectomy
диафорáза ж. diaphorase, coenzyme factor, flavoprotein
диафрáгма ж. *(перегородка)* 1. *морф.* diaphragm 2. *(мышца, отделяющая грудную полость от брюшной)* (respiratory) diaphragm, midriff, diaphragmatic muscle, *diaphragma* [NA] 3. *мед. тех.* stop; aperture
~, мочеполовáя urogenital [accessory, secondary] diaphragm, deep fascia of perineum, deep perineal fascia, fascia of urogenital trigone, Camper's ligament, *diaphragma urogenitale* [NA]
~ пóры *(ядра клетки)* diaphragm of pore, *diaphragma pori* [NH]
~ рта mylohyoid muscle, oral diaphragm, diaphragm of mouth, *musculus mylohyoideus* [NA]
~ тáза pelvic diaphragm, *diaphragma pelvis* [NA]
~ турéцкого седлá *(твёрдой мозговой оболочки)* diaphragm of sella turcica, *diaphragma sellae* [NA]
~, урогенитáльная urogenital [accessory, secondary] diaphragm, deep fascia of perineum, deep perineal fascia, fascia of urogenital trigone, Camper's ligament, *diaphragma urogenitale* [NA]
диафрагмалгия ж. diaphragmalgia, diaphragmodynia
диафрагмáльно-желýдочный phrenogastric
диафрагмáльно-печёночный phrenohepatic
диафрагмáльно-толстокишéчный phrenocolic
диафрагмáльный diaphragmatic
диафрагматит м., **диафрагмит** м. diaphragm(at)itis
диафрагмокардиопексия ж. *(операция Петрóвского)* diaphragmocardiopexy, Petrovsky's operation
диафрагмотомия ж. diaphragmotomy
диацетил м. *(пищевая добавка)* diacetyl
диацетилморфин м. diacetylmorphine, heroin

диацетурия ж. *(наличие в моче ацетоуксусной кислоты)* diaceturia
диботриоцефалёз м. *гельм.* diphyllobothriasis, dibothriocephaliosis, bothriocephaliasis, fish tapeworm disease
дивакцина ж. divalent [bivalent] vaccine
дивергéнтный *(относящийся к дивергенции)* divergent
дивергéнция ж. *биол., офт. (расхождение, разветвление)* divergence
~ глаз *(расхождение зрительных осей глаз)* eye divergence
дивертикул м. *(выпячивание стенки полого органа, сообщающееся с его полостью)* diverticulum, cul-de-sac *(см. тж дивертикулы)*
~, аллантóисно-энтерáльный [аллантóисный] allantoenteric [allantoic] diverticulum, allantoic vesicle
~, врождённый congenital diverticulum
~ глóтки pharyngeal diverticulum
~, глóточно-пищевóдный esophageal [Zenker's] diverticulum
~ двенадцатипéрстной кишки duodenal diverticulum
~, интестинáльный intestinal diverticulum, *diverticulum intestinale* [NE]
~, истинный true diverticulum
~, лóжный false diverticulum
~, мéккелев Meckel's diverticulum, *diverticulum ilei verum, vestigium caulis vitellini* [NE]
~, метанефрический metanephric diverticulum, *diverticulum metanephricum* [NE]
~ мочевóго пузыря diverticulum of bladder, vesical [cystic] diverticulum
~ мочетóчника ureteral diverticulum
~, одинóчный solitary diverticulum
~, печёночный hepatic diverticulum, *diverticulum hepaticum* [NE]
~ пищевóда diverticulum of esophagus, esophageal diverticulum
~ пищевóда, наддиафрагмáльный [пищевóда, эпифренáльный] supradiaphragmatic [epiphrenic] diverticulum
~ подвздóшной кишки Meckel's diverticulum, *diverticulum ilei verum, vestigium caulis vitellini* [NE]
~ поджелýдочной железы pancreatic diverticulum
~, приобретённый acquired diverticulum
~, пульсиóнный pulsion diverticulum
~, солитáрный solitary diverticulum
~ тóнкой кишки intestinal diverticulum, *diverticulum intestinale* [NE]
~ тóщей кишки jejunal diverticulum
~, тракциóнный *(при спаечном процессе вследствие тяги за стенку полого органа извне)* traction diverticulum
~ трахéи diverticulum of trachea, tracheal diverticulum, trache(l)ocele
~ урéтры urethral diverticulum
~, шéйный cervical diverticulum
~ щитовидной железы thyroid diverticulum, *diverticulum thyroideum* [NE]

диета

дивертикулёз *м.* diverticular disease, diverticulosis
~, неосложнённый mild [chronic, noninflammatory] diverticular disease
~ пищевода, диффузный интрамуральный diffuse intramural diverticulosis of esophagus
~ толстой кишки diverticular disease of colon
дивертикулит *м.* diverticulitis
~, острый acute diverticulitis
~, перфоративный [прободной] perforated diverticulitis
~ толстой кишки diverticulitis of colon
~, хронический chronic diverticulitis
дивертикулограмма *ж.* diverticulogram
дивертикулома *ж. (образование грануляций в зоне дивертикулита)* diverticuloma
дивертикулопексия *ж.* diverticulopexy
дивертикулы *м. мн.* diverticula (*см. тж* дивертикул)
~ ампулы семявыводящего протока diverticula of ampulla of ductus deferens, *diverticula ampullae ductus deferentis* [NA]
~, множественные multiple diverticula, diverticulosis
~ пищевода, множественные ложные [пищевода, множественные функциональные] multiple false [multiple functional] diverticula of esophagus, Bársony-Teschendorf syndrome
~ поджелудочной железы *(выросты эмбриональной двенадцатиперстной кишки, образующие поджелудочную железу и её протоки)* pancreatic diverticula
~ толстой кишки colonic diverticula, diverticula of colon
дивертикулэктомия *ж.* diverticulectomy
дивульсия *ж. хир. (насильственное расширение суженного просвета естественного канала)* divulsion
дигаметический *ген.* digametic
дигаплоид *м. ген.* dihaploid
дигенный *(обусловленный двумя генами)* digenic
дигестивный *(относящийся к пищеварению)* digestive
дигетерозигота *ж. ген.* diheterozygote
дигидрокодеин *м. фарм.* dihydrocodeine, drocode
дигидроксикодеинон *м. фарм.* dihydroxycodeinone, hydrocodone, (bitartrate) dicodid, hydocan
дигидропорфирин *м. биохим.* dihydroporphyrin
дигидротестостерон *м. фарм.* dihydrotestosterone
дигидроэргокриптин *м. фарм.* dihydroergocryptine
дигидроэргокристин *м. фарм.* dihydroergocristine
дигидроэрготамин *м. фарм.* dihydroergotamine
дигидроэрготоксин *м. фарм.* dihydroergotoxin
дигитализация *ж.* digitalization
дигиталин *м. (сердечный гликозид)* digitalin
дигиталис *м. фарм.* digitalis, digitalis leaf
дигиталоза *ж. биохим.* digitalose

дигитоксигенин *м. биохим.* digitoxigenin
дигитоксин *м. фарм.* digitoxin
дигитоксоза *ж. биохим.* digitoxose
диглицерид *м. биохим.* diglyceride
диглоссия *ж. (расщепление языка)* diglossia
дигоксин *м. фарм.* digoxin
дидактилизм *м. (наличие только двух пальцев на кисти или стопе)* didactylism
диенэстрол *м. фарм.* dienestrol
диета *ж.* diet, nutritional care
~, антикетогенная antiketogenic [low-fat] diet
~, ацидотическая acid-ash diet
~, безбелковая protein-free diet
~, безглютеновая gluten-free diet
~, безмолочная milk-free diet
~, безнатриевая low-salt [salt-free, low-sodium, sodium-free] diet
~, беспуриновая low-purine [purine-free, gout(y)] diet
~, бессолевая low-salt [salt-free, low-sodium, sodium-free] diet
~, бесшлаковая low-roughage [low-residue] diet
~, вегетарианская vegetarian diet
~, высокобелковая high-protein diet
~, высококалорийная high-calorie diet
~, гипохлоридная low-salt [salt-free, low-sodium, sodium-free] diet
~, диабетическая diabetic diet
~ для похудания reducing [unloading] diet
~, кетогенная ketogenic [high-fat] diet
~, липотропная lipotropic diet
~, малокалорийная low-calorie diet
~, малосолевая low-salt [salt-free, low-sodium, sodium-free] diet
~, малошлаковая low-roughage [low-residue] diet
~ Мейленграхта *(механически и термически щадящая диета, содержащая полноценный набор белков и применяемая в случаях кровоточащих язв желудка или двенадцатиперстной кишки)* Meulengracht's diet
~, молочная milk diet
~, молочнокислая sour-milk diet
~, несбалансированная unbalanced [unadequate] diet
~, низкобелковая low-protein diet
~, низкокалиевая low-potassium diet
~, низкокалорийная low-calorie diet
~, низконатриевая low-salt [salt-free, low-sodium, sodium-free] diet
~, низкопуриновая low-purine [purine-free, gout(y)] diet
~, низкошлаковая low-roughage [low-residue] diet
~, обогащённая клетчаткой high-fiber diet
~, овощная vegetable diet
~, окисляющая *(для создания кислой реакции мочи)* acid-ash diet
~, ощелачивающая *(для создания щелочной реакции мочи)* alkali-ash diet
~, привычная dietary habit

диета

~, разгру́зочная [редуци́рованная] reducing [unloading] diet
~, сбаланси́рованная balanced [adequate] diet
~ с ни́зким содержа́нием жиро́в low-fat diet
~, стро́гая strict [rigid] diet
~, творо́жная curds [cottage cheese] diet
~, углево́дистая carbohydrate diet
~, фрукто́вая fruit diet
~, щадя́щая sparing [protective, smooth, light] diet
~, элиминацио́нная *(с последовательным удалением возможных аллергенов)* elimination diet

диетвра́ч *м.* nutritionist
диете́тика *ж. уст.* dietetics, dietology
дие(те)ти́ческий dietary, diet(et)ic
дието́лог *м.* nutritionist
диетоло́гия *ж.* dietetics, dietology
диетотерапи́я *ж.* dietotherapy, dietary cure, dietary treatment
диетсестра́ *ж. (сестра по диетическому питанию)* dietary nurse
дизавтоно́мия *ж. (расстройство функционирования вегетативной нервной системы)* dysautonomy
~, семе́йная familial dysautonomy, familial autonomic dysfunction, Riley-Day syndrome
дизадапта́ция *ж. (расстройство приспособления организма к факторам внешней и внутренней среды)* dys(ad)aptation
дизакузи́я *ж. (расстройство слуха)* dysacusis, dysac(o)usia
дизартри́я *ж.* dysarthria
~, бульба́рная bulbar dysarthria
~, мозжечко́вая cerebellar dysarthria
~, паркинсони́ческая parkinsonian dysarthria
~, псевдобульба́рная pseudobulbar dysarthria
~, спасти́ческая spasmodic dysarthria
~, экстрапирами́дная extrapyramidal dysarthria
дизартро́з *м.* dysarthrosis
~, черепно́-лицево́й cranio-facial dysarthrosis
дизгалакти́я *ж. (нарушение секреции грудного молока)* dysgalactia
дизентери́йный dysenteric
дизентери́я *ж.* dysentery
~, амёбная amebic [walking] dysentery; intestinal amebiasis, amebic colitis
~, бактериа́льная bacillary [Japanese] dysentery, shigellosis
~, баланти́дная balantidiasis, balantidiosis; balantidial dysentery
~, бацилля́рная bacillary dysentery
~, бильгарцио́зная schistomal [bilharzial] dysentery
~ Григо́рьева — Ши́ги (, бактериа́льная) bacillary [Japanese] dysentery, shigellosis
~ Зо́нне (, бактериа́льная) Sonne (bacillary) dysentery
~, инфузо́рная balantidiasis, balantidiosis; balantidial dysentery
~, о́страя acute dysentery
~, протозо́йная protozoal dysentery
~, спирилёзная spirillar dysentery
~, споради́ческая sporadic dysentery
~, субклини́ческая subclinical dysentery
~, токси́ческая malignant [fulminant] dysentery
~ Фле́кснера (, бактериа́льная) Flexner's (bacillary) dysentery
~, хрони́ческая chronic dysentery
~, хрони́ческая непреры́вная continuous chronic dysentery
~, хрони́ческая рецидиви́рующая recurrent chronic dysentery
~, эпидеми́ческая epidemic dysentery

дизергази́и *ж. мн.* (Ма́йера) *(нарушение поведения, обусловленное органическими поражениями головного мозга)* (Meyer's) dysergasia
дизерги́я *ж. (нарушение координации движений)* dysergia
дизестези́я *ж. невр.* dysesthesia
~, центра́льная central dysesthesia
дизиго́тный *ген.* dizygotic, dizygous
дизиммуните́т *м.* disimmunity
дизметри́я *м. невр.* dysmetria
дизморфи́зм *м. ген., терат.* dysmorphism, dysmorphia
~, мандибулоокулофациа́льный oculomandibulofacial [Hallermann-Streiff(-François)] syndrome, mandibulo-oculofacial dyscephaly
дизморфи́я *ж. ген., терат.* dysmorphism, dysmorhia
дизморфогене́з *м.* dysmorphogenesis
дизно́йя *ж.* (Ко́рсакова) *уст.* Korsakoff's acute confusion, Korsakoff's syndrome, Korsakoff's psychosis
дизовари́зм *м.* dysovarism
дизодонтиа́з *м. (нарушение прорезывания зубов)* dysodontiasis
дизонтогене́з *м. (нарушение развития индивидуума)* dysontogenesis
дизонтогенети́ческий dysontogenetic
дизопирами́д *м. фарм.* disopyramide
дизопи́я *ж. (расстройство зрения)* dysop(s)ia
дизопропилфторфосфа́т *м.* disopropylfluorophosphate
дизорекси́я *ж. (нарушение аппетита)* dysorexia
дизосми́я *ж.* dysosmia
дизостеогене́з *м.* dysosteogenesis
дизосто́з *м. (нарушение окостенения)* dysostosis
~, акрофациа́льный acrofacial dysostosis, acrofacial syndrome
~, верхнечелюстно-черепно́й maxillocranial dysostosis
~, ключи́чно-черепно́й cleidocranial dysostosis, cleidocranial dysplasia
~, краниофациа́льный craniofacial dysostosis, Crouzon's disease
~, мандибулофациа́льный mandibulofacial dysostosis; Treacher Collins' syndrome *(неполная форма);* Franceschetti's syndrome *(полная форма)*
~, метафиза́рный metaphyseal dysostosis, metaphyseal chondrodysplasia, Jansen's disease

~, мно́жественный gargoylism, lipochondrodystrophy, mucopolysaccharidosis I, Hurler's disease, Hurler's [Hurler-Pfaundler] syndrome
~, нижнечелюстно-лицево́й mandibulofacial dysostosis; Treacher Collins syndrome *(неполная форма)*; Franceschetti's syndrome *(полная форма)*
~, политопный энхондра́льный dyschondrosteosis, Léri-Weill syndrome
~, ро́то-па́льце-лицево́й orofaciodigital [orofacial-digital] syndrome, orodigitofacial disostosis
~, у́шно-(нижне)челюстно́й otomandibular dysostosis
~, черепно-лицево́й craniofacial dysostosis, Crouzon's disease
~, энхондра́льный политопный dyschondrosteosis, Léri-Weill syndrome
дизрафи́я ж. *(аномалия развития в виде незаращения каких-л. анатомических структур по средней линии)* dysraphia, dysraphism
дизури́ческий dysuric
дизури́я ж. dysuria
дизэмбриогене́з м. dysembryogenesis
дизэмбрио́ма ж. dysembryoma
дизэмбриоплази́я ж. dysembryoplasia
дизэмбриопласти́ческий dysembryoplastic
дизэндокрини́я ж. dysendocrinism, dysendocrinia, dysendocriniasis
дизэнзимо́з м. dysenzymosis
дизэнцефали́я ж., спланхнокисто́зная Meckel's [Gruber's, Meckel-Gruber] syndrome, dysencephalia splanchnocystica
дийоди́д м. *фарм.* diiodide
дийодохи́н м. *фарм.* diiodohydroxyquin, diiodoquin
дийодтирози́н м. *фарм. (предшественник тироксина)* diiodotyrosine, iodogorgoic acid
дийодтирони́н м. *фарм.* 3,5-diiodothyronine
дика́ин м. *фарм.* tetracaine, pantocaine
дикарио́ма ж., дикарио́н м. *(клетка с двумя гаплоидными ядрами)* dikaryon, dikaryote
дикариони́ческий, дикариоти́ческий dikaryonic, dikaryotic
дикетопиперази́н м. *фарм.* diketopiperasine
диклоксацилли́н м. *фарм.* dicloxacillin
диклофена́к-на́трий м. *фарм.* diclofenac sodium
дикроти́ческий dicrotic
дикроти́я ж. *(раздвоение удара пульсовой волны)* dicrotism
дикроцелио́з м. dicroceliasis
диктиокине́з м. *цитол.* dictyokinesis
диктио́ма ж. (Фу́кса) *(опухоль сетчатки)* diktyoma, dictyoma
диктиосо́ма ж. *цитол.* dictyosome
диктиоцито́ма ж. *(опухоль сетчатки)* diktyoma, dictyoma
дикумари́н м. *фарм.* dicumarin
дикумаро́л м. *фарм.* dicumarol, bishydroxycoumarin
ди́кция ж. diction; enunciation; articulation
дилата́тор м. *мед. тех. (расширитель)* dila(ta)tor *(см. тж* дилата́торы, расшири́тель*)*
~ зрачка́ dilator muscle of pupil, *musculus dilatator pupillae* [NA]
~ кана́ла ше́йки ма́тки uterine dilator
дилата́торы м. мн. dila(ta)tors *(см. тж* дилата́тор, расшири́тель*)*
~ Гега́ра *(для расширения канала шейки матки)* Hegar's dilators
дилата́ция ж. *(расширение)* dila(ta)tion, dilation *(см. тж* расшире́ние*)*
~ се́рдца dilatation of heart
~ се́рдца, акти́вная tonogenic [compensatory, concentric] dilatation of heart
~ се́рдца, восходя́щая *(развивающаяся в направлении от предсердий к желудочкам)* ascending dilatation of heart
~ се́рдца, засто́йная myogenic [congestive, excentric, passive] dilatation of heart
~ се́рдца, компенсато́рная [се́рдца, концентри́ческая] tonogenic [compensatory, concentric] dilatation of heart
~ се́рдца, миоге́нная [се́рдца, пасси́вная] myogenic [congestive, excentric, passive] dilatation of heart
~ се́рдца, регуляти́вная [се́рдца Ре́йнделля] *(обусловленная остаточным количеством крови в его полостях после систолы)* regulative [Reindell's] dilatation of heart
~ се́рдца, тоноге́нная tonogenic [compensatory, concentric] dilatation of heart
~ се́рдца, эксцентри́ческая myogenic [congestive, excentric, passive] dilatation of heart
~ сосу́да dilatation of vessel, vasodilatation
дилтиазе́м м. *фарм.* diltiazem (hydrochloride)
димедро́л м. *фарм.* diphenhydramine hydrochloride, benadryl
димели́я ж. *терат. (удвоение конечности)* dimelia
диме́лус м. *терат. (страдающий димелией)* dimelus
диме́р м. *биохим.* dimer
диме́рный *биохим.* dimeric, dimerous
диметиламин м. *биохим.* dimethylamine
диметилбенз(а)антраце́н м. *(канцероген)* dimethylbenz(a)antracene
диметилксанти́н м. *фарм.* dimethylxanthine, theobromine
диметилсульфокси́д м. *фарм.* dimethyl sulfoxide
диметилтриптами́н м. *(галлюциноген)* dimethyltryptamine
диметилформами́д м. *биохим.* dimethyl formamide
диметилфтала́т м. *биохим.* dimethyl phthalate
диметри́я ж. *(удвоение матки)* dimetria, dihysteria
диморфи́зм м. *биол.* dimorphism
~, полово́й sexual dimorphism
димо́рфный *(относящийся к диморфизму)* dimorphous
ди́на ж. *(единица силы)* dyne
дина́мика ж. dynamics
~ боле́зни course of disease
динами́ческий dynamic
динамокардиогра́мма ж. dynamocardiogram
динамокардио́граф м. dynamocardiograph

динамокардиография ж. dynamocardiography
динамометр м. мед. тех. (myo)dynamometer, muscular dynamometer
~, мышечный muscular dynamometer, myodynamometer
~, ручной hand dynamometer
~, становой torso dynamometer
динамометрия ж. dynamometry
динезин м. фарм. dinezin, diethazine hydrochloride
динографин м. dynografin
диоксид м. dioxide
~ углерода carbon dioxide, carbon anhydride
диоксифенилаланин м. dihydroxyphenylalanine
диоксоний м. dioxonium
диол м. короткоцепочечный short chain diol
дионин м. dionin, ethylmorphine hydrochloride
дипептидаза ж. dipeptidase
дипептиды м. мн. dipeptides
дипидолор м. dipidolor, piritramid
дипин м. dipinum
дипиридамол м. (ингибитор аденозиндезаминазы) dipiridamol
дипироксим м. фарм. dipiroxim, trimedoxime bromide
диплакузия ж. diplacusis, diplacusia
диплацин м. фарм. diplazin
диплегия ж. невр. diplegia
~ лицевых нервов facial diplegia
~, мозжечковая cerebellar diplegia
~, спастическая spastic diplegia, Little's disease
диплоидный diploid
диплококки м. мн. diplococci
дипломиелия ж. морф. diplomyelia, diastematomyelia
диплонема ж. биол. diplonema
диплопия ж. офт. diplopia
~, гетеронимная heteronymous diplopia
~, гомонимная homonymous diplopia
~, монокулярная monocular diplopia
диплосома ж. diplosome, diplosoma [NH]
диплофония ж. (одновременное образование двух тонов разной высоты при произнесении одного звука) diplophonia, diphthongia, double voice
диплоэграфия ж. нейрохир. contrast radiography of venae diploicae
диплоэсинусография ж. нейрохир. contrast radiography of venae diploicae and cerebral sinuses
дипразин м. фарм. promethazine, pipolphen
дипренорфин м. фарм. diprenorphine
дипсомания ж. псих. dipsomania (см. тж запой)
~, истинная true dipsomania, dipsomania vera
~, ложная pseudodipsomania, false dipsomania
дисахаридаза ж. disaccharidase
дисахариды м. мн. disaccharides
дисбазия ж. невр. dysbasia
~, лордотическая dystonia musculorum deformans, Ziehen-Oppenheim disease
дисбактериоз м. dysbacteriosis
дисбаланс м. imbalance
~, мышечный muscular imbalance
~, электролитный electrolyte imbalance

дисбулия ж. псих. abulia
~, сексуальная sexual inadequacy
дисгевзия ж. невр. dysgeusia
дисгенезия ж. морф. dysgenesia, dysgenesis ◊
~ ногтей и гиподонтия hypodontia and nail dysgenesis
~ гонад gonadal dysgenesis, Shereshevscky-Turner syndrome
~ гонад, тип XY gonadal dysgenesis, XY type, Swyer syndrome
~ гонад, тип XX gonadal dysgenesis, XX type
~ щитовидной железы thyroid dysgenesia
дисгерминома ж. dysgerminoma
дисгидроз м. dys(h)idrosis, dyshidria
дисгликемия ж. dysglycemia
дисграфия ж. dysgraphia
дисдиадохокинез м. disdiadochocinesia, disdiadochokinesia
диск м. disk (см. тж диски)
~ A A [anisotropic] disk, A band
~, абразивный abrasive disk
~, анизотропный A [anisotropic] disk, A band
~, вставочный intercalated disk
~, зародышевый blastodisk
~ зрительного нерва disk of optic nerve
~, изотропный I [isotropic] disk, I band
~, магнитный magnetic disk
~, межлобковый interpubic disk
~, разорвавшийся поясничный ruptured lumbar disk
~, суставной (inter)articular disk
~, крестцово-копчиковый sacrococcygeal disk
дискалгия ж. diskalgia
~, цервикальная cervical diskalgia
дискалькулия ж. невр. acalculia
дискартроз м. височно-челюстного сустава diskarthrosis of temporomandibular joint
дискератоз м. dyskeratosis
~, врождённый dyskeratosis congenita, Zinsser-Engman-Cole syndrome
~, фолликулярный Darier's disease, morbus darier, keratosis follicular
~, чечевицеобразный дискоидный Bowen's disease
дискератома ж., бородавчатая verrucous dyskeratoma
диски м. мн. disks (см. тж диск)
~, межпозвоночные intervertebral disks, intervertebral (fibro)cartilages, disci intervertebrales [NA]
дискинезия ж. невр. dyskinesia, dyskinesis
~ верхушечной области apical dyskinesia
~ диафрагмальной стенки diaphragmatic dyskinesia
~ желчевыводящих путей biliary dyskinesia
~ переднебоковой стенки anterolateral dyskinesia
~, поздняя delayed [tardive, tardy] dyskinesia
~, профессиональная professional dyskinesia
~ стенок миокарда dyskinesia, dyskinesis, paradoxic(al) wall motion
~, цилиарная ciliary diskinesia
дискобластический discoblastic
дискобластула ж. discoblastula
дискогаструла ж. discogastrula

дискогра́мма ж. discogram, diskogram
дискогра́фия ж. *рентг.* discography, diskography, nucleography
дискодержа́тель *м.* mandrel
диско́з *м.* diskosis
дискомфо́рт *м.* discomfort
~, акусти́ческий acoustic discomfort
~, ана́льный rectal discomfort
~, желу́дочно-кише́чный abdominal discomfort
~, желу́дочный gastric [ventricular] discomfort
~, кише́чный abnormal bowel habits, abrupt change in bowel habit, bowel upset
~ по́сле еды́ postprandial syndrome
дисконгруэ́нтность ж. суста́ва joint incongruency, joint incongruity
дископати́я ж. *ортоп.* diskopathy
~, травмати́ческая traumatic diskopathy
~, ше́йная cervical diskopathy
дискорда́нтность ж. discordance
~ Шалёна intrapsychic ataxia
дискотоми́я ж. discotomy, discotomia
дискримина́ция ж., дифференциа́льная differential counting
дискрази́я ж. *морф.* dyscrasia
дискримина́тор *м.* discriminator
дискэктоми́я ж. diskectomy, discectomy
~, люмба́льная lumbar diskectomy
~, откры́тая open diskectomy
~, перкута́нная [ческо́жная] percutaneous diskectomy
дислали́я ж. *(косноязы́чие)* dyslalia, tongue-tie, ankyloglossia
дислекси́я ж. *псих.* dyslexia, legasthenia
дислипопротеинеми́я ж. dislipoproteinemia
~, атероге́нная atherogenic dislipoproteinemia
дислока́ция ж. displacement, dislocation
~ мо́зга *нейрохир.* displacement of brain, brain's dislocation
дисмегалопси́я ж. *псих.* dysmegalopsia
дисменоре́я ж. dysmenorrhea, menorrhalgia
~, влага́лищная vaginal dysmenorrhea
~, воспали́тельная inflammatory dysmenorrhea
~, втори́чная secondary dysmenorrhea
~, засто́йная congestive dysmenorrhea
~, истери́ческая hysteric [psychogenic] dysmenorrhea
~, ма́точная uterine dysmenorrhea
~, межменструа́льная dysmenorrhea intermenstrualis
~, мембрано́зная membranous dysmenorrhea
~, механи́ческая mechanical dysmenorrhea
~, обструкти́вная obstructive dysmenorrhea
~, овариа́льная ovarian dysmenorrhea
~, перви́чная primary dysmenorrhea
~, перепо́нчатая membranous dysmenorrhea
~, психоге́нная psychogenic [hysteric] dysmenorrhea
~, спасти́ческая spasmodic dysmenorrhea
~, тру́бная tubal dysmenorrhea
~, функциона́льная functional dysmenorrhea
~, эссенциа́льная essential dysmenorrhea
~, яи́чниковая ovarian dysmenorrhea

дисметри́я ж. *физиол.* dysmetria
дисмими́я ж. *невр.* dismimia
дисмнези́ческий dysmnesic
дисмнези́я ж. *невр.* dysmnesia
дисморфопси́я ж. *псих.* dysmorphopsia, metamorphopsia
дисморфофоби́я ж. *псих.* dysmorphophobia
диспансе́р *м.* dispensary, prophylactic center ◇ стоя́ть на учёте в ~e to be registered in a dispensary
~, враче́бно-физкульту́рный medical exercises dispensary
~, кардио(ревмато)логи́ческий cardio(reumato)logic(al) dispensary
~, ко́жно-венерологи́ческий dermatovenerologic dispensary
~, наркологи́ческий narcological dispensary
~, онкологи́ческий oncologic dispensary
~, противозо́бный antigoiter [antithyroid] dispensary
~, противотуберкулёзный TB dispensary
~, психоневрологи́ческий psychoneurologic dispensary
~, трахомато́зный trachomatous dispensary
~, эндокринологи́ческий endocrinological dispensary
диспансериза́ци/я ж. dispensary [prophylactic] system, mass health examination ◇ проводи́ть ~ю to carry out prophylactic medical examination; проходи́ть ~ю to undergo prophylactic medical examination
~, всео́бщая medical examination of the population
диспансе́рный pertaining to the prophylaxy
диспарейни́я ж., диспареуни́я ж. *(половая холодность)* dyspareunia
диспепси́я ж. dyspepsia, gastric indigestion
~, броди́льная intestinal carbohydrate [intestinal fermentative] dyspepsia
~, гни́лостная putrefactive dyspepsia
~, «жёлчная» biliary dyspepsia
~, кише́чная intestinal indigestion
~, нея́звенная non-ulcer dyspepsia
~, парентера́льная parenteral diarrhea
~, токси́ческая diarrhea with toxic symptoms
~, ферментати́вная intestinal fermentative [intestinal carbohydrate] dyspepsia
диспергáтор *м.* dispersant
дисперги́рование *с.* dispersion
диспе́рсия ж. dispersion
диспе́рсность ж. пы́ли dust dispersiveness
диспинеали́зм *м. энд.* dyspinealism
диспитуитари́зм *м.*, пуберта́тный puberate dyspituitarism, juvenile basophilism, puberate obesity
дисплази́я ж. *морф.* dysplasia
~, ангидроти́ческая эктодерма́льная anhidrotic ectodermal dysplasia, Christ-Siemens syndrome
~, бронхопульмона́льная bronchopulmonary dysplasia
~ Ве́рнера, мезомели́ческая *(аплазия большеберцовой кости с полидактилией и от-*

дисплазия

сутствием первых пальцев рук) Werner type mesomelic dysplasia
~ вертлу́жной впа́дины dysplastic acetabulum
~, врождённая congenital dyspasia
~, врождённая спондилоэпифиза́рная spondyloepiphysial dysplasia congenita
~, вы́раженная high-grade dysplasia
~, гемимели́ческая dysplasia hemimelica
~, гидроти́ческая эктодерма́льная hidrotic ectodermal dyspasia
~, диафиза́рная прогресси́рующая progressive diaphysial dysplasia, Engelmann's disease
~, дистрофи́ческая dystrophic dysplasia, Maroteaux-Lamy syndrome, pienodysostosis
~, кампомели́ческая campomelic dysplasia, campomelic syndrome
~ Козло́вского, спондилометафиза́рная Kozlowski's spondylometaphysial dysplasia
~ косте́й, склерози́рующая bone sclerosing dysplasia
~ косте́й, фибро́зная bone fibrous dysplasia
~ Ла́нгера, мезомели́ческая (*мезомелическая карликовость с гипоплазией локтевой, малоберцовой костей и нижней челюсти*) Langer type mesomelic dysplasia
~, лёгочная bronchopulmonary dysplasia
~ локтево́й и малоберцо́вой ко́сти Ре́йнхардта — Пфа́йффера, мезомели́ческая Reinhardt-Pfeiffer type mesomelic dysplasia
~, мезенхима́льная mesenchimal dysplasia
~, метатро́пная metatropic dysplasia
~, метафиза́рная семе́йная metaphyseal familial dysplasia
~, мно́жественная эпифиза́рная Fairbank's disease, multiple epiphysial dysplasia
~ моло́чной железы́ mammary dysplasia
~, моностоти́ческая фибро́зная monostotic fibrous dysplasia
~ мочето́чника, нейромы́шечная neuromuscular ureteric dysplasia
~, насле́дственная hereditary dysplasia
~ Ни́вергельта, мезомели́ческая (*низкий рост, укорочение голеней и предплечий*) Nievergelt type mesomelic dysplasia
~, по́здняя спондилоэпифиза́рная X-linked spondyloepiphysial dysplasia tarda
~, полиостоти́ческая фибро́зная polyostotic fibrous dysplasia, McCune-Albright syndrome
~ Рэ́ппа — Хо́джкина, эктодерма́льная Rapp-Hodgkin ectodermal dysplasia
~ сетча́тки retinal dysplasia
~ скеле́та skeletal dysplasia
~ сли́зистой оболо́чки то́лстой кишки́ colonic dysplasia
~, спондилокоста́льная spondylocostal dysplasia, Jurko-Levin syndrome
~, спондилоторака́льная spondylothoracal dysplasia
~, спондилоэпифиза́рная spondiloepiphysial dysplasia
~ тазобе́дренного суста́ва, врождённая congenital dysplasia of the hip joint
~ ти́муса thymic dysplasia
~, фациокардиомели́ческая faciocardiomelic dysplasia
~, фета́льная скеле́тная fetal skeletal dysplasia
~, фибрознмы́шечная fibromuscular dysplasia
~, фронтометафиза́рная frontometaphysial dysplasia
~, фронтоназа́льная frontonasal dysplasia
~, хондроэктодерма́льная chondroectodermal dysplasia, Ellis-van Creveld syndrome
~, хрящева́я chondral dysplasia
~, черепно-метафиза́рная craniometaphysial dysplasia
~, экзосто́зная exostotic dysplasia
~, эктодерма́льная ectodermal dysplasia
~, энцефалоофтальми́ческая семе́йная encephaloophthalmic familial dysplasia
~, эпителиа́льная epithelial dysplasia
~, эпифиза́рная epiphysial dysplasia
~, язы́чно-лицева́я linguofacial [tonguefacial] dysplasia

дисплей *м.* display
~, цветно́й color display
~, чёрно-бе́лый black-and-white display

диспно́э *с.* (*одышка*) dyspnea

диспноэневро́з *м.* dyspneaneurosis

диспракси́я *ж.* (*1. нарушение целенаправленых движений 2. нарушение функции какого-л. органа*) dyspraxia

дисритми́я *ж.* dysrhythmia
~, торсио́нная torsion dystonia

диссе́ктор *м. мед. тех.* dissector

диссемина́ция *ж.* dissemination, metastatic spread

дистони́я *ж.* dystonia
~ мышц, деформи́рующая torsion dystonia
~, нейроциркуля́торная neuroculatory dystonic
~, сосу́дистая vascular dystonia

дистрофи́ческий dystrophic

дистрофи́я *ж.* (*патологический процесс, возникающий в связи с нарушением питания и/или обмена веществ*) dystrophy, dystrophia (*см. тж* дегенера́ция)
~, адипозогенита́льная adiposogenital dystrophy, adiposogenital degeneration, hypophysis [Fröhlich's] syndrome, dystrophia adiposogenitalis
~, алимента́рная nutritional [alimentary, war, hunger] dropsy
~, амило́идная amyloid [waxy] degeneration; amyloidosis
~, ацидофи́льная acidophilic degeneration
~, баллони́рующая [балло́нная] ballooning degeneration
~ Бе́ккера adult pseudohypertrophic muscular [Becker's (muscular)] dystrophy
~, белко́вая albuminous [proteinaceous] degeneration
~, вакуо́льная hydropic [vacuolar] degeneration

дистрофия

~ взрослых, мышечная псевдогипертрофическая adult pseudohypertrophic muscular [Becker's (muscular)] dystrophy

~, витреоретинальная (*врождённая патология, сочетающая дистрофию стекловидного тела, пигментную ретинопатию, близорукость и дефект цветового зрения*) dystrophia vitreoretinalis

~, внеклеточная mesenchimal degeneration; extracellular degeneration

~, внутриклеточная cell(ular) degeneration

~, внутриутробная intrauterine degeneration

~, водяночная hydropic [vacuolar] degeneration

~, восковидная (*сухой некроз мышц, очаги которого похожи на воск*) Zenker's degeneration, Zenker's necrosis

~, гелиотропная (*пищевое отравление вследствие употребления хлеба, изготовленного из зерна с примесью гелиотропа опушённоплодного*) morbus heliotropicus, dystrophia heliotropa

~, гепатоцеребральная hepatolenticular [(progressive) lenticular, Wilson's] degeneration, familial hepatitis, Strümpell-Westphal [Westphal-Strümpell] pseudosclerosis, Wilson's [Westphal-Strümpell] disease, Wilson's syndrome

~, гиалиновая hyaline [glassy, vitreous] degeneration, hyalinosis

~, гидропическая hydropic [vacuolar] degeneration

~, гликогенная glycogenic degeneration

~ грудной клетки, асфиктическая asphyxiating thoracic [thoracic-pelvic-phalangeal] dystrophy, Jeune's syndrome

~ Дюшенна (childhood) pseudohypertrophic muscular [Duchenne's] dystrophy

~ жёлтого пятна (*сетчатки*) macular degeneration

~, жировая fatty [adipose] degeneration

~, зернистая cloudy [turbid, albuminous] degeneration; parenchymatous degeneration

~, известковая petrification, calcareous [earthy] degeneration

~, известковая метастатическая (*кальциноз различных органов, возникающий при гиперкальциемии*) metastatic calcinosis

~, кальцинозная petrification, calcareous [earthy] degeneration

~ клетки cell(ular) degeneration

~, клеточная cell(ular) degeneration

~, клеточная баллонирующая ballooning degeneration

~ кожи, коллоидная colloid (pseudo)milium, hyaloma, Wagner's disease

~, коллоидная colloid [gelatiniform] degeneration

~ конечности, посттравматическая posttraumatic limb dystrophy

~, короткошейная врождённая Ullrich-Nielsen syndrome, dystrophia brevicollis congenita

~ Ландузи — Дежерина facioscapulohumeral [Landouzy-Dejerine, Dejerine-Landouzy] dystrophy, facioscapulohumeral muscular atrophy

~ Лейдена(— Мёбиуса) (*прогрессирующая миопатия у детей, характеризующаяся преимущественным поражением проксимальных отделов конечнстей при отсутствии псевдогипертрофии*) limb-girdle [Leyden-Möbius muscular] dystrophy

~, липидная fatty [adipose] degeneration

~, мезенхимальная [мезенхимная] mesenchimal degeneration; extracellular degeneration

~ миокарда myocardosis

~ миокарда, мелкоочаговая [миокарда, очаговая] intermediate coronary syndrome, intermediate form of coronary heart disease

~, миотоническая myotonic dystrophy, Steinert's disease

~, мукоидная mucoid degeneration

~, мышечная muscular dystrophy, myodystrophy

~, мышечная прогрессирующая progressive muscular dystrophy, Erb's disease

~, мышечная псевдогипертрофическая (детская) (childhood) pseudohypertrophic muscular [Duchenne's] dystrophy, pseudohypertrophic muscular [Erb's] paralysis

~, мышечная спинальная прогрессирующая Hoffmann's muscular atrophy, Hoffmann-Werdnig disease

~ мышц глазного яблока и глотки oculopharyngeal muscular dystrophy, ocular myopathy with dysphagia

~ Нильсена, врождённая Ullrich-Nielsen syndrome, dystrophia brevicollis congenita

~ новорождённых dystrophy of newborn

~ ногтей dystrophy of nails

~ ногтей, каналообразная срединная median canaliform dystrophy of nails

~, окулоцереброренальная oculocerebrorenal [Lowe-Terrey-MacLachlan] syndrome, oculocerebrorenal dystrophy

~, оливопонтоцеребеллярная olivopontocerebellar dystrophy, Dejerine-Thomas disease

~, паренхиматозная parenchymatous degeneration

~ печени, гликогенная glycogenic degeneration of liver

~ печени, жёлтая acute yellow atrophy of liver, acute parenchymatous hepatitis, malignant

дистрофи́я

jaundice, Rokitansky's disease, massive hepatic necrosis
~ пе́чени, жирова́я fatty degeneration of liver, fatty hepatosis
~ пе́чени, кра́сная red atrophy of liver
~ пе́чени, (под)о́страя fulminatory hepatitis
~ пе́чени, токси́ческая massive hepatic necrosis
~, пигме́нтная pigmental [pigmentary] degeneration
~, пигме́нтная гемоглобиноге́нная pigment hemoglobin derived degeneration
~, пигме́нтная насле́дственная Leschke's syndrome, dystrophia pigmentosa hereditaria
~, пигме́нтная ретикуля́рная Kitamura's dyschromatosis, acropigmentatio reticularis, acrodyschromatosis symmetrica hereditaria
~, пигме́нтная тирози́н-триптофа́новая pigment tyrosinotryptophanic degeneration
~, плече-лопа́точно-лицева́я facioscapulohumeral muscular [Landouzy-Dejerine] dystrophy, facioscapulohumeral atrophy
~ плода́ intrauterine degeneration
~ по́чек degeneration of kidneys, renal degeneration
~ по́чек, гликоге́нная glycogenic degeneration of kidneys
~ ра́дужки iridic dystrophy, dystrophy of iris, dystrophia iridis
~ ра́дужки, мезодерма́льная mesodermal iridic dystrophy, dystrophia iridis mesodermalis
~ ра́дужки, эктодерма́льная ectodermal iridic dystrophy, dystrophia iridis ectodermalis
~ ра́дужки, эссенциа́льная прогресси́рующая essential progressive atrophy of iris, atrophia iridis essentialis progressiva
~, ранева́я wound dystrophy
~ ра́неных wound dystrophy
~ Реклингха́узена, дизонтогенети́ческая паrathyroid osteosis, (von) Recklinghausen's disease of bone, osteitis fibrosa cystica (generalisata)
~ рёбер costal chondritis, Tietze's disease, Tietze's syndrome
~, рогова́я keratinization
~ рогови́цы corneal dystrophy
~ рогови́цы, втори́чная secondary corneal dystrophy
~ рогови́цы Гре́ноува, узелко́вая (насле́дственное заболева́ние) Groenouw's nodular corneal dystrophy
~ рогови́цы За́льцманна Salzmann's corneal dystrophy
~ рогови́цы За́льцманна (, узелко́вая) (развива́ющаяся на по́чве рецидиви́рующих кера́титов) Salzmann's nodular corneal dystrophy
~ рогови́цы, зерни́стая granular [Groenouw's type I] corneal dystrophy
~ рогови́цы Коби́ Koby's corneal dystrophy, dystrophia corneal marginalis ectatica
~ рогови́цы, краева́я marginal keratitis
~ рогови́цы, краева́я эктати́ческая Koby's corneal dystrophy, dystrophia corneal marginalis ectatica
~ рогови́цы, кра́пчатая семе́йная familial speckled [François'] corneal dystrophy
~ рогови́цы Ме́сманна (, эпителиа́льная) Meesmann's [juvenile epithelial] dystrophy
~ рогови́цы, перви́чная primary corneal dystrophy
~ рогови́цы, пятни́стая macular [Groenouw's type II] corneal dystrophy
~ рогови́цы, решётчатая lattice corneal dystrophy, Dimmer's disease
~ рогови́цы, семе́йная кра́пчатая familial speckled [François's] corneal dystrophy
~ рогови́цы, узелко́вая nodular corneal dystrophy
~ рогови́цы Фе́ра macular [Groenouw's type II] corneal dystrophy
~ рогови́цы Франсуа́ familial speckled [François'] corneal dystrophy
~ сетча́тки retinal degeneration, degeneration of retina
~, симпати́ческая рефлекто́рная reflex sympathetic dystrophy
~, сли́зистая mucous degeneration
~ соедини́тельной тка́ни, сли́зистая myxomatous degeneration
~ с по́здним проявле́нием, мы́шечная диста́льная late distal (hereditary) myopathy, distal [Gowers type] muscular dystrophy
~, ста́рческая senile degeneration
~, стекловидная Zenker's degeneration, Zenker's necrosis
~ с фибрилля́рным подёргиванием, мы́шечная прогресси́рующая Hoffmann's muscular atrophy, Hoffmann-Werdnig disease
~, тапеторетина́льная choroideremia, progressive tapetochoroidal dystrophy, progressive choroidal atrophy
~, ткане́вая mesenchimal degeneration; extracellular degeneration
~, углево́дная carbohydrate degeneration
~, фибрино́идная fibrinoid degeneration
~, фуксинофи́льная acidophilic degeneration
~ эпителиа́льной тка́ни, сли́зистая epithelium mucous degeneration

дистрофоневро́з м. (не́рвные наруше́ния, вы́званные плохи́м пита́нием) dystrophoneurosis

дисульфира́м м. фарм. disulfiram, tetraethylthiuram disulfide

дисфаги́ческий dysphagi(a)c

дисфаги́я ж. (растро́йство глота́ния) dysphagy, dysphagia
~, амиотакси́ческая (обусло́вленная дискоордина́цией сокраще́ний мускулату́ры пищево́да) amyotactic dysphagia
~, болева́я painful dysphagia
~, буккофарингеа́льная buccopharyngeal dysphagia

~ Вальса́львы (*обусловленная переломом подъязычной кости*) dysphagia valsalvae, Valsalva's dysphagia
~, воспали́тельная dysphagia inflammatoria
~, высо́кая buccopharyngeal dysphagia
~, зага́дочная dysphagia lusoria
~, истери́ческая hysterical dysphagia
~, лузори́ческая dysphagia lusoria
~, механи́ческая mechanical dysphagia
~, не́рвная esophagospasm, esophagism, dysphagia nervosa
~, парадокса́льная paradoxical dysphagia
~, паралити́ческая dysphagia paralitica
~, сидеропени́ческая sideropenic dysphagia, Plummer-Vinson syndrome
~, синкопа́льная syncopal dysphagia
~, спасти́ческая [функциона́льная] esophagospasm, esophagism, dysphagia nervosa
~, щёчно-гло́точная buccopharyngeal dysphagia
дисфази́ческий dysphasiac
дисфази́я *ж.* (*нарушение речи*) dysphasia, dysphrasia
~, ассоциати́вная Fröschels' syndrome, dysphasia associativa
дисфеми́ческий dysphemic
дисфеми́я *ж.* (*функциональное нарушение речи или слуха*) dysphemia
дисфони́ческий dysphonic
дисфони́я *ж.* (*хрипота*) dysphonia, hoarseness
дисфори́ческий dysphoric, dysphoretic
дисфори́я *ж.* (*угрюмое, ворчливо-раздражительное, злобное настроение с повышенным беспокойством в ответ на любой внешний раздражитель*) dysphoria, disquiet, restlessness, malaise
~, эпилепти́ческая epileptic dysphoria
дисфрази́я *ж.* (*нарушение речи*) dysphasia, dysphrasia (*см. тж* дисфази́я)
дисфрени́я *ж.* 1. (*психическая болезнь*) *ист.* mental disorder, mental disease 2. (*эндогенный психоз*) *уст.* organic psychosis 3. (*симптоматический психоз*) *уст.* functional psychosis, dysphrenia
дисфункциона́льный dysfunctional
дисфу́нкция *ж.* dysfunction, malfunction
~ иску́сственного води́теля ри́тма (*се́рдца*) pacemaker dysfunction
~ коры́ надпо́чечников adrenal cortex dysfunction
~ коры́ надпо́чечников, вирилизи́рующая adrenal virilism, adrenal virilizing syndrome
~ ле́вого желу́дочка (*се́рдца*) left ventricular dysfunction
~ мо́зга brain dysfunction
~ мочево́го пузыря́, неврогенная neurogenic cystic dysfunction, neurogenic bladder
~ пра́вого желу́дочка (*се́рдца*) right ventricular dysfunction
~ си́нусового узла́ sinus node dysfunction
~ сосо́чковых мы́шц (*се́рдца*) papillary muscle dysfunction
~ электрокардиостимуля́тора pacemaker dysfunction
~ яи́чников ovarian dysfunction
дисхези́ческий dyschesic
дисхези́я *ж.* (*болезненность и затруднение дефекации, обусловленные патологическими изменениями в области заднего прохода*) dyschezia, outlet obstruction, obstructed defecation
дисхоли́я *ж.* (*отклонение от нормального состава жёлчи*) dyscholia
дисхондроплази́я *ж.* (*нарушение развития хрящей длинных костей*) chondrodystrophy, chondrodystrophia, chondrodysplasia, dyschondroplasia
~ Ка́ста (*хондродисплазия с ангиоматозом*) Maffucci's [Kast's] syndrome
~ Олльé asymmetrical chondrodystrophy, Ollier's disease
дисхондростео́з *м.* Лери́ — Ве́йлля dyschondrosteosis, Léri-Weill syndrome
дисхроматопси́я *ж.* (*нарушение цветового зрения*) dyschromatopsia, dyschromasia
дисхроми́я *ж.* (*нарушение пигментации кожи или волос*) dyschromia
~ ко́жи, лучева́я radiation skin dyschromia
дисци́зия *ж.* (*рассечение*) *хир.* discission
~ ше́йки ма́тки discission of cervix uteri, trachelotomy, cervicotomy
дисци́т *м.* (*воспаление межпозвоночного диска*) discitis, diskitis
дитиазани́н *м. фарм.* dithiazanine iodide
дитили́н *м. фарм.* dithylinum, suxamethonium chloride
диуре́з *м.* (*1. образование и выделение мочи 2. количество мочи, выводимой из организма за определённое время*) diuresis, urine output
~, алкого́льный alcoholic diuresis
~, во́дный water diuresis, hydruria
~, гиперстенури́ческий hypersthenuric diuresis
~, гипостенури́ческий hyposthenuric diuresis
~, дневно́й daily diuresis, daily urine flow
~, крити́ческий critical diuresis
~, мину́тный minute diuresis
~, необходи́мый obligatory diuresis
~, ночно́й nocturnal diuresis, nocturnal urination
~, облига́тный [обяза́тельный] obligatory diuresis
~, осмоти́ческий osmotic diuresis
~, почасово́й hourly diuresis, hourly urine output
~, солево́й salt diuresis
~, су́точный diurnal diuresis, diurnal urine exertion
~, уси́ленный profound diuresis
~, форси́рованный artificial [forced] diuresis
диуре́тик *м. фарм.* diuretic
~, калийсберега́ющий potassium-sparing diuretic
~, осмоти́ческий osmotic diuretic
~, петлево́й loop diuretic
~, рту́тный mercurial diuretic

~, тиазидный thiazide(-type) diuretic
диуретический diuretic, urinative
дифенгидрамин *м. фарм.* diphenhydramine
дифенилтропин *м. фарм.* diphenyltropin hydrochloride
дифенин *м. фарм.* phenytoin, diphenylhydantoin
дифиллоботриоз *м. гельм.* diphyllobothriasis, dibothriocephaliosis, bothriocephaliasis, fish tapeworm disease
дифиодонтизм *м. (наличие двух генераций зубов: сменных, или молочных, и постоянных)* diphyodontism
дифлунисал *м. фарм.* diflunisal
дифония *ж. (одновременное образование двух тонов разной высоты при произнесении одного звука)* diphthongia, diplophonia, double voice
дифосген *м. (боевое отравляющее вещество)* diphosgene, trichlormethylchloroformate
дифосфонат *м. биохим.* biphosphonate
дифракция *ж. физ. (преломление; огибание волнами препятствий на пути своего распространения)* diffraction
~ рентгеновских лучей X-ray diffraction
дифтерийный diphtherial, diphtheritic
дифтерит *м. (дифтеритическое воспаление)* pseudomembranous inflammation
~, травматический *ист.* decubitis ulcer, pressure sore, decubital [nosocomial] pressure, bedsore, hospital [nosocomial] gangrene, sloughing phagedena
дифтеритный pseudomembranous
дифтерия *ж. инф. бол.* diphtheria, diphteritis
~ влагалища vaginal diphtheria
~ вульвы diphtheria of vulva, diphtheria of external genitals
~, гангренозная gangrenous diphtheria
~, геморрагическая hemorrhagic diphtheria
~ глаза ocular diphtheria, diphtheritic conjunctivitis
~ гортани laryngeal [laryngotracheal] diphtheria; (pseudo)membranous croup
~ зева faucial [tonsillar, pharyngeal] diphtheria
~, злокачественная malignant diphtheria
~ кожи cutaneons [dermal] diphtheria
~, молниеносная fulminant diphtheria
~ наружных женских половых органов diphtheria of vulva, diphtheria of external genitals
~ носа membranous nasal diphtheria
~ раны surgical diphtheria, diphtheria of wound
~, токсическая toxic diphtheria
дифтероид *м. (микроорганизм, относящийся к семейству коринебактерий, но не являющийся дифтерийной палочкой)* diphtheroid
дифтеротоксин *м.* diphtheria toxin, diphtherotoxin
дифтонгия *ж. (одновременное образование двух тонов разной высоты при произнесении одного звука)* diphthongia, diplophonia, double voice
дифференциальный differential
дифференцированный differentiated

дифференцировать to differentiate
дифференцировка *ж. (1. специализация до этого однородных клеток и тканей организма 2. разделение вида клеток на более мелкие таксономические единицы 3. выделение тех или иных структур при окрашивании гистологического препарата)* differentiation
~, гистологическая histological differentiation
~, зависимая dependent differentiation
~, клеточная cell(ular) differentiation
~, конечная terminal differentiation
~, независимая independent differentiation
~ органа differentiation of organ, organ differentiation
~, органоплодная organoid differentiation
~, терминальная terminal differentiation
~, тканевая tissue [tissular] differentiation
дифференцировочный *(напр. об антигене)* differentiation
дифференцирующий differentiative
диффузабельный *(способный к диффузии)* diffusable
диффузат *м. (вещество, подвергшееся диффузии)* diffusate
диффузионный *(относящийся к диффузии)* diffusion
диффузия *ж.* diffusion
диффузный *(рассеянный)* diffuse
диффундировать to diffuse
дихейлия *ж. (удвоение губы)* dicheilia
дихирия *ж. (удвоение кисти или руки)* dich(e)iria
дихлорамин *м. (антисептик)* dichloramine(-T)
дихлорид *м. хим.* bichloride, dichloride
дихлорфенамид *м. фарм.* dichlorphenamide, Daranide
дихлотиазид *м. фарм.* hydrochlorothiazide, dichlothiazide
дихотомия *ж. (последовательное деление целого на две части)* dichotomy
дихромазия *ж. (отсутствие функции одного из трёх цветоощущающих аппаратов зрения)* dichromatopsia, dichromatism, dichromasy, dichromasia
дихромат *м.* 1. *(страдающий дихромией)* dichromat 2. *(соль, содержащая радикал Cr_2O_7)* dichromate, bichromate
дицентрик *м. (хромосома с двумя центромерами)* dicentric
дицентрический *(относящийся к дицентрику)* dicentric
дицефал *м. терат. (имеющий две головы)* dicephalus
диззофагия *ж. (удвоение пищевода)* diesophagia
диэлектрография *ж. (метод регистрации изменений суммарной диэлектрической проницаемости исследуемого объекта при прохождении через него токов высокой частоты)* dielectrography

диэлектрокардиогра́фия ж. (диэлектрография области сердца) dielectrocardiography; rheocardiography
диэлектропневмогра́фия ж. (диэлектрография лёгких) dielectropneumography
диэнцефали́т м. невр. diencephalitis
диэнцефалогипофиза́рный diencephalohypophyseal, diencephalohypophysial
диэнцефа́льный (относящийся к промежуточному мозгу) diencephalic
диэстера́за ж. diesterase
диэ́струс м. (стадия покоя в половом цикле у самок млекопитающих) diestrus, diestrum
диэтази́н м. фарм. diethazine hydrochloride
диэти́л м. орг. хим. diethyl
диэтилами́д м. биохим. diethylamide
~ кислоты́, лизерги́новой (галлюциноген) lysergic acid diethylamide
диэтилами́н м. биохим. diethylamine
диэтилстильбэстро́л м. (синтетический нестероидный эстроген) (diethyl)stilbestrol, estrostilben
диэтилтриптами́н м. (галлюциноген) diethyltryptamine
диэхоско́п м. (инструмент для одновременного восприятия двух различных звуков, шумов из двух участков тела) diechoscope
длина́ ж. length
~ аккомода́ции (расстояние между самой близкой и самой далёкой точками ясного зрения) range [amplitude] of accommodation
~ волны́ физ. wave length
~ те́ла height, stature, body [recumbent] length
~ те́ла новорождённого length of a newborn (infant)
дли́нник м. longitudinal axis ◊ по ~у кишки́ in the longitudinal axis of the bowel
~ кишки́ length of intestine
длинноголо́вость ж. (головной индекс 75,9 или менее) dolichocephaly, dolichocephalism, dolichocephalia
длиннору́кость ж. macroch(e)iria
дли́тельность ж. duration; length
~ пребыва́ния (больно́го) в стациона́ре length of hospital stay
ДНК ж. (дезоксирибонуклеиновая кислота) deoxyribonucleic acid, DNA
ДНК-диагно́стика ж. (диагностика с использованием ДНК-зонда) DNA-diagnostics
ДНК-зонд м. (меченный изотопом фрагмент ДНК) DNA-probe
ДНК-полимера́за ж. DNA-nucleotidyltransferase, DNA polymerase
~, ДНК-зави́симая DNA-dependent DNA polymerase
~, РНК-зави́симая RNA-dependent DNA polymerase
дно с. 1. bottom 2. анат. floor
~ вну́треннего слухово́го прохо́да fundus of internal acoustic [of internal auditory] meatus, fundus meatus acustici interni [NA]
~ гла́за fundus of eye, eye grounds
~, глазно́е fundus of eye, eye grounds
~, глазно́е альбиности́ческое albinotic fundus of eye
~, глазно́е парке́тное (с полосами, образуемыми сосудами и пигментированными участками) parquet fundus of eye
~ железы́ bottom of gland, fundus glandulae [NH]
~ желу́дка fundus of stomach, gastric fundus, fundus ventriculi [NA]
~ жёлчного пузыря́ gallbladder bottom, fundus of gallbladder, fundus vesicae [NA]
~ карио́зной по́лости pulp floor
~ ма́тки fundus of uterus, fundus uteri [NA]
~ мочево́го пузыря́ fundus [infundibulum] of (urinary) bladder, fundus vesicae urinariae [NA]
~ по́лости floor of cavity
~, та́зовое pelvic floor
доброка́чественный (напр. об опухоли) benign(ant), innocent
добутами́н м. фарм. dobutamine
доврачебный before-doctor
догмати́л м. фарм. sulpiride
дождева́ние с. sprinkling [spray, overhead] irrigation
~ сто́чными во́дами sprinkling by sludge, sewage sprinkling
дождеприёмник м. storm water inlet
дождь м. rain
~, кисло́тный acid rain
~, радиоакти́вный radioactive rain
до́з/а ж. dose, dosage ◊ подбо́р ~ы (test) dosing; постепе́нно снижа́ть ~у to taper gradually a dose
~ аллерге́на allergen dose, dose of allergen
~ аллерге́на, анафилактоге́нная anaphylaxis-provoking [challenging, shocking, special shock] dose
~ аллерге́на, ко́жно-сенсибилизи́рующая skin test dose
~ аллерге́на, шо́ковая anaphylaxis-provoking [challenging, shocking, special shock] dose
~ а́льфа-излуче́ния alpha-radiation dose
~ антиге́на antigen dose, dose of antigen
~ антиге́на, повто́рная [антиге́на, разреша́ющая] booster [recall] dose
~ антиге́на, сенсибилизи́рующая sensitizing dose
~, аэрозо́льная aerosol dose
~, безопа́сная safe dose
~ бе́та-излуче́ния beta-radiation dose
~ бе́та-излуче́ния, допусти́мая beta-permissible dose
~ бе́та-излуче́ния, переноси́мая beta-tolerable [beta-tolerance] dose
~, больша́я high [large] dose
~ бы́стрых нейтро́нов fast-neutron dose
~ вне́шнего ионизи́рующего излуче́ния external (radiation) dose

доза

~ внутреннего ионизирующего излучения internal (radiation) dose
~, возбуждающая (какой-л. биологический эффект) priming dose
~, возрастающая incremental [increasing] dose
~, высокая high [large] dose
~, высшая highest [maximum] dose
~ гамма-излучения gamma-radiation dose
~ гамма-излучения, допустимая gamma-permissible dose
~ гамма-излучения, переносимая gamma-tolerable [gamma-tolerance] dose
~, генетически значимая genetically significant dose
~, действующая effective [reacting] dose
~, действующая минимальная threshold [minimum effective] dose
~, действующая средняя median [average] effective dose
~ для куриных эмбрионов, инфицирующая половинная 50% end point embryo infective dose
~, допустимая permissible dose
~, дробная broken [divided, fractional, split] dose
~, значительная significant dose
~ излучения (доза ионизирующего или радиоактивного излучения) (ir)radiation dose
~, иммуногенная immunogenic dose
~, индивидуальная individual dose
~ инфекционности infective dose
~, инфицирующая infective dose
~, инфицирующая половинная 50% end point infective dose
~, инфицирующая средняя average [median] infective dose
~, ионизационная ionization dose
~ ионизирующего излучения dose of ionizing radiation, (ir)radiation dose
~ ионизирующего излучения, абсолютно смертельная минимальная absolute lethal minimal radiation dose
~ ионизирующего излучения, бобовая ист. bean [leguminous] radiation dose
~ ионизирующего излучения, воздушная [ионизирующего излучения в свободном воздухе] air exposure, air radiation dose
~ ионизирующего излучения, генетическая genetic radiation dose
~ ионизирующего излучения, генетически значимая годовая genetically significant annual radiation dose
~ ионизирующего излучения, годовая биологическая annual man-rem radiation dose
~ ионизирующего излучения, допустимая аварийная acceptable emergency radiation dose
~ ионизирующего излучения, дробная split radiation dose
~ ионизирующего излучения, захватная capture radiation dose
~ ионизирующего излучения, индивидуальная средняя average individual radiation dose
~ ионизирующего излучения, интегральная поглощённая integral absorbed radiation dose
~ ионизирующего излучения, кожно-эритемная erythema radiation dose
~ ионизирующего излучения, коллективная population radiation dose
~ ионизирующего излучения, кумулятивная cumulative [accumulated, total] radiation dose
~ ионизирующего излучения, мышиная ист. murine radiation dose
~ ионизирующего излучения на входе (на поверхности тела, обращённой к излучению) entry radiation dose
~ ионизирующего излучения на выходе (на поверхности тела, противоположной от источника излучения) exit radiation dose
~ ионизирующего излучения, общая cumulative [total] radiation dose
~ ионизирующего излучения, поглощённая integral absorbed radiation dose
~ ионизирующего излучения, поглощённая глубинная depth radiation dose
~ ионизирующего излучения, поглощённая гонадная gonadal radiation dose
~ ионизирующего излучения, поглощённая интегральная integral [volume] absorbed radiation dose
~ ионизирующего излучения, поглощённая кожная skin absorbed radiation dose
~ ионизирующего излучения, поглощённая локальная [ионизирующего излучения, поглощённая местная, ионизирующего излучения, поглощённая очаговая] local absorbed radiation dose
~ ионизирующего излучения, поглощённая поверхностная skin absorbed radiation dose
~ ионизирующего излучения, поглощённая удельная specific absorbed radiation dose
~ ионизирующего излучения при общем облучении тела whole-[total-]body radiation dose
~ ионизирующего излучения, проникающая penetrating radiation dose
~ ионизирующего излучения, процентная (процентное отношение поглощённых доз в двух точках облучаемого тела) percent radiation dose
~ ионизирующего излучения, разрушающая (опухоль) ablative radiation dose
~ ионизирующего излучения, смертельная средняя half-lethal radiation dose
~ ионизирующего излучения, среднетканевая average [median] tissue radiation dose
~ ионизирующего излучения, средняя индивидуальная average individual radiation dose
~ ионизирующего излучения, стерилизующая sterilization radiation dose
~ ионизирующего излучения, суммарная cumulative [total] radiation dose
~ ионизирующего излучения, тканевая tissue radiation dose
~ ионизирующего излучения, тканевая средняя average [median] tissue radiation dose

~ ионизи́рующего излуче́ния, эквивале́нтная (для оценки радиационной опасности хронического облучения ионизирующим излучением произвольного состава) equivalent radiation dose
~ ионизи́рующего излуче́ния, экспозицио́нная exposure radiation dose
~ ионизи́рующего излуче́ния, эпиляцио́нная epilation radiation dose
~ ионизи́рующего облуче́ния radiation dose
~ ионизи́рующего поража́ющего излуче́ния injurious radiation dose
~, иссле́довательская tracer dose
~, канерици́дная cancericidal dose
~, канцероге́нная carcinogenic [cancerogenic] dose
~, культуральноклё́точная смерте́льная lethal cell culture dose
~, культуральноклё́точная токси́ческая toxic cell culture dose
~, культуральнотканева́я смерте́льная lethal tissue culture dose
~, культуральнотканева́я смерте́льная сре́дняя half-lethal tissue culture dose
~, культуральнотканева́я токси́ческая toxic tissue culture dose
~, культуральнотканева́я цитопатоге́нная (сре́дняя) (обычно о вирусе) cytopathogenic tissue culture dose
~, кумуляти́вная total [accumulated, cumulative] dose
~, курсова́я course dose
~, курсова́я вы́сшая [курсова́я максима́льная] maximal [maximum] course dose
~ лека́рственного препара́та drug dose
~ лека́рственного препара́та для приё́ма внутрь oral dose
~, лета́льная lethal [fatal] dose
~, лета́льная сре́дняя half-lethal dose
~, лече́бная curative [therapeutic, therapy] dose
~, лока́льная поглощё́нная local absorbed dose
~, максима́льная highest [maximum] dose
~, максима́льно допусти́мая maximum permissible dose
~, максима́льно переноси́мая maximum endurable dose, maximum [maximal] tolerance [tolerated] dose
~, ма́лая small [low] dose
~ микроволно́вого излуче́ния microwave (ir)radiation dose
~ микроволно́вого облуче́ния microwave radiation dose
~, минима́льная minimum [minimal] dose
~, минима́льная де́йствующая minimal working dose
~ мутаге́на mutagen dose, dose of mutagen
~ мутаге́на, удва́ивающая mutagen doubling dose
~, нако́пленная cumulative [total, accumulated] dose
~, нараста́ющая incremental [increasing] dose
~, насыща́ющая saturating dose
~, нача́льная initial dose
~, неде́йствующая noneffective dose
~, несмерте́льная non-lethal [non-fatal] dose
~, ни́зкая small [low] dose
~ облуче́ния radiation dose
~, о́бщая total [accumulated, cumulative] dose
~, однокра́тная [однора́зовая] single [unit] dose
~, околосмерте́льная sublethal dose
~, олиготерми́ческая (количество поглощаемой организмом энергии физического лечебного фактора, вызывающее слабое образование тепла) oligothermal dose
~, оптима́льная optimal [optimum] dose
~, переноси́мая tolerable [tolerance, endurable] dose
~, подде́рживающая maintaining dose
~ полови́нной выжива́емости half-lethal dose
~ полови́нной выжива́емости, культуральноклё́точная half-lethal cell culture dose
~ полови́нной выжива́емости, культуральнотканева́я half-lethal tissue culture dose
~ полови́нной выжива́емости, радиацио́нная half-lethal radiation dose
~, полулета́льная [полусмерте́льная] half-lethal dose
~, поро́говая threshold [minimum effective] dose
~, превенти́вная (напр. витаминов, микроэлементов для возмещения их недостатка в рационе) preventive dose
~, преде́льная limiting dose
~, преде́льно допусти́мая maximum permissible dose
~ профессиона́льного радиоакти́вного облуче́ния occupational radiation dose
~, профилакти́ческая (напр. витаминов, микроэлементов для возмещения их недостатка в рационе) preventive dose
~ радиа́ции dose of ionizing radiation, (ir)radiation dose
~, радиацио́нная dose of ionizing radiation, (ir)radiation dose
~ радиоакти́вного облуче́ния radiation dose
~ радиоакти́вного облуче́ния всего́ те́ла whole-[total-]body radiation dose
~, ра́зовая single [unit] dose
~, ра́зовая вы́сшая maximal single [maximal unit] dose
~ рассе́янного ионизи́рующего излуче́ния scattered radiation dose
~, расчё́тная rated [calculated, designated] dose
~ рентге́новских луче́й roentgen [X-ray] dose
~, смерте́льная lethal [fatal] dose
~, смерте́льная культуральнотканева́я lethal tissue culture dose
~, смерте́льная культуральнотканева́я сре́дняя half-lethal tissue culture dose

дόза

~, смертéльная минимáльная [смертéльная нúзшая] minimal [minimum] lethal dose
~, смертéльная срéдняя half-lethal dose
~ сόлнечного излучéния solar (ir)radiation dose
~ сόлнечного облучéния solar radiation dose
~ срéдней выживáемости average [medium] survival dose
~, срéдняя average [medium] dose
~, срéдняя дéйствующая [срéдняя эффектúвная] medium [average] effective dose
~, стандáртная standard dose
~, сублетáльная sublethal dose
~, суммáрная cumulative [accumulated, total] dose
~, сýточная daily dose
~, сýточная вы́сшая maximal [higher] daily dose
~, терапевтúческая curative [therapeutic, therapy] dose
~, токсúческая toxic dose
~, токсúческая культуральноклéточная toxic cell culture dose
~, токсúческая культуральнотканевáя toxic tissue culture dose
~, токсúческая минимáльная [токсúческая нúзшая] minimal [minimum] toxic dose
~, толерáнтная tolerable [tolerance, endurable] dose
~, тотáльная total [accumulated, cumulative] dose
~, удáрная 1. *фарм.* loading dose 2. anaphylaxis-provoking [challenging, shocking, special shock] dose
~ ультразвуковόго излучéния ultrasonic (ir)radiation dose
~ ультразвуковόго облучéния ultrasonic radiation dose
~ ультрафиолéтового излучéния ultraviolet (ir)radiation dose
~ ультрафиолéтового облучéния, биологúческая biologic dose, biodose
~, фракционúрованная broken [divided, fractional, split] dose
~, цитопатúческая [цитопатогéнная] cytopath(ogen)ic dose
~, цитопатогéнная культуральноклéточная cytopathogenic cell culture dose
~, цитопатогéнная культуральнотканевáя cytopathogenic tissue culture dose
~, цитопатогéнная культуральнотканевáя срéдняя average [median] tissue culture dose
~, чрезмéрная overdose, overdosage, excessive dose
~ электромагнúтного излучéния electromagnetic (ir)radiation dose
~ электромагнúтного облучéния electromagnetic (radiation) dose
~, эффектúвная effective [reacting] dose

дозáтор *м.* (*дозúрующее устрόйство*) doser, measuring hopper

дозúметр *м.* (*прибор для определения уровня излучения, особенно ионизирующего*) dosimeter, dosemeter, dosage meter
~ бы́стрых нейтрόнов fast-neutron dosimeter
~ для измерéния дόзы облучéния тéла body dosimeter
~ ионизúрующего излучéния dosimeter, dosage [radiation] meter, radiation monitor; health-monitoring instrument
~ ионизúрующего излучéния, аварúйный accident dosimeter
~ ионизúрующего излучéния высόкой мόщности high-range [high-dosage] dosimeter
~ ионизúрующего излучéния, групповόй survey dosimeter
~ ионизúрующего излучéния, индивидуáльный personal [individual] dosimeter, personal radiation monitor, personal monitoring device
~ ионизúрующего излучéния, индивидуáльный кармáнный pocket dosimeter
~ ионизúрующего излучéния, интегрúрующий (*фиксирующий суммарную дозу*) integrating dosimeter
~ ионизúрующего излучéния, ионизацúонный (*содержащий ионизационную камеру*) ionization dosimeter
~ ионизúрующего излучéния «карандáшного» тúпа, индивидуáльный pen-type dosimeter
~ ионизúрующего излучéния, клинúческий clinical dosimeter
~ ионизúрующего излучéния нúзкой мόщности low-range [low-dosage] dosimeter
~ ионизúрующего излучéния, персонáльный personal [individual] dosimeter, personal radiation monitor, personal monitoring device
~ ионизúрующего излучéния, плёночный [ионизúрующего излучéния, плόский плёнчатый] photodosimeter, film dosimeter, film badge
~ ионизúрующего излучéния, покáзывающий indicative [showing] dosimeter
~ ионизúрующего излучéния, прямопокáзывающий direct reading [self-reading] dosimeter
~ ионизúрующего излучéния, фотографúческий photodosimeter, film dosimeter, film badge
~ ионизúрующего излучéния, фтόристо-лúтиевый люминесцéнтный lithium fluoride dosimeter
~ ионизúрующего излучéния, химúческий chemical dosimeter
~ микровόлн microwave dosimeter
~ мόщности дόзы (*ионизúрующего излучéния*) counting-rate [dose-rate] dosimeter
~, нейтрόнный neutron dosimeter
~ сόлнечного излучéния [сόлнечной радиáции] solar radiation dosimeter, dosimeter of solar radiation
~, ультразвуковόй ultrasonic dosimeter
~ ультрафиолéтового излучéния ultraviolet dosimeter

дозиметрúровать (*измерять уровень ионизирующего излучения*) to monitor, to survey

~ в помещéнии to monitor [to survey] an area
~ людéй to monitor the radiation dose, to monitor the radiation level
дозиметри́ст *м.* dosimetrist
дозиметри́ческий dosimetric
дозиметри́я *ж.* 1. (*определение количества, мощности и распространения ионизирующего излучения*) (radiation) dosimetry, radiation dose estimation 2. (*определение количества, мощности и распространения любого излучения*) dosimetry; monitoring, health physics
~, биологи́ческая [биомедици́нская] (*по результатам воздействия ионизирующего излучения на организм*) biological dosimetry
~, дистанцио́нная remote dosimetry
~, индивидуа́льная personal [individual] dosimetry
~ ионизи́рующего облучéния irradiation dosimetry
~, клини́ческая clinical dosimetry
~ магни́тного по́ля dosimetry of magnetic field, magnetic field dosimetry
~, мéдико-биологи́ческая biological dosimetry
~ микрово́лн microwave dosimetry
~, радиацио́нная (radiation) dosimetry
~ смéшанного ионизи́рующего излучéния mixed-field dosimetry
~ со́лнечного излучéния solar dosimetry, dosimetry of solar radiation
~ со́лнечного облучéния dosimetry of solar (ir)radiation
~, термолюминесцéнтная thermoluminescent dosimetry
~ ультразву́ка ultrasonic dosimetry
~ ультрафиолéтового облучéния ultraviolet dosimetry, dosimetry of ultraviolet radiation
~, физи́ческая (*осуществляемая с помощью приборов*) physical dosimetry
~, хими́ческая chemical dosimetry
~ электри́ческого по́ля dosimetry of electric field, electric field dosimetry
~ электромагни́тного по́ля dosimetry of electromagnetic field, electromagnetic field dosimetry
дози́рование *с.* dosing
дози́ровать to dose, to measure out (in doses)
дозиро́вка *ж.* dosage
дозкалибра́тор *м. мед. тех., радиол.* dose [(digital) isotope, radioisotope] calibrator
доклини́ческий pre-clinical
доко́рм *м.* (*использование в питании ребёнка первых 5-6 месяцев жизни питательных смесей или донорского молока наряду с молоком матери при его нехватке*) supplementary feeding
доксепи́н *м. фарм.* doxepin hydrochloride
доксицикли́н *м. фарм.* doxycycline
доксорубици́н *м. фарм.* doxorubicine, Adriamycin

до́ктор *м.* 1. (*врач*) doctor, physician 2. (*учёная степень*) doctor ◇ присужда́ть стéпень ~а to doctorate
~ медици́нских нау́к Doctor of Medicine, M.D.
доктора́нт *м.* (*соискатель степени доктора*) person working for degree of doctor, person working for doctor's degree
до́кторский doctoral
доктри́на *ж.* (*учение, теория, система*) doctrine
~, вое́нно-медици́нская military medical doctrine
дола́бра *ж.* (*спиральная повязка*) spiral bandage
долгоживу́щий long-living
долгожи́тель *м.* (*человек, проживший 90 лет и более*) long-living person, long-liver
долгожи́тельство *с.* longevity
~, семéйное familial longevity
долево́й *анат.* lobar
долéчивание *с.* aftercare
долéчивать to complete [to finish] the cure (of)
долéчиваться to complete one's cure
до́ли *ж. мн.* lobes, *lobi* [NA] (*см. тж* до́ля)
~ большо́го мо́зга lobes of cerebrum, *lobi cerebri* [NA]
~ моло́чной железы́ lobes of mammary gland, *lobi glandulae mammariae* [NA]
~ пéчени lobes of liver, hepatic lobes, *lobi hepatis* [NA]
~ полуша́рия большо́го мо́зга lobes of cerebrum, *lobi cerebri* [NA]
~, по́чечные renal lobes, *lobi renales* [NA]
доли́нка *ж.* vallecula, *vallecula* [NA]
~ мозжечка́ vallecula of cerebellum, *vallecula cerebelli* [NA]
~ надгорта́нника vallecula of epiglottis, *vallecula epiglottica* [NA]
долихокефали́я *ж.* (*длинноголовость; головной индекс 75,9 или менее*) dolichocephaly, dolichocephalism, dolichocephalia
долихоколи́я *ж.*, долихоко́лон *м.* (*удалённая ободочная кишка*) dolichocolon
долихокрани́я *ж.* (*форма черепа человека, характеризующаяся значительным преобладанием продольного размера над поперечным; черепной индекс 74,9 и ниже*) dolichocrania
долихомегаси́гма *ж.* (*удлинённая сигмовидная ободочная кишка с увеличенной шириной просвета и утолщением стенок*) dolichomegasigmoid
долихоморфи́я *ж.* (*короткое узкое туловище и длинные конечности*) dolichomorphism, dolichomorphia
долихопрозопи́я *ж.* (*наличие удлинённого лица*) dolichoprosopia
долихоси́гма *ж.* (*удлинённая сигмовидная ободочная кишка с нормальной шириной просвета и толщиной стенок*) dolichosigmoid

долихостеномелия ж. dolichostenomelia, arachnodactyly, spider fingers

долихоцефалический dolichocephalous, dolichocephalic, mecocephalic

долихоцефалия ж. *(длинноголовость; головной индекс 75,9 или менее)* dolichocephaly, dolichocephalism, dolichocephalia

долото *с. мед. тех.* chisel; gouge; scoop

~, глазно́е ophthalmic chisel

~ для снятия эмали enamel chisel

~, желобова́тое gouge

~, желобова́тое большо́е large gouge

~, ко́стное osteotome, bone chisel

~, ко́стное желобова́тое bone gouge

~, ло́жечное gouge

~, ло́жечное ова́льное oval gouge

~, ло́жечное удлинённое oblong scoop

~, ло́жечное хирурги́ческое surgical scoop

~, медици́нское chisel; gouge; scoop

~, нейрохирурги́ческое neurosurgery chisel

~, пло́ское chisel

~, пло́ское большо́е large chisel

~, ушно́е ear chisel

доло́тце *с. мед. тех.* chiselette

~, глазно́е eye chiselette

до́лька ж. 1. segment, clove 2. *(небольшая структурная часть органа)* lobule, *lobulus* [NA]

~ большо́го мо́зга, околоцентра́льная paracentral lobule, *lobulus paracentralis* [NA]

~ ви́лочковой железы́ lobule of thymus, *lobulus thymi* [NA]

~ височной доли, веретенообра́зная fusiform gyrus [fusiform lobulus] of temporal lobe, *gyrus occipitotemporalis lateralis* [NA]

~ лёгкого, втори́чная secondary lobule of lung, secondary pulmonary lobule, *lobulus pulmonis secundarius* [NA]

~ лёгкого, перви́чная terminal respiratory unit, primary lobule of lung, primary pulmonary [primary respiratory] lobule, pulmonary acinus, transitional [respiratory] zone, *lobulus pulmonis primarius* [NA]

~ мозжечка́, ве́рхняя полулу́нная superior [cranial, rostral] semilunar lobule, anterior lunate [ansiform] lobule, superior crescentic lobe of cerebellum, superior semilunar lobe, crus I, *lobulus semilunaris superior, lobulus semilunaris cranialis, lobulus semilunaris rostralis* [NA]

~ мозжечка́, двубрю́шная biventral lobule, digastric lobe, *lobulus biventer, lobulus biventralis, lobulus cuneiformis* [NA]

~ мозжечка́, ни́жняя полулу́нная inferior semilunar [caudal semilunar, posterior lunate] lobule, inferior crescentic lobe of cerebellum, inferior semilunar lobe, crus II, *lobulus semilunaris inferior, lobulus semilunaris caudalis* [NA]

~ мозжечка́, парамедиа́нная gracile [slender, paramedian] lobule of cerebellum, *lobulus gracialis cerebelli, lobulus paramedianus cerebelli* [NA]

~ мозжечка́, полулу́нная ве́рхняя superior [cranial, rostral] semilunar lobule, anterior lunate [ansiform] lobule, superior crescentic lobe of cerebellum, superior semilunar lobe, crus I, *lobulus semilunaris superior, lobulus semilunaris cranialis, lobulus semilunaris rostralis* [NA]

~ мозжечка́, полулу́нная ни́жняя inferior semilunar [caudal semilunar, posterior lunate] lobule, inferior crescentic lobe of cerebellum, inferior semilunar lobe, crus II, *lobulus semilunaris inferior, lobulus semilunaris caudalis* [NA]

~ мозжечка́, проста́я simple lobule of cerebellum, *lobulus simplex cerebelli, pars caudalis [pars posterior] lobuli quadrangularis* [NA]

~ мозжечка́, то́нкая gracile [slender, paramedian] lobule of cerebellum, *lobulus gracialis cerebelli, lobulus paramedianus cerebelli* [NA]

~ мозжечка́, центра́льная central lobule of cerebellum, *lobulus centralis cerebelli* [NA]

~ мозжечка́, четырёхуго́льная quadrangular [quadrate] lobule of cerebellum, *lobulus quadrangularis cerebelli* [NA]

~ обоня́тельной до́ли, за́дняя posterior lobule of the olfactory lobe

~ обоня́тельной до́ли, пере́дняя anterior lobule of the olfactory lobe

~, панкреати́ческая lobule of pancreas, *lobulus pancreatis* [NA]

~, парацентра́льная *(медиальной поверхности полушария большого мозга)* paracentral lobule, *lobulus paracentralis* [NA]

~ поджелу́дочной железы́ lobule of pancreas, *lobulus pancreatis* [NA]

~ по́чки, ко́рковая renal cortical lobule, *lobulus corticalis renalis* [NA]

~ прида́тка яи́чка lobule of epididymus, *lobulus epididymus* [NA]

~, теменна́я ве́рхняя superior parietal lobule, superior parietal gyrus, *lobulus parietalis superior* [NA]

~, теменна́я ни́жняя inferior parietal lobule, *lobulus parietalis inferior* [NA]

~ ти́муса lobule of thymus, *lobulus thymi* [NA]

~ ушно́й ра́ковины lobule of auricle, lobule of ear, *lobulus auriculae, lobulus auricularis* [NA]

до́льки *ж. мн.* lobules, *lobuli* [NA] *(см. тж* до́лька*)*

~ лёгкого bronchopulmonary segments, pulmonary lobules, *segmenta bronchopulmonalia* [NA]

~, ло́жные pseudolobules

~ моло́чной железы́ lobules of mammary gland, *lobuli glandulae mammariae* [NA]

~ пе́чени lobules of liver, *lobuli hepatis* [NA]

~ щитови́дной железы́ lobules of thyroid gland, *lobuli glandulae thyroidene* [NA]

~ яи́чка lobules of testis, *lobuli testis* [NA]

до́льковый *(относящийся к дольке)* lobular
до́льчатость *ж.* *(наличие долей у органа, в норме не имеющего долей, или наличие у органа добавочных долей)* lobulation, lobularity
~ пе́чени lobulation [lobularity] of liver
~ селезёнки lobulation [lobularity] of spleen
до́льчатый *(состоящий из долек)* lobulose, lobulous, lobulated
до́ля *ж.* 1. *(часть)* part, portion 2. *(крупная структурная часть органа)* lobe, lobus [NA]
~ большо́го мо́зга, височная temporal lobe, *lobus temporalis* [NA]
~ большо́го мо́зга, заты́лочная occipital lobe, *lobus occipitalis* [NA]
~ большо́го мо́зга, краева́я [большо́го мо́зга, лимби́ческая] Broca's convolution, inferior frontal gyrus of left hemisphere of brain, Broca's gyrus, Broca's region
~ большо́го мо́зга, ло́бная frontal lobe, *lobus frontalis* [NA]
~ большо́го мо́зга, островко́вая insula [island] (of Reil), central lobe of cerebrum, *lobus insularis insula* [NA]
~ большо́го мо́зга, серпови́дная Broca's convolution, inferior frontal gyrus of left hemisphere of brain, Broca's gyrus, Broca's region
~ большо́го мо́зга, теменна́я parietal lobe, *lobus parietalis* [NA]
~ большо́го мо́зга), центра́льная insular lobe, insula of Reil, *lobus insularis, insula* [NA]
~ Брока́ *(нижняя извилина левой лобной доли)* Broca's convolution, inferior frontal gyrus of left hemisphere of brain, Broca's gyrus, Broca's region
~ ви́лочковой железы́, ле́вая left lobe of thymus, *lobus thymi sinister* [NA]
~ ви́лочковой железы́, пра́вая right lobe of thymus, *lobus thymi dexter* [NA]
~ гипо́физа, за́дняя neurohypophysis, posterior pituitary, posterior lobe of pituitary gland, *neurohypophysis, lobus posterior hypophyseos* [NA]
~ гипо́физа, не́рвная neural lobe of (neuro)-hypophysis, neural lobe of pituitary gland, *lobus nervosus neurohypophyseos, pars nervosa hypophyseos* [NA]
~ гипо́физа, пере́дняя adenohypophysis, anterior lobe of pituitary gland, anterior pituitary, anterior lobe of hypophysis, *adenohypophysis, lobus anterior hypophyseous* [NA]
~ за́дней до́ли гипо́физа, не́рвная neural lobe of (neuro)hypophysis, neural lobe of pituitary gland, *lobus nervosus neurohypophyseos, pars nervosa hypophyseos* [NA]
~ ле́вого лёгкого, ве́рхняя superior [upper] lobe of left lung, *lobus superior pulmonis sinistri* [NA]
~ ле́вого лёгкого, ни́жняя inferior [lower] lobe of left lung, *lobus inferior pulmonis sinistri* [NA]

~ мозжечка́, за́дняя posterior [caudate] lobe of cerebellum, *lobus posterior [lobus caudalis] cerebelli* [NA]
~ мозжечка́, клочко́во-узелко́вая flocculonodular lobe of cerebellum, *lobus flocculonodularis cerebelli* [NA]
~ мозжечка́, пере́дняя anterior [cranial] lobe of cerebellum, *lobus anterior [lobus cranialis] cerebelli* [NA]
~ непа́рной ве́ны *(правого лёгкого)* azygous lobe
~ пе́чени, квадра́тная quadrate lobe of liver, *lobus hepatis quadratus* [NA]
~ пе́чени, ле́вая left lobe of liver, *lobus hepatis sinister* [NA]
~ пе́чени, пра́вая right lobe of liver, *lobus hepatis dexter* [NA]
~ пе́чени, спиге́лиева [пе́чени, хвоста́тая] caudate [spigelian] lobe of liver, *lobus hepatis caudatus* [NA]
~ пра́вого лёгкого, ве́рхняя superior [upper] lobe of right lung, *lobus superior pulmonis dextri* [NA]
~ пра́вого лёгкого, ни́жняя inferior [lower] lobe of left lung, *lobus inferior pulmonis dextri* [NA]
~ пра́вого лёгкого, сре́дняя middle lobe of right lung, *lobus medius pulmonis dextri* [NA]
~ предста́тельной железы́, ле́вая left lobe of prostate, *lobus prostatae sinister* [NA]
~ предста́тельной железы́, пра́вая right lobe of prostate, *lobus prostatae dexter* [NA]
~ предста́тельной железы́, сре́дняя median lobe of prostate, *lobus prostatae medius* [NA]
~ щитови́дной железы́, ле́вая left lobe of thyroid gland, *lobus glandulae thyroideae sinister* [NA]
~ щитови́дной железы́, пирамида́льная pyramidal lobe of thyroid gland, *lobus pyramidalis glandulae thyroideae* [NA]
~ щитови́дной железы́, пра́вая right lobe of thyroid gland, *lobus glandulae thyroideae dexter* [NA]
дом *м.* home
~ для престаре́лых custodial institution, geriatric home
~ инвали́дов nursing home
~ о́тдыха rest home, holiday center
~, роди́льный maternity [lying-in] hospital
доме́н *м. ген., мол. биол.* domain
домина́нта *ж.* dominant
домина́нтность *ж.* dominance
~, полуша́рная речева́я hemispheric speech dominance
домина́нтный dominant
домини́рующий dominating, predominant
до́нор *м.* donor
до́нор-доброво́лец *м.* volunteer donor
доно́шенный full-term, mature

доочи́стка ж. сто́чных вод afterpurification of sewage water
допами́н м. dopamine
допа́н м. dopan(um), chlorethylaminouracil
допеги́т м. methyldopa
До́пплер-кардиогра́фия ж. Doppler cardiometry, Doppler cardiography
доплеросоногра́фия ж., доплеротахогра́фия ж. Doppler ultrasound, Doppler ultrasonography
До́пплер-эхокардиогра́фия ж. echocardiography with Doppler analysis, Doppler echocardiometry
дополни́тельный accessory, auxiliary, supplemental
допусти́мый permissible
дорафоби́я ж. псих. doraphobia
дородово́й antenatal
«доро́жка» ж., бегу́щая treadmill
доста́вка ж. delivery
 ~ кислоро́да oxygen delivery
 ~, контроли́руемая (вещества) controlled delivery
 ~ лека́рственных средств (в организме) drug delivery
 ~ лека́рственных средств с контроли́руемой ско́ростью высвобожде́ния controlled release drug delivery
достове́рный (статистически значимый) significant
до́ступ м. хир. approach, access
 ~, абдомина́льный abdominal approach
 ~, антеторака́льный antethoracic approach
 ~, бифронта́льный bifrontal approach
 ~, брю́шно-грудно́й abdominothoracic approach
 ~, брю́шно-парасакра́льный abdominoparasacral approach
 ~, вено́зный venous access
 ~, внебрюши́нный extraperitoneal approach
 ~, внеплевра́льный extrapleural approach
 ~, внутричерепно́й intracranial approach
 ~, забрюши́нный retroperitoneal approach
 ~, заднебоково́й posterolateral approach
 ~, за́дний posterior approach
 ~, за́дний медиастина́льный posterior mediastinal approach
 ~, за́дний паравертебра́льный posterior paravertebral approach
 ~, ладо́нный volar approach
 ~, межмы́шечный muscle-splitting approach
 ~, нару́жно парапателля́рный lateral parapatellar approach
 ~, операти́вный surgical [cut-down] approach
 ~, операцио́нный operative approach
 ~, пере́дний anterior approach
 ~, проме́жностный perineal section
 ~, прямо́й direct approach
 ~, птериона́льный pterional approach
 ~, ретроперитонеа́льный retroperitoneal approach
 ~, ретростерна́льный retrosternal approach
 ~, саблеви́дный saberform approach
 ~, сосу́дистый vascular access
 ~, трансабдомина́льный abdominal approach
 ~, трансдиафрагма́льный transdiaphragmatic approach
 ~, транскаллёзный transcallosal approach
 ~, транслабири́нтный translabyrinthine approach
 ~, транссфеноида́льный transsphenoidal approach
 ~, транссфи́нктерный transsphincteric approach
 ~, транстенториа́льный transtentorial approach
 ~, трансторака́льный transthoracic approach
 ~, ты́льно-лучево́й dorsoradial approach
 ~, хирурги́ческий surgical [cut-down] approach
 ~ через ле́вое предсе́рдие left atrial approach
 ~ через пра́вое предсе́рдие right atrial approach
 ~, чрезбрюшно́й transperitoneal approach; abdominal approach
 ~, чрезвёртельный transtrochanteric approach
 ~, чреско́жный percutaneous approach
 ~, чрескрестцо́вый transsacral approach, Kraske's method
 ~, чресплевра́льный transpleural approach
 ~, чрессфи́нктерный transsphincteric approach
 ~, широ́кий extensible approach
досту́пность ж., акусти́ческая absence of acoustic shadowing
досту́пный available, accessible
 ~ обзо́ру visually accessible
дотиепи́н м. dothiepin
дофа́мин м. dopamine
дофамингидроксила́за ж. dopamine hydroxylase
дре́во с. жи́зни мозжечка́ arbor vitae [medullary body] of vermis, arborescent white substance of cerebellum, *arbor vitae cerebelli* [NA]
дрейф м. ге́нов genetic drift
дрель ж. drill
 ~, костная bone drill
 ~, электри́ческая electric [power] drill
дрена́ж м. drain(age)
 ~, акти́вный active suction [active sump] drain
 ~, аспирацио́нный suction drain(age), suction catheter
 ~, вено́зный venous drainage
 ~, вентрикуля́рный ventricular drainage
 ~, вну́тренний вентрикуля́рный internal ventricular drainsge
 ~, закры́тый closed drainage
 ~ лёгочных вен, анома́льный anomalous pulmonary veins drainage
 ~, ма́рлевый gauze drain
 ~, назогастра́льный nasogastric drainage
 ~, нару́жный вентрикуля́рный external ventricular drainage
 ~, отса́сывающий suction [sump] drain
 ~, пасси́вный passive [static] drainage
 ~ Пе́нроуза Penrose drain
 ~, подво́дный underwater seals, water seal drainage
 ~, подко́жный subcutaneous drain
 ~, постоя́нный persistent drainage

~, постура́льный postural drainage
~, просто́й тру́бчатый simple conduit drainage
~, пункцио́нный puncture drainage
~, регули́руемый balanced drainage
~, цистерна́льный cisternal drainage
~ че́рез контрапертýру stab wound drain
~, чреско́жный percutaneous drainage
дрени́рование *с.* draining, drainage
~, акти́вное прото́чное irrigation suction, irrigation aspiration, closed drainage
~, грудно́го прото́ка thoracic duct drainage
~, откры́тое open drainage
~, продолжи́тельное continuous [prolonged] suction, sucking-off
~ ра́ны wound drainage
~ черепно-мозгово́й жи́дкости cerebrospinal fluid drainage
дрильбо́р *м.* root canal reamer
~ для бормаши́ны engine root canal reamer
~, ручно́й root canal hand broach reamer
дробле́ние *с. (камней)* lithotripsy, lithotrity *(см. тж* литотрипси́я*)*
~ жёлчных камне́й ла́зером laser-induced lithotripsy of gallstones
~ камне́й, ультразвуково́е ultrasonic lithotripsy
~ камне́й, экстракорпора́льное extracorporal lithotripsy
дрожа́ние *с.* thrill, tremor, trembling, fremitus
~, врождённое congenital tremor
~, голосово́е vocal tremor, vocal fremitus
~, диастоли́ческое diastolic thrill
~, идиопати́ческое idiopathic tremor
~, интенцио́нное intention [kinetic] tremor
~, истери́ческое hysterical tremor
~, кинети́ческое kinetic [intention] tremor
~, ме́лкое fine tremor
~, мозжечко́вое cerebellar tremor
~, насле́дственное hereditary [heredofamilial, essential] tremor
~, озноподо́бное rigor-like tremor
~, паркинсони́ческое shaking [trembling] palsy, Parkinson's syndrome
~, пароксизма́льное paroxysmal tremor
~, патологи́ческое pathologic tremor
~, постоя́нное constant tremor
~, ритми́чное rhythmic tremor
~, семе́йное heredofamilial tremor
~, систоли́ческое systolic thrill
~, ста́рческое senile tremor
~, стати́ческое static tremor
~ ти́па «да-да» "yes-yes" type tremor capitis
~ ти́па «нет-нет» "no-no" type tremor capitis
~, фасцикуля́рное fascicular [fasciculation] tremor
~, фибрилля́рное fibrillary tremor
~, физиологи́ческое physiologic tremor
~, холодо́вое cold shivering
~, эссенциа́льное essential tremor
дрожа́тельный trembling
дрожь *ж.* trembling, shivering, rigors
~, не́рвная nervous trembling
~, о́бщая general trembling
~, холодо́вая cold shivering

дроп-ата́ка *ж. невр.* drop attack
дроперидо́л *м. (нейролептик)* droperidol, dehydrobenzperidol
дря́блый *(о мышцах, тканях)* slack, flaccid, flabby
дуг/а́ *ж.* 1. *(артерии или нерва)* arch, arc, arcus [NA] 2. curve 3. bar ◇ ни́же рёберной ~и́ below costal margin
~ аóрты arch of aorta, *arcus aortae* [NA]
~ атла́нта, за́дняя posterior arch of atlas, *arcus posterior atlantis* [NA]
~ атла́нта, пере́дняя anterior arch of atlas, *arcus anterior atlantis* [NA]
~ ве́рхнего ве́ка superior palpebral arch, *arcus palpebralis superior* [NA]
~ ве́рхней че́люсти, альвеоля́рная alveolar arch [alveolar border, alveolar limbus] of maxilla, *arcus alveolaris maxillaris* [NA]
~, ве́рхняя зубна́я superior dental arch, arch of maxilla, *arcus dentalis superior* [NA]
~, глубо́кая ладо́нная deep palmar arch, *arcus palmaris profundus* [NA]
~, глубо́кая ладо́нная вено́зная deep palmar venous arch, *arcus venous palmaris profundus* [NA]
~ грудно́го прото́ка arch of thoracic duct, *arcus ductus thoracici* [NA]
~, зубна́я dental arch, dental curve
~ камбалови́дной мы́шцы, сухожи́льная tendinous arch of soleus muscle, *arcus tendineus musculi solei* [NA]
~, компенсато́рная secondary [compensatory] curve
~ Купидо́на, губна́я Cupid's bow
~, лобко́вая pubic arch, arch of pubis, *arcus pubis* [NA]
~, надбро́вная superciliary arch, *arcus superciliaris* [NA]
~ ни́жнего ве́ка inferior palpebral arch, *arcus palpebralis inferior* [NA]
~ ни́жней че́люсти, альвеоля́рная alveolar arch [alveolar border, alveolar limbus] of mandible, *arcus alveolaris mandibulae* [NA]
~, ни́жняя зубна́я inferior dental arch, arch of mandible, *arcus dentalis inferior* [NA]
~, ортодонти́ческая orthodontic arch
~, основна́я [перви́чная] primary curve
~ перстневи́дного хряща́ arch of cricoid cartilage, *arcus cartilaginis cricoideae* [NA]
~, подо́швенная plantar arterial arch, *arcus plantaris* [NA]
~, подо́швенная вено́зная plantar venous arch, *arcus venous plantaris* [NA]
~, про́волочная *(костная)* wire traction bow
~, рёберная costal margin
~, рефлекто́рная reflex arch
~ стопы́, вено́зная dorsal venous arch of foot, *arcus venosus dorsalis pedis* [NA]
~, сухожи́льная tendinous arch, *arcus tendineus* [NA]
~ фа́сции та́за, сухожи́льная tendinous arch of pelvic fascia, *arcus tendineus fasciae pelvis* [NA]

ДУДНИК

ду́дник *м. фарм.* angelica, *Angelica*
ду́жка *ж.* arch, *arcus* [NA]
~, нёбно-глóточная palatopharyngeal arch, *arcus palatopharyngeus* [NA]
~, нёбно-язы́чная palatoglossal arch, *arcus palatoglossus* [NA]
дуктогра́мма *ж.* ductogram
дуктогра́фия *ж.* ductography
~ молóчной железы́ breast ductography
дуодени́т *м.* duodenitis
~, атрофи́ческий atrophic duodenitis
~, флегмонóзный phlegmonous duodenitis
дуоденогастроскопи́я *ж.* duodenogastroscopy
дуоденогра́мма *ж.* duodenogram
дуоденогра́фия *ж.* (barium) duodenography
~, гипотони́ческая [релаксациóнная] hypotonic [relaxative] duodenography
~ с иску́сственной гипотони́ей hypotonic [relaxative] duodenography
дуоденоеюностоми́я *ж.* duodenojejunostomy
~ по Ру Roux-en-y duodenojejunostomy
дуоденопанкреатэктоми́я *ж.* duodenopancreatectomy
дуоденорентгенографи́я *ж.* duodenography
дуоденотоми́я *ж.* duodenotomy
дуоденоцистостоми́я *ж.* duodenocystostomy
дуоденэктоми́я *ж.* duodenectomy
дуплéт *м.* duplet
~ ультрамикротру́бок microtubule duplet, *diplomicrotubulus* [NA]
~ ультрамикротру́бок, перифери́ческий microtubule peripheral duplet, *diplomicrotubulus periphericus* [NA]
дупликату́ра *ж. анат.* duplication
~ мочетóчника duplex ureter
дупликáция *ж.* duplication
~ желу́дка gastric duplication
дурáльный dural
душ *м.* douche
~, влагáлищный vaginal douche
~, возду́шный air douche
~, восходя́щий rising douche
~, дождевóй raining douche
~, игóльчатый needle-bath
~, кишéчный intestinal douche
~, контрáстный contrast sprays, contrast douche
~, паровóй vapor douche
~, перемéнный alternating douche
~, пылевóй dispersive [dispersal] douche
~, ректáльный rectal douche
~, стати́ческий brush discharge
~, струевóй stream douche
~ Фрáнклина needle bath
~, циркуля́рный circular douche
~ Шаркó Charcot's douche, douche of Charcot
~, шотлáндский contrast sprays, contrast douche
душевнобольнóй *м.* insane, lunatic

души́ца *ж. фарм.* origanum, marjoram, *Origanum*
~ обыкновéнная common origanum, wild marjoram, *Origanum vulgare*
ды́мность *ж.* отрабóтавших гáзов дви́гателя exhaust smoke opacity, exhaust smoking, exhaust smoke emission
дымомéр *м.* smokemeter, smokescope
дымоулáвливатель *м.* smoke filter
дымя́нка *ж. фарм.* fumitory, *Fumaria*
~ лекáрственная common [drug] fumitory, *Fumaria officinalis*
ды́ня *ж. фарм.* melon, *Cucumis melo*
дыхáние *с.* breathing, respiration
~, агонáльное agonal breathing
~, амфори́ческое amphoric breath sounds
~, анаэрóбное anaerobic respiration
~ Биóта Biot's respiration
~, бронхиáльное tracheal breathing, bronchial respiration
~, везикуля́рное vesicular respiration
~, внéшнее external respiration
~, вну́треннее internal respiration
~, вспомогáтельное assistant respiration
~, глубóкое deep breathing
~, жесткова́тое rough [exaggerated] breath sounds
~, зловóнное bad breath, halitosis
~, иску́сственное artificial ventilation
~, клокóчущее bubbling [gargling] breathing
~, кряхтя́щее grunting respiration
~ Куссмáуля Kussmaul's respiration
~, носовóе nasal breathing
~, ослáбленное diminished breath sounds
~, парадоксáльное paradoxical respiration
~, периоди́ческое periodic respiration
~, повéрхностное hypopnoe
~, прáвильное eupnea
~, принуди́тельное forced [compulsory] respiration
~, регуля́рное regular breathing
~, рéдкое infrequent respiration
~ рот в нос mouth-to-nose respiration
~ рот в рот mouth-to-mouth ventilation
~, свистя́щее wheezing
~, спокóйное quiet breathing
~, стеноти́ческое stenotic respiration
~, стертороóзное stertorous breathing
~, стóнущее grunting breathing
~, тканевóе tissue respiration
~, управля́емое controlled respiration
~, урéженное bradipnoe
~, учащённое tachypnoe
~, храпя́щее snoring breathing
~, хрипя́щее coarse breathing
~, чáстое tachypnoe
~ Чéйна — Стóкса Cheyne-Stokes [tidal] respiration
~ через рот breathing throuth mouth
дыхáтельный respiratory
дышáть to respire

дя́гиль *м. фарм.* cultivated angelica, *Angelica archangelica*
~ апте́чный [лека́рственный] garden angelica, *Angelica officinalis*

Е

евге́ника *ж. ист.* eugenics
евнухо́ид *м.* eunuchoid
евнухоиди́зм *м.* eunuchoidism, eunuchism
~, гипергонадотро́пный hypergonadotropic eunuchoidism
~, гипогонадотро́пный hypogonadotropic eunuchoidism
~, гипофиза́рный pituitary eunuchism; adiposogenital dystrophy, Fröhlich's syndrome
~, же́нский female eunuchoidism
евстахии́т *м. ото* eustachitis
евфе́ника *ж. (устранение генетически обусловленных изменений фенотипа с помощью внешних воздействий)* euphenics
евфени́ческий euphenic
едини́ца *ж.* 1. *(измерения)* unit 2. *(клетка)* unit, cell
~ акти́вности *(вещества, лекарственного средства)* unit of activity
~ акти́вности ферме́нта enzyme unit
~, алекси́новая *иммун.* alexin unit
~ ами́да никоти́новой кислоты́ nicotinic acid amide unit
~ андроге́нной акти́вности, междунаро́дная international androgenic unit, international unit of androgenic activity, international unit of male hormone
~, андроге́новая international androgenic unit, international unit of androgenic activity, international unit of male hormone
~, антиге́нная antigen unit
~ антитокси́на antitoxic [antitoxin, immunizing] unit, unit of antitoxin
~ антитокси́на, междунаро́дная international antitoxin unit
~, антитокси́новая [антитокси́ческая] antitoxic [antitoxin, immunizing] unit, unit of antitoxin
~ белко́вого азо́та proteinic [proteinaceous, albuminous] nitrogen unit
~ вазопресси́на unit of vasopressin
~ витами́на А, междунаро́дная international vitamin A unit
~ витами́на B_1 thiamine hydrochloride [vitamin B_1] unit
~ витами́на B_2 riboflavin [vitamin B_2] unit, Sherman-Bourquin unit of vitamin B_2
~ витами́на B_6 vitamin B_6 unit
~ витами́на С, междунаро́дная international vitamin C unit
~ витами́на D, междунаро́дная international vitamin D [Steenbock] unit
~ витами́на E vitamin E [Evans-Burr] unit
~ витами́на K vitamin K [Dam] unit

едини́ца

~ Во́льгемута *(для оценки активности амилазы в биологических жидкостях)* Wohlgemuth unit
~, гемолити́ческая hemolytic unit
~, геморраги́новая *(для оценки действия ядов)* heparin [Howell] unit
~ генети́ческой ка́рты morgan (unit)
~ гено́ма, функциона́льная functional genome unit
~, гепари́новая heparin [Howell] unit
~ гонадотро́пной акти́вности, междунаро́дная international unit of gonadotropic activity
~ гормо́на околощитови́дных желёз parathyroid unit
~ де́йствия *(вещества, лекарственного средства)* unit of activity
~ де́йствия, голуби́ная pigeon unit
~ де́йствия, коша́чья cat unit
~ де́йствия, крыси́ная rat unit
~ де́йствия, лягуша́чья frog unit
~ де́йствия, мыши́ная mouse unit
~ де́йствия, соба́чья dog unit
~, дигита́лисная digitalis unit
~, дигита́лисная междунаро́дная international digitalis unit
~ дифтери́йного антитокси́на diphtheria antitoxin unit
~, иммунизи́рующая immunizing [antitoxic, antitoxin] unit, unit of antitoxin
~ инсули́на, междунаро́дная international insulin unit
~ интермеди́на unit of intermedin
~ ионизи́рующего излуче́ния radiation unit
~, колониеобразу́ющая *(в культуре тканей)* colony-forming unit, colony-forming cell
~, колониеобразу́ющая адипоци́тная adipocyte colony-forming unit
~, колониеобразу́ющая гранулоцита́рная granulocyte colony-forming unit
~, колониеобразу́ющая гранулоцита́рно-моноцита́рно-макрофага́льная granulocyte-(monocyte-)macrophage colony-forming unit
~, колониеобразу́ющая гранулоцита́рно-моноцита́рно-макрофага́льная непо́лная incomplete granulocyte-(monocyte-)macrophage colony-forming unit
~, колониеобразу́ющая гранулоцита́рно-моноцита́рно-макрофага́льная по́лная complete granulocyte-(monocyte-)macrophage colony-forming unit
~, колониеобразу́ющая гранулоцита́рно-эритроцита́рно-моноцита́рно-макрофага́льно-мегакариоцита́рная granulocyte-erythrocyte-(monocyte-)macrophage-megakaryocyte [totipotent(ial), polypotent(ial)] colony-forming unit
~, колониеобразу́ющая лейко́зная leukemic colony-forming unit
~, колониеобразу́ющая мегакариоцита́рная megakaryocyte colony-forming unit
~, колониеобразу́ющая полипотенциа́льная totipotent(ial) [polypotent(ial), granulocyte-erythrocyte-(monocyte-)macrophage-megakaryocyte] colony-forming unit

единица

~, колониеобразующая фибробластная fibroblastic colony-forming unit
~, колониеобразующая эозинофильная eosinophile colony-forming unit
~, колониеобразующая эритроидная erythroid colony-forming unit
~, колониеобразующая эритроидная «взрывообразующая» erythroid "burst"-forming unit
~ комплемента complement unit
~ кроссинговера [кроссовера] morgan (unit)
~ лёгкого, структурная lung unit
~ лютеинстимулирующего гормона, международная international unit of lutein stimulating hormone
~, международная *фарм.* international unit
~, мо́ргановская morgan (unit)
~, моторная *(группа мышечных волокон, снабжаемая одним моторным нейроном)* motor unit
~ мужского полового гормона, международная international androgenic unit, international unit of androgenic activity, international unit of male hormone
~ наблюдения *стат.* observation unit
~, нейромоторная *(группа мышечных волокон, снабжаемая одним моторным нейроном)* motor unit
~, нервная *(нейрон)* nerve unit
~ никотиновой кислоты nicotinic acid unit
~, нозологическая nosologic unit
~ окситоцина unit of oxytocin
~, оксфордская *(пенициллина)* Oxford [Florey] unit
~ освещённости footcandle, light unit
~ Осло *(витамина D)* Oslo unit
~ пантотеновой кислоты pantothenic acid [filtrate factor] unit
~ пенициллина, международная international unit of penicillin
~, пепсиновая pepsin unit
~, плодоплацентарная *(комплекс «плод — плацента»)* fetoplacental unit
~ препарата задней доли гипофиза posterior-pituitary unit
~ прогестерона, международная international unit of progestational activity, international progesterone [corpus luteum] unit
~ пролактина, международная international prolactin unit
~ противостолбнячного антитоксина tetanus antitoxin unit
~, противоядная antivenin unit
~ радиоактивности unit of radioactivity
~ рентгеновского излучения roentgen [X-ray] unit
~ рибофлавина riboflavin [vitamin B_2] unit, Sherman-Bourquin unit of vitamin B_2
~, световая footcandle, light unit
~, световая экологическая ecological light unit
~, стрептомициновая streptomycin unit, unit of streptomycin

~, суданофобная *(для оценки действия адренокортикотропного гормона)* sudanophobic unit
~ счёта *стат.* observation unit
~, тепловая thermal unit
~ тиамина гидрохлорида, международная international thiamine hydrochloride [international vitamin B_1] unit
~ тиреотропной активности unit of thyreotropic activity
~, титрационная *(для выражения кислотности желудочного содержимого)* clinical [titrimetric] unit
~, токсическая toxic [toxin] unit
~ туберкулина, международная international tuberculin unit
~, уротоксическая urotoxic unit
~, ферментная enzyme unit
~, физиологическая physiological unit
~, фосфатазная phosphatase unit
~, функциональная functional unit
~, хлебная *(для расчёта диеты больным сахарным диабетом)* bread unit
~ хорионического гонадотропина, международная international chorionic gonadotropin unit
~ хромосомной карты chromosome map unit
~ эстрадиолбензоата, международная international estradiol benzoate unit
~ эстрогенной активности, международная international unit of estrogenic activity
~ эстрона, международная international estrone unit

енолаза *ж. ферм.* enolase
естественный natural
естествознание *с.* natural science
естествоиспытатель *м.* naturalist
еюнальный jejunal
еюнит *м.* jejunitis
еюногастроанастомоз *м.* jejunogastric anastomosis
еюноеюностомия *ж.* jejunojejunostomy
еюноилеальный jejunoileal
еюноилеит *м.* jejunoileitis
еюноилеостомия *ж.* jejunoileostomy
еюнокардиопексия *ж.* jejunocardiopexy
еюноколостомия *ж.* jejunocolostomy
еюнопластика *ж.* jejunoplasty
еюнопликация *ж.* jejunoplication
еюнопроктостомия *ж.* jejunoproctostomy
еюнорафия *ж.* jejunorrhaphy
еюноскопия *ж.* jejunoscopy
еюностомия *ж.* jejunostomy
еюнотомия *ж.* jejunotomy
еюноцекостомия *ж.* jejunocecostomy
еюнэктомия *ж.* jejunectomy

Ё

ёмкость *ж.* capacity; volume

~ вдо́ха inspiratory capacity
~, дыха́тельная respiratory [breathing] capacity
~, дыха́тельная максима́льная maximal [maximum] respiratory capacity
~, жи́зненная *(лёгких)* vital capacity
~ кана́льцевой экскре́ции tubular excretory capacity
~ кана́льцевой экскре́ции, максима́льная maximal [maximum] tubular excretory capacity
~, кислоро́дная *(кро́ви)* oxygen capacity
~ кро́ви, бу́ферная buffer capacity of blood
~ кро́ви, диффузио́нная diffusing [diffusion] capacity
~ лёгких, жи́зненная форси́рованная forced vital lung capacity
~ лёгких, о́бщая total lung capacity
~ лёгких, функциона́льная оста́точная functional residual lung capacity
~ мочево́го пузыря́ bladder capacity
~ сы́воротки кро́ви, вируснейтрализу́ющая virus neutralizing capacity
~, теплова́я thermal [heat] capacity, capacity of heat
~ че́репа cranial capacity
~ экскре́ции кана́льцев по́чки tubular excretory capacity
~ экскре́ции кана́льцев по́чки, максима́льная maximal [maximum] tubular excretory capacity

Ж

жа́ба ж.:
~, брюшна́я abdominal angina, angina abdominis
~, грудна́я stenocardia, breast pang, Heberden's angina, Rougnon-Heberden disease, angina pectoris
жа́берный branchial, branchiate
жа́бры *мн.* gills, *branchiae* [NA]
жа́жд/а ж. thirst ◇ возбужда́ть ~у to make thirsty
~, боле́зненная dipsosis, dipsesis, morbid thirst
«~ во́здуха» *(при заболева́ниях се́рдца, лёгких)* air thirst
~, неутоли́мая unquenchable thirst
~, повы́шенная polydipsia, excessive thirst
~, пони́женная hypodipsia, twilight [subliminal] thirst
жаке́т-коро́нка ж. *стом.* jacket-crown
жа́лоб/ы ж. мн. *(больно́го)* complaints ◇ предъявля́ть ~ *(о больны́х)* to present problems
~ больно́го patient complaints
жа́ловаться to complain (of)
жа́лящий stinging; biting
«жамэ́ антандю́» *фр. псих. (феномен «никогда не слышанного»)* "jamais entendu"
«жамэ́ вэкю́» *фр. псих. (феномен «никогда не пережитого»)* "jamais vécu"

«жамэ́ вю» *фр. псих. (феномен «никогда не виденного»)* "jamais vu"
«жамэ́ эпрувé» *фр. псих. (феномен «никогда не испытанного»)* "jamais éprouvé"
жар *м.* heat, fever ◇ у больно́го ~ the patient has a (high) temperature
жаргонафази́я ж. jargonaphasia
жаропонижа́ющий *(о веществе, средстве)* antipyretic, antifebrile, febrifugal, febrifuge, antifever
жгут *м. мед. тех.* tourniquet, garrot, bandage ◇ снять ~ to release the tourniquet
~, кровооста́навливающий tourniquet, garrot, bandage
~, мате́рчатый cloth tourniquet
~, прови́зорный provisional tourniquet
~ Эсма́рха compression [Esmarch's] bandage, Esmarch's tourniquet
жгут-закру́тка *м.* cloth tourniquet
жгу́тик *м.* filament, *flagellum* [NH]
~ спермато́зоида [спе́рмия] spermatic (terminal) filament
жева́тельный masticatory, chewing
желати́н *м.* gelatin
~, глицеринизи́рованный glycerinated gelatin, glycerin jelly, glycerogelatin
~, пита́тельный nutrient gelatin
~, расти́тельный vegetable gelatin
~, ци́нковый zinc gelatin
желатини́рование *с.* gelatinization
желатини́ровать to gelatinize
желати́новый gelatinous
желати́нозный gelatinoid
желва́к *м. разг.* tumor
желé *с. диетол.* jelly
железа́ ж. gland, *glandula* [NA, NH] *(см. тж* же́лезы*)*
~, альвеоля́рная alveolar gland, *glandula alveolaris* [NH]
~, апокри́нная apocrine gland, *glandula apocrina* [NH]
~, ацино́зная acinar [acinic, acinous] gland, *glandula acinosa* [NH]
~, бартоли́нова greater vestibular [vulvovaginal, Bartholin's, Tiedemann's, Duverney's] gland, *glandula vestibularis major* [NA]
~, белко́вая serous gland, *glandula serosa* [NA, NH]
~, бульбоуретра́льная bulbourethral [anteroprostatic, bulbocavernous, Cowper's] gland, *glandula bulbourethralis* [NA, NH]
~ ве́ка, са́льная Zeis' gland, gland of Zeis, *glandula sebacea palpebrae* [NA]
~ верху́шки языка́ anterior lingual [Blandin-Nuhn] gland, *glandula lingualis anterior* [NA]
~, вестибуля́рная больша́я *(влага́лища)* greater vestibular [vulvovaginal, Bartholin's, Tiedemann's, Duverney's] gland, *glandula vestibularis major* [NA]
~, вестибуля́рная ма́лая *(влага́лища)* lesser vestibular gland, *glandula vestibularis minor* [NA]
~, ви́лочковая thymus (gland), *thymus* [NA]

железа

~, винсло́вова поджелу́дочная lesser [Winslow's, Willis'] pancreas, uncinate process of pancreas, *processus uncinatus pancreatis* [NA]

~ Ви́рхова *онк.* sentinel [signal, Virchow's, Troisier's] node, Virchow's gland

~ вне́шней секре́ции excretory [exocrine] gland, *glandula exocrina* [NH]

~ вну́тренней секре́ции endocrine [incretory, blood vessel] gland, *glandula endocrina, glandula sine ductibus* [NA, NH]

~, внутриэпителиа́льная intraepithelial gland, *glandula intraepithelialis* [NA]

~ во́лоса, са́льная sebaceous gland of hair, *glandula sebacea pili* [NH]

~, гетерокри́нная heterocrine [polycrine, mixed] gland, *glandula heterocrina* [NH]

~, голокри́нная holocrine gland, *glandula holocrina* [NA]

~, гомокри́нная monocrine [homocrine] gland, *glandula homocrina* [NH]

~, грудна́я mammary [lactiferous] gland, *glandula mammaria* [NA]

~, доба́вочная accessory gland

~ желу́дочка горта́ни gland of laryngeal ventricle, *glandula ventriculi laryngis* [NH]

~, зо́бная thymus (gland), *thymus* [NA]

~, инкрето́рная endocrine [incretory, blood vessel] gland, *glandula endocrina, glandula sine ductibus* [NA, NH]

~, кароти́дная carotid glomus, carotid gland, *glomus caroticum* [NA]

~ ко́нчика языка́ apical gland of tongue, *glandula lingualis apicalis* [NH]

~ ко́рня языка́ root gland of tongue, *glandula lingualis radicis* [NH]

~, ку́перова bulbourethral [anteroprostatic, bulbocavernous, Cowper's] gland, *glandula bulbourethralis* [NA, NH]

~ Ле́йдига (*скопление в соединительной ткани яичка гландулоцитов, вырабатывающих андрогены*) Leydig's gland

~ лу́ковицы мочеиспуска́тельного кана́ла bulbourethral [anteroprostatic, bulbocavernous, Cowper's] gland, *glandula bulbourethralis* [NA, NH]

~, макроапокри́нная apocrine gland, *glandula apocrina* [NH]

~, мерокри́нная merocrine [eccrine] gland, *glandula merocrina* [NH]

~ мешо́чка горта́ни gland of laryngeal saccule, *glandula sacculi laryngis* [NH]

~, мешо́чковая saccular gland, *glandula saccularis* [NH]

~, многокле́точная multicellular gland, *glandula multicellularis* [NA]

~, моло́чная mammary [lactiferous] gland, *glandula mammaria* [NA]

~, моло́чная аксилля́рная axillary mammary gland

~, моло́чная кровоточа́щая bleeding mammary gland

~, моло́чная мужска́я male mammary gland, *mamma masculina* [NA]

~, моло́чная отви́слая pendulous [sagging] breast

~, моло́чная подмы́шечная axillary mammary gland

~, монокри́нная monocrine [homocrine] gland, *glandula homocrina* [NH]

~, моноптихи́ческая (*характеризующаяся однослойным расположением гландулоцитов*) monoptychic gland

~, надгорта́нниковая epiglottic gland, *glandula epiglottica* [NA]

~, надпо́чечная adrenal [suprarenal] gland, *glandula suprarenalis* [NA]

~, надпо́чечная доба́вочная accessory suprarenal gland, *glandula suprarenalis accessoria* [NA]

~ Ну́на anterior lingual [Blandin-Nuhn] gland, *glandula lingualis anterior* [NA]

~, однокле́точная unicellular gland, *glandula unicellularis* [NH]

~, околощитови́дная ве́рхняя superior parathyroid gland, *glandula parathyreoidea superior* [NA]

~, околощитови́дная ни́жняя inferior parathyroid gland, *glandula parathyreoidea inferior* [NA]

~, околоушна́я (*слюнная*) parotid gland, *glandula parotidea* [NA]

~, околоушна́я доба́вочная admaxillary [accessory parotid] gland, *glandula parotidea accessoria* [NA]

~, паращитови́дная ве́рхняя superior parathyroid gland, *glandula parathyreoidea superior* [NA]

~, паращитови́дная ни́жняя inferior parathyroid gland, *glandula parathyreoidea inferior* [NA]

~, пинеа́льная pineal body, pineal gland, *corpus pineale* [NA]

~, питуита́рная pituitary gland, pituitary body, *hypophysis cerebri* [NA]

~ пищево́да, кардиа́льная cardiac gland of esophagus, *glandula cardiaca esophagi* [NH]

~, поджелу́дочная pancreas, abdominal salivary gland, *pancreas* [NA]

~, поджелу́дочная абберра́нтная aberrant pancreas

~, поджелу́дочная вентра́льная ventral pancreas

~, поджелу́дочная доба́вочная accessory pancreas, *pancreas accessorium* [NA]

~, поджелу́дочная дорса́льная dorsal pancreas, *pancreas dorsale* [NA]

~, поджелу́дочная кольцеви́дная annular pancreas

~, поджелу́дочная ма́лая lesser [Winslow's, Willis'] pancreas, uncinate process of pancreas, *processus uncinatus pancreatis* [NA]

~, под(ниже)челюстна́я (*слюнная*) submandibular gland, *glandula submandibularis* [NA]

~, подъязы́чная (*слюнная*) sublingual [Rivinus'] gland, *glandula sublingualis* [NA]

же́лезы

~, поликри́нная polycrine [heterocrine, mixed] gland, *glandula heterocrina* [NH]

~, полиптихи́ческая *(характеризующаяся многослойным расположением гландулоцитов)* polyptychic gland

~, полова́я sexual gland, gonad

~ преддве́рия влага́лища, больша́я Bartholin's [Tiedemann's, Duverney's, greater vestibular, vulvovaginal] gland, *glandula vestibularis major* [NA]

~ преддве́рия влага́лища, ма́лая lesser vestibular gland, *glandula vestibularis minor* [NA]

~, предста́тельная prostate gland, prostate, *prostata* [NA]

~, проста́я simple gland, *glandula simplex* [NH]

~, разветвлённая branched [branching, ramose] gland, *glandula ramosa* [NH]

~, риви́нусова *(слюнная)* sublingual [Rivinus'] gland, *glandula sublingualis* [NA]

~, са́льная свобо́дная free sebaceous gland, *glandula sebacea libera* [NH]

~, се́рная ceruminous gland, *glandula ceruminosa* [NA]

~, серо́зная serous gland, *glandula serosa* [NA, NH]

~, серо́зно-сли́зистая serous mucosal gland, *glandula seromucosa* [NH]

~, се́тчатая reticular gland

~, слёзная lacrimal gland, *glandula lacrimalis* [NA]

~, сли́зистая mucous [mucosal] gland, *glandula mucosa* [NA, NH]

~, сло́жная compound [conglomerate] gland, *glandula composita* [NH]

~ слухово́й трубы́ gland of auditory [eustachian] tube, *glandula tubaria* [NA]

~, сме́шанная mixed [heterocrine, polycrine] gland, *glandula heterocrina* [NH]

~, тру́бчатая tubular gland, *glandula tubulosa* [NH]

~, тру́бчато-альвеоля́рная tubuloacinar [acinotubular, tubuloalveolar] gland, *glandula tubuloalveolaris* [NH]

~ ушно́й се́ры ceruminous gland, *glandula ceruminosa* [NA]

~ Це́йса Zeis' gland, gland of Zeis, *glandula sebacea palpebrae* [NA]

~, церумино́зная ceruminous gland, *glandula ceruminosa* [NA]

~, шишкови́дная *(шишковидное тело, верхний придаток мозга, эпифиз)* pineal body, pineal gland, *corpus pineale* [NA]

~, щитови́дная thyroid gland, thyroid body, *glandula thyroidea* [NA]

~, щитови́дная доба́вочная accessory thyroid gland, *glandula thyroidea accessoria* [NA]

~, щитови́дная медиастина́льная mediastinal thyroid gland

~, экзокри́нная excretory [exocrine] gland, *glandula exocrina* [NH]

~, экзоэпителиа́льная exoepithelial gland, *glandula exoepithelial* [NH]

~, эккри́нная *уст.* eccrine [merocrine] gland, *glandula merocrina* [NH]

~, экскрето́рная excretory [exocrine] gland, *glandula exocrina* [NH]

~, эндокри́нная endocrine [incretory, blood vessel] gland, *glandula endocrina, glandula sine ductibus* [NA, NH]

~, эндоэпителиа́льная intraepithelial [endoepithelial] gland, *glandula endoepithelialis* [NH]

~, язы́чная пере́дняя anterior lingual gland, *glandula lingualis anterior* [NA]

желе́зистый 1. *(относящийся к железе)* glandular, glandulus 2. *(относящийся к железу, преимущественно двухвалентному)* ferrous; *(относящийся к железу, преимущественно трёхвалентному)* ferric

желе́зницы *мн.* *(клещи, паразитирующие в волосяных сумках и сальных железах млекопитающих)* Demodicidae

желе́зо *с. хим.* iron, Fe

~, бро́мистое *фарм.* ferrous bromide

~, восстано́вленное *фарм.* reduced iron

~, глицерофосфа́тное *фарм.* ferric [iron] glycerophosphate

~, молочноки́слое *фарм.* ferrous lactate

~, мышьяко́во-ки́слое *фарм.* ferrous [iron] arsenate

~, радиоакти́вное radioactive iron, radioiron

~, сернокислое ferrous [iron] sulfate

~, сорбито́ловое *фарм.* iron sorbitol

~, углеки́слое *фарм.* ferrous [iron] carbonate

~, янта́рно-ки́слое *фарм.* ferrous [iron] succinate

железодефици́т *м.* iron deficiency

железодефици́тный iron-deficient

железонесу́щий iron-bearing, ferruginous

железопорфири́н *м.* ferriporphyrin

железосодержа́щий iron-bearing, ferruginous

железотерапи́я *ж.* ferrotherapy

же́лезы *ж. мн.* glands, *glandulae* [NA, NH] *(см. тж железа́)*

~, ана́льные (circum)anal glands, *glandulae circumanales* [NA]

~, ареоля́рные areolar [Montgomery's] glands, *glandulae areolares* [NA]

~, бо́уменовы olfactory [Bowman's] glands, *glandulae olfactoriae* [NA]

~, бронхиа́льные bronchial glands, *glandulae bronchiales* [NA]

~, бру́ннеровы duodenal [Brunner's] glands, *glandulae duodenales* [NA]

~ век tarsal [palpebral, meibomian] glands, *glandulae tarsales* [NA]

~ Галеа́ти intestinal [Galeati's, Lieberkühn's] glands, intestinal [Lieberkühn's] follicles, Lieberkühn's crypts, *glandulae [cryptae] intestinales* [NA]

~, гемолимфати́ческие hemal [hemolymph, vascular] nodes

~ Ге́нле *(добавочные слёзные железы)* Henle's [Baumgarten's] glands

жéлезы

~, глóточные pharyngeal glands, *glandulae pharyngeae* [NA]
~ гортáни laryngeal glands, *glandulae laryngeae* [NA]
~ двенадцатипéрстной кишки́ duodenal [Brunner's] glands, *glandulae duodenales* [NA]
~, добáвочные щитови́дные accessory thyroid glands, *glandulae thyroideae accessoriae* [NA]
~, дуоденáльные duodenal [Brunner's] glands, *glandulae duodenales* [NA]
~ желобови́дных сосóчков *(языкá)* gustatory [Ebner's] glands, *glandulae papillarum vallatarum* [NH]
~ желýдка, сóбственные fundus [fundic] glands, *glandulae gastricae propriae* [NH]
~, желýдочные gastric glands, gastric follicles, *glandulae gastricae* [NH]
~ жéнского мочеиспускáтельного канáла paraurethral [Skene's, Guérin's] glands, *glandulae urethrales feminae* [NA]
~ жёлчных протóков, сли́зистые glands of biliary mucosa, *glandulae mucosae biliosae* [NA]
~, кишéчные intestinal [Galeati's, Lieberkühn's] glands, intestinal [Lieberkühn's] follicles, Lieberkühn's crypts, *glandulae [cryptae] intestinales* [NA]
~, клубочкови́дные glomiform [glomerate] glands, *glandulae glomiformes* [NA]
~ кóжи cutaneous glands, glands of skin, *glandulae cutis* [NA]
~, конъюнктивáльные conjunctival [Krause's] glands, *glandulae conjunctivales, glandulae mucosae conjunctivae* [NA]
~, коренны́е molar glands, *glandulae molares* [NA]
~ крáйней плóти preputial [Tyson's] glands, odoriferous glands of prepuce, *glandulae preputiales* [NA]
~ Крáузе conjunctival [Krause's] glands, *glandulae conjunctivales, glandulae mucosae conjunctivae* [NA]
~, либеркю́новы intestinal [Galeati's, Lieberkühn's] glands, intestinal [Lieberkühn's] follicles, Lieberkühn's crypts, *glandulae [cryptae] intestinales* [NA]
~ Литтрé Littre's [Morgagni's] glands, *glandulae urethrales masculinae* [NA]
~, мáлые преддвéрные lesser vestibular glands, *glandulae vestibulares minores* [NA]
~, мáлые слю́нные minor salivary glands, *glandulae salivariae minores* [NA]
~, мáточные uterine glands, *glandulae uterinae* [NA]
~, мейбóмиевы tarsal [palpebral, meibomian] glands, *glandulae tarsales* [NA]
~, мóллевы ciliary glands of conjunctiva, Moll's glands, *glandulae ciliares conjunctivales* [NA]
~, моля́рные molar glands, *glandulae molares* [NA]
~ Монтгóмери areolar [Montgomery's] glands, *glandulae areolares* [NA]
~ мочеиспускáтельного канáла (para)urethral glands, *glandulae urethrales* [NA]

~ мочетóчника glands of ureter, *glandulae ureteris* [NH]
~ мужскóго мочеиспускáтельного канáла Littre's [Morgagni's] glands, *glandulae urethrales masculinae* [NA]
~, мужски́е уретрáльные Littre's [Morgagni's] glands, *glandulae urethrales masculinae* [NA]
~, нёбные palatine [staphyline] glands, *glandulae palatinae* [NA]
~, носовы́е nasal glands, *glandulae nasales* [NA]
~, обоня́тельные olfactory [Bowman's] glands, *glandulae olfactoriae* [NA]
~ околососкóвого кружкá areolar [Montgomery's] glands, *glandulae areolares* [NA]
~, околощитови́дные parathyroid glands, *glandulae parathyroideae* [NA]
~, парапростати́ческие external glands of prostata, *glandulae prostaticae periurethrales* [NA]
~, паращитови́дные parathyroid glands, *glandulae parathyroideae* [NA]
~, периуретрáльные external glands of prostata, *glandulae prostaticae periurethrales* [NA]
~, пилори́ческие *(желýдка)* pyloric glands, *glandulae pyloricae* [NA]
~ пищевóда esophageal glands, *glandulae esophageae* [NA]
~, потовы́е sudoriferous [sudoriparous] glands, *glandulae sudoriferae* [NA]
~ преддвéрия, мáлые lesser vestibular glands, *glandulae vestibulares minores* [NA]
~, препуциáльные preputial [Tyson's] glands, odoriferous glands of prepuce, *glandulae preputiales* [NA]
~, приврáтниковые pyloric glands, *glandulae pyloricae* [NA]
~, простати́ческие glands of prostata, *glandulae prostaticae* [NH]
~, простати́ческие нарýжные external glands of prostata, *glandulae prostaticae externae* [NH]
~, простати́ческие периуретрáльные external glands of prostata, *glandulae prostaticae periurethrales* [NA]
~,ресни́чные ciliary glands of conjunctiva, Moll's glands, *glandulae ciliares conjunctivales* [NA]
~, ротовы́е oral glands, glands of mouth, *glandulae oris* [NA]
~ рта oral glands, glands of mouth, *glandulae oris* [NA]
~ рта, губны́е labial glands of mouth, *glandulae labealis oris* [NA]
~, сáльные sebaceous glands, *glandulae sebaceae* [NA]
~, синовиáльные synovial [mucilaginous, Haver's] glands, *villi synoviales* [NA]
~, слёзные добáвочные accessory lacrimal glands, *glandulae lacrimales accessoriae* [NA]
~ слуховóй трубы́ glands of auditory [eustachian] tube, *glandulae tubariae* [NA]
~, слю́нные salivary glands, *glandulae salivariae* [NA]

~, слюнные большие greater salivary glands, *glandulae salivariae majores* [NA]
~, слюнные малые lesser salivary glands, *glandulae salivariae minores* [NA]
~, субтригональные glands of trigone of bladder, *glandulae trigoni vesicae* [NH]
~, тарзальные tarsal [palpebral, meibomian] glands, *glandulae tarsales* [NA]
~, тизоновы preputial [Tyson's] glands, odoriferous glands of prepuce, *glandulae preputiales* [NA]
~ трахеи tracheal glands, *glandulae tracheales* [NA]
~ треугольника пузыря glands of trigone of bladder, *glandulae trigoni vesicae* [NH]
~, трубные glands of auditory [eustachean] tube, *glandulae tubariae* [NA]
~, уретральные (para)urethral glands, *glandulae urethrales* [NA]
~, фундальные fundus [fundic] glands, *glandulae gastricae propriae* [NH]
~ хряща век tarsal [palpebral, meibomian] glands, *glandulae tarsales* [NA]
~, цервикальные cervical glands of uterus, *glandulae cervicales uteri* [NA]
~, цилиарные ciliary glands of conjunctiva, Moll's glands, *glandulae ciliares conjunctivales* [NA]
~ шейки матки cervical glands of uterus, *glandulae cervicales uteri* [NA]
~, щёчные buccal glands, *glandulae buccales* [NA]
~, эбнеровские gustatory [Ebner's] glands, *glandulae papillarum vallatarum* [NH]
~ языка lingual [glossal] glands, *glandulae linguales* [NA]

желеобразный jelly-like

желёзки ж. *мн. разг.* glandules
~ Вальдейера (*небольшие железы в коже внутреннего края век; иногда отождествляются с добавочными слёзными железами*) Waldeyer's glands

желобоватый grooved, fluted, channeled

желобок *м.*:
~, губной [подносовой] infranasal depression, philtrum, *philtrum* [NA]
~ сосочка (*языка*) sulcus papillae, *sulcus papillae* [NA]

желобчатый grooved, fluted, channeled

желтизна ж. склер scleral icterus

желток *м.* 1. (*дейтероплазмы*) deute(ro)plasma [NE] 2. *цитол.* yolk
~, яичный egg yolk

желтокорень *м.* канадский *фарм.* yellow [jaundice, turmeric] root, *Hydrastis canadensis*

желточный vitelline

желтуха ж. jaundice, icterus
~, ангепатическая anhepatic [anhepatogenous] jaundice
~, ахолическая obstructive [mechanical, surgical] jaundice
~, ахолурическая acholuric jaundice
~, ахолурическая семейная hereditary spherocytosis, globular cell anemia, congenital hemolytic [chronic familial] icterus, chronic acholuric jaundice, Minkowsky-Shauffard disease
~ беременных jaundice of pregnancy
~, вирусная *разг.* viral [infectious, infective] hepatitis
~, внепечёночная anhepatic [anhepatogenous] jaundice
~, врождённая congenital jaundice
~ второго типа, негемолитическая врождённая congenital nonhemolytic jaundice type II
~, гематогенная [гемолитическая] hemolytic anemia, hemolytic jaundice
~, гемолитическая врождённая [гемолитическая семейная] hereditary spherocytosis, globular cell anemia, congenital hemolytic [chronic familial], (chronic) acholuric jaundice, Minkowsky-Shauffard disease
~, гепатическая [гепатогенная, гепатоцеллюлярная] hepatocellular jaundice
~, диссоциированная *ист.* (*характеризующаяся повышенным содержанием в сыворотке жёлчных пигментов без увеличения содержания жёлчных кислот*) dissociated jaundice
~, доброкачественная семейная familial nonhemolytic jaundice, constitutional hepatic dysfunction, benign familial icterus, Gilbert's disease, Gilbert's syndrome
~ Дубина — Джонсона Dubin-Johnson syndrome
~, застойная obstructive [mechanical, surgical] jaundice
~, злокачественная acute yellow atrophy of liver, acute parenchymatous hepatitis, malignant jaundice, Rokitansky's disease, massive hepatic necrosis
~, идиопатическая idiopathic jaundice
~, инфекционная infectious [infective, viral] jaundice
~, каротиновая carotenoderm(i)a, carotenemia, aurantiasis cutis
~, катаральная *ист.* catarrhal jaundice
~, конъюгационная (*вследствие нарушения связывания билирубина с глюкуроновой кислотой в печени*) conjugated [conjugation] jaundice
~, латентная latent [occult] jaundice
~, лептоспирозная leptospiral [hemorrhagic, infectious (spirochetal), (acute) febrile] jaundice, icterogenic [icterohemorrhagic] spirochetosis, spirochetal [epidemic catarrhal] icterus, Mediterranean yellow fever, Weil's [Fiedler's] disease
~, ложная pseudojaundice
~, медикаментозная drug jaundice
~ Мейленграхта familial nonhemolytic jaundice, constitutional hepatic dysfunction, benign familial icterus, Gilbert's disease, Gilbert's syndrome
~, механическая obstructive [mechanical, surgical] jaundice

желтуха

~, надпечёночная hemolytic anemia, hemolytic jaundice
~, негемолитическая nonhemolytic jaundice
~, негемолитическая семейная familial nonhemolytic jaundice, constitutional hepatic dysfunction, benign familial icterus, Gilbert's disease, Gilbert's syndrome
~ новорождённых jaundice of the newborn, physiologic jaundice, icterus neonatorum
~ новорождённых, семейная негемолитическая Lucey-Driscoll syndrome
~, обструктивная [обтурационная] obstructive [mechanical, surgical] jaundice
~, паренхиматозная [печёночная] hepatocellular jaundice
~ первого типа, негемолитическая врождённая congenital nonhemolytic jaundice type I, congenital hyperbilirubinemia, Crigler-Najjar syndrome
~, пикриновая picric acid jaundice
~, подпечёночная obstructive [mechanical, surgical] jaundice
~, прививочная *разг.* viral hepatitis type B, virus B [long incubation, parenteral, inoculation, syringe-transmitted, serum, transfusion] hepatitis, homologous serum jaundice
~, психогенная emotional jaundice
~, резорбционная [ретенционная] obstructive [mechanical, surgical] jaundice
~, сальварсанная *ист.* post-arsphenamine jaundice
~, семейная familial jaundice, familial icterus
~, сифилитическая syphilitic jaundice
~, сифилотерапевтическая post-arsphenamine jaundice
~, скрытая latent [occult] jaundice
~ с липохромным гепатозом, негемолитическая конституциональная Dubin-Johnson syndrome
~, сфероцитная hereditary spherocytosis, globular cell anemia, congenital hemolytic [chronic familial] icterus, chronic acholuric jaundice, Minkovsky-Shauffard disease
~, токсемическая [токсическая] toxic [toxemic] jaundice
~, уробилиновая urobilin jaundice
~, физиологическая jaundice of the newborn, physiologic jaundice, icterus neonatorum
~, функциональная functional jaundice, functional hyperbilirubinemia
~, холестатическая cholestatic jaundice
~, холурическая choluric jaundice
~, шприцевая *разг.* viral hepatitis type B, virus B [long incubation, parenteral, inoculation, syringe-transmitted, serum, transfusion] hepatitis, homologous serum jaundice
~, экзогенная pseudojaundice
~, экстрагепатальная anhepatic [anhepatogenous] jaundice
~, эмоциональная emotional jaundice
~, эпидемическая *ист.* viral hepatitis type A, virus A [epidemic, short incubation, infectious] hepatitis, epidemic [catarrhal] jaundice, Botkin's disease
~, эпителиально-клеточная hepatocellular jaundice
~, ювенильная перемежающаяся familial nonhemolytic jaundice, constitutional hepatic dysfunction, benign familial icterus, Gilbert's disease, Gilbert's syndrome
~, ядерник nuclear icterus, kernicterus

желтушник *м. фарм.* erysimum, *Erysimum*
~ левкойный treacle mustard, treacle erysimum, *Erysimum cheiranthoides*
~ перистый tansy mustard, *Erysimum pinnatum*

желтушность *ж.* icteritiousness
желтушный icteric, icteritous

желудок *м.* stomach, venter, ventricle, *ventriculus, gaster* [NA] ◇ на голодный ~ on an empty stomach, on an empty belly
~ в форме песочных часов bilocular [hourglass] stomach
~ в форме сифона (*с высокорасположенным привратником, что затрудняет опорожнение*) drain-trap [water-trap] stomach
~, гипермотильный irritated [hypermotile] stomach
~, грудной thoracic [upside-down] stomach
~, двойной double stomach
~, двуполостной bilocular [hourglass] stomach
~, каскадный cascade [waterfall] stomach
~, раздражённый irritated [hypermotile] stomach
~, улиткообразный helix-like stomach

желудочек *м.* ventricle, *ventriculus* [NA]
~, боковой lateral ventricle, *ventriculus lateralis* [NA]
~ головного мозга ventricle of brain
~ головного мозга, боковой lateral [first, second] ventricle of cerebrum, lateral ventricle of brain, *ventriculus lateralis cerebri* [NA]
~ головного мозга, боковой левый left lateral ventricle of cerebrum
~ головного мозга, боковой правый right lateral ventricle of cerebrum
~ головного мозга, пятый (*полость прозрачной перегородки свода головного мозга*) cavity of septum pellucidum, fifth ventricle of cerebrum, Wenzel's [Duncan's, Vieussens'] ventricle, *cavum septi pellucidi* [NA]
~ головного мозга, третий third ventricle of cerebrum, third ventricle of brain, *ventriculus tertrius cerebri* [NA]
~ головного мозга, четвёртый fourth ventricle of brain, fourth ventricle of cerebrum, *ventriculus quartus cerebri* [NA]
~ головного мозга, шестой (*непостоянное пространство между мозолистым телом и сводом головного мозга*) sixth ventricle of cerebrum, Verga's ventricle
~, гортани ventricle of larynx, Galen's ventricle, *ventriculus laryngis* [NA]
~, единственный single ventricle

~, изолированный miniature ventricle, Pavlov's stomach, Pavlov's pouch
~, левый left ventricle of heart, *ventriculus sinister* [NA]
~, малый miniature ventricle, Pavlov's stomach, Pavlov's pouch
~, морганиев ventricle of larynx, Galen's ventricle, *ventriculus laryngis* [NA]
~ Павлова miniature ventricle, Pavlov's stomach, Pavlov's pouch
~, правый right ventricle of heart, *ventriculus dexter* [NA]
~ сердца ventricle of heart, *ventriculus cordis* [NA]
~ сердца, левый left [aortic] ventricle of heart, *ventriculus sinister cordis* [NA]
~ сердца, правый right ventricle of heart, *ventriculus dexter cordis* [NA]
~ спинного мозга, концевой [спинного мозга, терминальный] terminal ventricle of spinal cord, *ventriculus terminalis medullae spinalis* [NA]
желудочковый ventricular
желудочно-диафрагмальный gastrophrenic
желудочно-кишечный gastrointestinal, gastroenteric
желудочно-лёгочный gastropneumonic, gastropulmonary, pneumogastric
желудочно-печёночный gastrohepatic
желудочно-селезёночный gastrosplenic, gastrolienal
желудочный gastric, stomachal, stomachic
желчевыводящий bile-excreting
желчевыделение *с.* biliary excretion, choleresis
желчевыносящий biliferous
желчегонное *с. (средство)* cholagogue, choleretic
желчегонный cholagogic, choleretic, bile-expelling
желчекровие *с. уст.* cholemia
желчеобразование *с.* cholepoiesis, choleresis, biligenesis, bile production
желчеобразующий biligen(et)ic, cholepoietic, chologenetic
желчеотделение *с.* cholepoiesis, choleresis, biligenesis, bile production
желчесодержащий biliferous
желчнокаменный cholelithic
желчнопузырный cholecystic
жемчужина *ж. морф.* pearl
~, раковая [роговая, эпителиальная] epithelial [epidermic] pearl, pearly body
женоненавистничество *с. псих.* misogyny
женский female
женщина *ж.* woman
~, беременная pregnant woman, expectant mother
~, больная female patient
~ в постменопаузе postmenopausal woman
~ в пременопаузе premenopausal woman
женьшень *м. фарм.* ginseng, *Panax*
жеруха *ж. фарм.* водная [лекарственная] watercress, *Nasturtium officinale*

жест *м.* gesture
жёлоб *м.*:
~ гиппокампа alveus of hippocampus, *alveus hippocampi* [NA]
жёлчный biliary
жёлчь *ж.* bile, gall, fel
~, «белая» *(при водянке жёлчного пузыря)* white bile
~, бычья *фарм.* oxgall, fel bovis, fel tauri
~, дуоденальная A bile
~, застойная inspissated bile
~, печёночная C bile, hepatic bile
~, пузырная B bile, cystic [gallbladder] bile
~, холдохододуоденальная A bile
~ A A bile
~ B B bile, cystic [gallbladder] bile
~ C C bile, hepatic bile
жёсткость *ж.* воды hardness of water
жжение *с. (ощущение)* burning
жиардиаз *м.* giardiasis, lambliasis, lambliosis
живой alive
живокость *ж. фарм.* larkspur, *Delphinium*
~, полевая larkspur, *Delphinium consolida*
живородящий viviparous
живорождение *с. биол.* viviparity, live birth
живорождённость *ж. (рождение плода с признаками жизни)* giving birth to a viable [live-born] fetus
живорождённый live-born
живосечение *с.* vivisection
живот *м.* abdomen, belly, venter, *abdomen* [NA]
~, барабанный [вздутый] tympanitic [swollen] abdomen, drum belly
~, впалый *(напр. при туберкулёзном менингите)* scaphoid [boat-shape, carinate, navicular] abdomen
~, выпуклый tympanitic [swollen] abdomen, drum belly
~, доскообразный *(симптом прободной язвы желудка)* wooden belly
~, ладьевидный scaphoid [boat-shape, carinate, navicular] abdomen
~, лягушачий *(с дряблой брюшной стенкой, выпячивающейся по бокам у лежащего на спине больного)* frog-like abdomen
~, мёртвый *(с непрослушиваемыми кишечными шумами)* silent abdomen
~, острый acute [burst, surgical] abdomen, abdominal emergencies
~, отвислый *(втянутый в верхней части и выпячивающийся над лобком)* pendulous abdomen
животное *с.* animal *(см. тж животные)*
~, гнотобиотное *(с известной микрофауной и микрофлорой)* gnotobiote
~, гомойотермное homoitherm, warm-blooded animal
~, иммунизированное immunized animal
~, иммунное immune animal
~, лабораторное laboratory [experimental] animal

животное

~, неиммунное nonimmune animal
~, пойкилотермное poikilotherm, cold-blooded animal
~, спинальное *(с рассечённым спинным мозгом)* spinal animal
~, таламическое *(с головным мозгом, пересечённым выше таламуса)* thalamic animal
~, теплокровное homoitherm, warm-blooded animal
~, холоднокровное poikilotherm, cold-blooded animal
~, экспериментальное experimental [laboratory] animal
животное-опухоленоситель *с.* tumor-bearing animal
животные *с. мн.* animals *(см. тж* животное*)*
~, активно-ядовитые active poisonous animals
~, асептические [безмикробные] microorganism-free [aseptic, sterile, pure axenic] animals
~, беспатогенные *(в микрофлоре которых отсутствуют патогенные возбудители)* specific pathogen-free animals
~, инбредные *(полученные в результате скрещивания близкородственных особей)* inbred animals
~, линейные *(полученные в результате скрещивания близкородственных особей на протяжении не менее 20 поколений)* linear animals
~, пассивно-ядовитые passive poisonous animals
~, стерильные [чистые аксенические] microorganism-free [aseptic, sterile, pure axenic] animals
~, ядовитые poisonous animals
животный animal
живчик *м.* spermatozoon
жидкость *ж.* fluid, liquor, liquid
~, аллантоисная allantoic fluid
~, амниотическая amniotic fluid, liquor amnii
~, антисептическая antiseptic liquid
~, ароматическая aromatic fluid
~, асцитическая ascitic fluid
~, биологическая biologic(al) [body] fluid
~, внеклеточная extracellular fluid
~, внутриглазная intraocular fluid
~, внутриклеточная intracellular fluid
~, водяночная hydropic fluid
~, дезодорирующая deodorant liquid
~, интерстициальная interstitial [tissue] fluid
~, кровянистая bloody fluid
~, лабиринтная labyrinthine fluid
~, надосадочная supernatant (fluid)
~, отработанная *экол.* spent [discharge] liquid
~, отёчная hydropic fluid
~, перикардиальная pericardial fluid
~, плевральная pleural fluid
~, промывная lavage fluid
~, семенная seminal fluid, sperm, semen
~, серозная serous fluid
~, синовиальная synovial [joint] fluid, *synovia* [NA]
~ Скарпы endolymph, Scarpa's fluid, liquor of Scarpa, *endolympha* [NA]
~, смывная lavage fluid
~, спинномозговая cerebrospinal fluid, *liquor cerebrospinalis* [NA]
~, сцинтилляционная scintillation liquid
~, тканевая interstitial [tissue] fluid
~, фолликулярная follicular fluid
~, цереброспинальная cerebrospinal fluid, *liquor cerebrospinalis* [NA]
жизнедеятельность *ж.* vital activity
жизненный vital
жизнеобеспечени/е *с.* life-support, life sustenance ◇ комплект средств ~я космонавта astronaut's survival kit
жизнеспособность *ж.* viability, vitality, vital capacity
~ тканей tissue viability
жизнеспособный viable
жизн/ь *ж.* life, existence ◇ здоровый образ ~и healthy living; качество ~и life quality; лишить себя ~и to take *one's* life; to commit suicide; на всю ~ for life; образ ~и way [mode] of life, way [mode] of living; при ~и during [in] *one's* lifetime; продлевать ~ to prolong life; умеренный образ ~и plain living
~, внутриутробная intrauterine life
~, половая sex(ual) life
~, утробная intrauterine life
жим *м.*, изометрический кистевой isometric hand-grip
жимолость *ж. фарм.* honeysuckle, woodbine, *Lonicera*
~ душистая perfoliate honeysuckle, *Lonicera caprifolium*
жир *м.* adipose tissue, fat
~, белый (white) fat, white [yellow] adipose tissue
~, бурый brown adipose tissue, brown fat
~, замаскированный *(выявляемый в клетках и тканях химическими методами, но не обнаруживаемый при окрашивании)* masked fat
~, насыщенный saturated fat
~, нейтральный neutral fat
~, ненасыщенный unsaturated fat
~, общий *(общее количество жира в продуктах питания)* common [total] fat
~, рыбий cod-liver oil
жирный fatty
жировик *м. разг.* lipoma, fatty tumor
жировой adipose, fatty
жировоск *м.* adipocere, corpse [grave] fat, grave wax
жиромер *м.* butyrometer, butyroscope
жирорастворимый liposoluble
жирорасщепляющий fat-splitting, steatolytic
жироуловитель *м.* grease catcher, grease trap
жом *м.* 1. *(сфинктер)* sphincter, *musculus sphincter* [NA] 2. *мед. тех.* press
~, раздавливающий écraseur

жо́стер *м.* слаби́тельный *фарм.* common [purging] buckthorn, *Rhamnus catharica*
жук *м.* beetle
жук-нары́вник *м.*, вы́сушенный *уст. фарм.* dried Russian [dried Spanish] fly, *Lytta vesicatoria*
журна́л *м.* для регистра́ции несча́стных слу́чаев accident book

З

забере́менеть to become pregnant, to conceive
заболева́емость *ж.* morbidity; disease incidence, sickness rate
~, о́бщая general [common] disease incidence, common sickness rate
~, профессиона́льная occupational morbidity
~ с вре́менной утра́той трудоспосо́бности morbidity with temporal disability
~, спорадическая *(об инфекционных болезнях)* sporadic morbidity
заболева́ни/е *с.* 1. disease, morbus, illness, sickness *(см. тж* заболева́ния, боле́знь, боле́зни*)* 2. *деонт. (с указанием органа)* malignant tumor ◊ не вы́явить ~я to show no abnormality; непоражённый ~ем disease-free, spared by a disease
~, аутоиммунное autoimmune disease
~, веду́щее leading disease
~, ви́русное virus disease
~, внутриутро́бное *(плода)* intrauterine disease
~ воло́с trichopathy
~, воспали́тельное inflammatory disease
~, врождённое congenital disease
~, вы́званное токси́ном toxinosis
~, вы́званное я́дом toxipathy
~, гли́стное helminthic disease, helminthiasis
~, грибко́вое fungus disease, fungus infection, mycosis
~ желёз вну́тренней секре́ции endocrinopathy
~, желу́дочно-кише́чное gastrointestinal disturbance
~, запу́щенное advanced [neglected] case
~, зара́зное contagious [transmitting] disease; infectious disease
~, идиопати́ческое idiopathy, self-existing disease
~, иммунологи́чески обусло́вленное immunologically mediated disease
~, интеркурре́нтное *(возникшее на фоне уже имеющейся болезни и по происхождению не связанное с ней)* intercurrent disease
~, инфекцио́нное infectious disease
~, кише́чное intestinal disease
~ лёгких, хрони́ческое неспецифи́ческое chronic obstruction lung disease
~, лихора́дочное febrile disease, febrile illness
~, ме́стное local(ized) disease

~, насле́дственное hereditary disease
~, незара́зное noncontagious [nontransmitting] disease
~, нейродегенерати́вное neurodegenerative disease
~, неосложнённое noncomplicated disease
~ Ни́ссля, о́строе acute Nissl's disease, Spielmeyer's acute swelling of nerve cells
~ Ни́ссля, тяжёлое severe Nissl's disease, Spielmeyer's melting of nerve cells
~ Ни́ссля, хрони́ческое chronic Nissl's disease, Spielmeyer's wrinkling of nerve cells
~ ногте́й onychopathy
~, о́бщее systemic disease
~, органи́ческое organic disease
~, осложнённое complicated disease
~, основно́е fundamental illness, underlying disease
~, о́строе acute disease, acute illness
~, о́строе кише́чное acute intestinal disease, acute intestinal infection
~, о́строе респирато́рное acute respiratory disease, seasonal catarrh (of upper air passages)
~, парази́тарное parasitic disease
~, параполиомиели́тное polio-like enteroviral disease
~, перви́чное primary disease
~, повто́рное recurrent disease
~, полиомиелитоподо́бное polio-like enteroviral disease
~, предра́ковое precursor of cancer, pre-cancerous [premalignant] condition, precursor lesion
~, приобретённое evoked [acquired] disease
~, профессиона́льное occupational [industrial] disease
~, психи́ческое mental disease
~, рецидиви́рующее recurrent disease
~, свя́занное с инфе́кцией infection-related disease
~, семе́йное familial disease
~, систе́мное systemic disease
~, сомати́ческое somatic disease
~, сопу́тствующее concomitant [coexistent] disease, associated illness
~, тре́бующее неотло́жной по́мощи case of emergency
~, фо́новое background disease
~, функциона́льное functional disease
~, хрони́ческое chronic disease
~, ча́стое frequent disease, common condition
~, эндеми́ческое endemic disease
~, эпидеми́ческое epidemic disease
~, ятроге́нное iatrogenic disease, iatrogeny
заболева́ния *с. мн.* diseases *(см. тж* заболева́ние, боле́знь, боле́зни*)*
~, конкури́рующие concurrent diseases
~, сочётанные comorbidities
заболева́ть 1. to become [to fall, to get, to be taken] ill (with), to get [to develop, to contact, to harbor] a disease, to fall sick 2. *(начинать болеть; о каком-л. органе)* (to begin) to ache

забо́р *м.* (*пробы*) taking, intake, sampling
~ кро́ви (*для анализа*) blood sampling
~ подзе́мных вод (under)ground water intake
забро́с *м.* (*обратное движение биологической жидкости*) regurgitation; reflux
забрюши́нный retroperitoneal
забуго́рье *с.* metathalamus, *metathalamus* [NA]
забыва́ние *с.* forgetting
забы́вчивость *ж.* forgetfullness, obliviousness
забытьё *с.* (*неполная потеря сознания*) semi-consciousness, half-conscious state
зава́л *м.* obstruction; blockage
~, ка́ловый fecal impaction, impacted feces, fecal load
зави́симость *ж.* dependence; relationship
~ «до́за — эффе́кт» dose-response relationship
~, концентрацио́нная concentration dependence
~, лека́рственная drug dependence
~ от опо́ры anchorage dependence
~ от психоакти́вных средств psychoactive substance dependence
~ реа́кции от до́зы (*вещества, облучения*) dose-response relationship
завито́к *м.*:
~ се́рдца vortex of heart, *vortex cordis* [NA]
~ ушно́й ра́ковины helix, *helix* [NA]
завора́чивать (*загибать*) to turn ◊ ~ ве́ко to entropionize
за́ворот *м.* 1. (*органа живота*) volvulus, torsion 2. *офт.* entropion, entropium
~ ве́ка entropion, entropium; blepharelosis
~ ве́ка, рубцо́вый cicatrical entropion
~ ве́ка, спазмати́ческий [ве́ка, спасти́ческий] spastic entropion
~ желу́дка gastric torsion
~ жёлчного пузыря́ gallbladder torsion
~ кишо́к volvulus, closed-loop obstruction; twisted bowels
~ оболо́чки гла́за, сосу́дистый entropion uveal
~ са́льника omentum torsion
~ селезёнки spleen torsion
~ слепо́й кишки́ cecal volvulus
~ то́лстой кишки́ colonic volvulus
~ то́нкой кишки́ volvulus of small bowel, intestine torsion
за́втрак *м.* (*натощак*) breakfast; (*среди дня*) lunch
~ Бо́аса, про́бный (*для оценки кислотности желудочного содержимого*) Boas test meal
~ Бо́йдена, про́бный (*для стимуляции жёлчного пузыря при холецистографии*) Boyden test meal
~, про́бный test meal
завши́веть to become lousy, to become lice-ridden
завши́вленность *ж.* pediculosis, lousiness
завши́вленный lousy, lice-ridden
зага́р *м.* (sun-)tan
заги́б *м.* *анат.* retroversion, retroflexion
~ ма́тки retroversion of uterus
загло́точный retropharyngeal

заглуша́ть (*ослаблять какое-л. ощущение, чувство*) to deaden, to still ◊ ~ боль to deaden pain
заглуши́тель *м.* (*звука*) drowner
~ Ба́рани, ушно́й Bárány's rattle
заглу́шка *ж.* *хир.* plug, button
~ для пу́нкции сосу́да plug assembly for vessel puncture
~ для сто́мы closure appliance for stoma
загора́ть to tan, to sunbathe, to bake in the sun, to acquire a tan
загоре́лый tanned
загото́вка *ж.* purveyance, procurement
~ о́рганов для переса́дки purveyance [procurement, harvesting] organs for transplantation
загруди́нный retrosternal
загрязне́ние *с.* pollution, contamination; impurity
~ атмосфе́рного во́здуха [атмосфе́ры] atmospheric air pollution
~, бактериа́льное bacterial pollution
~ вод water(s) pollution
~ водоёма water body pollution
~ вод суда́ми vessel [ship-generated] pollution of waters
~ гидросфе́ры pollution of hydrosphere
~, нефтяно́е oil pollution
~ окружа́ющей среды́ environmental pollution
~ окружа́ющей среды́, антропоге́нное anthropogenic pollution
~ окружа́ющей среды́, биологи́ческое biological pollution
~ окружа́ющей среды́, глоба́льное global [earth] pollution
~ окружа́ющей среды́, есте́ственное natural pollution, pollution by natural pollutants
~ окружа́ющей среды́, лока́льное [окружа́ющей среды́, ме́стное] local pollution
~ окружа́ющей среды́, микробиологи́ческое microbiological pollution
~ окружа́ющей среды́, непреднаме́ренное nondeliberate pollution
~ окружа́ющей среды́, опа́сное dangerous pollution
~ окружа́ющей среды́, оста́точное residual impurity
~ окружа́ющей среды́, повседне́вное daily pollution
~ окружа́ющей среды́, преднаме́ренное deliberate pollution
~ окружа́ющей среды́, приро́дное natural pollution, pollution by natural pollutants
~ окружа́ющей среды́, региона́льное regional pollution
~ окружа́ющей среды́, си́льное severe contamination
~ окружа́ющей среды́, сла́бое mild contamination
~ окружа́ющей среды́, физи́ческое physical pollution
~ окружа́ющей среды́, фо́новое background pollution
~ окружа́ющей среды́, хими́ческое chemical pollution

~ приро́дных вод, есте́ственное natural water(s) pollution
~, радиоакти́вное radiocontamination, radioactive contamination
~, радиохими́ческое radiochemical contamination
~ ра́ны wound contamination
~ ра́ны, бактериа́льное bacterial contamination of wound
~, рту́тное mercury pollution
~, свинцо́вое lead pollution
загрязнённость ж. dirtyness, soiliness
загрязнённый contaminated, pollutant-loaded
загрязня́ть to contaminate, to pollute
загу́бник м. (для фиксации положения головы) bite-board
задви́жка ж.:
~ дна (IV желудочка головного мозга) obex, obex [NA]
заде́рживать to detain, to delay, to keep (off) ◇ ~ дыха́ние to hold breathing
заде́ржка ж. 1. (на месте) retention 2. (по времени) retardation, delay, hold-up, hindrance
~ внутриутро́бного разви́тия intrauterine growth retardation
~ га́зов (кишечника) flatulence, gas retention
~ дробле́ния яйцекле́тки cleavage delay
~ дыха́ния breath-holding
~ зу́ба teething [dentition] retardation
~ ло́хий lochiostasis
~ менструа́ции delay [suppression] of menstruation
~ мочи́ ischuria, retention [suppression] of urine, urinary retention, urinary difficulty
~ мочи́, о́страя acute retention of urine
~ мочи́, хрони́ческая chronic retention of urine
~ мышле́ния retardation of thought
~ овуля́ции delay of ovulation
~ после́да retained placenta, delay of placenta expelling after birth
~ психи́ческого разви́тия mental retardation
~, психомото́рная psychomotor retardation
~ разви́тия development delay, arrested development
~ родово́й де́ятельности retarded birth
~ ро́ста growth inhibition
~ ро́ста бакте́рий bacteriostasis
~ сту́ла stool retention, defecatory disability, constipation, coprostasis, costiveness, obstipation
~ у́мственного разви́тия mental retardation
заднебрюшно́й abdominoposterior
заднелатера́льный posterolateral, posteroexternal
заднемедиа́льный posteromedial, posteromedian, posterointernal
заднепроходно́й anal
за́дний posterior, back, rear
задуше́ние с. strangulation
зае́да ж. perleche, angular stomatitis, angular cheilitis, angular cheilosis, angular fissure
зажива́ть (о ране) to heal, to close up
заживле́ние с. healing, regenerative process, repair

~ ра́ны wound healing, wound repair
~ ра́ны, втори́чное [ра́ны втори́чным натяже́нием, ра́ны грануля́циями] healing [union] by secondary intention, secondary intention [secondary wound] healing, healing by granulation
~ ра́ны, ме́дленное delayed healing
~ ра́ны, непо́лное slight healing
~ ра́ны, откры́тое open wound management, open granulation, air dressing wound healing
~ ра́ны, перви́чное [ра́ны перви́чным натяже́нием] healing [union] by primary intention, primary intention [primary wound] healing, primary [immediate] adhesion
~ ра́ны рубцева́нием healing with a fibrous scar
~ ра́ны, самостоя́тельное spontaneous healing
~ ра́ны че́рез нагное́ние уст. healing [union] by secondary intention, secondary intention [secondary wound] healing, healing by granulation
зажи́м м. мед. тех. clamp, forceps, clip, sliding catch
~, атравмати́ческий nontraumatic [fine] forceps
~ Биза́льского, хирурги́ческий когти́стый (для операций на сухожилиях) Biesalski's vulsella forceps
~ Би́льрота, кровоостана́вливающий (изогнутый или прямой) Billroth's hemostatic forceps
~ Би́ттера (для манипуляций с предметами или покровными стёклами) Bitter's forceps
~, гемостати́ческий hemostat, hemostatic forceps, artery [occlusion] clamp
~, гинекологи́ческий gynecologic clamp
~, гинекологи́ческий дли́нный long gynecologic clamp
~ для белья́, хирурги́ческий surgical clip
~ для бота́ллова прото́ка Botallo's duct clamp
~ для жёлчного пузыря́ gallbladder forceps
~ для завя́зывания шва suture tying forceps
~ для клинови́дной резе́кции лёгкого wedge-type pneumonectomy forceps
~ для коаркта́ции аорты aorta coarctation clamp
~ для ко́рня и тка́ни лёгкого root and tissue lung clamp
~ для наложе́ния хирурги́ческих ско́бок clip forceps, surgical clip apparatus, suture clamp
~ для ни́жней по́лой ве́ны inferior vena cava clamp
~ для операцио́нного белья́, хирурги́ческий surgical clip
~ для остано́вки кровотече́ния из ка́псулы предста́тельной железы́ prostate capsule hemostatic clamp
~ для поджелу́дочной железы́ pancreas clamp
~ для по́чечной но́жки kidney pedicle clamp
~ для ран и аневри́зм се́рдца, иго́льчатый cardiac wounds and aneurisms needle-shaped clamp

зажи́м

~ для сня́тия ско́бок clip remover
~ для сосу́дистой но́жки (*органа, опухоли*) pedicle clamp
~ для сосу́дистой но́жки по́чки renal clamp forceps
~ для тру́бок (*пластиковых, резиновых*) tube clamp
~ для удале́ния но́гтя nail extracting forceps
~ Дольбо́тти — Вишне́вского (*для частичного пережатия крупных сосудов*) Dogliotti-Vishnevsky forceps
~ Дюва́ля (*для захватывания лёгкого*) Duval's forceps
~, желу́дочный stomach forceps
~, кише́чный intestinal [bowel] forceps
~, кише́чный эласти́ческий noncrushing clamp; spring intestinal clamp
~ Ко́хера, кровоостана́вливающий (*изогнутый или прямой*) Kocher's forceps
~, кровоостана́вливающий hemostat, hemostatic forceps, artery [occlusion] clamp
~, кровоостана́вливающий зазу́бренный serrated hemostatic forceps
~, кровоостана́вливающий замыка́ющийся hemostatic ratchet-release forceps
~, кровоостана́вливающий изо́гнутый curved hemostatic forceps, curved hemostatic clamp
~, кровоостана́вливающий ма́лый hemostatic mosquito forceps
~, кровоостана́вливающий прямо́й straight hemostatic forceps, straight hemostatic clamp
~ Ли́ннартца (*для наложения энтероанастомоза*) Linnartz's forceps
~ Ло́нго (*для сближения краёв раны сердца*) Longo's forceps
~ Люэ́ра (*для удерживания и оттягивания значительных по толщине участков ткани*) Luer's forceps
~ Ма́ллигена (*для частичного бокового пережатия вены*) Mulligan's forceps
~, микрохирурги́ческий microsurgical clip
~ Мику́лича (*для пережатия тканей, для прижатия и удерживания тампонов после тонзиллэктомии*) Mikulicz's clamp
~ Мо́ра (*для пережатия резиновых трубок*) Moor's clamp
~ Мюзе́ (*для захватывания шейки матки*) Museux's forceps
~ Па́йра (*применяемый при резекциях желудка, кишечника*) Payr's clamp
~ Пеа́на, кровоостана́вливающий (*изогнутый или прямой*) Péan's forceps
~, печёночный hepatic clamp
~ По́ппера (*для операций на жёлчном пузыре*) Popper's forceps
~ По́тта, око́нчатый (*для частичного сжатия крупного сосуда*) Pott's clamp
~ с двойно́й кривизно́й (*, хирурги́ческий*) double-curved forceps
~ с кремалье́рой, кровоостана́вливающий clip with rack

~, сосу́дистый vascular clip, blood vessel clamp, vascular forceps
~ с переплета́ющимися бра́ншами (, хирурги́ческий) interlacing forceps
~ с прямы́ми гу́бками ти́па «Моски́т», кровоостана́вливающий straight mosquito forceps
~ ти́па «Моски́т», изо́гнутый по пло́скости curved on flat mosquito forceps
~ ти́па «Моски́т», кровоостана́вливающий hemostatic mosquito forceps
~ Фёдорова Fyodorov's forceps
~ Ха́ртманна (*для извлечения червеобразного отростка*) Hartmann's forceps
~ Хёпфнера, кровоостана́вливающий Höpfner's forceps
~, хирурги́ческий surgical clamp, surgical forceps
~, хирурги́ческий двузу́бчатый two-toothed [two-cogged] forceps
~, хирурги́ческий жёсткий stiff tissue forceps
~, хирурги́ческий иго́льчатый needle-shaped forceps
~, хирурги́ческий когти́стый vulsella [vulsellum, clawlike] forceps
~, хирурги́ческий мя́гкий smooth tissue forceps
~, хирурги́ческий однозу́бчатый one-toothed forceps
~, хирурги́ческий око́нчатый fenestrated forceps
~, хирурги́ческий о́стрый tenaculum forceps
~, хирурги́ческий пулево́й bullet forceps

заи́ка *м. разг.* stammerer, stutterer
заика́ние *с.* stammering, balbuties, stuttering
заика́ться to stammer, to stutter
зака́ливание *с.* (*организма*) tempering, hardening
закали́ться (*сделаться выносливым*) to be tempered
зака́лк/а *ж.* tempering, hardening ◇ получа́ть ~у to get into good training
~, физи́ческая physical training
закаля́ть (*делать физически выносливым*) to train
закаля́ться to harden oneself, to make oneself fit
зака́пывание *с.* (*лекарства*) instillation
зака́пывать (*лекарство*) to instill, to apply by dropping
зака́шлять to begin to cough
зака́шляться to have a fit of coughing
за́кись *ж.* suboxide, protoxide
~ азо́та nitrous oxide, nitrogen monoxide, laughing gas
~ желе́за *фарм.* iron protoxide
закла́дка *ж.* anlage, rudiment, *primordium* [NE]
закли́нивание *с.* штифта́ *ортоп.* jamming [incarceration] of nail
закли́нивать *ортоп.* (*о штифте*) to get locked, to become wedged
заключе́ние *с.* 1. conclusion decision 2. *гист.* embedding, encompassing
~, анестезиологи́ческое anesthetic consideration

~, диагности́ческое diagnostic decision
~, патологоанатоми́ческое pathologist's report
~, суде́бно-медици́нское medicolegal report
~ тка́ни в парафи́н paraffin embedding, paraffin encompassing
зако́н *м.* law
~ Ба́стиана *невр.* Bastian's [Bastian-Bruns] law
~ Бе́лла — Мажанди́ *нейрофизиол.* Bell's [Bell-Magendie, Magendie's] law
~, биогенети́ческий recapitulation theory, biogenetic [Haeckel's, Müller-Haeckel] law
~ Ва́ллера *невр.* Waller's [wallerian] law
~ Ве́бера — Фе́хнера psychophysical [Weber-Fechner] law
~ Ви́рхова *онк.* Virchow's law
~ возбужде́ния *физиол.* law of excitation
~ возвраще́ния к ра́се law of regression, Galton's law
~ «всё и́ли ничего́» *физиол.* all or none, all-or-none law
~ Га́льтона law of regression, Galton's law
~ Ге́йденгайна *физиол.* Heidenhain's law
~ Ге́ринга *физиол.* Hering's law
~ Го́мпертца *(о соотношении вероятности смерти от данного заболевания с возрастом)* Gompertz's law
~ денерва́ции *физиол.* law of denervation
~ Дюбуа́ — Реймо́на *электрофизиол.* Dubois-Reymond law
~ изоли́рованного проведе́ния law of isolated conduction
~ Ландузи́ *невр.* Landouzy-Grasset law
~ Лапи́ка *физиол.* Lapique's law
~ Ло́ссена *(об отсутствии передачи потомству гемофилии от мужчин)* Lossen's law
~ Ме́нделя *ген.* Mendel's [mendelian] law
~ Ме́чникова *иммунол.* Mechnikov's law
~ Мю́ллера law of specific irritability, Müller's law
~ Не́рнста *физиол.* Nernst's law
~ об охра́не окружа́ющей среды́ environmental [environment protection] law
~ об охра́не приро́ды nature conservation law
~ обра́тного квадра́та *радиол.* law of inverse square
~ пове́рхности те́ла *физиол.* surface law
~ подо́бия *гомеопат.* law of similars
~ поля́рности раздраже́ния law of polar excitation, Pflüger's law
~ постоя́нного потребле́ния эне́ргии law of constant energy consumption, Rubner's law of growth
~ прое́кции болево́го ощуще́ния law of referred pain
~, психофизи́ческий psychophysical [Weber-Fechner] law
~ Пфлю́гера *физиол.* law of polar excitation, Pflüger's law
~ радиоакти́вного распа́да law of radioactive decay
~ регре́ссии law of regression, Galton's law
~ се́рдца law of heart, Starling's law
~ слия́ния мелька́ний *офт.* Talbot's law

~ смеще́ния цвето́в *офт.* law of colors displacement
~ сохране́ния вещества́ [сохране́ния мате́рии] law of conservation of matter
~ сохране́ния эне́ргии law of conservation of energy
~ специфи́ческой раздражи́мости law of specific irritability, Müller's law
~ Ста́рлинга law of heart, Starling's law
~ Та́льбота *офт.* Talbot's law
~ Ше́ррингтона *нейрофизиол.* Sherrington's law
~ Эйнтхо́вена *кард.* Einthoven's law
законода́тельство *с.* legislation
~, ме́дико-санита́рное health legislation
~ по здравоохране́нию health legislation
~, природоохрани́тельное nature conservation law-making; environmental legislation
закружи́ться ◇ у меня́ закружи́лась голова́ *разг.* a fit of dizziness came over me
закру́тка *ж. хир.* garrot
закру́чивание *с.* torsion
~ конца́ сосу́да vasoversion
закры́тие *с.* closure
~ влага́лища, хирурги́ческое colpocleisis, elytrocleisis
~ ма́точной трубы́ tubal occlusion
~ пищево́да esophageal closure
~ привра́тника желу́дка pyloric obstruction
~ ра́ны wound closing
~ ра́ны, бесшо́вное sutureless wound healing
~ роднчика́ closure of fontanel
~ роднчика́, по́зднее delayed closure of fontanel
заку́порка *ж.* obstruction, occlusion, plugging
~ арте́рии arterial occlusion
~ бро́нха bronchial obstruction
~ бро́нха, по́лная obturation of bronchus, bronchial stop-valve
~ ве́ны occlusion of vein, venous congestion
~ же́лчных прото́ков biliary obstruction
~ же́лчных путе́й, внепечёночная extrahepatic biliary obstruction
~ кишо́к intestinal obstruction
~ корона́рной арте́рии coronary artery occlusion
~ кровено́сного сосу́да blood-vessel occlusion
~ мочевы́х путе́й urinary obstruction
~ мочето́чника ureteral obstruction
~ но́са rhinocleisis, nasal obstruction
~, по́лная кла́панная stop valve obstruction
~ прида́точной па́зухи но́са sinus obstruction
~ прото́ка железы́ glandular obstruction, adenemphraxis
~ сгу́стком кро́ви clottage
~ труб, послеродова́я puerperal tubal occlusion
~ трубы́ tubal occlusion
~ э́мболом embolism
зале́чивать 1. to heal, to cure 2. *(проводить неправильное лечение) разг.* to make somebody worse ◇ ~ ра́ну to heal the wound
зало́женность *ж. (препятствие)* obstruction
~ но́са stuffiness in nose

~ у́ха stuffiness in ear
заложи́ть *(создать препятствие)* to obstruct ◇ у меня́ заложи́ло у́хо *разг.* my ear is blocked
зама́зка *ж.* putty, wax
~ для анатоми́ческих ба́нок с препара́тами по Шпальтего́льцу Spalteholz's putty for anatomic jars
замани́ха *ж. фарм.* devil's-club, *Echinopanax elatum*
~ высо́кая devil's-club, *Echinopanax elatum*
замедле́ние *с.* slowing-down
~ ро́ста growth impairment
замени́тель *м.* substitute
~ же́нского молока́ human milk substitute
~ кро́ви blood substitute
~ пла́змы plasma substitute
~ пла́змы, белко́вый proteinic substitute of plasma
замерза́ни/е *с.* freezing ◇ умере́ть от ~я to freeze to death
замести́тельный substitutive
замеща́ющий substituting, replacing
замеще́ние *с.* replacement, substitution
~ аорта́льного кла́пана aortic valve replacement
~ дефе́кта *(напр. кости)* building of defect
~ кла́пана се́рдца cardiac valve replacement
~ ползу́чим транспланта́том creeping substitution
~ тазобе́дренного суста́ва hip replacement
~ тазобе́дренного суста́ва, однопо́люсное unicompartmental hip replacement
~ тазобе́дренного суста́ва, тота́льное total hip replacement
за́мкнутость *ж. псих.* unsociability
замо́к *м.* lock
~ Бржозо́вского *(способ соединения отломков костей при устранении ложного сустава)* Brzhozovskij's lock
~, ру́сский *(способ соединения костных отломков путём создания на одном из них паза прямоугольной формы)* Russian [Sklifosovsky's] lock
замора́живание *с.* freeze, freezing
~ углекислото́й carbon freezing
замора́живание-высу́шивание *с. гист. (тканей)* freeze-drying
замора́живание-разла́мывание *с. гист. (тканей)* freeze-fracturing
замора́живание-травле́ние *с. (тканей) гист.* freeze-etching, freeze-cleaning
замора́живать to freeze
замора́живающий freezing
заморо́женный frozen
замыка́ние *с.* зо́ны ро́ста эпи́физа epiphyseal closure
зано́за *ж.* splinter
занози́ть to get a splinter (in)
зано́с *ж. гинек.* mole
~, гидати́дный hydatid(iform) [cystic, vesicular, grape] mole
~, деструи́рующий пузы́рный chorioadenoma destruens, invasive mole

~ инфе́кции carrying [bringing] of infection
~, и́стинный true mole
~, кровяно́й blood [sanguineous] mole
~, ло́жный false mole
~, мяси́стый fleshy [cavernous] mole
~, пузы́рный hydatid(iform) [cystic, vesicular, grape] mole
заноси́ть ◇ ~ инфе́кцию to bring [to carry] the infection
заня́тия *с. мн.*:
~ физи́ческой культу́рой exercises
~ физи́ческой культу́рой, регуля́рные regular exercises
заоболо́чечный extratunicary
запа́вший *(напр. о глазах, щеках)* hollow
западе́ние *с.* falling back, falling behind, sinking down, retraction
~ колосто́мы colostomy retraction
~ ни́жней че́люсти mandibular retraction
~ сто́мы recession of stoma
~ языка́ falling back of tongue
запа́с *м.* stock, supply, reserve
~ воды́ *(в атмосфере)* water [moisture] reserve
запа́сы *м. мн.* resources
~ минера́льных вод, эксплуатацио́нные useful mineral water storage, useful mineral water resources
~ подзе́мных вод, иску́сственные artificial storage of ground water
~ подзе́мных вод, эксплуатацио́нные useful ground water storage, useful ground water resources
за́пах *м.* odor, smell, scent ◇ лишённый ~а odorless; устраня́ть неприя́тный ~ to deodorize
~, гни́лостный putrefactive [putrificient] odor
~, злово́нный stinking odor
~ изо рта́ offensive [bad] breath, halitosis, fetor ex ore, fetor oris
~ изо рта́ больно́го лёгочным туберкулёзом на по́здней ста́дии odor phthisicus, offensive odor, stench
~ изо рта́ печёночного больно́го fetor hepaticus
~, ка́ловый fecal odor
~, тру́пный putrid smell, odor cadaverous
запива́ть 1. *(что-л. чем-л.)* to wash down with, to take *(some water, etc.)* after 2. *(пить запоем)* to take to drink, to indulge in a drinking bout ◇ ~ лека́рство молоко́м to take milk with one's medicine
запира́тельный obturative, *obturatorius* [NA]
запира́ющий *(о мышце)* obturator, *obturator* [NA]
за́пись *ж.* recording ◇ ~ на приём к врачу́ making an appointment with the doctor
запо́/й *м.* dipsomania; drinking bout, drinking period ◇ пить ~ем to drink one's fill, to be a heavy drinker; страда́ть ~ем to have fits of hard drinking
~, ло́жный pseudodipsomania, false dipsomania
~, тяжёлый bout of heavy drinking
заполне́ние *с.* filling

~ истории болезни case history filling
заполнитель *м.* полостей, эндодонтический endodontic sealer
запоминание *с.* memorization
запоминать to memorize, to remember, to keep in mind
запор *м.* constipation, costiveness, coprostasis, obstipation, stool retention, defecatory disability
~, алиментарный alimentary constipation
~, атонический hypokinetic constipation
~, воспалительный inflammatory constipation
~, вторичный symptomatic [secondary] constipation
~, гиперкинетический [гипермоторный] hyperkinetic constipation
~, гипокинетический [гипомоторный] hypokinetic constipation
~, дискинетический dyskinetic constipation
~, идиопатический idiopathic constipation
~, ложный false [spurious] constipation
~, механический mechanical constipation
~, неврогенный neurogenic constipation
~, привычный habitual constipation
~, проктогенный proctogenic constipation
~, профессиональный occupational constipation
~, психоневротический psychoneurotic constipation
~, рефлекторный reflex constipation
~, симптоматический symptomatic [secondary] constipation
~, спастический hyperkinetic constipation
~, стойкий intractable [obstinate, persistent] constipation
~, токсический toxic constipation
~, упорный intractable [obstinate, persistent] constipation
~, функциональный functional constipation
~, хронический chronic constipation, Lane's disease
~, эндокринный endocrinous [endocrinic] constipation
запылённость *ж.* dustiness
~ атмосферы dustiness of atmosphere
запястный carpal
запястье *с.* wrist, *carpus* [NA]
~, щёлкающее tenosynovitis stenosans
заражать to infect, to contaminate ◇ ~ воду to poison [to pollute] water
заражаться *(болезнью)* to be infected (with), to catch ◇ ~ гриппом to catch the flu, to catch grippe; ~ от *кого-л.* to get the infection from *smb*
заражение *с.* infection, contagion; contamination (*см. тж* инфицирование)
~, алиментарное alimentary infection
~, внутрибольничное intrahospital infection
~, зародышевое germinal infection
~ крови blood poisoning
~, лабораторное laboratory infection
~, массовое mass infection
~ матери от плода retroinfection
~, множественное multiple infection, multiple contamination
~, непрямое indirect contagion, indirect infection

~ плода fetal infection
~, повторное repeated contagion, repeated infection
~, профессиональное occupational contagion
~, прямое direct [immediate] contagion, direct [contact] infection
~, радиоактивное radioactive contamination, radiocontamination
~, радиоактивное внутреннее radionuclide incorporation
~, случайное accidental contamination
~, трансплацентарное diaplacental infection
~ через кожу transdermal infection
~, экспериментальное experimental infection, experimental contamination
заражённость *ж.* infectiousness
~, радиоактивная radioactive infectiousness
заражённый infected, contaminated
заразительность *ж.* contagiosity
заразный infectious, contagious
заразоносительство *с.* pathogen-carrying
заращение *с.* 1. *(естественного отверстия или канала)* imperforation, atresia 2. *(раны, язвы)* healing
зарин *м.* *(боевое отравляющее вещество)* sarin, isopropyl-methylfluoro-phosphate
зародыш *м.* embryo, germ
~, аморфный *терат.* holoacardius amorphus, *fetus amorphus* [NE]
~, зрелый mature embryo
~, незрелый [несформировавшийся] young embryo
~, сформировавшийся mature embryo
зародышевый germinal, embryonal, embrionic
зарождение *с.* germination
зарубцовываться to cicatrize
зарядка *ж.*, гигиеническая утренняя morning physical exercises
заслонка *ж.* valve, valvule, *valva, valvula* [NA]
~, анальная [заднепроходная, морганиева] anal [Morgagni's] valve, *valvula analis* [NA]
~ аорты valve of aorta, aortic valve, *valva aortae* [NA]
~, баугиниева ileocecal [ileocolic, Bauhin's] valve, *valva ileocecalis* [NA]
~ венечного синуса [венечной пазухи] valve of coronary sinus, coronary [thebesian] valve, *valvula sinus coronarii* [NA]
~, венозная valve of veins, *valvula venosa* NA]
~ Гейстера spiral fold, Heister's valve, *plica spiralis, valvula spiralis* [NA]
~ Герлаха valve of vermiform appendix, Gerlach's valve, *valvula processus vermiformis* [NA]
~, евстахиева valve of inferior vena cava, *valvula venale cavae inferioris* [NA]
~, илеоцекальная ileocecal [ileocolic, Bauhin's] valve, *valva ileocecalis* [NA]
~ ладьевидной ямки *(мужского мочеиспускательного канала)* valve of navicular fossa, Guérin's fold, *valvula fossae navicularis* [NA]
~ лимфатического сосуда lymphatic valve, *valvula lymphaticum* [NA]

заслонка

~ нижней полой вены valve of inferior vena cava, *valvula venale cavae inferioris* [NA]
~ ободочной кишки ileocecal [ileocolic, Bauhin's] valve, *valva ileocecalis* [NA]
~ овального отверстия *(межпредсердной перегородки)* valve of foramen ovale, *valvula foraminis ovalis, falx septi* [NA]
~, подвздошно-слепокишечная ileocecal [ileocolic, Bauhin's] valve, *valva ileocecalis* [NA]
~, полулунная *(клапана аорты или клапана лёгочного ствола)* semilunar cusp, *valvula semilunaris* [NA]
~ привратника желудка pyloric valve, Haller's circle, *valvula pylori* [NA]
~ пузырного протока, спиральная spiral fold, Heister's valve, *plica spiralis, valvula spiralis* [NA]
~ Тебезия valve of coronary sinus, coronary [thebesian] valve, *valvula sinus coronarii* [NA]
~ толстой кишки ileocecal [ileocolic, Bauhin's] valve, *valva ileocecalis* [NA]
~ червеобразного отростка valve of vermiform appendix, Gerlach's valve, *valvula processus vermiformis* [NA]

засорение *с.* obstruction, choking (up), clogging (up)
~ вод water clogging
~ рек и водоёмов choking up of rivers and reservoirs

засорять to clog, to litter, to obstruct, to stop ◇ ~ желудок *разг.* to block up the bowels, to have constipation; *(о пище)* to give [to cause] constipation

заспанный sleepy

застарелый chronic, old

застой *м.* congestion, engorgement, stagnation
~ желудка *разг.* constipation, costiveness, coprostasis, obstipation, stool retention, defecatory disability
~ жёлчи cholestasis, cholestasia
~ крови congestion [stagnation] of blood
~ крови, активный active congestion, hyperemia
~ крови, венозный passive [venous] congestion
~ крови в лёгких pulmonary congestion
~ крови, гипостатический hypostatic congestion
~ крови, мозговой brain congestion
~ крови, пассивный passive [venous] congestion
~ крови, физиологический physiologic congestion
~ крови, функциональный functional congestion
~ молока galactostasia, galactostasis
~ по большому кругу кровообращения circulatory congestion

засыпание *с.* falling asleep

засыпать to fall asleep, to go to sleep, to drop off to sleep

затвердевать *(напр. о пломбе, гипсовой повязке)* to set, to harden

затвердение *с.* hardening, induration

затвор *м.*, шторно-щелевой *рентг.* focal plane shutter

затемнение *с. рентг.* shadow(ing), cloud(ing), haziness, opacification, opacity, blackening
~, гомогенное homogeneous shadow, homogeneous opacity, opacity of homogeneous density
~ доли лёгкого lobe density
~, кажущееся factitious clouding
~, неоднородное patchy opacification, mottled shadow, mottled opacity
~, однородное homogeneous shadow, homogeneous opacity, opacity of homogeneous density
~ пазухи носа opacity of a paranasal sinus
~ с чёткими контурами well-defined shadow, well-defined opacity

затекать to become numb ◇ у него затекла рука his arm has gone [his arm becomes] numb

затёк *м.* leak(age)
~ в мошонке, мочевой urocele
~, гнойный purulent leakage
~, кровяной blood leakage
~, ликворный liquor leakage
~, мочевой urinous infiltration, extravasation of urine

заторможение *с.* мышления inhibition of thinking, inhibition of thought

заторможенность *ж.* lethargy

затруднённость *ж.* difficulty, impediment, strain
~ дефекации dyschesia
~ мочеиспускания [мочеотделения] difficulty of urination
~ речи difficulty of speech

затыл/ок *м.* occiput, back of head, hind head, *occiput* [NA] ◇ направленный к ~ку dorsocephalad
~, выступающий prominent occiput
~, плоский flat occiput

затылочно-височный occipitotemporal

затылочно-лицевой occipitofacial

затылочно-лобный occipitofrontal

затылочно-теменной occipitoparietal

затылочный occipital

затягивание *с.* 1. *(тугое завязывание)* tightening 2. *(покрытие)* covering, *(о ране)* skinning over 3. *(затяжка во времени)* delaying, dragging out ◇ ~ жгута tightening [tying] a tourniquet; ~ со сроком операции delaying [dragging out] with the time of operation

затягивать 1. *(туго завязывать)* to tighten 2. *(задерживать)* to delay, to drag out

затягиваться *(о ране)* to skin over ◇ рана затянулась the wound has skinned over, the wound has closed

затяжной, затянувшийся prolonged, protracted

заусенец *м.*, **заусеница** *ж.* hangnail, agnail

заушница *ж. разг.* epidemic parotitis, mumps

захват *м.* capture, catch, grasp, grip, pinch
~, желудочковый *кард.* ventricular capture
~, предсердный atrial bent

~ ритма сердца heart rhythm capture, bringing down of heart frequency
захождение *с.* overriding, overlapping
  ~ отломков кости overriding of bone fragments
захоронение *с.* burial
  ~ отходов в землю waste burial
  ~, санитарное sanitary landfill(ing)
захоронить to bury
зачатие *с.* conception
зачатковый primordial, rudimentary
зачаток *м.* primordium, anlage, rudiment, *primordium* [NE]
  ~, зубной dental [tooth] germ
  ~, эмалевый enamel germ
зачаточный primordial, rudimentary
защемить to jam, to pinch, to nip ◇ ~ палец to jam *one's* finger
защита *ж.* defense, protection, shield(ing)
  ~ животных animal [wildlife] protection
  ~, иммунная immune protection
  ~, мышечная muscular defense
  ~ окружающей среды environment(al) protection
  ~, противолучевая [противорадиационная, противорадиоактивная, радиологическая] radiological defense, radiation protection, radioprotection
  ~ растений plant protection
  ~, свинцовая *радиол.* lead protection, lead shield, lead screen
  ~, специфическая lead specific defense
  ~, теневая *радиол.* shady shielding
защитный *псих. (напр. о рефлексе)* protective
звезда *ж.* star
  ~, двойная [дочерняя] daughter [double, polar] star, amphiaster, *diaster* [NH]
  ~, материнская mother star, equatorial plate, monaster, *lamina equatorialis* [NH]
звено *с.* link, section
  ~ иммунитета a component of immune system
  ~ санитаров-носильщиков stretcher-bearer squad
зверобой *м. фарм.* St. John's wort, *Hypericum*
  ~ обыкновенный [продырявленный, пронзённолистный] common St. John's wort, *Hypericum perforatum L.*
звон *м.* ring(ing) ◇ ~ в ухе ringing in *one's* ear
звук *м.* sound
  ~, перкуторный percussion sound, resonance
  ~, перкуторный бедренный dull sound
  ~, перкуторный коробочный vesiculotympanitic [bandbox, wooden] resonance
  ~, перкуторный лёгочный vesicular resonance
  ~, перкуторный металлический bell sound
  ~, перкуторный приглушённый [перкуторный притупленный] deadened sound
  ~, перкуторный тимпанический tympany, tympanic resonance
  ~, перкуторный тупой dull sound
  ~, перкуторный ясный vesicular resonance

звукобоязнь *ж.* acousticophobia
звуковосприятие *с.* sound absorption, sound perception
звукоизоляция *ж.* sound proofing
звуконепроницаемый soundproof
звукопоглощение *с.* sound absorption
звукопроводимость *ж.* sound conduction, sound conductivity, sound transmission
  ~, воздушная air (sound) conduction
  ~, костная bone (sound) conduction
звукопроводящий sound-conducting
звукопроницаемый transaudient
звукоулавливатель *м.* sound ranger
здоровь/е *с.* health ◇ восстанавливать (своё) ~ to bring back *one's* health; как Ваше ~? how are you?; погубить своё ~ to burn *oneself* out; подорвать ~ to break *one's* health; по состоянию ~я for reasons of health; укреплять своё ~ to build up *one's* health
  ~, душевное mental health
  ~ населения population health
  ~, психическое mental health
  ~, слабое poor health
здоровый healthy ◇ иметь ~ вид to look strong, to look healthy
здравница *ж.* sanatorium, health resort, health-center
здравоохранение *с.* (public) health [health care] service
здравпункт *м.* health unit, aid post
зев *м.* fauces, *fauces* [NA]
зевать to yawn
зевота *ж.* yawning
зелень *ж.* 1. greenery, verdure 2. *(овощи)* vegetables 3. *(в стуле)* spinach stools
  ~, бриллиантовая *фарм.* brilliant [ethyl] green
  ~, парижская Paris green
зелёнка *ж. разг.* brilliant [ethyl] green
зелёный green
  ~, бриллиантовый *фарм.* brilliant [ethyl] green
землеедство *с. псих.* geophagy
земляника *ж. фарм.* strawberry, *Fragaria*
  ~ лесная [обыкновенная] European wood [wild] strawberry, *Fragaria vesca*
зеркало *с. мед. тех.* mirror, retractor, speculum
  ~, анальное anal retractor
  ~, брюшное надлобковое suprapubic abdominal speculum
  ~, влагалищное vaginal speculum
  ~, влагалищное двустворчатое bivalve vaginal [duck-billed] speculum
  ~, влагалищное ложкообразное spoon-shaped vaginal speculum
  ~, влагалищное самоудерживающееся self-supporting vaginal speculum
  ~, влагалищное светящееся luminous vaginal speculum
  ~, гинекологическое gynecological speculum
  ~, гинекологическое двустороннее double-ended gynecological speculum

зе́ркало

~, гинекологи́ческое односторо́ннее single-ended gynecological speculum
~, глазно́е ophthalmoscope
~, горта́нное laryngeal mirror
~ для брюшно́й сте́нки abdominal retractor
~ для визуа́льного наблюде́ния visual observation mirror
~ для мочево́го пузыря́ urinary bladder speculum
~ для отведе́ния по́чек kidney abduction speculum
~ для разведе́ния краёв ра́ны по́чечной лоха́нки kidney pelvis wound edges widening speculum
~ для се́рдца heart retractor
~, зубно́е dental mirror
~, ло́бное frontal [(over)head] mirror
~, ма́точное uterine speculum
~, мочепузы́рное urinary bladder speculum
~, носово́е rhinoscope
~, носоглото́чное epipharyngeal mirror
~, печёночное liver hook, liver retractor
~, по́чечное kidney retractor
~, ректа́льное rectal speculum
~, стоматологи́ческое mouth mirror
~, ушно́е ear mirror, ear speculum

зе́ркало-подъёмник с. мед. тех. speculum-elevator

зерни́стость ж. granulosity, granulosis
~, азурофи́льная azurophil granules
~ но́са, кра́сная granulosis rubra nasi
~, токси́ческая [токсоге́нная] (напр. лейкоцитов) toxic granulosity

зерни́стый granular

зерно́ с. фарм. kernel, seed

зёрна с. мн. granules
~ Ба́беша — Э́рнста [волюти́новые, метахромати́новые] (у бактериальных клеток, напр. у дифтерийной палочки) metachromatic volutine [Babès-Ernst] granules, metachromatic [Babès-Ernst] bodies, Babès-Ernst corpuscles
~, трахомато́зные trachomatous granulations, trachomatous follicles

зигаде́нус м. фарм. deathcamas, Zigadenus
~ элега́нтный mountain deathcamas, Zigadenus elegans

зигодактили́я ж. терат. zygodactyly

зиго́зис м. (половое слияние двух одноклеточных организмов) zygosis

зигоматикомастоиди́т м. (воспаление скулового и сосцевидного отростков височной кости) zygomaticomastoiditis

зигомати́т м., **зигомацити́т** м. (гнойное воспаление скулового отростка височной кости) zygomatic abscess

зигомице́ты мн. zygomycetes

зигоне́ма ж. zygotene, zygonema

зигоспо́ра ж. ген. zygospore, zygosperm

зиго́та ж. ген., эмбр. zygote, zigocyte

зиготе́на ж. zygotene, zygonema

зиго́тность ж. ген., эмбр. zygosity

зигоци́ста ж. микол. zygocyst

зидовуди́н м. фарм. zidovudine, azidothymidine

зима́за ж. zymase, enzyme

зимо́вник м. фарм. autumn crocus, meadow saffron, colchicum, Colchicum

зимоге́н м. биохим., микр. zymogen

зимоге́нный, зимоге́новый zymogenic

зимогра́мма ж. zymogram

зимоза́н м. фарм. zymosan

зимоме́тр м. zymometer

зимонемато́з м. zymonematosis

зимостери́н м. биохим. zymosterol, mycosterol

зимофо́р м. биохим. zymophore

зитазо́ниум м. фарм. zitasonium

зия́ние с. gaping, opening, ostium, hiatus
~ а́нуса incompletely closed anus
~ карди́и chalasia [insufficiency] of cardiac opening
~, лейкеми́ческое hiatus leukemicus

злово́ние с. fetor, stench, stink
~, печёночное fetor hepaticus

злово́нный fetid, stinking

злока́чественный malignant

злоупотребле́ние с. abuse, misuse
~ алкого́лем alcohol abuse
~ куре́нием tobacco abuse
~ лека́рственными сре́дствами drug abuse

змееви́к м. фарм. (European) bistort, Bistorta officinalis

змееголо́вник м. фарм. dragonhead, Dracocephalum
~ молда́вский Moldavian dragonhead, Dracocephalum moldavice

знак м. mark, sign, stigma
~ мо́лнии (skin) mark [(skin) sign] of lightning, figure of lightning
~ то́ка (skin) mark [(skin) sign] of (electrical) current, electrodermia

зна́ки м. мн. marks, signs, stigma(ta)s
~, печёночные (изменения кожи при активном гепатите, циррозе печени) liver [hepatic] marks, liver [hepatic] signs, liver [hepatic] stigma(ta)s

зна́харка ж. sorceress, quack

зна́харство с. sorcery, quackery

зна́харь м. sorcerer, quack

значе́ние с. value
~, диагности́ческое diagnostic value
~, прогности́ческое prognostic value

зна́чимость ж. significance
~, статисти́ческая statistical significance

зоб м. goiter, struma, bronchocele
~, аберра́нтный aberrant goiter
~, аденомато́зный adenomatous [endemic] goiter, adenoma of thyroid
~, базедовифици́рованный thyrotoxicosis, hyperthyroidism, exophthalmic [toxic] goiter, Graves' [Basedow's, Parry's] disease
~, вися́чий hanging [pendent] goiter
~, внутригрудно́й substernal [retrosternal, thoracic] goiter
~, внутритрахеа́льный intratracheal goiter
~, врождённый congenital goiter

зо́на

~, гиперпласти́ческий hyperplastic goiter, struma fibrosa, struma hyperplastica

~, гранулемато́зный granulomatous [giant cell, giant follicular, de Quervain's] thyroiditis

~, диффу́зно-узлово́й diffuse-nodular [mixed] goiter

~, диффу́зный diffuse goiter

~, диффу́зный тиреотокси́ческий [диффу́зный токси́ческий] thyrotoxicosis, hyperthyroidism, exophthalmic [toxic] goiter, Graves' [Basedow's, Parry's] disease

~, доба́вочный aberrant goiter

~, загруди́нный substernal [retrosternal, thoracic] goiter

~, злока́чественный cancer of thyroid gland, struma maligna

~, интратрахеа́льный intratracheal goiter

~, ка́менный ligneous [Riedel's] thyroiditis

~, капу́стный cabbage goiter

~ Керве́на granulomatous [giant cell, giant follicular, de Quervain's] thyroiditis

~, кисто́зный cystic goiter, bronchocele

~, колло́идный colloid goiter

~ ко́рня языка́ lingual goiter

~, лимфомато́зный [лимфоцита́рный] lymphadenoid goiter, Hashimoto's thyroiditis

~, ма́кро-микрофоллику́ля́рный macro-microfollicular goiter

~, макрофоллику́ля́рный macrofollicular goiter

~, медикаменто́зный struma medicamentosa

~, метастази́рующий metastasing adenoma, malignant thyroid tumor

~, микрофоллику́ля́рный microfollicular goiter

~, многоузлово́й multinodular goiter

~, непролифери́рующий nonproliferative goiter

~, нетокси́ческий nontoxic [simple] goiter

~, ныря́ющий diving [diver, plunging, wandering] goiter

~, паренхимато́зный parenchymatous goiter

~, подви́жный diving [diver, plunging, wandering] goiter

~, подъязы́чный (расположенный в области подъязычной кости) struma sublingualis

~, позадигло́точный retropharyngeal goiter

~, позадипищево́дный retroesophageal goiter

~, позадитрахеа́льный retrotracheal goiter

~, прида́точный appendicular goiter

~, пролифери́рующий proliferative goiter

~, просто́й simple [nontoxic] goiter

~, ретротрахеа́льный retrotracheal goiter

~, семе́йный familial goiter

~, скрыва́ющийся diving [diver, plunging, wandering] goiter

~, сме́шанный diffuse-nodular [mixed] goiter

~, сосу́дистый vascular goiter

~, споради́ческий sporadic goiter

~, трабеку́лярный trabecular goiter

~, тубуля́рный tubular goiter

~, удуша́ющий suffocative goiter

~, узлово́й nodular goiter

~, узлово́й геморраги́ческий hemorrhagic nodular goiter

~, узлово́й обызвествля́ющийся calcific nodular goiter

~, фибро́зный hyperplastic goiter, struma fibrosa, struma hyperplastica

~ Хасимо́то lymphadenoid goiter, Hashimoto's thyroiditis

~, экзофтальми́ческий thyrotoxicosis, hyperthyroidism, exophthalmic [toxic] goiter, Graves' [Basedow's, Parry's] disease

~, эндеми́ческий endemic [adenomatous] goiter, adenoma of thyroid

~, эпидеми́ческий epidemic goiter

~, эпителиа́льный epithelial goiter

~, эутирео́идный euthyroid goiter

~, язы́чный lingual goiter

~, яи́чниковый thyroid tumor of ovary, struma ovarii

зо́бный goitrous

зобоге́нность ж. goitrogenecity

зобоге́нный goitrogenic, goitrogenous

зо́лото с. хим. gold, Au

~, радиоакти́вное radioactive gold, radiogold

золототы́сячник м. фарм. centaury, *Centaurium*

~ зо́нтичный common centaury, *Centaurium umbellatum*

~ краси́вый drug centaury, *Centaurium pulchellum*

~ обыкнове́нный common centaury, *Centaurium umbellatum*

золоту́ха ж. уст. scrofula

золоту́шный разг. scrofulous

зо́льность ж. ash content

зома́н м. (боевое отравляющее вещество) soman

зо́на ж. zone (см. тж зо́ны)

~, андроге́нна androgenic zone

~, ассоциати́вная association area

~ безопа́сности стом. zone of safety

~ биологи́ческого де́йствия токсикол. zone of biological action

~, болева́я trigger point, trigger area, dolorogenic [pain, trigger] zone

~ Ве́рнике sensory speech [Wernicke's] center, Wernicke's area, Wernicke's field, Wernicke's region, Wernicke's zone

~, водоохра́нная water protection zone

~, входна́я (задних корешков спинного мозга) entry zone

~, геморроида́льная zona hemorrhoidalis

~, дви́гательная (коры головного мозга) motor zone

~ долголе́тия zone of longevity

~, жила́я residential area

~ заде́ржки иммун. zone of retardation

~, запира́ющая (одно из межклеточных соединений) tight junction, *zonula occludens* [NA]

зо́на

~ здоро́вья zone of health
~ избы́тка антиге́на zone of antigen excess
~ избы́тка антите́ла zone of antibody excess
~, истероге́нная hysterogenic [hysterogenous] zone
~, климати́ческая climatic zone
~, клубо́чковая *(коры надпочечника)* zona glomerulosa [NH]
~ комфо́рта *(напр. теплового)* comfort zone
~ конту́зии тка́ней zone of windage, zone of wind contusion
~ Лассау́эра dorsolateral tract, *tractus dorsolateralis* [NA]
~ лимфати́ческого узла́, тимозави́симая paracortex, deep [tertiary] cortex, thymus-dependent zone
~ молекуля́рного сотрясе́ния *(периферическая часть зоны контузии тканей)* zone of molecular contusion
~ молча́ния *(при измерении артериального давления)* zone of silence
~ некро́за necrotic zone
~, необлуча́емая radiation-free zone
~ облуче́ния (ir)radiation zone, radiation area
~ окостене́ния ossification zone
~ о́строго де́йствия *токсикол.* zone of acute action
~ о́тдыха recreation zone, recreation area
~ перви́чного некро́за *(ближайшая к раневому каналу)* zone of primary necrosis
~, прозра́чная *яйцеклетки* pellucid zone, coolemma, *zona pellucida* [NH]
~, пучко́вая *(коры надпочечника)* zona fasciculata [NH]
~ радиацио́нной опа́сности radiation danger zone
~ радиоакти́вного загрязне́ния [радиоакти́вного зараже́ния] radioactive contamination zone
~ расхожде́ния корне́й зу́ба furcation
~ резе́рва некро́за zone of molecular contusion
~, речева́я сенсо́рная sensory speech [Wernicke's] center, Wernicke's area, Wernicke's field, Wernicke's region, Wernicke's zone
~ ро́ста *(культуры тканей)* growth zone
~ ро́ста ко́сти bone growth plate
~, санита́рно-защи́тная sanitary-hygienic zone
~ санита́рной охра́ны *(источника водоснабжения)* sanitary protection zone
~, се́тчатая *(коры надпочечника)* reticular zone, *zona reticularis* [NH]
~ тазобе́дренного суста́ва, кругова́я zonular band, ring ligament, orbicular zone (of hip joint), *zona orbicularis* [NA]
~ токси́ческого де́йствия zone of acute action
~, тригемина́льная trigeminal area
~ тройни́чного не́рва trigeminal area
~ хрони́ческого де́йствия zone of chronic action
~ эквивале́нтности *иммун.* zone of equivalence
~, эпилептоге́нная epileptogenic [epileptogenous] zone
~, эроге́нная ero(to)genic [erogenous] zone

~, эхонегати́вная echo-free [echo-poor, hypoechoic, hypoechogenic, hypodense] area
~, эхопозити́вная hyperechogenic [echo-dense] area
~ я́дрышкового организа́тора nucleolar organizer, nucleolar zone

зонд *м.* probe, stylet(te), guide, bougie, sound
~, а́ттиковый *ото* attic probe
~, биопси́йный biopsy probe
~, ги́бкий flexible probe
~, глазно́й eye probe
~, горта́нный laryngeal probe
~, двухпросве́тный double-lumen probe
~ для вено́зного си́нуса coronary sinus probe
~ для жёлчных прото́ков и рассече́ния сфи́нктера О́дди bile ducts and Oddi's sphincter dissection probe
~ для минда́лин tonsil probe
~ для пита́ния enteric feeding tube
~ для слёзного кана́льца lacrimal probe, lacrimal sound
~, дозиметри́ческий dosimetry probe
~, дуодена́льный duodenal tube
~, желобова́тый grooved probe, grooved director
~, желу́дочно-кише́чный gastrointestinal tube
~, желу́дочный gastric [Ryle's] tube, stomach pump, stomach sound
~, желу́дочный то́лстый thick gastric tube
~, желу́дочный то́нкий thin gastric tube
~, желу́дочный трёхпросве́тный triple-lumen gastric tube
~, желу́дочный широкопросве́тный large bore gastric [Ewald's] tube
~, зо́бный goiter probe
~, зубно́й dental probe, dental explorer
~, измери́тельный measuring probe
~, кише́чный intestinal tube
~, кони́ческий cone-shaped probe
~, ма́точный uterine probe, hysterometer
~, носово́й nasal probe
~, пищево́дный esophageal probe
~, по́лый hollow probe
~, проктологи́ческий желобова́тый proctologic director
~, пу́говчатый bulbous-end probe
~, радиоизото́пный биохими́ческий radioisotope biochemical probe
~ с деле́ниями, ма́точный graduated uterine probe
~ с наре́зкой, ма́точный serrated uterine probe
~ с оли́вой olive-net probe
~, стоматологи́ческий dental probe, dental explorer
~, стоматологи́ческий изо́гнутый angular dental probe
~, стоматологи́ческий прямо́й straight dental explorer
~, стоматологи́ческий прямо́й штыкови́дный straight bayonet-shaped dental explorer
~, уретра́льный urethral probe
~, ушно́й ear probe
~, хими́ческий chemical probe

~, хирургический желобоватый surgical director
~, цилиндрический двусторонний double-ended cylindrical probe
зонд-вилка *м.* fork-probe
зонд-датчик *м.* sensor, measuring probe
зонд-игла *ж.* probe needle
~, лигатурный needle-type ligation probe
зондирование *с.* probing, intubation, catheterization
~ аорты aortic catheterization
~ двенадцатиперстной кишки duodenal intubation
~, дуоденальное duodenal intubation
~ желудка gastric intubation
~ матки uterine probing, hysterometry
~ мочевого пузыря vesical catheterization
~ пищевода esophageal intubation
~ придаточных пазух носа sinusal probing, sinusal catheterization
~ сердца cardiac catheterization
~, ультразвуковое echography, (ultra)sonography, echoscopy
зондировать to probe, to sound, to explore
зонд-направитель *м.* guiding probe
зонулолиз *м. офт.* zonu(lo)lysis
зонулоскопия *ж. офт.* zonuloscopy
зонулотомия *ж. офт.* zonulotomy
зоны *ж. мн.* (Захарьина —)Геда tender [Head's] lines, tender [Head's] zones (*см. тж* зона)
зооерастия *ж. сексол.* zooerastia, zoophilia, bestiality; sodomy
зооноз *м.* zoonosis
зоонозный zoonotic
зоопаразит *м.* zooparasite
зоопатия *ж. псих.* zoopathy
зоопатология *ж.* zoopathology
зоопсихология *ж.* zoopsychology
зоопсия *ж. псих.* zoopsia
зоосадизм *м.* zoosadism
зооспора *ж.* zoospore
зоостерин *м. биохим.* zoosterol
зоотоксин *м.* zootoxin
зоотомия *ж.* zootomy
зоофил *м. сексол.* zoophile, zoophilist
зоофилия *ж. сексол.* zoophilia, zooerastia, bestiality; sodomy
зоофобия *ж. псих.* zoophobia
зоохимия *ж.* zoochemistry
зрачковый pupillary, *pupillaris* [NA]
зрачок *м.* pupil, *pupilla* [NA]
~, вяло реагирующий sluggish pupil
~ Гетчинсона (*расширение зрачка на стороне поражения и сужение на противоположной*) Hutchinson's pupil
~, искусственный artificial pupil
~, неподвижный fixed pupil
~, неправильный irregular pupil
~, прыгающий springing [humping, leaping] pupil, pupilla saltans
~, расширенный mydriatic pupil
~, суженный miotic pupil

~, тонический tonic [Adie's] pupil
зрелость *ж.* maturity
~ плода fetal maturity
~, половая sexual maturity, puberty
~, преждевременная половая precocity, precocious puberty, pubertas precox, early sexual maturity
~, функциональная functional maturity
зрелый mature
зрение *с.* vision, (eye)sight ◇ иметь плохое ~ to have bad (eye)sight, to have bad eyes; иметь хорошее ~ to have good (eye)sight, to have good eyes; потерять ~ to lose (eye)sight, to get [to become] blind; потерять ~ на оба глаза to lose sight in both eyes; to lose sight at both eyes; потерять ~ на один глаз to lose sight in one eye; to lose sight at one eye; проверять ~ to examine eyes, to check vision; щадить ~ to favor one's eyes
~, афакическое aphakic vision
~, ахроматическое achromatic vision
~, бинокулярное binocular vision
~, глубинное remote vision
~, двойное diplopia, double vision
~, дневное day(light) [photopic] vision
~, колбочковое cone vision
~, макулярное central [direct] vision
~, мезопическое twilight vision
~, монокулярное monocular vision
~, ночное night [scotopic] vision
~, ослабленное weak [depraved, impaired, reduced] vision, weak (eye)sight
~, палочковое rod vision
~, периферическое peripheral [indirect] vision
~, половинное hemianopia, half-vision
~, пониженное weak [depraved, impaired, reduced] vision, weak (eye)sight
~, пространственное stereoscopic [haploscopic, solid] vision
~, скотопическое night [scotopic] vision
~, слабое weak [depraved, impaired, reduced] vision, weak (eye)sight
~, старческое senile vision
~, стереоскопическое stereoscopic [haploscopic, solid] vision
~, сумеречное twilight vision
~, фовеальное central [direct] vision
~, фотопическое day(light) [photopic] vision
~, хроматическое [цветовое] color [chromatic] vision
~, цветовое патологическое chromatopsia, chromopsia, abnormal color vision
~, центральное central [direct] vision
~, частичное partial vision
зрительный optic, visual
зуб *м.* tooth, *dens* [NA] (*см. тж* зубы) ◇ ~ на штифте pivot crown; пломбировать ~ to fill (up) a tooth; удалять ~ to draw a tooth; у него прорезался ~ he cut a tooth
~, больной bad [affected] tooth
~, волюченный impacted tooth
~, глазной eye tooth

зуб

~, двукоренево́й double-rooted [birooted] tooth
~, депульпи́рованный pulpless [devitalized] tooth
~, держа́щий мо́стик abutment, abuttal
~, доба́вочный supplemental [accessory, additional, supernumerary] tooth
~, живо́й live [vital] tooth
~, запломбиро́ванный filled [stopped] tooth
~, здоро́вый sound [intact] tooth
~, иску́сственный artificial [dummy, false] tooth, pontic
~, карио́зный carious tooth
~, коренно́й большо́й molar (tooth), multicuspid [check, wall, wang] tooth, grinder (tooth)
~, коренно́й ма́лый premolar (tooth), bicuspid tooth
~, кра́пчатый mottled tooth
~, мёртвый dead tooth
~, многокорнево́й multirooted tooth
~, моло́чный milk [baby, deciduous, first, primary, temporary] tooth
~ му́дрости wisdom [late] tooth, third molar, *dens serotinus, molaris tertius* [NA]
~, непра́вильно сидя́щий malturned tooth
~, непрорезывающийся unerupting [noncutting] tooth
~, однокорнево́й single-rooted tooth
~ осево́го позвонка́ tooth [odontoid process] of axis, odontoid apophysis, odontoid bone, tooth of epistropheus, *dens axis* [NA]
~, плохо́й *разг.* bad [affected] tooth
~, постоя́нный permanent tooth
~, проре́завшийся erupted tooth
~, прорезывающийся erupting [cutting] tooth
~, резцо́вый incisor tooth
~, реплантированный replanted tooth
~, сверхкомпле́ктный supplemental [accessory, additional, supernumerary] tooth
~ с коро́нкой jacket crown [crowned] tooth
~ с расходя́щимися корня́ми barred tooth
~, тре́снувший cracked [fractured] tooth
~, трёхкорнево́й triple-rooted tooth
~, шата́ющийся loose tooth
~, штифтово́й pivot crown

зубе́ц *м.* cog, tooth, wave

~, высо́кий (*о зубцах P, R или T*) tall [high, increased, prominent] wave
~, высокво́льтный (*о зубце R*) high-voltage wave
~, глубо́кий (*о зубцах Q или T*) deep wave
~, двухверши́нный bifurcated [forked, two-heighted] wave
~, двугорбый (*электрокардиограммы*) two-humped wave
~, двухфа́зный (*о зубцах P или T*) diphasic wave
~, деформи́рованный (*о зубцах R или S*) deformed wave
~, зазу́бренный split [jagged, notched] wave
~, заострённый (*о зубцах P, R или T*) sharpened [pointed] wave
~, интерни́рованный negative [downward, inverted] wave
~, корона́рный (*о зубцах Q или T*) coronary wave
~, лёгочный (*о зубце P*) pulmonary wave
~, напра́вленный вверх positive [upward] wave
~, напра́вленный вниз negative [downward, inverted] wave
~, несимметри́чный (*о зубце T*) nonsymmetrical wave
~, ни́зкий low [small, decreased] wave
~, низково́льтный (*о зубце R*) low-voltage wave
~, норма́льный (*электрокардиограммы*) normal wave
~, остроконе́чный sharpened [pointed] wave
~, отрица́тельный (*о зубцах P или T*) negative [downward, inverted] wave
~ Парди́ (*патологический зубец Q в III стандартном отведении при коронарослерозе*) Pardee wave
~, патологи́ческий (*электрокардиограммы*) pathologic [abnormal] wave
~, пло́ский (*о зубцах P, R или T*) flat wave
~, положи́тельный (*о зубцах P, R, T или U*) positive [upward] wave
~, раздво́енный (*о зубцах P, R или T*) bifurcated [forked, two-heighted] wave
~, расщеплённый (*о зубце R*) split [jagged, notched] wave
~, сгла́женный (*о зубце T*) smoothed wave
~, симметри́чный (*о зубце T*) symmetric(al) wave
~, сни́женный (*о зубце T*) lowered wave
~, су́женный narrow wave
~, углублённый deep wave
~, у́зкий (*о зубце R*) narrow wave
~, уплощённый flat wave
~, уши́ренный [широ́кий] (*о зубцах P, Q или T*) wide wave
~ электрокардиогра́ммы electrocardiographic wave
~ P, Q, R, S, T или U (*электрокардиограммы*) P, Q, R, S, T or U wave

зу́бно-губно́й dentilabial
зубно́й dental, tooth
зубовраче́бный stomatologic
зубоврачева́ние *с.* dentistry
зубодеснево́й dentogingival
зуболече́бница *ж.* dental clinic
зуболече́бный stomatologic
зубопротези́рование *с.* prosthodontics, prosthetic dentistry
зубопротези́ст *м.* prosthodontist
зубопроте́зный prosthodontic
зубочи́стка *ж.* dental stick, toothpick
зубоязы́чный dentilingual
зубро́вка *ж.* *фарм.* души́стая holy grass, *Hierochloe odorata*
зу́бчик *м.* denticle
зу́бчики *м. мн.*, слуховы́е Huschke's auditory teeth, *dentes acustici* [NH]

игла́

зу́бы *м. мн.* teeth, dentes, *dentes* [NA] *(см. тж* зуб)
~, артикули́рующие articulating teeth
~, боковы́е lateral teeth
~, ве́рхние upper teeth
~ внезубно́го ря́да snaggle teeth
~ внезубно́й дуги́ buck teeth
~, врождённые congenital teeth
~, вставны́е artificial [dummy, false] teeth
~, выдаю́щиеся *(за нормальные пределы зубных дуг)* protruding teeth
~, выпада́ющие milk [deciduous, baby, first, primary, temporary] teeth, *dentes decidui* [NA]
~ Ге́тчинсона *(симптом врождённого сифилиса)* syphilitic [screwdriver, Hutchinson's] teeth
~, есте́ственные natural teeth
~, жева́тельные masticatory teeth
~, за́дние posterior teeth
~, замеща́ющие replacing teeth
~, испо́рченные rotten [decayed] teeth
~, конверги́рующие convergent teeth
~, кру́пные large [big] teeth
~, куса́тельные cutting teeth
~, ме́лкие small teeth
~, мигри́рующие migrating teeth
~, моло́чные milk [deciduous, baby, first, primary, temporary] teeth, *dentes decidui* [NA]
~, мя́гкие malacotic teeth
~, неартикули́рующие nonarticulating teeth
~, непра́вильно располо́женные misplaced teeth
~, неусто́йчивые к ка́риесу malacotic teeth
~, ни́жние lower teeth
~, одноимённые homonymous teeth
~, опо́рные abutment teeth, retainers
~, пе́рвые milk [deciduous, baby, first, primary, temporary] teeth, *dentes decidui* [NA]
~, пере́дние frontal [anterior] teeth
~, постоя́нные permanent [succedaneous] teeth, *dentes permanentes* [NA]
~, склероти́ческие sclerotic teeth
~, сли́вшиеся fused teeth
~ с повы́шенной чувстви́тельностью к раздражи́телям sensitive teeth
~, текодо́нтовые thecodont teeth
~, усто́йчивые к ка́риесу sclerotic teeth
~, фтори́рованные fluoridated teeth
~, шипови́дные spinous teeth
зу́бы-антагони́сты *м. мн.* tooth-antagonists, opposing teeth
зуд *м.* pruritus, itch(ing) ◇ вызыва́ющий ~ itchy; испы́тывать ~ to have [to suffer from] itch
~, аллерги́ческий allergic itch
~, ана́льный perianal itch, pruritus ani
~ бере́менных pruritus gravidarius
~ влага́лищный vaginal itch
~ ву́львы vulval itch, pruritus vulvae
~, генерализо́ванный pruritus generalisatus
~ генита́льный genital itch
~ диабети́ческий pruritus diabeticus
~ за́днего прохо́да perianal itch, pruritus ani

~, ко́жный skin itch
~, ко́жный биопси́рующий biopsy skin itch
~, ко́жный сезо́нный season skin itch
~, ко́жный ста́рческий senile pruritus, pruritus senilis
~, локализо́ванный [ме́стный] pruritus localisatus
~, мошо́ночный scrotal itch, pruritus scroti
~, о́бщий pruritus generalisatus
~ половы́х о́рганов genital itch
~ при желту́хе biliary pruritus
~, симптомати́ческий symptomatic pruritus
~, ста́рческий senile pruritus, pruritus senilis
~, универса́льный pruritus generalisatus
~, уреми́ческий uremic pruritus
~, эссенциа́льный essential pruritus
зу́день *м.,* чесо́точный itch mite, *Sarcoptes scabei*
зуде́ть *(чесаться)* to itch
зудя́щий itching, itchy, pruritic
зухрия́ *ж. (невенерический эндемический люэс)* bejel
зя́бкость *ж.* chill
зя́бнуть to suffer from cold; to shiver, to freeze

И

ибупрофе́н *м. фарм.* ibuprofen
игл/а́ *ж.* needle, acus ◇ вдева́ть ни́тку в ~у, заряжа́ть ~у to thread a needle; прока́лывать ко́жу ~о́й to pierce [to needle] the skin, to insert a needle through the skin
~, акупункту́рная acupuncture needle
~ А́мслера, аспирацио́нная *(для пункции передней камеры глаза)* Amsler's puncture needle
~, аневризмати́ческая [артериа́льная] aneurism [artery] needle
~, аспирацио́нная aspirating [biopsy, puncture] needle
~ Ба́бчина *(для дренирования боковых желудочков головного мозга)* Babchin's needle
~, бактериа́льная bacterial needle
~ Ба́кулева с ограничи́телем, инъекцио́нная *(для введения растворов в полость перикарда)* Bakulev's (stop) needle
~ Беллярми́нова *(для окрашивания в косметических целях помутневшей роговицы)* Belljarminov's needle
~, биопси́йная aspirating [biopsy, puncture] needle
~ Би́ра *(для спинномозговой пункции)* Bier's [lumbar] needle
~, близнецо́вая *(для пластических операций)* twin [fixating] needle
~ Бо́гуша *(для обезболивания при торакокаустике)* Bogush's needle
~ Бо́умена, дисцизио́нная *(имеет форму копьевидного ножа)* Bowman's needle

игла́

~ Бьёрка, пункцио́нно-биопси́йная *(для пункции сердца)* Bjork's needle
~ Веккéра *(для татуировки в косметических целях крупного бельма)* Wecker's needle
~ Гордéева, инъекцио́нная *(с желобоватым концом)* Gordeev's needle
~ Гу́делла, хирурги́ческая изо́гнутая *(с удлинённым прямолинейным участком около ушка)* Goodell's needle
~ Деша́на, лигату́рная Deschamps' ligature needle
~, дисцизио́нная discission [cataract] needle
~ для ангиогра́фии angiography needle
~ для вертика́льной остеотоми́и vertical osteotomy needle
~ для влива́ний injection [entry] needle
~ для внутрико́стной анестези́и intraosseous anesthesia needle
~ для впу́ска во́здуха air injection needle
~ для вхожде́ния в ве́ну, инъекцио́нная intravenous injection needle
~ для горизонта́льной остеотоми́и horizontal osteotomy needle
~ для иглоука́лывания acupuncture needle
~ для люмба́льной пу́нкции lumbar puncture [spinal] needle
~ для люмба́льной пу́нкции, пункцио́нно-биопси́йная spinal [lumbar puncture] needle
~ для остеотоми́и osteotomy needle
~ для отса́сывания пла́змы plasma-aspirating needle
~ для перелива́ния кро́ви transfusion needle
~ для подко́жных влива́ний hypodermic needle
~ для пу́нкции ко́стного мо́зга needle for bone trephination, sternal puncture needle
~ для пу́нкции се́рдца cardiac puncture needle
~ для спинномозгово́й пу́нкции lumbar puncture [spinal] needle
~ для спинномозгово́й пу́нкции, пункцио́нно-биопси́йная двойна́я double spinal needle
~ для трепанобиопси́и needle for bone trephination, sternal puncture needle
~ Дуайéна, хирурги́ческая изо́гнутая *(с трёхгранным сечением колющей части и плоским участком с ушком)* Doyen's needle
~, ды́рчатая perforated needle
~ Дюфо́ для перелива́ния кро́ви *(с квадратным сечением части головки)* Dufaut's needle
~, инъекцио́нная injection [entry] needle
~ Касси́рского, костномозгова́я *(снабжена ограничительной гайкой, мандреном и съёмной рукояткой)* Kassirsky's needle
~, катара́ктная discission [cataract] needle
~ Ке́йеса *(разновидность лигатурной иглы Ревердена) ист.* Kejes' needle
~, корнева́я *стом.* root needle
~, корнева́я гранёная faceted root needle
~, костномозгова́я needle for bone trephination, sternal puncture needle
~ Куликóвского *(с канюлей для промывания верхнечелюстной пазухи)* Kulikovsky's needle
~ Куликóвского, лигату́рная *ото* Kulikovsky's ligature needle

~ Ку́пера, лигату́рная *(имеет изгиб рабочей части в одной плоскости с рукояткой)* Cooper's ligature needle
~, лигату́рная ligature needle
~, манипуляцио́нная manipulation needle
~, металлизи́рованная *(для наложения швов при микрохирургических операциях)* metalized needle
~ о́бщего назначе́ния, хирурги́ческая general-purpose suture needle
~, оспоприви́вательная variolation needle
~ Па́линки, пункцио́нно-биопси́йная *(с электрокоагулятором для уменьшения опасности диссеминации опухоли или кровотечения)* Palinka's needle
~, парацентéзная paracentesis needle
~, пла́тиновая platinum needle
~, препарова́льная *гист.* preparation needle
~, препарова́льная изо́гнутая *гист.* curved preparation needle
~, пункцио́нная [пункцио́нно-биопси́йная] aspirating [biopsy, puncture] needle
~, ра́диевая radium needle
~, радиоакти́вная [радионо́сная] radioactive needle
~ Реверде́на, лигату́рная *ист.* Reverdin's needle
~ Си́мпсона *(для наложения шва металлической проволокой)* Simpson's needle
~ с ни́ткой для непреры́вного шва, хирурги́ческая swaged needle
~ с предохрани́тельной бу́синкой bulb-guard needle
~, ступе́нчатая *(для внутрикожных инъекций с ограничением глубины введения)* intradermal stepped stop-needle
~, тантáловая tantalum needle
~, тимпана́льная *ото* tympanic needle
~, тру́бчатая tube needle
~, тру́пная corpse needle
~, фиксацио́нная twin [fixating] needle
~ Фра́нке *(ланцетовидная игла с пружиной для взятия пробы крови)* Francke's needle
~ Ха́гедорна, хирурги́ческая *(с круглым ушком без прорези)* Hagedorn's needle
~, хирурги́ческая suture [surgeon's, surgical] needle
~, хирурги́ческая атравмати́ческая atraumatic [noninjuring] suture needle
~, хирурги́ческая больша́я large [heavy] needle
~, хирурги́ческая глазна́я eye suture needle
~, хирурги́ческая изо́гнутая (half-)curved [reflexive] needle
~, хирурги́ческая кише́чная intestinal suture needle
~, хирурги́ческая ко́жная skin suture needle
~, хирурги́ческая ко́лющая pricking needle
~, хирурги́ческая крива́я ре́жущая curved cutting needle
~, хирурги́ческая кру́глая round(-bodied) [circle] needle

~, хирургическая маленькая small needle
~, хирургическая обкалывающая abscission needle
~, хирургическая печёночная liver suture needle
~, хирургическая полая hollow surgical needle
~, хирургическая полуизогнутая (half-)curved [reflexive] needle
~, хирургическая прямая straight needle
~, хирургическая сосудистая vessel suture needle
~, хирургическая толстая heavy [large] needle
~, хирургическая тонкая fine [narrow] needle
~ Эммета *(для проведения лигатуры под кровеносные сосуды)* Emmet's needle
~ Якоби *(для наложения швов при дакриоцисториностомии)* Jacobi's needle
игла-вилка *ж.* fork needle
~, лигатурная bifurcated ligature needle
~, нейрохирургическая neurosurgical probe fork
игла-выкусыватель *м. (для биопсии)* cutting needle
игла-копьё *ж.* arrow-shaped blade, lanceolate needle
игла-проводник *м.* guide-needle
игла-распылитель *м. (для орошения полости рта, носоглотки)* spraying needle
игла-скарификатор *м.* blood lancet
игла-шпатель *м. офт.* needle-spatula
иглодержатель *м.* needle-holder, needle-driver, needle-carrier
~ Барракера *офт.* Barraquer's needle-holder
~, бумеранговый boomerang-type needle-holder
~, глазной ophthalmic needle-holder
~ для глубоких полостей deep-cavity needle-holder
~, сосудистый blood vessel needle-holder
игло(рефлексо)терапия *ж.* acupuncture
иглоукалывание *с.* acupuncture
игнипунктура *ж.* ignipuncture
игольник *м.* needle-case
идеи *ж. мн. псих.* ideas *(см. тж* идея*)*
~, болезненные morbid ideas
~, бредоподобные delusion-like fantasies
~ величия ideas of grandeur
~ Вернике, аутохтонные *(отчуждённые идеи, возникновение которых приписывается больным воздействию извне)* autochthonous ideas
~ Вернике, экспансивные ideas of grandeur
~, доминирующие dominant ideas
~, ипохондрические hypochondriac ideas
~, кататимные *(вытекающие не из логического мышления, а из аффекта)* catathymic ideas
~, мегаломанические ideas of grandeur
~ отношения ideas of reference, referential ideas
~, сверхценные [фиксированные] fixed [overvalued] ideas, idée fixe

идентификация *ж.* identification
~ личности *суд. мед.* identification of personality
~ микроорганизмов identification of microorganisms
~ ядов identification of poisons, identification of toxins
идентичность *ж.* identity
идеомоторика *ж.* ideomotion
идеомоторный ideomotor
идеорея *ж.* ideorrhea
идеофренический ideophrenic
идеофрения *ж. уст. псих.* ideophrenia
идея *ж.* idea *(см. тж* идеи*)*
~, бредовая delusion
~ виновности idea of guilt
~, навязчивая obsessional [besetment] idea
~ преследования idea of persecution
идиоагглютинин *м.* idioagglutinin
идиоадаптация *ж. биол.* idioadaptation
идиогенез *м. (происхождение без видимой причины; относится к болезни)* idiogenesis
идиогетероагглютинин *м.* idioheteroagglutinin
идиогетеролизин *м.* idioheterolysin
идиоглоссия *ж. (несовершенная артикуляция с издаванием бессмысленных звуков)* idioglossia
идиограмма *ж. ген.* idiogram, karyogram, karyotype
идиоизоагглютинин *м.* idioisoagglutinin
идиоизолизин *м.* idioisolysin
идиолалия *ж.* idiolalia
идиолизин *м.* idiolysin
идиомутация *ж.* idiomutation
идиопатический idiopathic, essential, self-existing
идиоплазма *ж. биол.* idioplasm, germ plasm
идиосинкразический idio(syn)cratic
идиосинкразия *ж.* idio(syn)crasy
идиосома *ж. биол., гист.* idiosome
идиот *м.* idiot
идиотип *м. ген., иммун.* idiotype
идиотия *ж.* idiocy
~, амавротическая amaurotic familial idiocy
~, амавротическая врождённая congenital amaurotic idiocy, Norman-Wood syndrome
~, амавротическая детская поздняя early juvenile type of cerebral sphingolipidosis, Jansky-Bielschowsky disease
~, амавротическая детская ранняя infantile type of cerebral sphingolipidosis, G_{M2} [generalized] gangliosidosis, Tay-Sachs [Sachs'] disease
~, амавротическая поздняя adult type of cerebral sphingolipidosis, Kufs disease
~, амавротическая семейная amaurotic familial idiocy
~, амавротическая юношеская late juvenile type of cerebral sphingolipidosis, ceroid lipofuscinosis, Batten-Mayou [Spielmeyer-Vogt, Spielmeyer-Sjögren] disease
~, врождённая congenital idiocy
~, гемиплегическая hemiplegic idiocy

идиотия

~, гидроцефалическая [гидроцефа́льная] hydrocephalic idiocy
~, глубо́кая profound [absolute] idiocy
~, дизостоти́ческая gargoylism, lipochondrodystrophy, type I mucopolysaccharidosis, Hurler's [Hurler-Pfaundler] disease, Hurler's syndrome
~, диплеги́ческая diplegic idiocy
~, ксеродерми́ческая xerodermic idiocy, De Sanctis-Cacchione syndrome
~, микроцефали́ческая [микроцефа́льная] microcephalic [Aztec] idiocy
~, микседемато́зная cretinoid idiocy
~, паралити́ческая paralytic idiocy
~, параплеги́ческая paraplegic idiocy
~ при боле́зни Да́уна [при врождённой акромикри́и] mongolian [mongoloid] idiocy
~, сенсо́рная sensorial idiocy
~, травмати́ческая traumatic idiocy
~ фо́рмы Но́рмана — Ву́да, амавроти́ческая congenital amaurotic idiocy, Norman-Wood syndrome
~ фо́рмы Шпильме́йера — Фо́гта — Ба́ттена, амавроти́ческая late juvenile type of cerebral sphingolipidosis, ceroid lipofuscinosis, Batten-Mayou [Spielmeyer-Vogt, Spielmeyer-Sjögren] disease
~ фо́рмы Я́нского — Бильшо́вского, амавроти́ческая early juvenule type of cerebral sphingolipidosis, Jansky-Bielschowsky disease
~, эклампти́ческая eclamptic idiocy
~, эпилепти́ческая epileptic idiocy

идиохромосо́ма ж. (любая половая хромосома) idiochromosome

идо́за ж. биохим. idose

иерофо́бия ж. псих. (боязнь предметов религиозного культа) hierophobia

иерси́нии ж. мн. бакт. Yersinia

избы́ток м. excess, surplus; abundance; plenty; redundancy
~ основа́ний base excess
~ радиоакти́вности radioactivity spillover
~ тка́ни tissue redundancy

известко́вый calcareous

и́звесть ж. хим. lime
~, ба́риевая (для наркоза) barium hydroxide lime
~, гашёная slaked lime
~, натро́нная (для наркоза) soda lime
~, негашёная burned [burnt, calcium, caustic, unslaked] lime
~, хло́рная chloride [chlorinated] lime

изви́лина ж. bend, twist, convolution, gyrus, *gyrus* [NA] (см. тж изви́лины)
~ Бро́ка inferior frontal [Broca's] gyrus, Broca's convolution, Broca's region, *gyrus frontalis inferior* [NA]
~, веретенообра́зная lateral occipitotemporal [fusiform] gyrus, *gyrus occipitotemporalis lateralis* [NA]
~, височная ве́рхняя superior temporal gyrus, *gyrus temporalis superior* [NA]
~, височная ни́жняя inferior temporal gyrus, *gyrus temporalis inferior* [NA]
~, височная сре́дняя middle temporal gyrus, *gyrus temporalis medius* [NA]
~ гиппока́мпа (нижней поверхности полушария большого мозга) (para)hippocampal gyrus, *gyrus hippocampi* [NA]
~ головно́го мо́зга convolution of brain, gyrus of cerebrum
~, диагона́льная (обонятельного мозга) Broca's diagonal band, *bandaletta diagonalis* [NA]
~, заты́лочно-височная боковая [заты́лочно-височная латера́льная] lateral occipitotemporal [fusiform] gyrus, *gyrus occipitotemporalis lateralis* [NA]
~, заты́лочно-височная медиа́льная medial occipitotemporal [lingual] gyrus, lingual convolution, *gyrus occipitotemporalis medialis* [NA]
~, зу́бчатая (медиальной и нижней поверхностей полушария) dentate gyrus, *gyrus dentatus* [NA]
~ коры́ полуша́рий головно́го мо́зга convolution of brain, gyrus of cerebrum
~, ле́нточная (мозолистого тела большого мозга) fasciolar gyrus, *gyrus fasciolaris* [NA]
~, лобная ве́рхняя superior frontal gyrus, *gyrus frontalis superior* [NA]
~, лобная медиа́льная middle frontal gyrus, *gyrus frontalis medius* [NA]
~, лобная ни́жняя inferior frontal [Broca's] gyrus, Broca's convolution, Broca's region, *gyrus frontalis inferior* [NA]
~, лобная сре́дняя middle frontal gyrus, *gyrus frontalis medius* [NA]
~ морско́го конька́ (нижней поверхности полушария большого мозга) (para)hippocampal gyrus, *gyrus hippocatpi* [NA]
~, надкрае́вая (теменной доли) supramarginal gyrus, *gyrus supramarginalis* [NA]
~, обоня́тельная латера́льная (медиальной и нижней поверхностей большого мозга) lateral olfactory gyrus, *gyrus olfactorius lateralis* [NA]
~, обоня́тельная медиа́льная (медиальной и нижней поверхностей большого мозга) medial olfactory gyrus, *gyrus olfactorius medialis* [NA]
~ обоня́тельного мо́зга, продыря́вленная anterior perforate substance, *substantia perforata rostralis*, *substantia perforata anterior* [NA]
~, огиба́ющая (теменной доли) supramarginal gyrus, *gyrus supramarginalis* [NA]
~, околоконе́чная (обонятельного мозга) paraterminal [subcallosal] gyrus, Zuckerkandl's convolution, *gyrus paraterminalis, gyrus subcallosus* [NA]
~ островка́ (большого мозга), дли́нная long gyrus of insula, *gyrus longus insulae* [NA]
~, парагиппокампа́льная (нижней поверхности полушария большого мозга) (para)hippocampal gyrus, *gyrus hippocatpi* [NA]
~, паратермина́льная [подмозо́листая] (обонятельного мозга) paraterminal [subcallosal] gyrus, Zuckerkandl's convolution, *gyrus paraterminalis, gyrus subcallosus* [NA]

~ полушарий большого мозга convolution of brain, gyrus of cerebrum
~, постцентральная (теменной доли большого мозга) postcentral [posterior central, ascending, parietal] gyrus, *gyrus postcentralis* [NA]
~, поясная (медиальной и нижней поверхностей полушария большого мозга) cingulate [callosal] gyrus, convolution of cingulum, *gyrus cinguli* [NA]
~, пре(д)центральная (лобной доли) precentral [anterior central] gyrus, *gyrus precentralis* [NA]
~, прямая (медиальной и нижней поверхностей большого мозга) straight gyrus, *gyrus rectus* [NA]
~, пучковая (мозолистого тела большого мозга) fasciolar convolution, *gyrus fasciolaris* [NA]
~, сводчатая (большого мозга) lymbic lobe, *gyrus fornicatus* [NA]
~, связочковая (мозолистого тела большого мозга) fasciolar convolution, *gyrus fasciolaris* [NA]
~, угловая (теменной доли) angular gyrus, *gyrus angularis* [NA]
~, фасциллярная (мозолистого тела большого мозга) fasciolar convolution, *gyrus fasciolaris* [NA]
~ Цукеркандля (обонятельного мозга) paraterminal [subcallosal] gyrus, Zuckerkandl's convolution, *gyrus paraterminalis, gurus subcallosus* [NA]
~, язычная 1. (медиальной и нижней поверхностей полушария большого мозга) lingual gyrus, *gyrus lingualis* [NA] 2. (затылочно-височная медиальная) medial occipitotemporal [lingual] gyrus, lingual convolution, *gyrus occipitotemporalis medialis* [NA]

извилины *ж. мн.* gyri, *gyri* [NA] (*см. тж* извилина)
~, височные поперечные transverse temporal [Heschl's] gyri, transverse temporal convolutions, *gyri temporales transversi* [NA]
~ Гешля transverse temporal [Heschl's] gyri, transverse temporal convolutions, *gyri temporales transversi* [NA]
~, глазничные (лобной доли большого мозга) orbital gyri, *gyri orbitales* [NA]
~ головного мозга [коры головного мозга] convolutions of brain, gyri of cerebrum, *gyri cerebri* [NA]
~ мозолистого тела (большого мозга) Retzius' [intralimbic] gyri
~ островка (большого мозга) gyri of insula, *gyri insulae* [NA]
~ островка, короткие short gyri of insula, preinsular gyri, *gyri breves insulae* [NA]
~ полушарий большого мозга convolutions of brain, gyri of cerebrum, *gyri cerebri* [NA]
~ Рётциуса Retzius' [intralimbic] gyri

извлечение *с.* extraction, removal

~ зуба tooth extraction, removal [extraction] of tooth
~ плода (из матки) extraction of infant from uterus
~ плода (из матки), инструментальное embryulcia
~ плода после смерти матери postmortem delivery
~ плода (из матки) при ягодичном предлежании breech extraction
~ плода, щипцовое forceps delivery

извращение *с.* perversion
~ вкуса dysgeusia
~ инстинктов perversion of instincts
~, половое sexual perversion, paraphilia
~ сна perversion of sleep

изгиб *м.* curve, curvature, incurvation, incurvature, flexure, bend, twist, winding
~, головной (у эмбриона) cephalic [cranial] flexure
~ двенадцатиперстной кишки, верхний superior flexure of duodenum, *flexura duodeni superior* [NA]
~ двенадцатиперстной кишки, нижний inferior flexure of duodenum, *flexura duodeni inferior* [NA]
~, двенадцатиперстно-тощекишечный duodenojejunal flexure, *flexura duodenojejunalis* [NA]
~ кости, физиологический normal bowing
~, мостовой *эмбр.* pontine [basicranial] flexure
~ ободочной кишки, левый left flexure of colon, *flexura coli sinistra* [NA]
~ ободочной кишки, правый right flexure of colon, *flexura coli dextra* [NA]
~ позвоночника spinal curvature
~ позвоночника, компенсаторный compensatory spinal curvature
~ позвоночника, поясничный dorsolumbar spinal curvature
~ позвоночника, шейный cervicodorsal spinal curvature
~, поясничный lumbar flexure
~ прямой кишки, крестцовый sacral flexure of rectum, *flexura sacralis recti* [NA]
~ прямой кишки, промежностный perineal flexure of rectum, *flexura perinealis recti* [NA]
~, спинной *эмбр.* dorsal flexure
~, шейный *эмбр.* cervical flexure

изгнание *с.* banishment, expulsion
~ глистов expulsion of (intestinal) worms
~ плода expulsion of fetus

изжога *ж.* heartburn, pyrosis
~, инициальная (предшествующая появлению голодной язвенной болезни) initial heartburn
~, нервная nervous heartburn

излечение *с.* 1. (процесс лечения) medical treatment 2. (благоприятный результат лечения) recovery ◊ отправить в больницу на ~ to send to hospital for treatment

излеченный cured, healed, recovered

излечивать(ся)

излечивать(ся) to cure, to heal, to remedy, to restore, to sanitate, to make complete recovery
излечимость *ж.* curability
излечимый curable
излитие *с. уст.* pouring out
 ~ околоплодных вод moving of amniotic fluid [of waters] away [off], discharge of amniotic fluid, discharge of waters
излучатель *м.* (ir)radiator, emitter
 ~, рентгеновский X-ray emitter, X-ray generator
излучение *с.* radiation, beaming, emission, rays
 ~ Букки *радиол.* grenz [Bucky's] rays
 ~, видимое visible [optical] radiation
 ~, вредное harmful radiation
 ~, высокоинтенсивное high-peak power radiation
 ~, высокочастотное high-frequency radiation
 ~ гелий-неонового лазера helium-neon laser (ir)radiation
 ~, длинноволновое рентгеновское long-wave radiation
 ~ долгоживущих радионуклидов long-lived radiation
 ~, жёсткое рентгеновское hard X-rays
 ~, импульсное лазерное pulsed laser radiation
 ~, инфракрасное infrared radiation, infrared rays
 ~, ионизирующее ionizing radiation
 ~, коротковолновое рентгеновское short-wave hard radiation, hard rays
 ~, короткоживущих радионуклидов short-lived radiation
 ~, корпускулярное corpuscular [particle] radiation, corpuscular [particle] emission
 ~, космическое cosmic radiation
 ~, лазерное laser (ir)radiation, laser light
 ~, микроволновое microwave (ir)radiation, radiation at microwave frequencies
 ~, митогенетическое mitogenetic radiation
 ~, монохроматическое monochromatic [monoenergetic, homogeneous] radiation
 ~, мягкое рентгеновское soft radiation, soft rays
 ~, невидимое invisible radiation
 ~, неионизирующее nonionizing radiation
 ~, нейтронное neutron radiation
 ~, немонохроматическое heterogeneous radiation
 ~, непроникающее nonpenetrating radiation
 ~, оптическое optical [visible] radiation
 ~, отражённое back-scattered radiation
 ~, паразитное рентгеновское stem radiation
 ~, проникающее penetrating radiation, penetrating rays
 ~, радиоактивное radioactive radiation
 ~, рассеянное scattered [diffuse] radiation, scattered rays
 ~, рентгеновское X-radiation, X-rays, roentgen [X-ray] radiation
 ~, сверхвысокочастотное super-high-frequency radiation, SHF-radiation, radiation at super-high frequencies
 ~, солнечное solar radiation
 ~, тепловое heat [thermal] radiation
 ~, улавливаемое detected radiation
 ~, ультравысокочастотное ultrahigh-frequency radiation, UHF-radiation, radiation at ultrahigh frequencies
 ~, ультрафиолетовое ultraviolet radiation
 ~, флюоресцентное fluorescence [fluorescent] radiation
 ~, фоновое background radiation
 ~, характеристическое рентгеновское characteristic X-ray radiation
 ~, электромагнитное electromagnetic radiation
изменение *с.* change, alteration *(см. тж* изменения*)*
 ~ интеллекта intellectual change
 ~, конформационное conformational alteration
 ~ культуры *(клеток)* change of (cell) culture
 ~ личности personality change
 ~ моторики кишечника altered intestinal motility
 ~, мутационное mutative change
 ~ окружающей среды, антропогенное anthropogenic [man-made] change of environment
 ~ окружающей среды, необратимое irreversible [nonreversible, non-inversive] environmental change
 ~ окружающей среды, обратимое reversible [inversive] environmental change
 ~ ритма дефекации altered bowel habits
 ~ ритма мочеиспускания change in bladder habits
 ~ функции кишечника alteration in bowel habits
изменения *с. мн.* changes *(см. тж* изменение*)*
 ~, возрастные age-related changes
 ~, дегенеративные degenerative changes
 ~, деструктивные destructive changes
 ~ миокарда, диффузные *(сглаженные зубцы Т в отведениях электрокардиограммы)* diffuse myocardial changes
 ~, морфологические structural [morphological] changes
 ~, патологические abnormal [pathological] changes
 ~, патологические необратимые irreversible abnormal changes
 ~, патологические обратимые reversible abnormal changes
 ~, патологические стойкие fixed abnormal changes
 ~, функциональные functional changes
изменчивость *ж. биол.* variability, changeability, variation
 ~, генотипическая genotypic variability
 ~, качественная qualitative [discontinuous, alternative] variability
 ~, количественная quantitative [continuous, polygenic] variability
 ~ микроорганизмов variability of microorganisms
 ~, модификационная modification variability
 ~, мутационная mutational variability
 ~, остаточная residual variability

~, потенциа́льная potential [cryptic, concealed] variability
~, рекомбинацио́нная recombinant variability
~, свобо́дная free variability
~, стати́ческая static variability
измере́ние с. measurement, measuring
~, антропометри́ческое anthropomorphic measurement
~ артериа́льного давле́ния measurement of blood pressure
~ вы́бросов экол. measurement of emission
~ вы́бросов, автомати́ческое automatic measurement of emission
~ вы́бросов, дистанцио́нное remote [sensing] measurement of emission
~ расхо́да воды́ flow gaging, flow record
измери́тель м. meter
~, глазно́й (Javel's) ophthalmometer
~ ио́нов iono(quanti)meter, iontometer
~ кровото́ка, ультразвуково́й ultrasonic blood flowmeter
~ по́ля зре́ния campimeter
~ пу́льсового пери́ода pulse period meter
~ радиоакти́вного излуче́ния radiation meter, radiometer
~ све́та light meter
~ си́лы зву́ка acoustimeter
~ ско́рости пу́льсовой волны́ pulse wave speedometer
измеря́ть to measure, to gage
изнаси́лование с. суд. мед. rape, assault, violation
изнаси́ловать суд. мед. to rape, to assault, to violate
изнуре́ние с. emaciation
изоагглютина́ция ж. isoagglutination
изоагглютини́н м. isoagglutinin
изоагглютиноге́н м. isoagglutinogen
изоалле́ль м. ген. isoallele
изоамила́за ж. isoamylase
изоанафилакси́я ж. isoanaphylaxis
изоандростеро́н м. isoandrosterone
изоантиге́н м. isoantigen
изоантите́ло с. isoantibody
изоаутополипло́ид м. ген. isoautopolyploid
изображе́ние с. image
~, ангиографи́ческое angiographic image
~, ви́димое visible image
~, магни́тно-резона́нсное magnetic resonance image
~ на сетча́тке retinal image
~, рентге́новское radiologic [fluoroscopic, radiographic, roentgenogram, X-ray] image
~, томографи́ческое tomographic [sectional] image, tomogram, scan, laminogram, stratigram, sectional roentgenogram
изовалериа́новый isovaleric
изогаме́та ж. ген. isogamete
изога́мия ж. ген. isogamy
изога́мный ген. isogamous
изогамонти́я ж. ген. isogamonty
изогемагглютина́ция ж. isohemagglutination
изогемагглютини́н м. isohemagglutinin

изогемо́лиз м. isohemolysis
изогемолизи́н м. isohemolysin
изогемотерапи́я ж. isohemotherapy
изогемотрансфу́зия ж. isogenic transfusion
изоге́нный 1. (имеющий одинаковый генотип, напр. идентичные близнецы) syngeneic, isogeneic 2. мн. (происходящие из одной и той же клетки) isogenous
изогено́мный isogenomic
изогиперлейкоцито́з м. (повышение числа лейкоцитов в крови при сохранении нормальных процентных соотношений между отдельными видами лейкоцитов) isohypercytosis
изогиполейкоцито́з м. (понижение числа лейкоцитов в крови при сохранении нормальных процентных соотношений между отдельными видами лейкоцитов) isohypocytosis
изогипостенури́я ж. isohyposthenuria
изоглутатио́н м. биохим. isoglutathione
изогуани́н м. биохим. isoguanine
изодактили́я ж. isodactylism
изодинами́ческий isodynamic
изодицентри́ческий isodicentric
изодо́за ж. радиол. isodose [isocount] curve
изозиго́тность ж. ген. isozygoty
изози́м м. iso(en)zyme
изоиммуниза́ция ж. isoimmunization
изоимму́нный isoimmune
изокарбокса́зид м. фарм. isocarboxazid, marplan
изоко́ртекс м. neopallium, isocortex, homotypical [nonolfactory] cortex, neocortex [NH]
изолани́д м. фарм. digoxin
изолейци́н м. (этилметил-альфа-аминопропионовая кислота) isoleucine
изолизи́н м. биохим. isolysin
изолити́ческий isolytic
изоля́т м. (субпопуляция бактерий или высших организмов, выделенная из общей популяции по определённым признакам) isolate
изоля́тор м. (медицинский) isolation ward
~, психиатри́ческий psychopathic ward
изомальто́за ж. isomaltose
изомальтотрио́за ж. isomaltotriose
изома́сляный биохим. isobutyric
изоме́р м. isomer
~, зерка́льный optical isomer, enantiomer
~, левовраща́ющий sinistrorotatory isomer
~, опти́чески акти́вный optically active isomer
~, опти́ческий optical isomer, enantiomer
~, правовраща́ющий dextrorotatory isomer
~, стереохими́ческий stereochemical isomer
~, структу́рный structural isomer
изомера́за ж. isomerase
изомериза́ция ж. isomerization
изомери́я ж. isomerism
~, вале́нтная valence isomerism
~, геометри́ческая geometric isomerism
~, динами́ческая dynamic isomerism
~, ионизацио́нная ionization isomerism
~, опти́ческая optical isomerism
~, простра́нственная stereoisomerism, spatial isomerism
~, структу́рная structural isomerism
изоме́рный орг. хим. isomeric, isomerous

изометри́ческий isometric
изометропи́я ж. офт. isometropy
изоморфи́зм м. ген. isomorphism
изомо́рфный ген. isomorphous, isomorphic
изонафто́л м. фарм. betanaphthol, isonaphthol
изониази́д м. фарм. isoniazid
изоперистальти́ческий isoperistaltic
изопикно́з м. isopycnosis
изопи́я ж. офт. isopia
изопно́э с. (значительное снижение лёгочной вентиляции) isopnea
изопре́н м. isoprene
изопренали́н м. фарм. isoprenaline
изопреципити́н м. иммун. isoprecipitin
изопти́н м. фарм. isoptin, verapamil, finoptin
изоритми́я ж. кард. isorhythmia
изосероло́гия ж. isoserology
изосеротерапи́я ж. isoserotherapy
изосорби́д-динитра́т м. фарм. isosorbide dinitrate
изостенури́я ж. isosthenuria
изоте́рма ж. isotherma
изотерми́ческий isothermal
изоти́п м. isotype
изотипи́я ж. isotypy
изотони́ческий isotonic
изотони́чность ж. isotonicity
изотони́я ж. isotonia
изото́п м. isotope
~, бе́та-излуча́ющий ß-emitting isotope, ß-emitter
~, га́мма-излуча́ющий γ-emitting isotope, γ-emitter
~, гепатотро́пный hepatotropic isotope
~, долгоживу́щий long-lived isotope
~, есте́ственный natural isotope
~, иску́сственный artificial isotope
~, короткоживу́щий short-lived isotope
~, лимфотро́пный lymphotropic isotope
~, остеотро́пный bone-seeking isotope
~, радиоакти́вный radioactive isotope, radioisotope, radionuclide
~, стаби́льный stable isotope
изото́п-индика́тор м. tracer isotope
изотрансплантáт м. isograft, isotransplant
изотрансплантáция ж. isotransplantation
изотрисоми́я ж. цитоген. isotrisomy
изотро́пный isotropic, isotropous
изофа́н-инсули́н м. isophane insulin
изофе́нный ген. isophenic
изофеногами́я ж. ген. isophenogamy
изоферме́нт м. iso(en)zyme
изофлура́н м. фарм. isoflurane
изофори́я ж. офт. isophoria
изохромосо́ма ж. isochromosome
изохрони́зм м. isochronia
изоцитолизи́н м. isocytolysin
изоцитотокси́н м. isocytotoxin
изоэйкони́я ж. офт. isoiconia
изоэлектри́ческий isoelectric
изоэнзи́м м. iso(en)zyme
изре́живание с., антропоге́нное (травостоя, насаждений) anthropogenic thinning

изъязвле́ние с. ulceration
~, пове́рхностное superficial ulceration, shallow ulcer
~ сли́зистой оболо́чки mucosal ulceration
изъязвлённый ulcerated
изъя́н м. defect, flaw
~, космети́ческий cosmetic defect
ика́ть to hiccup, to hiccough
ико́та ж. hiccup, hiccough, singultus, singulation
~, отражённая reflect hiccup
~, перифери́ческая peripheral [phrenic nerve] hiccup
~, токси́ческая toxic hiccup
~, центра́льная central genesis hiccup
~, эпидеми́ческая epidemic hiccup
икра́ ж. calf, sura [NA]
икта́льный (относящийся, характеризующийся или вызванный припадком, эпилептическим, либо эпилептиформным) ictal
иктери́ческий icteric, icteritious
иктери́чность ж. icteritiousness
иктери́чный icteric, icteritious
иктерогемоглобинури́я ж. icterohemoglobinuria
иктометр м. кард. ictometer
ил м. sludge
~, активи́рованный activated sludge
илеи́т м. ileitis
~, резервуа́рный pouch ileitis, pouchitis
~, ретрогра́дный retrograde [backwash] ileitis
~, термина́льный terminal [regional, distal] ileitis
илеоеюни́т м. ileojejunitis
илеоилеостоми́я ж. ileoileostomy
илеоколи́т м. ileocolitis
~, хрони́ческий я́звенный ileocolitis ulcerosa chronica
илеоколоанастомо́з м. ileocolic anastomosis
илеоколостоми́я ж. ileocolostomy
илеомезентерикографи́я ж. рентг. ileomesentericography
илеопроктостоми́я ж. ileoproctostomy, ileorectostomy
илеоректопла́стика ж. ileorectoplasty
илеоректостоми́я ж. ileorectostomy, ileoproctostomy
илеосигмоидостоми́я ж. ileosigmoidostomy
илеосто́м/а ж. ileostomy ◇ наложи́ть ~у to raise an ileostomy
~, уде́рживающая continent ileostomy
илеостоми́я ж. ileostomy
~, концева́я single-barreled [terminal, end] ileostomy
~, петлева́я loop ileostomy
~, постоя́нная conventional [permanent, definitive] ileostomy
~, разде́льная divided ileostomy
~, резервуа́рная continent reservoir ileostomy, ileal pouch
~ с ко́жной пла́стикой skin graft ileostomy
илеотифли́т м. ileotyphlitis
~, туберкулёзный tuberculous ileotyphlitis
илеотоми́я ж. ileotomy
илеотрансверзоанастомо́з м. ileotransverse anastomosis

илеотрансверзостомия ж. ileotransversostomy
илеоцекальный анат. ileocecal
илеоцекостомия ж. ileocecostomy
илеоцистопластика ж. ileocystoplasty
илеоцистостомия ж. ileocystostomy
илеус м. (непроходимость кишечника) ileus
илиопаг м. (близнецы, сросшиеся в подвздошных областях) iliopagus
илиопсоас-абсцесс м. iliopsoas abscess
илиоспинальный анат. iliospinal
илиоторакопаг м. терат. ileothoracopagus, ilioxiphopagus
иллюзии ж. мн. illusions (см. тж иллюзия)
~, аффективные affective illusions
~, вербальные verbal illusions
~ Липманна, интеллектуальные (при алкогольном делирии) Liepmann's intellectual illusions
~, парейдолические pareidolia illusions
~ Пика, зрительные (ощущение неправильного расположения стен) Pick's visual illusions
иллюзия ж. illusion (см. тж иллюзии)
~, аутокинетическая autokinetic illusion
~ качания illusion of rocking
~, окулоротационная oculogyral illusion
~ противовращения illusion of contrarotation
имаго с. (1. половозрелая фаза в цикле развития насекомых и клещей 2. неосознаваемое воспоминание, образовавшееся в самом раннем детстве о близком в тот период жизни человеке) imago
имаготерапия ж. (психоаналитический метод лечения) imagotherapy
имагоцид м. (агент, разрушающий половозрелых насекомых, особенно взрослых москитов) imagocide
имбецил м. (страдающий слабоумием средней степени) imbecile
имбецильность ж. imbecility
~, моральная moral imbecility, moral insanity
имбецильный imbecilic
имбибиция ж. (пропитывание тканей растворёнными в тканевой жидкости веществами) imbibition
имбирь м. лекарственный фарм. ginger, Zingiber officinale)
имехин м. фарм. imechin
имидазол м. фарм. imidazole, iminazole
имизин м. фарм. imipramine
имин м. биохим. imine
иминодиацетат м. iminodiacetic acid, hepatoiminodiacetate
имипенем м. фарм. imipenem
имипрамин м. фарм. imipramine
имитатор м. imitator; simulator
имитация ж. mimicry, mimicking; imitation
~ дефекации (метод исследования) simulated stool
имитировать to imitate; to simulate
имифос м. imiphos
иммедиат-протез м. immediate(-insertion) denture
иммерсия ж. (погружение) immersion

~, водная гист. water immersion
~, гомогенная гист. homogeneous immersion
~, масляная гист. oil immersion
иммобилизация ж. ортоп., травм. (обездвиживание) immobilization ◇ обеспечивать ~ю to produce immobilization
~, гипсовая plaster immobilization
~, длительная prolonged immobilization
~, наружная external support
~, недостаточная inadequate immobilization
~, посттравматическая post-traumatic immobilization
~, прочная firm [rigid] immobilization
иммобилизировать to immobilize
иммуноагглютинация ж. immune agglutination
иммунантиген м. immune antigen
иммунизация ж. immunization
~, активная active immunization
~, бивалентная (одновременно двумя антигенами) bivalent immunization
~, внутривенная intravenous immunization
~, внутрикожная intracutaneous immunization
~, комбинированная combined immunization
~, латентная occult [latent] immunization
~, пассивная passive immunization
~, перекрёстная cross-immunization
~, пероральная oral immunization
~, плановая planned immunization
~, повторная booster immunization
~, последовательная sequential immunization
~, профилактическая prophylactic immunization
~, скрытая occult [latent] immunization
~, усиленная booster immunization
иммунизировать to immunize, to vaccinate
иммунитет м. immunity
~, адоптивный (обеспечиваемый привитыми клетками костного мозга или сенсибилизированными лимфоцитами) adoptive immunity
~, активный active [actual] immunity
~, антивирусный antiviral immunity
~, антимикробный antibacterial [antimicrobic] immunity
~, антитоксический antitoxic immunity
~ беспозвоночных invertebrate immunity
~, видовой innate [familial, genetic, inherent, inherited] immunity
~, воспринятый adoptive immunity
~, врождённый innate [familial, genetic, inherent, inherited] immunity
~, гуморальный humoral immunity
~, естественный natural immunity
~, инфекционный infection immunity
~, искусственный artificial immunity
~, клеточный cellular [cell-bound, cell-mediated] immunity
~, материнский maternal immunity
~, местный local [tissue] immunity
~, напряжённый expressed immunity
~, наследственный innate [familial, genetic, inherent, inherited] immunity
~, неспецифический nonspecific immunity

иммунитет

~, нестерильный infection immunity
~, относительный relative immunity
~, пассивный passive immunity
~, плацентарный intrauterine [placental] immunity
~, пожизненный life-long immunity
~ позвоночных vertebrate immunity
~, поствакцинальный [прививочный] postvaccinal [postinoculation] immunity
~, приобретённый acquired [adaptive] immunity
~, противоопухолевый antitumor immunity
~, специфический specific immunity
~, тканевой local [tissue] immunity
~, трансплантационный graft [transplantation] immunity
~, «усыновлённый» adoptive immunity
иммунный immune
иммуноадсорбция ж. immunoadsorption
иммунобиологический immunobiological
иммунобиология ж. immunobiology
иммунобласт м. immunoblast
иммуногематология ж. immunohematology
иммуноген м. immunogen
иммуногенез м. immunogenesis
иммуногенетика ж. immunogenetics
иммуногенность ж. immunogenicity
иммуногистохимический immunohistochemical
иммуногистохимия ж. immunohistochemistry
иммуноглобулин м. immunoglobulin
  ~, гомогенный homogeneous immunoglobulin
  ~, мембранный membrane immunoglobulin
  ~, моноклональный monoclonal immunoglobulin
  ~, нормальный normal immunoglobulin
  ~, поверхностный surface immunoglobulin
  ~, полимеризованный polymerized immunoglobulin
  ~, секреторный secretory [exocrine] immunoglobulin
иммунодепрессант м. immunosuppressive agent, immunosuppressant
иммунодепрессивный immunosuppressive
иммунодефицит м. (иммунологическая недостаточность) immunodeficiency ◊ синдром приобретённого ~a acquired immune deficiency syndrome, AIDS
иммунодиагностика ж. immunodiagnosis
иммунодиффузия ж. immunodiffusion
  ~, двойная double immunodiffusion
  ~, радиальная radial immunodiffusion
иммунодоминанта ж. immunodominant
иммунодоминирование с. immunodominance
иммунолог м. immunologist
иммунологический immunologic(al)
иммунология ж. immunology
иммуномодулирующий immunomodulatory
иммуномодулятор м. immunomodulator
иммуноморфология ж. immunomorphology
иммунопарез м. immunoparesis
  ~ французского типа alymphocytosis, lymphocytic aplasia

  ~ швейцарского типа Swiss-type agammaglobulinemia
иммунопатология ж. immunopathology
иммунопреципитация ж. immunoprecipitation
иммунопротеин м. immunoprotein
иммунопрофилактика ж. immunoprophylaxis
иммунореактивность ж. immunoreactivity
иммунорегуляция ж. immunoregulation
иммунорезистентность ж. immune resistance
иммуноселекция ж. immunoselection
иммуносорбент м. immuno(ab)sorbent
иммуностимулятор м. immunostimulant
иммуносупрессия ж. immunosuppression
  ~, антигеннеспецифическая antigen nonspecific immunosuppression
  ~, антигенспецифическая antigen-specific immunosuppression
иммуносцинтиграфия ж. (radio)immunoscintigraphy, radioimmunoimaging
иммунотерапия ж. immunotherapy
иммунотоксин м. immunotoxin
иммунотолерантность ж. immunotolerance
иммунотрансфузия ж. immunotransfusion
иммунофлюоресценция ж. immunofluorescence
  ~, непрямая indirect immunofluorescence
  ~, прямая direct immunofluorescence
иммунохимия ж. immunochemistry
иммунохирургия ж. immunosurgery
иммуноцит м. immunocyte, immunologically competent cell
иммуноцитоприлипание с. immunocytoadherence
иммуноцитохимия ж. immunocytochemistry
иммуночувствительность ж. immune sensitivity
иммуноэлектрофорез м. immunoelectrophoresis
импактор м. мед. тех., экол. impactor
импеданс м. физ. impedance
  ~, акустический acoustic impedance
  ~, механический mechanical impedance
  ~, электрический electrical impedance
императивный imperative
импетигинизация ж. дерм. inpetiginization
импетигинозный дерм. impetiginous
импетиго с. (пиодермия с пустулами, на месте которых образуются корки) impetigo
  ~ Бокхарта staphylococcic [staphylococcal, follicular, Bockhart's] impetigo, superficial pustular perifolliculitis
  ~, буллёзное impetigo bullosa
  ~, вульгарное impetigo vulgaris
  ~ Гебры — Капоши, герпетиформное impetigo herpetiformis
  ~, кольцевидное impetigo anularis
  ~, контагиозное impetigo contagiosa
  ~ новорождённых, буллёзное impetigo neonatorum, bullous impetigo of newborn
  ~, оспенное impetigo variolosa
  ~, сифилитическое pustular impetiginous syphilid, impetigo syphilitica
  ~, стафилококковое staphylococcic [staphylococcal, follicular, Bockhart's] impetigo, superficial pustular perifolliculitis

~, стрептокóкковое streptococcal [streptococcic, Fox's] impetigo
~, сухóе impetigo sicca
~ Ти́льбери Фóкса streptococcal [streptococcic, Fox's] impetigo
~, фолликуля́рное staphylococcic [staphylococcal, follicular, Bockhart's] impetigo, superficial pustular perifolliculitis
~, экзематóзное impetigo eczematodes, eczema pustulosum
имплантáт *м.* (*трансплантат из чуждых организму материалов*) implant
~, аллопласти́ческий alloplastic implant, alloimplant
~, канцероматóзный carcinomatous implant
~, керами́ческий ceramic implant
~, кóстный bone implant
~, кóстный деминерализóванный demineralized bone implant
~, лекáрственный drug implant
~, остеоиндукти́вный osteoinductive implant
~, плáстиковый plastic implant
~, поднадкóстничный subperiosteal implant
~, рассáсывающийся resorbable [biodegradable] implant
~, силикóновый silicone implant
~, твёрдый solid implant
~, хирурги́ческий surgical implant
~, эндометриáльный endometrial implant
имплантáция *ж.* 1. (*внедрение зародыша с помощью ворсинок хориона в слизистую оболочку матки*) implantation, nidation, *implantatio, nidatio* [NE] 2. (*хирургическая операция*) implantation
~ (зарóдыша), абдоминáльная abdominal implantation, *implantatio abdominalis* [NE]
~ (зарóдыша), задéржанная delayed implantation
~ (зарóдыша), интерстициáльная interstitial implantation
~ (зарóдыша), повéрхностная superficial implantation
~ (зарóдыша), погружнáя interstitial implantation
~ (зарóдыша), полостнáя abdominal implantation, *implantatio abdominalis* [NE]
~ (зарóдыша), эктопи́ческая ectopic implantation, *implantatio ectopica* [NE]
имплантúровать to implant
импотéнт *м. сексол.* impotent
импотéнция *ж. сексол.* impotence, impotency
~, атони́ческая atonic impotence
~, кортикáльная cortical impotence
~, нейрорецептóрная neuroreceptory impotence
~, парети́ческая paretic impotence
~, психи́ческая psychic impotence
~, симптомати́ческая symptomatic impotence
~, спинáльная spinal impotence
~, эндокри́нная endocrinal impotence
импрегнáция *ж.* (*пропитывание*) impregnation

~ Бюрнáна chronic tuberculous intoxication, Burnand's impregnation
~ зóлотом *гист.* gold impregnation
~ одéжды (*защитная*) impregnation of cloth
~ серебрóм *гист.* silver impregnation
импрегни́ровать to impregnate
и́мпульс *м.* impulse, pulse, beat
~, антидрóмный (*распространяющийся по аксону к телу нейрона*) antidromic impulse
~, афферéнтный *физиол.* afferent impulse
~, волевóй volitional impulse
~, восходя́щий ascending impulse
~, выскáкивающий [выскáльзывающий] (*исходящий из центров сердечного автоматизма низшего порядка*) escape beat
~, захвáченный (*из синусового узла, достигающий желудочков при интерферирующей диссоциации*) capture beat
~, интероцепти́вный interoceptive impulse
~, кóрковый cortical impulse
~, кóртико-спинáльный corticospinal impulse
~, нéрвный nerve [neural, nervous] impulse
~, отвéтный *физиол.* response impulse
~, половóй sexual impulse
~, центробéжный centrifugal impulse
~, центростреми́тельный centripetal impulse
~, экстероцепти́вный exteroceptive impulse
~ электри́ческого тóка pulse of current
импульси́вность *ж. психол.* impulsion, impulsivity
импульси́вный, и́мпульсный impulsive
имурáн *м. фарм.* azathioprine, imuran
инадеквáтность *ж.* inadequacy
инактивáция *ж.*, инактиви́рование *с.* inactivation
инактиви́ровать to inactivate
инбри́динг *м. ген.* inbreeding
инвагинáция *ж.* invagination, intussusception, introsusception
~, еюногастрáльная jejunogastric invagination
~, кишéчная intussusception, introsusception, indigitation
~ кишóк intussusception, introsusception, indigitation
~ кишóк, восходя́щая retrograde intussusception
~ кишóк, двойнáя double intussusception
~ кишóк, илеоцекáльная ileocecal intussusception
~ кишóк, ретрогрáдная retrograde intussusception
~ кишóк, рецидиви́рующая recurrent intussusception
~ прямóй кишки́ rectorectal intussusception
~, сигморектáльная sigmoidorectal intussusception
~ тóлстой кишки́ colonic intussusception
~, тóнко-толстокишéчная ileocolic intussusception
инвагини́ровать to invaginate, to intussuscept
инвази́вность *ж.* invasiveness

инвази́вность

~ новообразова́ния [о́пухоли] tumor [neoplasm] invasiveness
инвази́вный invasive
инва́зия *ж.* invasion, infestation
~, амёбная amebic invasion, amebism
~, внутриутро́бная intrauterine invasion
~, гли́стная helminthic invasion
~, микро́бная microbial invasion
~, паразита́рная parasitic invasion
~, протозо́йная protozoal invasion
~, эктопаразита́рная ectoparasitic invasion
инвали́д *м.* invalid, disabled [handicapped] person
~ от рожде́ния handicapped person from birth
инвалидизи́рующий disabling, incapacitating
инвали́дность *ж.* invalidism, disability, disablement
~ всле́дствие поро́ка разви́тия developmental disability
~ всле́дствие психи́ческих наруше́ний mental disability
~ всле́дствие somatíческих наруше́ний physical disability
~ до нача́ла трудово́й де́ятельности disability preceding working age
~, перви́чная primary disablement
~, профессиона́льная occupational invalidism
~ с де́тства childhood disability
инве́рсия *ж.* inversion
~ зубца́ электрокардиогра́ммы inversion of electrocardiographic wave
~ сна inversion of sleep
инверта́за *ж. биохим.* invertase
инволюцио́нный involutional
инволю́ция *ж.* involution
~, возрастна́я age involution
~ гона́д, ста́рческая gonadopause
~ ма́тки involution of uterus
~, сексуа́льная sexual involution
~, ста́рческая senile involution
ингаля́тор *м.* inhaler
~, аэрозо́льный aerosol inhaler
~ индивидуа́льного по́льзования personal inhaler
~, кислоро́дный oxygen inhaler
~ стациона́рного ти́па stationary inhaler
~ с терморегуля́тором, порта́тивный carrying inhaler with thermoregulator
~, универса́льный universal inhaler
ингалято́рий *м.* inhalatorium
ингаля́ции *ж. мн.* inhalations *(см. тж* ингаля́ция*)*
~, аэрозо́льные aerosol inhalations
~, вла́жные moist inhalations
~, ма́сляные oil inhalations, inhalations with oil
~, паровы́е vapor inhalations, inhalations with vapor
~, порошко́вые powder inhalations
~, сухи́е dry inhalations
~, тепловла́жные thermomoist inhalations
~, щелочны́е alkaline inhalations
ингаля́ция *ж.* inhalation *(см. тж* ингаля́ции*)*

~ ды́ма smoke inhalation
~, кислоро́дная oxygen inhalation
~ лека́рственных препара́тов atmiatrics, atmiatry, aerosol therapy
ингвина́льный *(относящийся к паховой области)* inguinal
ингиби́н *м. фарм.* inhibin
ингиби́рование *с.* inhibition
~, обрати́мое reversible inhibition
ингиби́ровать to inhibit
ингиби́тор *м.* inhibitor
~ ангиотензи́н-I-превраща́ющего фермéнта angiotensin-converting enzyme inhibitor
~ мито́за mitotic inhibitor
~, митоти́ческий mitotic inhibitor
~ моноаминоксида́зы *фарм.* monoamine oxidase inhibitor, inhibitor of monoamine oxidase
~ окисле́ния antioxidant [antioxygen] inhibitor
~ прото́нового насо́са *фарм.* proton pump inhibitor
ингредие́нт *м.* ingredient
~, акти́вный *фарм.* active ingredient
и́ндекс *м.* index *(см. тж* показа́тель, коэффицие́нт*)*
~, альвеоля́рный *(отражает степень выступания челюстей)* gnathic [alveolar, basillar] index
~, альвеоля́рный папилля́рно-маргина́льный *стом.* papillary marginal alveolary index
~, антибактериа́льный antibacterial index
~, антимитоти́ческий antimitotic index
~, антропологи́ческий anthropologic(al) index
~, антропометри́ческий anthropometric index
~, бактериологи́ческий bacteriological index
~, бу́ферный *(титрованного раствора)* buffer index
~ вла́жности *экол.* humidity index
~ восприи́мчивости к инфе́кции susceptibility index to an infection
~ вы́бывших из иссле́дования *(при клинических испытаниях)* dropout rate (index)
~ выжива́емости survival index
~ гигие́ны рта oral hygiene index
~ гингиви́та index of gingivitis
~, грудно́й *(отношение переднезаднего размера грудной клетки к поперечному)* thoracic index
~ ДНК DNA index
~ загрязне́ния окружа́ющей среды́ environmental pollution index
~ здоро́вья *(показатель по нескольким компонентам здоровья индивидуума или определённой группы населения)* health index
~ зубно́го налёта и ка́мня index of dental [tooth] patch and stone
~, зубно́й dental index
~, карио́зный carious index
~ ка́чества окружа́ющей среды́ environmental quality index
~ кише́чной па́лочки colibacillus index
~ контагио́зности *эпид.* contagiosity index

~, крестцовый (*процентное отношение ширины таза к длине тела*) sacral index
~, лейкопенический (*при пищевой аллергии*) leukopenic index
~ лейкоцитарно-бактерицидной токсичности bactericidoleucocidal index
~, малярийный *эпид.* malarial index
~, малярийный паразитарный malarial parasite index
~, малярийный селезёночный malarial spleen index
~, малярийный эндемический malarial endemic index
~, минутный cardiac index
~, митотический mitotic index
~ нуждаемости в лечении пародонта index of parodont treatment needs
~, опсонический *иммун.* opsonic index
~, опсонофагоцитарный hemophagocytic [opsonocytophagic] index
~ очаговости *эпид.* nidus index
~ очищения лёгких (*от азота*) lung clearance index
~, периодонтальный periodontal index
~ полового конституции sex constitution index
~ поражённости *эпид.* affect index
~, протромбиновый prothrombin index
~ профилактической эффективности вакцины vaccine prophylactic efficiency index
~, рекомбинационный *ген.* recombination index
~, сакральный sacral index
~ сезонности *эпид.* seasonality index
~, сердечный (*отношение минутного объёма сердца к площади поверхности тела*) cardiac index
~ содержания ДНК (*в клетках опухоли*) DNA index
~ содержания железа (*в сыворотке крови*) iron index
~ сухости *экол.* dryness [aridity] index
~, тазовый (*отношение переднезаднего размера таза к поперечному*) pelvic index
~, терапевтический (*отношение средней смертельной дозы препарата к его средней эффективной дозе*) therapeutic index, therapeutic ratio
~ токсичности toxicity index
~, торакальный thoracic index
~ торможения роста опухоли (*под действием противоопухолевого агента*) index of tumor growth inhibition
~ транспортного шума traffic noise index
~, фагоцитарный phagocytic index
~, челюстной gnathic [alveolar, basillar] index
~, черепной (*отношение максимальной ширины черепа к его максимальной длине*) cephalic [length-breadth] index
~ шума noise [noisiness] index
индивидуация *ж.* individuation
индивид(уум) *м.* individual
индиго *с.* indigo

индигокармин *м.* (*средство для оценки экскреторной функции почек*) indigo carmine, sodium indigotindisulfonate, indigo red, indicarmine
индиготин *м.* (*основной компонент продажного индиго*) indigotin, indigo blue
индигоурия *ж.* indig(o)uria
индий *м. хим.* indium, In
индикан *м. биохим.* indican
индиканемия *ж.* indicanemia
индиканурия *ж.* indicanuria
индикатор *м.* indicator, tracer, marker, guide
~, биологический biological indicator
~ загрязнения indicator of pollution
~ излучения radiation indicator
~, изотопный radiotracer, nuclear [isotopic, radioisotope, radioactive] tracer, radioisotope [radioactive] indicator
~, кислотно-основный acid-base indicator
~, окислительно-восстановительный oxidation-reduction [redox] indicator
~ пульса *мед. тех.* pulse indicator
~ радиоактивности radioactivity indicator
~, радиоактивный radiotracer, nuclear [isotopic, radioisotope, radioactive] tracer, radioactive [radioisotope] indicator
~ условий внешней среды environment indicator
~ экологического стресса environmental stress indicator
индикация *ж.* indication
~ микроорганизмов indication of microorganisms
индифферентность *ж.* indifference
~, дозовая dosage indifference
индифферентный indifferent; neutral
индоксил *м. биохим.* indoxyl
индол *м. биохим.* indole, ketole
индолил *м.* indolyl
индолурия *ж.* indoluria
индометацин *м. фарм.* indometacin
индуктивный inductive
индуктография *ж. физиол.* inductography
индуктопирексия *ж.* (*метод электролечения, при котором с помощью переменного высокочастотного магнитного поля вызывают повышение температуры тела больного*) inductopyrexia, electropyrexia
индуктор *м.* inducer, inductor
~ интерферона interferon inducer, interferon inducing agent
~, кроссоверный *ген.* cross-over inducer
~, медицинский (*устройство для возбуждения электрических токов в тканях организма*) medical inductor
индуктотерапия *ж.* general d'arsonvalization, inductotherapy
индуктотермия *ж.* inductothermy, short-wave diathermy
~, импульсная impulsive inductothermy
индуктотермоэлектрофорез *м.* inductothermoelectrophoresis

индукция ж. induction
~, взаимная *физиол.* reciprocal induction
~, гетерогенетическая heterogenetic induction
~, гомогенетическая homogenetic induction
~, зиготная zygotic induction
~, одновременная *физиол.* simultaneous induction
~ опухолевого роста tumor induction
~, отрицательная *физиол.* negative induction
~, положительная *физиол.* positive induction
~, последовательная *физиол.* successive [consecutive] induction
~, психическая psychic induction
~ ремиссии (*обычно при лечении больного лейкозом*) remission induction
~ (синтеза) ферментов enzyme induction
индурация ж. (*уплотнение*) induration
~, застойная cyanotic induration
~ лёгких, аспидная (*при некоторых пневмокониозах*) black induration of lungs
~ лёгких, бурая brown [pigment] induration of lungs
~ лёгких, бурая идиопатическая [лёгких, бурая первичная] idiopathic pulmonary hemosiderosis
~ новорождённых, излечимая кожная subcutaneous fat necrosis, pseudosclerema
~ полового члена, фибропластическая penile induration, fibrous cavernitis, Peyronie's [van Buren's] disease, induratio penis plastica
~, фиброзная fibroid induration
~, цианотическая cyanotic induration
индуцирование *с.* induction
инертность *ж. психол.* inertness, sluggishness, inaction
инертный inert
инерция *ж.* inertia
~ зрения (*отставание зрительного ощущения от воздействия светового раздражения*) vision inertia
~ матки uterine inertia, inertia uteri
~, психическая psychic inertia
инжектор *м.* (*шприц, распылитель*) injector
инженерия *ж.* engineering
~, генная genetic engineering
инион *м. антроп.* inion, external occipital protuberance
инициальный initial
инкапсулировать to encapsulate
инкапсуляция *ж.* encapsulation
~ бреда encapsulation of delusion
инкарнация *ж.* ногтя ingrown nail, onychocryptosis, acronyx
инкарцерация *ж.* (*ущемление, напр. грыжи*) incarceration
инкогерентный incoherent
инконгруэнтность *ж.* (*несоответствие*) incongruence
~ суставных поверхностей joint incongruence
инкорпорация *ж.*, инкорпорирование *с.* incorporation
инкрет *м.* (*гормон*) hormone
инкреторный incretory

инкретотерапия *ж.* hormonotherapy, endocrinotherapy
инкреция *ж.* (*внутренняя секреция*) incretion, internal secretion
инкубатор *м.* incubator
~ для новорождённых infant incubator
~ для транспортировки новорождённых infant transport incubator
инкубационный incubative, incubatory
инкубация *ж.* incubation
инкурабельность *ж.* incurability
инкурабельный incurable, noncurative
иннервация *ж.* innervation
~, вазомоторная vasomotor innervation
~, вегетативная vegetative innervation
~, двойная double innervation
~, миомоторная myomotor innervation
~, миостатическая myostatic innervation
~, перекрёстная cross-innervation
~, реципрокная riciprocal innervation
~, сегментарная segmental innervation
~, соматическая somatic innervation
~, сосудодвигательная vasomotor innervation
~, трофическая trophic innervation
иннидиация *ж.* (*образование отдалённого метастаза опухолевыми клетками*) innidiation, metastasis, indenization, colonization
инозин *м. биохим.* inosine
инозит *м.*, инозитол *м. биохим.* inositol, inos(it)e
инозитурия *ж.* inos(it)uria
инокулировать to inoculate
инокулят *м. микр.* (*посевной материал*) inoculum
инокуляционный inoculation
инокуляция *ж.* inoculation
инопексия *ж.* (*прижизненное свёртывание крови в сосудах*) inopexia
иноперабельность *ж.* inoperability
иноперабельный inoperable
инородный heterogeneous, foreign
инотропия *ж.* (*сократимость миокарда*) inotropy
инотропный inotropic
инсаливация *ж.* (*смачивание пищи слюной при жевании*) insalivation
инсектицид *м.* insecticide
~, кишечный intestinal insecticide
~, контактный contact insecticide
~, радиоактивный radioactive insecticide
~, растительный vegetable insecticide
~, системный systemic insecticide
инсектофунгицид *м.* insectofungicide
инсоляция *ж.* (*воздействие солнечных лучей*) insolation
инспекция *ж.* inspection
~, санитарная sanitary inspection
инспираторный (*относящийся к вдоху*) inspiratory
инспирация *ж.* (*вдох*) inspiration
инстилляция *ж.* (*капельное введение лекарственных веществ*) instillation
инстинкт *м.* instinct

инстинкти́вный instinctive
институ́т м. 1. (учебный) college 2. (научный) institute, institution
~ акуше́рства и гинеколо́гии institute of obstetrix and gynecology
~ гастроэнтероло́гии institute of gastroenterology
~ гематоло́гии и перелива́ния кро́ви institute of hematology and transfusion
~ глазны́х боле́зней eye diseases institute, institute of ophthalmology
~ кардиоло́гии institute of cardiology
~, ко́жно-венерологи́ческий institute of dermatovenerology
~ курортоло́гии institute of health resort study
~, медици́нский 1. medical college 2. medical institute
~ невроло́гии institute of neurology
~ нейрохирурги́и institute of neurosurgery
~, онкологи́ческий oncological [cancer] institute
~ охра́ны матери́нства и де́тства institute of maternity and childhood protection
~ педиатри́и institute of pediatry
~ профилакти́ческой медици́ны institute of preventive medicine
~, стоматологи́ческий stomatological institute, institute of stomatology
~, травматоло́гии и ортопеди́и institute of traumatology and orthopedics
~ туберкулёза institute of tuberculosis
~ у́ха, но́са и го́рла institute of otorhinolaryngology
~ хирурги́и institute of surgery
инструме́нт м. instrument, appliance, implement, tool
~ для модели́рования во́ском стом. wax instrument
~ для наложе́ния кисе́тного шва purse-string suture appliance
~ для наложе́ния ручно́го циркуля́рного шва manual circular suture appliance
~ для наложе́ния ско́бок surgical stapling instrument, surgical stapling apparatus
~ для пломбирова́ния (зубо́в) filling instrument
~ для сближе́ния рёбер rib-approximator
~ для сня́тия зубно́го ка́мня scaler
~ для татуиро́вки рогови́цы cornea tattooing instrument
~ для экстирпа́ции плёвры extirpation instrument
~, радиоманипуляцио́нный radiomanipulating instrument
~, (хирурги́ческий) ре́жущий cutting instrument
инструмента́рий м. instruments, tools
~, анатоми́ческий anatomical instruments
~, дистанцио́нный remote instruments
~, ко́лющий piercing instruments
~, радиозащи́тный radioprotective instruments
~, хирурги́ческий surgical armaments
инсули́н м. insulin

инсулина́за ж. insulinase
инсули́новый insulinic
инсулино́ма ж. insul(in)oma; islet cell tumor, nesidioblastoma
инсулинотерапи́я ж. insulinization, insulinotherapy
инсулокарцино́ма ж. malignant insulinoma
инсуло́ма ж. insul(in)oma; nesidioblastoma, islet cell tumor
инсулоци́т м. (клетка панкреатических островков) insulocyte
~, ацидофи́льный alpha-cell, A-cell
~, базофи́льный beta-cell, B-cell
~, дефинити́вный delta-cell, D-cell
инсу́льт м. stroke
~, апоплекти́ческий apoplectic stroke
~, бульба́рный bulbar stroke
~, геморраги́ческий hemorrhagic stroke, cerebral hemorrhage
~, ишеми́ческий ischemic stroke, cerebral infarction
~, криптоге́нный cryptogenic stroke
~, мозгово́й cerebral stroke
~, о́стрый acute stroke
~, тромботи́ческий thrombotic stroke, cerebral arterial thrombosis
~, эмболи́ческий embolic stroke, cerebral arterial embolism
инсуффля́тор м. мед. тех. insufflator
инсуффля́ция ж. (вдувание в полость тела лекарственного препарата, воздуха, газа) insufflation
инта́ктный intact
инта́л м. фарм. cromolyn sodium, disodium cromoglycate, intal
интегра́тор м. мед. тех. integrator
~ частоты́ пу́льса pulse rate integrator
интегра́ция ж. integration
~, биологи́ческая biological integration
интелле́кт м. intellect, mental power
~, иску́сственный artificial intellect
интеллектуа́льность ж. intellectuality
интеллектуа́льный intellectual
интенси́вность ж. intensity ◊ уменьша́ть ~ симпто́мов to ameliorate symptoms
~ дыха́ния respiration intensity
~ загрязне́ния экол. pollution intensity, pollution density
~ исто́чника загрязне́ния pollution source strength
~ облуче́ния irradiation intensity
~ радиоакти́вного излуче́ния radiation intensity, intensity of radiation
~ рентге́новского излуче́ния X-ray intensity
интенси́вный intensive
интенсиме́тр м. мед. тех. (analog) rate meter, intensimeter
~ ме́ченых а́томов tracer rate meter
интерва́л м. interval, gap
~, довери́тельный стат. confidence interval
~, интерсистоли́ческий intersystole interval
~, ко́стно-возду́шный bone-air interval

интервал

~ между введением [между приёмами] лекарственного средства dosage [dosing] interval
~ между томографическими срезами slice interval, intersection gap, gap between sections, scan spacing
~, электромеханический *(апексограммы)* electromechanical interval
~ P-R *(электрокардиограммы)* P-R [atrioventricular] interval
~ Q-R-S *(электрокардиограммы)* Q-R-S interval
~ Q-T *(электрокардиограммы)* Q-R-S-T interval

интерглобулярный *(расположенный между дентинными шарами)* interglobular
интерградация *ж. биол.* intergradation
интердентальный interdental
интеркинез *м. цитол.* interkinesis, interphase, karyostasis
интеркуррентный intercurrent
интерлейкин *м. иммун., фарм.* interleukin(e)
интерлобарный *(междолевой)* interlobar
интерлобит *м.* interlobular pleurisy, interlobitis
интерлобулярный *(междольковый)* interlobular
интерлокинг *м.* *(сцепление близнецов подбородками во время родов)* interlocking
интермедиарный *(промежуточный)* intermediary
интермедин *м.* *(меланоцитостимулирующий гормон)* intermedin
интермиссия *ж.* *(промежуток между приступами болезни)* intermission
интермиттирующий *(перемежающийся, напр. о лихорадке)* intermitting
интерн *м.* *(врач, проходящий интернатуру)* intern
интернализация *ж.* *(включение чего-л. в клетку)* internalization
~ рецепторов receptor internalization
интернатура *ж.* *(одногодичная первичная специализация врачей-выпускников)* intership
интернист *м.* *(врач-терапевт)* internist, therapeutist, therapist
интеро(ре)цептор *м.* intero(re)ceptor
интеро(ре)цепция *ж.* intero(re)ception
интероцептивный interoceptive
интерплантация *ж.* *(пересадка зачатка органа или ткани в среду эмбрионального происхождения)* interplantation
интерпозиция *ж. травм., хир.* interposition
~ матки, пузырно-влагалищная Wertheim-Schauta operation
~ стремени *ото* stapes [stirrup] interposition, Portmann's operation
~ толстой кишки colon(ic) interposition
интерсекс *м.* *(организм с промежуточным между мужским и женским типом полового развития при отсутствии чётких признаков того или другого пола)* intersex
интерсексуализм *м.*, **интерсексуальность** *ж.* intersexuality
интерсексуальный intersexual
интерстициальный interstitial
интерстиций *м.* *(рыхлая соединительная ткань стороны паренхиматозных органов)* interstitial tissue, intersticium
интерстициома *ж.* *(опухоль, происходящая из рыхлой соединительной ткани)* interstitioma
интерстициоцит *м.* interstitial cell
интертриго *с.* *(опрелость)* intertrigo
интерфаза *ж. цитол.* interphase
~, аутосинтетическая autosynthetic interphase
~, гетеросинтетическая heterosynthetic interphase
~, постсинтетическая postsynthetic interphase
интерференция *ж.* interference
~ вирусов viral interference
~ с диссоциацией *кардиол.* interference dissociation
интерференцтерапия *ж.* interferential current [interference] therapy
интерферирующий interfering
интерферометр *м. мед. тех.* interferometer
~, ультразвуковой ultrasonic interferometer
интерферометрия *ж.* *(осуществление измерений с использованием интерференции звуковых или световых волн)* interferometry
интерферон *м. иммун.* interferon
интестинальный *(относящийся к кишечнику)* intestinal
интестинопликация *ж.* *(фиксация петель тонкой кишки одна к другой в порядке, соответствующем их нормальному расположению)* intestinoplication, Noble's operation
интестиноскопия *ж.* intestinoscopy
интима *ж.* *(внутренняя оболочка стенки сосуда)* intima
интимальный *(относящийся к интиме)* intimal
интимит *м.* intimitis, endoangiitis, endangeitis
~, пролиферативный proliferative intimitis
интоксикация *ж.* intoxication, poisoning *(см. тж отравление)*
~, алкогольная alcoholic intoxication
~, анафилактическая anaphylactic intoxication
~, бациллярная *уст.* chronic tuberculous intoxication
~, водная water intoxication, general hyperhydration
~, гнойная septic intoxication
~, дигиталисная digitalis intoxication
~, кислотная acid intoxication
~, кишечная intestinal intoxication
~, лекарственная drug intoxication
~, метафизическая *псих.* metaphysical [philosophic(al)] intoxication
~, микробная bacterial poisoning
~, микробная пищевая bacterial food poisoning
~, опухолевая tumor intoxication
~, острая acute intoxication
~, печёночная hepatogenic intoxication

~, пищевая food poisoning
~, промышленная occupational intoxication
~, септическая septic intoxication
~, туберкулёзная tuberculous intoxication
~, туберкулёзная ранняя early tuberculous intoxication
~, туберкулёзная хроническая chronic tuberculous intoxication
~, философическая *псих.* metaphysical [philosophic(al)] intoxication
~, хроническая chronic poisoning
~, цитратная (*при массивном переливании цитратной крови*) citrate intoxication
~, щелочная alkaline intoxication
~, экзогенная exogenous intoxication
~, эндогенная endogenous intoxication, autointoxication

интолерантность *ж.* (*непереносимость*) intolerance
~, алкогольная alcoholic intolerance

интраабдоминальный intra-abdominal
интраартериальный intra-arterial
интравагинальный intravaginal
интраваскулярный intravascular
интравенозный intravenous
интравентрикулярный intraventricular
интравитальный (*прижизненный*) intravital
интрадермальный intradermal
интракраниальный intracranial
интракутанный (*внутрикожный*) intracutaneous
интралигаментарный (*внутрисвязочный*) intraligamentous
интрамуральный (*расположенный в стенке полого органа или полости*) intramural
интраназальный (*внутриносовой*) intranasal
интранатальный (*встречающийся во время родов*) intranatal, intrapartum
интраневральный intraneural
интраоперационный intraoperative, perioperative
интраорбитальный (*внутриглазничный*) intraorbital
интраперитонеальный intraperitoneal
интраплевральный intrapleural
интраспинальный (*о спинномозговом канале*) intraspinal
интратекальный (*подоболочечный, обычно об оболочках спинного мозга*) intrathecal
интраторакальный intrathoracic
интратрахеальный intratracheal
интрафузальный (*о структурах мышечного веретена*) intrafusal
интрацервикальный (*о канале шейки матки*) intracervical
интрацеребральный intracerebral

интроверсия *ж. псих.* introversion
интроверт *м. псих.* introvert
интровертивный *псих.* introvertive
интровертированность *ж. псих.* introversion
интроекция *ж. псих.* introjection
интроскопия *ж.* (*визуальное наблюдение предметов или процессов внутри оптически непрозрачных сред*) introscopy

~, диагностическая diagnostic introscopy, diagnostic [clinical] imaging
~, (диагностическая) магнитно-резонансная (diagnostic) magnetic resonance imaging

интроспекция *ж.* (*самонаблюдение, самоанализ*) introspection, self-analysis

интубатор *м. мед. тех.* intubator

интубация *ж.* (*введение трубки в просвет органа*) intubation ◇ вслепую blind intubation
~ бронха endobronchial intubation
~, носотрахеальная nasotracheal intubation
~, ретроградная retrograde intubation
~, рототрахеальная orotracheal intubation
~ толстой кишки colon intubation
~ трахеи intubation of trachea
~, эндотрахеальная endotracheal [intratracheal] intubation

интубировать to intubate
интуитивный intuitive
интуиция *ж.* intuition
~, бредовая delusion of intuition, crackpot [crazy] intuition

инулин *м. биохим.* inulin

инфантилизм *м.* infantilism
~, ангиопластический angioplastic infantilism
~, врождённый congenital infantilism
~, вторичный secondary infantilism
~, генитальный sex(ual) [genital] infantilism
~, гипофизарный hypophyseal [pituitary] infantilism
~, дистиреоидный dysthyroidal [Brissaud's] infantilism; cretinism
~, дистрофический dystrophic infantilism
~, идиопатический idiopathic [proportionate, iniversal] infantilism
~, кахектический cachectic infantilism
~, лимфатический (*связанный с избыточным развитием лимфоидной ткани*) lymphatic infantilism
~, микседематозный myxedematous [hypothyroid] infantilism, infantile myxedema; cretinism
~, надпочечниковый suprarenal infantilism
~, общий universal [proportionate, idiopathic] infantilism
~, панкреатический pancreatic infantilism
~, первичный primary infantilism
~, печёночный hepatic infantilism, hepatic rickets
~, плюригландулярный pluriglandular infantilism
~, поздний regressive [reversive, tardy] infantilism
~, половой sex(ual) [genital] infantilism
~ половых органов sex(ual) [genital] infantilism
~, почечный renal infantilism, renal fibrocystic osteosis
~, психосексуальный sex(ual) [genital] infantilism
~, психофизический universal infantilism

инфантилизм

~, психофизический тиреогенный myxedematous [hypothyroid] infantilism, infantile myxedema; cretinism
~, статический *(гипотония мышц туловища и гипертония мышц конечностей у детей)* static infantilism
~, тиреогенный myxedematous [hypothyroid] infantilism, infantile myxedema; cretinism
~, токсемический toxemic infantilism
~, частичный partial infantilism

инфантильность *ж.* infantilism (*см. тж* инфантилизм)

инфантильный infantile

инфаркт *м. (1. участок ткани или органа, подвергшийся некрозу вследствие внезапного нарушения его кровоснабжения 2. пропитывание ткани веществами, не свойственными ей)* infarct(ion)

~, анемический [белый] anemic [pale, white] infarct
~, бессимптомный silent infarction
~, билирубиновый bilirubin infarct
~ брыжейки mesenteric infarction
~, геморрагический hemorrhagic [red] infarction
~ головного мозга brain [cerebral] infarction
~, жёлчный bilirubin infarct
~, жировой fatty infarct
~ задней стенки левого желудочка posterior myocardial infarction
~, застойный congestive infarct
~, известковый calcareous infarct
~ кишечника bowel [intestinal] infarction
~, костный bone infarct
~, красный hemorrhagic [red] infarction
~ лёгкого pulmonary infarction
~ миокарда myocardial [cardiac] infarction
~ миокарда, боковой *разг.* lateral myocardial infarction
~ миокарда боковой стенки левого желудочка lateral myocardial infarction
~ миокарда, вероятный probable myocardial infarction
~ миокарда, верхнебоковой high lateral myocardial infarction
~ миокарда, верхушечный *разг.* apical myocardial infarction
~ миокарда верхушки левого желудочка apical myocardial infarction
~ миокарда высокого отдела боковой стенки левого желудочка high lateral myocardial infarction
~ миокарда, диафрагмальный inferior [diaphragmatic] myocardial infarction; posterior myocardial infarction
~ миокарда, заднебазальный posterobasal myocardial infarction
~ миокарда, заднебоковой *разг.* posterolateral myocardial infarction; inferolateral myocardial infarction
~ миокарда, заднедиафрагмальный posterodiaphragmatic myocardial infarction
~ миокарда задней и боковой стенок левого желудочка posterolateral myocardial infarction; inferolateral myocardial infarction
~ миокарда задней стенки левого желудочка posterior myocardial infarction
~ миокарда, задний *разг.* posterior myocardial infarction
~ миокарда, интрамуральный intramural myocardial infarction
~ миокарда, коронарогенный coronary myocardial infarction
~ миокарда, крупноочаговый large-focal myocardial infarction
~ миокарда, мелкоочаговый small-focal myocardial infarction, microinfarction
~ миокарда, некоронарогенный noncoronary myocardial infarction
~ миокарда неосложнённый noncomplicated myocardial infarction
~ миокарда, непрерывно рецидивирующий continuously recurrent myocardial infarction
~ миокарда, нераспознанный nondiagnosed [nonrecognized] myocardial infarction
~ миокарда, нетрансмуральный non-transmural myocardial infarction
~ миокарда нижнего отдела боковой стенки левого желудочка lower lateral [inferolateral] myocardial infarction
~ миокарда, нижний inferior [diaphragmatic] myocardial infarction; posterior myocardial infarction
~ миокарда, обширный extensive myocardial infarction
~ миокарда, осложнённый complicated myocardial infarction
~ миокарда, острый acute myocardial infarction
~ миокарда переднебоковой *разг.* anterolateral myocardial infarction
~ миокарда, переднезадний *разг.* anteroposterior myocardial infarction; anteroinferior myocardial infarction
~ миокарда передней и боковой стенок левого желудочка anterolateral myocardial infarction
~ миокарда передней и задней стенок левого желудочка anteroposterior myocardial infarction; anteroinferior myocardial infarction
~ миокарда переднеперегородочной области левого желудочка anteroseptal myocardial infarction
~ миокарда, переднеперегородочный anteroseptal myocardial infarction
~ миокарда, перенесённый old myocardial infarction
~ миокарда, повторный recurrent myocardial infarction
~ миокарда правого желудочка right ventricular myocardial infarction
~ миокарда предсердий atrial myocardial infarction
~ миокарда, субэндокардиальный subendocardial myocardial infarction
~ миокарда, субэпикардиальный subepicardial myocardial infarction

инфе́кция

~ миока́рда, трансмура́льный transmural [through-and-through] myocardial infarction
~ миока́рда, фата́льный fatal myocardial infarction
~ мозжечка́ cerebellar infarction
~ моста́ головно́го мо́зга pontine infarction
~, мочеки́слый uric acid infarct
~, «немо́й» silent infarction
~ папилля́рных мышц papillary muscle infarction
~ плаце́нты placental infarction
~ по́чки renal infarct
~ селезёнки splenic infarction
~, септи́ческий septic infarct
~, се́рый anemic [pale, white] infarct
~ сосо́чковых мышц papillary muscle infarction
~ спинно́го мо́зга spinal infarction
~ ствола́ головно́го мо́зга brain stem infarction
~, субэпикардиа́льный subepicardial myocardial infarction
~, эксперимента́льный experimental infarction
~, эмболи́ческий embolic infarction

инфе́кт *м.* (*инфекционный агент, возбудитель инфекции*) infectious organism

инфектартри́т *м.* rheumatoid [atrophic, chronic inflammatory, proliferative] arthritis, rheumatic gout, rheumatoid joint inflammation, pseudorheumatism

инфекти́вность *ж.* (*способность микроорганизма внедряться в организм человека, животного или растения*) infectiousness, infectivity, infectiosity

инфекциони́ст *м.* infection disease doctor, infectiologist

инфекцио́нный infectious

инфе́кци/я *ж.* infection; contagion ◇ быть восприи́мчивым к ~и to be susceptible to infection; быть предрасполо́женным к ~и to be predisposed to infection; занести́ ~ю в откры́тую ра́ну to infect an open wound; исто́чник ~и source of infection; ликвиди́ровать ~ю to terminate infection; предотвраща́ть ~ю to ward off infection; распространя́ться путём ~и to spread by infection; спра́виться с ~ей to manage the infection

~, аборти́вная abortive infection
~, агона́льная agonal [terminal] infection
~, аденови́русная adenovirus infection
~, алимента́рная alimentary infection
~, анаэро́бная anaerobic infection
~, анаэро́бная га́зовая anaerobic gas infection
~, арбови́русная arbovirus infection
~, ассоции́рованная mixed [diverse] infection
~, аутоге́нная autoinfection, self-infection
~, аутохто́нная (*связанная с микроорганизмами, находящимися в ближайшем окружении больного, или развивающаяся в месте проникновения возбудителя*) autochtonous infection
~, аэро́бная aerobic infection
~, бактериа́льная bacterial infection
~, бессимпто́мная subclinical [inapparent] infection
~, больни́чная hospital(-acquired) [nosocomial] infection
~, бытова́я house infection
~, ви́русная viral infection
~, ви́русная ме́дленная slow virus infection
~, внутрибольни́чная [внутригоспита́льная] hospital(-acquired) [nosocomial] infection
~, внутрилаборато́рная laboratory infection
~, внутриутро́бная fetal [prenatal] infection; intrauterine infection
~, во́дная water-borne infection
~, возду́шная air-borne [aerial] infection
~, возду́шно-ка́пельная respiratory infection
~, восходя́щая ascending infection
~, врождённая congenital infection
~, втори́чная secondary [consecutive] infection, reinfection
~, гематоге́нная hematogenous infection
~, гематоге́нная грибко́вая fungemia
~, генерализо́ванная generalized [systemic] infection
~, герпети́ческая herpetic infection
~, гни́лостная [гноеро́дная] putrid infection
~, гно́йная purulent [pyogenic] infection
~, грибко́вая mycotic [fungal] infection
~, де́тская infantile [child's, children's] infection
~, дре́млющая cryptogenic [dormant] infection
~ дыха́тельных путе́й respiratory infection
~ жёлчных путе́й biliary infection
~, заро́дышевая germinal infection
~, затяну́вшаяся protracted infection
~, зооно́зная zoogenous infection
~, инаппара́нтная subclinical [inapparent] infection
~, индуци́рованная induced infection
~, интеркурре́нтная (*экзогенная инфекция на фоне другого инфекционного заболевания*) intercurrent infection
~, ка́пельная respiratory infection
~, каранти́нная quarantine infection
~, кише́чная enteric infection
~, кише́чная о́страя acute enteric [acute intestinal] infection
~ кокса́ки Coxsakievirus infection
~, ко́ли-бацилля́рная coli-infection, colibacillosis, colibacteriosis
~, конвенцио́нная quarantine infection
~, конта́ктная direct [contact] infection
~, коронави́русная coronaviral infection
~, криптоге́нная cryptogenic [dormant] infection
~, кровяна́я (*инфекционная болезнь, возбудитель которой находится главным образом в крови или лимфе, а заражение происходит преимущественно трансмиссивным путём, напр. сыпной тиф*) blood infection
~, латéнтная latent [occult] infection, latent microbism

инфекция

~, лимфогематогенная *(распространяющаяся по кровеносным и лимфатическим путям)* lymphohematogenous infection
~, лимфогенная lymphogenic infection
~, манифестная clinical infection
~, маскированная latent [occult] infection, latent microbism
~, массивная mass infection
~, медленная вирусная slow virus infection
~, менингококковая meningococcosis
~, местная local infection
~, множественная polyinfection
~, мочевая urinary (tract) infection
~ мочевых путей urinary (tract) infection
~ мягких тканей soft-tissue infection
~ наружных покровов *(заражение возбудителем которой происходит преимущественно контактным путём, напр. бешенство, столбняк, трахома)* infection of external integuments
~, некупирующаяся intractable infection
~, немая latent [occult] infection, latent microbism
~, не свойственная человеку extrahuman infection
~, нозокомиальная hospital(-acquired) [nosocomial] infection
~, общая generalized [systemic] infection
~, одиночная *(микроорганизмом одного вида)* single(-agent) infection
~, одонтогенная odontogenic [dental] infection
~, особо опасная special danger [extremely dangerous] infection
~, острая acute infection
~, острая желудочно-кишечная acute gastrointestinal infection
~, острая респираторная вирусная acute respiratory viral infection
~, очаговая 1. *(в макроорганизме)* focal infection 2. *(среди популяции)* herd [nidal] infection
~, парагриппозная parainfluenzal infection, parainfluenza
~, первичная primary infection
~, перекрёстная cross-infection
~, периодонтальная apical infection
~, пищевая alimentary infection
~, повсеместная ubiquitous infection
~, повторная secondare [consecutive] infection, reinfection
~, покоящаяся cryptogenic [dormant] infection
~, послеабортная postabortal infection
~, послеоперационная postoperative infection
~, послеродовая puerperal [obstetric, postnatal] infection
~ при нейтропении neutropenic infection
~, природная *(обнаруживаемая среди диких животных)* feral infection
~, природно-очаговая feral herd [feral nidal] infection
~, присоединившаяся secondary [consecutive] infection, reinfection
~, протозойная protozoal infection, protozoiasis, protozoosis

~, профессиональная occupational infection
~, пупочная umbilical infection
~, пуэрперальная puerperal [obstetric, postnatal] infection
~, пылевая dust-borne infection
~, раневая wound infection, wound fever
~, раневая глубокая deep wound infection
~, раневая поверхностная superficial wound infection
~ раны wound infection, wound fever
~, респираторная respiratory infection
~, респираторно-вирусная viral respiratory infection
~, рецидивирующая recurrent infection
~, самокупирующаяся self-limited infection
~, связанная с катетеризацией catheter(-related) infection
~, септическая septic infection
~, системная generalized [systemic] infection
~, скрытая latent [occult] infection, latent microbism
~, слабовыраженная obliterated [effaced, low-grade] infection
~, случайная incidental [unrelated] infection
~, смешанная mixed [diverse] infection
~, спонтанная spontaneous [natural] infection
~, стафилококковая staphylococcosis
~, стёртая obliterated [effaced, low-grade] infection
~, стрептококковая streptococcosis
~, субклиническая subclinical [inapparent] infection
~, трансплацентарная diaplacental [transplacental] infection
~, трансфузионная blood induced infection
~, убиквитарная ubiquitous infection
~, фокальная 1. *(в макроорганизме)* focal infection 2. *(среди популяции)* herd [nidal] infection
~, хирургическая surgical infection
~, хроническая persistent [chronic] infection
~, цитомегаловирусная cytomegalovirus [salivary gland virus] infection, cytomegalic inclusion disease, Wyatt's syndrome
~, экзогенная exogenous [ectogenous] infection
~, эндогенная endogenous infection

инфекция-вспышка ж. infection [septic] episode

инфильтрат м. *(участок ткани, обладающий повышенной плотностью или повышенным объёмом вследствие проникновения в него не свойственных ему клеточных элементов или введения какого-л. вещества)* infiltrate; infiltration

~, аппендикулярный periappendiceal [appendix] mass
~ Ассманна — Редекера, ранний infraclavicular [Assmann's (early) tuberculous] infiltrate
~, воспалительный inflammatory infiltration, inflammatory mass
~, гистиоцитарно-плазмоцитарный histiocytoplasmocytic infiltrate
~, гуммозный gummatous infiltration
~, лейкозный leukemic infiltration

~, лёгочный pulmonary infiltration
~, лимфóидный lymphoid infiltration
~, опухолевый tumor infiltration
~, подкóжный subcutaneous infiltration
~, «ползýчий» *(при местной анестезии)* "creeping infiltration"
~, рáковый cancer infiltration
~, сифилитúческий диффýзный diffuse syphilitic [Hochsinger's] infiltration
~, туберкулёзный tuberculous infiltration
~, туберкулёзный рáнний infraclavicular [Assmann's (early) tuberculous] infiltrate
~, туберкулóидный tuberculoid infiltration
~, эозинофúльный eosinophylic infiltration
инфильтрáция *ж.* infiltration
~, гликогéновая glycogenic infiltration
~, жировáя fatty [adipose] infiltration
~, клéточная cellular infiltration
~, кóжная cutaneous infiltration
~, круглоклéточная round cell infiltration
~, лейкоцитáрная leucocytic infiltration
~, лимфоцитáрная lymphocytic infiltration
~, мочевáя urinous infiltration
~ пéчени, жировáя fatty liver infiltration
~, пигмéнтная pigmentary infiltration
инфицúрование *с.* infection, contagion; contamination *(см. тж заражéние)*
~, внутриутрóбное intrauterine infection
~, грибкóвое fungal contamination
~, отдалённое *(в прошлом)* remote [past] infection
инфицúрованность *ж.* infection; contamination
инфицúрованный infected
инфицúровать to infect
инфлюэ́нца *ж. уст.* influenza, grip(pe), flu
информáция *ж.* information
инфразвýк *м.* infrasound
инфракрáсный infrared
инфраокклю́зия *ж. стом.* infra(oc)clusion
инфýзия *ж.* infusion *(см. тж введéние, вливáние)*
~ в вéну intravenous infusion
~ в ворóтную вéну intraportal infusion
~, внутривéнная intravenous infusion
~, компью́терная продóлженная computer-assisted continuous infusion
~, подкóжная subcutaneous infusion
~ физиологúческого раствóра saline infusion
~, эпидурáльная epidural infusion
инфузóрия *ж.* infusoria
инфундибулóма *ж. (опухоль воронки гипоталамуса)* infundibuloma
инфундибулэктомúя *ж. (операция по устранению мышечного стеноза выходных отделов желудочков сердца)* infundibulectomy
инъéктор *м. мед. тех.* injector
~, безыгóльный needleless injection device
~, ручнóй pistol [manual] injector
инъéкци/я *ж.* injection *(см. тж введéние, вливáние)* ◊ дéлать ~ю to make an injection, to inject
~, внутриартериáльная intra-arterial injection
~, внутривéнная intravenous injection
~, внутрикóжная intracutaneous injection
~, внутрикóстная intraosseous injection
~, внутримы́шечная intramuscular injection
~, внутрисердéчная intracardiac injection
~, конъюнктивáльная conjunctival injection
~, подкóжная hypodermic [subcutaneous] injection
инъецúровать to inject, to make an injection
иóн *м. физ. хим.* ion
~, амфотéрный amphoteric ion
ионизáтор *м. мед. тех.* ionizer
ионизáция *ж. физ. хим.* ionization, ionizing
~, удéльная specific ionization
ионизúровать *физ. хим.* to ionize
ионúт *м.* ionite
иóнный ionic
ионогéн *м. (источник ионов)* ionogen
ионогрáмма *ж.* ionogram
ионóметр *м. мед. тех.* ionometer, ionto(quanti)meter
ионометрúя *ж.* roentgenometry, ionometry
ионообмéнник *м.* ionite
ионосфéра *ж.* ionosphere
ионотерапúя *ж.* iontophoresis, medical ionization, diaelectrophoresis
ионофóр *м. (носитель ионов)* ionophore
ион(т)офорéз *м.* iontophoresis, medical ionization, diaelectrophoresis
иофобúя *ж. (боязнь ядов, отравления)* iophobia
ипекакуáна *ж. фарм.* ipecacuanha, *Psychotria ipecacuanha*
ипомéя *ж. фарм.* morning glory, *Ipomoea*
ипохондрúческий *псих.* hypochondriac(al)
ипохондрúя *ж.* hypochondria, hypochondriasis
иприниазúд *м. фарм.* iproniazid, marsilid
ипсáция *ж.* ipsation, ipsism, masturbation, onanism
ипсилатерáльный *анат., патол. (находящийся на той же стороне)* ipsilateral
иргапирúн *м.* irgapyrin
ириденклéизис *м. офт.* iridencleisis
иридерéмия *ж. (кровоизлияние в области зрачка, кровотечение из зрачка)* aniridia, irideremia
ирúдий *м. хим.* iridium, Ir
~, радиоактúвный radioactive iridium
иридúн *м. фарм.* iridine
иридовúрус *м.* iridovirus, iridescent virus
иридодиáлиз *м.* iridodialysis
иридодиастáз *м.* iridodiastasis
иридодонéз *м.* iridodonesis
иридокапсулúт *м.* iridocapsulitis
иридокапсулотомúя *ж.* iridocapsulotomy
иридокапсулэктомúя *ж.* iridocapsulectomy
иридоколобóма *ж.* iridocoloboma
иридóлог *м.* iridologist
иридомалáция *ж.* iridomalacia
иридопаралúч *м.* iridoparalysis
иридопарéз *м.* iridoparesis
иридоплегúя *ж.* iridoplegia

иридоподъёмник

иридоподъёмник *м. мед. тех.* iridoelevator, iris elevator
иридоптóз *м.* iridoptosis
иридосклерэктомия *ж.* iridosclerectomy
иридосхизис *м.* iridoschisis
иридотомия *ж.* iridotomy
иридохориоидит *м.* iridochoroiditis
иридоцеле *с.* iridocele
иридоциклит *м.* iridocyclitis
 ~, агранулематóзный nongranulomatous iridocyclitis
 ~, бруцеллёзный brucellar iridocyclitis
 ~, герпетический herpetic iridocyclitis
 ~, гнóйный purulent iridocyclitis
 ~, гонорéйный gonorrheal iridocyclitis
 ~, гранулематóзный granulomatous iridocyclitis
 ~, гуммóзный gummatous iridocyclitis
 ~, лепрóзный leprous iridocyclitis
 ~, лучевóй radial iridocyclitis
 ~, метастатический metastatic iridocyclitis
 ~, негранулематóзный nongranulomatous iridocyclitis
 ~, папулёзный papular iridocyclitis
 ~, пластический plastic iridocyclitis
 ~, подагрический gouty iridocyclitis
 ~, ревматический rheumatic iridocyclitis
 ~, саркóидный sarcoid iridocyclitis
 ~, серóзный serous iridocyclitis
 ~, симпатический sympathetic iridocyclitis
 ~, травматический traumatic iridocyclitis
 ~, туберкулёзный tuberculous iridocyclitis
 ~, фибринóзный fibrinous iridocyclitis
иридоциклоретрáкция *ж.* iridocycloretraction
иридоциклосклерэктомия *ж.* iridocyclosclerectomy
иридоциклохориоидит *м.* iridocyclochoroiditis
иридоциклэктомия *ж.* iridocyclectomy
иридошизис *м.* iridoschisis
иридэктомия *ж.* iridectomy
 ~, лáзерная laser iridectomy
 ~, лечéбная therapeutic iridectomy
 ~, оптическая optical iridectomy
 ~, периферическая peripheral [stenopeic, buttonhole] iridectomy
 ~ по Гайé external subconjunctival iridectomy, Gayet's operation
 ~ по Грéфе *(секреторная резекция радужки при глаукоме)* Graefe's iridectomy
 ~, субконъюнктивáльная нарýжная external subconjunctival iridectomy, Gayet's operation
 ~, фильтрýющая filter(ing) iridectomy
 ~, щелевáя stenopeic [peripheral, buttonhole] iridectomy
ирис *м.*:
 ~ разноцвéтный *фарм.* poison [blue] flag, flag [liver, snake] lily, *Iris versicolor*
ирит *м.* iritis
 ~, гонокóкковый gonococcal iritis
 ~, диабетический diabetic iritis
 ~, папулёзный iritis papulosa
 ~, подагрический gouty [uratic] iritis
 ~, серóзный serous iritis
 ~, симпатический sympathetic iritis

 ~, туберкулёзный tuberculous iritis
иррадиáция *ж. (распространение, напр. боли)* irradiation
иррадиировать *(о боли)* to irradiate
ирригáтор *м. мед. тех.* irrigator
 ~ Жанé *(для промывания мочеиспускательного канала)* Janet's irrigator
 ~, кишéчный intestinal irrigator
ирригáция *ж. (орошение)* irrigation
 ~, перитонеáльная peritoneal dialysis, vividialysis, peritoneal lavage
ирригогрáмма *ж. рентг.* irrigogram
ирригогрáфия *ж. рентг.* irrigo(radio)graphy
ирригоскопия *ж. рентг.* irrigo(radio)scopy
ирритáция *ж. невр.* irritation
иррумáция *ж. сексол.* irrumation, fellatorism, fellatio(n)
искривлéние *с.* curvature; angulation
 ~ ног, О-обрáзное bowleg, genu varum
 ~ ног, Х-обрáзное knock knee, genu valgum
 ~ носовóй перегорóдки nasal septum deviation
 ~ позвонóчника spinal curvature, curvature of spine
 ~ тáза inclination of pelvis, pelvic obliquity, obliquity of pelvis
испáнка *ж. разг.* 1. *ист., инф. бол.* Spanish influenza 2. *фарм. (шпанская мушка)* Spanish [Russian] fly
испарéние *с.* evaporation, vaporization
испаритель *м. мед. тех.* vaporizer
использование *с.* use, usage, utilization, application, employment
 ~ вод water use
 ~ вод, питьевóе drinking water use
 ~ вод, повтóрное reuse of water, water recycling
 ~ вод, промышленное industrial water utilization
 ~ кóечного фóнда hospital bed usage
 ~ стóчных вод utilization of waste water
 ~ теплá, лечéбное therapeutic heat application
 ~ физических фáкторов, одновремéнное simultaneous use of physical factors
испражнéние *с.* defecation, motion, movement, intestinal discharge, evacuation, stool *(см. тж* дефекáция, стул*)*
испражнéния *с. мн.* excrements, intestinal discharge, stool, feces *(см. тж* фекáлии*)*
 ~, жидкие fluid excrements
 ~, жировые steatorrhea
 ~, кровянистые bloody excrements
 ~, слизистые mucinous excrements
испражняться to defecate, to evacuate the bowels
испускáние *с.* emission
 ~ мочи urination, miction, micturition
 ~ сéмени emission, ejaculation
 ~ сéмени, ночнóе непроизвóльное nocturnal emission, nocturnal pollution
испытáние *с.* test(ing), trial
 ~, доклиническое preclinical trial
 ~, клиническое clinical trial
 ~ лекáрственного препарáта drug trial

исследование

~ лекарственного препарата, доклиническое preclinical drug trial
~ лекарственного препарата, клиническое clinical drug trial
~ лекарственного препарата, клиническое контролируемое controlled clinical drug trial
~ лекарственного препарата, клиническое контролируемое плацебо clinical placebo-controlled drug trial
~ лекарственного препарата, клиническое неконтролируемое non-controlled [open] clinical drug trial
~ на канцерогенность carcinogenicity testing
~ на тератогенность teratology testing
~ на токсичность toxicity testing

иссекать *хир.* to excise
иссечение *с. хир.* excision
~ нежизнеспособных тканей (surgical) débridement
~ ожогового струпа escharotomy
~ опухоли, местное local tumor excision
~ опухоли, радикальное extensive tumor excision
~ параректального свища anal fistulectomy
~ рубцовых тканей (surgical) débridement of scar tissues
~ свища syringectomy, fistulectomy

исследовани/е *с.* study, investigation, research, survey ◇ заниматься научными ~ями to do research; обнаруживать при ультразвуковом ~и to see on ultrasound
~, ангиографическое angiographic study, angiography
~, ангиосцинтиграфическое radionuclide [nuclear medicine] angiography, radionuclide blood pool study, perfusion scintigraphy
~, бимануальное bimanual examination
~, бинуклидное dual radionuclide study, dual isotope scintigraphy with double (radio)tracer, double scintigraphic evaluation, dual radiotracer method, dual tracer technique
~, влагалищно-брюшностеночное двуручное bimanual abdominovaginal examination
~, влагалищное vaginal investigation, vaginal examination
~, влагалищное бимануальное [влагалищное двуручное] bimanual abdominovaginal examination
~, влагалищное пальцевое finger [digital] vaginal examination
~, гамма-топографическое scintigraphic study, (radionuclide) scintigraphy, radionuclide [gamma-camera, radioisotope, scintillation] imaging, (radionuclide) scanning, scintiscanning, scintillography
~, гамма-хронографическое quantitative [dynamic] scintigraphy, dynamic scanning, radionuclide dynamic function study
~, гистологическое histologic(al) study
~, групповое *стат.* cohort study
~, двойное слепое double-blind study
~ двойным слепым методом (, клиническое) double-blind study
~, двуручное bimanual examination
~, двуручное влагалищно-брюшностеночное bimanual abdominovaginal examination
~, двуручное прямокишечно-влагалищное bimanual investigation
~, демографическое population [demographic] study
~ жёлчного пузыря, ультразвуковое ultrasonocholecystography, ultrasonic cholecystography, cholecystosonography
~ загрязнения воздуха air pollution study, air pollution research
~ зубов dental examination, inspection of teeth
~, инвазивное invasive study
~ исходного состояния окружающей среды environment baseline study
~, качественное qualitative study
~, клиническое clinical research, clinical study, clinical investigation
~, клиническое кооперированное cooperated clinical study
~, клиническое многоцентровое multi-center [multi-institutional] study
~, клиническое параллельное parallel clinical study
~, когортное *стат.* cohort study
~, количественное quantitative study
~, контрольное control study
~, коронарографическое coronarographic study, coronarography
~ крови blood analysis
~, лабораторное laboratory examination
~, магнитно-резонансное magnetic resonance imaging procedure
~, макроскопическое macroscopic examination, gross evidence, macroscopic inspection
~ матки, пальцевое ректальное digital rectal investigation of uterus
~, медицинское medical [physical] examination, medical investigation
~ методом двойного контрастирования, рентгеновское double contrast roentgenography
~ методом изотопных индикаторов [методом меченых атомов] tracer [labeled-atom] investigation, nuclear study
~ методом случай — контроль case-control study
~ методом случайной выборки randomized study
~, микроскопическое microscopic investigation, microscopy
~ на животных animal study
~, непарное *стат.* unmatched analysis
~ окружающей среды environmental research
~ органов брюшной полости, рентгеновское X-ray abdominal examination
~ органов брюшной полости, ультразвуковое abdominal ultrasound
~ органов малого таза, ультразвуковое pelvic ultrasound
~, пальцевое digital investigation
~, пальцевое ректальное digital rectal investigation

исслéдование

~, пáрное *стат.* matched analysis
~, патологоанатомúческое postmortem examination, postmortem study
~, первúчное original study
~, перекрёстное *стат.* crossover study, crossover design
~, перспектúвное prospective study
~ пéчени, ультразвуковóе hepatic sonography
~, повтóрное re-examination, repeat examination, reinvestigation, retest
~, поискóвое pilot study
~ по сéрой шкалé, ультразвуковóе *(с преобразованием эхо-сигналов в соответствии с их силой в видимые изображения по шкале с градациями от белого цвета до серого максимальной интенсивности)* gray-scale ultrasonography, gray-scale ultrasonic examination
~ пóчек, ультразвуковóе nephrosonography
~, предварúтельное preliminary study
~ предстáтельной железы, пальцевóе ректáльное digital rectal investigation of prostate
~, прóбное pilot study
~ прямóй кишкú rectal investigation, rectal examination
~ прямóй кишкú, пальцевóе ректáльное digital rectal investigation of rectum
~, прямокишéчно-влагáлищное двурýчное bimanual investigation
~, радиоавтографúческое autoradiographic study
~, радиобиологúческое radiobiological investigation
~, радиоизотóпное radioisotopic [radionuclide, nuclear (medicine)] study, radioisotopic examination, radioisotopic procedure, radionuclide evaluation
~, радиоизотóпное двухиндикáторное dual radionuclide study, dual isotope scintigraphy with double (radio)tracer, double scintigraphic evaluation, dual radiotracer method, dual tracer technique
~, радиоиммунологúческое radioimmunoassay
~, радионуклúдное radioisotopic [radionuclide, nuclear (medicine)] study, radioisotopic examination, radioisotopic procedure, radionuclide evaluation
~, радионуклúдное эмиссиóнное nuclear medicine emission study
~, рандомизúрованное randomized study
~, ректáльное двупальцевóе bidigital rectal examination
~, ректáльное пальцевóе digital rectal investigation
~, ректоскопúческое proctoscopic [rectoscopic] examination
~, рентгéновское X-ray imaging, X-ray [roentgen] examination, radiologic investigation, roentgenological study, X-ray inspection, radiographic survey, radiological exploration
~, рентгéновское компьютерно-томографúческое computerized [computed] axial tomography (scan)
~, рентгéновское послóйное tomography, tomographic imaging, cross-section imaging technique
~, рентгéновское томографúческое body-section roentgenography, body-section radiography
~, рентгенографúческое radiographic examination
~, рентгенодиагностúческое X-ray imaging, X-ray [roentgen] examination, radiologic investigation, roentgenological study, X-ray inspection, radiographic survey, radiological exploration
~, рентгеноконтрáстное radiographic contrast study
~, рентгенологúческое X-ray imaging, X-ray [roentgen] examination, radiologic investigation, roentgenological study, X-ray inspection, radiographic survey, radiological exploration
~, рентгеноскопúческое roentgenoscopy; fluoroscopy
~, ретроспектúвное retrospective study analysis
~ с двукрáтным приёмом контрáстного веществá, рентгéновское double-meal technique
~ сéрдца, ультразвуковóе echocardiography
~, серологúческое serologic(al) examination
~, сканографúческое scintigraphic study, (radionuclide) scintigraphy, radionuclide [gamma-camera, radioisotope, scintillation] imaging, (radionuclide) scanning, scintiscanning, scintillography
~, слепóе blind study
~ состоя́ния здорóвья physical examination
~ с пóмощью бáриевой взвéси (, рентгéновское) (X-ray) barium swallow study, (X-ray) barium swallow examination
~ суставóв, ультразвуковóе arthrosonography
~, сцинтиграфúческое scintigraphic study, (radionuclide) scintigraphy, radionuclide [gamma-camera, radioisotope, scintillation] imaging, (radionuclide) scanning, scintiscanning, scintillography
~ тератогéнности teratology study
~, тератологúческое teratologic(al) study
~, термографúческое thermographic study, thermography
~, токсикологúческое toxicity [toxicological] study
~ токсúчности toxicity [toxicological] study
~ тóлстой кишкú, ультразвуковóе трансректáльное пóлное complete large bowel ultrasonic work-up, complete colonic ultrasonic examination
~, ультразвуковóе ultrasound (investigation), ultrasonic [ultrasound] examination, ultrasound study, ultrasonography
~, ультразвуковóе дóплеровское Doppler ultrasound, Doppler ultrasonography
~, ультразвуковóе интраоперациóнное intraoperative ultrasonography, intraoperative ultrasound
~, ультразвуковóе трансректáльное transrectal ultrasound
~, ультразвуковóе эндоскопúческое endoscopic ultrasonography, endosonography

~, ультрасонографи́ческое ultrasound (investigation), ultrasonic [ultrasound] examination, ultrasound study, ultrasonography
~, функциона́льное function study
~, эзофагоскопи́ческое esophagoscopic examination, esophagoscopy
~, электрокардиографи́ческое electrocardiographic examination, electrocardiography
~, электромиографи́ческое electromyography
~, электроэнцефалографи́ческое electroencephalography
~, эхографи́ческое ultrasound (investigation), ultrasonic [ultrasound] examination, ultrasound study, ultrasonography
~, эхоэнцефалографи́ческое echoencephalography, echoencephalographic investigation
~ языка́ glossoscopy
иссле́дователь *м.* investigator, researcher
исте́рик *м. разг.* hysteric man
исте́рика *ж. разг.* hysterics, fit of hysteria
истери́ческий hysterical
истери́чка *ж. разг.* hysteric woman
истери́чный hysterical
истери́я *ж.* hysteria
~, вое́нная war hysteria
~, инволюцио́нная involutional hysteria
~, конверсио́нная *(проявляющаяся исключительно или преимущественно двигательными, чувствительными или вегетативными расстройствами)* conversion hysteria
~ с компоне́нтом трево́ги anxiety hysteria
~, травмати́ческая traumatic hysteria
~ Шарко́, больша́я *уст.* (Charcot) major hysteria
~ Шарко́, ма́лая *уст.* (Charcot) minor hysteria
истероге́нный hysterogenic
истеро́ид *м. (состояние или поведение, напоминающее истерию, но возникающее на почве органического заболевания головного мозга или психического заболевания, не являющегося истерией)* hysteroid
истерокаталепси́я *ж.* hysterocatalepsy
истероневрастени́я *ж.* hysteroneurasthenia
истероэпилепси́я *ж.* hysteroepilepsy
истероэпилептоге́нный hysteroepileptogenic, hysteroepileptogenous
истече́ни/е *с.* 1. *(жидкости)* outflow 2. *(времени)* expiration ◇ по ~и сро́ка каранти́на on the expiry of the quarantine period
~ кро́ви bleeding
~ ли́квора liquorrhea
~ ли́мфы lymphorrhea
~ се́мени spermatorrhea
~ цереброспина́льной жи́дкости liquorrhea
истира́емость *ж.*:
~ табле́ток grateness of tablets, grateness of pills
истмоплеги́я *ж.* isthmoparalysis, isthmoplegia
истморафи́я *ж. гинек.* isthmorrhaphia
истмотоми́я *ж.* isthmotomy
истмэктоми́я *ж.* isthmectomy
истод *м. фарм.* milkwort, Polygala
~ сиби́рский Siberian milkwort, Polygala sibirica

~ тонколи́стный thin-leaved milkwort, Polygala tenuifolia
исто́рия *ж.* history
~ боле́зни case report, medical [patient's] history, medical [in-patient] card
~ жи́зни больно́го patient's life history
~ настоя́щего заболева́ния *(явившегося причиной обращения к врачу)* history of present illness
исто́чник *м.* source; spring; well
~ а́льфа-излуче́ния alpha source
~ артезиа́нский artesian spring
~ бе́та-излуче́ния beta source
~ боле́зни nidus
~, во́дный water source
~ водоснабже́ния water supply source
~ вы́бросов emission source
~ га́мма-излуче́ния gamma (ray radiation) source
~, горя́чий thermal spring
~ загрязне́ния *(напр. окружающей среды)* source of pollution
~ загрязне́ния атмосфе́ры source of air pollution, air pollution source
~ загрязне́ния вод source of water pollution
~ загрязне́ния во́здуха source of air pollution, air pollution source
~ загрязне́ния, морско́й marine pollution source
~ загрязне́ния мо́ря с су́ши land-based source of pollution
~ загрязне́ния, промы́шленный industrial pollution source
~ зараже́ния source of infection; source of invasion
~ зву́ка source of sound
~ излуче́ния radiation [emitting] source, emitter
~ излуче́ния, закры́тый *радиол.* sealed source
~ излуче́ния, станда́ртный reference [calibration, standard] source of radiation
~ инва́зии source of invasion
~ инфе́кции source of infection
~ ионизи́рующего излуче́ния source of ionizing radiation
~ корпускуля́рного излуче́ния *радиол.* particle source
~ кровотече́ния source of bleeding
~ люминесце́нтного излуче́ния luminescent source
~, минера́льный mineral spring, brine well, spa
~, напо́рный artesian spring
~ облуче́ния irradiation source
~ питьево́й воды́ drinking water source
~ пылеобразова́ния dust source
~ радиа́ции radiation [radioactive] source
~ радиоакти́вного излуче́ния radioactive [radiation] source
~, радиоакти́вный radioactive [radiation] source
~, радиоакти́вный долгоживу́щий long-lived radioactive source
~ рентге́новского излуче́ния X-ray emitter, X-ray generator
~ све́та light source
~, соляно́й mineral spring, brine well, spa

источник

~ тепла source of heat
~, термальный thermal spring, thermal spa
~ углекислой воды, газированный carbonaceous mineral [carbonaceous aerated] spring
~, углекислый минеральный carbonaceous mineral [carbonaceous aerated] spring
~ ультразвука ultrasonic source
~ шума noise source
~ энергии, не загрязняющий окружающую среду nonpolluting source of energy

истощение с. emaciation; cachexia, cachexy; exhaustion; depletion
~, алиментарное alimentary cachexia
~, крайнее extreme emaciation, cachexia, cachexy, skeletization
~, нервное уст. разг. neurasthenia, nervous exhaustion, Beard's disease
~, нервное постпароксизмальное (после эпилептического припадка) postparoxysmal nervous exhaustion
~, общее extreme emaciation, cachexia, cachexy, skeletization
~, ожоговое burn emaciation, burn dystrophy
~, позднепубертатное late pubertal cachexia, Kylin's disease, Kylin's syndrome
~, пубертатное pubertal exhaustion
~, раневое [травматическое] wound dystrophy

истощённый (о человеке) emaciated, cachectic; exhausted

истязание с. суд. мед. torture
истязать суд. мед. to torture

исход м. outcome, issue, result; end, termination
~ беременности pregnancy termination
~, благоприятный favorable outcome
~ болезни clinical outcome
~, летальный fatal outcome, fatal [lethal] termination, decease, exit
~, неблагоприятный unfavorable outcome
~ родов outcome of labor
~, смертельный fatal outcome, fatal [letal] termination, decease, exit

исхомения ж. ischomenia
исхудание с. weight loss, emaciation, cachexy
исцеление с. recovery; healing
исчерченность ж. banding, *striatura* [NH]
~ хромосом chromosome banding

итерация ж. (патологическое возбуждение, характеризующееся повторением одного и того же движения, слова, части фразы без эмоциональной окраски совершаемых действий) iteration
~, двигательная echopraxia, stereotypy of movement
~, речевая oral stereotypy, verbigeration, catalogia

итинерарий м. ист. (инструмент для промежностного камнесечения) itinerarium
иттербий м. хим. ytterbium, Yb
~, радиоактивный radioactive ytterbium
иттрий м. хим. yttrium, Y
~, радиоактивный radioactive yttrium
ифосфамид м. фарм. iphosphamide, holoxane
ихнограмма ж. (отпечаток стопы) ichnogram, footprint

ихнография ж. (изучение походки по отпечаткам стоп) ichnography
ихорозный (гнилостный) ichorous
ихороторакс м. ichorous [putrefactive] pleurisy
ихтиизм м. ichthy(otox)ism
ихтиоакантотоксин м. ichthyoacanthotoxin
ихтиоз м. дерм. ichthyosis, alligator [fish] skin, sauriasis, sauriderma, sauriosis
~, абортивный xeroderma
~, белый white ichthyosis
~, блестящий lucid ichthyosis
~, буллёзный bullous ichthyosis
~, врождённый lamellar exfoliation [lamellar desquamation, lamellar ichthyosis] of the newborn; ichthyosis congenita, ichthyosis fetalis
~, ежовый уст. hystriciasis, hystricism, ichthyosis hystrix
~, змеевидный ichthyosis serpentina, ichthyosis scutulata
~, иглистый hystriciasis, hystricism, ichthyosis hystrix
~, ламеллярный lamellar exfoliation [lamellar desquamation, lamellar ichthyosis] of the newborn; ichthyosis congenita, ichthyosis fetalis
~, линеарный [линейный] linear ichthyosis, linear verrucous epidermal nevus
~, линеарный круговидный [линеарный огибающий, линеарный ограниченный] ichthyosis linearis circumflexa, Comel's disease
~, лихеноидный lichenoid ichthyosis
~, односторонний unilateral ichthyosis, Rossman's unilateral ichthyosiform erythroderma
~, отрубевидный [питириазиформный] simple [pityriasiform] ichthyosis, ichthyosis vulgaris, ichthyosis simplex, ichthyosis intrauterina, hyperkeratosis congenita
~, пластинчатый lamellar exfoliation [lamellar desquamation, lamellar ichthyosis] of the newborn, ichthyosis congenita, ichthyosis fetalis
~, простой simple [pityriasiform] ichthyosis, ichthyosis vulgaris, ichthyosis simplex, ichthyosis intrauterina, hyperkeratosis congenita
~, роговой ichthyosis cornealis
~, скутулярный ichthyosis serpentina, ichthyosis scutulata
~, старческий ichthyosis senilis
~, фолликулярный keratosis follicularis, Darier's disease
~, чёрный black ichthyosis, ichthyosis nigricans
~, эпидермолитический epydermolytic hyperkeratosis, bullous congenital ichthyosiform erythtroderma

ихтиозный ichthyotic
ихтиол м. фарм. ichthammol, ammonium ichthosulfonate, sulfonated bitumen, ammonium sulfoichthyolate
ихтиосаркотоксикоз м. (отравление ядовитыми рыбами) ichthyosarcotoxism
ихтиотический ichthyotic
ихтиотоксикоз м. (отравление веществами, источником которых явились рыбы) ichthyism(us)
ихтиотоксикология ж. ichthyotoxicology

ишемизи́рованный ischemic
ишемизи́ровать to ischemize, to make ischemic
ишеми́ческий ischemic
ишеми́я ж. (уменьшение кровоснабжения участка тела, органа или ткани вследствие ослабления или прекращения притока артериальной крови) ischemia
~, ангиоспасти́ческая angiospastic ischemia
~, бессимпто́мная painless [silent, latent] myocardial ischemia
~, вы́званная нагру́зкой exercise-induced ischemia
~ головно́го мо́зга cerebral ischemia
~, диффу́зная diffuse ischemia
~ кише́чника bowel [intestinal] ischemia
~, компрессио́нная (вызванная сдавлением артерии) compression ischemia
~ ма́тки ametrohemia
~ миока́рда myocardial ischemia
~ миока́рда, безболева́я [миока́рда, скры́тая] painless [silent, latent] myocardial ischemia
~ миока́рда, субэндокардиа́льная subendocardial myocardial ischemia
~ миока́рда, субэпикардиа́льная subepicardial myocardial ischemia
~, обтурацио́нная obstruction ischemia
~, очаго́вая focal ischemia
~, постура́льная (вызванная позой) postural ischemia
~ сетча́тки anemia of retina, ischemia retinae
~ тка́ней tissue ischemia
~, фока́льная focal ischemia
ишиалги́я ж. невр. ischialgia, ischiodynia, ischioneuralgia
и́шиас м. невр. lumbosacral radiculitis
и́шиасный ischiatic, ischiadic, ischial, sciatic
ишиоана́льный анат. ischiorectal
ишиобульба́рный (относящийся к седалищной кости и луковице уретры) ischiobulbar
ишиовагина́льный анат. ischiovaginal
ишиовертебра́льный анат. ischiovertebral
ишиодини́я ж. ischialgia, ischiodynia, ischioneuralgia
ишиокаверно́зный анат. ischiocavernous
ишиококциге́альный анат. ischiococcygeal
ишионевралги́я ж. ischialgia, ischiodynia, ischioneuralgia
ишиопа́г м. (близнецы, сросшиеся в области промежности) ischiopagus
ишиоперинеа́льный анат. ischioperineal
ишиопубика́льный анат. ischiopubical
ишиопубиотоми́я хир. ischiohebotomy, ischiopubiotomy
ишиоректа́льный анат. ischiorectal
ишиосакра́льный анат. ischiosacral
ишиотибиа́льный анат. ischiotibial
ишиофемора́льный анат. ischiofemoral
ишиофибуля́рный анат. ischiofibular
ишури́я ж. (задержка мочи) ischuria, retention [suppression] of urine, urinary retention, urinary difficulty

~, парадокса́льная paradoxal ischuria, ischuria paradoxa
~, спасти́ческая ischuria spastica

Й

йо́га ж. yoga
йо́гурт м. диетол. yoghurt
йод м. хим. iodine, I ⋄ сма́зать цара́пину раство́ром ~a to apply iodine to a scratch
~, радиоакти́вный radioiodine, radioactive iodine
йоди́д м. iodide
~ ка́лия фарм. potassium iodide
йоди́зм м. (хроническое отравление йодом или его соединениями) iodism
йоди́рование с. iodination
йоди́ровать to iodinate
йо́дистый iodic
йо́дный iodine
йодогно́ст м. iodophthalein sodium
йододе́рма ж. (йодный дерматит) iododerma
йодометри́ческий iodometric
йодометри́я ж. iodometry
йодопротеи́н м. iodized protein
йодопси́н м. (чувствительный к фиолетовому цвету пигмент сетчатки) iodopsin, visual violet
йодотерапи́я ж. iodotherapy
йодотироглоби́н м. iodothyroglobin
йодотирози́н м. фарм. iodotyrosine
йодотиронами́н м. фарм. iodothyronamin
йодотирони́н м. фарм. iodothyronine
йодофи́л м. iodinophil, iodophil
йодофили́я ж. iodophilia
йодофи́льный iodinophil
йодофо́р м. iodophor
йодофо́рм м. фарм. iodoform
йодури́я ж. ioduria
йод-электрофоре́з м. iodine-electrophoresis
йопода́т м. (рентгеноконтрастное вещество для холецистографии) iopodate sodium
йохимби́н м. фарм. yohimbine

К

каби́на ж. booth, box, cubicle
~, душева́я shower cubicle
~, купа́льная bathing-hut
~, купа́льная для переодева́ния dressing cubicle
кабине́т м. room
~, ангиографи́ческий room for angiography
~ врача́ doctor's consulting room
~ для иссле́дований examination room

кабинет

~, зубоврачебный dental [dentist's] surgery, dental room
~ инфекционных заболеваний infectious diseases room
~, кардиоревматологический cardiorheumatologist's room
~, кишечный intestinal infections room
~ лечебной физкультуры therapeutic physical training room
~, логопедический logopedic room
~, процедурный procedure unit
~, рентгеновский X-ray room
~, смотровой room for patients' examination
~, стоматологический dental [dentist's] surgery, dental room
~, травматологический trauma surgery
~, физиотерапевтический physiotherapeutic room
~, электрокардиографический electrocardiographic room
каблук *м. ортоп.* heel
~, подбитый raised heel
~, резиновый rubber walker
кавеола *ж.* small pit
каверна *ж. морф.* cavern(a), cavity
~, бронхогенная bronchogenic cavern
~, гнилостная putrid cavern
~, гнойная purulent cavern
~, закрытая close cavern
~, костная osteal cavern
~, лёгочная cavern of lung
~, острая acute cavern
~, открытая open cavern
~, ригидная [фиброзная] chronic [fibrous, rigid] cavern
кавернит *м.* cavernitis
~, острый acute cavernitis
~, хронический chronic cavernitis
кавернография *ж. рентг.* contrast radiography of cavern
кавернозный *(напр. о слизистой оболочке носа)* cavernous
каверномa *ж.* cavernous hemangioma, cavernoma, erectile tumor, strawberry [vascular] nevus
кавинтон *м. фарм.* cavinton, vinpocetine
кавитация *ж.* cavitation
~, ультразвуковая ultrasonic cavitation
кавограмма *ж.* cavogram
кавография *ж. рентг.* (vena)cavography
~, верхняя superior venacavography
~, нижняя inferior venacavography
кадаверин *м. фарм.* cadaverine
кадастр *м.* cadastre; inventory
~, водохозяйственный water utilization cadastre, inventory of water resources and users
~ выбросов *(газообразных отходов)* emission survey
~ ухудшения среды обитания человека environment deterioration survey
кадмий *м. хим.* cadmium, Cd
кадры *м. мн.,* медицинские health manpower
кадык *м.* laryngeal prominence, prominentia laryngea, Adam's apple
каёмка *ж.* border, edge, limbus, *limbus* [NA]

~, исчерченная striated border, *limbus striatus* [NA]
~, кисточковая [щёточная] *(из микроворсинок)* brush border, *limbus penicillatus* [NA]
каёмчатый limbic
казеин *м.* casein
казеинкиназа *ж.* casein kinase
казеоз *м.* при туберкулёзе caseation in tuberculosis
казуистика *ж.* anecdotal reports, casuistics
~, рентгенологическая roentgen-oddities
кайма *ж.* edge, border, limbus, *limbus* [NA]
~ активности *радиол.* "hot rim" sign, "hot rim" of activity
~ губ, красная red border
~, исчерченная striated border, *limbus striatus* [NA]
~, кисточковая [щёточная] *(из микроворсинок)* brush border, *limbus penicillatus* [NA]
кайнометрия *ж. уст.* carbo(no)metry
кайрофобия *ж. псих.* cairophobia
какергазия *ж. (пониженное функционирование)* cacergasia
какогевзия *ж. невр., псих.* cacogeusia
какосмия *ж.* cacosmia, kakosmia
какэстезия *ж. (нарушение чувствительности)* cacesthesia
кал *м.* feces, stool
~, ахолический acholic stool
~, водянистый watery feces
~, замазкообразный ointment-like feces
~, гнилостный putrid stool
~, «голодный» *(у грудных детей при недостаточном питании)* "hungry" stool
~, кашицеобразный porridge-like stool
~, лентовидный ribbon stool
~, неоформленный shapeless stool
~, обесцвеченный light-colored feces
~, «овечий» scybalous ["sheep's"] stool
~, оформленный shaped stool
~, первородный meconium
~, фрагментарный scybalous ["sheep's"] stool
кала-азар *м.* kala azar, Indian visceral leishmaniasis, Dumdum fever
календарь *м.*:
~ беременности pregnancy table
~ прививок immunizations schedule
калечащий crippling, mutilating
калечить to cripple, to mutilate
калий *м. хим.* potassium, K
~, радиоактивный radiopotassium, radioactive potassium
~, хлористый potassium chloride
калифорний *м. хим.* californium, Cf
калликреин *м. фарм.* kallikrein
калликреиноген *м. фарм.* kallikreinogen
каллозотомия *ж.* callosotomy
калоприёмник *м.* colostomy bag
~, плохо прилегающий poor-fit colostomy bag
калорийность *ж.* caloric content, caloric value
~ пищи caloric content [caloric value] of food
калорийный caloric
калориметрия *ж.* calorimetry

калория ж. calorie, calory
кальмодулин м. *биохим.* calmodulin
кальций м. *хим.* calcium, Ca
 ~, ионизированный ionized calcium
 ~, радиоактивный radiocalcium, radioactive calcium
 ~, хлористый *фарм.* calcium chloride
 ~, цитоплазматический cytoplasmic calcium
кальцинат м. calcified focus; calcification
кальциневрин м. calcineurin
кальциноз м. calcinosis; calcification
 ~ аортального клапана calcification of aortic valve
 ~ артерии arterial calcinosis
 ~ венечных артерий calcinosis of coronary arteries
 ~ клапана valvular calcification
 ~ кожи calcinosis cutis
 ~ коронарной артерии coronary calcification
 ~ лёгкого pulmonary calcinosis
 ~ лёгочного клапана calcification of pulmonary valve
 ~, метастатический metastatic calcification
 ~ митрального клапана calcification of mitral valve
 ~ митрального кольца calcification of mitral annulus
 ~ перикарда pericardial calcification
 ~ плевры pleural calcinosis
 ~ почки renal calcinosis
 ~ предстательной железы corpora amylacea, prostatic calculi
 ~ трёхстворчатого клапана calcification of tricuspid valve
кальцитонин м. *фарм.* calcitonin
кальциферол м. *фарм.* calciferol
кальцификация ж. calcification
 ~ базальных ядер головного мозга basal ganglia calcification
 ~ тканей tissue calcification
камень м. stone, calculus (*см. тж* конкремент)
 ~, бессимптомный жёлчный asymptomatic gallstone
 ~ в нёбной миндалине tonsillolith
 ~, внутрипечёночный intrahepatic calculus
 ~ жёлчного пузыря gallstone, cholelith, chololith, biliary calculus
 ~ жёлчного пузыря, билирубиновый calcium bilirubinate stone
 ~ жёлчного пузыря, внутристеночный intramural gallstone
 ~ жёлчного пузыря, кристалличный холестероловый crystalline cholesterol stone, pure gallstone
 ~ жёлчного пузыря, пигментный pigment gallstone
 ~ жёлчного пузыря, смешанный mixed [combined] gallstone
 ~ жёлчного пузыря, углекислый кальциевый calcium carbonate gallstone
 ~, жёлчный gallstone, cholelith, chololith, biliary calculus
 ~, зубной dental calculus, dental tartar, odontolith
 ~, каловый impacted feces, fecal bolus
 ~, кишечный intestinal calculus, enterolith
 ~, коралловидный coral [staghorn, dendritic] calculus
 ~ матки hysterolith, uterine calculus, womb stone
 ~, мигрирующий mobile stone, mobile concrement
 ~ мочевого пузыря cystic calculus, (urinary) bladder stone
 ~ мочеиспускательного канала urethral calculus
 ~ мочеточника ureteral calculus
 ~ (общего) жёлчного протока common bile duct [choledochal] stone
 ~, оксалатный oxalate calculus
 ~ печени intrahepatic calculus
 ~ печёночного протока hepatic duct stone
 ~, поддесневой зубной subgingival tartar
 ~ поджелудочной железы pancreatic calculus
 ~, почечный nephrolith, renal calculus
 ~ почки nephrolith, renal calculus
 ~ предстательной железы prostatic calculus, prostatolith
 ~, рентгеноконтрастный radiopaque stone
 ~, уратный urate calculus
 ~, фасетированный жёлчный faceted bile stone
 ~, фиксированный fixed stone
 ~, фосфатный phosphate calculus
 ~, холестериновый жёлчный cholesterol gallstone
 ~, цистиновый cystine stone
камера ж. chamber, camera [NA]
 ~ глазного яблока, задняя posterior chaamber of eye, *camera posterior bulbi* [NA]
 ~ глазного яблока, передняя anterior chamber of eye, *camera anterior bulbi* [NA]
 ~ глазного яблока, стекловидная vitreous chamber of eye, *camera vitrea bulbi* [NA]
 ~, диффузионная (*для культуры тканей*) diffusion chamber
 ~ для микроволнового воздействия, безэховая anechoic chamber for microwave exposure
 ~ для облучения exposure cell, exposure [irradiation] chamber
 ~, ионизационная ionization chamber
 ~, мусороприёмная dust-collecting chamber
 ~, низкофоновая защитная shielded chamber
 ~, позитронный positron camera
 ~, пылеосадочная [пылеотстойная] dust-catch chamber
 ~, свинцовая lead chamber
 ~ с сеткой Бюркера, счётная Burquer's count chamber
 ~ с сеткой Горяева, счётная Gorjaev's count chamber
 ~ с сеткой Нейбауэра, счётная Neubauer's count chamber
 ~ с сеткой Фукса — Розенталя, счётная Fuchs-Rosenthal count chamber
 ~, сцинтилляционная scintillation [gamma] camera, scinticamera
 ~, счётная count(ing) chamber; haemocytometer

~ То́ма — Це́йсса, счётная Thoma-Zeiss [Abbé-Zeiss] count chamber
~, томографи́ческая сцинтилляцио́нная tomographic scintillation camera
~, экрани́рованная shielded chamber
камерто́н *м.* tuning fork
ка́меры *ж. мн.* се́рдца chambers of heart
камнедроби́тель *м.* lithotriptor
камнедробле́ние *с. урол.* lithotripsy, lithotrity
камнеобразова́ние *с.* stone formation
камнесече́ние *с.* lithotomy
~, надлобко́вое suprapubic lithotomy
~, проме́жностное perineal lithotomy
кампа́ния *ж.* по борьбе́ с куре́нием, ма́ссовая mass campaign for smoking control
кампилобактерио́з *м.* campilobacteriosis
камподактили́я *ж.* campodactyly
ка́мфора *ж.* camphor
камфоромонохлорфено́л *м.* camphor monochlorphenol
камфорохлорфено́л *м.* camphor chlorphenol
кана́л *м.* canal, duct, tunnel, tract, canalis [NA, NH] (*см. тж* кана́лы)
~ Алько́ка pudendal [Alcock's] canal, canalis pudendalis [NA]
~, ана́льный anal canal, canalis analis [NA]
~, бе́дренный femoral [crural] canal, canalis femoralis [NA]
~ брюшно́й по́лости, латера́льный paracolic gutter
~, га́версов haversian [Leeuwenhoek's] canal, haversian space, canalis osteoni [NA]
~ дискримина́ции (energy) window
~ желу́дка ventricular canal, canalis ventriculi [NA]
~, же́нский мочеиспуска́тельный female urethra, urethra feminina [NA]
~, заднепрохо́дный anal canal, canalis analis [NA]
~, запира́тельный obturator canal, canalis obturatorius [NA]
~ запя́стья carpal [flexor] canal, canalis carpi [NA]
~ зри́тельного пучка́ optic canal, optic foramen, canalis opticus [NA]
~, зри́тельный optic canal, optic foramen, canalis opticus [NA]
~, ио́нный ion channel
~, ка́льциевый calcium channel
~, корнево́й root canal
~ ко́рня зу́ба root canal of tooth, pulp canal, canalis radicis dentis [NA]
~, костномозгово́й (intra)medullary canal, (intra)medullary cavity
~, костнофибро́зный fibro-osseous canal, fibro-osseous tunnel, osteofascial space
~, крестцо́вый sacral canal, canalis sacralis [NA]
~, крылови́дный pterygoid [vidian] canal, canalis pterygoideus [NA]

~, лицево́й facial [fallopian] canal, fallopian aqueduct, canalis facialis [NA]
~, мужско́й мочеиспуска́тельный male urethra, urethra masculina [NA]
~, мы́шечно-тру́бный musculotubal canal, canalis musculotubarius [NA]
~, мы́щелковый condylar canal, canalis condylaris [NA]
~, на́триевый sodium channel
~, нёбно-влага́лищный palatovaginal [pharyngeal] canal, canalis palatovaginalis [NA]
~, нёбный greater palatine [palatomaxillary, pterygopalatine] canal, canalis palatinus major [NA]
~ ни́жней че́люсти mandibular [inferior dental] canal, canalis mandibulae [NA]
~, носослёзный nasolacrimal canal, canalis nasolacrimalis [NA]
~, обтури́рованный зубно́й blocked root canal
~, откры́тый ка́льциевый open calcium channel
~, откры́тый о́бщий атриовентрикуля́рный common atrioventricular canal
~, па́ховый inguinal canal, canalis inguinalis [NA]
~, перилимфати́ческий perilymphatic duct, ductus perilymphaticus [NA]
~, пита́ющий nutrient canal, canalis nutricius [NA]
~, подглазни́чный infraorbital canal, canalis infraorbitalis [NA]
~, подъязы́чный hypoglossal [anterior condyloid] canal, anterior condyloid foramen, canalis hypoglossalis [NA]
~, позвоно́чный vertebral [spinal] canal, canalis vertebralis [NA]
~, полукру́жный semicircular duct, ductus semicircularis [NA, NH]
~, потенциалозави́симый voltage-sensitive [voltage-gated, voltage-operated] channel
~, приводя́щий adductor [Hunter's, subsartorial] canal, canalis adductorius [NA]
~ привра́тника pyloric canal, canalis pyloricus [NA]
~, прободаю́щий Volkmann's canal, canalis perforans (ossis) [NH]
~, пуденда́льный pudendal [Alcock's] canal, canalis pudendalis [NA]
~ регистра́ции излуче́ния energy window
~, резцо́вый incisive [incisor] canal, Stensen's [incisive] foramen, canalis incisivum [NA]
~ с живо́й пу́льпой live pulp canal
~ со́нной арте́рии carotid canal, canalis caroticus [NA]
~, сошнико́во-влага́лищный vomerovaginal [basipharyngeal, vomerine] canal, canalis vomerovaginalis [NA]
~ спинно́го мо́зга, центра́льный central canal of spinal cord, tubus medullaris, canalis centralis [NA]

~, спи́цевый *травм.* pin tract
~, стекловидный hyaloid canal, *canalis hialoideus* [NA]
~ сте́ржня, спира́льный spiral canal of modiolus, *canalis spiralis modioli* [NA]
~ сте́ржня ули́тки вну́треннего у́ха, продо́льный longitudinal canal of modiolus, *canalis longitudinalis modioli* [NA]
~, су́женный зубно́й narrow root canal
~ сухожи́лий сгиба́телей па́льцев, фибро́зно-синовиа́льный flexor [digital, synovial, tendon, fibrous] sheath, tendon bed
~ ты́льной свя́зки запя́стья dorsal compartment
~ ули́тки cochlear duct, *ductus cochlearis* [NA]
~ ули́тки, спира́льный spiral canal of cochlea, *canalis spiralis cochleae* [NA]
~, фо́лькманнов Volkmann's canal, *canalis perforans (ossis)* [NH]
~ хряща́ chondral [cartilaginous] canal, *canalis cartilaginis* [NH]
~ ше́йки ма́тки cervical canal of uterus, *canalis cervicis uteri* [NA]
~, энергети́ческий energy channel

кана́л-дефе́кт *м.*, атриовентрикуля́рный atrioventricular canal defect

кана́лец *м.* tubule, canaliculus, *tubulus, canaliculus* [NA, NH]
~ Арно́льда, безымя́нный Arnold's anonymous canaliculus
~ бараба́нной струны́ small canal of chorda tympani, *canaliculus chordae tympani* [NA]
~, внутрикле́точный intracellular canaliculus, intracellular tubule, *canaliculus intracellularis* [NH]
~, внутрикле́точный секрето́рный intracellular secretory canaliculus, *canaliculus secretorius intracellularis* [NH]
~, денти́нный dentinal canaliculus, dentinal tubule, *canaliculus [tubulus] dentinalis* [NH]
~, диста́льный изви́тый (по́чечный) distal convoluted renal tubule, *tubulus contortus distalis* [NH]
~, диста́льный прямо́й по́чечный distal straight renal tubule, *tubulus renalis distalis* [NH]
~, желе́зистый glandular tubule, *tubulus glandularis*
~, жёлчный bile [biliary] canaliculus, bile capillary
~ изви́тый семенно́й convoluted seminiferous tubule, *tubulus seminiferus contortus* [NA]
~, ко́стный bone canaliculus, *canaliculus osseus* [NH]
~, межкле́точный intercellular canaliculus, *canaliculus intercellularis* [NH]
~, межкле́точный секрето́рный intercellular secretory canaliculus, *canaliculus secretorius intercellularis* [NH]
~, по́чечный renal tubule, *tubulus renalis* [NA]

~, проксима́льный изви́тый по́чечный proximal convoluted renal tubule, *tubulus contortus* [NH]
~, прямо́й семенно́й straight tubule, *tubulus seminiferus rectus* [NA]
~, сосцеви́дный mastoid canaliculus, *canaliculus mastoideus* [NA]
~, тимпани́ческий tympanic canaliculus, Jacobson's canal, *canaliculus tympanicus* [NA]
~ ули́тки cohlear canaliculus, Cotunnius' aqueduct, *canaliculus cochleae* [NA]
~ яи́чка, выноси́щий efferent channel of testis

канализа́ция *ж.* 1. sewerage 2. canalization
~, городска́я municipal sewerage

каналикуля́рный canalicular, tubular

каналонаполни́тель *м.* rotary paste filler
~ для (наконе́чника) бормаши́ны rotary paste filler

кана́лы *м. мн.* canals, ducts, tunnels, tracts, *canales* [NA] (*см. тж* кана́л)
~, альвеоля́рные alveolar canals, *canales alveolares* [NA]
~, ма́лые нёбные canals for nerves, lesser palatine, *canales palatini minores* [NA]
~ слёзной железы́, выводны́е excretory ductules of lacrimal gland, *ductili excretorii glandulae lacrimalis* [NA]
~, со́нно-бараба́нные caroticotympanic foramina, *canaliculi caroticotympanici* [NA]

кана́льцевый tubular, canalicular

канамици́н *м. фарм.* kanamycin

кана́тик *м.* funicle, funiculus, *funiculus* [NA]
~, боково́й (*спинного мозга*) lateral funiculus of spinal cord, anterolateral column, lateral white commissure of spinal cord, *funiculus lateralis medullae spinalis* [NA]
~, за́дний (*спинного мозга*) dorsal [posterior] white column, posterior funiculus of spinal cord, *funiculus posterior medullae spinalis* [NA]
~, переднебоково́й (*спинного мозга*) ventrolateral funiculus, ventrolateral [anterolateral] white column
~, пере́дний (*спинного мозга*) anterior funiculus of spinal cord, ventral funiculus, *funiculus anterior medullae spinalis* [NA]
~, пупо́чный umbilical cord, funis, *funiculus umbilicalis* [NA]
~, самостоя́тельный separate funiculus
~, семенно́й spermatic cord
~ спинно́го мо́зга funiculus of spinal cord, *funiculus medullae spinalis* [NA]

кандидамико́з *м.* candidiasis, candidosis

кандидеми́я *ж.* candidemia

кандидо́з *м.* candidiasis, candidosis, moniliasis, oidiomycosis
~ желу́дка gastric thrush
~, ко́жно-сли́зистый mucocutaneous candidiasis
~, ко́жный skin moniliasis

канкро́ид *м.* cancroid
~ ко́жи basal cell carcinoma, cancroid [carcinoid] of skin, basal cell nevus syndrome, basalioma

каннаби́зм *м.* cannabism, hashishism, hasheeshism
каннабино́иды *м. мн.* cannabinoids
канцероге́н *м.* carcinogen, carcinogenic substance
канцерогене́з *м.* carcinogenesis, oncogenesis
канцероге́нность *ж.* carcinogenicity, oncogenicity
канцероге́нный carcinogenic, cancerigenic
канцеромато́з *м.* carcinomatosis
канцерофоби́я *ж. псих.* cancerophobia, carcinophobia, morbid of cancer
канюли́рование *с.* cannulation
каню́ля *ж.* cannula
~, аспирацио́нная suction cannula
~, биопси́йная biopsy cannula
~, введённая в яре́мную ве́ну jugular cannula
~, пу́говчатая button cannula
~, пункцио́нная puncture cannula
~ с тупы́м ко́нчиком blunt cannula
~, трахеа́льная tracheal cannula
ка́пельница *ж.* dropper, instillator
капилля́р *м.* capillary, *vas capillare* [NA]
~, артериа́льный arterial capillary
~, вено́зный venous capillary
~, жёлчный bile capillary
~, клубо́чковый *vas capillare glomerulare* [NA]
~, кровено́сный blood capillary
~, лимфати́ческий lymph capillary
~, междо́льковый *vas capillare interlobulare* [NA]
капилляри́т *м.* capillaritis
капилля́рный capillary
капилляроскопи́я *ж.* capillaroscopy
~, телевизио́нная telecapillaroscopy
капилляротоксико́з *м.* purpura rheumatica, purpura nervosa, acute vascular [anaphylactoid, Henoch's] purpura, Schönlein(-Henoch) disease
ка́пли *ж. мн. фарм.* drops
~ в нос nasal drops
~, глазны́е eye drops
~, ушны́е ear drops
ка́пля *ж.* drop
~ жи́ра fat drop
ка́псула *ж.* capsule, *capsula* [NA]
~, бо́уменова Bowman's capsule
~ ви́лочковой железы́ *capsula thymi* [NA]
~, вну́тренняя internal capsule
~ железы́ *capsula glandularis* [NA]
~, жирова́я adipose capsule
~ лимфати́ческого узла́ *capsula nodi lymphatici* [NA]
~, минда́ликовая *capsula tonsillaris* [NA]
~ минда́лины *capsula tonsillaris* [NA]
~, нару́жная external capsule
~ нёбной минда́лины capsula tonsillaris palatini
~, околососу́дистая фибро́зная perivascular fibrous capsule
~ пе́чени, периваскуля́рная волокни́стая [пе́чени, периваскуля́рная фибро́зная] perivascular fibrous capsula of liver

~ поджелу́дочной железы́ pancreatic capsule
~ по́чечного клубо́чка *capsula glomeruli* [NA]
~ предста́тельной железы́ prostatic capsule
~, радиоизото́пная *(для иссле́дования пищевари́тельного тра́кта)* radiopaque capsule; radiopaque marker
~ суста́ва joint [articular] capsule, *capsula articularis* [NA]
~ суста́ва, растя́нутая lax [ballooned] capsule
~, суставна́я articular [joint, synovial] capsule
~ суставна́я перстнещитови́дная cricothyroid articular capsule, *capsula articularis cricothyroidea* [NA]
~, тено́нова Tenon's capsule
~, фибро́зная fibrous capsule
~ хруста́лика capsule of lens
капсули́т *м. офт.* capsulitis
~, адгези́вный adhesive capsulitis
капсулопла́стика *ж.* capsuloplasty
капсуло́том *м. мед. тех.* capsulotome
капсулотоми́я *ж. ортоп.* capsulotomy, synosteotomy, arthrotomy
ка́псульный, капсуля́рный capsular
каптопри́л *м. фарм.* captopril
каранда́ш *м.*, светово́й light pen
каранти́н *м.* quarantine
карбазилхино́н *м. фарм.* carbazil quinone, carboquone
карбамазепи́н *м. фарм.* carbamazepine
карбамоилфосфа́т *м.* carbamoyl phosphate
карбамоилфосфатсинтета́за *ж.* carbamoyl phosphate synthetase
карбапене́мы *м. мн.* carbapenems
карбиди́н *м. фарм.* carbidine
карбидо́па *ж. биохим.* carbidopa
карбоангидра́за *ж.* carbonic anhydrase
карбоангиокардиографи́я *ж. рентг.* carboangiocardiography
карбокво́н *м.* carboquone, carbazil quinone
карбоксила́за *ж.* carboxylase
карбоксилэстера́за *ж.* carboxylesterase
карбоксипептида́за *ж.* carboxypeptidase
карбона́т *м.* carbonate
карбоплати́н *м.* carboplatin
карбохоли́н *м. биохим.* carbocholine, carbachol
карбу́нкул *м.* carbuncle
~, злока́чественный [сибирея́звенный] malignant carbuncle
кардиа́льный cardial
кардиоангиогра́мма *ж.* angiocardiographic [cardioangiographic] roentgen image
кардиоангиографи́я *ж. рентг.* cardioangiography, angiocardiography
кардиоаортографи́я *ж. рентг.* left ventricular contrast angiography
кардиовазокинематографи́я *ж. рентг.* cineangiocardiography, videoangiocardiography; angiocardiography, cardioangiography
кардиовентрикулографи́я *ж. рентг.* angiocardiography, cardioangiography; ventriculography

кардиове́рсия ж. (метод восстановления нормального ритма сердца при тахиаритмии) cardioversion, countershock
кардиоге́нный cardiogenic
кардиогониоме́три́я ж. cardiogoniometry
кардиогра́мма ж. cardiogram
~, ультразвукова́я ultrasonic cardiogram, echocardiogram
кардио́граф м. cardiograph
~, ультразвуково́й ultrasonic cardiograph, echocardiograph
кардиогра́фия ж. cardiography
~, радиоизото́пная radionuclide first-pass angiocardiography, radionuclide cardiography, radio(angio)cardiography, first-pass cardiac angiography
~, ультразвукова́я echocardiography, ultrasonic cardiography
кардиокимогра́фия ж. cardiokymography
кардиокинематогра́фия ж. рент. cineangiocardiography, videoangiocardiography; cardioangiography, angiocardiography
кардиолипи́н м. фарм. cardiolipin
кардио́лог м. cardiologist
кардиоло́гия ж. cardiology
~, я́дерная nuclear cardiology
кардиомегали́я ж. (гипертрофия сердца) megalocardia
кардиомиопати́я ж. cardiomyopathy
~, алкого́льная alcoholic cardiomyopathy
~, амило́идная amyloid cardiomyopathy
~, гипертрофи́ческая hypertrophic cardiomyopathy
~, гипертрофи́ческая обструкти́вная hypertrophic obstructive cardiomyopathy
~, диабети́ческая diabetic cardiomyopathy
~, дилатацио́нная dilated cardiomyopathy
~, засто́йная congestive cardiomyopathy
~, инфильтрати́вная infiltrative cardiomyopathy
~, ишеми́ческая ischemic cardiomyopathy
~, неишеми́ческая nonischemic cardiomyopathy
~, послеродова́я postpartum cardiomyopathy
~, рестрикти́вная restrictive cardiomyopathy
~, семе́йная familial cardiomyopathy
кардиомиоци́т м. cardiac hystiocyte, Anitschkow myocyte
кардиомонито́р м. мед. тех. cardiomonitor, cardiomonitoring device
кардионевро́з м. cardioneurosis, cardiac neurosis
кардиопати́я ж. cardiopathy
~, гормона́льная hormonal cardiopathy
~, дисгормона́льная dishormonal cardiopathy
~, климактери́ческая climacteric [menopausal] cardiopathy
кардиопле́гия ж. cardioplegia
~, фармакологи́ческая [хими́ческая] chemical [pharmacologic] cardioplegia
~, холодо́вая hypothermic [cold] cardioplegia
кардиопневмогра́мма ж. cardiopneumogram
кардиосинхрониза́тор м. мед. тех. electrocardiogram gate

кардиосинхрониза́ция ж. cardiac [ECG] gating
кардиосклеро́з м. cardiosclerosis
~, атеросклероти́ческий atherosclerotic cardiosclerosis
~, атеросклероти́ческий постинфа́рктный postinfarction aterosclerotic cardiosclerosis
кардиоспа́зм м. cardiospasm
~, врождённый congenital cardiospasm
кардиостимуля́тор м. мед. тех. heart pacemaker; (control) pacer
~, вре́менный temporary pacemaker
~, программи́руемый programmable pacemaker
~, секвенциа́льный AV-sequential pacemaker
~, синхронизи́рованный atrial-triggered (synchronous) pacemaker
~ с несинхронизи́рованной частото́й demand pacemaker
~ с фикси́рованной частото́й fixed-rate pacemaker
кардиостимуля́ция ж. pacing
~, постоя́нная permanent pacing
~, предсе́рдная atrial pacing
кардиосцинтигра́мма ж. radionuclide cardiac blood pool image
кардиосцинтигра́фия ж. radionuclide ventriculography, radionuclide angiocardiography, radionuclide cineangiography, heart scintigraphy, radionuclide cardial blood pool imaging
кардиотокогра́фия ж. (электрография плода) cardiotocography
кардиотокси́ческий cardiotoxic
кардиотокси́чность ж. cardiotoxicity, cardiac toxicity
кардиото́ник м. фарм. cardiotonic (agent)
кардиотони́ческий (стимулирующий деятельность сердца) cardiotonic, cardiac, cardioactive
кардиотро́пный cardiotropic
кардиофо́бия ж. псих. cardiophobia
кардиохирурги́я ж. cardiosurgery
карди́т м. carditis
ка́риес м. стом. caries ◇ поражённый ~ом carious
~ зу́ба, генерализо́ванный systemic [generalized] caries
~ зу́ба, глубо́кий deep caries
~ зу́ба, конта́ктный contact caries
~ зу́ба, лучево́й radiation caries
~ зу́ба, осложнённый complicated caries of tooth
~ зу́ба, о́стрый progressive [acute] caries
~ зу́ба, пове́рхностный superficial caries, caries of enamel
~ зу́ба, приостанови́вшийся arrested [stopped] caries
~ зу́ба, пришее́чный precervical caries
~ зу́ба, просто́й simple [uncomplicated] caries
~ зу́ба, сре́дний median caries (of tooth)
~ зу́ба, фиссу́рный fissure caries
~ зу́ба, хрони́ческий chronic caries
~ зу́ба, циркуля́рный circular caries
~ цеме́нта cemental caries

кариес

~ эма́ли superficial caries, caries of enamel
карио́зный carious
кариокине́з *м. биол.* karyokinesis, mitosis
кариоле́мма *ж.* karyolemma, nuclear membrane
кариоли́мфа *ж.*, кариопла́зма *ж.* karyolymph, karyoplasm, nuclear hyaloplasm
кариоре́ксис *м. цитол.* karyorrhexis
кариосо́ма *ж. биол.* false [chromatin] nucleolus, karyosome, chromocenter
кариоте́ка *ж. цитол.* karyotheca
кариоти́п *м. ген.* karyotype, karyogram, idiogram
карка́с *м.*:
~, молекуля́рный molecular skeleton
ка́рлик *м.* dwarf, nanus
ка́рликовость *ж. энд.* dwarfism, nanism, microsomia, nanocormia
~ Ларо́на *(семейная, с повышенным уровнем иммунореактивного гормона роста в плазме)* Laron type dwarfism
~ Леви́ Lorain-Lévi [pituitary] dwarfism
~, метатро́пная metatropic dwarfism
~, пангипопитуита́рная panhypopituitarism
~, танатофо́рная thanatophoric dwarfism
карма́н *м.* recess, *recessus* [NA]
~, гло́точный pharyngeal [Rosenmüller's] recess, *recessus pharyngeus* [NA]
~, грушеви́дный piriform recess, *recessus piriformis* [NA]
~, ду́гласов Douglas' cul-de-sac, *excavatio rectouterina* [NA]
~ Ра́тке Rathke's pouch, pituitary diverticulum
~, я́дерный nuclear bag
карминомици́н *м. фарм.* carminomycine, carminomycinum
кармусти́н *м. фарм.* carmustine
карнити́н *м. фарм.* carnitine
карнити́н-пальмитоилтрансфера́за *ж. фарм.* carnitine palmitoyltransferase
карнози́н *м. фарм.* carnosine
карнозина́за *ж.* carnosinase
кароти́дный carotid
кароти́н *м. биохим.* carotin, carotene
каротинодерми́я *ж.* carotinodermia, xanthochromia, carotinemia, xanthoderma
каротино́ид *м. биохим.* carotinoid, carotenoid
ка́рта *ж.* record; card; map
~ амбулато́рного больно́го outpatient's card
~ бере́менной prenatal record
~, генети́ческая genetic map
~, топо́графо-анатоми́ческая до́зная image with superimposed radiotherapy plan
~, хромосо́мная chromosome map
ка́ртавость *ж.* burr
картеоло́л *м. биохим.* carteolol
карти́на *ж.* picture, pattern; presentation; impression
~, акти́вная и атипи́чная гистологи́ческая active and atypical histologic pattern
~, гистологи́ческая histopathologic feature, histopathologic finding
~, клини́ческая clinical presentation, clinical finding
~, макроскопи́ческая gross impression
~, пёстрая клини́ческая varied clinical presentation
~ по́лностью разви́вшегося некро́за full-blown picture of necrosis
~, развёрнутая клини́ческая full-scaled [comprehensive] picture
~, рентгенологи́ческая roentgenological picture, X-ray pattern
~, сцинтиграфи́ческая scintigraphic pattern
карти́рование *с. ген.* mapping
~, ауторадиографи́ческое radioautographic mapping
~, ге́нное gene mapping
~ коры́ мо́зга mapping of cerebral cortex
~ метаболи́ческих проце́ссов metabolic mapping
~, предсе́рдное atrial mapping
~, прекордиа́льное precordial mapping
~, природоохра́нное nature conservation mapping
~, томографи́ческое tomographic mapping
~ хромосо́мы chromosome mapping
~, электрокардиографи́ческое electrocardiographic mapping
картографи́рование *с.* mapping
~, ге́нное gene mapping
~, прекордиа́льное precordial mapping
~, природоохра́нное nature conservation mapping
~, электрокардиографи́ческое electrocardiographic mapping
карубици́н *м. фарм.* carubicin
кару́нкулы *м. мн. урол.* caruncles, carunculae
карфентани́л *м. фарм.* carfentanyl
карцинеми́я *ж. онк.* carcinemia, canceremia
карцино́ид *м. онк.* carcinoid (tumor), argentaffinoma
~, доброка́чественный benign carcinoid
~, злока́чественный malignant carcinoid, malignant tumor
~ ко́жи carcinoid of skin
карцино́ма *ж. онк.* carcinoma, cancer
~, база́льно-кле́точная basal cell carcinoma, basal cell epithelioma, basalioma
~ без пораже́ния лимфати́ческих узло́в node-negative carcinoma
~ Бра́уна — Пирс Brown-Pearce carcinoma
~, бронхиоля́рная bronchiolar carcinoma
~, бронхоге́нная bronchogenic carcinoma, bronchogenic cancer
~ Гере́на Guérin's carcinoma
~, гистологи́чески подтверждённая histologically distinctive carcinoma
~ из кле́ток Ме́ркеля Merkel's cell carcinoma
~ из эпите́лия прото́ков ductal carcinoma
~ Кре́бса 2 Krebs' 2 carcinoma
~ лёгкого, немелкокле́точная non-small cell carcinoma of lung
~, ме́стно распространённая locally advanced carcinoma

~, недифференци́рованная undifferentiated [anaplastic] carcinoma
~, папилля́рная papillary carcinoma
~, перехо́дно-кле́точная transitional [transient] cell carcinoma
~, плоскокле́точная squamous cell carcinoma
~, по́чечно-кле́точная [светлокле́точная] renal cell carcinoma, renal [clear cell] adenocarcinoma, clear cell carcinoma of kidney, hypernephroma, Grawitz' tumor
~, синтициа́льная deciduocellular carcinoma
~, сла́бо дифференци́рованная poorly differentiated [insular] carcinoma
~, фибро́зная scirrhous carcinoma, fibrocarcinoma
~ эндоме́трия endometrial carcinoma
~ Э́рлиха Ehrlich's carcinoma
~ яи́чника ovarian carcinoma
~ in situ carcinoma in situ, preinvasive [intraepithelial] carcinoma
карцинмато́з *м. онк.* carcinomatosis, carcinosis
~ брюши́ны peritoneal carcinosis
~ лёгких, лимфоге́нный lymphangitic carcinomatosis (of lungs)
карциносарко́ма *ж. онк.* carcinosarcoma
~ ма́тки carcinosarcoma of uterus
~ Уо́кера Walker carcino(sarco)ma
карцинофоби́я *ж. псих.* cancerophobia, morbid dread of cancer
кассе́та *ж. мед. тех.* cassette
~ для плёнки cassette, film holder
~ для прямо́й рентгеногра́фии cardboard holder
~ для рентге́новских плёнок X-ray film holder, X-ray cassette
~, пуста́я free [empty] cassette
~ с плёнкой cassette charged with (X-ray) film
кастра́ция *ж.* castration
~, гормона́льная functional castration
~, лучева́я X-ray castration
~, паразита́рная parasitic castration
~, хирурги́ческая surgical castration
катаболи́зм *м. биохим.* catabolism
катала́за *ж.* catalase
каталепси́я *ж. невр.* catalepsy, anochlesia
~ Баби́нского, мозжечко́вая Babinski's cerebellar catalepsy
~, «электри́ческая» electric catalepsy
каталепти́ческий cataleptic
ката́лиз *м. биохим.* catalysis
катализа́тор *м.* catalyst
ката́лка *ж.* barrow, surgical transport, trolley, wheel litter, wheel stretcher
ката́мнез *м.* catamnesis
катаплази́я *ж. онкол.* cataplasia, cataplasis
катаплекси́я *ж. невр.* cataplexy
~ пробужде́ния cataplexie du reveil, awakening cataplexy
катаплекти́ческий cataplectic
катара́кта *ж.* cataract
~, врождённая congenital cataract
~, лучева́я irradiation cataract
катара́льный catarrhal

катати́ми́я *ж. псих.* catathymia
катато́ни́я *ж. псих.* catatonia, catatony
кататра́вма *ж. ортоп.* catatrauma
катафази́я *ж. псих.* cataphasia
катепси́н *м. фарм.* cathepsin
кате́тер *м.* catheter; cannula ◇ вставля́ть вено́зные ~ы to insert intravenous cannulas
~, ангиографи́ческий angiographic catheter
~, артериа́льный artery catheter
~, балло́нный balloon catheter
~, волоко́нно-опти́ческий fiberoptic catheter
~, двухпросве́тный dual-lumen [double lumen, double-passage] catheter
~, дилатацио́нный dilatation catheter
~ для деструкции (*проводящих путей сердца*) ablation catheter
~ для измере́ния фу́нкции желу́дочков се́рдца catheter tip flow-meter
~, же́нский нару́жный female external catheter
~, иго́льчатый needle catheter, trocar-catheter
~, многокана́льный multilumen catheter
~, многоцелево́й multipurpose pacing catheter
~, мочето́чниковый ureteral stent, ureteral catheter
~ Нелато́на Nélaton's catheter
~ Пеццера Pezzer catheter
~, полиэтиле́новый polyethylene cannula
~ Помера́нцева — Фо́лея Pomerantsev-Foley catheter
~, постоя́нный permanent [self-retaining] catheter
~, рези́новый rubber catheter
~, рентгеноконтра́стный radiopaque catheter
~ Сва́на — Га́нза Swan-Ganz catheter
~ с двойны́м то́ком two-way catheter
~, серде́чный cardiac catheter
~, сосу́дистый intravascular catheter
~ Ти́манна Thiemann [curved elastic] catheter
~, уретра́льный urethral catheter
~ Фо́гарти Fogarty catheter
~ Фо́лея Foley catheter
~ Хи́кмана Hickman's catheter
~, щелево́й slit catheter
~, эласти́чный plastic catheter
катетериза́ци/я *ж.* catheterization; cannulation ◇ провести́ ~ю ве́ны to establish intravenous line
~ ле́вых отде́лов се́рдца left heart catheterization
~ мочето́чника ureteric catheterization
~ подключи́чной ве́ны subclavian insertion, subclavian vein catheterization
~ пра́вых отде́лов се́рдца right heart catheterization
~ се́рдца cardial catheterization
катехи́н *м. биохим.* catechine
катехолами́н *м. биохим.* catecholamine
катехолоксида́за *ж. биохим.* catechol oxidase
катехо́л-О-метилтрансфера́за *ж. биохим.* catechol-O-methyltransferase
катехолэстроге́ны *м. мн. биохим.* catechol estrogens
катио́н *м.* cation
като́к *м.* (*для массажа*) roller

катушка

катушка *ж. радиол.* (imaging) coil
~, поверхностная surface coil
~, приёмная receiver coil
~, радиочастотная radio-frequency coil
каудальный caudal(is)
каузалгический causalgic
каузалгия *ж.* causalgia
каузальный causal
кахексия *ж. морф.* cachexia, cachexy, emaciation
~, алиментарная alimentary cachexia
~, гипофизарная hypophysial [pituitary] cachexia, Simmonds' disease
~, раневая wound cachexia
~, сердечная cardial cachexia
~, церебральная cerebral cachexia
~, церебрально-гипофизарная cerebrohypophysial cachexia
кахектический cachectic
качество *с.* quality
~ жизни quality of life, life quality
~ изображения image quality
~ окружающей среды environmental quality
кашель *м.* cough
~, битональный brassy paroxismal cough
~, влажный productive cough
~, коклюшеподобный pertussis-like cough
~, коклюшный pertussis cough
~, лающий barking [whooping] cough
~, продуктивный productive cough
~, сухой short [dry] cough
кашлять to cough
квадригеминия *ж. кард.* quadrigeminy
квадрипарез *м. невр.* quadriparesis, tetraparesis
квадриплегия *ж. невр.* quadriplegia, tetraplegia
квассиноиды *м. мн. фарм.* quassinoids
кверулянтство *с. псих.* querulous [litigious] paranoia, paranoia querulans
квинпирол *м. фарм.* quinpirole
квипазин *м. фарм.* quipazine
квисквалат *м. фарм.* quisqualate
квота *ж.* quota
~ воды, сезонная минимальная season water allowance
~ загрязнения pollution quota
келоид *м. дерм.* keloid, cheloid, callosity
~ Аддисона Addison's keloid
~ Алибера Alibert's keloid
~, угревой acne keloid, dermatitis papillaris capilliti
кенофобия *ж. псих.* kenophobia
кератансульфат *м.* keratan sulfate
кератин *м. биохим.* keratin
кератит *м. офт.* keratitis
~, грибковый mycotic keratitis
~, дисковидный disciform keratitis
~, древовидный dendriform [dendritic] keratitis
~, интерстициальный interstitial keratitis
~, нитчатый filamentary keratitis
~, паренхиматозный parenchymatous keratitis
~, полосчатый striate keratitis
~, пучковидный fascicular keratitis
~, точечный punctate keratitis

кератит-розацеа *м. офт.* acne rosacea keratitis
кератоакантома *ж. дерм.* keratoacanthoma
кератодермия *ж. дерм.* keratoderma
~ Брауэра, рассеянная Brauer's diffuse [Brauer's disseminated] keratoderma
~ Бушке — Фишера, симметричная диссеминированная пятнистая Buschke-Fischer symmetric disseminated macular keratoderma
кератоз *м.* keratosis
~, старческий senile keratosis
~, фолликулярный keratosis follicularis, Darier's disease
кератоконус *м.* keratoconus
кератоконъюнктивит *м.* keratoconjunctivitis
~, сухой Sjögren's [sicca] syndrome
~, эпидемический epidemic keratoconjunctivitis
кератолиз *м.* keratolysis
кератолитический keratolytic
кератома *ж. дерм.* keratoma
кератомаляция *ж. офт.* keratomalacia
кератометр *м. мед. тех.* keratometer
кератомикоз *м. дерм.* keratomycosis
~, ладонный чёрный keratoma plantare sulcatum
кератопатия *ж. офт.* keratopathy
~, буллёзная bullous keratopathy
кератопластика *ж.* keratoplasty
~, послойная lamellar keratoplasty
кератопротез *м. офт.* keratoprosthesis
кератосклерит *м. офт.* keratoscleritis
кератоскоп *м. мед. тех.* keratoscope
кератоскопия *ж. офт.* keratoscopy
кератотомия *ж. офт.* keratotomy
кератофакия *ж. офт.* keratophakia
кератэктазия *ж. офт.* keratectasia
керион *м. дерм.* kerion
керма *ж. радиол.* kerma, kinetic energy released in material
кесарево сечение *с.* cesarean section, cesarean operation
~, абдоминальное abdominal cesarean section
~, абдоминальное классическое classical cesarean section
~, брюшно-стеночное abdominal cesarean section
~, влагалищное vaginal cesarean section
~, внебрюшинное extraperitoneal cesarean section
~, истмическое low cesarean section
~, корпоральное corporeal cesarean section
~, малое minor cesarean section
~, надлобковое suprapubic cesarean section
~, низкое [перешеечное, ретровезикальное] low cesarean section
~, чрезбрюшинное transperitoneal cesarean section
~, экстраперитонеальное extraperitoneal cesarean section
кеталар *м.*, кетамин *м. фарм.* ketalar, ketamine
кетансерин *м. фарм.* ketanserin
кетгут *м.* catgut, surgical gut
~, хромированный chromic catgut
кетоацидоз *м. энд.* ketoacidosis

кетогексо́за *ж. биохим.* ketohexose
кетогене́з *м.* ketogenesis
кетоглутаратдегидрогена́за *ж. биохим.* ketoglutarate dehydrogenase
кето́за *ж. биохим.* ketose
кетокислота́ *ж.* keto acid
кетоконазо́л *м. фарм.* ketoconazole
кето́н *м. биохим.* ketone
кетопрофе́н *м. фарм.* ketoprofen
кетотифе́н *м. фарм.* ketotifen
кефалогемато́ма *ж. (кровоизлияние в области свода черепа у новорождённого)* cephal(o)hematoma
~, вну́тренняя internal cephal(o)hematoma
кефалогра́фия *ж.* cephalography
кефалокраниокла́ст *м. мед. тех.* cephalocranioclast
кефалотри́б *м. мед. тех.* cephalotribe
кефалотрипси́я *ж. гинек.* cephalotripsy
кефзо́л *м. фарм.* kefzol, cefazolin
кефи́р *м.* kefir ◇ Б-~ kefir diluted by half with rice water; В-~ 2/3 kefir-rice water mixture
киберне́тика *ж.* cybernetics
~, биологи́ческая biological cybernetics
~, медици́нская medical cybernetics
киль *м.* carina, *carina* [NA]
~ влага́лища, уретра́льный urethral carina of vagina, *carina urethralis vaginale* [NA]
~ трахе́и carina of trachea, *carina tracheae* [NA]
кимогра́мма *ж.* kymogram
кимо́граф *м. мед. тех.* kymograph
кимогра́фия *ж.* kymography
кимоцистогра́фия *ж. рентг.* kymocystography
кина́за *ж. биохим.* kinase
кинангиокардиогра́фия *ж. рентг.* cineangiocardiography, videoangiocardiography; cardioangiography, angiocardiography
кинезалги́я *ж. (боль при ходьбе)* kines(i)algia, cinesalgia
кинези́метр *м. мед. тех.* kinesi(o)meter, cinesimeter
кинезиметри́я *ж.* kinesimetry
кинезиоло́гия *ж. (физиология движений)* kinesiology
кине́зис *м. (движение)* kinesis
кинезитерапи́я *ж.* kinesitherapy, kinesiatrics, cinesiatrics, cinesitherapy
кинези́я *ж.* kinesia
кинематогра́фия *ж.*, рентгенотелевизио́нная cine(mato)radiography, cineroentgenography, roentgenocinematography, cinefluorography
кинепла́стика *ж (кинематизация культи)* cineplasty, cineplastics, cinematization
кинестези́я *ж. (мышечное чувство)* kinesthesia, cinesthesia
~, речева́я speech kinesthesia
кине́тика *ж. (движение, динамика)* kinetics
~, кле́точная cell kinetics
~ пролифера́ции *(клеток)* proliferation kinetics
~ ро́ста о́пухоли tumor growth kinetics
~ свя́зывания binding kinetics

~ сте́нок миока́рда cardiac [regional myocardial] wall motion, regional myocardial kinetics
кинети́ческий kinetic
кинетогра́мма *ж.* kinetogram
кинетогра́фия *ж.* kinetography
кинетокардиогра́мма *ж.* kinetocardiogram
кинетокардиогра́фия *ж.* kinetocardiography
кинетохо́р *м.* kinetochore, centromere
кинина́за *ж. биохим.* kininase
кининоге́н *м. биохим.* kininogen
кини́ны *м. мн. биохим.* kinins
киноангиогра́фия *ж.* cineangiography
киноангиокардиогра́фия *ж. рентг.* cineangiocardiography, videoangiocardiography; angiocardiography, cardioangiography
киноангиоцереброгра́фия *ж.* cerebral cineangiography
киновентрикулогра́фия *ж.* cineventriculography
кинокоронарогра́фия *ж.* coronary cineangiography
кинорекси́я *ж.* kynorexia
кинорентгеногра́фия *ж.* cine(mato)radiography, cineroentgenography, roentgenocinematography, cinefluorography
кинофлюорогра́фия *ж.*, кинофлюороскопи́я *ж.* cinefluorography, cine(mato)radiography, cineroentgenography, roentgenocinematography
кинофо́бия *ж. (боязнь собак)* kynophobia
кинурени́н *м. биохим.* kynurenine
кинуренинури́я *ж.* kinureninuria
киоторфи́н *м. фарм.* kyotorphin
кипе́ть to boil
киприрдофо́бия *ж. псих.* kypridophobia
кислоро́д *м. хим.* oxygen, O
~, авари́йный emergency oxygen
~, атмосфе́рный atmospheric oxygen
~, диссоции́рованный dissociated oxygen
~, жи́дкий liquid oxygen
~, поглощённый absorbed oxygen
~ под повы́шенным давле́нием hyperbaric oxygen
~, поступа́ющий incoming oxygen
~, растворённый dissolved oxygen
~, чи́стый pure oxygen
кислородотерапи́я *ж.* oxygen therapy
кислородсодержа́щий oxygen-containing
кислота́ *ж. (см. тж* кисло́ты*)* acid
~, адени́ловая adenylic acid
~, азо́тная nitric acid
~, аминоизома́сляная aminoisobutyric acid
~, аминокапро́новая aminocaproic acid
~, аминолевули́новая aminolevulinic acid
~, аминоокси́уксусная aminooxyacetic acid
~, аминосалици́ловая aminosalicylic acid
~, аминоу́ксусная aminoacetic acid
~, арахидо́новая arachidonic acid
~, арилпропио́новая arylpropionic acid
~, аскорби́новая ascorbic acid
~, араспараги́новая asparaginic [aspartic] acid
~, ацетилглутами́новая acetylglutaminic acid
~, ацетилнейрами́новая acetylneuraminic acid
~, ацетилсалици́ловая acetylsalicylic acid

кислота

~, бензойная benzoic acid
~, бромисто-водородная hydrobromic acid
~, винная tartaric acid
~, гамма-аминомасляная gamma-aminobutyric acid
~, гентизиновая gentisic acid
~, гептановая heptanoic acid
~, гиалуроновая hyaluronic acid
~, гидроксимасляная hydroxybutyric acid
~, гидроксиэйкозатетраеновая hydroxyeicosatetraenoic acid, HETE
~, гипохлористая hypochlorous acid
~, гиппуровая hippuric acid
~, гликолевая glycolic acid
~, глицериновая glyceric acid
~, глицирретиновая glycyrrhetinic acid
~, глутаминовая glutami(ni)c acid
~, глутаровая glutaric acid
~, глюконовая gluconic acid
~, глюкуроновая glucuronic acid
~, гомованилиновая homovanillic acid
~, дезоксирибонуклеиновая deoxyribonucleic acid
~, дезоксихолевая deoxycholic acid
~, дигидроксифенилуксусная 3,4-dihydroxyphenylacetic acid
~, дикарбоновая dicarboxylic acid
~, димеркаптосукциновая [димеркаптоянтарная] dimercaptosuccinic acid, DMSA
~, диэтилентриаминпентауксусная diethylenetriaminepentaacetic acid, DTPA
~, докозагексаеновая docosahexaenoic acid
~, домбевая domoic acid
~, дубильная tannic acid
~, иботеновая ibotenic acid
~, иминодиацетовая [иминодиуксусная] hepato-iminodiacetic acid, HIDA
~, иопаноевая iopanoic acid
~, йодисто-водородная hydroiodic acid
~, каиновая kainic acid
~, каприновая capric acid
~, карбоновая carboxylic acid
~, квискваловая quisqualic acid
~, кинуреновая kynurenic acid
~, коричная cinnamic acid
~, кофейная caffeic acid
~, лауриновая lauric acid
~, лизергиновая lysergic acid
~, лимонная citric acid
~, линолевая linoleic acid
~, липоевая lipoic acid
~, малеиновая maleic acid
~, мевалоновая mevalonic acid
~, метилмалоновая methylmalonic acid
~, миристиновая myristinic acid
~, молочная lactic acid
~, мочевая uric acid
~, муравьиная formic acid
~, налидиксовая nalidixic acid
~, нафтойная naphthoic acid
~, нейраминовая neuraminic acid
~, никотиновая nicotinic acid
~, нипекотиновая nipecotic acid
~, нуклеиновая nucleic acid
~, октадека-9,11-диеновая octadeca-9,11-dienoic acid
~, олеиновая oleic acid
~, оротовая orotic acid
~, пальмитиновая palmiti(ni)c acid
~, пантотеновая pantothenic acid
~, перхлорная perchloric acid
~, пиколиновая picolinic acid
~, пимелиновая pimelic acid
~, пипемидовая pipemidic acid
~, пиридонкарбоновая pyridonecarboxylic acid
~, пировиноградная pyruvic acid
~, пропионовая propionic acid
~, протокатеховая protocathechuic acid
~, ретиновая retinoic acid
~, рибонуклеиновая ribonucleic acid
~, рибонуклеиновая информационная messenger ribonucleic acid
~, салициловая salicylic acid
~, салицилуровая salicyluric acid
~, серная sulfuric acid
~, сиаловая sialic acid
~, соляная hydrochloric acid
~, стеариновая stearic acid
~, стизолобовая stizolobic acid
~, сульфаминовая sulfamic acid
~, сульфоновая sulfonic acid
~, толфенамовая tolfenamic acid
~, трихлоруксусная trichloracetic acid
~, уксусная acetic acid
~, урсодезоксихолевая ursodeoxycholic acid
~, урсоловая ursolic acid
~, флуфенамовая flufenamic acid
~, фолиевая folic acid
~, фосфатидная phosphatidic acid
~, фосфоновалериановая phosphonovaleric acid
~, фосфоновая phosphonic acid
~, фосфорная phosphoric acid
~, фумаровая fumaric acid
~, фусидовая fusidic acid
~, хинолиновая quinolinic acid
~, хлорноватистая hypochlorous acid
~, хромовая chromic acid
~, эйкозапентаеновая eicosapentaenoic acid
~, эйкозатетраеновая eicosatetraenoic acid
~, этакриновая ethacrynic acid
~, янтарная succinic acid
кислотность ж. acidity
~, желудка (intra)gastric acidity
~, титруемая titrable acidity
кислотоустойчивый acidproof, acid-resisting
кислоты ж. мн. acids (см. тж кислота)
~ жёлчные bile acids
~, жёлчные конъюгированные conjugated bile acids
~, жёлчные неконъюгированные unconjugated bile acids
~, жирные fatty acids
~, жирные заменимые substituted fatty acids
~, жирные незаменимые essential fatty acids
~, органические organic acids

~, полиненасы́щенные n-6-жи́рные N-6 polyunsaturated fatty acids
~, трикарбо́новые tricarboxylic acids
~, фено́льные phenolic acids
~, холестено́евые cholestenoic acids
~, эссенциа́льные жи́рные essential fatty acids

киста́ ж. cyst
~, амниоти́ческая amniotic cyst
~, аневризмати́ческая ко́стная aneurismal bone cyst
~ бартоли́новой железы́ Bartholin's cyst
~ Бе́йкера Baker's cyst
~, бранхиогéнная branchial (cleft) cyst
~ брыже́йки mesenteric cyst
~ брюши́ны peritoneal inclusion cyst
~ влага́лища vaginal cyst
~ влага́лища, ретенцио́нная hydrocolpos, hydrocolpocele
~, внутрибрюшна́я peritoneal inclusion cyst
~, внутрижелу́дочковая intraventricular cyst
~, возду́шная gas-filled cyst
~, врождённая congenital cyst
~ горта́ни, врождённая congenital cyst of larynx
~, дермо́идная dermoid cyst
~, жа́берная branchial (cleft) cyst
~ жёлтого те́ла corpus luteum cyst
~ жёлчного прото́ка choledochal cyst
~ зубна́я dental [odontogenic] cyst
~ зубна́я, апика́льная apical cyst
~ зубна́я корнева́я radicular cyst
~ зубна́я фолликуля́рная follicular dental cyst
~, интралигамента́рная intraligamentous cyst
~, интраселля́рная intracellar cyst
~ карма́на Ра́тке Rathke's cleft cyst
~ кише́чника, дупликацио́нная intestinal duplication cyst
~, коллоидная colloid cyst
~ ко́сти, однока́мерная [ко́сти, солита́рная] osteocystoma, unicameral [solitary] bone cyst
~, ко́стная osteocystoma, unicameral [solitary] bone cyst
~ лёгкого pulmonary cyst
~ Ли́ндау Lindau's cyst
~, ло́жная pseudocyst
~, люте́иновая lutein cyst
~, медиастина́льная mediastinal cyst
~, миксо́идная myxoid [synovial] cyst
~ моло́чной железы́ (ga)lactocele, lacteal [milk] cyst
~ о́бщего жёлчного прото́ка choledochal cyst
~, паровариа́льная paroophoritic cyst
~, перви́чная cyst of origin
~, периампуля́рная periampullary cyst
~ перика́рда pericardial cyst
~ пе́чени, непаразита́рная nonparasitic hepatic cyst
~ пе́чени, эхиноко́кковая hepatic hydatid (cyst)
~ пилородуодена́льная дупликацио́нная pyloroduodenal duplication cyst
~ пищево́да esophageal cyst
~ поджелу́дочной железы́ pancreatic cyst
~ поджелу́дочной железы́, ло́жная pancreatic pseudocyst
~ поджелу́дочной железы́, обызвествлённая calcified pancreatic pseudocyst
~, поднадко́стная зубна́я subperiostomal dental cyst
~ подъязы́чной железы́ ranula, sublingual cyst
~ по́чки renal [kidney] cyst
~ предста́тельной железы́ prostatic cyst
~ прида́тка яи́чка epididymis cyst
~ прида́тка яи́чника paroophoritic cyst
~, ретенцио́нная retention cyst
~ са́льной железы́ sebaceous cyst
~ сво́да че́репа calvarial cyst
~ се́рдца cyst of heart
~, серо́зная serous cyst
~, синовиа́льная synovial [myxoid] cyst
~ сли́зистой оболо́чки щеки́ buccal mucous cyst
~, текалюте́иновая thecalutein cyst
~ ура́хуса urachal cyst
~ уре́тры urethral cyst
~, фолликуля́рная follicular cyst
~ че́люсти gnathic cyst
~ че́репа, ко́стная skull bone cyst
~ ше́и, бокова́я brancial (cleft) cyst
~, «шокола́дная» chocolate [endometrial] cyst
~, энтера́льная enteric cyst
~ яи́чника ovarian [oophoritic] cyst
~ яи́чника, ретенцио́нная retention cyst of ovary

кистогра́мма ж. cystogram

кистогра́фия ж. *радиол.* contrast radiography of cyst cavity

кисто́зный cystous, cystic

кистои́д м. pseudocyst

кистои́дный cystoid, cyst-like

кисто́ма ж. cystoma
~ яи́чника ovarian cystoma

ки́сточки ж. мн. *(селезёнки)* penicilli [NA]

кисточкови́дный, ки́сточковый penicillatus, penicilliformis

кисть ж. hand, *manus* [NA]
~ акуше́ра при тета́нии accoucheur's hand
~ Ара́на — Дюше́нна, атрофи́ческая monkey [ape] hand
~, искале́ченная mutilated hand
~, когти́стая clawhand, griffin claw, main en griffe
~, обезья́нья monkey [ape] hand
~, пло́ская flat hand
~, расщеплённая split [cleft, lobster-claw] hand
~, свиса́ющая drop hand, wristdrop

кифо́з м. kyphosis, cyphosis, hump (back), hunchback, gibbus
~, туберкулёзный tuberculous kyphosis
~, ю́ношеский juvenile [Sheuermann's] kyphosis, vertebral epiphysis, Scheuermann's [Sheurmann-Mau] disease

кифосколио́з м. kyphoscoliosis, scoliokyphosis
~, врождённый congenital kyphoscoliosis

кифоти́ческий kyphotic, cyphotic, kyphoic

кише́чник

кише́чник *м.* bowels ◇ прочища́ть ~ to clear one's bowels
~, ине́ртный sluggish bowels
кише́чный intestinal
кишк/а́ *ж.* intestine, bowel, gut, *intestinum* [NA] ◇ вскрыва́ть ~у́ to open the bowel; проходи́ть по то́нкой ~е́ (*о пище*) to traverse the small bowel; сани́ровать то́лстую ~у́ (*от полипов*) to clear the colon
~, восходя́щая ободо́чная ascending colon, *colon ascendens* [NA]
~, двенадцатипёрстная duodenum, *duodenum* [NA]
~, жизнеспосо́бная viable intestine
~, нежизнеспосо́бная nonviable intestine
~, нисходя́щая ободо́чная descending colon, *colon descendens* [NA]
~, ободо́чная colon, *colon* [NA]
~, ободо́чная и пряма́я colon and rectum, colorectum
~, отключённая defunctioned bowel
~, отключённая то́лстая excluded colon
~, подвздо́шная ileum, *ileum* [NA]
~, подви́жная слепа́я mobile cecum
~, попере́чная ободо́чная transverse colon, *colon transversum* [NA]
~, пряма́я rectum, (*intestinum*) *rectum* [NA]
~, сигмови́дная ободо́чная sigmoid colon, *colon sigmoideum* [NA]
~, слепа́я blind gut, (*intestinum*) *cecum*, (*intestinum*) *cecum* [NA]
~, спасти́ческая то́лстая spastic [irritable] colon
~, сре́дняя *эмбр.* midgut
~, то́лстая large intestine, *intestinum crassum* [NA]
~, то́нкая small intestine, *intestinum tenue* [NA]
~, то́щая jejunum, *jejunum* [NA]
кла́пан *м.* valve, valvule, *valva*, *valvula* [NA]
~ Амюсса́ Amussat's valve
~ аорты aortic valve, *valva aortae* [NA]
~, вено́зный venous valve, *valvula venosa* [NA]
~ вдо́ха inspired valve
~ вы́доха expired valve
~, двуство́рчатый bicuspid [mitral, left atrioventricular] valve, *valva atrioventricularis sinistra, valva mitralis* [NA]
~, илеоцека́льный ileocecal valve, *valva ileocecalis* [NA]
~, иску́сственный prosthetic valve
~, иску́сственный аорта́льный artificial aortic valve
~ лёгочного ствола́ valve of pulmonary trunk, pulmonary valve, *valva trunci pulmonalis* [NA]
~, лимфати́ческий lymphatic valve, *valvula lymphatica* [NA]
~, митра́льный mitral [bicuspid, left atrioventricular] valve, *valva mitralis* [NA]
~, предсе́рдно-желу́дочковый пра́вый right atrioventricular [tricuspid] valve, *valva atrioventricularis dextra, valva tricuspidalis* [NA]
~, предсе́рдно-желу́дочковый ле́вый mitral [bicuspid, left atrioventricular] valve, *valva atrioventricularis sinistra, valva mitralis* [NA]
~ се́рдца, иску́сственный prosthetic cardiac valve
~, стенози́рованный stenotic valve
~, трёхство́рчатый tricuspid [right atrioventricular] valve, *valva atrioventricularis dextra, valva tricuspidalis* [NA]
~ уре́тры urethral valve
кла́панный valvular, valval, valvar
классифика́ция *ж.* classification
~ боле́зней nosology, nosotaxy
~ Дью́кса (*опухолей ободочной и прямой кишок*) Dukes' classification
~ о́пухолей яи́чников, гистологи́ческая histological classification of ovarian tumors
~ поврежде́ний categorization of injuries
классифици́ровать to classify, to categorize
клаустромани́я *ж. псих.* claustromania
клаустрофили́я *ж. псих.* claustrophilia
клаустрофоби́я *ж. псих.* claustrophobia
клеоприд *м. фарм.* clebopride
клей *м. биохим.* adhesive, glue
~, биологи́ческий [медици́нский] biological adhesive
~, фибри́новый fibrin adhesive
клёмма *ж. мед. тех.* clamp
~, бульдо́жья bulldog clamp
~, зу́бчатая toothed clamp
~, сосу́дистая ligating clamp
кленбутеро́л *м. фарм.* clenbuterol
клеоци́н *м. фарм.* cleocin, clindamycin hydrochloride
клептолагни́я *ж.* (*половое извращение*) kleptolagnia
клептомани́я *ж. псих.* kleptomania
клептофоби́я *ж. псих.* kleptophobia
кле́тка *ж.* cell, *cellula, cella* [NH] (*см. тж* **клетки**) ◇ A-~ [a-~] alpha [A] cell; B-~ [β-~] beta [B] cell, *cellula beta, cellula*; D-~ delta [D] cell; K-~ C cell
~, адвентициа́льная adventitional [pericapillary, perithelial, satellite] cell
~, адреналоге́нная adrenalogenic cell
~, альвеоля́рная alveolar cell
~, альвеоля́рного прото́ка, пло́ская *cellula plana ducti alveolaris*
~, амёбови́дная ameboid [wondering] cell
~, антигенпредставля́ющая antigen-presenting cell
~, антителообразу́ющая [антителопроду́цирующая] antibody-forming cell
~, антителосекрети́рующая antibody-secreting cell
~, апика́льно-зерни́стая apical granular cell
~, аргентаффи́нная argentaffine cell
~, аргирофи́льная argyrophilic cell
~ Аскана́зи Askanazy [Hürthle] cell
~, астроглиа́льная astroglial cell
~, атрофи́ческая atrophic cell
~, аутореакти́вная autoreactive cell

клетка

~, ацидофильная acidophylic cell, acidocyte, acidophil
~, ацинарная acinar [acinous] cell
~, базальная basal [basilar] cell
~, баллонная balloon cell
~ Беван-Льюиса Bevan-Lewis cell
~, белковая serous [albuminous] cell
~ Берёзовского — Штернберга Sternberg(-Reed) [Reed-Sternberg] cell
~ Бёттхера supporting [sustentacular] cell
~ Беца Betz [large pyramidal] cell
~, бластная blast cell
~, блуждающая wandering [ameboid] cell
~, бляшкообразующая plaque-forming cell
~, бокаловидная goblet [calciform, beaker, chalice] cell
~, большая альвеолярная great alveolar [type II] cell, granular pneumonocyte
~ Бровича — Купфера Browich-Kupffer cell
~, веретеновидная fusiform cell
~, вкусовая gustatory cell
~, волосковая внутренняя inner hair cell
~, волосковая наружная outer hair cell
~, волосковая сенсорная *(внутреннего уха)* Corti's [cochlear hair] cell
~ воспаления [воспалительного очага] inflammatory cell
~, вспомогательная accessory cell
~ Гензена Hensen's cell
~, гетерометрическая цилиндрическая heteromeric [commissural] column cell
~, гибридная hybrid cell
~, главная cellula principalis
~, глиальная glia cell
~ Гольджи типа I Golgi type I neuron
~ Гольджи типа II Golgi type II neuron
~, грудная chest, thorax, thoracic cage
~ Гюртле Hürthle [Askanazy] cell
~ Дейтерса Deiters' cell, *cellula phalangea externa* [NH]
~, дендровидная dendritic cell, *cellula dendriformis* [NH]
~, дочерняя daughter cell
~, древовидная dendritic cell, *cellula dendriformis* [NH]
~, дыхательная squamous alveolar cell
~, железистая glandular [glandulous] cell
~, желудочковая *cellula ventricularis* [NH]
~, жировая fat [adipose] cell, adipocyte, lipocyte
~, зародышевая germ [sex] cell
~, звёздчатая stellate cell, *cellula stellata* [NH]
~, зернистая granulosa cell
~ изображения picture element, pixel
~, иммунная immune cell
~, иммунокомпетентная immunocompetent cell
~, иммунологически компетентная immunologically competent cell
~, иммунологически некомпетентная immunologically incompetent cell
~, интерфазная interphasic cell, *cellula intermitotica interphasica* [NH]

~, инфицированная infected cell
~, кисточковая *cellula penicillata* [NH]
~, кишечная поверхностная *cellula intestinalis superficialis* [NH]
~ кишечной железы [кишечной крипты], столбчатая *cellula columnaris glandulae [cryptae] intestinalis* [NH]
~ Клары Clara's cell
~ Клаудиуса Claudius' cell
~, колбочковидная зрительная *cellula optica coniformis* [NH]
~ Корти Corti's [cochlear hair] cell
~ костного мозга bone marrow cell
~ костного мозга, стволовая bone marrow stem cell
~ костномозгового происхождения bone marrow-derived cell
~ крови blood cell, blood corpuscle
~ крови, белая white blood cell, leukocyte
~, крылатая wing cell
~, ксантомная xanthome cell
~, кубическая cuboid(al) [cubelike] cell, *cellula cuboidea* [NH]
~ Купфера Kupffer's cell, stellate cell of liver, *macrophagocytus stellatus* [NH]
~ Лангерганса Langerhans' cell
~, лейкозная leukemia cell
~ лёгочной альвеолы, большая great alveolar [type II] cell, granular pneumonocyte
~, лимфатическая lymph cell
~, лимфоидная lymphoid cell
~, макроглиальная macroglia cell
~, макрофагоподобная macrophage-like cell
~, маршанова adventitial [pericapillary, perithelial] cell, pericyte
~ мезенхимная mesenchymal cell
~, митотическая mitotic cell, *cellula mitotica* [NH]
~, многогранная polyhedral cell
~, наружная волосковая сенсорная *cellula sensoria pilosa externa* [NH]
~, наружная пограничная *cellula limitans externa* [NH]
~, наружная фаланговая *cellula phalangea externa* [NH]
~, нейроглиальная neuroglia (cell)
~, нейросенсорная *epitheliocytus neurosensorius* [NH]
~, неопластическая плазматическая neoplastic plasma cell
~, неприлипающая nonadherent cell
~, нервная nerve cell, neurocyte, neuron
~, нулевая null cell
~, обонятельная нейросенсорная olfactory receptor [Schultze's] cell, *cellula neurosensoria olfactoria* [NH]
~, овоидная ovoid [egg-shaped] cell, *cellula ovoidea* [NH]
~, однокапельная жировая one-drop adipocyte, one-drop fat [one-drop adipose] cell, *adipocytus uniguttularis* [NH]

309

клетка

~, озлокачествлённая malignant [cancer, neoplastic, tumor] cell
~, околоклубочковая *juxtaglomerulocytus, endocrinocytus myoideus* [NH]
~, оксифильная oxyphil(ic) cell
~, опухолевая malignant [cancer, neoplastic, tumor] cell
~, осязательная tactile cell, *cellula tactus* [NH]
~, отростчатая dendritic cell, *cellula dendriformis* [NH]
~, палочковидная зрительная rod cell of retina
~ памяти memory cell
~, париетальная parietal cell, *cellula parietalis* [NH]
~, пенистая foam cell
~, периваскулярная perivascular cell
~, перстневидная signet ring cell
~, пигментная pigment cell, *cellula pigmentosa* [NH]
~, пирамидальная pyramidal cell, *cellula pyramidalis* [NH]
~, плазматическая plasma cell, plasmacyte, plasmocyte
~, плоская squamous cell, *cellula squamosa* [NH]
~, поддерживающая supporting [sustentacular] cell
~, полигональная polygonal cell, *cellula polyhedralis* [NH]
~, полипотенциальная pluripotent cell
~, половая sex [germ] cell
~, предсердная *cellula atrialis* [NH]
~, призматическая prismatic cell, *cellula prismatica* [NH]
~ Пуркинье Purkinje's cell, Purkinje's corpuscle
~, раковая malignant [cancer, neoplastic, tumor] cell
~, реснитчатая *cellula ciliata* [NH]
~, респираторная альвеолярная respiratory alveolar cell
~, ретикулярная reticular cell, reticulocyte, *reticulocytus* [NH]
~ Руже Rouget's cell
~, секретирующая антитела antibody-secreting cell
~, секреторная secretory cell, *cellula secretoria* [NH]
~, секреторная альвеолярная secretory alveolar cell
~, серозная железистая serous gland cell, serocyte, *serocytus* [NH]
~, синовиальная *cellula synovialis* [NH]
~, сквамозная squamous cell, *cellula squamosa* [NH]
~, слизистая mucous cell, *mucocytus* [NH]
~ с рассеянным синапсом *cellula cum synapsi disseminata* [NH]
~ стволовая stem cell
~, стволовая опухолевая tumor stem cell
~, столбовая column cell
~, сухожильная tendon cell, *tendinocytus* [NH]
~ с чашечкообразным синапсом *cellula cum synapsi calciformi* [NH]

~, таутометрическая цилиндрическая tautomeric [ipsilateral] column cell
~, тимическая стромальная thymic stromal cell
~, трансформированная transformed cell
~, тучная mast cell, mastocyte, labrocyte, *granulocytus basophilus textus* [NH]
~, уротелиальная urothelial cell
~, фагоцитирующая phagocyte
~, фибробластоподобная fibroblast-like cell
~, фиксированная dead [fixed, preserved] cell
~, фолликулярная дендритная follicular dendritic cell
~, хелперная helper cell
~, хромофобная chromophobe
~, хрящевая *chondrocytus* [NH]
~, центроацинозная *cellula centroacinosa* [NH]
~, цитолитическая cytolytic cell
~, цитотоксическая cytotoxic cell
~, шаровидная spheroid [globoid] cell, *cellula spherica* [NH]
~, шванновская Schwann [neurolemma, neurilemma] cell, *neurolemmocytus* [NH]
~ Штернберга Sternberg(-Reed) [Reed-Sternberg] cell
~ Шультце Schultze's [olfactory receptor] cell, *cellula neurosensoria olfactoria* [NH]
~, щипцовая prickle cell
~, эмболическая опухолевая circulating [embolic] tumor cell
~, эндокринная endocrine cell
~, эозинофильная eosinophilic [acidophilic] cell, eosinophil, acidocyte, acidophil
~, эпителиальная epithelial cell, epitheliocyte, *cellula epithelialis* [NH]
~, эпителиоподобная epithelial-like cell
клетка-киллер ж. killer cell
~, естественная natural killer cell
клетка-мишень ж. target [Mexican hat] cell
клетка-предшественник ж. precursor cell, precursor
клетка-убийца ж. killer cell
клетка-эффектор ж. effector cell
клетк/и ж. мн. cells (*см. тж* клетка) ◇ культивировать ~ to culture cells; обсеменять опухолевыми ~ами to seed with tumor cells
~, аберрантные исходные aberrant initial cells
~ Аничкова Anitschkow cells, cardiac histiocytes
~ Арманни — Эбштейна Armanni-Ebstein cells
~, ашоффские Aschoff's cells
~ Ван-Гехухтена Van Gehuchten's cells
~ волокон Бергмана Bergmann's fiber cells
~, культивируемые cultured cells
~, многоядерные multinucleated cells
~ опухолей, культивируемые cultured tumor cells
~, подвергшиеся баллонной дистрофии balloon cells
~, прилипающие adherent cells
~ Рид — Штернберга Sternberg(-Reed) [Reed-Sternberg] cells
~ соединительной ткани connective tissue cells, *cellulae textus connectivi* [NH]
~, таламические thalamic cells
~ Тцанка Tzanck cells

~ Уо́ртина — Фи́нкельдея Warthin-Finkeldey cells
~ хрони́ческого воспале́ния chronic inflammatory cells
~, циркули́рующие в перифери́ческой кро́ви circulating cells
кле́точно-кинети́ческий cell(ular) kinetic
кле́точность *ж.* (*насыщенность клетками*) cellularity
кле́точный cellular, *cellularis*
клетча́тка *ж.*:
~, жирова́я fatty tissue
~, околовлага́лищная paravaginal fat
~, околома́точная parametrium
~, околоше́ечная paracervix
~, периректа́льная perirectal fat
~, пищева́я dietary fiber
~, подко́жно-жирова́я subcutaneous fat
~, седа́лищно-прямокише́чная жирова́я ischiorectal adipose tissue
~, та́зовая pelvic fat
клещи́ *м. мн. биол.* ticks
кли́зма *ж.* enema, clysis, clyster
~, ба́риевая barium enema
~, водораствори́мая контра́стная water-soluble contrast enema
~, высо́кая high enema, enteroclysis
~, гипертони́ческая saline enema
~, ка́пельная drip, rectal drip
~, контра́стная contrast enema
~, лека́рственная medicinal enema
~, лече́бная therapeutic enema
~, мы́льная soapsuds enema
~, очисти́тельная cleansing [purgetive] enema
~, пита́тельная rectal feeding, nutrient enema
~ с возду́шным контрасти́рованием, ба́риевая air-contrast barium [double contrast] enema
~, сифо́нная siphon enema
~, уде́рживающая retention enema
кли́макс *м.* climacteric, climacterium
~, же́нский climacterium female
~, мужско́й climacterium virile
~, осложнённый complicated climacteric
~, ра́нний premature climacteric, climacterium praecox
климакте́рий *м.* climacteric, climacterim (*см. тж* кли́макс)
климактери́ческий climacteric
кли́мат *м.* climate
~, благоприя́тный для здоро́вья salubrious [salutary, sanatory] climate
~, вла́жный dewy climate
~, жа́ркий hot [torrid] climate
~, иску́сственный artificial climate
~, континента́льный continental climate
~, мя́гкий clement [mild] climate
~, примо́рский coast climate
~ пусты́ни desert climate
~, уме́ренный moderate [temperate] climate
климатовера́нда *ж.* climatic veranda
климатоло́гия *ж.* climatology
~, медици́нская medical climatology
климатопавильо́н *м.* climatic pavilion

климатопатоло́гия *ж.* climatopathology
климатопрофила́ктика *ж.* climatic prophylaxis
климатотерапи́я *ж.* climatotherapeutics, climatotherapy, climatic treatment
климатофизиоло́гия *ж.* climatophysiology
клин *м.* 1. wedge 2. wedge, *cuneus* [NA]
~, ко́стный bone wedge
~, опти́ческий *мед. тех.* optical wedge
клиндамици́н *м. фарм.* clindamycin
кли́ника *ж.* 1. (*медицинское учреждение*) clinic 2. (*клиническая картина*) clinical picture
~, наркологи́ческая addiction clinic
~, проктологи́ческая colorectal clinic
~, радиологи́ческая radiological clinic
~, специализи́рованная special referral center
кли́нико-морфологи́ческий, кли́нико-патологи́ческий clinicopathologic
клиници́ст *м.* clinician
клини́ческий clinical, in-patient
клинови́дный wedge-shaped, cuneiform, cuneate
клинодактили́я *ж. невр.* clinodactyly
клинома́ния *ж.* (*навязчивое стремление лежать в постели*) clinomania
клио́н *м. биохим.* klion, metronidazole
клипи́рование *с.* clipping
~ сосу́да clipping of vessel
~, стереотакси́ческое stereotactic clipping
клипс *м. мед. тех.* clip
~, вре́менный temporary clip
~, гемостати́ческий clip forceps
кли́ренс *м.* (*коэффициент очищения*) clearance
~, кише́чный intestinal clearance
~, лёгочный pulmonary clearance
~, метаболи́ческий metabolic clearance
~, мукоцилиа́рный mucociliary clearance
~, о́бщий systemic [total (body) plasma] clearance
~, печёночный (*лекарственных средств*) hepatic (drug) clearance
~, по́чечный renal [urinary] clearance
~, со́бственный intrinsic clearance
~, стереоселекти́вный stereoselective clearance
~, ча́стный partial clearance
~, характеризу́ющий образова́ние метаболи́та metabolite formation clearance
~, характеризу́ющий ско́рость трансмембра́нного перено́са (*вещества*) membrane permeability clearance
кли́тор *м.* clitoris, *clitoris* [NA]
клитори́зм *м.* clitorism, macroclitoris; clitoridauxe
клитори́т *м.* clitoritis
клиторомега́лия *ж.* clitoromegaly
клиторотоми́я *ж.* clitorotomy
клоа́ка *ж. эмбр.* cloaca
кломифе́н *м. фарм.* clomiphene
клон *м. ген.* clone
~ кле́ток cell clone
клона́льный *ген.* clonal, cloned
клониди́н *м. фарм.* clonidine
клони́рованный clonal, cloned
клони́ровать to clone
кло́новый clonal, cloned
клоноге́нный clonogenic

клонограф

клоно́граф *м. мед. тех.* clonograph
клонорхо́з *м.* clonorchiasis, clonorchiosis
кло́нус *м.* clonus, clonospasm
~, коле́нный knee (patellar) clonus
~ стопы́ foot clonus
клоп *м.* bed bug
клопами́д *м. фарм.* clopamide
клоуни́зм *м. псих.* clownism
клофели́н *м. фарм.* clonidine
клофибра́т *м. биохим.* clofibrate
клубо́к *м.* glome, glomus, *glomus* [NA]
~, пло́тный dense [compact, thick] glomus
~, ры́хлый loose [crumbly, friable, soft] glomus
~ сосу́дистый choroid glomus
клубо́чек *м.* (*почки*) glomerule, *glomerulus* [NH]
клубо́чковый (*напр. о почке*) glomerular
клыки́ *м. мн.* canines, *dentes canini* [NA]
клюв *м.* beak, rostrum, *rostrum* [NA]
~, клинови́дный sphenoidal rostrum, *rostrum sphenoidale* [NA]
~ мозо́листого те́ла rostrum of corpus callosum, *rostrum corporis callosi* [NA]
ключи́ца *ж.* collar bone, clavicle, *clavicula* [NA]
ключи́чный clavicular
кля́тва *ж.* асклепиа́дов [Гиппокра́та] Asclepiades' [Hippocratic] Oath
коагули́рование *с.* coagulation
коагули́ровать to coagulate
коагулологи́ческий coagulologic
коагулопа́тия *ж.* coagulopathy
~, диссемини́рованная внутрисосу́дистая disseminated intravascular coagulopathy
~ потребле́ния consumption coagulopathy
коагуля́нт *м.* coagulant
коагуля́тор *м.* coagulator
коагуля́ция *ж.* coagulation
~ вре́дных веще́ств coagulation of hazardous substances
~ кро́ви blood coagulation
~, эндоскопи́ческая ла́зерная endoscopic laser coagulation
коаркта́ция *ж. морф.* coarctation
~ ао́рты coarctation of aorta
~ дуги́ ао́рты interrupted aortic arch
~, ло́жная pseudocoarctation
кобалами́н *м. фарм.* cobalamin
ко́бальт *м. хим.* cobalt, Co
~, радиоакти́вный radiocobalt, radioactive cobalt
ковыля́ть *разг.* to hitch
«когти́стая ла́па» *ж.* clawhand, griffin claw, main en griffe
кодеи́н *м. фарм.* codeine
кодомина́нтность *ж.* (*проявление признаков, определяемых обоими аллелями в гетерозиготном состоянии*) codominance
ко́ж/а *ж.* skin, cutis, *cutis* [NA] ⋄ отсепаро́вывать ~у to undermine skin
~ аллига́тора ichthyosis, sauriosis, sauriderma, sauriasis, alligator [fish] skin
~, барха́тистая velvety skin
~, вя́лая loose skin, *cutis laxa* [NA]

~ головы́, скла́дчатая *cutis verticis gyrata* [NA]
~, гру́бая coarse [thick] skin
«~, гуси́ная» gooseflesh, *cutis anserina* [NA]
~, депили́рованная dehaired skin
~, дря́блая loose skin, *cutis laxa* [NA]
«~ крестья́нина» farmer's [sailor's] skin, *cutis rhomboidalis nuchae* [NA]
~, ли́пкая clammy skin
~, лосня́щаяся glossy skin
~, мацери́рованная macerated skin
~, морщи́нистая wrinkled skin
«~ моряка́» sailor's [farmer's] skin, *cutis rhomboidalis nuchae* [NA]
~ мошо́нки *cutis scroti* [NA]
~, мра́морная *cutis marmorata* [NA]
~, обве́тренная weather skin
~, свина́я pig skin
~, тру́пная cadaver skin
~ ше́и, ромбови́дная farmer's [sailor's] skin, *cutis rhomboidalis nuchae* [NA]
~, эласти́чная elastic skin
ко́жно-венерологи́ческий dermatovenerologic
ко́жно-мы́шечный musculocutaneous
ко́жный dermal, dermatic, dermic, cutaneous
ко́жух *м.*, защи́тный *рентг.* tube shield
козело́к *м.* hircus, tragus, *tragus* [NA]
коитофоби́я *ж. псих.* coitophobia, mixophobia
ко́итус *м.* coitus, copulation, coition, sexual intercourse, pareunia
~, вестибуля́рный coitus vestibularis
~, затя́гиваемый coitus prolongatus
~, непо́лный coitus incompletus
~, паранимфа́льный coitus paranymphalis
~, прерыва́емый coitus interruptus
~, пролонги́рованный coitus prolongatus
койлонихи́я *ж.* spoon nail, koilonychia, alonychia
кокаи́н *м.* cocaine
коканцероге́н *м.* cocarcinogen
коканцерогене́з *м.* cocarcinogenesis
кокклю́ш *м.* pertussis, whooping cough
кокса́ки-ви́рус *м.* Coxsackie virus
коксалги́я *ж.* coxalgia, coxodynia
коксартри́т *м.* coxarthritis
коксартро́з *м.* coxarthrosis
~, идиопати́ческий self-existing [essential, idiopathic] coxarthrosis
~, посттравмати́ческий posttraumatic coxarthrosis
кокси́т *м.* coxitis
~, гоноре́йный gonorrheal coxitis
~, сифилити́ческий syphilitic coxitis
~, туберкулёзный tuberculous coxitis
кокцигоди́ния *ж.* coccygodynia, coccyalgia
кокцигопекси́я *ж.* coccygopexy
кокцигэктоми́я *ж.* coccygectomy
кокцидиоидо́з *м.* coccidioidomycosis, Posadas' disease
ко́лба *ж.* flask
~, зубна́я dental gemma
~, кони́ческая conical flask
~, круглодо́нная round-bottomed flask

~, мерная volumetric [graduated] flask
~, перегонная distillation flask
~, трёхгорлая three-necked flask
колбочка *ж. (сетчатки)* conus
колбочковый conicalis, conicus
колбы *ж. мн.* Краузе Krause's end bulbs, bulboid corpuscles, corpuscula bulboidea
колебание *с.* fluctuation
~ настроения fluctuation of mood
колебания *с. мн. биофиз.* oscillations
колен/о *с.* knee, *genu* [NA] ◇ стоя на ~ях с опорой руками о пол kneeling front support
~ внутренней капсулы genu [knee] of internal capsule, *genu capsulae internae* [NA]
~ мозолистого тела genu [knee] of corpus callosum, *genu corporis callosi* [NA]
коленодержатель *м.* knee-holder
коленце *с.* лицевого канала geniculum [genu] of facial canal, *geniculum canalis facialis* [NA]
коли-бактериоз *м.* colibacteriosis
коли-бактерия *ж.* colibacillus
коли-бациллёз *м.* colibacillosis
коли-инфекция *ж.* colibacillosis, colibacteriosis, coli-infection
колика *ж.* colic
~, аппендикулярная appendicular [vermicular] colic
~, газовая flatulent colic
~ грудного ребёнка infantile colic
~, «детская» infantile colic
~, жёлчная biliary [gallstone, hepatic] colic, cholecystalgia
~, кишечная intestinal colic
~, кишечная слизистая mucous [mucomembranous] colic
~, маточная uterine colic
~, меконивая meconial colic
~, менструальная menstrual colic
~, мочеточниковая ureteric colic
~, печёночная biliary [gallstone, hepatic] colic, cholecystalgia
~, почечная renal colic
~, слюнная *микр.* salivary colic
~, трубная tubal colic
колит *м.* colitis
~, алиментарный alimentary colitis
~, аллергический allergic colitis
~, амёбный amebic colitis
~, глубокий кистозный colitis cystica profunda
~, гранулематозный granulomatous colitis
~ дистальных участков, язвенный distal ulcerative colitis
~, инфекционный infective colitis
~, ишемический ischemic colitis
~, катаральный catharrhal colon
~, коллагенозный collagenous colitis
~, молниеносный амёбный fulminant amebic colitis
~, молниеносный язвенный fulminant ulcerative colitis
~, нейтропенический neutropenic colitis
~, некротический амёбный necrotizing amebic colitis

~, неспецифический язвенный nonspecific ulcerative colitis
~, острый амёбный fulminant amebic colitis
~, острый идиопатический acute idiopathic colitis
~, протозойный protozoan colitis
~, псевдомембранозный pseudomembranous colitis
~, самоизлечивающийся self-limiting [transient] colitis
~, связанный с применением антибиотиков antibiotic-associated colitis
~, спастический spastic [irritable] colon, mucous colitis
~ средней тяжести moderately severe colitis
~, тотальный язвенный total ulcerative colitis
~, цитомегаловирусный cytomegalovirus colitis
~, эозинофильный eosinophilic colitis
~, язвенный ulcerative colitis
коли-титр *м. микр.* coli titer, coli test
количество *с.* quantity
~ выделяемой мочи urinary output
~ клеток cell number
коли-энтерит *м.* colienteritis
коллаген *м.* collagen
коллагеназа *ж. биохим.* collagenase
коллагеновый collagenous, collagenic
коллапс *м.* collapse; vasogenic shock
~, геморрагический hemorrhagic collapse
~, гипоксемический hypoxemic collapse
~ желудочков сердца ventricular collapse
~, инфекционный infectious collapse
~, кардиогенный cardiogenic collapse
~ мозга cerebral collapse
~, ортостатический orthostatic collapse
~, панкреатический pancreatic collapse
~ (Семерау — Семяновского), пароксизмальный paroxismal collapse
~ стромы stromal collapse
~, токсический toxic collapse
~, циркуляторный circulatory collapse
коллапсотерапия *ж.* collapsotherapy
колластин *м. дерм.* collastin
коллатераль *ж. анат.* collateral
коллатеральный collateral
коллектор *м.* transverse drain, collector
~ отработавших газов нейтрализатора exhaust manifold reactor
коллизия *ж.* близнецов *гинек.* twins collision
колликвационный *(о некрозе)* colliquative
колликулит *м. урол.* colliculitis
колликулотомия *ж.* colliculotomy
коллиматор *м. мед. тех.* collimator
~, дивергентный diverging collimator
~ для высоких энергий high-energy collimator
~ для низких энергий low-energy collimator
~ для средних энергий medium-energy collimator
~ для томографии tomographic collimator
~, конвергентный (multichannel) converging collimator

коллиматор

~, многоканальный multichannel [multihole] collimator
~, одноканальный single-hole [single-channel, straight-hole, straight-bore] collimator
~ с высокой разрешающей способностью high-resolution [ultra-fine resolution] collimator
~ с высокой чувствительностью high-sensitivity collimator
~ с параллельными отверстиями (multichannel) parallel-hole collimator
~ с точечной апертурой pinhole collimator
~ типа «пинхол» pinhole collimator
~, точечный pinhole collimator
~, универсальный all-purpose [general-purpose] collimator
~, фокусирующий focusing collimator
~, цилиндрический straight-hole [straight-bore, single-hole, single-channel] collimator
~, широкоугольный wide-angle collimator
~, щелевой flat-field collimator
коллимация ж. *радиол.* collimation
коллоид *м.* colloid
~, радиоактивный radiocolloid, radioactive colloid
~, серный sulfur colloid
~ технеция, серный technetium-labeled sulfur colloid
коллоидный *(о растворе)* colloidal
колобома ж. *(радиальная расщелина радужки)* coloboma
~ зрительного нерва optic cleft
колодец *м.* well
~, артезианский artesian well, blow-well
~, водопроводный water-conduit well
~, канализационный sewage well
~, осадочный settling well
~, поглощающий absorbing [inverted drainage, dead] well
~, фильтрационный filtering well
колоколостомия ж. colocolostomy
колониеобразование *с.* colony-formation
колониеобразующий colony-forming
колониестимулирующий colony-stimulating
колонизация ж. colonization; innidiation
колония ж., бактериальная bacterial colony
колонка ж. *(напр. хроматографическая)* column
~, клеточная *(пролиферативной зоны эпифизарного хряща)* columella cellularis [NH]
~ хондроцитов chondrocyte column, column of chondrocytes
колоноскоп *м. мед. тех.* colonoscope
колоноскопия ж. colonoscopy
~, гибкая flexible colonoscopy
~, гибкая волоконная fiberoptic colonoscopy
~, интраоперационная intraoperative colonoscopy
колопатия ж. colo(no)pathy
колопексия ж. colopexy
колопластика ж. coloplasty
колопроктология ж. coloproctology
колоптоз *м.* coloptosis, coloptosia

колоректостомия ж. colorectostomy
колориметрия ж. colorimetry
колостаз *м.* colonic stasis, colostasis
колостом/а ж. colostomy ◊ формировать ~y to make [to create, to form, to perform] colostomy
~, нефункционирующая defunctioning colostomy
~, одноствольная end [terminal] colostomy
~, плоская *(на уровне кожи)* skin-level [flat] colostomy
колостомия ж. colostomy
~, внебрюшинная extraperitoneal colostomy
~, временная temporary colostomy
~, двуствольная double-barrel [double-loop] colostomy
~, защитная protective [covering] colostomy
~, катетерная tube [catheter] colostomy
~, петлевая loop colostomy
~, постоянная conventional [permanent, definitive] colostomy
~, пристеночная "blow-hole" colostomy
~, проксимальная proximal colostomy
~, разгрузочная protective [diverting, deviation] colostomy
~, раздельная divided colostomy
~ со шпорой spur colostomy
колотомия ж. colotomy
колпачок *м.* cup, cap
~, противозачаточный contraceptive cap
колпачок-впадина *м.* acetabular cup
колпроктэктомия ж. colproctectomy
колтун *м.* trichoma
колумелла ж. *ото* columella
колумеллизация ж. *ото* columellization
колхамин *м.* colchamine, colchaminum, colcemid
кольпейриз *м.* colpeurysis
кольпейринтер *м. мед. тех.* colpeurynter
кольпит *м.* colpitis, vaginitis
~, атрофический atrophic colpitis
~, гранулёзный granular colpitis
~, грибковый colpitis mycotica
~, старческий senile colpitis
~, трихомонадный Trichomonas colpitis
~, эмфизематозный colpitis emphysematosa, emphysematous colpitis
кольпогиперплазия ж. colpohyperplasia
~, кистозная colpohyperplasia cystica
~, эмфизематозная colpohyperplasia emphysematosa
кольпогистеропексия ж. colpohysteropexy
кольпогистерорафия ж. colpohysterorrhaphy
кольпогистеротомия ж. colpohysterotomy
кольпогистерэктомия ж. colpohysterectomy
кольпография ж. *рентг.* vaginography
кольподиния ж. colpodynia, vaginodynia
кольпоклейзис *м.* colpocleisis
кольпомикоз *м.* colpomycosis
кольпомикроскоп *м.* colpomicroscope
кольпомикроскопия ж. colpomicroscopy
кольпомиомэктомия ж. colpomyomectomy
кольпопатия ж. colpopathy
кольпопексия ж. colpopexy, vaginopexy

кольпоперинеопла́стика ж. colpoperineoplasty
~ Бра́уде Braude's colpoperineoplasty
кольпоперинеорафи́я ж. colpoperineorrhaphy
кольпопла́стика ж. colpoplasty
кольпопоэ́з м. colpopoiesis
кольпопто́з м. colpoptosis, colpocele
кольпора́фия ж. colporrhaphy
кольпоре́ксис м. colporrhexis
кольпоректопе́ксия ж. colporectopexy
кольпорра́гия ж. colporrhagia
кольпоско́п м. мед. тех. colposcope
кольпоскопи́я ж. colposcopy, vaginoscopy
кольпоспа́зм м. colpospasm
кольпоста́т м. мед. тех. colpostat
кольпостено́з м. colpostenosis
кольпотоми́я ж. colpotomy, vaginotomy
кольпоуретеротоми́я ж. colpoureterotomy
кольпоце́ле с. colpocele, vaginocele
кольпоцелиотоми́я ж. colpoceliotomy
кольпоцисти́т м. colpocystitis
кольпоцистотоми́я ж. colpocystotomy
кольпоцистоуретеротоми́я ж. colpocystoureterotomy
кольпоцистоце́ле с. colpocystocele
кольпоцитогра́мма ж. colpocytogram
кольпоцитоло́гия ж. colpocytology
кольпэктази́я ж. colpectasia
кольпэктоми́я ж. colpectomy, vaginectomy
ко́льца с. мн. Бальбиа́ни Balbiani's rings
кольцеви́дный ring-shaped
кольцо́ с. ring, annulus [NA]
~, аноректа́льное anorectal ring
~, аромати́ческое aromatic ring
~, бараба́нное tympanic ring, tympanic annulus, annulus tympanicus [NA]
~, бе́дренное crural ring, annulus femoralis [NA]
~, бензо́льное benzene ring
~ Вальде́йера lymphoid [Waldeyer's throat] ring
~, волокни́сто-хрящево́е fibrocartilaginous ring, annulus fibrocartilagineus [NA]
~, гетероцикли́ческое heterocyclic ring
~, глубо́кое па́ховое deep [internal] inguinal ring, annulus inguinalis profundus [NA]
~, имидазо́льное imidazole ring
~ конъюнкти́вы conjunctival ring, annulus conjunctivae [NA]
~, ма́точное (ring) pessary
~ межпозвоно́чных ди́сков, фибро́зное fibrous ring of intervertebral disks, annulus fibrosus [NA]
~, о́бщее сухожи́льное common tendinous ring, inn's ligament, annulus tendineus communis [NA]
~, перихондра́льное ко́стное perichondral bone ring, annulus osseus perichondrialis [NA]
~ пищево́да, мы́шечное muscular ring of esophagus
~ пищево́да, сли́зистое mucosal ring of esophagus, Schatzki's ring

~, пове́рхностное па́ховое external [superficial] inguinal ring, annulus inguinalis superficialis [NA]
~ по́ры (клеточного ядра) pore ring, annulus pori [NH]
~ просветле́ния рентг. lucent halo
~, пупо́чное umbilical ring, umbilical canal, annulus umbilicalis [NA]
~ ра́дужки, большо́е greater ring of iris, annulus iridis major [NA]
~ ра́дужки, ма́лое lesser ring of iris, annulus iridis minor [NA]
~, рези́новое rubber ring
~, склера́льное scleral ring, annulus sclerae [NH]
~, фени́льное phenyl ring
~, фибро́зное fibrous ring, annulus fibrosus [NA]
ко́льчатый annular
колэктоми́я ж. colectomy
~, субтота́льная subtotal colectomy, subtotal colonic resection
коля́ск/а ж. carriage, chair ◇ прико́ванный к ~е chairbound, confined to wheelchair
~, инвали́дная wheelchair, wheeled chair, invalid carriage
ко́ма ж. coma
~, алимента́рно-дистрофи́ческая alimentodystrophic coma
~, алкого́льная alcoholic coma
~, анеми́ческая anemic coma
~, анокси́ческая anoxic coma
~, апоплекси́ческая apoplectic coma
~, апоплектифо́рмная apoplectiform coma
~, астмати́ческая asthmatic coma
~, ацетонеми́ческая acetonemic coma
~, барбиту́ровая barbituric coma
~, бо́дрствующая vigil coma
~, гемолити́ческая hemolytic coma
~, гипергликеми́ческая hyperglycemic coma
~, гиперкапни́ческая hypercapnic coma
~, гиперкетонеми́ческая hyperketonemic coma
~, гиперлактацидеми́ческая hyperlactacidemic coma
~, гиперосмоля́рная hyperosmolar coma
~, гипертерми́ческая hyperthermic coma
~, гипогликеми́ческая hypoglycemic coma
~, гипокортико́идная hypocorticoid coma
~, гипокси́ческая hypoxic coma
~, гипопитуита́рная hypopituitary coma
~, гипотирео́идная hypothyreoid coma
~, гипофиза́рная hypophysial [hypophyseal, hypopituitary] coma
~, гипохлореми́ческая hypochloremic coma
~, глубо́кая deep coma
~, голо́дная starvation coma
~, диабети́ческая diabetic [hyperglycemic, Kussmaul's] coma
~, затяну́вшаяся protracted coma
~, инсули́новая insulin(ic) coma
~, маляри́йная malarial coma
~, менингеа́льная meningeal coma
~, миксидемато́зная myxedematous coma

кома

~, отсро́ченная retarded coma
~, печёночная hepatic coma
~, респира́торная respiratory (cerebral) coma
~, сомноле́нтная somnolent coma
~, токси́ческая toxic coma
~, травмати́ческая traumatic coma
~, ypeми́ческая uremic coma
~, хлорпени́ческая chloropenic coma
~, холе́рная choleraic coma
~, эклампти́ческая eclamptic coma
~, эпилепти́ческая epileptic coma
кома́р *м.* mosquito
~, кровосо́сущий bloodsucking mosquito
~, маляри́йный malarial mosquito
комато́зный comatose
комедокарцино́ма *ж. онк.* comedocarcinoma, intraductal breast carcinoma
коми́ссия *ж.* commission
~, куро́ртная health-resort commission
комиссу́ра *ж.* commissure, *commissura* [NA] (*см. тж* спа́йка, спа́йки)
~ горта́ни laryngeal commissure
~, за́дняя posterior commissure
~, пере́дняя anterior commissure
комиссурото́м *м. мед. тех.* commissurotome
комиссуротоми́я *ж.* commissurotomy, commissural [midline] myelotomy
~, митра́льная mitral commissurotomy
коммо́ция *ж.* commotio(n), concussion (*см. тж* сотрясе́ние)
ко́мната *ж.* room
~ для переодева́ния хиру́ргов surgeons' dressing room
~, нарко́зная anesthetic room
~ о́тдыха больны́х patients' day room
комо́к *м.* lump
~, истери́ческий globus hystericus
~ твёрдый ка́ловый fecal bolus, impacted feces
комо́чки *м. мн.* Би́ша sucking pads
компа́унд *м. ген.* compound
компенсато́рный compensatory
компенси́рованный compensated
компете́нтность *ж. ген.* competence
~, иммунологи́ческая immunologic competence
компламин *м. фарм.* complamin
ко́мплекс *м.* complex
~ альбуми́н — медь — цистеи́н albumin-copper-cysteine complex
~, водоохра́нный water-protective complex
~, водохозя́йственный water-economic complex
~ га́мма-ка́мера — ЭВМ computer interfaced to a gamma camera, camera-computer system
~ ге́нов гистосовмести́мости, гла́вный major histocompatibility gene complex
~ гистосовмести́мости histocompatibility complex
~ гистосовмести́мости, гла́вный major histocompatibility complex, MHC
~ Го́льджи Golgi complex, Golgi apparatus, Holmgren-Golgi canáls, *complexus golgiensis, apparatus reticularis internus* [NH]
~ Го́на Ghon [primary] complex
~, имму́нный immune complex, immunocomplex
~, митохондриа́льный mitochondrial complex
~ неполноце́нности inferiority complex, feeling of inferiority
~, перви́чный туберкулёзный tuberculous primary complex
~ пищевари́тельного тра́кта, мигри́рующий migrating motor complex
~, пове́рхностный surface complex
~ по́ры pore complex, *complexus pori* [NH]
~, раствори́мый soluble complex
~, рецепто́рный receptor complex
~, синаптоне́мный synaptonemic complex, *complexus synaptonematicus* [NH]
~, сливно́й fusion beat, fusion complex
~, сме́шанный хела́тный mixed chelate
~, узлово́й atrioventricular junctional complex
~ физи́ческих упражне́ний и дыха́тельной гимна́стики range of motion and breathing exercises
~, хела́тный chelate
~, цитохромоксида́зный cytochrome oxidase complex
~ Эйзенменгера *кард.* Eisenmenger's syndrome, Eisenmenger's complex
~, юкстагломеруля́рный juxtaglomerular complex, juxtaglomerular apparatus, *complexus juxtaglomerularis* [NH]
компле́кт *м. (медицинских инструментов)* kit
комплеме́нт *м. иммун.* complement
комплемента́ция *ж. ген.* complementation
компози́т *м.* composite
компози́тный composite
композицио́нный composite
компози́ция *ж.* composition
~ препара́та drug composition
компоне́нт *м.* component, constituent, ingredient
~ второ́го то́на, аорта́льный aortic component of the second heart sound
~ второ́го то́на, лёгочный pulmonic component of the second heart sound
~ комплеме́нта complement component
~, ме́ньший minority component
~ окружа́ющей среды́ environment component
~, основно́й major constituent
~, приро́дный natural ingredient
~, экологи́ческий ecological component
~ я́дрышка, вакуоля́рный nucleolar vacuolar component
компости́рование *с.* composting
~ отхо́дов waste composting
компре́сс *м.* compress
~, вла́жный wet [drip] compress
~, горя́чий hot compress
~, кругово́й circular compress
~, ма́зевый ointment compress
~, ма́сляный butyral compress
~, согрева́ющий hot compress
~, сухо́й dry compress
~, холо́дный cold compress
компрессио́нный compressive
компре́сси/я *ж. (сдавление)* compression ◇ осуществи́ть ~ю to carry out compression; созда́ть ~ю отло́мков to compress fractures

~ головно́го мо́зга cerebral compression, compression of brain
~, динами́ческая dynamic compression
~, интерфрагмента́рная interfragmentary compression
~ спинно́го мо́зга spinal (cord) compression, compression of spinal cord
компре́ссор м. мед. тех. compressor
компре́ссорный compressor
компульси́вность ж. псих. compulsion
компьютеросцинтиграфи́я ж. quantitative scintigraphy
комфо́рт м. comfort
~, акусти́ческий acoustic comfort
~, зри́тельный ophthalmic comfort
конве́кция ж. convection
конверге́нция ж. биол., офт. convergence
~ глаз ocular convergence
конве́рсия ж. conversion
~, вну́тренняя internal conversion
~ ге́на gene conversion
конвульси́вный convulsive
конву́льсия ж. convulsion
конге́стия ж. congestion
~, акти́вная active congestion
~, пасси́вная passive [venous] congestion
~, физиологи́ческая physiologic congestion
конгломера́т м., спа́ечный adhesions mass
конглютина́ция ж. иммун. conglutination
конгруэ́нтность ж. суставны́х пове́рхностей joint congruity, congruence of articular surface
конгруэ́нтный congruent, congruous
конденса́тор м. condenser
конденса́ция ж. condensation
конденси́ровать(ся) to condense
кондило́ма ж. дерм. condyloma
~, гига́нтская остроконе́чная giant condyloma, Buschke-Löwenstein tumor
~, остроконе́чная pointed condyloma, pointed wart, verruca [condyloma] acuminatum
~, периана́льная perianal condyloma
~, пло́ская flat condyloma, condyloma latum
~, сифилити́ческая syphilitic condyloma
~, широ́кая flat condyloma, condyloma latum
кондиломато́з м. condylomatosis
кондиломато́зный condylomatous
кондициони́рование с. во́здуха air conditioning
коне́ц м.:
~ де́йствия (препарата) offset
~ ключи́цы, акромиа́льный acromial [external, scapular] extremity of clavicle, extremitas acromialis claviculae [NA]
~ ключи́цы, груди́нный sternal [internal] extremity of clavicle, extremitas sternalis claviculae [NA]
~ по́чки, ве́рхний superior extremity [superior end] of kidney, extremitas superior renis [NA]
~ по́чки, ни́жний inferior extremity [inferior end] of kidney, extremitas inferior renis [NA]
~ сухожи́лия tendon stump, end of tendon
~ яи́чника, ма́точный uterine extremity, extremitas uterina [NA]
~ яи́чника, тру́бный tubal extremity, extremitas tubaria [NA]

коне́чность ж. limb, extremity, member, membrum [NA]
~, ве́рхняя upper extremity, thoracic [superior] limb, membrum superius [NA]
~, здоро́вая unaffected [intact] limb
~, иску́сственная artificial limb
~, ишемизи́рованная ischemic limb
~, контралатера́льная contralateral limb
~, ни́жняя lower extremity, inferior [pelvic] limb, membrum inferius [NA]
коне́чный terminal
кониза́ция ж. ше́йки ма́тки conization of cervix, cone biopsy
коникотоми́я ж. conicotomy
кони́ческий conic(al)
конканавали́н м. A concanavalin A
конкорда́нтность ж. ген. concordance
конкордосексуа́льный concordosexual
конкреме́нт м. concrement (см. тж ка́мень)
~, рентгеноконтра́стный radiopaque [opacifying] stone, radiopaque calculus
~, рентгеноконтра́стный жёлчный opacifying gallstone
~, рентгенонегати́вный nonopaque calculus
конне́ктор м. стом. connector
консерва́нт м. preservative
консервати́вный conservative
конси́лиум м. consultation
консисте́нция ж. consistency
~, вя́зкая viscous consistency
~ ка́ла stool consistency
~ пи́щи food consistency
~ смета́ны (при замешивании гипса, цемента) cream mixture
~ сту́ла stool consistency
консолида́ция ж. consolidation, union
~, заме́дленная delayed union
конста́нта ж. constant
~ ка́жущегося сродства́ apparent affinity constant
~ ско́рости ассоциа́ции association rate constant
~ ско́рости вса́сывания (вещества) absorption rate constant
~ ско́рости вса́сывания пе́рвого поря́дка first-order absorption rate constant
~ ско́рости диссоциа́ции dissociation rate constant
~ ско́рости элимина́ции elimination rate constant
конститу́ция ж. constitution, habit, type
~, астени́ческая asthenic type
~, атлети́ческая athletic [normosthenic] type
~, гиперстени́ческая hypersthenic type
~, нормостени́ческая normosthenic [athletic] type
~, пикни́ческая pyknic type
констри́ктор м. 1. (сжима́ющая мы́шца) constrictor muscle 2. (сужива́ющее вещество́) constrictor
~, внутрисосу́дистый intravascular constrictor
~ гло́тки, ве́рхний superior constrictor muscle of pharynx, musculus constrictor pharyngis superior [NA]

констри́ктор

~ гло́тки, ни́жний inferior constrictor muscle of pharynx, *musculus constrictor pharyngis inferior* [NA]
~ гло́тки, сре́дний middle constrictor muscle of pharynx, *musculus constrictor pharyngis medius* [NA]
~, интраваскуля́рный intravascular constrictor
консульта́ция *ж.* consultation
 ~ врача́ doctor's advice
 ~, де́тская pediatric clinic *(for 0-3 years age group)*
 ~, же́нская antenatal [maternity welfare] clinic
 ~, ме́дико-генети́ческая genetic consultation
 ~ с у́зким специали́стом subspecialty consultation
конта́кт *м.* contact
 ~ Бо́нвилла, трёхпу́нктный Bonwill triangle
 ~, однокра́тный *(с неблагоприятным фактором)* single exposure
 ~ с больны́м patient cooperation
 ~ с исто́чником зараже́ния exposure, contact
 ~, случа́йный accidental contact
конта́ктность *ж.* больно́го patient compliance, patient cooperativeness
конта́ктный contact
конта́кты *м. мн.*, кле́точные cellular contacts
контамина́ция *ж.* contamination *(см. тж загрязне́ние, зараже́ние)*
конте́йнер *м.* container
 ~, защи́тный lead-lined storage container
 ~, радиоизото́пный lead-lined storage container
 ~ с исто́чником га́мма-излуче́ния gamma-ray source container
 ~, экрани́рованный lead-lined storage container
контине́нция *ж.* continence, gut function
контракту́ра *ж. ортоп.* contracture, contraction, deformity
 ~, артроге́нная arthrogenic [capsular] contracture
 ~, болева́я algesic [painful] contracture
 ~ Бонне́ Bonnet's contracture
 ~ Вайнште́йна boutonnière deformity
 ~, врождённая congenital contracture
 ~, дерматоге́нная cicatrical contracture, dermostenosis
 ~ Дюпюитре́на Dupuytren's contracture
 ~, иммобилизацио́нная fixation contracture
 ~, истери́ческая hysteric contracture
 ~, ишеми́ческая ischemic contracture
 ~, миоге́нная muscle [myogenic] contracture
 ~, невроге́нная paralytic contracture
 ~, ожо́говая burn contracture
 ~, отводя́щая abduction contracture
 ~, паралити́ческая paralytic contracture
 ~, посттравмати́ческая posttraumatic stiffness
 ~, приводя́щая adduction contracture
 ~, прогресси́рующая сгиба́тельная progressive flexion deformity
 ~, профессиона́льная occupational contracture
 ~, разгиба́тельная extension contracture, extension deformity
 ~, рефлекто́рная reflex contracture
 ~, сгиба́тельная flexion contracture, flexion deformity
 ~, сгиба́тельно-приводя́щая adduction-flexion contracture, adduction-flexion deformity
 ~, спасти́ческая spastic contracture
 ~ Фо́лькманна Volkmann's (ischemic) contracture, ischemic muscular atrophy
 ~, функциона́льная functional contracture
 ~ че́люсти jaw [mandibular] contracture
контра́кция *ж.* contraction
 ~ хромосо́м chromosome contraction
контралатера́льный contralateral
контраперту́ра *ж.* counteropening, counterincision, counterpuncture
контра́ст *м.* contrast
 ~, одновреме́нный зри́тельный simultaneous contrast
 ~, после́довательный зри́тельный successive contrast
контрасти́рование *с.* contrast study, contrast enhancement, opacification
 ~, двойно́е double contrast study
 ~, иску́сственное artificial contrast study
 ~ сосу́дов vascular opacification
контрасти́ровать to contrast
контра́стность *ж.* рентгенограммы radiographic contrast
контра́стный contrast
контрацепти́в *м.* contraceptive, anticonceptive
 ~, влага́лищный vaginal contraceptive
 ~, внутрима́точный intrauterine contraceptive
 ~, ора́льный [перора́льный] oral contraceptive
 ~, трёхфа́зный перора́льный triphasic oral contraceptive
контраце́пция *ж.* contraception
 ~, внутрима́точная intrauterine contraception
 ~, гормона́льная hormonal contraception
 ~, ора́льная peroral contraception
 ~, послеродова́я postpartum [postnatal] contraception
 ~, посткоита́льная postcoital contraception
контроли́рование *с.* monitoring
контро́л/ь *м.* control, surveillance, monitoring ◇ под визуа́льным ~ем under direct vision; под ~ем using guidance; под ~ем зре́ния under direct vision; под ~ем компью́терной томогра́фии using CT guidance; под ~ем ультрасоно́графа under ultrasound guidance
 ~ вну́тренней температу́ры те́ла core temperature control
 ~, генети́ческий genetic control
 ~, гликеми́ческий glycemic control
 ~, дистанцио́нный *рентг.* remote control
 ~, дозиметри́ческий radiation monitoring, dosimetric control
 ~ загрязне́ния pollution control
 ~, индивидуа́льный дозиметри́ческий персона́л dosimetry
 ~ ка́чества *(напр. лекарственного вещества)* quality control
 ~ ка́чества воды́ water quality control

~ ка́чества окружа́ющей среды́ environmental quality control
~ направле́ния, ультразвуково́й (ultra)sonographic guidance
~ направле́ния, флюороскопи́ческий fluoroscopic guidance
~, радиацио́нный radiation control
~ радиоакти́вности radioactivity monitoring, radiation control
~, рентгенологи́ческий X-ray control
~ рожда́емости birth control
~, санита́рный sanitary surveillance
~ сдви́га pH check for pH-drift
~ состоя́ния окружа́ющей среды́ environmental control
~, телерентгенологи́ческий fluoroscopic control
~ у́ровня шу́ма noise control
контрпульса́ция ж. counterpulsation
~, внутриаорта́льная балло́нная intraaortic balloon counterpulsation
~ ма́лого кру́га pulmonary artery counterpulsation
конту́зия ж. contusion, concussion; bruise
~ головно́го мо́зга brain contusion
~ спинно́го мо́зга contusion of spinal cord
ко́нтур м. circuit
~, дыха́тельный breathing circuit
~, закры́тый (наркозного аппарата) closed circuit
~, изосчётный isocontour, isocount curve
~, откры́тый (наркозного аппарата) open circuit
~, полузакры́тый (наркозного аппарата) semi-closed circuit
~, полуоткры́тый (наркозного аппарата) semi-open circuit
~ рентге́новского силуэ́та се́рдца heart border
ко́нус м. cone, conus [NA]
~, артериа́льный arterial cone, conus arteriosus [NA]
~ горта́ни, эласти́ческий elastic cone of larynx, conus elasticus [NA]
~, мозгово́й medullary cone, conus medullaris [NA]
конфабулёз м. псих. confabulation
конфабуля́ции ж. мн. псих. confabulations
конфигура́ция ж. configuration
~, генети́ческая 1. cisconfiguration 2. transconfiguration
~ се́рдца configuration of heart
~ се́рдца, аорта́льная aortic configuration of heart
~ се́рдца, митра́льная mitral configuration of heart
конфли́кт м. conflict
~, внутрипсихи́ческий intrapsychic conflict
~, ситуацио́нный вне́шний extrapsychic conflict
конформацио́нный conformational
конформа́ция ж. биохим. conformation
конфронта́ция ж. confrontation

конхото́м м. мед. тех. conchotome, turbinotome
конхотоми́я ж. ото conchotomy, turbinotomy
~, за́дняя ни́жняя posterior inferior conchotomy, posterior inferior turbinotomy
~, ни́жняя inferior conchotomy, inferior turbinotomy
~, сре́дняя medial conchotomy, medial turbinotomy
концево́й terminal, terminalis [NA]
концентра́ты м. мн. concentrates
~, пищевы́е food concentrates
концентра́ция ж. concentration
~ анесте́тика, минима́льная альвеоля́рная minimal alveolar concentration, MAC
~ в моче́ urine concentration
~ в пла́зме plasma concentration
~ в слюне́ saliva concentration
~ в сы́воротке serum concentration
~ загрязня́ющих веще́ств concentration of pollutants, concentration of impurities
~ корпускуля́рного гемоглоби́на, сре́дняя mean cell hemoglobin concentration, MCHC
~, лета́льная lethal concentration
~, минима́льная подавля́ющая minimal inhibitory concentration, MIC
~, моля́рная molar concentration
~, наномоля́рная nanomolar level
~, пи́ковая peak concentration
~, пла́зменная plasma concentration
~, подпоро́говая subthreshold concentration, subthreshold limit
~, поро́говая threshold concentration, threshold limit
~, преде́льно допусти́мая maximum permissible [maximum allowable] concentration, admissible concentration limit
~ пы́ли dust concentration
~, равнове́сная steady-state concentration, steady-state level
~, смерте́льная lethal concentration
~, стациона́рная steady-state concentration, steady-state level
~, субингиби́рующая [субингиби́торная] subinhibitory concentration
~, субминима́льная subminimal concentration
~, субтерапевти́ческая subtherapeutic concentration
~, сы́вороточная serum concentration
~, токси́ческая toxic concentration
конце́пция ж. conception
ко́нчик м. tip
конъюга́т м. conjugate, conjgated metabolite
~ гапте́на с носи́телем hapten-carrier conjugate
~, гапте́н-белко́вый hapten-protein conjugate
конъюга́та ж. conjugate
~, акуше́рская obstetric conjugate
~, анатоми́ческая anatomic conjugate
~ вхо́да в ма́лый таз conjugate of inlet
~ вы́хода из ма́лого та́за conjugate of outlet
~ вы́хода из ма́лого та́за, акуше́рская obstetric conjugate of outlet
~, диагона́льная diagonal conjugate
~, и́стинная true conjugate

конъюга́та

~, нару́жная external conjugate, Baudelocque's diameter
конъюга́т-лекарствоноси́тель *м.* drug-carrier conjugate
конъюга́ция *ж.*, конъюги́рование *с.* conjugation
конъюнкти́ва *ж.* conjunctiva, *tunica conjunctiva* [NA]
  ~ век palpebral conjunctiva, *tunica conjunctiva palpebrarum* [NA]
  ~ глазно́го я́блока bulbar conjunctiva, *tunica conjunctiva bulbi* [NA]
конъюнктиви́т *м.* conjunctivitis
  ~, аденови́русный virus conjunctivitis
  ~, аллерги́ческий allergic conjunctivitis
  ~, весе́нний spring [vernal] conjunctivitis
  ~, [геморраги́ческий о́стрый [геморраги́ческий энтерови́русный, геморраги́ческий эпидеми́ческий] acute hemorrhagic conjunctivitis, "Apollo-11" disease
  ~, гно́йный purulent conjunctivitis
  ~, гоноре́йный gonococcal [blennorrheal] conjunctivitis
  ~, инфекцио́нный о́стрый acute contagious [acute epidemic, Koch-Weeks] conjunctivitis
  ~, катара́льный catarrhal conjunctivitis
  ~, эпидеми́ческий о́стрый acute contagious [acute epidemic, Koch-Weeks] conjunctivitis
конъюнктиводакриоцисториностоми́я *ж.* conjunctivodacryocystorhinostomy
конъюнктивориностоми́я *ж.* conjunctivorhinostomy
коопера́ция *ж.*, кле́точная cellular cooperation
координа́ты *ж. мн.*, стереотакси́ческие stereotactic coordinates
координа́ция *ж.* coordination
  ~ движе́ний coordination of movements
  ~, мото́рная motor coordination
  ~, то́нкая мото́рная fine motor coordination
  ~ фу́нкций functional coordination
кополиме́р *м.*, случа́йный random copolymer
копофо́бия *ж. псих. (боязнь усталости)* copophobia
копреме́зис *м.* copremesis, fecal [stercoraceous] vomiting
кdroпoло́гия *ж.* coprology, skatology
копропорфири́н *м. фарм.* coproporphyrin
копропорфириноге́н-III-оксида́за *ж. биохим.* coproporphyrinogen III oxidase
копроста́з *м.* coprostasis, constipation, costiveness, obstipation, stool retention, defecatory disability
копрофаги́я *ж. псих.* coprophagy
копуля́ция *ж. биол.* copulation
ко́пчик *м.* coccygeal [cuckoo, pelvic] bone, *coccyx, os coccygis* [NA]
ко́пчиковый coccygeal
копьё *с.*, глазно́е *мед. тех.* lanceolate needle, arrow-shaped blade
кора́ *ж.* cortex, *cortex* [NA]
  ~ большо́го мо́зга cortex of cerebrum, *cortex cerebri* [NA]
  ~ головно́го мо́зга cerebral [brain] cortex
  ~ головно́го мо́зга, дре́вняя paleocortex

  ~ головно́го мо́зга, но́вая neocortex, isocortex
  ~ головно́го мо́зга, ста́рая archeocortex
  ~, заты́лочная occipital cortex
  ~, зри́тельная visual cortex
  ~, лимби́ческая limbic cortex
  ~ лимфати́ческого узла́, глубо́кая deep cortex of lymph node
  ~ лимфати́ческого узла́, пове́рхностная superficial cortex of lymph node
  ~, ло́бная frontal cortex
  ~ мо́зга, слухова́я auditory cortex
  ~ мозжечка́ cerebellar cortex, *cortex cerebelli* [NA]
  ~, темённа́я parietal cortex
  ~ хруста́лика cortex of lens, *cortex lentis* [NA]
коразо́л *м. фарм.* pentylenetetrazol
кордаро́н *м. фарм.* cordarone, amiodarone hydrochloride
кордиами́н *м. фарм.* cordiamin, nikethamide
коренно́й radical; fundamental
ко́рень *м.* root, radix, *radix* [NA]
  ~ брыже́йки то́нкой кишки́ root of mesentery, *radix mesenterii* [NA]
  ~ зу́ба root of tooth, *radix dentis* [NA]
  ~ зу́ба, клини́ческий clinical root, *radix clinica* [NA]
  ~ лёгкого root of lung, *radix pulmonis* [NA]
  ~ но́са root of nose, *radix nasi* [NA]
  ~ полово́го чле́на root of penis, *radix penis* [NA]
  ~, рво́тный *фарм.* ipecacuanha, *Psychotria ipecacuanha*
  ~ языка́ root of tongue, *radix linguae* [NA]
корешки́ *м. мн.* roots, radices, *radices* [NA]
  ~, спинномозговы́е spinal roots, *radices spinales* [NA]
  ~, черепны́е cranial roots, *radices craniales* [NA]
корешко́вый radicular
корешо́к *м.* root, radix, *radix* [NA]
  ~, база́льный basal radix, *radix basalis* [NA]
  ~, вентра́льный ventral root
  ~, глазодви́гательный oculomotor root of ciliary ganglion, *radix oculomotoria ganglii ciliaris* [NA]
  ~, дви́гательный motor root, *radix motoria* [NA]
  ~, за́дний dorsal root of spinal nerve, *radix dorsalis, radix posterior* [NA]
  ~, крестцо́вый sacral root
  ~ лицево́го не́рва root of facial nerve
  ~, не́рвный nervous root, root of nerve
  ~, носоресни́чный nasociliary root, *radix nasociliaris* [NA]
  ~, пере́дний ventral root of spinal nerve, *radix ventralis, radix motoria* [NA]
  ~, поясни́чно-крестцо́вый lumbosacral root
  ~, поясни́чный lumbar root
  ~, преддве́рный (ве́рхний) vestibular [superior] root of vestibulocochlear nerve, *radix vestibularis, radix superior nervi vestibulocochlearis* [NA]

~, симпати́ческий sympathetic root of ciliary ganglion, *radix sympathia ganglii ciliaris* [NA]
~ спинномозгово́го не́рва root of spinal nerve
~ тройни́чного не́рва root of trigeminal nerve
~ тройни́чного не́рва, дви́гательный motor root of trigeminal nerve
~ тройни́чного не́рва, чувстви́тельный sensory root of trigeminal nerve
~, ули́тковый (ни́жний) cochlear [inferior] root of vestibulocochlear nerve, *radix cochlearis, radix inferior nervi vestibulocochlearis* [NA]
~, чувстви́тельный sensory root, *radix sensoria* [NA]
кориандри́н *м. биохим.* coriandrin
коринфа́р *м. фарм.* corinfar, nifedipine
ко́рка *ж. дерм.* crust
~, моло́чная milk crust
ко́рково-подко́рковый corticosubcortical
ко́рково-талами́ческий corticothalamic
ко́рковый cortical
корми́ть to feed; *(вскармливать грудью)* to suckle
~ вво́лю to feed ad libitum
кормле́ние *с.* feeding; alimentation
~, бесконтро́льное irregular feeding
~ грудно́го ребёнка, свобо́дное infant's feeding on demand
~ гру́дью breast-feeding
~, иску́сственное artificial feeding
~, наси́льственное force feeding
~, сме́шанное compound feeding
корнца́нг *м. мед. тех.* dressing forceps
коронави́рус *м.* coronavirus
корона́рный coronary
коронароангиогра́фия *ж. рентг.* coronarography, coronary arteriography, coronary angio(graphy)
коронарогра́мма *ж. рент.* coronary arteriogram, coronary angiogram
коронарогра́фия *ж. рентг.* coronary arteriography, coronarography, coronary angio(graphy)
~, вычисли́тельная [дигита́льная] субтракцио́нная digital subtraction coronary angiography
~, селекти́вная selective method of coronary angiography
коронаросклеро́з *м.* coronarosclerosis
коронароспа́зм *м.* coronary vasospasm
коронаротромбо́з *м.* coronarothrombosis
коро́нка *ж.* зу́ба crown of tooth, *corona dentis* [NA]
~, жаке́тная jacket crown
~, защи́тная veneer crown
~, иску́сственная artificial crown
~, клини́ческая clinical crown, *corona clinica* [NA]
~, культева́я stump crown
~, напёрстковая thimble crown
~, направля́ющая directing crown
~, прови́зорная pharmaceutical crown
~, телескопи́ческая telescopic crown
~, эква́торная equator crown

коронкоснима́тель *м. мед. тех.* crown hook
короткоголо́вость *ж.* brachycephaly
короткоживу́щий short-living
короткопа́лость *ж.* brachydactyly
корофили́я *ж. псих.* corophilia
корпороде́з *м. хир.* spondylosynesis, spinal [spine, vertebral] fusion
ко́рпус *м. анат.* corpus
корпускуля́рный corpuscular
корректиро́вка *ж.* correction, normalization
корре́кция *ж.* correction, remodeling
~ аневри́змы а́орты транспланта́том aortic aneurysm replacement with graft
~ зре́ния vision correction
~ неоднородности по́ля *радиол.* flood [uniform field] correction
~, ортопеди́ческая orthopedic alignment
~ прику́са occlusal rehabilitation, correction of bite, treatment of malocclusion
~ простра́нственных искаже́ний spatial distortion correction
~ проте́за correction of prothesis
~ фо́на background correction
~, хирурги́ческая surgical correction
~ экрани́рования *рентг.* attenuation correction
корреля́ция *ж.* correlation, association
корреспонде́нция *ж.* сетча́тки *офт.* retinal correspondence
корро́зия *ж. биохим.* corrosion
корсе́т *м.* (body) jacket, cast
~, ги́псовый Minerva [plaster of Paris] jacket, body cast
~ для фикса́ции ше́йных позвонко́в cervical collar
~, корриги́рующий spinal support
~, подде́рживающий spinal support
~ Са́йра Sayre's jacket
~, туберкулёзный kyphotone
кортизо́л *м.* cortisol, hydrocortisone
кортизо́н *м.* cortisone
ко́ртико-висцера́льный corticovisceral
кортико́иды *м. мн.* corticoids
кортиколибери́н *м.* corticoliberin, corticotropin-releasing hormone
ко́ртико-спина́льный corticospinal
кортикостати́н *м.* corticostatin
кортикостеро́иды *м. мн.* corticosteroids
кортикостеро́н *м.* corticosterone
кортикотоми́я *ж.* corticotomy
кортикотропи́н *м.* (adreno)corticotrop(h)in, adrenocorticotropic hormone, ACTH
корь *ж.* measles, rubeola
~, атипи́ческая atypical measles
~, геморраги́ческая hemorrhagic measles
косме́тика *ж.* *(лечебная)* cosmetics
космети́ческий cosmetic
косметоло́гия *ж.* cosmetology
косноязы́чие *с.* dyslalia, ankyloglossia, tongue-tie
косогла́зие *с.* strabismus, squint, heterotropia, heterotropy
~, аккомодацио́нное accommodative strabismus
~, вертика́льное vertical strabismus

косоглазие

~, конвергентное convergent [internal] strabismus, esotropia
~, монокулярное monocular strabismus
~, паралитическое paralytic strabismus
~, расходящееся divergent [external] strabismus, exotropia
~, содружественное concomitant strabismus
~, фиксированное constant strabismus

косолапость *ж.* clubfoot, (talipes) equinovarus, reel foot ◊ страдающий ~ю club-footed
~, врождённая congenital clubfoot
~, паралитическая talipes paralyticus
~, полиомиелитная talipes poliomyeliticus

косорукость *ж.* clubhand, talipomanus
~, врождённая congenital clubhand
~, локтевая ulnar clubhand
~, лучевая radial clubhand

костеобразование *с.* osteogenesis, osteogeny, osteosis, bone formation
~, гетеропластическое heteroplastic osteogenesis
~, гетеротопическое heterotopic osteogenesis
~, метапластическое metaplastic osteogenesis
~, несовершённое osteogenesis imperfecta, disosteogenesis

костеобразующий osteoplastic, osteogenic, osteogenous, ossiferous

кости *ж. мн.* bones *(см. тж* кость*)*
~ верхней конечности bones of upper limb
~, вормиевы wormian bones
~ грудной клетки thoracic bones
~ запястья carpal bones
~ лица facial bones, bones of face
~ надгрудинные suprasternal bones
~ нижней конечности bones of lower limb
~, плюсневые metatarsal [instep] bones
~ предплюсны tarsal bones
~, пястные metacarpal bones
~, сесамовидные sesamoid bones
~ черепа cranial bones

костно-пластический osteoplastic
костно-хрящевой osteochondrous, osteocartilaginous, osseocartilaginous, osteochondral
костный osseous, osteal, bony
костография *ж. рентг.* thoracic cage radiography
костодержатель *м. мед. тех.* bone(-holding) forceps, bone-holding clamp
~ Бойчева Boychev's bone forceps
~, двухдорожковый two-pronged bone forceps
~, трёхдорожковый three-pronged bone forceps
костоеда *ж. уст., оптом.* caries; osteomyelitis
костоправ *м.* bonesetter
костотом *м. мед. тех.* costotome
костотомия *ж.* costotomy
костотрансверзэктомия *ж.* costotransversectomy
косточка *ж.* bonelet, ossicle, ossiculum, ossicula
~ Альбрехта Albrecht's bonelet
~, слуховая auditory ossicle, ossicula auditis
костыл/и *м. мн.* crutches ◊ передвигаться на ~ях to get about on crutches; приступание на больную ногу на ~ях touchdown weight bearing with crutches

кость *ж.* bone, *os* [NA] *(см. тж* кости, косточка*)* ◊ вправлять ~ *(при переломе)* to set a bone fracture
~, альвеолярная alveolar bone
~ Барделёбена Bardeleben's bone
~, бёдренная femoral [thigh] bone
~, большеберцовая shin bone, tibia
~, височная temporal bone
~, вторичная secondary [membrane lamellar] bone, *os membranaceum lamellosum (secundarium)* [NA]
~, головчатая capitate bone
~, гороховидная pisiform bone
~, грубоволокнистая membrane reticulated [woven, nonlamellar, primary] bone, *os membranaceum reticulofibrosum (primarium)* [NA]
~, губчатая spongy [trabecular, cancellous] bone, spongy substance, *substantia spongiosa* [NA]
~, длинная трубчатая long bone
~, добавочная accessory bone
~, затылочная occipital bone
~, каменистая petrous bone
~, клиновидная cuneiform bone
~, компактная compact bone
~, консервированная embalmed bone
~, крючковатая hamate, *os hamatum* [NA]
~, крючковидная hamate bone
~, кубовидная cuboid bone
~, ладьевидная navicular bone
~, латеральная клиновидная lateral cuneiform bone
~, лобковая pubic bone
~, локтевая ulnar bone
~, ломкая brittle bone
~, лонная pubic bone
~, лучевая radial [spoke] bone
~, малоберцовая fibular bone, fibula
~, медиальная клиновидная medial cuneiform bone
~, межтеменная interparietal bone
~, нёбная palatine [palate] bone
~, носовая nasal bone
~, первичная primary [woven, membrane reticulated, nonlamellar] bone, *os membranaceum reticulofibrosum (primarium)* [NA]
~, перепончатая membrane bone, *os membranaceum* [NA]
~, перепончатая пластинчатая membrane lamellar [secondary] bone, *os membranaceum lamellosum (secundarium)* [NA]
~, перепончатая ретикулофиброзная woven [membrane reticulated, nonlamellar, primary] bone, *os membranaceum reticulofibrosum (primarium)* [NA]
~, периостальная ретикулофиброзная periosteal [perichondral] reticulofibrose, *os periosteale reticulofibrosum* [NA]
~, пластинчатая эндохондральная lamellar endochondral bone, *os endochondriale lamellosum* [NA]

~, плечевая humerus, humeral bone
~, плоская flat bone
~, плюсневая instep [metatarsal] bone
~, подвздошная iliac bone, ilium
~, подъязычная hyoid [lingual, tongue] bone
~, полулунная lunate bone
~ (предплюсны), треугольная triangular bone of tarsus
~, промежуточная клиновидная medial cuneiform bone
~, пястная III middle metacarpal bone
~, пяточная heel bone, bone of heel
~, резцовая incisive bone
~, решётчатая ethmoid bone
~, седалищная ischium, ischial bone
~, скуловая zygomatic bone
~, слёзная lacrimal bone
~, спонгиозная cancellous [spongy, trabecular] bone, spongy substance, *substantia spongiosa* [NA]
~, срастающаяся healing bone
~, тазовая caxal [hip] bone
~, таранная ankle (bone), talus, astragalus, astragaloid bone
~, теменная parietal [bregmatic] bone
~, трабекулярная trabecular [cancellous, spongy] bone, spongy substance, *substantia spongiosa* [NA]
~, трапециевидная trapezoid [lesser trapezium] bone
~, трёхгранная triquetral [triangular] bone
~, трубчатая cortical [tubular, cylindrical] bone
~, хрящевая endochondral [cartilage, replacement] bone, *os cartilagineum* [NA]
~, центральная central bone
кость-трапеция *ж.* trapezium [larger multangular] bone
котарнинхлорид *м.* cotarnine chloride
кофактор *м. иммун.* cofactor
кофеин *м.* caffeine
кофермент *м. биохим.* coenzyme
кохлеограмма *ж. ото* cochleogram
кохлеопатия *ж. ото* cochleopathy
коэффициент *м.* coefficient, factor, rate (*см. тж* индекс, показатель)
~ кинетики rate constant
~ контрастности *рентг.* contrast ratio
~ корреляции correlation coefficient
~ мертворождаемости natimortality rate
~ общей плодовитости fecundity rate
~, поправочный correction factor
~ распределения (*вещества в тканях*) distribution [partition] coefficient
~ увлажнения humidity [rainfall] factor
~ шума noise coefficient
~ эффективности лекарства therapeutic response of drug
краевой marginal
крампи *мн.* (*разновидность судороги*) cramp
~, икроножные gastrocnemius cramp
краниальный cranial
краниограмма *ж.* craniogram
краниограф *м. мед. тех.* craniograph

краниография *ж. рентг.* craniography, skull X-ray
краниоклазия *ж. акуш.* cranioclasia, cranioclasis
краниокласт *м. мед. тех.* cranioclast, basiotribe
~ Брауна Brown's cranioclast
краниология *ж.* craniology
краниометр *м. мед. тех.* craniometer
краниометрия *ж.* craniometry
краниопаг *м.* (*близнецы, сросшиеся в области головы*) craniopagus, cephalopagus, janiceps
краниопластика *ж.* cranioplasty
краниосиностоз *м.* craniosynostosis
краниосклероз *м.* craniosclerosis
краниоскопия *ж.* cranioscopy
краниоспинальный craniospinal, craniorrhachidian
краниостеноз *м.* craniostenosis
~, локальный local craniostenosis
~, общий general craniostenosis
краниотабес *м. пед.* craniotabes
краниотом *м. мед. тех.* craniotome, basilyst
краниотомия *ж.* craniotomy, trephining
~, подвисочная subtemporal craniotomy
~, субокципитальная suboccipital craniotomy
краниотрактор *м. мед. тех.* cranioclast, basiotribe
краниофарингиома *ж.* craniopharyngioma, Rathke's pouch tumor
~, интравентрикулярная intraventricular craniopharyngioma
~, интраселлярная intrasellar craniopharyngioma
~, кистозная cystic craniopharyngioma
~, солидная solid craniopharyngioma
~, супраселлярная suprasellar craniopharyngioma
краниэктомия *ж.* craniectomy
~, линейная linear craniectomy
крапива *ж.* nettle, *Urtica*
крапивница *ж.* urticaria, hives, nettle rush
~, буллёзная urticaria bullosa, urticaria vesiculosa
~, геморрагическая urticaria hemorrhagica
~, гигантская giant hives, angioneurotic [circumscribed, periodic, wandering, Milton's, Quincke's] edema, giant urticaria, angioedema, Bannister's disease
~, детская strophulus, lichen infantum, miliaria rubra
~, искусственная factitious urticaria, urticaria factitia, dermatographism
~, медикаментозная urticaria medicamentosa
~, пигментная urticaria pigmentosa
~, солнечная solar nettle rash, solar urticaria
~, холодовая cold urticaria
краснитин *м. фарм.* L-Asparaginase
краснота *ж.* redness, erythema
краснуха *ж.* rubella, German measles
~, коревая rubella, German measles
~, скарлатиноэидная rubeola scarlatinosa
кратер *м.* язвы ulcer crater
крауроз *м.* (*прогрессирующая диффузная атрофия наружных половых органов*) kraurosis
~ вульвы vulvar kraurosis, kraurosis vulvae
~ полового члена kraurosis penis

крахмал

крахма́л *м.* starch
кра́ш-синдро́м *м. хир.* crush [compression, Bywaters'] syndrome
креатинкина́за *ж. биохим.* creatine kinase
креатинфосфокина́за *ж. биохим.* creatine phosphokinase
крезо́л *м. биохим.* cresol
крем *м. фарм.* cream
кренотерапи́я *ж. (лечение минеральными водами)* crenotherapy, spa treatment
креозо́т *м.* creosote
крепита́ция *ж.* crepitation, crackling; crepitus
~ в суста́ве articular crepitus
~ отло́мков bony crepitus
кре́сло *с.* armchair
~, вибрацио́нное vibrating [vibratory] armchair
~, инвали́дное invalid chair
~, стоматологи́ческое dentist's chair
кре́сло-коля́ска *ж.* wheelchair
крестец́ *м.* sacral bone
крестцо́во-ко́пчиковый sacrococcygeal
крестцо́во-ма́точный sacrouterine
крестцо́во-подвздо́шный sacroiliac
крестцо́во-поясни́чный sacrolumbal
крестцо́вый sacral
кретини́зм *м. энд.* cretinism
~, гипотирео́идный hypothyroid cretinism
~, гипофиза́рный pituitary cretinism
~, споради́ческий sporadic cretinism
~, эндеми́ческий endemic cretinism
крети́нический cretinous, cretinistic
кретино́идный cretinoid
крива́я *ж.* curve
~ акти́вность — вре́мя (time-)activity [activity versus time, time versus activity] curve, time-activity histogram
~ Бо́ткина, температу́рная Botkin's temperature curve
~ выжива́емости survival curve, Kaplan-Meier index
~ до́за — эффе́кт dose-response [dose-effect] curve
~, изодо́зная isodose curve
~, изосчётная isocount curve, isocontour
~ и́мпульса со́нной арте́рии carotid pulse tracing
~ интенси́вность — вре́мя intensity-time curve
~, концентрацио́нная concentration-response curve
~ концентра́ция — эффе́кт concentration-response curve
~ пло́тность — вре́мя time-density [density-time] curve
~, про́фильная орга́нная slice, profile
~, рабо́чая характери́стическая receiver operating characteristic curve
~ радиоакти́вного распа́да radioactive decay curve
~ разведе́ния dilution curve
~ распа́да decay curve
~, расчётная theoretical curve
~ ро́ста growth curve
~, ро́сто-весова́я growth chart
~, температу́рная temperature profile
~, теорети́ческая theoretical curve
~ трансфе́ра радиофармпрепара́та (time-)activity [activity versus time, time versus activity] curve, time-activity histogram
~, экспоненциа́льная exponential curve
~ яре́много пу́льса jugular venous pulse tracing
кривизна́ *ж.* curvature, *curvatura* [NA]
~ желу́дка, больша́я greater curvature of stomach, *curvatura ventriculi major* [NA]
~ желу́дка, ма́лая lesser curvature of stomach, *curvatura ventriculi minor* [NA]
~ прямо́й кишки́, переднеза́дняя anteposterior curvature of rectum
криволине́йный curvilinear
кривоно́гий bandy-leg, genu varum
кривоше́я *ж.* torticollis, wryneck, stiff neck, collum distortum, accessory cramp
~, артроге́нная arthrogenous torticollis
~, врождённая congenital torticollis
~, гипопласти́ческая hypoplastic torticollis
~ Гризе́ля Grisel's torticollis, Grisel's disease
~, дерматоге́нная dermatogenic [cicatrical] torticollis
~, интермитти́рующая intermittent [spasmodic, dystonic] torticollis, rotatory spasm, torticollis spastica
~, истери́ческая hysterical torticollis
~, компенса́торная compensatory torticollis
~, ко́стная osteal [osseous] torticollis
~, ло́жная spurious torticollis
~, мы́шечная myogenic torticollis
~, неуроге́нная neurogenic torticollis
~, ревмати́ческая rheumatic torticollis
~, рефлекто́рная reflectory torticollis
~, рубцо́вая cicatrical [dermatogenic] torticollis
~, симптомати́ческая symptomatic torticollis
~, спасти́ческая spasmodic [intermittent, dystonic] torticollis, rotatory spasm, torticollis spastica
~, сто́йкая fixed torticollis
криз *м.* crisis
~, бла́стный blast crisis, blast phase of leukemia
~, вегетати́вный vegetative crisis
~, вестибуля́рный vestibular crisis
~, гипертони́ческий hypertensic crisis
~, гипоталами́ческий hypothalamic crisis
~, миастени́ческий myasthenic crisis
~, табети́ческий tabetic crisis
~, церебра́льный cerebral crisis
~, церебра́льный сосу́дистый vascular cerebral crisis
кри́зис *м.* crisis
~, возрастно́й age crisis
~ в тече́нии боле́зни point in the coarse of a disease, crisis
~ культу́ры (кле́ток) crisis of (cell) culture
~, экологи́ческий ecological crisis
крик *м.* cry
~, пронзи́тельный high-pitch cry
крикотоми́я *ж. ото* cricotomy
криоанестезия́ *ж.* cryoanesthesia, refrigeration anesthesia
криовоздействие *с.* frigotherapy, cryotherapy; cryosurgery, cold cautery
криоге́нный cryogenic

криогипофизэктомия ж. cryohypophysectomy
криодеструкция ж. cryoablation, cryodestruction
криозонд м. мед. тех. cryoprobe
криопреципитат м. cryoprecipitate
криопротектор м. cryoprotector
криоталамотомия ж. cryothalamotomy
криотерапия ж. frigotherapy, cryotherapy
криохирургия ж. cold cautery, cryosurgery
крипта ж. crypt, *crypta* [NA]
~, кишечная intestinal [Galeath's, Lieberkühn's] gland, Lieberkühn's [intestinal] follicle, Lieberkühn's crypt, *crypta [glandula] intestinalis* [NA]
~ Либеркюна intestinal [Galeath's, Lieberkühn's] gland, Lieberkühn's [intestinal] follicle, Lieberkühn's crypt, *crypta [glandula] intestinalis* [NA]
~ (нёбной) миндалины tonsillar crypt, *crypta tonsillaris (palatini)* [NA]
~ (нёбной) миндалины, вторичная *crypta tonsillaris (palatini) secundaria* [NA]
~ (нёбной) миндалины, первичная *crypta tonsillaris (palatini) primaria* [NA]
~ слизистой оболочки *crypta tunicae mucosae* [NA]
~ слизистой оболочки жёлчного пузыря *crypta tunicae mucosae vesicae fellei* [NA]
~ язычной миндалины lingual crypt, *crypta lingualis* [NA]
криптококкоз м. дерм. cryptococcosis, torulosis
криптон м. хим. krypton, Kr
крипторадиометр м. cryptoradiometer
крипторхизм м. *(неопущение яичка)* cryptorchi(d)ism
криптоспоридия ж. cryptosporidia
криптофтальм м. cryptophthalmus
криста ж. цитол. crista, *crista* [NH]
~, митохондриальная mitochondrial crista, *crista mitochondrialis* [NH]
кристалл м. crystal, *crystallum* [NH]
~ гидроксиапатита hydroxyapatite crystal, *crystallum hydroxyapatiti* [NH]
~ гидроксиапатита дентина *crystallum hydroxyapatiti dentinalis* [NH]
~ гидроксиапатита цемента *crystallum hydroxyapatiti cementalis* [NH]
~ гидроксиапатита эмалевой призмы *crystallum hydroxyapatiti prismatis enameli* [NH]
~, сцинтилляционный scintillation crystal
кристаллизация ж. crystallization
~, бредовая delusional crystallization
кристаллин м. crystallin
кристалловидный *crystallinus, crystalloides* [NA]
кристаллоид м. crystalloid, *crystalloidum* [NH]
кристаллы м. мн. crystals
~ Бёттхера Boettcher's crystals
~ Шарко — Лейдена *(в мокроте при бронхиальной астме)* Charcot-Leyden [asthma] crystals
критерии м. мн. criteria *(см. тж* критерий*)*
~ включения в исследование entry criteria
~ излеченности гонореи criteria of gonorrhea cure

критерий м. criterion *(см. тж* критерии*)*
~, диагностический diagnostic criterion
~ загрязнения pollution criterion
~ зашумлённости noise pollution criterion
~ качества воды water quality criterion
~ качества воздуха air quality criterion
~ качества окружающей среды environmental criterion
~ невменяемости, медицинский criterion of irresponsibility
~ обоснования стандарта окружающей среды criterion of environmental standards setting
~ Фишера, точный *стат.* Fisher's exact test
кровавый bloody
кроватка ж.:
~, гипсовая plaster bed
~, детская cot, bassinet
кровать ж. bed
~ для рожениц obstetric bed
~ для рожениц, универсальная universal labor bed
~, ортопедическая fracture [tilting] bed
~, передвижная wheeled bed
~, родильная labor [delivery, lying-in] bed
~, сканирующая scanning bed
~, функциональная tilting [surgical] bed
кровать-весы мж. bed balance
кровезамена ж. blood transfusion
кровезаменители м. мн. blood substitutes
кровеносный sanguiferous, blood, circulatory
кроветворение с. hematosis
кроветворный hem(at)opoietic
кровить to hemorrhage, to bleed
кровоизвлечение с. bloodletting
кровоизлияние с. hemorrhage, bleeding, apoplexy
~ в брюшную полость hem(at)operitoneum
~ в гипофиз pituitary apoplexy
~ в мозг cerebral hemorrhage, hematencephalon, apoplexy
~ в мозжечок cerebellar hemorrhage
~, внутреннее internal hemorrhage
~, внутрижелудочковое intraventricular hemorrhage
~, внутримозговое intracerebral bleeding
~, внутримышечное intramuscular hemorrhage
~, внутриполостное hematocele
~, внутричерепное intracranial hemorrhage, intracranial hematoma
~ в полость перикарда pericardial hemorrhage
~ в спинной мозг hematomyelia
~ в яичник ovarian hemorrhage, ophorrhagia
~, забрюшинное retroperitoneal hemorrhage
~, массивное massive [large] hemorrhage, large hematoma
~, мелкое small hemorrhage, small hematoma
~, оболочечное meningeal hemorrhage
~, перивентрикулярное periventricular hemorrhage
~, петехиальное petechial hemorrhage
~, подкожное subcutaneous hemorrhage, subcutaneous hematoma, bruise

кровоизлия́ние

~, поднадко́стничное subperiosteal hemorrhage, subperiosteal hematoma
~, спонта́нное spontaneous hemorrhage
~, субарахноида́льное subarachnoid hemorrhage
~, субдура́льное subdural hemorrhage, subdural hematoma
~, субконъюнктива́льное subconjunctival hemorrhage
~, субэпендима́льное subependymal hemorrhage
~, эпидура́льное extradural [epidural] hemorrhage, epidural hematoma
кровоизлия́ния *с. мн.*, мно́жественные multiple hemorrhages
кровонаполне́ние *с.*, пу́льсовое pulse volume
кровообраще́ние *с.* (blood) circulation
~ большо́го кру́га systemic circulation
~ в лёгких pulmonary circulation
~, вспомога́тельное assist circulation
~, иску́сственное cardiopulmonary bypass, artificial [extracorporeal] circulation
~, иску́сственное о́бщее total bypass
~, иску́сственное части́чное partial bypass
~, капилля́рное capillary circulation
~, коллатера́льное collateral circulation
~, лёгочное pulmonary circulation
~, мозгово́е cerebral blood flow, cerebral circulation
~, перифери́ческое peripheral circulation
~, персисти́рующее фета́льное persisting fetal circulation
~, плацента́рное placental circulation
~ плода́ fetal circulation
~ у люде́й, перекрёстное human cross-circulation
~, центра́льное central circulation
~, экстракорпора́льное extracorporeal [artificial] circulation, cardiopulmonary bypass
~, эмбриона́льное embryonic [primitive] circulation
кровоподтёк *м.* bruise, «black and blue» ◇ с ~ами blue
кровопоте́ря *ж.* hemorrhage; loss of blood
~ в послеродово́м пери́оде, физиологи́ческая postpartum hemorrhage
~, декомпенси́рованная decompensated hemorrhage
~, смерте́льная fatal hemorrhage
кровопуска́ние *с.* bloodletting
кровоснабже́ние *с.* blood supply ◇ обеспе́чивать ~ to furnish circulation
~, недоста́точное inadequate blood supply
~, эндоста́льное endosteal blood supply
кровотече́ние *с.* bleeding, hemorrhage ◇ остана́вливать ~ to control bleeding
~, ановуля́торное anovulatory [anovular, nonovulational] bleeding
~, аноректа́льное rectal bleeding
~, аррози́онное arrosive hemorrhage
~, артериа́льное arterial hemorrhage, bright bleeding
~, атони́ческое atonic hemorrhage
~, ацикли́ческое acyclic hemorrhage
~, вено́зное venous bleeding, venous hemorrhage, phleborrhagia
~, вика́рное vicarious menstruation, menoxenia, xenomenia, atopomenorrhea
~, влага́лищное vaginal hemorrhage
~, внеза́пное accidental hemorrhage
~, вну́треннее internal hemorrhage
~, внутриротово́е oral hemorrhage
~, внутриканево́е tissue hemorrhage, tissue apoplexy
~, внутричерепно́е intracranial hemorrhage
~ во вре́мя ро́дов intrapartum hemorrhage
~ в по́лость те́ла hematocelia
~, втори́чное secondary [delayed, consecutive] hemorrhage
~ в хо́де норма́льных ро́дов intrapartum hemorrhage
~, геморроида́льное hemorrhoidal bleeding
~, гипотони́ческое hypotonic hemorrhage, hypotonic bleeding
~ из ма́точной трубы́ salpingorrhagia
~, климактери́ческое climacteric bleeding
~, конта́ктное contact bleeding
~, лёгочное bronchial [pulmonary] hemorrhage
~, масси́вное massive hemorrhage, gross bleeding
~, ма́точное metrorrhagia, uterine bleeding
~, ма́точное дисфункциона́льное dysfunctional uterine bleeding
~, ма́точное профу́зное uterine flooding
~, ма́точное функциона́льное menstruation, menses, catamenia
~, межменструа́льное intermenstrual hemorrhage, intermenstrual bleeding
~, менструа́льное menstruation, menses, catamenia
~, менструальноподо́бное menstruation-like hemorrhage
~, нару́жное external hemorrhage
~, неизбе́жное (*напр. при предлежа́нии плаце́нты*) unavoidable hemorrhage
~, носово́е epistaxis, nosebleed, nasal hemorrhage
~, обескро́вливающее exsanguinating hemorrhage
~, оби́льное voluminous [profuse] bleeding
~, перви́чное primary hemorrhage
~, повто́рное rebleeding
~, послеоперацио́нное postoperative hemorrhage
~, послеродово́е postpartum hemorrhage
~, предродово́е antepartum hemorrhage
~ при предлежа́нии плаце́нты unavoidable hemorrhage
~, профу́зное voluminous [profuse] bleeding
~, пупо́чное umbilical hemorrhage
~, самопроизво́льное spontaneous hemorrhage
~, скры́тое concealed hemorrhage, occult bleeding
~, смерте́льное fatal hemorrhage
~, упо́рное persistent [uncontrollable] hemorrhage
~, фетомате́ринское fetomaternal hemorrhage

~, эмбриональное embryonic [primitive] circle hemorrhage
~, ювенильное juvenile hemorrhage
кровоток *м.* blood flow, bloodstream ◇ восстанавливать ~ to reestablish blood flow; восстанавливать сосудистый ~ to reestablish vascular continuity
~, капиллярный capillary blood flow
~, кожный cutaneous blood flow
~, коронарный coronary blood flow
~, лёгочный pulmonary blood flow
~, мозговой cerebral blood flow
~, периферийный peripheral blood flow
~, печёночный hepatic blood flow
~, почечный renal blood flow
~, пульсирующий pulsatile flow
~, регионарный мозговой regional cerebral blood flow
~, тканевый tissual blood flow
кровоточащий bleeding
кровоточивость *ж.* hemorrhagic diathesis, bleeding sickness
~ десны stomatorrhagia, gingival hemorrhage
~ матки metrostaxis
кровоточить to hemorrhage, to bleed ◇ больной кровоточит a patient bleeds, a patient hemorrhages
кровохарканье *с.* hemoptysis, blood spitting, bloody expectorations
~, викарное vicarious hemoptysis
~, сердечное cardiac hemoptysis
~, туберкулёзное tuberculosis hemoptysis
кровь *ж.* blood, haema sanguis ◇ забирать ~ для анализа to draw blood; остановилась blood ceased flowing; отсасывать ~ *(о пиявках)* to draw blood; оттягивать ~ *(о банках)* to draw blood; харкать ~ю to cough up blood
~, артериальная arterial [bright red] blood
~, венозная venous [dark red] blood
~, гемолизированная laky blood
~, дефибринированная defibrinated blood
~, консервированная contained [stored, banked] blood
~, лаковая laky blood
~, материнская maternal blood
~, менструальная menstrual blood
~, неизменённая *(в испражнениях)* hematochezia
~, несвернувшаяся incoagulated blood
~, несвёртывающаяся incoagulable blood
~, несовместимая incompatible blood
~, периферическая peripheral blood
~, плацентарная placental blood
~ плода fetal blood
~, пуповинная umbilical [cord] blood
~, резус-отрицательная Rh-negative blood
~, резус-положительная Rh-positive blood
~, свежая донорская fresh whole blood
~, свежезаготовленная fresh blood
~, свернувшаяся clotted blood
~, совместимая compatible blood
~, трупная cadaveric blood
~, цельная *(для трансфузии)* whole blood

кровянисто-гнойный sanguinopurulent
кровяной bloody
кромакалим *м. фарм.* cromacalim
кромолин-натрий *м. фарм.* disodium cromoglycate, cromolyn sodium
кроссбридинг *м. ген.* crossbreeding
кроссинговер *м. ген.* crossingover
~, гониальный gonial crossingover
~, двойной double crossingover
~, межаллельный interallelic crossingover
~, неправильный illegitimate crossingover
~, неравный unequal crossingover
~, сложный compound crossingover
~, соматический somatic crossingover
кроссовер *м. ген.* crossover
круг *м.* circle, ring, circuit, *circulus* [NA]
~ большого мозга, артериальный arterial circle of cerebrum, circle of Willis, *circulus arteriosus cerebri* [NA]
~, виллизиев circle of Willis, arterial circle of cerebrum, *circulus arteriosus cerebri* [NA]
~ зрительного нерва, сосудистый vascular circle of optic nerve, *circulus vasculosus nervi optici* [NA]
~ кровообращения, большой greater [systemic] circulation
~ кровообращения, малый lesser [pulmonary] circulation
~ кровообращения, сердечный cardial [third] circulation
~ радужки, большой артериальный greater arterial circle of iris, *circulus arteriosus iridis major* [NA]
~ радужки, малый артериальный lesser arterial circle of iris, *circulus arteriosus iridis minor* [NA]
~, сосудистый суставной vascular articular circle, *circulus articularis vasculosis* [NA]
~, фетровый *(для полировки)* felt wheel
круги *м. мн.* для шлейф-машины lathe wheels
круговой circular
круговорот *м.* rotation, cycle
~, биологический biological cycle
~ вещества turnover, cycle of matter
~ воды в природе circulation of water, hydrological [water] cycle
~ углерода carbon cycle
кругооборот *м.* circulation
~, клеточный cellular circuit
~ крови blood circulation
круп *м.* croup
~, гриппозный catarrhal croup
~, дифтерийный [истинный] diphtheritic [membranous] croup
~, катаральный catarrhal croup
~, коревой catarrhal laryngitis
~, ложный false [spasmodic] croup
~, мембранозный diphtheritic [membranous] croup
~, парагриппозный paragrippal croup
~, скарлатинозный catarrhal croup
круротомия *ж. ото* crurotomy
крыло *с.* wing, *ala* [NA]

крыло

~ клиновидной кости, большое greater wing of sphenoid bone, *ala major ossis sphenoidalis* [NA]
~ клиновидной кости, малое lesser wing of sphenoid bone, *ala minor ossis sphenoidalis* [NA]
~, крестцовое wing of sacrum, *ala sacralis* [NA]
~ носа wing of nose, *ala nasi* [NA]
~ петушиного гребня frontal hamulus, *ala cristae galli* [NA]
~ подвздошной кости wing of ilium, *ala ossis ilii* [NA]
~ сошника wing of vomer, *ala vomeris* [NA]
крыловидный pterygoid, wing-shaped
крылонёбный pterygopalatine
крысы *ж. мн.* rats
~, бестимусные nude (line) [athymic] rats
~, которых не подвергают физической нагрузке nonexercising rats
~ с удалённой слюнной железой sialoadenectomized rats
~ Уистара Wistar's rats
крыша *ж.* roof, *tegmen, tectum* [NA]
~ барабанной полости roof of tympanum, *tegmen tympani* [NA]
~ IV желудочка roof [tegmen] of the forth ventricle, *tegmen ventriculi quarti* [NA]
~ орбиты *офт.* roof of orbit, *paries superior orbitae* [NA]
~ среднего мозга tectum of mesencephalon, *tectum mesencephali* [NA]
крюковидный, крючкообразный hook-shaped
крючок *м.* 1. *мед. тех.* hook, retractor 2. hamulus, uncus, *hamulus, uncus* [NA]
~, акушерский blunt hook, embryuncus
~ Брауна, декапитационный Brown's decapitation hook
~ для оттягивания губ и щёк labial and buccal retractor, labial and buccal hook
~ для снятия зубного камня scaler
~ для удаления плода после краниотомии crotchet
~, зубчатый pronged retractor
~, костный однозубый bone single-toothed hook, tenaculum
~, крыловидный pterygoid hamulus
~ крючковидной кости hamulus of hamate bone
~, окончатый fenestrated hook
~, ортодонтический orthodontic hook
~, острый sharp retractor
~, пластинчатый laminar [plate] retractor
~, стоматологический dental hook
~ тела шейных позвонков *uncus corporis* [NA]
~, тупой blunt hook
~, хирургический surgical hook, surgical retractor
ксантелазма *ж. дерм.* xanthelasma
~ век xanthelasma palpebrarum
~, плоская xanthelasma planum
~, узелковая xanthelasma verucosa
ксантин *м. биохим.* xanthine

ксантиндегидрогеназа *ж. биохим.* xanthine dehydrogenase
ксантиноксидаза *ж. биохим.* xanthine oxidase
ксантинурия *ж.* xanthinuria
ксантома *ж. дерм.* xanthoma
~ век xanthoma palpebrarum
~, диабетическая xanthoma diabeticorum
~, инфильтративная infiltrative xanthoma
~, множественная xanthoma multiplex, xanthomatosis, cholesterol lipidosis
~, плоская xanthoma planum
~, туберозная опухолевидная xanthoma tuberosum
ксантоматоз *м. дерм.* xanthomatosis, cholesterol lipidosis, xanthoma multiplex
~, костный bony xanthomatosis
~ суставов articular xanthomatosis
ксантопсия *ж. офт.* xanthopsia
ксантоптерин *м. биохим.* xanthopterin
ксантофиброма *ж. онк.* xanthofibroma
ксантохромия *ж. дерм.* xanthochromia, xantchochroia
ксантохромный xanthochromic, xanthochromatic, xanchromatic
ксантоэритродермия *ж.* xanthoerythrodermia
ксенобиотик *м.* xenobiotic
ксенон *м. хим.* xenon, Xe
~, радиоактивный radioxenon, radioactive xenon
ксенопаразит *м.* xenoparasite
ксенопластика *ж.* xenoplasty, xenotransplantation
ксенорентгенография *ж.* молочной железы xenography of breast
ксенотрансплантат *м.* xenograft, heterologous [heteroplastic, interspecific, xenoplastic, xenogeneic, animal] graft
~, кожный heterodermic graft
ксенотрансплантаты *м. мн.*, бычьи bovine xenografts
ксенотрансплантация *ж.* xenotransplantation
ксенофобия *ж. псих.* (*патологическая боязнь незнакомых людей*) xenophobia
ксерограмма *ж.* xerogram
ксерография *ж. рентг.* xerography
ксеродерма *ж.*, пигментная xeroderma pigmentosum
ксеродермия *ж.* xerodermia
ксеромаммография *ж. рентг.* xeromammography
ксерорадиограмма *ж.* xerogram
ксерорадиограф *м. мед. тех.* xeroradiograph
ксерорадиография *ж. рентг.* xero(radio)graphy, electroroentgenography
ксерорентгенограмма *ж.* xerogram
ксерорентгенография *ж. рентг.* xero(radio)graphy, electroroengenography
ксеростомия *ж. стом.* xerostomia
ксерофтальмия *ж.* xerophthalmia, xerophthalmus
ксикаин *м. фарм.* xycain, lidocaine
ксилит *м. биохим.* xylite
ксилоза *ж. биохим.* xylose
ксилол *м. гист.* xylene, xylol

ксилометазолин *м. фарм.* xylomethazolin hydrochloride
ксилулоза *ж. биохим.* xylulose, xyloketose
кубический cuboidal, cubical
кувез *м. (для новорождённых)* couveuse, infant incubator
кулак *м.* fist
~, сжатый clinched fist
кульдоскоп *м. мед. тех.* culdoscope, douglascope
кульдоскопия *ж. гинек.* culdoscopy
кульдотомия *ж. гинек.* culdotomy
культивирование *с. (микробов, клеток)* cultivation, culturing
культура *ж. микр.* culture
~, бактериальная bacterial culture
~ в «висячей капле» hanging drop culture
~, гистотипическая histotypic culture
~, двухмерная two-dimensional culture
~, долговременная long-term culture
~ клеток cell culture
~ клеток, однослойная monolayer cell culture
~ клеток, перфузионная perfusion culture system
~ клеток, смешанная mixed cell culture
~, клеточная cell culture
~ лимфоцитов, смешанная mixed lymphocyte culture
~, макрофагальная macrophage culture
~ макрофагов, монослойная monolayer macrophage culture
~, непрерывная клеточная continuous cell culture
~, непрерывно-проточная суспензионная continuous-flow suspension culture
~, однослойная monolayer culture
~, органная organ culture
~, органотипическая organotypic culture
~, отъёмно-долевая batch [hemicontinuous] culture
~, пассированная passed (sub)culture
~, первичная primary culture
~, переживающая survival culture
~, перемешиваемая суспензионная intermingled suspension culture
~, периодическая клеточная periodic cell culture
~, перфузионная perfusion [flow] culture
~, полунепрерывная [порционная] batch [hemicontinuous] culture
~, проточная perfusion [flow] culture
~, санитарная sanitary culture
~, смешанная mixed culture
~, собственно тканевая tissue culture properly
~, совместная *(клеток или тканей)* coculture
~, стационарная суспензионная stationary suspension culture
~, суспензионная suspension culture
~, суспензионная клеточная suspension cell culture
~, тканевая tissue culture
~ тканей tissue culture

~, трёхмерная tridimensional [three-dimensional] culture
культуральный cultural
культ/я *ж.* stump ◇ ушить ~ю прямой кишки to close the rectal stump
~, ампутационная amputation stump
~ аппендикса appendiceal stump
~, булавовидная clavate [club-shaped] stump
~ двенадцатиперстной кишки duodenal stump
~ желудка gastric stump, gastric remnant
~, колоколообразная bell-shaped stump
~, коническая conic(al) stump
~ нерва nerve stump
~, опорная functioning stump
~ прямой кишки rectal stump
~ пуповины stump of umbilical cord
~, цилиндрическая cylindrical [cylinder-shaped] stump
кумарин *м. биохим.* c(o)umarin
кумуляция *ж.* cumulation
кумыс *м.* fermented mare's milk, kumiss
кумысолечение *с.* kumiss therapy
купание *с.* bath(ing)
купирование *с.* reduction, relief; arresting, stopping
~ депрессии reduction of depression
~ приступа rapid relief of symptoms
купировать to cut short; to arrest, to stop
купол *м.* cupula, *cupula* [NA]
~ диафрагмы cupula of diaphragm
~ плевры cervical pleura, *cupula pleural* [NA]
купорос *м. биохим.* vitriol
купренил *м. фарм.* cuprenil, D-penicillamine
курабельный curable
курантил *м. фарм.* curantyl
кураре *с.* curare
курареподобный curariform, curarelike
курвиметр *м. мед. тех.* curvimeter
курение *с.* smoking (habit)
~, пассивное passive smoking
курорт *м.* health resort
~, бальнеологический [бальнеотерапевтический] balneotherapeutic [balneology] health resort
~, грязевой mud cure resort
~, климатический climatic health resort
~, морской bathing-place, thalassotherapeutic resort
~ с минеральными водами spa
курортология *ж.*, курортотерапия *ж.* balneology, balneotherapy, balneotherapeutics
курс *м.* course
~ лечения course of (medical) treatment
~ лечения, длительный protracted course of therapy
~ лечения, повторный refresher course of treatment
~ обучения хирургии surgical curriculum
курсы *м. мн.*, акушерские obstetrics [midwifery] classes
кусание *с.* ногтей nail-biting
кусать to bite
кусачки *мн. мед. тех.* forceps; rongeur

кусачки

~, гильотинные guillotine forceps
~ для гипофизэктомии pituitary rongeur
~, костные rongeur, bone scissors, (cutting) forceps, osteotribe, osteotrite
~ Листона Liston's forceps
~ Люэра Luer's [spoon-shaped, spoon-mouth] forceps
~, нейрохирургические neurosurgical [laminectomy] gouge forceps
~, рёберные rib-cutting forceps
~, хирургические surgical cutter

кутикула *ж.* cuticle, *cuticula* [NA]
~ волоса cuticle of hair, *cuticula pili* [NA]
~ зуба dental cuticle, *cuticula dentis* [NA]
~ эмали enamel cuticle, *cuticula enameli* [NA]

кутикулярный cuticular
кушингоид *м.* cushingoid
кювета *ж.* (, зуботехническая) flask
кюветодержатель *м. мед. тех.* flask clamp
кюветоноситель *м.* (, зуботехнический) flask carrier
кюретаж *м. стом.* curettage, curettement
~ (десны), химический chemical curettage
кюретка *ж. мед. тех.* curet(te)
~, акушерская obstetrical curette
~, гинекологическая gynecological curette
~, гортанная laryngeal curette
~, маточная отсасывающая suction curette
~, нейрохирургическая neurosurgical curette

кюри *с. радиол.* curie, Ci
кюритерапия *ж.* curietherapy, radium therapy, radium treatment
~, аппликационная application curietherapy
~, внутриартериальная intraarterial curietherapy
~, внутривенная intravenous curietherapy
~, внутриполостная intracavitary curietherapy
~, внутритканевая interstitial curietherapy
~, дистанционная telecurietherapy, teleradium therapy

Л

лабиальный labial
лабильность *ж.* lability, instability
~, аффективная affective lability
~, вазомоторная vasomotor lability
~, эмоциональная emotional lability, emotional instability
лабильный labile, instable
лабиринт *м.* 1. labyrinth, *labyrinthus* [NA] 2. maze
~, вестибулярный vestibular labyrinth, *labyrinthus vestibularis* [NA]
~, водный water maze
~, костный bony [osseous] labyrinth, *labyrinthus osseus* [NA]
~, перепончатый membranaceous labyrinth, *labyrinthus membranaceus* [NA]
~, приподнятый крестообразный elevated plus maze
~, радиальный radial(-arm) maze
~, решётчатый ethmoidal labyrinth, *labyrinthus ethmoidallis* [NA]
~, улитковый cochlear labyrinth, *labyrinthus cochlearis* [NA]
~, У-образный радиальный radial Y-maze
~, ушной ear labyrinth
лабиринтит *м. ото* labyrinthitis, otitis interna, otitis labyrinthica
~, гематогенный hematogenic labyrinthitis
~, гнойный suppurative labyrinthitis
~, диффузный diffused labyrinthitis
~, латентный latent [chronic] labyrinthitis
~, менингогенный meningogenic labyrinthitis
~, ограниченный circumscribed [limited] labyrinthitis
~, острый acute labyrinthitis
~, отогенный otogenic labyrinthitis
~, серозный serous labyrinthitis
~, тимпаногенный tympanogenic labyrinthitis
~, травматический traumatic labyrinthitis
~, туберкулёзный tuberculous labyrinthitis
~, хронический chronic [latent] labyrinthitis
лабиринтопатия *ж. ото* labyrinthopathy
лабиринтотомия *ж. ото* labyrinthotomy
лабиринтэктомия *ж. ото* labyrinthectomy
лаборант *м.* laboratory assistant, laboratorian
лаборатория *ж.* laboratory
~, бактериологическая bacteriological laboratory
~, биохимическая biochemical laboratory
~, больничная hospital laboratory
~, гистологическая histological laboratory
~, дозиметрическая control laboratory
~, зубопротезная dental orthopedic laboratory
~, иммунологическая immunologic laboratory
~, иммунохимическая immunochemical laboratory
~, клинико-диагностическая clinicodiagnostic laboratory
~, контрольно-аналитическая analytical laboratory
~, патоморфологическая pathologic laboratory
~, радиационная radiation laboratory
~, радиодиагностическая [радиоизотопная] nuclear medicine [radioisotopic] laboratory
~, радиологическая radiologic laboratory
~, радиометрическая radiometric laboratory
~, санитарно-эпидемиологическая sanitary-hygienic laboratory
~, серологическая serologic laboratory
~, цитологическая cytologic laboratory
лаброцит *м.* labrocyte, mast cell, mastocyte, *granulocytus basophilis textus* [NH]
лаваж *м.* lavage, lavement
~, бронхолёгочный bronchopulmonary lavage
~ кишечника gut lavage
~, лёгочный pulmonary lavage
~, перитонеальный peritoneal lavage

лагофтальм *м. офт.* lagophthalmos, hare's eye
ладонный palmar
ладонь *ж.* palm
ладья *ж. (ушной раковины)* scaphoid fossa, *scapha* [NA]
лазарет *м.* infirmary, sick quarters
~, корабельный sick-bay
~, полевой field hospital
лазер *м.* laser
~, гелий-кадмиевый helium-cadmium laser
~, гелий-неоновый helium-neon laser
~, инфракрасный infrared laser
~ на неодимовом стекле Nd-glass laser
~, полупроводниковый semiconductor laser
~, углекислый carbon dioxide laser
~ ультрафиолетового диапазона ultraviolet laser, uvaser
лазерный laser
лазеротерапия *ж.* laser therapy
~, низкоинтенсивная cold [low intensity] laser therapy, CLT
лазикс *м. фарм.* lasix, furosemide
лакмус *м. биохим.* litmus, lacmus
лакмусовый litmus
лакримация *ж. офт.* lacrimation
лакрица *ж. фарм.* licorice, *Glycyrrhiza*
лактаза *ж. биохим.* lactase
лактаза-флоризингидролаза *ж. биохим.* lactase-phlorizin hydrolase
лактальбумин *м. биохим.* lactalbumin
лактат *м. биохим.* lactate
лактатдегидрогеназа *ж. биохим.* lactate dehydrogenase
лактацидемия *ж. гемат.* lacticacidemia, lactacidemia
лактацидурия *ж.* lactaciduria
лактационный lactational
лактация *ж.* lactation, lactogenesis, galactopoiesis
~, длительная prolonged lactation
~, избыточная (ga)lactorrhea
~, недостаточная oligogalactia
~, обильная (ga)lactorrhea
~, патологическая galactocrasia
~, подавленная galactischia, galactoschesis, galactostasia, galactostasis, galactoschesia
лактенин *м. биохим.* lactenin
лактобутирометр *м. мед. тех.* lactobutyrometer
лактоген *м.* lactogen
~, человеческий пляцентарный human placental lactogen, human somatomammotropin
лактогенез *м.* lactogenesis, lactation, galactopoiesis
лактогенный lactogenic, lactigenous
лактоглобулин *м.* lactoglobulin
лактоденсиметр *м. мед. тех.* lactodensimeter, (ga)lactometer
лактоза *ж. биохим.* lactose
лактометр *м. мед. тех.* (ga)lactometer, lactodensimeter
лактон *м. биохим.* lactone
~, сесквитерпеновый sesquiterpene lactone
лакторея *ж.* (ga)lactorrhea

лактоскоп *м.* (ga)lactoscope
лактотерапия *ж.* lactotherapy
лактотрансферрин *м. биохим.* lactotransferrin
лактотропин *м.* lactotropin, prolactin, mammotrop(h)in
лактотропный lactotropic
лактоферрин *м. биохим.* lactoferrin
лактоцидоз *м.* lactic acidosis
лактулоза *ж. биохим.* lactulose
лакуна *ж.* lacuna, *lacuna* [NA] (*см. тж* лакуны)
~, костная osseous lacuna, *lacuna ossea* [NA]
~, мышечная muscular lacuna, *lacuna musculare* [NA]
~ остеоцита *lacuna osteocyti* [NH]
~, пещеристая *lacuna cavernosa* [NH]
~, сосудистая vascular lacuna, *lacuna vasorum* [NA]
~, хрящевая cartilage lacuna, *lacuna cartilaginea* [NH]
~, эрозионная erosive lacuna, *lacuna erosionis* [NH]
лакунарный lacunar
лакуны *ж. мн.* lacunes, *lacunae* [NA] (*см. тж* лакуна)
~ мочеиспускательного канала urethral [Morgagni's] lacunes, *lacunae urethrales* [NA]
~ уретры urethral [Morgagni's] lacunes, *lacunae urethrales* [NA]
лалопатия *ж. невр.* lalopathy
лалофобия *ж. псих.* lalophobia
лямбда *ж. антроп.* lambda
ламеллы *ж. мн. фарм.* lamellae
ламеллярный lamellar
ламинин *м. биохим.* laminin
ламинограмма *ж.* laminagram, laminogram, scan, tomogram, tomographic [sectional] image, stratigram, sectional roentgenogram
ламинография *ж.* laminagraphy, laminography, tomography, tomographic imaging, multisection imaging technique, ordography, planography, planigraphy, stratigraphy, vertigraphy, sectional roentgenography
ламинэктомия *ж. нейрохир.* laminectomy; spondylotomy; rachiotomy
~, декомпрессивная decompression laminectomy
лампа *ж.* lamp
~, бактерицидная bactericidal lamp
~, бестеневая shadowless (operating) lamp
~ дневного света daylight (electric) lamp
~, дуговая arc lamp
~ инфракрасного излучения infrared (radiation) lamp
~, кварцевая quartz lamp
~, люминесцентная luminescent lamp
~, операционная operating theatre [operating room surgical] lamp
~, ртутно-кварцевая mercury quartz lamp
~ «Солюкс», настольная "Soluks" portable lamp
~ «Солюкс», стационарная "Soluks" stationary lamp

ла́мпа

~ с у́гольными электро́дами, дугова́я carbon arc lamp
~ ультрафиоле́тового излуче́ния ultraviolet (radiation) lamp
~, щелева́я slit lamp
лану́го с. *(заро́дышевый пушо́к)* lanugo
ланце́т м. *мед. техн.* lance, lancet
лапарогистеропекси́я ж. laparohysteropexy
лапаромиомэктоми́я ж. laparomyomectomy
лапаросальпингоофорэктоми́я ж. laparosalpingo-oophorectomy, celiosalpingo-oothecectomy
лапаросальпинготоми́я ж. laparosalpingotomy, celiosalpingotomy
лапаросальпингэктоми́я ж. laparosalpingectomy, celiosalpingectomy
лапароско́п м. *мед. тех.* laparoscope
лапароскопи́я ж. laparoscopy, peritoneoscopy, celioscopy, abdominoscopy, organoscopy, ventroscopy
лапаротоми́я ж. laparotomy, celiotomy
~, влага́лищная vaginal celiotomy
~, внебрюши́нная extraperitoneal laparotomy
~, диагности́ческая explorative laparotomy
~, параректа́льная pararectal laparotomy
~, попере́чная transverse laparotomy
~, про́бная explorative laparotomy
~, среди́нная midline laparotomy, midline celiotomy
~, трансректа́льная transrectal laparotomy
~, трансторака́льная transtoracal laparotomy
~, экслорати́вная explorative laparotomy
~, эта́пная staging laparotomy
лапароторакотоми́я ж. laparotoracotomy
лапароценте́з м. laparocentesis
ларинги́т м. laryngitis
~, атрофи́ческий atrophic laryngitis
~, гипертрофи́ческий hypertrophic laryngitis
~, дифтери́йный diphtheritic laryngitis
~, катара́льный catarrhal laryngitis
~, мембрано́зный diphtheritic [membranous] laryngitis
~, о́стрый acute laryngitis
~, отёчный edematous laryngitis, laryngeal edema
~, подсвя́зочный [подскла́дочный] subglottic laryngitis
~, сифилити́ческий syphilitic laryngitis
~, субхорда́льный subglottic laryngitis
~, туберкулёзный tuberculous laryngitis
~, узелко́вый nodulous laryngitis
~, флегмоно́зный flegmonous laryngitis
~, хрони́ческий chronic laryngitis
ларингогра́фия ж. *рентг.* laryngography
ларинго́лог м. laryngologist
ларинголо́гия ж. laryngology
ларингопати́я ж. laryngopathy
ларингопла́стика ж. laryngoplasty
ларингоплеги́я ж. laryngoplegia
ларингоскле́рома ж. laryngoscleroma
ларингоско́п м. *мед. тех.* laryngoscope
ларингоскопи́я ж. laryngoscopy
~, заркáльная [непряма́я] indirect [mirror] laryngoscopy
~, подвесна́я suspension laryngoscopy
~, пряма́я direct laryngoscopy
ларингоспа́зм м. laryngospasm, glottidospasm, laryngismus
ларингостено́з м. laryngostenosis
ларинготоми́я ж. laryngotomy
ларинготрахеи́т м. laryngotracheitis
ларинготрахеобронхи́т м. laryngotracheobronchitis
ларингофанто́м м. *(моде́ль горта́ни)* laryngophantom
ларингофиссу́ра ж. *(рассече́ние горта́ни) хир.* laryngofissure
ларингоце́ле с. laryngocele
ларингэктоми́я ж. laryngectomy
ла́текс м. latex
ла́текс-реа́кция ж. *дерм.* latex-reaction
лате́нтность ж. *ген.* latence, latency
лате́нтный latent, concealed, hidden, dumb
латерализа́ция ж. *(фу́нкций)* lateralization
~ голо́вки бедра́ lateralization of femoral head
~ диста́льного фрагме́нта lateralization of distal fragment
латера́льность ж. laterality
~, домини́рующая dominant laterality
~, перекрёстная crossed laterality
латера́льный lateral, lateralis
латерове́рсия ж. ма́тки lateroversion of uterus
латерогра́фия ж. *рентг.* laterography
латеродевиа́ция ж. laterodeviation
латеропози́ция ж. lateroposition
латеропульси́я ж. *невр.* lateropulsion
латероскопи́я ж. *рентг.* lateroscopy
латероторси́я ж. laterotorsion
латерофлекси́я ж. lateroflection, lateroflexion
~ ма́тки hysterolateroflexion
левамизо́л м. *фарм.* levamisole
лева́тор-синдро́м м. levator (ani) [outlet, puborectal] syndrome, functional anal pain
левогра́мма ж. *кард.* levocardiogram
леводо́па ж. *фарм.* levodopa
левокардиогра́фия ж. *рентг.* left ventriculography, left ventricular contrast angiography
левомепромази́н м. *фарм.* levomepromazine
левомицети́н м. *фарм.* chloramphenicol
леворуки́й left-handed, sinistromanual, sinistral
леворукость ж. left-handedness, sinistrality, mancinism
~, скры́тая occult left-handedness
левотирокси́н м. *фарм.* levothyroxine
левша́ м., ж. left-hander, left-handed person, sinistral
ле́вый left, sinister
легкора́неный slightly [walking] wounded
лежа́щий recumbent ◊ ~ лицо́м вниз procumbent, prone; ~ на спине́ supine
ле́звие с. скальпеля, сме́нное disposable blade
лейдиго́ма ж. Leidig cell adenoma
лейкафере́з м. *гемат.* leukapheresis
лейкеми́я ж. *уст.* leukemia, leukosis
лейкера́н м. *фарм.* leukeran, chlorbutin
лейкобла́ст м. leukoblast
лейковори́н м. *биохим.* leucovorin, citrovorum factor, folinic acid
лейкоде́рма ж. leukoderma, leukopathia

~, втори́чная [ло́жная] pseudoleukoderma
~, послевоспали́тельная postinflammatory leukoderma
~, приобретённая acquired leukoderma, vitiligo, piebald skin
~, сифилити́ческая syphilitic leukoderma, (melano)leukoderma colli, necklace [collar] of Venus
лейкодистрофи́я ж. leukodystrophy, leukoencephalopathy
~, глобо́идно-кле́точная globoid cell leukodystrophy
~, метахромати́ческая metachromatic leukodystrophy, van Bogaert's disease
~ мо́зга, прогресси́вная leukodystrophia cerebri progressiva
~ Пели́цеуса — Мерцба́хера Pelizaeus-Merzbacher disease, progressive familial leukodystrophy
лейко́з м. leukemia, leukosis
~ ворси́стых кле́ток hairy cell leukemia
~, врождённый congenital leukemia
~, лейкеми́ческий leukemic leukemia
~, лучево́й radial leukemia
~, мегакариоцита́рный megakaryocytic leukemia
~, моноцита́рный monocytic leukemia
~, о́стрый acute leukemia
~, о́стрый базофи́льный acute basophilic leukemia
~, плазмокле́точный plasma cell leukemia
~, радиацио́нный radial leukemia
~, хрони́ческий chronic leukemia, chronic leukosis
~, эмбриона́льный embryonal leukemia
~, эозинофи́льный eosinophilic leukemia
~, В-кле́точный B-cell leukemia
~, Т-кле́точный T-cell leukemia
лейко́зный leukemic, leucemic
лейко́лиз м. гемат. leukolysis
лейко́ма ж. офт. leukoma
~, сли́пчивая adherent leukoma
лейкомеланодерми́я ж. leukomelanodermia
лейкомиели́т м. leukomyelitis
лейкомиелопати́я ж. leukomyelopathy
лейкони́хия ж. leukonychia
лейкопени́я ж. leuko(cyto)penia
~, аутоиммӳнная autoimmune leukopenia
~, идиопати́ческая idiopathic leukopenia
~, злока́чественная pernicious leukopenia
лейкоплаки́я ж. leukoplakia, leukoplasia
~ вӳльвы leukoplakia vulvae, leucoplakic vulvitis
~ ше́йки ма́тки cervical leukoplakia
лейкопла́стырь м. adhesive [sticking] plaster
лейкопо́з м. гемат. leukopoiesis
лейкопте́рин м. биохим. leukopterin
лейкотокси́ны м. мн. микр. leukotoxins
лейкотоми́я ж. leukotomy
~, префронта́льная prefrontal leukotomy
~, стереотакси́ческая stereotaxic leukotomy
~, трансорбита́льная transorbital leukotomy
лейкотрие́н м. биохим. leukotriene
лейкоци́т м. гемат. leukocyte, white blood cell
~, агрануля́рный agranular [nongranular] leukocyte, agranulocyte

~, базофи́льный basophilic leukocyte, basophile, basocyte
~, зерни́стый granular leukocyte, granulocyte
~, незерни́стый agranular [nongranular] leukocyte, agranulocyte
~, палочкоя́дерный stab [bond] neutrophil
~, сегментоя́дерный segmental [segmentonuclear] leukocyte
~, эозинофи́льный acidophil(ic) [eosinophilic] leucocyte, eosinophil, eosinocyte
лейкоцита́рный leukocytic, leukocytal
лейкоцито́з м. leukocytosis
~, лимфоцита́рный lymphocytic leukocytosis, lymphocytosis
~, моноцита́рный monocytic leukocytosis, monocytosis
~, полиморфноя́дерный polymorphonuclear leukocytosis
лейкоцито́лиз м. гемат. leukolysis
лейкоцитопени́я ж. leuko(cyto)penia (см. тж лейкопени́я)
лейкоэнцефали́т м. leukoencephalitis
~, геморраги́ческий hemorrhagic leukoencephalitis
~, подо́стрый склерози́рующий subacute sclerosing leukoencephalitis, inclusion body encephalitis
лейкоэнцефалопати́я ж. leukoencephalopathy
лейна́за ж. биохим. L-asparaginase
лейомиобласто́ма ж. leiomyoblastoma
лейомио́ма ж. leiomyoma
~, злока́чественная malignant leiomyoma, leiomyosarcoma
~ ко́жи leiomyoma cutis
~, метастази́рующая malignant leiomyoma, leiomyosarcoma
~, сосу́дистая vascular leiomyoma
~, эпителио́идная leiomyoblastoma
лейомиомато́з м. leiomyomatosis
~ ма́тки leiomyomatosis uteri
лейомиосарко́ма ж. leiomyosarcoma, malignant leiomyoma
~ ма́тки leiomyosarcoma uteri
лейомиофибро́ма ж. leiomyofibroma
лейци́н м. биохим. leucine
лейцино́з м. leucinosis
лейци́н-энкефали́н м. биохим. leucine-enkephalin
лейшманио́з м. leishmaniasis
~, америка́нский American [mucocutaneous] leishmaniasis
~, висцера́льный visceral leishmaniasis
~, висцера́льный инди́йский Indian visceral leishmaniasis, kala azar, Dumdum fever
~, ко́жный cutaneous [dermal] leishmaniasis
лека́рственно-усто́йчивый drug-resistant
лека́рственный medicinal, officinal, medicamental
лека́рств/о с. medicament, drug, medicine, medication, remedy ◇ к э́тому ~у развива́ется привыка́ние drug becomes addictive; назнача́ть больно́му ~ to assign a drug to a patient; назнача́ть дополни́тельное ~ к проводи́мой терапи́и to add a drug to ongoing therapy; отказа́ться от примене́ния ~а to discard a drug; отпу-

лека́рство

ска́ть ~ без реце́пта to sell a drug over the counter, to dispense a drug without a prescription; постоя́нно принима́ть ~ to take chronic medication; прекрати́ть принима́ть ~ to discontinue the use of a medication; принима́ть ~ самостоя́тельно *(о больном)* to self-administer a drug; принима́ть ~ у́тром на голо́дный желу́док to take a drug during the morning fast; ~ прино́сит по́льзу больно́му patient does well on drug; прогла́тывать ~ to get *one's* medicine down; продолжа́ть дава́ть больно́му ~ to continue a patient on the drug; раздава́ть ~ больны́м to distribute medications to patients

~, но́вое novel [new] drug, novel [new] medicine

~, отпуска́емое без реце́пта a drug available without a prescription

~, принима́емое че́рез день alternate-day drug

~, психотро́пное psychoactive drug

~, снижа́ющее гипертони́ю antihypertensive drug

~, тромболити́ческое thrombolytic [clot-dissolving] drug

ле́карь *м. разг.* doctor, physician; healer
лекси́р *м. фарм.* lexir, pentazocine
лекти́н *м. иммун.* lectin

~ пе́чени hepatic lectin

~, расти́тельный plant lectin

лемм(область)о́ма *ж.* lemmo(blasto)ma, neurinoma, neurilemoma, (neuro)schwannoma
леммоци́т *м.* lemmocyte, Schwann cell
лемора́н *м. биохим.* levorphanol
ле́нта *ж.* band; tape, tenia
ленте́ц *м.* широ́кий Diphylobotrium latum, broad (fish) tapeworm
лентигино́з *м. дерм.* lentiginosis

~, периорифициа́льный periorificial lentiginosis

ленти́го *с. дерм.* lentigo; freckles

~, злока́чественное malignant lentigo

лентико́нус *м. офт.* lenticonus
ле́нточный *(напр. о гельминтах)* ribbon
ле́пра *ж.* leprosy, lepra, Hansen's disease

~, бугорко́вая lepromatous leprosy

~, димо́рфная dimorphous leprosy

~, лепромато́зная lepromatous leprosy

~, недифференци́рованная indeterminate leprosy

~, пограни́чная dimorphous leprosy

~, туберкуло́идная tuberculoid leprosy

~, туберо́зная *уст.* lepromatous leprosy

лепречауни́зм *м. пед.* leprechaunism, Donohue's disease
лепро́зный leprous
лепро́лог *м.* leprologist
лепроло́гия *ж.* leprology
лепро́ма *ж.* leproma
лепроми́н *м. дерм.* lepromin
лептоменингеа́льный leptomeningeal
лептоменинги́т *м.* leptomeningitis

~, геморраги́ческий hemorrhagic leptomeningitis

~, сифилити́ческий syphilitic leptomeningitis

~, туберкулёзный tuberculous leptomeningitis

~, церебра́льный cerebral leptomeningitis
лептоне́ма *ж. цитол.* leptonema, leptotene
лептопахименинги́т *м.* leptopachymeningitis
лептоспиро́з *м. инф. бол.* leptospirosis
лесбиа́нство *с.* lesbianism, sapphism, tribadism
лесби́йский lesbian
ле́стница *ж.*:

~, бараба́нная tympanic canal of cochlea, *scala tympani* [NA]

~ преддве́рия vestibular canal, *scala vestibuli* [NA]

лета́ли *ж. мн. ген.* lethals
лета́льность *ж.* lethality

~, о́страя acute lethality

~, послеопераци́онная postoperative [postsurgical] lethality

лета́льный lethal
летарги́я *ж. псих.* lethargy

~, гипноти́ческая hypnotic [induced] lethargy

лече́бница *ж.* clinic; hospital

~, ветерина́рная veterinary clinic

~, физиотерапевти́ческая physiotherapeutic hospital

лече́бный 1. *(врачебный)* medical 2. *(целебный)* medicinal
лече́ни/е *с.* treatment, therapy, cure ◊ назнача́ть ~ to institute therapy; нача́ть ~ больно́го ампицилли́ном to start a patient on ampicillin; не поддаю́щийся ~ю unresponsive [nonresponsive] to treatment, intractable; ~ оказа́ло благоприя́тное возде́йствие на состоя́ние больно́го the patient's condition responded to treatment; поддава́ться ~ю *(о больном)* to answer [to respond] to treatment; подлежа́ть радика́льному хирурги́ческому ~ю в моме́нт пе́рвого визи́та к врачу́ to be amenable to curative surgery at the time of presentation; прерва́ть ~ to suspend therapy; пройти́ курс ~я to undergo a cure; реаги́ровать на ~ to answer [to respond] to treatment; хирурги́ческое ~ сочета́ется с химиотерапи́ей surgical treatment is complemented with chemotherapy

~, аверсио́нное aversion treatment, aversion therapy

~, агресси́вное vigorous treatment

~, адеква́тное adequate treatment

~ амбулато́рное outpatient care, outpatient treatment, ambulant therapy

~, антикоагуля́нтное anticoagulant [anticoagulation] treatment

~ возду́шными ва́ннами aerotherapeutics, aerotherapy

~, восстанови́тельное medical rehabilitation

~ вытяже́нием extension therapy

~ ги́псовой повя́зкой plaster treatment

~ гли́ной clay therapy

~, гормона́льное hormonal [gland] treatment, glandular therapy

~ горя́чим па́ром atmocausis

~ движе́ниями kinesitherapy, kinesiatrics, cinesiatrics, cinesitherapy

~, дли́тельное continuous [long-term] care

~, инъекцио́нное injection therapy

~, климати́ческое climatic treatment, climatotherapy, climatotherapeutics

~, комбинированное combination [combined] therapy
~, комбинированное лекарственное combined medication, combined drug therapy
~, консервативное conservative treatment, conservative therapy
~, краткосрочное short-term [short-course] treatment
~, курортное health resort treatment; spa cure
~, лекарственное medication, drug therapy, drug treatment, pharmacotherapy
~, лучевое radiation therapy, radiotherapy, radiotherapeutics, therapeutic radiology, therapy with radionuclides, therapy with ionizing radiation, radiation intervention, radiation treatment, ray therapeutics
~, медикаментозное уст. medication, drug therapy, drug treatment; pharmacotherapy
~, местное topical [local] treatment
~ микроволнами microwave therapy, microwave treatment
~ минеральными водами spa treatment, crenotherapy
~, многоэтапное оперативное staged surgical treatment
~ мышьяком arsenic medication, arsenical treatment, arsenization
~, неадекватное inadequate treatment
~, нейрохирургическое neurosurgical treatment
~, немедленное immediate care
~, неотложное urgent treatment
~, общее general treatment
~ ожирения weight-reducing treatment
~ ожирения, хирургическое obesity surgery
~, оперативное open [surgical] treatment
~ открытыми радионуклидами targeted therapy
~, паллиативное palliative therapy, palliation
~, первичное primary [first-line] treatment
~, поддерживающее supportive [supporting, maintenance] treatment
~ по Кнейпу (хождение босиком по мокрой траве) dew cure
~ покоем rest cure
~, послебольничное follow-up care
~, последующее aftertreatment
~, послеоперационное post-surgical treatment
~, потогонное diaphoretic treatment
~, предварительное pretreatment
~, предшествующее previous treatment
~ производными сульфонилмочевины sulphonyl urea therapy
~, профилактическое preventive treatment
~, радием radium treatment, radium therapy, curietherapy
~, радикальное radical cure, curative treatment
~ радоновыми водами radonotherapy
~ раны wound healing, wound repair
~ раны, бестампонное packless [open] wound healing
~, санаторно-курортное sanatorium-and-spa treatment
~, симптоматическое symptomatic therapy, symptomatic treatment
~, соответствующее appropriate treatment, appropriate therapy
~, специализированное expert care
~, стационарное inpatient care, inpatient treatment
~, стереотаксическое stereotactic management, stereotactic treatment
~, стимулирующее stimulation therapy
~, физиотерапевтическое physical therapy, physiotherapy, physiatrics
~, функциональное functional treatment
лёгкие с. мн. lungs, *pulmones* [NA] (*см. тж* лёгкое)
~, пёстрые большие black [coal-miner's] lungs
~, поликистозные polycystic lungs
~, прозрачные [светлые] *рентг.* lucent lungs
~, сердечные cardiac lungs
~, уремические uremic lungs
лёгкое с. lung, *pulmo* [NA] (*см. тж* лёгкие)
~ голубеводов pigeon-breeder's lung
~, добавочное accessory lung
~, левое left lung, *pulmo sinister* [NA]
~, одностороннее сверхпрозрачное unilateral hyperlucent lung, Macleod's [Swyer-James] syndrome
~, правое right lung, *pulmo dexter* [NA]
~ птицеводов bird-fancier's lung
~ «сотовое» honeycomb lung
~ фермера farmer's [thresher's] lung
~, шоковое shock lung
лёгочный pulmonary
лёд м., сухой dry ice, carbon dioxide snow
либидо с. (*половое влечение*) libido, sexual desire, sexual drive, erotic attraction
лигатура ж. ligature, thread, suture
ликвор м. liquor, (cerebro)spinal fluid
лимфаденография ж. *рентг.* lymphadenography
лимфангиография ж. *рентг.* lymphangiography
лимфангиолейомиома ж. lymphangioleiomyoma
лимфангиома ж. lymphangioma
~, диффузная diffuse lymphangioma
~, кавернозная cavernous lymphangioma
~, капиллярная capillary lymphangioma
~, кистовидная cystic lymphangioma, cystic hygroma
~ кожи lymphangioma circumscriptum
лимфангиоматоз м. lymphangiomatosis
лимфангиомиома ж. lymphangiomyoma
лимфангиомиоматоз м. lymphangiomyomatosis
лимфангиоперицитома ж. lymphangiopericytoma
лимфангиосаркома ж. lymphangiosarcoma
лимфангиоэндотелиобластома ж. malignant lymphangioendothelioma
лимфангиоэндотелиома ж. lymphangioendothelioma
лимфангиэктазия ж. lymphangiectasia
~ кишечника intestinal lymphangiectasia
лимфангиэктомия ж. lymphangiectomy
лимфангоит м. lymphangitis
лимфатический lymphatic
лимфедема ж. lymphedema
~, врождённая congenital [hereditary] lymphedema, trophedema
~, первичная primary lymphedema, lymphedema precox

лимфедéма

~ «тип I» lymphedema type I, Milroy's [Nonne-Milroy] disease
~ «тип II» lymphedema type II, Meige's disease
лимфобла́ст *м.* lymphoblast
лимфобла́стный lymphoblastic
лимфобласто́з *м.* lymphoblastosis
лимфобласто́ма *ж.* lymphoblastoma, lymphosarcoma, malignant lymphoma
~, гигантофолликуля́рная giant follicular lymphoblastoma, nodular [follicular] lymphoma, Brill-Symmers disease
лимфобластомато́з *м.* lymphoblastomatosis
лимфогéнный lymphogenous
лимфогранулемато́з *м.* lymphogranulomatosis, Hodgkin's disease, fibromyeloid reticulosis
~, па́ховый lymphogranuloma venerium, inguinal lymphogranulematosis, fourth venereal [Frei's, (Durand-)Nicolas-Favre] disease, climatic [tropical, strumous] bubo
лимфогранулёма *ж.* lymphogranuloma
лимфогра́фия *ж. рентг.* (X-ray) lymphography, roentgenolymphography, lymphangioadenography
~, непряма́я pedal lymphangiography
~, пряма́я direct lymphography
~, радиоизото́пная radionuclide [isotope] lymphography, lymphoscintigraphy, scintilymphangiography
лимфо́идный lymphoid
лимфокапилля́рный lymphocapillary
лимфоки́н *м. биохим.* lymphoquin, lymphochin, aniline mustard
лимфолейко́з *м.* lymphatic leukemia
лимфоло́гия *ж.* lymphology
лимфо́ма *ж.* lymphoma
~ Бе́ркитта, африка́нская Burkitt's lymphoma, Burkitt's tumor
~, диффу́зная diffuse lymphoma
~, злока́чественная malignant lymphoma, lymphosarcoma, lymphoblastoma
~, ко́жная Т-клéточная cutaneous T-cell lymphoma
~, макрофолликуля́рная giant follicular lymphoblastoma, nodular [follicular] lymphoma, Brill-Symmers disease
~, нехо́джкинская non-Hodgkin's lymphoma
~, нодуля́рная nodular [follicular] lymphoma, giant follicular lymphoblastoma, Brill-Symmers disease
~, центральноафрика́нская Burkitt's lymphoma, Burkitt's tumor
лимфомато́з *м.* lymphomatosis
лимфообраще́ние *с.* lymphokinesia, lymphokinesis
лимфопени́я *ж.* lymphopenia
лимфопоэ́з *м.* lymphopoiesis
лимфорадиогра́фия *ж.* radionuclide [isotope] lymphography, lymphoscintigraphy, scintilymphangiography
лимфорентгеногра́фия *ж.* (X-ray) lymphography, roentgenolymphography, lymphangioadenography
лимфоретикулёз *м.* giant follicular lymphoblastoma, nodular [follicular] lymphoma, Brill-Symmers disease

лимфоретикулосарко́ма *ж.* lymphoreticulosarcoma, hematosarcoma
лимфоре́я *ж.*, лимфорраги́я *ж.* lymphorrhagia, lymphorrhea
лимфосарко́ма *ж.* lymphosarcoma, lymphoblastoma, malignant lymphoma
~, лимфобласти́ческая [лимфобла́стная] lymphoblastic lymphosarcoma
~, лимфоцита́рная lymphocytic lymphosarcoma
лимфосаркомато́з *м.* lymphosarcomatosis
лимфосканогра́мма *ж. радиол.* radionuclide lymphatic image
лимфоста́з *м.* lymphostasis
лимфосцинтигра́мма *ж. радиол.* radionuclide lymphatic image
лимфосцинтигра́фия *ж. радиол.* (radionuclide) lymphoscintigraphy
лимфото́к *м.* lymph flow
~, перифери́ческий peripheral lymph flow
лимфоузлы́ *м. мн.* lymph nodes
~, неспа́янные [подви́жные] freely movable lymph nodes
~, спа́янные matted together lymph nodes
лимфоци́т *м.* lymphocyte
~, активи́рованный activated lymphocyte
~, аутореакти́вный autoreactive lymphocyte
~, большо́й large lymphocyte
~, иммуноглобулиннесу́щий immunoglobulin-bearing lymphocyte
~, иммунокомпете́нтный immunocompetent lymphocyte
~, коммити́рованный committed lymphocyte
~, коопери́рующий cooperating lymphocyte
~, ма́лый small lymphocyte
~, незре́лый immature lymphocyte
~, неопласти́ческий neoplastic lymphocyte
~, нестимули́рованный unstimulated lymphocyte
~, специфи́ческий specific lymphocyte
~, сре́дний middle lymphocyte
~, стимули́рованный stimulated lymphocyte
лимфоцито́з *м.* lymphocytosis, lymphocytic leukocytosis
~, инфекцио́нный acute infectious lymphocytosis, Smith's disease
лимфоцито́лиз *м.*, опосре́дованный кле́тками cell-mediated lymphocytolysis
лимфоцито́ма *ж.* lymphocytoma
лимфоцитообразова́ние *с.*, лимфоцитопоэ́з *м.* lympho(cyto)poiesis
лимфоцитотокси́чность *ж.*, обусло́вленная кле́тками cell-mediated lymphocytotoxicity
лимфоэпителио́ма *ж.* lymphatic epithelioma, lymphoepithelioma
ли́нза *ж.* lens
~, во́гнуто-вы́пуклая concavo-convex lens
~, двояково́гнутая biconcave [concavo-concave] lens
~, двояковы́пуклая biconvex [convexo-convex] lens
~, иммерсио́нная immersion lens
~, конта́ктная contact [soft] lens
~, мени́сковая meniscus lens
~, очко́вая бифока́льная bifocal lens

~, очковая бицилиндрическая bicylindrical lens
~, очковая планцилиндрическая plane lens
~, очковая сфероцилиндрическая spherocylindrical lens
~, сферическая spherical lens
линии *ж. мн.* lines (*см. тж* линия)
~, инбредные inbreeding lines
~, клеточные cell lines
~ крестца, поперечные transverse lines of sacrum
~ магнитного поля, силовые magnetic field lines, magnetic lines of force
~ электрического поля, силовые electric field lines, electric lines of force
линит *м.*, пластический *уст.* linitis plastica, diffuse carcinoma of stomach, lether-bottle stomach
линия *ж.* line (*см. тж* линии)
~ бедренной кости, шероховатая rough line of femur
~ взора line of sight
~, височная temporal line
~, выйная nuchal line
~, гибридная клеточная hybrid cell line
~ Гудзала Goodsall's line
~ Дамуазо Damoiseau's line
~, демаркационная line of demarcation
~ живота, белая (Sergent's) white [Hunter's] line
~, заднеподмышечная posterior axillary line
~, заднепроходно-кожная anocutaneous line
~, задняя ягодичная posterior gluteal line
~, зубчатая dentate line
~, изосчётная isocount line
~, изоэлектрическая isoelectric line
~ камбаловидной мышцы большеберцовой кости soleal [popliteal] line of tibia
~, маммилярная mammary [mamillary] line
~, межвертельная intertrochanteric line
~, межмыщелковая intercondylar line
~, наивысшая выйная superior nuchal line
~, неонатальная neonatal line
~ нижней челюсти, косая oblique line of mandible
~, нижняя выйная inferior nuchal line
~, нижняя ягодичная inferior gluteal line
~ опила *optom.* saw line
~, передняя ягодичная anterior gluteal line
~ подвздошной кости, дугообразная arcuate line of ilium
~, постоянная клеточная established [permanent] cell line
~ преципитации *иммун.* precipitin line
~, промежуточная intermediate line
~, прямокишечно-заднепроходная anorectal line
~, пунктирная dotted line
~ разреза section line
~ резорбции resorption line
~ роста дентина dentin growth line
~ роста эмали enamel growth line
~, сосковая mammary [mamillary] line
~ спектра излучения emission line

~, сплошная solid line
~, стабильная клеточная established [permanent] cell line
~ таза, пограничная terminal line of pelvis
~ теменной кости, верхняя височная superior temporal line of parietal bone
~ теменной кости, нижняя височная inferior temporal line of parietal bone
~, Т-клеточная T-cell line
~, трансформированная клеточная transformed cell line
~, трапециевидная trapezoid line
~ Тюрка (Ehrlich-)Türk line
~, устойчивая клеточная established [permanent] cell line
~ швов suture line
~, эпифизарная epiphyseal line
~ M M line, mesophragma
~ T T line telophragma
~ Z Z line, telophragma
линкозамиды *м. мн. биохим.* lincosamides
линкомицин *м. бакт.* lincomycin
лиофилизация *ж.* lyophilization
липаза *ж. биохим.* lipase
~, кислая acid lipase
липемия *ж.*, липидемия *ж.* (hyper)lipemia, (hyper)lipoidemia, (hyper)lipidemia
липидоз *м.* lip(o)idosis
~, семейный нейровисцеральный G_{M1} [generalized] gangliosidosis
липиды *м. мн. биохим.* lipids
~, инозитсодержащие inositol lipids
~ крови blood lipids
~, незаменимые essential lipids
~ перекиси peroxide lipids
липоатрофия *ж.* lipoatrophy
липобластома *ж.* 1. lipoblastoma, liposarcoma, lipoma sarcomatodes, infiltrating [lipoblastic] lipoma 2. benign subcutaneous tumor composed of embryonal fat cells
липогенез *м.* lipogenesis
липогранулематоз *м.* lipogranulematosis, normal cholesteremic xanthomatosis, Hand-Schüller-Christian disease
~ брыжейки intestinal lipodystrophy, Whipple's disease
~, подкожный диссеминированный nodular panniculitis
липогранулёма *ж.* lipogranuloma, oleogranuloma, oleoma, eleoma, oil tumor
липодистрофия *ж.* lipodystrophy
~, интестинальная [кишечная] intestinal lipodystrophy, Whipple's disease
~, тотальная врождённая congenital total lipodystrophy, Berardinelli's syndrome
липоидемия *ж.* (hyper)lipemia, (hyper)lipoidemia, (hyper)lipidemia
липоидоз *м.* lip(o)idosis
липоидокальциноз *м.* lipocalcinosis
липокортин *м. биохим.* lipocortin
липоксигеназа *ж. биохим.* lipoxygenase
липолиз *м. биохим.* lipolysis
липома *ж.* lipoma, adipose [fatty] tumor
~ головного мозга cerebral lipoma
~, грыжевая hernial lipoma, lipocele
~, диффузная diffuse lipoma

липо́ма

~, древови́дная lipoma arborescens
~, злока́чественная [инфильтри́рующая] liposarcoma, lipoma sarcomatodes, infiltrating [lipoblastic] lipoma, lipoblastoma
~, кистёзная cystic lipoma
~, оссифици́рующая osseous lipoma
~ спинно́го мо́зга spinal lipoma
~, твёрдая lipoma durum
~, телеангиэктати́ческая telangiectatic lipoma
липомато́з *м.* lipomatosis, adiposis
~, диффу́зный diffuse lipomatosis
липополисахари́ды *м. мн.*, бактериа́льные bacterial lipopolysaccharides
липопроте́ид *м.*, **липопроте́ин** *м.* lipoprotein
липопротеинлипа́за *ж. биохим.* lipoprotein lipase
липопротеи́ны *м. мн.* lipoproteins
~ высо́кой пло́тности high-density lipoproteins
~ ни́зкой пло́тности low-density lipoproteins
~ сре́дней пло́тности middle-density lipoproteins
липосарко́ма *ж.* liposarcoma, lipoma sarcomatodes, infiltrating [lipoblastic] lipoma, lipoblastoma
липосаркомато́з *м.* liposarcomatosis
липосо́ма *ж.* liposome
~, микроинкапсули́рованная microencapsulated liposome
~, многосло́йная multilamellar liposome
~, однослойная unilamellar liposome
липотаури́н *м. фарм.* lipotaurine
липотро́пный lipotropic
липофибро́ма *ж.* lipofibroma, fibrolipoma
липофи́льный lipophilic
липофусци́н *м. биохим.* lipofuscin, wear-and-tear pigment
липофусцино́з *м.* lipofuscinosis
липохондродистрофи́я *ж.* gargoylism, lipochondrodystrophy, type I mucopolysaccharidosis, Hurler's disease, Hurler's [Hurler-Phaundler] syndrome
липохромофо́ры *м. мн. анат.* lipochromophores
липохро́мы *м. мн. биохим.* lipochromes
липоце́ле *с.* lipocele, hernial lipoma
липоци́т *м.* lipocyte, fat [adipose] cell, adipocyte
~, перисинусоида́льный *(печени)* perisinusoid(al) lipocyte
лиссэнцефали́я *ж. терат.* lissencephaly
лист *м.*:
~, больни́чный medical certificate
~ сосо́чка *(языка)* folium of (lingual) papillae
листерио́з *м. инф. бол.* listeriosis
листо́к *м.* leaf
~ брыже́йки leaf of mesentery
~ нетрудоспосо́бности medical certificate
литиа́з *м.* lithiasis
ли́тий *м. хим.* lithium, Li
литоге́нность *ж.* lithogenicity
~ жёлчи lithogenicity of bile
лито́й cast
литокелифо́з *м. морф.* lithokelyphos
политолапакси́я *ж. урол.* litholapaxy
литопе́дион *м.* lithopedion, lithopedium, calcified fetus, *уст.* ostembryon, osteopedion
литото́м *м. мед. тех.* lithotome
литотоми́я *ж. урол.* lithotomy

~, проме́жностная perineal lithotomy
литотрипси́я *ж. урол.* lithotripsy
~, экстракорпора́льная extracorporal shock-wave lithotripsy, ESWL
~, электрогидравли́ческая electrohydraulic lithotripsy
литотри́птор *м. мед. тех.* lithotriptor
литтре́ит *м. урол.* littritis
ли́хен *м. дерм.* lichen *(см. тж* **лиша́й***)*
~, кра́сный пло́ский тропи́ческий tropical lichen, lichen tropicus, miliaria rubra
лихениза́ция *ж.*, **лихенифика́ция** *ж. дерм.* lichenification
лихено́идный lichenoid
лихора́дить to burn with fever
лихора́дка *ж.* fever
~, атипи́чная atypical fever
~, афто́зная aphthous fever
~ Бва́мба *инф. бол.* Bwamba fever
~, возвра́тная recurrent fever
~, гекти́ческая hectic fever
~, геморраги́ческая hemorrhagic fever
~, геморраги́ческая (ко́нго-)кры́мская Crimean hemorrhagic fever
~ де́нге dengue, dengue [dandy, breakbone] fever
~ доли́ны Рифт Rift Valley fever
~, жёлтая yellow fever
~, необъясни́мая unexplained fever
~ нея́сного происхожде́ния fever of unknown origin, FUO
~, перемежа́ющаяся intermittent fever
~, послеоперацио́нная postoperative fever
~, постоя́нная continued fever
~, резорбти́вная absorption fever
~, ремитти́рующая remittent fever
~, сенна́я hay fever, grass pollen allergy, pollinosis, pollen disease
~ Скали́стых Гор, пятни́стая Rocky Mountain spotted fever
~, скарлатиноподо́бная дальневосто́чная Far-Eastern scarlet-fever-like fever, Yersinia pseudotuberculosis infection
~, фарингоконъюнктива́льная pharingoconjunctival fever
~, флеботомная phlebotomus fever
лицево́й facial
лице́нзия *ж.* на загрязне́ние *экол.* pollution licence
лицо́ *с.* face, facies
~, адено́идное adenoid facies
~ Ге́тчинсона Hutchinson's facies
~, кру́глое round facies
~, льви́ное leonine facies
~, маскообра́зное masklike [Parkinson's] face
~, миопати́ческое myopathic facies
~, «митра́льное» mitral facies
~, пло́ское flat facies
~, пти́чье bird face, brachygnathia
~, треуго́льное triangular facies
ли́чность *ж. псих.* personality
~, агресси́вная aggressive personality
~, акценту́ированная accentuated personality
~, асоциа́льная antisocial personality
~, инфанти́льная immature personality

~, компульси́вная compulsive personality
~, парано́идная paranoid personality
~, патологи́ческая pathological personality
~, психопати́ческая psychopathic personality
~ с антисоциа́льным поведе́нием antisocial personality
~, сбаланси́рованная [синто́нная] syntonic personality
~, цикло́идная cycloid personality
~, циклотими́ческая cyclothymic personality
~, шизо́идная schizoid personality
~, эксцентри́ческая eccentric personality
~, эмоциона́льно зави́симая dependent personality
лиша́й *м. дерм.* lichen; tinea, ringworm (*см. тж* ли́хен)
~, асбе́стовый tinea amianticea
~, блестя́щий lichen nitidis, Pinkus' disease
~, волосяно́й lichen pilaris
~ Девержи́, остроконе́чный кра́сный Devergie's lichen
~, кра́сный волосяно́й отрубеви́дный Devergie's lichen
~, кра́сный монилифо́рмный moniliformis lichen
~, кра́сный пло́ский lichen ruber planus
~, кра́сный пло́ский тропи́ческий tropical lichen, lichen tropicus, miliaria rubra
~, опоя́сывающий (herpes) zoster, shingles, zona (serpiginosa)
~ отрубеви́дный pityriasis [tinea] versicolor
~, пемфиго́идный пло́ский lichen planus pemphigoides
~, пузырько́вый herpes simplex
~, разноцве́тный pityriasis [tinea] versicolor
~, ро́зовый pityriasis rosea
~, стригу́щий ringworm of scalp, tinea capitis
~, черепицеобра́зный tinea imbricata
~, чешу́йчатый psoriasis, psora, alphos
~, чёрный tinea nigra
~, шипови́дный lichen spinulosis
лоб *м.* forehead
~, высо́кий high forehead
~, выступа́ющий frontal bulge
~, ско́шенный backward-sloping forehead
~, холо́дный и вла́жный clammy forehead
лоба́рный lobar
лобели́н *м. биохим.* lobeline
ло́бзик *м.*, зуботехни́ческий dental saw frame
лоби́т *м. пульм.* lobitis
лобко́вый pubic
ло́бно-висо́чный frontotemporal
ло́бно-заты́лочный frontooccipital
ло́бно-теменно́й frontoparietal
ло́бный frontal
лобо́к *м.* (mons) pubis, mons veneris
лоботоми́я *ж.* lobotomy
лобуля́рный lobular
лобэктоми́я *ж.* lobectomy
ловастати́н *м. фарм.* lovastatin
ло́вкость *ж.* dexterity
~ руки́ manual dexterity
~, физи́ческая dexterity
лову́шка *ж.* свобо́дных радика́лов *хим.* free radical scavenger

логи́ческий logical
логоневро́з *м. псих.* logoneurosis
логопа́тия *ж.* logopathy
логопе́д *м.* logopedist
логопе́дия *ж.* logopedia, logopedics
логоре́я *ж.* logorrhea
логотерапи́я *ж. псих.* logotherapy
лоды́жечный malleolar
лоды́жка *ж.* malleolus, ankle
~, вну́тренняя medial malleolus
~, латера́льная lateral malleolus
~, медиа́льная medial malleolus
~, нару́жная lateral malleolus
ло́же *с. анат.* bed
~ зу́ба, проте́зное prosthetic bed
~, капилля́рное capillary bed
~, ко́стное bone bed
~, ногтево́е nail bed, nail matrix
~ о́пухоли tumor bed
~, реципие́нтное host [recipient] bed
~, сосу́дистое vascular bed
~ транспланта́та transplant bed
ло́жечка *ж. мед. тех.* spoon
~ Давиэ́ля Daviel's spoon
~, зубна́я dental spoon
~, катара́ктная cataract spoon
ло́жка *ж. мед.тех.* scoop, spoon
~, ко́стная bone scraper
~, кюрета́жная curette
~, отти́скная impression tray
~, стоматологи́ческая dental spoon
~ Фо́лькманна Volkmann's curette
ло́жка-распа́тор *м. мед. тех.* raspatory
ложноотрица́тельный false-negative
ложнопарази́ты *м. мн.* false [incidental] parasites
ложноположи́тельный false-positive
ло́жный false
локализа́тор *м. мед. тех.* localizer, positioner
~ для фракцио́нного облуче́ния localizer for fractional exposure
~ иноро́дного те́ла, рентге́новский profondometer
~, ультразвуково́й ultrasonoscope, ultrasound scanner
локализа́ция *ж.* localization, site
~ возде́йствия localization of exposure
~ на те́ле body site
~, неизве́стная unknown site
~ облуче́ния localization of radiation
~ о́пухоли tumor site
~ перви́чной о́пухоли site of origin (of tumor)
~ пигме́нта в кле́тке pigment deposition
~, рентгенологи́ческая radiographic localization
~, специфи́ческая specific locus, specific localization
~, то́чная accurate localization
~ фу́нкций (в мозгу́) localization of functions
локализо́ванный localized
локализова́ть to localize
лока́льный local(ized)
лока́ция *ж.*, ультразвукова́я echography, (ultra)sonography, echographia, echoscopy, ultrasound, US, ultrasonic scanning

локомоторный locomotor
локомоция ж. невр. locomotion
локоть м. elbow
~, теннисный tennis elbow, lateral humeral epicoudylitis
локус м. locus
~, генетический genetic locus
~ гистосовместимости histocompatibility locus
ломкий friable, fragile, brittle
ломкость ж. fragility, brittleness
~ костей bones fragility
~ костей, врождённая constitutional fragility of bones, congenital osteopsathyrosis
ломустин м. фарм. lomustine
лонгета ж. ортоп. splint
~, гипсовая plaster splint, plaster slab, splint of plaster
~, задняя [тыльная] гипсовая posterior plaster splint, dorsal plaster cast
~, V-образная V-splint
лонно-бедренный pubofemoral
лонно-копчиковый pubococcygeal
лонно-пузырный pubovesical
лонный pubic
лоносечение с. symphysiotomy, symphiseotomy
лопатка ж. scapula, shoulder blade, blade bone
~ Буяльского хир. Buyalski's blade, Buyalski's scapula
~, крыловидная winged scapula, scapula alata
~, ладьевидная scaphoid scapula
~, скользящая slipping scapula
лопаточно-ключичный scapuloclavicular
лопаточный scapular
лопаться (о нарыве) to break
лоразепам м. фарм. lorazepam
лоратадин м. фарм. loratadine
лордоз м. ортоп. lordosis, backward curvature
~, выраженный marked lordosis
~, компенсаторный reactive [compensatory] lordosis
~, паралитический paralytic lordosis
~, патологический hollow [saddle] back
~, поясничный lumbar lordosis
~, шейный cervical lordosis
лордосколиоз м. ортоп. lordoscoliosis
лоскут м. 1. flap 2. graft ◊ выделить ~ из подлежащих тканей to raise a flap off underlying tissues; выкроить кожный ~ to raise a skin graft
~, артериализованный hinged flap
~, дельтопекторальный deltopectoral flap
~, дерматомный mesh graft
~, квадратный square flap
~, кожно-жировой трапециевидный cellulocutaneous flap
~, кожно-мышечный musculocutaneous [myodermal] flap
~, кожно-фасциально-мышечный myofasciocutaneous flap
~, кожно-фасциальный fasciocutaneous [skin-fascia] flap
~, кожный 1. skin [cutaneous] flap 2. skin [dermal] graft
~, костно-кожно-мышечный osteomusculocutaneous flap
~, костно-надкостничный [костно-периостальный] 1. osteoperiosteal flap 2. osteoperiosteal graft
~, костный bone flap
~, местный local (tissue) flap
~, мигрирующий 1. jump graft 2. jump [rope] flap
~, мостовидный double-end [double pedicle] flap
~, мышечно-кожный musculocutaneous [myodermal] flap
~, мышечный muscle flap
~, надкостничный periosteal graft
~ на ножке pedicle flap
~, обезжиренный defattened [degreased, fat-free] flap
~, островковый island (neurovascular) flap
~, перфорированный кожный mesh graft
~, подошвенный plantar flap
~, ползучий advancement [sliding] flap
~, полнослойный кожный skin [dermal] graft
~ предплечья, свободный лучевой Chinese flap
~, расщеплённый (кожный) split thickness [split skin] graft
~, решётчатый sieve [Douglas] graft
~, ротационный rotation skin [interpolated, Indian] flap
~, свободный кожный free skin [free cutaneous] graft
~, свободный лопаточный free scapular flap
~, свободный мышечный free-muscle flap
~, свободный пластический free flap
~ с волосистой части головы, мостовидный bipolar scalp
~, сетчатый mesh graft
~, скользящий advancement [sliding] flap
~, слизисто-мышечный musculomucosal graft
~ слухового прохода meatal flap
~, стебельчатый 1. tube [tubed pedicle] flap 2. sleeve graft
~ Тирша Thiersch's graft
~, трубчатый 1. tube [tubed pedicle] flap 2. sleeve graft
~, фасциально-кожный fasciocutaneous [skin-fascia] flap
~, фасциальный fascial graft
~, хрящевой chondral flap
~, ягодично-бедренный gluteal thigh flap
~ языка tongue flap
лоскуты м. мн. flaps (см. тж лоскут)
~, встречные треугольные interchanging triangular flaps
~ девственной плевы hymenal caruncles, carunculae hymenales [NA]
лоток м. tray
~, медицинский basin
~, эндодонтический endodontic tray
лофексидин м. биохим. lofexidine
лофеналь м. фарм. lophenalum
лофепрамин м. фарм. lofepramine
лоханка ж. pelvis
~, почечная renal pelvis
~ почки, удвоенная double renal pelvis
лохиальный lochial

ло́хии *мн. гинек.* lochia
~, бе́лые lochia alba
~, кра́сные [кровяни́стые] lochia cruenta, lochia rubra
~, серо́зные lochia serosa
лохиоме́тра *ж. гинек.* lochiometra
лохиометри́т *м. гинек.* lochiometritis, puerperal metritis
лохиоперитони́т *м.* lochioperitonitis, puerperal peritonitis
лохиоре́я *ж. гинек.* lochiorrhea
лохиоста́з *м.* lochiostasis
лу́ковица *ж.* bulb, *bulbus* [NA]
~ ао́рты aortic bulb, *bulbus aortae* [NA]
~ вну́тренней яре́мной ве́ны, ве́рхняя bulb of superior jugular vein, *bulbus venae jugularis superior* [NA]
~, волося́ная hair bulb, *bulbus pili* [NA]
~ за́днего ро́га bulb of posterior corn, *bulbus cornus posterioris* [NA]
~, концева́я end [terminal] bulb, *bulbus terminalis* [NH]
~ Кра́узе Krause's end bulb, *corpuscula bulboidea* [NA]
~, обоня́тельная olfactory bulb, *bulbus olfactorius* [NA]
~ полово́го чле́на bulb of penis, bulb of urethra, *bulbus penis* [NA]
~ преддве́рия bulb of vestibule, *bulbus vestibuli* [NA]
~, предконцева́я [претермина́льная] preterminal bulb, *bulbus preterminalis* [NA]
~, термина́льная end [terminal] bulb, *bulbus terminalis* [NA]
лу́ковичный bulbar
лунати́зм *м.* lunacy, somnambulism, somnambulance, sleepwalking
лу́нка *ж.* lunula; socket
~ зу́ба alveolar socket
~, суха́я *(постэкстракционная)* dry socket
лу́ночки *ж. мн.* lunulae, *lunulae* [NA]
~ засло́нок ао́рты lunulae of semilunar valves of aorta, *lunulae valvularum semilunarium* [NA]
~ засло́нок лёгочного ствола́ lunulae of pulmonary trunk valves, *lunulae valvularum semilunarium trunci pulmonari* [NA]
~ полулу́нных засло́нок lunulae of semilunar valves, *lunulae valvularum semilunarium* [NA]
лу́ночковый *lunularis, lunulatus* [NH]
лу́па *ж.* loupe
~, бинокуля́рная binocular loupe, binocular magnifier
~, хирурги́ческая surgical loupe
луч *м.* ray, beam
~ ла́зера laser beam
~, рентге́новский X-ray beam
~ све́та beam
~, скани́рующий scanning beam
~, ультразвуково́й ultrasound beam
~, центра́льный central ray

~, электро́нный electron [cathode] beam, electron ray
лучево́й 1. *(об излучении)* radiation 2. *(о кости)* radial
лучеиспуска́ние *с.* radiation
лучелоктево́й radioulnar
лучепреломле́ние *с.*, двойно́е birefringence
лучи́ *м. мн.* rays
~ Беккере́ля Becquerel's rays
~ хруста́лика radii of lens, *radii lentio* [NA]
лучи́стости *ж. мн.* radiations, *radiations* [NA] *(см. тж* лучи́стость*)*
~, за́дние талами́ческие posterior thalamic radiations, *radiations thalamicae posteriores* [NA]
~, пере́дние талами́ческие anterior thalamic radiations, *radiations thalamicae anteriores* [NA]
~, центра́льные талами́ческие central thalamic radiations, *radiations thalamicae centrales* [NA]
лучи́стость *ж.* radiation, *radiatio* [NA] *(см. тж* лучи́стости*)*
~, зри́тельная optic radiation, *radiatio optica* [NA]
~ мозо́листого те́ла radiation of corpus callosum, *radiatio corporis callosi* [NA]
~, поля́рная polar radiation, *radiatio polaris* [NH]
~, слухова́я acoustic radiation, *radiatio acustica* [NA]
люкса́ция *ж.* зубо́в dental luxation
люлибери́н *м. биохим.* luliberin, luteinizing hormone-releasing hormone, LRH
люмба́го *с. невр.* lumbago, lumbar rheumatism
люмбалги́я *ж. невр.* lumbodynia
люмбализа́ция *ж. ортоп.* lumbarization
люмба́льный lumbar
люмбодини́я *ж. невр.* lumbodynia
люмбоишиалги́я *ж. невр.* lumbar ischialgia
люмбосакра́льный lumbosacral
люмина́л *м. фарм.* luminal, phenobarbital
люминесце́нция *ж.* luminescence
люпо́ид *м. дерм.* lupoid
люпо́идный lupous
люте́ин *м.* lutein
лютеиниза́ция *ж.* luteinization
лютеинизи́рующий luteinizing
люте́иновый lutein
лютео́ма *ж.* luteoma
лютеостимули́рующий luteinizing
лютеотро́пный luteotrop(h)ic
люцифера́за *ж. биохим.* luciferase
лю́эс *м.* lues, syphilis
люэти́ческий luetic, syphilitic
лямблио́з *м.* lambliasis, lambliosis, girardiasis

М

ма́гний *м. хим.* magnesium, Mg
магни́т *м.* magnet
~, глазно́й Haab's magnet
~, постоя́нный permanent magnet

магнит

~, резистивный resistive magnet
~, сверхпроводящий superconducting magnet
магнитобиология ж. magnetobiology
магнитокардиограмма ж. magnetocardiogram
магнитокардиограф м. мед. тех. magnetocardiograph
магнитокардиография ж. magnetocardiography
магнитометрия ж. magnetometry
магнитотерапия ж. magnetotherapy
магнитофонотерапия ж. magnetophonotherapy
магнитофонофорез м. magnetophonophoresis
магнитофорез м. magnetophoresis
магниты м. мн., кольцевые медицинские ring-shaped medical magnets
мадароз м. дерм. madarosis
мадуромикоз м. дерм. maduromycosis, mycetoma
мажептил м. фарм. majeptil, thioproperazine
мазиндол м. фарм. mazindol
мазки-отпечатки м. мн. микр. по Папаниколау Pap(anicolaou) smears
мазок м. микр. smear ◇ брать ~ to take a swab
  ~, вагинальный vaginal smear
  ~ из зева throat swab
  ~ из шейки матки cervical smear
мазохизм м. псих. masochism, passive algolagnia
мазь ж. ointment
  ~ Вишневского Vishnevsky ointment
  ~, многокомпонентная polypharmaceutical ointment
  ~, ртутная mercurial ointment
мазь-эмульсия ж. hydrophilic ointment
макроагрегаты м. мн. альбумина macroaggregated albumin, MAA
макроауторадиография ж. радиол. macroautoradiography
макрогамета ж. биол. macrogamete, megagamete
макрогаметоцит м. биол. macrogametocyte
макрогематурия ж. урол. macrohematuria, gross hematuria
макрогенитосомия ж. пед. macrogenitosomy, macrogenitosomia praecox
макрогирия ж. нейрохир. macrogyria
макроглиоцит м. macrogliocyte
макроглия ж. macroglia
макроглобулин м. macroglobulin
макроглобулинемия ж. macroglobulinemia
макроглоссия ж. macroglossia, megaloglossia
макрогнатия ж. macrognathia
макродактилия ж. macrodactyly, macrodactylism, macrodactylia, megalodactylism, dactylomegaly
макрокардия ж. macrocardia
макрокефалия ж. macrocephaly, macro(en)cephalia
макроконидия ж. микр. macroconidium
макронихия ж. дерм. macronychia
макронуклеус м. цитол. macronucleus
макропаразит м. macroparasite
макроподия ж. морф. macropodia
макропсия ж. офт. macropsia, megalopsia
макрорентгенография ж. macroroentgenography, macroradiography
макросомия ж. macrosomia, gigantosoma, gigantism, somatomegaly, hypersomia
макростомия ж. стом. macrostomia
макротия ж. ото macrotia
макрофаг м. цитол. macrophage, macrophagocyte
  ~, активированный activated macrophage
  ~, альвеолярный alveolar macrophage
  ~, амебоидный ameboid [inflammatory] macrophage
  ~, глиальный glial macrophage
  ~, оседлый resident [stable] macrophage
  ~, радиорезистентный radioresistant macrophage
  ~, резидентный resident [stable] macrophage
  ~, свободный free macrophage
  ~, соединительнотканный connective-tissue macrophage
  ~, фиксированный fixed macrophage
макрофагоцит м. цитол. macrophage, macrophagocyte (см. тж макрофаг)
макрофаллос м. macrophallus, macropenis
макроферменты м. мн. macroenzymes
макрохейлит м. macroch(e)ilia, macrolabia
  ~, гиперпластический hyperplastic macrochilia
  ~, гранулематозный granulomatous macrochilia
  ~, эссенциальный воспалительный essential inflammatory macrochilia
макрохейлия ж. macroch(e)ilia, macrolabia
макроцефалия ж. macrocephaly, macrocephalia, mega(lo)cephaly, mega(lo)cephalia
макроэнцефалия ж. macroencephaly
макроэритробласт м. macroerythroblast
макроэстезия ж. псих. macroesthesia
максиллит м. ото maxillitis
максиллограмма ж. рентг. maxillary sinus radiograph
максиллография ж. рентг. maxillary sinus roentgenography, maxillary sinus radiography
максимум м. maximum; peak
  ~ интенсивности во времени temporal peak intensity
  ~ интенсивности в пространстве spatial peak intensity
  ~ температуры peak temperature
макушка ж. vertex
малакоплакия ж. урол. malacoplakia
малатдегидрогеназа ж. фарм. malate dehydrogenase
  ~, декарбоксилирующая malate dehydrogenase; malic enzyme
малигнизация ж. malignization, malignant [neoplastic] transformation
маллеин м. mallein
маллеинизация ж. malleinization
маловесный small-for-date, hypotrophic
маловодие с. гинек. oligo(hydr)amnios
малокровие с. anemia (см. тж анемия)
малонил-кофермент м. А биохим. malonylcoenzyme A, malonyl-CoA
малорастворимый marginally [poorly, slightly] soluble
малорослость ж. энд. nanism, dwarfism, microsomia, nanocormia
малоумие с. oligophrenia, mental retardation, mental deficiency
мальабсорбция ж. malabsorption

~ метионина methionine malabsorption, Smith-Strang syndrome
~ триптофана tryptophan malabsorption, blue diaper syndrome
мальта́за *ж. биохим.* maltase
мальто́за *ж. биохим.* maltose
мальформа́ция *ж.* malformation
~ Арно́льда — Киа́ри Arnold-Chiari malformation, Arnold-Chiari deformity
~ ве́ны Гале́на vein of Galen malformation
маляри́йный malarial
маляри́я *ж.* malaria
~, трёхдне́вная tertian [vivax] malaria
~, трёхдне́вная молниено́сная malignant tertian malaria
~, тропи́ческая tropical malaria
~, четырёхдне́вная quartan [malariae] malaria
мамиллоталами́ческий mamillothalamic
мамилля́рный mamillary
маммоге́н *м.* mammogen
маммогра́мма *ж. рентг.* mammogram
мамо́граф *м. мед. тех.* mammograph
маммогра́фия *ж. рентг.* mammography, breast radiography
~, двусторо́нняя bilateral mammography
маммопла́стика *ж.* mammoplasty
маммотоми́я *ж.* mammotomy, mastotomy
маммотропи́н *м.* mammotropin, lactotropin, prolactin
маммотро́ф *м.* mammotroph
маммофизи́н *м.* mammophysin
маммэктоми́я *ж.* mammectomy, mastectomy
мандре́н *м. мед. тех.* mandrin, mandrel
мане́рность *ж. псих.* mannerism
манже́т(к)а *ж.* cuff
~, балло́нная balloon cuff
~, коне́чная пласти́нчатая *(кости)* terminal laminated [terminal laminar, terminal flaked, terminal scaly] cuff
~, мы́шечная muscular cuff
~ плеча́, рота́торная rotatory cuff
~ прямокише́чная мы́шечная rectal muscular sleeve, rectal muscular cuff
~, скользя́щая slip cuff
~, ше́йная neck cuff
маниака́льный manic, maniacal
манипули́рование *с.* manipulation; handling
~, дистанцио́нное remote manipulation; remote handling
~ с мя́гкими тка́нями *(метод Рольфинга)* soft tissue manipulation, Rolfing's method
манипуля́тор *м.*, радиологи́ческий *мед. тех.* radiomanipulating instrument
манипуля́ция *ж.* manipulation
~, ручна́я manual manipulation
ма́ния *ж. псих.* mania
~, акинети́ческая akinetic mania
~ Бе́лла acute [grave] delirium
~ вели́чия delusion of grandeur, expansive delusion, megalomania
~, вы́раженная hypermania
~, затормо́женная akinetic mania
~, монополя́рная monopolar mania
~, периоди́ческая periodic [recurrent] mania

~ печа́ли depressive delusion
~ пресле́дования delirium of persecution
~, преходя́щая transitory mania
~, униполя́рная unipolar mania
~, хрони́ческая chronic mania
манни́т *м.*, маннито́л *м. биохим.* mannitol
манно́за *ж. биохим.* mannose
маннозида́за *ж. биохим.* mannosidase
маннозидо́з *м.* mannosidosis
мано́метр *м. мед. тех.* manometer
~, анеро́идный aneroid manometer
~, жи́дкостный liquid(-column) manometer
~, ионизацио́нный ionization manometer
~, механи́ческий mechanical manometer
~, рту́тный mercurial manometer
~, ушно́й ear manometer
манометри́я *ж.* manometry
~, аноректа́льная anorectal manometry
~, глазна́я eye manometry
~, ушна́я ear manometry
мануа́льный manual
мапротили́н *м. фарм.* maprotiline
мара́зм *м.* marasmus
~, паралити́ческий paralytic marasmus
~, психи́ческий psychic(al) marasmus
~, ста́рческий senile marasmus
~, хлороти́ческий chlorotic marasmus
маразмати́ческий marasmic, marantic
маразмо́идный marasmoid
мара́ние *с.* пелёнок fecal soiling
маранти́ческий marantic, marasmic
маргина́льный marginal
марихуа́на *ж.* marijuana, hashish, hasheesh, cannabis, charas
марке́р *м. ген.* marker
~, аллотипи́ческий allotypic marker
~, антиге́нный antigenic marker
~, биологи́ческий tissue marker
~, метаболи́тный о́пухолевый metabolic tumor marker
~, о́пухолевый tumor marker
~, пове́рхностный surface marker
~, радиоакти́вный radioactive marker
~, радиоизото́пный radiopaque marker
~, свинцо́вый lead marker
~ Gm Gm marker
марке́ры *м. мн.*, биохими́ческие biochemical markers
ма́рля *ж.* gauze
~, антисепти́ческая antiseptic gauze
~, бактерици́дная sterile absorbent gauze
~, гемостати́ческая hemostatic gauze
~, гигроскопи́ческая hydroscopic [absorbent] gauze
марсупиализа́ция *ж. хир.* marsupialization
~ ра́ны marsupialization of wound
ма́ска *ж.* mask
~ бере́менных mask [chloasma] of pregnancy, chloasma gravidarum, chloasma uterinum
"~ Гиппокра́та" "Hippocratic facies"
~, защи́тная safety mask
~, кислоро́дная mask of oxygen
~, нарко́зная anesthetic mask
~, респирато́рная respiratory mask

маска

~, хирургическая medical face [protective facial] mask
маскулинизация *ж.* masculinization
маскулинизм *м.* masculinity
маскулинома *ж.* arrhenoblastoma, androblastoma, arhenoma
масло *с.* oil; butter
 ~, гвоздичное clove oil
 ~ какао cocoa butter
 ~, компрессорное compressor oil
 ~, кукурузное corn oil
 ~, кунжутное sesame oil
 ~, машинное стоматологическое dental engine oil
 ~, отработанное used [waste] oil
 ~, отстойное sump oil
 ~, растительное vegetable oil
 ~, сандаловое sandalwood oil
 ~, сезамовое sesame oil
 ~, соевое soyabean oil
 ~, терпентинное terpentine oil
 ~, шалфейное sage oil
 ~, эвкалиптовое oil of eucalyptus
 ~, эфирное essential [volatile] oil, essence
маслоуловитель *м.* grease catcher, grease trap
маслянистость *ж.* lubricity
масса *ж.* mass
 ~ атланта, латеральная lateral mass of atlas
 ~ выделенного кала fecal output
 ~, клейкая cohesive mass
 ~, молекулярная molecular weight
 ~, мышечная muscle bulk
 ~ облучаемых тканей target volume
 ~, рвотная vomit mass
 ~ тела body weight
 ~ тела, идеальная ideal body weight
 ~ тела при рождении birth weight
 ~, эритроцитная packed red blood cells
массаж *м.* massage ◇ делать ~ to massage
 ~, вибрационный vibrating [vibratory] massage
 ~, импульсный pulsed massage
 ~ каротидного синуса carotid sinus massage
 ~, непрерывный continuous massage
 ~ сердца cardiac massage
 ~ сердца, непрямой closed-chest (cardiac) [external cardiac] massage
 ~ сердца, прямой open-chest (cardiac) massage
 ~ с помощью катков rollers massage, massage with rollers
 ~ с присоской, импульсный pulsed suction massage
массажист *м.* masseur, rubber
массажистка *ж.* masseuse, rubber
массировать to massage
мастаденит *м.* mastadenitis, mastitis
масталгия *ж.* mastalgia, mastodynia
мастерство *с.*, хирургическое operative skill, craft of surgery
мастит *м.* mastitis, mastadenitis
 ~, абсцедирующий (intra)mammary abscess
 ~, гангренозный gangrenous mastitis
 ~, гиперпластический gargantuan mastitis
 ~, гнойный suppurative mastitis
 ~, застойный stagnation mastitis, caked breast
 ~, интерстициальный interstitial mastitis
 ~, интраканаликулярный galactophoritis
 ~, инфильтративный infiltrative mastitis
 ~, карциноматозный carcinomatous mastitis
 ~, лактационный lactational [puerperal] mastitis
 ~, негнойный nonsuppurative mastitis
 ~ новорождённых mastitis neonatorum
 ~, острый acute mastitis
 ~, паренхиматозный parenchymatous mastitis
 ~, перидуктальный periductal mastitis
 ~, плазмоцитарный plasma-cell mastitis
 ~, послеродовой lactational [puerperal] mastitis
 ~, пубертатный mastitis of puberty
 ~, пуэрперальный lactational [puerperal] mastitis
 ~, разлитой diffuse mastitis
 ~, раковый carcinomatous mastitis
 ~, ретромаммарный retromammary [submammary] mastitis
 ~, серозный serous mastitis
 ~, субмаммарный submammary [retromammary] mastitis
 ~, угревидный comedo mastitis
 ~, узелковый nodular disease of mamma, Tillaux's [Phocas'] disease
 ~, флегмонозный phlegmonous mastitis
 ~, хронический chronic mastitis
 ~, юношеский juvenile mastitis
мастография *ж. рентг.* mammography, breast radiography
мастодиния *ж.* mastodynia, mastalgia, mazodynia, mammalgia
мастоидальный mastoidal
мастоидит *м. ото* mastoiditis
 ~ Бецольда Bezold's mastoiditis
 ~, верхушечно-шейный apical cervical mastoiditis
 ~, гнойный suppurative mastoiditis
 ~, латентный latent mastoiditis
 ~, острый acute mastoiditis
 ~, сифилитический syphilitic mastoiditis
 ~, склерозирующий sclerosing mastoiditis
 ~, туберкулёзный tuberculous mastoiditis
мастоидотомия *ж. ото* mastoidotomy
мастоидэктомия *ж.* mastoidectomy
мастопатия *ж.* mastopathy, mazopathy
 ~, диффузная diffuse mastopathy
 ~, кистозная cystic mastopathy, Cooper's disease
 ~, кистозно-фиброзная chronic cystic mastitis
 ~, узловая nodal mastopathy
 ~, фиброзная fibrous mastopathy
мастоптоз *м.* mastoptosis
мастоцит *м.* mast cell, mastocyte, labrocyte, *granulocytus basophilus textus* [NH]
мастоцитома *ж.* mastocytoma
 ~, злокачественная malignant mastocytoma, mast-cell sarcoma
мастурбация *ж.* masturbation, onanism, ipsation, ipsism
мастэктомия *ж.* mastectomy, mammectomy
 ~, бескровная "bloodless" mastectomy

~ в пределах здоровой ткани segmental mastectomy
~, модифицированная радикальная modified radical mastectomy
~, ограниченная радикальная conservative radical mastectomy
~, парциальная partial [segmental] mastectomy
~, подкожная subcutaneous mastectomy
~ по Холстеду Halsted's [radical] mastectomy
~, простая simple [total] mastectomy
~, радикальная radical [Halsted's] mastectomy
~, расширенная радикальная extended [enlarged] radical mastectomy
~, сегментарная [секторальная, частичная] segmental [partial] mastectomy

материал *м.* material
~, абсорбирующий шовный absorbable suture material
~, внутриканальный пломбировочный root canal sealer
~, временный пломбировочный filling material
~ для пломбирования канала зуба root canal sealer
~, изоляционный nonconducting material
~, иммуногенный immunogenic material
~, облучаемый target material
~, перевязочный dressing, wound textile, bandaging material
~, пломбировочный filling material
~, посевной *микр.* inoculum
~, радиоактивный radioactive [radiation-emitting] material
~, рассасывающийся шовный resorbable suture material
~, рентгенозащитный X-ray protection material
~, секционный autopsy material
~, стоматологический dental product
~, термопластический thermoplastic material
~, фоточувствительный photosensitive material
~, чужеродный foreign material
~, шовный suture material

материнский maternal, motherly
материнство *с.* maternity, motherhood
матка *ж.* uterus, womb, *uterus, metra* [NA]
~, беременная gravid uterus
~, двойная duplex uterus
~, двураздельная uterus septus, uterus bilocularis
~, двурогая uterus bicornis
~, зачаточная uterus rudimentarius
~, инфантильная infantile [pubescent] uterus
~ Кувелера uteroplacental apoplexy, Couvelaire uterus
~, однорогая one-horned uterus, uterus unicornis
~ при доношенной беременности full-term uterus
~, рудиментарная uterus rudimentarius
~, седловидная uterus arcuatus, arcuate uterus
~, сердцевидная uterus cordiformis
~, фетальная fetal uterus

маточка *ж.* utricle
~, мужская [предстательная] prostatic utricle
маточный uterine

матрац *м.* mattress
~, гидростатический hydrostatic [water] bed
~, надувной air bed
матрац-грелка *м.* porta-warm mattress
матрикс *м. цитол.* matrix
~, внеклеточный territorial matrix
~, костный bone matrix
~ хромосомы chromosome matrix
матрица *ж.* (imaging) matrix
~, межзубная matrix band
~ принятия решений "decision matrix" system
~, пришеечная cervical matrix
матрица-мишень *ж.* bull's-eye image
матрицедержатель *м. мед. тех.* retainer
мать *ж.* mother
~, будущая prospective mother
~, кормящая nursing mother
~, приёмная stepmother
мать-одиночка *ж.* single [unwed] mother
мацерация *ж.* maceration
мацерированный macerative
мацони *с. (кисломолочный продукт)* fermented milk
машин/а *ж.* (motor) car ⬥ вызвать ~ у скорой помощи to call in an ambulance
~ скорой помощи ambulance (car)
меатометр *м. мед. тех.* meatometer
меатопластика *ж.* meatoplasty
меатотом *м. мед. тех.* meatotome
меатотомия *ж. урол.* meatotomy
мебикар *м.* mebicar
мегадолихоколон *м.* megadolichocolon
мегадолихосигма *ж.* megadolichosigmoid
мегадуоденум *м.* megaduodenum
мегакариобласт *м.* megakaryoblast, megacaryoblast
мегакариоцит *м.* mega(lo)karyocyte, megacaryocyte, thromboblast
мегакариоцитопоэз *м.* megakaryocytopoiesis
мегаколон *м.* megacolon, giant colon
~, аганглионарный congenial [aganglionic] megacolon, pelvirectal achalasia, Hirschsprung's disease
~, идиопатический idiopathic megacolon
~, приобретённый acquired megacolon
~, токсический toxic megacolon
~ у взрослых adult megacolon
~, функциональный functional megacolon
мегалоглоссия *ж.* megaloglossia, macroglossia
мегалография *ж. рентг.* megalographia
мегалодактилия *ж.* macrodactyly, macrodactylism, macrodactylia, megalodactylism, dactylomegalia
мегалокефалия *ж.* mega(lo)cephalia, mega(lo)cephaly, macrocephaly, macrocephalia
мегаломания *ж. псих.* megalomania, delusion of grandeur, expansive delusion
мегалопсия *ж. офт.* megalopsia, macropsia
мегалоуретер *м.* megaloureter
мегалоцефалия *ж.* mega(lo)cephalia, mega(lo)cephaly, macrocephaly, macrocephalia
мегасигма *ж.* megasigmoid
меглумин *м. биохим.* methyl glucamine

медбрат

медбрат *м.* nurse boy
медиализация *ж. оптом.* medialization
медиальный medial
медиастинальный mediastinal
медиастинит *м.* mediastinitis
медиастинография *ж. рентг.* mediastinography
 ~, газовая gas(eous) mediastinography
медиастиноскопия *ж.* mediastinoscopy
медиастинотомия *ж.* mediastinotomy
медиатор *м.* (neuro)transmitter, (neuro)mediator
 ~ анафилаксии anaphylactic mediator
 ~, возбуждающий excitatory neurotransmitter
 ~ лимфоцита lymphocyte mediator
 ~ макрофага macrophage mediator
 ~, синаптический synaptic mediator
 ~, тормозной inhibitory transmitter
медикамент *м. уст.* medicine, medicament, drug, preparation
медико-биологический medicobiologic(al)
медико-генетический medicogenetic
медицина *ж.* medicine
 ~, авиационная air [aviation] medicine
 ~, военная military [battlefield] medicine
 ~, клиническая clinical medicine
 ~, космическая space medicine
 ~, народная folk medicine
 ~, профилактическая preventive medicine
 ~, радиационная radiation medicine
 ~, спортивная sports medicine
 ~, страховая insurance medicine
 ~, судебная forensic [legal] medicine
 ~, традиционная traditional medicine
 ~, традиционная восточная traditional oriental medicine
 ~, тропическая tropical medicine
 ~, экспериментальная experimental medicine
 ~, ядерная nuclear medicine
медицинский medical
медосмотр *м.* medical [physical] examination, medical [physical] inspection
медпункт *м.* medical station, medical center
медсестра *ж.* nurse; *англ.* sister
 ~, школьная school nurse
медулла *ж.* medulla
медуллит *м.* medullitis
медуллобласт *м.* medulloblast
медуллобластома *ж.* medulloblastoma
медуллография *ж. рентг.* osteomyelography, osteomedullography
медуллярный medullar(y)
медь *ж. хим.* copper, Cu
 ~, радиоактивная radioactive copper
межальвеолярный interalveolar
межворсинчатый intervillous
межганглионарный interganglionic
междолевой interlobar
междольковый interlobular
межзубной interdental
межклеточный intercellular
межключичный interclavicular
межкостный interosseous
межлопаточный interscapular
межменструальный intermenstrual
межневронный interneuronal
межнейронный interneuronic
межостистый interspinal
межпозвоночный intervertebral
межполушарный interhemispheric
межпроксимальный interproximal
межрёберный intercostal
межсегментарный intersegmental
межтеменной interparietal
межуточный interstitial
мезаденит *м.* mesenteric lymphadenitis
мезаксон *м.* mesaxon
мезангий *м. гист.* mesangium
мезентерикография *ж. радиол.* mesentericography, mesenteric arteriography
 ~, верхняя superior mesenteric arteriography
 ~, нижняя inferior mesenteric arteriography
мезентерикопликация *ж.* mesenteriopexy, fixation of mesentery
мезентерит *м.* (*воспаление брыжейки*) mesenteritis
мезенхима *ж. эмбр.* mesenchyma, mesenchyme
мезенхимальный, мезенхимный mesenchymal
мезенхимома *ж.* mesenchymoma, mesenchymal tumor
 ~, доброкачественная benign mesenchymoma, mesenchymal hamartoma
 ~, злокачественная malignant mesenchymoma
мезенцефалотомия *ж.* mesencephalotomy
мезобласт *м. эмбр.* mesoblast, mesoderm
мезоглиобластома *ж.* Авцына Avtsyn's mesoglioblastoma
мезоглиома *ж.* mesoglioma
мезоглия *ж.* mesoglia
мезодерма *ж. эмбр.* mesoderm, mesoblast
 ~, бранхиальная branchial mesoderm
 ~, внезародышевая extraembryonic mesoderm
 ~, внутренностная visceral mesoderm
 ~, дермальная dermal mesoderm
 ~, дорсальная dorsal mesoderm
 ~, жаберная branchial mesoderm
 ~, латеральная lateral mesoderm
 ~, параксиальная paraxial mesoderm
 ~, парахордальная parachordal mesoderm
 ~, перистомальная peristomal mesoderm
 ~, соматическая somatic mesoderm
мезодермальный mesodermal
мезокард *м. эмбр.* mesocardium
мезоколит *м.*, склерозирующий sclerosing mesocolitis
мезометрий *м. гинек.* mesometrium
мезонефрома *ж.* mesonephroma
мезонефрос *м.* mesonephros, wolffian body
мезотелий *м.* mesothelium
мезотелиома *ж.* mesothelioma, celothelioma
 ~, злокачественная malignant mesothelioma
 ~ плевры pleural mesothelioma
мезотелиоцит *м.* mesotheliocyte
мезотендиний *м.*, мезотенон *м.* mesotendon, mesotendinium
мезотимпанит *м. ото* mesotympanitis
мезотимпанум *м. анат.* mesotympanum
мезофрагма *ж.* mesophragma, M line
мейоз *м. цитол.* meiosis
меконий *м.* (*первородный кал*) meconium
мелалгия *ж.* (*боли в конечностях*) melalgia

мембрана

~, алиментарная alimentary melalgia
меланоамелобластома ж. melanoameloblastoma, melanotic neuroectodermal tumor, melanotic [pigmented] ameloblastoma
меланобласт м. melanoblast
меланобластома ж. melanoblastoma, melanocarcinoma, melanoma
меланодермия ж. melanoderma
 ~, маточная mask [chloasma] of pregnancy, melasma uterinum
 ~, старческая senile melanoderma, melasma universale
меланоз м. melanosis
 ~ Беккера Becker's melanosis
 ~, врождённый congenital melanosis, Bandler's syndrome
 ~ кожи melasma, melanoderma chloasma
 ~, нейрокожный neurocutaneous melanosis
 ~, предраковый precancerous melanosis
 ~, ретикулярный прогрессирующий xeroderma pigmentosum
 ~ толстой кишки melanosis coli
меланокарцинома ж. melanoma, melanocarcinoma, melanoblastoma (см. тж меланома)
меланома ж. melanoma, melanocarcinoma, melanoblastoma
 ~, амеланотическая [беспигментная] amelanotic melanoma
 ~ вульвы vulval melanoma
 ~, злокачественная malignant melanoma
 ~ кожи skin melanoma
 ~, ювенильная [юношеская] juvenile melanoma
меланопатия ж. melanosis (см. меланоз)
меланосаркома ж. melanoma, melanocarcinoma (см. тж меланома)
меланосома ж. melanosoma
меланостатин м. фарм. melanotropin release inhibiting factor
меланотропин м. фарм. melanotropin, melanocyte-stimulating hormone
меланофороцит м. melanophorocyte, melanophorocytus [NH]
меланоцит м. melanocyte
меланоцит(област)ома ж. melanoma, melanocarcinoma (см. тж меланома)
меланхолия ж. melancholy, melancholia
 ~, ажитированная agitated melancholia, melancholia agitata
 ~, возвратная recurrent melancholia
 ~, делириозная delirious melancholia
 ~, злокачественная malignant melancholia
 ~, инволюционная involutional melancholia
 ~, ипохондрическая hypochondriacal melancholia
 ~, климактерическая climacteric melancholia
 ~, острая acute melancholia
 ~, пресенильная presenile melancholia
 ~, простая melancholia simplex
 ~, функциональная functional melancholia
 ~, хроническая chronic melancholia
мелатонин м. биохим. melatonin
мелена ж. (дёгтеобразный стул) melena
мембрана ж. membrane, membrana [NA, NH]

~, базальная basic [basement] membrane
~, биологическая biologic membrane
~ верхней части пищевода upper esophageal web
~, внутренняя межрёберная internal intercostal membrane
~, внутренняя митохондриальная internal mitochondrial membrane, *membrana mitochondrialis interna* [NH]
~, внутренняя пограничная глиальная internal border glial membrane, *membrana limitans glias interna* [NH]
~, внутренняя ядерная internal nuclear membrane, *membrana nuclearis interna* [NH]
~, гиалиновая hyaline membrane
~ гортани, фиброэластическая fibroelastic membrane of larynx, *membrana fibroelastica laryngis* [NA]
~ грудины sternal membrane, membrane of sternum
~ двенадцатиперстной кишки, врождённая congenital duodenal web
~, задняя атлантозатылочная posterior atlanto-occipital membrane
~, запирательная obturator membrane, *membrana obturatoria* [NA]
~ капилляра, базальная basic capillar membrane
~, клеточная cell membrane, *membrana cellularis* [NH]
~, митохондриальная mitochondrial membrane, *membrana mitochondrialis* [NH]
~, наружная межрёберная external intercostal membrane
~, наружная митохондриальная external mitochondrial membrane, *membrana mitochondrialis externa* [NH]
~, наружная ядерная external nuclear membrane, *membrana nuclearis externa* [NH]
~, передняя атлантозатылочная anterior atlanto-occipital membrane
~, периваскулярная глиальная пограничная perivascular glial border membrane, *membrana limitans glias perivascularis* [NH]
~, перивентрикулярная глиальная пограничная periventricular glial border membrane, *membrana limitans glias periventricularis* [NH]
~, пиогенная pyogenic membrane
~ пищевода esophageal web
~, плазматическая plasma membrane, *cytolemma, plasmolemma* [NH]
~, поверхностная глиальная пограничная superficial glial border membrane, *membrana limitans glias superficialis* [NH]
~, поверхностно-модифицированная surface modified membrane
~, подплевральная suprapleural membrane, *membrana suprapleuralis* [NA]
~, покровная tectorial membrane, *membrana tectoria* [NA]
~ полукружного потока, базальная basal membrane of semicircular duct, *membrana basalis ductus semicircularis* [NA]

мембрана

~ полукружного потока, собственная proper membrane of semicircular duct, *membrana propria ducti semicircularis* [NA]
~, постсинаптическая postsynaptic membrane, *membrana postsynaptica* [NH]
~, преддверная vestibular membrane, *membrana vestibularis* [NA]
~, пресинаптическая presynaptic membrane, *membrana presynaptica* [NH]
~ призмы *стом.* membrane of (dental) prism, *membrana prismatic* [NH]
~ промежности perineal membrane, *membrana perinei* [NA]
~, сетчатая reticular membrane, *membrana reticularis* [NA]
~, спиральная spiral membrane, *membrana spiralis* [NA]
~ статоконий statoconial membrane, *membrana statoconiorum* [NA]
~, стекловидная vitreous membrane, *membrana vitrea* [NA]
~ суставной капсулы, синовиальная synovial membrane of articular capsule
~ суставной капсулы, фиброзная fibrous membrane of articular capsule
~, ультрафильтрационная ultrafiltration membrane
~, четырёхугольная quadrangular membrane, *membrana quadrangularis* [NA]
~, щитоподъязычная thyrohyoid membrane, *membrana thyrohyoidea* [NA]
~, ядерная nuclear membrane, karyolemma

мембранный membran(ace)ous

менархе *с.* (*время наступления первой менструации*) menarche

менахинон *м. фарм.* menaquinone

менингеальный meningeal

менингизм *м. невр.* meningism

менингиома *ж.* meningioma
~, внутрикостная intraosseous meningioma
~ задней черепной ямки posterior fossa meningioma
~, злокачественная malignant meningioma
~, псаммоматозная psammomatous meningioma
~, саркоматозная sarcomatous meningioma
~ ската (*мозжечка*) clivus meningioma
~, супраселлярная suprasellar meningioma
~, тенториальная tentorial meningioma
~, фибробластическая fibroblastic meningioma
~, фибросаркоматозная fibrosarcomatous meningioma
~, эндотелиоматозная endotheliomatous meningioma
~, эпителиоматозная epitheliomatous meningioma

менингит *м.* meningitis
~, асептический aseptic [serous] meningitis
~, асимптомный asymptomatic meningitis
~, базальный [базилярный] basilar meningitis
~, вирусный aseptic [serous] meningitis
~, геморрагический hemorrhagic meningitis
~, гнойный purulent meningitis
~, грибковый fungal meningitis
~, гриппозный grippal meningitis
~, кистозный cystic meningitis
~, криптококковый cryptococcal meningitis
~, латентный latent meningitis
~, лимфоцитарный lymphocytic meningitis
~, лимфоцитарный доброкачественный lymphocytic benign meningitis
~, локальный local meningitis
~, менингококковый meningococcal [epidemic cerebrospinal] meningitis
~, метастатический metastatic meningitis
~, острый acute meningitis
~, отогенный otitic meningitis
~, паротитный parotitic meningitis
~, пневмококковый pneumococcal meningitis
~, послеоперационный postoperative meningitis
~, разлитой disseminated meningitis
~, ревматический rheumatic meningitis
~, серозный aseptic [serous] meningitis
~, спинальный spinal meningitis
~, стафилококковый staphylococcal meningitis
~, стрептококковый streptococcal meningitis
~, травматический traumatic meningitis
~, туберкулёзный tuberculous meningitis
~, хронический chronic meningitis
~, эпидемический цереброспинальный epidemic cerebrospinal [meningococcal] meningitis

менинговаскулярный meningovascular

менингококкемия *ж.* meningococcemia, Waterhouse-Friderichsen syndrome

менинголизис *м. нейрохир.* meningolysis

менингомаляция *ж.* meningomalacia

менингомиелит *м.* meningomyelitis

менингоневрит *м.* meningoneuritis

менингорадикулит *м.* meningoradiculitis

менингорадикулоневрит *м.* meningoradiculoneuritis

менингоцеле *с.* meningocele
~, крестцовое sacral meningocele
~, травматическое spurious [traumatic] meningocele

менингоэнцефалит *м.* meningo(en)cephalitis, encephalomeningitis
~, вакцинальный vaccinal meningoencephalitis
~, весенне-летний двухволновый two-wave spring-summer meningoencephalitis
~, геморрагический hemorrhagic meningoencephalitis
~, герпетический herpetic meningoencephalitis
~, поствакцинальный postvaccinal meningoencephalitis
~, ревматический rheumatic meningoencephalitis
~, токсоплазмозный toxoplasmatic meningoencephalitis
~, туберкулёзный tuberculous meningoencephalitis
~, хронический chronic meningoencephalitis
~, эпидемический epidemic meningoencephalitis

менингоэнцефаломиелит *м.* meningoencephalomyelitis

мениск *м.* 1. meniscus, *meniscus* [NA] 2. *опт.* meniscus (lens)
 ~, внутренний medial meniscus
 ~ коленного сустава, латеральный lateral meniscus of knee joint
 ~ коленного сустава, медиальный medial meniscus of knee joint
 ~, наружный lateral meniscus
 ~, суставной articular meniscus

менископатия *ж.* meniscopathy

менискотом *м. мед. тех.* meniscus knife, meniscotome

менискэктомия *ж.* meniscectomy, excision of meniscus
 ~, артроскопическая arthroscopic meniscectomy

менисцит *м. ортоп.* meniscitis

монометроррагия *ж. гинек.* menometrorrhagia

менопауза *ж. гинек.* menopause
 ~, искусственная artificial menopause
 ~, патологическая pathologic menopause
 ~, преждевременная premature menopause

менопаузальный menopausal

меноррагия *ж. гинек.* menorrhagia, hypermenorrhea

меностаз *м. гинек.* menostasia, menostasis, amenorrhea

менотропин *м. фарм.* menotropin

менофобия *ж. псих.* menophobia

менструальный menstrual, menstruous, catamenial

менструация *ж.* menstruation, menses, catamenia
 ~ без овуляции anovular [anovulatory, nonovulational] menstruation
 ~, болезненная painful menstruation; dysmenorrhea, menorrhalgia
 ~, викарная vicarious menstruation
 ~, дополнительная supplementary menstruation
 ~, запаздывающая delayed menstruation
 ~, затянувшаяся protracted menstruation
 ~, избыточная excessive menstruation
 ~, непродолжительная scanty menstruation, oligomenorrhea
 ~, поздняя tardive [late] menstruation
 ~, ранняя precocious [premature] menstruation
 ~, редкая infrequent menstruation, opsomenorrhea
 ~, редкая непродолжительная opsoligomenorrhea
 ~, ретроградная retrograde [regurgitant] menstruation
 ~, слабая hypomenorrhea
 ~, слабая непродолжительная hypooligomenorrhea
 ~, усиленная menorrhagia, hypermenorrhea
 ~, частая polymenorrhea

менструировать to menstruate

менструирующая menstruant, menstruating

ментизм *м. псих.* mentism

мепробамат *м. фарм.* meprobamate

меркаптопурин *м. фарм.* mercaptopurine

меркуриализм *м.* mercurialism, mercury poisoning, hydrargyria, hydrargyrism, hydrargirosis

мероприятия *с. мн.* measures
 ~ в области охраны здоровья health activities
 ~, природоохранные nature-conservative measures
 ~, санитарно-профилактические sanitary measures, sanitation

мертворождаемость *ж.* mortinatality, natimortality

мертворождённость *ж.* still [dead] birth

мертворождённый mortinatus, stillborn, born dead

мерцание *с.* предсердий atrial fibrillation

мерцание-трепетание *с.* предсердий atrial flutter fibrillation

меры *ж. мн.* measures
 ~ к улучшению физического состояния conditioning
 ~ по охране окружающей среды measures for environmental protection
 ~ по снижению уровня загрязнения mitigation measures
 ~ предосторожности против энтерального заражения enteric precautions
 ~, фармакологические pharmacological measures

мескалин *м. фарм.* mescaline

месмеризм *м. псих.* mesmerism

мессенджер *м. цитол.* messenger
 ~, вторичный second messenger
 ~, межклеточный intercellular messenger

местно-распространённый locally advanced, locally invasive

местный local, topical

место *с.* site, space, area ◇ устанавливать ~ кровотечения to identify the bleeding site
 ~ для свалки отбросов refuse-tipping site
 ~ захоронения отходов storage site, burial ground
 ~ Киссельбаха Kiesselbach's area
 ~ прикрепления мышц insertion site
 ~ сброса отходов [свалки] disposal [dumping] site

метаболизм *м.* metabolism
 ~ лекарственных веществ drug metabolism
 ~, маточно-плацентарный uteroplacental metabolism
 ~, окислительный oxidative metabolism
 ~, пресистемный first-pass [presystemic] metabolism
 ~, стереоселективный stereoselective metabolism

метаболит *м. биохим.* metabolite
 ~, активный active metabolite
 ~, главный major metabolite
 ~, конъюгированный conjugated metabolite, conjugate

метаболи́т

~, основно́й major metabolite
~, промежу́точный intermediary [intermediate] metabolite
~, свободнорадика́льный free radical metabolite
~, фосфорили́рованный phosphorylated metabolite
метаболи́ческий metabolic
мета́лл *м.* metal
~, бе́лый *(для вкладок)* white casting metal
~, легкопла́вкий casting metal
металлоконстру́кции *ж. мн. ортоп.* hardware
металлоостеоси́нтез *м. ортоп.* osteosynthesis
металлопротеи́н *м.* metalloprotein
металлотионе́ин *м. биохим.* metallothionein
металлофоби́я *ж. псих.* metallophobia
мета́ллы *м. мн.,* тяжёлые heavy metals
метаме́р *м.* metamere
метамиелоци́т *м. гемат.* metamyelocyte
~, ацидофи́льный acidophilic [acidophilous] metamyelocyte
~, базофи́льный basophilic metamyelocyte
~, нейтрофи́льный neutrophilic metamyelocyte
метаморфопси́я *ж. офт.* metamorphopsia
метаплази́я *ж.* metaplasia
~, анапласти́ческая anaplastic metaplasia
~, кише́чная intestinal metaplasia
~, миело́идная myeloid metaplasia
~, непряма́я indirect metaplasia
~, пряма́я direct metaplasia
~, регресси́вная regressive metaplasia
метапрами́н *м. фарм.* metapramine
метаста́з *м.* metastasis *(см. тж* метаста́зы)
~, ви́рховский Virchow's metastasis, metastasis of gastric carcinoma in cervical lymphatic nodes
~, гематоге́нный hematogenous [hematogenic, blood-borne] metastasis
~, имплантацио́нный implantation metastasis
~, ко́стный bone metastasis
~ Кру́кенберга Krukenberg's tumor
~, лимфоге́нный lymphogenic metastasis
~, милиа́рный miliary metastasis
~ о́пухоли tumor deposit
~, ортогра́дный orthograde [direct] metastasis
~, остеокласти́ческий osteoclastic metastasis
~, остеолити́ческий osteolytic metastasis
~, остеопласти́ческий osteoplastic metastasis
~, отдалённый remote [far, distant] metastasis
~, регионáрный regional metastasis
~, ретрогрáдный retrograde [paradoxical] metastasis
~, склероти́ческий ко́стный osteoplastic metastasis
~, трансплантацио́нный transplantation metastasis
~ Шни́тцлера Schnitzler's metastasis, metastasis in pelvic fat tissue
метастази́рование *с.* metastasis; metastatic disease
~, акти́вное aggressive metastatic disease
~, лимфоге́нное lymphatic cancer spread
~ о́пухоли dissemination of tumor
метастази́рующий metastasizing
метаста́зы *м. мн.* metastases *(см. тж* метаста́з)
~ в ко́сти bone metastases
~ в лимфоузлы́ metastases in lymph nodes
~ в мя́гкие тка́ни soft tissue metastases
~ во вну́тренние о́рганы visceral metastases
~ в пе́чень при ра́ке ободо́чной и прямо́й кишки́ colorectal liver metastases
~ ра́ка грудно́й железы́ в то́лстую кишку́ colonic metastases from breast carcinoma
метастати́ческий metastatic
метатарзалги́я *ж.* metatarsalgia, Morton's neuralgia, Morton's syndrome
метатарза́льный metatarsal
метато́п *м.* metatope
метафа́за *ж.* metaphase
метафи́з *м.* metaphysis
метафиза́рный metaphyseal, metaphysial
метахоли́н *м. биохим.* methacholine
метахондромато́з *м.* metachondromatosis
метахромази́я *ж.* metachromasia
метахро́нный metachronous
метаце́нтрик *м.* metacentric
метаци́н *м. биохим.* methacin
метгемоглобинеми́я *ж.* methemoglobinemia
~, коло́дезная well-water methemoglobinemia
~, насле́дственная hereditary [congenital] methemoglobinemia
метеолаби́льность *ж.* meteorolability
метеоневро́з *м.* meteoroneurosis
~, дизадаптацио́нный dysadaptation meteoroneurosis
метеопати́я *ж.* meteopathia
метеопатоло́гия *ж.* meteopathology
метеори́зм *м.* meteorism, tympanism
метерази́н *м. биохим.* metherazin, prochlorperazine maleate
метерголи́н *м. фарм.* metergoline
метилдиоксифенилалани́н *м.,* метилдо́фа *ж. биохим.* methyldopa
метили́рование *с.* methylation
метилксанти́н *м.* methylxanthine
метилметакрила́т *м.* methylmethacrylate
метилпреднизоло́н *м. фарм.* methylprednisolone
метилэргометри́н *м. фарм.* methylergometrine
метилэфедри́н *м. фарм.* methylephedrine
метимазо́л *м. биохим.* methimazol(e), thiamazol(e)
метиндио́н *м. биохим.* methindione
метиндо́л *м. биохим.* metindol, indomethacin
метиони́н *м. биохим.* methionine
метиони́н-энкефали́н *м. биохим.* methionine-enkephalin
метисерги́д *м. фарм.* methysergide
ме́тить to label
метицилли́н *м. фарм.* methicillin
ме́тка *ж.* label, mark(er), tracer
~, га́мма-излуча́ющая *γ*-emitting tracer
~, короткоживу́щая радиоакти́вная short-life tracer

метод

~, радиоактивная radiotracer, nuclear [radioisotope, radionuclide labeled] tracer, radioactive marker, radioactive label
~, рентгеноконтрастная radiopaque marker
метмиоглобин *м. биохим.* methmyoglobin
метогексита́л *м. фарм.* methohexital
метод *м.* method, assay, technique, procedure (*см. тж* методы) ◊ назначить безвы́борочным ~ом больны́х для приёма лека́рства (*при проведении исследования*) to randomize patients to receive a drug
~, аналити́ческий analytical method
~ анестези́и anesthetic technique
~, биохими́ческий biochemical method
~ бля́шек Ёрне Jerne's plaque assay
~ борьбы́ с вреди́телями, биологи́ческий biological method of pest control
~ борьбы́ с вреди́телями, ко́мплексный integral method of pest control
~ борьбы́ с вреди́телями, микробиологи́ческий microbiological method of pest control
~ борьбы́ с вреди́телями, хими́ческий chemical method of pest control
~ борьбы́ с загрязне́нием pollution control technology
~ Брю́нинга — Бурде́нко Brüning-Burdenko method
~ Бургиньо́на Bourguignon's method
~ Бурде́нко Burdenko's method
~ визуализа́ции imaging method
~ возде́йствия электромагни́тным по́лем, индукцио́нный inductive method of electromagnetic exposure
~ вы́бора method [treatment] of choice
~ Да́рлинга Darling's method
~ двойно́го глотка́ *рентг.* double swallow method
~ двойно́й ме́тки double-tracer [dual radiotracer] method, dual tracer technique
~, двойно́й слепо́й double blind method
~ де А́ссиса de Assis' method
~ де Же́нна, пресакра́льный de Gennes's method
~, дельфи́йский Delphi's method
~ Дёммера Demmer's method
~ Дэ́нди — Фрэ́йзера Dandy-Fraser method
~, диспансе́рный dispensary method
~ изото́пного разведе́ния isotope dilution method
~, изото́пный isotopic [radionuclide] method
~, иммунофлюоресце́нтный immunofluorescence method
~, инвази́вный (*исследования*) invasive method
~ исчисле́ния, номографи́ческий nomographic method of computation
~, конденса́торный condenser method
~ контро́ля состоя́ния окружа́ющей среды́ method of environment state control
~ лече́ния treatment mode
~ лече́ния, антинау́чный unscientific treatment method
~ лече́ния ра́ны, закры́тый wound-closing technique

~ Мак-До́нальда (*для определения срока беременности*) McDonald's maneuver
~ ме́ченых а́томов (radio)tracer method, radioisotopic tracer technique
~, неинвази́вный (*исследования*) noninvasive method
~, непрямо́й иммунофлюоресце́нтный indirect immunofluorescence method
~ Олдендо́рфа Oldendorf's technique
~ определе́ния estimation method, method for determination
~, осно́ванный на разли́чиях в магни́тных сво́йствах technique which depends upon differences in magnetic properties
~ остано́вленного пото́ка stopped-flow method
~ Оуди́на Oudin's method
~ «ползу́чего инфильтра́та» "squirt-and-cut" technique
~ про́волочной пе́тли wire-loop method
~, прямо́й иммунофлюоресце́нтный direct immunofluorescence method
~ радиоакти́вной ме́тки (radio)tracer method, radioisotopic tracer technique
~, радиографи́ческий radiographic method
~ радиоизото́пной ме́тки (radio)tracer method, radioisotopic tracer technique
~, радиоизото́пный radionuclide [isotopic] method
~, радиоиммунный [радиоиммунологи́ческий] radioimmunoassay technique
~ радиоиндика́ции (radio)tracer method, radioisotopic tracer technique
~, радионукли́дный radionuclide [isotopic] method
~, радиорецепто́рный radioreceptor assay
~ разведе́ния краси́теля indicator dilution technique
~ разделе́ния separation method
~ регули́рования окружа́ющей среды́ method of environment control
~, рекомбина́нтный recombinant method
~, рентге́новский X-ray method
~ Ро́льфинга (*манипулирования с мягкими тканями*) Rolfing's method, soft tissue manipulation
~, рути́нный routine method
~ Сельди́нгера Seldinger's technique
~ си́нтеза synthetic procedure
~, слепо́й randomization, blind method
~ сокраща́ющихся поле́й *радиол.* shrinking field technique
~ стандартиза́ции, ко́свенный indirect method of standardization
~ Трегу́бова, ка́пельный *травм.* Tregubov's drop method
~ У́орта Worth's four-dot test
~ управле́ния окружа́ющей средо́й method of environment management
~, упрощённый simplified method
~ ферментати́вного ана́лиза method of enzymatic analysis
~ фикса́ции потенциа́ла patch-clamp technique
~, флюоресце́нтный fluorescence method

метод

~, флюорометри́ческий fluorometric method
~ чувстви́тельной то́чки *радиол.* sensitive-point method
~ экологи́ческих иссле́дований method of ecological studies
~ эталонного кру́га reference circle method
~ эхографи́и, двухме́рный B-mode representation, B-mode echography, real-time [B-mode, two-dimenstional] display
~ эхографи́и, одноме́рный A-mode representation, A-mode display, A-mode echography

мето́дика *ж.* technique

~ конта́ктного масса́жа (ультразву́ком) method (of ultrasonic) contact massage
~ ультразвуковы́х процеду́р, лаби́льная lability ultrasonic technique
~ ультразвуковы́х процеду́р с использованием погла́живаний stroking technique of ultrasound
~ ультразвуковы́х процеду́р, стаби́льная stationary ultrasonic technique
~ физиотерапевти́ческих процеду́р, лаби́льная lability physical therapeutic technique
~ физиотерапевти́ческих процеду́р, стаби́льная stationary physical therapeutic technique

мето́ды *м. мн.* methods *(см. тж* мето́д*)*

~ иссле́дования, рентгенохирурги́ческие interventional radiology
~ профила́ктики prevention techniques
~ физиотерапи́и, комбини́рованные consecutive application of physical therapeutic methods; combinative methods of physical therapy
~ физиотерапи́и, сочётанные simultaneous application of physical therapeutic methods; combinative methods of physical therapy
~ хирурги́ческого лече́ния surgical modalities

метоклопрами́д *м. фарм.* metoclopramide
метоксами́н *м. фарм.* methoxamine
метоксиацетилкарбами́д *м. биохим.* methoxyacetylcarbamide
метоксиизобутилизонитри́л *м. биохим.* methoxyisobutyl isonitrile, MIBI
метоксифлура́н *м. фарм.* methoxyflurane
метопроло́л *м. фарм.* metoprolol
метори́н *м. фарм.* methorin, fluanison
метотрекса́т *м. фарм.* methotrexate
метофеназа́т *м. фарм.* metofenazate
метралги́я *ж. гинек.* metralgia, metrodynia, hysteralgia
метралиндо́л *м. фарм.* metralindol
метрато́м *м. мед. тех.* metratome
метратоми́я *ж. гинек.* metrotomy, hysterotomy
метрейри́з *м. гинек.* metreurysis
метрейри́нтер *м. мед. тех.* metreurynter
метри́т *м. гинек.* metritis

~, геморраги́ческий hemorrhagic metritis
~, отсла́ивающий exfoliative metritis
~, послеродово́й puerperal metritis, lochiometritis
~, хрони́ческий chronic metritis

метроаднекси́т *м. гинек.* metroadnexitis
метрографи́я *ж. рентг.* metrography, hysterography, uterography

метродинамо́метр *м. мед. тех.* metrodynamometer
метродини́я *ж. гинек.* metrodynia, metralgia, hysteralgia
метрокли́ст *м. мед. тех.* metroclyst
метролимфангии́т *м. гинек.* metrolymphangitis
метромаля́ция *ж. гинек.* metromalacia, metromalacoma
метронидазо́л *м. биохим.* metronidazole
метропати́я *ж. гинек.* metropathia

~, геморраги́ческая metropathia hemorrhagica

метроперитони́т *м.* metroperitonitis
метропто́з *м. гинек.* metroptosis, hysteroptosis, prolapse of uterus, falling [descent] of womb, descensus uteri
метроре́ксис *м. гинек.* metrorrhexis
метроре́я *ж. гинек.* metrorrhea
метрорраги́я *ж. гинек.* metrorrhagia; polymenorrhea

~, миопати́ческая metrorrhagia myopathica

метросальпинги́т *м. гинек.* metrosalpingitis
метросальпингографи́я *ж. рентг.* metrosalpingography, hysterosalpinography, uterosalpingography, uterotubography, metrotubography, hysterotubography
метроско́п *ж. мед. тех.* metroscope, hysteroscope
метростено́з *м. гинек.* metrostenosis
метрото́м *м. мед. тех.* metrotome
метротоми́я *ж. гинек.* metrotomy, hysterotomy
метротромбофлеби́т *м.* metrothrombophlebitis

~, послеродово́й postpartum metrothrombophlebitis

метроуретрото́м *ж. мед. тех.* metrourethrotome
метрофибро́ма *ж.* metrofibroma
метрофлеби́т *м.* metrophlebitis
метроэндометри́т *м. гинек.* metroendometritis

~, гоноко́кковый gonococcal endometritis
~, послеабо́ртный postabortion endometritis
~, послеродово́й postpartum endometritis

метрэктази́я *ж. гинек.* metrectasia
метрэктоми́я *ж. гинек.* metrectomy
метрэктопи́я *ж. гинек.* metrectopia
механи́зм *м.* mechanism

~ де́йствия mechanism of action
~ защи́ты defence mechanism
~, компенсато́рный compensatory mechanism
~ опорожне́ния кише́чника anorectal expulsion mechanism
~ переда́чи инфе́кции transmission of infection
~ повто́рного вхо́да reentry (mechanism)
~, постура́льный postural mechanism
~ приведе́ния в де́йствие trigger (mechanism)
~ регуля́ции температу́ры те́ла body temperature regulating mechanism
~, рефлекто́рный reflex mechanism
~ ро́дов delivery mechanism
~ свёртывания *(кро́ви)* clotting mechanism
~ специфи́ческой защи́ты specific defence mechanism
~ тра́вмы mechanism [mode] of injury

~ тра́вмы, непрямо́й indirect mechanism of trauma

~, эффе́кторный effector mechanism
механореце́птор м. mechanoreceptor
механотерапи́я ж. mechanotherapy
ме́чение с. (вещества) (radio)labeling, tagging
ме́ченый tagged; (radio)labeled, radioactively labeled
~ изото́пом radiolabeled, radioactively labeled
меша́лка ж. (лабораторная) stirrer
  ~, магни́тная magnetic stirrer
  ~, механи́ческая mechanical stirrer
мешо́к м. sac, pouch, saccus [NA]
  ~, алланто́исный allantoic sac
  ~, амниоти́ческий amniotic sac
  ~, желто́чный yolk [vitelline] sac
  ~, конъюнктива́льный conjunctival sac, saccus conjunctivae [NA]
  ~, слёзный lacrimal sac, saccus lacrimalis [NA]
  ~, эндолимфати́ческий endolymphatic sac, saccus endolymphaticus [NA]
мешо́чек м. saccule, sacculus [NA]
  ~ горта́ни laryngeal saccule, sacculus laryngis [NA]
  ~, зубно́й dental saccule, sacculus dentis [NH]
  ~, сфери́ческий saccule, proper sac, sacculus sphaericus [NA]
мешо́чки м. мн. альвеоля́рные alveolar saccules, sacculi alveolares [NA]
мёд м., медици́нский clarified honey, mel
мёртвый dead
миалги́я ж. myalgia, myodynia
  ~, эпидеми́ческая epidemic myalgia, epidemic pleurodynia
миансери́н м. фарм. mianserin
миастени́ческий myasthenic
миастени́я ж. невр. myasthenia
  ~, ангиосклероти́ческая myasthenia angiosclerotica
  ~, генерализо́ванная generalized myasthenia
  ~, злока́чественная myasthenia gravis [Hoppe-Goldflam] disease
  ~ новорождённых, транзито́рная neonatal transient myasthenia
миатони́я ж. невр. myatony, amyotonia
  ~, врождённая amyotonia congenita, Oppenheim's disease, congenital atonic pseudoparalysis
  ~ Оппенге́йма Oppenheim's disease, (a)myotonia congenita, congenital atonic pseudoparalysis
мигра́ция ж. migration
  ~ води́теля ри́тма по предсе́рдию wandering of atrial pacemaker
  ~ лейкоци́тов migration of leukocytes
  ~, ретрогра́дная урол. retrograde migration
  ~ яйцекле́тки migration of ovum
мигре́нь ж. migraine; hemicrania, hemicephalalgia
  ~, «бе́лая» white migraine
  ~, брюшна́я abdominal migraine
  ~, глазна́я ophthalmic migraine
  ~, «кра́сная» red migraine
  ~, мозжечко́вая cerebral migraine
  ~, офтальмоплеги́ческая ophthalmoplegic migraine

  ~, ше́йная cervical migraine
мигри́ровать to migrate
мигри́рующий migratory, migrating
мидазола́м м. фарм. midazolam
мидантан м. фарм. amantadine
мидока́лм м. фарм. mydocalm
мидриа́з м. офт. mydriasis
  ~, медикаменто́зный mydriasis medicamentosus
  ~, паралити́ческий paralytic mydriasis
  ~, спазмати́ческий spasmodic [spastic] mydriasis
  ~, травмати́ческий traumatic mydriasis
мидриати́ческий mydriatic, cycloplegic
миели́н м. myelin
миелиниза́ция ж. myelin(iz)ation, myelinogenesis
миелинизи́рованный myelinated
миели́новый myelinic
миелинопати́я ж. myelinopathy
  ~, перифери́ческая peripheral myelinopathy
  ~, центра́льная central myelinopathy
миели́т м. myelitis
  ~, апоплекти́ческий apoplectiform [foudroyant] myelitis
  ~, бульба́рный bulbar myelitis
  ~, вакцина́льный vaccinal myelitis
  ~, восходя́щий ascending myelitis
  ~, геморраги́ческий hemorrhagic myelitis
  ~, гно́йный purulent myelitis
  ~, диссемини́рованный disseminated myelitis
  ~, диффу́зный diffuse myelitis
  ~, интерстициа́льный interstitial myelitis
  ~, инфекцио́нный infectious myelitis
  ~, компрессио́нный compression myelitis
  ~, контузио́нный concussion myelitis
  ~, корнеа́льный corneal myelitis
  ~, лучево́й radiation myelitis
  ~, некроти́ческий necrotic myelitis
  ~, нисходя́щий descending myelitis
  ~, о́стрый попере́чный acute transverse myelitis
  ~, очаго́вый focal myelitis
  ~, паренхимато́зный parenchymatous myelitis
  ~, периэпендима́льный periependymal myelitis
  ~, подо́стрый некроти́ческий subacute necrotic myelitis
  ~, попере́чный transverse myelitis
  ~, поствакцина́льный postvaccinal myelitis
  ~, сифилити́ческий syphilitic myelitis
  ~, склерози́рующий sclerosing myelitis
  ~, токси́ческий toxic myelitis
  ~, травмати́ческий traumatic myelitis
  ~, туберкулёзный tuberculous myelitis
  ~, центра́льный central myelitis
  ~, ше́йный cervical myelitis
миелоархитекто́ника ж. анат. myeloarchitectonics
миелобла́ст м. гемат. myeloblast
миелобласто́з м. гемат. myeloblastosis
миелобласто́ма ж. гемат. myeloblastoma
миелоге́нный myelogen(et)ic, myelogenous
миелогепатолиена́льный myelohepatolienal
миелогра́мма ж. рентг. myelogram

миелографи́я ж. рентг. myelography
~, восходя́щая ascending myelography
~, изото́пная radioisotopic myelography
~, нисходя́щая descending myelography
~, радионукли́дная radionuclide myelography
~, ше́йная cervical myelography
миелодисплази́я ж. myelodysplasia
миело́з м. гемат. myelosis
~, алейкеми́ческий aleukemic myelosis
~, гипертромбоцита́рный hyperthrombocytic myelosis
~, лейкеми́ческий leukemic myelosis
~, лейкопени́ческий leukopenic myelosis
~, радиацио́нный radiation myelosis
~, сублейкеми́ческий subleukemic myelosis
~, фуникуля́рный funicular myelosis
~, эритромегакариоцита́рный erythromegakaryocytic myelosis
миело́идный myeloid
миелоишеми́я ж. myeloischemia
миелолейко́з м. myeloleukemia
миело́лиз м. гемат. myelolysis
миелолипо́ма ж. myelolipoma
миело́ма ж. myeloma
~, мно́жественная multiple [plasma cell] myeloma, plasm(acyt)oma, myelomatosis, Kahler's disease
~, солита́рная solitary myeloma
миеломаля́ция ж. myelomalacia
миеломато́з м. уст. myelomatosis multiple [plasma cell] myeloma, plasm(acyt)oma, Kahler's disease
миеломенинги́т м. myelomeningitis
миеломенингоцистоце́ле с. myelocystomeningocele
миело́мный myelogen(et)ic, myelogenous
миелоневри́т м. myeloneuritis, neuromyelitis
миелопарали́ч м. myeloparalysis, spinal paralysis
миелопаре́з м. гемат. myeloparesis
миелопати́я ж. myelopathy
~, атеросклероти́ческая atherosclerotic myelopathy
~, диабети́ческая diabetic myelopathy
~, дискоге́нная diskogenic myelopathy
~, лучева́я radial myelopathy
~, спондилоге́нная spondylogenic myelopathy
~, цервика́льная (ше́йная) cervical myelopathy
миелопероксида́за ж. биохим. myeloperoxidase
миелоплеги́я ж. myeloplegia
миелополирадикулоневри́т м. myeloradiculopolyneuronitis, acute idiopathic [infectious] polyneuritis, radiculoganglionitis, Guillain-Barré syndrome
миелорадикули́т м. myeloradiculitis
миелорадикулодисплази́я ж. myeloradiculodysplasia
миелорадикулопати́я ж. myeloradiculopathy
миелорафи́я ж. myelorraphy
миелорраги́я ж. myelorrhagia
миелосарко́ма ж. myelosarcoma
миелосаркомато́з м. myelosarcomatosis
миелоси́филис м. myelosyphilis
миелосклеро́з м. myelofibrosis, myelosclerosis
миелосцинтигра́мма ж. myeloscintigram
миелосцинтиграфи́я ж. bone marrow scintigraphy, radionuclide imaging of bone marrow, radionuclide myelography
миелотокси́ческий myelotoxic
миелотокси́чность ж. myelotoxicity
миелото́м м. мед. тех. myelotome
миелотоми́я ж. myelotomy
~, комиссура́льная commissural [midline] myelotomy, commissurotomy
~, продо́льная longitudinal myelotomy
миелофибро́з м. myelofibrosis, myelosclerosis
~, идиопати́ческий idiopathic myelofibrosis
миелоце́ле с. нейрохир. myelocele
миелоцистерносцинтиграфи́я ж. radionuclide cysternography
миелоцистоменингоце́ле с. нейрохир. myelocystomeningocele
миелоцистоце́ле с. нейрохир. myelocystocele
миелоци́т м. myelocyte, *myelocytis* [NH]
~, ацидофи́льный acidophilic [acidophilous] myelocyte, *myelocytus acidophilicus* [NH]
~, базофи́льный basophilic myelocyte, *myelocytus basophilicus* [NH]
~, нейтрофи́льный neutrophilic myelocyte, *myelocytus neutrophilicus* [NH]
мизандри́я ж. псих. misandry
мизи́нец м. (на руке) little finger; (на ноге) little toe
мизофоби́я ж. псих. misophobia
микобакте́рии ж. мн. mycobacteria
мико́з м. дерм. mycosis
~, грибови́дный mycosis fungoides
~ ко́жи dermatomycosis, epidermophytosis
~, обусло́вленный кра́сным трихофито́ном tinea, ringworm
~ ротово́й по́лости thrush
~, черепицеобра́зный tinea imbricata
мико́зный mycotic
мико́зы м. мн. стоп athlete's foot, tinea pedis
мико́лог м. mycologist
миколо́гия ж. mycology
микомиринги́т м. (микоз барабанной перепонки) mycomyringitis
микопла́зма ж. mycoplasma
микоплазмо́з м. дерм. mycoplasmosis
~, лёгочный mycoplasmal [primary atypical] pneumonia
микоти́ческий mycotic
микроабсце́сс м. microabscess
микроадено́ма ж. microadenoma, tiny adenoma
~ гипо́физа pituitary microadenoma
микроальбуминури́я ж. microalbuminuria
микроана́лиз м. microanalysis
микроангиографи́я ж. рентг. microangiography, microarteriography
микроангиопати́я ж. microangiopathy
микроаневри́зма ж. microaneurysm
микроауторадиографи́я ж. радиол. microautoradiography, autoradiographic microimaging
микро́б м. microbe; microorganism
микробиоло́гия ж. microbiology

~, космическая space microbiology
~, санитарно-пищевая food microbiology
микробицидный microbicidal
микробрахицефалия ж. microbrachycephalia
микровибрация ж. microvibration
микроворсинка ж. microvillus, *microvillus* [NH]
микроворсинчатый microvillous
микрогематурия ж. *урол.* microhematuria
микрогирия ж. *нейрохир.* microgyria
микроглиальный microglial
микроглиобласт м. microglioblast
микроглиома ж. microglioma
микроглиоматоз м. microgliomatosis
микроглиоцит м. microgliocyte
микроглия ж. microglia, microglial [Hortega] cells
микроглобулин м. microglobulin
микроглоссия ж. microglossia
микрогнатия ж. micrognathia, Pierre Robin syndrome
микродактилия ж. microdactyly, microdactylia, microdactylism
микродонтия ж. microdontia
микроигла ж. microneedle
микроинкапсулированный microencapsulated
микроинструмент м. microinstrument
микроинсульт м. microstroke
микроинфаркт м. microinfarction, small-focal myocardial infarction
микроинцинерация ж. *биохим.* microincineration
микроинъекция ж. microinjection
микроканалец м. microtubule, *microtubulus* [NH]
~, двойной double microtubule, *diplomicrotubulus* [NH]
~, тройной triple microtubule, *triplomicrotubulus* [NH]
микрокапсула ж. microcapsule
микрокапсуляция ж. microencapsulation
микрокардия ж. microcardia
микроклизма ж. microclyster
микроклимат м. microclimate
микрококк м. micrococcus
микроколон м. microcolon
микрокория ж. *офт.* microcoria
микрокорнеа ж. *офт.* microcornea
микрокусачки *мн. мед. тех.* microforceps
микролитиаз м. microlithiasis
~, альвеолярный alveolar microlithiasis
~, лёгочный альвеолярный pulmonary alveolar microlithiasis
микроманипулятор м. *мед. тех.* micromanipulator
микроманипуляция ж. micromanipulation
микромания ж. *псих.* micromania
микрометрия ж. micrometry
микроножницы *мн.* пружинного типа spring-type microscissors
микроорганизм м. microbe; microorganism
микропедиатр м. micropediatrician
микропедиатрия ж. micropediatry
микропеллета ж. micropellet
микропенис м. micropenis, microphallus

микроперелом м. microfracture
микропипетка ж. micropipet(te)
микроподвижность ж. micromotion
микропора ж. micropore
микропрепаровка ж. microdissection
микропроба ж. microsampling
микропроцессор м. microprocessor
микропсия ж. *офт.* micropsia
микрорентгеноангиография ж. microangiography, microarteriography
микрорентгенография ж. microroentgenography, microradiography
микрорентгенометр м. microroentgenometer
микросжигание *с. биохим.* microincineration
микроскоп м. microscope
~, бинокулярный binocular microscope
~, интерференционный interference microscope
~, инфракрасный infrared microscope
~, лазерный laser microscope
~, операционный operating microscope
~, поляризационный polarizing microscope
~, рентгеновский X-ray microscope
~, фазово-контрастный phase(-contrast) microscope
~, флюоресцентный fluorescence microscope
~, электронный electron microscope
микроскопия ж. microscopy
~, люминесцентная fluorescence microscopy
~, световая light microscopy
~ с высокой разрешающей способностью high-resolution microscopy
~, сканирующая электронная scanning electron microscopy
~, трансмиссионная электронная transmission electron microscopy
~, фазово-контрастная phase(-contrast) microscopy
~, флюоресцентная fluorescence microscopy
~, электронная electron microscopy
микросомия ж. *энд.* microsomia, dwarfism, nanism, nanocormia
~, гемифациальная hemifacial microsomia
микросомы ж. *мн.* microsomes
микроспория ж., микроспороз м. *дерм.* microsporia
микроспоры ж. *мн.* microspores
микростома *с. стом.* microstomia
микросфероцитоз м. *гемат.* microspherocytosis
микросферы ж. *мн. фарм.* microspheres
~, альбуминовые albumin microspheres
~, биодеградируемые biodegradable microspheres
~, нагруженные лекарственным веществом drug-containing microspheres
~, полиметилметакрилатные polymethylmethacrylate microspheres
микросфигмия ж. *кард.* microsphygmia, microsphygmy, microsphyxia
микротия ж. *ото* microtia
микротом м. *мед. тех.* microtome, histotome
~, замораживающий freezing microtome
~, колёсный [ротационный] rotary microtome
~, санный sledge [sliding] microtome

микротравма

микротравма ж. microtrauma
микротрахеостомия ж. microtracheostomy
микротрубочка ж. microtubule, *microtubulus* [NH]
~ веретена spindle microtubule, *microtubulus fusalis* [NH]
~, непрерывная continuous microtubule, *microtubulus continuus* [NH]
~, хромосомная chromosome microtubule, *microtubulus chromosomaticus* [NH]
~, центральная central microtubule, *microtubulus centralis* [NH]
микрофаллос *м.* microphallus, micropenis
микрофибрилла ж. microfibrille, microfibril(la), *microfibrilla* [NH]
~, коллагеноидная collagenoid microfibrille, *microfibrilla collagenoidea* [NH]
микрофибриллярный microfibrillar(y)
микрофиламент *м.* microfilament, *microfilamentum* [NH]
микрофиляриемия ж. microfilaremia
микрофилярии ж. мн. *биол.* microfilaria
микрофлора ж. microflora
~, влагалищная vaginal microflora
~, кишечная gut organisms
~, раневая wound microflora
микрофоллин *м. фарм.* microfollin, ethinyl estradiol
микрофония ж. microphonia
микрофтальм *м.* microphthalmia, microphthalmos
микрохирургия ж. microsurgery
~ глаза eye microsurgery
микрохромосома ж. microchromosome
микроцентрифуга ж. *мед. тех.* microcentrifuge
микроцефалический microcephalic, microcephalous
микроцефалия ж. microcephalia, microcephaly, microcephalism, nanocephaly
~, истинная genuine microcephalia
~, лучевая radial microcephalia
~, наследственная hereditary microcephalia
~, шизэнцефалическая schizencephalic microcephalia
~, энцефалокластическая encephaloclastic microcephalia
микроциркуляция ж. microcirculation
~, внутрикостная intraosseous microcirculation
~, внутрисухожильная intratendinous microcirculation
микрошов *м.* сухожилия, сопоставляющий непрерывный running peripheral epitendon suture
микроэлементы *м. мн.* trace elements
микроэмболия ж. microembolia
микроэнцефалия ж. micr(o)encephaly
микседема ж. *энд.* myxedema
~, идиопатическая idiopathic myxedema, thyroid atrophy
~ кожи myxedema cutis
~, первичная primary myxedema
миксобактерия ж. mixobacillus
миксовирус *м.* mixovirus
миксоглобулёз *м. пат. анат.* myxoglobulosis
миксолипома ж. myxolipoma
миксома ж. myxoma, mucous tumor
~, внутриротовая oral myxoma
~ кожи myxoma cutis
~ левого предсердия left atrium myxoma
~ правого предсердия right atrium myxoma
миксоматоз *м.* myxomatosis
миксомиома ж. myxomyoma
миксоневроз *м.* myxoneurosis
миксоневрома ж. myxoneuroma
миксосаркома ж. myxosarcoma
миксофиброма ж. myxofibroma
миксофибросаркома ж. myxofibrosarcoma
миксофобия ж. *псих.* mixophobia, coitophobia
миксохондрома ж. myxochondroma
микстура ж. mixture
милацемид *м. биохим.* milacemide
милиум *м. дерм.* milium
милринон *м. фарм.* milrinone
минаприн *м. фарм.* minaprine
миндалина ж. tonsil, amygdala, *tonsilla* [NA]
~, аденоидная [глоточная] pharyngeal tonsil, *tonsilla pharyngealis, tonsilla adenoidea* [NA]
~ мозжечка cerebellar tonsil, *tonsilla cerebelli* [NA]
~, нёбная palatine tonsil, *tonsilla palatina* [NH]
~, трубная tonsil of torus tubaris, *tonsilla tubaris* [NH]
~, язычная lingual [glossal] tonsil, *tonsilla lingualis* [NH]
минерализация ж. mineralization
минералокортикоиды *м. мн. энд.* mineralocorticoids
Министерство *с.* здравоохранения Ministry of Public Health
миноциклин *м. фарм.* minocycline
минус-симптом *м.* minus [negative mental] symptom
миоатрофия ж. my(o)atrophy, muscular atrophy
миобласт *м.* myoblast, *myoblastus* [NH]
миобластома ж. myoblastoma
~, гранулёзно-клеточная [зернисто-клеточная] granular cell myoblastoma, granular cell [Abrikosov's] tumor
миобластомиома ж. granular cell myoblastoma
миогемоглобин *м.* myo(hemo)globin, muscle hemoglobin
миогенный myogenous, myogen(et)ic
миоглобин *м.* myo(hemo)globin, muscle hemoglobin
миоглобинурия ж. *гемат.* myoglobinuria
~, паралитическая paralytic myoglobinuria
миограмма ж. myogram
миограф *м. мед. тех.* myograph
миография ж. *рентг.* myography
миодегенерация ж. myodegeneration
миодез *м.* myodesis
миодинамометр *м. мед. тех.* myodynamometer
миодистония ж. myodystonia
миодистрофия ж. myodystrophy, muscular dystrophy
~ Эрба — Рота Erb's disease, progressive muscular dystrophy
миоз *м. офт.* miosis
миозин *м. биохим.* myosin
миозит *м. невр.* myositis, myitis, initis, sarcitis

~ бёдер, оссифицирующий cavalry [rider's] bone
~, брюшнотифозный abdominal typhoid myositis
~, гнойный purulent myositis
~, гнойный тропический tropical (pyo)myositis, myositis purulenta tropica, bungpagga, lambo lambo
~, диффузный склеротический diffuse sclerotic myositis
~, интерстициальный interstitial myositis
~, инфекционный infectious myositis
~, множественный multiple myositis, pseudotrichiniasis
~, оссифицирующий myositis ossificans
~, оссифицирующий ограниченный myositis ossificans circumscripta
~, оссифицирующий прогрессирующий myositis ossificans progressiva
~, профессиональный occupational myositis
~, травматический traumatic myositis
~, шейный cervical myositis
миоинозит *м. биохим.* myoinositol
миокард *м.* myocardium, *myocardium* [NA]
миокардиодистрофия *ж.* myocardiodystrophy
миокардиосканирование *с.*, миокардиосканография *ж. рентг.* myocardial scintigraphy, radionuclide myocardial perfusion imaging
миокардиосцинтиграмма *ж.* radionuclide myocardial perfusion image
миокардиосцинтиграфия *ж. рентг.* myocardial scintigraphy, radionuclide myocardial perfusion imaging
миокардиофиброз *м.* myocardiofibrosis
~ Бёка Boeck's myocardiofibrosis
миокардит *м.* myocarditis
~ Абрамова — Фидлера Abramov-Fiedler myocarditis
~, аллергический allergic myocarditis
~, бактериальный bacterial myocarditis
~, вирусный viral myocarditis
~, острый acute myocarditis
~, ревматический rheumatic myocarditis
~, эозинофильный eosinophilic myocarditis
миокардоз *м.* myocardosis
миокимия *ж. невр.* myokymia
миоклонический myoclonic
миоклония *ж. невр.* myoclonia
~, велопалатинная palatal myoclonia, palatal nystagmus
~ действия action myoclonia
~, дистоническая distonic myoclonia
~, интенционная intention myoclonia
~, инфекционная infectious myoclonia
~, наследственная hereditary myoclonia
~ позы posture myoclonia
~, постуральная posture myoclonia
~, ритмическая rythmic myoclonia
~, семейная familial myoclonia
~, фибриллярная fibrillary myoclonia
миоклонус *м.* myoclonus

~, ночной nocturnal myoclonus
~, сложный myoclonus multiplex, polyclonia, paramyoclonus
миоклонус-эпилепсия *ж.* myoclonus epilepsy, Unverricht's [Lafora's] disease
миокольпит *м.* myocolpitis
миолиз *м. морф.* myolysis
миолипома *ж.* myolipoma
миология *ж.* myology
миома *ж.* myoma
~, злокачественная malignant myoma, myosarcoma
~ из гладких мышечных волокон leiomyoma; rhabdomyoma
~ из гладких мышечных волокон и сосудистой ткани angiomyoma; myoma telangiectodes
~ из миобластов granular cell myoblastoma
~, интерстициальная interstitial myoma
~ кожи myoma cutis
~ матки hysteromyoma
~ матки с субмукозным и интерстициальным расположением узлов, множественная multiple uterine myoma with submucous and interstitial localization of nodes
~, множественная multiple myoma
~, препятствующая родам myoma praevium
~, саркоматозная myosarcoma, malignant myoma
~, субмукозная submucous myoma
~, субсерозная subserous myoma
~ шейки и тела матки myoma of cervix and body of uterus
миомаляция *ж.* myomalacia
миоматоз *м.* myomatosis
миомер *м.* myomere, *myomerus* [NH]
миометрий *м. гинек.* myometrium
миометрит *м. гинек.* myometritis, idiometritis
миомогистерэктомия *ж. гинек.* myomohysterectomy
миомэктомия *ж. гинек.* myomectomy
~, консервативная conservative myomectomy
~, лапароскопическая laparoscopic myomectomy
мионевральный myoneural
мионеврома *ж.* myoneuroma
миопатия *ж.* myopathy, myopathia
~, врождённая congenital myopathy
~, врождённая прогрессирующая congenital progressive myopathy
~, гипотиреоидная hypothyroid myopathy
~ Гоффманна Hoffmann's muscular atrophy, Werdnig-Hoffmann disease
~ Грефе ophthalmoplegic myopathy, Graefe's disease
~, дистальная distal myopathy
~, доброкачественная benign myopathy
~ Дюшенна, псевдогипертрофическая Duchenne's [pseudohypertrophic muscular] dystrophy
~, наследственная hereditary myopathy
~, офтальмоплегическая ophthalmoplegic myopathy, Graefe's disease

миопатия

~, плече-лопаточно-лицевая facioscapulohumeral muscular [Landouzy-Dejerine] dystrophy, facioscapulohumeral atrophy
~, поздняя tardive myopathy
~, псевдогипертрофическая pseudohypertrophic muscular [Duchenne's] dystrophy
~, семейная familial myopathy
~, семейная висцеральная familial visceral myopathy
~, тиреотоксическая thyrotoxic myopathy
~, ювенильная progressive muscular dystrophy, Erb's disease
~, Х-хромосомная X-chromosomal myopathy

миопия ж. *офт.* myopia, shortsightedness, nearsightedness
миопластика ж. myoplasty
миоплегия ж. *невр.* myoplegia
~, пароксизмальная paroxysmal myoplegia
~, пароксизмальная периодическая paroxysmal periodic myoplegia
~, семейная familial myoplegia
миорелаксант *м. фарм.* muscle [neuromuscular] relaxant
~, деполяризующий depolarizing muscle relaxant
~, недеполяризующий nondepolarizing muscle relaxant
~ центрального действия central [centrally acting] muscle relaxant
миорецептор *м.* myoreceptor
миоритмия ж. myorhythmia
миосаркома ж. myosarcoma, malignant myoma
миосателлитоцит *м.* myosatellitocyte, *myosatellitocytus* [NH]
миосимпласт *м.* myosymplast
миоспазм *м.* myospasm(us)
миотенолиз *м.* myotenolysis
миотенотомия ж. myotenotomy, tenomyotomy
миотический miotic
миотом *м. мед. тех.* myotome
миотомия ж. myotomy
~, декомпрессионная decompression myotomy
~ пищевода по Хеллеру *(при ахалазии)* Heller's myotomy
миотонический myotonic
миотония ж. *невр.* myotonia
~, врождённая myotonia congenita, Thomsen's disease
~, дистрофическая myotonic dystrophy, Steinert's disease
~ новорождённых myotonia neonatorum, neonatal tetany
~, приобретённая myotonia acquisita, Talma's disease
~, хондродистрофическая chondrodystrophic myotonia, Schwartz syndrome
миотонометр *м. мед. тех.* myotonometer
миотонометрия ж. myotonometry
миофасциодез *м. ортоп.* myofasciodesis
миофасциотенодез *м. ортоп.* myofasciotenodesis
миофасцит *м.* myofascitis

миофибрилла ж. myofibril(la), *myofibrilla* [NH]
миофибриллярный myofibrillar
миофибробласт *м.* myofibroblast
миофиброз *м.* myofibrosis
миофиброма ж. myofibroma
миофиламент *м. цитол.* myofilament, *myofilamentum* [NH]
~, толстый thick myofilament, *myofilamentum crassum* [NH]
~, тонкий thin myofilament, *myofilamentum tenue* [NH]
миоцит *м.* myocyte
~ Аничкова Anitschkow myocyte, cardiac histiocyte
~, внутриверетенчатый intraspindle [intrafusal] myocyte, *myocytus intrafusalis* [NH]
~, гладкий smooth muscle cell, smooth myocyte, *myocytus nonstriatus* [NH]
миоэлектрический myoelectric(al)
миоэпителиальный myoepithelial
миоэпителий *м.* myoepithelium
миоэпителиома ж. myoepithelioma
миоэстезиометр *м. мед. тех.* myoesthesiometer
мирингит *м. ото* myringitis
~, буллёзный bullous myringitis
мирингопластика ж. *ото* myringoplasty
миринготом *м. мед. тех.* myringotome
миринготомия ж. *ото* myringotomy
митоген *м.* mitogen
~, поликлональный polyclonal mitogen
~ фитолакки американской pokeweed mitogen, PWM
митоз *м. биол.* mitosis, karyokinesis
митотический kariokynetic, (karyo)mitotic
митохондриальный mitochondrial
митохондри/я ж. *биол.* mitochondrion, *mitochondrium* [NH] ◊ биоэнергетическая система ~и mitochondrial bioenergetics; набухание ~и mitochondrial swelling
мифомания ж. *псих.* mythomania
~ Дюпре Dupré's mythomania
мицетома ж. *дерм.* mycetoma, maduromycosis
~ стопы mycetoma, maduromycosis
мишень ж. target (material)
~ для терапевтического воздействия therapeutic target
~, молекулярная molecular target
~, облучаемая target material
~, стереотаксическая stereotactic target
~, терапевтическая therapeutic target
миэктомия ж. *офт.* myectomy
младенец *м.* baby, infant
младенческий infantile
младенчество *с.* infancy
мнительность ж. *псих.* suspicion, suspiciousness
мнительный hypochondriac(al), suspicious
многоводие *с.* dropsy of amnion, hydramnion, hydramnios, *hydramnion* [NE]
многоочаговость ж. multicentricity
многопалость ж. polydactylia, polydactylism, polydactyly
многоплодие *с.* multiple [plural] pregnancy

молéкула

многородя́щая *ж.* multipara
многослóйный *гист.* stratified, laminated
многосуставнóй multiarticular, polyarticular, polyarthric
многоэтáпный step-by-step, staged
многоя́дность *ж.* polyphagia
мнóжественный multiple
мобилизáция *ж.* mobilization
~, рáнняя immediate [early] mobilization
~ стрéмени *ото* stapedis mobilization
мобилизовáть to mobilize
мобúльность *ж.* mobility
мобúльный mobile
могадóн *м. фарм.* mogadon, nitrazepam, neozepam, rededorm
могигрáфия *ж. (писчий спазм)* mogigraphia, writer's cramp; graphospasm
могилалúя *ж. (вид заикания)* mogilalia, molilalia
моделúрование *с.* modeling, simulation
~, компью́терное computer simulation
~, математúческое mathematical modeling
моделúрованный simulated; induced
модéль *ж.* model
~ агрессúвного поведéния model of aggressive behavior
~ болéзни, экспериментáльная animal model disease
~, геометрúческая geometrical model
~, кáмерная compartment(al) model
~ кóсти model of bone, endochondral [cartilage, replacement] bone, *os cartilagineum* [NH]
~, молекуля́рная molecular model
~ на живóтном, экспериментáльная animal model
~ нарушéния обучéния и пáмяти model of learning and memory deficits
~ на собáках, экспериментáльная canine model
~, однокáмерная [одночастевáя] one-compartment model
~, отлúвочная cast piece
~, топологúческая topological model
~ тревóжности model of anxiety
~, учéбная study object
~, частевáя compartment(al) model
~, энзимопатúи, экспериментáльная experimental model of enzymopathy
модификáция *ж.* modification
~ лечéния treatment modification
~ химúческой структýры *(вещества)* chemical modification
модулúрующий modulatory
мозáик *м. ген.* mosaic
мозаицúзм *м. ген.* mosaicism
мозáичность *ж. онк. (клеток, опухоли)* cell mosaicism
мозг *м.* 1. brain, cerebrum, encephalon, *encephalon* [NA] 2. *(костный)* marrow, *medulla* [NH]
~, головнóй brain, *encephalon* [NA]

~, жёлтый кóстный yellow bone marrow, *medulla ossium flava* [NH]
~, конéчный telencephalon
~, консервúрованный кóстный stored marrow
~, кóстный (bone) marrow
~, крáсный кóстный red bone marrow, *medulla ossium rubra* [NH]
~, межýточный oliencephalon
~, продолговáтый medulla oblongata
~, ромбовúдный rhombencephalon
~, спиннóй spinal marrow, spinal cord, *medulla spinalis* [NA]
~, срéдний mesencephalon, midbrain
~, старéющий aging brain
~, человéческий human brain
мозговúк *м. онк.* medullary carcinoma
мозговóй medullar(y), cerebral, encephalic, *medullaris* [NH]
мозжечкóво-вестибуля́рный cerebellovestibular
мозжечкóво-мостовóй cerebellopontile
мозжечкóво-олúвный cerebello-olivary
мозжечкóво-рубрáльный cerebellorubral
мозжечкóво-спинáльный cerebellospinal
мозжечкóвый cerebellar
мозжечóк *м.* cerebellum, *cerebellum* [NH]
мозолеобразовáние *с.* callus formation, deposition of callus
мозóлистый callous
мозóль *ж.* callus, callositas, callosity; corn; clavus
~, веретенообрáзная кóстная bridging callus
~, водяня́я soft corn
~, избы́точная кóстная abundant [exuberant, excess(ive)] callus
~, интермедиáрная кóстная immature callus
~, кóжная cutaneous corn
~, кóстная callus; clavus
~, мя́гкая soft corn
~, нагноúвшаяся suppurative callus
~, перестрóившаяся кóстная definitive callus
~, периостáльная кóстная periosteal [bridging, ensheathing] callus
~, провúзорная кóстная provisional callus
~, твёрдая hard corn
~, эндостáльная кóстная central callus
мóкнутие *с.* weeping, madescence, oozing lesion
мокрóта *ж.* sputum, expectoration
~, вя́зкая viscous sputum
~, гнóйная purulent sputum
~, кровянúстая bloody sputum
~, ржáвая prune-juice [rusty] sputum
~, слúзистая mucoid sputum
~, слúзисто-гнóйная mucopurulent sputum
~ с прожúлками крóви blood streaked sputum
молéкула *ж.* molecule
~ воспалéния inflammatory molecule
~ гистосовместúмости histocompatibility molecule
~, иммýнная immune molecule
~, иммуногéнная immunogenic molecule
~, иммуноглобулúновая immunoglobulin molecule
~, рецептóрная receptor molecule

молекула

~, чужеродная foreign molecule
молекула-носитель ж. carrier molecule
молекулярный molecular
молибден м. хим. molybdenum, Mo
~, радиоактивный radioactive molybdenum
молизмофобия ж. псих. molysmophobia
молиндон м. фарм. molindone
моллюск м. дерм. molluscum
~, заразительный [контагиозный] molluscum contagiosum
~, роговой [сальный] molluscum sebaceoum
молниеносный (о течении болезни) fulminant
молозиво с. colostrum, foremilk, neogala
молоко с. milk
~, альбуминовое albumin milk
~, ацидофильное acidophilus milk
~, гомогенизированное homogenized milk
~, грудное human [mother's, breast] milk
~, грудное переходное transitional breast milk
~, грудное сцеженное expressed breast milk
~, женское human [mother's, breast] milk
~, ионитное cow's milk with calcium content reduced by ion-exchange resins
~, козье goat's milk
~, коровье cow's milk
~, миндальное almond's milk
~, обезжиренное skim milk
~, пастеризованное pasteurized milk
~, порошковое powdered milk
~, свернувшееся coagulated milk
~, сгущённое condensed milk
~, снятое skim milk
~, соевое soya-based milk
~, створоженное curds
~, стерилизованное sterilized [long-life] milk
~, сухое dried milk
~, цельное full cream [whole] milk
молокогонный lactagogue, galactogogue, galactic, galactopoietic, lactiferous, lactigenous
молокообразование с. lactogenesis, galactopoiesis, lactation
молокоотделение с. lactation
~, избыточное polygalactia, galactorrhea, lactorrhea
~, недостаточное oligogalactia
молокоотсасыватель м., молокоотсос м. мед. тех. breast pump
молоток м. мед. тех. hammer
~, неврологический (tendon) reflex hammer
~, перкуссионный percussion hammer
~ с крючком, анатомический cranial hook hammer
~, хирургический surgical mallet
молоточек м. ото hammer, malleus [NA]
молочко с., маточное royal jelly
молочница ж. дерм. oral moniliasis, thrush (of mouth)
молочница ж. влагалища mycotic vulvovaginitis
молочный lactic
молсидомин м. фарм. molsidomine
моляльность ж. биохим. molality
моляр м. стом. molar (tooth)

молярность ж. биохим. molarity
молярный molar
момент м. moment
~, изгибающий bending moment
~, магнитный magnetic (dipole) moment
монартикулярный monarticular, uniarticular, monarthric
монастер м. цитол. monaster, mother star, equatorial plate
монголизм м. congenital acromicria, mongolism, Down's [trisomy 21] syndrome, Down's disease
монилетрикс м. дерм. monilethrix, aplasia pilorum propria
монилиаз м. дерм. moniliasis, candidiasis, candidosis, oidiomycosis
монитор м. мед. тех. monitor
~, сердечный cardiac monitor
мониторинг м. monitoring
~, атмосферный atmospheric [air quality] monitoring
~ воздействия (проекта) на окружающую среду impact monitoring
~ выбросов emission monitoring
~ загрязнения воды water pollution monitoring
~ качества воздуха air quality [atmospheric] monitoring
~ плода, биохимический fetal biochemical monitoring
~ состояния окружающей среды environmental quality monitoring
мониторирование с. кард. monitoring
~, амбулаторное ambulatory [Holter] monitoring
~, гемодинамическое hemodynamic monitoring
~, хольтеровское Holter [ambulatory] monitoring
моноаминоксидаза ж. биохим. monoamine oxidase
моноамины м. мн. биохим. monoamines
моноанестезия ж. monoanesthesia
моноартрит м. monoarthritis
монобласт м. гемат. monoblast
моновакцина ж. monovalent vaccine
моногенный (контролируемый одним геном) monogenic
монозиготный monogerminal, mono(o)vular, monozygotic
моноинфекция ж. monoinfection
монокардиограмма ж. monocardiogram
монокин м. monokine
моноклон м. monoclone
мономания ж. псих. monomania, monopsychosis
мономер м. вирус. monomer
мономицин м. monomycin
мононевралгия ж. mononeuralgia
мононеврит м. mononeuritis
~, множественный mononeuritis multiplex
мононить ж., хирургическая monofilament
мононуклеары м. мн. mononuclear cells
~, атипичные atypical lymphocytes, atypical mononuclear cells
мононуклеоз м. (infectious) mononucleosis
~, инфекционный infectious mononucleosis

мононуклеозный mononucleosis
монопарез *м. невр.* monoparesis
моноплегия *ж. невр.* monoplegia
моноподия *ж. (отсутствие одной ноги)* monopodia
монопсихоз *м.* monopsychosis, monomania
моноррагия *ж.* monorrhagia
монорхизм *м. (отсутствие одного яичка)* monorchism, monorchia
моносахариды *м. мн. биохим.* monosaccharides
моносимптом *м. псих.* monosymptom
монослой *м. (клеточной культуры)* monolayer
 ~, несливишийся nonconfluent monolayer
 ~, сливишийся confluent monolayer
моносомия *ж. ген.* monosomy
 ~, частичная partial monosomy
моносомия-G *ж.* G-monosomy
моноспазм *м.* monospasm
моноспермия *ж.* monospermy
монотерапия *ж.* monotherapy, single-drug therапy
монотония *ж.* monotonia
монофобия *ж. псих.* monophobia
монохимиотерапия *ж.* monochemotherapy, single-agent chemotherapy
монохорея *ж. псих.* monochorea
моноцит *м. гемат.* monocyte
моноцитарный monocytic
моноцитоз *м. гемат.* monocytosis
моноцитопения *ж. гемат.* monocytopenia, monocytic leukopenia
моноцитопоэз *м. гемат.* monocytopoiesis
монтаж *м.* аппарата наружной фиксации external fixator mounting
монтировать *(аппарат)* to mount [to assemble] a frame
морган *м. (единица рекомбинации)* morgan
моргание *с.* winking
моргать to wink, to blink
мория *ж. псих.* moria
морсуксимид *м. фарм.* morsuximid, morfolep, morpholep
морула *ж. биол.* morula
морфин *м. фарм.* morphine
морфинизм *м. псих.* morphine dependence, morphinism
морфинист *м.* morphine addict, morphinist
морфогенез *м.* morphogenesis, morphogeny
морфолеп *м. фарм.* morfolep, morpholep, morsuximide
морфологический morphologic
морфология *ж.* morphology
морфометрия *ж.* morphometry
морщина *ж.* crease, wrinkle, fold
 ~, глубокая furrow
морщинистый wrinkled
мост *м.* pons, *pons* [NA]
 ~, варолиев pons varolii
 ~, головного мозга pons cerebelli
мостомозжечковый cerebellopontine
мотивация *ж.* motivation
мотонейрон *м.* motoneuron
 ~, спинальный spinal motoneuron
мотонейроны *м. мн.* спинного мозга, сегментоядерные segmentated spinal motoneurons
моторика *ж.* motility, motor activity
 ~ желудка gastric motor activity
 ~ кишечника intestinal motility
 ~ пищеварительного тракта gastrointestinal motility, intestinal motor activity
 ~ пищевода esophageal motility
 ~ толстой кишки colonic motility, colonic motor activity
моторный motor
моча *ж.* urine
 ~, вторичная secondary urine
 ~, гипотоническая crude urine
 ~, мутная nebulous [cloudy] urine
 ~, остаточная residual urine
 ~, первичная primary urine
 ~, суточная daily urine
 ~, хилёзная chylous [milky] urine
 ~, чёрная dark [black] urine
мочевина *ж.* urea
 ~ крови blood urea
мочевинный ureal
мочевой urinary, urinous
мочевыделение *с.* urinary excretion
мочегонное *с. (средство)* diuretic, urinative
мочеиспускание *с.* urination, micturition, miction, uresis
 ~, болезненное painful urination, strangury, stranguria
 ~, непроизвольное involuntary urination, urinary incontinence, enuresis
 ~ по каплям dribble urination
мочекровие *с.* uremia, azotemia
мочеобразование *с.* uropoiesis
мочеобразующий urinific, uriniparous
мочеотделение *с.* urine passage
мочеполовой ur(in)ogenital, urinosexual
мочеприёмник *м. мед. тех.* urinal, urodochium
 ~, женский female urinal
 ~, мужской male urinal
мочеточник *м.* ureter
 ~, вторичный secondary ureter
 ~, посткавальный postcaval ureter
 ~, расширенный mega-ureter, dilated ureter
 ~, ретрокавальный retrocaval ureter
 ~, эктопический ectopic ureter
мочеточниковый ureteral
мочиться to pass urine
мочка *ж.* lobule
мошонка *ж.* scrotum
 ~, шалевидная schawl scrotum
 ~, элефантоидная lymph scrotum, elephantiasis scroti
мощность *ж.* intensity, capacity
 ~ выбросов intensity of emission
 ~ дозы dose rate
 ~ дозы излучения radiation dose rate
 ~ источника загрязнения pollution source capacity
 ~ экспозиционной дозы exposure rate

мра́морность ж.:
~ зубно́й эма́ли mottled enamel of teeth
~ ко́жных покро́вов mottled skin, cutis marmorata

МР-ангиогра́фия ж. рентг. magnetic resonance [MR] angiography

МР-диагно́стика ж. detection by magnetic resonance

МР-изображе́ние с. magnetic resonance [MR] image, MR(I) scan

МР-интроскопи́я ж. magnetic resonance [MR] imaging, MRI

МР-иссле́дование с. magnetic resonance [MR] imaging procedure, MR assessment

МР-срез м., МР-томогра́мма ж. magnetic resonance [MR] image, MR(I) scan

МР-томо́граф м. MR imager, MR imaging unit, NMR machine, NMR scanner, magnet imaging system, MR-imaging installation

МР-томогра́фия ж. magnetic resonance [MR] imaging, MRI

му́дрствование с. псих. sophistication
~, боле́зненное morbid sophistication

мужело́жство с. pederasty, uranism
~, пасси́вное penoreceptive anal intercourse,
мужско́й male

музыколепси́я ж. невр. musicolepsia
музыкотерапи́я ж. псих. music therapy
муковисцидо́з м. mucoviscidosis, fibrocystic disease [cystic fibrosis] of pancreas
мукози́т м. mucositis
~ сли́зистой оболо́чки по́лости рта oral mucositis
мукозэктоми́я ж., эндоректа́льная endorectal mucosectomy
мукоко́льпос м. гинек. mucocolpos
муколипидо́з м. mucolipidosis
~ I ти́па type I mucolipidosis
~ II ти́па type II mucolipidosis, Leroy's I-cell syndrome
~ III ти́па type III mucolipidosis, pseudo-Hurler's polydystrophy
мукополисахаридо́з м. mucopolysaccharidosis
~ I ти́па type I mucopolysaccharidosis, Hurler's [Hurler-Pfaundler] syndrome, gargoylism, lipochondrodystrophy, Hurler's disease
~ II ти́па type II mucopolysaccharidosis, Hunter's syndrome
~ III ти́па type III mucopolysaccharidosis, Sanfilippo's syndrome
~ IV ти́па type IV mucopolysaccharidosis, Morquio's [Brailsford-Morquio] syndrome
~ V ти́па type V mucopolysaccharidosis, Scheie's syndrome
~ VI ти́па type VI mucopolysaccharidosis, Maroteaux-Lamy syndrome
~ VII ти́па type VII mucopolysaccharidosis, Sly's syndrome
мукополисахари́ды м. мн. биохим. mucopolysaccharides
мукоромико́з м. дерм. mucormycosis
мукоце́ле с. ото mucocele
мультикисто́з м. по́чки renal multicystosis

мумифика́ция ж. mummification
мумифици́роваться to mummify
мумифици́рующий mummifying
мускари́н м. фарм. muscarine
мускарини́зм м. псих. muscarinism
мускари́новый muscarinic
му́скул м. muscle
мускулату́ра ж. musculature, musculation, muscles
му́скулистый muscular, muscle-bound
мусородроби́лка ж. macerator, comminutor
мусоросжига́ние с. incineration
мусоросжига́тель м. incinerator
мусцимо́л м. биохим. muscimol
мутаге́н м. mutagen
мутагене́з м. mutagenesis
~, хими́ческий chemical mutagenesis
мутаге́нность ж. mutagenicity
мутаге́нный mutagenic
мута́нт м. ген. mutant
~ ви́руса virus mutant
~, конститути́вный constitutive mutant
~, перви́чный primary mutant
~, по́лный full mutant
~, температу́рно-чувстви́тельный temperature sensitive mutant
мутаци́зм м. псих. mutism (см. тж мути́зм)
мутацио́нный mutative
мута́ция ж. ген. mutation
~, внутриге́нная intragenic mutation
~, гено́мная genomic mutation
~, гла́вная major mutation
~, индуци́рованная induced mutation
~ кру́пных отли́чий large-scale mutation
~, лета́льная lethal mutation
~ недоста́точности loss mutation
~, повто́рная recurrent mutation
~ сдви́га ра́мки sign mutation
~, somatic mutation
~, спонта́нная natural mutation
~, супрессо́рная suppressor mutation
~, схисти́ческая schistic mutation
~, то́чковая point mutation
~, хромосо́мная chromosome mutation
~, чи́сленная хромосо́мная genomic mutation
мути́зм м. псих. mutism
~, акинети́ческий akinetic mutism
~, избира́тельный elective mutism
~, истери́ческий hysteric mutism
~, кататони́ческий catatonic mutism
~, травмати́ческий traumatic mutism
~, хореи́ческий choreic mutism
~, электи́вный elective mutism
мутиля́ция ж. mutilation
мутноме́р м. turbidimeter
му́тность ж. воды́ turbidity, water silt content
му́ха ж. fly
~, ко́мнатная typhoid fly
~, навозная dung fly
~, па́дальная зелёная green-bottle fly
~, се́рая мясна́я flesh fly
~, сы́рная cheese fly
~ цеце́ tsetse fly, Glossina

мы́шца

му́хи *ж. мн.*, кровосо́сущие bloodsucking flies
муциге́нный mucigenic, muciparous
муци́н *м. биохим.* mucin
муци́новый mucigenic, muciparous
муцино́з *м.* ко́жи mucinosis
~ Да́льтона — Се́йделла, папулёзный Dalton-Seidell mucinosis
~ узлова́тый papular mucinosis
~ фолликуля́рный follicular mucinosis
му́шка *ж.*, шпа́нская Russian [Spanish] fly
мы́ло *с.* soap
~, антимикро́бное antimicrobial soap
~, бактерици́дное germicidal soap
мыс *м.* promontory, *promontorium* [NA]
мы́сли *ж. мн.* thoughts, ideas
~, внушённые *псих.* suggested [inserted] thoughts
~, навя́зчивые *псих.* compulsive [fixed] thoughts
~, ху́льные *псих.* obscene thoughts
мы́шечно-кише́чный musculo-intestinal
мы́шечно-сухожи́льный musculotendinous
мы́шечный muscle, muscular
мышле́ние *с. псих.* thinking, ideation; mentality
~, абстра́ктное abstract thinking
~, архаи́ческое archaic thinking
~, аутисти́ческое autistic thinking
~, вя́зкое "sticky" thinking
~, дереисти́ческое dereistic thinking
~, заме́дленное sluggish mentality, bradyphrenia
~, конкре́тное concrete thinking
~, маги́ческое magical thinking
~, о́бразное creative thinking
~, примити́вное primitive thinking
мы́шц/а *ж.* muscle, *musculus* [NA] (*см. тж* мы́шцы) ⬥ пересе́чь ~у to sever a muscle
~ бедра́, двугла́вая biceps muscle of thigh, *musculus biceps femoris* [NA]
~ бедра́, квадра́тная quadrate muscle of thigh, *musculus quadratus femoris* [NA]
~ бедра́, латера́льная широ́кая lateral vastus muscle, *musculus vastus lateralis* [NA]
~ бедра́, медиа́льная широ́кая medial vastus muscle, *musculus vastus medialis* [NA]
~ бедра́, промежу́точная широ́кая intermediate vastus muscle, *musculus vastus intermedius* [NA]
~ бедра́, пряма́я rectus muscle of thigh, *musculus rectus femoris* [NA]
~ бедра́, четырёхгла́вая quadriceps muscle of thigh, *musculus quadriceps femoris* [NA]
~, больша́я грудна́я greater pectoral muscle, *musculus pectoralis major* [NA]
~, больша́я кру́глая teres major muscle, *musculus teres major* [NA]
~, больша́я поясни́чная greater psoas muscle, *musculus psoas major* [NA]
~, больша́я приводя́щая great adductor muscle, *musculus adductor magnus* [NA]
~, больша́я ромбови́дная greater rhomboid muscle, *musculus rhomboideus major* [NA]
~, больша́я скулова́я greater zygomatic muscle, *musculus zygomaticus major* [NA]
~, больша́я ягоди́чная gluteus maximus muscle, *musculus gluteus maximus* [NA]
~, бронхопищево́дная bronchoesophageal muscle, *musculus bronchoesophageus* [NA]
~, вентра́льная крестцо́во-ко́пчиковая ventral sacrococcygeal muscle, *musculus sacrococcygeus ventralis* [NA]
~, ве́рхняя близнецо́вая superior gemellus muscle, *musculus gemellus superior* [NA]
~, ве́рхняя коса́я superior oblique muscle, *musculus obliquus superior* [NA]
~, ве́рхняя пряма́я superior rectus muscle, *musculus rectus superior* [NA]
~, ве́рхняя ушна́я superior auricular muscle, *musculus auricularis superior* [NA]
~, висо́чная temporal muscle, *musculus temporalis* [NA]
~, висо́чно-теменна́я temporoparietal muscle, *musculus temporoparietalis* [NA]
~, вну́тренняя запира́тельная obturator internus muscle, *musculus obturator(ius) internus* [NA]
~, выпрямля́ющая ту́ловище erector muscle of spine, *musculus erector spinae* [NA]
~ гла́за, ве́рхняя коса́я superior oblique muscle of eye, *musculus obliquus superior oculi* [NA]
~ гла́за, ве́рхняя пряма́я superior rectus muscle of eye, *musculus rectus superior oculi* [NA]
~ гла́за, кругова́я orbicular muscle of eye, *musculus orbicularis oculi* [NA]
~ гла́за, латера́льная пряма́я lateral rectus muscle of eye, *musculus rectus lateralis* [NA]
~ гла́за, медиа́льная пряма́я medial rectus muscle of eye, *musculus rectus medialis* [NA]
~ гла́за, ни́жняя коса́я inferior oblique muscle of eye, *musculus obliquus inferior* [NA]
~ гла́за, ни́жняя пряма́я inferior rectus muscle of eye, *musculus rectus inferior* [NA]
~, глазни́чная orbital muscle, *musculus orbitalis* [NA]
~ го́лени, трёхгла́вая triceps muscle of calf, *musculus triceps surae* [NA]
~ головы́, ве́рхняя коса́я superior oblique muscle of head, *musculus obliquus capitis superior* [NA]
~ головы́, ни́жняя коса́я inferior oblique muscle of head, *musculus obliquus capitis inferior* [NA]
~ головы́, ремённая splenius muscle of head, *musculus splenius capitis* [NA]
~, голосова́я vocal muscle, *musculus vocalis* [NA]
~ горде́цов procerus muscle, *musculus procerus* [NA]
~, гребе́нчатая pectineal muscle, *musculus pectineus* [NA]
~, груди́но-ключи́чно-сосцеви́дная sternocleidomastoid muscle, *musculus sternocleidomastoideus* [NA]
~, грудиноподъязы́чная sternohyoid muscle, *musculus sternohyoideus* [NA]

мышца

~, грудинощитовидная sternothyroid muscle, *musculus sternothyroideus* [NA]

~ груди, поперечная transverse muscle of thorax, *musculus transversus thoracis* [NA]

~, грушевидная piriform muscle, *musculus piriformis* [NA]

~, двубрюшная digastric muscle, *musculus digastricus* [NA]

~, дельтовидная deltoid muscle, *musculus deltoideus* [NA]

~, длинная ладонная long palmar muscle, *musculus palmaris longus* [NA]

~, длинная малоберцовая long peroneal muscle, *musculus peroneus [fibularis] longus* [NA]

~, длинная приводящая long adductor muscle, *musculus adductor longus* [NA]

~, длиннейшая longissimus muscle, *musculus longissimus* [NA]

~, дорсальная крестцово-копчиковая dorsal sacrococcygeal muscle, *musculus sacrococcygeus dorsalis* [NA]

~ живота, внутренняя косая abdominal internal oblique muscle, *musculus obliquus internus abdominis* [NA]

~ живота, наружная косая abdominal external oblique muscle, *musculus obliquus externus abdominis* [NA]

~ живота, поперечная transverse muscle of abdomen, *musculus transversus abdominis* [NA]

~ завитка, большая large muscle of helix, *musculus helicis major* [NA]

~ завитка, малая small muscle of helix, *musculus helicis minor* [NA]

~, задняя большеберцовая posterior tibial muscle, *musculus tibialis posterior* [NA]

~, задняя лестничная posterior scalene muscle, *musculus scalenus posterior* [NA]

~, задняя перстнечерпаловидная posterior cricoarytenoid muscle, *musculus cricoarytenoideus posterior* [NA]

~, задняя ушная posterior auricular muscle, *musculus auricularis posterior* [NA]

~, затылочно-лобная occipitofrontal muscle, *musculus occipitofrontalis* [NA]

~, икроножная gastrocnemius muscle, *musculus gastrocnemius* [NA]

~, камбаловидная salens muscle, *musculus salens* [NA]

~, клювовидно-плечевая coracobrachial muscle, *musculus coracobrachialis* [NA]

~, кожная cutaneous muscle, *musculus cutaneus* [NA]

~, козелковая muscle of tragus, *musculus tragicus* [NA]

~ колена, суставная articular muscle of knee, *musculus articularis genus* [NA]

~, копчиковая coccygeal muscle, *musculus coccygeus* [NA]

~, короткая ладонная short palmar muscle, *musculus palmaris brevis* [NA]

~, короткая малоберцовая short peroneal muscle, *musculus peroneus brevis* [NA]

~, короткая приводящая short adductor muscle, *musculus adductor brevis* [NA]

~, косая черпаловидная oblique arytenoid muscle, *musculus arytenoideus obliquus* [NA]

~, латеральная крыловидная lateral pterygoid muscle, *musculus pterygoideus lateralis* [NA]

~, латеральная перстнечерпаловидная lateral cricoarytenoid muscle, *musculus cricoarytenoideus lateralis* [NA]

~, латеральная прямая lateral rectus muscle, *musculus rectus lateralis* [NA]

~, лобково-влагалищная pubovaginal muscle, *musculus pubovaginalis* [NA]

~, лобково-копчиковая pubococcygeal muscle, *musculus pubococcygeus* [NA]

~, лобково-предстательная puboprostatic muscle, *musculus puboprostaticus* [NA]

~, лобково-прямокишечная puborectal muscle, *musculus puborectalis* [NA]

~, лобково-пузырная pubovesical muscle, *musculus pubovesicalis* [NA]

~, локтевая anconeus muscle, *musculus anconeus* [NA]

~, лопаточно-подъязычная omohyoid muscle, *musculus omohyoideus* [NA]

~, луковично-губчатая *musculus bulbocavernosus, musculus bulbospongiosus* [NA]

~, малая круглая teres minor muscle, *musculus teres minor* [NA]

~, малая поясничная smaller psoas muscle, *musculus psoas minor* [NA]

~, малая ягодичная gluteus minimus muscle, *musculus gluteus minimus* [NA]

~, медиальная крыловидная medial pterygoid muscle, *musculus pterygoideus medialis* [NA]

~, медиальная прямая medial rectus muscle, *musculus rectus medialis* [NA]

~, надостная supraspinous muscle, *musculus supraspinatus* [NA]

~, надчерепная epicranial muscle, *musculus epicranius* [NA]

~, наименьшая лестничная smallest scalane muscle, *musculus scalenus minimus* [NA]

~, напрягающая барабанную перепонку tensor muscle of tympanic membrane, *musculus tensor tympani* [NA]

~, напрягающая нёбную занавеску tensor muscle of soft palate, *musculus tensor veli palatini* [NA]

~, наружная запирательная external obturator muscle, *musculus obturator externus* [NA]

~, нёбно-глоточная palatopharyngeal muscle, *musculus palatopharyngeus* [NA]

~, нёбно-язычная palatoglossus muscle, *musculus palatoglossus* [NA]

~, нижняя близнецовая inferior gemellus muscle, *musculus gemellus inferior* [NA]

~, нижняя задняя зубчатая inferior posterior serratus muscle, *musculus serratus posterior inferior* [NA]

~, нижняя косая inferior oblique muscle, *musculus obliquus inferior* [NA]

~, ни́жняя пряма́я inferior rectus muscle, *musculus rectus inferior* [NA]
~, носова́я nasal muscle, *musculus nasalis* [NA]
~, опуска́ющая бро́ви depressor muscle of brows, *musculus depressor supercilii* [NA]
~, опуска́ющая ни́жнюю губу́ depressor muscle of lower lip, *musculus depressor labii inferioris* [NA]
~, опуска́ющая перегоро́дку но́са depressor muscle of septum, *musculus depressor septi* [NA]
~, опуска́ющая у́гол рта depressor muscle of angle of mouth, *musculus depressor anguli oris* [NA]
~, ости́стая spinal muscle, *musculus spinalis* [NA]
~, отводя́щая большо́й па́лец ки́сти, дли́нная long abductor muscle of thumb, *musculus abductor pollicis longus* [NA]
~, отводя́щая большо́й па́лец ки́сти, коро́ткая short abductor muscle of thumb, *musculus abductor pollicis brevis* [NA]
~, отводя́щая большо́й па́лец стопы́ abductor muscle of great toe, *musculus abductor hallucis* [NA]
~, отводя́щая мизи́нец ки́сти abductor muscle of little finger, *musculus abductor digiti minimi manus* [NA]
~, отводя́щая мизи́нец стопы́ abductor muscle of little toe, *musculus abductor digiti minimi pedis* [NA]
~, пере́дняя большеберцо́вая anterior tibial muscle, *musculus tibialis anterior* [NA]
~, пере́дняя ле́стничная anterior scalene muscle, *musculus scalenus anterior* [NA]
~, пере́дняя ушна́я anterior auricular muscle, *musculus auricularis anterior* [NA]
~, перстнечерпалови́дная cricoarytenoid muscle, *musculus cricoarytenoideus* [NA]
~, перстнещитови́дная cricothyroid muscle, *musculus cricothyroideus* [NA]
~, плевропищево́дная pleuroesophageal muscle, *musculus pleuroesophageus* [NA]
~ плеча́, двугла́вая biceps muscle of arm, *musculus biceps brachii* [NA]
~ плеча́, трёхгла́вая triceps muscle of arm, *musculus triceps brachii* [NA]
~, плечева́я brachial muscle, *musculus brachialis* [NA]
~, плечелучева́я brachioradial muscle, *musculus brachioradialis* [NA]
~ подборо́дка, попере́чная transverse muscle of chin, *musculus transversus menti* [NA]
~, подборо́дочно-подъязы́чная geniohyoid muscle, *musculus geniohyoideus* [NA]
~, подборо́дочно-язы́чная genioglossal muscle, *musculus genioglossus* [NA]
~, подве́шивающая двенадцатипе́рстную кишку́ suspensory muscle of duodenum, *musculus suspensorius duodeni* [NA]
~, подвздо́шная iliac muscle, *musculus iliacus* [NA]
~, подвздо́шно-ко́пчиковая iliococcygeal muscle, *musculus iliococcygeus* [NA]

~, подвздо́шно-поясни́чная iliopsoas muscle, *musculus iliopsoas* [NA]
~, подвздо́шно-рёберная iliocostal muscle, *musculus iliocostalis* [NA]
~, подключи́чная subclavian muscle, *musculus subclavicus* [NA]
~, подколе́нная popliteal muscle, *musculus popliteus* [NA]
~, подлопа́точная subscapular muscle, *musculus subscapularis* [NA]
~, поднима́ющая ве́рхнее ве́ко elevator muscle of upper eyelid, *musculus levator palpebrae superioris* [NA]
~, поднима́ющая ве́рхнюю губу́ и крыло́ но́са elevator muscle of upper lip and wing of nose, *musculus levator labii superioris alaeque nasi* [NA]
~, поднима́ющая за́дний прохо́д elevator muscle of anus, *musculus levator ani* [NA]
~, поднима́ющая лопа́тку elevator muscle of scapula, *musculus levator scapulae* [NA]
~, поднима́ющая нёбную занаве́ску elevator muscle of soft palate, *musculus levator veli palatini* [NA]
~, поднима́ющая предста́тельную железу́ elevator muscle of prostate, *musculus levator prostatae* [NA]
~, поднима́ющая у́гол рта elevator muscle of angle of mouth, *musculus levator anguli oris* [NA]
~, поднима́ющая щитови́дную железу́ elevator muscle of thyroid gland, *musculus levator glandulae thyroideae* [NA]
~, поднима́ющая яи́чко cremaster muscle, *musculus cremaster* [NA]
~, подо́стная infraspinatus muscle, *musculus infraspinatus* [NA]
~, подо́швенная plantar muscle, *musculus plantaris* [NA]
~ подо́швы, квадра́тная plantar quadrate muscle, *musculus quadratus plantae* [NA]
~, подподъязы́чная strap muscle
~, подъязы́чно-язы́чная hyoglossal muscle, *musculus hyoglossus* [NA]
~, полуости́стая semispinal muscle, *musculus semispinalis* [NA]
~, полуперепо́нчатая semimembranosus muscle, *musculus semimembranosus* [NA]
~, полусухожи́льная semitendinous muscle, *musculus semitendinosus* [NA]
~, попере́чная черпалови́дная transverse arytenoid muscle, *musculus arytenoideus transversus* [NA]
~, попере́чно-ости́стая transversospinal muscle, *musculus transversospinalis* [NA]
~, портня́жная tailor's muscle, *musculus sartorius* [NA]
~ поясни́цы, квадра́тная lumbar quadrate muscle, *musculus quadratus lumborum* [NA]
~, приводя́щая большо́й па́лец ки́сти adductor muscle of thumb, *musculus adductor pollicis* [NA]
~, приводя́щая большо́й па́лец стопы́ adductor muscle of great toe, *musculus adductor hallucis* [NA]

мы́шца

~ проме́жности, глубо́кая попере́чная deep transverse muscle of perineum, *musculus transversus perinei profundus* [NA]

~ проме́жности, пове́рхностная попере́чная superficial transverse muscle of perineum, *musculus transversum perinei superficialis* [NA]

~, противокозелко́вая muscle of antitragus, *musculus antitragicus* [NA]

~, противопоставля́ющая большо́й па́лец ки́сти opposer muscle of thumb, *musculus opponens pollicis* [NA]

~, противопоставля́ющая мизи́нец ки́сти opposer muscle of little finger, *musculus opponens digiti minimi* [NA]

~, прямокише́чно-ко́пчиковая rectococcygeal muscle, *musculus rectococcygeus* [NA]

~, прямокише́чно-ма́точная *musculus rectouterinus* [NA]

~, прямокише́чно-пузы́рная rectovesical muscle, *musculus rectovesicalis* [NA]

~, прямокише́чно-уретра́льная retrourethral muscle, *musculus rectourethralis* [NA]

~,ресни́чная ciliary muscle, *musculus ciliaris* [NA]

~, рожко́во-перстневи́дная Merkel's muscle, *musculus ceratocricoideus* [NA]

~ рта, кругова́я orbicular muscle of mouth, *musculus orbicularis oris* [NA]

~, седа́лищно-пещери́стая ischiocavernous muscle, *musculus ischicavernosus* [NA]

~ сме́ха risorius muscle, *musculus risorius* [NA]

~, сре́дняя ле́стничная middle scalene muscle, *musculus scalenus medius* [NA]

~, сре́дняя ягоди́чная gluteus medius muscle, *musculus gluteus medius* [NA]

~, стремённая stapedius muscle, *musculus stapedius* [NA]

~, то́нкая gracilis muscle, *musculus gracilis* [NA]

~, трапециеви́дная trapezius muscle, *musculus trapezius* [NA]

~ трахе́и *musculus trachealis* [NA]

~, тре́тья малоберцо́вая third peroneal muscle, *musculus peroneus tertins* [NA]

~, треуго́льная triangular muscle, *musculus triangularis* [NA]

~, тру́бно-гло́точная salpingopharyngeal muscle, *musculus salpingopharyngeus* [NA]

~ ушно́й ра́ковины, коса́я oblique muscle of auricle, *musculus obliquus auriculae* [NA]

~ ушно́й ра́ковины, пирамида́льная pyramidal muscle of auricle, *musculus pyramidalis auriculae* [NA]

~ ушно́й ра́ковины, попере́чная transverse muscle of auricle, *musculus transversus auriculae* [NA]

~ хряща́ ве́ка, ве́рхняя superior tarsal muscle, *musculus tarsalis superior* [NA]

~ хряща́ ве́ка, ни́жняя inferior tarsal muscle, *musculus tarsalis inferior* [NA]

~, хрящеязы́чная chondroglossus, *musculus chondroglossus* [NA]

~, че́люстно-подъязы́чная mylohyoid muscle, *musculus mylohyoideus* [NA]

~, черпалонадгорта́нная aryepiglottic muscle, *musculus aryepiglotticus* [NA]

~ ше́и, дли́нная long muscle of neck, *musculus longus colli* [NA]

~ ше́и, ремённая splenius muscle of neck, *musculus splenius cervicis* [NA]

~, шилогло́точная stylopharyngeal muscle, *musculus stylopharyngeus* [NA]

~, шилоподъязы́чная stylohyoid muscle, *musculus stylohyoideus* [NA]

~, шилоязы́чная styloglossus muscle, *musculus styloglossus* [NA]

~, щитонадгорта́нная thyroepiglottic muscle, *musculus thyroepiglotticus* [NA]

~, щитоподъязы́чная thyrohyoid muscle, *musculus thyrohyoideus* [NA]

~, щиточерпалови́дная thyroarytenoid muscle, *musculus thyroarytenoideus* [NA]

~ языка́, вертика́льная vertical muscle of tongue, *musculus verticalis linguae* [NA]

~ языка́, ве́рхняя продо́льная superior lingual muscle, *musculus longitudinalis superior* [NA]

~ языка́, ни́жняя продо́льная inferior lingual muscle, *musculus longitudinalis inferior* [NA]

~ языка́, попере́чная transverse muscle of tongue, *musculus transversus linguae* [NA]

~ язычка́ muscle of uvula, *musculus uvulae* [NA]

мы́шца-сгиба́тель ж. flexor

мы́шцы ж. мн. muscles, *musculi* [NA] *(см. тж* **мы́шца)** ◇ расслабля́ть ~ to relax muscles; ту́по разводи́ть ~ по хо́ду воло́кон to split the muscles fibers bluntly in a longitudinal direction

~, вну́тренние межрёберные internal intercostal muscles, *musculi intercostales interni* [NA]

~ глазно́го я́блока bulbar [extraocular] muscles, *musculi bulbi* [NA]

~, ладо́нные межко́стные palmar interosseous muscles, *musculi interossei palmares* [NA]

~ лица́ facial muscles, *musculi faciales* [NA]

~, межко́стные ладо́нные dorsal interosseous muscles of hand, *musculi interossei dorsales manus* [NA]

~, межко́стные подо́швенные plantar interosseous muscles, *musculi interossei plantares* [NA]

~, межости́стые interspinal muscles, *musculi interspinales* [NA]

~, межпопере́чные intertransverse muscles, *musculi intertransversa* [NA]

~, надподъязы́чные suprahyoid muscles, *musculi suprahyoidei* [NA]

~, околосуставны́е paraarticular muscles

~, отводя́щие бедро́ hip abductor muscles

~, подзаты́лочные suboccipital muscles, *musculi suboccipitales* [NA]

~, поднима́ющие во́лосы erector muscles of hairs, *musculi arrectores pilorum* [NA]

~, поднима́ющие рёбра elevator muscles of ribs

~, подрёберные subcostal muscles, *musculi subcostales* [NA]
~ слуховы́х ко́сточек muscles of auditory ossicles, *musculi ossiculorum auditus* [NA]
~, сосо́чковые papillary muscles, *musculi papillares* [NA]
~ стопы́, ты́льные межко́стные dorsal interosseous muscles of foot, *musculi interossei dorsales pedi* [NA]
~, червеобра́зные lumbrical muscles, *musculi lumbricales* [NA]
мы́шцы-антагони́сты *ж. мн.* antagonistic muscles
мы́шцы-враща́тели *ж. мн.* rotator muscles, *musculi rotatores* [NA]
мы́шцы-синерги́сты *ж. мн.* synergistic muscles
мышья́к *м. хим.* arsenic, As
~, металли́ческий arsenic metal
мышьяко́вистый arsenous
мы́щелковый condylar
мы́щелок *м.* condyle, *condylus* [NA]
~ бе́дренной ко́сти, латера́льный lateral condyle of femur, *condylus lateralis femoris* [NA]
~ бе́дренной ко́сти, медиа́льный medial condyle of femur, *condylus medialis* [NA]
~ большеберцо́вой ко́сти, латера́льный lateral condyle of thibia, *condylus lateralis thibiae* [NA]
~ большеберцо́вой ко́сти, медиа́льный medial condyle of thibia, *condylus medialis thibiae* [NA]
~, вну́тренний medial condyle, *condylus medialis* [NA]
~, заты́лочный occipital condyle, *condylus occipitalis* [NA]
~, нару́жный lateral condyle, *condylus lateralis* [NA]
~, нижнечелюстно́й mandibular condyle
~ плеча́ [плечево́й ко́сти] condyle of humerus, *condylus humeri* [NA]
~ плечево́й ко́сти, вну́тренний funny [crazy] bone
мя́гкий soft
мя́котный pulposus, pulpy
мя́коть *ж.* pulp, *pulpa* [NA] (*см. тж* пу́льпа)
~ зу́ба dental [tooth] pulp, *pulpa splenica* [NA]
~ селезёнки splenic pulp, *pulpa dentis* [NA]
мяси́стый fleshy, carneous

Н

наблюда́емый ◊ ~ макроскопи́чески gross observed
наблюда́ть to observe, to visualize
наблюде́ние *с.* 1. observation 2. survey, surveillance; follow-up; monitoring ◊ под тща́тельным ~м under close surveillance
~ врача́ [врачо́м] medical supervision
~, динами́ческое case follow-up, case monitoring
~, диспансе́рное regular medical check-up
~, дли́тельное long-term follow-up
~, дородово́е antenatal care
~ за вы́жившими больны́ми, после́дующее follow-up of living patients
~ за загрязня́ющими вещества́ми pollutant monitoring
~ за пацие́нтом follow-up [supervision] of patient
~ за соста́вом сто́чных вод waste water survey
~, клини́ческое clinical observation
~, монито́рное monitoring
~, отдалённое long-term follow-up
~, после́дующее follow-up
~, послеопераци́онное postoperative supervision
~, профилакти́ческое prophylactic observation
~, системати́ческое медици́нское systematic medical supervision
~, системати́ческое профилакти́ческое systematic prophylactic observation
набо́р *м. мед. тех.* kit; set
~ для кли́змы colonic enema set
~ инструме́нтов instruments' kit
~ реаге́нтов для приготовле́ния радиофармпрепара́та radiopharmaceutical kit
~ реаге́нтов для радиоиммунологи́ческого ана́лиза RIA-kit
~ реакти́вов assay kit
~ хирурги́ческих инструме́нтов surgical arma(menta)rium, surgical instruments' set-up
~ хромосо́м, гапло́идный haploid number of chromosomes
~ цвето́в color set
~ эндодонти́ческий endodontic kit
набуха́ние *с.* swelling
~ головно́го мо́зга brain swelling
~ ше́йных вен jugular venous distention
набуха́ть to swell
наве́ска *ж.* ка́ла, суха́я dry fecal weight
на́вык *м.* skill
~, дви́гательный motor skill
~, речево́й speech habit
навя́зчивость *ж.* obsession
навя́зчивый obsessive
навя́зывание *с.* ри́тма се́рдца cardiac stimulation
нагна́иваться (*о фурункуле*) to gather, to suppurate
нагное́ние *с.* suppuration, maturation, purulence
~, глубо́кое deep infection
~, лёгочное pulmonary suppuration
~ мя́гких тка́ней soft tissues infection
~ послеопераци́онной ра́ны postoperative wound infection
~ ра́ны wound abscess
нагре́в *м.* heat(ing)
~, глубо́кий deep heat
~, относи́тельный relative heating
~, пове́рхностный superficial heat
~ пове́рхностных тка́ней superficial tissues heat
~, селекти́вный selective heating
~, си́льный powerful [vigorous] heating

нагрев

~ тка́ней, избира́тельный selective heat of tissues
~ тка́ней микрово́лнами microwave radiation-induced [MWR-induced] heating of tissues
~ тка́ней с недоста́точным сосу́дистым снабже́нием heating of tissues with inadequate vascular supply
~, уме́ренный mild heating
нагрева́ние *с.* heating (*см. тж* нагре́в)
нагрева́ть to heat, to warm
нагружа́ть to load, to weight
нагру́зка *ж.* load; stress
~, весова́я load [weight] bearing
~, вибрацио́нная vibrational load
~ в свобо́дное вре́мя, физи́ческая leisure time exertion
~, генети́ческая genetic load, genetic burden
~ глюко́зой, перора́льная oral glucose load
~, дози́рованная graduated weight bearing
~, дози́рованная физи́ческая graduated exercise
~, до́зовая radiation(-absorbed) dose, dosimetric cost, radiation exposure
~, допусти́мая allowable [permissible] load
~, жирова́я lipid load
~, изометри́ческая isometric exercise
~, изотони́ческая isotonic exercise
~, лучева́я radiation(-absorbed) dose, dosimetric cost, radiation exposure
~ медици́нского персона́ла load on health personnel
~ на но́гу weight bearing
~ на но́гу, непо́лная partial [protected, touch(-down)] weight bearing, partial support
~ на но́гу, по́лная unprotected [full, unsupported] weight bearing, complete support
~ на окружа́ющую среду́ environmental load
~ на окружа́ющую среду́, преде́льная ultimate load on environment
~ на органи́зм body burden
~, осева́я axial [thrust] load
~, переноси́мая tolerable weight bearing
~, постепе́нно возраста́ющая gradually progressive weight bearing
~, ра́нняя early weight bearing
~, расчётная design load
~, стати́ческая static load
~, стати́ческая мы́шечная static muscular load
~ сто́чных вод на водоём sewage load on water reservoir
~ сто́чных вод на очистны́е сооруже́ния sewage load on purification plant
~, факти́ческая actual load
~, физиологи́ческая physiological stress
~, физи́ческая exercise stress, physical activity
~, функциона́льная functional load
~ хиру́рга surgical workload
~, части́чная осева́я partial axial load
нада́вливание *с.* pressure, pressing
~ больши́м па́льцем (руки́) thumb pressure
надбугорье *с.* epithalamus
надвлага́лищный supravaginal
надглазни́чный supraocular, supraorbital

надгорта́нник *м.* epiglottis, *epiglottis* [NA]
надгорта́нниковый epiglottic
надёжность *ж.* reliability
~, экологи́ческая ecological reliability
надзо́р *м.* inspection, surveillance
~, имму́нный [иммуноло́ги́ческий] immune surveillance, immunosurveillance
~, медици́нский medical surveillance
~, санита́рный sanitary inspection, sanitary surveillance
~, теку́щий санита́рный current sanitary inspection
надколе́нник *м.* patella, kneecap, *patella* [NA]
~, двойно́й double patella
~, до́льчатый lobous patella
~, пла́вающий floating patella
~, рудимента́рный rudimentary patella
надколе́нный patellar
надко́стница *ж.* periosteum, *periosteum* [NA]
~ альвео́лы alveolar periosteum, *periosteum alveolare* [NA]
~ глазни́цы periorbita, *periorbita* [NA]
надко́стничный periosteal, periosteous
надлобко́вый suprapubic
надлоды́жечный epimalleolar
надло́м *м.* 1. infracture, infraction, bent [hickory-stick, green-stick, willow] fracture 2. *псих.* breakdown
~ ли́чности personality breakdown
надмы́щелок *м.* epicondyle
~ бе́дренной ко́сти, латера́льный lateral epicondyle of femur
~ плечево́й ко́сти, латера́льный lateral epicondyle of humerus
~ плечево́й ко́сти, медиа́льный medial epicondyle of humerus
надперено́сье *с.* glabella
~, выступа́ющее prominent glabella
надпо́чечник *м.* epinephros, adrenal [suprarenal] gland, *glandula suprarenalis* [NA]
надре́з *м.* insection, incision
надры́в *м.* tear
на́дфиль *м. мед. тех.* needle file
надхря́щница *ж.* perichondrium, *perichondrium* [NA]
нае́зд *м.* автомоби́ля на пешехо́да automobile-pedestrian accident
назва́ние *с.* name (*лекарственного средства*)
~, зарегистри́рованное патенто́ванное brand name
~, комме́рческое trade name
~, междунаро́дное непатенто́ванное international nonproprietary name
~, непатенто́ванное nonproprietary name
~, патенто́ванное proprietary name
~, хими́ческое chemical name
назначе́ни/е *с.* prescription ⟡ по ~ю врача́ on doctor's orders
~ лека́рства prescription of medicine
~ не́скольких лека́рственных средств, одновреме́нное polypharmacy
~ физиотерапи́и administration of physical therapy
назолабиа́льный nasolabial

назофаринги́т *м.* rhinopharyngitis, nasopharyngitis
~, о́стрый acute nasopharyngitis
назрева́ть *(об абсцессе)* to gather
нака́пливаться to accumulate, to store
накла́дка *ж.* side plate
~, отса́сывающая suction cup
накле́йка *ж.* cohesive [adhesive, plaster, glue] bandage
накло́н *м.* tilt, inclination; flexion, version
~ в бок lateral bending
~ головы́ вперёд forward flexion of head
~ кза́ди retroversion
~ кпе́реди anteversion
~ ма́тки uterine version
~ та́за pelvic inclination, inclination of pelvis
~ ту́ловища bendover [bending] of body
~ ту́ловища вперёд forward inclination of body
накова́льня *ж.* 1. incus, *incus* [NA] 2. anvil
~ зуботехни́ческая *мед. тех.* bench anvil
наконе́чник *м. мед. тех.* tip, head, nozzle
~ для бормаши́ны handpiece
~ для бормаши́ны, контругловой contra-angle handpiece
~ для бормаши́ны, прямо́й straight handpiece
~ для бормаши́ны, углово́й right-angle handpiece
~, зуботехни́ческий лаборато́рный ball-bearing laboratory handpiece
~, ма́точный uterine cannula
~, турби́нный air-turbine handpiece
~ эндоско́па endoscope tip
накопле́ние *с.* 1. accumulation, storage 2. uptake
~, анома́льное abnormal uptake
~, гомоге́нное homogeneous uptake
~, диффу́зное diffuse uptake
~ изото́па isotope uptake
~, негомоге́нное inhomogeneous uptake
~, очаго́вое localized [focal] uptake
~, патологи́ческое abnormal uptake
~, радиофармпрепара́та accumulation of radiopharmaceuticals
~ сто́чных вод waste water storage
налбуфи́н *м. фарм.* nalbuphine
налёт *м.* incrustation
~, зубно́й dental deposit
нало́г *м.* tax
~ на вы́брос загрязня́ющих веще́ств в атмосфе́ру emission tax
~ на загрязне́ние окружа́ющей среды́ pollution tax
наложе́ние *с.*:
~ жгута́ application of tourniquet
~ изображе́ний overlapping [super(im)position] of images
~ лигату́ры *(при лечении свищей)* application of seton suture
~ пе́тли *(при полипэктомии)* application of snare
~ ско́бок clipping; staple insertion
~ сто́мы ostomy, stoma surgery
~ швов suturing
~ щипцо́в application of forceps

~ R на T *кард.* R-on-T phenomenon
налоксо́н *м. фарм.* naloxone
налоксонази́н *м. фарм.* naloxonazine
налорфи́н *м. фарм.* nalorphine
налтрексо́н *м. фарм.* naltrexone
намагни́ченность *ж.*, намагни́чивание *с.* magnetization
намёт *ж.* мозжечка́ tentorium of cerebellum, *tentorium cerebelli* [NA]
нами́н *м. (мозольный абсцесс)* pressure sore
нани́зм *м. энд.* nanism, dwarfism, microsomia, nanocormia
нановидео(ультра)микроскопи́я *ж.* nanovideo-(ultra)microscopy
наносоми́я *ж. энд.* nanocormia, microsomia, nanism, dwarfism
наноцефали́я *ж.* nanocephaly, microcephalia, microcephaly, microcephalism
наперстя́нка *ж. фарм.* foxglove, *Digitalis*
напи́льник *м. мед. тех.* file, raspatory
наплы́в *м.* мы́слей *псих.* mentism
наполне́ние *с.* filling
~ бассе́йна replenishment of basin
~, диастоли́ческое diastolic filling
~ капилля́ров capillary filling
наполни́тель *м. фарм.* excipient, vehicle
направи́тель *м.* guide (wire), guide pin, guide rod, guiding equipment
~ кате́тера catheter [tube] guide
~, остроконе́чный sharp guide rod
направле́ние *с.* 1. *(процесс)* referral 2. *(документ)* appointment card
~ больно́го на лече́ние patient referral to treatment
~ на ана́лиз кро́ви appointment card to blood examination
~ на ана́лиз мочи́ appointment card to urine examination
~ на госпитализа́цию appointment card for hospitalization
~ на консульта́цию (медици́нского специали́ста) referral for advice (of medical specialist)
~ на приём (врача́) appointment card to doctor
~ на рентге́новское иссле́дование appointment card for X-ray examination
~ на электрокардиографи́ческое иссле́дование appointment card to electrocardiographic examination
напроксе́н *м.*, напроси́н *м. фарм.* naproxen, naprosine
напряга́тель *м.* широ́кой фа́сции tensor muscle of fascia lata, *musculus tensor fasciae latae* [NA]
напряже́ние *с.* 1. tension; stress 2. *(электрическое)* voltage
~, ано́дное anode [anodic] voltage
~, като́дное cathode [cathodic] voltage
~ кислоро́да в тка́нях tissue oxygen tension
~ кры́льев но́са flaring of wings of nose
~ мышц muscle tension
~, необходи́мое required voltage level
~, предменструа́льное premenstrual tension
~, сре́зывающее shear stress
~ сфи́нктера, постоя́нное тони́ческое resting tonic contraction of sphincter

напряжение

~, тетани́ческое tetanic tension
~, торсио́нное torsional stress
~, физи́ческое exercise stress
~ электри́ческого то́ка voltage, electrical tension
напряжённость ж. stress; intensity
~ во́дного режи́ма экол. water stress
~ иммуните́та immunity stress
~ магни́тного по́ля magnetic field intensity
~ электри́ческого по́ля electric field intensity
напряжённый tense
нараста́ние с. (боле́зни) augmenting of symptoms
наре́зка ж. thread
~, винтова́я thread
~, левовраща́ющаяся left-hand thread
~, правовраща́ющаяся right-hand thread
наркоана́лиз м. narcoanalysis, narcodiagnosis
нарко́з м. narcosis ◇ пробуди́ться по́сле ~а to recover from anesthesia
~, азо́тный nitrogen narcosis
~, ба́зисный basal [basis] narcosis
~, вво́дный initial narcosis
~, ингаляцио́нный inhalation narcosis
~, интубацио́нный intubation narcosis
~, неингаляцио́нный noninhalation narcosis
~, о́бщий narcosis, general anesthesia
~ по закры́той систе́ме closed anesthesia
~ по откры́той систе́ме open anesthesia
наркоплепси́я ж. псих. narcolepsy, paroxismal sleep, Gélineau's syndrome
~, симптомати́ческая symptomatic narcolepsy
~, эссенциа́льная essential narcolepsy
наркоплепти́ческий narcoleptic
нарко́лог м. narcologist
наркома́н м. drug addict, narcomaniac, drug-(ab)user
~, принима́ющий нарко́тик внутриве́нно intravenous drug abuser
наркома́ни/я ж. narcomania, drug addiction, drug abuse, doping ◇ не страда́ть ~ей разг. to be clean
~, алкого́льная alcoholic narcomania
~, гаши́шная hashishism, hasheeshism, cannabism
~, кокаи́новая cocainism
~, морфи́нная morphinism, morphine dependence
~, опи́йная opiomania
~, опио́идная opioid addiction
~, эфи́рная etherism
наркопсихотерапи́я ж. narcotherapy
нарко́тик м. (abused) drug, narcotic
наро́ст м. (на ко́же) wart
нару́жный external, exterior, outer
наруша́ть (расстра́ивать) to disturb
наруше́ние с. abnormality, disturbance, disorder, derangement; damage (см. тж наруше́ния)
~ а́кта глота́ния dysphagia, dysphagy
~ биоси́нтеза deranged biosynthesis
~ внутрипредсе́рдной проводи́мости interatrial conduction abnormality
~ во́дно-электроли́тного бала́нса water and electrolyte imbalance
~ вса́сывания (в пищевари́тельном тра́кте) malabsorption, malabsorption syndrome
~ вса́сывания витами́на B_{12} vitamin B_{12} malabsorption
~ вса́сывания глюко́зы-галакто́зы glucose-galactose malabsorption
~ втори́чного оволосе́ния decreased body pilosis
~ дви́гательной фу́нкции disordered motor function
~ движе́ний movement disorder
~ движе́ния сте́нок ле́вого желу́дочка left ventricular wall motion abnormality
~ движе́ния сте́нок, сегмента́рное segmental wall motion abnormality
~ дыха́ния breathlessness, respiratory impairment
~ дыха́тельной фу́нкции, сто́йкое permanent respiratory impairment
~ зре́ния visual impairment
~ кине́тики сте́нок миока́рда regional wall motion abnormality, impaired wall motion
~ кисло́тно-основно́го равнове́сия acid-base disturbance
~ коагуля́ции impaired coagulation
~ кровоснабже́ния blood supply disturbance
~ ли́чности псих. dissociated personality
~, метаболи́ческое metabolic disorder
~ мозгово́го кровообраще́ния stroke
~ мото́рики motor disorders, motility disturbance
~ мы́шечного равнове́сия muscle disbalance
~, необрати́мое irreversible damage
~ обме́нных проце́ссов в пе́чени derangement of hepatic metabolism
~ образова́ния и́мпульса disorder of impulse formation
~ овуля́ции ovulatory failure
~ окра́ски ко́жи skin discoloration
~ па́мяти memory impairment
~ пита́ния malnutrition
~ поведе́ния behavioral [conduct] disorder
~ положе́ния malposition
~ портосисте́мное portal systemic [hepatic] encephalopathy
~ похо́дки gait disorder
~, преходя́щее ишеми́ческое transient ischemic attack
~ прику́са disturbed occlusion, deviation of occlusion, occlusion abnormality
~ проведе́ния и́мпульса disorder of impulse conduction
~ проце́ссов вса́сывания в кише́чнике intestinal malabsorption
~ равнове́сия imbalance
~ ре́чи speech disturbance; dysphasia, dysphrasia
~ ри́тма rhythm disturbance
~ слу́ха hearing impairment
~ сна sleep disturbance
~ созна́ния impairment of consciousness
~, стре́ссовое stress-induced injury
~ фу́нкции dysfunction, impaired [compromised] function

~ функции кишечной стомы intestinal stoma malfunction
~ функции печени compromised liver function
~ функции печёночных клеток hepatocellular dysfunction, hepatocellular failure
~ функции щитовидной железы thyroid function abnormality
нарушения *с. мн.* abnormalities, derangements, disturbances; damages *(см. тж нарушение)*
~ обмена веществ metabolic imbalance, metabolic derangements
~ сердечной деятельности cardiac abnormalities
~, трофические trophic disturbances
~ уровня липидов в сыворотке крови abnormalities in serum lipids
~, циркуляторные circulatory injury
нарциссизм *м. псих.* narcissism, autophilia
нарыв *м.* boil, abscess
насадка *ж.* nozzle; head
~ для шлифмашины lathe chuck
насекомое *с.* insect
~, заражённое возбудителями болезни disease-infected insect
~, кровососущее blood-sucking insect
~, ядовитое venomous insect
население *с.* population
~, городское urban population
~, сельское rural population
насечка *ж.* 1. insection, incision 2. notch 3. *суд. мед.* tentative wound
~ миелина notch of myelin
наследование *с.* inheritance
~, доминантное dominant inheritance
~, менделевское [моногенное] single gene [mendelian] inheritance
~, патологическое pathologic inheritance
~, рецессивное recessive inheritance
~, сцепленное с полом sex-linked inheritance
наследственность *ж.* heredity, characteristics inheritance
наследственный inherited, hereditary
наследств/о *с.* ◇ передаваться по ~у *(о болезни)* to be inherited
наследуемость *ж.* heritability
наследуемый heritable, hereditable
наслоение *с.*:
~, плевральное pleural thickening
насморк *м.* nasal catarrh, rhinitis
~, аллергический allergic rhinitis
~, вазомоторный vasomotor rhinitis
~, зловонный ozena
~, ложный vasomotor rhinitis
~, сенной hay fever, grass pollen allergy, pollen disease, pollinosis
насос *м.* pump
~, инфузионный infusion pump
~, центробежный centrifugal pump
настой *м. фарм.* infusion, extract, tincture
~ адониса adonis infusion
~ валерианы valerian tincture
~, горький bitter tincture
~ женьшеня ginseng tincture
~ зверобоя hypericum tincture
~ имбиря ginger tincture
~ йода iodine tincture
~, крепкий strong tincture
~, мятный mint tincture
~ наперстянки digitalis tincture

~ полыни горькой absinthium tincture
~, сложный compound tincture
~, спиртовой alcoholic tincture
~ стальника ononis tincture
~ строфанта strophantus tincture
~ шалфея salvia tincture, tincture of sage
~ эвкалипта tincture of gum tree
настойка *ж. фарм.* infusion, extract, tincture *(см. тж настой)*
настороженность *ж.* suspicion, alertness ◇ повысить клиническую ~ to increase clinical suspicion; проявлять ~ к заболеванию to be alert to a disease
~, онкологичекая oncologic alarm
настроени/е *с. псих.* mood ◇ быть подверженным депрессивному ~ю to have moods
~, бредовое delirious mood
~, капризное capricious mood
~, неадекватное inappropriate [incongruous] mood
насыщение *с.* 1. saturation 2. *(едой)* satiation
~ кислородом oxygen saturation
насыщенность *ж.* saturation
насыщенный saturated
натёчник *м. (натёчный абсцесс)* migrating [hypostatic, congestive, wandering] abscess
~, тазовый frozen pelvis
нативный *(о веществе)* native, naturally occurring
натоптыш *м. (омозолелость стопы)* plantar callosity
натощак fasting
натрий *м. хим.* sodium, Na
~, йодистый sodium iodide
~, радиоактивный radiosodium, radioactive sodium
~, радиоактивный йодистый sodium radioiodide
~, тетраборнокислый borax
~, фтористый sodium fluoride
натуживание *с.* straining effort
натулан *м. фарм.* procarbazine hydrochloride, natulan
натягивать to tighten
натяжение *с.* 1. tension, draw 2. *(при заживлении раны)* intention
~, первичное primary [first] intention
~, поверхностное surface tension
~, раневое wound intention
~, слабое slack tension
натянутый tense
наука *ж.* science
~, биологическая biological science
~, медицинская medical science
~ об окружающей среде environmental science
нафтизин *м.* naphthizin, naphthazoline nitrate
нафтохинон *м.* naphthoquinone
начало *с.*:
~ болезни onset of disease
~ болезни, бурное abrupt onset of disease
~ болезни, внезапное sudden onset of disease
~ болезни, острое acute onset of disease
~, действующее *(действующий компонент)* active principle
~ заболевания, протекающее без явных симптомов insidious [stealthy] onset

нача́ло

~ лече́ния initiation of treatment
~ мочеиспуска́ния start of stream
нача́льный initial
начина́ться *(о болезни)* to set in, to break out
неадеква́тность *ж.* incongruity, inadequacy
~, эмоциона́льная incongruity of affect
небере́менная *ж.* nonpregnant
неблагоприя́тный unfavorable
небре́жность *ж.* врача́, престу́пная malpractice
небци́н *м. фарм.* nebcin, tobramycin
невокарцино́ма *ж.* melanoma, melanocarcinoma, melanoblastoma
невоксантоэндотелио́ма *ж.* nevoxanthoendothelioma
невоспали́тельный noninflammatory
невосприи́мчивость *ж.* unresponsiveness
~ к боле́зни immunity against disease
невправи́мый *(напр. о грыже)* irreducible
невправле́ние *с.* malreduction
невралги́ческий neuralgic, neuralgiform
невралги́я *ж.* neuralgia, neurodynia, nerve pain
~, ана́льная anal neuralgia
~ бараба́нного сплете́ния tympanic plexus neuralgia
~, вегетати́вная vegetative neuralgia
~, вегетати́вная реперкусси́вная vegetative repercussive neuralgia
~, возвра́тная [галлюцинато́рная] hallucinatory [reminescent] neuralgia
~, глоссофарингеа́льная glossopharyngeal neuralgia
~, заты́лочная occipital neuralgia
~, идиопати́ческая idiopathic neuralgia
~, идиопати́ческая аноректа́льная idiopathic anorectal neuralgia
~, крылонёбного узла́ sphenopalatine [sluder's] neuralgia
~ культи́ stump neuralgia
~ лицево́го не́рва geniculate neuralgia, neuralgia facialis vera, Hunt's neuralgia
~, маляри́йная malarial neuralgia
~, межрёберная intercostal neuralgia
~, мигрено́зная periodic migrainous neuralgia, Harris' migraine
~ моло́чной железы́ mammary neuralgia
~, мо́ртоновская метатарза́льная Morton's neuralgia, metatarsalgia, Morton's syndrome
~, носоресни́чная ciliary ganglion neuralgia
~ носоресни́чного узла́ ciliary ganglion neuralgia
~, односторо́нняя hemialgy
~ плечево́го сплете́ния brachial plexus neuropathy, neuralgic amyotrophy, brachial neuritis
~, постгерпети́ческая postherpetic neuralgia
~ преиму́щественно перифери́ческого ге́неза, тригемина́льная trigeminal neuralgia of predominantly peripheric genesis
~ при синдро́ме коле́нчатого га́нглия geniculate neuralgia, neuralgia facialis vera, Hunt's neuralgia
~, профессиона́льная occupational [professional] neuralgia
~ прямо́й кишки́ rectal neuralgia
~, пя́точная talalgia
~, свя́занная с вовлече́нием не́рва в послеоперацио́нный рубе́ц entrapment neuralgia, entrapment neuropathy
~ седа́лищного не́рва sciatic neuralgia, sciatica
~, субокципита́льная suboccipital neuralgia
~, травмати́ческая traumatic neuralgia
~, тригемина́льная trigeminal [epileptiform, (tri)facial, Fothergill's] neuralgia
~, тригемина́льная одонтоге́нная trigeminal odontogenic neuralgia
~ тройни́чного не́рва (tri)facial [trigeminal, epileptiform, Fothergill's] neuralgia
~, тунне́льная entrapment neuropathy, entrapment neuralgia
~, упо́рная obstinate [persistent] neuralgia
~, ше́йная cervical neuralgia
~, ше́йно-заты́лочная cervico-occipital neuralgia
~, эпилептифо́рмная epileptiform [trigeminal, (tri)facial, Fothergill's] neuralgia
невра́льный neural
неврасте́ник *м.* neurastheniac, neurotic
неврастени́ческий neurasthenic, neurotic
неврастени́я *ж. псих.* neurasthenia, nervous exhaustion, Beard's disease
~, авитамино́зная avitaminotic neurasthenia
~, ангиопаралити́ческая angioparalytic neurasthenia
~, перви́чная primary neurasthenia, neurasthenia precox
~, полова́я sexual neurasthenia
~, реакти́вная reactive neurasthenia
~, сифилити́ческая syphilitic neurasthenia
~, сосу́дистая angiopathic [pulsating] neurasthenia
неврилемма́ *ж.* neurilemma, neurolemma
неврилеммо́ма *ж.* neurilemoma, neurinoma, (neuro)schwannoma
~, злока́чественная malignant neurinoma
~, краниоспина́льная craniospinal neurinoma
~, саркомато́зная sarcomatous neurinoma
~ слухово́го не́рва acoustic neurinoma
~ спинно́го мо́зга spinal neurinoma
невролеммоци́т *м.* neurilemma [neurolemma, Schwann's] cell
невримо́ма *ж.* neurinoma, neurilemoma, (neuro)schwannoma
неври́т *м.* neuritis
~, адвентициа́льный adventitial neuritis
~, аксиа́льный axial neuritis
~, вегетати́вный vegetative neuritis
~, вибрацио́нный vibratory neuritis
~, восходя́щий ascending neuritis
~ Гомбо́ Gombault's neuritis
~, дегенерати́вный degeneration neuritis
~ Дежери́на — Сотта́, гипертрофи́ческий Dejerine-Sottas disease, hereditary hypertrophic neuropathy
~, диабети́ческий diabetic neuritis
~, заты́лочный occipital neuritis
~ зри́тельного не́рва optic [retrobulbar] neuritis
~ зри́тельного не́рва, ло́жный optic pseudoneuritis
~, интерстициа́льный interstitial [Eichhorst's] neuritis

~, корешко́вый radicular neuritis
~, кохлеа́рный cochlear neuritis
~, мно́жественный polyneuritis, multiple neuritis
~, нисходя́щий descending neuritis
~, паренхимато́зный parenchymatous [central] neuritis
~, перифери́ческий peripheral neuritis
~, просту́дный cold neuritis
~, профессиона́льный occupational [professional] neuritis
~, ревмати́ческий rheumatic neuritis
~, ретробульба́рный retrobulbar [optic] neuritis
~ Россоли́мо Rossolimo's neuritis
~ седа́лищного не́рва sciatic neuritis
~, сифилити́ческий syphilitic neuritis
~ слухово́го не́рва cochlear neuritis
~, токси́ческий toxic neuritis
~, травмати́ческий traumatic neuritis
~, центра́льный central [parenchymatous] neuritis
~, эксперимента́льный experimental neuritis
~, эндеми́ческий endemic neuritis, beriberi
невроастроцито́ма ж. neuroastrocytoma
невро́з м. псих. neurosis
~, актуа́льный actual neurosis
~, вазомото́рно-трофи́ческий angiotrophoneurosis
~, вегетати́вный vegetative neurosis
~ «вое́нного вре́мени» battle [war, military] neurosis
~, дви́гательный motor neurosis
~, депресси́вный depressive neurosis
~ желу́дка gastric neurosis
~, инфанти́льный infantile neurosis
~, ипохондри́ческий hypochondriacal neurosis
~ испу́га fright neurosis
~, истери́ческий hysteric neurosis
~, истеротравмати́ческий conversion hysteria neurosis
~ истоще́ния dystrophoneurosis
~, кардиоваскуля́рный cardiovascular neurosis
~, кардиофоби́ческий cardiophobic neurosis
~ кише́чника intestinal neurosis
~, климактери́ческий climacteric neurosis
~, коммоцио́нный accident [(post)traumatic] neurosis
~, конверси́вный истери́ческий conversion hysteria neurosis
~, координато́рный coordination neurosis
~ мочево́го пузыря́ cystic neurosis
~ навя́зчивых состоя́ний obsessional [(obsessive-)compulsive] neurosis
~ ожида́ния expectation neurosis
~, пенсио́нный pension neurosis
~, профессиона́льный occupational [professional] neurosis
~, психастени́ческий psychasthenic neurosis
~, реакти́вный reactive neurosis
~, ре́нтный compensation neurosis
~ ре́чи logoneurosis
~, сексуа́льный sexual neurosis
~ се́рдца cardiac neurosis, cardioneurosis
~, сосу́дистый angioneurosis
~, социа́льный social neurosis
~, ста́рческий neurosis tarda
~ стра́ха anxiety neurosis
~, травмати́ческий уст. accident [(post)traumatic] neurosis
~ трево́ги anxiety neurosis
~ утомле́ния fatigue neurosis
~ хара́ктера character neurosis
~, целево́й compensation neurosis
~, шо́ковый fright neurosis
~, эксперимента́льный experimental neurosis
неврозоподо́бный neurosis-like
невролемма ж. neurolemma, neurilemma
невро́лиз м. neurolysis
~, вну́тренний endoneurolysis
невролити́ческий neurolytic
невро́лог м. neurologist
невроло́гия ж. neurology
~, клини́ческая clinical neurology
~, эксперимента́льная experimental neurology
невро́ма ж. neuroma
~, ампутацио́нная amputation [traumatic] neuroma
~, ганглиона́рная ganglioneuroma
~ культи́ stump neuroma
~ па́льца стопы́ plantar digital neuroma
невронáльный neuronal
невропа́т м. neuropath
невропати́ческий neuropathic
невропати́я ж. neuropathy
~, аналгези́ческая analgesic neuropathy
~, вестибуля́рная vestibular neuropathy
~, дви́гательная motor neuropathy
~, диабети́ческая diabetic neuropathy
~, компрессио́нная compression neuropathy
~, корешко́вая radicular neuropathy
~, насле́дственная hereditary neuropathy
~, несимметри́чная asymmetric neuropathy
~, перифери́ческая peripheric [peripheral] neuropathy
~, радикуля́рная сенсо́рная насле́дственная hereditary sensory neuropathy
~, сенсо́рная sensory neuropathy
~, сосу́дисто-трофи́ческая angiotrophoneurosis
~, тиреотокси́ческая thyreotoxic neuropathy
невропато́лог м. neurologist
невропатоло́гия ж. neuropathology
невропла́зма ж. neuroplasm
невротиза́ция ж. (регенерация нерва) neurotization
невро́тик м. neurotic, neurastheni(a)c
невроти́ческий neurotic
невротомм. neurotome
невротоми́я ж. neurotomy
неврофибросарко́ма ж. онк. neurofibrosarcoma
невэктоми́я ж. neurectomia
не́вус м. онк. nevus
~, ангиомато́зный nevus angiomatodes
~, борода́вчатый verrucous nevus, nevus verrucosus
~, волосяно́й hairy mole, nevus pilosus
~, голубо́й blue nevus
~, депигменти́рованный nevus achromicus

нéвус

~, интрадермáльный intradermal nevus, neuronevus
~, ихтиозифóрмный ichthyosis hystrix, nevus linearis, nevus lichenoides
~, «клубни́чный» strawberry nevus, strawberry mark
~, остеогипертрофи́ческий варикóзный osteohypertrophic varicose nevus
~, паукообрáзный spider nevus, nevus araneus
~, пигмéнтный pigmented nevus, nevus pigmentosus
~, пламенéющий flame nevus, nevus flammeus
~, пограни́чный epidermic-dermic [junction] nevus
~, сосу́дистый nevus angioectodes, nevus vascularis
~, эпидермодермáльный epidermic-dermic [junction] nevus

невынáшивание с.:
~ берéменности miscarriage, noncarrying of pregnancy
~ берéменности, привы́чное habitual noncarrying of pregnancy

невы́явленный overlooked

негативáция ж. *(отсутствие положительного признака болезни)* negative reaction

негативи́зм м. *псих.* negativism

негатоскóп м. *мед. тех.* negatoscope, X-ray view box

негигиени́ческий unhygienic, insanitary

недержáние с. incontinence, incontinentia
~, анáльное anorectal [anal] incontinence
~ аффéкта *псих.* incontinence of affect
~ гáзов gas incontinence, incontinence [passage] of flatus
~ кáла fecal [stool] incontinence, encopresis
~ кáла, идиопати́ческое idiopathic fecal incontinence
~ кáла, ночнóе nocturnal fecal incontinence
~ мочи́ enuresis, urinary incontinence, involuntary urination
~ мочи́, ночнóе nocturnal enuresis, nocturnal urinary incontinence
~ пигмéнта incontinentia pigmenti, Bloch-Sulzberger syndrome
~ при стрéссовой ситуáции, анáльное anal stress incontinence

недиагности́рованный undiagnosed, undetectable

недифференци́рованный undifferentiated

недоедáние с. undernutrition, malnutrition

недокóрм м. underfeeding

недомогáние с. malaise, indisposition
~, лёгкое slight malady, slight indisposition

недонóшенность ж. prematurity

недонóшенный low-birth-weight, premature

недоразви́тие с. hypoplasia, immaturity, underdevelopment
~, врождённое congenital hypoplasia
~ дистáльной полови́ны конéчности *терат.* hemimelia
~ конéчности, врождённое *терат.* limb hypoplasia
~, половóе maturation arrest

~ половóй систéмы hypogenitalism, hypogonadism
~ ткáней зу́ба tooth tissue hypoplasia
~, у́мственное mental deficiency

недорáзвитый *(физических)* underdeveloped; rudimentary; *(умственно)* backward, retarded

недосмóтр м. oversight

недостáток м. пищевы́х волóкон, хрони́ческий chronic deficiency in fiber intake

недостáточность ж. deficiency, insufficiency; incompetence; failure; impairment
~, адренокортикáльная adrenocortical insufficiency
~ анáльного сфи́нктера anal incompetence
~ анастомóза anastomotic breakdown
~, антитрипси́новая antitrypsin deficiency
~, белкóво-калори́йная protein-calorie deficiency
~, вариáбельная имму́нная variable immunodeficiency
~, венóзная venous insufficiency
~ вентиля́ции *(лёгких)* embarrassment of ventilation, ventilatory insufficiency
~, вентиляциóнная комбини́рованная combined ventilatory insufficiency
~, вентиляциóнная обструкти́вная obstructive ventilatory insufficiency
~, вентиляциóнная рестрикти́вная restrictive ventilatory insufficiency
~, вертебрáльно-базиля́рная vertebrobasilar insufficiency
~ вну́тренней боковóй свя́зки medial collateral ligament insufficiency
~, врождённая митрáльная congenital mitral regurgitation
~, генети́чески обуслóвленная genetic deficiency
~, дыхáтельная respiratory compromise, respiratory embarrassment, respiratory failure
~, застóйная сердéчная congestive heart failure
~, иммунологи́ческая immunologic deficiency
~ клáпана *(сéрдца)* valvular incompetence, valvular insufficiency
~ клáпана аóрты aortic regurgitation, aortic insufficiency
~ клáпана аóрты, óстрая acute aortic regurgitation, acute aortic insufficiency
~ клáпана лёгочного стволá pulmonic regurgitation, pulmonary valvular insufficiency
~, коронáрная coronary insufficiency
~ коры́ надпóчечников adrenocortical insufficiency
~ культи́ двенадцатипéрстной кишки́ leak of duodenal stump
~, лактáзная lactase deficiency
~, лéвого предсéрдно-желу́дочкового клáпана mitral insufficiency, mitral incompetence, mitral regurgitation
~, митрáльная mitral insufficiency, mitral incompetence, mitral regurgitation
~ мозговóго кровообращéния cerebral circulatory [cerebrovascular] insufficiency
~, óстрая дыхáтельная acute respiratory failure
~, óстрая печёночная acute hepatic failure

~, относительная митральная secondary mitral regurgitation
~, панкреатическая pancreatic deficiency
~, печёночная hepatic [liver] failure, liver impairment
~, пирамидная pyramidal insufficiency
~ питания undernutrition, malnutrition
~ пищевода esophageal leaks
~, плацентарная placental insufficiency
~ поджелудочной железы pancreatic insufficiency
~ поджелудочной железы, врождённая Schwachman syndrome, exocrine pancreatic insufficiency with malnutrition and neutropenia
~, полиорганная multiple organ failure
~, постоперационная дыхательная postoperative respiratory failure
~, посттравматическая дыхательная posttraumatic respiratory failure
~, почечная renal insufficiency, renal failure, renal impairment
~, правого предсердно-желудочкового клапана tricuspid regurgitation, tricuspid incompetence, tricuspid insufficiency
~ привратника желудка pyloric incompetence
~, ревматическая rheumatic mitral insufficiency
~ связок ligament deficiency, ligament instability, ligament laxity
~, сердечная impaired cardial function, cardiac decompensation, heart failure, cardiac insufficiency
~, сердечно-лёгочная cardiopulmonary decompensation
~, сердечно-сосудистая cardiovascular collapse
~ сердца, энергодинамическая energo-dynamic heart failure, Hegglin's syndrome
~, сосудистая circulatory collapse
~ трёхстворчатого клапана tricuspid regurgitation, tricuspid incompetence, tricuspid insufficiency
~, трикуспидальная tricuspid regurgitation, tricuspid insufficiency, tricuspid incompetence
~, ферментная enzymatic deficiency
~, хроническая дыхательная chronic respiratory failure
~, цервикоистмическая cervicoisthmic insufficiency
~ шва suture-line leak
недостающий missing
недоступность ж. inaccessibility
недоступный inaccessible
нежелание с. больного подвергнуться операции patient unwillingness to undergo surgery
нежизнеспособный nonviable, devitalized, unviable
незаконнорождённый illegitimate
незаращение с. nonclosure
~ губы labial cleft
~ дужки позвонка, скрытое spina bifida occulta, cryptoschistorrachis
~ мочевого протока non-closed [patent] urachus
незидиобластома ж. nesidioblastoma, islet cell tumor; insul(in)oma

незрелость ж. (плода) immaturity
незрелый immature
незрячий blind
неизлеченный unhealed
неизлечимость ж. incurability
неизлечимый incurable
неинфицированный uninfected
нейраминидаза ж. биохим. neuraminidase
нейрит м. (основной отросток нейрона) neurit(e), axon
нейроаллергия ж. neuroallergy
нейроанатомия ж. neuroanatomy
нейроанестезия ж. neuroanesthesia
нейроартропатия ж. neuroarthropathy
нейробиология ж. neurobiology
нейробласт м. эмбр. neuroblast
нейробластома ж. neuroblastoma
нейробруцеллёз м. инф. бол. neurobrucellosis
нейроваскулярный neurovascular
нейровегетативный neurovegetative, neurovisceral, neurosplanchnic
нейровирус м. neurovirus
нейровисцеральный neurosplanchnic, neurovisceral, neurovegetative
нейрогенез м. neurogenesis
нейрогенный neurogenetic, neurogenic, neurogenous
нейрогипофиз м. neurohypophysis
нейрогипофизарный neurohypophysial
нейрогистология ж. neurohistology
нейроглия ж. цитол. (neuro)glia, Kölliker's reticulum
нейрогормон м. neurohormone
нейрография ж. рентг. neurography
нейрогуморальный neurohumoral
нейродерматит м. neurodermatitis, neurodermatosis
~, диффузный disseminated neurodermatitis, atopic dermatitis, atopic eczema, Besnier-Brocq syndrome
~, псориазиформный psoriasiform neurodermatitis
~, экссудативный exudative neurodermatitis
нейродерматоз м. neurodermatosis, neurodermatitis
нейродерматомиозит м. neurodermatomyositis
нейродермит м. neurodermatitis, neurodermatosis (см. тж нейродерматит)
нейроинфекция ж. neuroinfection
нейрокератин м. биохим. neurokeratin
нейрокибернетика ж. neurocybernetics
нейрокинины м. мн. биохим. neurokinins
нейролейкоз м. neuroleukemia
нейролептаналгезия ж. neuroleptanalgesia
нейролептик м. фарм. neuroleptic, neuroplegic, antipsychotic (drug)
~, атипичный atypical antipsychotic drug
~, типичный typical antipsychotic drug
нейролептический neuroleptic
нейролипоматоз м., диффузный спинальный diffusive spinal neurolipomatosis
нейролюпус м. neurolupus
нейролюэс м. neurosyphilis (см. тж нейросифилис)
нейроматоз м. neuromatosis

нейроматóзный

нейроматóзный neuromatous
нейромедиáтор *м.* (neuro)mediator, (neuro)transmitter
нейромедин *м.* К *биохим.* neuromedin K
нейрометри́я *ж.* neurometry
нейромиалги́я *ж.* рук, профессионáльная occupational arm neuromyalgia
нейромиастени́я *ж.* neuromyasthenia
~, эпидеми́ческая epidemic neuromyasthenia
нейромиксóма *ж.* neuromyxoma
нейромиози́т *м.* neuromyositis
~, профессионáльный occupational neuromyositis
нейромиофасци́т *м.*, профессионáльный occupational neuromyofascitis
нейромодулятор *м.* neuromodulator
нейроморфолóгия *ж.* neuromorphology
нейромотóрный *(об иннервации)* neuromotor
нейромýскульный neuromuscular, nervimuscular
нейрóн *м.* neuron, nerve cell, neurocyte
~, адренерги́ческий adrenergic neuron
~, ассоциати́вный association [intercalary, internuncial] neuron
~, афферéнтный afferent [sensory, receptor] neuron
~, биполя́рный bipolar neuron
~, вегетати́вный vegetative neuron
~, веретенови́дный spindle-shaped [fusiform] neuron
~, встáвочный intercalary [internuncial, association] neuron
~ Гóльджи I ти́па Golgi type I neuron
~ Гóльджи II ти́па Golgi type II neuron
~, грушеви́дный Purkinje's cell, Purkinje's corpuscle
~, дви́гательный motor neuron, motoneuron
~, звёздчатый stellate cell
~, корзи́нчатый basket cell
~, кóртико-спинáльный corticospinal neuron
~, мультиполя́рный multipolar neuron
~, пирамидáльный pyramidal neuron
~, сенсóрный sensory [afferent, receptor] neuron
~ спиннóго мóзга spinal cord neuron
~, униполя́рный unipolar neuron
~, центрáльный central neuron
~, эпилепти́ческий epileptic neuron
~, эфферéнтный efferent neuron
нейрони́т *м.* neuronitis
~, вестибуля́рный vestibular neuronitis
~, слуховóй cochlear neuronitis
нейрóнный neuronic, neuronal
нейронографи́я *ж. рентг.* neuronography
нейронофаги́я *ж. морф.* neuronophagy
нейрооптикомиели́т *м.* neuromyelitis optica, Devic's disease
нейроостеофибрóз *м.* neuroosteofibrosis
нейроофтальмолóгия *ж.* neuro(o)phthalmology
нейропаралити́ческий neuroparalytic
нейропарали́ч *м.* neuroparalysis
нейропати́я *ж.* neuropathy; neuritis (см. тж невропати́я)
нейропатогенéз *м.* neuropathogenesis
нейропепти́ды *м. мн.* neuropeptides
нейропередáча *ж.* neurotransmission
~, серотонинерги́ческая serotonin [serotonergic] neurotransmission

~, симпати́ческая sympathetic neurotransmission
~, холинерги́ческая cholinergic neurotransmission
нейропи́ль *м. (переплетение нервных волокон)* neuropil(e)
нейроплéгик *м. фарм.* neuroplegic, neuroleptic, antipsychotic (drug)
нейроплеги́ческий neuroplegic
нейроплеги́я *ж.* neuroplegia
нейропсихиатри́я *ж.* neuropsychiatry
нейропсихóз *м.* neuropsychosis
нейропсихологи́ческий neuropsychologic(al)
нейропсихолóгия *ж.* neuropsychology
нейропсихопати́ческий neuropsychopathic
нейропсихопати́я *ж.* neuropsychopathy
нейрорадиóлог *м.* neuroradiologist
нейрорадиолóгия *ж.* neuroradiology
нейроревмати́зм *м.* neurorheumatism
нейрорентгенóлог *м.* neuroradiologist
нейрорентгенолóгия *ж.* neuroradiology
нейрорециди́в *м.* neurorelapse
нейросаркóма *ж.* neurosarcoma
нейросекретóрный neurosecretory
нейросекрéция *ж.* neurosecretion
нейросифилис *м.* neurosyphilis
~, дéтский juvenile neurosyphilis
~, менинговаскуля́рный meningovascular neurosyphilis
~, паренхиматóзный parenchymatous neurosyphilis
нейросклерóз *м.* neurosclerosis
нейроспáзм *м.* neurospasm
нейроспонгиобластóма *ж.* neurospongioblastoma
нейроспонгиóма *ж.* neurospongioma, medulloblastoma
нейротахóметр *м. мед. тех.* neurotachometer
нейротензи́н *м. фарм.* neurotensin
нейротоксикóз *м.* neurotoxicosis, neurotoxemia
нейротокси́н *м. фарм.* neurotoxin
нейротокси́ческий neurotoxic
нейротокси́чность *ж.* neurotoxicity
нейротоми́я *ж.* neurotomy
нейротрансми́ссия *ж.* neurotransmission
нейротрансми́ттер *м.* neurotransmitter, neuromediator
нейротропи́зм *м.* neurotropy, neurotropism
нейротрофи́ческий neurotrophic
нейрофармаколóгия *ж.* neuropharmacology
нейрофибри́лла *ж.* neurofibril
нейрофибриллярный neurofibrillar
нейрофибрóма *ж.* neurofibroma
~, злокáчественная malignant neurofibroma, neurofibrosarcoma
нейрофибромáтоз *м.* neurofibromatosis, (von) Recklinghausen's disease
~, очагóвый incomplete [abortive] neurofibromatosis
~, семéйный familial neurofibromatosis
~, центрáльный central neurofibromatosis
нейрофибросаркóма *ж.* neurofibrosarcoma, malignant neurofibroma
нейрофизиолóгия *ж.* neurophysiology

нейрофиламе́нт *м. цитол.* neurofilament
нейрофони́я *ж.* neurophonia
нейрохиру́рг *м.* neurosurgeon
нейрохирурги́я *ж.* neurosurgery
~, эксперимента́льная experimental neurosurgery
нейроциркулято́рный neurocirculatory
нейроци́т *м.* neurocyte, neuron, nerve cell
нейроцито́ма *ж.* neurocytoma
нейроэкзере́з *м.* neuroexeresis
нейроэктоде́рма *ж. эмбр.* neuroectoderm
нейроэндокри́нный neuroendocrinal
нейроэпителио́ма *ж. уст.* neuroepithelioma
~, злока́чественная malignant neuroepithelioma, retinoblastoma
нейрэктази́я *ж.* neurectasia, neurectasis, neurectasy
нейрэктоми́я *ж. (иссечение участка нерва)* neurectomy
нейрэктопи́я *ж.* neurectopia, neurectopy
нейтрализа́ция *ж.* neutralization
~ отхо́дов waste neutralization
~ сто́чных вод effluents neutralization
нейтрализова́ть to neutralize
нейтри́но *с. биофиз.* neutrino
нейтро́н *м.* neutron
~, бы́стрый fast neutron
~, ме́дленный slow neutron
~, теплово́й thermal neutron
нейтронотерапи́я *ж.* neutron therapy
нейтропени́я *ж.* granulo(cyto)penia, hypogranulocytosis
нейтрофи́л *м.* neutrophil
~, палочкоя́дерный stab [band] neutrophil
~, полиморфноя́дерный polymorphonuclear neutrophil
нейтрофи́льный neutrophilic, neutrophilous
некомпенси́рованный noncompensated
некомпете́нтность *ж.*, иммунологи́ческая immunologic incompetence
неконгруэ́нтность *ж.* суставны́х пове́рхностей joint incongruity, joint incongruence
неконгруэ́нтный incongruous
неконкуре́нтный uncompetitive
некона́ктный *(о больном)* unable to cooperate
некробио́з *м.* necrobiosis, bionecrosis
~, липо́идный necrobiosis lipoidica (diabeticorum), Oppenheim-Urbach syndrome
некро́з *м.* necrosis ◊ подверга́ться ~у to fall in necrosis
~, аваскуля́рный [асепти́ческий] avascular [aseptic, bland] necrosis
~ бугри́стости большеберцо́вой ко́сти, асепти́ческий osteochondrosis of tuberosity of tibia, apophysitis tibialis adolescentum, Schlatter's [Osgood-Schlatter] disease
~, вла́жный liquefactive [colliquative] necrosis
~, воскови́дный Zenker's necrosis, Zenker's degeneration
~ всле́дствие сда́вливания pressure necrosis
~, втори́чный secondary necrosis
~, геморраги́ческий hemorrhagic necrosis
~ гепатоци́тов hepatic cell dropout, necrosis of hepatic cells
~ голо́вки бедра́, асепти́ческий osteohondritis deformans juvenilis of hip, epiphyseal aseptic necrosis of upper end of femur, pseudocoxalgia, coxa plana, Perthes' [Legg-Calvé-Perthes, Legg's] disease
~ голо́вки второ́й плю́сневой ко́сти, асепти́ческий osteochondrosis of head of second metatarsal bone, Freiberg's [Köhler second (bone)] disease, Freiberg's infarction
~ голо́вки плеча́, асепти́ческий osteochondrosis of capittelum of humerus, Panner's disease
~ деснево́го кра́я gingival margin necrosis
~, жирово́й fat necrosis
~, ишеми́ческий circulatory [ischemic] necrosis
~, казео́зный caseous necrosis, caseous degeration
~, коагуляцио́нный coagulation necrosis
~ ко́жи skin necrosis
~, колликвацио́нный colliquative [liquefactive] necrosis
~ ко́сти osteonecrosis
~, краево́й marginal necrosis
~ культи́ stump necrosis
~ ладьеви́дной ко́сти, асепти́ческий Kohler's tarsal scaphoid osteochondrosis, Kohler's tarsal scaphoiditis, Köhler's first (bone) disease
~, лучево́й (post-)radiation necrosis, radionecrosis
~, маранти́ческий marantic necrosis
~, масси́вный massive necrosis
~, мелкоочаго́вый piecemeal necrosis
~ мо́зга cerebral necrosis
~, мозгово́й cerebral necrosis
~, мостови́дный bridging necrosis
~ мышц myonecrosis
~ мышц, вла́жный moist myonecrosis
~ мышц, сухо́й dry myonecrosis
~, мышьяко́вистый arsenical necrosis
~ мя́гких тка́ней soft tissue necrosis
~, обши́рный extensive necrosis
~ о́пухоли tumor necrosis
~ пе́чени, мультилобуля́рный multilobular hepatic necrosis
~ пе́чени, паренхимато́зный hepatic parenchymal necrosis
~ пе́чени, сливно́й multilobular hepatic necrosis
~ пе́чени, трофи́ческий multilobular bridging hepatic necrosis
~ пя́той плю́сневой ко́сти, асепти́ческий fifth metatarsal aseptic necrosis
~ поджелу́дочной железы́ pancreas necrosis, pancreonecrosis
~ пу́льпы зу́ба pulp necrosis
~ пя́точной ко́сти, асепти́ческий aseptic heel bone necrosis, Sever's syndrome
~ сесамови́дной ко́сти, асепти́ческий sesamoid bone aseptic necrosis, Wiedhopf-Greifenstein disease
~, ступе́нчатый piecemeal necrosis
~, сухо́й coagulation necrosis
~, творо́жистый caseous [caseation] necrosis
~, травмати́ческий traumatic necrosis
~, фибрино́идный fibrinoid necrosis
~, фока́льный focal necrosis
~, циркуля́торный circulatory necrosis
~ эпи́физа локтево́й ко́сти, асепти́ческий epiphyseal aseptic ulnar necrosis, Burn's syndrome

некроз

~ эпи́физов позвонко́в, асепти́ческий vertebral epiphysis, juvenile [Scheuermann's] kyphosis, Scheuermann's [Scheuermann-Mau] disease
некромани́я *ж. псих.* necromania
некросади́зм *м. псих.* necrosadism
некросеквестрэктоми́я *ж.* necrosequestrectomy
некротизи́рованный sphacelous; necrotizing
некротизи́роваться to necrotize, to slough
некроти́ческий sphacelous; necrotic
некротоми́я *ж.* necrotomy
некрофетиши́зм *м. псих.* necrofetishism
некрофили́я *ж. псих.* necrophilism, necrophilia
некрофи́льный *псих.* necrophilous
некрофоби́я *ж. псих.* necrophobia
некрэктоми́я *ж.* necr(os)ectomy
не́ксус *м.* nexus, gap [electrotonic] junction, macula communicans, electrotonic synapse, *nexus* [NH]
некура́бельность *ж.* incurability
некура́бельный incurable
неле́ченый untreated
нелине́йный *фарм.* nonlinear
нембута́л *м. фарм.* nembutal, pentobarbital
неме́дленный immediate
неме́ченый unlabeled
немига́ющий unwinking
немота́ *ж.* dumbness, muteness, mutism
не́мощь *ж.* infirmity, feebleness
ненасы́щенный unsaturated
ненорма́льность *ж.* abnormality, irregularity
неоартро́з *м.* ne(o)arthrosis
необиливерди́н *м. биохим.* neobiliverdin
необлучённый unirradiated
необрати́мость *ж.* irreversibility
необрати́мый nonreversible, irreversible
неограни́ченный unlimited
неоднородности *ж. мн., очаговые радиол.* multifocal uptake
неозепа́м *м. фарм.* neozepam, nitrazepam, radedorm, mogadon
неоко́ртекс *м.* neocortex
неологи́зм *м. псих.* neologism
неомици́н *м. фарм.* neomycin
неоната́льный neonatal
неонатоло́гия *ж.* neonatology
неопера́бельность *ж.* inoperability
неопера́бельный inoperable
неоплази́я *ж.* neoplasia

~ ву́львы vulvar neoplasia

~ ву́львы, интраэпителиа́льная vulvar intraepithelial neoplasia

~, интраэпителиа́льная цервика́льная cervical intraepithelial neoplasia, CIN

~, мно́жественная эндокри́нная multiple endocrine neoplasia, familial endocrine adenomatosis

неопла́зма *ж.* neoplasm, tumor

~, глиа́льная glial neoplasm

неопласти́ческий neoplastic
неоплодотворённый unfertilized
неопредели́мый intractable

необпухолевый nonneoplastic
неопуще́ние *с.* яи́чка cryptorchi(di)sm
неоргани́ческий inorganic
неосложнённый uncomplicated, uneventful
неостигми́н *м. фарм.* neostigmine
неостриа́тум *м. анат.* neostriatum
неосяза́емость *ж.* impalpability, intangibility
неосяза́емый impalpable, intangible
неотала́мус *м.* neothalamus
неотвеча́емость *ж.* unresponsiveness

~, имму́нная immune unresponsiveness

неотдели́мый intrinsic
неотло́жный urgent, emergency, pressing
неотобранный consecutive
неотхожде́ние *с.* ка́ла failure to pass feces
неофили́я *ж. псих.* neophilia
неофоби́я *ж. псих.* neophobia
неофрейди́зм *м. псих.* neofreidism
неочи́щенный impure
непальпи́руемый nonpalpable
непереноси́мость *ж.* intolerance

~ коро́вьего молока́ cow's milk protein intolerance

~ лакто́зы lactose intolerance

~, лека́рственная drug intolerance, intolerance to medication

~ моносахари́дов monosaccharide malabsorption, monosaccharide intolerance

~, пищева́я food intolerance

~ со́евого белка́ soya protein intolerance

~ фрукто́зы fructose intolerance

непереноси́щий *(что-л.)* intolerant
неповреждённый intact, uninjured, unaffected
неподви́жность *ж.* immobility, nonmotility, fixity, stiffness
неподви́жный static, immobile, motionless, fixed
неполноце́нность *ж.* inferiority

~, конституцио́нная constitutional inferiority

~, психи́ческая [у́мственная] mental deficiency, inferiority of mind

непо́лный incomplete; imperfect
непоражённый uninjured, unaffected, intact
непреры́вность *ж.* continuity ◊ восстанови́ть ~ пищевари́тельного тра́кта to reestablish digestive tract continuity

~, кише́чная intestinal continuity

~ созна́ния continuity of consciousness

непреры́вный continuous
непригодность *ж.* unfitness, incapacity

~ к вое́нной слу́жбе unfitness for military service

~, физи́ческая physical unfitness

неприкоснове́ние *с. (к опухоли во время операции)* untouch [non-touch] technique
неприспособля́емость *ж.*, ситуацио́нная situational maladjustment
непроводя́щий *(изоляционный)* nonconducting
непродолжи́тельный short-term
непроизво́льный involuntary, unintentional
непроница́емый tight, impervious
непропорциона́льный disproportional

непроходи́мость ж. obstruction ◇ устраня́ть о́пухолевую ~ to relieve malignant obstruction
~, адинами́ческая кише́чная adynamic [paralytic] ileus
~, артериомезентериа́льная кише́чная arteriomesenteric obstruction, arteriomesenteric ileus
~, высо́кая кише́чная high bowel [high intestinal] obstruction
~ двенадцатипе́рстной кишки́ duodenal obstruction
~ дыха́тельных путе́й airways obstruction
~ дыха́тельных путе́й, хрони́ческая chronic obstructive airways disease, COAD
~ жёлчных путе́й biliary (tract) obstruction
~, ка́ловая кише́чная fecal obstruction
~, кише́чная bowel [intestinal] obstruction, ileus
~ кише́чника, врождённая congenital intestinal obstruction
~ кише́чника, динами́ческая dynamic [spastic] ileus, dynamic [spastic] intestinal obstruction
~ кише́чника, меко́ниевая meconium ileus
~ кише́чника, спа́ечная adhesive [intestinal] obstruction, adhesive ileus
~, механи́ческая кише́чная mechanical bowel [mechanical intestinal] obstruction, mechanical ileus
~ мочевы́х путе́й urinary obstruction
~, обтурацио́нная кише́чная obturation intestinal obstruction
~, о́страя кише́чная acute intestinal obstruction
~, паралити́ческая кише́чная paralytic [adynamic] ileus
~ пищево́да, врождённая congenital esophageal obstruction, esophageal atresia
~, по́лная кише́чная complete intestinal occlusion, complete intestinal obstruction
~, слепо́й кишки́ cecal ileus
~, спа́ечная adhesive obstruction
~, спа́ечная тонкокише́чная adhesive small bowel obstruction
~, спасти́ческая кише́чная spastic [dynamic] ileus, dynamic [spastic] intestinal obstruction
~ сто́мы stomal obstruction
~, странгуляцио́нная кише́чная strangulated intestinal obstruction
~ то́лстой кишки́ large bowel [colonic] obstruction
~ то́нкой кишки́ small bowel obstruction
~, функциона́льная кише́чная paralytic [adynamic] ileus
~, хрони́ческая кише́чная chronic intestinal obstruction
~, хрони́ческая толстокише́чная chronic obstruction of colon
~, части́чная кише́чная partial [incomplete] intestinal obstruction
нера́венство с. длины́ коне́чностей limb-length [leg-length] discrepancy
неравноме́рность ж. irregularity

неradikáльный nonradical, palliative
нерандомизи́рованный nonrandomized
нераспо́знанный unrecognized, undetected
нераствори́мый insoluble
нерасхожде́ние с. хромосо́м nondisjunction of chromosomes
нерв м. nerve, nervus [NA] (см. тж не́рвы)
~, бараба́нный tympanic nerve, nervus tympanicus [NA]
~ бедра́, за́дний ко́жный posterior cutaneous nerve of thigh, nervus cutaneus femoris posterior [NA]
~ бедра́, латера́льный ко́жный lateral cutaneous nerve of thigh, nervus cutaneus femoris lateralis [NA]
~, бе́дренно-полово́й genitofemoral nerve, nervus genitofemoralis [NA]
~, бе́дренный femoral nerve, nervus femoralis [NA]
~, бло́ковый trochlear [IV cranial] nerve, nervus trochlearis [NA]
~, блужда́ющий vagus [X cranial] nerve, nervus vagus [NA]
~, большеберцо́вый tibial nerve, nervus tibialis [NA]
~ большо́го па́льца стопы́, латера́льный lateral nerve of hallux, nervus hallux lateralis [NA]
~, большо́й вну́тренностный greater splanchnic nerve, nervus splanchnicus major [NA]
~, большо́й заты́лочный greater occipital nerve, nervus occipitalis major [NA]
~, большо́й камени́стый greater petrosal nerve, nervus petrosus major [NA]
~, большо́й ушно́й great auricular nerve, nervus auricularis magnus [NA]
~, верхнечелюстно́й maxillary nerve, nervus maxillaris [NA]
~, ве́рхний горта́нный superior laryngeal nerve, nervus laryngeus superior [NA]
~, ве́рхний ше́йный серде́чный superior cervical cardiac nerve, nervus cardiacus cervicalis superior [NA]
~, ве́рхний ягоди́чный superior gluteal nerve, nervus gluteus superior [NA]
~, возвра́тный горта́нный recurrent laryngeal nerve, nervus laryngeus recurrens [NA]
~, глазно́й ophthalmic nerve, nervus ophthalmicus [NA]
~, глазодви́гательный oculomotor [III cranial] nerve, nervus oculomotorius [NA]
~, глубо́кий камени́стый deep petrosal nerve, nervus petrosus profundus [NA]
~, глубо́кий малоберцо́вый deep fibular nerve, nervus peroneus profundus [NA]
~ го́лени, межко́стный interosseous nerve of leg, nervus interosseus cruris [NA]
~, грудоспинно́й thoracodorsal nerve, nervus thoracodorsalis [NA]
~, грушеви́дный piriform nerve, nervus piriformus [NA]
~, дви́гательный motor nerve, nervus motorius [NA]

нерв

~, диафрагма́льный phrenic nerve, *nervus phrenicus* [NA]
~, дли́нный грудно́й long thoracic nerve, *nervus thoracicus longus* [NA]
~, доба́вочный accessory [XI cranial] nerve, *nervus accessorius* [NA]
~, доба́вочный запира́тельный accessory obturator nerve, *nervus obturatorius accessorius* [NA]
~, жева́тельный masseteric nerve, *nervus massetericus* [NA]
~, за́дний ампуля́рный posterior ampullar nerve, *nervus ampullaris posterior* [NA]
~, за́дний решётчатый posterior ethmoidal nerve, *nervus ethmoidalis posterior* [NA]
~, за́дний ушно́й posterior auricular nerve, *nervus auricularis posterior* [NA]
~, запира́тельный obturator nerve, *nervus obturatorius* [NA]
~, зри́тельный optic [II cranial] nerve, *nervus opticus* [NA]
~, икроно́жный sural nerve, *nervus suralis* [NA]
~ икры́, латера́льный ко́жный lateral cutaneous nerve of calf, *nervus cutaneus surae lateralis* [NA]
~ икры́, медиа́льный ко́жный medial cutaneous nerve of leg, *nervus cutaneus surae medialis* [NA]
~ квадра́тной мы́шцы бедра́ quadrate femoral nerve, *nervus quadratus femoris* [NA]
~ кли́тора, дорса́льный dorsal nerve of clitoris, *nervus dorsalis clitoridis* [NA]
~, ко́жный cutaneous nerve, *nervus cutaneus* [NA]
~, концево́й terminal nerve, *nervus terminalis* [NA]
~, ко́пчиковый coccygeal nerve, *nervus coccygeus* [NA]
~ крылови́дного кана́ла nerve of pterygoid canal, *nervus canalis pterygoidei* [NA]
~, латера́льный ампуля́рный lateral ampullar nerve, *nervus ampullaris lateralis* [NA]
~, латера́льный грудно́й lateral pectoral nerve, *nervus pectoralis lateralis* [NA]
~, латера́льный крылови́дный lateral pterygoid nerve, *nervus pterygoideus lateralis* [NA]
~, латера́льный подо́швенный lateral plantar nerve, *nervus plantaris lateralis* [NA]
~, латера́льный ты́льный ко́жный lateral dorsal cutaneous nerve, *nervus cutaneus dorsalis lateralis* [NA]
~, лицево́й facial [VII cranial] nerve, *nervus facialis* [NA]
~, ло́бный frontal nerve, *nervus frontalis* [NA]
~, локтево́й ulnar nerve, *nervus ulnaris* [NA]
~ лопа́тки, дорса́льный dorsal nerve of scapula, *nervus dorsalis scapulae* [NA]
~, лучево́й radial nerve, *nervus radialis* [NA]
~, ма́лый вну́тренностный lesser splanchnic nerve, *nervus splanchnicus minor* [NA]

~, ма́лый заты́лочный lesser occipital nerve, *nervus occipitalis minor* [NA]
~, медиа́льный грудно́й medial pectoral nerve, *nervus pectoralis medialis* [NA]
~, медиа́льный крылови́дный medial pterygoid nerve, *nervus pterygoideus medialis* [NA]
~, медиа́льный подо́швенный medial plantar nerve, *nervus plantaris medialis* [NA]
~, медиа́льный ты́льный ко́жный medial dorsal cutaneous nerve, *nervus cutaneus dorsalis medialis* [NA]
~, мы́шечно-ко́жный musculocutaneous nerve, *nervus musculocutaneus* [NA]
~, мы́шечный muscular nerve, *nervus muscularis* [NA]
~ мы́шцы, напряга́ющей бараба́нную перепо́нку nerve of tensor tympani muscle, *nervus musculi tensoris tympani* [NA]
~ мы́шцы, напряга́ющей нёбную занаве́ску nerve of tensor veli palatini muscle, *nervus musculi tensoris veli palatini* [NA]
~, надбло́ковый supratrochlear nerve, *nervus supratrochlearis* [NA]
~, надглазни́чный supraorbital nerve, *nervus supraorbitalis* [NA]
~, надлопа́точный suprascapular nerve, *nervus suprascapularis* [NA]
~, нижнечелюстно́й mandibular nerve, *nervus mandibularis* [NA]
~, ни́жний горта́нный inferior laryngeal nerve, *nervus laryngeus inferior* [NA]
~, ни́жний ше́йный серде́чный inferior cervical cardiac nerve, *nervus cardiacus cervicalis inferior* [NA]
~, ни́жний ягоди́чный inferior gluteal nerve, *nervus gluteus inferior* [NA]
~, носонёбный nasopalatine nerve, *nervus nasopalatinus* [NA]
~, носоресни́чный nasociliary nerve, *nervus nasociliaris* [NA]
~, о́бщий малоберцо́вый common peroneal nerve, *nervus peroneus communis* [NA]
~, отводя́щий abducent [VI cranial] nerve, *nervus abducens* [NA]
~, пере́дний ампуля́рный anterior ampullar nerve, *nervus ampullaris anterior* [NA]
~, пере́дний решётчатый anterior ethmoidal nerve, *nervus ethmoidalis anterior* [NA]
~, пере́дний ушно́й anterior auricular nerve, *nervus auricularis anterior* [NA]
~ плеча́, ве́рхний латера́льный ко́жный upper lateral cutaneous nerve of arm, *nervus cutaneus brachii lateralis superior* [NA]
~ плеча́, за́дний ко́жный posterior cutaneous nerve of arm, *nervus cutaneus brachii posterior* [NA]
~ плеча́, медиа́льный ко́жный medial cutaneous nerve of arm, *nervus cutaneus brachii medialis* [NA]
~ плеча́, ни́жний латера́льный ко́жный lower lateral cutaneous nerve, *nervus cutaneus brachii lateralis inferior* [NA]

нервы

~, поверхностный малоберцовый superficial fibular nerve, *nervus peroneus superficialis* [NA]
~, подблоковый infratrochlear nerve, *nervus infratrochlearis* [NA]
~, подбородочный mental nerve, *nervus mentalis* [NA]
~, подвздошно-паховый ilioinguinal nerve, *nervus ilioinguinalis* [NA]
~, подвздошно-подчревный iliohypogastric nerve, *nervus iliohypogastricus* [NA]
~, подглазничный infraorbital nerve, *nervus infraorbitalis* [NA]
~, подзатылочный suboccipital nerve, *nervus suboccipitalis* [NA]
~, подключичный subclavian nerve, *nervus subclavius* [NA]
~, подкожный saphenous nerve, *nervus saphenus* [NA]
~, подлопаточный subscapular nerve, *nervus subscapularis* [NA]
~, подмышечный axillary nerve, *nervus axillaris* [NA]
~, подрёберный subcostal nerve, *nervus subcostalis* [NA]
~, подъязычный 1. sublingual nerve, *nervus sublingualis* [NA] 2. hypoglossal [XII cranial] nerve, *nervus hypoglossus* [NA]
~, позвоночный vertebral nerve, *nervus vertebralis* [NA]
~ полового члена, дорсальный dorsal nerve of penis, *nervus dorsalis penis* [NA]
~, половой бедренный genitofemoral nerve, *nervus genitofemoralis* [NA]
~, преддверно-улитковый vestibulocochlear [VIII cranial] nerve, *nervus vestibulocochlearis* [NA]
~, предкрестцовый presacral nerve, *nervus presacralis* [NA]
~ предплечья, задний межкостный posterior interosseous [posterior antebrachial] nerve, *nervus interosseus posterior* [NA]
~ предплечья, латеральный кожный lateral antebrachial cutaneous nerve, *nervus cutaneus antebrachii lateralis* [NA]
~ предплечья, медиальный кожный medial antebrachial cutaneous nerve, *nervus cutaneus antebrachii medialis* [NA]
~ предплечья, передний межкостный anterior interosseous [anterior antebrachial] nerve, *nervus interosseus anterior* [NA]
~, промежуточный intermediate nerve, *nervus intermedius* [NA]
~, седалищный sciatic nerve, *nervus ischiadicus* [NA]
~, скуловой zygomatic nerve, *nervus zygomaticus* [NA]
~, слёзный lacrimal nerve, *nervus lacrimalis* [NA]
~ слухового прохода, наружный nerve of external acoustic meatus, *nervus meatus acustici externi* [NA]
~, смешанный mixed nerve
~, срамной pudendal nerve, *nervus pudendus* [NA]
~, срединный median nerve, *nervus medianus* [NA]
~, стременной nerve to stapedius muscle, *nervus stapedius* [NA]
~, суставной articular nerve, *nervus articularis* [NA]
~, сферически-мешотчатый saccular nerve, *nervus saccularis* [NA]
~, тройничный trigeminal [V cranial] nerve, *nervus trigeminis* [NA]
~, ушно-височный auriculotemporal nerve, *nervus auriculotemporalis* [NA]
~, челюстно-подъязычный mylohyoid nerve, *nervus mylohyoideus* [NA]
~, чувствительный sensory nerve, *nervus sensorialis* [NA]
~ шеи, поперечный transverse nerve of neck, *nervus transversus colli* [NA]
~, щёчный buccal nerve, *nervus buccalis* [NA]
~, эллиптически-мешотчато-ампулярный utriculoampullar nerve, *nervus utriculoampullaris* [NA]
~, эллиптически-мешотчатый utricular nerve, *nervus utricularis* [NA]
~, языкоглоточный glossopharyngeal [IX cranial] nerve, *nervus glossopharyngeus* [NA]
~, язычный lingual nerve, *nervus lingualis* [NA]
~, яремный jugular nerve, *nervus jugularis* [NA]

нервизм *м.* nervism, nervosity
нервничать to be [to feel] nervous
нервнобольной *м.* nervous patient, neurotic
нервно-мышечный neuromuscular, nervimuscular
нервно-сосудистый neurovascular
нервность *ж.* nervousness
~, конституциональная constitutional nervousness
~, эндогенная endogenic nervousness
нервно-сухожильный neurotendinous
нервно-трофический neurotrophical
нервный nervous; neural
нервозность *ж.* nervousness
нервы *м. мн.* nerves, *nervi* [NA] *(см. тж* нерв*)*
~, вегетативные autonomic nerves
~, верхние альвеолярные superior alveolar nerves, *nervi alveolares superiores* [NA]
~, влагалищные vaginal nerves, *nervi vaginales* [NA]
~, внутренние сонные internal carotid nerves, *nervi carotici interni* [NA]
~, глубокие височные deep temporal nerves, *nervi temporales profundi* [NA]
~, грудные thoracic nerves, *nervi thoracici* [NA]
~, грудные сердечные thoracic cardiac nerves, *nervi cardiaci thoracici* [NA]

нервы

~, длинные реснич́ные long ciliary nerves, *nervi ciliares longi* [NA]
~, добавочные диафрагмальные accessory phrenic nerves, *nervi phrenici accessorii* [NA]
~, заднепроходно-копчиковые anococcygeal nerves, *nervi anococcygei* [NA]
~ клитора, пещеристые cavernous nerves of clitoris, *nervi cavernosi clitoridis* [NA]
~, короткие ресничные short ciliary nerves, *nervi ciliares breves* [NA]
~, крестцовые sacral nerves, *nervi sacrales* [NA]
~, крестцовые внутренностные sacral splanchnic nerves, *nervi splanchnici sacrales* [NA]
~, межрёберно-плечевые intercostobrachial nerves, *nervi intercostobrachiales* [NA]
~, межрёберные intercostal nerves, *nervi intercostales* [NA]
~, надключичные supraclavicular nerves, *nervi supraclaviculares* [NA]
~, наружные сонные external carotid nerves, *nervi carotici externi* [NA]
~, нёбные palatine nerves, *nervi palatini* [NA]
~, нижние альвеолярные inferior alveolar nerves, *nervi alveolares inferiores* [NA]
~, нижние прямокишечные inferior rectal nerves, *nervi rectales inferiores* [NA]
~, обонятельные olfactory nerves, *nervi olfactorii* [NA]
~, общие ладонные пальцевые common palmar digital nerves, *nervi digitales palmares communes* [NA]
~, общие подошвенные пальцевые common plantar digital nerves, *nervi digitales plantares communes* [NA]
~, передние губные anterior labial nerves, *nervi labiales anteriores* [NA]
~, передние мошоночные anterior scrotal nerves, *nervi scrotales anteriores* [NA]
~ полового члена, пещеристые cavernous nerves of penis, *nervi cavernosi penis* [NA]
~, поясничные lumbar nerves, *nervi lumbales* [NA]
~, поясничные внутренностные lumbar splanchnic nerves, *nervi splanchnici lumbales* [NA]
~, промежностные perineal nerves, *nervi perineales* [NA]
~, собственные ладонные пальцевые proper palmar digital nerves, *nervi digitales palmares proprii* [NA]
~, собственные подошвенные пальцевые proper plantar digital nerves, *nervi digitales plantares proprii* [NA]
~, сонно-барабанные caroticotympanic nerves, *nervi caroticotympanici* [NA]
~, спинномозговые spinal nerves, *nervi spinales* [NA]
~ стопы, тыльные пальцевые dorsal digital nerves of foot, *nervi digitales dorsales pedis* [NA]
~, тазовые внутренностные pelvic splanchnic nerves, *nervi splanchnici pelvini* [NA]

~, тыльные пальцевые dorsal digital nerves, *nervi digitales dorsales* [NA]
~, черепные cranial nerves, *nervi craniales* [NA]
~, шейные cervical nerves, *nervi cervicales* [NA]
~ ягодиц, верхние superior cluneal nerves, *nervi clunium superiores* [NA]
~ ягодиц, нижние inferior cluneal nerves, *nervi clunium inferiores* [NA]
нерезектабельный unresectable, irresectable, not resectable
нерезкость ж., **динамическая** *(изображения)* movement [motion] artifact
нержавеющий stainless
неровный irregular
нерожавшая ж. nullipara
несварение с. **желудка** dyspepsia, gastric indigestion
несвязность ж.:
~ мышления rambling thoughts
~ речи divagation, rambling speech
несимметричный irregular
несовершеннолетие с. nonage, minority
несовершеннолетний under-age, nonaged minor
несовместимость ж. incompatibility
~, иммунологическая tissue incompatibility
~, лекарственная drug incompatibility
~ лекарственных средств drug incompatibility
~, обоюдная cross incompatibility
~ по системе АВО ABO-incompatibility
~, тканевая tissue incompatibility
~, физиологическая physiologic incompatibility
несовместимый incompatible
несоответствие с. inadequacy; inconformity
несоответствующий inadequate; inappropriate
неспастичный aspastic
неспецифический nonspecific
несращение с. nonunion; healing failure
нестабильность ж. instability
~ коленного сустава knee instability
~ коленного сустава, хроническая chronic laxity of knee
~, переднебоковая anterolateral instability
~ плечевого сустава shoulder instability
~ позвоночника spinal instability, instability of spine
~ связочного аппарата ligamentous instability
~, стойкая persistent instability
нестабильный unstable, unsteady
нестероидный nonsteroid(al)
нестиатрия ж., **неститерапия** ж. *(лечебное голодание)* nestiatria, nestitherapy, starvation diet
нетилмицин м. *фарм.* netilmicin
нетоксический nontoxic
неточный inaccurate
нетромицин м. *фарм.* netilmicin sulfate, netromycin
нетрудоспособность ж. disability, inability to work, uncapacity, invalidity
~, временная temporary disability, temporary invalidity
~, полная complete invalidity

~, сто́йкая permanent disability
~, части́чная partial invalidity
нетрудоспосо́бны/й disabled, invalid ◇ быть ~м to be off work; де́лать ~м to incapacitate
неулепти́л *м. фарм.* neuleptil, periciazine
неуравнове́шенный психи́чески mentally unbalanced
неусто́йчивость *ж.* instability, lability; unsteadiness
~, не́рвная nervous instability
~, психи́ческая mental instability
~, эмоциона́льная emotional instability, emotional lability
неусто́йчивый instable, labile; unsteady
нефопа́м *м. фарм.* nefopam
нефри́т *м.* nephritis
~, апостемато́зный suppurative [apostematous] nephritis
~, васкуля́рный vascular nephritis
~, гно́йный suppurative [apostematous] nephritis
~, интерстициа́льный [межу́точный] interstitial nephritis
~, насле́дственный hereditary nephritis
~, око́пный war [trench] nephritis
~, о́стрый acute nephritis
~, очаго́вый focal nephritis
~, радиацио́нный radiation nephritis
~ с поте́рей соле́й salt-losing nephritis
~, транше́йный war [trench] nephritis
~, тубуля́рный tubular nephritis
~, хрони́ческий chronic nephritis
~, экссудати́вный extracapillary nephritis
нефробласто́ма *ж.* Wilms' tumor, adenomyosarcoma, mesoblastic nephroma, nephroblastoma, embryoma of kidney, renal carcinosarcoma
нефрогра́мма *ж. рентг.* nephrogram
нефрогра́фия *ж. рентг.* nephrography
нефро́з *м.* nephrosis
~, амило́идный amyloid nephrosis
~, врождённый congenital nephrosis
~, гемоглобинури́йный hemoglobinuric nephrosis
~, желту́шный bile nephrosis
~, липо́идный lipoid nephrosis
~, о́стрый acute nephrosis
~, сифилити́ческий syphilitic nephrosis
~, токси́ческий toxic nephrosis
~, хрони́ческий chronic nephrosis
нефрозонефри́т *м.,* геморраги́ческий hemorrhagic fever with renal syndrome, epidemic hemorrhagic fever
нефролитиа́з *м.* nephrolithiasis
нефролитотоми́я *ж.* nephrolithotomy
нефро́ма *ж.* (, эмбриона́льная) Wilms' tumor, adenomyosarcoma, mesoblastic nephroma, nephroblastoma, embryoma of kidney, renal carcinosarcoma
нефро́н *м. (структурно-функциональная единица почки)* nephron
нефронофти́з *м.* nephrophthisis
~ с ретинопати́ей nephrophthisis and retinopathy syndrome
нефропати́я *ж.* nephropathy
~ бере́менных nephropathy of pregnancy
~, мочеки́слая hyperuricemic nephropathy
нефропекси́я *ж. урол.* nephropexy

нефропиелостоми́я *ж.* nephropyelostomy
нефропто́з *м. урол.* nephroptosis
нефроскани́рование *с.,* нефросканогра́фия *ж. рентг.* static renal radionuclide imaging, kidney scintiscanning
нефростоми́я *ж. урол.* nephrostomy
нефросцинтигра́мма *ж. рентг.* renal radionuclide image, kidney scan
нефросцинтигра́фия *ж. рентг.* static renal radionuclide imaging, kidney scintiscanning
нефротокси́чность *ж.* renal toxicity, nephrotoxicity
нефротоми́я *ж.* nephrotomy
нефротомогра́мма *ж.* nephrotomogram
нефротомогра́фия *ж. рентг.* nephrotomography
нефрэктоми́я *ж.* nephrectomy
~, внебрюши́нная paraperitoneal nephrectomy
~, пояс ни́чная lumbar nephrectomy
~, ретроперитонеа́льная retroperitoneal nephrectomy
~, субкапсуля́рная subcapsular nephrectomy
~, трансперитонеа́льная transperitoneal nephrectomy
~, чрезбрюши́нная abdominal [anterior] nephrectomy
нечёткость *ж.,* краева́я marginal fogging
нечувстви́тельность *ж.* insensibility, numbness
~ к бо́ли pain insensibility
~ к бо́ли, врождённая congenital indifference to pain
нечувстви́тельный insensible; resistant
неэффекти́вность *ж.* ineffectiveness, lack of effect
неэффекти́вный noneffective, ineffective
нёбный palatine
нёбо *с.* palate, *palatum* [NA]
~, готи́ческое Gothic palate
~, ко́стное bony palate, *palatum osseum* [NA]
~, мя́гкое soft palate, *palatum molle* [NA]
~, расщеплённое palatoschisis, cleft palate, *palatum fissum* [NA]
~, твёрдое hard palate, *palatum durum* [NA]
ниалами́д *м. фарм.* nialamide
нивали́н *м. фарм.* nivalin, galanthamin
нида́ция *ж.* implantation, nidation, *implantatio, nidatio* [NE]
низкодифференци́рованный poorly differentiated
низкомолекуля́рный low-molecular
низоксети́н *м. фарм.* nisoxetine
никетами́д *м. фарм.* nikethamide
«никогда́ не ви́денное» *фр. псих.* jamais vu
«никогда́ не испы́танное» *фр. псих.* jamais éprouvé
«никогда́ не пережито́е» *фр. псих.* jamais vécu
«никогда́ не слы́шанное» *фр. псих.* jamais entendu
никоти́н *м.* nicotine
никотинамидадениндинуклеоти́д *ж. биохим.* nicotinamide adenine dinucleotide
никотинамидрибозидкина́за *ж. биохим.* nicotinamide riboside kinase
никталги́я *ж. невр. (ночная боль)* nyctalgia, night pain
никталопи́я *ж. офт. (куриная слепота)* nyctalopia, night blindness, nyctanopia

никтофилия ж. псих. nyctophilia, scotophilia
никтофобия ж. псих. nictophobia, scotophobia
никтурия ж. урол. nocturia, nycturia
нимустин м. фарм. nimustine
нимфоманиакальный nymphomaniacal
нимфомания ж. nymphomania, andromania
нистагм м. офт. nystagmus
  ~, ассоциированный associated [conjugate] nystagmus
  ~, бинокулярный binocular nystagmus
  ~, вертикальный vertical nystagmus
  ~, вестибулярный vestibular [labyrinthine] nystagmus
  ~, возвратно-поступательный see-saw nystagmus
  ~, вращательный rotatory [rolling, rotational] nystagmus
  ~, врождённый congenital nystagmus
  ~, гальванический galvanic nystagmus
  ~, глазной ocular nystagmus
  ~, горизонтально-ротаторный mixed horizontal and rotatory nystagmus
  ~, горизонтальный horizontal [lateral] nystagmus
  ~, двусторонний bilateral nystagmus
  ~, диагональный diagonal nystagmus
  ~, диссоциированный ataxis [dissociated, incongruent] nystagmus
  ~, железнодорожный [зрительный] optokinetic [railway, railroad, train] nystagmus
  ~, интенционный intention nystagmus
  ~, искусственный artificial [induced] nystagmus
  ~, истерический hysteric nystagmus
  ~, калорический caloric nystagmus, Bárány's sign
  ~, качательный oscillating [pendular] nystagmus
  ~, клонический clonic [jerky] nystagmus
  ~, конвергирующий convergent nystagmus
  ~, крупноразмашистый large-swinging nystagmus
  ~, лабиринтный labyrinthine [vestibular] nystagmus
  ~, латентный latent nystagmus
  ~, латеральный lateral [horizontal] nystagmus
  ~, маятникообразный oscillating [pendular] nystagmus
  ~, мелкоразмашистый small-swinging nystagmus
  ~, монокулярный monocular nystagmus
  ~ мягкого нёба palatal myoclony, palatal nystagmus
  ~, наследственный hereditary nystagmus
  ~, оптический optic nystagmus
  ~, оптокинетический optokinetic [railway, railroad, train] nystagmus
  ~, периферический peripheral nystagmus
  ~ положения positional [postural] nystagmus
  ~, послевращательный [последовательный] postrotational nystagmus
  ~, прессорный pressure nystagmus
  ~, произвольный voluntary nystagmus
  ~, профессиональный professional nystagmus
  ~, пульсирующий [ретракторный] retraction nystagmus
  ~, ротаторный rotatory [rolling, rotational] nystagmus
  ~, содружественный associated [conjugate] nystagmus
  ~, спонтанный spontaneous nystagmus
  ~, среднеразмашистый middle-swinging nystagmus
  ~, толчкообразный jerky [clonic] nystagmus
  ~, тонический tonic nystagmus
  ~, ундулирующий oscillating [pendular] nystagmus
  ~, установочный end-position nystagmus
  ~, ушной aural nystagmus
  ~, физиологический end-position nystagmus
  ~, фиксационный fixation nystagmus
  ~, центральный central nystagmus
  ~ Чейна — Стокса Cheyne's nystagmus
  ~ шахтёров miner's nystagmus
  ~, экспериментальный artificial [induced] nystagmus
нистагмический nystagmic
нистагм-миоклония м. невр. Lenoble-Aubineau syndrome
нистагмограф м. мед. тех. nystagmograph
нистагмография ж. nystagmography
нистагмоид м. nystagmoid
нистагмоподобный nystagmoid, nystagmiform
нистагмоскопия ж. nystagmoscopy
нистатин м. фарм. nystatin
нити ж. мн. 1. threads, fibers, sutures 2. filaments, *fila* [NA] (см. тж нить)
  ~, корешковые root filaments of spinal nerves, *fila radicularia* [NA]
  ~, нерассасывающиеся nonabsorbable suture
  ~, рассасывающиеся absorbable suture
нитразепам м. фарм. nitrazepam, neozepam, radedorm
нитрат м. nitrate
  ~, органический organic nitrate
нитратредуктаза ж. биохим. nitrate reductase
нитрендипин м. фарм. nitrendipine
нитрит м. nitrite
нитритредуктаза ж. биохим. nitrite reductase
нитроглицерин м. фарм. nitroglycerin, glyceryl trinitrate
нитрозометилмочевина ж. nitrosomethyl urea
нитрозомочевина ж. nitrosourea
нитроредуктаза ж. биохим. nitroreductase
нитросоединение с. nitrocompound
нитрофурантоин м. биохим. nitrofurantoin
нить ж. 1. thread, fiber, suture 2. filament, *filum* [NA]
  ~, конечная [концевая] terminal filament, *filum terminale* [NA]
  ~, межзубная (*для чистки межзубных поверхностей*) dental floss
  ~, обонятельная olfactory filament
  ~, синтетическая неплетёная [синтетическая монофиламентная] synthetic monofilament suture
  ~, синтетическая плетёная braided polyamide multifilament
  ~ спинного мозга, концевая terminal thread, *filum terminale* [NA]
  ~ спутника (*хромосомы*) *filum satellitis* [NH]

~ твёрдой оболочки спинного мозга filum of spinal dura mater, *filum durae matris spinalis* [NA]
~, терминальная terminal filament, *filum terminale* [NA]
~, углеродная carbon fiber
~, хирургическая surgical suture
~, хирургическая шовная suture filament
~, шёлковая хирургическая silk suture
~, шовная retention suture
~, элементарная хромосомная chromosome thread

нифедипин *м. фарм.* nifedipine, corinfar
ниша *ж. анат., рентг.* niche
~ желудка, профильная Haudek's niche
~ контура желудка Haudek's niche
~ круглого окна *анат.* round window niche
~ овального окна [окна преддверия] *анат.* oval window niche
~ окна улитки *анат.* round window niche

новобиоцин *м. фарм.* novobiocin
новокаинамид *м.* procainamide hydrochloride
новокаин-электрофорез *м.* novocain-electrophoresis
новообразования *с. мн.* neoplasms, tumors (*см. тж* опухоль, опухоли)
~, гормонозависимые hormone-dependent neoplasms
~, железисто-эпителиальные glandular-epithelial neoplasms
~, злокачественные malignant neoplasms
~, многофокусные multicentric neoplasms
~, множественные эндокринные multiple endocrine neoplasms
~ молочной железы mammary [breast] neoplasms
~ мышечной ткани muscle tissue neoplasms
~ неизвестной первичной локализации unknown primary neoplasms
~ паращитовидных желёз parathyroid neoplasms
~, первичномножественные multiple primary neoplasms
~ перикарда pericardial neoplasms
~ пищеварительной системы digestive system neoplasms
~ позвоночника spinal neoplasms, tumors of spine
~ половой сферы genital malignancies, genital neoplasms
~ половых органов у женщин female genital neoplasms
~ половых органов у мужчин male genital neoplasms
~, профессиональные occupational neoplasms
~, смешанные mixed neoplasms
~ соединительной ткани connective tissue neoplasms
~ сосудистой ткани vascular tissue neoplasms
~ средостения mediastinal neoplasms
~ суставов joint neoplasms
~ фаллопиевых труб fallopian tube neoplasms
~ черепно-мозговых нервов cranial nerve neoplasms
~ щитовидной железы thyroid neoplasms
~, эмбриональные embryonal neoplasms
~ эндокринных желёз endocrine gland neoplasms
~, эпидуральные epidural neoplasms

новообразовательный neoplastic
новорождённый *м.* newborn, neonate, infant
~, гипотрофичный small-for-date newborn
~, доношенный full-term newborn
~, маловесный small-for-date newborn
~, недоношенный premature newborn
~ с задержкой внутриутробного развития small-for-date newborn

новэмбихин *м. фарм.* novembichinum
нога *ж.* leg; (*стопа*) foot (*см. тж* ноги)
вытянутая ~ outstretched leg
~, «теннисная» tennis leg

ног/и *ж. мн.* legs (*см. тж* нога) ◇ поставить на ~ to fix *smb* up; сидя с вытянутыми вперёд ~ами long sitting; ставить ~ носками внутрь to toe in
~, ножницеобразные scissor [cross] legs
~, О-образные bandy legs, genu varum, bowlegs
~, Х-образные baker's legs, knock-knee, in-knee, genu valgum

ногодержатель *м.* leg holder
ноготь *м.* nail, unguis, onyx (*см. тж* ногти)
~ в виде клюва попугая parrot-beak nail
~ в виде часовых стёклышек turtle-back [watch-glass, hippocratic] nails
~, вогнутый spoon nail, koilonychia
~, вросший ingrown nail, onychocryptosis
~ Гиппократа hippocratic [turtle-back, watch-glass] nail
~ на ноге toenail
~, напёрстковидный onychia punctata
~ на руке fingernail

ногтевидный onychoid
нодозный nodose
нож *м. мед. тех.* knife
~, ампутационный amputating knife, catlin(g)
~, анатомический dissecting [postmortem] knife
~, брюшистый резекционный bellied excision knife
~, гинекологический gynecologic knife
~, гипсовый plaster knife
~, десневой gingival margin trimmer
~ для пересечения пуповины umbilical cord knife
~, катарактальный cataract knife
~, микротомный microtome knife
~, микрохирургический microsurgical knife
~, обоюдоострый double-edged knife

НОЖ

~, рёберный costotome
~ Тирша Thiersch's [broad hollow-ground] knife
~, хирургический surgical [operating] knife
~, циркулярный spoke-shave, ring-knife
~, электрохирургический electrosurgical knife

ножка *ж.* crus, peduncle, pedicle, *crus, pedunculus* [NA] *(см. тж ножки)*

~, базальная *(реснички)* basal foot of cilii, *pes basalis cilii* [NA]
~ внутренней капсулы, задняя posterior limb of internal capsule, *crus posterius capsulae internae* [NA]
~ внутренней капсулы, передняя anterior limb of internal capsule, *crus anterius capsulae interna* [NA]
~ гиппокампа foot of hippocampus, *pes hippocampi* [NA]
~ диафрагмы, левая left crus of diaphragm, *crus sinistrum diaphragmatis* [NA]
~ диафрагмы, правая right crus of diaphragm, *crus dextrum diaphragmatis* [NA]
~ дуги позвонка pedicle of arch of vertebra, *pediculus arcus vertebrae* [NA]
~ клитора crus of clitoris, *crus clitoridis* [NA]
~ клочка peduncle of flocculus, *pedunculus flocculi* [NA]
~ мозга cerebral peduncle, *pedunculus cerebri, crus cerebri* [NA]
~ мозжечка, верхняя superior cerebellar peduncle, *pedunculus cerebellaris superior* [NA]
~ мозжечка, нижняя inferior cerebellar peduncle, *pedunculus cerebellaris inferior* [NA]
~ мозжечка, средняя middle cerebellar peduncle, *pedunculus cerebellaris medius* [NA]
~, общая костная common osseous crus, *crus osseum communae* [NA]
~ поверхностного пахового кольца, латеральная lateral limb of superficial inguinal ring, *crus laterale anuli inguinalis superficialis* [NA]
~ поверхностного пахового кольца, медиальная medial limb of superficial inguinal ring, *crus mediale anuli ingninalis superficialis* [NA]
~ полового члена crus of penis, *crus (corporis cavernosi) penis* [NA]
~, простая костная simple osseous crus, *crus osseum simplex* [NA]
~ свода crus [posterior pillar] of fornix, *crus fornicis* [NA]
~, сосудистая vascular pedicle
~ таламуса, нижняя inferior peduncle of thalamus, *pedunculus thalami inferior* [NA]
~ эндопротеза сустава stem of joint

ножки *ж. мн.* crura, peduncles, *crura, pedunculi* [NA] *(см. тж ножка)*

~, ампулярные костные ampullar osseous crura, *crura ossea ampullaria* [NA]
~ диафрагмы crura of diaphragm, *crura diaphragmatis* [NA]
~, концевые нервные terminal nervous limbs
~, перепончатые membranous crura, *crura membranacea* [NA]

ножницы *мн.* scissors, shears

~, анатомические dissection [dissecting] scissors
~, гильотинные guillotine scissors
~, десневые gum scissors
~ для вскрытия сосудов blood vessel dissecting scissors
~ для рассечения плода embryotomy scissors
~ для снятия гипса plaster [Liston's] shears, plaster cast breaker
~ для снятия повязок bandage [cloth] scissors
~, изогнутые curved scissors
~, кишечные enterotomic [intestinal] scissors
~, коронковые crown scissors
~ Купера Cooper's scissors
~, лигатурные ligature scissors
~, нейрохирургические spinal [neurosurgery] scissors
~, прямые straight scissors
~, прямые остроконечные straight pointed scissors
~, рёберные rib scissors, rib-cutting shears, rib-cutting forceps
~ Рихтера Richter's scissors
~, тупоконечные blunt scissors
~, хирургические surgical scissors

ножовка *ж. мед. тех.* hacksaw
нож-распатор *м.* rasp(atory) knife
нож-шпатель *м.* для воска wax knife
ноздри *ж. мн.* nostrils, *nares* [NA]

~, вывернутые вперёд anteverted nostrils

нозепам *м. фарм.* nozepam, oxazepam, tazepam
нозоареал *м. (ареал болезни)* nosoarea
нозогеография *ж. (география болезней)* nosogeography
нозологический nosologic
нозология *ж.* nosology
нозомания *ж. псих.* nosomania
нозометрия *ж.* nosometry
нозофилия *ж. псих.* nosophilia
нозофобия *ж. псих.* nosophobia, pathophobia
нокардиоз *м. дерм.* nocardiosis, nocardiasis
нокардицин *м. биохим.* nocardicin
нолвадекс *м. фарм.* nolvadex
нома *ж. онк.* noma, water canker, stomatonecrosis

~, половая noma pudendi

номенклатура *ж.* nomenclature

~, Международная анатомическая Nomina Anatomica, NA
~, Международная гистологическая Nomina Histologica, NH
~, Международная эмбриологическая Nomina Embryologica, NE

номифензин *м. фарм.* nomifensine
номограмма *ж.* nomogram, nomographic chart
ноотропил *м. фарм.* nootropil, pyracetam
ноотропы *м. мн. фарм.* nootropics
норадреналин *м. фарм.* noradrenaline, norepinephrine
норма *ж.* 1. norma, normal feature 2. norm, standard

~, базилярная norma basillaris, norma inferior
~ водоснабжения water ration, water supply rate
~ выброса emission standard
~ загрязнения, допустимая pollution standard

~, заты́лочная norma occipitalis, norma posterior
~, латера́льная norma lateralis, norma temporalis
~, лицева́я norma facialis, norma frontalis, norma anterior
~ отведе́ния сто́чных вод effluents [discharge] limit
~, санита́рная sanitary standard
нормализа́ция ж. normalization
норма́льность ж. normality
норма́льный normal
нормати́вы м. мн., гигиени́ческие hygienic regulations
норми́рование с. normalization, standardization
нормобла́ст м. гемат. normoblast
нормоволеми́я ж. гемат. normovolemia
нормокапни́я ж. normocapnia
нормокине́з м. normokinesis
нормостени́ческий normosthenic
нормоци́т м. normocyte
но́рмы ж. мн. радиацио́нной безопа́сности radiation standards
нортриптили́н м. фарм. nortriptyline
норфенфлурами́н м. norfenfluramine
норэфедри́н м. фарм. norephedrine
нос м. nose, nasus [NA]
~, ви́нный bottle [brandy, toper's, rum, whisky] nose, rhinophyma
~, выступа́ющий prominent nose
~, грушеви́дный bulbous nose
~ до́га dog nose, goundou, henpuye, anákré, gorondou
~, клювови́дный beaked nose
~, луковицеобра́зный bulbous nose
~, нару́жный external nose, nasus externus [NA]
~, приплю́снутый flat nose
~, седлови́дный saddle nose, nasus selliformis [NA]
носи́лки мн. stretcher, hand frame, (hand) barrow
~, закры́тые stretcher with cover
~, колёсные wheel litter
~, складны́е collapsible [folding] stretcher
носи́лки-ката́лка мн. wheel litter
носи́лочный litter
носи́тель м. carrier
~, иммуноге́нный immunogenic carrier
~ лека́рственных средств drug carrier
~, полиме́рный polymer carrier
носово́й nasal
носогло́тка ж. epipharynx, nasopharynx, rhinopharynx, pars nasalis pharyngis [NA]
носогло́точный rhinopharyngeal, nasopharyngeal
носогу́бной nasolabial
носо́к м. стопы́ forefoot, fore part of foot
носоресни́чный nasociliary
ноци(ре)це́птор м. (болевой рецептор) nociceptor
ноцице́пция ж. nociception
нуклеа́зы ж. мн. биохим. nucleases
нуклеа́рный nuclear

нуклеогра́фия ж. рентг. nucleography, discography, diskography
нуклеозидтрифосфата́за ж. биохим. nucleoside triphosphatase
нуклеози́ды м. мн. биохим. nucleosides
нуклео́ид м. цитол. nucleoid
нуклеокине́з м. nucleokinesis
нуклеомембра́на ж. nuclear membrane, karyolemma
нуклеопла́зма ж. nucleoplasm
~, грануля́рная granular nucleoplasm
~, ни́тчатая filamentous nucleoplasm
нуклеотида́зы ж. мн. биохим. nucleotidases
нуклеотидпирофосфата́за ж. биохим. nucleotide pyrophosphatase
нуклеоти́ды м. мн. биохим. nucleotides
~, адени́новые adenine nucleotides
~, гуани́новые guanine nucleotides
нукли́д м. nuclide
~, радиоакти́вный radioactive nuclide, radionuclide
нутрие́нты м. мн. nutrients

О

обви́тие с. entwinement; winding
~ пупови́ны cord entanglement; loop of cord
обе́д м. Бурже́, про́бный ист. Bourget experimental dinner
обезбо́ливание с. anesthesia; pain relief
~, дли́тельное continuous [prolonged, long-term] anesthesia
~, комбини́рованное combined anesthesia
~, ме́стное local [topical] anesthesia
~, о́бщее general anesthesia, narcosis
~ охлажде́нием refrigeration anesthesia, cryoanesthesia
~, пове́рхностное surface anesthesia
~, послеопераци́онное postoperative analgesia
~, проводнико́вое block [(loko-)regional, conduction, nerve block, field block] anesthesia
~ ро́дов labor pain relief
обезбо́ливать to anesthetize, to induce anesthesia, to render anesthetic
обезбо́ливающий anesthetic, analgetic
обезво́живание с. desiccation, exsiccation, dehydration
~ органи́зма exsiccosis, fluid loss
обезвре́живание с. (воды, воздуха, почвы) deactivation
~ отхо́дов waste neutralization, waste processing
~ по́чвы neutralization of soil
~ твёрдых отхо́дов solid waste treatment
обезгла́вливание с. decapitation
~ плода́ decapitation of fetus
обезгла́вливать to behead, to decapitate
обезжи́ренный defatted, degreased; fat-free
обезжи́ривание с. defatting; degreasing

обезжи́ривать to degrease; to deprive of fat
обеззара́женный decontaminated, disinfected
обеззара́живание *с.* decontamination, disinfection
~ воды́ water disinfection, neutralization of water
~ мокро́ты sputum disinfection
обеззара́живать to decontaminate, to disinfect
обезобра́жение *с.*, **обезобра́живание** *с.* disfiguration
обезобра́живать to disfigure
обескро́вливать to exsanguinate, to withdraw blood, to make bloodless; to dehematize
обескро́вленный exsanguinated, bloodless; dehematized
обескро́вливание *с.* exsanguination; dehematizing
обеспе́чение *с.* provision
~, анестезиологи́ческое anesthetic management
~, медици́нское medical provision
обеспе́ченность *ж.* provision
~ поликлини́ческой по́мощью outpatient help provision
обеспло́живание *с.* sterilization
обессо́ливание *с.* desalination, desalting
обессо́ливать to desalinate
обесфто́ривание *с.* воды́ water defluoridation
обесцве́ченный decolorized, discolored
обесцве́чивание *с.* decolorization, decoloration
обёртывание *с.* pack; wrapping
~, вла́жное wet (sheet) pack
~, горчи́чное mustard pack
~, горя́чее hot pack
~, ледяно́е ice pack
~ со льдом ice pack
~, сухо́е dry pack
~, холо́дное cold [cool] pack
обита́емость *ж. гиг.* inhabitation, dwelling
о́бласти *ж. мн.* regions, *regiones* [NA] (*см. тж* о́бласть)
~ ве́рхней коне́чности regions of superior limb, *regiones membri superioris* [NA]
~ головы́ regions of head, *regiones capitis* [NA]
~ груди́ regions of chest, pectoral regions, *regiones pectorales* [NA]
~ живота́ abdominal regions, *regiones abdominis* [NA]
~ лица́ regions of face, *regiones faciales* [NA]
~ ни́жней коне́чности regions of inferior limb, *regiones membri inferioris* [NA]
~ те́ла regions of body, *regiones corporis* [NA]
~ ше́и regions of neck, *regiones cervicales* [NA]
о́бласть *ж.* area, region, *regio* [NA] (*см. тж* о́бласти)
~, ана́льная anal region, *regio analis* [NA]
~, анестези́рованная anesthetized area
~, втори́чная сенсомото́рная secondary sensorimotor area
~ глазни́цы orbital region, *regio orbitalis* [NA]
~ го́лени, за́дняя posterior crural region, posterior region of leg, *regio cruralis posterior* [NA]
~ го́лени, латера́льная lateral crural region, lateral region of leg, *regio cruralis lateralis* [NA]
~ го́лени, медиа́льная medial crural region, medial region of leg, *regio cruralis medialis* [NA]
~ го́лени, пере́дняя anterior crural region, anterior region of leg, *regio cruralis anterior* [NA]
~, дельтови́дная deltoid region, *regio deltoidea* [NA]
~, же́нская полова́я female pudendum, *pudendum femininum* [NA]
~, заднепрохо́дная anal region, *regio analis* [NA]
~, заты́лочная occipital region of head, *regio occipitalis capitis* [NA]
~, конста́нтная *иммун.* constant region
~ крестца́ sacral region, *regio sacralis* [NA]
~, крестцо́вая sacral region, *regio sacralis* [NA]
~ лба frontal region of head, *regio frontalis capitis* [NA]
~ лобка́ pubic region, *regio pubica* [NA]
~, лобко́вая pubic region, *regio pubica* [NA]
~, ло́бная frontal region of head, *regio frontalis capitis* [NA]
~, локтева́я за́дняя posterior cubital region, *regio cubitalis posterior* [NA]
~, локтева́я латера́льная lateral cubital region, *regio cubitalis lateralis* [NA]
~, локтева́я медиа́льная medial cubital region, *regio cubitalis medialis* [NA]
~, локтева́я пере́дняя anterior cubital region, *regio cubitalis anterior* [NA]
~, лопа́точная scapular region, *regio scapularis* [NA]
~, межлопа́точная interscapular region
~ моло́чной железы́ mammary region, *regio mammaria* [NA]
~, мочеполова́я urogenital region, *regio urogenitalis* [NA]
~, надталами́ческая epithalamus, *epithalamus* [NA]
~, надчре́вная epigastric region, *regio epigastrica* [NA]
~ но́са nasal region, region of nose, *regio nasalis* [NA]
~ но́са, дыха́тельная respiratory region
~ но́са, ко́жная cutaneous [dermal, derm(at)ic] region of nose, *regio cutanea nasalis* [NA]
~ но́са, обоня́тельная olfactory region, *regio olfactoria* [NA]
~, па́ховая inguinal region, *regio inguinalis* [NA]
~, перви́чная сенсомото́рная primary sensorimotor area
~ перело́ма fracture site
~, подборо́дочная mental region, region of chin, *regio mentalis* [NA]
~, подверте́льная subtrochanteric region
~, подвисо́чная infratemporal region, *regio infratemporalis* [NA]
~, подглазни́чная infraorbital region, *regio infraorbitalis* [NA]
~, подключи́чная infraclavicular region, *regio infraclavicularis* [NA]
~, подкрыльцо́вая axillary region, *regio axillaris* [NA]

облуче́ние

~, подлопа́точная infrascapular region, *regio infrascapularis* [NA]
~, подмы́шечная axillary region, *regio axillaris* [NA]
~, позвоно́чная vertebral region, *regio vertebralis* [NA]
~, полова́я genital region
~, поясни́чная lumbar region, *regio lumbalis* [NA]
~ проме́жности perineal region, *regio perinealis* [NA]
~, пупо́чная umbilical region, *regio umbilicalis* [NA]
~, пя́точная calcaneal region, region of heel, *regio calcanei* [NA]
~, ротова́я oral region, *regio oralis* [NA]
~, скулова́я zygomatic region, *regio zygomatica* [NA]
~, сосцеви́дная mastoid region
~ спе́ктра, ви́димая *физ.* visible region
~ спе́ктра, инфракра́сная *физ.* infrared region
~ спе́ктра, неви́димая *физ.* invisible region
~ спе́ктра, ультрафиоле́товая *физ.* ultraviolet region
~, срамна́я genital region
~, теменна́я parietal region, *regio parietalis capitis* [NA]
~, тимусзави́симая thymus-dependent area
~, тимуснезави́симая thymus-independent area
~ туре́цкого седла́ sellar region
~, щёчная buccal region, *regio buccalis* [NA]
~, ягоди́чная gluteal region, *regio glutealis* [NA]

обла́тка *ж. фарм.* starch capsule

о́блачко *с. (помутнение)* slight cloudiness, opacity
~ рогови́цы nebula, nubecula of cornea

облегча́ть to alleviate, to ease; to facilitate; to relieve ◇ ~ боль to ease the pain; ~ страда́ния больно́го to alleviate patient's sufferings

облегче́ние *с.* alleviation; relief
~ бо́ли pain relief

облепи́ха *ж.* круши́нови́дная *фарм.* sea buckthorn, *Hippophae rhamnoides*

облива́ние *с.* dousing, sluicing
~ водо́й dousing with water, ablution, affusion
~ холо́дной водо́й dousing with cold water; cold shower

о́блик *м.* больно́го, вне́шний habitus

облитера́ция *ж. (заращение канала, сосуда, полости органа)* obliteration
~ уре́тры obstructive urethral stricture

облитери́рующий obliterating

обло́мки *м. мн.* fragments; splinters ◇ освежа́ть ~ косте́й to freshen bone ends; сопоставля́ть ко́стные ~ to appose bone (fracture) fragments in proper alignment

облуча́тель *м. мед. тех.* irradiator; applicator
~ для микроволно́вой терапи́и, бесконта́ктный noncontact applicator for microwave therapy
~ для микроволно́вой терапи́и, конта́ктный direct-contact applicator for microwave therapy
~ для микроволно́вой терапи́и, неконта́ктный noncontact applicator for microwave therapy
~, инфракра́сный насто́льный infrared portable irradiator, infrared portable director
~ кро́ви blood irradiator
~, микроволно́вый microwave director
~ на штати́ве, инфракра́сный передвижно́й movable infrared radiator on support
~ носоглотки, четырёхту́бусный nasopharynx four-tube radiator
~, портати́вный portable radiator

облуча́ть to irradiate, to expose to rays

облуче́ние *с.* irradiation, exposure to rays
~ а́льфа-части́цами alpha irradiation
~ бе́та-части́цами beta irradiation
~, вне́шнее external irradiation, external radiation exposure
~, вну́треннее internal irradiation
~, внутриполостно́е intracavitary irradiation
~, внутриткане́вое interstitial irradiation
~, внутриутро́бное intrauterine irradiation
~ га́мма-луча́ми gamma irradiation
~ головы́ head irradiation
~, двусторо́ннее sandwich irradiation
~, дистанцио́нное teleirradiation
~, дли́тельное long-term irradiation
~, дози́рованное dosing irradiation
~, допусти́мое permissible [allowable] irradiation
~, дро́бное fractional irradiation
~, избира́тельное selective irradiation
~, избы́точное redundant irradiation
~, и́мпульсное pulsed irradiation
~, инфракра́сное infrared irradiation
~, конверге́нтное convergency irradiation
~, конта́ктное contact irradiation
~, короткодистанцио́нное [короткофо́кусное] short-distance irradiation
~, кратковре́менное short-term [acute] irradiation, radiation exposure of short duration, acute radiation exposure
~, кругово́е rotation irradiation
~, кумуляти́вное cumulative [total, integral] irradiation
~, ла́зерное laser irradiation, laser exposure
~, лета́льное lethal irradiation
~, лока́льное local irradiation
~ ма́лой до́зой light irradiation
~, ме́стное local irradiation
~, микроволно́вое microwave exposure
~, многозо́нное multifield irradiation
~, многокра́тное multiple [repeated] irradiation
~, многопо́льное multifield irradiation
~, нару́жное external irradiation, external radiation exposure
~, нейтро́нное neutron irradiation
~, непреры́вное persistent [maintained, continuous] irradiation
~ непреры́вными во́лнами continuous wave irradiation, continuous wave exposure
~, непрофессиона́льное nonprofessional [nonoccupational] irradiation

облучение

~, неравномерное uneven [heterogeneous] irradiation
~ низкими дозами low-level irradiation
~, общее whole-body [total(-body)] irradiation, total radiation exposure
~, однократное [одноразовое] single irradiation, single radiation exposure
~, опасное dangerous irradiation
~, острое acute [short-term] irradiation, acute radiation exposure, radiation exposure of short duration
~ очага поражения radiation exposure of diseased area
~, парциальное partial irradiation
~, периодическое cyclical irrradiation
~ пионами (отрицательными пи-мезонами) radiotherapy with pions
~, поверхностное surface irradiation
~, повторное reirradiation
~ полной дозой full-scale irradiation
~ половинной дозой half irradiation
~ полосами, подвижное moving-strip irradiation
~ полями, подвижное moving-field irradiation
~, послеоперационное postoperative irradiation
~, постоянное maintained [persistent, continuous] irradiation
~, прерывистое interrupted [discontinuous] irradiation
~, продолжительное long-term irradiation
~, профессиональное professional [occupational] irradiation
~, прямое direct irradiation
~, равномерное homogeneous irradiation
~, радиоактивное radioactive [atomic] irradiation, radiation exposure
~, радиочастотное radiofrequency [RF] exposure
~, рентгеновское X-ray exposure, X-ray irradiation, roentgenization, X-raying
~ рефлексогенных зон radiation exposure of reflective areas
~, ротационное rotation irradiation
~, сильное powerful irradiation
~, случайное accidental irradiation
~, смертельное lethal irradiation
~ со стороны промежности irradiation through perineal portal
~, ступенчатое graded irradiation
~, сублетальное sublethal irradiation
~, суммарное cumulative [total, integral] irradiation
~, тепловое infrared irradiation
~, термогенное thermogenic irradiation
~, тормозное bremsstrahlung, braking [white] irradiation
~, тотальное whole-body [total(-body)] irradiation, total radiation exposure
~, ультрафиолетовое ultraviolet irradiation
~, ультрафиолетовое длинноволновое long-wave ultraviolet irradiation
~, ультрафиолетовое коротковолновое short-wave ultraviolet irradiation
~, ультрафиолетовое средневолновое medium-wave ultraviolet irradiation
~, фоновое background irradiation
~, фракционированное fractional irradiation, fractionated radiation
~, хроническое chronic [long-continued, protracted] irradiation, chronic radiation exposure
~ через фильтр sieve plate irradiation
~, экстракорпоральное external irradiation, external radiation exposure
облучённый irradiated, radiation-exposed
облысение с. alopecia, baldness, pelade
обмен м. (веществ) metabolism; exchange ◊ включаться в ~ (веществ) to metabolize
~, азотистый nitrogen metabolism
~, анаэробный anaerobic metabolism
~, аэробный aerobic metabolism
~, белковый protein metabolism
~ веществ metabolism
~, внутриклеточный intracellular metabolism
~, водно-солевой water-salt metabolism
~, водный water metabolism
~, газовый gaseous exchange
~, жировой lipid [fat] exchange
~, кальциевый calcium metabolism
~, кислородный oxygen metabolism
~, липоидный lipoid metabolism
~, минеральный mineral metabolism
~, основной 1. basal metabolism 2. (продукции тепла на единицу поверхности тела в день) basal metabolic rate, BMR
~, повышенный hypermetabolism
~, пониженный hypometabolism
~, промежуточный intermediary metabolism
~, солевой salt metabolism
~, стериновый sterol metabolism
~, тканевой tissue [tissular] metabolism
~, углеводный carbohydrate metabolism
~, фосфорный phosphoric metabolism
~, хромосомный chromosome metabolism
~, электролитный electrolyte metabolism
~, энергетический energy metabolism
обменный metabolic
обмены м. мн. сестринских хроматид sister chromatid exchanges, SCE
обмораживать to be frost-bitten
обморожение с. frostbite; congelation
~, глубокое deep frostbite
~, поверхностное superficial frostbite
обмороженный frost-bitten
обморозиться to get frost-bitten ◊ он обморозил себе руки he has got his hands frost-bitten
обморок м. syncope, swoon(ing), faint(ing) ◊ упасть в ~ to fall down in a faint, to faint
~, болевой pain syncope
~, вазовагальный vasovagal syncope, vagal attack
~, высотный altitude syncope

оболочка

~, гипервентиляционный hyperventilation syncope
~, глубокий dead syncope, dead faint
~, истерический hysteric syncope
~, кашлевой tussive [cough, laryngeal] syncope
~, ортостатический orthostatic syncope
~, постуральный postural syncope
~ при мочеиспускании micturition syncope
~, синокаротидный carotid sinus syncope

обморочный syncopal, syncopic

обмочить to wet ◇ ~ постель (о больном) to wet the bed

обнажать to bare; to expose; to denude, to unsheathe ◇ ~ руку для прививки to bare one's arm for vaccination

обнажение с. baring, uncovering; denudation; exposure
~ шейки зуба neck of tooth exposure
~ шейки матки exposure of uterine cervix

обнаружение с. detection
~ ядерных взрывов detection of nuclear explosions

обновление с. renovation, renewal
~ повязки bandage renovation

обнубиляция ж. псих. (лёгкая оглушённость) obnubilation

обогащение с. enrichment
~ пищевых продуктов food enrichment, food fortification

ободочный (о кишке) colic, colonic

оболочечный tunicary, membran(ace)ous, membranate

оболочка ж. tunic, membrane, coat, layer, sheath, shell; *tunica* [NA] (*см. тж* оболочки)
~, адвентициальная adventitious membrane, *tunica adventitia* [NA]
~, амниотическая amnion, amniotic sac
~, базальная отпадающая basal lamina, *decidua basalis* [NA]
~ барабанной полости, слизистая mucous tunic of tympanic cavity, *tunica mucosa cavitatis tympani* [NA]
~, белочная *tunica albuginea* [NA]
~ Бруха basal lamina of choroid, Bruch's membrane, *lamina basalis choroideae* [NA]
~ века, соединительная palpebral conjunctiva, *tunica conjunctiva palpebrarum* [NA]
~ вируса capsid, viral shell
~, влагалищная vaginal tunic, vaginal sheath
~, водная amnion, amniotic sac
~, волокнистая fibrous tunic, *tunica fibrosa* [NA]
~, волокнисто-мышечно-хрящевая fibromusculocartilaginous tunic, *tunica fibromusculocartilaginea* [NA]
~, ворсинчатая *эмбр.* chorion
~ глаза, сосудистая choroid, *choroidea* [NA]
~ глаза, чувствительная retina, *tunica interna bulbi* [NA]
~ глазного яблока, внутренняя retina, *tunica interna bulbi* [NA]
~ глазного яблока, сосудистая vascular tunic of eye, uveal tract, uvea, *tunica vasculosa bulbi* [NA]
~ глазного яблока, фиброзная fibrous tunic of eye, *tunica fibrosa bulbi* [NA]
~ глазного яблока, чувствительная retina, *tunica interna bulbi* [NA]
~ глотки, мышечная muscular tunic of pharynx, *tunica muscularis pharyngis* [NA]
~, гнойная pyogenic [pyophylactic] membrane
~ головного мозга arachnoid membrane, *arachnoidea* [NA]
~ головного мозга, мягкая pia mater of brain, *pia mater encephali* [NA]
~ головного мозга, паутинная arachnoid of brain, cranial arachnoid, *arachnoidea encephali* [NA]
~ головного мозга, твёрдая dura mater of brain, *dura mater encephali* [NA]
~, десцеметова posterior limiting layer of cornea, Descemet's membrane, *lamina limitans posterior corneae* [NA]
~, децидуальная caduca, decidual [deciduous] membrane, decidua, *membrana decidua* [NA]
~, дыхательная слизистая respiratory mucous tunic, *tunica mucosa respiratoria* [NA]
~ желудка, слизистая mucous coat of stomach
~ зуба, корневая peridental membrane, *periodontium* [NA]
~, капсульная отпадающая deciduous capsular membrane, *decidua capsularis, decidua reflexa* [NA]
~, клеточная cell [cytoplastic, plasma] membrane, plasmalemma, cytolemma, cytomembrane
~ кровеносного сосуда, наружная outer coat of blood vessel, *tunica externa vasorum* [NA]
~ матки, дисменорейная dysmenorrheal membrane
~ матки, менструальная menstrual membrane, *decidua menstrualis* [NA]
~ матки, слизистая endometrium, *tunica mucosa uteri* [NA]
~ маточной трубы, мышечная muscular tunic of uterine tube, *tunica muscularis tubae uterinae* [NA]
~ маточной трубы, серозная serous tunic of uterine tube, *tunica serosa tubae uterinae* [NA]
~ маточной трубы, слизистая mucous layer of uterine tube, *tunica mucosa tubae uterinae* [NA]
~ мошонки, мясистая dartos muscle, *tunica dartos* [NA]
~, мышечная muscular tunic, muscular coat, *tunica muscularis* [NA]
~, мышечно-хрящевая musculocartilaginous tunic, *tunica musculocartilaginea* [NA]
~, наружная external membrane, external coat, *tunica externa* [NA]
~ Нейманна (*околоканальцевый дентин*) dentinal [Neumann's] sheath
~ нейронного отростка membrane of neuronal branch, membrane of neuronal offshoot
~ нерва nerve sheath

391

оболо́чка

~ обоня́тельной о́бласти, сли́зистая tunica mucosa of olfactory region, *tunica mucosa olfactoris* [NH]
~ ооци́та, желто́чная pellucid zone, ovular [striated] membrane, oolemma, *zona pellucida* [NA]
~, отпада́ющая decidual [deciduous] membrane, caduca, *membrana decidua* [NA]
~, парието́льная влага́лищная parietal vaginal tunic, parietal vaginal sheath
~, парието́льная отпада́ющая deciduous parietal membrane, *decidua parietalis, decidua vera* [NA]
~ пе́чени, фибро́зная fibrous capsule of liver, hepatobiliary [perivascular fibrous, Glisson's] capsule, *capsula fibrosa perivascularis* [NA]
~ пищево́да, адвентициа́льная adventitious coat of esophagus, *tunica adventitia esophagi* [NA]
~ пищево́да, мы́шечная muscular coat of esophagus, *tunica muscularis esophagi* [NA]
~ пищево́да, сли́зистая mucous coat of esophagus, *tunica mucosa esophagi* [NA]
~, подсли́зистая submucous membrane, *tela submucosa, tunica submucosa* [NA]
~, полупроница́емая semipermeable membrane
~, присте́ночная deciduous parietal membrane, *decidua parietalis, decidua vera* [NA]
~, проница́емая permeable membrane
~, респирато́рная сли́зистая respiratory mucous tunic, *tunica mucosa respiratoria* [NA]
~ рогови́цы, пограни́чная limiting layer of cornea, *lamina limitans corneae* [NA]
~ ротово́й по́лости, сли́зистая tunica mucosa of mouth, *tunica mucosa oris* [NA]
~, серо́зная serous tunic, serous membrane, serous coat, *tunica serosa* [NA]
~, синовиа́льная synovial membrane, synovium, *membrana synovialis* [NA]
~, сли́зистая mucous tunic, mucous membrane, *tunica mucosa* [NA]
~, со́бственная proper tunic, *tunica propria* [NA]
~, соедини́тельная (tunica) conjunctiva, *tunica conjunctiva* [NA]
~, соединительноткá́нная connective tissue membrane
~ сосу́да, вну́тренняя inner coat of vessel, *tunica intima vasorum* [NA]
~ сосу́да, сре́дняя middle coat of vessel, *tunica media vasorum* [NA]
~ спинно́го мо́зга, паути́нная spinal arachnoid, arachnoid of spinal cord, *arachnoidea spinalis* [NA]
~ спинно́го мо́зга, твёрдая dura mater of spinal cord, *dura mater spinalis* [NA]
~, су́мочная deciduous capsular membrane, *decidua capsularis, decidua reflexa* [NA]
~ сухожи́лия, синовиа́льная synovial sheath of tendon, *vagina synovialis tendinis* [NA]
~, фибро́зная fibrous tunic, fibrous coat, *tunica fibrosa, membrana fibrosa* [NA]

~, хориоалланто́исная chorioallantoic membrane
~, эласти́чная elastic membrane, *tela elastica* [NA]
~, я́дерная nuclear membrane, nuclear envelope, *nucleolemma* [NA]
~ языка́, сли́зистая mucous membrane of tongue, *tunica mucosa linguae* [NA]
~ яи́чка, сли́зистая mucous tunic of testis, *tunica mucosa testis* [NH]
~ яйцекле́тки, желто́чная pellucid zone, ovular [striated] membrane, oolemma, *zona pellucida* [NA]

оболо́чки *ж. мн.* tunics, membranes, coats, layers, sheaths, shels; tunicae [NA] (*см. тж* оболо́чка)
~, заро́дышевые embryonic membranes
~ плода́ extraembryonic [fetal] membranes
~, пло́дные extraembryonic [fetal] membranes

оболо́чковый tunicary, membran(ace)ous, membranate
обоня́ние *с.* olfaction, osmesis, osphreris
обоня́тельный olfactory, osmetic, osphretic
оборо́т *м.* turnover
~ ко́йки bed turnover

обору́дование *с.* equipment
~, апте́чное pharmacy equipment
~, диагности́ческое diagnostic equipment
~ для борьбы́ с загрязне́нием воды́ water pollution control equipment
~ для борьбы́ с загрязне́нием во́здуха air pollution control equipment
~ для диатерми́и diathermy equipment
~ для лече́ния микрото́ками microcurrent treatment equipment
~ для парентера́льного пита́ния parenteral equipment
~ для реабилита́ции rehabilitation equipment
~ для электротерапи́и electrotherapy equipment
~, дозиметри́ческое dosimetric equipment
~, лаборато́рное laboratory equipment
~, лече́бное therapeutic equipment
~, медици́нское medical equipment
~ операцио́нной operating room [operating theater] equipment
~, радиозащи́тное radioprotective equipment
~, радиологи́ческое radiologic equipment
~, рентгенокинематографи́ческое cineradiographic equipment
~, рентгенологи́ческое radiographic [X-ray] equipment
~, стерилизацио́нное sterilization equipment
~, стоматологи́ческое dental specialities
~, ультразвуково́е ultrasonic equipment
~, электромедици́нское electromedical equipment

обоснова́ние *с.* ground, reason, substantiation
~ диа́гноза substantiation of diagnosis
~ прое́кта, экологи́ческое environmental impact statement

обостре́ние *с.* exacerbation
~ боле́зни exacerbation, acute condition [acute attack] of disease

~ бо́ли exacerbation of pain
обрабо́тка *ж.* 1. handling; processing 2. preparation; treatment
~ брюшно́й сте́нки abdominal cleansing preparation
~ да́нных data processing
~ ко́жи (больно́го) (patient's) skin preparation
~ отхо́дов waste processing
~ питьево́й воды́ drinking water treatment
~ пи́щи handling of food
~, предвари́тельная pretreatment
~ радиоакти́вным излуче́нием radiation treatment
~ ра́ны débridement, management of wound
~ ра́ны, перви́чная initial débridement, initial handling
~ ра́ны, перви́чная хирурги́ческая initial surgical débridement
~ ра́ны, хирурги́ческая surgical débridement, surgical treatment of wound
~ ра́ны, хирурги́ческая отсро́ченная delayed surgical débridement
~ рук пе́ред опера́цией scrubbing
~, санита́рная cleansing
~ сли́зистой оболо́чки processing of mucous coat
~ сто́чных вод sewage [waste water] treatment
~ твёрдых отхо́дов на ме́сте on-site refuse handling
~, терми́ческая heat [thermal] treatment
~, хими́ческая chemical treatment
~, хирурги́ческая surgical débridement
о́браз *м.* 1. appearance; aspect; character, type 2. image; conception
~, гетерони́мный *офт.* heteronymous image
~, гомони́мный *офт.* homonymous image
~ жи́зни life-style, life pattern, style of life
~ жи́зни биологи́ческого ви́да way of life
~ жи́зни, здоро́вый healthy life-style
~ жи́зни, кочево́й nomadism
~ жи́зни, разме́ренный regular life
~ жи́зни, сидя́чий sedentary life-style
~, мы́сленный mental image
~ Пуркинье́ *офт.* Purkinje [(Purkinje-)Sanson] image
образе́ц *м.* specimen, sample
~, биологи́ческий biological sample
образова́ние *с.* 1. (*процесс*) formation 2. (*то, что образовано*) lump, mass 3. (*обучение*) education
~ антите́л antibody formation
~ бля́шек *микр.* patching
~ в ма́лом тазу́, опухолеви́дное tumor-like pelvic mass
~ во́здуха в тка́нях gas embolism
~ волдыре́й blistering, vesication
~ га́зов в кише́чнике intestinal gas generation
~ жёлчи bilification
~ жёлчных камне́й gallstone formation
~ зубно́го цеме́нта cementogenesis, cementification
~ зубно́й эма́ли (en)amelogenesis
~ каве́рн cavitation
~ камне́й lithogenesis, formation of calculi, formation of stones
~ ко́сти osteogenesis, osteogeny
~ кути́кулы cuticularization
~ ли́мфы lymphization
~ ма́точной кисты́ metrocystosis
~, медици́нское medical education
~ мле́чного со́ка chylifaction, chylification, chylopoiesis
~, объёмное (*новообразование*) space-occupying lesion
~, о́пухолевое tumor mass
~ па́пул papulation
~ пигме́нта chromogenesis
~ плода́ fetation
~, природоохра́нное environmental education
~ пу́стул pustulation
~ розетькови́дных структу́р rosette formation
~ свища́ fistula formation, fistulization
~ сетеви́дное reticular formation
~ туберкулёзных бугорко́в tuberculization
~ хи́луса chylifaction, chylification, chylopoiesis
обрати́мый reversible
обраща́емость *ж.* appealability
~ за медици́нской по́мощью medical aid appealability
обраща́ться 1. (*заговаривать с кем-л.*) to address, to appeal 2. (*обходиться с кем-л.*) to treat 3. (*находиться в употреблении*) to turn ◊ ~ за медици́нской по́мощью to appeal to *smb* for medical aid; ~ к врачу́ to consult a doctor
обраще́ние *с.* 1. handling 2. (*к врачу*) visit to a doctor
~ с больны́м, гру́бое rough handling of a patient
~ с больны́м, делика́тное delicate handling of a patient
~ с больны́м, неуме́лое nonskilful [unefficient] handling of a patient
~ с больны́м, уме́лое able [skilful, efficient] handling of a patient
обращённый *анат.* (*направленный*) directed ◊ ~ пове́рхностью вверх supine; ~ пове́рхностью вниз pronate
обреза́ние *с.* кра́йней пло́ти circumcision
обры́в *м.* break, rupture
~ мы́сли break of thought
обсесси́вно-компульси́вный *псих.* obsessive-compulsive
обсесси́вный *псих.* obsessive
обсе́ссия *ж. псих.* obsession
обсле́дование *с.* examination, inspection; observation, survey
~, амбулато́рное outpatient examination
~ больно́го patient examination
~, диспансе́рное prophylactic medical examination
~, доврачебное before-doctor examination
~, доопераци́онное preoperative examination, preoperative study

обследование

~, клини́ческое clinical [therapeutic] trial; physical examination
~, лабора́торное laboratory examination
~, недоста́точное insufficient examination
~, онкологи́ческое cancer survey
~, перви́чное *(больного)* initial [original] examination
~, периоди́ческое periodical survey
~, повто́рное *(больного)* repeated examination
~, поликлини́ческое outpatient examination
~, предопераци́онное preoperative examination, preoperative study
~ ребёнка pediatric examination
~, рентге́новское [рентгенологи́ческое] X-ray [roentgen] examination
~ серде́чно-сосу́дистой систе́мы cardiovascular evaluation
~, тща́тельное meticulous examination
~, физика́льное [физи́ческое] physical examination

обслу́живание *с.* service; attendance
~, беспла́тное медици́нское free medical service
~, больни́чное hospital service
~ больны́х medical service
~ больны́х, двухступе́нное two-extent medical service
~ больны́х, трёхступе́нное three-extent medical service
~, зубовраче́бное dental health service
~, медици́нское medical care, (public) medical [health] service
~, пла́тное медици́нское paid medical service
~, сестри́нское nursing
~, стациона́рное hospital service

обстано́вка *ж.* situation
~, ме́дико-санита́рная medicosanitary situation
~, эпидемиологи́ческая epidemiologic situation

обстипа́ция *ж.* obstipation, constipation, costiveness, coprostasis, stool retention, defecatory disability

обстоя́тельность *ж.* circumstantiality
~ мышле́ния *псих.* circumstantiality of thinking

обстру́кция *ж. (препятствие)* obstruction
~ дыха́тельных путе́й respiratory [airway] obstruction
~ жёлчных прото́ков, внепечёночная extrahepatic bile duct obstruction
~ жёлчных прото́ков, внутрипечёночная intrahepatic bile duct obstruction
~, мочева́я urinary obstruction
~ печёночного вено́зного отто́ка intrahepatic vascular resistance

обтира́ние *с.* rub-down
~, холо́дное cold rub-down

обтура́тор *м. мед. тех.* obturator

обтура́ция *ж. (закрытие просвета полого органа)* obturation, obstruction, occlusion

обтури́ровать to obturate, to obstruct, to occlude

о́бувь *ж.* footwear, shoes
~, защи́тная protective footwear
~, ортопеди́ческая orthopedic footwear
~ при ко́нской стопе́, ортопеди́ческая Scarpa's shoes

обхо́д *м.* round
~ ассисте́нта assistant's round
~ врача́ doctor's round
~ врача́, вече́рний evening doctor's round
~ врача́, у́тренний morning doctor's round
~, враче́бный doctor's round
~ гла́вного врача́ head doctor's [head physician's] round
~ дежу́рного врача́ duty doctor's round
~ доце́нта assistant's round
~ заве́дующего отделе́нием department chief's round
~ ле́чащего [пала́тного] врача́ attending doctor's [doctor's in charge, hospital physician's, ward doctor's] round
~ профе́ссора professor's round

обходно́й *анат.* collateral

объе́кт *м.* object
~ медици́нской слу́жбы гражда́нской оборо́ны object of civil defense medical care

объекти́в *м. мед. тех.* objective
~, апохромати́ческий apochromatic objective
~, ахромати́ческий achromatic objective
~, длиннофо́кусный long-focus objective
~, иммерсио́нный immersion objective
~, короткофо́кусный short-focus objective
~ микроско́па microscope objective
~, сухо́й dry objective

объе́кт-микро́метр *м. мед. тех.* stage micrometer
~ для отражённого све́та stage micrometer for reflected light
~ для проходя́щего све́та stage micrometer for transmitted light

объём *м.* 1. volume, dimension 2. amplitude; extent 3. *деонт. (опухоль)* tumor
~ аккомода́ции amplitude of accommodation
~ вдо́ха inspiratory volume
~ вдо́ха, резе́рвный inspiratory reserve volume, IRV
~ визуализа́ции *радиол.* imaging volume
~ внутригрудно́го га́за intrathoracic gas volume
~ вы́доха expiratory volume
~ вы́доха, мину́тный expiratory minute volume
~ вы́доха, резе́рвный expiratory reserve volume, ERV
~ га́за *физиол.* gas volume
~ га́зовой лову́шки *физиол.* trapped gas volume
~ гемато́мы hematoma volume
~ движе́ний range of motions
~ движе́ний в суста́вах joint range of motions
~ дыха́ния, мину́тный respiratory minute volume
~ дыха́тельного мёртвого простра́нства tidal dead space volume
~, дыха́тельный tidal [respiratory] volume, volume of respired gas
~ желу́дочка (се́рдца) (cardiac) ventricular volume

~ захва́ченного во́здуха trapped air volume
~ иссле́дований extent of examinations
~ кишки́ intestinal volume
~ конверге́нции amplitude of convergence
~, коне́чно-диастоли́ческий end-diastolic volume
~, коне́чно-систоли́ческий end-systolic volume
~ кро́ви blood volume
~ лёгких, о́бщий total lung capacity
~, лёгочный lung volume
~, мину́тный *физиол.* minute volume
~ облуча́емых тка́ней target volume
~ оказа́ния медици́нской по́мощи extent of medical aid
~ опера́ции extent of operation
~, оста́точный *(лёгких)* residual volume, RV
~ пла́змы plasma volume
~ прямо́й кишки́ rectal volume
~ резе́кции extent of resection
~ резе́кции кише́чника amount of intestine excised
~ се́рдца, мину́тный cardiac output
~ се́рдца, уда́рный stroke volume
~ споко́йного вы́доха resting end-expiratory volume
~ тка́ней volume of tissue
~ тка́ней, чрезме́рный hypertrophic volume of tissue
~ тра́вмы те́ла body injured regions
~, уда́рный *кард.* stroke volume
~ форси́рованного вы́доха forced expiratory volume, FEV
~ циркули́рующей кро́ви volume of blood circulation
~ циркули́рующей пла́змы volume of plasma circulation
~ эритроци́та corpuscular volume
~ эритроци́та, сре́дний mean corpuscular volume

обызвествле́ние *с.* calcification
~ аорта́льных кла́панов aortic valve calcification
~ арте́рии arterial calcification
~, дискрази́ческое metastatic calcification
~, дистрофи́ческое dystrophic calcification
~ ка́псулы суста́ва joint capsule calcification
~ Мёнкеберга Mönckeberg's [medial] (arterio)sclerosis, Mönckeberg's calcification, Mönckeberg's degeneration
~ мозговы́х сосу́дов, насле́дственное hereditary calcinosis of cerebral blood vessels, Fahr's disease
~ плода́ calcification of fetus

обызвествлённый calcified
овалоци́т *м. гемат.* elliptocyte, ovalocyte
овалоцито́з *м.* elliptocytosis, ovalocytosis
овальбуми́н *м.* ovalbumin, egg albumin
овариалги́я *ж.* ovarialgia, oophoralgia
овариа́льный ovarian
овариоге́нный ovariogenic, oophorogenous

овариогистерэктоми́я *ж.* ovariohysterectomy, oophorohysterectomy
овариневралги́я *ж.* ovarian neuralgia, ovariodysneuria
овариопа́тия *ж.* ovariopathy, oophoropathy
овариопекси́я *ж.* ovariopexy, oophoropexy
овариопла́стика *ж.* ovarioplasty, oophoroplasty
овариоре́ксис *м.* ovariorrhexis
овариосальпингэктоми́я *ж.* ovariosalpingectomy, oophorosalpingectomy
овариостоми́я *ж.* ovariostomy, oophorostomy
овариотоми́я *ж.* ovariotomy, oophorotomy
~, абдомина́льная abdominal ovariotomy
~, вагина́льная [влага́лищная] vaginal ovariotomy
~, норма́льная normal ovariotomy
овариоце́ле *с.* ovariocele, oophorocele
овариоценте́з *м.* ovariocentesis, oophorocentesis
оварипри́вный ovariprival
овариэктоми́я *ж.* ovariectomy, oophorectomy
ови́на *ж. инф. бол.* ovinia, sheep-pox
ови́ст *м. биол., ист.* ovist
овици́д *м.* ovicide
ововакци́на *ж.* ovovaccine, egg vaccine
ововерди́н *м.* ovoverdin
ововителли́н *м.* (ovo)vitellin
овогене́з *м.* oogenesis, ovogenesis, ovigenesis
ового́ния *ж.* o(v)ogonium, oosporangium
ово́ид *м.* ovoid
~ ше́ечный cervical ovoid
оволе́мма *ж.* pellucid zone, oolemma
оволецити́н *м.* (ovo)lecithin
оволосе́ние *с.* pilosis; hirsutism, hirsuties, hairiness, hair distribution
~, аксилля́рное axillary pilosis
~ головы́, недоста́точное alopecia, baldness
~, избы́точное excessive [surplus] pilosis
~ по же́нскому ти́пу adult woman of hair distribution
~ по мужско́му ти́пу adult male pattern pattern of hair distribution
~ у же́нщин, избы́точное hirsutism, hirsuties
овомуко́ид *м.* ovomucoid
овомуци́н *м.* ovomucin
овопла́зма *ж.* o(v)oplasm
овопреципити́н *м.* ovoprecipitin
овоско́п *м.* ovoscope
овотерапи́я *ж.* ovotherapy
овофлави́н *м.* ovoflavin
овоце́нтр *м.* o(v)ocenter
овоци́т *м.* o(v)ocyte
~ I поря́дка primary oocyte
~ II поря́дка secondary oocyte
о́вули *мн.* *(вагинальные свечи яйцевидной формы)* egg-shaped vaginal suppositories
овулоге́нный ovulogenous
овуля́торный ovulatory
овуля́ция *ж.* ovulation
~, анестра́льная anestrous ovulation

овуля́ция

~, безменструа́льная amenstrual ovulation
~, парацикли́ческая paracyclic [supplementary] ovulation
~, преждевре́менная premature ovulation
огиба́ющий circumflex
оглуше́ние *с. псих.* torpor
оглушённость *ж. псих.* obnubilation
оголе́ние *с.* denudation; exposure; baring, uncovering (*см. тж* обнаже́ние)
огра́да *ж.* (головно́го) мо́зга *анат.* claustrum of insula
ограниче́ние *с.* restriction, limitation
~ амплиту́ды движе́ний limitation in the range of motions
~ вы́бросов emission limitation
~ движе́ний limitation of movements, restriction [decline] of motions
~ нагру́зок loads limitation
~ подви́жности суста́ва restriction of joint movement
~ приёма жи́дкости water deprivation
~ рожда́емости oligogenics, birth control
~ сгиба́ния, ре́зкое flexion loss
~ у́мственных нагру́зок mental loads limitation
~ употребле́ния (поваре́нной) со́ли restriction of salt consumption
~ физи́ческих нагру́зок physical loads limitation
ограниче́ния *с. мн.* на сброс сто́чных вод effluents limitations
ограни́ченный circumscribed, limited
одди́т *м.* (*воспаление сфинктера Одди*) odditis
оде́жда *ж.* clothes, clothing
~, больни́чная hospital attire
~, защи́тная protective clothing
~, защи́тная изоли́рующая (protective) impermeable clothing
~, защи́тная фильтру́ющая (protective) permeable clothing
~, импрегни́рованная impregnated clothing
~, компенси́рующая compensatory clothing
~, лаборато́рная laboratory clothing
~, огнезащи́тная flameproof clothing
~, противоипри́тная mustard-gas protective clothing
«одеревене́лость» *ж.* позвоно́чника rheumatoid [ankylosing] spondylitis, Strümpell-Marie disease
одинофаги́я *ж.* (*болезненное глотание*) odynophagia
одино́чный solitary
одногла́зие *с.* cyclopia, synophthalmia
однодолево́й unilobar
одножгу́тиковый uniflagellate
однока́мерный unicameral
однокле́точный monocellular, unicellular, single-cell
одноосево́й uniaxial
однополостно́й unilocular
однополю́сный monopolar, unipolar

однослойный monolayer, monostratal, single-layered
односуставно́й monoarticular, uniarticular, monoarthric
одноцве́тный monochromatic
однояде́рный uninuclear, uninucleate, mononuclear, mononucleate
однояйцо́вый uniovular, monozygotic, monovular
одонталги́ческий odontalgic
одонталги́я *ж.* odontalgia, toothache, odontodynia, dentalgia
одонтатрофи́я *ж.* odontatrophy
одонти́т *м.* pulpitis, odontitis
одонтоамелобласто́ма *ж.* ameloblastic odontoma, odontoameloblastoma
одонтобла́ст *м.* odontoblast, odontoplast, *odontoblastus, dentinoblastus* [NH]
одонтобла́стный odontoblastic
одонтобо́трион *м.* odontobothrion
одонтоботри́т *м.* odontobothritis
одонтогене́з *м.* odontogenesis, odontogeny, odontosis
одонтоге́нный odontogenous, odontogenic
одонтогли́фика *ж.* (*изучение узоров жевательной поверхности зубов*) odontoglyphics
одонтогра́мма *ж.* odontogram
одонтогра́фия *ж.* odontography
одонтодини́я *ж.* odontodynia, odontalgia, toothache, dentalgia
одонтодисплази́я *ж.* odontodysplasia, odontogenic dysplasia, odontogenesis imperfecta
одонто́ид *м.* odontoid, dentoid
одонтокла́ст *м.* odontoclast
одонто́лиз *м.* odontolysis
одонтоли́т *м.* dental calculus, dental tartar, odontolith
одонтоло́гия *ж. ист.* odontology
одонто́ма *ж.* odontoma
~, амелобласти́ческая ameloblastic odontoma, odontoameloblastoma
~, корнева́я radicular odontoma
~ коро́нки зу́ба coronary odontoma
~, мя́гкая soft odontoma
~, пло́тная hard odontoma
~, сло́жная complex [composite] odontoma
~, фолликуля́рная follicular odontoma
одонтометри́я *ж.* odontometry
одонтоневралги́я *ж.* odontoneuralgia
одонтоно́мия *ж.* odontonomy, dental nomenclature
одонтопара́ллакс *м.* odontoparallaxis, odontoloxia, odontoloxy
одонтопати́я *ж.* odontopathy
одонтопри́зис *м.* (*скрежетание зубами во время сна*) odontoprisis, bruxism
одонтопто́з *м.* odontoptosis
одонторраги́я *ж.* (*кровотечение после удаления зуба*) odontorrhagia
одонтоско́п *м. мед. тех.* odontoscope
одонтоскопи́я *ж.* odontoscopy

одонтотомия ж. odontotomy
одонтофобия ж. odontophobia
одонтошизм м. (трещина зуба или зубов) odontoschism
одонтоятрия ж. odontoiatria, dental therapeutics
одонтоятрогения ж. odontoiatrogenesis
одонтоятрогенный odontoiatrogenic
одряхление с. senility; decrepitude
одуванчик м. лекарственный dandelion, blowball, *Taraxacum officinale*
одышка ж. dyspnea
~ в покое dyspnea at rest
~, гемическая hematic [hemic] dyspnea
~, инспираторная inspiratory [Traube's] dyspnea
~, лёгочная pulmonary dyspnea
~, нервная nervous [neurogenic] dyspnea
~, ночная nocturnal dyspnea
~, пароксизмальная paroxysmal dyspnea
~ при физической нагрузке exertional [exercise] dyspnea
~ при ходьбе walking dyspnea
~, психогенная psychogenic dyspnea
~, рефлекторная reflex dyspnea
~, сердечная cardiac dyspnea
~, сердечно-лёгочная cardiopulmonary dyspnea
~, смешанная mixed dyspnea
~, тепловая thermal dyspnea
~, центральная central [cerebral] dyspnea
~, экспираторная expiratory dyspnea
ожерелье с.
~ Венеры *венерол.* syphilitic leukoderma, (melano)leukoderma colli, necklace [collar] of Venus
~ Касаля (*дерматит шеи при пеллагре*) Casal's necklace, Casal's collar
оживление с. resuscitation, revivification, reanimation (*см. тж* реанимация)
оживлять to resuscitate, to revivify, to reanimate
ожирение с. obesity, adiposis, corpulence, fatness
~, алиментарное alimentary obesity
~, атрофическое fatty atrophy, adiposis ex vacuo
~, болезненное Dercum's disease, adiposis dolorosa
~, выраженное gross [massive] obesity
~, гипертрофическое adult-onset [hypertrophic] obesity
~, гипогонадное hypogonadal obesity
~, гипоталамическое hypothalamic obesity
~, гипотиреоидное hypothyroid obesity
~, гипофизарное adiposogenital dystrophy, Fröhlich's syndrome
~, дегенеративное [декомпозиционное] fatty atrophy, adiposis ex vacuo
~, диэнцефальное hypothalamic obesity
~, инфильтративное ordinary [simple] obesity
~, климактерическое climacteric obesity
~, конституциональное constitutive obesity
~, патологическое morbid obesity
~ печени fatty liver, hepatic steatosis
~, послеродовое postnatal obesity
~, простое ordinary [simple] obesity
~, профессиональное occupational obesity
~, пубертатное pubertate obesity, juvenile basophilism, pubertate dyspituitarism
~ сердца fatty heart, cor adiposum, adiposis cardiaca
~, церебральное hypothalamic obesity
~, экзогенное exogenous obesity
~, эндогенное endogenous obesity
ожог м. burn; (*горячей жидкостью или паром*) scald ◇ получить ~ рук to get burn on the hands; получить сильные ~и to be badly burnt; смазывать ~ мазью to apply ointment to a burn
~ второй степени second-degree burn
~, глубокий full-thickness [deep] burn
~ горячей жидкостью scald
~ дыхательных путей inhalation burn
~ желудка, химический chemical burn of stomach
~, лучевой radiation [radioactive] burn
~ молнией lightning burn
~ негашёной известью lime burn
~ паром scald
~ первой степени first-degree burn
~ пищевода, каустический caustic esophageal injury
~ пламенем flame burn
~ при ядерном взрыве flash burn
~, радиационный radiation [radioactive] burn
~, рентгеновский roentgen-ray [X-ray] burn
~, солнечный solar burn
~, тепловой [термический] thermal [heat] burn
~ третьей степени third-degree burn
~, химический chemical burn
~, электрический electric burn
озарение с. *псих.* strikening
оздоровительный health-improving, sanitary
оздоровление с. sanitation, improvement of sanitary conditions
~ окружающей среды sanitation of environment, environment enhancement
оздоровлять to sanitate, to make healthier
озена ж. *ото* ozena
озеро с. lake, *lacus* [NA]
~, слёзное lacrimal lake, *lacus lacrimalis* [NA]
~, субхориальное subchorial lake, subchorial space
озёра с. мн., краевые (*плаценты*) marginal lakes, marginal sinus of placenta
озлокачествление с. malignization
озлокачествлённый malignant
озноб м. rigor, chill, shakes, shiver
~, лихорадочный febrile chill
~, постнаркозный postanesthesia shiver
ознобление с. chillblain, pernio(sis)
озокерит м. ozokerite, ozocerite, mineral tallow
озокеритолечение с., озокеритотерапия ж. ozokeritotherapy
озон м. ozone
озонатор м. ozonator
озонирование с. ozon(iz)ation

озони́ровать

озони́ровать to ozonize
озоно́метр *м.* ozonometer
озоноско́п *м.* ozonoscope
оидиомико́з *м. дерм.* candidiasis, candidosis, oidiomycosis, moniliasis
ойга́рхе *с. (время наступления первого семяизвержения)* oigarche
окамене́лость *ж.* petrifaction, fossilization, calcification
~ косте́й (dominant) osteopetrosis, ivory [marble] bones, marble-bone [Albers-Schönberg] disease
окамене́лый petrified, fossil(ized), calcified
окамене́ние *с.* petrifaction, fossilization, calcification *(см. тж* окамене́лость*)*
окисле́ние *с.* oxid(iz)ation; aging
~, аэро́бное aerobic oxidation
~ кислоро́дом во́здуха air oxidation
~ липи́дов, пе́рекисное lipid peroxidation
окисле́ние — восстановле́ние *с.* oxidation-reduction, redox
окислённый oxidated, oxidized
окисли́тель *м.* oxidizer, oxidant, oxidizing agent
окисли́тельно-восстанови́тельный oxidation-reduction, redox
окисля́емость *ж.* воды́ water oxidizability
окисля́ть to oxidize
окклюда́тор *м. мед. тех., стом.* occluder
окклюзио́нный occlusive
окклю́зия *ж.* 1. *стом.* occlusion, bite 2. occlusion; obstruction
~, анорма́льная *стом.* abnormal occlusion
~, аортоподвздо́шная Leriche's syndrome, aortoiliac occlusive disease
~, атеросклероти́ческая atherosclerotic occlusion
~, бокова́я *стом.* lateral occlusion
~, букка́льная *стом.* buccal occlusion
~, вертика́льная *стом.* centric [central] occlusion
~ вну́тренней со́нной арте́рии internal carotid artery occlusion
~, выступа́ющая *стом.* protrusive [anterior, mesial, prenormal] occlusion, mesio-occlusion
~, гиперфункциона́льная *стом.* hyperfunctional [traumatical] occlusion
~, губна́я *стом.* labial occlusion
~, диста́льная *стом.* distal [postnormal] occlusion, disto-occlusion
~, за́дняя *стом.* posterior [prognathic] occlusion, posterocclusion
~ зубо́в dental occlusion, occlusion of teeth
~, корона́рная coronary (artery) occlusion
~ корона́рной арте́рии coronary (artery) occlusion
~, лабиа́льная *стом.* labial occlusion
~, лингва́льная *стом.* lingual occlusion
~ мочето́чника ureteral occlusion
~, неде́йствующая *стом.* afunctional occlusion
~, непра́вильная *стом.* malocclusion
~, нефункциони́рующая *стом.* afunctional occlusion
~, норма́льная *стом.* normal [physiologic] occlusion, normal bite, neutrocclusion
~, патоге́нная *стом.* pathogenic occlusion
~, патологи́ческая *стом.* pathological occlusion
~, пере́дняя *стом.* anterior [mesial, prenormal, protrusive] occlusion, mesio-occlusion
~, пропорциона́льная *стом.* (physiologically) balanced occlusion, balanced bite, balanced articulation
~, сагитта́льная *стом.* anterior [mesial, prenormal, protrusive] occlusion, mesio-occlusion
~, скользя́щая *стом.* dental articulation, gliding occlusion
~, ско́шенная *стом.* torsive occlusion, torsiversion
~ сосу́да vascular occlusion
~ сосу́дов, атеросклероти́ческая arteriosclerosis [atherosclerosis] obliterans
~, травмати́ческая *стом.* traumatical [hyperfunctional] occlusion
~, травматоге́нная *стом.* traumatogenic occlusion
~, трансверза́льная *стом.* lateral occlusion
~, физиологи́ческая *стом.* physiologic [normal] occlusion, normal bite, neutrocclusion
~, центри́ческая *стом.* centric [central] occlusion
~, щёчная *стом.* buccal occlusion
~, эксцентри́ческая *стом.* eccentric occlusion
~, язы́чная *стом.* lingual occlusion
окклюзо́метр *м.* gnathodynamometer, occlusometer
окно́ *с.* window, fenestra [NA]
~, аорта́льное *рентг.* aortic window
~, аорта́льно-пульмона́льное aortic septal defect, aorticopulmonary window
~, защи́тное *рентг.* shielding window
~ из свинцо́вого стекла́ lead-glass window
~, ко́жное *(проба на воспалительную реакцию)* (Rebuck) skin window
~, ова́льное oval [vestibular] window, fenestra of vestibule, *fenestra vestibuli* [NA]
~ преддве́рия oval [vestibular] window, fenestra of vestibule, *fenestra vestibuli* [NA]
~, са́льниковое *(брюшины)* omental window, *fenestra omentalis* [NA]
~ средосте́ния mediastinal window, *fenestra mediastinalis* [NA]
~, тахикардиа́льное *(при пароксизмальной тахикардии)* tachycardia window
~ули́тки round window, fenestra of cochlea, *fenestra cochleae* [NA]
околоаксилля́рный periaxillary, circumaxillary
околоаксо́нный periaxonal
околоана́льный perianal, circumanal, periproctic
околоаорта́льный periaortic
околоаппендикуля́рный periappendicular
околобронхиа́льный peribronchial
околобронхиоля́рный peribronchiolar
околобульба́рный *(окружающий глазное яблоко)* circumbulbar, peribulbar
околовено́зный perivenous, paravenous
околоверху́шечный *(о зубе)* periapical
околовлага́лищный perivaginal, paravaginal

околоводопроводный *(о водопроводах мозга, внутреннего уха)* periaqueductal
окологлазни́чный periorbital
окологлазно́й periocular, circumocular
окологло́точный peripharyngeal
окологорта́нный perilaryngeal
окологрыжево́й perihernial
околожелѐзистый periglandular
околожелу́дочковый *(о сердце)* periventricular
околожелу́дочный perigastric
околозубно́й periodontal, peridental, pericemental
околокана́льцевый *(о почке)* pericanalicular, peritubular
околоки́шечный perienteric, circumintestinal
околокле́точный pericellular, pericytial
околоклочо́к *м. (клочково-узелковой доли мозжечка)* accessory [secondary] flocculus, *paraflocculus* [NA]
околоклубо́чковый *(о почке)* juxtaglomerular
околома́точный perimetric, periuterine
околоминда́ликовый peritonsillar
околомозгово́й periencephalic
околомочето́чниковый periureteral, periureteric
околоневра́льный perineural
околоногтево́й periungual
околоносово́й perirhinal
околоосево́й *(об оси клетки органа)* periaxial
околоостровко́вый *(об островках поджелудочной железы)* peri-islet
околопериодонта́льный periodontal, peridental, pericemental
околопечёночный perihepatic
околопилори́ческий peripyloric
околопищево́дный periesophageal
околопло́дный *(относящийся к амниону)* amniotic, amnionic
околопозвоно́чный perivertebral, perispondylic, paravertebral
околопо́люсный *(о полюсе клетки, органа)* peripolar
околопорта́льный *(относящийся к портальной вене)* periportal
околопо́чечный perinephric, perirenal, circumrenal
околопредсе́рдный periatrial, periauricular
околоприда́ток *м. яи́чка* paradidymis, parepididymis, *paradidymis* [NA]
околопрямокише́чный perirectal
околопузы́рный *(о жёлчном или мочевом пузыре)* perivesical, paravesical, pericystic, paracystic
околопупо́чный periumbilical, periomphalic, paraumbilical, paraomphalic
околорото́вой perioral, circumoral, peristomal, peristomatous
околоса́льниковый periepiploic
околосвя́зочный periligamentous
околоселезёночный perisplenic
околосерде́чно-диафрагма́льный pericardiophrenic
околосерде́чно-перитонеа́льный pericardioperitoneal
околосерде́чно-плевра́льный pericardiopleural
околосерде́чный pericardiac, pericardial
околослепокише́чный pericecal, perityphlic
околососко́вый peripapillary
околососу́дистый perivascular, circumvascular
околосу́мочный peribursal
околосуставно́й periarthric, juxta-articular, circumarticular, periarticular
околотолстокише́чный pericolic
околотрахеа́льный peritracheal
околоуретра́льный periurethral
околоу́шно-височный auriculotemporal
околоушно́й parotid(ean), parotic
околофолликуля́рный perifollicular
околохруста́ликовый perilenticular, circumlental
околохрящево́й perichondral
околоча́шечковый *(о чашечках почки)* pericaliceal
околочерепно́й pericranial
околощёчный peribuccal
околощитови́дный parathyroid(al)
околоэпенди́мный periependymal
околоя́дерный *цитол.* perinuclear, juxtanuclear
околоя́дрышковый perinucleolar
околоя́ичник *м.* paroophoron, *paroophoron* [NA]
околоя́ичниковый par(a)ovarian
оконча́ние *с.* ending, termination, *terminatio* [NA, NH] **(см. тж оконча́ния)**
~ бере́менности pregnancy termination
~ веретена́, нейромы́шечное neuromuscular ending of spindle, *terminatio neuromuscularis fusi* [NH]
~ волосяно́го фолли́кула, не́рвное nerve ending of hair follicle, *terminatio nervi folliculi pili* [NH]
~ ку́рса лече́ния termination of course of treatment
~, нейрожелѐзистое neuroglandular ending, *terminatio neuroglandularis* [NH]
~, нейромы́шечное neuromuscular ending, *terminatio neuromuscularis* [NH]
~, нейросекрето́рное neurosecretory ending, *terminatio neurosecretoris* [NH]
~, нейроэпителиа́льное neuroepithelial ending, *terminatio neuroepithelialis* [NH]
~, не́рвное nerve ending, *terminatio nervi* [NH]
~, не́рвное гроздеви́дное grape(-like) [racemose] nerve ending, *terminatio nervi racemosa* [NH]
~, не́рвное кольцеспира́льное ring-spiral [annulospiral] nerve ending, *terminatio nervi annulospiralis* [NH]
~, не́рвное кустикови́дное racemose [grape(-like)] nerve ending, *terminatio nervi racemosa* [NH]
~, не́рвное палиса́дное palisade ending, *terminatio nervi palisadica* [NH]
оконча́ния *с. мн.* endings, terminations, *terminationes* [NA, NH] **(см. тж оконча́ние)**

окончáния

~, нéрвные двигáтельные motor nerve endings
~, нéрвные интероцептивные interoceptive nerve endings
~, нéрвные несвобóдные non-free nerve endings
~, нéрвные проприоцептивные proprioceptive nerve endings
~, нéрвные свобóдные free nerve endings, *terminationes nervorum liberae* [NA, NH]
~, нéрвные соматосенсóрные somatosensorial nerve endings
~, нéрвные соматотрóпные somatotropic nerve endings
~, нéрвные чувствительные *(в подкожной соединительной ткани пальцев рук)* Ruffini's corpuscles
~, нéрвные экстероцептивные exteroceptive nerve endings

окóнчатый *анат., гист.* fenestrated

окóпник *м.* лекáрственный *фарм.* comfrey, woundwort, *Symphytum officinale*

окостеневáть to ossify

окостенéние *с.* ossification
~ аневризмы osteoaneurysm, bone aneurysm
~ гематóмы ossification of hematoma
~, гетерогéнное heterogeneous ossification
~, гетеротипическое heterotypic ossification
~ кровоизлияния ossification of hematoma
~ лёгочной ткáни osteoplastic pneumo(no)pathy, ossification of lung
~, метаболическое metabolic ossification
~, метапластическое metaplastic ossification
~, мышечное прогрессирующее myositis ossificans progressiva
~ мышечной ткáни ossification of muscles
~, неполное imperfect ossification
~, параартикулярное circumarticular [periarticular] ossification
~, патологическое pathologic ossification
~ перикáрда ossification of pericardium, calcified pericardium, armor(ed) heart
~, периостáльное periosteal ossification
~, перихондрáльное perichondral ossification
~, перихондроостáльное periosteal ossification
~ плодá lithopedion, lithopedium, calcified fetus, *уст.* ostembryon, osteopedion
~ сухожилия ossification of tendon
~ хрящá cartilaginous ossification
~, эктопическое ectopic ossification
~, эндостáльное endosteal ossification
~, эндохондрáльное endochondral ossification

окоченéвший stiff, numb

окоченéние *с.* stiffness; rigidity, rigor
~, каталептическое cataleptic rigor
~, посмéртное [трýпное] cadaveric [postmortem] rigidity, cadaveric rigor, cadaveric spasm, rigor mortis

окрáска *ж.* stain(ing)
~, аджективная *гист.* substantive [etching] staining
~, витáльная (intra)vital [preagonal] staining
~ гематоксилином и эозином hematoxylin and eosin stain
~, двойнáя *гист.* double stain
~, дифференциáльная *гист.* differential stain
~, желтýшная *(кожи, тканей)* icteric discolor
~, избирáтельная *гист.* selective stain
~, метахроматическая *гист.* metachromatic stain
~ метиловым зелёным пиронином *(на РНК и ДНК)* methyl green-pyronine [Unna-Pappenheim] stain
~, паноптическая panoptic stain
~ по Ван-Гизóну *(на коллаген)* van Gieson's stain
~ по Грáму *(микроорганизмов)* Gram's stain
~ полóс хромосóм banding stain
~ по Ромáновскому — (Гимзе) *(клеток крови)* Romanovsky's (blood) stain
~, посмéртная [поствитáльная] postvital staining
~ по Фёльгену *(ядер ДНК)* Feulgen stain
~, прижизненная (intra)vital [preagonal] staining
~, прогрессивная *гист.* progressive stain
~, протрáвливающая *гист.* substantive [etching] stain
~, регрессивная *гист.* regressive stain
~, стехиометрическая stoichiometric stain
~, субстантивная [субстанциóнная] substantive [nonetching] staining
~, супервитáльная supravital staining
~ трипáновым синим trypan blue stain
~, флюоресцéнтная fluorescent stain
~, фóновая background stain
~, цианотичная *(кожи)* cyanotic discoloration
~, элективная *гист.* selective stain

окрáшивание *с.* staining *(см. тж* окрáска*)*

окровáвленный bloody, blood-stained

окружáющий circumflex, *circumflexus* [NA] ◇ ~ áнус circumanal, perianal, periproctic; ~ булавовидное тéло circumgemmal, perigemmal; ~ глаз circumocular, periocular, periophthalmic; ~ глазницу circumorbital; ~ глазнóе яблоко circumbulbar, peribulbar; ~ заднепроходнóе отвéрстие circumanal, perianal, periproctic; ~ кишéчник perienteric, circumintestinal; ~ клéтку pericellular, pericytial; ~ корóнку зýба pericoronal; ~ миндáлину peritonsillar; ~ мозóлистое тéло circumcallosal; ~ нерв perineural; ~ островóк *(поджелудочной железы)* circuminsular; ~ пищевóд periesophageal; ~ подкрыльцóвую [подмышечную] впáдину circumaxillary, periaxillary; ~ почковидное тéло circumgemmal, perigemmal; ~ пóчку perinephric, perirenal, circumrenal; ~ роговицу [роговую оболóчку] глáза pericorneal, circumcorneal, perikeratic; ~ рот circumoral; ~ сосýд perivascular, circumvascular; ~ сустáв circumarticular, periarticular, periarthric, juxta-articular; ~ трахéю circumtracheal; ~ хрустáлик circumlental, perilenticular; ~ ядрó *(клетки)* circumnuclear

окружность ж. circumference, circle, *circumferentia* [NA]
~ головки локтевой кости, суставная articular circumference of ulna, *circumferentia articularis ulnae* [NA]
~ головки лучевой кости, суставная articular circumference of radius, *circumferentia articularis radii* [NA]
~ головы head circumference
~ груди chest circumference
~ живота abdominal circumference
~ мышц в средней трети плеча mid-arm muscle circumference
~ плеча arm circumference
~ сустава articular circumference

оксазепам *м. фарм.* oxazepam, nozepam, tazepam

оксалат *м. биохим.* oxalate

оксалоз *м.* oxalosis

оксалурия ж. (hyper)oxaluria

оксиакойя *ж. невр.* oxyacoia, oxyakoia

оксиафия ж. (*тактильная гиперестезия*) hyperaphia, oxyaphia, tactile hyperesthesia

оксиахрестия ж. (*недостаточное поступление глюкозы к нейронам, служащее причиной гипогликемической комы*) oxyachrestia

оксибаротерапия ж. hyperbaric oxygenation

оксибензол *м. хим.* phenol, phenyl alcohol, phenic [carbolic] acid

оксиблепсия ж. oxyblepsia, oxyopia

оксибутирия ж. (*симптом кетоацидоза*) oxybutyria

оксигевзия ж. (*повышенная острота вкуса*) oxygeusia

оксигемоглобин *м.* oxyhemoglobin, oxygenated hemoglobin

оксигемограмма ж. oxigram, oxyhemogram

оксигемограф *м. мед. тех.* oxihemograph, oxyhemograph

оксигемометр *м. мед. тех.* oximeter, oxymeter (*см. тж* оксиметр)

оксигеназа *ж. биохим.* oxygenase

оксигенатор *м. мед. тех.* oxygenator
~ крови blood oxygenator
~, мембранный membrane oxygenator
~, пластинчатый screen oxygenator
~, плёночный film oxygenator
~, пузырьковый bubble oxygenator

оксигенация ж. oxygenation
~, апнойная diffusion respiration, apneic oxygenation
~, внутрисосудистая intravascular oxygenation
~, гипербарическая hyperbaric oxygenation
~, энтеральная enteral [intestinal] oxygenation

оксигенизация oxygenation (*см. тж* оксигенация)

оксигенированный oxygenic

оксигенопрофилактика *ж. косм. мед.* oxygenoprophylaxis

оксигенотерапия ж. oxygen therapy, oxygenotherapy

оксиграф *м. мед. тех.* oxihemograph, oxyhemograph

оксиграфия ж. oxihemography, oxyhemography

оксид *м.* oxide
~ азота nitric [nitrogen] oxide
~ дейтерия heavy water, deuterium oxide
~ кальция lime, calx, calcium oxide
~ магния magnesium oxide, (calcined) magnesia
~ свинца lead monoxide, massicot, litharge; lead oxide
~ углерода carbon monoxide
~ цинка zinc oxide, white zinc

оксидаза *ж. биохим.* oxidase, oxydase

оксидант *м.* oxidizer, oxidant, oxidizing agent

оксидиметрия ж. oxidimetry

оксикалориметр *м.* oxycalorimeter

оксикинезия ж. (*боль при движении*) oxykinesia

оксикислота ж. ox(y)acid

оксикринин *м.* (*гормон, выделяемый слизистой оболочкой двенадцатиперстной и тощей кишок*) oxykrinin, secretin

оксилалия ж. (*чрезмерная быстрота речи*) oxylalia

оксиметр *м. мед. тех.* oximeter, oxymeter
~, комбинированный combined [ear] oximeter
~, кюветный cuvet(te) oximeter
~, проточный flow oximeter
~, ушной ear [combined] oximeter

оксиметрия ж. oximetry, oxymetry
~, пульсовая pulse oximetry

оксиопия ж. oxyopia, oxyblepsia

оксиосмия ж., **оксиосфрезия** *ж.* hyperosmia, oxyosmia, oxyosphresia

окситензиометрия ж. oxitensiometry

окситоцин *м.* (*гормон задней доли гипофиза*) oxytocin, ocytocin, *α*-hypophamine

окситоция ж. (*быстрые роды*) oxytocia

оксиуроз *м. гельм.* oxyuriasis

оксифенилкетонурия ж. phenylketonuria

оксифил *м.* oxyphil(e), oxyphyl cell

оксифильный oxyphil(ic), oxyphyle

оксифония ж. (*чрезмерно высокий тембр голоса*) oxyphonia

оксицефалический oxycephalic, oxycephalous

оксицефалия ж. (*башенный череп*) oxycephaly, acrocephaly, hypsicephaly, turricephaly, steeple [tower] skull

оксиэстезия ж. hyperesthesia, oxyesthesia

окулист *м.* oculist, ophthalmologist

окуловертебральный oculovertebral

окулография ж. oculography

окулодермальный oculodermal

окулокардиальный oculocardiac

окулометрия ж. oculometry

окулометроскоп *м.* oculometroscope

окуломикоз *м.* oculomycosis, ophthalmomycosis

окуломиодинамометрия ж. oculomyodynamometry

окуломоторный oculomotor

окулоназальный oculonasal

окулопатия ж. (*заболевание глаза неуточнённой этиологии*) ophthalmopathy, oculopathy

окулопластика ж. oculoplastics

окулоплетизмогра́фия

окулоплетизмогра́фия *ж.* oculoplethysmography
окулопневмоплетизмогра́фия *ж.* oculopneumoplethysmography
окулопре́ссия *ж.* oculopression
окулопре́ссор *м. мед. тех.* oculopressor
окулоспина́льный oculospinal
окулоспоридио́з *м.* ocular form of rhinosporidiosis
окулофациа́льный oculofacial
окулоэхогра́фия *ж.* oculo-ultrasonography, oculo-echography
окуля́р *м. мед. тех.* ocular, eyepiece
~ Гю́йгенса *(состоящий из двух плосковогнутых линз, плоская часть которых направлена к наблюдателю)* Huygens' ocular
~, демонстрацио́нный demonstration ocular
~, компенсацио́нный [компенси́рующий] compensating ocular
окуля́р-гонио́метр *м.* eyepiece [ocular] goniometer
окуля́р-микро́метр *м.* eyepiece [ocular] micrometer
окуля́рный ocular
оку́ривание *с. (метод дезинсекции и дератизации)* fumigation
оку́ривать 1. *(производить окуривание для уничтожения насекомых)* to fumigate 2. *(подвергать окружающих воздействию табачного дыма)* to envelope with (tobacco) smoke; to stain with tobacco
окципитализа́ция *ж.* атла́нта [I ше́йного позвонка́] occipitalization
окципита́льный occipital
окципитоспондилоде́з *м. нейрохир.* occipitospondylodesis
олеандомици́н *м. фарм.* oleandomycin (phosphate)
олеа́ндр *м. фарм.* oleander, *Nerium oleander*
олеи́н *м. биохим.* (tri)olein, trioleoyl glycerol, glyceryl trioleate
олени́т *м. (воспаление локтевого сустава)* olenitis
олеовитами́н *м. (раствор витамина в масле)* oleovitamin
олеогранулёма *ж.* oleogranuloma, lipogranuloma, oleoma, eleoma, oil tumor
~ новорождённых subcutaneous fat necrosis of newborn, sclerema neonatorum
олео́метр *м.* oleometer, eleometer
олеоса́хар *м.* oleosaccharum, oil sugar
олеосклеро́ма *ж.* oleogranuloma, lipogranuloma, oleoma, eleoma, oil tumor *(см. тж* олеогранулёма*)*
олеотерапи́я *ж.* oleotherapy, eleotherapy
олеото́ракс *м.* oleothorax
~, внутриплевра́льный intrapleural oleothorax
~, экстраплевра́льный extrapleural oleothorax
олефи́н *м. биохим.* olefin
оли́ва *ж.* 1. olivary eminence, olivary body, olive, *oliva* [NA], 2. *мед. тех.* olive
~, ве́рхняя superior olive, *nucleus dorsalis corporis trapezoidei, oliva superior* [NA]
~ для зонди́рования жёлчных путе́й biliary ducts probing olive
~ мозжечка́ *oliva cerebelli* [NA]
~, ни́жняя inferior olive, *oliva inferior* [NA]
~ стетофонендоско́па stethoscope chestpiece
оливино́з *м. (пневмокониоз, вызванный вдыханием оливина — соединения кварца)* olivinosis, olivine silicatosis
оливомици́н *м. фарм.* olivomycin
оливомозжечко́вый olivocerebellar
оливомостомозжечко́вый olivopontocerebellar
оливопета́льный *(направленный к оливному ядру)* olivipetal
оливоспинномозгово́й olivospinal
оливофуга́льный *(направленный от оливного ядра)* olivifugal
олигакизури́я *ж.* oligakisuria
олигеми́ческий oligemic
олигеми́я *ж.* olig(h)emia, hypovolemia, hyphemia
олигидри́я *ж.* olig(h)idria
олигоальгоменоре́я *ж. гинек.* oligoalgomenorrhea, oligodysmenorrhea
олигоартри́т *м.* oligoarthritis
олигогалакти́я *ж.* oligogalactia
олигогидра́мнион *м.* oligohydramnios
олигогидро́з *м.* olig(h)idria
олигогидрури́я *ж.* oligohydruria, oliguria, oliguresis, scanty urination
олигогиперменоре́я *ж. гинек.* oligohypermenorrhea
олигогипоменоре́я *ж. гинек.* oligohypomenorrhea
олигогли́я *ж.* oligo(dendro)glia, oligodendria
олигоглобули́я *ж.* hypoglobulia
олигодактили́я *ж.* oligodactyly, oligodactylia
олигодендроастроцито́ма *ж.* oligodendroastrocytoma
олигодендробла́ст *м.* oligodendroblast
олигодендробласто́ма *ж.* oligodendroblastoma
олигодендроглио́ма *ж.* oligodendroglioma
~, атипи́ческая atypical [dedifferentiated] oligodendroglioma
~, веретеноклеточная [веретенообра́зно-кле́точная] fusiform [spindle] cell oligodendroglioma
~, дедифференци́рованная atypical [dedifferentiated] oligodendroglioma
~, полимо́рфно-кле́точная polymorph cell oligodendroglioma
олигодендроглиоци́т *м.* oligodendrocyte, *oligodendrocytus* [NH]
олигодендрогли́я *ж.* oligo(dendro)glia, oligodendria
олигодендроли́зис *м.* oligodendrolysis
олигодендроцито́ма *ж.* oligodendroglioma *(см. тж* олигодендроглио́ма*)*
олигодонти́я *ж.* oligodontia
олигодинами́ческий oligodynamic
олигодипси́я *ж. (пониженная потребность организма в жидкости)* oligodipsia
олигодонти́я *ж.* oligodontia
олигози́д *м.* oligosaccharide
олигозооспермия *ж.* oligo(zoo)spermia, oligo(zoo)spermatism
олигокарди́я *ж.* bradycardia

олигокинезия́ ж. hypokinesia, hypokinesis, hypomotility
олигомани́я ж. hypomania
олигоменоре́я ж. *гинек.* oligomenorrhea, scanty menstruation
олигоме́р м. *биохим., мол. биол.* oligomer
олигонекроспермия́ ж. oligonecrospermia
олигонуклеоти́д м. oligonucleotide
олигопепти́д м. oligopeptide
олигопно́э с. hypopnea, oligopnea
олигопсихи́я ж. oligophrenia, mental deficiency, mental retardation
олигоптиали́зм м. oligoptyalism, oligosialia
олигосахари́д м. oligosaccharide
олигосиали́я ж. oligosialia, oligoptyalism
олигосперми́я ж. oligo(zoo)spermia, oligo(zoo)spermatism
олигостеато́з м. hyposteatosis
олиготерапи́я ж. *(лечение с минимальным использованием лекарств)* oligotherapy
олиготрихи́я ж., олиготрихо́з м. *(недостаточность развития волосяного покрова)* hypotrichosis, oligotrichia, oligotrichosis
олиготрофи́я ж. oligotrophia, oligotrophy
олигофази́я ж. *невр.* oligophasia
олигофалангия́ ж. hypophalangism
олигофосфатури́я ж. oligophosphaturia
олигофре́н м. oligophrenic person
олигофрени́я ж. oligophrenia, mental deficiency, mental retardation
~, ангиодистрофи́ческая angiodystrophic oligophrenia
~, апати́ческая apathetic oligophrenia
~, асфикти́ческая asphyctic oligophrenia
~, врождённая сифилити́ческая syphilitic congenital oligophrenia
~, втори́чная микроцефали́ческая secondary microcephalic oligophrenia
~, гемолити́ческая hemolytic oligophrenia
~, гидроцефали́ческая hydrocephalic oligophrenia
~, дизостоти́ческая gargoylism, lipochondrodystrophy, type I mucopolysaccharidosis, Hurler's disease, Hurler's [Hurler-Pfaundler] syndrome
~, дисметаболи́ческая dysmetabolic oligophrenia
~, и́стинная микроцефали́ческая true microcephalic oligophrenia
~, ксеродерми́ческая xerodermatic oligophrenia
~, ло́жная микроцефали́ческая false microcephalic oligophrenia
~, насле́дственная hereditary oligophrenia
~, параната́льная paranatal oligophrenia
~, перви́чная микроцефали́ческая primary microcephalic oligophrenia
~, перината́льная perinatal oligophrenia
~, рубеоля́рная rubeolar oligophrenia
~, токсоплазмати́ческая toxoplasmatic oligophrenia
~, торпи́дная apathetic oligophrenia
~, фенилпировиногра́дная phenylpyruvic oligophrenia, phenylketonuria, Fölling disease

~, эрети́ческая erethitic oligophrenia
олигофренопедаго́гика ж. *псих.* oligophrenopedagogy, oligophrenopedagogics
олигохили́я ж. oligochylia, hypochylia
олигохоли́я ж. oligocholia, hypocholia
олигоцитеми́я ж. oligocythemia
~, гиперволеми́ческая hypervolemic oligocythemia
~, гиповолеми́ческая hypovolemic [oligemic] oligocythemia
~, нормоволеми́ческая normovolemic oligocythemia
~, олигеми́ческая oligemic [hypovolemic] oligocythemia
олигошизофрени́я ж. oligoschizophrenia
олигоэпиле́псия ж. oligoepilepsia
олигури́ческий oliguric
олигури́я ж. oliguria, oliguresis, oligohydruria, scanty urination
~, ортостати́ческая orthostatic oliguria
~, рена́льная renal oliguria
~, физиологи́ческая physiologic oliguria
~, экстрарена́льная extrarenal oliguria
~, эмоциона́льная emotional oliguria
о́лово с. *хим.* tin, Sn
оловя́нный stannic, stannous
ольфакто́метр м. olfactometer
ольфактометри́я ж. olfactometry
~ ме́тодом вдува́ния blast olfactometry
ольха́ ж. *фарм.* alder, *Alnus*
~ кле́йкая [чёрная] black alder, *Alnus glutinosa*
ома́гра ж. *(подагрическое поражение плеча)* omagra
омалги́я ж. *(боль в плече)* omalgia
омартри́т м. *(воспаление плечевого сустава)* omarthritis
омброфоби́я ж. *(боязнь попасть под дождь)* ombrophobia
омедне́ние с. chalcosis
оме́ла ж. *фарм.* mistletoe, *Viscum*
~ бе́лая white mistletoe, *Viscum album*
оментиза́ция ж. *хир.* 1. omentoplasty 2. omentopexy, omentofixation, epiplopexy, Talma's operation
оменти́т м. *(воспаление сальника)* omentitis
оментогепатопекси́я ж. omentohepatorexy
оментогепатофренопекси́я ж. omentohepatophrenopexy
оментографи́я ж. omentography
оментодуроанастомо́з м. по Бурде́нко — Ба́кулеву Burdenko-Bakulev omentoduroanastomosis
оментокардиопекси́я ж. omentocardiopexy
оментонефропекси́я ж. omentonephropexy
оментоовариопекси́я ж. *гинек.* omentoovariopexy
оментоорганоанастомо́з м. omentoorganoanastomosis
оментопангистеропекси́я ж. *хир.* omentopanhysteropexy
оментопекси́я ж. omentopexy, omentofixation, epiplopexy, Talma's operation

оментопла́стика

оментопла́стика *ж. хир.* omentoplasty
оментопортогра́фия *ж.* omentoportography
оментора́фия *ж.* omentorrhaphy
оменторенопекси́я *ж. хир.* omentorenopexy
омеопарази́ты *м. мн. (образования в выделениях человека и животных, имитирующие паразитов)* homeoparasites
омертвева́ть to make dead, to necrotize, to mortify; to sphacelate
омертве́лость *ж.* necrosis; sphacelus
омертве́лый necrotic, dead(ened); sphacelous
омертве́ние *с.* necrosis, mortification; sphacelation, sphacelism
омнипотенциа́льный *биол.* omnipotent
омобласто́ма *ж.* Ewing's sarcoma, Ewing's tumor, endothelial myeloma
омозоле́лость *ж.* callosity, callositas, callus
омозоле́лый callous
омола́живание *с.* rejuvenescence, rejuvenation
омола́живать to rejuvenate, to rejuvenize
омоложе́ние *с.* rejuvenescence, rejuvenation
омофа́гия *ж. (сыроедение)* omophagia
омфали́т *м.* omphalitis
омфалоангиопа́гус *м. (несимметрично сросшиеся близнецы, где паразит получает кровоснабжение от плаценты аутозита)* omphaloangiopagus
омфалогра́фия *ж.* omphalography
омфалози́т *м.* omphalosite, placental parasitic twin
омфалопа́гус *м. (близнецы, сросшиеся в области пупка)* monomphalus, omphalopagus
омфалораги́я *ж. (кровотечение из пупка)* omphalorrhagia
омфалоре́я *ж. (серозное отделяемое из пупка)* omphalorrhea
омфалотоми́я *ж.* omphalotomy
омфалотри́б *м. уст. (инструмент для раздавливания пуповины)* omphalotribe
омфалотрипси́я *ж. уст. (раздавливание пуповины после рождения ребёнка)* omphalotripsy
омфалотри́птор *м. уст. (инструмент для омфалотрипсии)* omphalotriptor
омфалофлеби́т *м.* omphalophlebitis
омфалофлегмо́на *ж.* omphalophlegmon
омфалохо́рион *м.* omphalochorion
омфалоце́ле *с.* omphalocele, exomphalos
омфалэктоми́я *ж. хир.* omphalectomy
омыле́ние *с.* saponification
~, кисло́тное acid saponification
~ тру́па corps [body] saponification
~, ферментати́вное fermental [enzymatic] saponification
~, щелочно́е alkaline saponification
омыля́емость *ж.* saponifiability
омыля́ть to saponify
онани́зм *м.* onanism, masturbation, ipsism, ipsation
онани́ровать to masturbate
онани́ст *м.* onanist
онейро́ид *м. псих.* oneiroid
~, эпилепти́ческий epileptic oneiroid
онейро́идно-кататони́ческий oneirocatatonic

онейро́идный *псих.* on(e)iric
онейроло́гия *ж. псих.* oneirology
онейроскопи́я *ж. псих.* oneiroscopy
онейрофрени́я *ж. псих.* oneirophrenia
онеме́ние *с. разг.* numbness, stupor
~ лица́ facial numbness
~, патологи́ческое *псих.* stupor; stupefaction; lethargy; torpor
онири́зм *м. псих.* oneirism
ониродини́я *ж. псих.* nightmare, oneirodynia
онихалги́я *ж.* onychalgia
онихатрофи́я *ж.* onychatrophia, onychatrophy
ониха́уксис *м. (гипертрофия ногтя)* onychauxis
онихи́я *ж. дерм.* onychia, onychitis, onyxitis
~, гребешко́вая продо́льная onychia cristosa longitudinalis
~, грибко́вая onychomycosis, ringworm of nails
~, диабети́ческая diabetic onychia
~, дистрофи́ческая onychodystrophy
~, дрожжева́я yeast onychia
~, злока́чественная Wardrop's disease, onychia maligna
~, латера́льная paronychia, onychia lateralis, onychia periungualis
~, лепро́зная leprous onychia
~, о́страя acute onychia
~, пигме́нтная маляри́йная onychia pigmentosa malarica
~, пиоко́кковая pyococcus onychia
~, попере́чно-бороздко́вая onychia sulcata transversa
~, профессиона́льная occupational onychia
~, псориати́ческая psoriatic onychia
~, сифилити́ческая syphilitic onychia
~, суха́я onychia sicca
~, то́чечная onychia punctata
~, фрамбези́йная yaws onychia
онихоартро́з *м.*, насле́дственный arthro-onychodysplasia, onycho-osteodysplasia, nail-patella syndrome
онихоартроостеодисплази́я *ж.*, насле́дственная arthro-onychodysplasia, onycho-osteodysplasia, nail-patella syndrome
онихобла́ст *м.* onychoblast, *onychoblastus* [NH]
онихогетеротопи́я *ж.* onychoheterotopia
онихо́граф *м. мед. тех.* onychograph
онихогрифо́з *м. (принятие ногтем когтеобра́зной формы)* onychogrip(h)osis
ониходиагра́мма *ж.* onychodiagram
ониходистрофи́я *ж.* onychodystrophy
онихо́з *м. дерм.* onychopathy, onychonosus, onychosis
онихоклази́я *ж.* onychoclasis
онихоли́зис *м.* onycholysis
онихо́ма *ж.* onychoma
онихомаде́зис *м. (приобретённая анонихия)* onychomadesis
онихомаля́ция *ж.* onychomalacia
онихомико́з *м.* onychomycosis, ringworm of nails
~, трихофити́ческий trichophytosis unguium
~, эпидермофити́ческий epidermophytosis of nails

онихопатия ж. onychopathy, onychonosus, onychosis
онихопластика ж. onychoplasty
онихоптоз м. (*выпадение ногтей*) onychoptosis
онихорексис м. onychorrhexis
онихотилломания ж. onychotillomania
онихотомия ж. onychotomy
онихофагия ж. *псих.* onychophagy
онихофима ж. (*набухание или гипертрофия ногтя*) onychophyma
онихофоз м. (*рост ороговевающего эпителия в ногтевом ложе*) onychophosis
онихохейлофагия ж. onychocheilophagia
онихошизис м. onychoschizis
онихэктомия ж. onychectomy
онковирус м. oncovirus
онкоген м. oncogene
онкогенез м. oncogenesis, tumor formation
~, вирусный viral oncogenesis
~, лучевой radiation oncogenesis
~, пластмассовый plastic oncogenesis
~, трансплацентарный transplacental oncogenesis
~, химический chemical oncogenesis
~, эндокринный endocrinous [endocrine, endocrinic] oncogenesis
онкогенетика ж. oncogenetics
онкогенетический oncogenetic
онкогенность ж. oncogeneicity
онкогенный oncogenic, oncogenous
онкограмма ж. (*кривая изменений объёма органа*) oncogram
онкограф м. oncograph
онкография ж. (*запись показателей измерения объёма органа*) oncography
онкодем м. (*демографическая единица с особой чувствительностью к определённой злокачественной опухоли*) oncodem
онкоднавирусы м. мн. (*онкогенные вирусы, содержащие ДНК*) oncodnaviruses
онкоз м. *уст.* (*1. состояние, характеризующееся развитием одной или нескольких опухолей 2. набухание и лизис остеоцитов при рахите*) oncosis
онколизис м. oncolysis
онколитический oncolytic
онколог м. oncologist
онкологический oncologic(al)
онкология ж. oncology
~, детская pediatric oncology
~, клиническая clinical oncology
~, медицинская medical oncology
~, педиатрическая pediatric oncology
~, экспериментальная experimental oncology
онкометр м. (*прибор для регистрации объёма органа*) oncometer
онкометрия ж. (*определение объёма органа*) oncometry
онкорнавирусы м. мн. (*онкогенные вирусы, содержащие РНК*) oncornaviruses
онкосфера ж. *гельм.* hexacanth, oncosphere

онкотический (*связанный с присутствием коллоидов*) oncotic
онкотропный oncotropic
онкофетальный oncofetal, carcinoembryonic
онкоцит м. oncocyte
онкоцитома ж. oncocytoma, oxyphil [oncocytic] adenoma
ономатолалия ж. onomatolalia
ономатомания ж. onomatomania
ономатопоэз м. *псих.* onomatopoiesis
ономатофобия ж. (o)nomatophobia
онтогенез м. *биол.* ontogenesis, ontogeny
онтогенетика ж. developmental biology
онтогенетический ontogenetic
онхоцерк м. *гельм.* Onchocerca, *Oncocerca*
онхоцеркоз м. onchocerciasis, oncocerciasis, onchocercosis, coast erysipelas, volvulosis, blinding disease, mal morado
оньялаи ж. (*острая тропическая тромбоцитопеническая пурпура*) onyalai, akembe, kafindo
оо́бласт м. ooblast
оога́мия ж. (*слияние половых клеток, резко различающихся по своим характеристикам*) oogamy
оогенез м. oogenesis, ovigenesis, ovogenesis
оогенный oogenetic, oogenic, oogenous, ovigenetic, ovigenic, ovigenous
оогония ж. o(v)ogonium, oosporangium
оокиезис м. ovarian pregnancy, oocyesis, ovariocyesis
оокинезия ж. ookinesia, ookinesis
оокинета ж. ookinete
оолемма ж. oolemma
оомикоз м. oomycosis
ооплазма ж. ooplasm
оосперма ж. (*недавно оплодотворённая яйцеклетка*) oosperm
ооспора ж. oospore
ооспороз м. oosporosis
оотида ж. ootid, ripe ovum, *ootidum* [NE]
оофагия ж. (*привычка поедания яиц*) oophagia, oophagy
оофоралгия ж. oophoralgia, ovarialgia
оофорит м. oophoritis, ovaritis
~, гонорейный gonorrheal oophoritis
~, острый acute oophoritis
~, туберкулёзный tuberculous oophoritis
~, хронический chronic oophoritis
оофорогистерэктомия ж. oophorohysterectomy, ovariohysterectomy
оофорома ж. oophoroma, ovarioncus
оофоропатия ж. oophoropathy, ovariopathy
оофоропексия ж. ovariopexy, oophoropexy
оофоропластика ж. oophoroplasty, ovarioplasty
оофорорагия ж. oophorrhagia
оофоросальпингит м. oophorosalpingitis, ovariosalpingitis
оофоросальпингэктомия ж. ovariosalpingectomy, oophorosalpingectomy
оофоростомия ж. oophorostomy, ovariostomy
оофоротомия ж. oophorotomy, ovariotomy

оофороцистоз

оофороцистоз м. oophorocystosis, ovariocystosis
оофороцистэктомия ж. oophorocystectomy
оофорэктомия ж. oophorectomy, ovariectomy
ооциста ж. биол. oocyst
ооцит м. o(v)ocyte
опак-иллюминатор м. dark-field [dark-ground] illuminator
опалесценция ж. opalescence
опалесцирующий opalescent
опасность ж. danger, hazard
~, биологическая biological hazard
~ внешнего облучения external irradiation hazard
~ внутреннего облучения internal irradiation hazard
~, генетическая genetic hazard
~ дыхания breathing hazard
~ загрязнения contamination hazard
~ загрязнения продуктами деления fission-products contamination hazard
~, канцерогенная carcinogenic risk, carcinogenic hazard
~ лучевого поражения [облучения] radiation [radiologic(al)] hazard, radio-hazard
~ профессионального облучения occupational radiation hazard
~, радиационная [радиологическая] radiation [radiologic(al)] hazard, radio-hazard
~, токсикологическая toxicologic hazard
операбельный operable
оперативный operative
операционная ж. operating room, operating theater
операционно-перевязочная ж. operative-dressing room
операционный operative, surgical
операци/я ж. operation, (surgical) procedure, surgery ◇ во время ~и intraoperative, peroperative; не поддающийся ~и nonoperative, nonsurgical; откладывать ~ю to delay an operation; перенести ~ю to undergo a surgery; to undergo [to come through] an operation; перенести ~ю удовлетворительно to bear an operation satisfactorily; плохо перенести ~ю to do poorly after surgery; после ~и postoperatively; проводить ~ю to perform [to carry out] an operation; рассмотреть вопрос о проведении ~и to consider a surgery; требовать ~и (о болезни) to mandate an operation
~ абдоминального кесарева сечения abdominal cesarean section
~ Авдея — Рубахова (при портальной гипертензии) Avdey-Rubakhov operation
~, акушерская obstetrical operation
~ Алфёрова (при выпадении прямой кишки) Alferov's operation
~, амбулаторная outpatient [ambulatory] surgery
~ Аминева (1. при геморрое 2. при разрыве промежности 3. при деформации сфинктера прямой кишки 4. при прямокишечных свищах) Aminev's operation

~, антирефлюксная antireflux operation
~, асептическая aseptic surgery
~ Астрова (при портальной гипертензии) Astrov's operation
~ аортокоронарного шунтирования coronary artery bypass graft surgery
~ Байрова (при поражении левой половины толстой кишки у детей) Bairov's operation
~ Берёзкина (при эхинококкозе печени) Beryozkin's operation
~, бескровная closed surgery, bloodless operation
~ Блиничева (при прямокишечных свищах) Blinichev's operation
~ Блюмкина — Варшавского (при посттромбофлебитическом синдроме) Blumkin-Varshavskiy operation
~ Боброва (по поводу гемангиомы) Bobrov's operation
~ Богораза (при ранениях артерий) Bogoraz's operation
~, «большая» capital [major] operation
~ Борисова (при язве двенадцатиперстной кишки) Borisov's operation
~ Борового (при свище поджелудочной железы) Borovoy's operation
~ Брайцева (1. при наружных кишечных свищах 2. при опущении желудка 3. при выпадении прямой кишки) Braitsev's operation
~ Брускина (при внутрипротоковой папилломе молочной железы) Bruskin's operation
~ Бурденко (1. при повреждении плечевого сплетения 2. экстренная ампутация конечности при анаэробной инфекции 3. ампутация конечности с гемостазом сосудистой сети нервов 4. при циррозе печени) Burdenko's operation
~ Бусалова (при релаксации диафрагмы) Busalov's operation
~ вакуум-экстракции плода vacuum extraction of fetus
~ Васильева (при неспецифическом язвенном колите) Vasilyev's operation
~ Величенко (при раке прямой кишки) Velichenko's operation
~ Венгловского (при выпадении прямой кишки) Venglovskiy's operation
~ Веретёнкова (при болезни Гиршспрунга) Veretyonkov's operation
~ Вильхового (при портальной гипертензии) Vilkhovoy's operation
~ Виноградова (при стенозе большого дуоденального сосочка) Vinogradov's operation
~ Витебского (1. при язвенной болезни 2. при кисте поджелудочной железы) Vitebskiy's operation
~ Вицына (при крестцово-ректальном или копчиковом свище) Vitsyn's operation
~, внутричерепная intracranial operation
~ Вознесенского (при тромбофлебите варикозно расширенной большой скрытой вены) Voznesenskiy's operation

операция

~ Волко́вича — Гельфе́риха *(при ущемлении петли кишки)* Volkovich-Gelferich operation
~, восстанови́тельная restorative [reconstructive, reparative, (ana)plastic] surgery, plastic operation, plasty
~ в усло́виях иску́сственного кровообраще́ния cardiopulmonary bypass surgery
~ вы́бора operation of choice
~ Га́ген-То́рна *(при выпадении прямой кишки)* Gagen-Torn's operation
~ Ге́йнаца *(резекция желудка для выключения)* Geinats's operation
~ Ге́ктина *(при язве двенадцатиперстной кишки)* Gektin's operation
~ Ге́рцена *(при подвижной слепой кишке)* Hertsen's operation
~ Ге́рцена — Брента́но *(при непроходимости общего жёлчного протока)* Hertsen-Brentano operation
~ Ге́рцена — Монпрофи́ *(при раке головки поджелудочной железы)* Hertsen-Monprofit operation
~ Ге́ссе *(при доброкачественных сужениях пищевода)* Hesse's operation
~, гинекологи́ческая gynecological surgery
~, гно́йная purulent operation
~ Гре́кова *(при ущемлённой пупочной грыже)* Grekov's operation
~ Григоря́на *(при тромбофлебите бедренной вены)* Grigorjan's operation
~ Гроздо́ва — Пацио́ры *(при портальной гипертензии)* Grozdov-Patsiora operation
~ Гро́сса — Ба́йрова *(при атрезии пищевода)* Gross-Bairov operation
~ грыжесече́ния herniotomy
~, двухбрига́дная two-team technique
~, двухмоме́нтная [двухэта́пная] two-staged [double-stage] operation
~ Джанели́дзе *(1. при разрыве диафрагмы 2. при кисте поджелудочной железы)* Dzhanelidze's operation
~ Дзбано́вского *(при прободной язве)* Dzbanovskiy's operation
~, диагности́ческая diagnostic [explorative] surgery
~ Добромы́слова — То́река *(при раке пищевода)* Dobromyslov-Torek operation
~ Добротво́рского *(при наружном жёлчном свище)* Dobrotvorskiy's operation
~ Доле́цкого *(1. при релаксации диафрагмы 2. при грыже пищеводного отверстия диафрагмы)* Doletskiy's operation
~ Драчи́нской *(при базедовой болезни)* Drachinskaya's operation
~ Дыхно́ *(при выпадении прямой кишки)* Dykhno's operation
~ Залюбо́вского *(при гипомастии)* Zaljubovskiy's operation
~ Заха́рова А.Е. *(при язвенной болезни)* Zakharov's operation

~ Заха́рова Е.И. *(1. при кардиоспазме 2. при портальной гипертензии и кровотечении из варикозно расширенных вен пищевода)* Zakharov's operation
~ Зве́рева *(при гипертрофии молочной железы)* Zverev's operation
~ Ильина́ *(при подвижной слепой кишке)* Ilyin's operation
~ Ка́ншина *(при коротком пищеводе)* Kanshin's operation
~ Карава́нова *(1. при портальной гипертензии 2. при посттромбофлебитическом синдроме 3. при выпадении прямой кишки)* Karavanov's operation
~ Карава́нова — Павло́вского *(при портальной гипертензии)* Karavanov-Pavlovskiy operation
~ ке́сарева сече́ния cesarean operation, cesarean section
~, кинепласти́ческая kineplastics, cineplastic amputation
~ Ко́лесова *(при кардиоспазме)* Kolesov's operation
~ Коморо́вского *(при спаечной болезни)* Komorovskiy's operation
~ корона́рного шунти́рования coronary bypass surgery
~, корриги́рующая remedial (surgical) procedure
~, космети́ческая cosmetic [esthetic] surgery
~ Кочиашви́ли *(при кисте общего жёлчного протока)* Kochiashvili's operation
~ Крако́вского А.И. *(при высоких стриктурах жёлчных протоков)* Krakovskiy's operation
~ Крако́вского Н.И. *(1. при артерио-венозных свищах 2. при болезни перевязанного сосуда)* Krakovskiy's operation
~, криохирурги́ческая cryosurgical operation
~ Кры́мова *(при артериовенозных свищах)* Krymov's operation
~ Крю́кова — Гиргола́вы *(при надрыве селезёнки)* Krjukov-Girgolava operation
~ Ку́зина *(при слоновости)* Kuzin's operation
~ Кузнецо́ва *(при выпадении прямой кишки)* Kuznetsov's operation
~, лапароскопи́ческая laparoscopic operation
~ Лурье́ *(при раке прямой кишки)* Lurie's operation
~ Мако́хи *(при опухоли большого сосочка двенадцатиперстной кишки)* Makokhi's operation
~, «ма́лая» minor operation
~, манче́стерская *гинек.* Manchester operation
~ Мари́ — Ге́рцена *(при портальной гипертензии и асците)* Marie-Hertsen operation
~ Ма́хова *(при полипах двенадцатиперстной кишки)* Makhov's operation
~ Ме́льникова *(1. при наружном кишечном свище 2. при дивертикуле Меккеля)* Melnikov's operation
~, минима́льно инвази́вная minimal invasive surgery
~ Мирза́ева *(при дуоденальном стазе)* Mirzaev's operation

операция

~ Михайличенко *(при раке головки поджелудочной железы)* Mikhailichenko's operation
~, многоэтапная staged procedure
~ Монастырского *(1. при рубцовом сужении пищевода 2. при раке головки поджелудочной железы)* Monastyrskiy's operation
~ на головном мозге brain surgery
~ на женских половых органах, пластическая gynoplastics, gynoplasty
~ на маточных трубах, пластическая tuboplasty, salpingoplasty
~ на отключённом [открытом] сердце open-heart operation, open-heart surgery
~ Напалкова — Трунина — Крутиковой *(при хроническом болевом панкреатите)* Napalkov-Trunin-Krutikova operation
~ на прямой кишке, сфинктеросохраняющая sphincter-saving [sphincter-preserving] operation
~ на сосудах, сочетанная concurrent vascular procedure
~ на шейке матки, пластическая cervicoplasty
~, неотложная emergency [urgent] operation
~, неудачная failed operation, surgical misadventure
~ низведения прямой кишки pull-through operation, pull-through procedure, endorectal pull-through
~ Николаева *(при базедовой болезни)* Nikolaev's operation
~ Нисневича *(при раке прямой кишки)* Nisnevich's operation
~ Огнева *(при облитерирующем эндартериите)* Ognev's operation
~, одномоментная single-stage [one-stage, single-step] operation
~, окончательная definitive surgery
~ Опокина *(при пептической язве тонкой кишки)* Opokin's operation
~ Оппеля *(при наружных дуоденальных свищах)* Oppel's operation
~ Орлова *(при наружных жёлчных свищах)* Orlov's operation
~ ортопедической коррекции оппозиции I пальца opponensplasty
~, основная original operation
~, открытая open operation
~, отсроченная delayed operation
~ отчаяния desperate operation
~ Очкина *(при раке головки поджелудочной железы)* Ochkin's operation
~, паллиативная palliative operation
~ Пантусова *(при гипертрофии молочной железы)* Pantusov's operation
~ Пациоры *(1. при портальной гипертензии 2. при портальной гипертензии и кровотечении из варикозно расширенных вен пищевода и желудка)* Patsiora's operation
~, первичная [первоначальная] original surgery
~ Петровского 1. *(диафрагмокардиопексия)* diaphragmocardiopexy, Petrovskiy's operation 2. *(кардиопластика, эзофагофренопластика)* cardioplasty, esophagophrenoplasty, Petrovskiy's operation
~, плановая elective operation, elective surgery
~, пластическая plastic operation, restorative [reparative, reconstructive, (ana)plastic] surgery, plasty
~, плодоразрушающая embryotomy
~, повторная repeated operation, reoperation, reintervention
~, повторная плановая *(для выяснения результата предыдущей)* second-look operation
~ Подкаменного *(при язвенной болезни)* Podkamenniy's operation
~ Подреза *(при геморрое)* Podrez's operation
~ по жизненным показаниям no-choice [life-saving] operation
~, полостная abdominal operation
~ при ожирении bariatric operation
~ при паховой грыже inguinal herniorrhaphy, umbilical hernia repair
~ при трубной беременности, консервативно-пластическая conservative plastic surgery for tubal pregnancy
~, пробная diagnostic operation, explorative surgery
~ Прокунина *(при бедренной грыже)* Prokunin's operation
~ пупочной грыжи umbilical herniorrhaphy, umbilical hernia repair
~, радикальная radical [ablative] surgery
~ Разумовского *(при разрыве пищевода и медиастините)* Razumovskiy's operation
~, расширенная extended [extensive] operation
~ Ратнера — Кожевниковой *(при раке слепой и восходящей ободочной кишок)* Ratner-Kozhevnikova operation
~, реконструктивная plastic operation, reconstructive [restorative, reparative, (ana)plastic] surgery, plasty
~ Розанова *(при раке пищевода)* Rozanov's operation
~ Русанова *(при раке пищевода)* Rusanov's operation
~ Рыжиха *(1. при диффузном полипозе толстой кишки 2. при трещине прямой кишки 3. при свищах прямой кишки)* Ryzhikh's operation
~ Савиных *(при раке пищевода)* Savinykh's operation
~ Сапожкова *(при наружном губовидном кишечном свище)* Sapozhkov's operation
~ с высокой степенью риска high-risk operation
~ Святухина Svyatukhin's operation
~ Сигала — Агафонова *(при язвенной болезни желудка)* Sigal-Agafonov operation
~ Склифосовского *(при выпадении прямой кишки)* Sklifosovskiy's operation
~ с лечебной целью curative operation, curative surgery
~ с минимальной кровопотерей bloodless operation, closed surgery
~ Смирнова *(при свище поджелудочной железы)* Smirnov's operation

опóра

~ Смирнóва — Попóва *(при стриктуре бифуркации печёночного протока)* Smirnov-Popov operation
~ создáния перегорóдки желýдка *(при лечении ожирения)* gastric partitioning
~, сохрáнная conservative surgery, conservative operation
~ Сперáнского — Матварелѝдзе *(при портальной гипертензии)* Speranskiy-Matvarelidze operation
~ Спижáрного *(при кисте поджелудочной железы)* Spizharniy's operation
~ с пóмощью магнѝта magnetic operation
~, срóчная urgent [emergency] operation
~ с сохранéнием конéчности limb-sparing surgery
~ с сохранéнием сфѝнктера прямóй кишкѝ sphincter-preserving [sphincter-saving] operation
~, стабилизѝрующая stabilizing operation
~, стереотаксѝческая stereotactic operation
~ Суббóтина *(по поводу геморроя)* Subbotin's operation
~ Суворóвой *(при ахалазии пищевода)* Suvorova operation
~ Топчибáшева *(при портальной гипертензии)* Topchibashev's operation
~, травматѝчная traumatic operation
~, трансцервикáльная transcervical operation
~, трёхмомéнтная three-stage operation
~ Троя́нова — Винивáртера (— Грéкова) *(при завороте сигмовидной кишки)* Troyanov-Winiwarter(-Grekov) operation
~ Углóва *(при портальной гипертензии)* Uglov's operation
~ удалéния крáйней плóти circumcision
~ уменьшéния желýдка *(при лечении ожирения)* gastric partitioning
~ Фёдорова *(при неудалимых опухолях кардии и нижней трети пищевода)* Fedorov's operation
~ Фрýминой *(при портальной гипертензии)* Frumina's operation
~ Хáнина *(при портальной гипертензии)* Khanin's operation
~ Хáнина — Паккóри *(при портальной гипертензии)* Khanin-Paccori operation
~, хирургѝческая surgical operation, surgical procedure, surgical measure
~ Хóлдина *(при раке молочной железы)* Kholdin's operation
~ Цéйдлера *(при раке левой половины толстой кишки)* Tseydler's operation
~, чéлюстно-лицевáя oral surgery
~ Чухриéнко *(1. при гипертрофии молочной железы 2. при свище двенадцатиперстной кишки)* Chukhrienko's operation
~ Чухриéнко — Люлькó *(при плоском соске)* Chukhrienko-Lyulko operation
~ Шалѝмова *(1. при обтурационной желтухе 2. при неоперабельном раке панкреатодуоденальной зоны 3. при поперечном повреждении поджелудочной железы)* Shalimov's operation

~, щадя́щая [экон́омная] sparing [economical] operation
~, эксплоратѝвная explorative [diagnostic] surgery
~, э́кстренная emergency [urgent] operation
~ Ю́дина *(1. при низких стриктурах пищевода 2. подвесная энтеростомия)* Yudin's operation
оперѝровать to operate
оперѝроваться *(по поводу)* to be operated on [upon] (for)
оперѝрующий operating
опеченéвший hepatized
опеченéние *с.* hepatization
~, жёлтое yellow hepatization
~, крáсное red hepatization
~, сéрое gray hepatization
опиáт *м.* opiate
óпий *м.* opium
óпийный thebaic
опѝл *м.* кóсти bonesaw-line
опиóид *м.* opioid
опиокурéние *с.* opiosmoking
опиоманѝя *ж.* opiomania
опиофагѝя *ж.* opiophagism, opiophagy
описáние *с.*:
~ больнóго description of case, case report
~ óпыта experimental protocol
опистиóн *м. (средняя точка нижнего края большого затылочного отверстия)* opisthion, *opisthion* [NA]
опистогенѝя *ж. (аномалия прикуса, характеризующаяся задним положением нижней челюсти)* opisthogenia
опистогнатѝзм *м. (запавшие челюсти)* opisthognathism
опистокрáнион *м.* opisthocranion
опистóрхис *м.* кошáчий *фарм.* cat [Siberian] liver fluke, *Opisthorchis felineus*
описторхóз *м.* opisthorchiasis, opisthorchosis
опистотóнус *м.* opisthotonos, opisthotonus
опистохейлѝя *ж. (запавшие губы)* opisthoch(e)ilia
опиумѝзм *м.* opiumism
оплодотворéние *с.* fertilization, fecundation, impregnation
~, искýсственное artifical fertilization, artificial impregnation
~, перекрёстное cross fertilization, allogamy
~, экстракорпорáльное extracorporal fertilization
~ яйцеклéтки ovum fertilization
~ in vitro in vitro fertilization
~ in vivo in vivo fertilization
оплодотворя́ть to fertilize, to fecundate, to impregnate
оподельдóк *м. ист., фарм.* opodeldoc
оподѝдимус *м. терат.* opodidymus
опознáние *с.* identification
~ трýпа corpse identification
опóра *ж.* support, stay, sustentaculum, *sustentaculum* [NA]
~ нóса, хрящевáя cartilage support of nose

опо́ра

~ селезёнки phrenicocolic [costocolic] ligament, ligamentum phrenicocolicum, sustentaculum lienis [NA]
~ тара́нной ко́сти sustentaculum [support] of talus, sustentaculum tali [NA]
опорожне́ние с. emptying, ejecting, evacuation, voiding
~ желу́дка gastric emptying, gastric evacuation
~ кише́чника bowel emptying, bowel voiding
~ кише́чника, непо́лное uncomplete bowel emptying
~ мочево́го пузыря́ (urinary) bladder emptying
~ прямо́й кишки́ rectal expulsion, rectum emptying
опороспосо́бность ж. support ability
~ коне́чности support ability of extremity
опосре́дованный mediated
опотерапи́я ж. уст. (лечение лекарственными веществами животного происхождения) opotherapy, organotherapy
опоцефа́л м. терат. opocephalus
опоя́сывающий (напр. о боли) belting, (en)girdling, encircling
опра́ва ж. 1. mounting, casing 2. (для очков) frame, rim
~, анатоми́ческая очко́вая anatomic spectacle frame
~, бабочкообра́зная очко́вая butterfly-shaped spectacle frame
~ для очко́в spectacle frame, spectacle rim
~, кру́глая очко́вая circular spectacle frame
~, очко́вая spectacle rim, spectacle frame
~, пантоскопи́ческая очко́вая pantoscopic spectacle frame
~ пенсне́ pince-nez holder
~, проста́я очко́вая plain spectacle frame
~, трениро́вочная очко́вая training spectacle frame
определе́ние с. detection, determination, estimation
~, весово́е gravimetric determination
~ геноти́па genotype determination
~ гру́ппы кро́ви blood grouping
~ ма́ссы плода́ при ультразвуково́й фетометри́и estimation of fetal body weight by ultrasonic fetometry
~ ме́ста разре́за placement of incision
~, органолепти́ческое sensory detection
~ скры́той кро́ви в ка́ле occult blood [hemoccult] test
~ ста́дии (напр. об опухоли) staging procedure
~ токси́чности determination of toxicity
опре́лость ж. intertrigo
~, дрожжева́я yeast intertrigo
~, инфекцио́нная infectious intertrigo
опре́лый intertriginous
опресне́ние с. desalination
опресни́тель м. (water-)distiller
опресня́ть to distil, to desalinate
опря́тность ж. cleanliness, neatness, tidiness
опсименоре́я ж. (продолжительность менструального цикла свыше 35 суток) opsomenorrhea
опси́н м. (белок палочек сетчатки) opsin
опсиноге́н м. иммун. ops(in)ogen

опсиолигоменоре́я ж. (укорочение менструаций до 1-2 суток при удлинении межменструального периода до сроков более 35 суток) opso-oligomenorrhea
опсиури́я (замедленное выделение мочи) opsiuria
опсомани́я ж. opsomania
опсоменоре́я ж. (увеличение продолжительности менструального цикла свыше 35 суток) opsomenorrhea
опсониза́ция ж. иммун. opsonization
опсони́н м. иммун. opsonin, opsone
~, гонокко́вый gonococcal opsonin
~, имму́нный specific [immune, thermostable] opsonin
~, норма́льный [о́бщий] normal [common, thermolabile] opsonin
~, специфи́ческий specific [immune, thermostable] opsonin
~, термолаби́льный normal [thermolabile, common] opsonin
~, термостаби́льный specific [thermostable, immune] opsonin
опсони́ческий opsonic
опсонометри́я ж. opsonometry
опсонотерапи́я ж. opsonotherapy
опсонофагоцита́рный opsonocytophagic
опсонофили́я ж. opsonophilia
опсонофи́льный opsonophilic
опсоолигоменоре́я ж. (укорочение менструаций до 1-2 суток при удлинении межменструального периода до сроков более 35 суток) opso-oligomenorrhea
о́птик м. optician
о́птика ж. optics
~, волоко́нная fiber optics
~, иммерсио́нная immersion optics
~, офтальмологи́ческая ophthalmologic optics
оптикогемиплеги́ческий opticohemiplegic
оптикокинети́ческий opt(ic)okinetic
оптикомиели́т м. myeloneuritis, Devic's disease, neuromyelitis optica
оптикопупилля́рный (относящийся к зрительному нерву и зрачку) opticopupillary
оптикохиазма́льный (относящийся к зрительным нервам и их перекресту) opticochiasmatic
оптикоэнцефали́т м. opticoencephalitis
оптикоэнцефаломиели́т м. opticoencephalomyelitis
оптима́льный optimal
оптимиза́ция ж. optimization
~ окружа́ющей среды́ optimization of environment
оптими́зм ж. optimism
~, лече́бный therapeutic optimism
о́птимум м. optimum
опти́ческий optic(al)
оптогра́мма ж. optogram
опто́метр м. optometer
оптометри́я ж. optometry
оптомио́метр м. optomyometer
оптоти́пы м. мн. (однотипные знаки различной величины для определения остроты зрения) optotypes

опуха́ние с. swelling, tumefaction, tumescence
опуха́ть to swell
о́пухолевый tumorous
опухолеподо́бный tumor-like
о́пухоли ж. мн. tumors, neoplasms (см. тж о́пухоль)
~, метахро́нные metachronous tumors
~, многоочаго́вые multicentric neoplasms
~, мно́жественные multiple neoplasms, multiple tumors
~, перви́чные мно́жественные multiple primary tumors
~ подро́стков adolescent tumors
~, семе́йные family [hereditary] tumors
~, синхро́нные synchronous tumors
~ у дете́й мла́дшего во́зраста tumors in infancy
о́пухоль ж. tumor, neoplasm; new growth; swelling (см. тж о́пухоли) ◇ вылу́щивать ~ to enucleate tumor; поражённый ~ю tumor-bearing, suffering of tumor
~ Абрико́сова granular cell myoblastoma, granular cell [Abrikosov's] tumor
~, аденомато́идная adenomatoid [angiomatoid, Recklinghausen's] tumor, adenofibromyoma, adenoleiomyofibroma, benign mesothelioma of genital tract
~, аденомато́идная одонтоге́нная adenomatoid odontogenic [ameloblastic adenomatoid] tumor, adenoameloblastoma
~, аденопапилля́рная papilloma, papillary tumor, villoma
~, амило́идная nodular amyloidosis, amyloid tumor
~, асци́тная ascitic tumor
~, бе́лая уст. (при туберкулёзных артри́тах) "white swelling", tumor albus
~ Бирх-Ги́ршфельда Wilms' tumor, adenomyosarcoma, embryoma of kidney, mesoblastic nephroma, nephroblastoma, renal carcinosarcoma
~, бранхиоге́нная branchiogenic tumor, branchioma
~ Бра́уна — Пирс (перевиваемая кроличья анапластическая карцинома) Brown-Pearce tumor
~ Бре́ннера Brenner's tumor, Brenner's oophoroma folliculare
~, бульбоспина́льная bulbospinal tumor
~, бу́рая brown tumor
~ Ви́льмса Wilms' tumor, adenomyosarcoma, embryoma of kidney, mesoblastic nephroma, nephroblastoma, renal carcinosarcoma
~, ви́русная virus [viral] tumor
~ в неакти́вной ста́дии dormant tumor
~, внутричерепна́я intracranial tumor
~, возду́шная pneumatosis
~, волосяна́я trichobezoar, pilobezoar, hair ball
~, ворси́нчатая villous tumor, villous papilloma
~ в фо́рме песо́чных часо́в (спинальная опухоль, состоящая из интра- и экстрадуральных масс, соединённых узкой ножкой) hourglass [dumb-bell] tumor
~, высокодифференци́рованная well-differentiated [high-differentiated] tumor
~ высо́кой сте́пени злока́чественности high-grade tumor

~ высо́кой сте́пени гистологи́ческой дедифференциро́вки high-grade tumor
~, генерализо́ванная злока́чественная generalized malignancy
~, гетерологи́чная [гетеротипи́ческая] heterologous [heterotype] tumor
~, гигантокле́точная giant-cell tumor
~, гигантокле́точная миелоге́нная giant cell tumor of bone, giant cell myeloma, osteoclastoma
~ гипо́физа pituitary tumor
~, гисто́идная histoid tumor
~, гломи́ческая [гло́мусная] glomangioma, glomus tumor, angioneuromyoma
~ головно́го мо́зга brain tumor
~ головно́го мо́зга, ло́жная pseudotumor cerebri
~, гомологи́ческая homologous tumor
~, гормона́льно-акти́вная hormone-active tumor
~, гормона́льно-неакти́вная hormone-inactive tumor
~, гормонозави́симая hormone-dependent tumor
~ горта́ни, возду́шная laryngocele
~ Гра́витца renal [clear cell] adenocarcinoma, clear-cell carcinoma of kidney, renal cell carcinoma, hypernephroma, Grawitz' tumor
~, гранулёзокле́точная granulosa cell tumor; folliculoma; granulosa cell carcinoma
~, гранулёзотекакле́точная granulosa theca cell tumor; folliculoma
~, дермо́идная dermoid [teratoid] tumor, dermoid cyst
~, десмо́идная desmoid (tumor)
~, диаре́йная diarrheal [diarrheic, delta-cell] tumor
~, дизонтогенети́ческая [дизэмбриогенети́ческая, дизэмбриона́льная] dysembryoma
~, дисгормона́льная dyshormonal tumor
~, доброка́чественная benign [innocent] tumor
~, дыха́тельных путе́й respiratory tract tumor
~ желто́чного мешка́ yolk-sac [endodermal sinus] tumor
~ жёлчного прото́ка bile duct tumor
~ жёлчного пузыря́ gallbladder tumor
~, жемчу́жная epithelial [epidermal] pearl tumor, cholesteatoma
~, жирова́я lipoma, fatty [adipose] tumor
~ за́днего прохо́да anal tumor
~, запу́щенная advanced malignancy, advanced tumor
~, зерни́сто-кле́точная granular cell myoblastoma, granular cell [Abrikosov's] tumor
~, злока́чественная malignant tumor, malignant neoplasm
~, зре́лая homologous tumor
~ из а́льфа-кле́ток (поджелудочной железы) alpha-cell tumor, glycagonoma
~ из бе́та-кле́ток (поджелудочной железы) beta-cell tumor, insulinoma
~ из ги́лусных кле́ток hylic tumor, hyloma
~ из де́льта-кле́ток (поджелудочной железы) delta-cell [diarrheal, diarrheic] tumor

о́пухоль

~ из кле́ток Гю́ртле Hürthle cell tumor, Hürtle cell adenoma
~ из кле́ток Ле́йдига Leidig cell adenoma
~ из кле́ток Серто́ли androblastoma, testicular tubular adenoma, Sertoli cell tumor
~ из кле́ток Шва́нна (neuro)schwannoma, neurolemma, neurilemma
~ из серто́ли-ле́йдиговских кле́ток arrhenoblastoma, androblastoma, arrhenoma
~, индуци́рованная induced tumor
~, интралигамента́рная intraligamentous tumor
~, интрамедулля́рная intramedullar tumor
~, интраосса́льная intraosseous tumor
~, интрацеребра́льная intracerebral tumor
~, инфильтри́рующая infiltrating tumor
~, и́стинная neoplasm, true tumor
~ карма́на Ра́тке craniopharyngioma, Rathke's pouch tumor
~ кароти́дного гло́муса [кароти́дного те́льца] chemodectoma, aortic body [carotid body, chemoreceptor, glomus jugulare] tumor, nonchromaffin paraganglioma, receptoma
~, карцино́идная carcinoid tumor, argentaffinoma
~, кисто́зная cystic tumor
~, кле́точная *(бога́тая кле́тками)* cellular tumor
~ Ко́дмана Codman's tumor
~, коллои́дная colloid tumor
~, краниоспина́льная craniospinal tumor
~, крестцо́во-ко́пчиковая sacrococcygeal tumor
~ кроветво́рной [кровообразу́ющей] тка́ни tumor of blood-forming [hematopoietic] tissue
~, кровяна́я blood tumor; hematoma
~, кровяна́я околома́точная parametric [pelvic, retrouterine] hematocele
~, круглокле́точная round-cell tumor
~ Кру́кенберга *(обычно метастаз рака желудка в яичник)* Krukenberg's tumor
~ Лангха́нса *(умеренно дифференцированный рак щитовидной железы)* Lunghans' tumor
~ лёгкого, цистопапилля́рная cystopapillary tumor of lung
~ лимфати́ческой тка́ни lymphoma
~, ло́жная pseudotumor, pseudoneoplasm
~, мезенхима́льная mesenchymal tumor, mesenchymoma
~, мезодерма́льная mesoderm tumor
~, мезонефроге́нная mesonephrogenic tumor
~ меланинобразу́ющей тка́ни tumor of melanin-forming tissue; pigment tumor
~, мелани́новая melanotic tumor
~, меланоти́ческая melanotic tumor
~, ме́стно деструкти́рующая locally destructive [locally demolishing] tumor
~, метастази́рующая metastazing tumor
~, метастати́ческая metastatic tumor, metastatic malignancy
~, миело́идная giant cell tumor of bone
~ мозжечка́ cerebellar tumor
~ моло́чной железы́ mammary [breast] tumor
~ моло́чной железы́, листови́дная giant fibroadenoma of breast
~ мужски́х половы́х о́рганов male genital tumor
~, мультицентри́ческая multicentric tumor
~ мы́шечной тка́ни myoma
~ мя́гких тка́ней soft tissue tumor
~ на по́здней ста́дии advanced tumor, advanced malignancy
~, невои́дная nevus
~, недифференци́рованная undifferentiated tumor
~, незре́лая heterologous [heterotype] tumor
~ неизве́стной перви́чной локализа́ции unknown primary tumor
~, нейроэктодерма́льная neuroectodermal tumor
~, нейроэктодерма́льная меланоти́ческая [нейроэктодерма́льная пигме́нтная] melanotic neuroectodermal tumor, melanoameloblastoma, melanotic [pigmented] ameloblastoma
~, нейроэндокри́нная neuroendocrine tumor
~, нейроэпителиа́льная neuroepithelial tumor
~, непрощу́пываемая nonpalpable tumor
~ не́рвной тка́ни neuroma
~, низкодифференци́рованная low-differentiated tumor
~ ни́зкой сте́пени злока́чественности low-grade tumor
~ о́бласти туре́цкого седла́ sellar tumor
~, одонтоге́нная odontogenous tumor
~, органо́идная organoid tumor
~, остеоге́нная osteogenous [osteogenic] tumor
~, остеопласти́ческая osteoplastic tumor
~ острвко́в поджелу́дочной железы́ islet cell tumor, nesidioblastoma; insul(in)oma
~, пальпи́руемая palpable tumor
~, перви́чная primary tumor
~, перевива́емая transplantable tumor
~, перехо́дная *(доброкачественная опухоль, рецидив которой имеет признаки озлокачествления)* transition tumor
~, перехо́дно-кле́точная transitional cell tumor
~, пигме́нтная pigmented [pigmentary] tumor
~, поддаю́щаяся измере́нию measurable tumor
~ поджелу́дочной железы́ tumor of pancreas, pancreatic tumor
~ поджелу́дочной железы́, а́льфа-кле́точная alpha-cell pancreatic tumor
~ поджелу́дочной железы́, бе́та-кле́точная beta-cell pancreatic tumor
~ поджелу́дочной железы́, де́льта-кле́точная delta-cell pancreatic tumor
~, подко́рковая subcortical tumor
~ половы́х о́рганов genital tumor
~ по́чки renal tumor, tumor of kidney
~ по́чки, интернефро́идная clear cell [renal] adenocarcinoma, clear cell carcinoma of kidney, hypernephroma, renal cell carcinoma, Grawitz' tumor
~ по́чки, сме́шанная Wilms' tumor, adenomyosarcoma, mesoblastic nephroma, nephroblastoma, embryoma of kidney, renal carcinosarcoma

~ привра́тника, спасти́ческая spastic tumor of pylorus
~, профессиона́льная occupational tumor
~, прощу́пываемая palpable tumor
~, псаммо́зная *(содержащая псаммозные тельца)* psammous tumor
~, пульси́рующая pulsating tumor
~ пупка́, водяна́я hydromphalus
~, ра́ковая cancer
~, распространённая disseminated tumor
~, резидуа́льная residual tumor
~, ректосигмо́идная rectosigmoid tumor
~, ретроперитонеа́льная retroperitoneal tumor
~, рецептороотрица́тельная receptor-negative tumor
~, рецептороположи́тельная receptor-positive tumor
~, рецидиви́рующая recurrent tumor
~, родова́я labor tumor
~, систе́мная systematic tumor
~, сли́зистая myxoma, mucous tumor
~ слю́нной железы́, сме́шанная mixed salivary tumor
~, сме́шанная mixed tumor
~, сме́шанная мезодерма́льная botryoid sarcoma
~, соедини́тельноткáнная connective tissue tumor
~, со́лидная solid tumor
~, сосо́чковая papilloma, papillary tumor
~, сосу́дистая angioma, vascular tumor
~, спонта́нная spontaneous tumor
~, стенози́рующая obstructing tumor
~, супраселля́рная *(головного мозга)* suprasellar tumor
~ сухожи́льных влага́лищ, гигантокле́точная synovial giant cell tumor, giant cell tumor of tendon sheath
~, текакле́точная theca cell tumor, thecoma
~, терато́идная teratoid tumor, teratoma
~, трофобласти́ческая choriocarcinoma, trophoblastoma, chorioepithelioma
~, тру́бно-яи́чниковая [туboовариа́льная] tubo-ovarian [adnex] tumor
~ У́ортина papillary adenocystoma lymphomatosum, adenolymphoma, Warthin's tumor
~, уротелиа́льная urothelial tumor
~, фибро́зная [фибро́идная] fibroid [fibrocellular] tumor
~, фильтру́ющаяся filterable tumor
~, хромаффи́нная chromaffinoma, chromaffin tumor
~, хрящева́я chondroma, cartilaginous tumor
~, церебеллоспина́льная cerebellospinal tumor
~ че́люсти gnathic [jaw] tumor
~ ше́и tumor of neck, tumor colli
~ ше́йки ма́тки cervical tumor
~ ше́йки ма́тки, интраэпителиа́льная cervical intraepithelial tumor
~ Шми́нке *(лимфоэпителиома, эпидермальный рак миндалин)* lymphoepithelioma, Schmincke's [Regaud's] tumor

~, экзофи́тная exophytic tumor
~, эксперимента́льная experimental tumor
~, экстрадура́льная extradural [epidural] tumor
~, экстрамедулля́рная extramedullar tumor
~, экстраосса́льная extraosseous tumor
~, экстрацеребра́льная extracerebral tumor
~, эктодерма́льная ectodermal tumor
~, эндодерма́льная endodermal-sinus [yolk-sac] tumor
~, эндофи́тная endophytic tumor
~, эпидура́льная epidural [extradural] tumor
~, эпителиа́льная epithelioma; epithelial neoplasm
~ Э́рлиха *(перевиваемая опухоль, полученная из спонтанной аденокарциномы молочной железы мыши)* Ehrlich's tumor
~ Э́рлиха, асци́тная *(асцитная форма опухоли Эрлиха)* Ehrlich's ascites tumor
~ Ю́инга Ewing's tumor, Ewing's sarcoma, endothelial myeloma
~ яи́чка, аденомато́зная adenomatoid tumor of testis
~ in situ in situ tumor

опу́хший swollen

опуще́ние *с.* ptosis, falling, descent
~ ве́ка, го́рнеровское *(при поражении шейного симпатического ствола)* Horner's syndrome, ptosis sympathetica
~ ве́рхнего ве́ка blepharoptosis
~ влага́лища colpoptosis; colpocele
~ вну́тренних о́рганов splanchnoptosis, visceroptosis
~ диафра́гмы phrenoptosis
~ желу́дка gastroptosis, gastroptosia
~ кише́чника enteroptosia
~, ло́жное *(век)* false ptosis
~ ма́тки metroptosis, hysteroptosis, prolapse of uterus, falling [descent] of womb, descensus uteri
~ моло́чной железы́ mastoptosis
~ пе́чени hepatoptosis
~ по́чки nephroptosis, falling of kidney
~ предлежа́щей ча́сти плода́ descent of presenting part
~ проме́жности perineal descent, descent of perineum
~ селезёнки splenoptosis
~ се́рдца cardioptosis, cardioptosia, Rummo's [Wenckebach's] disease
~ сте́нок влага́лища colpoptosis
~ та́зового дна pelvic floor descent
~ то́лстой ки́шки coloptosis
~ угло́в рта downturning mouth
~ яи́чка descent of testis, descensus testis
~ яи́чка, непо́лное incomplete descent of testis, descensus aberrans testis
~ яи́чка, парадокса́льное descensus paradoxus testis

о́пыт *м.* 1. *(эксперимент)* experiment 2. *(накопленный)* experience
~, многоле́тний long-term experience

~, острый *физ.* acute experiment
опьянение *с.* drunkenness, inebriation; intoxication
~, алкогольное alcoholic inebriation, alcoholic intoxication
~, алкогольное острое acute alcoholism, acute alcoholic intoxication
~, кокаиновое cocaine inebriation
~, мескалиновое mescaline inebriation
~, патологическое pathologic intoxication
оральный oral
орбита *ж.* orbit, orbital cavity, eye socket, *orbita* [NA]
орбитально-височный orbitotemporal
орбитально-затылочный orbito-occipital
орбитально-носовой orbitonasal
орбитальный orbital
орбитография *ж. рентг.* orbitography
орбитопагус *м. гемелл.* orbitopagus
орбитотомия *ж.* orbitotomy
орбитотонометр *м.* orbitotonometer
орбитотонометрия *ж. (исследование смещаемости глазного яблока при дозированном надавливании на него)* orbitotonometry
оргазм *м.* orgasm
оргазмический orgasmic, orgastic
орган *м.* organ, *organum, organon* [NA] (*см. тж* органы)
~ вкуса gustatory organ, organ of taste, *organum gustus* [NA]
~, выделительный emunctory
~, добавочный supernumerary [accessory] organ
~ зрения organ of vision, *organum visus* [NA]
~, зубной enamel organ
~, искусственный (bio)artificial organ
~, концевой end organ
~ кортиев spiral organ, acoustic papilla, Corti's organ, *organum spirale* [NA]
~, критический *радиол.* critical organ
~ кроветворения hemopoietic [blood-forming] organ
~, лимфоидный lymphoid organ
~, лимфоидный вторичный secondary lymphoid organ
~, лимфоидный первичный primary lymphoid organ
~, лимфоэпителиальный lymphoepithelial organ
~ обоняния olfactory organ, organ of smell, *organum olfactus* [NA]
~, остаточный rudimentary organ
~, паренхиматозный parenchymal [parenchymatous] organ
~, полый hollow organ
~, поражённый target affected [involved] organ
~, преддверно-улитковый vestibulocochlear organ, *organum vestibulocochleare* [NA]
~ равновесия organ of equilibrium
~, радиорезистентный radioresistant organ
~, радиочувствительный radiosensitive [radioresponsive] organ
~, рудиментарный rudimentary organ

~, сошниково-носовой Jacobson's organ, *organum vomeronasale* [NA]
~, спиральный spiral organ, acoustic papilla, Corti's organ, *organum spirale* [NA]
~, субкомиссуральный subcommissural organ, *organum subcommissurale* [NA]
~, субфорникальный subfornical organ, *organum subfornicale* [NA]
~, эмалевый enamel organ
органелла *ж.* 1. organelle, organoid 2. organelle, *organella* [NH]
организатор *м.* organizer
~, вторичный *эмбр.* secondary organizer
~ здравоохранения health professional, (public) health official
~, первичный *эмбр.* primary organizer
~, третичный *эмбр.* tertiary organizer
~ центриоли deuterosome, procentriole organizer
~, ядрышковый nucleolar organizer, nucleolar zone
организация *ж.* здравоохранения public health organization
организм *м.* organism (*см. тж* организмы)
~, анаэробный anaerobic organism, anaerobe
~, ауксотрофный auxotrophic organism, auxotroph
~, аутотрофный autotrophic organism, autotroph
~, аэробный aerobic organism, aerobe
~, болезнетворный pathogenic [morbific, causative] organism
~, вредный hazardous organism
~, высший higher organism
~, гетеротрофный heterotrophic organism, heterotroph
~, живой living organism
~, животный animal (organism)
~, земной terrestrial organism
~, многоклеточный multicellular organism
~, низший lower organism
~, одноклеточный unicellular organism
~ «хозяина» *паразитол.* host
~, человеческий human (organism)
организм-индикатор *м.* загрязнения pollution indicator organism
организмы *м. мн.* organisms (*см. тж* организм)
~, криофильные cryophilic organisms
~, мезофильные mesophilic organisms
~, «плевропневмониеподобные» pleuropneumonia-like organisms, Mycoplasmatales
~, стенотермные stenothermal [stenothermic] organisms
~, термофильные thermophilic organisms
~, эвритермные eurythermal [eurythermic] organisms
органический organic
орган-мишень *м.* target organ
органогель *м.* organogel
органогенез *м.* organogenesis, organogeny
органогенный organogen(et)ic
органозоль *м.* organosol
органоид *м.* organoid, organella
органоидный organoid
органолептический organoleptic

органоло́гия *ж.* organology
органомегали́я *ж.* visceromegaly, organomegaly
органопатоло́гия *ж.* organopathology
органопекси́я *ж.* organopexy, organopexia
органопла́стика *ж.* organoplasty
органоскопи́я *ж.* organoscopy, laparoscopy, abdominoscopy, celioscopy, peritoneoscopy, ventroscopy
органоспецифи́чный organo-specific
органостоми́я *ж.* organostomy
органота́ксис *м.* organotaxis
органотерапи́я *ж.* (*лечение лекарственными веществами животного происхождения*) organotherapy, opotherapy
 ~, замести́тельная substitutional organotherapy
 ~, ингиби́торная inhibitory organotherapy
 ~, стимули́рующая stimulative organotherapy
органотипи́ческий organotypic
органотро́пность *ж.* organotropism, organotropy
органотро́пный organotropic
органотро́фный organotrophic
органофика́ция *ж. хим.* organification
о́рганы *м. мн.* organs, *organa* [NA] (*см. тж* о́рган)
 ~ гла́за, вспомога́тельные accessory organs of eye
 ~ дыха́ния respiratory apparatus, *apparatus respiratoricus* [NA]
 ~ кровообраще́ния circulation [cardiovascular, blood-vascular] organs
 ~ мочево́й систе́мы urinary organs, *organa urinaria* [NA]
 ~, мочевы́е urinary organs, *organa urinaria* [NA]
 ~ пищеваре́ния digestive apparatus, *apparatus digestorius* [NA]
 ~, половы́е genital [reproductive] organs, genitals, *organa genitalia* [NA]
 ~, половы́е вну́тренние же́нские internal female genital organs, *organa genitalia feminina interna* [NA]
 ~, половы́е вну́тренние мужски́е internal male genital organs, *organa genitalia masculina interna* [NA]
 ~, половы́е нару́жные же́нские external female genital organs, *organa genitalia feminina externa* [NA]
 ~, половы́е нару́жные мужски́е external male genital organs, *organa genitalia masculina externa* [NA]
 ~, репродукти́вные genital [reproductive] organs, genitals, *organa genitalia* [NA]
 ~ чувств sense organs, *organa sensum, organa sensoria* [NA]
орга́стический orgastic, orgasmic
оргасти́чность *ж.* (*показатель частоты оргазмов у женщины*) orgasticity
ордина́тор *м.* resident
 ~, городско́й hospital [attending medical] doctor, doctor in charge, staff [hospital] physician
 ~, клини́ческий resident
ордина́торская *ж.* staff lounge
ордина́тура *ж.* residency

ориента́ция *ж.* orientation
 ~, гравитацио́нная gravitational orientation
 ~, простра́нственная spatial orientation
ориенти́р *м.* landmark
 ~, анатоми́ческий anatomic(al) landmark
 ~, рентгенологи́ческий radiological landmark
орнити́н *м. биохим.* ornithine
орнитинеми́я *ж.* ornithinemia
орнити́новый ornithinic
орнито́з *м. инф. бол.* ornithosis
орогова́ющий keratinizing, cornific
орогове́вший keratinized, cornified, keratinous, horny
орогове́ние *с.* keratinization, cornification, hornification
 ~, чрезме́рное hyperkeratosis, hyperkeratinization
ороша́ть (*рану, полость*) to irrigate
ороше́ние *с.* irrigation, lavage, lavement
 ~ ра́ны wound irrigation
 ~ сто́чными во́дами sewage [organic, wastes] irrigation
орсе́ин *м. гист.* orcein
ортоамблиофо́р *м.* (*инструмент для выявления и коррекции страбизма*) orthoamblyophore
ортоамито́з *м.* (*нормальный амитоз*) orthoamitosis
ортобио́з *м.* (*здоровый образ жизни*) orthobiosis
ортоге́ника *ж. биол.* orthogenics
ортогени́я *ж.* (*прямой прикус*) straight occlusion
ортоге́нный orthogenic
ортогнати́зм *м. биол.* orthognathism, orthognathy
ортогнати́я *ж. стом.* orthognathia
ортогра́дный (*характеризующийся вертикальной походкой*) orthograde
ортодактили́я *ж.* symphalangia, symphalangism
ортодерти́н *м.* orthodentin
ортодиагра́мма *ж. рентг.* orthodiagram
ортодиа́граф *ж. рентг.* orthodiagraph, orthoskiagraph
ортодиагра́фия *ж. рентг.* orthodiagraphy, orthoskiagraphy, orthoroentgenography
ортодиаско́п *м. рентг.* orthodiascope
ортодиаскопи́я *ж. рентг.* orthodiascopy
ортодо́нт *м.* orthodontist
ортодонти́ческий orthodontic
ортодонти́я *ж. стом.* orthodontics, orthodontia, orthodontology
ортокератиниза́ция *ж.* (*нормальное ороговение*) orthokeratinization
ортокерато́з *м.* orthokeratosis
ортокинеметри́я *ж.* (*измерение степени нарушения координации рук и ног*) orthokinometry
орто́метр *м. офт.* orthometer
ортомиксови́рус *м.* orthomyxovirus
ортомито́з *м.* (*нормальный митоз*) orthomitosis
ортопантомогра́мма *ж. рентг.* orthopantomogram
ортопантомо́граф *м. мед. тех., рентг.* orthopantomograph
ортопе́д *м.* orthopedist
ортопеди́ческий orthopedic

ортопедия ж. orthopedics, orthopedic surgery
ортоперкуссия ж. orthopercussion
ортопия ж. *(предупреждение и коррекция косоглазия)* orthopia
ортоплоидия ж. *(увеличение гаплоидного набора хромосом в чётное число раз)* orthoploidy
ортопноэ с. orthopnea
ортопозиция ж. *рентг.* upright [straight, standing] position
ортопоксвирус м. Orthopoxvirus
ортопраксия ж. *(коррекция деформаций механическим путём)* orthopraxy, orthopraxia
ортопсихиатрия ж. orthopsychiatry
ортоптика ж. *(методика упражнений для глаз для восстановления бинокулярного зрения при косоглазии)* orthoptics
ортоптический orthoptic
орторентгенография ж. orthoroentgenography, orthodiagraphy, orthoskiagraphy
орторентгенометрия ж. orthoroentgenometry
ортоселекция ж. orthoselection
ортоскоп м. *офт.* orthoscope
ортоскопия ж. *офт.* orthoscopy
ортостатический orthostatic
ортостатометр м. *невр., уст.* orthostatometer
ортотерапия ж. orthotherapy
ортотонус с. orthotonos, orthotonus
ортофония ж. orthophony
ортофория ж. orthophoria
  ~, астеническая asthenic orthophoria
ортофрения ж. *(нормальная реакция на социальное окружение)* orthophrenia
ортохейлия ж. *(прямые губы)* orthocheilia, straight lips
ортохромазия ж. orthochromasia
орхиалгия ж. orchialgia, orchiodynia, orchioneuralgia
орхидопластика ж. orchioplasty
орхидотомия ж. orchi(d)otomy, orchotomy
орхидэктомия ж. orchi(d)ectomy, orchectomy, testectomy
орхилитический orchilytic
орхипексия ж. orchiopexy, orchidorrhaphy
орхит м. orchitis
  ~, бруцеллёзный brucellar orchitis
  ~, гнойный purulent orchitis
  ~, гонококковый gonococcal orchitis
  ~, гранулематозный granulomatous orchitis
  ~, некротический necrotic orchitis
  ~, неспецифический nonspecific orchitis
  ~, оспенный orchitis variolosa
  ~, острый acute orchitis
  ~, паротидный mumps orchitis, orchitis parotide
  ~, специфический specific orchitis
  ~, травматический traumatic orchitis
  ~, филяриозный filarious orchitis
  ~, хронический chronic orchitis
орхифуникулэктомия ж. orchifuniculectomy
орхиэктомия ж. orchi(d)ectomy, orchectomy, testectomy
орхотомия ж. orch(i)otomy
орхоэпидидимит м. orchiepididymitis, epididymoorchitis

осадки *мн.* precipitations
  ~, атмосферные atmospheric precipitations
  ~, радиоактивные fallout
  ~, радиоактивные глобальные global fallout
  ~, радиоактивные запаздывающие delayed fallout
  ~, радиоактивные местные local fallout
оcаднение с. graze wound
осадок м. sediment, settled sludge; precipitate
  ~, мочевой urinary sediment
  ~, отфильтрованный stained sediment
  ~, промытый washed precipitate
  ~, сточных вод sludge
  ~, студенистый gelatinous precipitate
осаждение с. precipitation, sedimentation
  ~, дробное fractional precipitation
  ~, иммунное immune precipitation, immunoprecipitation
  ~ с антителами, двойное double antibody precipitation
  ~, скоростное velocity sedimentation
  ~ центрифугированием centrifugal sedimentation
осанка ж. carriage, bearing
освежать ◊ ~ костные отломки to freshen [to trim] bone fragments; ~ края раны to freshen [to trim] wound edges
осветитель м. *мед. тех.* illuminator
  ~, люминесцентный fluorescent illuminator
  ~, налобный head lamp
  ~ отражённого света reflected light illuminator
осветление с. воды water clearing
освещение с. light(ing), illumination
  ~, боковое side [lateral] illumination
  ~, верхнее overhead illumination
  ~, дежурное emergency lighting
  ~, диффузное diffuse(d) illumination
  ~, дневное daylight [natural] illumination
  ~, естественное natural [daylight] illumination
  ~, искусственное artificial illumination
  ~, комбинированное *(сочетание общего и местного освещения)* combined illumination
  ~, локализованное *(при котором распределение светового потока происходит с учётом рабочих мест)* localized illumination
  ~, местное local illumination
  ~, направленное directed illumination
  ~, недостаточное underlighting, underillumination
  ~, непрямое indirect illumination
  ~, общее general illumination
  ~, отражённое indirect illumination
  ~, постоянное steady illumination
  ~, потолочное overhead illumination
  ~, прямое direct illumination
  ~, равномерное uniform [balanced] illumination
  ~, рассеянное diffuse(d) illumination
  ~ рассеянным светом diffuse(d) illumination
  ~, сквозное through illumination, transillumination

~, сме́шанное [совмещённое] *(сочетание естественного и искусственного освещения)* mixed illumination
~, со́лнечное solar illumination
~, темнопо́льное dark-field [dark-ground] illumination
~, усто́йчивое steady illumination
~, центра́льное central [axial] illumination
~, электри́ческое electric light(ing)
освещённость *ж.* illuminance
освиде́тельствование *с.* examination
~, амбулато́рное outpatient examination
~ больно́го patient examination
~ во враче́бно-трудово́й экспе́ртной коми́ссии medical expert committee examination *(for the ascertaining of invalidism)*
~, медици́нское medical [physical] examination
~ на предме́т установле́ния зл3 нали́чия обстоя́тельств, препя́тствующих вступле́нию в брак, медици́нское premarital examination
~, принуди́тельное compulsory examination
~, психиатри́ческое psychiatric examination
~, стациона́рное inpatient examination
~, суде́бно-медици́нское forensic medical examination
освиде́тельствовать to examine, to make an examination
осегубно́й *стом.* axiolabial
оседа́ние *с.* sedimentation, subsidence
~ лейкоци́тов leucocyte sedimentation
~ эритроци́тов erythrocyte sedimentation
оседесново́й *стом.* axiogingival
осемене́ние *с.* insemination
~, гетерологи́ческое heterologous insemination
~, иску́сственное artificial insemination
осещёчный *стом.* axiobuccal
оска́л *м.* bared teeth; grin
оско́лок *м.* fragment; splinter
~, ко́стный *(при переломе)* bone (fracture) fragment; splinter
оско́мин/а *ж.* drawing [soreness] of mouth ◇ наби́ть себе́ ~у *разг.* to set the teeth on edge
ослабле́ние *с.* abatement, relief; weakening, slackening
~ бо́ли control of pain
~ о́строго воспале́ния abatement of acute inflammation
~ симпто́ма symptom relief
ослепле́ние *с.* офт. 1. *(действие)* blinding, dazzling 2. *(состояние)* blindness, dazzled state
~ вспы́шкой flash blinding
ослеплённый blinded, dazzled
ослепля́ть to blind, to dazzle
осле́пнуть to become [to go] blind, to lose one's (eye)sight
осложне́ние *с.* complication *(см. тж* осложне́ния)
~ боле́зни complication, aftereffect of illness
~, гно́йное suppurative complication
~, жизнеопа́сное life-threatening complication
~, инфекцио́нное infectious complication
~, ме́стное local complication

~, неврологи́ческое neurological complication
~, не свя́занное с основны́м заболева́нием unrelated complication
~, опа́сное dangerous [perilous] complication
~, о́строе acute complication
~, поствакцина́льное postvaccinal [immunization] complication
~, посттравмати́ческое posttraumatic complication
~, спи́цевое *травм.* pin-related complication
~, хрони́ческое chronic complication
осложне́ни/я *с. мн.* complications *(см. тж* осложне́ние) ◇ боле́знь дала́ ~ the patient has complications after illness; the patient is suffering from the aftereffects of illness; больно́й вы́здоровел без ~й the patient made an uneventful recovery
~, воспали́тельные inflammatory complications
~, госпита́льные hospital complications
~, лета́льные lethal complications
~, отсро́ченные late complications
~, по́здние late complications
~, послеоперацио́нные postoperative complications
~, ра́нние early complications
осложнённый complicated
осмидро́з *м. (зловонный пот)* bromidrosis, osmidrosis
о́смий *м. хим.* osmium, Os
осмо́метр *м.* osmometer
осмометри́я *ж.* osmometry
осморегуля́торный osmoregulatory
осморегуля́ция *ж.* osmoregulation
осморецéптор *м.* osmoreceptor
о́смос *м.* osmosis, osmose
осмотерапи́я *ж.* osmotherapy
осмоти́ческий osmotic
осмо́тр *м.* examination, inspection, survey ◇ проходи́ть ~ to be examined
~, бе́глый gross inspection
~, враче́бный medical [physical] examination, medical [physical] inspection
~, доврачéбный before-doctor examination
~, медици́нский medical [physical] examination, medical [physical] inspection
~, нару́жный (external) inspection
~, перви́чный primary inspection
~, периоди́ческий periodic [casual] examination
~, повто́рный repeated inspection
~, профилакти́ческий preventive examination
~, профилакти́ческий ма́ссовый mass prophylactic examination
~ тру́па *суд. мед.* dead body [corpse] inspection, post-mortem examination
осмоце́птор *м.* osmoreceptor
оснаще́ние *с.* facilities, equipment, arma(menta)rium
~ больни́цы hospital facilities, hospital equipment
~ лаборато́рии laboratory facilities
~ пала́ты ward facilities

оснащение

~, хирургическое surgical armamentarium
основа ж. 1. matrix, tela [NA] 2. фарм. base, vehicle
~ глотки, подслизистая pharyngeal aponeurosis, pharyngobasilar fascia, tela submucosa pharyngis [NA]
~ для суппозиториев suppository base, suppository vehicle
~, мазевая ointment base
~, подплевральная tela subpleuralis [NA]
~, подсерозная subserous layer, tela subserosa [NA]
~, подслизистая submucous layer, tela submucosa [NA]
~ с замедленным высвобождением (лекарственного средства) sustained release vehicle
~, сосудистая (мягкой мозговой оболочки) choroid tela
~, субперикардиальная tela subpericardialis [NA]
~, суппозиторная suppository base, suppository vehicle
~ третьего желудочка, сосудистая choroid tela of third ventricle, tela choroidea ventriculi tertii, tela choroidea superior, velum interpositum [NA]
~, хрящевая cartilage matrix
~ четвёртого желудочка, сосудистая choroid tela of fourth ventricle, tela choroidea ventriculi quarti, tela choroidea inferior [NA]
основание с. base, basement, basis [NA]
~ головного мозга base of brain, basis cerebri, facies inferior cerebri [NA]
~, жировое grease base
~ клетки cellular base
~ крестца base of sacrum, basis ossis sacri [NA]
~ лёгкого base of lung, basis pulmonis [NA]
~ надколенника base of patella, basis patellae [NA]
~ нижней челюсти base [inferior border] of mandible, basis mandibulae [NA]
~ ножки среднего мозга base of cerebral peduncle, basis crus cerebri [NA]
~ плюсневой кости base of metatarsal bone, basis ossis metatarsalis [NA]
~ почечной пирамиды base of renal pyramid, basis pyramides renis [NA]
~предстательной железы base of prostate, basis prostatae [NA]
~ пястной кости base of metacarpal bone, basis ossis metacarpalis [NA]
~ сердца base of heart, cardiac base, basis cordis [NA]
~ стержня (улитки внутреннего уха) base of modiolus, basis modioli [NA]
~ стремени (среднего уха) base of stapes, basis stapedis [NA]
~ улитки (внутреннего уха) base of cochlea, basis cochleae [NA]
~ фаланги base of phalanx, basis phalangis [NA]

~ черепа skull base, basis cranii [NA]
~ черепа, внутреннее internal base of skull, cranial base, basis cranii interna [NA]
~ черепа, наружное external base of skull, basis cranii externa, norma basilaris [NA]
~ черпаловидного хряща base of arytenoid cartilage, basis cartilaginis arytenoideae [NA]
основной 1. fundamental, basic, principal 2. хим. (имеющий щелочную реакцию) basic
~ коричневый гист. vesuvine, Bismarck brown
основно-нёбный sphenopalatine
особенности ж. мн. characteristics, features; habits, peculiarities, traits (см. тж особенность)
~ питания dietary habits
особенность ж. characteristic, feature; habit, peculiarity, trait (см. тж особенности)
~, конституционная constitutional peculiarity
~, наследственная hereditary trait
особь ж. биол. individual
~, гетерозиготная heterozygous individual
~, гомозиготная homozygous individual
осознание с. realization
~, олицетворённое псих. personified realization
осока ж. фарм. sedge, carex, Carex
~ парвская Carex brevicollis
оспа ж. инф. бол. smallpox, variola (major), variola vera
~ Базена, световая hydroa vacciniforme, hydroa aestivale, hydroa puerorum
~ без сыпи, натуральная variola sine eruptione
~ без сыпи, натуральная фарингеальная variola pharyngealis
~, белая alastrim, whitepox, mild smallpox, Kaffir pox, variola minor
~, вариолоидная varioloid, varicelloid [modified] smallpox
~ верблюдов camelpox
~, ветряная chickenpox, varicella
~ кафров alastrim, whitepox, mild smallpox, Kaffir pox, variola minor
~, коровья cowpox, vaccin(i)a
~, коровья ложная dairymaid knots, wartpox, red vaccinia, pseudopox, variola vaccinia falsa
~ кроликов rabbitpox
~ лошадей horsepox
~ мышей mousepox, (infectious) ectromelia
~, натуральная natural smallpox, variola (major)
~, натуральная афебрильная variola afebrilis
~, натуральная геморрагическая hemorrhagic [black] smallpox
~, натуральная геморрагическая вторичная secondary hemorrhagic smallpox
~, натуральная геморрагическая поздняя late hemorrhagic smallpox
~, натуральная геморрагическая пустулёзная pustulous hemorrhagic smallpox
~, натуральная геморрагическая ранняя early hemorrhagic smallpox, уст. purpura variolosa
~, натуральная дискретная discrete smallpox
~, натуральная красная [натуральная молниеносная] purpuric smallpox, уст. purpura variolosa

~, натуральная обычная simple [unmodified] smallpox
~, натуральная первично-геморрагическая purpuric smallpox, *уст.* purpura variolosa
~, натуральная плоская variola vera plana
~, натуральная сливная confluent smallpox
~, натуральная чёрная hemorrhagic [black] smallpox
~ овец sheep-pox, ovinia
~ ослов donkeypox
~, риккетсиозная [русская] rickettsial pox, Kew Gardens fever
~ свиней swinepox

оспенный variolar, variolic, variolous
осповакцина *ж.* variolovaccine
осповидный varioliform, varioloid
оспоподобный varioliform, varioloid
оспопрививание *с.* smallpox vaccination
~ по Дженнеру bovine [Jenner's] vaccination
оссеин *м.* ossein(e), ostein(e)
оссеомукоид *м.* osseomucoid
оссикулопластика *ж. ото* ossiculoplasty
оссикулэктомия *ж. ото* ossiculectomy
оссификат *м.* ossificate
оссификация *ж.* ossification, calcification
~, гетеротопическая heterotopic ossification, ectopic bone formation
~, метапластическая metaplastic ossification
~, параоссальная paraosseous ossification
~, периартикулярная para-articular ossification
~, травматическая traumatic ossification
оссифицироваться to ossify
оссифицирующий ossifying
останавливать to arrest, to (bring to a) stop ◊ ~ кровотечение из раны to stop a wound
остановка *ж.* arrest; standstill, stop(page)
~ в весе failure to thrive
~ дыхания respiratory standstill
~ дыхания новорождённого apnea neonatorum
~ кровообращения circulatory arrest
~ кровотечения hemostasia, hemostasis, arrest of bleeding
~ кровотечения, экстренная emergency arrest of bleeding
~ развития роста arrest of development
~ сердечной деятельности [сердца] cardiac [heart] arrest
~ сердца во время диастолы diastolic cardiac arrest
~ сердца во время систолы systolic cardiac arrest
~ синусного узла sinus arrest

остатки *м. мн.* remains, remnants, rests, residues (*см. тж* остаток)
~ пищи food debris
~ хроматина remains of chromatin
остаток *м.* remain, residue, rest (*см. тж* остатки)
~, аминокислотный amino-acid residue
~ веретена remains of spindle, *relictum fusi* [NH]

~, кислотный acid residue
~, токсический toxic residue
~, эпителиальный epithelial residue, *residuum epitheliale* [NH]
остаточный residual
остеин *м.* ossein(e), ostein(e)
остеит *м.* ost(e)itis
остеоакузометр *м.* osteoacusometer
остеоартралгия *ж.* osteoarthralgy
остеоартрит *м.* osteoarthritis, osteoarthrosis, degenerative [hypertrophic] arthritis, degenerative joint disease
~, вторичный (hypertrophic) pulmonary [pneumogenic] osteoarthropathy, hyperplastic osteoarthritis, Bamberger-Marie syndrome, Bamberger-Marie disease
~, гематогенный hematogenic osteoarthritis
~, гемофилический hemophylic osteoarthrosis
~, гиперпластический (hypertrophic) pulmonary [pneumogenic] osteoarthropathy, hyperplastic osteoarthritis, Bamberger-Marie syndrome, Bamberger-Marie disease
~, дегенеративный osteoarthritis, osteoarthrosis, degenerative [hypertrophic] arthritis, degenerative joint disease
~, деформирующий osteoarthritis deformans
~, деформирующий эндемический endemic osteoarthritis, Kashin-Bek disease, osteoarthritis deformans endemica
~, первичный primary osteoarthrosis
~, старческий senile osteoarthritis
~, туберкулёзный tuberculous osteoarthritis
остеоартроз *м.* osteoarthritis, osteoarthrosis, degenerative [hypertrophic] arthritis, degenerative joint disease (*см. тж* остеоартрит)
остеоартропатия *ж.* osteoarthropathy
~, диабетическая diabetic osteoarthropathy
~, неврогенная neurogenic osteoarthropathy
~, таб(ет)ическая tab(et)ic osteoarthropathy
остеоартротомия *ж.* oste(o)arthrotomy
остеобласт *м.* osteoblast, osteoplast, *osteoblastocytus* [NH]
остеобластный osteoblastic
остеобластокластома *ж.* giant cell tumor of bone, giant cell myeloma, osteoclastoma (*см. тж* остеокластобластома)
~, злокачественная giant cell sarcoma
~ мягких тканей, злокачественная malignant giant cell tumor of soft tissues
~ челюсти, периферическая giant cell epulis
остеобластома *ж.* osteoblastoma, giant osteoid osteoma
~ позвоночника osteoblastoma of spine
~, хондроматозная (benign) chondroblastoma
остеобластосаркома *ж.* osteogenic [osteoblastic, osteoid, osteolytic] sarcoma, osteosarcoma
остеобластоцит *м.* osteoblast, osteoplast, *osteoblastocytus* [NH]
остеоген *м.* osteogen
остеогенез *м.* osteogeny, osteogenesis, *osteogenesis* [NH]
~, внескелетный heterotopic osteogenesis

остеогенез

~, гетеропластический heteroplastic [metaplastic] osteogenesis
~, гетеротопический heterotopic osteogenesis
~ Лобштейна, несовершённый Lobstein's syndrome, osteogenesis imperfecta tarda
~, метапластический metaplastic [heteroplastic] osteogenesis
~, несовершённый brittle bones, osteogenesis imperfecta; osteopsathyrosis
~, несовершённый врождённый osteogenesis imperfecta congenita
~, несовершённый замедленный Lobstein's syndrome, osteogenesis imperfecta tarda
~, несовершённый кистозный osteogenesis imperfecta cystica
~, несовершённый поздний Lobstein's syndrome, osteogenesis imperfecta tarda
~, параоссальный periosteal osteogenesis
~, патологический pathologic(al) osteogenesis
~, перепончатый membranaceous osteogenesis, *osteogenesis membranacea* [NH]
~, поздний Lobstein's syndrome, osteogenesis imperfecta tarda
~, реактивный reactive osteogenesis
~ Фролика, несовершённый osteogenesis imperfecta congenita
~, хрящевой cartilaginous osteogenesis, *osteogenesis cartilaginea* [NH]

остеогенин *м. фарм.* osteogenin

остеогенный osteogenous, osteogen(et)ic, ossiferous, osteoplastic

остеогистогенез *м.* osteohistogenesis, osteohistogeny, *osteohistogenesis* [NH]

остеодентин *м.* osteodentin

остеодиастаз *м.* osteodiastasis

остеодиния *ж.* osteodynia, osteoneuralgia, ostealgia

остеодисплазия *ж.* dysplasia of bone, osteodysplasia

~, врождённая congenital dysplasia of bone
~, дентинная dentinal dysplasia
~, диафизарная прогрессирующая diaphysial dysplasia, Engelmann's disease
~, метафизарная metaphyseal dysplasia
~, наследственная hereditary dysplasia of bone
~, окуловертебральная oculovertebral dysplasia
~, позвоночно-эпифизарная поздняя spondyloepiphyseal dysplasia tarda
~, семейно-наследственная familial hereditary dysplasia of bone
~, фиброзная fibrous dysplasia of bone, osteofibroma, localized osteitis fibrosa
~, челюстно-лицевая mandibulofacial dysplasia, mandibulofacial dysostosis
~, черепно-метафизарная craniometaphyseal dysplasia
~, эмбриональная embryonal dysplasia of bone
~, эпифизарная точечная dysplasia epiphysialia punctata

остеодистрофия *ж.* osteodystrophy, osteodystrophia

~, алиментарная hunger [alimentary, starvation] osteopathy, starvation osteomalacia
~, ангионейротрофическая angioneurotrophic osteodystrophy
~, гиперфосфатемическая hyperphosphatemic osteodystrophy
~ голодающих hunger [alimentary, starvation] osteopathy, starvation osteomalacia
~, желудочная gastric osteopathy
~, жёлчная hepatic osteomalacia, hepatic osteodystrophy
~, кишечная celiac rickets
~ костей кисти osteodystrophy of hand bones
~ костей черепа craniocerebral osteodystrophy
~, лёгочная (hypertrophic) pulmonary [pneumogenic] osteoarthropathy, hyperplastic osteoarthritis, Bamberger-Marie syndrome, Bamberger-Marie disease
~, местная local osteodystrophy
~, нефрогенная renal [nephrogen(et)ic] osteodystrophy
~ Олбрайта, наследственная pseudohypoparathyroidism, Albright's hereditary osteodystrophy, Albright's syndrome
~, панкреатическая pancreatic osteodystrophy
~, печёночная hepatic osteomalacia, hepatic osteodystrophy
~, системная systemic osteodystrophy
~, эндокринная endocrinous osteodystrophy

остеоид *м.* osteoid

остеоидный osteoid, ossiform

остеоид-остеома *ж.* (cortical) osteoid-osteoma

~, гигантская osteoblastoma, giant osteoid osteoma
~, кортикальная cortical osteoid-osteoma

остеоид-саркома *ж.* osteogenic [osteoid, osteoblastic, osteolytic] sarcoma, osteosarcoma

остеоид-хондрома *ж.* osteochondroma, chondrosteoma, osteocartilaginous exostosis

остеокальцин *м. фарм.* osteocalcin

~, сывороточный serum osteocalcin

остеоклазия *ж.* 1. *(рассасывание кости)* osteoclasia 2. *(искусственный перелом кости с целью исправления её деформации)* osteoclasis, instrumental fracture

~, семейная Bakwin-Eiger syndrome, osteoclasia desmalis familiaris

остеокласт *м.* 1. *гист.* osteoclast, *osteoclastus* [NH] 2. *мед. тех.* osteoclast

остеокластный osteoclastic

остеокластобластома *ж.* giant cell tumor of bone, giant cell myeloma, osteoclastoma (*см. тж* остеобластокластома)

~, хондроматозная (benign) chondroblastoma

остеокластома *ж.* giant cell tumor of bone, giant cell myeloma, osteoclastoma (*см. тж* остеобластокластома, остеокластобластома)

остеокластоцит *м.* osteoclast, *osteoclastus* [NH]

остеолиз *м.* osteolysis, osteofluence
остеолити́ческий osteolytic, osteofluent
остео́лог *м.* osteologist
остеоло́гия *ж.* osteology
остео́ма *ж.* osteoma
~, ветви́стая branchy osteoma
~, гетеропласти́ческая heteroplastic osteoma
~, гига́нтская остео́идная giant osteoid osteoma, osteoblastoma
~, гомопласти́ческая homoplastic osteoma
~, гу́бчатая cancellous osteoma, osteoma spongiosum
~, дента́льная dental osteoma
~ ко́жи osteoma [osteosis] cutis, osteodermia
~, компа́ктная compact osteoma, osteoma durum
~, костномозгова́я osteoma medullare
~ нае́здников *(окостенение проксимального отдела длинной приводящей мышцы бедра)* cavalryman's osteoma
~, остео́идная (cortical) osteoid-osteoma
~, паростальная *уст.* periosteal [juxtacortical osteogenic] sarcoma
~, саркомато́зная osteogenic sarcoma, osteosarcoma, osteoma sarcomatosum
~, фибро́зная osteofibroma, fibrous dysplasia of bone, localized osteitis fibrosa
~, экстраосса́льная [эктопи́ческая] ectopic [extraosseous] osteoma
остеомаляти́ческая osteomalacic
остеомаля́ция *ж.* osteomalacia
~, ахили́ческая achylous osteomalacia
~ бере́менных osteomalacia of pregnancy
~ голода́ющих hunger [alimentary, starvation] osteopathy, starvation osteomalacia
~, кише́чная celiac rickets
~, климактери́ческая climacteric osteomalacia
~, непуэрпера́льная nonpuerperal osteomalacia
~, печёночная hepatic osteomalacia, hepatic osteodystrophy
~, пуэрпера́льная puerperal osteomalacia
~, ста́рческая senile osteomalacia
~, эксперимента́льная experimental osteomalacia
~, ю́ношеская infantile [juvenile] osteomalacia, rickets
остеомато́идный osteomatoid
остеомедуллогра́фия *ж. рентг.* osteomedullography, osteomyelography
остеомедуллоскопи́я *ж.* osteomedulloscopy, osteomyeloscopy
остеометри́я *ж.* osteometry
остеомиели́т *м.* osteomyelitis, central osteitis
~, актиномикоти́ческий actinomycotic osteomyelitis
~, альбумино́зный albuminous osteomyelitis
~, бруцеллёзный brucellous osteomyelitis
~, втори́чный secondary osteomyelitis
~ Гаррé sclerosing [condensing] osteitis, Garré's disease
~, гематоге́нный hematogenous osteomyelitis
~, гематоге́нный о́стрый acute hematogenous osteomyelitis
~, гематоге́нный хрони́ческий chronic hematogenous osteomyelitis
~, гно́йный purulent osteomyelitis
~, гоноре́йный gonorrheal osteomyelitis
~, гуммо́зный gummatous osteomyelitis
~, лучево́й radiation osteomyelitis
~, мно́жественный multiple [multifocal] osteomyelitis
~, негематоге́нный nonhematogenous osteomyelitis
~, неспецифи́ческий nonspecific osteomyelitis
~, огнестре́льный gunshot osteomyelitis
~, одонтоге́нный odontogenic osteomyelitis
~, опухолеви́дный tumor-like osteomyelitis
~, о́стрый acute osteomyelitis
~, перви́чно-хрони́ческий primary chronic osteomyelitis
~, послетифо́зный (meta)typhoid osteomyelitis
~, посттравмати́ческий posttraumatic osteomyelitis
~, ревмати́ческий rheumatic osteomyelitis
~, септикопиеми́ческий septicopyemic osteomyelitis
~, серо́зный serous osteomyelitis
~, сифилити́ческий диффу́зный diffuse syphilitic osteomyelitis
~, склерози́рующий sclerosing [condensing] osteitis, Garré's disease
~, спицево́й pin-track osteomyelitis
~, туберкулёзный tuberculous osteomyelitis
~, фибро́зный fibrous osteomyelitis
~, флегмоно́зный phlegmonous osteomyelitis
~, хрони́ческий chronic osteomyelitis, chronic osteitis
~, эксперимента́льный experimental osteomyelitis
~, эпиметафиза́рный epimetaphyseal osteomyelitis
~, эпифиза́рный epiphyseal osteomyelitis
остеомиелогра́фия *ж. рентг.* osteomyelography, osteomedullography
остеомиелодисплази́я *ж.* osteomyelodysplasia
остеомиелоскле́роз *м.* osteomyelosclerosis
остеомиелофибро́з *м.* osteomyelofibrosis
остеомико́з *м.* osteomycosis
остеомиксохондро́ма *ж.* osteomyxochondroma
остео́н *м.* osteon(e), haversian system, *osteonum* [NH]
~, втори́чный secondary osteon, *osteonum secundarium* [NH]
~, перви́чный primary osteon, *osteonum primarium* [NH]
остеоневралги́я *ж.* osteoneuralgia, osteodynia, ostealgia
остеонекро́з *м.* osteonecrosis
~, аваскуля́рный avascular [aseptic, sterile] osteonecrosis

остеонекроз

~, идиопати́ческий idiopathic osteonecrosis
~, лучево́й osteoradionecrosis, radiation osteonecrosis
~, посттравмати́ческий posttraumatic osteonecrosis
~, стери́льный sterile [aseptic, avascular] osteonecrosis

остеонекти́н *м. фарм.* osteonectin

остеонефропати́я *ж.* osteogenic nephropathy, osteonephropathy

остеопа́т *м.* osteopath, osteopathic physician

остеопати́ческий osteopathic

остеопати́я *ж.* osteopathy, osteopathia
~, алимента́рная hunger [alimentary, starvation] osteopathy, starvation osteomalacia
~ бере́менных osteopathy of pregnant women
~, врождённая пятни́стая мно́жественная [врождённая рассе́янная склерози́рующая] osteopoikilosis, disseminated condensing osteopathy, osteopathia condensans
~, гипертрофи́ческая лёгочная (hypertrophic) pulmonary [pneumogenic] osteoarthropathy, hyperplastic osteoarthritis, Bamberger-Marie's disease, Bamberger-Marie syndrome
~ голода́ющих hunger [alimentary, starvation] osteopathy, starvation osteomalacia
~, диссемини́рованная конденси́рующая osteopoikilosis, disseminated condensing osteopathy, osteopathia condensans
~, желу́дочная gastric osteopathy
~, жёлчная hepatic osteomalacia, hepatic osteodystrophy
~, кише́чная celiac rickets
~, неврогенная neurogenic osteopathy
~ новорождённых, геморраги́ческая infantile scurvy, scurvy rickets, Barlow's disease
~, пиоге́нная pyogenic osteopathy
~ подколе́нника chondromalacia patellae, Büdinger-Ludloff-Laewen disease
~, поло́счатая osteopathia striata

остеопатоло́гия *ж.* osteopathology

остеопериости́т *м.* osteoperiostitis
~, гуммо́зный gummatous osteoperiostitis

остеопетро́з *м.* (dominant) osteopetrosis, ivory [marble] bones, Albers-Schönberg [marble-bone] disease
~, взро́слый (dominant) osteopetrosis, ivory [marble] bones, Albers-Schönberg [marble-bone] disease
~, врождённый злока́чественный congenital [innate, infantile] malignant osteopetrosis
~, врождённый систе́мный [домина́нтный] (dominant) osteopetrosis, ivory [marble] bones, Albers-Schönberg [marble-bone] disease
~, рецесси́вный recessive osteopetrosis

остеопла́стика *ж.* osteoplasty

остеопойкили́я *ж.*, **остеопойкило́з** *м.* osteopoikilosis, disseminated condensing osteopathy, osteopathia condensans

остеопоро́з *м.* osteoporosis; osteopenia
~, возрастно́й senile osteoporosis
~, вы́раженный marked osteoporosis
~, гипертрофи́ческий hypertrophic osteoporosis
~, гормона́льный hormonal osteoporosis
~, идиопати́ческий idiopathic [essential, self-existing] osteoporosis
~, идиопати́ческий ювени́льный juvenile idiopathic osteoporosis
~ культи́ stump osteoporosis
~, ме́стный local [regional] osteoporosis
~, о́бщий general(ized) [systemic] osteoporosis
~, пе́гий patchy [spotted] osteoporosis
~, посттравмати́ческий posttraumatic osteoporosis, Sudeck's atrophy
~, пресени́льный presenile osteoporosis
~, пятни́стый patchy [spotted] osteoporosis
~, равноме́рный homogeneous [uniform] osteoporosis
~, распространённый general(ized) [systemic] osteoporosis
~, региона́рный regional [local] osteoporosis
~, систе́мный systemic [general(ized)] osteoporosis
~, ста́рческий senile osteoporosis

остеопоро́зный osteoporotic

остеопсатиро́з *м.* osteopsathyrosis; brittle bones, osteogenesis imperfecta
~, идиопати́ческий osteopsathyrosis; brittle bones, hypoplasia of mesenchyme, osteogenesis imperfecta

остеосарко́ма *ж.* osteoblastic [osteogenic, osteoid, osteolytic] sarcoma, osteosarcoma

остеосинови́т *м.* osteosinovitis

остеоси́нтез *м.* osteosynthesis
~, внеко́стный extraosseous [extramedullary] osteosynthesis
~, внеочаго́вый extrafocal osteosynthesis
~, внесуставно́й extraarticular osteosynthesis
~, внутрико́стный intraosseous [intramedullary] osteosynthesis
~, втори́чный secondary osteosynthesis
~ гвоздём с накла́дкой nail-plate fixation
~ динами́ческой компресси́рующей пласти́ной dynamic compression plating
~, интерфрагмента́рный interfragmentary osteosynthesis
~, интрамедулля́рный закры́тый closed intramedullary osteosynthesis
~, перви́чный primary osteosynthesis
~, повто́рный reosteosynthesis
~, погружно́й external osteosynthesis
~, полузакры́тый semi-closed osteosynthesis, semi-closed nailing
~ про́волочной пе́тлей wire-loop fixation, wire-loop method, tension band wiring
~, ра́нний early osteosynthesis, early internal fixation
~, стаби́льный stable osteosynthesis
~, трансартикуля́рный transarticular osteosynthesis
~, чреско́стный transosseous osteosynthesis
~ штифто́м nailing, rodding
~, экстрамедулля́рный extramedullary osteosynthesis

~, экстренный urgent [immediate] osteosynthesis

остеосинтезит *м.* osteosynthesitis

остеосканирование *с.* radionuclide bone scanning, radionuclide bone imaging, bone [skeletal] scintigraphy

остеосканография *ж.* radionuclide bone scanning, radionuclide bone imaging, bone [skeletal] scintigraphy

остеосклероз *м.* osteosclerosis
~, воспалительный inflammatory osteosclerosis
~, врождённый congenital osteosclerosis
~, генерализованный general(ized) [systemic] osteosclerosis
~, диффузный diffuse osteosclerosis
~, миелофиброзный myelofibrotic osteosclerosis
~, ограниченный [очаговый] focal [local] osteosclerosis
~, раковый cancerous osteosclerosis
~, распространённый disseminated osteosclerosis
~, системный systemic [general(ized)] osteosclerosis

остеосклеротический osteosclerotic

остеоскоп *м.* osteoscope

остеоспонгиома *ж.* osteospongioma

остеостеатома *ж.* osteosteatoma

остеосцинтиграфия *ж.* bone [skeletal] scintigraphy, radionuclide bone scanning, radionuclide bone imaging

остеотом *м. мед. тех.* osteotome

остеотомия *ж.* osteotomy
~ Барденгейера *(для лечения лучевой косорукости)* Bardenheuer's osteotomy
~ Богораза *(чрезнадкостничная остеотомия диафиза длинной трубчатой кости с целью удлинения конечности и исправления её деформации)* Bogoraz's osteotomy
~, вальгизирующая valgus osteotomy
~, варизирующая varus osteotomy
~, внесуставная extraarticular osteotomy
~, закрытая closed osteotomy
~, интраламинарная intralaminar osteotomy
~, клиновидная cuneiform osteotomy
~, корригирующая correcting osteotomy
~ Кочева Kochev's [fenestrate(d)] osteotomy
~, надлодыжковая supramalleolar osteotomy
~, надмыщелковая supracondylar osteotomy
~, окончатая fenestrate(d) [Kochev's] osteotomy
~, открытая open osteotomy
~, подвертельная Gant's osteotomy
~, поперечная transverse osteotomy
~, сегментарная segmental osteotomy
~ таза pelvic osteotomy
~ таза по Солтеру (Salter) innominate osteotomy, Salter osteotomy of ilium
~ таза, тройная triple pelvic osteotomy
~, чрезвертельная transtrochantic osteotomy
~, чрескожная percutaneous osteotomy
~, шарнирная cup-and-ball osteotomy

остеотомоклазия *ж.* osteotomoclasis, osteotomoclasia

остеотриб *м. мед. тех.* osteotribe

остеотрит *м. мед. тех.* osteotrite

остеотромбоз *м. (тромбоз вен кости)* osteothrombosis

остеотропный osteotrop(h)ic, bone-seeking

остеофиброз *м.* osteofibromatosis

остеофиброма *ж.* osteofibroma, fibrous dysplasia of bone, localized osteitis fibrosa

остеофибросаркома *ж.* osteofibrosarcoma

остеофит *м.* osteophyte
~, дегенеративно-дистрофический degenerative dystrophic osteophyte
~, массивный massive osteophyte
~, перистальный peristal osteophyte, periosteophyte
~, посттравматический posttraumatic osteophyte
~, сегментарный segmental osteophyte

остеофитоз *м.* osteophytosis
~, генерализованный (hypertrophic) pulmonary [pneumogenic] osteoarthropathy, hyperplastic osteoarthritis, Bamberges-Marie disease, Bamberger-Marie syndrome

остеофлебит *м.* osteophlebitis

остеофон *м.* osteophone, audiphone

остеофония *ж.* osteophony

остеохондрит *м.* osteochondritis
~ Вегнера *(при врождённом сифилисе)* Wegner's disease, syphilitic osteochondritis
~, гнойный purulent osteochondritis
~ головки бедра osteochondritis deformans juvenilis of hip, coxa plana, pseudocoxalgia, Perthes [Legg-Calvé-Perthes, Legg's] disease, epiphyseal aseptic necrosis of upper end of femur
~, инфекционный infectious osteochondritis
~, межпозвонковый intervertebral brucellous osteochondritis
~, некротизирующий osteochondritis necroticans
~, рассекающий osteochondritis dissecans
~, ювенильный [юношеский] (деформирующий) osteochondritis deformans juvenilis
~, юношеский деформирующий вертебральный osteochondritis deformans juvenilis dorsi

остеохондродисплазия *ж.* osteochondrodystrophy, chondro-osteodystrophy, osteochondrodystrophia deformans

остеохондроз *м.* osteochondrosis
~ акромиона (лопатки) osteochondrosis of acromion
~ апофиза пяточной кости calcaneal osteochondritis, Haglund's disease
~ большеберцовой кости, деформирующий nonrachitic bowleg, Blount's disease
~ бугристости большеберцовой кости osteochondrosis of tuberosity of tibia, Osgood-Schlatter [Schlatter's] disease, apophysitis tibialis adolescentium
~ вертебральный (inter)vertebral osteochondrosis

остеохондроз

~ второй плюсневой кости *(иногда также третьей и четвёртой)* osteochondrosis of head of second metatarsal bone, Freiberg's infarction, Freiberg's [Köhler's second bone] disease
~ головки плечевой кости osteochondrosis of capitellum of humerus, Panner's disease
~ ладьевидной кости *(предплюсны)* Köhler's tarsal scaphoid osteochondrosis, Köhler's tarsal scaphoiditis, Köhler's (first bone) disease
~, межпозвонковый (inter)vertebral osteochondrosis
~ полулунной кости *(запястья)* lunate [semilunar] bone osteochondrosis, lunatomalacia, Kienböck's disease, Kienböck-Preiser syndrome
~, цервикальный cervical osteochondrosis

остеохондрозный osteochondrous

остеохондролиз *м.* osteochondrolysis

остеохондрома *ж.* osteochondroma, chondrosteoma, solitary osteocartilaginous exostosis

остеохондроматоз *м.* osteochondromatosis
~, синовиальный synovial osteochondromatosis

остеохондромиксома *ж.* osteochondromyxoma

остеохондропатический osteochondropathic

остеохондропатия *ж.* osteochondropathy, osteochondropathia
~, множественная multiple osteochondropathy
~ полулунной кости lunate [semilunar] bone osteochondrosis, lunatomalacia, Kienböck's disease, Kienböck-Preiser syndrome

остеохондросаркома *ж.* osteochondrosarcoma

остеохондрофиброма *ж.* osteochondrofibroma

остеоцистома *ж.* osteocystoma, bone cyst

остеоцит *м. (костная клетка)* osteocyte, *osteocytus* [NH]

ости *ж. мн.* spines, *spinae* [NA] (*см. тж* ость)
~, нёбные palatine spines, *spinae palatinae* [NA]

ости́сто-бугри́стый tuberositospinal

ости́стый spinal

остит *м.* ost(e)itis
~, альвеолярный alveolar osteitis, alveoalgia
~, гематогенный hematogenous osteitis
~, генерализованный конденсирующий disseminated condensing osteopathy, osteopoikilosis, osteopathia condensans
~, гнойный purulent osteitis
~, гуммозный gummatous osteitis
~, деформирующий Paget's disease (of bone), osteitis deformans
~, казеозный caseous osteitis
~, кистозный osteitis cystica
~, лепроматозный leprous [leprotic] osteitis
~, множественный кистовидный туберкулёзный osteitis tuberculosa multiplex cystica, Jüngling's disease
~ Морозова — Юнглинга Jüngling's disease, osteitis tuberculosa multiplex cystica
~, околощитовидный parathyroid osteitis, osteitis fibrosa cystica, von Recklinghausen's disease of bone
~, оссифицирующий condensing [formative, productive, sclerosing] osteitis, osteitis ossificans
~, острый acute osteitis
~, паратиреоидный parathyroid osteitis, von Recklinghausen's disease of bone, osteitis fibrosa cystica
~, почечный renal rickets, renal fibrocystic osteosis
~, рарефицирующий *(характеризующийся остеопорозом)* rarefying osteitis
~, ревматический rheumatic osteitis
~, склерозирующий condensing [formative, productive, sclerosing] osteitis, osteitis ossificans
~, туберкулёзный tuberculous osteitis
~, фиброзный fibrous osteitis
~, фиброзный генерализованный parathyroid osteitis, von Recklinghausen's disease of bone, osteitis fibrosa cystica
~, фиброзный диссеминированный osteitis fibrosa disseminata, multifocal osteitis fibrosa, polyostotic fibrous dysplasia
~, фиброзный локальный localized osteitis fibrosa, monostotic fibrous dysplasia
~, фиброзный многоочаговый multifocal osteitis fibrosa, osteitis fibrosa disseminata, polyostotic fibrous dysplasia
~, фиброзный ограниченный localized osteitis fibrosa, monostotic fibrous dysplasia
~, фунгозный *(с сосудистыми грануляциями)* osteitis granulosa
~, хронический chronic osteitis
~, центральный central osteitis, endosteitis
~ Юнглинга Jüngling's disease, osteitis tuberculosa multiplex cystica

остов *м.* 1. *(каркас)* framework; shell, hull 2. *(скелет)* skeleton

остоз *м.* osteosis
~, деформирующий Paget's disease (of bone), osteitis deformans
~, кожный osteodermia, osteoma [osteosis] cutis
~, почечный фиброкистозный renal rickets, renal fibrocystic osteosis

остриё *с.* 1. *(точечное окончание)* point, spike 2. *(ножа, лезвия)* edge
~ зуба cusp of tooth, *cuspis dentis* [NA]

острица *ж.* seatworm, pinworm, *Enterobius vermicularis*

островки́ *м. мн.* islands, islets, *insulae* [NA] (*см. тж* островок)
~, кровяные blood islands, blood islets, *insulae sanguineae* [NE]
~ Малассе, эпителиальные *(остатки гертвиговского эпителиального влагалища в периодонте сформированных зубов)* Malassez's epithelial rest

островок *м.* island, islet, *insula* [NA, NH] (*см. тж* островки́)

~ головно́го мо́зга insula [island] of Reil, central lobe of cerebrum, *lobus insularis* [NA]
~ Лангерга́нса pancreatic islet, islet [island] of pancreas, islet of Langerhans, *insula pancreatica* [NH]
~, панкреати́ческий pancreatic islet, islet [island] of pancreas, islet of Langerhans, *insula pancreatica* [NH]
~ Ре́йля insula [island] of Reil, central lobe of cerebrum, *lobus insularis* [NA]

острота́ ж. sharpness, keenness, acuteness, acuity
~ зре́ния visual acuity, acuity of vision
~ зре́ния, динами́ческая dynamic visual acuity
~ зре́ния, одина́ковая в обо́их глаза́х isopia
~ зре́ния, повы́шенная hyperacuity
~ зре́ния, стати́ческая static visual acuity
~ ощуще́ний sensory acuity
~ слу́ха hearing [ear] acuity

ость ж. spine, *spina* [NA]
~, блоко́вая (*лобной кости*) trochlear spine, *spina trochlearis* [NA]
~, больша́я бараба́нная (*височной кости*) greater tympanic spine, *spina tympanica major* [NA]
~, ве́рхняя за́дняя (*подвздошной кости*) posterior superior iliac spine, *spina iliaca posterior superior* [NA]
~, ве́рхняя пере́дняя (*подвздошной кости*) anterior superior iliac spine, *spina iliaca anterior superior* [NA]
~ завитка́ (*улитки внутреннего уха*) spine of helix, *spina helicis* [NA]
~, за́дняя носова́я (*нёбной кости*) nasal spine of palatine bone, posterior nasal spine, *spina nasalis posterior* [NA]
~ клинови́дной ко́сти spine of sphenoid bone, sphenoidal spine, *spina ossis sphenoidalis* [NA]
~ ло́бной ко́сти nasal spine of frontal bone, *spina nasalis ossis frontalis* [NA]
~ лопа́тки spine of scapula, *spina scapulae* [NA]
~, ма́лая бараба́нная (*височной кости*) lesser tympanic spine, *spina tympanica minor* [NA]
~, надпрохо́дная (*височной кости*) suprameatal spine, *spina suprameatum* [NA]
~, ни́жняя за́дняя (*подвздошной кости*) posterior inferior iliac spine, *spina iliaca posterior inferior* [NA]
~, ни́жняя пере́дняя (*подвздошной кости*) anterior inferior iliac spine, *spina iliaca anterior inferior* [NA]
~, подборо́дочная (*нижней челюсти*) mental spine, genial tubercle, *spina mentalis* [NA]
~, седа́лищная (*седалищной кости*) ischiadic [sciatic] spine, *spina ischiadica* [NA]

осумкова́ние с. *патол.* encapsulation, encystment, encystation, sacculation
осумко́ванный *патол.* encapsulated, encysted, sacculated
осциллогра́мма ж. oscillogram
осцилло́граф м. *мед. тех.* oscillograph
~, артериа́льный arterial oscillograph
~, безынерцио́нный inertialess oscillograph
~, двухлучево́й double [two-gun] oscillograph
~, двухкана́льный double-channel oscillograph
~, зерка́льный mirror oscillograph
~, инерцио́нный inertial oscillograph
~, като́дный cathode-ray oscillograph
~, магнитоэлектри́ческий magnetoelectric oscillograph
~, многокана́льный multichannel oscillograph
~, многошле́йфовый multiloop oscillograph
~, неэлектри́ческий nonelectric oscillograph
~, стру́нный string oscillograph
~, шле́йфовый loop oscillograph
~, электри́ческий electric oscillograph
~, электромагни́тный electromagnetic oscillograph
~, электромехани́ческий electromechanical oscillograph
~, электро́нно-лучево́й cathode-ray oscillograph
~, электростати́ческий electrostatic oscillograph

осциллографи́ческий oscillographic
осцилло́метр м. *мед. тех.* oscillometer
~, артериа́льный arterial oscillometer
осциллометри́я ж. oscillometry
~, артериа́льный arterial oscillometry
~, визуа́льная visual oscillometry
осциллоско́п м. *мед. тех.* oscilloscope
~, электро́нный electronic oscilloscope
осциллотермотерапи́я ж. oscillothermotherapy
осциллофоногра́фия ж. oscillophonography
осцилля́тор м. *мед. тех.* oscillator
осцилля́торный oscillatory
осцилля́ция ж. oscillation
ось ж. *анат., физ.* axis
~ враще́ния rotation(al) axis, axis of rotation, axis of revolution
~ враще́ния суста́ва axis [pivot] of joint
~ глазно́го я́блока, вертика́льная vertical axis of eyeball
~ глазно́го я́блока, вну́тренняя internal axis of eyeball, *axis bulbi internus* [NA]
~ глазно́го я́блока, нару́жная external axis of eyeball, *axis bulbi externus* [NA]
~ глазно́го я́блока, попере́чная frontal [transverse] axis of eyeball
~ глазно́го я́блока, сагитта́льная optic axis, sagittal axis of eyeball, *axis opticus (bulbi oculi)* [NA]
~ глазно́го я́блока, фронта́льная frontal [transverse] axis of eyeball
~ зрачко́вая pupillary axis
~, зри́тельная 1. (*оптическая ось*) optic axis, sagittal axis of eyeball, *axis opticus (bulbi oculi)* [NA] 2. (*зрительная линия*) line of vision, line of sight, line of fixation, visual axis
~ кле́тки cellular axis
~, нижнечелюстна́я (*линия между мыщелками нижней челюсти, вокруг которой нижняя челюсть может вращаться без поступательных движений*) hinge [mandibular] axis

ось

~, опти́ческая optic axis, sagittal axis of eyeball, *axis opticus (bulbi oculi)* [NA]
~, опти́ческая гла́вная principal optic axis
~ открыва́ния рта opening axis
~ се́рдца axis of heart
~ се́рдца, анатоми́ческая anatomical axis of heart
~ се́рдца, (анатоми́ческая) вертика́льная vertical [longitudinal] (anatomical) axis of heart
~ се́рдца, (анатоми́ческая) горизонта́льная horizontal [transverse] (anatomical) axis of heart
~ се́рдца, (анатоми́ческая) переднеза́дняя anteroposterior [sagittal] (anatomical) axis of heart
~ се́рдца, (анатоми́ческая) попере́чная transverse [horizontal] (anatomical) axis of heart
~ се́рдца, (анатоми́ческая) продо́льная longitudinal vertical (anatomical) axis of heart
~ се́рдца, (анатоми́ческая) сагитта́льная sagittal [anteroposterior] (anatomical) axis of heart
~ се́рдца, электри́ческая electrical axis of heart
~ та́за axis of pelvis, plane of pelvic canal, *axis pelvis* [NA]
~ та́за, проводна́я axis of pelvis, plane of pelvic canal, *axis pelvis* [NA]
~ те́ла, дли́нная cephalocaudal axis
~ фикса́ции *(глаза)* visual axis, line of fixation, line of vision, line of sight
~ хруста́лика axis of lens, *axis lentis* [NA]
~, цефалокауда́льная cephalocaudal axis
~, черепно-лицева́я craniofacial axis
~ эмбрио́на embryonic axis

осяза́ние *с.* touch, taction

осяза́тельный tactile, tactual

оталги́я *ж.* otalgia, otodynia

отбе́ливание *с.* bleaching

~ зубо́в bleaching of teeth, dental bleaching

отбо́р *м.* 1. *биол.* selection 2. sampling

~, адапти́вный adaptive selection
~, гамети́ческий gametic selection
~, есте́ственный natural selection
~, иску́сственный artificial selection
~, лине́йный line(ar) selection
~ под влия́нием окружа́ющей среды́ environmental selection
~, полово́й sexual selection
~, приспособи́тельный adaptive selection
~ проб *(для исследования)* sampling
~, профессиона́льный occupational selection

отва́р *м. фарм.* decoction

~, ри́совый rice water

отведе́ние *с.* 1. *(движение конечности или глаза от средней линии тела)* abduction 2. *(вариант расположения электродов при регистрации биопотенциалов)* lead, derivation *(см. тж* отведе́ния*)*

~, внекле́точное extracellular lead
~, внутрикле́точное intracellular lead
~ ка́ловой струи́ fecal diversion
~ ка́ловой струи́ с по́мощью кише́чной сто́мы diversion of fecal stream by intestinal stoma
~ коне́чности, по́лное full abduction of extremity
~ коне́чности, чрезме́рное superabduction of extremity
~ кро́ви в систе́му воро́тной ве́ны portal diversion
~ мочи́ urine diversion
~ электрокардиогра́ммы electrocardiogram [electrocardiographic] lead
~ электрокардиогра́ммы, заты́лочное occipital lead, occipital electric take-off
~ электрокардиогра́ммы, ортогона́льное вертика́льное Y (orthogonal) lead
~ электрокардиогра́ммы, ортогона́льное пере́дне-за́днее Z (orthogonal) lead
~ электрокардиогра́ммы, ортогона́льное попере́чное X (orthogonal) lead
~ электрокардиогра́ммы по Лиа́ну, грудно́е двухпо́люсное Lian's bipolar chest lead
~ электрокардиогра́ммы, теменно́е sincipital lead, sincipital electric taker off, sincipital contact point
~ электрокардиогра́ммы, уси́ленное от ле́вой ноги́ augmented unipolar foot [AVF, aVF] lead
~ электрокардиогра́ммы, уси́ленное от ле́вой руки́ augmented unipolar left [AVL, aVL] lead
~ электрокардиогра́ммы, уси́ленное от пра́вой руки́ augmented unipolar right [AVR, aVR] lead
~ электрокардиогра́ммы, эпигастра́льное epigastric lead

отведе́ния *с. мн.* leads, derivations *(см. тж* отведе́ние*)*

~ электрокардиогра́ммы, биполя́рные bipolar leads
~ электрокардиогра́ммы, внутриполостны́е [электрокардиогра́ммы, внутрисерде́чные] endocardial [intracardiac, intracavity] leads
~ электрокардиогра́ммы, груди́нные manubrium [sternal] leads
~ электрокардиогра́ммы, грудны́е chest [precordial, semidirect] leads
~ электрокардиогра́ммы, грудны́е двухпо́люсные bipolar chest leads
~ электрокардиогра́ммы, грудны́е за́дние back [posterior] chest leads
~ электрокардиогра́ммы, грудны́е ле́вые [электрокардиогра́ммы, грудны́е обы́чные] left [customary] chest leads
~ электрокардиогра́ммы, грудны́е однопо́люсные 1. unipolar [Wilson's] chest leads 2. unipolar [Wilson's] limb leads
~ электрокардиогра́ммы, грудны́е пра́вые right chest leads
~ электрокардиогра́ммы, грудны́е спинны́е back [posterior] chest leads
~ электрокардиогра́ммы, двухпо́люсные bipolar leads

~ электрокардиограммы, классические standard [bipolar limb, bipolar extremity] leads
~ электрокардиограммы, монополярные [электрокардиограммы, однополюсные] unipolar [monopolar] leads
~ электрокардиограммы, ортогональные orthogonal leads
~ электрокардиограммы от конечностей limb [extremity] leads
~ электрокардиограммы от конечностей, обычные standard [bipolar limb, bipolar extremity] leads
~ электрокардиограммы от конечностей, усиленные однополюсные enhanced unipolar limb [Goldberger's] leads
~ электрокардиограммы, пищеводные esophageal leads
~ электрокардиограммы по Вильсону 1. unipolar [Wilson's] chest leads 2. unipolar [Wilson's] limb leads
~ электрокардиограммы по Гольдбергеру enhanced unipolar limb [Goldberger's] leads
~ электрокардиограммы по Небу, грудные двухполюсные *(для топографического отображения разности потенциалов от поверхностей сердца)* Nehb's bipolar chest leads
~ электрокардиограммы, полуоднополюсные semiunipolar leads
~ электрокардиограммы, полупрямые [электрокардиограммы, прекордиальные] chest [precordial, semidirect] leads
~ электрокардиограммы, прямые direct [epicordial] leads
~ электрокардиограммы, стандартные standard [bipolar limb, bipolar extremity] leads
~ электрокардиограммы, униполярные unipolar [monopolar] leads
~ электрокардиограммы, эндокардиальные endocardial [intracardiac, intracavity] leads
~ электрокардиограммы, эпикардиальные direct [epicordial] leads

отверстие с. 1. aperture, opening, orifice; pore; hole 2. foramen, hiatus, ostium, porus, *foramen, hiatus, ostium, porus* [NA] *(см. тж отверстия)*
~, анальное anal orifice, anus
~ аорты (левого желудочка сердца) aortic ostium, *ostium aortae, ostium arteriosum* [NA]
~ аппендикса opening of vermiform appendix, *ostium appendicis vermiformis* [NA]
~, большое седалищное greater ischiadic [great sciatic, great sucrosciatic], foramen, *foramen ischiadicum majus* [NA]
~ (верхней челюсти), подглазничное infraorbital [suborbital] foramen, *foramen infraorbitale* [NA]
~ (верхней челюсти), резцовое incisive foramen, *foramen incisivum* [NA]
~ верхушки зуба apical foramen of tooth, apical dental [root] foramen, *foramen apicis dentis* [NA]

~ Винслоу epiploic [Winslow's] foramen, *foramen epiploicum* [NA]
~ височной кости, слуховое внутреннее internal auditory pore, *porus acusticus internus* [NA]
~ височной кости, слуховое наружное external auditory pore, *porus acusticus externus* [NA]
~ височной кости, сосцевидное mastoid foramen, *foramen mastoideum* [NA]
~ височной кости, шилососцевидное stylomastoid foramen, *foramen stylomastoideum* [NA]
~, вкусовое *(вкусовой почки языка)* gustatory pore, *porus gustatorius* [NA]
~ влагалища opening of vagina, *ostium vaginae* [NA]
~ внутреннего слухового прохода, одиночное solitary [singular] foramen, *foramen singulare* [NA]
~ водопровода преддверия (височной кости), наружное external opening of vestibular aqueduct, *apertura externa aqueductus vestibuli* [NA]
~ глазницы, решётчатое заднее posterior ethmoidal foramen, *foramen ethmoidale posterius* [NA]
~ глазницы, решётчатое переднее anterior ethmoidalle foramen, *foramen ethmoidale anterius* [NA]
~ грудной клетки, верхнее superior aperture of thorax, *apertura thoracis superior* [NA]
~ грудной клетки, нижнее inferior aperture of thorax, *apertura thoracis inferior* [NA]
~ диафрагмы, аортальное aortic hiatus, *hiatus aorticus* [NA]
~ диафрагмы, пищеводное esophageal opening, *hiatus esophageus* [NA]
~ желудочка, кардиальное cardiac opening, esophagogastric orifice, *ostium cardiacum* [NA]
~, заднепроходное anal orifice, anus
~ затылочной кости, большое затылочное great occipital foramen, *foramen occipitae magnum* [NA]
~ канала корня зуба root canal orifice
~ канальца барабанной струны, барабанное tympanic aperture of canaliculus of chorda tympani, *apertura tympanica canaliculi chordae tympani* [NA]
~ канальца улитки (височной кости), наружное external aperture of canaliculus of cochlea, *apertura externa canaliculi cochleae* [NA]
~ клиновидной кости, венозное venous foramen of sphenoid bone, *foramen venosum ossis sphenoidalis* [NA]
~ клиновидной кости, каменистое petrous foramen of sphenoid bone, *foramen petrosum ossis sphenoidalis* [NA]
~ клиновидной кости, круглое round [superior maxillary] foramen, *foramen rotundum ossis sphenoidalis* [NA]

отверстие

~ клиновидной кости, овальное oval foramen of sphenoid bone, *foramen ovale ossis sphenoidalis* [NA]

~ клиновидной кости, остистое spinous foramen of sphenoid bone, *foramen spinosum ossis sphenoidalis* [NA]

~ клиновидной пазухи aperture of sphenoid sinus, *apertura sinus sphenoidalis* [NA]

~ кости, питательное nutrient foramen, *foramen nutricium* [NA]

~ лёгочного ствола *(правого желудочка)* opening of pulmonary trunk, *ostium trunci pulmonalis* [NA]

~ лобной кости, лобное frontal foramen [frontal incisure] of frontal bone, frontal notch, *incisura frontalis* [NA]

~ лобной кости, подглазничное supraorbital incisure [supraorbital foramen] of frontal bone, supraorbital notch, *foramen supraorbitale* [NA]

~ лобной кости, слепое cecal foramen of frontal bone, *foramen cecum ossis frontalis* [NA]

~ лобной пазухи opening of frontal sinus, *apertura sinus frontalis* [NA]

~ Лушки lateral aperture of fourth ventricle, foramen of Luschka, *apertura lateralis ventriculi quarti* [NA]

~ Мажанди median aperture of fourth ventricle, Magendie's foramen, *apertura mediana ventriculi quarti* [NA]

~, малое седалищное lesser ischiadic [lesser sciatic, small sacrosciatic] foramen, *foramen ischiadicum minus* [NA]

~, матки ostium of uterus, mouth of womb, *ostium uteri, orificium externum uteri* [NA]

~ маточной трубы, брюшное abdominal orifice of uterine tube, *ostium abdominale tubae uterinae* [NA]

~ маточной трубы, маточное uterine orifice of uterine tube, *ostium uterinae tubae (uterinae)* [NA]

~, межжелудочковое *(III желудочка головного мозга)* interventricular [Monro's] foramen, *foramen interventriculare* [NA]

~, межпозвонковое [межпозвоночное] intervertebral foramen, *foramen intervertebrale* [NA]

~, межпредсердное вторичное interatrial foramen secundum, *foramen interatriale secundum, ostium secundum* [NA]

~, межпредсердное первичное interatrial foramen primum, *foramen interatriale primum, ostium primum* [NA]

~, митральное left atrioventricular opening, mitral orifice, *ostium atrioventriculare sinistrum* [NA]

~ Монро interventricular [Monro's] foramen, *foramen interventiculare* [NA]

~ мочеиспускательного канала, внутреннее internal urethral opening, *ostium urethrae internum* [NA]

~ мочеиспускательного канала, наружное external urethral opening, *ostium urethrae externum* [NA]

~, мочеполовое urogenital foramen, *ostium urogenitale* [NE]

~ наружного основания черепа, рваное lacerate foramen, *foramen lacerum* [NA]

~ наружного основания черепа, яремное jugular foramen, *foramen jugulare* [NA]

~ нёбной кости, большое нёбное greater palatine [posterior palatine, pterygopalatine] foramen, *foramen palatinum majus* [NA]

~ нижней челюсти mandibular foramen, *foramen mandibulare* [NA]

~ нижней челюсти, подбородочное mental foramen, *foramen mentale* [NA]

~, овальное *(сердца плода)* oval foramen of fetus, fetal foramen ovale, Botallo's foramen, *foramen ovale (cordis)* [NE]

~ подкожной большой вены бедра saphenous opening, oval fossa of thigh, *hiatus saphenus, fossa ovalis femoris* [NA]

~, позвоночное vertebral [medullary, spinal] foramen, spinal aperture, *foramen vertebrale* [NA]

~ полой верхней вены *(правого предсердия)* opening of superior vena cava, *ostium venae cavae superioris* [NA]

~ полой нижней вены *(диафрагмы)* foramen of vena cava, *foramen venae cavae, foramen quadratum* [NA]

~ полой нижней вены *(правого предсердия)* opening of inferior vena cava, *ostium venae cavae inferioris* [NA]

~ полости носа, грушевидное piriform opening, *apertura piriformis* [NA]

~ полости носа, клиновидно-нёбное sphenopalatine foramen, *foramen sphenopalatinum* [NA]

~ поперечного отростка *(шейного позвонка)* transverse [cervical vertebral, vertebroarterial] foramen, *foramen processus transversus* [NA]

~, потовое sweat pore, pore of sweat duct, *porus sudoriferus* [NA]

~, предсердно-желудочковое левое left atrioventricular opening, mitral orifice, *ostium atrioventriculare sinistrum* [NA]

~, предсердно-желудочковое правое right atrioventricular opening, tricuspid orifice, *ostium atrioventriculare dextrum* [NA]

~ привратника *(желудка)* pyloric [gastroduodenal] orifice, *ostium pyloricum* [NA]

~ продолговатого мозга, слепое Vicq d'Azyr's foramen, *foramen cecum posterius, foramen cecum medullae oblongata* [NA]

~, пулевое bullet hole

~ раны wound hole, wound opening

~ раны, входное wound entry hole

~ раны, выходное wound exit hole

~, рёберно-поперечное costotransverse foramen, *foramen costotransversarium* [NA]

~, сальниковое epiploic [Winslow's] foramen, *foramen epiploicum* [NA]

~ свища fistulous opening

~ скры́той большо́й ве́ны бедра́ saphenous opening, oval fossa of thigh, *hiatus saphenus, fossa ovalis femoris* [NA]
~ скулово́й ко́сти, скуловисо́чное zygomaticotemporal foramen, *foramen zygomaticotemporale* [NA]
~ скулово́й ко́сти, скулоглазни́чное orbital zygomatic [zygomato-orbital] foramen, *foramen zygomatico-orbitale* [NA]
~ скулово́й ко́сти, скулолицево́е zygomaticofacial foramen, *foramen zygomaticofaciale* [NA]
~ слепо́й кишки́, илеоцека́льное [подвздо́шно-слепокише́чное] ileocecal opening, *ostium ileocecale* [NA]
~ слухово́й трубы́, бараба́нное tympanic opening of auditory tube, *ostium tympanicum tubae auditivae* [NA]
~ слухово́й трубы́, гло́точное pharyngeal opening of auditory tube, *ostium pharyngeum tubae auditivae* [NA]
~, со́нное *(сонного канала височной кости)* carotid foramen
~ та́за, ве́рхнее pelvic inlet, *apertura pelvis superior* [NA]
~ та́за, ни́жнее pelvic outlet, *apertura pelvis inferior* [NA]
~ та́зовой ко́сти, запира́тельное obturator foramen, *foramen obturatum* [NA]
~ темённо́й ко́сти, темённо́е parietal foramen, *foramen parietale* [NA]
~, трепанацио́нное [трефинацио́нное] *хир.* trephine opening
~ трёхство́рчатого кла́пана (се́рдца) right atrioventricular opening, tricuspid orifice, *ostium atrioventriculare dextrum* [NA]
~ ули́тки (вну́треннего у́ха) helicotrema, Breschet's [Scarpa's] hiatus, *helicotrema* [NA]
~ уре́тры, вну́треннее internal urethral opening, *ostium urethrae internum* [NA]
~ уре́тры, нару́жное external urethral opening, *ostium urethrae externum* [NA]
~ червеобра́зного отро́стка (слепо́й кишки́) opening of vermiform appendix, *ostium appendicis vermiformis* [NA]
~ четвёртого желу́дочка (головно́го мо́зга), боково́е lateral aperture of fourth ventricle, foramen of Luschka, *apertura lateralis ventriculi quarti* [NA]
~ четвёртого желу́дочка (головно́го мо́зга), средѝнное median aperture of fourth ventricle, Magendie's foramen, *apertura mediana ventriculi quarti* [NA]
~, щитови́дное *(щитовидного хряща гортани)* thyroid foramen, *foramen thyroideum* [NA]
~, эндолимфати́ческого прото́ка external opening of vestibular aqueduct of vestibule, *apertura externa aqueductus vestibuli* [NA]
~ языка́, слепо́е cecal [blind] foramen of tongue, Morgagni's foramen, *foramen cecum linguae* [NA]

отве́рстия *с. мн.* 1. apertures, openings, orifices; pores; holes 2. foramina, hiatus, ostia, pori, *foramina, hiatus, ostia, pori* [NA] (*см. тж* отве́рстие)
~ ве́рхней че́люсти, альвеоля́рные alveolar foramina of maxilla, *foramina alveolaria maxillae* [NA]
~, крестцо́вые дорса́льные [крестцо́вые спинны́е] dorsal sacral foramina, *foramina sacralia dorsalia* [NA]
~, крестцо́вые та́зовые anterior [internal] sacral foramina, *foramina sacralia pelvina* [NA]
~ лёгочных вен *(левого предсердия)* openings of pulmonary veins, *ostia venarum pulmonalium* [NA]
~, ма́лые нёбные *(нёбной кости)* lesser palatine foramina, *foramina palatina minora* [NA]
~ мельча́йших [наиме́ньших] вен (пра́вого предсе́рдия) foramina of smallest veins of heart, thebesian foramina, *foramina venarum minimarum* [NA]
~ не́рвов ули́ткового лабири́нта вну́треннего у́ха foramina of nerves of spiral limb, *foramina nervosa limbus laminal spiralis* [NA]
~ по́лости но́са, за́дние choanae, posterior nares, *choanae* [NA]
~ по́чки, сосо́чковые papillary foramina of kidney, *foramina papillaria renis* [NA]
~, решётчатые *(лобной и решётчатой костей)* ethmoidal foramina, *foramina ethmoidalia* [NA]

отве́т *м.* (*реакция*) response (*см. тж* реа́кция)
~, антите́льный immune humoral [antibody-mediated] response
~, имму́нный immune response, immune reaction
~, имму́нный безадъюва́нтный adjuvant-free immune response
~, имму́нный втори́чный anamnestic [booster, memory, recall, second set, secondary immune] response
~, имму́нный гумора́льный immune humoral [antibody-mediated] response
~, имму́нный кле́точный cell-mediated immune response
~, имму́нный перви́чный primary immune [nonbooster] response

отвиса́ние *с.* hanging-down, dropping
~ губы́ pendulous lip

отвлека́емость *ж. псих.* distraction, distractability

отвраще́ние *с.* aversion, disgust, repugnance, repulsion
~ к пи́ще aversion to food, food dislike
~, полово́е [сексуа́льное] sexual aversion

отде́л *м.* 1. (*часть чего-л.*) part, portion, *pars* [NA] (*см. тж* часть) 2. (*подразделение учреждения*) department, division, unit
~ здравоохране́ния, городско́й city's health department
~ спинно́го мо́зга позвоно́чника, грудно́й thoracic part of spinal cord, *pars thoracica medullae spinalis* [NA]

отдел

~ спинно́го мо́зга позвоно́чника, ко́пчиковый coccygeal part of spinal cord, *pars coccygea medullae spinalis* [NA]

~ спинно́го мо́зга позвоно́чника, крестцо́вый sacral part of spinal cord, *pars sacralis medullae spinalis* [NA]

~ спинно́го мо́зга позвоно́чника, пояснично́й lumbar part of spinal cord, *pars lumbalis medullae spinalis* [NA]

~ спинно́го мо́зга позвоно́чника, ше́йный cervical part of spinal cord, *pars cervicalis medullae spinalis* [NA]

~ стопы́, за́дний hindfoot

~ стопы́, пере́дний forefoot

~ стопы́, сре́дний midfoot

отделе́ние *с.* 1. *(действие)* separation, detachment; disinsertion 2. *(часть чего-л.)* compartment; part, section 3. *(подразделение учреждения)* division, department, office, unit 4. *(секреция)* secretion ◇ ~ на ... ко́ек ...bedded department; поступа́ть в прие́мное ~ to enter the admission office; поступа́ть в прие́мное ~ без направле́ния (из лече́бного учрежде́ния) to enter the admission office without a referral; поступа́ть в прие́мное ~ по «ско́рой по́мощи» to enter the admission office by emergency; поступа́ть в прие́мное ~ «самотёком» *разг.* to enter the admission office without a referral; поступа́ть в прие́мное ~ с направле́нием (из лече́бного учрежде́ния) to enter the admission office with a referral

~, акуше́рское obstetric [lying-in] division

~ боле́зней у́ха, го́рла и но́са otorhinolaryngologic(al) department

~ больни́цы in-patient [hospital] department, in-patient [hospital] unit

~ больни́цы, гастроэнтерологи́ческое gastroenterological [gastroenterology] department, gastroenterological [gastroenterology] unit

~ больни́цы, гематологи́ческое hematological [hematology] department, hematological [hematology] unit

~ больни́цы, гинекологи́ческое gynecology department, gynecology unit

~ больни́цы, глазно́е eye [ophthalmology] department

~ больни́цы, диагности́ческое diagnosis department, department for diagnostics

~ больни́цы, диспансе́рное dispensary department

~ больни́цы, кардиологи́ческое cardiological [cardiology] department, cardiological [cardiology] unit

~ больни́цы, кардиохирурги́ческое cardiosurgical [cardiac surgery] department

~ больни́цы, ко́жное dermatological department

~ больни́цы, лече́бное therapy department, therapy unit

~ больни́цы, неврологи́ческое neurology unit

~ больни́цы, нейрохирурги́ческое neurosurgery department, neurosurgery unit

~ больни́цы, не́рвное *разг.* neurology unit

~ больни́цы, нефрологи́ческое nephrological [nephrology] department

~ больни́цы, онкологи́ческое oncological [oncology] department

~ больни́цы, оториноларингологи́ческое otorhinolaryngologic(al) department

~ больни́цы, психосомати́ческое psychosomatic department

~ больни́цы, торака́льное chest [thoracic] surgery department, chest [thoracic] surgery unit, department of lung surgery

~ больни́цы, травматологи́ческое casualty [traumatology] department

~ больни́цы, урологи́ческое urology department, urology unit

~ больни́цы, эндокринологи́ческое endокринological [endocrinology] department, endocrinological [endocrinology] unit

~ гно́йной хирурги́и department of purulent surgery, purulent surgery unit

~ голо́вки плода́ от ту́ловища *акуш.* decapitation

~ грудно́й хирурги́и chest [thoracic] surgery department, chest [thoracic] surgery unit, department of lung surgery

~ для недоно́шенных дете́й premature babies department, premature babies unit

~ жёлчи bile excretion

~ интенси́вной терапи́и intensive care department, intensive care unit

~ кардиореанима́ции coronary care unit

~ компью́терной томогра́фии computer tomography division

~ лече́бного учрежде́ния, де́тское [лече́бного учрежде́ния, педиатри́ческое] children's department, children's unit

~ лече́бного учрежде́ния, поликлини́ческое outpatient [polyclinic] department, outpatient [polyclinic] unit

~ лече́бного учрежде́ния, прие́мное admitting [admission] office, reception ward, admission room

~ лече́бного учрежде́ния, прие́мное децентрализо́ванное decentralized admitting [decentralized admission] office

~ лече́бного учрежде́ния, прие́мное централизо́ванное centralized admitting [centralized admission] office

~ лёгочной хирурги́и chest [thoracic] surgery department, chest [thoracic] surgery unit, department of lung surgery

~ медици́нской реабилита́ции rehabilitation department, rehabilitation unit

~ милосе́рдия charity department, charity unit

~ мокро́ты sputum discharge

~ новорождённых unit of the newborn, infants unit, infants department

~, ожо́говое burns department, burns unit
~ патоло́гии бере́менности pathologic pregnancy department
~, патологоанатоми́ческое department [unit] of morbid anatomy
~ плаце́нты, ручно́е manual removal of afterbirth
~ после́да expulsion of afterbirth
~, послеродово́е postnatal department, postnatal unit
~ психиатри́ческой больни́цы для беспоко́йных больны́х violent patients unit
~ психиатри́ческой больни́цы для споко́йных больны́х quiet mental patients department
~ радионукли́дной диагно́стики nuclear medicine department, nuclear medicine unit
~ радиохирурги́и ра́ка department [unit] of cancer radiosurgery, cancer radiosurgery unit
~ реабилита́ции онкологи́ческих больны́х department of cancer [oncological] patients rehabilitation
~, реанимацио́нное resuscitation department, resuscitation unit
~, рентге́новское roentgenologic [X-ray] department, roentgenologic [X-ray] unit
~, роди́льное [родово́е] maternity department, delivery room
~ слюны́ salivation
~ слюны́, недоста́точное hyposalivation
~ слюны́, чрезме́рное hypersalivation
~ сосу́дистой хирурги́и department of vascular surgery
~ стациона́ра in-patient [hospital] department, in-patient [hospital] unit
~, терапевти́ческое therapeutics [medical] department, therapeutics [medical] unit, department of internal diseases
~ трудово́й терапи́и occupational therapy department
~ физиотерапи́и department of physical therapy
~ функциона́льной диагно́стики department of functional diagnostics
~ химиотерапи́и о́пухолей department [unit] of cancer chemotherapy, cancer chemotherapy unit
~ хирурги́и пе́чени и желчевыводя́щих путе́й surgical department of liver and bile-excreting ducts
~ хирурги́и сосу́дов department of vascular surgery
~, хирурги́ческое surgical department, department of surgery
~, эндоскопи́ческое department [unit] of endoscopy

оте́к *м.* edema, dropsy; hydrops ◇ ~и сошли́ *разг.* edema is boiled over

~, алимента́рный nutritional [starvation, famine, hunger, protein-free, war] edema, nutritional [famine, war] dropsy

~, аллерги́ческий allergic edema
~, анафилакти́ческий (*возникающий при анафилактической реакции*) anaphylactic edema
~, ангионевроти́ческий angioneurotic [circumscribed, periodic, wandering, Milton's, Quincke's] edema, giant urticaria, angioedema, giant hives, Bannister's disease
~, безбелко́вый nutritional [starvation, famine, hunger, protein-free, war] edema, nutritional [famine, war] dropsy
~ без возникнове́ния я́мки при нада́вливании nonpitting edema
~, буллёзный bullous edema
~, вазоге́нный (*характеризующийся повышенной проницаемостью эндотелия капилляров*) vasogenic edema
~, вено́зный venous edema
~, внутрикле́точный cellular hyperhydratation, intracellular edema
~, вое́нный nutritional [starvation, famine, hunger, protein-free, war] edema, nutritional [famine, war] dropsy
~, воспали́тельный inflammatory edema
~, гипотирео́идный myxedema; mucous [solid] edema, adult hypothyroidism
~ го́лени, насле́дственный hereditary edema of shin
~ головно́го мо́зга brain [cerebral] edema, brain [cerebral] swelling
~ головно́го мо́зга, вазоге́нный vasogenic brain edema
~ головно́го мо́зга, ишеми́ческий ischemic brain edema
~, голо́дный nutritional [starvation, famine, hunger, protein-free, war] edema, nutritional [famine, war] dropsy
~ горта́ни laryngeal edema, edematous laryngitis
~ десны́ gingival edema
~, засто́йный congestive edema
~, засто́йный индурати́вный congestive indurative edema
~, засто́йный индурати́вный сифилити́ческий congestive indurative syphilitic edema
~, затяжно́й stable [firm, lingering, persistent] edema
~, злока́чественный malignant edema
~, индурати́вный indurative edema
~, интерстициа́льный interstitial edema
~, интрацеллюля́рный cellular hyperhydratation, intracellular edema
~, кахекти́ческий (*развивающийся при крайнем истощении организма*) cachectic [marantic] edema
~ Кви́нке angioneurotic [circumscribed, periodic, wandering, Milton's, Quincke's] edema, giant urticaria, angioedema, giant hives, Bannister's disease
~ ко́жи cutaneous edema
~ ко́жи, истери́ческий blue [hysterical] edema

отёк

~ кожи нижних конечностей, геморрагический [кожи ног, геморрагический] hemorrhagic cutaneous edema of feet *or* legs
~ кожи, ограниченный болезненный erythromelalgia, erythermalgia, Gerhardt's [Mitchell's] disease
~ кожи, острый весенний acute spring [acute vernal] photodermatosis
~ кожи, плотный *(при системной склеродермии)* sclerodermatous edema
~ кожи с некробиозом, возвратный recurrent cutaneous edema with necrobiosis
~, коллоидно-осмотический oncotic edema
~ конъюнктивы chemosis
~ крови *(повышенное содержание воды в крови)* hydremia
~ лёгких pulmonary edema, edema of lung(s)
~ лёгких, агональный terminal [agonal] edema of lungs
~ лёгких, альвеолярный alveolar pulmonary edema
~ лёгких, интерстициальный interstitial pulmonary edema
~ лёгких, кардиогенный cardiogenic pulmonary edema
~ лёгких, карминовый *(при смерти от травматической асфиксии)* carmine pulmonary edema
~ лёгких, пароксизмальный paroxysmal pulmonary edema
~ лёгких, терминальный terminal [agonal] edema of lungs
~ лёгких, токсический toxic pulmonary edema
~ лёгких, уремический uremic pulmonary edema
~, лимфангиэктатический lymphedema
~, лимфатический *(обусловленный застоем или усиленным образованием лимфы)* lymphatic edema
~, марантический *(развивающийся при крайнем истощении организма)* cachectic [marantic] edema
~, межклеточный *(губчатого слоя кожи)* spongiosis
~, мембраногенный *(обусловленный повышенной проницаемостью мембран капилляров)* membranogenic edema
~, менструальный (pre)menstrual edema
~, местный local edema
~, механический mechanical edema
~, микседематозный myxedema; mucous [solid] edema, adult hypothyroidism
~ Милроя lymphedema type I, Milroy's [Nonne-Milroy] disease
~ мошонки scrotal edema
~, невоспалительный noninflammatory edema
~, неврогенный neurogenic edema
~, невротический pseudolipoma; neuropathic edema
~ новорождённых, диффузный edema neonatorum
~, общий anasarca, hydrosarca; subcutaneous edema
~, ограниченный острый angioneurotic [circumscribed, periodic, wandering, Milton's, Quincke's] edema, giant urticaria, angioedema, giant hives, Bannister's disease
~, онкотический oncotic edema
~, осмотический osmotic edema
~, периорбитальный periorbital edema
~ подкожной клетчатки, общий anasarca, hydrosarca; subcutaneous edema
~, послеоперационный postoperative edema
~, посттравматический (post)raumatic edema
~, почечный renal edema
~, преретинальный central serous [central angiospastic] retinopathy
~, пузырчатый bullous edema vesicae
~, раневой wound edema
~ с возникновением ямки при надавливании pitting edema
~, сердечный cardiac edema
~, скрытый invisible [latent] edema
~, слизистый myxedema, mucous [solid] edema, adult hypothyroidism
~, солевой *(вызванный повышенным потреблением поваренной соли)* salt edema
~ соска зрительного нерва papilledema, choked disk, papillary stasis
~, стойкий stable [firm, lingering, persistent] edema
~ стопы podedema
~, токсический toxic edema
~, травматический traumatic edema
~, трофический *(хронический отёк рук и ног, не связанный с болезнями сердца и почек)* trophedema
~, трофический наследственный hereditary [congenital] lymphedema, trophedema

отёчный edematic, edematous, dropsical, hydropic

отиатр м. otologist

отиатрия ж. otology

отит м. otitis
~, авиационный aviation otitis, barotitis [aerotitis] media, otitic barotrauma
~, внутренний labyrinthitis, otitis interna, otitis labyrinthica
~, грибковый otitis mycotica
~, контузионный contusive [contusion] otitis
~, наружный otitis externa, external otitis
~, наружный геморрагический otitis externa hemorrhagica
~, наружный гранулирующий otitis externa granulans
~, наружный грибковый otitis mycotica
~, наружный десквамативный otitis desquamativa
~, наружный дифтерический otitis crouposa, otitis diphtheritica, croupous otitis

~, нару́жный диффу́зный otitis externa diffusa
~, нару́жный клещево́й otoacariasis, parasitic otitis
~, нару́жный крупо́зный otitis crouposa, otitis diphtheritica, croupous otitis
~, нару́жный некроти́ческий necrotic otitis externa
~, нару́жный ограни́ченный otitis externa circumscripta, otitis furunculosa
~, нару́жный разлито́й otitis externa diffusa
~, нару́жный фурункулёзный otitis externa circumscripta, otitis furunculosa
~, склероти́ческий otitis sclerotica
~, сре́дний otitis media
~, сре́дний адгези́вный adhesive otitis media
~, сре́дний аллерги́ческий allergic otitis media
~, сре́дний вазомото́рный otitis media vasomotorica
~, сре́дний гно́йный о́стрый otitis media purulenta acuta, acute purulent [acute suppurative] otitis media
~, сре́дний гно́йный хрони́ческий otitis media purulenta chronica, chronic purulent [chronic suppurative] otitis media
~, сре́дний катара́льный о́стрый otitis media catarrhalis acuta
~, сре́дний катара́льный хрони́ческий otitis media catarrhalis chronica
~, сре́дний муко́зный mucous otitis media
~, сре́дний перфорати́вный perforative otitis media
~, сре́дний секрето́рный secretory [exudative] otitis media
~, сре́дний серо́зный serous otitis media
~, сре́дний сли́зистый mucous otitis media
~, сре́дний сли́пчивый adhesive otitis media
~, сре́дний экссудати́вный secretory [exudative] otitis media
~, травмати́ческий traumatic otitis
оти́т-антри́т *м.* otoantritis
оти́тный (*относящийся к отиту*) otitic
отка́з *м.* 1. refusal, denial 2. (*от чего-л.*) renunciation, giving-up ◇ ~ от госпитализа́ции renunciation of hospitalization; ~ от приёма пи́щи refusal [disinclination] to eat
~ си́нусного узла́ sinus arrest
отка́шливание *с.* expectoration, spitting
отка́шливать to expectorate, to spit
отка́шливаться to clear *one's* throat, to hawk up
отклоне́ние *с.* deviation; deflection, declination
~, осево́е (*костей*) angulation
~, осево́е ва́льгусное (*костей с образованием угла, открывающегося наружу*) valgus angulation
~, осево́е ва́русное (*костей с образованием угла, открывающегося внутрь*) varus angulation
~ от но́рмы anomaly; abnormality
~, полово́е [сексуа́льное] sexual deviation
~, станда́ртное *стат.* standard deviation

~ электри́ческой оси́ се́рдца (electric) axis deviation
~ электри́ческой оси́ се́рдца вле́во axis deviation to the left, left axis deviation, left axis shift
~ электри́ческой оси́ се́рдца впра́во axis deviation to the right, right axis deviation, right axis shift
~ электрокардиогра́ммы, и́стинное (*при непосредственном контакте электрода с мышцей сердца*) intrinsic deflection
~ электрокардиогра́ммы, подо́бное и́стинному (*при расположении электрода на расстоянии от мышцы сердца*) intrinsicoid deflection
отключа́ть to disconnect, to cut off
отключе́ние *с.*:
~ созна́ния loss of consciousness
~ уча́стка кише́чника *хир.* defunctionalizing of bowel portion
открыва́ние *с.* opening; uncovering
~ рта opening of mouth
отложе́ние *с.* deposit(ion), precipitation, sediment (*см. тж* отложе́ния)
~ белко́в в тка́нях органи́зма proteorexy
~ жи́ра в тка́нях органи́зма lipopexia, adipopexia
~ кра́сящего вещества́ в тка́нях органи́зма pigmentation
~, подагри́ческое gouty deposit
~, радиоакти́вное radioactive deposit
~ токси́ческих веще́ств toxic substances deposition
отложе́ния *с. мн.* deposit(s), precipitation(s), sediment(s) (*см. тж* отложе́ние)
~, зубны́е dental deposit
~, зубны́е пло́тные tartar, calcular deposit
отло́мк/и *м. мн.* fragments, splinters (*см. тж* отло́мок) ◇ репони́ровать (ко́стные) ~ (*при переломе*) to reset [to replace] (bone) fragments; to reduce [to set] a fracture; создава́ть компре́ссию (ко́стных) ~ов (*при переломе*) to compress a fracture; сопоставля́ть (ко́стные) ~ (*при переломе*) to reset [to replace] (bone) fragments; фикси́ровать (ко́стные) ~ (*при переломе*) to fix (bone) fragments; to stabilize a fracture
~ ко́сти (*при переломе*) bone (fracture) fragments
~, ко́стные (*при переломе*) bone (fracture) fragments
отло́мок *м.* fragment, splinter
~, бабочкови́дный ко́стный (*при переломе*) butterfly(-like) fragment
~, вда́вленный ко́стный (*при переломе*) impacted fragment
~, загрязнённый ко́стный (*при переломе*) contaminated fragment
~, о́стрый ко́стный (*при переломе*) splinter
~, перифери́ческий peripheral fragment
~, подви́жный ко́стный (*при переломе*) loose fragment

отломок

~, промежуточный костный *(при переломе)* intermediate fragment
~, свободный костный *(при переломе)* loose fragment
~, центральный central fragment

отлучать (ребёнка) от груди to wean

отлучение *с.* (ребёнка) от груди weaning, ablactation

отмена *ж.* withdrawal, cessation, cancellation, repeal
~ запрещения абортов decriminalization of abortion
~ лекарственного средства drug withdrawal
~ лечения cessation of therapy
~ процедуры repeal of procedure

отмерзать to freeze ◇ у него отмёрзли руки his hands are frozen

отмирание *с.* dying off, dying [fading, withering] away; *(атрофия)* atrophy

отмирать to die off, to die out

отморожение *с.* frostbite, congelation
~, глубокое deep frostbite
~, контактное contact frostbite
~, поверхностное superficial frostbite

отмороженный frostbitten

отнимать to take away
~ грудь *разг.* to amputate a breast
~ (ребёнка) от груди to wean

отношение *с.* ratio; relationship
~ «доза — ответ» dose-response relationship

отнятие *с.*:
~ (ребёнка) от груди weaning, ablactation
~ руки *разг.* amputation of arm

отоакариаз *м.* parasitic otitis

отоантрит *м.* otoantritis

отобиоз *м.* *(заражение клещами рода Otobius)* otobiosis

отобленнорея *ж.* otoblennorrhea

отогематома *ж.* *(гематома между хрящом и подхрящницей ушной раковины)* othematoma, hematoma auris

отогенный otogenic, otogenous

отогнутый назад *(о перегибе органа назад с образованием тупого угла; обычно о матке)* retroflexed

отодиния *ж.* otalgia, otodynia

отодистрофия otosclerosis, otospongiosis

отокалориметр *м.* *мед. тех.* otocalorimeter

отокраниальный otocranial

отоларинголог *м.* oto(rhino)laryngologist

отоларингологический oto(rhino)laryngologic(al)

отоларингология *ж.* oto(rhino)laryngology

отолиты *м. мн.* statoconia, otoconia, otoliths, otolites, statoliths

отолитиаз *м.* otolithiasis

отолитовый statoconic, otolithic

отологический otologic

отология *ж.* otology

отомассаж *м.* otomassage

отомиаз *м.* *паразитол.* otomyiasis

отомикоз *м.* otomycosis

отомикроскоп *м.* otomicroscope

отомукормикоз *м.* otomucormycosis

отоневралгия *ж.* otoneuralgia

отоневрология *ж.* oto(rhino)neurology

отопатия *ж.* otopathy

отопиорея *ж.* otopyorrhea

отопластика *ж.* otoplasty

оторея *ж.* otorrhea
~, ликворная [цереброспинально-жидкостная] cerebrospinal fluid otorrhea

оторрагия *ж.* otorrhagia

отосальпингоскоп *м.* *мед. тех.* otosalpingoscope

отосальпинкс *м.* auditory [eustachian, otopharyngeal] tube, otosalpinx, *tuba auditiva, tuba acustica* [NA]

отосклероз *м.* otosclerosis, otospongiosis

отосклерома *ж.* otoscleroma

отосклерэктомия *ж.* otoscler(on)ectomy

отоскоп *м.* *мед. тех.* otoscope

отоскопия *ж.* otoscopy

отоспонгиоз *м.* otospongiosis, otosclerosis

ототоксичность *ж.* ototoxicity

ототомия *ж.* ototomy

ототопика *ж.* *(способность определять расположение источника звука с помощью слуха)* ototopics

отофарингеальный otopharyngeal

отофон *м.* *мед. тех.* otophone

отоцефал *м.* *терат.* otocephalus

отоцефалия *ж.* *терат.* otocephaly

отоэнцефалит *м.* otoencephalitis, otocerebritis

отпадающий falling-away

отпадение *с.* falling-away, casting-off, falling-off
~ струпа scab shedding

отпечаток *м.* imprint, impress
~ большого пальца (кисти) thumbprint
~ ладони palmatogram
~ пальца fingerprint
~ слизистой оболочки *(для цитологического изучения)* mucosal imprint
~ стопы footprint, ichnogram

отпуск *м.* leave
~, декретный maternity leave
~ по беременности и родам maternity leave
~ по болезни sick leave

отрава *ж.* poison

отравиться to poison *oneself*

отравление *с.* poisoning, intoxication *(см. тж* интоксикация*)*
~, алкогольное alcoholic intoxication
~ газом gas poisoning
~ грибами mushroom poisoning, mycetismus
~ кислородом *(при длительном вдыхании чистого кислорода)* oxygen poisoning
~, лекарственное [медикаментозное] drug poisoning
~ медью, хроническое chalcosis
~ метанолом methanol poisoning
~ оксидом углерода carbon monoxide poisoning
~, острое acute poisoning, acute toxic exposure
~, пищевое food poisoning

~, пищевое бактериальное bacterial food poisoning
~, профессиональное occupational poisoning
~ ртутью mercury poisoning, hydrargyrism, mercurialism
~ рыбой *(ядовитой)* fish poisoning, ichthyosarcotoxism
~ свинцом lead [saturnine] poisoning, plumbism, saturnism
~, случайное accidental poisoning
~, суицидное suicidal poisoning
~ хлороформом chloroform poisoning
~ хлороформом, посленаркозное delayed chloroform poisoning
~, хроническое chronic poisoning
~, эндогенное endointoxication, self-poisoning, autointoxication, autotoxicosis

отравлять to poison

отражатель *м. мед. тех.* reflector

отражение *с.* 1. *(от чего-л.)* reflection 2. *(отталкивание)* repulsion

отреагирование *с. (двигательная или речевая активность, уменьшающая психическую напряжённость)* reacting, responding

отростки *м. мн.* processes, appendices, *processus, appendices* [NA] *(см. тж* **отросток**)
~, ресничные ciliary processes, *processus ciliares* [NA]
~, сальниковые *(ободочной кишки)* epiploic appendices, *appendices epiploicae* [NA]
~, цилиарные ciliary processes, *processus ciliaris* [NA]

отросток *м.* process, appendage, appendix, *processus, appendix* [NA, NH] *(см. тж* **отростки**)
~, акромиальный *(лопатки)* acromion process, *acromion* [NA]
~ астроцита, пиальный pial process of astrocyte, *processus pialis astrocyti* [NH]
~ брюшины, влагалищный vaginal process of peritoneum, canal of Nuck, Nuck's diverticulum, *processus vaginalis peritonei* [NA]
~ бугра пяточной кости, латеральный lateral process of calcaneal tuberosity, *processus lateralis tuberis calcanei* [NA]
~ бугра пяточной кости, медиальный medial process of calcaneal tuberosity, *processus medialis tuberis calcanei* [NA]
~ верхней челюсти, альвеолярный alveolar process of maxilla, dental process, *processus alveolaris maxillae* [NA]
~ верхней челюсти, лобный frontal process of maxilla, nasal process, *processus frontalis maxillae* [NA]
~ верхней челюсти, нёбный palatine process of maxilla, *processus palatinus maxillae* [NA]
~ верхней челюсти, скуловой zygomatic process of maxilla, *processus zygomaticus maxillae* [NA]
~ височной кости, внутриярёмный intrajugular process of temporal bone, *processus intrajugularis ossis temporalis* [NA]

отросток

~ височной кости, скуловой zygomatic process of temporal bone, *processus zygomaticus ossis temporalis* [NA]
~ височной кости, шиловидный styloid process of temporal bone, *processus styloideus ossis temporalis* [NA]
~ глиацита process of gliacyte, *processus gliacyti* [NH]
~ дентинобласта process of dentinoblast, *processus dentinoblasti* [NH]
~ затылочной кости, внутриярёмный intrajugular process of occipital bone, *processus intrajugularis ossis occipitalis* [NA]
~ затылочной кости, околососцевидный paramastoid process of occipital bone, *processus paramastoideus ossis occipitalis* [NA]
~ затылочной кости, ярёмный jugular process of occipital bone, *processus jugularis ossis occipitalis* [NA]
~ клетки cell(ular) process, *processus cellularis* [NH]
~ клетки, амёбовидный ameboid (cellular) process, *processus amoeboideus* [NH]
~ клетки, нитевидный thread-like [thread-shape] (cellular) process, *processus filiformis* [NH]
~ клетки, пальцевидный digitate [finger-like, finger-shaped] (cellular) process, *processus digitiformis* [NH]
~ клетки, пластинчатый lamellar [lamellate], (cellular) process, *processus lamellorus* [NH]
~ клетки, полиповидный polypoid (cellular) process, *processus polypoideus* [NH]
~, клеточный cell(ular) process, *processus cellularis* [NH]
~ клиновидной кости, влагалищный sheath process of sphenoid bone, *processus vaginalis ossis sphenoidalis* [NA]
~, клиновидной кости, крыловидный pterygoid process of sphenoid bone, *processus pterygoideus ossis sphenoidalis* [NA]
~, клиновидный задний *(клиновидной кости)* posterior clinoid process, *processus clinoideus posterior* [NA]
~, клиновидный передний *(клиновидной кости)* anterior clinoid process, *processus clinoideus anterior* [NA]
~, клиновидный средний *(клиновидной кости)* middle clinoid process, *processus clinoideus medius* [NA]
~ крестца, суставной верхний superior articular process of sacrum, *processus articularis superior ossis sacri* [NA]
~ крестцово-бугорной связки falciform process of sacrotuberal ligament, *processus falciformis ligamenti sacrotuberosi* [NA]
~, крылоостистый *(клиновидной кости)* pterygospinous process, *processus ptegygospinosus (ossis sphenoidalis)* [NA]
~ лобной кости, скуловой zygomatic process of frontal bone, *processus zygomaticus ossis frontalis* [NA]
~ локтевой кости process of ulna

отросток

~ локтевой кости, венечный coronoid process of ulna, *processus coronoideus ulnae* [NA]
~ локтевой кости, шиловидный styloid process of ulna, *processus styloideus ulnae* [NA]
~ лопатки, клювовидный coracoid process of scapula, *processus coracoideus scapulae* [NA]
~ лучевой кости, шиловидный styloid process of radius, *processus styloideus radii* [NA]
~, мечевидный *(грудины)* xiphoid process, xiphoid [ensiform] cartilage, metasternum, *processus xiphoideus* [NA]
~, миелинобразующий [миелинопоэтический] *(олигодендроглиоцита)* myelin-forming process, *processus myelinopoieticus* [NH]
~ молоточка, боковой [молоточка, латеральный] lateral process of malleus, *processus lateralis mallei, processus brevis mallei* [NA]
~ молоточка, передний anterior process of malleus, *processus anterior mallei* [NA]
~, наклонённый задний *(клиновидной кости)* posterior clinoid process, *processus clinoideus posterior* [NA]
~, наклонённый передний *(клиновидной кости)* anterior clinoid process, *processus clinoideus anterior* [NA]
~, наклонённый средний *(клиновидной кости)* middle clinoid process, *processus clinoideus medius* [NA]
~ наковальни, чечевицеобразный *(среднего уха)* lenticular process of incus, *processus lenticularis incudis* [NA]
~, нёбной кости, глазничный orbital process of palatine bone, *processus orbitalis ossis palatini* [NA]
~ нёбной кости, клиновидный sphenoidal process of palate bone, *processus sphenoidalis ossis palatini* [NA]
~ нёбной кости, пирамидальный pyramidal process of palatine bone, *processus pyramidalis ossis palatini* [NA]
~ нижней носовой раковины, верхнечелюстной maxillary process of inferior nasal concha, *processus maxillaris conchae nasalis inferioris* [NA]
~ нижней носовой раковины, решётчатый ethmoidal process of inferior nasal concha, *processus ethmoidae conchae nasalis inferioris* [NA]
~ нижней носовой раковины, слёзный lacrimal process of inferior nasal concha, *processus lacrimalis conchae nasalis inferioris* [NA]
~ нижней челюсти, венечный coronoid process of mandible, *processus coronoideus mandibulae* [NA]
~ нижней челюсти, мыщелковый condylar process of mandible, *processus condylaris mandibulae* [NA]
~ одонтобласта, дентинный dentinal [dental, Tomes'] fiber, *processus odontoblasti dentinalis* [NH]

~ печени, сосочковый papillary process of liver, *processus papillaris hepatis* [NA]
~, плечевой *(лопатки)* acromion process, *acromion* [NA]
~ плечевой кости, подмыщелковый subcondylar process of humerus, *processus supracondylaris humeri* [NA]
~ поджелудочной железы, крючковидный uncinate process of pancreas, lesser [Winslow's, Willis'] pancreas, *processus uncinatus pancreatis* [NA]
~ позвонка, остистый spinous process of vertebra, *processus spinosus vertebrarum* [NA]
~ позвонка, поперечный transverse process of vertebra, *processus transversus vertebrarum* [NA]
~ позвонка, рёберный costal process of vertebra, *processus costalis vertebrarum* [NA]
~ позвонка, суставной нижний inferior articular process of vertebra, *processus articularis inferior vertebrarum* [NA]
~ поясничного позвонка, добавочный accessory process of lumbar vertebra, *processus accessorius vertebrarum lumbalium* [NA]
~ поясничного позвонка, сосцевидный mamillary process of lumbar vertebra, *processus mamillaris vertebrarum lumbalium* [NA]
~ решётчатой кости, крючковидный uncinate process of ethmoid bone, *processus uncinatus ossis ethmoidalis* [NA]
~ скуловой кости, височный temporal process of zygomatic bone, *processus temporalis ossis zygomatici* [NA]
~ скуловой кости, лобный frontal process of zygomatic bone, *processus frontalis ossis zygomatici* [NA]
~, сосудистый *(астроцита)* vascular process (of astrocyte), *processus vascularis (astrocyti)* [NH]
~ таранной кости, боковой lateral process of talus, *processus lateralis tali* [NA]
~ таранной кости, задний posterior process of talus, Stieda's process, *processus posterior tali* [NA]
~ таранной кости, латеральный lateral process of talus, *processus lateralis tali* [NA]
~ третьей пястной кости, шиловидный styloid process of third metacarpal bone, *processus styloideus ossis metacarpalis* [NA]
~, улитковидный *(барабанной полости)* cochleariform process, *processus cochleariformis* [NA]
~, хвостатый *(печени)* caudate process, *processus caudatus* [NA]
~, червеобразный *(слепой кишки)* vermiform appendix, vermiform appendage, *appendix vermiformis* [NA]
~ черпаловидного хряща гортани, голосовой vocal process of arytenoid cartilage, *processus vocalis cartilaginis arytenoidei* [NA]

~ черпаловидного хряща гортани, мышечный muscular process of arytenoid cartilage, *processus muscularis cartilaginis arytenoidei* [NA]
отрубевидный branny, scaly
отруби *мн.* bran
отрыв *м. хир.* avulsion, abruption; tearing-away
~ конечности extremity avulsion
~ плаценты abruptio [ablatio] placentae
отрыжка *ж.* eructation, belching
~ воздухом gaseous [air] eructation, eructation of swallowed air
~, горькая bitter eructation
~, кислая acid [sour] eructation
~, нервная nervous eructation
~ пищей food eructation
~ с запахом кала fecal eructation
~ с неприятным запахом foul-smelling eructation
~, тухлая foul-smelling eructation
~, фекальная fecal eructation
отряд *м.*:
~ первой медицинской помощи *(службы гражданской обороны)* first medical aid group
~ санитарной авиации medical aviation group
~ специализированной медицинской помощи specialized medical aid group
отсасывание *с.* suction, aspiration
отсасыватель *м. мед. тех.* suction unit, suction device, suction pump, ejector, aspirator *(см. тж* отсос*)*
~ слюны saliva(ry) ejector
отсасывать to evacuate, to aspirate
отсепаровывать *(разделять ткани хирургическим путём)* to separate
отсечение *с. хир.* excision
отслаивание *с.* exfoliation, desquamation, shedding *(см. тж* отслойка*)*
отслаиваться to exfoliate, to scale off
отслойка *ж.* detachment; exfoliation
~ десцеметовой оболочки detachment of Descemet's membrane
~ детского места [плаценты], преждевременная premature detachment of placenta, ablatio [abruptio, amotio] placentae
~ плаценты, преждевременная полная total premature detachment of placenta
~ плаценты, преждевременная частичная partial premature detachment of placenta
~ ресничного тела *(от склеры)* detachment of ciliar body, ablatio corporis ciliaris
~ сетчатки detachment of retina, retinal detachment, ablatio retinae
~ сетчатки, идиопатическая плоская central serous retinopathy, central angiospastic retinitis, central serous choroidopathy
~ сосудистой оболочки *(от склеры)* detachment of choroid, ablatio choroideus

~ стекловидного тела *(от сетчатки или диска зрительного нерва)* detachment of vitreous body, ablatio corporis vitrei
отсос *м. мед. тех.* aspirator, suction unit, suction device, suction pump, ejector *(см. тж* отсасыватель*)*
~, хирургический surgical aspirator, surgical evacuator
отставание *с.* lag(ging)
~ в развитии developmental lag(ging)
отсталость *ж.* backwardness; retardation
~ средней степени, умственная moderate mental retardation
~, умственная mental retardation, mental deficiency, oligophrenia
~, умственная лёгкая mild mental retardation
~, умственная пограничная borderline mental retardation
~, умственная тяжёлая profound mental retardation
отстойник *м.* settling [sedimentation] tank, settler
отсутствие *с.* absence, lack
~ аппетита absence [lack, loss] of appetite; anorexia
~ визуализации nonvisualization
~ лохий alochia
~ менструаций amenorrhea, menostasis, menostasia
~ поражения лимфатических узлов *(при опухоли)* negative lymph node status
~ языка, врождённое congenital aglossia
отталкивание *с. ген.* repulsion
оттен/ок *м.* hue, tinge, tint, shade ◊ кожа с желтушным ~ком bile-tinged skin, icteric tint [icteric tinge] of skin; перкуторный звук с коробочным ~ком vesiculotympanic [bandbox, wooden] resonance
оттиск *м. стом.* impression
~, альгинатный alginate impression
отток *м.* outflow, drainage
~, венозный venous drainage, venous outflow
~ жёлчи bile outflow
отторжение *с. иммун.* rejection
~ аллотрансплантата allograft rejection
~ трансплантата graft-versus-host reaction, graft rejection
отхаркивание *с.* expectoration, spitting
отхаркивать to expectorate, to spit
отхаркивающее *с. фарм.* expectorant
отходы *м. мн.* waste, refuse, scrap
~ атомной промышленности nuclear waste
~, биологически неразложимые nonbiodegradable waste
~, биологически разложимые biodegradable waste
~ бройлерного производства broiler plant waste

отхо́ды

~, бытовы́е domestic refuse, residential [consumer, household, sanitary] waste, garbage
~, высокоакти́вные high-activity [high-level] waste
~, газообра́зные gaseous waste
~, горю́чие combustible waste
~, дезоксигенизи́рующие oxygen-consuming waste
~ животново́дства animal [livestock] waste
~, жи́дкие liquid waste, waste liquids
~, захоро́ненные land-buried waste
~, известко́вые lime waste
~ клееваре́ния glue waste
~ кожёвенной промы́шленности leather [tannery] waste
~ мясоконсе́рвной промы́шленности meat packaging (house) waste
~, неиспо́льзуемые nonutilizable scrap
~, нерадиоакти́вные nonradioactive [cold, cool] waste
~ обще́ственных учрежде́ний institutional waste
~, пивова́ренные brewing waste
~, пищевы́е food waste
~ произво́дства синтети́ческого волокна́ filament waste
~, произво́дственные industrial [factory, manufacturing, processing] waste
~, промы́шленно-бытовы́е society's waste
~, промы́шленные industrial [factory, manufacturing, processing] waste
~ птицефа́брик broiler plant waste
~, радиоакти́вные radioactive [atomic, hot] waste, hot trash
~ реа́ктора reactor waste
~ свиново́дческих хозя́йств pig factory waste
~, сельскохозя́йственные agricultural [farm] waste
~ силосова́ния silage waste
~ сре́дней акти́вности intermediate-level waste
~, твёрдые solid waste
~, токси́чные toxic waste
~, утилизи́руемые in-plant waste
~, ядови́тые toxic waste

отхожде́ние с. 1. (место начала) origin 2. (отход к чему-л.) going 3. (выделение) discharge
~ арте́рии, анома́льное anomalous origin of artery
~ га́зов flatus, passage of gases
~ ка́ла defecation
~ ка́ла, непроизво́льное unconscious [involuntary] defecation
~ ко сну going to sleep
~ мочи́ urination, discharge [passage] of urine
~ околопло́дных вод moving [bursting] of waters, moving of waters [of amniotic fluid] away, moving of waters [of amniotic fluid] off, discharge of waters, discharge of amniotic fluid

отчлене́ние с. хир. abjunction
отшелу́шивание с. peeling
отшелу́шиваться to peel
офиа́з м. (краевое гнёздное облысение) ophiasis
офиди́зм м. (отравление змеиным ядом) ophidiasis, ophidism
офиди́н м. (метилкарнозин, обнаруженный в мышцах змеи) ophidine
офидиофоби́я ж. (патологическая боязнь змей) ophidiophobia
офиди́ческий (относящийся к отряду змей) ophidian, ophidic
офиотокси́н м. (токсин змеиного яда) ophiotoxin
офтальма́гра ж. (внезапная боль в глазу) ophthalmagra
офтальмалги́я ж. ophthalmalgia
офтальматрофи́я ж. ophthalmatrophy
офтальми́т м. ophthalmitis
офтальми́ческий ophthalmic
офтальми́я ж. (общее название некоторых воспалительных поражений глаз) ophthalmia
~, весе́нняя spring ophthalmia
~, гно́йная purulent ophthalmia
~, гоноре́йная gonorrheal ophthalmia
~, гранулярная [еги́петская, зерни́стая] granular [Egyptian] ophthalmia, trachoma, granular lids
~, катара́льная catarrhal [mucous] ophthalmia
~, ложнотуберкулёзная pseudotuberculous ophthalmia
~, метастати́ческая 1. sympathetic [metastatic, migratory, transferred] ophthalmia 2. chorioiditis in septicemia
~, мигри́рующая sympathetic [metastatic, migratory, transferred] ophthalmia
~, нейропаралити́ческая neuroparalytic ophthalmia
~ новорождённых ophthalmia neonatorum
~, нодо́зная caterpillar-hair ophthalmia, ophthalmia nodosa
~, ове́чья corynebacteriosis, sheep ophthalmia
~, симпати́ческая sympathetic [metastatic, migratory, transferred] ophthalmia
~, скрофулёзная scrofulous [phlyctenular] ophthalmia
~, сли́зистая catarrhal [mucous] ophthalmia
~, сне́жная electric ophthalmia, ultraviolet keratoconjunctivitis, ophthalmia nivalis
~, узелко́вая caterpillar-hair ophthalmia, ophthalmia nodosa
~, факоге́нная (обусловленная аллергической реакцией на белки хрусталика, проникающие через его повреждённую или дистрофически изменённую капсулу) phacogenic ophthalmia

~, фликтенулёзная phlyctenular [scrofulous] ophthalmia
~, электрическая electric ophthalmia, ultraviolet keratoconjunctivitis, ophthalmia nivalis
~, ядерная (*вызванная воздействием светового излучения ядерного взрыва*) nuclear ophthalmia
офтальмобленнорея *ж.* ophthalmoblennorrhea
офтальмогельминтоз *м.* ophthalmohelminthiasis
офтальмограф *м. мед. тех.* ophthalmograph
~, ультразвуковой echoophthalmograph, ultrasonic ophthalmograph
офтальмография (*описание линейных размеров глаза*) *ж.* ophthalmography
офтальмодиастиметр *м. мед. тех.* ophthalmodiastimeter
офтальмодиастиметрия *ж.* (*определение нужного расстояния между линзами при подборе очков*) ophthalmodiastimetry
офтальмодиафаноскоп *м. мед. тех.* ophthalmodiaphanoscope
офтальмодиафаноскопия *ж.* (*исследование глаза путём просвечивания через склеру*) ophthalmodiaphanoscopy
офтальмодинамометр *м. мед. тех.* ophthalmodynamometer
офтальмодинамометрия *ж.* (*измерение давления в артерии сетчатки*) ophthalmodynamometry
офтальмодиния *ж.* ophthalmodynia
офтальмокоагулятор *м. мед. тех.* ophthalmocoagulator
~, квантовый [лазерный] laser ophthalmocoagulator
офтальмокоагуляция *ж. хир.* ophthalmocoagulation
офтальмоксероз *м.* xerophthalmia, xerophthalmus
офтальмолейкоскоп *м. мед. тех.* ophthalmoleukoscope
офтальмолейкоскопия *ж.* (*изучение цветового восприятия глаза*) ophthalmoleukoscopy
офтальмолит *м.* ophthalmolith, dacryolith, lacrimal calculus
офтальмолог *м.* ophthalmologist, oculist
офтальмологический ophthalmologic, ocular
офтальмология *ж.* ophthalmology
офтальмомаляция *ж.* (*размягчение глазных яблок*) ophthalmomalacia
офтальмоманометр *м. мед. тех.* ophthalmomanometer
офтальмометр *м. мед. тех.* ophthalmometer
офтальмометрия (*измерение радиуса кривизны роговицы и ее преломляющей силы*) ophthalmometry
офтальмометроскоп *м.* (*офтальмоскоп с приспособлением для измерения преломляющей силы роговицы*) ophthalmometroscope
офтальмомиаз *м. паразитол.* ophthalmomyiasis
офтальмомикоз *м.* opthalmomycosis
офтальмомикрия *ж.* microphthalmia, microphthalmos
офтальмомикрохирургия *ж.* ophthalmomicrosurgery
офтальмомиозит *м.* ophthalmomyitis
офтальмомиотомия *ж.* ophthalmomyotomy
офтальмоневрит *м.* (*воспаление зрительного нерва*) ophthalmoneuritis
офтальмоонкология *ж.* ophthalmo-oncology
офтальмопатия *ж.* (*заболевание глаза неуточнённой этиологии*) ophthalmopathy, oculopathy
~, эндокринная endocrinous ophthalmopathy
офтальмопиорея *ж.* ophthalmopyorrhea
офтальмопластика *ж. хир.* ophthalmoplasty
офтальмоплегический ophthalmoplegic
офтальмоплегия *ж.* (*паралич мышц глаза*) ophthalmoplegia
~, внутренняя (*охватывающая мышцы радужки и ресничного тела*) ophthalmoplegia interna
~, врождённая congenital ophthalmoplegia
~, инфекционная infectious ophthalmoplegia
~, межъядерная (*связанная с поражением участков ствола головного мозга между ядрами глазодвигательного нерва*) ophthalmoplegia internuclearis
~, мигренеподобная migraine-like ophthalmoplegia
~, наружная (*паралич наружных мышц глаза*) ophthalmoplegia externa
~, орбитальная (*связанная с поражением орбиты глаза*) orbital ophthalmoplegia
~, острая acute ophthalmoplegia
~ Парино (*сочетание пареза или паралича взора вверх с параличом конвергенции глазных яблок*) Parinaud's ophthalmoplegia, Parinaud's syndrome
~, полная ophthalmoplegia totalis
~, приобретённая acquired ophthalmoplegia
~, прогрессирующая наружная хроническая ophthalmoplegia progressiva, Graefe's disease
~, пучковая (*связанная с поражением моста головного мозга*) fascicular ophthalmoplegia
~, хроническая chronic ophthalmoplegia
~, частичная incomplete ophthalmoplegia, ophthalmoplegia partialis
~, экзофтальмическая exophthalmic ophthalmoplegia
~, ядерная (*связанная с поражением ядер глазодвигательных нервов*) nuclear ophthalmoplegia
офтальмоплетизмография *ж.* (*исследование кровенаполнения глаза во время сердечного цикла*) ophthalmoplethysmography
офтальмопроба *ж.* (*внесением аллергена в конъюнктивальный мешок*) conjunctival probe
офтальмореакция *ж.* ophthalmoreaction
~ по Кальметту — Вольффу — Эйснеру (*реакция конъюнктивы на введение туберкулина*) Calmette's ophthalmoreaction

офтальмореография

офтальмореогра́фия ж. *(изучение гемодинамики сосудистой оболочки глаза, основанное на регистрации электрического сопротивления глазного яблока в течение сердечного цикла)* ophthalmorheography

офтальмоско́п м. *мед. тех.* ophthalmoscope
~, безрефле́ксный reflexless ophthalmoscope
~, бинокуля́рный binocular ophthalmoscope
~, зерка́льный ghost [mirror] ophthalmoscope
~, ручно́й электри́ческий portable electric ophthalmoscope
~, фиксацио́нный fixation ophthalmoscope

офтальмоскопи́я ж. *(визуальное изучение сетчатки сосудистой оболочки глаза и диска зрительного нерва)* ophthalmoscopy
~, безрефле́ксная reflexless ophthalmoscopy
~ в бескра́сном све́те redless light ophthalmoscopy
~ в обра́тном ви́де indirect ophthalmoscopy
~ в прямо́м ви́де direct opthtalmoscopy
~, диагности́ческая medical ophthalmoscopy
~, метри́ческая *(для измерения рефракции)* metric ophthalmoscopy
~, спектра́льная ophthalmochromoscopy, spectral ophthalmoscopy

офтальмостази́я ж. *(фиксация глаза с помощью офтальмостата)* ophthalmostasia, ophthalmostasis

офтальмоста́т м. *(инструмент для фиксации глаза во время операции)* ophthalmostat

офтальмостато́метр м. *мед. тех.* ophthalmostatometer

офтальмостатометри́я ж. *(определение положения глазного яблока)* ophthalmostatometry

офтальмостереогра́фия ж., офтальмостереофотограмме́трия ж. *(исследование структур глаза, основанное на стереоскопической фотосъёмке)* ophthalmostereophotogrammetry

офтальмосфигмогра́фия ж. *(исследование кровенаполнения глаза во время сердечного цикла)* ophthalmoplethysmography

офтальмотермо́метр м. *мед. тех.* ophthalmothermometer

офтальмотокси́н м. ophthalmotoxin

офтальмотоми́я ж. *хир.* ophthalmotomy

офтальмотоногра́мма ж. ophthalmotonogram

офтальмотоно́метр м. *мед. тех.* ophthalmotonometer

офтальмотонометри́я ж. *(измерение внутриглазного давления)* (ocular) tonometry

офтальмото́нус м. intraocular pressure

офтальмотропи́зм м. ophthalmotropism

офтальмотропо́метр м. *мед. тех.* ophthalmotropometer

офтальмотропометри́я ж. *(оценка протяжённости и направления движений глазных яблок)* ophthalmotropometry

офтальмофако́метр м. *мед. тех.* ophthalmophacometer

офтальмофакометри́я ж. *(определение преломляющей силы хрусталика)* ophthalmophacometry

офтальмофундоско́п м. *мед. тех.* ophthalmofundoscope

офтальмофундоскопи́я ж. *(исследование глазного дна под увеличением)* ophthalmofundoscopy

офтальмохирурги́я ж. ophthalmosurgery

офтальмохромоскопи́я ж. ophthalmochromoscopy, spectral ophthalmoscopy

офтальмоэйконо́метр м. *мед. тех.* ophthalmoeikonometer

офтальмэйконометри́я ж. *(оценка равенства величин изображений одного и того же предмета на сетчатках правого и левого глаз)* ophthalmeikonometry

офтальмэктоми́я ж. *хир.* enucleation of eyeball

охлади́тель м. cooler, refrigerator, condenser

охлажде́ние с. cooling; chilling
~ органи́зма, ме́стное 1. *(похолодание части тела, напр. ноги)* fall of body-part temperature 2. *(отморожение, обморожение)* frostbite
~ органи́зма, о́бщее 1. *(гипотермия)* hypothermia, hypothermy 2. *(замерзание)* freezing
~ твёрдой углекисло́той dry ice cooling

охлофо́бия *(боязнь толпы)* ж. ochlophobia

охра́на ж. guarding, protection
~ атмосфе́ры air protection
~ вод water protection
~ дете́й ра́ннего во́зраста infant protection, infant welfare
~ де́тства childhood protection
~ живо́тного ми́ра wildlife protection
~ здоро́вья health protection
~ здоро́вья населе́ния community health protection, community health care
~ матери́нства maternity protection, maternity care
~ окружа́ющей среды́ environmental protection, environmental control
~ плода́, антенатальная [плода́, предродова́я] antenatal protection of fetus
~ приро́ды nature preservation
~, санита́рная sanitary control
~ труда́ labor protection

охрани́тельно-каранти́нный protective-and-quarantine

охрани́тельный protective

охри́плость ж. hoarseness

охри́пнуть to become hoarse, to lose *one's* voice

охродермато́з м., охродерми́я ж. ochrodermatosis, ochrodermia

охро́метр м. *(прибор для определения капиллярного давления крови)* ochrometer

охроно́з м. *(изменение цвета тканей организма, вызванное отложением гомогентизиновой кислоты)* ochronosis, ochronosus
~, алкаптонури́ческий alkaptonuric ochronosis
~, глазно́й ocular ochronosis
~, экзоге́нный exogenous ochronosis
~, эндоге́нный endogenous ochronosis

оцара́пать to scratch

оцара́паться to scratch *oneself* ◊ ~ була́вкой to scratch *oneself* with a pin

оце́нка *ж.* appraisal, assessment, estimation, evaluation
~ ка́чества окружа́ющей среды́ environment quality assessment
~ ста́дии распростране́ния о́пухоли tumor staging
~ сте́пени гистологи́ческой анаплази́и [сте́пени гистологи́ческой дедифференциро́вки] о́пухоли tumor grading
~ уще́рба от загрязне́ния окружа́ющей среды́ environmental pollution damage evaluation

оцепене́ние *с.* numbness, stupor
~, патологи́ческое *псих.* stupor, stupefaction; torpor; unconsciousness; lethargy

оча́г *м.* nidus; focus, center
~ боле́зни, перви́чный primary lesion, initial focus
~ возбужде́ния *физиол.* excitation focus
~, гно́йный suppurative focus
~ Го́на *(участок первичного туберкулёзного поражения лёгкого)* Ghon's focus, Ghon's primary lesion, Ghon's tubercle
~ заболева́ния, приро́дный natural focus of disease
~ зараже́ния nidus of infection
~ засто́йного возбужде́ния congestive excitation focus
~ инфе́кции nidus of infection
~ ма́ссового размноже́ния вреди́телей *экол.* focus of mass reproduction of pests
~ накопле́ния изото́па *радиол.* photon area
~ накопле́ния повы́шенного изото́па *радиол.* area of increased (photon) activity, "hot" lesion, "hot" spot, "hot" area, focal (photon) upturn
~ накопле́ния пони́женного изото́па *радиол.* area of decreased (photon) activity, "cold" abnormality, "cold" area, "cold" lesion, "cold" spot
~ омертве́ния infarct(ion) focus
~ пораже́ния *патол.* lesion focus
~, септи́ческий septic focus
~, «тёплый» area of increased (photon) activity, "hot" lesion, "hot" spot, "hot" area, focal (photon) upturn
~ торможе́ния *физиол.* inhibition focus
~, «холо́дный» area of decreased (photon) activity, "cold" abnormality, "cold" area, "cold" lesion, "cold" spot
~, э́хо-пло́тный echo-dense focus
~, э́хо-прозра́чный echo-poor focus

очаги́ *м. мн.* foci
~ Си́мона *(зоны гематогенной диссеминации туберкулёзной инфекции в верхушках лёгких у детей)* Simon's foci

оча́нка *ж.* eyebright, *Euphrasia officinalis*
очисти́тель *м.* cleaner; *гист.* clearer
очисти́тельный cleansing, purifying
очи́стка *ж.* cleaning, cleansing, purification; refinement; *хим.* rectification *(см. тж* очище́ние*)*
~ воды́ water purification
~ во́здуха air cleansing
~ вы́бросов в атмосфе́ру atmospheric emissions purification
~ кише́чника evacuation [emptying, cleansing] of bowels
~ кише́чника, механи́ческая mechanical cleansing of bowels
~ кише́чника с по́мощью слаби́тельного purgation, catharsis
~ от загрязне́ния cleansing, decontamination
~ от радиоакти́вных загрязне́ний (radioactive) decontamination
~ отхо́дов waste treatment
~ приро́дных вод water purification
~, санита́рная sanitary purification
~ сто́чных вод sewage [effluents, waste water] treatment
~ сто́чных вод акти́вным и́лом sewage treatment by activated sludge, activated sludge process
~ сто́чных вод, биологи́ческая biological treatment of sewage water
~ сто́чных вод, глубо́кая integrated waste water [integrated sewage (water)] treatment
~ сто́чных вод, есте́ственная natural waste water purification
~, центрифуги́рованием centrifugal purification
~ я́дов *(при судебно-химическом исследовании)* clearance [purification] of poisons

очища́ть to clean, to cleanse, to purify, to refine; *хим.* to rectify ◇ ~ желу́док *разг.* to evacuate the stomach; ~ желу́док кли́змой *разг.* to give an enema; ~ желу́док слаби́тельным to give an aperient; ~ кише́чник to open bowels

очище́ние *с.* clearance, cleansing, purification *(см. тж* очи́стка*)*
~ креатини́на creatinine clearance
~, ме́сячное *разг.* menstruation, menses, catamenia
~ мочеви́ны (blood-)urea clearance
~, по́чечное renal clearance
~ ра́ны wound cleansing
~ ра́ны, биологи́ческое [ра́ны, втори́чное] secondary wound cleansing
~ ра́ны, перви́чное primary wound cleansing

очки́ *мн.* spectacles, (eye)glasses ◇ носи́ть ~ to wear glasses; нося́щий ~ spectacled; подбира́ть ~ to adjust glasses
~, астигмати́ческие astigmatic spectacles
~ без опра́вы rimless glasses, pince-nez
~, бифока́льные bifocal [divided, pantoscopic] spectacles
~, гермети́ческие hermetic spectacles
~, ды́рчатые stenopeic spectacles, stenopeic glasses
~, защи́тные eye shields, protective [defensive] spectacles, goggles
~, защи́тные от (радиоакти́вного) излуче́ния lead glass goggles, radioglasses
~, защи́тные противопылевы́е antidust goggles
~, защи́тные чешу́йчатые scaly goggles

очки

~, изейконические *(обеспечивающие одинаковое изображение в обоих глазах)* isoiconic [iseiconic] spectacles
~, корригирующие corrective eyeglasses, corrective spectacles
~, монофокальные monofocal spectacles
~, предохранительные eye shields, protective [defensive] spectacles, goggles
~, призматические prismatic spectacles
~, светозащитные light-protective [light-defensive] spectacles
~, светозащитные зеркальные mirror glasses
~, светозащитные фотохромные photochrome spectacles, photochrome glasses
~, солнцезащитные sun glasses
~, стенопические stenopeic spectacles, stenopeic glasses
~, сферопризматические spheroprismatic spectacles, spheroprismatic glasses
~, телескопические telescopic spectacles
~, трифокальные trifocal spectacles
~, цветные tinted spectacles

ошибка *ж.* error, mistake, blunder
~ аппроксимации error of approximation
~, вероятная probable error
~ в приёме лекарства medication error
~, врачебная medical error
~ второго рода *(неотвержение ложной гипотезы)* error of the second kind, type II error
~ выборки sampling error
~ выравнивания error of fitting
~, грубая gross [appreciable, crude] error
~, диагностическая diagnostic pitfall
~, допустимая admissible [permissible, reasonable] error
~, допущенная introduced error
~ единичного наблюдения plot error
~ измерения measurement [measuring] error, error of measurement
~ измерения, абсолютная absolute error
~ измерения, относительная relative [fractional] error
~ измерения, постоянная [измерения, систематическая] (constant) bias, bias [fixed, constant, hard, systematic] error
~, инструментальная instrument(al) error
~, исправимая correctable [recoverable] error
~, логическая logical error
~ метода error of method
~, многократная multiple error
~ наблюдения observation error
~, неисправимая uncorrectable [unrecoverable] error
~, обычная common error
~ округления rounding [round-off, truncation] error
~ первого рода *(отвержение правильный гипотезы)* error of the first kind, type I error
~ приближения error of approximation
~ прибора instrument(al) error
~ прогноза prediction [forecast] error
~ разности error of difference
~, распространённая common error

~ рассогласования mismatch error
~, случайная accidental [particular, random, sporadic] error
~, среднеквадратическая [стандартная] standard mean square [root-mean-square] error
~, статистическая statistical error
~, статическая *(положения рабочего органа)* static error
~, субъективная subjective [operator's, personal] error

ощупывание *с.* palpation; touching
ощущать to feel, to perceive, to percept, to sense
ощущение *с.* sensation, sense, feeling *(см. тж чувство)*
~ ампутированной конечности, ложное phantom limb, stump hallucination
~, анормальное anormal [erroneous] sensation
~, анормальное локализуемое all(o)esthesia, allachesthesia, allochiria, achiria, dyschiria
~, анормальное холодовое cryesthesia
~, ассоциированное associated sensation, synesthesia
~, болевое sensation of pain, painful sensation, algesia, algesthesia
~ боли sensation of pain, painful sensation, algesia, algesthesia
~, вкусовое gustatory sensation
~, вкусовое повышенное hypergeusia, gustatory hyperesthesia, oxygeusia
~ давления pressure sense, baresthesia
~ давления, сохраняющееся afterpressure sense
~, зрительное afterimage, aftervision
~ к раздражителям, повышенное hyperesthesia, oxyesthesia, acroesthesia
~, ложное false sensation, pseud(o)esthesia, hallucination
~, мышечное muscular sensation, kinesthesia
~ неполного опорожнения прямой кишки rectal dissatisfaction
~ неприятного прикосновения haptodysphoria, unpleasant touch sensation
~, объективное objective [external] sensation
~ первых движений плода quickening
~ переполнения желудка abdominal fullness
~, пониженное hypesthesia, bradyesthesia, obtusion
~, рефлекторное referred [reflex] sensation
~, сердцебиения heart consciousness
~, слуховое acoustic sensation
~, слуховое сохраняющееся aftersound, afterhearing
~, сохраняющееся *(после прекращения или уменьшения действия его причины)* aftersensation
~, субъективное subjective [internal] sensation
~, субъективное зрительное entoptic sensation
~, субъективное слуховое entacoustic sensation
~, тактильное tactile sensation, sense of touch
~, температурное temperature sensation, thermesthesia
~ укуса odaxesmus, biting sensation

П

падéние *с.* fall(ing), landing
~ на вы́тянутую нóгу landing on outstretched leg
~ на вы́тянутую рýку fall onto outstretched hand, fall on outstretched arm, fall on the palm of hand
~ рождáемости birth-rate falling
~ с высоты́ fall from a height
~ с лéстницы fall from stairs
паёк *м.* ration
~, аварий́ный *(неприкоснове́нный запас)* emergency ration
~, основнóй basal ration
пáзуха *ж.* sinus, *sinus* [NA] *(см. тж* пáзухи, си́нус)
~, барабáнная tympanic sinus, *sinus tympani* [NA]
~, венéчная coronary sinus, *sinus coronarius* [NA]
~, верхнечелюстнáя maxillary sinus, antrum [sinus] of Highmore, *sinus maxillaris* [NA]
~, вéрхняя камени́стая superior petrosal sinus, *sinus petrosus superior* [NA]
~, вéрхняя сагиттáльная superior sagittal [superior longitudinal] sinus, *sinus sagittalis superior* [NA]
~, гáйморова maxillary sinus, antrum [sinus] of Highmore, *sinus maxillaris* [NA]
~, зáдняя posterior sinus, *sinus posterior* [NA]
~, заты́лочная occipital sinus, *sinus occipitalis* [NA]
~, клиновид́ная sphenoidal sinus, *sinus sphenoidalis* [NA]
~, косáя oblique sinus of pericardium, *sinus obliquus pericardii* [NA]
~, крыло́-теменнáя sphenoparietal sinus, *sinus alae parvae, sinus sphenoparietalis* [NA]
~ лёгочного стволá *sinus trunci pulmonalis* [NA]
~, лóбная frontal [bony] sinus, *sinus frontalis* [NA]
~, миндáликовая tonsillar fossa, *fossa tonsillaris, sinus tonsillaris* [NA]
~, мочеполовáя urogenital sinus, *sinus urogenitalis* [NA]
~, ни́жняя камени́стая inferior petrosal sinus, *sinus petrosus inferior* [NA]
~, ни́жняя сагиттáльная inferior sagittal [inferior longitudinal] sinus, *sinus sagittalis inferior* [NA]
~, ногтевáя sinus of nail, *sinus ungius* [NA]
~ нóса, придáточная paranasal sinus
~, околоносовáя paranasal sinus
~ околосердéчной сýмки, косáя oblique sinus of pericardium, *sinus obliquus pericardii* [NA]
~ околосердéчной сýмки, попере́чная transverse sinus of pericardium, *sinus transversus pericardii* [NA]
~, основнó-теменнáя sphenoparietal sinus, *sinus alae parvae, sinus sphenoparietalis* [NA]
~ перикáрда, косáя oblique sinus of pericardium, *sinus obliquus pericardii* [NA]
~ перикáрда, поперéчная transverse sinus of pericardium, *sinus transversus pericardii* [NA]
~, пещери́стая cavernous sinus, *sinus cavernosus* [NA]
~ полы́х вен *sinus venarum cavarum* [NA]
~, пóчечная renal sinus, *sinus renalis* [NA]
~ предплю́сны tarsal sinus, *sinus tarsi* [NA]
~, предстáтельная prostatic sinus, *sinus prostaticus* [NA]
~ придáтка яи́чка *sinus epididymidis* [NA]
~ сéрдца, венéчная coronary sinus, *sinus coronarius* [NA]
~, сигмови́дная sigmoid sinus, *sinus sigmoideus* [NA]
~ склéры, венóзная venous sinus of sclera, *sinus venosus sclerae* [NA]
~ твёрдой мозговóй оболóчки, поперéчная transverse sinus, *sinus transversus* [NA]
~ твёрдой мозговóй оболóчки, сагиттáльная sagittal sinus, *sinus sagittalis* [NA]
~, S-обрáзная sigmoid sinus, *sinus sigmoideus* [NA]
пáзухи *ж. мн.* sinuses, *sinuses* [NA] *(см. тж* пáзуха, си́нус)
~, заднепроходны́е anal [rectal] sinuses, *sinuses anales* [NA]
~, межпещери́стые intercavernous sinuses, *sinuses intercavernosi* [NA]
~, моргáниевы Morgagni's crypts, *sinuses anales* [NA]
~ решётчатой кóсти ethmoidal sinuses, *sinuses ethmoidales* [NA]
~, решётчатые ethmoidal cells, *sinuses ethmoidales* [NA]
~ твёрдой мозговóй оболóчки sinuses of dura mater, cerebral sinuses, *sinuses durae matris* [NA]
пакéт *м.*, индивидуáльный перевя́зочный first-aid pack
палáта *ж.* ward, unit, room
~, больни́чная (hospital) ward, hospital room
~, диагности́ческая ward for diagnostics
~ для онкологи́ческих больны́х cancer care unit
~, жéнская women's ward
~ новорождённых nursery
~ общехирурги́ческого отделéния medical-surgical ward
~, послеоперациóнная postoperative ward, recovery room
~, послеродовáя postnatal ward
~, предродовáя prenatal ward
~, родовáя delivery room
палáтка *ж.* 1. tent 2. tentorium, *tentorium* [NA]

~, кислородная oxygen tent
~ мозжечка tentorium of cerebellum, *tentorium cerebelli* [NA]
~, ожоговая bed-craddle
палатограф *м.* palato(myo)graph, palate myograph
палатодиния *ж. невр.* palatodynia
палатолалия *ж. невр.* palatolalia
палатопластика *ж. стом.* palatoplasty, uranoplasty
палатоплегия *ж.* palatoplegia, staphyloplegia
палаторафия *ж.* palatorrhaphy, uraniscorrhaphy, uranorrhaphy, staphylorrhaphy
палатосхизис *м.* palatoschisis, cleft palate, *palatum fissum*
палеоантроп *м.* paleoanthropus
палеоантропология *ж.* paleoanthropology
палеобиология *ж.* paleobiology
палеоботаника *ж.* paleobotany
палеогенетика *ж.* paleogenetics
палеогенетический paleogenetic
палеогистология *ж.* paleohistology
палеокинетический paleokinetic
палеокортекс *м.* paleocortex
палеонтология *ж.* paleontology
палеопатология *ж.* paleopathology
палеосерология *ж.* paleoserology
палеостриатум *м.* paleostriatum, pale globe, *globus pallidus* [NA]
палеофитопатология *ж.* paleophytopathology
палец *м.* *(кисти)* finger, *digitus manus* [NA]; *(стопы)* toe, *digitus pedis* [NA] *(см. тж* пальцы) ◊ следите за моим пальцем watch my finger
~, болтающийся flail [sausage] finger
~ «егеря» gamekeeper's thumb
~ кисти finger, *digitus manus* [NA]
~ кисти, безымянный ring [fourth] finger, *digitus annularis* [NA]
~ кисти, большой thumb, pollex, first finger, *digitus primus* [NA]
~ кисти, молоткообразный mallet [baseball, hammer, drop] finger
~ кисти, наименьший [кисти, пятый] little [fifth] finger, *digitus minimus*, *digitus auricularis* [NA]
~ кисти, средний long [middle] finger, *digitus medius* [NA]
~ кисти, указательный index (finger), second finger, forefinger, *digitus secundus* [NA]
~, отведённый digitus valgus
~, падающий drop finger, drop toe
~, приведённый digitus varus
~, размозжённый burst finger
~ стопы toe, *digitus pedis* [NA]
~ стопы, большой great [big] toe, hallux, *hallus* [NA]
~ стопы, заходящий пятый overlapping fifth toe
~ стопы, крючковидный toe-drop

~ стопы, молоткообразный hammer toe, hammer digit
~ стопы, наименьший little toe, *digitus minimus* [NA]
~ стопы, ригидный stiff toe
~, теннисный tennis thumb
~, трёхфаланговый большой triphalangeal thumb
паликинезия *ж. псих.* palikinesia
палилалия *ж. псих.* palilalia, paliphrasia
палимнезия *ж. псих.* palimnesia
палингенез *м.* palingenesis
палинтомия *ж.* palintomy
палисадный *(напр. о нервном окончании)* palisade
палифразия *ж. псих.* paliphrasia, palilalia
палланестезия *ж.* pallanesthesia, apallesthesia
паллестезия *ж. ото* pallesthesia
паллиативный palliative, mitigating
паллидоамигдалотомия *ж.* pallidoamygdalotomy
паллидоансотомия *ж.* pallidoansotomy
паллидокрасноядерный pallidorubral
паллидорубральный pallidorubral
паллидостриальный *анат.* pallidostrial
паллидотомия *ж.* pallidotomy
паллидум *м. анат.* pallidum
паллидумальный pallidal
паллидэктомия *ж.* pallidectomy
паллограмма *ж.* pallogram
палочка *ж.* 1. *(бактерия)* bacillus, bacillus 2. *офт.* rod 3. *(лопаточка)* spatula
~, ацидофильная *Lactobacillus acidophilus*, *Bacillus acidophilus*
~, болгарская *Lactobacillus bulgaricus*, *Bacillus bulgaricus*, Massol's bacillus
~ ботулизма *Clostridium botulinum*, *Bacillus botulinus*
~, бреславская *Bacillus breslaviensis*
~, брюшнотифозная typhoid bacillus, *Salmonella typhosa*, *Bacillus typhi (abdominalis)*
~ газовой гангрены gas [Welch's] bacillus, *Clostridium perfringens*, *Bacillus perfringens*, *Bacillus welchii*
~, дизентерийная dysentery bacillus, *Shigella dysenteriae*, *Bacillus dysenteriae*
~, дифтерийная diphtheria [Loeffler's] bacillus, *Cotynebacterium diphtheriae*, *Bacillus diphtheriae*
~ инфлюэнцы Pfeiffer's bacillus, *Haemophilus influenzae*
~, кишечная colon bacillus, colibacillus, *Escherichia coli*
~, ложнодифтерийная *Bacillus pseudodiphtheriae*
~, ложнотуберкулёзная *Pasteurella pseudotuberculosis*, *Bacillus pseudotuberculosis*, *Yersinia pseudotuberculosis*
~, молочнокислая *Lactobacillus*
~ озёны *Klebsiella ozaenae*, *Bacillus (mucosus) ozaenae*
~, паракишечная paracolon bacillus
~ паратифа B *Salmonella schottmülleri*, *Bacillus paratyphosus B*

~ паратифа C *Salmonella hirschfeldii, Bacillus paratyphosus* C
~ проказы leprosy [Hansen's] bacillus, *Mycobacterium leprae, Bacillus leprae*
~, псевдодифтерийная *Bacillus pseudodiphthericus*
~, псевдотуберкулёзная *Pasteurella pseudotuberculosis, Bacillus pseudotuberculosis, Yersinia pseudotuberculosis*
~ Пфейффера Pfeiffer's bacillus, *Haemophilus influenzae*
~ риносклеромы *Klebsiella rhinoscleromatis, Bacillus rhinoscleromatis*
~ сапа glanders bacillus, *Actinobacillus mallei, Pseudomonas mallei*
~ свиной рожи swine plague bacillus, *Erysipelonthrix rhusiopathiae, Bacillus erysipelatos suis*
~, сенная grass [hay] bacillus, *Vibrio subtilis, Bacillus subtilis*
~ сетчатки [сетчатой оболочки] rod (cell) of retina
~ сибирской язвы anthrax bacillus, *Bacillus anthracis*
~, синегнойная blue pus bacillus, *Pseudomonas aeruginosa, Bacillus pynocyaneus, Bacillus aeruginosa*
~ склеромы *Klebsiella rhinoscleromatis, Bacillus rhinoscleromatis*
~, стеклянная глазная glass ophthalmic spatula
~, столбнячная drumstick [tetanus] bacillus, *Clostridium tetani, Bacillus tetani*
~, туберкулёзная tubercle [Koch's] bacillus, *Bacillus tuberculosis, Mycobacterium tuberculosis*
~ туляремии *Pasteurella tularensis, Bacillus tularensi*
~ Фридлендера Friedländer's bacillus, *Klebsiella pneumoniae*
~, чудесная *Serratia marcescens, Bacillus prodigiosis*
~ чумы plague bacillus, *Yersinia pestis*
палочковидный rod-shaped
пальпация *ж*. palpation
~, баллотирующая balloting palpation
~, билатеральная bilateral palpation
~, бимануальная bimanual palpation
~, глубокая profound palpation
~ грудной клетки palpation of chest
~ живота abdominal palpation
~ кончиками пальцев, лёгкая light-touch palpation
~, лёгкая light palpation
~, местная local palpation
~, непосредственная direct palpation
~ области сердца pericardial palpation
~, перкуторная palpatopercussion
~, поверхностная superficial palpation
~ сердца palpation of heart, palpatio cordis
~, скользящая sliding palpation
~, сравнительная comparative palpation
~, толчкообразная ballotting palpation
пальпировать to palpate

пальпируемый palpable
пальцевидный digitiform, finger-shaped
пальцевой digital, *digitalis* [NA]
пальцеобразный digitiform, finger-shaped
пальцы *м. мн. (кисти)* fingers; *(стопы)* toes *(см. тж* палец*)* ⟡ сжигать ~ до кости to burn one's fingers to the bone
~, барабанные [булавовидные] drumstick [clubbed, hippocratic] fingers
~ в виде барабанных палочек drumstick [clubbed, hippocratic] fingers
~, гиппократовские drumstick [clubbed, hippocratic] fingers
~, «мёртвые» dead [waxy] fingers
~ при акромегалии sausage fingers
~ при арахнодактилии spider fingers
~, пружинящие trigger [jerk, stuck, spring, snapping] fingers
~, сросшиеся webbed fingers; webbed toes
~ стопы, когтеобразные pigeon toes, metatarsus varus, pes varus
~, щёлкающие trigger [jerk, stuck, spring, snapping] fingers
память *ж*. memory
~, ассоциативная associative memory
~, генетическая memory of generation
~, двигательная locomotory memory
~, долговременная lasting [long-time] memory
~, зрительная visual [eye] memory
~, иммунологическая immunological memory
~, кратковременная memory of short duration, short-term memory
~, логическая logical memory
~, механическая mechanical memory
~, непроизвольная involuntary memory
~, образная picturesque memory
~, подсознательная subconscious memory
~, произвольная arbitrary memory
~, пространственная spatial memory
~, рабочая working memory
~, словесная oral memory
~, слуховая aural memory
~, справочная reference memory
~, старческая anterograde [senile] memory
~, чувственно-образная affect memory
~, эмоциональная emotional memory
панагглютинация *ж*. panagglutination
панагглютинины *м. мн*. panagglutinins
паналгия *ж. невр*. panalgia
паналлоплоиды *м. мн*. panalloploids
панангит *м*. panangiitis
панариций *м*. panaritium, felon, whitlow
~, безболезненный painless panaritium
~, кожный cutaneous whitlow
~, костный bony panaris
~, лимфатический lymphatic panaritium
~, межпальцевой frog felon
~, ногтевой ungu(in)al panaritium
~, околоногтевой paraungual panaritium
~, перекрёстный crossed panaritium
~, поверхностный superficial panaritium

панари́ций

~, подко́жный subcutaneous whitlow
~, подногтево́й subungual [inguinal] panaritium
~, суставно́й articular panaritium
~, сухожи́льный thecal whitlow
панартерии́т *м.* panarteritis
~, мно́жественный облитери́рующий multiple obliterating panarteritis
~, нодо́зный [узелко́вый] periarteritis nodosa, polyarteritis nodosa, Kussmaul's disease
панартри́т *м.* panarthritis
~, гни́лостный putrid panarthritis
панатрофи́я *ж.* panatrophy
панаутопло́иды *м. мн.* panautoploids
панаце́я *ж.* panacea, cure-all
панбласти́ческий panblastic
панбронхи́т *м.* panbronchitis
пангемоцитопени́я *ж.* panhemocytopenia
пангене́з *м.* pangenesis
пангидро́з *м.* pan(h)idrosis
пангидро́метр *м.* panhydrometer
пангипереми́я *ж.* panhyperemia
пангипопитуитари́зм *м. энд.* panhypopituitarism
пангистеросальпингоофорэктоми́я *ж.* panhysterosalpingo-oophorectomy
пангистеросальпингэктоми́я *ж.* panhysterosalpingectomy
пангистерэктоми́я *ж.* panhysterectomy
пандактили́т *м.* pandactylitis
пандеми́ческий pandemic
пандеми́чность *ж.* pandemicity
пандеми́я *ж.* pandemia
панзооти́ческий panzootic
панзооти́я *ж.* panzootia
панкарди́т *м.* pancarditis
~, гоноко́кковый gonococcal pancarditis
~, ревмати́ческий rheumatic pancarditis
~, септи́ческий septic pancarditis
~, скарлатино́зный scarlatinous pancarditis
панколи́т *м.* pancolitis
панкольпи́т *м.* pancolpitis
панкреатолги́я *ж.* pancreatalgia
панкреатикогастростоми́я *ж.* pancreat(ic)ogastrostomy
панкреатикодуодена́льный pancreat(ic)oduodenal
панкреатикодуоденостоми́я *ж.* pancreat(ic)oduodenostomy
панкреатикодуоденэктоми́я *ж.* pancreat(ic)oduodenectomy
панкреатикохолецистостоми́я *ж.* pancreat(ic)ocholecystostomy
панкреатикоэнтеростоми́я *ж.* pancreat(ic)oenterostomy
панкреати́н *м. фарм.* pancreatine
панкреати́т *м.* pancreatitis
~, абсцеди́рующий [апостемато́зный] pancreatic abscess, abscessing pancreatitis
~, гангрено́зный gangrenous pancreatitis
~, геморраги́ческий hemorrhagic pancreatitis
~, гно́йный purulent pancreatitis
~, гуммо́зный gummatous pancreatitis
~, диффу́зный diffuse pancreatitis
~, желчнока́менный gallstone pancreatitis
~, интерстициа́льный interstitial pancreatitis
~, калькулёзный calculous pancreatitis
~, молниено́сный fulminating pancreatitis
~, насле́дственный hereditary pancreatitis
~, небилиа́рный nonbiliary pancreatitis
~, некротизи́рующий necrotizing pancreatitis
~, о́стрый acute pancreatitis
~, о́стрый асепти́ческий acute aseptic pancreatitis
~, о́стрый геморраги́ческий acute hemorrhagic pancreatitis
~, паренхимато́зный parenchymatous pancreatitis
~, рецидиви́рующий relapsing pancreatitis
~, сифилити́ческий syphilitic pancreatitis
~, фибро́зный fibrous pancreatitis
~, флегмоно́зный phlegmonous pancreatitis
~, хрони́ческий chronic pancreatitis
~, эксперимента́льный experimental pancreatitis
панкреати́ческий pancreatic
панкреатогастростоми́я *ж.* pancreat(ic)ogastrostomy
панкреатогра́мма *ж. рентг.* pancreatogram
панкреатогра́фия *ж. рентг.* pancreatography
~, операцио́нная intraoperative pancreatography
~, ретрогра́дная retrograde pancreatography
панкреатодуоденостоми́я *ж.* pancreat(ic)oduodenostomy
панкреатодуоденэктоми́я *ж.* pancreat(ic)oduodenectomy
панкреатозими́н *м.* pancreatozymin
панкреато́лиз *м.* pancre(at)olysis
панкреатолитиа́з *м.* pancreatolithiasis
панкреатолити́ческий pancreatolytic
панкреатолитотоми́я *ж.* pancreatolithotomy
панкреатомегали́я *ж.* pancreatomegaly
панкреатопати́я *ж.* pancreatopathy
панкреатопепти́аза *ж.* pancreatopeptidase
панкреатоскани́рование *с.*, панкреатосканогра́фия *ж. рентг.* pancreatic radionuclide imaging, pancreas scanning
панкреатосцинтигра́мма *ж. рентг.* pancreatic radionuclide image
панкреатосцинтигра́фия *ж. рентг.* pancreatic radionuclide imaging, pancreas scanning
панкреатотоми́я *ж.* pancrea(to)tomy
панкреатохолангиогра́мма *ж. рентг.* cholangiopancreatogram
панкреатохолангиогра́фия *ж. рентг.* cholangiopancreatography
~, ретрогра́дная retrograde cholangiopancreatography
~, чреско́жная чреспечёночная percutaneous transhepatic cholangiography, PTC
~, эндоскопи́ческая ретрогра́дная endoscopic retrograde cholangiopancreatography, ERCP
панкреатохолангиорентгеногра́фия *ж. рентг.* cholangiopancreatography

~, ретроградная retrograde cholangiopancreatography
панкреатоцистостомия ж. pancreat(ic)ocystostomy
панкреатропный pancreatropic
панкреатэктомия ж. pancreatectomy
панкреозимин м. pancreozymin
панкреолитиаз м. pancreolithiasis
панкреонекроз м. pancreatonecrosis
~, жировой fatty pancreatonecrosis
~, послеоперационный postoperative pancreatonecrosis
панкреопривный pancreoprivic
панкреофиброз м. pancreatic fibrosis
панкуроний м. pancuronium bromide
панмиелоз м. panmyelosis
панмиелопарез м. panmyeloparesis
панмиелопатия ж. panmyelopathia, panmyelopathy
панмиелофтиз м. (чахотка костного мозга) panmyelophthisis
панмиксия ж. panmixia
панмицин м. panmycin
панневрит м. panneuritis, extreme polyneuritis
панникулит м. дерм. panniculitis
~, мезентериальный mesenteric panniculitis
~, первичный рецидивирующий primary relapsing panniculitis
~, спонтанный spontaneous panniculitis
~, сосудистый vascular panniculitis
~, травматический traumatic panniculitis
~, трахоматозный trachomatous panniculitis
~, туберкулёзный tuberculous panniculitis
~, узелковый ненагнаивающийся nodular nonsuppurative panniculitis, Weber-Christian disease
~, экзематозный lupus panniculitis
паннус м. офт. pannus
~, дегенеративный degenerative pannus
~, сухой pannus siccus, dry pannus
~, толстый pannus crassus, thick pannus
~, тонкий pannus tenuis, thin pannus
~, фликтенулёзный phlyctenular pannus
паноза ж. panose
паностит м. panosteitis
панотит м. panotitis
панофтальмит м. panophthalmia, panophthalmitis
~, острый acute panophthalmia
~, травматический traumatic panophthalmia
~, эндогенный endogenic panophthalmia
панплегия ж. panplegia
панпроктоколэктомия ж. panproctocolectomy
пансексуализм м. pansexuality
пансерозит м. panserositis
пансинусит м. pansinusitis
пансистолический pansystolic
панспермия ж. panspermia, panspermatism
панспоробласт м. pansporoblast
панспоробластический pansporoblastic
панталгия ж. pantalgia

пантаморфия ж. pantamorphia
пантаморфный pantamorphic
пантанкилоблефарон м. pantankyloblepharon, blepharosynechia
пантанэнцефалия ж. (полное отсутствие головного мозга) pantanencephaly
пантатрофия ж. pantatrophia, pantatrophy
пантафобия ж. (отсутствие чувства страха) pantaphobia
пантахроматический pantachromatic
пантетеин м. pantetheine
пантетеинкиназа ж. pantetheine kinase
пантетеинфосфат-аденилилтрансфераза ж. pantetheinephosphate adenylyl-transferase
пантограф м. pantograph
~, кампиметрический campimetric pantograph
пантоилтаурин м. pantoyl taurine
пантокрин м. pantocrine
пантоморфизм м. pantomorphia
пантоморфный pantomorphic
пантонин м. pantonine
пантопон м. pantopon
пантоскопический pantoscopic
пантотенат м. pantothenate
~ кальция calcium pantothenate
пантотенаткиназа ж. pantothenate kinase
пантотеновый pantothenic
пантотеноилцистеин м. pantothenoyl cysteine
пантофобия ж. pan(o)phobia, pantophobia
пантоцид м. pantothenatecide
панфлегмона ж. panphlegmona
панфобия ж. pan(o)phobia, pantophobia
панцирный testaceous
панцирь м. testa
панцитопения ж. гемат. pancytopenia
~, аллергическая allergic pancytopenia
~, врождённая congenital pancytopenia, Fanconi's [congenital aplastic] anemia
панэндоскоп м. мед. тех. (цистоскоп для осмотра внутренней поверхности мочевого пузыря) panendoscope
панэндоскопия ж. panendoscopy
панэнтероскопия ж. panenteroscopy
панэнцефалит м. panencephalitis
~, подострый склерозирующий subacute sclerosing panencephalitis
папаин м., папайотин м. papain, papainase, papayotin
папайя ж. фарм. papaya, pawpaw, carica, Carica papaya
папиллит м. papillitis
~, дёсенный gingival papillitis
~, некротизирующий necrotizing papillitis
~ почки, некротизирующий renal papillary necrosis, necrotizing papillitis
~ почки, некротический renal necrotic papillitis
папиллоаденокарцинома ж. papilloadenocarcinoma
папиллоаденоцистома ж. papilloadenocystoma
папиллокарцинома ж. papillocarcinoma, papillary carcinoma

папилло́ма ж. papilloma, papillary tumor
~, внутрипрото́ковая intraductal papilloma
~, внутрипузы́рная intracystic papilloma
~, ворси́нчатая villous papilloma
~, интрадукта́льная intraductal papilloma
~, мно́жественная multiple papilloma
~ моло́чных прото́ков duct papilloma
~, мя́гкая soft papilloma, papilloma molle
~, плоскоклѐточная squamous cell papilloma
~, пове́рхностная superficial papilloma
~, преаурикуля́рная preauricular skin tags
~ сплете́ния, злока́чественная malignant plexus papilloma
~, твёрдая hard papilloma, papilloma durum
~ уре́тры, ви́русная viral papilloma of urethra
~, фиброэпителиа́льная fibroepithelial papilloma
~ хороида́льного сплете́ния papilloma of choroid plexus
~ Шо́упа Shope fibroma
папиллома́тоз м. papillomatosis
~, диффу́зный diffuse papillomatosis
~, карцино́идный carcinoid papillomatosis
~ моло́чной железы́, внутрипрото́ковый intraductal papillomatosis
~, папулёзный слива́ющийся confluent and reticulated papillomatosis
~, эксперимента́льный experimental papillomatosis
папиллома́тозный papillomatous
папиллоретини́т м. papilloretinitis
папиллосфинктеропла́стика ж. papillosphincteroplasty
папиллосфинктеротоми́я ж. papillosphincterotomy
~, трансдуодена́льная transduodenal papillotomy
~, эндоскопи́ческая endoscopic papillotomy
папиллотоми́я ж. papillotomy
папиллэктоми́я ж. papillectomy
~, трансдуодена́льная transduodenal papillectomy
папилля́рный papillary, papillate
па́пула ж. дерм. papule, papula
~, боле́зненная painful papule
~, вегети́рующая papula vegetans
~, мо́кнущая moist [mucous] papule, condyloma latum
~, мя́гкая soft papule
~, пло́тная solid papule
~, псориати́ческая psoriatic papule
~, фолликуля́рная follicular papule
~, эпидерма́льная epidermal papule
папулёз м. дерм. papulosis
~, злока́чественный атрофи́ческий malignant atrophic papulosis
папулёзный papular
папуловези́кула ж. papulovesicle
папуловезикуля́рный papulovesicular
папулонекроти́ческий papulonecrotic
папулопу́стула ж. papulopustule
парааглютина́ция ж. para-agglutination

парааксо́н м. paraxon
параактиномико́з м. para-actinomycosis
парааллокóртекс м. para-allocortex
парааминоидо́з м. para-amyloidosis
парааминобензо́йный para-aminobenzoic
парааминосалицила́т м. para-aminosalicylate
~ на́трия sodium para-aminosalicylate
парааминосалици́ловый para-aminosalicylic
парааналгези́я ж. para(-a)nalgesia
параанестези́я ж. para(-a)nesthesia
парааппендици́т м. para-appendicitis, periappendicitis
параартикуля́рный para-articular
парабаза́льный parabasal
парабио́з м. parabiosis
парабио́нт м. parabiont
парабиоти́ческий parabiotic
парабласто́ма ж. parablastoma
парабули́я ж. parabulia
паравагина́льный paravaginal
паравагини́т м. paravaginitis, paracolpitis
паравакци́на ж. paravaccinia, pseudocowpox
паравезика́льный paravesical, paracystic
паравезикули́т м. урол. paravesiculitis, paracystitis
паравентрикуля́рный paraventricular
паравертебра́льный paravertebral
парага́нглии м. мн. paraganglia
~, межсо́нные intercarotical paraganglia
~, нехромаффи́нные nonchromaffin paraganglia
~, хромаффи́нные chromaffin paraganglia
параганглио́ма ж. онк. paraganglioma
~, кароти́дная carotid paraganglioma
~, медулля́рная pheochromocytoma, pheochromoblastoma
~, нехромаффи́нная nonchromaffin paraganglioma, chemodectoma, aortic-body [carotid body, chemoreceptor, glomus jugulare] tumor, receptoma
парагевзи́я ж. невр. parageusia
парагемати́н м. parahematin
парагемофили́я ж. parahemophilia
парагепати́ческий parahepatic
парагидро́з м. parahidrosis, paridrosis
парагипно́з м. parahypnosis
парагипо́физ м. parahypophysis
параглио́ма ж. paraglioma
параглобулинури́я ж. paraglobulinuria
параглосси́я ж. (отёк языка́) paraglossia
парагонимо́з м. паразитол. pulmonary distomiasis, paragonimiasis
парагрануле́ма ж. paragranuloma
~ Хо́джкина Hodgkin's paragranuloma
парагрáфи́я ж. псих. paragraphia
парагри́пп м. parainfluenza
парагриппо́зный paragrippal
парадени́т м. paradenitis
парадентит м. стом. parodontosis, amphodontosis

паралич

парадентопатия *ж. стом.* paradentopathy
параденциум *м. стом.* paradentium, periodontium
парадизентерия *ж.* paradysentery
парадокс *м.* paradox
~, гипоксический hypoxic paradox
~, кальциевый calcium paradox
парадоксальный paradoxic(al)
паразит *м.* parasite (*см. тж* паразиты)
~, внутренний entozoic [internal] parasite, endoparasite
~, временный temporary parasite
~ кожи, животный dermatozoon
~ кожи, растительный dermatophyte
~, мнимый incidental parasite
~, наружный ectozoic [external] parasite
паразитарный parasitogenic
паразитемия *ж.* parasitemia
паразитизм *м.* parasitism
~, индифферентный indifferent parasitism
~, истинный true parasitism
~, латентный latent parasitism
~, периодический periodic parasitism
~, постоянный permanent parasitism
паразитировать to parasitize
паразитический parasitic
паразитолог *м.* parasitologist
паразитологический parasitologic
паразитология *ж.* parasitology
~, клиническая clinical parasitology
~, медицинская medical parasitology
паразитоносительство *с.* parasitosis
паразитотропизм *м.* parasitotropy
паразитотропный parasitotropic
паразитофобия *ж.* parasitophobia
паразиты *м. мн.* parasites (*см. тж* паразит)
~, внутриклеточные intracellular [endocellular, endoglobular] parasites
~, внутрикожные intradermal parasites
~, вторичные secondary parasites
~, гетероксенные heteroxenous parasites
~, живущие внутри тела хозяина endoparasites, internal [entozoic] parasites
~, истинные true parasites
~, кишечные intestinal parasites
~, кровососущие bloodsucking parasites
~, облигатные obligate parasites
~, случайные incidental parasites
~, специфические specific parasites
~, тканевые tissue parasites
~, факультативные facultative parasites
~, эндоглобулярные endoglobular [endocellular, intracellular] parasites
параиммунитет *м.* paraimmunity
параинфекционный parainfectious
параинфекция *ж.* parainfection
параказеин *м.* paracasein
параканаликулит *м.* paracaniculitis
паракардиальный paracardiac, paracardial
паракератоз *м. дерм.* parakeratosis
паракинез *м.*, паракинезия *ж. псих.* parakinesia, parakinesis

паракоклюш *м.* parapertussis
паракокцидиоидальный paracoccidioidal
паракокцидиоидоз *м. дерм.* paracoccidioidomycosis, Almeida's [Lutz-Splendore-Almeida] disease
параколит *м.* paracolitis
параколон *м.* paracolon
паракольпит *м.* paracolpitis, paravaginitis
паракринный paracrine
паракузия *ж.* paracusis, paracusia
паралалия *ж. невр.* paralalia
параламбдацизм *м.* paralambdacism
паралгезия *ж.* paralgesia
паралексия *ж. псих.* paralexia
парализатор *м.* paralyser, paralyzant
парализованный paralyzed
парализовать to paralyze
парализующий paralyzing, paralyzant
паралитик *м.* paralytic
паралитический paralytic
паралич *м.* paralysis, palsy
~ аккомодации глаза accommodative paralysis, paralysis of accommodation, cycloplegia, cyclospasm
~, акушерский obstetrical paralysis, birth [labor] palsy
~, альтернирующий alternate [alternating] paralysis
~, астенический бульбарный asthenic bulbar [bulbospinal] paralysis, myasthenia gravis
~, атонический atonic [peripheric, flaccid, flabby] paralysis
~, атрофический atrophic [creeping] paralysis, creeping palsy, progressive muscular atrophy
~ барабанщиков drummer's palsy
~ Белла Bell's [facial] palsy, facial paralysis
~ беременных obstetrical paralysis, birth [labor] palsy
~ Богерта — Бертрана, церебральный Bogaert-Bertrand cerebral paralysis
~ Броун-Секара Brown-Séquard paralysis
~, бульбарный bulbar paralysis, bulbar syndrome
~, бульбоспинальный asthenic bulbar [bulbospinal] paralysis, myasthenia gravis
~, вазомоторный vasomotor paralysis, vasoparesis
~ Вебера, альтернирующий Weber's alternating paralysis, hemiplegia alternans oculomo toxica
~ века blepharoplegia, paralysis of eyelid
~ верхних конечностей superior paraplegia
~ взора paralysis of gaze
~, восходящий Kussmaul-Landry [acute ascending] paralysis
~, временный temporal [transient] paralysis
~, врождённый congenital cerebral paralysis
~ вследствие повреждения лучевого нерва musculospinal paralysis
~, вялый flaccid [flabby, peripheric, atonic] paralysis

паралич

~ глазодвигательного нерва oculomotor paralysis, ocular palsy
~, глазодвигательный oculomotor paralysis, oculomotor palsy
~, глобальный global paralysis
~, глоссолабиоларингеальный glossolabiolaryngeal paralysis
~, глоссолабиофарингеальный glossolabiopharyngeal paralysis
~ гортани laryngoparalysis, laryngoplegia, laryngeal paralysis
~ Гюблера Gubler's paralysis, Gubler's syndrome
~, двигательный motor paralysis
~ двигательных нервов глаз ophthalmoplegia
~, двусторонний diplegia, bilateral paralysis, bilateral palsy
~ Дежерин-Клюмпке Klumpke's paralysis
~, декомпрессионный decompression [diver's] paralysis, caisson disease
~, детский инфекционный infantile spinal paralysis
~, детский периферический infantile peripheral paralysis
~, детский спастический infantile spastic paralysis
~, детский спинальный infantile spinal paralysis
~, детский церебральный infantile cerebral paralysis
~, детский эпидемический infantile spinal paralysis
~, детский эссенциальный infantile essential paralysis
~, диафрагмальный phrenoplegia
~ диафрагмы phrenoplegia
~, дифтеритный (post)diphtheritic paralysis
~, дрожательный shaking [trembling] palsy, Parkinson's disease, paralysis agitans
~, дыхательный respiratory paralysis
~ Дюшенна Duchenne's paralysis, pseudohypertrophic muscular dystrophy
~ Дюшенна — Эрба Duchenne-Erb palsy
~ желудка gastroplegia
~ задних перстнещитовидных мышц posticus palsy
~, иммунологический immunological paralysis
~, инфекционный бульбарный infectious bulbar paralysis, pseudorabies, Aujeszky's disease
~, истерический hysterical paralysis
~, ишемический ischemic paralysis
~ кисти, «сонный» musculospinal paralysis
~, клещевой tick paralysis
~ Клюмпке Klumpke's paralysis
~, кокаиновый cocainic paralysis
~, компрессионный compression paralysis, pressure palsy
~ конечности, «сонный» decubital [decubitus] paralysis
~, «костыльный» crutch paralysis
~ Куссмауля — Ландри Kussmaul-Landry [acute ascending] paralysis
~, лабиальный labial paralysis

~, ларингеальный laryngeal paralysis, laryngoplegia, laryngoparalysis
~ Левандовского, холодовой congenital paramyotonia, Eulenburg's disease
~ лица, мимический mimetic paralysis
~ лицевого нерва Bell's [facial] palsy, facial paralysis
~ лицевых мышц mimetic paralysis
~, ложный pseudoparalysis
~ матки metroparalysis
~, мимический mimetic paralysis
~, миогенный myogenic paralysis
~, мнимый pseudoparalysis
~, мозговой cerebral palsy
~, мышечный myoparalysis, muscular paralysis, myoparesis
~ мышц глаза, общий ocular paralysis
~ мышц глаза, сопряжённый ocular conjugate paralysis
~ мышц кисти вследствие повреждения лучевого нерва musculospinal paralysis
~ мышц мягкого нёба palatal paralysis, palatoplegia, uranoplegia
~ мышц радужной оболочки iridoplegia
~, неполный paresis, palsy, incomplete paralysis
~ нерва nerve palsy
~ нижних конечностей paraplegia
~, нотнагелевский Nothnagel's sign, Nothnagel's symptom
~, ночной night [sleep] palsy, waking numbness
~, общий general paralysis, holoplexia
~, общий детский general infantile paralysis
~ одной конечности monoplegia
~, органический organic paralysis
~, острый атрофический acute atrophic paralysis, acute anterior poliomyelitis
~, острый восходящий acute ascending [Kussmaul-Landry] paralysis
~, острый инфекционный acute infectious paralysis
~, пароксизмальный paroxysmal paralysis
~ Парро Parrot's pseudoparalysis
~, перекрёстный crossed paralysis
~, периодический periodic paralysis
~, периодический гиперкалиемический hyperkaliemic periodic paralysis
~, периферический peripheral paralysis
~, пирамидный pyramidal paralysis
~ плечевого сплетения brachial paralysis
~ плечевого сплетения в родах brachial birth paralysis
~ половины тела hemiplegia
~, послеродовой labor [birth] palsy, obstetric paralysis
~, поствакцинальный postvaccinia paralysis
~, постдифтеритный (post)diphtheritic paralysis
~, прогрессирующий progressive paralysis, Bayle's disease
~, прогрессирующий бульбарный progressive bulbar paralysis
~, прогрессирующий понто-бульбарный progressive pontobulbar palsy

~, прогресси́рующий псевдобульба́рный progressive pseudobulbar palsy
~, прогресси́рующий супрануклеа́рный progressive supranuclear paralysis
~, профессиона́льный craft paralysis, occupational neurosis
~, псевдобульба́рный pseudobulbar paralysis
~, псевдогипертрофи́ческий мы́шечный pseudohypertrophic muscular dystrophy, Duchenne's paralysis
~, резидуа́льный residual paralysis
~, рефлекто́рный reflex palsy
~, рецидиви́рующий relapsing paralysis
~ ре́чи laloplegia
~, родово́й labor [birth] palsy, obstetrical paralysis
~, рту́тный mercurial palsy
~, свинцо́вый lead palsy, lead paralysis
~, семе́йный familial paralysis
~, семе́йный периоди́ческий familial periodic paralysis
~, сенсо́рный sensory paralysis
~ се́рдца cardioplegia
~ слухово́го не́рва acoustic paralysis, sensorineural deafness
~, сме́шанный mixed paralysis
~, «со́нный» sleep [night] palsy, waking numbness
~, спасти́ческий spastic paralysis
~, спасти́ческий спина́льный spastic spinal paralysis, spinal diplegia, Little's disease
~, спасти́ческий церебра́льный spastic cerebral paralysis
~, спина́льный spinal paralysis
~, супрануклеа́рный supranuclear paralysis
~, такти́льный stereoagnosis, astereognosis
~ То́дда (, постэпилепти́ческий) Todd's (postepileptic) paralysis
~, травмати́ческий traumatic paralysis
~ трёх коне́чностей triplegia
~, фарингеа́льный pharyngeal paralysis
~ холодово́й cold paralysis
~ Це́нкера Zenker's paralysis
~, центра́льный central paralysis
~, церебра́льный cerebral palsy
~, церебробульба́рный cerebrobulbar paralysis
~ цилиа́рных мышц ciliary paralysis
~, части́чный paresis, palsy, incomplete paralysis
~ черепно-мозгово́го не́рва cranial palsy
~ черепны́х не́рвов cranial palsy
~ четырёх коне́чностей quadriplegia, tetraplegia
~, эклампти́ческий eclamptic paralysis
~, экстрапирами́дный extrapyramidal paralysis
~, эмоциона́льный emotional paralysis; psychic shock
~, эпидеми́ческий epidemic paralysis
~ Э́рба Erb-Duchenne palsy
~ Э́рба, спина́льный Erb's spinal paralysis, chronic myelitis of syphilitic origin
~, ю́ношеский juvenile paralysis
~ языка́ glossolysis, glossoplegia

паралла́кс м. parallax
~, бинокуля́рный stereoscopic [binocular] parallax
~, вертика́льный vertical parallax
~, перекрёстный heteronymous [crossed] parallax
~, прямо́й homonymous [direct] parallax
~, стереоскопи́ческий stereoscopic [binocular] parallax
паралла́кти́ческий parallactic
параллело́метр м. parallelometer
паралларге́н м. parallergen
паралларги́ческий parallergic
параллерги́я ж. parallergy
паралоги́ческий paralogical
парало́гия ж. псих. paralogia, paralogism, paralogy
~, темати́ческая thematic paralogia
паральбуми́н м. paralbumin
паральдеги́д м. paraldehyde
парамагнети́зм м. paramagnetism
парамагни́тный paramagnetic
парамакуля́рный paramacular
парамасти́т м. paramastitis
парамедиа́льный paramedian, paramesial
параменингоко́кк м. parameningococcus
паремени́я ж. paramenia
пара́метр м. parameter (см. тж пара́метры)
~ магни́тной релакса́ции magnetic relaxation time
~ попере́чной релакса́ции T_2 [transverse, spin-spin] relaxation time
~ продо́льной релакса́ции T_1 [longitudinal, spin-lattice] relaxation time
параметри́ческий parametric
параме́трий м. parametrium
параметри́т м. parametritis, pelvic cellulitis
~, акуше́рский obstetric parametritis
~, гоноре́йный gonorrheal parametritis
~, за́дний posterior parametritis
~, о́стрый acute parametritis
~, пере́дний anterior parametritis
~, послеродово́й postnatal parametritis
~, септи́ческий septic parametritis
параметри́ческий parametritic
пара́метры м. мн. parameters (см. тж пара́метр)
~ визуализа́ции imaging parameters
~ электромагни́тных поле́й, биотро́пные biotropic parameters of electromagnetic fields
парамеци́н м. paramecin
паре́ция ж. Paramecium
парамиелобла́ст м. paramyeloblast
парамикро́б м. paramicrobe
парамиксови́рус м. paramyxovirus
парамило́ид м. paramyloid
парамилоидо́з м. paramyloidosis
~, перви́чный primary paramyloidosis
парамими́я ж. псих. paramimia
парамиозиноге́н м. paramyosinogen
парамиокло́нус м. paramyoclonus, myoclonus, multiplex, polyclinia
парамио́н м. paramyon

парамиотони́я

парамиотони́я *ж. невр.* paramyotonia
 ~, атакси́ческая ataxic paramyotonia
 ~, врождённая congenital paramyotonia, Eulenburg's disease
 ~, симптомати́ческая symptomatic paramyotonia
 ~ Эйленбурга Eulenburg's disease, congenital paramyotonia
парамицето́ма *ж.* paramycetoma
парамнези́я *ж. псих.* paramnesia
парамузи́я *ж. псих.* paramusia
паранекро́з *м.* paranecrosis
паранеопласти́ческий paraneoplastic
паранестези́я *ж. невр.* paranesthesia
паранефри́т *м.* paranephritis
 ~, абсцеди́рующий paranephric [perinephric] abscess
 ~, втори́чный secondary paranephritis
 ~, гно́йный purulent paranephritis
 ~, двусторо́нний bilateral paranephritis
 ~, кисто́зный paranephritic cyst
 ~, о́стрый acute paranephritis
 ~, «па́нцирный» "testaceous" paranephritis
 ~, склерози́рующий sclerosing paranephritis
 ~, фибро́зно-липомато́зный fibrolipomatous paranephritis
 ~, флегмоно́зный phlegmonous paranephritis
 ~, хрони́ческий chronic paranephritis
парано́ид *м.* paranoid
 ~ вне́шней обстано́вки situational paranoid
 ~ ма́лого разма́ха minor range paranoid
 ~, психоге́нный psychogenic paranoid
 ~, ситуацио́нный situational paranoid
параноиди́зм *м.* paranoidism
парано́идный paranoid
парано́ик *м.* paranoiac
парано́йя *ж.* paranoia
 ~, аборти́вная abortive paranoia
 ~, алкого́льная alcoholic paranoia
 ~, инволюцио́нная involutional paranoia
 ~, о́страя acute paranoia
 ~, о́страя галлюцинато́рная acute hallucinatory paranoia
 ~, сутя́жная litigious [querulous] paranoia, paranoia querulans
парано́йяльный paranoiac
парануклеа́рный paranuclear
парануклеопроте́ин *м.* paranucleoprotein
парану́клеус *м.* paranucleus
параовариа́льный paraovarian
парапаре́з *м. невр.* paraparesis
 ~, вя́лый ни́жний flail legs
 ~, спасти́ческий pyramidal paraparesis
парапла́зма *ж.* paraplasm
параплеври́т *м.* parapleurisy, parapleuritis
 ~, огнестре́льный gunshot parapleurisy
параплеги́ческий paraplegic
параплеги́я *ж.* paraplegia
 ~, атакти́ческая ataxic paraplegia
 ~ Баби́нского Babinski's paraplegia
 ~, болева́я [боле́зненная] painful paraplegia, paraplegia dolorosa
 ~, ве́рхняя superior paraplegia
 ~, врождённая [де́тская] спасти́ческая congenital [infantile] spastic paraplegia
 ~, истери́ческая hysterical paraplegia
 ~, насле́дственная hereditary spastic paraplegia
 ~, обрати́мая reversible paraplegia
 ~, органи́ческая organic paraplegia
 ~ По́тта Pott's paraplegia
 ~, психоге́нная psychogenic paraplegia
 ~, разгиба́тельная paraplegia in extension
 ~, сгиба́тельная paraplegia in flexion
 ~, семе́йная спасти́ческая familial spastic paraplegia
 ~, ста́рческая senile paraplegia
 ~, спасти́ческая ни́жняя spastic [tetanoid] paraplegia
 ~, су́дорожная spastic [tetanoid] paraplegia
 ~, травмати́ческая traumatic paraplegia
парапракси́я *ж.* parapraxia
парапрокти́т *м.* periproctitis, perirectitis, paraproctitis
 ~, анаэро́бный anaerobic periproctitis
 ~, внекише́чный extrarectal periproctitis
 ~, гни́лостно-некроти́ческий necroputrefactive periproctitis
 ~, гни́лостный putrefactive periproctitis
 ~, ишиоректа́льный ischiorectal periproctitis
 ~, о́стрый acute anal abscess
 ~, пельвиоректа́льный pelviorectal periproctitis
 ~, периана́льный подко́жный perianal marginal abscess
 ~, подковообра́зный anorectal horseshoe abscess, shoe-shaped periproctitis
 ~, подко́жно-подсли́зистый perianal submucous abscess
 ~, подсли́зистый submucous periproctitis
 ~, позадипрямокише́чный retrorectal periproctitis
 ~, ретроректа́льный retrorectal periproctitis
 ~, рецидиви́рующий relapsing periproctitis
 ~, седа́лищно-прямокише́чный ischiorectal periproctitis
 ~ со свища́ми fistulous periproctitis
 ~, та́зово-прямокише́чный pelviorectal abscess
 ~, флегмоно́зный phlegmonous periproctitis
 ~, хрони́ческий chronic periproctitis
 ~, чрессфи́нктерный intersphincteric abscess
парапростати́т *м.* paraprostatitis
парапроте́ин *м.* paraprotein
парапротеинеми́ческий paraproteinemic
парапротеинеми́я *ж.* paraproteinemia
парапротеино́з *м.* paraproteinosis
парапротеинури́я *ж.* paraproteinuria
парапсихо́з *м.* parapsychosis
парапсихоло́гия *ж.* parapsychology
парапсориа́з *м.* parapsoriasis
 ~, бля́шечный parapsoriasis en plaque, Brocq's disease
 ~, каплеви́дный parapsoriasis guttata
 ~, лихено́идный parapsoriasis lichenoides
парапузырёк *м.* paravesicle

парасальпингит *м.* parasalpingitis
парасимпатикотония *ж.* parasympathotonia, vagotonia
парасимпатикотропный parasympathotropic
парасимпатический parasympathetic
парасимпатолитический parasympatholytic
парасимпатомиметический parasympathomimetic
парасиновит *м.* parasynovitis
парасинусный parasinoidal
парасистолический parasystolic
парасистолия *ж.* parasystole
парасифилис *м.* parasyphilitis, parasyphilosis
параспазм *м.* paraspasm
 ~, лицевой facial paraspasm
парастерильность *ж.* parasterility
паратгормон *м.* parathyroid hormone, parathyrin, parathormone
паратимия *ж. псих.* parathymia
паратиреоидэктомия *ж.* parathyroidectomy
паратиф *м.* paratyphoid (fever)
паратифлит *м.* (*воспаление наружной оболочки слепой кишки*) paratyphlitis
паратонзиллит *м.* paratonsillitis, peritonsillitis
 ~, острый acute peritonsillitis
паратоп *м.* paratope
паратремор *м. невр.* paratremor
парауретерит *м.* paraureteritis
парауретрит *м.* paraurethritis
 ~, гонорейный gonorrheal paraurethritis
 ~, трихомонадный trychomonal paraurethritis
парафазия *ж.* paraph(r)asia
 ~, вербальная verbal paraphasia
 ~, литеральная literal paraphasia
 ~, тематическая thematic paraphasia
парафилия *ж.* paraphilia, sexual perversion
парафимоз *м.* paraphimosis
 ~, гонорейный gonorrheal paraphimosis
парафин *м.* paraffin, wax ◊ заключать [заливать] в ~ to embed in paraffin
парафинотерапия *ж.* paraffinotherapy
параформальдегид *м.* paraformaldehyde
парафрения *ж. псих.* paraphrenia
 ~, аффективная affective paraphrenia
 ~, инволюционная involution paraphrenia
 ~, меланхолическая melancholic paraphrenia
 ~, острая acute paraphrenia
 ~, сенильная senile paraphrenia
парацентез *м.* paracentesis
парацистит *м.* paracystitis
 ~, острый acute paracystitis
 ~, предпузырный precystic paracystitis
 ~, хронический chronic paracystitis
парацистный paracystic, paravesical
паращитовидный parathyroid
параэпилепсия *ж.* paraepilepsy
парвовирус *м.* parvovirus
парез *м. невр.* paresis, palsy, incomplete paralysis
 ~ диафрагмального нерва phrenic nerve paralysis
 ~, жгутовый tourniquet palsy

 ~ желудка, идиопатический idiopathic gastroparesis
 ~, истерический hysterical paralysis
 ~ кишечника enteroparesis
 ~ кишечника, послеоперационный postoperative intestinal paralysis
 ~, мозжечковый cerebellar paresis
 ~, родовой labor paresis
 ~, спастический spastic paresis
 ~, центральный central paresis
парентеральный parenteral
паренхима *ж.* parenchyma, *parenchyma* [NA]
 ~, железистая glandular parenchyma, *parenchyma glandulare* [NA]
паренхиматозный parenchymatous
парестезический paresthetic
парестезия *ж.* paresthesia
 ~ Бергера Berger's paresthesia
 ~ Бернгардта meralgia paresthetica, Bernhardt's disease
 ~, вкусовая gustatory paresthesia
 ~, психическая psychic paresthesia
париетальный parietal
париетография *ж. рентг.* parietography
паркинсонизм *м. невр.* parkinsonism
 ~, атеросклеротический aterosclerotic parkinsonism
 ~, гипокинетический hypokinetic parkinsonism
 ~, постэнцефалитический postencephalitic parkinsonism
 ~, свинцовый lead parkinsonism
 ~, юношеский juvenile parkinsonism
пародонт *м. стом.* parodentium, periodontium
пародонтит *м. стом.* periodontitis (*см. тж* периодонтит)
 ~, развившийся генерализованный generalized severe periodontitis
 ~, ювенильный [юношеский] juvenile periodontitis
пародонтограмма *ж. рентг.* parodontogram
пародонтоз *м. стом.* parodontosis, amphodontosis
пародонтолог *м.* parodontist, periodontist
пародонтология *ж.* parodontics, periodontics
пародонтома *ж. стом.* parodontome
пародонтопатия *ж. стом.* parodontopathy
пароксизм *м. псих.* paroxysm
пароксизмальный paroxysmal
паромомицин *м.* paromomycin
паронихия *ж. дерм.* paronychia, onychia lateralis, onychia periungualis
 ~, десквамативная desquamative paronychia
 ~, нагноительная suppurative paronychia
 ~, роговая corneous paronychia
 ~, сифилитическая syphilitic paronychia
 ~, язвенная ulcerous paronychia
парорексия *ж. псих.* parorexia
паросмия *ж. ото* parosmia
паротидосклероз *м.* parotidosclerosis
паротидэктомия *ж. стом.* parotidectomy
паротит *м.* paroti(di)tis
 ~, инфекционный infectious parotiditis

паротит

~, о́стрый acute parotiditis
~, эпидеми́ческий mumps, epidemic parotiditis
партусисте́н *м. фарм.* partusisten
па́рус *м.* velum, *velum* [NA]
~, мозгово́й ве́рхний superior medullary velum, *velum medullare superius* [NA]
~, мозгово́й ни́жний inferior medullary velum, *velum medullare inferius* [NA]
парша́ *ж. дерм.* favus, tinea favosa
паслён *м.* nightshade, *Solanum*
пасомици́н *м.* pasomycin
пасса́ж *м.* passage
~ о́пухоли passage of tumor
~, сери́йный serial passage
пассиви́зм *м. псих.* passivism
пасси́рованный *вирусол.* passed
па́ста *ж.* paste
~, асбе́стовая asbestos paste
~, зубна́я toothpaste; dentifrice
~, йодофо́рмная iodoform paste
~, лече́бная dental treatment paste
~ Луко́мского, фто́ристая Lukomski's paste
~, мумифици́рующая mummifying paste
~, па́яльная solder paste
~, противозача́точная contraceptive paste
~, профилакти́ческая dental prophylactic paste
~, цирко́ниевая zirconium paste
~, эхопроводя́щая scanning gel
пателлопла́стика *ж. ортоп.* patelloplasty
пателлэктоми́я *ж.* patellectomy
пателля́рный patellar
патогене́з *м.* pathogenesis, pathogeny
~ шо́ка pathogenesis of shock
патогенети́ческий pathogenetic
патоге́нность *ж.* pathogenicity
патоге́нный pathogenic
патогномони́чный pathognom(on)ic
патокине́з *м.* pathokinesis
патологи́ческий pathologic
патоло́гия *ж.* pathology
~, акуше́рская obstetrical pathology
~, гумора́льная humoral pathology
~ живо́тных animal pathology
~, кле́точная cellular pathology
~, нейрохирурги́ческая neurosurgical pathology
~, перината́льная perinatal pathology
~, прената́льная prenatal pathology
~, радиацио́нная radiopathology
~ расте́ний phytopathology, plant [vegetable] pathology
~, сравни́тельная comparative pathology
~, тропи́ческая tropical pathology
~, функциона́льная functional pathology
~, хирурги́ческая surgical pathology
~, целлюля́рная cellular pathology
патологоана́том *м.* pathologist, morbid anatomist
патомиме́з *м.* pathomimesis
патоморфо́з *м.* pathomorphism
патоморфоло́гия *ж.* pathomorphology
патопалеонтоло́гия *ж.* pathopaleontology
патопсихоло́гия *ж.* pathopsychology

патопсихофизиоло́гия *ж.* pathopsychophysiology
патотропи́зм *м.* pathotropism
патофизио́лог *м.* pathophysiologist
патофизиологи́ческий pathophysiological
патофизиоло́гия *ж.* pathophysiology
патофоби́я *ж. псих.* pathophobia, nosophobia
патрона́ж *м.* (home) nursing
~, антената́льный antenatal nursing
~ бере́менных nursing of the pregnant
~, дородово́й prenatal nursing
~ о́бщий general duty nursing
~ психи́чески больны́х psychiatric nursing
па́трубок *м.*:
~ вдо́ха inspiratory limb
~ вы́доха expiratory limb
па́уза *ж.* pause
~, дыха́тельная respiratory pause
~, компенсато́рная compensatory pause
~, предавтомати́ческая preautomatic pause
паути́нный arachnoidal
пах *м.* groin
пахивагини́т *м.* pachyvaginitis
пахигири́я *ж. морф.* pachygyria
пахидерматоце́ле *с.* pachydermatocele
пахидерми́я *ж. дерм.* pachydermia
~, ротова́я pachydermia oralis
пахидермопериосто́з *м.* pachydermoperiostosis
пахилептоменинги́т *м.* pachyleptomeningitis
пахименинги́т *м.* pachymeningitis, perimeningitis
~, геморраги́ческий hemorrhagic pachymeningitis
~, гиперпласти́ческий hyperplastic pachymeningitis
~, гно́йный purulent pachymeningitis
~, негно́йный nonpurulent pachymeningitis
~, серо́зный serous pachymeningitis
~, спина́льный spinal pachymeningitis
~, травмати́ческий traumatic pachymeningitis
~, туберкулёзный tuberculous pachymeningitis
~, церебра́льный cerebral pachymeningitis
пахине́ма *ж.* pachynema, pachytene
пахиокура́ре *с.* pachyocurare
пахионихи́я *ж. дерм.* pachionichia
~, врождённая pachionichia congenita, Jadassohn-Lewandowski syndrome
пахипериости́т *м.* pachyperiostitis
пахиперитони́т *м.* pachyperitonitis
пахиплеври́т *м.* pachypleuritis
пахисальпинги́т *м.* pachysalpingitis
пахисальпингоофори́т *м.* pachysalpingo-ovaritis
пахисоми́я *ж. невр.* pachysomia
пахисто́з *м.* pachystosis
пахите́на *ж.* pachytene, pachynema
пахицефали́я *ж.* pachycephalia
па́хово-бе́дренный inguinofemoral, femoroinguinal
пацие́нт *м.* patient
педера́стия *ж.* pederasty
~, пасси́вная penoreceptive anal intercourse
педиа́тр *м.* pediatrician, children's doctor
педиатри́я *ж.* pediatrics, pediatry

педикулёз м. pediculosis
~, головной pediculosis capitis
~, лобковый pediculosis pubis
педиофобия ж. псих. pediophobia
педобаромакрометр м. мед. тех. pedobaromacrometer
педогамия ж. pedogamy
педогенез м. pedogenesis
педограф м. мед. тех. pedograph
педофилия ж. псих. pedophilia
педофобия ж. псих. pedophobia
педункулит м. почки renal [kidney] pedunculitis
педункулотомия ж. pedunculotomy
пектины м. мн. pectins
пекторилоквия ж., пекторофония ж. пульм. pectoriloquy, pectorophony
пектусин м. фарм. pectusin
пелада ж. дерм. pelade, alopecia, baldness
пеладофобия ж. псих. peladophobia
пеленать to diaper
пелентан м. pelentan
пелёнка ж. diaper
пелиомицин м. peliomycin
пеллагра ж. pellagra
~, алкогольная alcoholic pellagra
~ без пеллагры pellagra sine pellagra
~, вторичная secondary pellagra
~, детская infantile pellagra, kwashiorkor, malignant malnutrition
пеллагрик м. pellagrin
пеллагрозный pellagrous
пеллагроид м. pellagroid
пелликула ж. pellicula
пелликулярный pellicular, pelliculous
пелоидодистиллят м. peloidodistillate
пелоидотерапия ж. (грязелечение) pelotherapy, mud therapy, mud cure, mud treatment
пелоиды м. мн. (лечебные грязи) peloids
пелот м. мед. тех. bandage
~, геморроидальный hemorrhoid bandage
пельвиграф м. мед. тех. pelvigraph
пельвиграфия ж. рентг. pelvigraphy
~, газовая gas pelvigraphy, pneumopelvigraphy
пельвиклизеометр м. мед. тех. pelvicliseometer
пельвиметрия ж. гинек. pelvimetry
~, ультразвуковая ultrasonic pelvimetry
пельвиоперитонит м. pelvic peritonitis, pelviperitonitis
~, абактериальный abacterial pelviperitonitis
~, асептический aseptic pelviperitonitis
~, бактериальный bacterial pelviperitonitis
~, острый acute pelviperitonitis
~, хронический chronic pelviperitonitis
пельвиопластика ж. pelvioplasty
пельвиотомия ж. pelvi(o)tomy
пельвиоцеллюлит м. pelviocellulitis
пельвископия ж. гинек. pelvioscopy
пемфигоид м. дерм. pemphigoid
~, рубцующий cicatrizing pemphigoid
пемфигус м. дерм. pemphigus
~, вегетирующий pemphigus vegetans

~, вульгарный pemphigus vulgaris
~, истерический pemphigus hystericus
~, контагиозный pemphigus contagiosus
~, крупозный pemphigus crouposus
~, лепрозный pemphigus leprosus
~, нейротический pemphigus neuroticus
~ новорождённых pemphigus [impetigo, keratolysis] neonatorum, dermatitis exfoliativa infantum, Ritter's disease
~, острый pemphigus acutus
~, семейный доброкачественный хронический familial benign chronic pemphigus
~, сифилитический pemphigus syphiliticus
пенетрантность ж. генек. penetrance
~, неполная incomplete penetrance
пенетрация ж. penetration
~ язвы желудка penetration of gastric ulcer
пенетрировать to penetrate
пенетрирующий penetrating
пенетрометр м. мед. тех. photo(radio)meter, radiosclerometer; penetrometer
пенициллин м. фарм. penicillin
~ Ж penicillin G, benzyl penicillin
~ К penicillin K, n-heptyl penicillin
~ О penicillin O, allylmorcaptomethyl penicillin
~, полусинтетический semisynthetic penicillin
пенициллиназа ж. penicillinase
пенициллинат м. penicillinate
пенициллиоз м. penicilliosis
пентабамат м. pentabamate
пентавакцина ж. pentavaccine
пентада ж. pentalogy
пентазоцин м. фарм. pentazocine
пентапризма ж. pentaprism
пентасахариды м. мн. pentasaccharides
пентнуклеотид м. pentnucleotide
пентобарбитал м. фарм. pentobarbital, nembutal
пентобарбитон м. фарм. pentobarbitone
пентоза ж. биохим. pentose
пентозан м. фарм. pentosan
пентоземия ж. pentosemia
пентозилтрансфераза ж. pentosyltransferase
пентозурия ж. pentosuria
~, алиментарная alimentary pentosuria
~, первичная primary pentosuria
пентоксил м. pentoxyl
пенэктомия ж. penectomy
пеплеомицин м. фарм. pepl(e)omycine
пепсин м. биохим. pepsin
пепсинобразующий pepsinogenous, pepsiniferous
пепсиноген м. биохим. pepsinogen
пепсинурия ж. pepsinuria
пепситензин м. pepsitensin
пептид м. биохим. peptide
~, атриальный натрийуретический atrial natriuretic peptide, atrial natriuretic factor
~, биологически активный biologically active peptide
~, бомбезиноподобный bombesin-like peptide
~, гастриносвобождающий gastrin-releasing peptide

пептид

~, генетически родственный кальцитонину calcitonin-gene-related peptide
~, глюкагоноподобный glucagon-like peptide
~ кишечника, вазоактивный vasoactive intestinal peptide
~, кодируемый геном кальцитонина calcitonin-gene-related peptide
~, опиоидный opioid peptide
~, предсердный натрийуретический atrial natriuretic peptide, atrial natriuretic factor
~, родственный паратиреоидному гормону parathyroid hormone-related peptide
~, сигнальный signal peptide
пептида́за ж. *биохим.* peptidase
пептидогидрола́за ж. *биохим.* peptidohydrolase
пептидсинтета́за ж. peptide synthetase
пептиза́тор м. peptizer
пептиза́ция ж. peptization
пептизи́ровать to peptize
пепти́ческий peptic
пепто́н м. peptone
пептонеми́я ж. peptonemia
пептониза́ция ж. peptonization
пептонизи́ровать to peptonize
пепто́нный peptonic
пептонури́я ж. peptonuria
первити́н м. *фарм.* pervitin, methamphetamine hydrochloride
первичный primary
первобере́менная ж. primigravida
первопричи́на ж. underlying cause
первородя́щая ж. primipara, para I
пергона́л м. *фарм.* pergonal
перебои́ м. мн. *(о пульсе)* intermittence, intermittency, intermissions
перева́ривание с. digestion
~ пи́щи gastrointestinal digestion
перевозбужде́ние с. overexcitation
перевя́зк/а ж. 1. *(раны)* dressing, bandaging 2. *(сосуда)* ligation ◇ де́лать ~у to dress the wound
~ варико́зных вен cirsodesis
~ ма́точных труб tubal ligation
~, повто́рная redressing, repeated dressing
~ подко́жной ве́ны saphenous ligation
~ пупови́ны umbilical ligation, ligation of umbilical cord
~ семявыносящего прото́ка vasorrhaphy; vasoligation
~ со́нной арте́рии carotid ligation
~ сосу́да ligation
~ сосу́да, вре́менная provisional ligation
~ сосу́да на протяже́нии ligating a vessel at a distance
~, сухожи́льная vinculum of tendons, *vinculum tendinum* [NA]
~, тру́бная tubal ligation
перевя́зочная ж. dressing room, dressing ward
перевя́зочный dressing
перевя́зывать 1. *(рану)* to dress, to bandage 2. *(сосуд)* to ligate

переги́б м. kinking, flexure
~ ма́тки flexio uteri
~ ма́тки кза́ди retroflexion of uterus, retroflexio uteri
~ ма́тки кпе́реди anteflexion of uterus, anteflexio uteri
~ мочето́чника ureteric kink, ureteric twist
перего́нка ж. *биохим.* distillation
~, ва́куумная vacuum distillation
~, деструкти́вная destructive distillation
~ с водяны́м па́ром steam distillation
~, суха́я dry distillation
перегоро́дка ж. septum, *septum* [NA] (*см. тж* перегоро́дки)
~, альвеоля́рная alveolar septum, *septum interalveolare* [NA]
~ бедра́, боковая межмы́шечная lateral intermuscular femoral septum, *septum intermusculare femoris laterale* [NA]
~, бе́дренная femoral septum, Cloquet's septum, *septum femorale* [NA]
~, глазни́чная orbital septum, *septum orbitale* [NA]
~ го́лени, за́дняя межмы́шечная posterior intermuscular fibular septum, *septum intermusculare posterius cruris* [NA]
~ го́лени, пере́дняя межмы́шечная anterior intermuscular fibular septum, *septum intermusculare anterius cruris* [NA]
~ голо́вки полово́го чле́на septum of glans penis, *septum glandis* [NA]
~, за́дняя среди́нная dorsal median septum, *septum medianum dorsale* [NA]
~ клиновидных па́зух sphenoidal septum, septum of sphenoidal sinuses, *septum sphenoidale* [NA]
~ ло́бных па́зух septum of frontal sinuses, *septum sinuum frontalum* [NA]
~, межальвеоля́рная alveolar septum, *septum interveolare* [NA]
~, междолева́я interlobar partition, *septum interlobare* [NA]
~, междо́льковая interlobular partition, *septum interlobulare* [NA]
~, межжелу́дочковая (inter)ventricular septum, *septum interventriculare* [NA]
~, межмы́шечная myoseptum
~ межмы́шечно-тру́бного кана́ла septum of musculotubal canal, *septum canalis musculotubarii* [NA]
~, межпредсе́рдная interatrial septum, *septum interatriale* [NA]
~, мембра́нная membranous septum
~ мошо́нки scrotal septum, *septum scroti* [NA]
~ но́са nasal septum, *septum nasi* [NA]
~ но́са, ко́стная osseous nasal septum, *septum nasi osseum* [NA]
~ основны́х па́зух septum of sphenoidal sinuses, *septum sinuum sphenoidalium* [NA]
~ пеще́ристых тел кли́тора *septum corporum cavernosorum* [NA]

~ плеча́, бокова́я [плеча́, латера́льная] межмы́шечная lateral intermuscular brachial septum of arm, *septum intermusculare brachii laterale* [NA]
~ плеча́, медиа́льная межмы́шечная medial intermuscular brachial septum, *septum intermusculare brachii mediale* [NA]
~ полово́го чле́на *septum penis* [NA]
~, попере́чная transverse septum, *septum transversum* [NA]
~, предсе́рдно-желу́дочковая atrioventricular septum, *septum atrioventriculare* [NA]
~, предспа́ечная precommissural septum, *septum precommissurale* [NA]
~, прозра́чная pellucid septum, *septum pellucidum* [NA]
~, промежу́точная ше́йная intermedial cervical septum, *septum cervicale intermedium* [NA]
~, прямокише́чно-влага́лищная rectovaginal septum, *septum rectovaginale* [NA]
~, прямокише́чно-пузы́рная rectovesical septum, *septum rectovesicale* [NA]
~ спинно́го мо́зга, дорса́льная среди́нная dorsal median septum of spinal cord, *septum medianum dorsale medullae spinalis* [NA]
~ ти́муса, ко́рковая cortical septum of thymus
~, уроректа́льная urorectal septum
~, хрящева́я cartilaginous septum
~ языка́ lingual septum, *septum linguae* [NA]
перегоро́дки *ж. мн.* septa, *septa* [NA] (*см. тж* перегоро́дка)
~, межкорневы́е interradicular septa, *septa interradicularia* [NA]
~, непроница́емые (*между клетками*) tight junctions
перегоро́дочка *ж.* septulum, *septulum* [NA]
перегоро́дочки *ж. мн.* septula, *septula* [NA]
~ яи́чка *septula testis* [NA]
перегрева́ние *с.* overheating, superheating
перегру́зка *ж.* overload
~, диастоли́ческая diastolic overload
~ ле́вого желу́дочка left ventricular overload
~ мы́шцы overuse of muscle
~, объёмная volume overload
~ пра́вого желу́дочка right ventricular overload
переда́ч/а *ж.* transmission, transduction ◇ препя́тствовать ~е ви́руса гепати́та B to intercept the transfer of HBV
~, адренерги́ческая adrenergic transmission
~, ганглиона́рная ganglionic transmission
~, гумора́льная humoral transmission
~ и́мпульсов, двусторо́нняя duplex impulse transmission
~ и́мпульсов по не́рву nerve impulse transmission
~ и́мпульсов по си́напсам synaptic impulse transmission
~ и́мпульсов с не́рва на мы́шцу neuromuscular impulse transmission
~ инфе́кции transmission of infection
~, насле́дственная перекрёстная criss-cross inheritance

~, нейромы́шечная [не́рвно-мы́шечная] neuromuscular transmission
~, норадренерги́ческая noradrenergic transmission
~, парентера́льная parenteral transmission
~, перината́льная perinatal transmission
~, серотонинерги́ческая serotonergic transmission
~ сигна́ла signal transmission
~, синапти́ческая synaptic transmission
~, трансплацента́рная placental transmission
~, холинерги́ческая cholinergic transmission
~ эне́ргии, лине́йная linear energy transfer, LET
~, ятроге́нная iatrogenic transmission
передвига́ться (*о больном*) to ambulate
переднебрюшно́й abdominoanterior
передневе́рхний anterosuperior
передневну́тренний anterointerior
переднеза́дний anteroposterior
переднезаты́лочный occipitoanterior
переднелатера́льный anterolateral
переднемедиа́льный anteromedial
переднена́ружный anteroexternal
передненни́жний anteroinferior
переднесреди́нный anteromedian
пере́дний anterior, front
передози́ровать to overdose
передозиро́вка *ж.* overdosage, overdose
~ серде́чных гликози́дов digitalis intoxication
~, хрони́ческая chronic overdosage
перееда́ть to overeat
пережа́тие *с.* (*сосудов*) cross-clamping
~ кровоточа́щего сосу́да зажи́мом forcipressure
пережёвывание *с.* chewing, mastication
пережёвывать to chew, to masticate
пе́рекись *ж.* peroxide
~ водоро́да hydrogen peroxide
~ ма́гния magnesium peroxide
переключа́тель *м.* отведе́ний (*к электрокардио́графу*) lead selector switch
переко́рм *м.* overfeeding
перекрёст *м.* chiasm, decussation, *chiasma, decussatio* [NA] (*см. тж* перекрёсты)
~, антиге́нный antigenic chiasm
~, артериовено́зный arteriovenous crossing
~ бло́ковых не́рвов decussation of trochlear nerves, *decussatio nervorum trochlearium* [NA]
~ ве́рхних мозжечко́вых но́жек decussation of superior cerebellar peduncles, *decussatio pedunculorum cerebellarium superiorum* [NA]
~, зри́тельный optic chiasm, *chiasma opticum* [NA]
~ зри́тельных не́рвов optic chiasm, *chiasma opticum* [NA]
~ пе́тель decussation of lemnisci, decussation of fillets, sensory decussation of medulla oblongata, *decussatio lemniscorum, decussatio sensoria* [NA]
~ пирами́д pyramidal decussation, *decussatio pyramidum* [NA]

перекрёст

~ сухожи́лий chiasm of digits of hand, *chiasma tendinum digitorum manus* [NA]
~, части́чный semidecussation
~, чувстви́тельный decussation of lemnisci, decussation of fillets, sensory decussation of medulla oblongata, *decussatio sensoria, decussatio lemniscorum* [NA]
перекрёсты *м. мн.* decussations, *decussationes* [NA] (*см. тж* перекрёст)
~ покры́шки tegmental decussations, *decussationes tegmenti* [NA]
перекре́щивать(ся) to cross, to decussate, to intersect
перекрёстный crossed
перекристаллиза́ция *ж.* recrystallization
перекру́т *м.* torsion
~ жёлчного пузыря́ gallbladder torsion
~ мочето́чника ureter torsion
~ но́жки о́пухоли torsion of tumor pedicle
перекры́тие *с.:*
~, пере́днее резцо́вое anterior overbite
перелива́ние *с.* transfusion
~, внутриаорта́льное intraaortal transfusion
~, внутриартериа́льное intraarterial transfusion
~, внутрибрюши́нное peritoneal transfusion
~, внутриве́нное intravenous transfusion
~, внутрико́стное intraosseous transfusion
~ жи́дкостей fluid management
~ имму́нной кро́ви reciprocal transfusion, immunotransfusion
~, ка́пельное drip transfusion
«~ ко́стного мо́зга» medullotherapy
~ кро́ви (blood) transfusion, hemotransfusion
~ кро́ви в мозговы́е па́зухи sinusal transfusion
~ кро́ви, непрямо́е indirect [mediate] transfusion
~ кро́ви, обме́нное replacement [substitution, exchange, total] transfusion
~ кро́ви, обра́тное (*при внематочной беременности*) refusion of blood
~ кро́ви плоду́, внутрима́точное intrauterine transfusion to fetus
~ кро́ви, прямо́е direct [immediate] blood transfusion
~ кро́ви, стру́йное stream transfusion
~ пла́змы plasma transfusion
~ пла́змы, обме́нное plasma exchange therapy
~, подко́жное subcutaneous transfusion
~ эритроцита́рной ма́ссы packed red cell transfusion

перело́м *м.* fracture (*см. тж* перело́мы) ◇ в ме́сте ~а at the fracture site; обнажи́ть ме́сто ~а to expose a fracture
~, апофиза́рный apophyseal fracture
~, атрофи́ческий atrophic fracture
~ Ба́ртона Barton's fracture
~ без смеще́ния отло́мков undisplaced [nondisplaced] fracture
~ Бе́ннетта Bennett's fracture
~, бималеоля́рный bimalleolar fracture
~ Бу́ша Bush's fracture
~ ве́рхней че́люсти Guérin's fracture

~, вда́вленный depressed [impression] fracture
~, ве́ртельный trochanteric fracture
~, взрывно́й burst(ing) [explosion] fracture
~, винтообра́зный spiral [spiroid, helicoid] fracture
~, вколо́ченный impacted fracture
~, внека́псульный extracapsular fracture
~, внесуставно́й extraarticular fracture
~ вну́треннего мы́щелка бедра́ Stieda's fracture
~ вну́тренней и ве́рхней лоды́жек pilon fracture
~ вну́тренней лоды́жки со смеще́нием Wagstaffe's fracture
~, внутрика́псульный intracapsular fracture
~, внутрисуставно́й (intra)articular [joint] fracture
~, внутриутро́бный [врождённый] congenital [intrauterine, fetal] fracture
~, втори́чный secondary [pathologic] fracture
~ Галеа́цци Galeazzi's fracture
~ Го́сслина Gosselin's fracture
~, двойно́й double [two-level, segmental, two-stage] fracture
~, двулоды́жечный bimalleolar fracture
~, двусторо́нний bilateral fracture
~, двухмы́щелковый bicondylar [bicondyloid] fracture
~, диафиза́рный shaft [diaphyseal] fracture
~, дли́нный косо́й long oblique fracture
~, ды́рчатый perforating [buttonhole] fracture
~ за́днего кра́я большеберцо́вой ко́сти paratrooper [posterior wedge] fracture, fracture of posterior triangle of tibia
~, закры́тый closed [subcutaneous] fracture
~ замыка́тельной пласти́ны laminar fracture
~, звёздчатый stellate fracture
~ зу́ба dental fracture
~, зу́бчатый dentate fracture
~, изоли́рованный solitary fracture
~ импланта́та implant breakage, breakage of implant
~, импрессио́нный depressed [impression] fracture
~, интраперистальный intraperiosteal fracture
~, инфици́рованный несросши́йся infected nonunion
~, класси́ческий selected fracture
~ ключи́цы fracture of clavicle
~ ключи́цы в сре́дней тре́ти midclavicular fracture
~ Ко́лли́са silver-fork [Colles'] fracture
~, компрессио́нный compressive injury, compression fracture
~, косо́й oblique fracture
~, косопоперечный short oblique fracture
~ косте́й запя́стья wrist fracture
~, краево́й marginal [wedge] fracture
~ ладьеви́дной ко́сти с вы́вихом полулу́нной ко́сти de Quervain's fracture
~, лине́йный linear [fissured] fracture
~ лоды́жек malleolar [ankle] fracture

перелом

~ лодыжек, внутрисуставной Dupuytren's fracture
~ лодыжек и заднего края большеберцовой кости malleolar fracture with large plafond fragment
~ лодыжек со смещением и подвывихом стопы displaced fracture-dislocation of ankle
~ локтевой кости с вывихом головки лучевой кости Monteggia's fracture
~ лонной кости pubic rami fracture
~ лучевой кости в типичном месте fracture of distal radius, distal radius fracture
~ лучевой кости, реверсионный Smith's [reversed Colles'] fracture
~ лучевой кости с вывихом головки локтевой кости Galeazzi's fracture
~, маршевый march [fatigue, stress] fracture
~, межвертельный intertrochanteric fracture
~, межмыщелковый intercondylar fracture
~ металлического фиксатора hardware fracture
~ метатарзальных костей fatigue [march, stress] fracture
~, метафизарный metaphysial [metaphyseal] fracture
~, многооскольчатый multifragmental fracture
~, множественный multiple fracture
~ Монтеджи Monteggia's fracture
~ мыщелка, вколоченный depressed condylar plateau fracture
~ мыщелков большеберцовой кости condylar tibial plateau fracture
~, надлодыжечный [надлодыжковый] supramalleolar fracture
~, надмыщелковый supracondylar fracture
~, невправленный unreduced fracture
~, недиагностированный inadvertent [neglected] fracture
~, неосложнённый simple fracture
~, неполный incomplete fracture
~, неправильно сросшийся malunion
~, непрямой indirect fracture
~, непонируемый irreducible fracture
~, несросшийся ununited fracture, nonunion
~, неустойчивый unstable fracture
~ нижней трети кости bone lower third fracture
~ нижней части малоберцовой кости и лодыжки большеберцовой кости с наружным смещением стопы Pott's fracture
~, огнестрельный gunshot fracture
~, одиночный single fracture
~, одновременный concurrent [combined] fracture
~, односторонний unilateral fracture
~, околосуставной juxta-articular fracture
~, оскольчатый comminuted [splintered] fracture
~, осложнённый complicated fracture
~ основания черепа basal skull fracture
~, открытый open [compound] fracture
~ от растяжения strain fracture
~, отрывной avulsion [sprain] fracture

~, патологический pathologic [secondary] fracture
~ повешенных hangman's fracture
~, повторный refracture
~, подвертельный subtrochanteric fracture
~, подголовчатый subcapital fracture
~, поднадкостничный subperiosteal [intraperiosteal] fracture
~ позвоночника spine fracture, fracture of spinal column
~, полный complete fracture
~, поперечно-косой short oblique fracture
~, поперечный transverse fracture
~ по типу «зелёной ветки» [по типу «ивового прута»] green-stick [willow, hickory-stick, bent] fracture, infracture, infraction
~ по типу трещины hairline [capillary] fracture
~ Потта Pott's fracture
~, продольный longitudinal [split] fracture
~ проксимального отдела бедренной кости proximal femoral [proximal hip] fracture
~, простой simple fracture
~, прямой direct fracture
~, разгибательный extension fracture
~, раздавленный crush (-cleavage) [cleavage] fracture
~, раздроблённый comminuted [splintered] fracture
~, свежий acute [fresh, recent] fracture
~ свода черепа skull cup fracture
~, сгибательный bending [flexion] fracture
~ «серебряной вилки» silver-fork [Colles'] fracture
~, сложный compound fracture
~ Смита Smith's [reversed Colles'] fracture
~ со смещением displaced fracture
~, спиральный spiral [spiroid, helicoid] fracture
~, спонтанный spontaneous fracture
~ с расхождением отломков кости loose [diastatic] fracture, fracture with separation
~, сросшийся solid [healed] fracture
~, стабильный stable fracture
~, субкапитальный subcapital fracture
~ таза Мальгеня Malgaigne's pelvic fracture
~ тазового кольца, двусторонний double break in ring, double break fracture
~ тазового полукольца, односторонний single break in ring, single break fracture
~ тела позвонка, «взрывной» burst compression fracture
~ типа бабочки butterfly fracture
~, типичный selected fracture
~, Т-образный T(-shaped) fracture
~, толчковый strain fracture
~, торсионный torsion fracture
~ трансплантата implant failure
~, трансцервикальный [трансшеечный] transcervical fracture
~, трёхлодыжечный trimalleolar fracture
~, трофический trophic fracture
~ турецкого седла sella turcica fracture
~, усталостный fatigue [march, stress] fracture
~, флексионный flexion [bending] fracture

459

перелом

~ че́люсти fracture of jaw, jaw fracture
~ че́люсти и костей лица́ maxillofacial fracture
~ че́репа skull fracture
~ че́репа, вда́вленный depressed skull [dishpan, derby hat, ping-pong] fracture
~ че́репа, закры́тый closed skull fracture
~ че́репа, звёздчатый stellate skull fracture
~ че́репа, линейный linear skull fracture
~ че́репа, оско́льчатый comminuted skull fracture
~ че́репа, откры́тый open skull fracture
~ че́репа, продо́льный вда́вленный gutter fracture
~ че́репа, просто́й simple skull fracture
~ че́репа, сло́жный compound skull fracture
~ че́репа со смеще́нием отло́мков кнару́жи expressed skull fracture
~, чрезверте́льный pertrochanteric fracture
~, чрезмы́щелковый transcondylar [diacondylar] fracture
~, чресшее́чный transcervical fracture
~ ше́йки бедра́ cervical hip [femoral neck] fracture
~ ше́йки бедра́, база́льный basilar fracture of femoral neck
~ ше́йки бедра́, вколо́ченный impacted femoral neck fracture
~ ше́йки бедра́, латера́льный lateral femoral neck fracture
~ ше́йки бедра́, субкапита́льный subcapital femoral neck fracture
~ ше́йки лучево́й ко́сти fracture of neck of radius
~, щелево́й linear [fissured] fracture
~ эпи́физа, вколо́ченный slipped epiphysis
~, эпифиза́рный epiphysial fracture
~, V-обра́зный stellate fracture
переломовы́вих *м.* fracture-dislocation, subluxation with fractured facet, dislocation fracture
перело́мы *м. мн.* fractures (*см. тж* перело́м)
~ на одной коне́чности monomelic fractures
~ позвонко́в, несообща́ющиеся noncontiguous fractures of spine
~ сме́жных сегме́нтов bisegmental fractures
перемежа́ющийся intermittent
переметили́рование *с.* transmethylation
перемеща́ть to transfer
перемеще́ние *с.* transfer
~ тка́ней на сосу́дистой но́жке, свобо́дное free vascularized tissue transfer
~ хромосо́мы chromosome translocation
перемы́чка *ж.* intersection, bridge
~, ко́стная bone bridge
~, сухожи́льная tendinous intersection
перенапряже́ние *с.*, физи́ческое athletic overexertion
перено́с *м.* transfer; carry
~, адапти́вный adaptive transfer
~, внутримолекуля́рный intramolecular transfer
~ загрязня́ющих веще́ств pollutants transport
~ инфе́кции infection carry
~ ио́нов ion transfer

~ при́знаков, межкле́точный intercellular character transfer
~ фармакокинети́ческих да́нных, межвидово́й interspecies pharmacokinetic scaling
переноси́мость *ж.* tolerance
перено́сица *ж.* bridge of nose
~, запа́вшая saddle nose; low nasal bridge
перено́сный (trans)portable
перено́счик *м.* carrier; transporter
~ боле́зни disease carrier
~ инфекцио́нных заболева́ний infection carrier
~ кислоро́да oxygen carrier
перено́сье *с.* bridge of nose (*см. тж* перено́сица)
переношенность *ж. гинек.* postmaturity
переохлажде́ние *с.* supercooling
переплетённый plexiform
перепо́нка *ж.* membrane, *membrana* [NA]
~, бараба́нная tympanic membrane, *membrana tympani* [NA]
~, бараба́нная втори́чная secondary tympanic membrane, *membrana tympani secondaria* [NA]
~, вну́тренняя межрёберная internal intercostal membrane
~ го́лени, межко́стная interosseous membrane of leg
~ горта́ни, фиброэласти́ческая *membrana fibroelastica laryngis* [NA]
~, за́дняя атлантозаты́лочная posterior atlanto-occipital membrane, *membrana atlanto-occipitalis posterior* [NA]
~, запира́тельная obturator membrane, *membrana obturatoria* [NA]
~, зрачко́вая pupillary membrane, *membrana pupillaris* [NA]
~, нару́жная межрёберная external intercostal membrane, *membrana intercostalis externa* [NA]
~, пере́дняя атлантозаты́лочная anterior atlanto-occipital membrane, *membrana atlanto-occipitalis anterior* [NA]
~ пищево́да esophageal web
~, покро́вная tectorial [Corti's] membrane, *membrana tectoria* [NA]
~ предпле́чья, межко́стная interosseous membrane of forearm
~, се́тчатая reticular membrane, *membrana reticularis* [NA]
~, синовиа́льная synovial membrane, *membrana synovialis* [NA]
~, спира́льная spiral membrane, *membrana spiralis* [NA]
~, стеклови́дная hyaloid membrane, *membrana vitrea, membrana hyaloidea* [NA]
~ стре́мени membrane of stapes, *membrana stapedis* [NA]
~, щитоподъязы́чная thyrohyoid membrane, *membrana thyrohyoidea, membrana hyothyroidea* [NA]
перепо́нчатый membranous, membranoid, membraniform
переразгиба́ние *с.* hyperextension, overextension

перераздувание *с.* лёгких hyperinflation of lungs
перерастяжение *с.* superdistension, overdistension
  ~ мочевого пузыря cystic [bladder] overdistension
перерезка *ж.* transection
  ~ мышцы-антагониста при параличе глазодвигательной мышцы equilibrating operation
  ~ нервных корешков radicotomy, radiculectomy, rhizotomy
  ~ пуповины omphalotomy
  ~ спинного мозга spinal cord transection
  ~ сухожилия tenotomy
перерождение *с.* degeneration
  ~, аденоидное adenization
  ~, амилоидное amyloid [waxy] degeneration, amyloidosis
  ~, ангиолитическое angiolithic degeneration
  ~, атероматозное atheromatous degeneration
  ~, базофильное basophilic degeneration
  ~, бурое brown degeneration
  ~, вакуольное vacuolar degeneration
  ~, водяночное hydropic degeneration
  ~, восходящее ascending degeneration
  ~, вторичное secondary [wallerian] degeneration
  ~, гиалиновое hyaline degeneration, hyalinosis
  ~, гидропическое hydropic degeneration
  ~, жировое fatty [adipose] degeneration
  ~, зернистое granular degeneration
  ~, известковое calcareous degeneration
  ~, казеозное caseous degeneration, caseous necrosis
  ~, кистозное cystic degeneration
  ~, коллоидное colloid degeneration
  ~, миксоматозное myxomatous degeneration
  ~, мукоидное mucoid degeneration
  ~ нерва, уоллеровское wallerian [secondary] degeneration
  ~, нисходящее descending degeneration
  ~, паренхиматозное parenchymatous degeneration, cloudy swelling
  ~, первичное primary [abiotrophic] degeneration
  ~, подагрическое gouty degeneration
  ~, полипоидное polypoid degeneration
  ~ сердечной мышцы, жировое fatty degeneration of myocardium, fatty heart
  ~ сетчатки retinopathy
  ~, склеротическое sclerotic degeneration
  ~, слизистое mucoid degeneration
  ~, старческое senile degeneration
  ~, стекловидное vitreous [glassy] degeneration
  ~, творожистое caseous degeneration, caseation
  ~, уоллеровское wallerian [secondary] degeneration
  ~, фибринозное [фибриноидное] fibrinoid [fibrinous] degeneration
  ~, фиброзное fibroid [fibrous] degeneration
перерождённый degenerative
пересадка *ж.* transplantation, grafting, transfer
  ~ всей толщи кожи full-thickness skin transplantation
  ~ кожи skin transplantation
  ~ кожи гофрированным лоскутом accordion grafting
  ~ костного мозга bone marrow transplantation
  ~ нервных клеток nerve cell grafting
  ~ печени liver [hepatic] transplantation
  ~ печени, ортотопическая orthotopic [homotopic] hepatic transplantation
  ~ почки renal transplantation
  ~ почки, гетеротопическая heterotopic renal transplantation
  ~ при биологической несовместимости (*донора и реципиента*) discordant transplantation
  ~ при биологической совместимости (*донора и реципиента*) concordant transplantation
  ~ роговицы keratoplasty
  ~ сердца heart transplantation
  ~ сухожилия tendon grafting, tendon transplantation
  ~ ткани лоскутом tissue flap transfer
  ~ ткани с одной части тела на другую одного индивидуума autografting
  ~ трупной почки cadaveric renal transplantation
пересаженный transplanted
пересаживать to transplant, to transfer
пересекать to cut (across), to transect
пересечение *с.* transection, cutting across
  ~ нервных корешков Förter's operation
  ~ пуповины omphalotomy
перестройка *ж.*:
  ~, внутригенная intragenic change
  ~, вторичная secondary change
  ~, межгенная intergenic change
  ~, остеобластическая osteoblastic remodeling
  ~, первичная primary change
  ~, структурная structural change
  ~, хромосомная chromosomal rearrangement
пересчёт *м.* импульсов count skimming, count skipping
перетяжка *ж.* constriction; strangulation (*см. тж* перетяжки)
  ~, первичная primary constriction
  ~ слизистой оболочки pillar
  ~ хромосомы chromosomal strangulation
  ~ хромосомы, вторичная secondary chromosomal strangulation
  ~ хромосомы, первичная primary chromosomal strangulation
перетяжки *ж. мн.*, амниотические amnionic constrictions, intrauterine amputations
переутомление *с.* overwork, overstrain, overfatigue
  ~, нервное neurasthenia
перехват *м.* 1. *гист.* isthmus 2. interception
  ~, кольцевой annular isthmus
  ~, конечный terminal isthmus
  ~ нервного волокна, узловой nodal interception of nervous fiber, *nodus neurofibrae* [NA]
переход *м.*:
  ~, изомерный isomeric transition

переход

~, трансплацентарный diaplacental kinetics
перешеек *м.* isthmus, *isthmus* [NA]
~ аорты aortic isthmus, *isthmus aortae* [NA]
~ железы isthmus of gland, *isthmus glandulae* [NA]
~ зева isthmus of fauces, *isthmus faucium* [NA]
~ матки isthmus of uterus, *isthmus uteri* [NA]
~ маточной трубы isthmus of uterine tube, *isthmus tubae uterinae* [NA]
~ поясной извилины isthmus of cingulate gyrus, *isthmus gyri cinguli* [NA]
~ предстательной железы isthmus of prostate, *isthmus prostatae* [NA]
~ ромбовидного мозга rhombencephalic isthmus, *isthmus rhombencephali* [NA]
~ слуховой трубы isthmus of auditory tube, *isthmus tubae auditivae* [NA]
~ хряща уха isthmus of cartilage of ear, *isthmus cartilaginis auris* [NA]
~ щитовидной железы isthmus of thyroid, *isthmus glandulae thyroideae* [NA]
периаденит *м.* periadenitis
периаднексит *м.* periadnexitis
перианальный perianal
периангиома *ж.* periangioma
периангиохолит *м.* periangiocholitis
периангиоцит *м.* periangiocyte
периангит *м.* periangitis, perivasculitis
периаортальный periaortic
периаортит *м.* periaortitis
периапикальный periapical
периаппендицит *м.* periappendicitis, para-appendicitis
~, децидуальный periappendicitis decidualis
периартериальный periarterial
периартериит *м.* periarteritis
~, гуммозный periarteritis gummosa
~, нодозный [узелковый] periarteritis nodosa, polyarteritis nodosa, Kussmaul's disease
периартрит *м.* periarthritis
~, плечелопаточный scapulohumeral periarthritis
периархикортекс *м.* periarchicortex
перибласт *м.* periblast, periplast
перибронхиальный peribronchial
перибронхиолит *м.* peribronchiolitis
перибронхиолярный peribronchiolar
перибронхит *м.* peribronchitis
перивагинит *м.* perivaginitis, pericolpitis
периваскулит *м.* perivasculitis, periangiitis
периваскулярный perivascular
перивенозный perivenous
перивентрикулярный periventricular
перивертебральный perivertebral, perispondylic
перивисцеральный perivisceral, perisplanchnic
перивисцерит *м.* perivisceritis
периганглиит *м.* perigangliitis
перигастрит *м.* perigastritis
~, гнойный suppurative [purulent] perigastritis
~, острый acute perigastritis
~, послеоперационный postoperative perigastritis
~, сифилитический syphilitic perigastritis

~, слипчивый adhesive perigastritis
~, туберкулёзный tuberculous perigastritis
перигастроэнтеростомозит *м.* perigastroenterostomositis
перигепатит *м.* perihepatitis
~, нодозный nodosal perihepatitis
~, раковый cancerous perihepatitis
~, серозный serous perihepatitis
~, склерозирующий condensing [sclerosing] perihepatitis
~, хронический chronic perihepatitis
перигландулит *м.* periglandulitis
перигломерулит *м.* periglomerulitis
перидактилия *ж.* peridactylia
перидерма *ж.* periderm
перидивертикулит *м.* peridiverticulitis
перидуоденит *м.* periduodenitis
~, врождённый congenital periduodenitis
~, вторичный secondary periduodenitis
~, диффузный diffuse periduodenitis
~, надбрыжеечный supramesenteric periduodenitis
~, первичный primary periduodenitis
~ после гастроэнтеростомии postgastroenterostomic periduodenitis
перидуральный peridural, epidural
перидурография *ж.* *рентг.* epidurography, peridurography
перикард *м.* pericardium, *pericardium* [NA]
~, серозный serous pericardium, *pericardium serosum* [NA]
~, фиброзный fibrous pericardium, *pericardium fibrosum* [NA]
перикардиальный pericardiac, pericardial
перикардиолиз *м.* pericardiolysis
перикардиомедиастинит *м.* pericardiomediastinitis
перикардиорафия *ж.* pericardiorrhaphy
перикардиостомия *ж.* pericardiostomy
перикардиотомия *ж.* pericardiotomy
~, подгрудинная subxiphoid pericardiotomy
перикардиоцентез *м.* pericardiocentesis
перикардит *м.* pericarditis
~, бактериальный bacterial pericarditis
~, вирусный viral pericarditis
~, геморрагический hemorrhagic pericarditis
~, гнилостный putrefactive pericarditis
~, гнойный purulent pericarditis, empyema of pericardium
~, грибковый fungal pericarditis
~, злокачественный neoplastic [malignant, carcinomatous] pericarditis
~, идиопатический idiopathic pericarditis
~, каллёзный pericarditis callosa
~, констриктивный constrictive pericarditis
~, неспецифический nonspecific pericarditis
~, обызвествляющийся pericarditis calculosa
~, острый acute pericarditis
~, паразитарный parasitic pericarditis
~, пневмококковый pneumococcal pericarditis
~, подострый subacute pericarditis
~, реактивный асептический фибринозный reactive aseptic fibrinous pericarditis

~, ревматический rheumatic pericarditis
~, ревматоидный rheumatoid pericarditis
~, рецидивирующий recurrent pericarditis
~, сдавливающий constrictive pericarditis
~, серозно-фибринозный serofibrous pericarditis
~, серозный hydropericarditis
~, сифилитический syphilitic pericarditis
~, слипчивый adhesive pericarditis
~, сухой pericarditis sicca
~, травматический traumatic pericarditis
~, туберкулёзный tuberculous pericarditis
~, уремический uremic pericarditis
~, хилёзный chylous pericarditis
~, холестериновый cholesterol pericarditis
перикардэктомия *ж.* pericard(i)ectomy
перикарион *м.* perikaryon
периколит *м. гастр.* pericolitis
~, левый pericolitis sinistra, perisigmoiditis
~, правый pericolitis dextra
перикольпит *м. гинек.* pericolpitis, perivaginitis
перикорнеальный pericorneal, perikeratic
перикоронит *м.* pericoronitis
перикраниальный pericranial
перикранит *м.* pericranitis
перилабиринтит *м.* perilabyrinthitis
перилимфа *ж.* perilymph
перилимфангит *м.* perilymphangitis
перимастит *м.* perimastitis
перименингит *м.* perimeningitis, pachymeningitis
периметр *м. мед. тех.* perimeter
~, настольный desk perimeter
~, портативный portable perimeter
~, проекционный projecting perimeter
периметрий *м.* perimetrium, *perimetrium* [NA]
периметрит *м. гинек.* perimetritis
~, гонорейный gonorrheal perimetritis
~, слипчивый adhesive perimetritis
~, экссудативный exudative perimetritis
периметритный, периметрический perimetritic
периметрия *ж. офт.* perimetry
периметросальпингит *м.* perimetrosalpingitis
перимиелит *м.* perimyelitis
перимизиальный perimysial
перимизий *м.* perimysium
~, внутренний perimysium internum, endomysium
~, наружный perimysium externum, epimysium
перимизит *м.* perimysi(i)tis
перинатальный perinatal
перинатолог *м.* perinatologist
перинатология *ж.* perinatology
перинеальный perineal
периневральный perineural
периневрий *м.* perineurium, *perineurium* [NH]
периневрит *м.* perineuritis
периневрография *ж. рентг.* perineurography
перинеопластика *ж.* perineoplasty
перинеорафия *ж. (зашивание промежности)* perineorrhaphy
~, постнатальная postnatal perineorrhaphy
перинеоскротальный perineoscrotal
перинеостомия *ж.* perineostomy

перинеотомия *ж.* perineotomy
перинефральный perinephral
перинефрит *м.* perinephritis
~, гнойный purulent perinephritis
~, продуктивный productive perinephritis
~, серозный serous perinephritis
~, фиброзно-липоматозный fibrolipomatous perinephritis
~, фиброзный fibrous perinephritis
перинуклеарный perinuclear
период *м.* period (*см. тж* периоды)
~, антенатальный intrauterine [prenatal] life
~ биологического полувыведения biologic half-life
~, ближайший послеоперационный immediate postoperative period
~, ближайший посттрансплантационный immediate posttransplantation period
~, восстановительный recovery period, recovery time
~ выздоровления recovery period, recovery time
~, дородовой antepartum period
~ изгнания 1. *акуш.* expulsion of fetus 2. *кард.* ejection period
~, инкубационный incubation period
~, климактерический climacterical period
~ коклюша, спастический pertussis spasmodic period
~ лактации service [lactation] period
~ молчания между двумя ударами сердца (*при аускультации сердца*) auscultatory gap
~, неонатальный neonatal period
~ нетрудоспособности disability period
~ новорождённости neonatal period
~ первичной туберкулёзной инфекции, ранний first 6 — 12 months after tuberculous infection
~, перинатальный perinatal life
~, поздний послеоперационный late postoperative period
~ полового созревания puberty, pubertal period
~ полувыведения, эффективный effective half-life
~ полунакопления *радиол.* half-life time
~ полураспада *радиол.* physical [radioactive] half-life
~ полураспада, биологический biological half-life
~ полураспада, эффективный effective half-life
~, последовый placental stage
~, послеродовой puerperal [postpartum] period
~, постнатальный postnatal life
~, прелиминарный *гинек.* preliminary period
~, препубертатный prepubertal period
~, пубертатный puberty, pubertal period
~, ранний неонатальный early neonatal period
~, ранний послеоперационный early postoperative period
~ раскрытия (*о родах*) dilating of labor
~, рефрактерный refractory period

период

~ ро́дов labor stage
~ фетогене́за fetal phase
~, эмбриона́льный fetal life
периоди́ческий periodical
периодо́нт *м.* periodontium, peridental membrane
периодонта́льный periodontal, periodontic
периодонти́т *м. стом.* periodontitis, amphodontitis, pericementitis
~, верху́шечный apical periodontitis
~, гно́йно-некроти́ческий purulo-necrotic periodontitis
~, гранулемато́зный granulomatous periodontitis
~, гранули́рующий granulating periodontitis
~, инфекцио́нный infectious periodontitis
~, краево́й marginal periodontitis
~, медикаменто́зный drug-induced periodontitis
~ моло́чных зубо́в milk [deciduous] periodontitis
~, неинфекцио́нный noninfectious periodontitis
~, серо́зный serous periodontitis
~, травмати́ческий traumatic periodontitis
~, фагедени́ческий phagedenic periodontitis
~, фибро́зный fibrous periodontitis
~, хрони́ческий chronic periodontitis
~, хрони́ческий септи́ческий верху́шечный chronic septic apical periodontitis
периодонтогра́мма *ж.* periodontogram
периодонто́з *м.* periodontosis
периодонтокла́зия *ж.* periodontoclasia
периодонто́лиз *м. стом.* periodontolysis, amphodontolysis
периодонто́ма *ж.* periodontoma
периодонтопати́я *ж.* periodontopathy
перио́ды *м. мн.* periods (*см. тж* пери́од)
~ Ве́нкебаха(—Само́йлова) *кард.* Wenckebach phenomenon
~ разви́тия плода́, крити́ческие critical periods of fetal development
периокуля́рный periocular, circumocular
периоофори́т *м. гинек.* perioophoritis, periovaritis
~, гоноре́йный gonorrheal perioophoritis
~, туберкулёзный tuberculous perioophoritis
периоофоросальпинги́т *м.* perioophorosalpingitis, perisalpingo-ovaritis
периоперацио́нный perioperative
периоптометри́я *ж.* perioptometry
периора́льный perioral
периорбита́льный periorbital
периорхи́т *м.* periorchitis
~, геморраги́ческий periorchitis hemorrhagica
~, гно́йный purulent periorchitis
~, о́стрый acute periorchitis
~, продукти́вный productive periorchitis
~, хрони́ческий chronic periorchitis
перио́ст *м.* periosteum
периоста́льный periosteal, periosteous
периостео́ма *ж.* periost(e)oma
периостеомиели́т *м.* periosteomyelitis, periosteomedullitis
периостео́м *м. мед. тех.* periost(e)otome

периостеотоми́я *ж. ортоп.* periosteotomy
периости́т *м.* periost(e)itis
~, альбумино́зный albuminous periostitis
~, альвеоля́рный alveolar periostitis, alveolitis
~, гно́йный purulent [suppurative] periostitis
~, гуммо́зный gummatous periostitis
~, дента́льный dental periostitis
~, метатарза́льный Deutschländer's disease
~, орбита́льный orbital periostitis
~, оссифици́рующий ossification periostitis
~, остре́йший periostitis acutissima
~, пролифера́тивный proliferative periostitis, Garré's disease
~, просто́й simple periostitis
~, реакти́вный reactive periostitis
~, ревмати́ческий rheumatic periostitis
~, серо́зный albuminous periostitis
~, сифилити́ческий syphilitic periostitis
~, сли́зистый mucous periostitis
~, травмати́ческий traumatic periostitis
~, транше́йный trench periostitis
~, туберкулёзный tuberculous periostitis
~, фибро́зный fibrous periostitis
периосто́з *м.* periost(e)osis
периостеотоми́я *ж.* periost(e)otomy
перипалеоко́ртекс *м.* peripaleocortex
перипанкреати́т *м.* peripancreatitis
перипахименинги́т *м.* peripachymeningitis
~, гно́йный purulent [suppurative] peripachymeningitis
перипла́зма *ж.* periplasm
перипла́ст *м.* periplast, periblast
перипласти́ческий periplastic
периплеври́т *м.* peripleuritis
периплоци́н *м.* periplocin
перипневмони́я *ж.* peripneumonia
перипори́т *м.* periporitis
перипорта́льный periportal
перипрокти́т *м.* periproctitis, perirectitis, paraproctitis
перипростати́т *м.* periprostatitis
перипсои́т *м.* peripsoitis
периректа́льный perirectal
периректи́т *м.* perirectitis, periproctitis, paraproctitis
перирена́льный perinephric, perirenal, circumrenal
перисальпинги́т *м. гинек.* perisalpingitis
перисальпингоофори́т *м.* perioophorosalpingitis, perisalping-ovaritis
перисигмоиди́т *м.* perisigmoiditis, pericolitis sinistra
перисинуси́т *м.* perisinu(s)itis
перисинуси́тный perisinuous
перисинусоида́льный perisinusoid(al)
периси́стола *ж.* perisystole, presystole
перисистоли́ческий perisystolic, presystolic
периспермати́т *м.* perispermatitis
~, серо́зный perispermatitis serosa
периспланхни́т *м.* perisplanchnitis
периспленит *м.* perisplenitis
~, ревмати́ческий rheumatic perisplenitis
~, сифилити́ческий syphilitic perisplenitis

~, слипчивый adhesive perisplenitis
~, туберкулёзный tuberculous perisplenitis
периспондилит *м.* perispondylitis
перистальтика *ж.* peristalsis
~, видимая visible peristalsis
~ желудка gastric peristalsis
~, замедленная bradyperistalsis
~, кишечная intestinal peristalsis
~ кишечника intestinal peristalsis
~, неправильная dysperistalsis
~, обратная reversed peristalsis, antiperistalsis
~ пищевода esophageal peristalsis
~ с нарушенным ритмом anisoperistalsis
~ толстой кишки colonic propulsion
~, усиленная hyperperistalsis
~, форсированная mass peristalsis
перистальтический peristaltic
перистола *ж.* peristole
перистолический peristolic
перистома *ж.* peristoma, peristome
перистоматический peristomal, peristomatous, perioral
перистон *м.* periston
периструмит *м.* peristrumitis, perithyroiditis
перителий *м.* perithelium
перителиома *ж.* perithelioma, hemangiopericytoma
перитендиний *м.* peritendineum, peritenon
перитендинит *м.* peritendinitis, peritenontitis
перитиреоидит *м.* peristrumitis, perithyroiditis
перитифлит *м.* perityphlitis
перитонеальный peritoneal
перитонеоалгия *ж.* peritonealgia
перитонеография *ж. рентг.* peritoneography
перитонеоклизис *м.* peritoneoclysis
перитонеопатия *ж.* peritoneopathy
перитонеопексия *ж.* peritoneopexy
перитонеопластика *ж.* peritoneoplasty
перитонеоскоп *м. мед. тех.* peritoneoscope
перитонеоскопия *ж.* peritoneoscopy, laparoscopy, celioscopy, abdominoscopy, organoscopy, ventroscopy
перитонеотомия *ж.* peritoneotomy, celiotomy
перитонеоцентез *м.* peritoneocentesis, abdominocentesis, celiocentesis
перитонзиллит *м.* peritonsillitis, paratonsillitis
перитонзиллярный peritonsillar
перитонизация *ж. (закрытие дефекта висцеральной брюшины)* peritonization
перитонизировать to peritonize
перитонизм *м.* peritonism
перитонит *м.* peritonitis
~, адгезивный adhesive peritonitis
~, аппендикулярный appendicular peritonitis
~, асептический aseptic peritonitis
~, бактериальный bacterial peritonitis
~, бариевый barium peritonitis
~, вторичный бактериальный secondary bacterial peritonitis
~, вторичный хронический secondary chronic peritonitis
~, вялотекущий subacute peritonitis
~, газовый gas peritonitis

~, гематогенный hematogenic peritonitis
~, геморрагический hemorrhagic peritonitis
~, генерализованный general [diffuse] peritonitis
~, гнилостный putrid peritonitis
~, гнойный purulent peritonitis
~, гонорейный gonorrheal peritonitis
~, деформирующий peritonitis deformans
~, диафрагмальный diaphragmatic peritonitis
~, диффузный diffuse [general] peritonitis
~, доброкачественный пароксизмальный benign paroxysmal peritonitis, periodic abdominalgia
~, жёлчный bile [biliary] peritonitis
~, злокачественный malignant peritonitis
~, инкапсулирующий encapsulating peritonitis
~, инфекционный infectious peritonitis
~, каловый fecal peritonitis
~, криптогенный primary peritonitis
~, локализованный localized [circumscribed] peritonitis
~, мекониевый meconium peritonitis
~, местный localized [circumscribed] peritonitis
~, метастатический metastatic peritonitis
~, миксоматозный myxomatous peritonitis
~, неинфекционный noninfectious peritonitis
~, неспецифический nonspecific peritonitis
~, общий general [diffuse] peritonitis
~, острый acute peritonitis
~, осумкованный peritonitis encapsulans
~, отграниченный localized [circumscribed] peritonitis
~, первичный primary peritonitis
~, первичный хронический primary chronic peritonitis
~, периодический periodic peritonitis, familial paroxysmal polyserositis
~, перфоративный perforative peritonitis
~, пластический plastic peritonitis
~, пневмококковый pneumococcal peritonitis
~, подострый subacute peritonitis
~, послеабортный postabortal peritonitis
~ после кесарева сечения peritonitis after cesarean section
~, послеоперационный postoperative peritonitis
~, послеродовой puerperal peritonitis, lochioperitonitis
~, прободной perforative peritonitis
~, продуктивный productive peritonitis, pachyperitonitis
~, разлитой general [diffuse] peritonitis
~, раковый cancerous peritonitis
~, ревматический rheumatic peritonitis
~, септический septic peritonitis
~, серозный serous peritonitis
~, сифилитический syphilitic peritonitis
~, склерозирующий condensing peritonitis
~, слипчивый adhesive peritonitis
~, спонтанный бактериальный spontaneous bacterial peritonitis
~, тазовый pelvic peritonitis

перитонит

~, туберкулёзный tuberculosis [tuberculous] peritonitis
~, фетальный fetal peritonitis
~, фибринозно-гнойный fibrinopurulent peritonitis
~, фибринозный fibrinous peritonitis
~, фиброзный fibrous peritonitis
~, фиброказеозный fibrocaseous peritonitis
~, фибропластический fibroplastic peritonitis
~, хилёзный chyle peritonitis
~, хронический chronic peritonitis
~, хронический фиброзный инкапсулированный peritonitis chronica fibrosa encapsulans
~, экссудативный exudative peritonitis

перитромбофлебит *м.* perithrombophlebitis
перитубулярный peritubular; pericanalicular
периуретеральный periureteral, periureteric
периуретерит *м.* periureteritis
периуретральный periurethral
периуретрит *м.* periurethritis
периферический peripheric, peripheral
перифибриллярный perifibrillar
перифлебит *м.* periphlebitis
перифокальный perifocal
перифолликулит *м.* perifolliculitis
~ головы, абсцедирующий и подрывающий chronic dissecting folliculitis of scalp
~, поверхностный пустулёзный superficial pustular perifolliculitis, Bockhart's [follicular, staphylococcal, staphylococcic] impetigo

перифренит *м.* periphrenitis
перихолангит *м. гастр.* pericholangitis
перихолецистит *м.* pericholecystitis
перихондральный perichondr(i)al
перихондрий *м.* perichondrium, *perichondrium* [NA]
перихондрит *м.* (*воспаление надхрящницы*) perichondritis
~, аурикулярный auricular perichondritis
~ гортани perichondritis of larynx
перихондрома *ж.* perichondroma
перихориоидальный perichoroidal
перицекальный pericecal, perityphlic
перицеллюлярный pericellular, pericytial
перицемент *м. стом.* pericementum, periodontium, paradentium
перицементит *м. стом.* periodontitis, pericementitis, amphodontitis (*см. тж* периодонтит)
перицентрический pericentric
перициазин *м. фарм.* periciazine, neuleptil
перицистит *м. урол.* pericystitis
перицистография *ж. рентг.* pericystography
~, промежностная perineal pericystography
перицит *м.* pericyte, adventitial [pericapillary, perithelial] cell
перицитома *ж. онк.* (hemangio)pericytoma, perithelioma
периэндотелиома *ж.* periendothelioma
периэнтерит *м.* perienteritis
периэнцефалит *м.* periencephalitis
периэнцефаломенингит *м.* periencephalomeningitis
перколировать to percolate

перколятор *м. мед. тех.* percolator
перколяция *ж.* percolation
перкуссия *ж.* percussion
~, аускультативная [аускультаторная] auscultatory percussion
~, бимануальная bimanual percussion
~, глубокая deep [heavy] percussion
~ зуба percussing [tapping] on a tooth
~ ключицы clavicular percussion
~, непосредственная direct [immediate] percussion
~, непрямая [опосредованная] mediate [pleximetric] percussion
~, осязательная [пальпаторная] palpatory percussion
~, пальцевая finger percussion
~ при глубоком вдохе *или* выдохе respiratory percussion
~, прямая direct [immediate] percussion
~ сердца percussion of heart
~, сравнительная comparative percussion
~, топографическая topographic percussion

перкутанный percutaneous
перкутировать to percuss
перманганат *м.* permanganate
перманганатометрия *ж.* permanganatometry
пермеаза *ж. биохим.* permease
пернициозный pernicious
перновин *м.* phenindamine tartrate
пероксид *м.* peroxide (*см. тж* перекись)
пероксидаза *ж. биохим.* peroxidase
пероксисома *ж.* peroxisome
перомелия *ж.* peromelia, peromely
перонеальный peroneal
перонеотибиальный peroneotibial, tibiofibular
перонеофеморальный peroneofemoral
пероральный peroral
персеверация *ж.* мышления *псих.* perseveration
персистенция *ж.* persistence (*см. тж* персистирование)
~ жёлтого тела persistence of corpus luteum
~ мюллеровых [парамезонефрических] протоков müllerian derivatives in males persistence, persistent müllerian duct syndrome
персистирование *с.* persistence (*см. тж* персистенция)
~ фетального гемоглобина, наследственная hereditary persistence of fetal hemoglobin
персистирующий long-lasting
персонал *м.* personnel
~, вспомогательный медицинский auxiliary medical personnel
~, медицинский medical personnel, medical staff
~, младший медицинский paramedical personnel
~, руководящий медицинский head medical personnel
~ скорой медицинской помощи alerting medical personnel
~, средний медицинский paramedical personnel
~, старший сестринский senior nursing staff

перспирация ж. perspiration
перстневидный cricoid
пертубация ж. маточных труб pertubation of fallopian tubes
пертуссин м. фарм. pertussin
перфеназин м. фарм. perphenazine
перфоратор м. мед. тех. perforator
~ Бло, копьевидный Blot's lanceolated perforator
~ для прободения основания черепа плода, копьеобразный lanceolated embryotomy perforator
~, нейрохирургический neurosurgical perforator
~, ушной otic [ear] perforator
перфораторий м. (сперматозоида) perforatorium
перфорации ж. мн., тонко- и толстокишечные intestinal and colonic perforations (см. тж перфорация)
перфорация ж. perforation; tresis (см. тж перфорации)
~ в свободную брюшную полость free perforation
~ головки плода transforation
~ желудка gastric perforation
~ жёлчного пузыря ruptured gallbladder, perforation of gallbladder
~ инородным телом foreign body perforation
~ каловым камнем stercoral perforation
~ кишки bowel [intestinal] perforation, intestinal leak
~ матки uterine perforation
~ основания черепа плода transforation
~ пищевода esophageal perforation
~ по линии швов suture-line perforation
~, прикрытая coverted [concealed] perforation
~, свободная free perforation
~, стеркоральная stercoral perforation
~, ятрогенная iatrogenic perforation
перфорированный perforated
перфорировать to perforate
перфторированный perfluorochemical
перфузат м. perfusate
перфузиолог м. perfusionist
перфузия ж. perfusion
~, веноартериальная venoarterial perfusion
~ головного мозга cerebral perfusion
~, коронарная coronary perfusion
~, общая гипотермическая total hypothermic bypass
~, перекрёстная cross-perfusion
~, регионарная regional perfusion
~, скудная (крови) hypoperfusion
перхоть ж. dandruff, scurf
перчатки ж. мн. gloves
~, анатомические anatomic gloves
~, защитные protective gloves
~, защищающие от излучения radiation-resistant gloves
~, медицинские medical gloves
~, резиновые rubber gloves
~, рентгенозащитные X-ray protective gloves

~, хирургические surgical gloves
песколовка ж. экол. grit chamber, sand trap
песок м. sand
~, кишечный intestinal sand
~, «мозговой» acervulus, brain sand
~, мочевой gravel, urine sand
~, почечный renal sand
пессарий м. (маточное кольцо) pessary
~, диафрагмальный diaphragm pessary
~, кольцевой ring pessary
~, полый резиновый hollow rubber pessary
~, эластический кольцевой elastic ring pessary
пестик м. (для растирания) pestle
пестицид м. pesticide
песчанка ж. фарм. sandwort, Arenaria
песь ж. уст. vitiligo, piebald skin, acquired leukoderma
петехия ж. дерм. petechia, petechial [punctate] hemorrhage
петидин м. фарм. pethidine
петлевидный ansate, ansiform, loop-shaped
петля ж. 1. loop, ansa, ansa [NA] 2. fillet, lemniscus, lemniscus [NA] 3. мед. тех. loop, snare
~, гемокапиллярная (hemo)capillar loop
~ Генле Henle's loop, ansa nephroni [NA]
~, гортанная полипная laryngeal polypous loop
~, диатермическая hot [galvanocaustic] snare
~ для удаления полипа snare
~ для удаления полипов через эндоскопы, монополярная monopolar polypectomy snare
~ для экстракции катаракты cataract loop
~, кишечная intestinal loop, loop of bowel
~, латеральная lateral lemniscus, lemniscus lateralis [NA]
~, медиальная medial lemniscus, lemniscus medialis [NA]
~ мозолистого тела fillet of corpus callosum
~ нефрона Henle's loop, ansa nephroni [NA]
~ ножки мозга peduncular loop, peduncular ansa, ansa peduncularis [NA]
~, носовая полипная nasal polypous loop, Jarvis' snare
~ оливы olivary fillet
~, отводящая кишечная (при гастроэнтеростомии) efferent intestinal loop
~, платиновая platinum loop
~, подключичная Vieussens' loop, subclavian loop, ansa subclavia [NA]
~, полипная polypous loop
~ пуповины loop of cord
~, рвущая полипная seizing polypous loop
~ с бактериальной культурой infected loop
~, спинальная [спинномозговая] spinal lemniscus, lemniscus spinalis [NA]
~, тройничная trigeminal lemniscus, lemniscus trigeminalis [NA]
~, уретральная urethral loop
~, ушная ear snare, ear loop
~, холодная cold snare
~, чечевицеобразная lenticular ansa, lenticular loop, ansa lenticularis [NA]
~, шейная cervical ansa, ansa cervicalis [NA]

пéтля-катéтер м. loop-catheter
петрификáция ж. petrification, calcification, fossilization
 ~ плодá petrification [calcification] of fetus
 ~ пýльпы petrification [calcification] of pulp
петрóзит м. petrositis
пецилоцúн м. pecilocin
пéчень ж. liver, *hepar* [NA]
 ~, алкогóльная alcoholic fatty liver
 ~, амилóидная amyloid [lardaceous, waxy] liver
 ~, блуждáющая wandering liver, hepatoptosia, hepatoptosis
 ~, большáя бугрúстая tuberous [nodular] liver
 ~, большáя пёстрая large motley [large many-colored] liver
 ~, глáдкая smooth liver
 ~, глазýрная frosted [(sugar-)icing] liver
 ~, гусúная goose liver
 ~, двойнáя double liver
 ~, дóльчатая segmental [clove] liver
 ~, жúрная fatty liver, hepatic steatosis
 ~, жировáя amyloid [lardaceous, waxy] liver
 ~, засáхаренная frosted [(sugar)icing] liver
 ~, застóйная nutmeg liver
 ~, кистóзная cystic liver
 ~, кремнёвая brimstone liver
 ~, мускáтная nutmeg liver
 ~, сердéчная cardiac liver, pseudocirrhosis
 ~, тропúческая tropical liver
 ~, цирротúческая cirrotic liver
 ~, шóковая shock liver, ischemic hepatitis
печёночно-двенадцатипéрстный hepatoduodenal
печёночно-желýдочный hepatogastric
печёночно-кишéчный hepatoenteric
печёночно-лёгочный hepatopneumonic
печёночно-мозговóй hepatocerebral
печёночно-поджелýдочный hepatopancreatic
печёночно-портáльный hepatoportal
печёночно-пóчечный hepatonephric, hepatorenal
печёночно-пузыpный hepatocystic
печёночно-селезёночный hepatolienal
печёночный hepatic
пещéра ж. antrum, *antrum* [NA]
 ~, приврáтниковая pyloric antrum, *antrum pyloricum* [NA]
 ~ сосцевúдного отрóстка mastoid [Valsalva's] antrum, *antrum mastoideum* [NA]
пещéристый (*напр. о слизистой оболочке носа*) cavernous
пигмéнт м. pigment
 ~, актúвный active pigment
 ~, ангемоглобиногéнный anhematogenous pigment
 ~, бýрый lipofuscin, wear-and-tear pigment
 ~, гемоглобиногéнный hematogenous pigment
 ~, гепатогéнный hepatogenous [bile] pigment
 ~, дыхáтельный respiratory pigment
 ~, жёлтый lipofuscin, wear-and-tear pigment
 ~, жёлчный bile [hepatogenous] pigment
 ~, жёлчный жёлтый biliflavin
 ~, жёлчный зелёный biliverdin(e), (utero)verdine, depydrobilirubin
 ~, жёлчный крáсный bilirubin
 ~, жёлчный сúний bilicyanin
 ~ жёлчных камнéй bilifuscin
 ~, зрúтельный rhodopsin
 ~ крóви, крáсный hemochrome
 ~, кровянóй blood pigment
 ~, липóидный lipofuscin, wear-and-tear pigment
 ~, меланотúческий melanotic pigment, melanin
 ~, мочевóй urinary pigment
 ~, протеиногéнный proteinogenous pigment
 ~ старéния lipofuscin, wear-and-tear pigment
 ~, чёрный pigmentium nigrum
пигментáция ж. pigmentation
 ~, амальгáмовая (*десны*) amalgam tattoo
 ~, аномáльная abnormal pigmentation, chromatism
 ~, бýрая greyish-brown pigmentation
 ~, интенсúвная intensive pigmentation
 ~ кóжи, жёлтая xanthochromia, xanthosis
 ~ кóжи, сéтчатая xanthopathy
 ~, пищевáя coloration due to food
 ~, пятнúстая spotty pigmentation
 ~, экзогéнная exogenous pigmentation
 ~, эндогéнная endogenous pigmentation
пигментúрованный pigmented
пигмéнтный pigmentary
пигментолизúн м. pigmentolysin
пигментообразовáние с. chromogenesis
пигментообразýющий chromogenic
пигментофáг м. pigmentophage, chromophage
пигментофóр м. pigmentophore, chrom(ato)phore
пигопáги м. мн. pygopagus
пиелúт м. pyelitis
 ~ берéменных pyelitis gravidarum
 ~, геморрагúческий hemorrhagic pyelitis
 ~, инфекциóнный infectious pyelitis
 ~, кистóзный pyelitis cystica
 ~, óстрый acute pyelitis
 ~, туберкулёзный tuberculous pyelitis
 ~, хронúческий chronic pyelitis
пиеловенóзный pyelovenous
пиелогрáмма ж. *рентг.* pyelogram
пиелогрáфия ж. *рентг.* pyeloureterography, ureteropyelography, pelviureterography
 ~, антегрáдная antegrade pyelography
 ~, внутривéнная intravenous pyelography
 ~, восходящая ascending pyelography
 ~, выделúтельная excretion pyelography
 ~, двойнáя double pyelography
 ~, нисходящая [ретрогрáдная] retrograde pyelography
 ~, чрескóжная percutaneous pyelography
 ~, экскретóрная excretion pyelography
пиелолимфатúческий pyelolymphatic
пиелолитотомúя ж. pyelolithotomy
пиелонефрúт м. pyelonephritis
 ~ берéменных pyelonephritis gravidarum
 ~, гематогéнный hematogenous pyelonephritis
 ~, гнóйный purulent pyelonephritis

~, двусторо́нний bilateral pyelonephritis
~, калькулёзный calculous pyelonephritis
~, ксантогранулемато́зный xanthogranulomatous pyelonephritis
~, односторо́нний unilateral pyelonephritis
~, о́стрый acute pyelonephritis
~, послеродово́й puerperal pyelonephritis
~, туберкулёзный tuberculous pyelonephritis
~, хрони́ческий chronic pyelonephritis
пиелонефрити́ческий pyelonephritic
пиелонефро́з *м.* pyelonephrosis
пиелонефростоми́я *ж.* pyelonephrostomy
пиелопла́стика *ж.* pyeloplasty
пиелоскопи́я *ж.* pyeloscopy
пиелостоми́я *ж.* pyelostomy
пиелотоми́я *ж.* pyelotomy
пиелоуретерогра́фия *ж. рентг.* pyelo(uretero)graphy, ureteropyelography, pelviureterography
~, внутриве́нная intravenous pyeloureterography
~, восходя́щая ascending pyeloureterography
~, ретрогра́дная retrograde pyeloureterography
~, экскрето́рная excretion pyeloureterography
пиелоуретеропла́стика *ж.* pyeloureteroplasty
пиелоуретерэктази́я *ж.* pyeloureterectasis
пиелофлюороскопи́я *ж.* pyelofluoroscopy
пиелоцисти́т *м.* pyelocystitis
пиелэктази́я *ж.* pyelectasis
пиеми́я *ж. (гноекровие)* pyemia
~, криптоге́нная cryptogenic pyemia
~, порта́льная portal pyemia, suppurative pylephlebitis
пик *м. радиол.* peak
~ Брэ́гга Bragg's (ionization) peak
~ иониза́ции ionization peak
~, энергети́ческий energy peak
пиклоксиди́н *м.* picloxydine
пикни́ческий pyknic
пикнодизосто́з *м. ортоп.* pyknodysostosis
пикно́з *м.* pyknosis
пикнолепси́н *м. фарм.* ethosuximide
пикнолепси́я *ж. псих.* pyknolepsy
пикно́метр *м.* pyknometer
пикноти́ческий pyknotic
пикра́т *м.* picrate
пикри́новый picric
пикротокси́н *м.* picrotoxin
пила́ *ж. мед. тех.* saw
~, ампутацио́нная amputating [amputation] saw
~, анатоми́ческая dissecting blade saw
~, вибрацио́нная oscillating saw
~, ди́сковая disk saw
~ для позвонко́в, двойна́я twin vertebral saw
~ для разреза́ния ги́псовых повя́зок plaster [band] saw, cast cutter
~ Ки́ршнера, про́волочная Kirschner's wire
~, ко́стная bone cutter
~, кру́глая ring saw
~, листова́я dissecting blade saw
~, лучко́вая [ножева́я] hack [hand-type bone] saw
~, носова́я nasal saw
~, осцилли́рующая oscillating saw

~, пневмати́ческая power saw
~, про́волочная wire file, wire cutter
~, ра́мочная frame [bow-type bone] saw
~, ручна́я hand(-type) saw
~, стоматологи́ческая disk saw; teeth cutter
~, хирурги́ческая surgical saw
пилетромбо́з *м.* pylethrombosis
пилетромбофлеби́т *м.* pylethrombophlebitis
пилефлеби́т *м.* pylephlebitis
~, вермино́зный verminous pylephlebitis
~, о́стрый гно́йный acute purulent pylephlebitis
~, септи́ческий septic pylephlebitis
~, сли́пчивый adhesive pylephlebitis
пилефлебэктази́я *ж.* pylephlebectasis
пи́лка *ж.*:
~ Джи́льи, про́волочная Gigli's file [Gigli's chain] saw
~ для зуботехни́ческого ло́бзика dental saw blade
пилокарпи́н *м.* pilocarpine
~, азотноки́слый pilocarpine nitrate
~, хлористоводоро́дный pilocarpine hydrochloride
пилока́рпус *м. фарм.* pilocarpus, *Pilocarpus*
~ мелколи́стный small-leaved pilocarpus, *Pilocarpus microphyllus*
пиломото́рный pilomotor
пилори́н *м.* pylorin
пилори́т *м.* pyloritis
пилори́ческий pyloric
пилоралги́я *ж.* pyloralgia
пилорогастрэктоми́я *ж* pylor(ogastr)ectomy
пилородуодени́т *м. гастр.* pyloroduodenitis
пиломиотоми́я *ж. (при реконструкции пищевода)* pyloromyotomy
пилоропла́стика *ж.* pyloroplasty
~ по Ге́йнеке — Мику́личу Heineke-Mikulicz pyloroplasty
~ по Фи́ннею Finney pyloroplasty
~, экстрамуко́зная extramucous pyloroplasty
пилоропто́зия *ж.* pyloroptosia
пилороскопи́я *ж.* pyloroscopy
пилороспа́зм *м.* pylorospasm
пилоростено́з *м.* pylorostenosis, pyloric stenosis
~, врождённый congenital pyloric stenosis
пилоростоми́я *ж.* pylorostomy
пилоротоми́я *ж.* pylorotomy
пило́рус *м.* pylorus, *pylorus* [NA]
пилорэктоми́я *ж.* pylor(ogastr)ectomy
пилосебоцистомато́з *м.* pilosebocystomatosis
пилю́ля *ж.* pill, tablet
~, перора́льная контрацепти́вная oral contraceptive [birth control] pill
пимози́д *м. фарм.* pimozide
пингве́кула *ж.* pinguecula, pinguicula
пинеало́ма *ж.* pinealoma
пинеалопати́я *ж.* pinealopathy
пинеалоци́т *м. цитол.* pinealocyte
пинеа́льный *(относящийся к шишковидному телу)* pineal
пинеалэктоми́я *ж.* pinealectomy
пинеобласто́ма *ж.* pineoblastoma
пинеоцито́ма *ж.* pineocytoma

пиноци́т *м. цитол.* pinocyte
пиноцито́з *м. цитол.* pinocytosis
пи́нта *ж. инф. бол.* pinta, azul, carate
пинти́ды *м. мн.* pintids (*эритематосквамозные пятна на коже при пинте*)
пинце́т *м.* forceps; tweezers
~, анатоми́ческий mouse-tooth forceps
~, атравмати́ческий fine [pointed] forceps
~, безоконча́тый nonfenestrated forceps
~, большо́й око́нчатый large fenestrated forceps
~, глазно́й ophthalmic forceps
~, гу́бчатый sponge forceps
~ для ке́сарева сече́ния cesarean section forceps
~ для коагуля́ции coagulation forceps
~ для рогови́цы гла́за corneal forceps
~ для удале́ния иноро́дных тел foreign body forceps
~ для экстра́кции катара́кты в ка́псуле capsule forceps
~, зубно́й dental forceps, dental plier, tooth [dental] tweezers
~, зу́бчато-ла́пчатый tenaculum forceps
~, зу́бчатый thumb (serrated) pincers; mouse-tooth forceps
~, изо́гнутый curved forceps
~, ка́псульный capsule forceps
~, коро́нковый miz-tweezers, contouring pliers
~ Ко́хера Kocher's forceps
~, кровооста́нáвливающий hemostatic forceps
~, ладьеви́дный scaphoid forceps
~, ла́пчатый gripping forceps
~, лигату́рный ligature forceps
~, ма́лый око́нчатый small fenestrated forceps
~, нейрохирурги́ческий brain forceps
~, носово́й nasal forceps
~, око́нчатый fenestrated forceps
~, остроконе́чный pointed forceps
~, остроконе́чный глазно́й pointed ophthalmic forceps
~ Пеа́на Péan's forceps
~, перевя́зочный dressing forceps
~, препарова́льный dissecting forceps
~, прямо́й straight forceps
~, радиоманипуляцио́нный radiomanipulating forceps
~, ро́ликовый roller forceps
~, сре́дний око́нчатый medium fenestrated forceps
~, стоматологи́ческий dental forceps, dental plier, tooth [dental] tweezers
~, техни́ческий technical forceps
~, ушно́й ear forceps
~, фиксацио́нный fixation forceps
~, фиксацио́нный глазно́й fixation ophthalmic forceps
~, хирурги́ческий surgical [thumb] forceps
~, хирурги́ческий глазно́й thumb ophthalmic forceps
~, хирурги́ческий многозу́бчатый thumb serrated forceps

~, электрокоагуляцио́нный electrocoagulating forceps
~, эпиляцио́нный epilating forceps
пинце́т-зажи́м *м.* forceps-clamp
пинце́т-но́жницы *мн.* forceps-scissors
пиова́рий *м. гинек.* pyo-ovarium, ovarian abscess
~, туберкулёзный tuberculous pyo-ovarium
пиогемоперика́рд *м.* pyohemopericardium
пиогемото́ракс *м.* pyohemothorax
пиоге́нный (*вызывающий нагноение*) pyogen(et)ic, pyogenous, pus-forming
пиодермато́з *м.* pyodermatosis, pyoderma
пиодерми́т *м.* pyodermatitis, pyoderma
пиодерми́я *ж.* pyoderma, pyodermatosis, pyodermatitis
~, вегети́рующая pyoderma vegetans
~, втори́чная secondary pyoderma
~, гангрено́зная pyoderma gangrenosum
~, глубо́кая deep pyoderma
~, паратравмати́ческая paratraumatic pyoderma
~, перви́чная primary pyoderma
~, пове́рхностная superficial pyoderma
~, ротова́я oral pyoderma
~, стафилоко́кковая staphylococcal pyoderma
~, стрептоко́кковая streptococcal pyoderma
~, стрептостафилоко́кковая streptostaphylococcal pyoderma
~, суха́я pyoderma sicca
~, хирурги́ческая operative pyoderma
~, хрони́ческая chronic pyoderma
~, хрони́ческая я́звенная chronic ulcerative pyoderma
~, шанкрифо́рмная pyoderma chancriformis
~, экземато́идная eczematoid pyoderma
~, я́звенная ulcerative pyoderma
пиоко́кк *м.* pyococcus, *Streptococcus pyogenes*
пиоко́льпос *м.* pyocolpos; pyocolpocele
пиоксанти́н *м.* pyoxanthin
пиоксанто́за *ж.* pyoxanthose
пиокульту́ра *ж.* pyoculture
пиолабиринти́т *м.* pyolabyrinthitis
пиоме́тра *ж. гинек.* pyometra
пиометри́т *м.* pyometritis
пиомиози́т *м.* pyomyositis
~, тропи́ческий tropical (pyo)myositis, myositis purulenta tropica, bungpagga, lambo lambo
пионефри́т *м.* pyonephritis
пионефро́з *м.* pyonephrosis
~, брюшнотифо́зный typhoid pyonephrosis
~, закры́тый closed pyonephrosis
~, калькулёзный calculous pyonephrosis
~, откры́тый open pyonephrosis
~, перемежа́ющийся intermittent pyonephrosis
~, туберкулёзный tuberculous pyonephrosis
~, части́чный limited pyonephrosis
пиоперикарди́т *м.* pyopericarditis
пиопиэлэктази́я *ж.* pyopyelectasis
пиопневмогепати́т *м.* pyopneumohepatitis
пиопневмоперика́рд *м.* pyopneumopericardium
пиопневмоперитони́т *м.* pyopneumoperitonitis

пиопневмоторакс *м.* pyopneumothorax, pneumopyothorax
~, гнилостный putrefactive pyopneumothorax
~, неспецифический nonspecific pyopneumothorax
~, ограниченный localized [circumscribed] pyopneumothorax
~, осумкованный pyopneumothorax encapsulatus
~, поддиафрагмальный subdiaphragmatic [subphrenic] pyopneumothorax
~, травматический traumatic pyopneumothorax
~, туберкулёзный tuberculous pyopneumothorax
пиопневмохолецистит *м.* pyopneumocholecystitis
пиопоэз *м.* pyopoiesis, pyogenesis, pyosis, suppuration
пиоптиз *м.* pyoptysis, purulent expectoration
пиорея *ж. (истечение гноя)* pyorrhea
~, альвеолярная alveolar pyorrhea
пиосальпингит *м. гинек.* pyosalpingitis
пиосальпингоофорит *м. гинек.* pyosalpingo-oophoritis, pyosalpingo-oothecitis
пиосальпинкс *м. гинек.* pyosalpinx
пиоспермия *ж.* pyospermia
пиоторакс *м.* pyothorax
пиоурахус *м.* pyourachus
пиоуретер *м.* pyoureter
пиоуретеронефроз *м.* pyoureteronephrosis
пиофизометра *ж.* pyophysometra
пиофилактический pyophylactic
пиофтальмит *м.* pyophthalmia, pyophthalmitis
пиоцеле *с. (скопление гноя в полости)* pyocele
пиоцефалия *ж.* pyocephalus
~, внутренняя internal pyocephalus
~, наружная external pyocephalus
~, ограниченная circumscribed pyocephalus
пиоцианаза *ж.* pyocyanase
пиоцианин *м.* pyocyanine
пиоциановый pyocyanogenic, pyocyanic
пиоцианолизин *м.* pyocyanolysin
пиоцистит *м.* pyocystitis
пиоцит *м.* pyocyte
пипекуроний *м.* pipecuronium
пиперазин *м. фарм.* piperazine, diethylenediamine, pyrazine hexahydride
пиперамид *м. фарм.* piperamide
пиперацетазин *м. фарм.* piperacetazine
пиперациллин *м. фарм.* piperacillin
пиперидин *м. фарм.* piperidine, hexahydropyridine
пипетка *ж.* pipet(te)
~, глазная eye pipette
~, измерительная measuring pipette
~, капельная drop pipette
пипоброман *м. фарм.* pipobroman
пипольфен *м. фарм.* pipolphen, promethazine
пипосульфан *м. фарм.* piposulfan
пиразидол *м. фарм.* pirazidol, pirlindole
пиразинамид *м. фарм.* pyrazinamide
пиразол *м. фарм.* pyrazole

пиразолон *м. фарм.* pyrazolone
пирамида *ж.* pyramid, *pyramis* [NA]
~, почечная renal pyramid, *pyramis renalis* [NA]
~ преддверия pyramid of vestibule, *pyramis vestibuli* [NA]
~ продолговатого мозга pyramid of medulla oblongata, *pyramis medullae oblongatae* [NA]
~ червя pyramid of vermis, *pyramis vermis* [NA]
пирамидальный, пирамидный pyramidal
пирамидон *м. фарм.* amidopyrine, pyramidon
пирамидотомия *ж. (рассечение пирамидных путей)* pyramidotomy
пиран *м.* pyran
пиранограф *м.* pyranograph
пираноза *ж.* pyranose
пирацетам *м. фарм.* pyracetam, nootropil
пирексия *ж.* pyrexia
~, коротковолновая short-wave pyrexia
~, локальная local pyrexia
пиренемия *ж.* pyrenemia
пиренин *м.* pyrenin
пиреноид *м.* pyrenoid
пиретический pyretic, pyrexial, febrile
пиретогенный pyretogen(et)ic, pyretogenous
пиретотерапия *ж.* pyretotherapy
пиридин *м.* pyridine
пиридиннуклеотид *м. биохим.* pyridine nucleotide
пиридинсульфокислота *ж.* pyridinesulfonic acid
пиридинсульфонамид *м.* pyridine sulfonamide
пиридитол *м. фарм.* encephabol
пиридоксаль *м.* pyridoxal
пиридоксаль-5′-фосфат *м. биохим.* pyridoxal 5′-phosphate
пиридоксамин-фосфатоксидаза *ж.* pyridoxamine-phosphate oxidase
пиридоксин *м. фарм.* pyridoxine
пиримидин *м. биохим.* pyrimidine
пиритиамин *м. фарм.* pirithiamine
пиритрамид *м. фарм.* piritramide
пирогаллол *м. фарм.* pyrogallol, pyrogallic acid
пироген *м. фарм.* pyrogen
пирогенал *м. фарм.* pyrogenal
пирогенный pyrogenic
пироглобулин *м.* pyroglobulin
пироглобулинемия *ж.* pyroglobulinemia
пирокатехин *м.* pyrocatechol, pyrocatechin
пирокатехинамин *м.* pyrocatechinamine
пирокатехинурия *ж.* pyrocatechinuria, catecholuria
пирокатехия *ж.* pyrocatechia
пироксамин *м.* pyroxamine
пироксилин *м.* pyroxylin, pyroxylon
пиролагния *ж.* pyrolagnia
пиролиз *м.* pyrolysis
пиролитический pyrolytic
пиромания *ж. псих.* pyromania
пирометр *м.* pyrometer
пирометрия *ж.* pyrometry
пиронин *м.* pyronin
пиронинофилия *ж.* pyroninophilia

пироплазмо́з м. *(пироплазменная инвазия)* pyroplasmosis
пироско́п м. pyroscope
пиротерапи́я ж. pyrotherapy
пиротокси́н м. pyrotoxin
пирофенда́н м. *фарм.* pyrophendan(e)
пирофоби́я ж. *псих.* pyrophobia
пирофосфа́т м. *биохим.* pyrophosphate
~, неоргани́ческий inorganic pyrophosphate
пирофосфата́за ж. pyrophosphatase
пирофосфомевалонатдекарбоксила́за ж. pyrophosphomevalonate decarboxylase
пирофосфорила́за ж. pyrophosphorylase
пиррока́ин м. *фарм.* pyrrocaine
пирролиди́н м. *фарм.* pyrrolidine, tetrahydropyrrole
пирролидинметилтетрацикли́н м. *фарм.* pyrrolidine methyl tetracycline
пирромека́ин м. *фарм.* pyrromecain, bumecain
пирроми́н м. *фарм.* dihydropyrrole
пирува́т м. pyruvate
пируватдегидрогена́за ж. *биохим.* pyruvate dehydrogenase
пируваткина́за ж. *биохим.* pyruvate kinase
пирувеми́я ж. pyruvemia
писк м., мыши́ный *гастр.* squeaking of mice
пита́ние с. alimentation, diet, feeding
~, безбелко́вое protein-free diet
~, витаминизи́рованное high-vitamin diet
~, внутриве́нное intravenous feeding
~, высококалори́йное high-caloric feeding, hyperalimentation
~, зо́ндовое enteral [tube] feeding
~, иску́сственное artificial feeding
~, ка́пельное drip feeding
~, лече́бное clinical nutrition, dietotherapy
~, ло́жное sham [fictitious] feeding
~, недоста́точное malnutrition
~, парентера́льное parenteral nutrition, parenteral feeding, parenteral alimentation
~ плода́ cyotrophy
~, по́лное парентера́льное total parenteral nutrition
~, пони́женное malnutrition
~, принуди́тельное forced [forcible] feeding
~, эксперимента́льное test food
~, энтера́льное enteral [tube] feeding
пита́тельный nutritious
пита́ющий feeding
питиати́зм м. *псих.* *(лечение внушением)* pithiatism
питиат(р)и́ческий pithiatic
питиатри́я ж. *псих.* *(лечение внушением)* pithiatism
питириа́з м. *дерм.* pityriasis
~, бе́лый атрофи́ческий pityriasis alba atrophicans
~, кра́сный волоси́стый pityriasis rubra pilaris
~ лица́ seborrhea faciei, seborrhea of face
~, ро́зовый pityriasis rosea
~, себоре́йный pityriasis capitis, seborrheic dermatitis

питоци́н м. pitocin
питоцина́за ж. pitocinase
питуитари́зм м. *(дисфункция гипофиза)* pituitarism, pituitary dysfunction
питуита́рный pituitary
питуитри́н м. *фарм.* pituitrin
питуици́т м. pituicyte
питуицито́ма ж. pituicytoma
пиури́я ж. *(наличие гноя)* pyuria
~, асепти́ческая aseptic pyuria
~, бактериа́льная bacterial pyuria
~, инициа́льная initial pyuria
~, о́страя acute pyuria
~, термина́льная terminal pyuria
~, тота́льная total pyuria
~, хрони́ческая chronic pyuria
пи́щ/а ж. food, diet ⟷ принима́ть ~у to ingest food
~, грубоволокни́стая high-residue [high-fiber] diet
~, густа́я solid food
~, дереве́нская farm diet
~, жи́дкая fluid diet
~, подве́ргнутая интенси́вной обрабо́тке highly processed food
~ с высо́ким содержа́нием клетча́тки high-cellulose diet
пищебло́к м. *(в больнице)* nutrition unit
пищеваре́ние с. digestion
~, внекле́точное extracellular digestion
~, вне́шнее external digestion
~, внутрикле́точное intracellular digestion
~, втори́чное secondary digestion
~, дуодена́льное duodenal digestion
~, желу́дочное gastric [peptic] digestion
~, кише́чное intestinal digestion
~, межкле́точное intercellular digestion
~, нару́шенное [непра́вильное] maldigestion
~, панкреати́ческое pancreatic digestion
~, паренхимато́зное parenchymatous digestion
~, перви́чное primary digestion
~, присте́ночное parietal digestion
~, слю́нное salivary digestion
пищевари́тельный digestive
пищево́д м. esophagus, *esophagus* [NA]
~, апериста́льтический aperistaltic esophagus
~ Ба́рретта Barrett esophagus
~, врождённый коро́ткий congenital short esophagus
~, иску́сственный artificial esophagus
~, коро́ткий short esophagus
пищево́дный esophageal
пищево́й alimentary, nutritional
пия́вк/а ж. leech ⟷ ста́вить ~и to apply leeches
~, иску́сственная artificial leech
~, медици́нская medicinal leech
пла́зма ж. plasma
~, антигемофи́льная antihemophilic plasma
~, антигемофи́льная челове́ческая antihemophilic human plasma
~, заро́дышевая germ plasma
~ кро́ви (blood) plasma
~, мы́шечная muscle plasma

~, норма́льная (citrated) normal human plasma
~, свежезаморо́женная fresh frozen plasma, FFP
~, суха́я dried plasma
~, суха́я челове́ческая dried human plasma
плазмалоге́н *м.* plasmalogen
плазма́ль *ж.* plasmal
плазматиза́ция *ж.* plasmatization
плазмати́ческий plasmatic
плазмафере́з *м. гемат.* plasmapheresis
пла́зменный plasm(at)ic
плазми́н *м. биохим.* plasmin
плазминоге́н *м. биохим.* plasminogen
плазмобла́ст *м.* plasma(cyto)blast
плазмобласто́ма *ж.* plasmablastoma
плазмогами́я *ж.* plasmogamy
плазмо́дий *м.* plasmodium
плазмозамени́тель *м.* plasma substitute, plasma expander
плазмозамеща́ющий plasma-substituting
плазмо́л *м. фарм.* plasmol
плазмоле́мма *ж.* plasmolemma
плазмо́лиз *м.* plasmolysis
плазмолити́ческий plasmolytic
плазмо́ма *ж.* plasm(acyt)oma, myelomatosis, multiple [plasma cell] myeloma
плазмо́н *м.* plasmon
плазмопти́з *м.* plasmoptysis
плазморе́ксис *м.* plasm(at)orrhexis
плазморе́я *ж.* plasmorrhea
плазморра́гия *ж.* plasmorrhagia
плазмотерапи́я *ж.* plasmotherapy
плазмоти́п *м.* plasmotype
плазмото́к *м.*, эффекти́вный по́чечный effective renal plasma flow, ERPF
плазмотоми́я *ж.* plasmotomy
плазмоци́д *м.* pamaquine
плазмоци́т *м.* plasmocyte, plasmacyte, plasma cell, *plasmocytus*
плазмоцита́рный plasmocytic
плазмоцито́з *м.* plasmacytosis, plasmocytosis
плазмоцито́ма *ж.* plasm(acyt)oma, multiple [plasma cell] myeloma
~, ко́стная злока́чественная malignant osseous plasmacytoma
~, экстраосса́льная extraosseous plasmacytoma
~, экстраосса́льная доброка́чественная benign extraosseous plasmacytoma
~, экстраосса́льная злока́чественная malignant extraosseous plasmacytoma
плазмоцитопоэ́з *м.* plasmacytopoiesis
плако́да *ж.* placode
~, дорсолатера́льная dorsolateral placode
~, обоня́тельная olfactory [nasal] placode
~, ушна́я auditory placode
~, хруста́ликовая lens [optic] placode
~, эпибранхиа́льная epibranchial placode
планигра́фия *ж.* planigraphy
планиме́тр *м. мед. тех.* planimeter
планиме́трия *ж.* planimetry
плани́рование *с.* planning

~ испо́льзования во́дных ресу́рсов water resources planning
~ лучево́й терапи́и radiation therapy [radiotherapy] planning
~ семьи́ family planning
~ с учётом тре́бований охра́ны окружа́ющей среды́ environmental planning
~, экологи́ческое ecological planning, ecological design
планито́ракс *м.* planithorax
планкто́н *м.* plankton
планкто́нный planktonic, plankton-like
планосо́ма *ж.* planosome
планоци́т *м.* planocyte
планоцито́з *м.* planocytosis
плантаглюци́д *м.* plantaglucide
планта́рный plantar
плантогра́мма *ж.* plantogram
плантогра́фия *ж.* plantography
пла́стика *ж. хир.* plasty
~ аневри́змы aneurysmoplasty
~, аорта́льно-желу́дочковая *(операция восстановления кровотока при субаортальном стенозе)* aortoventriculoplasty
~ а́орты aortoplasty
~ аутоко́стью autologous bone grafting
~ бараба́нной перепо́нки myringoplasty
~ вен phleboplasty
~ влага́лища colpoplasty, vaginoplasty, episioplasty
~ гло́тки pharyngoplasty
~ голо́вки полово́го чле́на balanoplasty
~ губы́ cheiloplasty
~ двенадцатипе́рстной кишки́ duodenoplasty
~, двухпучко́вая two-bundle plasty
~ за́дней сте́нки влага́лища и мышц та́зового дна plastic surgery on posterior vaginal wall and muscles of pelvic floor, colpoperineorrhaphy
~, кише́чная intestinoplasty
~ кла́панов се́рдца valvuloplasty
~ ко́жи по Реверде́ну Reverdin's [epidermic] grafting
~ ко́жи по Ти́ршу Ollier-Thiersch [Thiersch's] grafting
~ ко́жи тру́бчатым лоскуто́м tunnel [rope, tube] grafting
~, ко́жная skin grafting
~ ко́жным лоску́том seed [implantation] grafting
~, ко́стная bone grafting, osteoplasty
~ лица́, кругова́я face-lift
~ лоску́тами в фо́рме Z Z-plasty
~ лоску́тами на но́жках, ко́жная tubed pedicle flaps grafting
~ ме́стными тка́нями local flaps grafting, local tissue rearrangement
~ моло́чной железы́ breast reconstruction; mammoplasty
~ моло́чной железы́, субпектора́льная subpectoral breast augmentation, subpectoral breast reconstruction
~ мочево́го пузыря́ cystoplasty
~, мы́шечная myoplasty

пластика

~ мя́гкого нёба staphyloplasty
~ неоднородными тка́нями epimorphosis
~ не́рва nerve grafting
~, несвобо́дная ко́жная flap coverage of wound
~ но́са rhinoplasty
~ но́са и ве́рхней губы́ rhinocheiloplasty
~ обра́тной вста́вкой из пупови́ны reversed interposition vein graft repair
~, островко́вая ко́жная island flap grafting, island plasty
~, перви́чная ко́жная primary skin grafting
~ пере́дней сте́нки влага́лища plastic surgery on anterior vaginal wall
~ перекрёстными ло́скутами cross flaps grafting
~ перемещёнными ло́скутами, ко́жная distant flaps grafting
~ пищево́да esophagoplasty
~ пищево́да и желу́дка esophagogastroplasty
~ подборо́дка genioplasty
~, позадиана́льная *(при выпадении)* postanal repair
~ полово́го чле́на phalloplasty
~ проме́жности perineoplasty
~, пузы́рно-влага́лищная colpocystoplasty
~ путём наложе́ния запла́ты patching, patchplasty
~ путём переса́дки свобо́дных уча́стков ко́жи free flaps grafting
~ ран отде́льными уча́стками ко́жи island flaps plasty of wound
~ ра́ны се́ткой mesh grafting of wound
~ расщеплённым ло́скутом, ко́жная split-skin grafting
~ рогови́цы keratoplasty
~ рта stomatoplasty
~, свобо́дная ко́жная free skin grafting
~ свобо́дным ло́скутом free-flap surgery, free-tissue transfer
~ сво́да вертлу́жной впа́дины acetabuloplasty
~ сгиба́теля сухожи́лия flexor tendon grafting
~ со́бственными тка́нями autogenous tissue repair, autogenous grafting, morphylaxis
~ соска́ моло́чной железы́ nipple areola reconstruction
~ сосу́да angioplasty
~, сосу́дистая angioplasty
~ сосу́дов путём наложе́ния запла́ты patch angioplasty
~, стебе́льчатая ко́жная tunnel [tube, rope] grafting
~ стрикту́ры strictureplasty
~ суста́ва arthroplasty
~ суставны́х свя́зок syndesmoplasty
~ сухожи́лия tendon grafting
~ сухожи́лия, двухэта́пная staged tendon grafting, staged tendon reconstruction
~ сухожи́лия, одномоме́нтная single-stage tendon grafting
~ сухожи́лия, перви́чная primary tendon grafting
~ твёрдого нёба palatoplasty
~ твёрдой мозгово́й оболо́чки duraplasty
~, толстопрямокише́чная proctoplasty
~ то́лстым ло́скутом ко́жи full thickness grafting
~ угла́ рта chalinoplasty
~ уре́тры urethroplasty
~ че́люсти gnathoplasty
~ че́репа cranioplasty
~ ше́йки ма́тки hysterotracheloplasty
~ щеки́ meloplasty
~ языка́ glossoplasty

пласти́н/а ж. plate, lamina, *lamina* [NA] *(см. тж* пласти́нка, пласти́нки*)* ◇ фикси́ровать ~у to secure the plate
~, вестибуля́рная зубна́я vestibular dental plate, *lamina dentis vestibularis* [NA]
~, денти́нная dentinal plate, *lamella dentinalis* [NA]
~, зубна́я dental plate, *lamina dentis* [NA]
~, печёночная liver plate, *lamina hepatica* [NA]
~, пограни́чная печёночная border liver plate, *lamina hepatica limitans* [NA]
~ рогови́цы, за́дняя пограни́чная posterior limiting layer of cornea, Descemet's [Duddell's] membrane, *lamina limitans posterior corneae* [NA]
~ рогови́цы, пере́дняя пограни́чная anterior limiting layer of cornea, Bouman's membrane, *lamina limitans anterior* [NA]
~ серо́зной оболо́чки, со́бственная proper plate of serous tunic, *lamina propria serosae* [NA]
~, со́бственно синовиа́льная synovial lamina proper, *lamina propria synovialis* [NA]
~, субхондра́льная ко́стная subchondral bone plate, *lamina ossea subchondrialis* [NA]
~, сухожи́льно-мы́шечная tendomuscular plate, *lamina tendinomuscularis* [NA]
~ эласти́ческих воло́кон plate of elastic fibers, *lamina fibroelastica* [NA]
~, эписклера́льная episcleral lamina, *lamina episcleralis* [NA]
~, язычко́вая зубна́я lingular dental plate, *lamina dentis lingularis* [NA]

пласти́нка ж. plate, lamina, *lamina* [NA] *(см. тж* пласти́на, пласти́нки*)*
~, ага́ровая agar plate
~, акцессо́рная accessory plate
~, ана́льная anal plate
~, база́льная basal lamina, *lamina basalis* [NA]
~, ба́зисная base plate
~ веретена́ plate of modiolus, *lamina modioli* [NA]
~, висцера́льная visceral plate, *lamina visceralis* [NA]
~, вну́тренняя internal plate, *lamina interna* [NA]
~, вста́вочная intermediate [ground, interstitial] lamella, *lamella interstitialis* [NA]
~, втори́чная спира́льная secondary spiral lamina, *lamina spiralis secundaria* [NA]
~, ганглио́зная ganglious lamella
~, ганглиона́рная ganglionar layer

~, двигательная motor plate
~ для замешивания пломбы slab
~ дуги позвонка lamina of vertebral arch, *lamina arcus vertebrae* [NA]
~, зернистая granular layer, *lamina granularis* [NA]
~, интерстициальная interstitial [intermediate, ground] lamella, *lamella interstitialis* [NA]
~, капиллярно-сосудистая choriocapillary layer, Ruysch's membrane, *lamina choroidocapillaris* [NA]
~, кардиогенная cardiogenic plate
~, кожная cutis plate, dermatome
~ козелка lamina of tragus, *lamina tragi* [NA]
~, кольчатая annular plate, *lamella annulata* [NA]
~, компрессирующая compression (screw-) plate, dynamic compression plate
~, конечная terminal plate, *lamina terminalis (cerebri)* [NA]
~, концевая endplate
~ костей черепа, внутренняя inner table of skull, *lamina interna cranii* [NA]
~ костей черепа, наружная outer table of skull, *lamina externa cranii* [NA]
~, костная bone lamella, *lamella ossea* [NA]
~, кровяная (blood) platelet, thrombocyte, *thrombocytus* [NA]
~ крыловидного отростка, латеральная lateral lamina [lateral plate] of pterygoid process, *lamina lateralis processus pterygoidei* [NA]
~ крыловидного отростка, медиальная medial lamina [medial plate] of pterygoid process, medial pterygoid plate, *lamina medialis processus pterygoidei* [NA]
~, крыльная alar [wing] plate
~ крыши quadrigeminal plate, *lamina tecti mesencephali* [NA]
~, латеральная мозговая lateral medullary layer, *lamina medullaris lateralis* [NA]
~, массивная screw [heavy] plate
~, медиальная мозговая medial medullary layer, *lamina medullaris medialis* [NA]
~, медуллярная medullary [neural] plate
~, миоэпикардиальная myoepicardial plate
~, моторная motor plate
~, мышечная (концевая) muscle (end)plate
~ мышцы, поднимающей верхнее веко, глубокая deep layer of elevator muscle of upper lid
~ мышцы, поднимающей верхнее веко, поверхностная superficial layer of elevator muscle of upper lid
~, надсосудистая suprachoroid layer, *lamina suprachoroideae* [NA]
~, наружная external lamella, external plate, *lamina externa* [NA]
~, нервная medullary [neural] plate
~ нёбной кости, горизонтальная horizontal plate of palatine bone, *lamina horizontalis ossis palatini* [NA]
~ нёбной кости, перпендикулярная perpendicular plate of palatine bone, *lamina perpendicularis ossis palatini* [NA]

~, ногтевая nail plate, *unguis* [NA]
~, осевая axial plate
~, основная base plate
~ остеона lamella [plate] of osteon(e), *lamella osteoni* [NA]
~, парахордальная parachordal plate
~, париетальная parietal plate
~ перикарда, висцеральная visceral lamina of pericardium, *lamina visceralis* [NA]
~ перикарда, париетальная parietal lamina of pericardium, *lamina parietalis* [NA]
~, перпендикулярная perpendicular plate, *lamina perpendicularis* [NA]
~, пирамидная pyramidal layer, *lamina pyramidalis* [NA]
~, плотная dense [compact] lamina, *lamina densa* [NA]
~, пограничная terminal plate, *lamina terminalis (cerebri)* [NA]
~, прехордальная prechordal [prochordal] plate
~, присасывающая suction plate
~ прозрачной перегородки lamina of septum pellucidum, *lamina septi pellucidi* [NA]
~, рентгеновская X-ray plate
~, решётчатая cribriform lamina, cribriform plate, *lamina cribrosa* [NA]
~ решётчатой кости, глазничная orbital plate of ethmoid bone, *lamina orbitalis ossis ethmoidalis* [NA]
~ решётчатой кости, перпендикулярная perpendicular plate of ethmoid bone, *lamina perpendicularis ossis ethmoidalis* [NA]
~ решётчатой кости, решётчатая cribriform plate of ethmoid bone, *lamina cribrosa ossis ethmoidalis* [NA]
~ роста growth plate
~, ротовая oral plate
~, светлая lucid [bright, light] lamina
~ свода черепа, внутренняя inner table of skull, *lamina interna cranii*
~ свода черепа, наружная outer table of skull, *lamina externa cranii*
~, сегментарная segmental plate
~, серповидная tympanic plate
~ склеры, тёмная brown layer, *lamina fusca sclerae* [NA]
~ с кровяным агаром blood agar plate
~ с лакмусовым агаром litmus agar plate
~ слизистой оболочки, мышечная muscular layer of mucous tunic, *lamina muscularis mucosae* [NA]
~ слизистой оболочки, собственная proper mucous plate, *lamina propria mucosae* [NA]
~, сосудистая vascular layer of choroid coat of eye, *lamina vasculosa choroideae* [NA]
~, сосудисто-капиллярная choriocapillar layer, Ruysch's membrane, *lamina choroidocapillaris* [NA]
~, спиральная костная spiral plate, osseous spiral lamina, *lamina spiralis ossea* [NA]
~, танталовая tantalum screen
~, тарзальная tarsal plate

пласти́нка

~, термина́льная terminal plate, *lamina terminalis (cerebri)* [NA]
~, тимпани́ческая tympanic plate
~, уретра́льная urethral plate
~, фиброретикуля́рная fibroreticular lamina, *lamina fibroreticularis* [NA]
~, фронта́льная frontal plate
~, хориа́льная chorionic plate
~ четверохо́лмия quadrigeminal plate, *lamina tecti mesencephali* [NA]
~, экваториа́льная equatorial plate
~, эласти́ческая elastic lamella, *lamella elastica* [NA]
~, эма́левая enamel plate, *lamella enameli* [NA]
~, эпифизиа́льная epiphysial plate
пласти́нки *ж. мн.* plates, laminae, *laminae* [NA] (*см. тж* пласти́на, пласти́нка)
~ тала́муса, мозговы́е medullary layers of thalamus, *laminae medullares thalami* [NA]
пласти́нчатый laminar, lamellar, lamellate (d)
пластифика́тор *м.* plasticizer
пласти́ческий, пласти́чный plastic; flexible
пласти́чность *ж.* flexibility; plasticity
  ~, адапти́вная adaptive flexibility
  ~, генети́ческая genetic flexibility
  ~, относи́тельная relative plasticity
  ~, поведе́ния behavior flexibility
  ~ разви́тия developmental flexibility
  ~, фенотипи́ческая phenotypic flexibility
пластма́сса *ж.* plastic
  ~, акри́ловая acrylic resin
пла́стырь *м.* plaster
  ~, белладо́нновый belladonna plaster
  ~, вытяжно́й blister pad
  ~, горчи́чный mustard plaster
  ~, диадермати́ческий diadermatic plaster
  ~, ли́пкий adhesive [sticking] plaster
  ~, менто́ловый menthol plaster
  ~, мозо́льный corn plaster
  ~, мы́льный soap plaster
  ~, нарывно́й blistering plaster
  ~, перцо́вый capsicum plaster
  ~, свинцо́вый lead plaster
  ~, эпидермати́ческий epidermatic plaster
платибази́я *ж. нейрохир.* platybasia, basilar invagination
пла́тина *ж. хим.* platinum, Pt
платонихи́я *ж.* platyonychia
платиподи́я *ж.* platypodia, talipes, planus
платиспондили́я *ж.* platyspondylia
платифилли́н *м.* platyphyllin
платицефали́я *ж.* platycephaly
плау́н *м. фарм.* club moss, *Lycopodium*
  ~ годи́чный interrupted club moss, *Lycopodium annotinum*
плау́н-барне́ц *м. фарм.* fir club moss, *Lycopodium selago*
плаце́бо *с.* placebo
плаце́нта *ж.* placenta
  ~, враста́ющая placenta increta
  ~, втори́чная истми́ческая secondary isthmian placenta
  ~, гемохориа́льная hemochorial placenta
  ~, гемоэндотелиа́льная hemoendothelial placenta
  ~, двойна́я placenta duplex
  ~, двудолева́я [двухдо́льчатая] placenta biloba, placenta bipartita
  ~, диффу́зная placenta diffusa
  ~, доба́вочная accessory [succenturiate, supernumerary] placenta
  ~ злакови́дной фо́рмы discoplacenta
  ~, кольцеви́дная annular [zonary] placenta
  ~, краева́я предлежа́щая placenta previa marginata
  ~, ло́жная placenta spuria
  ~, матери́нская maternal placenta
  ~, многодо́льчатая placenta multiloba, placenta multipartita
  ~, око́нчатая placenta fenestrata, fenestrated placenta
  ~, «окружённая ва́ликом» placenta circumvallata
  ~, перепо́нчатая placenta membranacea
  ~, пло́дная fetal placenta
  ~, подковообра́зная horseshoe placenta
  ~, почкови́дная placenta reniformis
  ~, поясообра́зная annular [zonary] placenta
  ~, предлежа́щая placenta previa
  ~, приро́сшая adherent placenta
  ~, синдесмохориа́льная syndesmochorial placenta
  ~, сращённая adherent placenta
  ~, трёхдо́льчатая placenta triloba, placenta tripartita
  ~, тройна́я placenta triplex
  ~, ущемлённая incarcerated [trapped] placenta
  ~, хориоаллантоисная chorioallantoic placenta
  ~, центра́льная предлежа́щая placenta previa centralis
  ~, части́чно предлежа́щая placenta previa partialis
  ~, эндотелиохориа́льная endotheliochorial placenta
  ~, эпителиохориа́льная epitheliochorial placenta
плацента́рный placental
плаценти́ция *ж.* placentation
плаценти́т *м.* placentitis
  ~, гно́йный неспецифи́ческий purulent aspecific placentitis
плацентогра́мма *ж. рентг.* placentogram
плацентогра́фия *ж. рентг.* placentography
  ~, непряма́я indirect placentography
  ~, радиоизото́пная radioisotope placentography
  ~, ультразвукова́я ultrasonic placentography
плацентолизи́н *м.* placentolysin
плаценто́ма *ж. онк.* placentoma, deciduoma, choriocarcinoma
плацентоскани́рование *с.*, плацентосканогра́фия *ж. рентг.* radionuclide imaging of placenta
плацентотерапи́я *ж.* placentotherapy
плач *м.*, наси́льственный compulsive weeping
плащ *м.*, оли́вный amiculum of olive, *amiculum olivare* [NA]

плева́ ж., де́вственная virginal membrane, hymen, *hymen* [NA]
  ~, бахро́мчатая hymen fimbriatus
  ~, двудо́льная hymen bilobatus
  ~, кольцеви́дная hymen annularis
  ~, мяси́стая hymen carnosus
  ~, непробо́дённая hymen imperforatus
  ~, полулу́нная hymen semilunaris
  ~ с двумя́ отве́рстиями hymen bifenestratus, hymen biforis, hymen septus
  ~, ситови́дная hymen cribriformis
плева́тельница ж. spittoon
пле́вел м. ryegrass, *Zolium*
пле́вра ж. pleura, *pleura* [NA]
  ~, висцера́льная visceral [pulmonary] pleura, *pleura visceralis*, *pleura pulmonalis* [NA]
  ~, диафрагма́льная diaphragmatic pleura, *pleura diaphragmatica* [NA]
  ~, лёгочная pulmonary [visceral] pleura, *pleura pulmonalis*, *pleura visceralis* [NA]
  ~, медиастина́льная mediastinal pleura, *pleura mediastinalis* [NA]
  ~, околосерде́чная pericardial pleura, *pleura pericardiaca* [NA]
  ~, париета́льная [присте́ночная] parietal pleura, *pleura parietalis* [NA]
  ~, рёберная costal pleura, *pleura costalis* [NA]
  ~, средосте́нная mediastinal pleura, *pleura mediastinalis* [NA]
плевралги́я ж. pleuralgia, pleurodynia
плевра́льный pleural
плеври́т м. pleurisy, pleuritis
  ~, адгези́вный adhesive pleurisy
  ~, анаэро́бный anaerobic pleurisy
  ~, втори́чный secondary pleurisy
  ~, выпотно́й exudative [wet] pleurisy
  ~, гематоге́нный hematogenous pleurisy
  ~, геморраги́ческий hemorrhagic pleurisy
  ~, гипореакти́вный hyporeactive pleurisy
  ~, гни́лостно-гно́йный putrefactive and purulent pleurisy
  ~, гни́лостный putrefactive pleurisy
  ~, гно́йный purulent [suppurative] pleurisy
  ~, двусторо́нний double pleurisy
  ~, диафрагма́льный diaphragmatic pleurisy
  ~, идиопати́ческий idiopathic pleurisy
  ~, инкапсули́рованный супрадиафрагма́льный encapsulated supradiaphragmatic pleurisy
  ~, инфекцио́нный infectious pleurisy
  ~, ихоро́зный ichorous pleurisy
  ~, лимфоге́нный lymphogenous pleurisy
  ~, медиастина́льный mediastinal pleurisy
  ~, медиастиноинтерлоба́рный mediastinointerlobar pleurisy
  ~, междолево́й interlobular pleurisy
  ~, метапневмони́ческий metapneumonic pleurisy
  ~, метастати́ческий metastatic pleurisy
  ~, о́стрый acute pleurisy
  ~, осумко́ванный encysted pleurisy
  ~, парамедиастина́льный paramediastinal pleurisy
  ~, парапневмони́ческий parapneumonic pleurisy
  ~, перви́чный primary pleurisy
  ~, пневмоко́кковый pneumococcal pleurisy
  ~, постпневмони́ческий postpneumonic pleurisy
  ~, присте́ночный parietal pleurisy
  ~, ра́ковый cancerous pleurisy
  ~, ревмати́ческий rheumatic pleurisy
  ~, серде́чный cardiac pleurisy
  ~, серо́зно-геморраги́ческий serohemorrhagic pleurisy
  ~, серо́зно-фибрино́зный serofibrinous pleurisy
  ~, серо́зный serous pleurisy
  ~, сли́пчивый adhesive pleurisy
  ~, сухо́й dry [fibrinous] pleurisy
  ~, тифо́идный typhoid pleurisy
  ~, туберкулёзный tuberculous pleurisy
  ~, фибрино́зный fibrinous [dry] pleurisy
  ~, хилёзный chylous pleurisy
  ~, хрони́ческий chronic pleurisy
  ~, экссудати́вный exudative [wet] pleurisy
  ~, эпидеми́ческий диафрагма́льный epidemic diaphragmatic pleurisy
  ~, эпидеми́ческий доброка́чественный сухо́й epidemic benign dry pleurisy
плеврити́ческий pleuritic
плевроаспира́тор м. *мед. тех.* pleuroaspirator
плевровисцера́льный pleurovisceral
плевроге́нный pleurogenic, pleurogenous
плврогепати́т м. pleurohepatitis
плеврогра́мма ж. *рентг.* pleural sinogram
плеврогра́фия ж. *рентг.* pleurography
плевроде́з м. *хир.* pleurodesis
плевродини́я ж. pleurodynia, pleuralgia
  ~, эпидеми́ческая epidemic pleurodynia, epidemic myalgia
плевроклиз м. pleuroclysis
плевролёгочный pleuropulmonary
плевро́лиз м. *хир.* pleurolysis
плевролобэктоми́я ж. pleurolobectomy
плевроперикарди́т м. pleuropericarditis
плевроперитонеа́льный pleuroperitoneal
плевроперитони́т м. pleuroperitonitis
плевропневмони́я ж. pleuropneumonia
плевросегментэктоми́я ж. pleurosegmentectomy
плевроскопи́я ж. thoracoscopy
плеврати́ф м. pleurotyphoid
плевротоми́я ж. pleurotomy
плеврофистулогра́фия ж. *рентг.* fistulopleurography
плевроценте́з м. pleurocentesis, thoracentesis
плеврэктоми́я ж. pleurectomy
плейотропи́я ж. *ген.* pleiotropy
  ~, биохими́ческая biochemical pleiotropia
плексалги́я ж. *невр.* plexalgia
плекси́т м. *невр.* plexitis
  ~, плечево́й brachial plexitis
  ~, поясни́чно-крестцо́вый lumbosacral plexitis
  ~, родово́й labor plexitis
  ~, травмати́ческий traumatic plexitis
  ~, ше́йный cervical plexitis
плексифо́рмный plexiform
плексэктоми́я ж. plexectomy

плеоморфизм

плеоморфи́зм *м.* polymorphism, pleomorphism (*см. тж* полиморфи́зм)
плеомо́рфный pleomorphic
плеонекси́я *ж.* pleonexia
плеоностео́з *м.* pleonosteosis
плео́птика *ж.* pleoptics
плеоцито́з *м.* pleocytosis
плероцерко́ид *м.* plerocercoid
плесси́метр *м.* plessimeter, pleximeter, plexometer
плетизмогра́мма *ж. рентг.* plethysmogram
плетизмо́граф *м. мед. тех.* plethysmograph
плетизмогра́фия *ж.* plethysmography
~ импеда́нса impedance plethysmography, dielectrography
~, пальцева́я finger plethysmography
плетизмометри́я *ж.* plethysmometry
плето́ра *ж.* plethora
~, гидреми́ческая hydremic plethora
~, и́стинная [проста́я] true plethora
~, серо́зная serous plethora
плечево́й humeral, brachial, *brachialis* [NA]
плечеголовно́й brachiocephalic
плечелоктево́й humero-ulnar
плечелопа́точный humeroscapular
плечелучево́й humeroradial
плечо́ *с.* 1. shoulder, *brachium* [NA] 1. *ген.* arm
~, «засты́вшее» stiff [frozen] shoulder
~ хромосо́мы chromosome arm, *crus chromosomatis* [NA]
плеши́вость *ж.* alopecia, baldness
~, андроге́нная androgenic alopecia
~, врождённая congenital baldness, alopecia adnata
~, врождённая треуго́льная alopecia triangularis congenitalis
~, гнёздная alopecia areata, alopecia circumscripta
~, краева́я marginal alopecia
~, кругова́я alopecia areata, alopecia circumscripta
~, лека́рственная drug alopecia
~, лепро́зная alopecia leprotica
~, мелкоочаго́вая alopecia areolaris
~, насле́дственная alopecia hereditaria
~, нейроге́нная alopecia neurotica
~, по́лная alopecia totalis
~, послеродова́я postpartum alopecia
~, преждевре́менная alopecia prematura
~, проста́я alopecia simplex
~, ра́нняя alopecia presenilis
~, рубцо́вая cicatrical alopecia
~, себоре́йная alopecia seborrheica
~, симптомати́ческая alopecia symptomatica
~, сифилити́ческая alopecia syphilitica
~, ста́рческая alopecia senilis
~, токси́ческая alopecia toxica
~, тота́льная alopecia totalis
~, травмати́ческая traumatic [traction] alopecia
~ у малоле́тних alopecia prematura
~, универса́льная alopecia universalis
плёнка *ж.* film
~, лейкоци́тная buffy coat

~, лека́рственная medicated film
~ пу́льпы pulp(al) cell
~, рентге́новская X-ray film
плёночка *ж. panniculus* [NA]
плика́ция *ж. хир.* reefing, plication
~, пере́дняя проме́жностная anterior perineal reefing
пликотоми́я *ж.* plicotomy
плод *м.* fetus
~, аборти́рованный abortus fetus
~, «арлеки́новый» harlequin fetus
~, «бума́жный» papyraceous fetus
~, включённый («*плод в плоде*») fetus in fetu
~, гига́нтский giant [huge] fetus
~, доно́шенный mature [term] fetus
~, жизнеспосо́бный viable fetus
~, име́ющий три предсе́рдия triatrial fetus
~, кру́пный big [large] fetus
~, мацери́рованный macerated fetus
~, мумифици́рованный papyraceous fetus
~, недоно́шенный premature [immature] fetus
~, нежизнеспосо́бный unviable fetus
~, несформирова́вшийся fetus anideus
~, перено́шенный overmature [supermature] fetus
~ с внутричерепно́й гемато́мой hematocephalus
~ с голово́й непра́вильной фо́рмы без рта, но́са и глаз triencephalus, triocephalus
~ с двумя́ голова́ми ра́зной величины́ heterocephalus
~ с недоразви́тым те́лом asomus
~ с огро́мным се́рдцем macrocardius
~ с паразити́ческой коне́чностью, сро́сшейся с грудно́й кле́ткой thoracomelus
~ с расщепле́нием заты́лочной о́бласти iniencephalus
~ с расщеплёнными коне́чностями schistomelus
~ с рудимента́рными доба́вочными коне́чностями meiomelus
~ с тяжёлыми поро́ками разви́тия teras
~ с удво́енным та́зом dipygus
~ с циклопи́ей monophthalmus
~ с четырьмя́ ве́рхними коне́чностями tetrabrachius
пло́дно-плацента́рный fetoplacental
пло́дный fetal
плодови́тость *ж.* fertility
плоиди́я *ж. ген.* ploidy
пло́мб/а *ж.* filling, stopping ◇ поста́вить серебряную ~у to fill a tooth with silver
~, вре́менная temporary stopping
~, зубна́я tooth [dental] stopping, filling
~, корнева́я root filling
~, ко́стная bone plug
~, пластма́ссовая acrylic filling
~, постоя́нная permanent filling
~, силика́тная silicate filling
пломбирова́ние *с.* stopping, filling
~, вре́менное temporary filling
~ зу́ба tooth [dental] stopping, filling
~ кана́ла (зу́ба) canal filling

~ костной полости bone packing
~ полости packing
пломбировать to fill, to stop
плоский flat, plane, *planus* [NA]
плоско-вогнутый plano-concave
плоско-выпуклый plano-convex
плоскоголовость ж. platycrania, platycephalia
плоскоголовый platycephalic, platycephalous
плоскогубцы *мн. мед. тех.* flat-nosed pliers
плоскоклеточный planocellular
плосконосый platyrrhine
плоскостопие *с.* platypodia, planus, talpes
~, врождённое congenital platypodia
~, паралитическое paralytic platypodia
~, поперечное transverse platypodia
~, приобретённое acquired platypodia
~, продольное longitudinal platypodia
~, профессиональное occupational platypodia
~, рахитическое rachitic [rickety] platypodia
~, рефлекторно-спастическое reflexo-spastic platypodia
~, статическое static platypodia
~, травматическое traumatic platypodia
плоскость ж. plane; area
~ входа в малый таз area of brim
~ выхода из малого таза area of pelvic outlet
~, сагиттальная sagittal plane
~, фронтальная frontal [coronal] plane
плотность ж. density
~, акустическая echodensity
~ ионизации density of ionization
~ ионов ion density
~ мягких тканей thickness of soft tissues
~ населения population density, population concentration
~, оптическая optical density
~ популяции population density, population concentration
~ потока аэроионов flux density of air ions
~ потока импульсов information density, ID
~ потока мощности power flux density
~ потока мощности микроволн microwave power flux density
~, протонная proton density
~ рентгенограммы X-ray film density
~, рентгенологическая radiological density
~ счёта count density
~ тени *рентг.* density of shadow
~ тканей tissue density
~ тока current density
~, уменьшенная *рентг.* diminished density
~ энергии energy density
~ энергии лазерного излучения energy density of laser irradiation, laser energy density
~ энергии микроволн microwave energy density
плотный dense, thick, solid, compact, firm
плоть ж. flesh
~ клитора, крайняя prepuce of clitoris, *preputium clitoridis* [NA]
~, крайняя prepuce, foreskin, *preputium* [NA]
~ полового члена, крайняя prepuce of penis, *preputium penis* [NA]

плохорастворимый poorly [sparingly] soluble
площадка ж. 1. areola, *areola* [NA] 2. platform
~, плацентарная placental site, placental bed
плюригландулярный polyglandular, pluriglandular
плюс-аллели *м. мн. ген.* plus allels
плюс-модификаторы *м. мн.* plus modifiers
плюсна ж. metatarsus
плюснефаланговый metatarsophalangeal
плюс-симптомы *м. мн. псих.* plus symptoms
плющ *м. фарм.* ivy, *Hedera*
пляска ж.:
~ каротид carotid shudder
~ лёгочной артерии hilar dance
~ святого Вита Saint Vitus dance, juvenile [rheumatic, Sydenha,'s] chorea, chorea minor
~ сонных артерий carotid shudder
~ «сосудов» vascular dance
пневма ж. pneuma
пневмартроз *м.* pneumarthrosis
пневматизация ж. pneumatization
пневматограмма ж. *рентг.* pneumatogram, pneumoroentgenogram
пневматограф *м.* pneum(at)ograph (*см. тж* пневмограф)
пневматография ж. *рент.* pneumo(radio)graphy, pneumoroentgenography (*см. тж* пневмография)
пневматоз *м.* pneumatosis
~ кишечника intestinal pneumatosis
~ кишечника, кистозный intestinal emphysema, pneumatosis cystoides intestinalis
~ толстой кишки pneumatosis coli
пневматокардия ж. pneumatocardia
пневматология ж. pneumatology
пневматометр *м.* 1. spirometer, pneumometer 2. spirograph, pneumograph
пневматометрия ж. pneumatometry, pneometry
пневматоскоп *м.* pneum(at)oscope, pneoscope
пневматотерапия ж. pneum(at)otherapy
пневматоцеле *с.* pneumatocele, pneumocele
~, внечерепное extracranial pneumatocele
~, внутричерепное intracranial pneumatocele
пневматоцефалия ж. pneumocephalus
пневматурия ж. *урол.* pneumaturia
пневмоальвеолография ж. *рентг.* pneumoalveolography
пневмоангиография ж. *рентг.* pneumoangiography
пневмоартрография ж. *рентг.* pneumoarthrography
пневмобилия ж. pneumobilia
пневмобронхотомия ж. pneumobronchotomy
пневмовентрикулография ж. *рентг.* pneumoventriculography
пневмогастрография ж. *рентг.* pneumogastrography
пневмогемоперикард *м.* pneumohemopericardium
пневмогеморрагический pneumohemorrhagic
пневмогемоторакс *м.* pneumohemothorax
пневмогидрометра ж. pneumohydrometra

пневмогидроторакс

пневмогидроторакс *м.* pneumohydrothorax, hydropneumothorax, pneumoserothorax
пневмогинекограмма *ж. рентг.* pneumogynecogram
пневмогинекография *ж. рентг.* pneumogynecography
пневмограмма *ж. рентг.* pneum(at)ogram, pneumoroentgenogram
пневмограф *м.* pneum(at)ograph
~, импедансный impedance pneumograph
~, электроимпедансный electrical impedance pneumograph
пневмография *ж. рентг.* pneumo(radio)graphy, pneumoroentgenography
~ молочной железы aeromammography, pneumomammography
~, ретроперитонеальная retroperitoneal pneumography
пневмодерматом *м. мед. тех.* pneumodermatome
пневмоинтубатор *м. мед. тех.* pneumointubator
пневмокардиальный cardiopulmonary
пневмокардиограф *м.* pneumocardiograph
пневмокардиопексия *ж.* pneumocardiopexy
пневмокистография *ж. рентг.* pneumocystography
пневмококк *м.* pneumococcus
пневмококковый pneumococcal
пневмоколон *м.* pneumocolon
пневмокониоз *м. пульм.* pneumoconiosis
~, графитовый graphite pneumoconiosis
~, доброкачественный benign pneumoconiosis
~, непрофессиональный nonoccupational pneumoconiosis
~, поздний late pneumoconiosis
~, тальковый talc pneumoconiosis
пневмокраниум *м.* pneumocranium
пневмолиз *м.* pneumolysis
~, верхний superior pneumolysis
~, интраплевральный intrapleural pneumolysis
~, нижний inferior pneumolysis
~, экстрамускулопериостальный extramusculoperiosteal pneumolysis
~, экстраплевральный extrapleural pneumolysis
пневмолизин *м.* pneumolysin
пневмология *ж.* pneumology
пневмомаляция *ж.* pneumomalacia
пневмомаммография *ж. рентг.* pneumomammography, aeromammography
пневмоманометр *м.* pneumomanometer
пневмомассаж *ж.* pneumomassage
пневмомедиастинограмма *ж. рентг.* pneumomediastinogram
пневмомедиастинография *ж. рентг.* pneumomediastinography
пневмомедиастинум *м.* pneumomediastinum, mediastinal emphysema
~, спонтанный spontaneous pneumomediastinum
~, травматический traumatic pneumomediastinum
пневмомеланоз *м.* pneumomelanosis
пневмометр *м.* 1. spirometer, pneumometer 2. spirograph, pneumograph

пневмометрический pneumometric
пневмометрия *ж.* pneumometry, pneometry, spirometry
пневмомиелография *ж. рентг.* pneumomyelography
пневмомикоз *м. пульм.* pneumo(no)mycosis
~, экзогенный exogenous pneumomycosis
~, эндогенный endogenous pneumomycosis
пневмонит *м. пульм.* pneumonitis, pulmonitis
~, аспирационный aspiration pneumonitis
~, волчаночный lupous pneumonitis
~, гиперчувствительный hypersensitivity pneumonitis
~, интерстициальный interstitial pneumonitis
~, липоидный lipoid pneumonitis
~, радиационный radiation pneumonitis
~, токсический toxic pneumonitis
~, уремический uremic pneumonitis
пневмония *ж. пульм.* pneumonia
~, абортивная abortive pneumonia
~, абсцедирующая pneumonia complicated by an abscess
~, алейкоцитарная aleucocytic pneumonia
~, альвеолярная alveolar pneumonia
~, анергическая терминальная anergic terminal pneumonia
~, апикальная apical [apex] pneumonia
~, ареактивная areactive pneumonia
~, аспирационная aspiration pneumonia
~, асфиктическая asphyctic pneumonia
~, ателектатическая atelectatic pneumonia
~, атипичная atypical pneumonia
~, ацинозная acinous pneumonia
~, базальная basal pneumonia
~, бактериальная bacterial pneumonia
~, белая white pneumonia, pneumonia alba
~, бензиновая benzine pneumonia
~, бронхиальная bronchial pneumonia, bronchopneumonia, vesicular bronchiolitis, bronchoalveolitis
~, брюшнотифозная typhoid pneumonia
~, вагусная vagus pneumonia
~, верхушечная apical [apex] pneumonia
~, ветряночная varicella pneumonia
~, вирусная viral pneumonia
~, внебольничная community-acquired pneumonia
~, внутрибольничная nosocomial [hospital-acquired] pneumonia
~, внутриутробная [врождённая] congenital pneumonia
~, вторичная secondary pneumonia
~, гангренозная gangrenous pneumonia
~, геморрагическая hemorrhagic pneumonia
~, гигантоклеточная giant cell [Hecht's] pneumonia
~, гипостатическая hypostatic [congestion] pneumonia
~, гнойная purulent [septic] pneumonia
~, гнойная внутридолевая purulent intralobular pneumonia, pneumonia dissecans
~, гнойная интерстициальная purulent interstitial pneumonia
~, грибковая mycotic pneumonia

~, гриппо́зная influenza virus pneumonia
~, двусторо́нняя bilateral pneumonia
~, десквамати́вная desquamative pneumonia
~, деструкти́вная necrotizing pneumonia
~, долева́я lobar pneumonia
~, до́льковая lobular pneumonia
~, дома́шняя community-acquired pneumonia
~, засто́йная hypostatic [congestion] pneumonia
~, ингаляцио́нная inhalation pneumonia
~, интеркурре́нтная intercurrent pneumonia
~, интерлоба́рная interlobar pneumonia
~, интерстициа́льная interstitial pneumonia
~, интерстициа́льная плазмоклеточная interstitial plasma cell [plasmacystic] pneumonia, pneumocystosis
~, казео́зная caseous pneumonia
~, кандидо́зная moniliasis pneumonia
~, катара́льная catarrhal pneumonia
~, контузио́нная contusion [traumatic] pneumonia
~, крупноочаго́вая macrofocal pneumonia
~, крупо́зная croupous pneumonia
~, липо́идная lip(o)id pneumonia
~, личи́ночная larval pneumonia
~, лоба́рная lobar pneumonia
~, лобуля́рная lobular pneumonia
~, маргина́льная marginal pneumonia
~, масси́вная massive pneumonia
~, мелкоочаго́вая microfocal pneumonia
~, метастати́ческая metastatic pneumonia
~, мигри́рующая migratory pneumonia
~, микопла́зменная mycoplasmal [primary atypical] pneumonia
~, милиа́рная miliary pneumonia
~, монилиа́зная moniliasis pneumonia
~, некроти́ческая necrotizing pneumonia
~, неразрешённая unresolved pneumonia
~, неспецифи́ческая nonspecific [aspecific] pneumonia
~ новорождённых pneumonia of newborn
~, обтурацио́нная obturative pneumonia
~, орнито́зная Chlamydia psittaci pneumonia
~, о́страя acute pneumonia
~, очаго́вая bronchopneumonia, bronchial pneumonia, vesicular bronchiolitis, bronchoalveolitis
~, очаго́во-сливна́я pneumonia with confluent foci
~, паренхимато́зная parenchymatous pneumonia
~, перви́чная атипи́чная mycoplasmal [primary atypical] pneumonia
~, перви́чная лоба́рная казео́зная primary lobar caseous pneumonia
~, периальвеоля́рная perialveolar pneumonia
~, перибронхиа́льная peribronchial pneumonia
~, периваскуля́рная perivascular pneumonia
~, плазмоклеточная interstitial plasma cell [pneumocystic] pneumonia, pneumocystosis
~, пневмоко́кковая pneumococcal pneumonia
~, пневмоци́стная [пневмоцито́зная] pneumocystic [interstitial plasma cell] pneumonia, pneumocystosis

~, послеоперацио́нная postoperative pneumonia
~, посттравмати́ческая traumatic [contusion] pneumonia
~, прикорнева́я central [core] pneumonia
~, псевдолоба́рная pseudolobar pneumonia
~, ревмати́ческая rheumatic pneumonia
~, сегмента́рная segmentary pneumonia
~, септи́ческая septic [purulent] pneumonia
~, серо́зная serous pneumonia
~, серо́зно-фибрино́зная serofibrinous pneumonia
~, сибирея́звенная anthrax [wool sorters'] pneumonia, pulmonary anthrax
~, синегно́йная pseudomonas pneumonia
~, сифилити́ческая syphilitic pneumonia
~, сливна́я confluent pneumonia
~, стафилоко́кковая staphylococcal pneumonia
~, стрептоко́кковая streptococcal pneumonia
~, суперинфекцио́нная pneumonia due to superinfection
~, творо́жистая caseous pneumonia
~, термина́льная terminal pneumonia
~, тифо́зная typhoid pneumonia
~, травмати́ческая traumatic [contusion] pneumonia
~, туляреми́йная *(туляремия с лёгочными очагами)* tularemic pneumonia
~, фибрино́зная (sero)fibrinous pneumonia
~, фибро́зная fibrous pneumonia
~, фри́длендеровская Friedländer's pneumonia
~, хими́ческая chemical pneumonia
~, хламиди́йная Chlamidia trachomatis pneumonia
~, хрони́ческая chronic pneumonia
~, хрони́ческая неспецифи́ческая nonspecific [aspecific] chronic pneumonia
~, центра́льная central [core] pneumonia
~, циррроти́ческая cirrhotic pneumonia
~, цитомегали́ческая cytomegalic pneumonia
~, цитомегалови́русная cytomegaloviral pneumonia
~, чумна́я plague pneumonia, pneumonic plague
~, эмболи́ческая embolic pneumonia
~, эозинофи́льная eosinophilic pneumonia
~, эфеме́рная ephemeral pneumonia, pulmonary congestion
~, эфи́рная ether pneumonia

пневмоконио́з *м.* pneumoconiosis (*см. тж* пневмокониоз)
пневмопекси́я *ж.* pneumo(no)pexy
пневмоцентез *м.* pneumonocentesis
пневмонэктоми́я *ж.* pneumonectomy, pulmonectomy
пневмооксигена́тор *м.* pneumo-oxygenator
пневмопати́я *ж.* pneumopathy
~ новорождённых neonatal pneumopathy
~, остеопласти́ческая osteoplastic pneumopathy
пневмопельвиграфи́я *ж. рентг.* pneumopelvigraphy, gas pelvigraphy
пневмоперика́рд *м.* pneumopericardium

пневмоперикард

~, травматический traumatic pneumopericardium
пневмоперитонеум м. pneumoperitoneum, aeroperitoneum
~, диагностический diagnostic pneumoperitoneum
~, искусственный artificial pneumoperitoneum
~, лечебный medical pneumoperitoneum
пневмоперицистография ж. рентг. pneumopericystography
пневмопиелограмма ж. рентг. pneumopyelogram
пневмопиелография ж. рентг. pneumopyelography
пневмопиелоуретерография ж. рентг. pneumopyeloureterography
пневмопиоперикард м. pneumopyopericardium
пневмопиоторакс м. pneumopyothorax, pyopneumothorax (см. тж пиопневмоторакс)
пневмоплеврит м. pneum(on)opleuritis
~, осумкованный encapsulated pneumopleuritis
пневморадиография ж. pneumo(radio)graphy, pneumoroentgenography
пневморен м. рентг. pneumoren, perirenal insufflation
пневморентгенография ж. рентг. pneumoroentgenography, pneumo(radio)graphy
пневморетроперитонеум м. pneumoretroperitoneum
~, пресакральный presacral pneumoretroperitoneum
пневморрагия ж. pneumorrhagia
пневмосиликоз м. pneumosilicosis
пневмосинус м. pneumosinus
пневмосинусит м. aerosinusitis
пневмосклероз м. pulmonary fibrosis, pneumosclerosis, pneumofibrosis
~, антракотический anthracotic pneumosclerosis
~, артериокапиллярный arteriocapillary pneumosclerosis
~, бактериальный bacterial pneumosclerosis
~, бронхогенный bronch(i)ogenic pneumosclerosis
~, бронхоэктатический bronchiectasic pneumosclerosis
~, диффузный diffuse pulmonary fibrosis
~, интерстициальный interstitial pneumosclerosis
~, кардиогенный cardiogenic pulmonary fibrosis
~, лучевой radiation pulmonary fibrosis
~, местный односторонний local unilateral pneumosclerosis
~, метатуберкулёзный metatuberculous pulmonary fibrosis
~, микотический mycotic pneumosclerosis
~, мышечный myopneumosclerosis
~, очаговый focal pneumosclerosis
~, перилобулярный perilobular pneumosclerosis
~, плеврогенный pleurogenic pneumosclerosis
~, посттуберкулёзный posttuberculous pneumosclerosis
~, сегментарный pneumosclerosis of lung segment(s), segmental fibroatelectasis
~, табачный nicotic pneumosclerosis
~, токсико-химический chemical pneumosclerosis
~, хромовый chromic pneumosclerosis
пневмоскоп м. pneum(at)oscope, pneoscope
пневмосцинтиграфия ж. рентг. scintillation camera lung imaging
пневмотахограмма ж. pneumotachogram
пневмотахограф м. мед. тех. pneumotachograph
~, универсальный universal pneumotachograph
пневмотахография ж. pneumotachography
пневмотахометр м. мед. тех. peak flow meter
пневмотерапия ж. pneum(at)otherapy
пневмотермомассаж м. pneumothermomassage
пневмотиреоидография ж. pneumothyroidography
пневмотоксин м. pneumotoxin
пневмотомия ж. pneumotomy
пневмоторакс м. pneum(at)othorax
~, врождённый congenital pneumothorax
~, вторичный secondary pneumothorax
~, двусторонний bilateral pneumothorax
~, диагностический diagnostic pneumothorax
~, закрытый closed pneumothorax
~, идиопатический idiopathic pneumothorax
~, избирательный selective pneumothorax
~, искусственный artificial pneumothorax
~, клапанный valvular pneumothorax
~, лечебный therapeutic pneumothorax
~, напряжённый pressure [tense] pneumothorax
~, наружный external pneumothorax
~, неэффективный noneffective pneumothorax
~, односторонний unilateral pneumothorax
~, осумкованный encapsulated pneumothorax
~, открытый open pneumothorax
~, перемежающийся intermittent pneumothorax
~, персистирующий persistent pneumothorax
~, рецидивирующий relapsing pneumothorax
~, симптоматический symptomatic pneumothorax
~, спонтанный spontaneous pneumothorax
~, травматический traumatic pneumothorax, traumatopnea
~, хирургический operative pneumothorax
~, эффективный effective pneumothorax
пневмофиброз м. pulmonary fibrosis, pneumofibrosis, pneumosclerosis
пневмохолецистит м. emphysematous cholecystitis
пневмоцефалия ж. pneumocephalus
пневмоцистограмма ж. pneumocystogram
пневмоцистография ж. pneumocystography, air cystography
~, осадочная sedimentary pneumocystography
пневмоцистоз м. pneumocystosis

~, лёгочный pneumocystic [interstitial plasma cell] pneumonia, pneumocystosis carinii pneumonia

пневмоцисторентгенограмма *ж. рентг.* pneumocystogram

пневмоцисторентгенография *ж. рентг.* pneumocystography, air cystography

пневмоцистотомография *ж. рентг.* pneumocystotomography

пневмоэмпиема *ж.* pneumoempyema

пневмоэнтерит *м.* pneumoenteritis

пневмоэнцефалограмма *ж.* pneumoencephalogram, air encephalogram

пневмоэнцефалография *ж.* pneumoencephalography, air encephalography
~, люмбальная lumbar pneumoencephalography
~, субдуральная subdural pneumoencephalography
~, цистернальная cysternal pneumoencephalography

пневмэктомия *ж.* pneumectomy

поведение *с.* behavior
~, агрессивное aggressive behavior
~, бредовое delirious behavior
~, вращательное circling behavior
~, импульсивное impulsive behavior
~, инструментальное instrumental behavior
~, исследовательское exploratory [investigating, investigatory] behavior
~, наказуемое punished behavior
~, неадекватное invariable behavior
~, оборонительное defense behavior
~, оперантное operant behavior
~, отклоняющееся deviant behavior
~ отставленного выбора по образцу delayed matching-to-sample performance
~, патологическое abnormal behavior
~, регрессивное regressive behavior
~, сексуальное sexual practices
~, социальное social behavior
~, стереотипное stereotyped behavior
~, эмоциональное emotional behavior

поверхностный superficial

поверхность *ж.* surface, facies [NA]
~ акромиального отростка, суставная articular surface of acromion, facies articularis acromii [NA]
~, активная active surface
~ бедренной кости, надколенная [бедренной кости, надколенниковая] patellar surface of femur, facies patellaris femoris [NA]
~ бедренной кости, подколенная popliteal surface of femur, facies poplitea femoris, planum popliteum [NA]
~, боковая lateral surface
~ большеберцовой кости, малоберцовая суставная fibular articular surface of tibia, facies articularis fibularis tibiae [NA]
~ большеберцовой кости, нижняя суставная inferior articular surface of tibia, facies articularis inferior tibiae [NA]
~ большого крыла клиновидной кости, мозговая cerebral surface of greater wing of sphenoid, facies cerebralis alae majoris [NA]

~ большого мозга surface of cerebrum, facies cerebri [NA]
~ большого мозга, верхнебоковая superolateral surface of cerebrum, facies superolateralis cerebri [NA]
~ большого мозга, медиальная medial surface of cerebrum, facies medialis cerebri [NA]
~ большого мозга, нижняя inferior surface of cerebrum, facies inferior cerebri [NA]
~ век, задняя posterior surface of eyelid, facies posterior palpebrarum [NA]
~ век, передняя anterior surface of eyelid, facies anterior palpebrarum [NA]
~, вентральная ventral surface, facies ventralis [NA]
~ вертлужной впадины, полулунная semilunar surface of acetabulum, facies lunata acetabuli [NA]
~, верхнебоковая superolateral surface, facies superolateralis [NA]
~ верхней челюсти, глазничная orbital surface of maxilla, facies orbitalis maxillae [NA]
~ верхней челюсти, носовая nasal surface of maxilla, facies nasalis maxillae [NA]
~ верхней челюсти, передняя anterior surface of maxilla, facies anterior maxillae [NA]
~ верхней челюсти, подвисочная infratemporal surface of maxilla, facies infratemporalis maxillae [NA]
~, верхняя superior surface
~, висцеральная visceral surface, facies visceralis [NA]
~, внешняя external surface, facies externa [NA]
~, внутренняя internal surface, facies interna [NA]
~, гладкая smooth surface
~, глазничная orbital surface, facies orbitalis [NA]
~ головки малоберцовой кости, суставная articular surface of fibula head, facies articularis capitis fibulae [NA]
~, грудино-рёберная sternocostal surface, facies sternocostalis [NA]
~, губная labial surface, facies labialis [NA]
~, диафрагмальная diaphragmatic surface, facies diaphragmatica [NA]
~, дистальная distal surface
~, дорсальная dorsal surface, facies dorsalis [NA]
~, дыхательная respiratory surface
~, жевательная masticatory surface, facies masticatoria [NA]
~, задняя posterior surface
~, задняя пяточная суставная posterior calcaneal articular surface, facies articularis calcanea posterior [NA]
~, задняя таранная суставная posterior talar articular surface, facies articularis talaris posterior [NA]
~ зуба surface of tooth

пове́рхность

~ зу́ба осево́го позвонка́, за́дняя суставна́я posterior articular surface of dens, *facies articularis posterior dentis* [NA]
~ зу́ба осево́го позвонка́, пере́дняя суставна́я anterior articular surface of dens, *facies articularis anterior dentis* [NA]
~ зу́ба, щёчная buccal surface, *facies buccalis* [NA]
~ зу́ба, язы́чная lingual surface, *facies lingualis* [NA]
~, кише́чная intestinal surface, *facies intestinalis* [NA]
~ ключи́цы, акромиа́льная суставна́я acromial articular surface of clavicle, *facies articularis acromialis claviculae* [NA]
~ ключи́цы, груди́нная суставна́я sternal articular surface of clavicle, *facies articularis sternalis claviculae* [NA]
~ крестца́, дорса́льная dorsal surface of sacrum, *facies dorsalis ossis sacri* [NA]
~ крестца́, та́зовая pelvic surface of sacrum, *facies pelvina ossis sacri* [NA]
~ крестца́, ушкови́дная auricular surface of sacrum, *facies auricularis ossis sacri* [NA]
~, крестцо́во-та́зовая sacropelvic surface, *facies sacropelvina* [NA]
~, ладо́нная palmar surface
~ латера́льной лоды́жки, суставна́я articular surface of lateral malleolus, *facies articularis malleoli lateralis* [NA]
~ лёгкого, диафрагма́льная diaphragmatic surface of lung, *facies diaphragmatica pulmonis* [NA]
~ лёгкого, медиа́льная medial surface of lung, *facies medialis pulmonis* [NA]
~ лёгкого, междолева́я interlobar surface of lung, *facies interlobaris pulmonis* [NA]
~ лёгкого, рёберная costal surface of lung, *facies costalis pulmonis* [NA]
~ лёгочная pulmonary surface, *facies pulmonis* [NA]
~ лобко́вого сраще́ния ло́нной ко́сти symphysial surface of pubis, *facies symphysialis pubis* [NA]
~ лобко́вой ко́сти, симфизиа́льная medial surface of body of pubic bone, *facies symphysialis* [NA]
~ лопа́тки, дорса́льная dorsal surface of scapula, *facies dorsalis scapulae* [NA]
~ лопа́тки, рёберная costal surface of scapula, *facies costalis scapulae* [NA]
~ лучево́й ко́сти, запя́стная суставна́я carpal articular surface of radius, *facies articularis carpea radii* [NA]
~ малоберцо́вой ко́сти, лоды́жковая malleolar articular surface of fibula, *facies articularis malleoli fibulae* [NA]
~ ма́тки, кише́чная intestinal surface of uterus
~ ма́тки, пузы́рная vesical surface of uterus
~ медиа́льной лоды́жки, суставна́я articular surface of medial malleolus, *facies articularis malleoli tibiae* [NA]

~, междолева́я interlobar surface, *facies interlobaris* [NA]
~, мозгова́я cerebral surface, *facies cerebralis* [NA]
~ надколе́нника, пере́дняя anterior surface of patella, *facies anterior patellae* [NA]
~, ни́жняя inferior surface
~, носова́я nasal surface, *facies nasalis* [NA]
~, носогло́точная nasopharyngeal surface, *facies nasopharyngea* [NA]
~, опо́рная footplate
~, пере́дняя anterior surface
~, пере́дняя пя́точная суставна́я anterior calcaneal articular surface, *facies articularis calcanea anterior* [NA]
~, пере́дняя тара́нная суставна́я anterior talar articular surface, *facies articularis talaris anterior* [NA]
~ пе́чени, висцера́льная visceral surface of liver, *facies visceralis hepatis* [NA]
~ пе́чени, диафрагма́льная diaphragmatic surface of liver, *facies diaphragmatica hepatis* [NA]
~, пограни́чная boundary surface
~ подвздо́шной ко́сти, крестцо́во-та́зовая sacropelvic surface of ilium, *facies sacropelvina ossis ilii* [NA]
~ подвздо́шной ко́сти, ушкови́дная auricular surface of ilium, *facies auricularis ossis ilii* [NA]
~ подвздо́шной ко́сти, ягоди́чная gluteal surface of ilium, *facies glutea ossis ilii* [NA]
~, подвисо́чная infratemporal surface, *facies infratemporalis* [NA]
~, подколе́нная popliteal surface, *facies poplitea* [NA]
~, подо́швенная plantar surface
~ полово́го чле́на, мочеиспуска́тельная urethral surface of penis, *facies urethralis penis* [NA]
~, полулу́нная lunate [semilunar] surface, *facies lunata* [NA]
~ полуша́рия мозжечка́, ве́рхняя superior surface of cerebellar hemisphere, *facies superior hemispherii cerebelli* [NA]
~ полуша́рия мозжечка́, ни́жняя inferior surface of cerebellar hemisphere, *facies inferior hemispherii cerebelli* [NA]
~, пузы́рная vesical surface, *facies vesicalis* [NA]
~ пя́точной ко́сти, кубови́дная суставна́я cuboidal articular surface of calcaneus, *facies articularis cuboidea calcanei* [NA]
~ пя́точной ко́сти, тара́нная суставна́я talar articular surface of calcaneus, *facies articularis talaris calcanei* [NA]
~, разгиба́тельная extensor [extension] surface
~ разре́за cut surface
~, ротогло́точная oropharyngeal surface, *facies oropharyngea* [NA]
~ се́рдца, груди́но-рёберная (пере́дняя) sternocostal surface of heart, *facies sternocostalis cordis (anterior)* [NA]
~ се́рдца, диафрагма́льная (ни́жняя) diaphragmatic surface of heart, *facies diaphragmatica (inferior)* [NA]

повреждение

~ сердца, лёгочная (боковая) pulmonary (lateral) surface of heart, *facies pulmonalis (lateralis)* [NA]
~, сгибательная flexor [flexion] surface
~ соприкосновения contact surface, *facies contactus* [NA]
~, суставная articular [articulating] surface, *facies articularis* [NA]
~, тазовая pelvic surface, *facies pelvina* [NA]
~ таранной кости, ладьевидная суставная navicular articular surface of talus, *facies articularis navicularis tali* [NA]
~ таранной кости, пяточная суставная calcaneal articular surface of talus, *facies articularis calcanea tali* [NA]
~ чешуйчатой части височной кости, мозговая cerebral surface of squamous part of temporal bone, *facies cerebralis partis squamosae* [NA]
~, шероховатая rough surface
~, ягодичная gluteal surface, *facies glutea* [NA]
~ языка, нижняя inferior surface of tongue, *facies inferior linguae* [NA]
поверхность-мишень *ж.* targeted surface
поводок *м.* habenula, habenula [NA]
поворачиваться to turn
поворот *м.* rotation; *акуш.* turning, version
 ~, акушерский turning, version
 ~, бимануальный акушерский bimanual [bipolar] version
 ~, внутренний акушерский internal version
 ~ вокруг оси torsion
 ~ головы head rotation
 ~ кишечника, неполный malrotation [incomplete rotation] of intestine
 ~, классический акушерский bimanual [bipolar] version
 ~, комбинированный акушерский combined version
 ~ на головку, акушерский cephalic version
 ~ на ножку, акушерский podalic version
 ~, наружный акушерский external [abdominal] version
 ~ плода version, turning
 ~, позиционный [постуральный] акушерский postural version
 ~, самопроизвольный акушерский spontaneous version
 ~, эмбриональный кишечный fetal intestinal rotation
 ~, ягодичный акушерский pelvic version
повреждать to damage, to injure, to disorder
повреждение *с.* injury, damage, disorder (*см. тж* повреждения)
 ~, вибрационное vibration injury
 ~ внутренних органов internal [intraabdominal] injury
 ~, вызывающее потерю трудоспособности incapacitating injury
 ~ головного мозга brain damage
 ~ головного мозга, гипоксическое hypoxic brain damage
 ~, гортанно-трахеальное laryngotracheal injury
 ~, двустороннее bilateral injury
 ~, жизнеопасное life-threatening injury, life-threatening impairment
 ~, застарелое (*напр. ткани*) old laceration
 ~, изолированное isolated [single-system] injury
 ~, инвалидизирующее incapacitating injury
 ~ клеток insult to cells
 ~, краевое (*сухожилия или нерва*) bevelled laceration
 ~, лучевое radiolesion
 ~, механическое mechanical injury
 ~ миокарда myocardial damage, myocardial injury
 ~, множественное multiple [multiorgan] injury
 ~ мозга brain damage, cerebral lesion
 ~ мозга, травматическое traumatic brain injury
 ~, мышечно-скелетное musculoskeletal disorder
 ~ мягких тканей soft-tissue lesion, soft-tissue injury, soft-tissue damage
 ~ мягких тканей, обширное extensive soft-tissue injury
 ~ мягких тканей, тяжёлое severe soft-tissue damage
 ~, обширное extensive injury
 ~, одиночное solitary [single] injury
 ~ опорно-двигательного аппарата orthopedic injury
 ~, осложнённое compound injury
 ~, остаточное remaining damage
 ~ от взрыва blast overpressure injury
 ~, открытое open injury
 ~ от противоудара contrecoup injury
 ~ пластинки роста growth plate injury
 ~, пренатальное prenatal damage
 ~, разгибательное extension injury
 ~ раздавливанием crush injury
 ~, родовое birth injury
 ~, свежее recent injury
 ~ связок ligamentous injury
 ~, скрытое hidden injury
 ~, сопутствующее concomitant [concurrent] injury
 ~ сосуда vascular disruption
 ~ сосудистой системы кишечника vascular compromise to bowel
 ~ сосудисто-нервного пучка neurovascular injury
 ~, сочетанное multisystem [combined, associated] injury
 ~ спинного мозга spinal injury
 ~ ствола мозга brainstem lesion
 ~, супинационное supination trauma
 ~ сухожилия tendon division, tendon injury, tendon laceration, tendon lesion
 ~, телесное bodily harm
 ~, термическое thermal injury
 ~ тканей tissue damage
 ~, травматическое traumatic injury
 ~, тракционное traction injury
 ~ тупым предметом blunt injury
 ~, тяжёлое severe injury

повреждéние

~, «хлыстовóе» whiplash injury
~, хронúческое chronic injury
~, частúчное partial laceration
поврежде́ния *с. мн.* injuries (*см. тж* поврежде́ние)
  ~ ма́тки *(шéйки и тéла)* injuries to uterus
  ~ нару́жных половы́х о́рганов и влага́лища injuries of female genital organs
повторнородя́щая *ж.* secundipara, para II
повышéние *с.* elevation, increase
  ~ болево́го поро́га increase in pain threshold
  ~ температу́ры тéла temperature rise
повя́зк/а *ж.* bandage, dressing ◇ накла́дывать да́вящую ~у to apply a compressive [pressure] bandage; смени́ть ~у to rebandage
~, антисепти́ческая antiseptic [antibacterial] dressing; Lister's dressing
~, арми́рованная reinforced dressing
~, асепти́ческая aseptic dressing
~, бактерици́дная antibacterial [antiseptic] dressing
~, бесподкла́дочная ги́псовая unpadded plaster cast
~, ва́тно-ма́рлевая bulky dressing
~ в ви́де чепца́ *(шапка Гиппократа)* capeline [Hippocrates'] bandage, Hippocrates' cap
~ Вельпо́ Velpeau's dressing, Velpeau's bandage
~, вла́жная water [wet] dressing
~, «воротни́к — манжéт» collar-and-cuff bracing
~, восьмиобра́зная figure-of-eight [cross] bandage
~, врéменная first-aid [provisional] bandage, emergency [battle] dressing
~, всáсывающая absorbent dressing
~ Галéна Galen's bandage
~, гермети́ческая occlusive dressing
~, гигроскопи́ческая absorbent dressing
~, ги́льзовая fracture brace
~, гипертони́ческая hypertonic salt solution dressing
~ Гиппокра́та на го́лову Hippocrates' [capeline] bandage, Hippocrates' cap
~, ги́псовая plaster-of-Paris cast, plaster bandage
~, глазна́я eye bandage
~, громо́здкая ги́псовая cumbersome cast
~, гуттапéрчевая *(на зуб)* guttapercha stopping
~, да́вящая pressure [compressive] dressing, pressure [compressive] bandage
~ Дезо́ Desault's bandage
~, деротацио́нная ги́псовая antirotation plaster cast
~ для вытяжéния extension [traction] bandage
~ для моло́чной железы́, подвéшивающая mammary binder
~, защи́тная protective bandage, protective dressing
~, иммобилизу́ющая immovable [retaining] bandage
~ каблуко́м, ги́псовая walking (plaster) cast
~, клéйкая плёночная adhesive film bandage

~, кокси́тная ги́псовая spica of pelvis; body cast
~, коллоди́йная cocoon dressing
~, колосови́дная spica [spiral reverse] bandage
~, косы́ночная cravat [many-tailed, scarf] bandage
~, крахма́льная starch bandage
~, крестообра́зная cross [figure-of-eight] bandage
~, кровоостана́вливающая hemostatic bandage
~, кругова́я abnet, circular bandage
~, лейкопла́стырная [липкопла́стырная] adhesive (plaster) [glue, sanilastic, cohesive] bandage
~, лонгéтная ги́псовая slab of plaster, plaster splint
~, ма́зевая salve dressing
~, ма́рлевая gauze bandage
~, многоуго́льная many-tailed [cravat, scarf] bandage
~ на го́лову head bandage
~ на живо́т для берéменных obstetrical binder, obstetrical bandage
~ на кисть и па́льцы gauntlet bandage
~ на кисть с оставлéнием свобо́дными ко́нчиков па́льцев demigauntlet bandage
~ на ни́жнюю чéлюсть, восьмиобра́зная Barton's bandage
~ на о́бласть та́за, колосови́дная spica of pelvis, hip spica
~ на плечо́, колосови́дная spica of shoulder
~ на плечо́, укоро́ченная ги́псовая short-arm plaster cast
~ на по́лость *(зуба)* stopping, filling
~ на ра́ну wound dressing
~, облегчённая ги́псовая light-weight plaster-of-Paris cast
~, однора́зовая disposable dressing
~, окклюзио́нная occlusive dressing
~, око́нчатая ги́псовая fenestrated plaster cast
~, опоя́сывающая abnet, circular bandage
~, отмодели́рованная ги́псовая well-molded [fitted plast] cast
~ па́ховой скла́дки до ко́нчиков па́льцев, ги́псовая groin-to-toe plaster cast, toe-to-groin dressing
~, перви́чная first-aid [provisional] bandage, emergency [battle] dressing
~, перча́точная gauntlet bandage
~, пла́стырная adhesive (plaster) [glue, sanilastic, cohesive] bandage
~, поглоща́ющая absorbent dressing
~, подва́ченная ги́псовая (well-)padded plaster cast
~, подвéшивающая suspensory bandage
~, поддéрживающая sling; collar-and-cuff bracing; cravat [many-tailed, scarf] bandage
~, ползу́чая spica [spiral reverse] bandage
~, прашеви́дная sling [four-tailed] bandage
~, предвари́тельно изгото́вленная prefabricated brace
~ при варико́зном расширéнии вен, эласти́ческая Martin's bandage

~, прилипа́ющая абсорби́рующая adhesive absorbent dressing
~, ранева́я wound dressing
~, расходя́щаяся spica [spiral reverse] bandage
~, сда́вливающая ги́псовая constrictive plaster cast
~ с ма́зью salve dressing
~, спира́льная spiral bandage
~, спиртова́я alcohol dressing
~, стери́льная sterile dressing
~ ти́па ботфо́рта, ги́псовая patellar tendon-bearing [PTB, below-knee weight-bearing plaster] cast
~, Т-обра́зная *(укрепляющая)* T-bandage
~, туга́я tight bandage, tight dressing
~, фикси́рующая fixed [retentive] bandage, fixed [retentive] dressing
~, функциона́льная functional fracture brace, functional cast
~, хирурги́ческая surgical [wound] dressing
~, циркуля́рная circular bandage
~, циркуля́рная ги́псовая cylinder [circular, circumferential] plaster cast
~ «ша́пка Гиппокра́та» Hippocrates' [capeline] bandage, Hippocrates' cap
~, шарни́рная hinged cast
~, эласти́ческая elastic bandage
повя́зка-пояртупе́я ж., ги́псовая waist-belt plaster bandage
погла́живание с. *(приём массажа)* effleurage, stroking
~, кругово́е circular stroking
поглоти́тель м. 1. absorber 2. adsorber
~ акусти́ческого [звуково́го] уда́ра acoustic shock absorber
поглоще́ние с. 1. absorption 2. uptake
~ зву́ка acoustic absorption
~, избира́тельное selective absorption
~, избы́точное excess absorption
~ излуче́ния absorption of radiation
~ излуче́ния, лока́льное специфи́ческое local specific absorption of radiation, local SAR
~ изото́па isotope uptake
~ кислоро́да oxygen uptake
~ ла́зерного излуче́ния absorption of laser radiation
~ лека́рства drug uptake
~ микрово́лн microwave absorption
~, уде́льное specific absorption
~ электромагни́тных волн absorption of electromagnetic waves
~ эне́ргии energy absorption
пограни́чный border-line
пода́гра ж. gout, podagra
~, атипи́ческая irregular [abarticular] gout
~, известко́вая calcium gout
~, метастати́ческая transferred gout
~, ревмати́ческая rheumatic gout
~, свинцо́вая lead gout
~, скры́тая latent [masked] gout
~, суставна́я articular gout
~, узелко́вая tophaceous gout
~, хрони́ческая chronic gout

подагри́ческий gouty, podagral, podagric, podagrous
подалги́я ж. podalgia, tarsalgia, pododynia
подартри́т м. podarthritis
подбо́р м.:
~ до́зы лека́рственного сре́дства adjustment of drug dosage
~ соста́ва *фарм.* formulation
подборо́док м. chin, *mentum* [NA]
подборо́дочно-за́дний mentoposterior
подборо́дочно-пере́дний mentoanterior
подборо́дочно-подъязы́чный geniohyoid, genioglossal
подборо́дочный mental
подбрюши́нный subperitoneal
подбуго́рье с. hypothalamus, *hypothalamus* [NA]
подве́ска ж.:
~ для руки́ sling
~ то́лстой кишки́, жирова́я appendix epiploica
подве́сок м. appendage, *appendix*, мн. *appendices* [NA]
подвздо́шно-бе́дренный iliofemoral
подвздо́шно-гребешко́вый iliopectineal
подвздо́шно-ко́пчиковый iliococcygeal
подвздо́шно-крестцо́вый iliosacral
подвздо́шно-па́ховый ilioinguinal
подвздо́шно-подчре́вный iliohypogastric
подвздо́шно-поясни́чный iliolumbar
подвздо́шно-рёберный iliocostal
подвздо́шно-слепокише́чный iliocecal
подвздо́шный iliac
подви́жность ж. mobility; motility
подвисо́чный subtemporal
подвы́вих м. subluxation, semiluxation
~, неустрани́мый irreducible subluxation
~, оста́точный residual subluxation
~, привы́чный recurrent subluxation
~ хруста́лика dislocation of lens, lens subluxation
подглазни́чный intraorbital, suborbital
подголо́вник м. *мед. тех.* head restraint, head support, head board
подго́нка ж. проте́за fitting of prosthesis
подгото́вка ж. preparation
~ бере́менных гру́ппы ри́ска к ро́дам preparation of risk-group pregnant women to labor
~ больно́го к опера́ции preparation of patient for surgery
~ ка́дров здравоохране́ния health manpower training, health manpower development
~ кише́чника к опера́ции bowel preparation
~ к лече́нию pretreatment
~ персона́ла training of staff, training of personnel
~, предоперацио́нная preoperative preparation
~ препара́та *(к гистологическому исследованию)* handling of specimen
~, физиопсихопрофилакти́ческая *(к родам)* physiological and psychological preparation
подде́рживать *(курс лечения, уровень анестезии)* to maintain
подде́ржка ж., иноотро́пная inotropic support
поддесневой subgingival

поддиафрагма́льный subdiaphragmatic, subphrenic
подёргивание с. twitching, jerking
~, мы́шечное muscular twitching, tic
поджелу́дочно-двенадцатипёрстный pancreaticoduodenal
поджелу́дочный pancreatic
подключи́чно-позвоно́чный vertebrosubclavian
подключи́чный subclavian, subclavicular
подко́жный hypodermic, subcutaneous
подколе́нный popliteal
подко́рка ж. анат. subcortex
подко́рковый анат. subcortical
подкрепле́ние с. reinforcement
~, отрица́тельное negative reinforcement
~, положи́тельное positive reinforcement
подкрыльцо́вый axillary
подле́чиваться to get some treatment
подло́жечный epigastric
подлопа́точный subscapular
подмыва́ние с. больно́го intimate washing of patient
подмы́шечный axillary
подмы́шка ж. armpit, axillary space, *axilla* [NA]
поднадко́стничный subperiosteal
поднима́тель м. (*мышца*) erector, arrector
подногтево́й hyponycheal, subungual
подобромидро́з м. podobromidrosis
подогра́мма ж. (*отпечаток стопы*) podogram
подо́граф м. мед. тех. podograph
подогра́фия ж. рентг. podography
пододинамо́метр м. мед. тех. pododynamometer
подоме́трия ж. оптом. podometry
подомеханотерапи́я ж. podomechanotherapy
подоро́жник м. фарм. plantain, *Plantago*
~ большо́й common [greated] plantain, *Plantago major*
~ ланцетоли́стный buckthorn [long] plantain, *Plantago lanceolata*
~ сре́дний sweet [hoary] plantain, *Plantago media*
подофи́лл м. фарм. may-apple, *Podophyllum*
подофилли́н м. фарм. podophyllin
подофиллотокси́н м. podophyllotoxin
подоци́т м. podocyte
подо́шва ж. (*стопы*) sole, *planta pedis* [NA]
подо́швенный plantar, pelmatic
подпаути́нный subarachnoid
подпечёночный subhepatic
подпле́чник м. shoulder support
подпо́ра ж. бе́лой ли́нии живота́ *adminiculum lineae albae* [NA]
подпоро́говый subliminal
подпупо́чный infraumbilical
подпя́точник м. heel pad
подребе́рье с. hypochondrium
подреза́ние с. undercutting
подрёберный subcostal
подро́д м. subgenus
подсеме́йство с. subfamily
подсеро́зный subserous
подсече́ние с. undercutting
подсли́зистый submucosal, submucous

подсозна́ние с. subconsciousness
подсозна́тельный subconscious
подсо́лнечник м. фарм. sunflower, *Helianthus annuus*
подста́вка ж. support; board
~ для би́кса drum stand
~ для наложе́ния ги́псовой повя́зки cast frame
~ для ног к операцио́нному столу́ leg support
~ для ног, съёмная separate [removable] leg support
~ для рук (больно́го) arm support
~, крестцо́вая sacral support
подсти́лка ж. для больны́х drawsheet
подсухожи́льный subtendinous
подтвержда́ть (*диагноз*) to confirm; to prove
подтвержде́ние с. (*диагноза*):
~, интраоперацио́нное operative confirmation
~ на вскры́тии autopsy validation
~, рентгенологи́ческое radiographic verification
подтверждённый гистологи́чески histologically proven
подтека́ние с. (*напр. жёлчи, мочи*) leakage
поду́шечка ж.:
~ большо́го па́льца thumb-cushion
~, ва́тно-ма́рлевая bolster
~, околосуставна́я knuckle
~ па́льца finger-cushion, finger-pad
поду́шка ж. 1. cushion, *pulvinar* [NA] 2. pad; cushion; pillow
~ вну́тренней оболо́чки cushion of tunicae intimae, *pulvinar tunicae internae, pulvinar tunicae intimae* [NA]
~, кислоро́дная oxygenous pillow
~, отводя́щая abduction pillow
подфасциа́льный subfascial
подхо́д м. approach
~, комбини́рованный (*к лечению*) multimodal approach
~, подвисо́чный subtemporal approach
~, хирурги́ческий surgical approach
~, экологи́ческий ecological approach
подчелюстно́й submaxillary
подчре́вный hypogastric
подчре́вье с. hypogastrium, *hypogastrium* [NA]
подшива́ние с. anchoring
подшта́мм м. микр. substrain
подщела́чивать to alkalify
подъёмник м. retractor; elevator
~ для кровено́сных сосу́дов blood vessels elevator
~ для лопа́тки shoulder blade retractor
~ для мя́гких тка́ней soft tissue elevator
~, нейрохирурги́ческий brain retractor
подъязы́чно-гло́точный hyopharyngeal
подъязы́чно-нижнечелюстно́й hyomandibular
подъязы́чно-язы́чный hyoglossal
подъязы́чный hypoglossal, sublingual
подъярёмный subjugular
подэнцефа́л м. podencephalus
подэнцефали́я ж. podencephaly
подэпителиа́льный subepithelial
пожелте́ние с. yellowing

поза ж. posture, position
 ~, анталгическая antalgic posture
 ~ новорождённого, расслабленная flacid posture of newborn
 ~ новорождённого, симметричная symmetrical posture of newborn
 ~ треножника tripod position
 ~ фехтовальщика fencing posture
позадиглоточный postpharyngeal
позадипищеводный retroesophageal
позадислепокишечный retrocecal
позадитолстокишечный retrocolic
позадичелюстной retromandibular
позвонок м. vertebra, *vertebra* [NA]
 ~, второй шейный odontoid vertebra, epistropheus
 ~, выступающий *vertebra prominens* [NA]
 ~, грудной thoracic [dorsal] vertebra
 ~, добавочный accessory vertebra
 ~, истинный true vertebra, *vertebra vera* [NA]
 ~, копчиковый coccygeal vertebra
 ~, крестцовый sacral vertebra
 ~, ложный false vertebra, *vertebra spuria* [NA]
 ~. нижний поясничный basilar vertebra
 ~, осевой odontoid vertebra, epistropheus
 ~, первый шейный cranial vertebra
 ~, плоский *vertebra plana* [NA]
 ~, поясничный lumbar vertebra, *vertebra lumbalis* [NA]
 ~, поясничный самый нижний basilar vertebra
 ~, расщеплённый cleft [butterfly] vertebra
 ~, седьмой шейный *vertebra prominens* [NA]
 ~, шейный cervical vertebra, *vertebra cervicalis* [NA]
позвоночник м. spinal [vertebral] column, (dorsal) spine, backbone, *columna vertebralis* [NA]
 ~, расщеплённый spina bifida, schistorachis
позвоночно-артериальный vertebroarterial
позвоночно-бедренный vertebrofemoral
позвоночно-грудинный vertebrosternal, sternovertebral
позвоночно-крестцовый vertebrosacral
позвоночно-подвздошный vertebroiliac
позвоночно-рёберный vertebrocostal, costovertebral
позвоночно-хрящевой vertebrochondral
позвоночный spinal, rachial, vertebral
позиция ж. position (*см. тж* положение)
 ~ плода fetus position
 ~ плода, вторая second [right occipitoanterior] position
 ~ плода, левая заднелобная left frontoposterior [LFP] position
 ~ плода, левая переднелобная left frontoanterior [LFA] position
 ~ плода, лобная position of the brow
 ~ плода, первая (*передний вид лобного предлежания*) first [left occipitoanterior] position, right nasoanterior position of the brow
 ~ плода, третья third [right occipitoposterior] position
 ~ плода, четвёртая fourth [left occipitoposterior] position

познабливание *с.* chilling
позыв м. tenesmus; urge
 ~ на дефекацию urge to defecate
 ~ на дефекацию, императивный imperative feeling of defecation
 ~ на мочеиспускание vesical tenesmus
 ~ на мочеиспускание, императивный imperative feeling of urination
 ~ на рвоту retching, vomiturition
 ~ на стул call to stool, urge to defecate
 ~ на стул, болезненный rectal tenesmus
 ~ на стул, непреодолимый irresistible urge to defecate
 ~ на стул, острый acute urge to defecate
пойкилобласт м. poikiloblast
пойкилодентоз м. poikilodentosis
пойкилодерма ж., наследственная congenital poikiloderma, Rothmund's syndrome
пойкилодерматомиозит м. poikilodermatomyositis
пойкилодермия ж. poikiloderma
 ~, атрофическая сосудистая poikiloderma atrophicans vasculare
 ~ лица и шеи, сетчатая пигментная poikiloderma reticularis pigmentosa faciei et colli
 ~, локализованная localized poikiloderma
 ~ Сиватта poikiloderma of Civatte, Civatte's disease
пойкилопикрия ж. poikilopicria
пойкилотермия ж. poikilothermism
пойкилотермный poikilothermal, poikilothermic, poikilothermous
пойкилотромбоцит м. poikilothrombocyte
пойкилоцит м. poikilocyte
пойкилоцитоз м. poikilocytosis, poikilocythemia
показани/е *с.* indication ◇ ~ к операции indication for operation; ~ к терапевтическому применению therapeutic indication; по жизненным ~ям by life-saving indication; расширять ~я to broaden indications; ставить ~я to establish indications
показатели м. мн. indices, rates (*см. тж* индекс, коэффициент, показатель)
 ~, вариационные measures of variation
 ~ диастолической функции indices of diastolic function
 ~ изоволюметрической фазы isovolumetric phase indices
 ~, повозрастные age specific rates
 ~ систолической функции indices of systolic function
 ~ фазы изгнания ejection phase indices
показатель м. 1. index 2. (*коэффициент*) rate (*см. тж* индекс, коэффициент, показатели)
 ~ адаптивности adaptive value
 ~, белковый protein quotient
 ~, буферный (*титрованного раствора*) buffer index
 ~ гематокрита hematocrit volume
 ~, грудной thoracic index
 ~ заболеваемости morbidity [morbility] rate

показа́тель

~ за́нятости ко́йки, сре́дний bed occupancy rate
~ кро́ви, цветно́й color index of blood
~ лейкопени́и leukopenic index
~ лета́льности lethality rate
~ мо́щности анесте́тика index of anesthetic potency
~, носово́й nasal index
~, опсони́ческий *(имму́нной сы́воротки)* opsonic index
~ плодови́тости fertility rate
~ рожда́емости birth rate
~, ро́сто-весово́й statural-weight value
~ сме́ртности death [mortality] rate
~, стандартизо́ванный standardized index
~ у́мственных спосо́бностей intelligence quotient, IQ
~, фагоцита́рный phagocytic index
~ эффекти́вности лека́рства drug response rate
~ эффекти́вности лече́ния cure rate
пока́лывание *с.* pricking, tingling
пока́шливание *с.* tussiculation; hacking, (semi)-cough
поко́й *м.* 1. *(отдых)* rest 2. *(больницы)* ward
~, приёмный admission department, admission room, hospital ward
поколе́ние *с.* generation
~, доче́рнее filial generation
покрасне́ние *с.* reddening
~ ко́жи *(признак воспале́ния)* redness, *уст.* rubor
покро́в *м.* (in)tegument, *(in)tegumentum* [NA]
~, о́бщий integument, *integumentum commune* [NA]
~ ромбови́дного мо́зга tegument of rhombencephalon, *tegumentum rhombencephali* [NA]
~ те́ла, нару́жный integument, *integumentum commune* [NA]
~ те́ла новорождённого, пушко́вый lanugo (hair) of newborn
~, тканево́й tissue cover
покро́вный integumentary, tegumental
покрыва́ться *(прыща́ми, я́звами, сы́пью, по́том)* to break out
покры́тие *с.* coating, coverage
~, биологи́ческое ранево́е biologic wound covering
~ зу́ба ла́ком tooth lacquering
~, непроница́емое impermeable coating
~, по́ристое porous coating
покры́тый coated, covered
покры́шка *ж.* operculum, *operculum* [NA]; tegmentum, *tegmentum* [NA]
~, височна́я temporal operculum, *operculum temporale* [NA]
~, ло́бная frontal operculum, *operculum frontale* [NA]
~, ло́бно-теменна́я frontoparietal operculum, *operculum frontoparietale* [NA]
~ моста́ tegmentum of pons, *tegmentum pontis* [NA]
~ сре́днего мо́зга mesencephalic tegmentum, *tegmentum mesencephali* [NA]
пол *м.* sex ◊ ограни́ченный ~ом sex-limited

~, гетерогаме́тный heterogametic [heterozygous, digametic] sex
~, гомогаме́тный homogametic [homozygous, monogametic] sex
по́ле *с.* area; field, *area* [NA] *(см. тж* поля́*)* ◊ обкла́дывать операцио́нное ~ to drape the operative [surgical] site
~ а́орты aortic field
~, боково́е lateral field
~ большеберцо́вой ко́сти, за́днее межмы́щелковое posterior intercondylar area of tibia, *area intercondylaris posterior ossis tibiae* [NA]
~ большеберцо́вой ко́сти, пере́днее межмы́щелковое anterior intercondylar area of tibia, *area intercondylaris anterior ossis tibiae* [NA]
~ Бро́дманна Brodmann's area
~ Брока́ Broca's area
~ Брока́, обоня́тельное Broca's olfactory area
~ Ве́рнике Wernicke's area, Wernicke's field, Wernicke's center
~, ве́рхнее межплевра́льное superior interpleural area, *area interpleurica superior* [NA]
~, ве́рхнее преддве́рное superior vestibular area, *area vestibularis superior* [NA]
~, вестибуля́рное vestibular area, *area vestibularis* [NA]
~ ви́дения field of view, visual field
~, внезаро́дышевое extraembryonic area
~, вне́шнее external field
~, вну́треннее internal field
~, высокоамплиту́дное high-amplitude field
~ высо́кого напряже́ния high-voltage field
~, высокоинтенси́вное high-intensity field
~ высо́кой частоты́, переме́нное магни́тное high-frequency alternating magnetic field
~, высокочасто́тное high-frequency [radio-frequency] field
~, высокоэнергети́ческое high-energy field
~, геомагни́тное geomagnetic field
~, дви́гательное motor area
~, до́зное dose field
~, желу́дочное *area gastrica* [NA]
~, за́днее posterior field
~, звуково́е sound [acoustic, auditory] field
~ зре́ния field of view, visual field
~ зре́ния, бинокуля́рное binocular visual field
~ зре́ния дете́ктора detector's field of view
~ зре́ния, диста́льное distal visual field
~ зре́ния, монокуля́рное monocular visual field
~ зре́ния, спира́льное spiral visual field
~, изменённое shifted field
~, изменя́ющееся altering field
~, и́мпульсное pulsed field
~ индивидуа́ции individuation field
~, индукти́вно свя́занное inductively coupled field
~ инфракра́сного излуче́ния infrared field
~, ко́рковое cortical area
~ коры́ головно́го мо́зга cortical area
~ ла́зерного излуче́ния laser (radiation) field
~, лёгочное lung field
~ лицево́го не́рва area of facial nerve, *area nervi facialis* [NA]
~, магни́тное magnetic field

полигландуля́рный

~ микрово́лн microwave field
~, митра́льное mitral area
~, неодноро́дное nonuniform field
~, неравноме́рное irregular field
~, ни́жнее межплевра́льное inferior interpleural area, *area interpleurica inferior* [NA]
~, ни́жнее преддве́рное inferior vestibular area, *area vestibularis inferior* [NA]
~, низкоинтенси́вное low-intensity field
~ ни́зкой частоты́, переме́нное магни́тное low-frequency alternating magnetic field
~, низкочасто́тное low-frequency field
~, низкоэнергети́ческое low-energy field
~ облуче́ния radiation field, field of radiation
~, обоня́тельное olfactory area, olfactory field
~, одноро́дное uniform field
~, околообоня́тельное parolfactory area
~, операцио́нное operative field, operative [surgical] site
~, осцилли́рующее oscillating field
~, пере́днее anterior field
~, переме́нное alternating field
~, подмозо́листое subcallosal area, *area subcallosa* [NA]
~, позадиоли́вное retroolivary area, *area retroolivaris* [NA]
~, поля́рное pole field
~, постоя́нное магни́тное constant magnetic [magnetostatic, static magnetic] field
~, постоя́нное электри́ческое electrostatic field
~ преддве́рия vestibular area, *area vestibularis* [NA]
~ преддве́рия, ве́рхнее superior vestibular area, *area vestibularis superior* [NA]
~ преддве́рия, ни́жнее inferior vestibular area, *area vestibularis inferior* [NA]
~, предзри́тельное preoptic area, *area preoptica* [NA]
~, предкры́шечное pretectal region, *area pretectalis* [NA]
~, равноме́рное regular field
~, решётчатое cribriform area, *area cribrosa* [NA]
~ сверхвысо́кой частоты́ superhigh frequency field
~, светово́е light field
~, свобо́дное звуково́е free sound field
~, сенсо́рное sensorial area
~, силово́е force field
~, си́льное strong field
~, синусоида́льное sine [sinusoidal] field
~ скани́рования imaging region
~, сла́бое weak field
~, слухово́е acoustic [auditory, sound] field
~, сосу́дистое *area vasculosa* [NA]
~, среднеинтенси́вное medium-intensity field
~, теплово́е heat field
~, термоге́нное thermogenic field
~, тёмное dark field
~, трёхство́рчатое tricuspid area
~ ули́тки cochlear area, *area cochleae* [NA]
~ ультравысо́кой частоты́ ultrahigh-frequency field
~ ультразву́ка ultrasonic field
~ ультрафиоле́тового излуче́ния ultraviolet field
~ Фо́реля Forel's field
~, электри́ческое electric field
~, электромагни́тное electromagnetic field
~, электромагни́тное и́мпульсное pulsed electromagnetic field
~, электростати́ческое electrostatic field
~, эмбриона́льное embryonic area
полиавитамино́з *м.* polyavitaminosis
полиаденила́т-нуклеотидилтрансфера́за *ж.* polyadenylate nucleotidyl transferase
полиадени́т *м.* polyadenitis
~, сифилити́ческий syphilitic polyadenitis
полиадено́ма *ж.* polyadenoma, multiple adenomas
полиаденомато́з *м.* polyadenomatosis
полиами́ны *м. мн. биохим.* polyamines
полианатокси́н *м.* polyanatoxin
полиантибио́тик *м.* polyantibiotic
полиартерии́т *м.* polyarteritis
~, нодо́зный [узелко́вый] periarteritis nodosa, polyarteritis nodosa, Kussmaul's disease
полиартралги́я *ж.* polyarthralgia
полиартри́т *м.* polyarthritis
~, деформи́рующий deforming polyarthritis, polyarthritis deformans
~, инфекцио́нный infectious polyarthritis
~, неспецифи́ческий nonspecific polyarthritis
~, о́стрый ревмати́ческий acute rheumatic polyarthritis
~, подагри́ческий podagric polyarthritis
~ Понсе́ Poncet's disease, Poncet's polyarthritis
~, ревмати́ческий chronic [rheumatoid] polyarthritis
~, ревмато́идный polyarticular rheumatoid arthritis
~, септи́ческий septic polyarthritis
~, туберкулёзный tuberculous polyarthritis
~, хрони́ческий chronic [rheumatoid] polyarthritis
~, хрони́ческий инфекцио́нный chronic infectious polyarthritis
~, эволюти́вный evolution polyarthritis
полибла́ст *м.* polyblast
поливакци́на *ж.* polyvalent vaccine
поливинилпирролидо́н *м.* polyvinylpyrrolidone
поливитами́н *м.* polyvitamin
поливитами́нный polyvitaminic
полигалактурона́за *ж.* polygalacturonase
полига́мия *ж.* polygamy
полига́мный polygamic
полигангли́озид *м.* polyganglioside
полиганглионеври́т *м.* polyganglioneuritis
полиганглиони́т *м.* polyganglionitis
полиге́н *м.* polygene
полигени́я *ж.* polygeny
полиге́нный polygenic
полигенома́тический polygenomatic
полигидра́мнион *м. гинек.* polyhydramnios
полигиперменоре́я *ж.* polyhypermenorrhea
полигипоавитамино́з *м.* polyhypoavitaminosis
полигипоменоре́я *ж.* polyhypomenorrhea
полигири́я *ж.* polygyria
полигландуля́рный polyglandular, pluriglandular

полиглобули́я ж. polyglobulia, polyglobulism
~, абсолю́тная absolute polyglobulia
~, и́стинная polyglobulia vera
~, ло́жная false polyglobulia
~, относи́тельная relative polyglobulia
~, симптомати́ческая symptomatic polyglobulia
полигра́ф м. *мед. тех.* polygraph
полигра́фия ж. *псих.*, *рентг.* polygraphia
полидактили́я ж. polydactyly, polydactylia, polydactylism
полидипси́я ж. polydipsia
~, психоге́нная psychogenic polydipsia
полидисплази́я ж. polydysplasia
полие́н м. polyene
полиинфе́кция ж. polyinfection, multiinfection
поликардиогра́фия ж. polycardiography, tachycardiography
поликариоти́ческий polykaryotic
поликариоци́т м. polykaryocyte
поликерато́з м. polykeratosis
поликисто́з м. cystic disease
~ лёгких polycystic lung disease
~ по́чки polycystic kidney, polycystic renal disease
~ по́чки, врождённый congenital polycystic kidney
~ яи́чника polycystic ovary
поликисто́зный polycystic
поликли́ника ж. outpatient department, polyclinic
~, де́тская children's [pediatric] polyclinic
~ для взро́слых adult outpatient department
поликлони́я ж. paramyoclonus, myoclonus multiplex, polyclonia (*см. тж* парамиоклонус)
поликонденса́ция ж. polycondensation
поликори́я ж. polycoria
полилали́я ж. polylalia
полилизоге́нный polylysogenic
полимасти́я ж. polymastia, polymazia
полимели́я ж. polymelia
полименоре́я ж. polymenorrhea
полиме́р м. polymer
~, биосовмести́мый biocompatible polymer
полимера́за ж. polymerase
полимериза́ция ж. *биохим.* polymerization
полимери́я ж. polymeria, polymery
полимикро́бный polymicrobial, polymicrobic
полимикролипомато́з м. polymicrolipomatosis
полимикси́н м. *фарм.* polymyxin
полимиози́т м. polymyositis
~, оссифици́рующий polymyositis ossificans
полиморфи́зм м. polymorphism, pleomorphism
~, биохими́ческий biochemical polymorphism
~, генети́ческий genetic polymorphism
~, клини́ческий clinical polymorphism
~ сы́пи polymorphism of skin eruption
полимо́рфно-кле́точный polymorphocellular
полимо́рфно-я́дерный polymorphonuclear
полимо́рфный polymorphous
полиморфоци́т м. polymorphocyte, myelocyte
полимо́рфы м. мн. polymorphs
полинарко́н м. polynarcon
полиневралги́я ж. polyneuralgia
полиневри́т м. polyneuritis, multiple neuritis
~, аксиа́льный axial polyneuritis

~, алимента́рный alimentary polyneuritis
~, алкого́льный polyneuritis potatorum
~, аллерги́ческий allergic polyneuritis
~ бере́менных, токси́ческий toxic polyneuritis of pregnancy
~, брюшнотифо́зный typhoid polyneuritis
~, ви́русный viral [virus] polyneuritis
~, диабети́ческий diabetic polyneuritis
~, дифтери́йный diphtheric polyneuritis
~, интерстициа́льный interstitial polyneuritis
~, инфекцио́нный infectious [acute idiopathic] polyneuritis, Guillain-Barré syndrome, radiculoganglionitis, myeloradiculopolyneuronitis
~, лепро́зный leprotic polyneuritis
~, метаболи́ческий metabolic polyneuritis
~, мышьяко́вый arsenic polyneuritis
~, обме́нный metabolic polyneuritis
~, о́стрый acute polyneuritis
~, о́стрый перви́чный идиопати́ческий infectious [acute idiopathic] polyneuritis, Guillain-Barré syndrome, radiculoganglionitis, myeloradiculopolyneuronitis
~, периаксиа́льный periaxial polyneuritis
~, свинцо́вый lead polyneuritis
~, сыпнотифо́зный typhus polyneuritis
~, токси́ческий toxic polyneuritis
~ у дете́й, прогресси́вный Dejerine's disease, hereditary hypertrophic neuropathy
~, хрони́ческий chronic polyneuritis
~, хрони́ческий насле́дственный chronic familial polyneuritis
~, эндеми́ческий endemic polyneuritis
полиневрити́ческий polyneuritic
полиневропа́тия ж. polyneuropathy
полинуклео́з м. polynucleosis, multinucleosis
полинуклеоти́д м. polynucleotide
полинуклеотида́за ж. polynucleotidase
полиови́рус м. poliomyelitis virus, poliovirus hominis
полио́з м. poliosis
полиомиели́т м. poliomyelitis
~, аборти́вный abortive poliomyelitis
~, бульба́рный bulbar poliomyelitis
~, восходя́щий ascending poliomyelitis
~, менингеа́льный meningeal poliomyelitis
~, непаралити́ческий nonparalytic [aparalytic] poliomyelitis
~, о́стрый acute poliomyelitis
~, о́стрый бульба́рный acute bulbar poliomyelitis
~, о́стрый пере́дний acute anterior poliomyelitis, acute atrophic paralysis
~, паралити́ческий paralytic poliomyelitis
~, понти́нный pontile [pontine] poliomyelitis
~, сме́шанный combined poliomyelitis
~, спина́льный spinal poliomyelitis
~, хрони́ческий chronic poliomyelitis
~, хрони́ческий пере́дний chronic anterior poliomyelitis
~, церебра́льный cerebral poliomyelitis
~, энцефалити́ческий encephalitic poliomyelitis
~, эпидеми́ческий epidemic poliomyelitis
полиомиели́тный poliomyelitic

полиомиелопати́я ж. poliomyelopathy
полиомиелоэнцефали́т м. poliomyeloencephalitis, polioencephalomyelitis
полиопи́я ж. polyop(s)ia
полиорхи́зм м. polyorchi(di)sm
полиостеоартро́з м. polyosteoarthrosis
полиоэнцефали́т м. polioencephalitis
~, ве́рхний геморраги́ческий polioencephalitis hemorrhagica superior
~, о́стрый геморраги́ческий acute hemorrhagic polioencephalitis
полиоэнцефалити́ческий polioencephalitic
полиоэнцефаломенингомиели́т м. polioencephalomeningomyelitis
полиоэнцефаломиели́т м. polioencephalomyelitis
полиоэнцефаломиелити́ческий polioencephalomyelitic
полиоэнцефалопати́я ж. polioencephalopathy
поли́п м. polyp ◇ удали́ть сидя́чий ~ to shave off a sessile polyp
~, аденомато́зный adenomatous [glandular] polyp
~, ангиомато́зный angiomatous polyp
~, ботрио́идный botrioid polyp
~, бронхиа́льный bronchial polyp
~, ворси́нчатый villous polyp
~, горта́нный laryngeal polyp
~, грануляцио́нный granulation polyp
~, желатиноподо́бный gelatinous polyp
~, желе́зистый glandular [adenomatous] polyp
~, злока́чественный carcinoma in situ, focal carcinoma
~, зубно́й dental [tooth, pulp] polyp
~, кистови́дный [кисто́зный] cystic [cystoid] polyp
~, кровоточа́щий носово́й bleeding nasal polyp
~, липомато́зный lipomatous polyp
~, миксомато́зный myxomatous polyp
~, миомато́зный myomatous [fleshy] polyp
~ на но́жке peduncular polyp
~, носово́й nasal polyp
~, носогло́точный retronasal polyp
~, папиллома́тозный papillomatous polyp
~, папилля́рный papillary polyp
~, плацента́рный placental polyp
~, плацента́рный деструи́рующий destructive placental polyp
~, предра́ковый аденомато́зный precancerous adenomatous polyp
~ прямо́й кишки́ rectal polyp
~, пупо́чный umbilical polyp
~, ра́ковый cancerous polyp
~, ретенцио́нный retention polyp
~, ретроназа́льный retronasal polyp
~, семе́йный familial polyp
~, серде́чный cardiac polyp
~ с ко́стными включе́ниями osseous polyp
~, сли́зистый mucous polyp
~, сосо́чковый papillary polyp
~, сосу́дистый vascular polyp
~ то́лстой кишки́ colonic polyp
~, ушно́й aural [middle ear] polyp
~, фибрино́зный fibrinous polyp
~, фибро́зный fibrous polyp

~, хоана́льный choanal polyp
~, ювени́льный juvenile polyp
полипапилло́ма ж. polypapilloma, multiple papillomas
полипаре́з м. polyparesis
полипати́я ж. polypathia
полипепти́д м. биохим. polypeptide
~, амило́идный amyloid polypeptide
~, вазоакти́вный интестина́льный vasoactive intestinal polypeptide, VIP
~, желу́дочный ингиби́торный gastric inhibitory polypeptide, GIP
~, синтети́ческий synthetic polypeptide
~, тра́нспортный transport polypeptide
полипептида́за ж. polypeptidase
полипептидеми́я ж. polypeptidemia
полипепти́дный polypeptide
полиплазми́я ж. polyplasmia, hydremia
полипластоцито́з м. polyplastocytosis
полиплеги́я ж. polyplegia
полиплоиди́я ж. ген. polyploidy
~, бу́йная rampant polyploidy
~, дифференциа́льная differential polyploidy
~ ДНК DNA polyploidy
~, несбаланси́рованная unbalanced polyploidy
~, структу́рно изменённая structurally changed polyploidy
полипло́иды м. мн. polyploids
~, втори́чные secondary polyploids
~, многоосно́вные polybasic polyploids
~, части́чные partial polyploids
полипно́э с. polypnea, tachypnea
полипови́дный polypoid
полиподи́я ж. polypodia
полипо́з м. polyposis
~, диффу́зный diffuse polyposis
~ желу́дка polyposis gastrica
~ кише́чника (тип I) intestinal polyposis, type I, hereditary polyposis coli I
~ кише́чника (тип II) intestinal polyposis, type II, Peutz-Jeghers syndrome
~ кише́чника (тип III) intestinal polyposis, type III, Gardner syndrome
~, семе́йный кише́чный familial [multiple] intestinal polyposis
~ но́са nasal polyposis
~ то́лстой кишки́, диффу́зный diffuse colonic polyposis
~ то́лстой кишки́, семе́йный familial [multiple] polyposis of colon
~ то́лстой кишки́, ювени́льный juvenile polyposis of colon
полипо́зный polypous
полипото́м м. мед. тех. polypotome
полипэктоми́я ж. polypectomy
~, колоноскопи́ческая colonoscopic polypectomy
полирадикули́т м. polyradiculitis
полирадикуломиопати́я ж. polyradiculomyopathia, Guillain-Barré syndrome
полирадикулоневри́т м. polyradiculoneuritis
~, инфекцио́нный infectious polyradiculoneuritis

полирадикулоневри́т

~, о́стрый идиопати́ческий acute idiopathic polyneuritis, polyradiculoneuropathy
полирибонуклеоти́д *м.* polyribonucleotide
полирибосо́ма *ж. биол.* polyribosome
по́лис *м.* обяза́тельного медици́нского страхова́ния policy of obligatory medical insurance
полисахари́д *м.* polysaccharide
~, бактериа́льный bacterial polysaccharide
~, пневмоко́кковый pneumococcal polysaccharide
полисерози́т *м.* polyserositis
~, возвра́тный familial paroxysmal [familial recurrent] polyserositis, periodic peritonitis
~, диплострептоко́кковый diplococcic polyserositis
~, ревмати́ческий rheumatic polyserositis
~, семе́йный рецидиви́рующий [семе́йный хрони́ческий] familial paroxysmal [familial recurrent] polyserositis
~, сифилити́ческий syphilitic polyserositis
~, сли́пчивый adhesive polyserositis
~, туберкулёзный tuberculous polyserositis
~, экссудати́вный exudative polyserositis
полисинуси́т *м.* polysinusitis
полисо́ма *ж. биол.* polysome
полисоми́я *ж.* polysomia
полисперми́я *ж.* polyspermia, polyspermism, polyspermy
полисплени́я *ж.* polysplenia
полители́я *ж.* polythelia
политендини́т *м.* polytendinitis
полити́пический polytypic
политопи́я *ж.* polytopy
политрихи́я *ж. (излишняя волосистость)* polytrichia, polytrichosis
политромбофлеби́т *м.* thrombophlebitis migrans
полиури́я *ж. урол.* polyuria, hydruria
~, психоге́нная psychogenic polyuria
~, рена́льная renal polyuria
~, экстрарена́льная extrarenal polyuria
полиурони́д *м.* polyuronide
полифаги́я *ж.* polyphagia
полифази́я *ж.* polyphasy
полифакториа́льный polyfactorial
полифаланги́я *ж.* polyphalangism, hyperphalangism
полифека́лия *ж.* polyfecalia
полифени́я *ж.* polypheny
полифенолоксида́за *ж.* polyphenol oxidase
полифибромиози́т *м.* polyfibromyositis
полифиодонти́зм *м.* polyphyodontism
полифоби́я *ж. псих.* polyphobia
полифосфа́т *м.* polyphosphate
полифосфата́за *ж.* polyphosphatase
полифосфаткина́за *ж.* polyphosphate kinase
полифосфоинозити́д *м. биохим.* polyphosphoinositide
полифосфоинозитидфосфодиэстера́за *ж. биохим.* polyphosphoinositide phosphodiesterase
полифрази́я *ж. псих.* polyphrasia
полихимиотерапи́я *ж.* polychemotherapy, combined [combination] chemotherapy
полихири́я *ж.* polychiria

полихлорури́я *ж.* polychloruria
полихоли́я *ж.* polycholia
полихондри́т *м.*, хрони́ческий атрофи́ческий chronic atrophic polychondritis
полихондри́я *ж.* polychondritis
полихромази́я *ж.* polychromatophilia, polychromasia, polychromatia, polychromatosis, polychromophilia
полихроматофи́л *м.* polychromatophil(e)
полихроматофили́я *ж.* polychromatophilia, polychromasia, polychromatia, polychromatosis, polychromophilia
полихромеми́я *ж.* polychromemia
полихроми́я *ж.* polychromia
полицентри́ческий polycentric
полицитеми́ческий polycythemic
полицитеми́я *ж. гемат.* polycythemia, erythrocythemia
~, гипертони́ческая polycythemia hypertonica
~, и́стинная polycythemia vera, erythremia, Osler's disease, Vaquez' disease
~, компенсато́рная compensatory polycythemia
~, миелопати́ческая polycythemia myelopathica
~, относи́тельная relative polycythemia
~, сто́йкая кра́сная polycythemia rubra
полицито́з *м.* polycytosis
полиэстези́я *ж. невр.* polyesthesia
полиэтиоло́гия *ж.* polyetiology
поллакидипси́я *ж.* pollakidipsia
поллакиури́я *ж. урол.* pollakiuria, frequent urination
поллино́з *м. аллерг.* pollinosis, pollen disease, grass pollen allergy, hay fever
поллю́ция *ж. (непроизвольное семяизвержение)* pollution
полнокро́вие *с.* hyperemia
полнокро́вный plethoric
половозре́лость *ж.* sexual maturity
половозре́лый sexually mature
полово́й sexual; genital
положе́ни/е *с.* 1. position 2. *акуш.* lie, presentation *(см. тж* пози́ция*)* ◇ остава́ться в лежа́чем ~и to remain recumbent
~ больно́го position of patient
~ больно́го, вертика́льное plantigrade position
~ больно́го, горизонта́льное recumbent [lying] position, decubitus
~ больно́го, коле́нно-грудно́е knee-chest position
~ больно́го, коле́нно-локтево́е knee-elbow [Bozeman's] position
~ больно́го на ле́вом боку́ *(для сигмоидоскопии)* left lateral [Sims'] position
~ кате́тера, непра́вильное malposition of catheter
~, корриги́рованное corrected position
~, лежа́чее recumbency, decubitus
~ лёжа lying [recumbent] position, decubitus
~ лёжа на боку́ lateral recumbent [edgewise] position, lateral decubitus
~ лёжа на животе́ prone [ventricumbent] position, ventral decubitus
~ лёжа на ле́вом боку́ left lateral decubitus
~ лёжа на пра́вом боку́ right lateral decubitus

~ лёжа на спине dorsal decubitus, supine [dorsal] position, lying supine
~ «лягушки» frog position
~ на боку lateral recumbent [edgewise] position, lateral decubitus
~ на животе prone [ventricumbent] position, ventral decubitus
~ на здоровом боку position on good side
~ на корточках squatting position
~ на спине dorsal decubitus, supine [dorsal] position, lying supine
~ обломков fracture position
~ обломков, корригированное post-reduction [corrected] fracture position
~ обломков, недопустимое unacceptable fracture position
~ обломков, неправильное malposition of fractures
~ обломков, правильное alignment of fractures
~ «перочинного ножа» *(для проведения сигмоидоскопии)* jackknife [inverted] position
~ плода в матке fetal lie
~ плода, косое oblique lie
~ плода, переднезатылочное occipitoanterior position
~ плода, поперечное transverse lie, shoulder [trunk] presentation
~ плода, продольное longitudinal lie, polar presentation
~, полусидячее semisitting [semirecumbent] position
~, полусогнутое semiflexed position
~ сидя sitting position
~, среднее neutral position
~ стоя upright [standing] position
~ стоя, выпрямленное erect position
~ стоя с расставленными ногами stride standing
~ Тренделенбурга Trendelenburg's position
~, физиологическое physiological rest [postural (resting)] position

полоса *ж.* band *(см. тж* полоска, полоски, полосы*)*
~ A A band, anisotropic [Q] disk, *discus anisotropicus* [NA]
~ дискриминации *радиол.* (energy) window
~ H H band, H disk, bright [light] zone, Hensen's zone, Hensen's line, *zona lucida* [NA]
~ I I band, isotropic disk, *discus isotropicus* [NA]

полоска *ж.* band; strip(e), *stria* [NA] *(см. тж* полоса, полоски, полосы*)*
~ (Брока), диагональная band of Broca, *bandaletta diagonalis (Broca)* [NA]
~ зрительного бугра, мозговая medullary stria of thalamus, *stria medullaris thalami* [NA]
~ (мозолистого тела), латеральная продольная lateral longitudinal stria, *stria longitudinalis lateralis, stria tecta* [NA]
~ (мозолистого тела), медиальная продольная medial longitudinal stria, *stria longitudinalis medialis* [NA]
~ молоточка mallear stria, *stria mallearis* [NA]
~, молоточковая mallear stria, *stria mallearis* [NA]
~, обонятельная olfactory stria
~, пограничная terminal stria, *stria terminalis, tenia semicircularis* [NA]
~, сосудистая vascular stria, *stria vascularis* [NA]
~, целлулоидная *(межзубная)* celluloid strip
~ M M band, M line, mesophragma
~ T Z Z band, Z line, T line, telophragma
~ Z Z band, Z line, T line, telophragma

полоскание *с. (жидкость)* gargle
~, вяжущее astringent gargle
~, дезинфицирующее antiseptic gargle
~, обволакивающее coating gargle
~, освежающее refreshing gargle
~ полости рта mouth wash, oral rinsing
~, солевое saline gargle

полоскать to rinse

полоски *ж. мн.* striae, *striae* [NA] *(см. тж* полоса, полоска, полосы*)*
~ рожавших и беременных striae gravidarum
~ четвёртого желудочка, мозговые medullary striae of the fourth ventricle, acoustic [auditory] striae, *striae medullares ventriculi quarti* [NA]

полостной cavitary

полость *ж.* cavity, cistern, *cavitas, cavum* [NA]
◊ ополаскивать ротовую ~ to wash out the mouth
~ абсцесса abscess cavity
~, амниотическая amniotic cavity
~, барабанная tympanic cavity, cavity of middle ear, *cavum tympani, cavitas tympanica* [NA]
~ брюшины peritoneal cavity
~, брюшная abdominal cavity
~ в лёгком pulmonary cavity
~, гайморова antrum of Highmore, *sinus maxillaris* [NA]
~ глотки pharyngeal cavity, *cavitas pharyngis* [NA]
~ гортани laryngeal cavity, *cavitas laryngis* [NA]
~, грудная thoracic cavity, *cavum thoracis* [NA]
~ грудной клетки thoracic cavity, *cavum thoracis* [NA]
~, добавочная accessory cavity
~ желудка gastric cavity
~ желудочка ventricular cavity
~ зуба dental cavity, *cavitas [cavum] dentis* [NA]
~ зуба, влажная wet dental cavity
~ зуба, высушенная dry dental cavity
~ зуба, пульпарная pulp cavity, *cavum [cavitas] dentis* [NA]
~, кариозная carious cavity
~ коронки зуба crown-of-tooth [anatomical crown] cavity, *cavum coronale dentis* [NA]
~, костномозговая medullary cavity, *cavum medullare* [NA]
~ матки cavity of uterus, uterine cavity, *cavitas uteri* [NA]
~, меккелева Meckel's cavity
~, мозговая medullary cavity, *cavum medullare* [NA]

полость

~, надтвёрдооболочечная epidural cavity, *cavum epidurale* [NA]
~, наполненная газом gas-filled cavity
~ носа nasal cavity, *cavitas nasi* [NA]
~ околосердечной сумки pericardial cavity, *cavitas pericardialis, cavum pericardii* [NA]
~, остаточная residual cavity
~, первичная костномозговая primary bone marrow cavity, *cavum medullare primaria* [NA]
~, перикардиальная pericardial cavity, *cavitas pericardialis, cavum pericardii* [NA]
~, плевральная pleural cavity, *cavitas pleuralis* [NA]
~ плевры pleural cavity, *cavitas pleuralis* [NA]
~, подголосовая infraglottic cavity, *cavitas infraglotticum* [NA]
~, подкрыльцовая axillary cavity, *cavum axillare* [NA]
~ прозрачной перегородки cavity of pellucid septum, *cavum septi pellucidi* [NA]
~ раковины cavity of conchea, *cavum conchae* [NA]
~ раны wound chamber
~ рта oral cavity, *cavitas oris* [NA]
~ рта, собственно oral cavity proper, *cavitas oris propria* [NA]
~, синовиальная synovial cavity
~ среднего уха tympanic cavity, cavity of middle ear, *cavum tympani* [NA]
~ сустава joint [articular] cavity
~ таза pelvic cavity
~, тройничная trigeminal cavity, *cavum trigeminale* [NA]
~, туберкулёзная tuberculous cavity
~, хрящевая cartilage cavity, *cavitas cartilaginea* [NA]
~, щелевая fissure cavity

полосы *ж. мн.* striae, *striae* [NA] (*см. тж* полоса, полоска, полоски)
~, атрофические striae atrophicae, striae cutis distense
~ беременности striae gravidarum
~, интерференционные interference fringes
~ растяжения кожи striae atrophicae, striae cutis distense
~ сетчатки, ангиоидные angioid streaks of retina

полуамбулаторный semiambulatory
полуаутотрофный semiautotrophic, hemiautotrophic
полубессознательный semiconscious
полуверетёна *с. мн.* half-spindles
полугетерогамия *ж.* half-heterogamy
полудесмосома *ж.* hemidesmosome, *hemidesmosoma*
полужёсткий semirigid, semihard
полужизнь *ж.*, биологическая biological half-life
полуканал *м.* semicanal
~ мышцы, напрягающей барабанную перепонку semicanal of tensor tympanic muscle
~ слуховой трубы semicanal of auditory tube
полукариотип *м.* semikaryotype

полукольцо *с.*, заднее тазовое posterior pelvic ring
полукома *ж.* semicoma
полукоматозный semicomatose
полукружный semicircular
полулуние *с.* demilune
~, серозное serous demilune
полулунный semilunar, crescentic, half-moon-shaped
полупаралич *м.* paresis (*см. тж* парез)
полуперепончатый semimembranous
полупериод *м.* half-life
~, биологический biological half-life
~ выведения excretion [disappearance] half-life
~ клиренса крови blood half-life, half-clearance time
~ накопления half-rise time
~, эффективный effective half-life
полуплацента *ж.* semiplacenta
полупозвонок *м.* hemivertebra
~, добавочный accessory hemivertebra
полупроницаемый semipermeable
полусон *м.* somnolence, somnolency, drowsiness, sleepiness
полустерильность *ж.* semisterility
полусухожильный semitendinous
полутетрада *ж.* half-tetrad
полутранслокация *ж.* half-translocation
полухиазмы *ж. мн.* half-chiasmata
полухорея *ж.* hemichorea
полушарие *с.* hemisphere, *hemispherium* [NA]
~ большого [головного] мозга cerebral hemisphere, *hemispherium cerebralis* [NA]
~ мозга, доминантное dominant hemisphere
~ мозжечка cerebellar hemisphere, *hemispherium cerebelli* [NA]
полый caval, hollow, *cavus* [NA]
полынь *ж. фарм.* sagebrush, wormwood, *Artemisia*
~ горькая common wormwood, *Artemisia absinthium*
~ зонтичная umbellate wormwood, *Artemisia umbellata*
~ обыкновенная sagebrush, wormwood, *Artemisia vulgaris*
~ цитварная Levant [santonica] wormwood, *Artemisia cina*
полюс *м.* pole ◊ фиксировать нижний ~ яичка к нижнему полюсу мошонки to attach the lower pole of testis to the lower pole of scrotum
~, вегетативный vegetative [vitelline] pole
~, верхний upper [superior] pole
~ височной доли temporal pole, *polus temporalis* [NA]
~ глазного яблока, задний posterior pole of eyeball, *polus posterior bulbi oculi* [NA]
~ глазного яблока, передний anterior pole of eyeball, *polus anterior bulbi oculi* [NA]
~ головного мозга, височный temporal pole, *polus temporalis cerebri* [NA]
~ головного мозга, затылочный occipital pole, apex of pyramidal occipital lobe, *polus occipitalis cerebri* [NA]

~ головно́го мо́зга, ло́бный frontal pole, *polus frontalis cerebri* [NA]
~, желто́чный vitelline [vegetative] pole
~, заты́лочный occipital pole, *polus occipitalis* [NA]
~, кана́льцевый *(почки)* tubular pole, *polus tubularis* [NA]
~ кле́тки cellular pole, *polus cellularis* [NA]
~, ло́бный frontal pole, *polus frontalis* [NA]
~, мочево́й urinal pole
~, мы́шечный muscular pole
~, не́рвный nerval pole
~ плода́, головно́й cephalic pole, head end of fetus
~ плода́, та́зовый pelvic pole, breech end of fetus
~ хруста́лика, за́дний posterior pole of lens, *polus posterior lentis* [NA]
~ хруста́лика, пере́дний anterior pole of lens, *polus anterior lentis* [NA]
по́люсный polar
поля́ *с. мн.* fields; areas *(см. тж* по́ле*)*
~ окружа́ющей среды́, электромагни́тные environmental electromagnetic fields
~ ороше́ния irrigated fields
~ фильтра́ции filtration fields
поляриза́тор *м.* polarizer
поляриза́ция *ж.* polarization
~, кругова́я circumpolarization
~, лине́йная linear polarization
поляризо́ванный polarized
поляри́метр *м. мед. тех.* polarimeter
поляриметри́я *ж. биохим.* polarimetry
поляриско́п *м.* polariscope
поляристробо́метр *м.* polaristrobometer
поля́рность *ж. биол.* polarity
поля́рный polar
полярографи́ческий polarographic
полярогра́фия *ж.* polarography
по́месь *ж.* hybrid
помеша́тельство *с. псих.* insanity, madness
~, бу́йное impulsive insanity
~, индуци́рованное induced madness
~, однопредме́тное monomania
~, сутя́жническое litigious madness
~, ти́хое melancholic insanity, paranoid melancholia
по́мощь *ж.* aid ◇ вызыва́ть ско́рую (медици́нскую) ~ to call emergency care; обраща́ться за медици́нской ~ю to seek medical advice, to seek health care; ока́зывать лече́бную ~ при боле́зни to manage a disease; ока́зывать экстренную ~ to provide emergency cover
~, акуше́рская obstetric care
~, амбулато́рная ambulatory care
~, зубопроте́зная dental orthopedic service
~, кли́нико-психологи́ческая clinical-and-psychological service
~, медици́нская medical care, medical aid, medical treatment

~, медици́нская внебольни́чная outpatient care
~ на дому́, медици́нская domiciliary aid, home visiting service
~, неотло́жная acute care, emergency
~, неотло́жная хирурги́ческая emergency surgery
~, онкологи́ческая cancer care facilities
~, ортодонти́ческая orthodontal care
~, пе́рвая first aid, initial care
~, перви́чная ме́дико-санита́рная primary health care
~, поликлини́ческая ambulatory care
~, профилакти́ческая disease-prevention service
~, ско́рая (медици́нская) emergency, acute care
~, специализи́рованная secondary [expert] care
~, стоматологи́ческая dental health service
~ тяжелобольны́м critical care
помутне́ние *с.* opacification, opacity
~ во́здуха, пылево́е dust haze
~, пла́вающее floating opacity
~ рогово́й оболо́чки keratoleukoma, nebula, corneal caligo
~ сетча́тки, бе́рлиновское Berlin's disease, Berlin's [concussion] edema, commotio retinae
~ стеклови́дного те́ла opacity of vitreous body
~ хруста́лика lenticular opacity, opacity of lens cataract
понижа́ться *(о высокой температуре)* to settle
пониже́ние *м.* полово́го влече́ния lessening of sexual drive
понима́ние *с.* understanding, comprehension
~, визуа́льное visual comprehension
~ групп ри́ска, широ́кое broad concept of risk groups
~ зри́тельного о́браза visual comprehension
~, зри́тельное visual comprehension
~, интуити́вное subconscious comprehension
~, непосре́дственное [прямо́е] direct [immediate] comprehension
поно́граф *м. мед. тех.* ponograph
поно́с *м.* diarrhea *(см. тж* диаре́я*)*
~, авитамино́зный avitaminous diarrhea
~, алимента́рный alimentary diarrhea
~, аллерги́ческий allergic diarrhea
~, бе́лый white diarrhea, diarrhea alba
~, викари́рующий vicarious diarrhea
~, ви́русный virus diarrhea
~, водяни́стый watery [serous] diarrhea
~ всле́дствие непере́варивания пи́щи lienteric diarrhea
~ всле́дствие перееда́ния crapulous diarrhea
~, втори́чный secondary diarrhea
~, вы́званный примене́нием антибио́тиков antibiotic diarrhea
~, гастроге́нный gastrogenous diarrhea
~, геморраги́ческий bloody diarrhea
~, го́рный hill diarrhea

понос

~, дизентерийный dysenteric diarrhea
~, дистрофический dystrophic diarrhea
~, жирный fatty diarrhea
~, кровавый bloody diarrhea
~, летний summer [choleraic] diarrhea, cholera infantum
~, медикаментозный drug diarrhea
~, неврогенный neurogenous [neurogenic] diarrhea
~, ночной nocturnal diarrhea
~, панкреатический pancreatogenous diarrhea
~, послеоперационный postoperative diarrhea
~, серозный watery [serous] diarrhea
~, слизистый mucous diarrhea
~, тропический 1. tropical diarrhea 2. tropical sprue
~ у новорождённых diarrhea of newborn
~, упорный intractable [persistent] diarrhea
~, уремический uremic diarrhea
~, утренний morning diarrhea
~, функциональный functional diarrhea
~, хилёзный diarrhea chylosa
~, хронический protracted diarrhea

поперечнополосатый *анат., гист.* (transversely) striated, cross-striated
поперечный transversal, cross, diametrical
пополнение *с.* запасов подземных вод ground water recharge
поправляться 1. (*выздоравливать*) to do well, to recover 2. (*набирать вес*) to gain weight
популяция *ж.* population
~, вошедшая в исследование study population
~, замкнутая intrabreeding [closed] population
~, идеальная ideal population
~, изогенная isogenic population
~, клеточная cell population
~ лимфоцитов lymphocyte population
~, менделевская mendelian population
~, микробная microbial population
~, сбалансированная equilibrium population
~, свободно скрещивающаяся random mating population
~, экологическая ecologic population

пора *ж.* pore, *porus* [NA]
~ межальвеолярной перегородки pore of (interalveolar) septum, *porus septi* [NA]
~, млечная lactiferous pore
~, ядерная nuclear pore, *porus nuclearis* [NA]

пораденит *м.* poradenitis
~, паховый inguinal poradenitis, climatic bubo

поражать (*болезнью*) to involve, to affect
поражение *с.* (*болезнью*) involvement, lesion, affection (*см. тж* поражения)
~ артерий arterial involvement
~ болезнью morbid affection
~ головного мозга cerebral affection
~, грибковое mycotic lesion, mycosis
~, дегенеративно-дистрофическое degenerative-dystrophic damage
~, диффузное diffuse lesion
~ желёз adenosis, adenopathy
~, косвенное indirect injury
~ кости bone affection, osteopathy
~, лизирующее lytic lesion
~ лимфоузлов nodal [lymph node] involvement
~, лучевое radiation damage, radiolesion
~, макроскопическое gross [coarse, macroscopical] lesion
~, местное local lesion
~ местных лимфоузлов метастазами metastatic spread to local nodes
~, микроскопическое minute [histologic, microscopic] lesion
~ мягких тканей soft tissue involvement
~, необратимое irreversible damage
~, непосредственное direct injury
~ ногтя, грибковое onychomycosis
~, обратимое reversible damage
~, одностороннее unilateral lesion, hemilesion
~, органическое organic [structural] lesion
~, острое лучевое acute radiation damage
~, очаговое 1. focal lesion, focal damage 2. space-occupying lesion
~, первичное primary lesion
~ печени, алкогольное alcohol-induced liver injury
~, подкорковое subcortical lesion
~ позвонков spondylopathy
~ почечных клубочков glomerular affection
~, прямое direct injury
~, радиационное radiation damage, radiolesion
~ радиоактивным излучением radiation damage
~, разлитое diffuse lesion
~ регионарных лимфоузлов regional spread
~ рентгеновскими лучами X-ray injury
~ связок desmopathy
~, системное systemic lesion
~, скрытое latent injury
~, смертельное lethal injury
~ толстой кишки colonic involvement
~ толстой кишки, тотальное pancolitis
~, экстрапирамидное extrapyramidal disorder
~ электрическим током electric trauma

поражения *с. мн.* lesions (*см. тж* поражение)
~, бронхолёгочные сегментарные туберкулёзные tuberculous segmentary lesions
~ глаз, пигментные pigmented ocular lesions
поражённый affected
пораниться to hurt *oneself*
порез *м.* cut, slit
порезать (*напр. палец*) to cut
порезаться to cut *oneself*
пориомания *ж. псих.* poriomania
пористость *ж.* porosity
~ костей osteoporosis
пористый spongy, porous, poriferous
порог *м.* (*в физиологии*) threshold; limen, *limenis* ◊ ниже температурного ~а below a certain temperature threshold
~, абсолютный absolute [stimulus] threshold

~, ахромати́ческий achromatic threshold
~, болево́й pain threshold, threshold of pain sensitivity
~ болево́й чувстви́тельности [бо́ли] pain threshold, threshold of pain sensitivity
~ возбуди́мости excitability threshold
~ возбужде́ния excitation threshold
~ гипокси́и hypoxic threshold
~, дифференциа́льный differential threshold
~, звуково́й sound threshold
~ зри́тельного ощуще́ния achromatic threshold
~, зри́тельный visual threshold
~ кавита́ции cavitation threshold
~ коагуля́ции coagulation threshold
~ концентра́ции вещества́ threshold of substance concentration
~, лакта́тный lactate threshold
~, микроклимати́ческий microclimatic threshold
~ обнаруже́ния detection limit
~, обоня́тельный olfactory threshold
~ островка́ threshold of island of Reil, *limen insulae* [NA]
~ о́строго де́йствия threshold of acute action
~ ощуще́ния за́паха odor threshold
~ поврежде́ния damage threshold
~ по́лости но́са threshold of nose, *limen nasi* [NA]
~ разбо́рчивости ре́чи intelligibility threshold
~ раздраже́ния threshold of stimulation
~ различе́ния differential threshold
~, ра́зностный differential threshold
~ светово́й чувстви́тельности achromatic threshold
~ слу́ха, дифференциа́льный differential auditory threshold
~ слухово́го дискомфо́рта threshold of auditory discomfort
~, слухово́й threshold of audibility, auditory [hearing] threshold
~ слы́шимости hearing [auditory] threshold
~ такти́льной чувстви́тельности threshold of tactile sensation
~, температу́рный temperature threshold
~ теплово́го эффе́кта микрово́лн threshold of microwave thermal effect
~ токси́ческого де́йствия toxical threshold
~ цветоощуще́ния color threshold
~ чувстви́тельности threshold of sensitivity
~, эрите́мный erythema threshold
поро́говый liminal
порожда́ть to generate
поро́з *м.* porosis
~, мозгово́й cerebral porosis
поро́зность *ж.* porosity
поро́зный poriferous, porous
поро́к *м.* deformity, defect, abnormality, malformation (*см. тж* дефе́кт)
~ аорта́льных кла́панов aortic valve failure
~, врождённый congenital malformation
~ кла́пана се́рдца valvular heart disease
~, кла́панный valvular disease
~ разви́тия abnormality, malformation, deformity, defect
~ разви́тия, аноректа́льный anorectal malformation, anorectal abnormality
~ разви́тия, внеутро́бный extrauterine developmental defect
~ разви́тия, внутриутро́бный intrauterine developmental defect
~ разви́тия, заро́дышевый germinal developmental defect
~ разви́тия, насле́дственный hereditary defect, hereditary deformity
~ разви́тия, постната́льный postnatal developmental defect
~ се́рдца heart [valvular] disease, valvular defect
~ се́рдца, аорта́льный aortic valvular disease
~ се́рдца, аорта́льно-митра́льный aortomitral valvular disease
~ се́рдца, афони́ческий aphonic heart disease
~ се́рдца бе́лого ти́па noncyanotic congenital heart disease
~ се́рдца, врождённый congenital heart disease
~ се́рдца, комбини́рованный multivalvular disease
~ се́рдца, митра́льный mitral valvular disease
~ се́рдца, папилля́рный defect of papillary muscles of heart
~ се́рдца, приобретённый acquired valvular disease
~ се́рдца, ревмати́ческий rheumatic heart disease
~ се́рдца си́него ти́па cyanotic congenital heart disease
~ се́рдца, эксперимента́льный experimental heart disease
порокерато́з *м. дерм.* porokeratosis
пороскопи́я *ж.* poroscopy, meatoscopy
пороцефалёз *м.* porocephaliasis, porocephalosis
порошкова́ние *с.* trituration
порошкодува́тель *м. мед. тех.* powder blower, powder sprayer; insufflator
порошкообра́зный powdery, powder-like
порошо́к *м.* powder
~, зубно́й dentifrice
~, индика́торный detecting powder
~, просто́й single powder
~, сло́жный compound powder
~, то́нкий fine powder
~, фунгици́дный fungicidal dust
порта́льный portal
по́ртиться (*о зуба́х*) to decay
портогепатогра́фия *ж. рентг.* portohepatography
портогра́мма *ж. рентг.* porto(veno)gram
портогра́фия *ж. рентг.* porto(veno)graphy, portal venography
~, непряма́я selective arterial portography
~, пряма́я direct [superior mesenteric arterial] portography

портография

~, радионуклидная radionuclide portography, portal scintigraphy
~, трансректальная transrectal portal scintigraphy
~, трансумбиликальная transumbilical [umbilical vein] portography
~, чрескожная транспечёночная percutaneous transhepatic portography
~, чреспечёночная transhepatic portography, transhepatic (portal) venography
~, чреспупочная transumbilical [umbilical vein] portography

порфирин *м. биохим.* porphyrin
порфириновый porphyrinic
порфириноген *м.* porphyrinogen
порфиринпротеид *м.* porphyrin-protein
порфиринурия *ж.* porphyrinuria
порфирия *ж. гемат.* porphyria
~, абдоминальная abdominal porphyria
~, врождённая *уст.* congenital erythropoietic [familial] porphyria, Günther's disease
~, интермиттирующая intermittent porphyria
~ кожи, поздняя porphyria cutanea tarda hereditaria
~, латентная latent porphyria
~, миопатическая myopathic porphyria
~, наследственная hereditary porphyria
~, острая acute porphyria
~, острая интермиттирующая acute intermittent porphyria
~, перемежающаяся intermittent porphyria
~, печёночная hepatic porphyria
~, приобретённая токсическая acquired toxic porphyria
~, смешанная variegate porphyria, VP
~, хроническая chronic porphyria
~, эритропоэтическая erythropoietic porphyria, porphyria erythropoietica
~ южно-африканского типа, пёстрая variegate porphyria, VP

порфиромицин *м.* porphyromycin
порфиронсульфатаза *ж.* porphyron sulphatase
порфобилин *м.* porphobilin
порфобилиноген *м. биохим.* porphobilinogen
порфобилиногендезаминаза *ж. биохим.* porphobilinogen deaminase
порфобилиногенсинтаза *ж. биохим.* porphobilinogen synthase
порэнцефалит *м.* porencephalitis
порэнцефалический porencephalic
порэнцефалия *ж.* porencephalia, porencephaly
посев *м.* inoculation
~ бактериальных культур bacterial inoculation
~ на дисбактериоз dysbacteriosis analysis
~ на питательную среду inoculation of medium
~ штрихом streak inoculation

поседение *с.* canities
~, врождённое poliosis leukotrichia
~, кольцевидное ring-shaped canities
~ ногтей leukonychia, canities unguium

~, патологическое pathologic [morbid] canities
~, преждевременное poliosis
~, физиологическое physiologic canities
послабляющий aperient
послегриппозный postinfluenzal, postgrippal
послед *м.* afterbirth
последействие *с.* afteraction, aftereffect
~ микроволн microwave afteraction
~, мутагенное mutagenic aftereffect
~ тока current aftereffect
~ ультразвука afteraction of ultrasound
~ яда poisoning aftereffect
последовательность *ж.* sequence
~, аминокислотная amino acid sequence
~, аминокислотная вариабельная variable amino acid sequence
~, аминокислотная константная constant amino acid sequence
~ импульсов pulse [imaging, scanning] sequence
~ импульсов градиент — эхо gradient-echo pulse sequence
~ импульсов инверсия — восстановление inversion-recovery [IR] pulse sequence
~ импульсов Карра — Парселла — Мельбума — Гилла Carr-Purcell-Melboom-Gill [CPMG] pulse sequence
~ импульсов множественного спинового эха multiecho spin pulse sequence
~ импульсов насыщение — восстановление saturation-recovery [SR] pulse sequence
~ импульсов простого спинового эха single-echo spin pulse sequence
~ импульсов спинового эха spin-echo [SE] pulse sequence
~ клеточных поколений cell lineage
~ патофизиологических изменений pathophysiologic cascade
последовательный sequential
последовый afterbirth
последствия *с. мн.* (болезни) consequences (of disease)
послежелтушный posticterus
послеинфарктный postinfarction
послеинфекционный postinfectious
послелихорадочный postfebrile
посленаркозный postanesthetic
послеоперационный postoperative, postprocedure, postsurgical
послеощущение *с.* aftersensation
послеприпадочный postictal
послеродовой postnatal, postpartum
послесвечение *с.* afterglow
послесифилитический postsyphilitic
послетифозный posttyphoid
послойно in layers, layer-by-layer
посмертный postmortem, postmortal
пособие *с.* в родах maternity aid
пост *м.* post
~, санитарный medical aid post
постапоплектический postapoplectic

поствакцина́льный, поствакци́нный postvaccinal
постганглиона́рный postganglionic
постгастрэктоми́ческий postgastrectomy
постгеморраги́ческий posthemorrhagic
постгенера́ция *ж.* postgeneration
постгипноти́ческий posthypnotic
постгипогликеми́ческий posthypoglycemic
постдиастоли́ческий postdiastolic
посте́л/ь *ж.* bed ◇ лежа́ть в ~и to keep *one's* bed; прико́ванный к ~и bedridden, bedfast, confined to (life in) bed; у ~и больно́го at the bedside
постепе́нный gradual, step-by-step, stepwise
постинфа́рктный postinfarction
постинфекцио́нный postinfectious
постиопла́стика *ж.* posthioplasty
пости́т *м.* posthitis
~, неконтаги́озный noncontagious posthitis
посткава́льный postcaval
посткапилля́рный postcapillary
постклимактери́ческий postclimacteric; postmenopausal
посткомиссуротоми́ческий postcommissurotomic
постконвульси́вный postconvulsive
постконтузио́нный postcontusional
постмитоти́ческий post(kario)mitotic, postkariokynetic
постнагру́зка *ж. кард.* afterload
постната́льный postnatal
постнекроти́ческий postnecrotic
постнистагм *м. ото* postrotation(al) nystagmus
постоли́т *м. урол.* postolith
постоя́нная *ж.* constant
~ вре́мени time constant
~, ионизацио́нная specific gamma-ray constant
~ радиоакти́вного распа́да radioactive (decay) constant
постоя́нный permanent, stable
постпаралити́ческий postparalytic
постперикардиотоми́ческий postpericardiotomic
постпилори́ческий postpyloric
постпуберта́тный postpuber(t)al
пострада́вший *м.* victim
пострадиацио́нный postradiational
постреду́кция *ж.* postreduction
построе́ние *с.* криво́й акти́вность — вре́мя generation [plotting] of time-activity curve
постсинапти́ческий postsynaptic
постсифилити́ческий postsyphilitic
постскарлатино́зный postscarlatinal
посттравмати́ческий posttraumatic
посттрансфузио́нный posttransfusion
посту́кивание *с. (приём масса́жа)* percussion
поступле́ние *с.*:
~ в стациона́р admission to hospital
~ кро́ви плода́ в кровото́к ма́тери fetomaternal hemorrhage
постура́льный postural
постфебри́льный postfebrile
постхолецистэктоми́ческий postcholecystectomy
постцентра́льный postcentral

постэква́ция *ж.* postequation
постэмбриона́льный postembryonal
постэнцефалити́ческий postencephalitic
постэпилепти́ческий postepileptic
пот *м.* sweat
~, злово́нный fetid sweat
~, кра́сный red sweat
~, крова́вый bloody sweat
~, ли́пкий clammy sweat
~, мочево́й ur(h)idrosis
~, оби́льный [профу́зный] excessive [profuse] sweat, hyper(h)idrosis, hyperephidrosis, sudorrhea, polyhidrosis, polyidrosis
~, профу́зный ли́пкий colliquative [profuse clammy] sweat
~, ску́дный scanty sweat, anhidrosis
~, фосфоресци́рующий phosphorescent sweat, phosphorhidrosis
~, цветно́й colored sweat, chrom(h)idrosis, cyanephidrosis, cyanhidrosis; melanidrosis, melanephidrosis; galactidrosis
потамофоби́я *ж.* potamophobia
потемне́ние *с.* в глаза́х blackout
поте́ние *с.* sweating, sweat secretion, perspiration (*см. тж* потоотделе́ние)
потенциа́л *м.* potential
~, абсолю́тный absolute potential
~, биоэлектри́ческий bioelectric potential
~, возбужда́ющий excitation [excitatory] potential
~, возбужда́ющий постсинапти́ческий excitatory postsynaptic potential
~, вы́званный generated [evoked] potential
~, вы́званный зри́тельный visual evoked potential
~, вы́званный ко́рковый cortical evoked potential
~, вы́званный сегмента́рный segmental evoked potential
~, вы́званный слове́сный speech evoked potential
~, вы́званный слухово́й auditory evoked potential
~, вы́званный соматосе́нсорный somatosensory evoked potential, SEP
~, вы́званный талами́ческий thalamic evoked potential
~ де́йствия action potential
~, диффузио́нный diffusion potential
~, индуци́руемый electrically induced potential
~, ионизацио́нный ionization potential
~, конта́ктный contact potential
~, кохлеа́рный cochlear potential
~, крити́ческий critical potential
~, межфа́зный interphase potential
~, мембра́нный membrane potential
~, метастати́ческий metastatic potential
~, окисли́тельно-восстанови́тельный oxidation-reduction potential
~, онкоге́нный oncogenic potential
~, пи́ковый peak potential
~ поврежде́ния demarcation [injury] potential

потенциа́л

~ поко́я rest potential
~, постоя́нный электри́ческий omnipresent electrical potential
~, постсинапти́ческий postsynaptic potential
~, секрето́рный secretory potential
~, синапти́ческий synaptic potential
~, следово́й afterpotential
~ спинно́го мо́зга spinal potential
~, тормозно́й постсинапти́ческий inhibitory postsynaptic potential
~, трансмембра́нный transmembrane potential
~ ули́тки, микрофо́нный microphonic cochlear potential
~ ули́тки, суммацио́нный summational cochlear potential
~ фибрилля́ции fibrillation potential
~, электри́ческий electric potential
~, электрокинети́ческий electrokinetic potential

потенциалозави́симый voltage-dependent
потенциа́льный potential
потенцио́метр *м.* potentiometer
потенци́рование *с.* potentiation
   ~ де́йствия лека́рственных веще́ств drug potentiation
потенци́ровать to potentiate
потенци́рующий potentiative, potentiating
поте́нция *ж.* potency
~, иммунологи́ческая immunologic potency
~, полова́я sexual potency
поте́ря *ж.* loss; dissipation
~, алле́льная allelic loss
~ аппети́та lack of appetite, appetite loss, anorexia
~ ве́са (body) weight loss
~ ве́са новорождённым neonatal weight loss
~ воды́ water loss
~ воды́ на испаре́ние evaporation loss
~ гетерозиго́тности loss of heterozygosity
~ зре́ния loss of sight, loss of vision
~ зре́ния, прогресси́рующая progressive loss of sight
~ зу́ба loss of tooth
~ ко́стной ма́ссы bone loss; osteoporosis
~ кро́ви loss of blood
~ ма́ссы те́ла body weight loss
~ па́мяти memory loss, amnesia
~ ре́чи speechlessness, alalia
~ слу́ха hearing loss
~ созна́ния loss of consciousness
~ трудоспосо́бности disability
~ трудоспосо́бности, по́лная total disability
~ фу́нкции deprivation [loss] of function
~ чувстви́тельности loss of sensation, sensory loss, anesthesia
~ чувстви́тельности ни́жней губы́ numb lower lip

поте́ть to sweat, to perspire
поте́ртость *ж. дерм.* callosity
   ~ стопы́ blister foot
потли́вость *ж.* hyperhidrosis
~, ме́стная local sweating
~, о́бщая general sweating, panhidrosis
~ полови́ны те́ла hemidiaphoresis, hemihidrosis
~, чрезме́рная excessive [profuse] sweating, hyperhidrosis, polyhidrosis, hydrorrhea, sudoresis
потни́ца *ж. дерм.* miliaria, miliary fever
~, бе́лая white sudamen, miliaria alba
~, кра́сная miliaria rubra
~, кристалли́ческая crystal rash, miliaria crystallina
~, тропи́ческая miliaria rubra
по́тный sweaty
потово́й sudoral, sudoriferous
потого́нный sudorific, sudatory
пото́к *м.* flow; flux
~ аэроио́нов aeroionic flow
~ во́здуха air flow
~, га́зовый *(для наркоза)* gas flow
~, гликолити́ческий glycolytic flow
~, глюконеоге́нный gluconeogenic flow
~, непульси́рующий nonpulsatile flow
~, пульси́рующий pulsatile flow
потообразова́ние *с.* hidropoiesis
потоотделе́ние *с.* sweating, sweat secretion; perspiration
~, заме́тное perceptible perspiration, diaphoresis
~, избы́точное hyperhidrosis, sudoresis, hydrorrhea, profuse [excessive] sweating, polyhidrosis
~, мочево́е ur(h)idrosis
~, неощути́мое unsensible perspiration
~, односторо́ннее hemihidrosis
~, ощути́мое sensible perspiration
~, повы́шенное hyperhidrosis, sudoresis, hydrorrhea, profuse [excessive] sweating, polyhidrosis
~, пони́женное ischidrosis
~, чрезме́рное hyperhidrosis, sudoresis, hydrorrhea, profuse [excessive] sweating, polyhidrosis
~, эмоциона́льное emotional sweating
потребле́ние *с.* consumption, intake
~ кало́рий, ограни́ченное restricted caloric intake
~ кислоро́да oxygen consumption
~ кислоро́да миока́рдом myocardial oxygen consumption
~ пищевы́х воло́кон, недоста́точное poor dietary fiber intake
~ пи́щи food intake, food consumption
поту́ги *мн.* в ро́дах labors, expulsive [bearing-down, labor] pains
потя́гивание *с.* pandiculation
похло́пывание *с.* manual percussion
похо́дка *ж.* gait
~ а́иста gait of stork
~, анталги́ческая antalgic gait
~, асинерги́ческая asinergic gait
~, атакси́ческая ataxic gait
~ верблю́жья dromedary gait
~, волоча́щаяся dragging [paraparetic] gait
~, гемиплеги́ческая hemiplegic [scissor] gait

~, ку́кольная doll's gait
~, ли́сья fox gait
~, мозжечко́вая staggering [cerebellar] gait
~, неизменённая normal gait
~, неусто́йчивая unsteady gait
~, ножницеобра́зная scissor [hemiplegic] gait
~, паралити́ческая paralytic gait
~, парети́ческая paraparetic [dragging] gait
~, перонеа́льная [петуши́ная] peroneal [prancing, equine, (high) steppage] gait
~, прихра́мывающая hobbling gait
~, пья́ного tottering [wobbly] gait
~, семеня́щая festinating gait
~, сени́льная senile [gerontal] gait
~, ска́чущая saltatory gait
~, спасти́ческая spastic gait
~, спотыка́ющаяся stumbling gait
~, ста́рческая senile [gerontal] gait
~, танцу́ющая dancing gait
~, ути́ная waddling [goose] gait
~, ходу́льная four-point gait
~, циркумдуци́рующая hemiplegic [scissor] gait
~, шата́ющаяся staggering [cerebellar] gait
~, штампу́ющая stamping gait
похолода́ние с. коне́чности extremity coldness
похуда́ние с. weight loss, malnutrition
почесу́ха ж. *дерм.* prurigo (simplex), pruritus
~ Ге́бры Hebra's prurigo, prurigo agria
~, де́тская prurigo infantilis, lichen urticatus
~, диате́зная diathetic prurigo
~, ле́тняя prurigo aestivalis, summer prurigo
~, узелко́вая prurigo nodularis
по́чечка ж., дендри́тная dendritic gemmule, *gemmula dendritica* [NA]
по́чечно-желу́дочный renogastric
по́чечно-кише́чный renointestinal
по́чечно-кле́точный nephrocellular
по́чечно-ко́жный renocutaneous
по́чечно-лёгочный renopulmonary
по́чечно-серде́чный nephrocardiac, cardiorenal, renicardiac
по́чечный renal
по́чка ж. 1. kidney, *ren* [NA] 2. *эмбр.* bud, gemma
~, амило́идная amyloid [waxy] kidney
~, бесфо́рменная lump kidney
~, блужда́ющая floating [movable, wandering] kidney
~, больша́я бе́лая large white kidney
~, больша́я кра́сная large red kidney
~, больша́я пёстрая large mottled kidney
~, вкусова́я taste [gustatory] bud, Schwalbe's corpuscle, *caliculus gustatorius* [NA]
~, втори́чная остеоге́нная secondary osteogenic [secondary osteogenous] gemma, *gemma osteogenica secundaria* [NA]
~, втори́чно-смо́рщенная arteriolosclerotic kidney
~, головна́я head kidney, forekidney
~, гу́бчатая sponge [spongious] kidney
~, дистопи́рованная dystopic kidney

~, доба́вочная accessory kidney
~, до́льчатая lobular [embryonic] kidney
~, до́норская donor kidney
~, зубна́я tooth bud, *gemma dentis* [NA]
~, иску́сственная artificial kidney, (hemo)dialyzer
~, и́стинная склеродерми́ческая true sclerodermic kidney
~, кисто́зная (poly)cystic kidney
~ ма́лая бе́лая small white kidney
~ ма́лая кра́сная small red kidney
~, миело́мная myeloma kidney
~, надгорта́нника, вкусова́я gustatory [taste] bud of epiglottis, *gemma gustatoria epiglottidis* [NA]
~, нефункциони́рующая [отключённая] nonfunctioning kidney
~, перви́чная wolffian body, mesonephros
~, перви́чная остеоге́нная primary osteogenic [primary osteogenous] gemma, *gemma osteogenica primaria* [NA]
~, перви́чно-смо́рщенная contracted [granular] kidney
~, подагри́ческая gouty kidney
~, подви́жная movable [floating, wandering] kidney
~, подковообра́зная horseshoe kidney
~, поликисто́зная polycystic kidney
~, рубцо́во-перерождённая cicatricial kidney
~, спонгио́зная sponge [spongious] kidney
~, та́зовая pelvic kidney
~, тру́пная cadaveric kidney
~, увели́ченная enlarged kidney
~, удво́енная double kidney
~, цианоти́ческая cyanotic kidney
~, цирро́зная cirrhotic kidney
~, шо́ковая shock kidney
~, эндотелиа́льная *gemma endothelialis* [NA]
почкови́дный reniform, nephroid
пощи́пывание с. (*приём массажа*) tingling, prickling
появле́ние с. (*симптомов*) onset
появля́ться (*о боли*) to come
по́яс м. girdle, belt, zone, *cingulum* [NA]
~, атлети́ческий вено́зный *cingulum athleticum*
~ ве́рхней коне́чности shoulder [thoracic] girdle, girdle of superior extremity, *cingulum extremitatis superioris* [NA]
~ для крепле́ния электро́да electrode belt
~, зелёный *экол.* green belt
~ зу́ба basal ridge
~ Лисса́уэра, краево́й Lissauer marginal zone
~ ни́жней коне́чности girdle of inferior extremity, pelvic girdle, *cingulum membri inferioris* [NA]
~, плечево́й shoulder [thoracic] girdle, girdle of superior extremity, *cingulum extremitatis superioris* [NA]
~, та́зовый pelvic girdle, girdle of inferior extremity, *cingulum membri inferioris* [NA]
поясни́ца ж. loin, *lumbus* [NA]
поясни́чно-грудно́й thoracolumbar
поясни́чно-крестцо́вый lumbosacral

поясни́чно-подвздо́шный

поясни́чно-подвздо́шный lumboinguinal, lumboiliac
поясни́чно-рёберный lumbocostal
поясни́чно-ягоди́чный lumbogluteal
поясни́чно-яи́чниковый lumboovarian
поясни́чный lumbar
поясно́й cingular, zonal
поясо́к *м.* zonule, *zonula* [NA]
~, ресни́чный ciliary [Zinn's] zonule, *zonula ciliaris* [NA]
~ сцепле́ния intermediate junction, zonula adherens
пра́вило *с.*:
~ Ви́рхова *патол.* Virchow's law
~ Га́рди *биохим.* Hardy-Weinberg law
~ Гу́дсала Goodsall's rule
~ Курвуазье́ *(при панкреатите)* Courvoisier's law
~ Сто́кса *биохим.* Stokes' law
правогла́зие *с.* dextrocularity
програ́мма *ж. кард., уст.* dextrogram
пра́во-левогла́зие *с. офт.* dextro-sinistrocularity
праворукий dextral, dextromanual, right-handed
праворукость *ж.* dextrality, right-handedness
пра́вый right, *dexter* [NA]
прагмати́зм *м. псих.* pragmatism
праз́еоди́м *м. хим.* praseodymium, Pr
празепа́м *м. фарм.* prasepam
пра́ксис *м. невр.* praxis
пра́ктик/а *ж.* practice ◇ име́ть (враче́бную) ~у to practice [to be engaged] in...
~, зубоврачебная dentistry, dental practice
~, клини́ческая clinical practice
~, медици́нская medical practice
праща́ *ж.* sling
преагона́льный preagonal, preagonic
преаго́ния *ж.* preagony
преадапта́ция *ж.* preadaptation
преальбуми́н *м. биохим.* prealbumin
пребыва́ние *с.*:
~ в стациона́ре hospital stay
~ ма́тери и новорождённого, совме́стное rooming-in
превали́рующий prevailing
превенти́вный preventive
превенто́рий *м.* preventorium
превертебра́льный prevertebral
превраща́ть to transform, to convert, to turn into
превраще́ние *с.* transformation, conversion
~ артериа́льной кро́ви в вено́зную dearterization of blood
~ вено́зной кро́ви в артериа́льную arterization of blood
~, злока́чественное malignization, malignant transformation
~, самопроизво́льное spontaneous transformation
~, ферментати́вное enzymatic conversion
~, хими́ческое chemical transformation
преганглиона́рный preganglionic
прегиповитамино́з *м.* prehypoavitaminosis

прегипо́физ *м.* prehypophysis
прегна́н *м. фарм.* pregnane
прегнандио́л *м. фарм.* pregnandiol
прегнело́н *м. фарм.* pregnelone
прегненоло́н *м. фарм.* pregnenolone
прегра́да *ж.* obex, *obex* [NA]
~, грудобрюшна́я diaphragm
предагона́льный preagonal, preagonic
предбрюши́нный preperitoneal
предвари́тельный preliminary
предве́стник *м.*:
~ эпилепти́ческого припа́дка aura
преддве́рие *с.* vestibule, *vestibulum* [NA]
~, альвеоля́рное *atrium alveolare* [NA]
~ ао́рты *vestibulum aortae* [NA]
~ влага́лища vestibule of vagina, *vestibulum vaginae* [NA]
~ горта́ни vestibule of larynx, *vestibulum laryngis* [NA]
~ ко́стного лабири́нта *vestibulum labyrinthi ossei* [NA]
~ лабири́нта labyrinthine vestibule
~ (по́лости) но́са vestibule of nose, *vestibulum nasi* [NA]
~ привра́тника желу́дка pyloric end of stomach, *antrium pyloricum ventriculi* [NA]
~ рта vestibule of mouth, *vestibulum oris* [NA]
~ са́льниковой су́мки vestibule of omental bursa, *vestibulum bursae omentalis* [NA]
~ сре́днего хо́да atrium of middle meatus of nose, *atrium meatus medii* [NA]
преддве́рно-спинномозгово́й vestibulospinal
преддве́рный vestibular
преде́л *м.* limit, range
~ безопа́сности margin of safety
~ движе́ний limit [range] of motions
~ до́зы *радиол.* maximum permissible dose, MPD
~, температу́рный range of temperatures
преде́льный limiting, terminal
предентин *м.* predentin, *predentinum* [NH]
преджелту́шный preicteric
предиабе́т *м.* potential diabetes
предиа́стола *ж.* prediastole
предиастоли́ческий prediastolic
предио́н *м. фарм.* predion, hydroxydione sodium succinate
предклини́ческий preclinical
предкли́нье *с.* полуша́рий головно́го мо́зга precuneus, *precuneus* [NA]
предконвульси́вный preconvulsive
предлежа́ние *с. акуш.* presentation (*см. тж* положе́ние)
~ второ́го плода́ second birth presentation
~ плаце́нты placental presentation, placenta previa
~ плаце́нты, боково́е lateral placental presentation
~ плаце́нты, краево́е marginal placental presentation

~ плаце́нты, непо́лное uncomplete placental presentation
~ плаце́нты, по́лное complete placental presentation
~ плаце́нты, центра́льное central placental presentation
~ плаце́нты, части́чное partial placental presentation
~ пле́чика плода́ shoulder presentation
~ плода́ presentation
~ плода́, головно́е cephalic [cranial] presentation
~ плода́, заднезаты́лочное [плода́, заднетеменно́е] parietoposterior [occipitoposterior] presentation
~ плода́, заты́лочное vertex presentation, position of vertex
~ плода́, коле́нное knee presentation
~ плода́, крестцо́во-за́днее sacroposterior presentation
~ плода́, крестцо́во-пере́днее sacroanterior presentation
~ плода́, лицево́е face presentation
~ плода́, ло́бное brow presentation
~ плода́, лопа́точно-за́днее scapuloposterior presentation
~ плода́, лопа́точно-пере́днее scapuloanterior presentation
~ плода́, непо́лное ножно́е incomplete foot presentation
~ плода́, непра́вильное disproportion presentation, malpresentation
~ плода́, ножно́е foot(ling) presentation
~ плода́, норма́льное головно́е normal cephalic presentation
~ плода́, переднеголовно́е presentation of bregma, sincipital presentation
~ плода́, переднезаты́лочное [плода́, переднетеменно́е] occipitoanterior [parietoanterior] presentation
~ плода́, подборо́дочно-за́днее mentoposterior presentation
~ плода́, подборо́дочно-пере́днее mentoanterior presentation
~ плода́, по́лное ножно́е complete foot presentation
~ плода́, по́лное яго́дичное full breech presentation
~ плода́, сме́шанное яго́дичное flexed breech presentation
~ плода́, та́зовое pelvic presentation
~ плода́, темённое parietal presentation
~ плода́, чи́сто яго́дичное frank breech presentation
~ плода́, яго́дичное breech presentation
~ пупови́ны presentation of cord
~ ру́чки плода́ arm presentation
предлежа́ть *акуш.* to present
предлежа́щий *акуш.* presenting, previus
предлейко́з *м.* preleukemia
предлихора́дочный antefebrile, antepyretic

предменструа́льный premenstrual
преднагру́зка *ж. кард.* preload
предназа́т *м. фарм.* prednazate
преднизолама́т *м.* prednisolamate
преднизоло́н *м. фарм.* prednisolone
преднизо́н *м. фарм.* prednisone
преднилиде́н *м. фарм.* prednylidene
предоперацио́нный preoperational
предо́пухолевый pretumor
предотвраща́ть to prevent
предотвраще́ние *с.* prevention
предотёчный preedematous
предохране́ние *с.* preservation
предохрани́тельный preservative, protective
предохраня́ть to preserve, to protect
предпаралити́ческий preparalytic
предписа́ние *с. фарм.* prescription, *praescriptio*
предплёчный antebrachial
предпле́чье *с.* forearm, *antebrachium* [NA]
предплю́сна *ж.* (bony) tarsus, *tarsus* [NA]
предплюсневой tarsal
предплюсне-плюснево́й tarsometatarsal
предпо́чка *ж.* pronephros
предпузы́рный prevesical
предра́к *м.* precancer(osis), precancerous lesion
~ эндоме́трия precancer of endometrium, endometrial precancer
предра́ковый preneoplastic, precancerous
предрасположе́ние *с.* susceptibility, predilection, propensity (for), predisposition
~ к злока́чественным о́пухолям cancer susceptibility
~, конституциона́льное [насле́дственное] hereditary [anlage] predisposition
предрасполо́женность *ж.* susceptibility, predilection, propensity (for), predisposition (*см. тж* предрасположе́ние)
предрасполо́женный predisposed
предродово́й antepartum, prenatal, predelivery
предсерде́чный precardiac, precordial
предсе́рдие *с.* atrium, *atrium cordis* [NA]
~, ле́вое left [pulmonary] atrium, *atrium sinistrum* [NA]
~, пра́вое right atrium, *atrium dextrum* [NA]
предсе́рдно-желу́дочковый atrioventricular
предсказа́ние *с.* овуля́ции prediction of ovulation
предсме́ртный premortal, antemortem
предста́рческий presenile
предста́тельный prostatic
предсу́дорожный preconvulsive
предтромбо́з *м.* prethrombosis
предупрежда́ть to prevent
предупрежде́ние *с. (предотвраще́ние)* prevention; prophylaxis
~ бере́менности contraception
~ боле́зни disease prevention
~ загрязне́ния *экол.* pollution prevention
~ несча́стных слу́чаев accident prevention
~, перви́чное primary prevention
предхря́щ *м.* precartilage

предча́шечный prepatellar
предше́ственник *м. биохим.* precursor
  ~ амило́ида боле́зни Альцге́ймера Alzheimer's amyloid precursor
  ~ боле́зни predictor of disease
  ~, зре́лый mature precursor
  ~, незре́лый immature precursor
  ~ B-кле́тки B-cell precursor
  ~ T-кле́тки T-cell precursor
предэклампси́я *ж. акуш.* preeclampsia
предэпилепти́ческий preepileptic
преждевре́менный premature
презента́ция *ж.* антиге́на antigen presentation
презервати́в *м.* condom
преиму́щественный predominant, dominating
преинкуба́ция *ж.* preincubation
прекальциферо́л *м.* precalciferol
прека́нцер *м.* precancer(osis), precancerous lesion
прекапилля́р *м.* precapillary
прекапилля́рный precapillary
прекардиа́льный precardiac
прекарциномато́зный precarcinomatous
прекли́макс *м.* preclimacterium
преклини́ческий preclinical
преколлаге́новый precollagenous
прекома́ *ж.* precoma
  ~, диабети́ческая diabetic precoma
прекомато́зный precomatose
прекорнеа́льный precorneal
прекраще́ние *с.* stop(page), termination
  ~ аритми́и termination of arrhythmia
  ~ лече́ния treatment cessation
  ~ менструа́ции ischomenia
  ~ облуче́ния cessation [termination] of radiation
  ~ приёма лека́рства discontinuation of drug
прекуриза́ция *ж.* precurarization
прелептоне́ма *ж.* preleptonema
премедика́ция *ж.* premedication, preanesthetic medication
премитоти́ческий premitotic, prekariokynetic, prekariomitotic
премоля́р *м.* premolar (tooth), bicuspid (tooth)
  ~, ве́рхний upper bicuspid
  ~, ни́жний lower bicuspid
премоля́рный premolar, bicuspid
преморби́дный premorbid
пренатáльный prenatal, antenatal
пренилтрансфера́за *ж.* prenyl transferase
преобразова́ние *с.* conversion, transformation
  ~ в макрофа́ге macrophage processing
  ~ Фурье́ Fourier transform(ation)
преобразова́тель *м.* converter, transformer
  ~, ана́лого-цифрово́й analog-digital [A/D] converter
  ~ Фурье́ Fourier transformer
  ~, электро́нно-опти́ческий image converter tube, electro-optical transducer
преодонтобла́ст *м.* preodontoblast
преоксигена́ция *ж.* preoxygenation

препаралити́ческий preparalytic
препара́т *м.* 1. *(лекарственный)* preparation, drug 2. *(для исследования)* specimen
  ~ A-16 benzotephum
  ~ A-23 phthorbenzotephum
  ~ A-76 diiodbenzotephum
  ~, алкили́рующий alkylating agent
  ~, аминотио́ловый aminothiol preparation
  ~, бро́мистый bromide preparation
  ~ вы́бора agent [drug] of choice
  ~, гале́нов galenical
  ~, гипотензи́вный antihypertensive drug
  ~, гистологи́ческий histologic specimen
  ~, гормона́льный hormonal preparation, hormonal agent
  ~ для подко́жных инъе́кций hypodermic preparation
  ~ для укрепле́ния воло́с hair tonic preparation
  ~ желе́за iron preparation
  ~, за́литый в парафи́н paraffin-embedded specimen
  ~ заме́дленного де́йствия delayed [slow] release preparation
  ~, иммунодепресси́вный immunosuppressive agent
  ~, коллóидный радиоакти́вный radioactive colloid, radiocolloid
  ~, коррозио́нный corrosion preparation
  ~ кро́ви blood preparation; blood specimen
  ~, лека́рственный medicinal preparation, medicine, drug, pharmaceutical composition
  ~, лиофилизи́рованный frozen-dried preparation
  ~, микробиологи́ческий microbiologic specimen
  ~, микроскопи́ческий microscopic slide, microscopic specimen
  ~, мышьяко́вистый arsenious preparation
  ~, неогале́нов neogalenical
  ~, не́рвно-мы́шечный nerve-muscle preparation
  ~, операцио́нный surgical specimen
  ~, официна́льный officinal preparation
  ~, патологоанатоми́ческий autopsied specimen
  ~, патоморфологи́ческий postmortem specimen
  ~, поливитами́нный multivitamin preparation
  ~, полифункциона́льный polyfunctioning agent
  ~ приро́дного происхожде́ния plant preparation, herbal [vegetable] drug
  ~, противоо́пухолевый anticancer drug, anticancer agent
  ~, противорво́тный antiemetic drug
  ~, противосу́дорожный anticonvulsant
  ~, радиоакти́вный [радиофармацевти́ческий] radiopharmaceutical, radioactive drug; imaging [scanning] agent; nuclear [radioisotope] tracer
  ~ ра́дия radium drug
  ~ расти́тельного происхожде́ния herbal [vegetable] drug, plant preparation
  ~ расти́тельного происхожде́ния, противоо́пухолевый phytogenic antineoplastic agent

~, ртýтный mercurial [mercury] preparation
~ «сéрдце — лёгкие» heart-lung preparation
~ с замéдленным высвобождéнием *(лекарственного вещества)* sustained-release preparation
~ с контролúруемым высвобождéнием *(лекарственного вещества)* controlled-release preparation
~, спазмолитúческий anticonvulsive drug
~, сульфаниламúдный sulfanamide
~, трýпный autopsied specimen
~, фармацевтúческий pharmaceutical (preparation)
~, фермéнтный enzymatic agent, enzymatic drug
~, френикодиафрагмáльный phrenic-diaphragm preparation
~, хирургúческий surgical specimen
~, цитостатúческий cytostatic drug
~, эстрогéн-гестагéнный estrogen-gestagen drug
~, эталóнный reference preparation
препарáт-мазóк *м.* film preparation
препарáт-отпечáток *м.* print preparation
препарúрование *с.* preparation
препарúровать to prepare, to make a preparation
препателлярный prepatellar
препилорúческий prepyloric
препуциáльный preputial
препятствие *с.*, механúческое mechanical obstruction
передýкция *ж. ген.* prereduction, (asymmetrical) separation
прерывáние *с.*:
~ берéменности abortion, fetus wastage, miscarriage
~ берéменности, искýсственное induced abortion
~ берéменности по медицúнским показáниям therapeutic abortion
пресбиакýзис *м.* presby(a)cusis
пресбиатрúя *ж.* presbyatrics, geriatrics
пресбиопúя *ж.* presbyopia, presbytia, presbytism
пресбиофренúческий presbyophrenic
пресбиофренúя *ж. псих.* presbyophrenia
пресенúльный presenile
пресинаптúческий presynaptic
престóла *ж.* presystole, late diastole
пресистолúческий presystolic, late diastolic
пресклерóз *м.* presclerosis
преслéдуемые — преслéдователи *м. мн. псих.* persecuted persecutors
пресс *м.* 1. *(аппарат)* press 2. *(брюшной)* prelum
~, брюшнóй prelum abdominale
~ для зуботехнúческих кювéт flask press
прессорецéптор *м.* pressure receptor
преступлéние *с.* delinquency
~, врачéбное doctor's [physician's] delinquency
~, медицúнское medicinal delinquency
претоксемúя *ж.* pretoxemia

претрахóма *ж.* pretrachoma
претуберкулёз *м.* pretuberculosis
преформáция *ж.* preformation
прехлорúрование *с.* prechlorination
преходящий transient, fugitive, temporary
прехондрáльный prechondral
прехордáльный prechordal, prochordal
прецервикáльный precervical
преципитáт *м. иммун.* precipitate
преципитáция *ж. иммун.* precipitation
преципитúн *м. иммун.* precipitin
преципитиногéн *м. иммун.* precipitinogen
преципитúрующий precipitant
прециррóз *м.* precirrhosis
преэклампсúя *ж. акуш.* preeclampsia
приапúзм *м. (болезненная эрекция полового члена)* priapism
прибавлéние *с.*:
~ в вéсе body weight gain
~ в вéсе, плохóе failure to thrive
прибóр *м.* apparatus, device
~, дегазациóнный decontamination apparatus
~ для бактериологúческого анáлиза вóздуха bacteriological air analyzer
~ для вертикáльного электрофорéза vertical electrophoresis apparatus
~ для взятия проб sampler
~ для измерéния и взвéшивания новорождённых baromacrometer
~ для измерéния стéпени косоглáзия deviometer
~ для измерéния углá наклóна тáза angle measuring pelvimeter
~ для интерференциóнной терапúи interferential therapy device
~ для искýсственного дыхáния spirophore
~ для контрóля сердцебиéния плодá fetal heart [fetal pulse] detector
~ для коротковолновой диатермúи short-wave diathermy apparatus
~ для микроэлектрофорéза белкóв protein microelectrophoresis apparatus
~ для наполнéния кáпсул и облáток capsules and wafers filling instrument
~ для определéния кáчества молокá lactoscope
~ для определéния скóрости оседáния эритроцúтов blood sedimentation rack
~ для подсчёта кровяных телéц, электрóнный electronic blood counting device, celloscope
~ для регистрáции температýры, многоканáльный multichannel thermometer
~ для сжигáния хлорúрованных углеводорóдов chlorinated hydrocarbons burning apparatus
~ для стереотáксиса stereotaxis apparatus
~ для трепанопýнкции лóбных пазýх frontal sinus trephination instrument
~ для уравновéшивания центрифýжных пробúрок centrifuge tube balance
~ для экспрéссного определéния оксúда углерóда в вóздухе carbon oxide express analyzer

прибор

~ для электролитической заточки хирургических инструментов electrolytic sharpener
~ для электростимуляции galvanic [electrical] stimulator
~ для электростимуляции и электродиагностики apparatus for electrostimulation and electrodiagnostics
~ для электрофореза electrophoresis apparatus
~, дозиметрический dosimeter, dosemeter, dosage meter
~, защитный protective apparatus
~, звукометрический sound analyzer
~, кислородный oxygen apparatus
~, кислородный дыхательный oxygen breathing apparatus
~, криогенный cryogenic device
~, криохирургический cryosurgical device
~, переносный кислородный portable breathing aid
~, регистрирующий recording instrument, recorder, register
~, фильтровальный filter apparatus
~, электронный electronic device

приведение с., локтевое ulnar adduction
приведённый adducted
привески м. мн. appendages, *appendices* [NA]
~, жировые epiploic appendages, *appendices epiploicae* [NA]
~, пузырчатые vesicular appendages, *appendices vesiculosae* [NA]
привесок м. appendage, *appendix* [NA]
~ придатка яичка epididymal appendage, *appendix epididymidis* [NA]
~ яичка testicular appendage, *appendix testis* [NA]
прививать to vaccinate, to inoculate
прививка ж. prophylactic immunization, vaccination
~, антирабическая rabies vaccination
~, обязательная compulsory vaccination
~, первичная primary vaccination
~, повторная revaccination
~, противокоревая measles immunization
~, противооспенная vaccination
~, профилактическая prophylactic immunization, vaccination
прививочный inoculation, vaccination
привитый transplanted; implanted
привкус м. taste
~, неприятный foul taste
приводящий adducting
привратник м. (желудка) pylorus, *pylorus* [NA]
привыкание с. acquired tolerance, addiction, habituation ◇ к этому лекарству возникает ~ the drug becomes addictive
~ к наркотику псих. narcotic dependence
~, лекарственное drug addiction, drug habituation
привязка ж.:
~, анатомическая anatomical landmarks
пригодность ж. adaptability; eligibility

пригодный eligible ◇ для приёма внутрь orally eligible
приготовление с. лекарственной формы formulation of drug
придатки м. мн. appendages, adnexa, *adnexa* [NA] (см. тж придаток)
~ глаза appendages of eye, *adnexa oculi* [NA]
~ кожи appendages of skin
~ матки uterine appendages, *adnexa uteri* [NA]
придаток м. appendage, appendix; process; *appendix* [NA] (см. тж придатки)
~ дендрита dendrite appendix, dendrite appendage, *appendix dendritica* [NA]
~ печени, волокнистый fibrous process of liver, *appendix fibrosa hepatis* [NA]
~ привеска яичка paradidymis, *paradidymis* [NA]
~ придатка яичника paroophoron, parovarium
~, пузырчатый vesicular appendage, Morgagni's hydatid, *appendix vesiculosa* [NA]
~, червеобразный vermiform appendage, vermiform appendix, vermiform process, *appendix vermiformis* [NA]
~ яичка epididymis, parorchis, *epididymis* [NA]
~ яичника epoophoron, *epoophoron* [NA]
приём м. 1. (*лекарственного средства*) intake; dose ◇ отменить ~ лекарства to withhold a drug 2. (*больных*) reception ◇ быть на ~е у врача to be at a doctor; записаться на ~ к врачу to arrange to see a doctor 3. (*процедура, манёвр*) maneuver
~, акушерский ручной midwifery maneuver
~ бариевой взвеси barium meal
~ больного reception of patient
~ больного в поликлинике visit to polyclinic; reception at polyclinic
~ больного в стационар admission
~ внутрь administration, ingestion, intake
~ внутрь, длительный chronic [long-term] ingestion
~ внутрь, пероральный oral intake, peroral administration, p.o., oral ingestion
~ Леопольда (*для определения расположения плода в матке*) Leopold's maneuver
~, многократный multiple dose
~ Панченко невр. Panchenko's way, Budda's phenomenon
~ пищи food intake
~ Ритгена (*для выведения головки плода*) Ritgen's maneuver
~ Селлика Sellick's maneuver
прижатие с. occlusion
~ пуповины акуш. occlusion of umbilical cord
~ сосуда, пальцевое digital occlusion
приживление с. трансплантата engraftment
прижигание с. cautery, cauterization
~ газом gas cauterization
~ паром steam cauterization
~ солнечными лучами solar [sun] cauterization
~ химическими веществами chemical cauterization, chemocautery

~ электри́ческим то́ком electric cautery, electrocautery, galvanocautery
прижига́ть to cauterize
при́зма ж. prism
~, абдукцио́нная abducent [abducting] prism
~, окуля́рная ocular prism
~, поляризацио́нная polarizational prism
~, спектра́льная spectral prism
~, эма́левая enamel prism, prisma adamantinum
призмати́ческий prismatic
призмоптоме́р м. (*инструмент для определения силы глазных мышц*) prismoptomer
при́знак м. sign, character; factor (*см. тж* при́знаки, симпто́м, симпто́мы)
~, ангиографи́ческий angiographic sign
~ Ба́мбергера — Ге́рме *кард.* Bamberger's sign
~ вдавле́ния тка́ней (*при отёке*) bandage sign
~ вре́дности вещества́, лимити́рующий limiting harmful index
~ Ге́нтера *гинек.* Genter's sign
~, клини́ческий clinical sign
~, мультифакториа́льный multifactorial trait
~, рентгенографи́ческий [рентгенологи́ческий] roentgenographic evidence, radiographic finding
~, сонографи́ческий [ультрасонографи́ческий] sonographic sign
~, характе́рный salient feature, typical sign
~, ча́сто наблюда́емый физи́ческий frequent physical finding
~, эхографи́ческий sonographic sign
при́знаки м. мн. signs, characters; factors (*см. тж* при́знак, симпто́м, симпто́мы)
~, адапти́вные adaptive traits
~ бере́менности signs of pregnancy
~ бере́менности, вероя́тные probable signs of pregnancy
~ бере́менности, достове́рные true signs of pregnancy
~ бере́менности, сомни́тельные doubtful signs of pregnancy
~ боле́зни signs [symptoms] of disease
~, втори́чные половы́е secondary sexual characters
~ наруше́ния дви́гательной фу́нкции кише́чника disturbed intestinal motility pattern
~, насле́дственные hereditary characters
~, перви́чные половы́е primary sexual characters
~, поро́говые threshold characters
прикла́дывание *с.* новорождённого к груди́, ра́ннее breast-feeding started soon after birth
прикла́дывать (*напр. горячий компресс*) to apply
прикорнево́й (*о зубе*) periapical
прикрепле́ни/е *с.* (re)attachment ◇ отделя́ть от ме́ста ~я to detach
~ плаце́нты placentation
прикрепля́ть to attach, to fix
при́кус м. *стом.* occlusion, bite
~, бипрогнати́ческий biprognathic bite, biprognathic occlusion

~, глубо́кий deep overbite
~, за́дний posterior [prognathic] occlusion, posterocclusion
~, закры́тый closed bite
~, моло́чный milk occlusion
~, непра́вильный malocclusion
~, норма́льный normal [physiological] occlusion, normal bite, neutrocclusion
~, ортогени́ческий orthogenic occlusion
~, ортогнати́ческий orthognathic occlusion
~, откры́тый open bite
~, патологи́ческий pathological occlusion
~, пере́дний anterior [mesial, prenormal, protrusive] occlusion, mesio-occlusion
~, перекрёстный cross bite
~, постоя́нный permanent occlusion
~, принуждённый forced occlusion
~, прогени́ческий anterior [mesial, prenormal, protrusive] occlusion, mesio-occlusion
~, прогнати́ческий prognathic [posterior] occlusion, posterocclusion
~, прямо́й orthogenic [direct] occlusion
~, сме́шанный mixed occlusion
~, снижа́ющий descending occlusion
~, физиологи́ческий physiological [normal] occlusion, normal bite, neutrocclusion
прилежа́щий adjacent
прили́в *м.* кро́ви (hot) flash
«прили́вы» *м. мн. гинек.* hot flushes
прилипа́ние *с.* adherence
прилипа́ть to adhere
примахи́н *м. фарм.* primaquine
примене́ние *с.* application, administration, use
~ высокочасто́тных то́ков, терапевти́ческое therapeutic application of high-frequency currents
~ давле́ния pressure application
~, дли́тельное chronic [long-term] administration
~, клини́ческое clinical use
~ коро́тких и́мпульсов для лече́ния сном short-impulse application for patient sleep therapy
~ лека́рств, ректа́льное peranum application (of medicaments)
~ медици́нских ба́нок cupping
~, медици́нское medical application, medical use
~, ме́стное local [topical] administration
~ пело́идов, кюве́тно-аппликацио́нное application of cuvette with peloid, cuvette-applicable method
~ пело́идов, салфе́тно-аппликацио́нное application of napkin with peloids, napkin-applicable method
~ сухо́го льда cryocautery
~ тепла́ в лече́бных це́лях therapeutic application of heat
~ тепла́ в лече́нии ра́ка heat application in cancer therapy
~ тепла́ для обезбо́ливания heat application to relieve pain

применение

~ тепла́ для увеличе́ния растяжи́мости колла́ге́новой тка́ни heat application to increase extensibility of collagen tissue
~ тепла́ для уменьше́ния риги́дности суста́ва heat application to decrease joint stiffness
~ тепла́ для усиле́ния кровото́ка heat application to increase blood flow
~ тепла́ для устране́ния мы́шечного спа́зма heat application to relieve muscle spasm
~ тепла́ для устране́ния раздраже́ния ко́жи heat application as a counterirritant stimulus to skin
~ ультразву́ка в терапи́и therapeutic use of ultrasound

при́меси *ж. мн.* impurities, admixtures
~ в ка́ле, патологи́ческие pathological admixtures in feces
~, радионукли́дные radiochemical impurities, contaminants

при́месь *ж.* admixture, impurity, foreign substance (*см. тж* при́меси)

примо́чк/а *ж.* fomentation; stupe; poultice; lotion ◊ де́лать ~и to foment
~, глазна́я eye lotion
~, горя́чая stupe; poultice
~, свинцо́вая lead water

при́мула *ж. фарм.* primrose, *Primula*
примулаве́ри́н *м.* primulaverin
примули́н *м.* primulin
принося́щий afferent, *afferens* [NA]
принуди́тельный compulsory, forced
при́нцип *м.* principle
~ нестесне́ния *псих.* reality principle
~ Стю́арта — Ха́милтона Stewart-Hamilton approach
~ стя́гивающей пе́тли tension band wiring principle, wire-loop method

приобретённый acquired
прио́н *м. биохим.* prion
приостанови́ть to inhibit
припа́д/ок *м.* fit, attack, stroke ◊ забиться в ~ке to fall in a fit
~, абдомина́льный эпилепти́ческий abdominal epilepsy
~, аборти́вный эпилепти́ческий abortive epilepsy
~, адверси́вный эпилепти́ческий adversive epilepsy
~, акинети́ческий эпилепти́ческий akinetic epilepsy
~, акустикоге́нный эпилепти́ческий acousticogenic [audiogenic] epilepsy
~, большо́й эпилепти́ческий major [grand mal] epilepsy
~, генерализо́ванный эпилепти́ческий generalized epilepsy
~, дже́ксоновский jacksonian epilepsy
~, диэнцефа́льный эпилепти́ческий diencephalic epilepsy
~, зри́тельный рефлекто́рный эпилепти́ческий visual reflex epilepsy

~, идиопати́ческий эпилепти́ческий idiopathic [essential] epilepsy
~, истери́ческий fit of hysteria, hysterics
~, коже́вниковский эпилепти́ческий Kojewnikoff's epilepsy, epilepsia partialis continua
~, ко́рковый эпилепти́ческий cortical epilepsy
~, ма́лый эпилепти́ческий minor [petit mal] epilepsy
~, менструа́льный эпилепти́ческий menstrual epilepsy
~, мигрено́зный эпилепти́ческий migrainous epilepsy
~, миоклони́ческий эпилепти́ческий myoclonic epilepsy
~, музыкоге́нный эпилепти́ческий musicogenic epilepsy
~, посттравмати́ческий эпилепти́ческий (post)traumatic epilepsy
~, рефлекто́рный эпилепти́ческий reflex epilepsy
~, светочувстви́тельный эпилепти́ческий flicker-sensitive epilepsy
~, симптомати́ческий эпилепти́ческий symptomatic epilepsy
~, фока́льный эпилепти́ческий focal epilepsy
~, центрэнцефали́ческий centrencephalic epilepsy
~, эпилептифо́рмный epileptiform fit
~, эпилепти́ческий epileptic seizure, epileptic fit, epileptic attack, epilepsy
~ эпилепти́ческого автомати́зма postepileptic automatism, somnambulistic epilepsy

припа́дочный epileptic
припа́ривание *с.* fomentation
припа́ривать to poultice, to foment
припа́рка *ж.* poultice; stupe; fomentation
~, вла́жная moist poultice
~, горя́чая hot-pack poultice
~, грязева́я mud poultice
~ из гря́зи mud poultice
~ из льняно́го се́мени linseed poultice
~, суха́я dry poultice

припо́й *м. стом.* solder
~, золото́й gold solder

припомина́ния *с. мн.*, навя́зчивые rumination mania

припу́хлость *ж.* (in)tumescence, tumidity, swelling, lump
~, воспали́тельная inflammatory swelling
~ ко́жи cutaneous swelling
~ конъюнкти́вы, отёчная chemosis
~ мя́гких тка́ней soft-tissue swelling

припу́хлый tumescent, swollen
прираще́ние *с.*:
~ мо́чки у́ха fused earlobe
~ плаце́нты fused placenta

приро́дный natural, native
присо́ска *ж.* sucker
приспособле́ние *с.* 1. (*процесс*) adaptation 2. (*прибор*) device
~, восстанови́тельное recovery adaptation

проба

~ для иммобилизации раны wound splint
~ для прицельной рентгенографии spot film device
~, компенсаторное compensatory adaptation
приспособленность *ж.* fitness, suitability, adaptation
~, дарвиновская darwinian fitness
~ развития developmental adaptation
приспособленный adapted
приспособляемость *ж.* adaptability
приставка *ж.* attachment
~, баллистокардиографическая ballistocardiographic attachment
~, сцинтилляционная scintillation counter head
~, фонокардиографическая phonocardiographic attachment
пристеночно-висцеральный parietovisceral
пристеночный *анат., гист.* parietal
пристрастие *с.* (*к лекарственным средствам*) propensity, addiction
приступ *м.* attack, episode, stroke ◇ купировать ~ болезни to check [to control, to arrest, to stop] an attack of a disease; провоцировать ~ астмы to trigger attack of asthma
~ болезни attack [episode] of disease
~ болезни, острый acute exacerbation
~ боли episode [attack] of pain
~ головокружения dizzy spell
~, коронарный coronary event
~, малярийный malaria febrile paroxysm
~ Морганьи — Адамса — Стокса *кард.* Stokes-Adams attack
~ падения drop attack
~, цианотически-одышечный anoxic blue spell
~, явный frank attack
приступание *с.* на ногу *ортоп.* touch-down, toe-touch weight bearing
приступообразный attack-like, paroxysmal
присыпка *ж. фарм.* powder
приток *м.* артериальной крови arterial flow
притупление *с.* dullness
~ болевой чувствительности obtundation
~ зрения dullness of vision
~ перкуторного звука dullness of percussion sound
приходить в себя to come to consciousness
прихрамывание *с.* limping
прихрамывать to limp
причина *ж.* cause, reason
~ смерти cause of death
~ смерти, подтверждённая на вскрытии cause of death certified by autopsy
пришеечный cervical
проагглютиноид *м.* proagglutinoid
проактиномицин *м.* proactinomycin
проамнион *м.* proamnion
проантигены *м. мн.* proantigens
проба *ж.* test, trial (*см. тж* пробы)
~ Абдергальдена Abderhalden's [Abderhalden-Feuser] test

~ Абурела oxytocin challenge
~ агглютинации с молоком коров на бруцеллёз abortus-Bang-ring [ABR, milk-ring] test
~, агглютинационная agglutination test
~, аккомодационная accommodation test
~, акролеиновая acrolein test
~, аллергическая allergy test
~, аноксемическая (*на коронарную недостаточность*) anoxemia test
~, антиглобулиновая *иммун.* antiglobulin [anti-human-globulin, Coombs] test
~, антиинсулиновая antiinsulin test
~, ассоциативная association test
~, ацетонитрильная acetonitrile [Hunt's] test
~, ацетоновая acetone test
~, баночная эндотелиальная (*выявление эндотелиоза*) cup endothelial [Valdman's] test
~ Барани, калорическая Bárány's caloric test
~, бензидиновая benzidine [Adler's] test
~ Бенс-Джонса *биохим.* Bence Jones' test
~, биологическая biological test, biological assay, bioassay
~, биуретовая (*на протеины*) biuret test
~, блокирующая blocking [block design] test
~, бродильная fermentation test
~, бромсульфалеиновая bromsulfalein test
~, бромфеноловая bromphenol test
~, бруцеллиновая brucellin test
~, буферно-преципитационная buffer-precipitation test
~ Вальсальвы *кард.* Valsalva test
~ Вассермана Wassermann test, Wassermann reaction
~ Вебера *гастр.* Weber's test
~, вестибулярная vestibular test
~ Видаля Widal's test
~, внутрикожная *аллерг.* skin test
~, водная water test
~, водно-сифонная aqueous-siphon test
~ воды water sample, water specimen
~ воздуха air sample
~, волдырная blister test
~, вращательная *ото* rotative [rotatory] test
~, гальваническая galvanic test
~, глицериновая glycerol test
~, Д-ксилозная *биохим.* D-xylose excretion test
~ Желле *ото* Gellé's test
~ Зимницкого Zimnitskiy's test
~, кадмиевая Wunderly-Wuhrmann liver function test
~, калорическая caloric test
~ Квеккенштедта *невр.* Queckenstedt's test, Queckenstedt's symptom
~ Квика Quick's [prothrombin] test
~, коагуляционная coagulation test
~, кожная *аллерг.* skin test
~, кожная туберкулиновая skin tuberculin test
~, кокцидиоидиновая coccidioidin test
~, коленно-пяточная *невр.* genucalcaneal [knee-heel] test
~, креатининовая creatinine test
~ крови blood sample

проба

~, ксантопротеи́новая xanthoproteic test
~ Ку́мбса *иммун.* antiglobulin [anti-human-globulin, Coombs'] test
~ Ку́мбса, непряма́я indirect Coombs test
~ Ку́мбса, пряма́я direct Coombs test
~, ма́сляная butter test
~ Ма́стера *кард.* Master's [two-step exercise] test
~ Ма́таса *нейрохир.* Matas' test
~, миастени́ческая *невр.* myasthenic test
~ Мингацци́ни — Барре́ *невр.* Mingazzini-Barré test
~ Мино́ра *невр.* Minor's test
~, моне́тная *невр.* monetary test
~ на алкало́иды Bouchard's test
~ на алкого́ль в выдыха́емом во́здухе breath test for alcohol
~ на ацетоу́ксусную кислоту́ test for acetoacetic acid
~ на бело́к test for protein, test for albumin, Acree-Rosenheim test
~ на выжива́ние survival test
~, нагру́зочная stress testing; *(со снятием ЭКГ)* exercise ECG testing
~ на двууксусную кислоту́ в моче́ test for diacetic acid, Arnold's test
~ на жёлчные кисло́ты Bischof's test
~ на жёлчные пигме́нты bile pigment test
~ на жёлчь в моче́ Cunisset's test
~ на за́пах odor test
~ на ипри́т mustard test
~ на канцероге́нность carcinogenicity [tumorigenicity] test
~ на карбо́ловую кислоту́ Davy's test
~ на кисло́тность желу́дка при рефлю́ксе Tuttle's test
~ на коагуля́цию coagulation test
~ на кровь Adler's [benzidine] test
~ на кровь, алои́новая aloin test
~ на лейшманио́з Brahmachari's test
~ на ло́мкость капилля́ров capillary fragility test
~ на моло́чную кислоту́ lactic acid test
~ на мутаге́нность mutagenicity test
~ на мышья́к Bettendorff's test
~ на нали́чие астигмати́зма Becker's test
~ на нали́чие бере́менности Zondek [pregnancy] test
~ на нали́чие гормо́на жёлтого те́ла в крови́ Browne-Venning test
~ на нали́чие соля́ной кислоты́ в желу́дочном со́ке Boas' test
~ на нали́чие формальдеги́да в моче́ Burnam's [Rimini's] test
~ на окси́д углеро́да carbon monoxide test
~ на определе́ние гру́ппы кро́ви grouping test
~ на проходи́мость ма́точных труб tubal insufflation [Rubin] test
~ на са́хар test for glucose, test for sugar
~ на си́филис, специализи́рованная VDRL [Venereal Disease Research Laboratory] test
~ на скры́тую кровь occult blood [hemoccult] test

~ на содержа́ние водоро́да в выдыха́емом во́здухе breath hydrogen method, breath hydrogen test
~ на содержа́ние жи́ра в молоке́ Babcock's test
~ на содержа́ние мета́на в выдыха́емом во́здухе breath methane test
~ на соля́ную кислоту́ test for hydrochloric acid
~ на спирт в моче́ Anstie's test
~ на усто́йчивость капилля́ров capillary resistance [Göthlin's] test
~ на эстроге́нную акти́вность Astwood's [metrotrophic] test
~ Не́стерова Nesterov's test
~ Но́нне *нейрохир.* Nonne's sign
~, окситоци́новая oxytocin challenge
~, ортостати́ческая orthostatic sign
~, пальценосова́я *невр.* digitonasal sign, finger-nose test
~, пальцепальцева́я *невр.* digitodigital sign, finger-finger test
~ Па́уля — Бунне́лля Paul-Bunnell test, Paul's reaction
~, перфузио́нная acid perfusion [Bernstein] test
~ пе́чени, функциона́льная liver function test
~, печёночная liver function test
~ Пирке́ Pirquet's test
~, потова́я *(при муковисцидо́зе)* sweat test
~, по́чечная renal test
~, прессо́рная *ото* pressure test
~, провокацио́нная (re)challenge
~, протромби́новая prothrombin [Quick's] test
~, пя́точно-коле́нная *невр.* genucalcaneal [heel-knee] test
~ Ри́нне *ото* Rinne's test
~ Ро́мберга *невр.* Romberg's [station] test
~ Сабразе́ breath-holding test of Sabrazès
~ с азо́тной кислото́й nitric acid test
~, санита́рная sanitary test
~ с атропи́ном atropine [Dehio's] test
~ с заде́ржкой дыха́ния breath-holding test
~, скарификацио́нная scratch test
~ с нака́лыванием prick test
~ с са́харной нагру́зкой glucose [sugar] tolerance test
~, секрети́новая secretin test
~, станда́ртная standard test
~, суха́я dry assay
~ с физи́ческой нагру́зкой exercise tolerance test
~ с форси́рованной жи́зненной ёмкостью лёгких forced expiratory spirogram, FES
~, тимо́ловая thymol (turbidity) test
~ тимо́лового помутне́ния thymol (turbidity) test
~ То́йнби *ото* Toynbee's test
~ То́рна *энд.* Thorn test
~, туберкули́новая ко́жная tuberculin skin test
~, туляри́новая *(реа́кция ко́жи на аллерге́н туляреми́и)* tularin test

~ Федери́чи *ото* Federici's test
~ фла́нговой похо́дки *невр.* flank gait test
~, формо́ловая *гастр.* Formalin test
~ фу́нкции пе́чени liver function test
~ фу́нкции по́чек renal function test
~, функциона́льная functional test
~ цара́панья scratch test
~ Ши́ллинга Schilling test, urine excretion test (for vitamin B_{12})
~ Шта́нге — Ге́нча Stange's test
~, эндотелиа́льная capillary fragility test
пробактериофа́г *м.* probacteriophage
проба́нд *м. ген.* proband, propositus
пробе́г *м.* части́цы particle track
пробенеци́д *м. фарм.* probenecid
проби́рка *ж.* vial, tube
про́бка *ж.* 1. plug 2. cork (stock)
~, колостоми́ческая colostomy plug
~, мекониа́льная meconium plug
~, се́рная earwax, cerumen
~, сли́зистая mucoid impaction, mucus plug
про́бный exploratory
пробода́ющий perforating
пробужде́ние *с. (после наркоза)* recovery
про́бы *ж. мн.* tests, trials (*см. тж* про́ба)
~, гипофиза́рно-надпо́чечниковые функциона́льные pituitary-adrenal function tests
~, ревмати́ческие acute phase reactants
прова́л *м.* па́мяти spotty memory defect
проведе́ние *с. кард., невр.* conduction
~, внутриузлово́е intranodal conduction
~ возбужде́ния conduction of excitement
~, односторо́ннее unidirectional conduction
~, ретрогра́дное retrograde conduction
~, ретрогра́дное ventriculoatrial conduction
~, скры́тое concealed conduction
прови́зор *м.* pharmaceutist, pharmacist
провитами́н *м.* provitamin, previtamin
~ A provitamin A
~ Д$_2$ provitamin D$_2$, ergosterol
~ Д$_3$ provitamin D$_3$, 7-dehydrocholesterol
проводи́мость *ж. физиол.* conductance; conduction; conductivity
~, абберра́нтная желу́дочковая aberrant ventricular conduction, ventricular aberration
~, антерогра́дная anterograde [forward] conduction
~, антидро́мная antidromic conduction
~, бронхиа́льная airway conductance
~, внутрижелу́дочковая intraventricular conduction
~, внутрипредсе́рдная intraatrial conduction
~, возду́шная air conduction
~, желу́дочковая ventricular conduction
~, желу́дочково-предсе́рдная ventriculoatrial [V-A] conduction
~, заме́дленная delayed conduction
~, ко́стная bone conduction
~, лави́нная avalanche conduction
~, межпредсе́рдная interatrial conduction
~ миока́рда myocardial conduction
~ не́рва nerve conduction
~, не́рвная nerve conduction
~, ортодро́мная orthodromic conduction
~, предсе́рдная atrial conduction
~, предсе́рдно-желу́дочковая atrioventricular [A-V] conduction
~ се́рдца cardial conduction
~, синапти́ческая synaptic conduction
~, скачу́щая saltatory conduction
~ тка́ней tissue conduction, conduction of tissues
~ тка́ней, ио́нная ionic conduction of tissues
~ тка́ни, электри́ческая electrical conduction of tissue
~, уде́льная бронхиа́льная specific airway conductance
~, уско́ренная accelerated conduction
~, электролити́ческая electrolytic conduction
прово́дка *ж.* препара́тов preparation of specimens
проводни́к *м.* guide; conductor; wire; snare
~, ги́бкий elastic guide
~ для про́волочных пил thread saw guide
~ для эндоско́па, кише́чный intestinal string
~, калибро́ванный gage wire
~ кате́тера, про́волочный guide wire
~, кате́терный catheter guide
~ сухожи́лия tendon passer, tendon snare
~, эласти́чный elastic guide
проводни́к-мандре́н *м.* guide-mandren
проводя́щий conductive
провока́ция *ж.* provocation
~, биологи́ческая biological provocation
~, комбини́рованная combined provocation
~ при гоноре́е provocation in gonorrhea
~, терми́ческая thermal provocation
~, физиологи́ческая physiological provocation
~, хими́ческая chemical provocation
про́волока *ж.* wire
~ из нержаве́ющей ста́ли stainless steel wire
~, кру́глая round wire
~, натя́гивающая tension-band wire
~, ортодонти́ческая orthodontic wire
~, полукру́глая half-round wire
~, стя́гивающая tension-band wire
~, хирурги́ческая circlage [surgical] wire
прогаби́д *м. фарм.* progabide
прога́мный progamic
прогастри́н *м.* progastrin
прогени́я *ж. стом.* progenia, prognathism
прогери́я *ж.* progeria, Hutchinson-Gilford syndrome
~ взро́слых Werner's syndrome
~ Га́ртингса progeria, Hutchinson-Gilford syndrome
~, де́тская progeria, Hutchinson-Gilford syndrome
прогестаге́ны *м. мн.* progestagens
прогестеро́н *м.* progesterone
прогести́ны *м. мн.* progestins
~, синтети́ческие synthetic progestins
проглотти́да *ж.* proglottid, proglottis
прогнати́зм *м. стом.* prognathism, progenia

прогнати́зм

~, базиля́рный basillar prognathism
~, мандибуля́рный mandibular prognathism, Hapsburg jaw
прогнати́ческий prognathic, prognathous
прогнати́я ж. стом. prognathism, progenia (см. тж прогнати́зм)
прогно́з м. prognosis; forecast
 — боле́зни prognosis for a disease
 — боле́зни, благоприя́тный favorable prognosis for a disease
 — боле́зни, неблагоприя́тный unfavorable prognosis for a disease
 — измене́ний окружа́ющей среды́ forecast of environment changes
~, индивидуа́льный personal prognosis
~, медици́нский medical prognosis
~, неврологи́ческий neurologic prognosis
~, о́бщий general prognosis
~, отдалённый long-term outlook, long-term prognosis
~, эпидемиологи́ческий epidemiological prognosis
прогнози́рование с. prediction; forecast
~, экологи́ческое ecological forecast
прогнози́ровать to prognosticate, to prognose
прогности́ческий prognostic
прого́рклость ж. rancidity, rankness
~, биохими́ческая biochemical rancidity
~, жиро́в oil [fat] rancidity
~, кето́нная ketonic rancidity
~, хими́ческая chemical rancidity
прого́рклый rancid
прогормо́н м. prohormone
программи́рование с. programming
~, медици́нское medical programming
прогрева́ние с. heating
прогредие́нтность ж. псих. progression
продвиже́ние с.:
 — кише́чного содержи́мого, перистальти́ческое mass [bowel] movement, peristaltic activity
 — пи́щи, пропульси́вное propulsive movement
 — содержи́мого то́лстой кишки́, непропульси́вное nonpropulsive segmental movement
продигиоза́н м. фарм. prodigiosan
продлева́ть to prolong, to extend
продле́ние с. prolongation, extension
 — жи́зни prolongation of life
продолгова́тый oblong
продолжи́тельность ж.:
 — жи́зни life span
 — жи́зни, ожида́емая [жи́зни, предполага́емая] life expectancy
 — пребыва́ния в стациона́ре length of hospital stay
 — ро́дов length of labor, duration of delivery
продолжи́тельный long-term, long-lasting, prolonged
продо́льный longitudinal
продро́м м. prodrome
продрома́льный prodromal
продува́ние с. insufflation, inflation, perflation
 — ма́точных труб (utero)tubal insufflation

~ по По́литцеру politzerization
~ по По́литцеру, отрица́тельное negative politzerization
~ труб (utero)tubal insufflation
~ у́ха ear inflation
продува́ть to insufflate, to inflate, to perflate
проду́кт м. product
 ~ амини́рования aminate
 ~ выделе́ния secretory product
 ~ гидро́лиза hydrolysate
 ~ гние́ния putrifaction product
 ~ деле́ния cleavage [fission] product
 ~, диализи́рованный dialysate
 ~ замеще́ния substitution product
 ~, коне́чный end [final] product
 ~, лету́чий volatile product
 ~ обме́на веще́ств metabolic product
 ~ онкоге́на oncogene product
 ~ отделе́ния secretory product
 ~, побо́чный by-product, intermediate product
 ~ превраще́ния transmutation product
 ~ присоедине́ния adduct
 ~, провоци́рующий заболева́ние пищево́й offending food
 ~, промежу́точный (обме́на веще́ств) intermediate metabolite
 ~ радиоакти́вного распа́да radioactive decay product
 ~ распа́да decay [disintegration] product
 ~ расщепле́ния cleavage [fission] product
 ~ реа́кции reaction product
 ~ то́нкого органи́ческого си́нтеза, хими́ческий fine chemical product
 ~ фотоли́за photolyte
 ~, экологи́чески чи́стый ecologically pure product
проду́кция ж. production
 ~ мочи́ плодо́м fetal urine output
продуце́нт м. антите́л antibody producer
продуци́ровать to produce, to generate
прое́кция ж. view, projection, plane
 ~, аксиа́льная axial [base] view, axial [base] projection
 ~, аксилля́рная axillary projection
 ~, боковая́ lateral view, lateral projection
 ~, втора́я коса́я left anterior oblique 45° projection, 45° LAO
 ~, дополни́тельная additional projection
 ~, заднепряма́я posterior frontal view
 ~, за́дняя posterior view, posterior projection
 ~, за́дняя ле́вая коса́я left posterior oblique projection
 ~, за́дняя пра́вая коса́я right posterior oblique projection
 ~, коса́я oblique projection, oblique view
 ~, обра́тная back projection
 ~, осева́я axial [base] view, axial [base] projection
 ~, пе́рвая коса́я right anterior oblique 45° projection, 45° RAO
 ~, переднебокова́я anterior lateral projection
 ~, переднеза́дняя anteroposterior projection

~, передняя anterior view
~, передняя левая косая left anterior oblique 45° projection, 45° LAO
~, передняя правая косая right anterior oblique 45° projection, 45° RAO
~, полуаксиальная half-axial projection
~, прямая [фасная] frontal [anteroposterior] projection, frontal view
прожилки *ж. мн.* крови (*в кале*) blood streaks
прозектор *м.* anatomist, dissector, prosector
прозекторская *ж.* prosectorium, dissecting room, room for dissection
прозектура *ж.* prosectorium, dissecting room
прозерин *м. фарм.* proserin, neostigmine
прозопалгический prosopalgic
прозопалгия *ж. невр.* prosopalgia, tic douloureux, trigeminal neuralgia
прозопектазия *ж.* prosopectasia
прозоплазия *ж.* prosoplasia, cytomorphosis
прозоплегия *ж.* prosoplegia
прозопометр *м.* prosopometer
прозопоспазм *м.* prosopospasm
прозрачность *ж.* transparence, transparency, limpidity
~, акустическая sonolucency
~ атмосферы atmosphere transparency
~ воды water transparency
~ лёгочного поля clear lung field
~, ультразвуковая sonolucency
прозрачный transparent
прозэнцефалия *ж.* prosencephaly
прозэнцефалон *м.* prosencephalon, *prosencephalon* [NA]
производное *с.* derivative
~ пиразолона pyrazolone derivative
~, полусинтетическое semisynthetic derivative
~, синтетическое synthetic derivative
производство *с.* production, industry
~, безотходное non-waste production, wasteless industry
~, малоотходное low-waste production, low-waste industry
проинвазин *м.* proinvasin
происхождение *с.* origin
~ видов origin of species
~ жизни origin of life
пройоменорея *ж.* epimenorrhea
прокажённый leprous, leprotic
проказа *ж. уст.* lepra, leprosy, Hansen's disease
~, абортивная abortive leprosy
~, анестезирующая anesthetic leprosy, lepra anaesthetica
~, белая white leprosy
~ бугорков nodular [tubercular, tuberculoid] leprosy, lepra tuberculatum
~, гладкая smooth leprosy
~, диморфная dimorphous leprosy
~, злокачественная malignant leprosy
~, кожная cutaneous leprosy, lepra cutanea
~ крыс rat [mouse, murine] leprosy
~, латентная latent leprosy
~, лепроматозная lepromatous leprosy
~, нервная neural leprosy, lepra nervorum, lepra nervosum
~, обезображивающая mutilating leprosy, lepra mutilans
~, пятнистая macular leprosy, lepra maculosa
~, пятнисто-анестезирующая maculoanesthetic leprosy
~, суставная articular leprosy
~, сухая dry leprosy
~, трофоневротическая trophoneurotic leprosy
~, туберкулоидная tuberculoid [tubercular, nodular] leprosy, lepra tuberculatum
~, чёрная black leprosy
прокаинамид *м. фарм.* procaineamide hydrochloride
прокаин-борат *м. фарм.* procaine borate
прокаин-гидрохлорид *м. фарм.* procaine hydrochloride
прокаин-нитрат *м. фарм.* procaine nitrate
прокаин-пенициллин *м. фарм.* procaine penicillin
прокалывать to needle, to transfix, to pierce
прокарбазин *м. фарм.* procarbazine hydrochloride, natulan
прокарбоксипептидаза *ж.* procarboxypeptidase
прокатывание *с.* (*при массаже*) rolling
прокладка *ж.* pad(ding); capping; liner
~, впитывающая absorbent article
~, гигиеническая женская sanitary towel
~, гигроскопическая absorbent pad
~ для колостомы stoma wafer
~, защитная зубная liner
~, марлевая gauze pad
~, надпульпарная pulp capping
~ под пломбу cavity liner
~, пульпарная pulp capping
~, резиновая rubber dam
прокол *м.* puncture
~ Квинке Quincke's puncture
~, поясничный lumbar puncture
~, спинномозговой spinal puncture
проколлаген *м.* procollagen
проконвертин *м.* proconvertin
проксазол *м. фарм.* proxazole
проксимальный proximal, *proximalis*
прокталгия *ж.* proctalgia, proctodynia, rectalgia
~, летучая levator spasm, McLennan's syndrome
~, спастическая proctalgia fugax, anorectal spasm
проктейринтер *м.* procteurynter
проктит *м.* proctitis, rectitis
~, гангренозный gangrenous proctitis
~, геморрагический hemorrhagic proctitis
~, гнойный purulent proctitis
~, гонококковый gonococcal proctitis
~, гонорейный gonorrheal proctitis
~, застойный congestive proctitis
~, инфекционный infectious proctitis
~, катаральный catarrhal proctitis
~, лучевой radiation(-induced) proctitis
~, некротический necrotic proctitis
~, острый acute proctitis

проктит

~, подо́стрый subacute proctitis
~, сли́зистый mucous proctitis
~, фолликуля́рный follicular proctitis
~, эпидеми́ческий гангрено́зный epidemic gangrenous proctitis
~, я́звенно-геморраги́ческий ulcerohemorrhagic proctitis
~, я́звенный ulcerous proctitis
проктогра́мма *ж.* proctogram
проктогра́фия *ж.* proctography
проктоде́ум *м.* proctodeum
проктодини́я *ж.* proctodynia, proctalgia, rectalgia
проктокли́зис *м.* proctoclysis, proctoclysia
проктококципекси́я *ж.* proctococcypexy
проктоколи́т *м.* proctocolitis, rectocolitis
проктоколоноскопи́я *ж.* proctocolonoscopy
проктокольпопла́стика *ж.* proctocolpoplasty
проктоколэктоми́я *ж.* proctocolectomy
~, реконструкти́вная restorative proctocolectomy
~ с та́зовым тонкокише́чным резервуа́ром restorative proctocolectomy with pelvic pouch
~, тота́льная complete proctocolectomy
прокто́лог *м.* proctologist
проктологи́ческий proctologic
проктоло́гия *ж.* proctology
проктопекси́я *ж.* proctopexy, rectopexy
проктоперинеопла́стика *ж.* proctoperineoplasty
проктоперинеорафи́я *ж.* proctoperineorrhaphy
проктопла́стика *ж.* proctoplasty
проктоплеги́я *ж.* proctoplegia
проктополи́п *м.* proctopolypus
проктопто́з *м.* proctoptosia, proctoptosis
проктопто́ма *ж.* proctoptoma
проктора́фия *ж.* proctorrhaphy
проктореа́ *ж.* proctorrhea
проктосигмоиди́т *м.* proctosigmoiditis
~, атрофи́ческий atrophic proctosigmoiditis
~, катара́льный catarrhal proctosigmoiditis
~, эрози́вный erosive proctosigmoiditis
~, я́звенный ulcerative proctosigmoiditis
проктосигмоидоскопи́я *ж.* proctosigmoidoscopy, rectosigmoidoscopy
проктосигмоидэктоми́я *ж.* proctosigmoidectomy
проктоско́п *м.* proctoscope, rectoscope
проктоскопи́я *ж.* proctoscopy, rectoscopy
проктоспа́зм *м.* proctospasm
проктоста́з *м.* proctostasis
проктоста́т *м.* proctostat
проктостено́з *м.* proctostenosis
проктостоми́я *ж.* proctostomy
проктото́м *м.* proctotome
проктотоми́я *ж.* proctotomy
~, за́дняя posterior proctotomy
проктотрези́я *ж.* proctotresia
проктоце́ле *с.* proctocele
проктоцистопла́стика *ж.* proctocystoplasty
проктоцистотоми́я *ж.* proctocystotomy
проктоцистоце́ле *с.* proctocystocele
проктэктази́я *ж.* proctectasia
проктэктоми́я *ж.* proctectomy
пролакти́н *м.* prolactin, lactotropin, mammotrop(h)in

пролактинеми́я *ж.* prolactinemia
пролактино́ма *ж.* prolactinoma
прола́мин *м.* prolamine
прола́н *м.* prolan
прола́пс *м.* митра́льного кла́пана mitral valve prolapse
про́лежень *м.* decubitus [decubital, pressure] ulcer, pressure [bed] sore
~, нейротрофи́ческий neurotrophic decubitus
~, о́стрый acute decubitus
~, экзоге́нный exogenous decubitus
~, эндоге́нный endogenous decubitus
~, я́звенный decubitus [decubital, pressure] ulcer, pressure [bed] sore
про́лежневый decubital
пролейкеми́я *ж.* leukanemia, proleukemia
пролейкоци́т *м.* proleukocyte
пролека́рство *с.* prodrug
пролида́за *ж.* *биохим.* prolidase
проликси́н *м.* prolixin
пролилгидроксила́за *ж.* *биохим.* prolyl hydroxylase
пролилиминопептида́за *ж.* *биохим.* prolyl iminopeptidase
пролимфоци́т *м.* prolymphocyte
проли́н *м.* *фарм.* proline
пролина́за *ж.* *биохим.* prolinase
проли́н-оксида́за *ж.* *биохим.* proline oxidase
пролинрацема́за *ж.* *биохим.* proline racemase
пролинури́я *ж.* prolinuria
пролифера́тивный proliferative
пролифера́ция *ж.* proliferation
~, глиа́льная [глио́зная] glial proliferation
~, лимфо́идная lymphoid proliferation
~, о́пухолевая neoplastic proliferation
~, полимо́рфно-кле́точная polymorphocellular proliferation
~, ретикуля́рная reticular proliferation
~, экстрамедулля́рная extramedullar(y) proliferation
пролифери́ровать to proliferate
пролифери́рующий proliferating
пролонги́рование *с.* prolongation
пролонги́рованный prolonged
прома́зин *м.* *фарм.* promazine
прома́зин-гидрохлори́д *м.* promazine hydrochloride, sparine hydrochloride
промегалобла́ст *м.* promegaloblast
промедо́л *м.* *фарм.* promedol, trimeperidine hydrochloride
промедоли́зм *м.* promedolism
проме́жностно-влага́лищный perineovaginal
проме́жностно-мошо́ночный perineoscrotal
проме́жностный perineal
проме́жность *ж.* perineum
~, акуше́рская obstetrical perineum
промежу́тки *м. мн.* spaces (*см. тж* промежу́ток)
~ запя́стья, межко́стные interosseous spaces of metacarpus, *spatia interossea metacarpi* [NA]
~ плю́сны, межко́стные interosseous spaces of metatarsus, *spatia interossea metatarsi* [NA]

~ пя́стья, межко́стные interosseous spaces of metacarpus, *spatia interossea metacarpi* [NA]
промежу́ток *м.* space, gap, interval *(см. тж* промежу́тки*)*
~, ко́стно-возду́шный bone-air gap, bone-air interval
~, межзубно́й interdental space
~, межпа́льцево́й web [interdigital] space
~, предса́льниковый preepiploic space
~, све́тлый *(между обострениями)* lucid space; *псих.* remission, free-of-symptoms interval
промежу́точный intermediate
промезинеми́д *м.* promezinemid
промера́н *м.* chlormesodrine
промета́зи́н *м. фарм.* promethazine
промета́зи́н-гидрохлори́д *м.* promethazine hydrochloride, phenergan hydrochloride
прометази́н-хлоротеофиллина́т *м.* promethazine chlorotheophyllinate
промета́фа́за *ж.* prometaphase, *prometaphasis* [NH]
промиелоци́т *м.* promyelocyte, *promyelocytus* [NH]
~, ацидофи́льный acidophilic [acidophilous] promyelocyte, *promyelocytus acidophilicus* [NH]
~, базофи́льный basophilic [basophilous] promyelocyte, *promyelocytus basophilicus* [NH]
~, нейтрофи́льный neutrophilic [neutrophilous] promyelocyte, *promyelocytus neutrophilicus* [NH]
промито́з *м.* promitosis
промитохондри́я *ж.* promitochondrium
промоноци́т *м.* promonocyte
промо́тор *м. ген.* promoter
~ всасывания absorption-enhancing agent, penetration enhancer
промыва́ние *с.* lavage; washing-out, irrigation
~ бро́нхов bronchial lavage
~ желу́дка gastric lavage
~ желу́дка че́рез свищ gastrostolavage
~ кише́чника, субаква́льное enteroclysis
~ кишки́ че́рез колосто́му colostoma irrigation
~ на операцио́нном столе́ on-table lavage
~ по́лости lavage
~ по́лости рта mouth wash
~ ра́ны bathing of wound
~ с по́мощью зо́нда tube lavage
~ то́лстой кишки́ colon lavage
~ то́лстой кишки́, интраопераци́онное intraoperative antegrade irrigation, peroral colon lavage
~ у́ха ear irrigation
прона́тор *м. (мышца)* pronator (muscle), *pronator* [NA]
~, квадра́тный quadrate pronator muscle, *musculus pronator quadratus* [NA]
~, кру́глый round pronator muscle, *musculus pronator teres* [NA]
прона́ция *ж.* pronation, prone position
проника́ть to penetrate
проника́ющий penetrating
проникнове́ние *с.* permeation, penetration

~ акусти́ческих волн *(в ткани)* penetration of acoustic waves
~ контра́стного вещества́ в брюшну́ю по́лость contrast extravasation in bowels
~ микрово́лн в тка́ни propagation of microwaves in tissues
~ тепла́ *(в ткани)* thermopenetration
проница́емость *ж.* permeability
~, избира́тельная selective permeability
~ капилля́ров capillary permeability
~, кише́чная intestinal permeability
~, повы́шенная hyperpermeability
~, селекти́вная selective permeability
~ сосу́дов vascular permeability
прону́клеус *м.* pronucleus
проопиомеланокорти́н *м. фарм.* proopiomelanocortin
пропази́н *м. фарм.* propazin(e)
пропамиди́н *м.* propamidine
пропами́н *м.* propamine
пропа́н *м.* propane
пропандиолдегидрата́за *ж.* propanediol dehydratase
пропаниди́д *м. фарм.* propanidid
пропафено́н *м. биохим.* propafenone
пропеде́втика *ж.* propedeutics
пропедевти́ческий propedeutic
пропепси́н *м.* propepsin, pepsinogen
пропепто́н *м.* propentone, secondary proteose, deuteralbuminose
пропептонури́я *ж.* propeptonuria
проперди́н *м. биохим.* properdin
пропилами́н *м.* propylamine
пропилгалла́т *м. биохим.* propyl gallate, gallic acid
пропилгексед́ри́н *м.* propylhexedrine, benzedrex
пропиле́н *м.* propylene
пропиленглико́ль *м.* propylene glycol
пропилиодо́н *м.* propyliodone, dionosil
пропилкарбино́л *м.* propylcarbinol
пропи́ловый propyl
пропилпарабе́н *м.* propylparaben, propyl parahydroxybenzoate
пропилтиоураци́л *м. фарм.* propylthiouracil
пропио́новый propionic, propanoic
пропипока́ин *м.* propipocaine
пропи́сывать *(лекарство)* to prescribe
про́пись *ж. (лекарственная)* prescription, formulation
пропи́тывание *с.* impregnation
пропи́тывать to impregnate
пропицилли́н *м.* propicillin
проплазмоци́т *м.* proplasmacyte
пропокса́т *м.* propoxate
пропо́лис *м.* propolis
пропорциона́льный proportional
пропо́рция *ж.* proportion
пропотева́ние *с.* transudation
пропренол́о́н *м. (противоаритмический препарат)* proprenolon
проприоцепти́вный proprioceptive

проприоце́птор

проприоце́птор *м.* proprioceptor
проприоце́пция *ж.* proprioception
проптóметр *м.* (*прибор для измерения степени экзофтальма*) proptometer
пропу́льсия *ж.* propulsion
пропускни́к *м.*, санита́рный sanitary inspection room
прораста́ние *с.* invasion
 ~ в сме́жные о́рганы contiguous spread, direct invasion to adjacent structures
 ~ в сосе́дний о́рган adjacent organ extension
 ~ лимфати́ческих сосу́дов lymphatic invasion
 ~ не́рвов nervous invasion, penetration of peripheral nerves
 ~ о́пухоли в пе́чень, непосре́дственное direct invasion to liver
 ~ о́пухоли в сте́нку mural invasion
 ~ о́пухоли, ме́стное local spread, local invasion
 ~ о́пухоли с вы́ходом за преде́лы прямо́й кишки́ local invasion of tumor outside confines of rectum
 ~ сосу́дов vascular invasion
прораста́ть (*об опухоли*) to extend, to invade
прорва́ться (*о нарыве*) to burst, to break
проре́заться (*о зубах*) to come (out), to cut out
проре́зывание *с.* (*о зубах*) cutting out; eruption, dentition
 ~ голо́вки плода́ disengagement
 ~ зу́ба eruption
 ~ зу́ба, замéдленное [зу́ба, запозда́лое] delayed eruption
 ~ зу́ба, затруднённое difficult tooth eruption
 ~ зу́ба, клини́ческое clinical eruption
 ~ зу́ба, непра́вильное maleruption of tooth
 ~ зу́ба, непреры́вное continuous eruption
 ~ зу́ба, преждевре́менное premature tooth eruption
 ~ зу́ба, уско́ренное accelerated eruption
 ~ моло́чных зубо́в first [primary, deciduous] dentition
 ~ постоя́нных зубо́в secondary dentition
проры́в *м.* абсце́сса burst
прорыва́ние *с.* ка́псулы о́пухолью tumor capsular breaking
прорыва́ть to pierce
проса́чивание *с.* extravasation, leakage
 ~ фека́лий (*при недержании*) leakage of feces
проса́чиваться to leak out
просве́рливание *с.* drilling
просве́т *м.* lumen, *мн.* lumens, lumina
 ~ ана́льного кана́ла anal canal lumen
 ~, желéзистый glandular lumen
 ~, проходи́мый patent lumen
просве́чивание *с.* transmission
 ~, рентге́новское roentgen transmission, X-ray
просвеще́ние *с.*, санита́рное public health education
просекрети́н *м.* prosecretin
просови́дный miliary
просперми́я *ж.* prospermia, premature ejaculation
проспиди́н *м. фарм.* prospidinum
простагланди́н *м. фарм.* prostaglandin
простагланди́н-H-синтета́за *ж. биохим.* prostaglandin-H-synthetase
простано́иды *м. мн. биохим.* prostanoids
проста́та *ж.* prostata gland, prostate, *prostata* [NA]
простаталги́я *ж.* prostatalgia, prostatic neuralgia
простати́зм *м.* prostatism
простати́т *м.* prostatitis
 ~, абсцеди́рующий prostatic abscess
 ~, гоноре́йный gonorrheal prostatitis
 ~, засто́йный congestion prostatitis
 ~, катара́льный catarrhal prostatitis
 ~, о́стрый acute prostatitis
 ~, паренхимато́зный parenchymatous prostatitis
 ~, трихомона́дный mycotic prostatitis
 ~, флегмоно́зный flegmonous prostatitis
 ~, фолликуля́рный follicular prostatitis
 ~, хрони́ческий chronic prostatitis
простати́ческий prostatic
простатовезика́льный prostatovesical
простатовезикули́т *м.* prostatovesiculitis
простатовезикулэктоми́я *ж.* prostatovesiculectomy
простатогра́фия *ж.* prostatography
простатодини́я *ж.* prostatodynia
простатоли́т *м.* prostatolith, prostatic calculus
простатолитотоми́я *ж.* prostatolithotomy
простатомега́лия *ж.* prostatomegaly
простато́метр *м.* prostatometer
простатомиомэктоми́я *ж.* prostatomyomectomy
простатопа́тия *ж.* prostatopathy
простаторе́я *ж.* prostatorrhea
простатотокси́н *м.* prostatotoxin
простатотоми́я *ж.* prostatotomy
простатоцисти́т *м.* prostatocystitis
простатоцистотоми́я *ж.* prostatocystotomy
простатэктоми́я *ж.* prostatectomy
 ~, внепузы́рная extravesical prostatectomy
 ~, залобко́вая retropubic prostatectomy
 ~, перинеа́льная perineal prostatectomy
 ~, позадило́нная retropubic prostatectomy
 ~, проме́жностная perineal prostatectomy
 ~, тота́льная total prostatectomy
 ~, трансуретра́льная transurethral prostatectomy, TYRP
 ~, чреспузы́рная transvesical prostatectomy
простацикли́н *м. фарм.* prostacyclin
простерилизо́ванный sterilized
простети́ческий prosthetic
простра́нства *с. мн.* spaces, *spatia* [NA] (*см. тж* простра́нство)
 ~, вокругсосу́дистые paravascular [perivascular] spaces
 ~, ги́совские His's spaces
 ~ гла́за, межвлага́лищные *spatia intervaginalia oculi* [NA]
 ~ Ди́ссе Disse's [perisinusoidal] spaces
 ~, жи́дкостные *spatia liquata*
 ~, интерглобуля́рные interglobular spaces, *spatia interglobularia* [NA]
 ~, интраадвентициа́льные Virchow-Robin spaces

~, лимфатические lymph spaces
~, перицитарные pericytial spaces
~, поясные Pettit's canals, zonular spaces, *spatia zonularia* [NA]
пространственный spatial
пространство *с.* space, *spatium* [NA] (*см. тж* пространства)
~, анатомическое вредное [анатомическое мёртвое] anatomical dead space
~, боковое окологлоточное lateropharyngeal space, *spatium lateropharyngeum* [NA]
~, вредное dead space
~, вторичное синаптическое secondary synaptic space
~, дугласово Douglas cul-de-sac
~, забрюшинное retroperitoneal space, *spatium retroperitonealis* [NA]
~, заглоточное retropharyngeal space, *spatium retropharyngeum* [NA]
~, залобковое retropubic space, *spatium retropubicum* [NA]
~, замкнутое closed space, cul-de-sac
~, интракраниальное intracranial space
~, межвлагалищное intervaginal space, *spatium intervaginalia* [NA]
~, межворсинчатое intervillous lacuna
~, межглобулярное interglobular space, *spatium interglobulare* [NA]
~, межклеточное intercellular space, *spatium intercellulare* [NA]
~, межлопаточное interscapular space
~, межмембранное intermembranous [intermembranaceous] space
~, межрёберное intercostal space, *spatium intercostale* [NA]
~, межфасциальное interfascial compartment
~, мёртвое dead space
~, облучаемое (ir)radiation space
~, окологлоточное peripharyngeal space, *spatium peripharyngeum* [NA]
~, окоматочное parametrium
~, первичное синаптическое primary synaptic space
~, перилимфатическое perilymphatic space, *spatium perilymphaticum* [NA]
~, перинуклеарное perinuclear space
~, перисинусоидальное perisinusoid space, *spatium perisinusoideum* [NH]
~, перихороидальное perichoroid space, *spatium perichoroideale* [NA]
~, поддиафрагмальное subphrenic space
~, подпаутинное subarachnoid space, subarachnoid cavity, *cavum subarachnoidea* [NA]
~, подтвёрдооболочечное subdural space, *spatium subdurale* [NA]
~, позадиглоточное postpharyngeal space
~, позадилобковое retropubic [Retzius'] space, *spatium retropubicum* [NA]
~, позадисердечное retrocardial space, H space
~ промежности, глубокое deep perineal space, *spatium perinei profundum* [NA]
~ промежности, поверхностное superficial perineal space, *spatium perinei superficiale* [NA]

~ радужно-роговичного угла space of iridocorneal angle, Fontana's space, *spatium anguli iridocornealis* [NA]
~, ретрокардиальное retrocardial space, H space
~, рётциево Retzius' [retropubic] space, *spatium retropubicum* [NA]
~, субарахноидальное subarachnoid space, subarachnoid cavity, *cavum subarachnoidea* [NA]
~, субдуральное subdural space, *spatium subdurale* [NA]
~, теноново Tenon's [episcleral] space, *spatium episclerale* [NA]
~ Траубе, полулунное Traube's [semilunar] space
~, трёхмерное tridimensional space
~, физиологическое мёртвое physiological dead space
~, эпидуральное epidural cavity, *cavitas epiduralis* [NA]
~, эписклеральное Tenon's [episcleral] space, *spatium episclerale* [NA]
прострация *ж.* prostration, exhaustion
~, нервная nervous prostration, neurasthenia
~, тепловая heat prostration, heat exhaustion
прострел *м.* lumbago, lumbar rheumatism
простуда *ж.* chill, cold
простудный catarrhal
простужаться to catch cold, to catch [to take] a chill
простыня *ж.*, операционная surgical drape
просультиамин *м.* prosulthiamine
протазин *м.* protasin
протактиний *м. хим.* protactinium, Pa
протамин *м.* protamine
протаминаза *ж.* protaminase
протаминсульфат *м. фарм.* (*антидот гепарина*) protamine sulfate
протамин-цинк-инсулин *м.* protamine (zinc) insuline
протаномалия *ж.* protanomaly
протаноп *м.* protanope
протанопия *ж.* protanopia
протеаза *ж. биохим.* protease
~, желудочная gastric protease, pepsin
протез *м.* prosthesis, prosthetic device
~ аортального клапана aortic valve prosthesis
~ барабанной перепонки tympanic membrane prosthesis
~ бедра, самофиксирующийся self-locking hip prosthesis
~ Белякова Belyakov's prosthesis
~, биоточный biocurrent prosthesis
~, биоэлектрический bioelectric prosthesis
~, бюгельный зубной clasp dental prosthesis
~ верхней конечности upper extremity prosthesis
~, верхнечелюстной зубной upper denture
~, временный зубной immediate (-insertion) denture
~, глазной ocular prosthesis

протез

~, деревя́нный wooden prosthesis
~ для защи́ты глаз от облуче́ния рентге́новскими луча́ми anti-X-ray eyecup
~, зубно́й dental prosthesis, denture
~, имланти́руемый implantable prosthesis
~ ки́сти hand prosthesis
~, комбини́рованный зубно́й combined dental prosthesis
~ коне́чности extremity prosthesis
~, косметический cosmetic prosthesis
~, косметический глазно́й cosmetic ocular prosthesis
~, лече́бно-трениро́вочный treatment prosthesis
~, лече́бный глазно́й temporary eye prosthesis
~, лече́бный зубно́й treatment denture
~, механический mechanical [automaticity] prosthesis
~ митра́льного кла́пана mitral valve prosthesis
~ моло́чной железы́ mammary implant
~, мостови́дный зубно́й dental bridge, dental pontic, bridge prosthesis
~, непосре́дственный зубно́й immediate(-insertion) denture
~, несъёмный зубно́й fixed dental prosthesis, fixed denture
~ ни́жней коне́чности ammunition leg
~ ни́жней коне́чности без стопы́ pylon
~, нижнечелюстно́й зубно́й lower denture
~, па́яный зубно́й soldered dental prosthesis, soldered denture
~, пласти́ночный зубно́й laminar dental prosthesis, laminar denture
~, пластма́ссовый plastic prosthesis
~, пневмати́ческий pneumatic prosthesis
~, полносъёмный [по́лный] зубно́й full [complete] denture, complete dental prosthesis
~ полово́го чле́на penile prosthesis
~, послеоперацио́нный postoperative prosthesis
~, присо́сный зубно́й suction dental plate
~, профессиона́льный зубно́й professional denture
~, расса́сывающийся resorbable prosthesis
~ с акти́вным схва́том semiconstrained prosthesis
~ свя́зки prosthesis ligament
~ серде́чного кла́пана valve prosthesis
~ слухово́й ко́сточки ossicular prosthesis
~, сосу́дистый vascular prosthesis
~ сфи́нктера prosthesis sphincter (device)
~, съёмный зубно́й removable dental prosthesis, removable denture
~, хирурги́ческий surgical prosthesis
~, цельнолито́й зубно́й whole piece dental prosthesis
~, частичносъёмный [части́чный] зубно́й partial denture
~, части́чный несъёмный зубно́й partial fixed denture
~, части́чный съёмный зубно́й partial removable denture
~, ша́риковый ball prosthesis

протези́рование с. prosthetics
~ аорта́льного кла́пана aortic valve replacement
~, биоэлектри́ческое bioelectric prosthetics
~, зубно́е tooth replacement
~ митра́льного кла́пана mitral valve replacement
протези́ровать to make prosthetic appliance
протези́ст м. prosthetist, fitter
протéзный prosthetic, orthopedic
протеи́д м. proteid
протеи́н-А-агаро́за ж. биохим. protein-A-agarose
протеина́за ж. биохим. proteinase
~, панкреати́ческая pancreatic proteinase
~, сери́новая serine proteinase
~, цистеи́новая cysteine proteinase
протеиндисульфи́д м. protein disulfide
протеиндисульфидредукта́за ж. protein disulfide reductase
протеинеми́я ж. proteinemia
протеинкина́за ж. биохим. protein kinase
~ C protein kinase C
протеино́з м. proteinosis
~, лёгочный альвеоля́рный pulmonary alveolar proteinosis
~, липи́дный lipid proteinosis, lipoidosis cutis et mucosae
протеиноло́гия ж. proteinology
протеинотерапи́я ж. proteinotherapy
~, специфи́ческая specific proteinotherapy
протеинури́я ж. proteinuria
~ Бенс-Джо́нса Bence Jones proteinuria
~ бере́менных gestational proteinuria
~, внепо́чечная extrarenal proteinuria
~, гематоге́нная hematogenic proteinuria
~, и́стинная intrinsic [true] proteinuria
~, ло́жная pseudoproteinuria
~, невроге́нная neurotic proteinuria
~, ортостати́ческая orthostatic proteinuria
~, оста́точная residual proteinuria
~, постура́льная postural proteinuria
~, по́чечная renal proteinuria
~, сифилити́ческая syphilitic [luetic] proteinuria
~, физиологи́ческая physiologic proteinuria
~, цикли́ческая cyclic proteinuria
протеинфосфата́за ж. биохим. protein phosphatase
проте́й м. Proteus
~, вульга́рный Proteus vulgaris, Bacillus proteus
проте́ктор м. protector
~, свинцо́вый рентг. lead protector
протеоглика́н м. биохим. proteoglycan
протеогормо́н м. proteohormone
протео́за ж. proteose
~, втори́чная secondary proteose
~, перви́чная primary proteose
протеоземи́я ж. proteosemia
протео́лиз м. proteolysis, albuminolysis
~, ожо́говый burn proteolysis
протеолипи́д м. биохим. proteolipid

протеолити́ческий proteolytic, proteoclastic
протеометаболи́зм *м.* proteometabolism
протеометаболи́ческий proteometabolic
протеотоксико́з *м.* proteotoxicosis
протеотокси́н *м.* proteotoxin
противоалкого́льный antialcoholic
противоаллерги́ческий antiallergic
противоанеми́ческий antianemic
противоаритми́ческий antiarrhythmic
противоастмати́ческий antiasthmatic
противобактериа́льный antibacterial
противобактериологи́ческий antibacteriological
противобленноре́йный antiblennorrhagic
противоболево́й analgetic
противоботулини́ческий, противоботули́новый antibotulinic
противоброди́льный antifermentative
противобруцеллёзный antibrucellar
противовенери́ческий antivenereal
противови́русный antiviral
противоводя́ночный antihydropic
противовоспали́тельный antiinflammatory, antiphlogistic
противовытяже́ние *с.* counteraction, contraextension
противогангрено́зный antigangrenous
противогемолити́ческий antihemolytic
противогистами́нный antihistaminic
противогли́стный antihelminthic, helminthicide
противогни́лостный antiputrefactive
противогоноре́йный antigonorrheic
противогрибко́вый antifungal, antimycotic
противодавле́ние *с.* counterpressure
противоде́йствие *с.* counteraction
противоде́йствовать to counteract
противодиабети́ческий antidiabetic
противодизентери́йный antidysenteric
противодифтери́йный antidiphtherial, antidiphtheritic
противоесте́ственный unnatural
противожелту́шный antiicteric
противозавито́к *м.* antihelix, *anthelix* [NA]
противозача́точный contraceptive
противозо́бный antigoiter, antithyroid
противозу́дный antipruritic
противои́мпульс *м.*, немотиви́рованный негативизм
противоинфекцио́нный anti-infectious, anti-infective
противоишеми́ческий anti-ischemic
противокашлево́й antitussive
противокисло́тный ant(i)acid
противокозело́к *м. antitragus* [NA]
противолепро́зный antileprotic
противолихора́дочный antifebrile, febrifugal
противоличи́ночный larvicide
противомаляри́йный antimalarial
противомикро́бный antimicrobial
противоокисли́тель *м.* antioxidant
противоопу́холевый antitumoral
противоо́спенный antivariolic
противоотве́рстие *с.* counteropening, contraaperture

противопаразита́рный antiparasitic
противопневмоко́кковый antipneumococcal, antipneumococcic
противопоказа́ние *с.* contraindication
~ к опера́ции contraindication to surgery
противопока́занный contraindicative, contraindicated
противополо́жный opposite
противопоно́сный antidiarrheal
противопоставле́ние *с.* opposition
противора́ковый anticancer, antitumor
противорахи́тный antirachitic
противорво́тный antiemetic
противоревмати́ческий antirheumatic
противосвёртывающий anticoagulative
противосифилити́ческий antisyphilitic, antiluetic
противоскарлатино́зный antiscarlatinal
противоспазмати́ческий, противоспасти́ческий spasmolytic, antispastic, antispasmodic
противостафилоко́кковый antistaphylococcal, antistaphylococcic
противостолбня́чный antitetanic
противострептоко́кковый antistreptococcal, antistreptococcic
противосу́дорожный anticonvulsive
противотифо́зный antityphoid
противотрипаносо́мный antitrypanosomal
противотрихомона́дный antitrichomonad
противотуберкулёзный antituberculous
противотуляреми́йный antitularemic
противотя́га *ж.* countertraction
противоуда́р *м.* countrecoup
противофоби́ческий antiphobic
противохоле́рный anticholeraic
противоцинго́тный antiscorbutic
противочу́мный antiplague
противошо́ковый antishock
противоэкземато́зный anieczematous
противоэнцефали́тный antiencephalitic
противоэпидеми́ческий antiepidemic
противоэпилепти́ческий antiepileptic
противоя́дие *с.* antidote ◇ де́йствовать как ~ (о вещество́) to act as an antidote
противоя́дный antidotic; antitoxic
противоя́звенный antiulcer
протимоци́т *м.* prothymocyte
протирели́н *м.* protirelin, thyrotropin-releasing hormone
протисто́лог *м.* protistologist, microbiologist
протистоло́гия *ж.* protistology, microbiology
~, ветерина́рная veterinary protistology
~, медици́нская medical protistology
~, о́бщая general protistology
протоанемони́н *м.* protoanemonic
протобакте́рии *м. мн.* Protobacteriae
протобиоло́гия *ж.* protobiology, bacteriophagology
протоге́м *м.* hematin, (proto)heme
протогемати́н *м.* protohematin
протогемферролиа́за *ж.* protohemferrolyase
протоге́н *м.* protogen, lipoic acid
протогини́я *ж.* protogyny

протодиастолический

протодиастолический protodiastolic, early diastolic
протозоацид *м.* protozoacide
протозойный protozoal, protozoan
протозоофаг *м.* protozoophage
протойодид *м.* prot(o)iodide
проток *м.* duct, ductus [NA, NH] (*см. тж* протоки)
~, артериальный arterial [Botallo's] duct, ductus arteriosus [NA]
~, бартолинов [большой подъязычный] major sublingual [Bartholin's] duct, ductus sublingualis major [NA]
~, боталлов arterial [Botallo's] duct, ductus arteriosus [NA]
~ бульбоуретральной железы duct of bulbourethral gland, ductus glandulae bulbourethralis [NA]
~, венозный venous [Aranzi's] duct, ductus venosus [NA]
~, вирзунгов pancreatic [Wirsung's] duct, ductus pancreaticus [NA]
~, внутридольковый intralobular duct, ductus intralobularis [NH]
~, вставочный intercalated duct, ductus intercalatus [NH]
~ Гензена Hensen's [uniting] duct, ductus reuniens, canalis reuniens [NA]
~, грудной thoracic duct, ductus thoracicus [NA]
~ железы gland duct, ductus excretorius (glandulae) [NH]
~ железы, выводной [железы, экскреторный] excretory duct of gland, ductus excretorius glandulae [NH]
~, желточно-кишечный umbilical [vitelline] duct, yolk stalk, ductus omphalomesentericus [NA]
~, жёлчный bile [biliary, gall] duct
~, задний полукружный posterior semicircular duct, ductus semicircularis posterior [NA]
~, исчёрченный striated [salivary] duct, ductus striatus [NH]
~, латеральный полукружный lateral semicircular duct, ductus semicircularis lateralis [NA]
~, левый печёночный left hepatic duct, ductus hepaticus sinister [NA]
~ луковично-мочеиспускательной железы duct of bulbourethral gland, ductus glandulae bulbourethralis [NA]
~, малый подъязычный minor sublingual duct, ductus sublingualis minor [NA]
~, маточно-мешочковый utriculosaccular duct, ductus utriculosaccularis [NA]
~, междолевой interlobar duct, ductus interlobaris [NH]
~, междольковый interlobular duct, ductus interlobularis [NH]
~, носослёзный nasolacrimal [(lacrimo)nasal] duct, ductus nasolacrimalis [NA]
~, общий жёлчный common bile duct, ductus choledochus [NA]

~, общий печёночный common hepatic duct, ductus hepaticus communis [NA]
~, околосреднепочечный Müller's [müllerian] duct, Müller's canal, ductus paramesonephricus [NA]
~ околоушной железы parotid [Steno's] duct, ductus parotideus [NA]
~, открытый артериальный patent ductus arteriosus [NA]
~, передний полукружный anterior semicircular duct, ductus semicircularis anterior [NA]
~, перилимфатический perilymphatic duct, ductus perilymphaticus [NA]
~, печёночно-пузырный hepatocystic duct, ductus hepaticus communis [NA]
~ поджелудочной железы pancreatic [Wirsung's] duct, ductus pancreaticus [NA]
~ поджелудочной железы, добавочный accessory pancreatic [Santorini's] duct, ductus pancreaticus accessorius [NA]
~, поднижнечелюстной [подчелюстной] submandibular [submaxillary, Wharton's] duct, ductus submandibularis [NA]
~, подъязычный sublingual duct, ductus sublingualis [NA]
~, потовый sweat duct, ductus sudoriferus [NH]
~, правый лимфатический right lymphatic duct, ductus lymphaticus dexter [NA]
~, правый печёночный right hepatic duct, ductus hepaticus dexter [NA]
~ придатка яичка duct of epididymis, ductus epididymidis [NA]
~ придатка яичника, продольный longitudinal duct of epoophoron, Gartner's canal, ductus epoophori longitudinalis [NA]
~, пузырный cystic duct, ductus cysticus [NA]
~, пупочно-кишечный umbilical [vitelline] duct, yolk stalk, ductus omphalomesentericus
~, резцовый incisive duct, ductus incisivus [NA]
~, санториниев accessory pancreatic [Santorini's] duct, ductus pancreaticus accessorius [NA]
~, секреторный secretory [salivary] duct, ductus secretorius [NH]
~ семенного пузырька, выводящий excretory duct of seminal vesicle, ductus excretorius vesiculae seminalis [NA]
~, семявыбрасывающий ejaculatory duct, ductus ejaculatorius [NA]
~, семявыносящий deferent duct, ductus deferens [NA]
~, слёзно-носовой nasolacrimal [(lacrimo)nasal] duct, ductus nasolacrimalis [NA]
~, соединяющий uniting [Hensen's] duct, ductus reuniens, canalis reuniens [NA]
~ средней почки mesonephric [wolffian] duct, ductus mesonephricus [NA]
~, улитковый cochlear duct, ductus cochlearis [NA]

~ хвостáтой дóли пéчени, лéвый left duct of caudate lobe of liver, *ductus lobi caudati sinister* [NA]
~ хвостáтой дóли пéчени, прáвый right duct of caudate lobe of liver, *ductus lobi caudati dexter* [NA]
~, эндолимфати́ческий endolymphatic duct, *ductus endolymphaticus* [NA]
протокатехатоксигенáза *ж.* protocatechate oxygenase
протóки *м. мн.* ducts, *ductus* [NA] **(см. тж протóк)**
~, блуждáющие aberrant ducts, *ductus aberrans* [NA]
~, внутридóльковые млéчные intralobular milk ducts
~, выводны́е excretory ducts, *ductus excretorius* [NA]
~, долевы́е млéчные lobar milk ducts
~, лимфати́ческие lymphatic ducts, *ductus lymphatici* [NA]
~, междóльковые млéчные interlobular milk ducts
~, млéчные milk ducts, *ductus lactiferi* [NA]
~, парауретрáльные paraurethral ducts, *ductus paraurethrales* [NA]
~, полукру́жные semicircular ducts, *ductus semicirculares* [NA]
~ предстáтельной железы́ prostatic ducts, *ductus prostatici* [NA]
~, собирáтельные млéчные colligation milk ducts
протокóл *м.*:
~, клини́ческий clinical protocol
~, лечéбный treatment protocol
~ операции operative notes
~ патологоанатоми́ческого исслéдования pathology record
~ радиологи́ческого исслéдования imaging protocol
~ рентгенологи́ческого исслéдования radiological consultation report
протокси́д *м.* protoxide
протокси́н *м.* prototoxin
протоксóид *м.* proto(to)xoid
протокурари́н *м.* protocurarine
протолизáт *м.* protolysate
протолити́ческий protolytic
протóн *м. радиол.* proton
протонейрóн *м.* protoneuron
протоонкогéн *м.* proto-oncogene
протопекти́н *м.* protopectin
протопектинáза *ж.* protopectinase
протоплáзма *ж.* protoplasm, *protoplasma* [NH]
протоплазмати́ческий protoplasm(at)ic
протоплазм(ат)óлиз *м.* protoplasm(at)olysis
протоплáст *м.* protoplast
протопорфири́н *м. биохим.* protoporphyrin
протопорфиринури́я *ж.* protoporphyrinuria
протопорфири́я *ж.* protoporphyria
~, врождённая эритропоэти́ческая congenital erythropoietic protoporphyria

протосóма *ж.* protosome
протоспáзм *м.* protospasm
прототи́п *м.* лекáрственного срéдства drug prototype
прототрóф *м.* prototroph
прототрóфный prototrophic
протофибри́лла *ж.* protofibril
~, акти́новая actinic protofibril
~, глиоцитáрная gliocytic protofibril
~, клéточная cellular protofibril
~, коллагéновая collagenous protofibril
~, миози́новая myosinic protofibril
~, ретикули́новая reticulinic protofibril
~, эласти́новая elastinic protofibril
протохлори́д *м.* protochloride
протохромонéма *ж.* protochromonema, *мн.* protochromonemata
протóчек *м.* ductule, *ductulus* [NA] **(см. тж протóчки)**
~, альвеоля́рный alveolar ductule, *ductulus alveolaris* [NA]
~, блуждáющий aberrant ductule, *ductulus aberrans* [NA]
~, вéрхний блуждáющий superior aberrant ductule, *ductulus aberrans superius* [NA]
~, ни́жний блуждáющий inferior aberrant ductule, Haller's vas aberrans, *ductulus aberrans inferius* [NA]
~, отклоня́ющийся aberrant ductule, *ductulus aberrans* [NA]
~ яи́чка, околопридáтковый paradidymal ductule, *ductulus paradidymidis* [NA]
~ яи́чка, отклоня́ющийся aberrant ductule of testicle, *ductulus aberrans* [NA]
протóчки *м. мн.* ductules, *ductuli* [NA] **(см. тж протóчек)**
~, жёлтые bile [biliary] ductules, *ductuli biliferi* [NA]
~, междóльковые interlobular ductules, *ductuli interlobulares* [NA]
~ пéчени, междóльковые interlobular hepatic ductules, *ductuli interlobulares hepatis* [NA]
~, предстáтельные prostatic ductules, ductules of prostate gland, *ductuli prostatici* [NA]
~ придáтка яи́чника, попере́чные transverse ductules of epoophoron, *ductuli epoophori transversi* [NA]
протóчно-цитометри́ческий flow-cytometric
протоэритроци́т *м.* protoerythrocyte
протрáктор *м. (инструмент для удаления из раны инородного тела)* protractor
протрáкция *ж.* protraction
протромби́н *м. биохим.* prothrombin, factor II
~, ассоции́рованный с гепатóмой hepatoma-associated prothrombin
протромбинáза *ж.* prothrombinase, factor X
протромби́новый prothrombin
протромбиногéн *м.* prothrombinogen, factor VII
протромбокинáза *ж.* prothrombokinase
протру́зия *ж.* protrusion, *protrusio*
~ мóзга *protrusio cerebri*
проурокинáза *ж. биохим.* prourokinase, pro-UK

профа́г *м.* pro(bacterio)phage
профа́за *ж. цитол.* prophase
~, продлённая elongated prophase
~ с но́вой спира́лью new spiral prophase
~ со ста́рой спира́лью old spiral prophase
профермéнт *м.* proenzyme, proferment
профибропла́ст *м.* profibroblast
профила́ктика *ж.* prevention, prophylaxis
~, антибактериа́льная antibacterial prophylaxis
~ антибио́тиками antibiotic coverage, antibiotic prophylaxis
~, втори́чная postexposure [secondary] prophylaxis
~ гоноре́и prevention of gonorrhea
~ заболева́емости preventive health care
~ загрязне́ния *экол.* pollution prophylaxis
~ инфе́кции infection prophylaxis
~ ка́риеса (зубо́в) prevention of caries
~, перви́чная preexposure [primary] prophylaxis
~ ра́ка cancer prophylaxis, cancer prevention
~ столбняка́ tetanus prophylaxis
~ тромбо́за thromboprophylaxis
профилакти́ческий preventive, prophylactic
профилакто́рий *м.* preventorium
про́филь *м.* profile
~, метаболи́ческий metabolic profile
~, фармакокинети́ческий disposition profile
~, фармакологи́ческий pharmacological profile
~, эндокри́нный endocrine profile
профлави́н *м.* proflavine
профлави́н-гемисульфа́т *м.* proflavine hemisulfate
профондо́метр *м.* (*рентгеновский локализатор инородного тела*) profondometer
профу́зный profuse
прохейли́я *ж.* procheilia, protruding lips
прохлорпемази́н *м.*, прохлорперази́н *м. фарм.* prochlorperazine, compazine
прохо́д *м.* passage, opening, channel, *meatus* [NA]
~, влага́лищный за́дний anus vaginalis
~, вну́тренний слухово́й internal acoustic [auditory] meatus, *meatus acusticus internus* [NA]
~, воронкообра́зный за́дний funnel anus
~, за́дний anus, *anus* [NA]
~, зия́ющий за́дний patulous anus
~, иску́сственный за́дний artificial anus, *anus praeternaturalis* [NA]
~, нару́жный слухово́й external acoustic [auditory] meatus, *meatus acusticus externus* [NA]
~, неперфори́рованный за́дний imperforate rectum, imperforate anus
~, носогло́точный nasopharyngeal meatus, *meatus nasopharyngeus* [NA]
~, противоесте́ственный за́дний artificial anus, *anus praeternaturalis* [NA]
~, хрящево́й нару́жный слухово́й cartilaginous external auditory meatus, *meatus acusticus externus cartilagineus* [NA]
проходи́мость *ж.* patency

~ дыха́тельных путе́й patency of airways
~ ма́точных труб uterine tubes patency
~ просве́та (*полого органа*) lumen [luminal] patency
~ сосу́да vascular permeability, vascular patency
проходи́мый patent, patulous
прохромосо́мы *ж. мн.* prochromosomes
процеду́ра *ж.* procedure, manipulation
~, амбулато́рная outpatient [office] procedure
~, во́дная hydrotherapeutic procedure
~, грязева́я peloid procedure
~, доказа́тельная диагности́ческая definitive diagnostic test
~, лече́бная treatment procedure
~, теплова́я thermal procedure
~, физиотерапевти́ческая physiotherapeutic procedure
процеду́рная *ж.* (medical) treatment room
проце́нт *м.*:
~ кроссинго́вера crossingover percentage
~ рекомбина́ций recombination percentage
~ сме́ртности mortality [death, fatality] rate
процерко́ид *м.* procercoid
проце́сс *м.* process ◊ ликвиди́ровать воспали́тельный ~ to eradicate infection
~, биологи́ческий biological process
~, воспали́тельный inflammatory process
~, гангрено́зный mortification
~, гестацио́нный gestational process
~, деструкти́вный destruction, destructive disease
~, есте́ственный natural process
~ заживле́ния, ускоренный accelerated healing process
~, интерстициа́льный лёгочный interstitial lung disease
~ мышле́ния mentation
~, необрати́мый irreversible process
~ новообразова́ний neoplastic [tumor] process
~, о́бщий general process
~, окисли́тельно-восстанови́тельный redox process
~, о́пухолевый neoplastic [tumor] process
~, патологи́ческий pathologic process
~, регенерати́вный regenerative process
~, рестрикти́вный лёгочный restrictive lung disease
~, специфи́ческий specific process
~, цикли́ческий cyclic process
~, экзотерми́ческий thermopositive process
~ эндоме́трия, рецидиви́рующий гиперпласти́ческий relapsing hyperplastic process of endometrium
~, эндотерми́ческий thermonegative process
проце́ссинг *м.* processing
~ в макрофа́ге macrophage processing
про́чность *ж.* strength
~ ко́сти bone strength
~, механи́ческая (mechanical) strength
~ ра́ны на разры́в wound disruption [wound-bursting] strength
прощу́пываемый palpable

прощу́пывание *с.* palpation
прощу́пывать to palpate
проэнзи́м *м.* proenzyme, proferment
проэритробла́ст *м.* pronormoblast, proerythroblast, rubriblast
проэритроци́т *м.* proerythrocyte
проэстроге́н *м.* proestrogen
проявитель *м.* X-ray film developer
проявле́ние *с.* 1. manifestation 2. *рентг.* development
проявле́ния *с. мн.* manifestations
 ~, диста́нтные distant manifestations
 ~, клини́ческие clinical presentations
 ~, ко́жные skin manifestations
 ~, лока́льные local manifestations
проявля́ться *(о нарушениях)* to be evident; *(о болезни)* to declare itself
пруригино́зный pruriginous
пруриго *с. дерм.* prurigo
прямо́й straight, *rectus* [NA]
прямокише́чно-брюшно́й rectoabdominal
прямокише́чно-влага́лищный rectovaginal
прямокише́чно-крестцо́вый rectococcygeal
прямокише́чно-ма́точный rectouterine
прямокише́чно-пузы́рный rectovesical
прямокише́чный rectal
псаммо́зный psammous
псаммокарцино́ма *ж.* psammocarcinoma
псаммо́ма *ж.* psammoma
 ~ Ви́рхова Virchow's psammoma
псаммо́мный psammous
псаммосарко́ма *ж.* psammosarcoma
псаммотерапи́я *ж.* psammotherapy
псевдоабдомина́льный pseudoabdominal
псевдоабсце́сс *м.* pseudoabscess
псевдоаддисони́зм *м.* pseudoaddissonism, Thorn's [sodium reabsorption] syndrome
псевдоакромегали́я *ж.* pseudoacromegaly
псевдоактиномико́з *м.* pseud(o)actinomycosis
псевдоалле́ли *м. мн.* pseudoalleles
 ~, позицио́нные position pseudoalleles
псевдоаллели́зм *м.* pseudoallelism
псевдоаллели́ческий pseudoallelic
псевдоалопеци́я *ж.* pseudoalopecia
 ~, кругова́я pseudoalopecia areata
псевдоальбуминури́я *ж.* pseud(o)albuminuria
псевдоамито́з *м.* pseudoamitosis
псевдоанафилакси́я *ж.* pseudoanaphylaxis
псевдоанафилакти́ческий pseudoanaphylactic, anaphylactoid
псевдоангина́ *ж.* pseud(o)angina, angina (pectoris) vasomotoria
псевдоангино́зный pseudoanginal
псевдоангио́ма *ж.* pseudoangioma
псевдоаневри́зма *ж.* pseudoaneurism
псевдоанеми́я *ж.* pseudoanemia
псевдоанкило́з *м.* false [fibrous] ankylosis
псевдоанодонти́я *ж.* pseudoanodontia
псевдоапогами́я *ж.* pseudoapogamy
псевдоапоплекси́я *ж.* pseudoapoplexy
псевдоаппендици́т *м.* pseudoappendicitis
псевдоапракси́я *ж.* pseudoapraxia

псевдоартри́т *м.* pseudoarthritis
псевдоартро́з *м.* pseud(o)arthrosis
псевдоа́стма *ж.* pseudoasthma
псевдоатакси́я *ж.* pseudoataxia, pseudotabes
псевдоаутохири́я *ж.* pseudoautochiria
псевдоаффе́кт *м.* pseudoaffect(ion)
псевдобакте́рия *ж.* pseudobacterium
псевдобаци́лла *ж.* pseudobacillus
псевдобере́менность *ж.* pseudopregnancy
псевдобивале́нты *м. мн.* pseudobivalents
псевдоблепси́я *ж.* pseudoblepsia, pseudoblepsis, parablepsia, pseudopsia, perverted [false] vision
псевдобульба́рный pseudobulbar
псевдоваку́оль *ж.* pseudovacuole
псевдовитами́н *м.* pseudovitamin
псевдовнутрисвя́зочный pseudointraligamentous
псевдогаллюцина́ция *ж.* pseudohallucination
псевдогапло́иды *м. мн.* pseudohaploids
псевдоге́м *ж.* pseudoheme
псевдогемоглоби́н *м.* pseudohemoglobin
псевдогемофили́я *ж.* von Willebrand's disease, pseudohemophilia
псевдогермафродити́зм *м.* pseudohermaphroditism
 ~, же́нский female pseudohermaphroditism
 ~, мужско́й male pseudohermaphroditism
псевдогермафродити́ческий pseudohermaphroditic, androgynous
псевдогетеро́зис *м.* pseudoheterosis
псевдогетеротопи́я *ж.* pseudoheterotopy
псевдогидронефро́з *м.* pseudohydronephrosis
псевдогидрофоби́я *ж.* pseudohydrophobia
псевдогиосциами́н *м.* pseudohyoscyamine, norhyoscyamine
псевдогипертрофи́ческий pseudohypertrophic
псевдогипертрофи́я *ж.* pseudohypertrophy, false hypertrophy
 ~ мышц muscular pseudohypertrophy
псевдогипопаратирео́з *м.* pseudohypoparathyroidism, Sebright bantam syndrome
псевдогипопаратиреоиди́зм *м.* с диабе́том, гиперте́нзией pseudohypoparathyroidism, Albright's syndrome, Albright's hereditary osteodystrophy
псевдогипотирео́з *м.* pseudohypothyroidism
псевдоглауко́ма *ж.* pseudoglaucoma
псевдоглио́ма *ж.* pseudoglioma
псевдоглобули́н *м.* pseudoglobulin
псевдогоноко́кк *м.* pseudogonococcus
псевдогонорея́ *ж.* pseudogonorrhea
 ~, кише́чная intestinal pseudogonorrhea, Reiter's syndrome
псевдогри́пп *м.* pseudoinfluenza, pseudogrippe
псевдогриппо́зный pseudoinfluenzal, pseudogrippal
псевдогры́жа *ж.* pseudohernia
псевдодеме́нция *ж. псих.* pseudodementia
псевдодиабе́т *м.* pseudodiabetes
псевдодиастоли́ческий pseudodiastolic
псевдодивертикулё́з *м.* pseudodiverticulosis
псевдодизентери́я *ж.* pseudodysentery
псевдодипси́я *ж.* pseudodipsia, false thirst

псевдодифтерия ж. pseudodiphtheria, diphtheroid
псевдожелезистый pseudoglandular
псевдожелтуха ж. pseudoicterus, pseudojaundice
псевдозооглея ж. pseudozooglea
псевдоизохроматический pseudoisochromatic
псевдоилеус м. pseudoileus
псевдоинтима ж. pseudointima
псевдоихтиоз м. pseudoichthyosis
псевдоишиас м. невр. pseudoischialgia
псевдокаверна ж. pseudocavern
псевдокарцинома ж. pseudocarcinoma
псевдокарциноматозный pseudocarcinomatous
псевдокератин м. pseudokeratin
псевдокератоз м. pseudokeratosis
псевдокиста ж. pseudocyst
псевдокистозный pseudocystic
псевдоклонус м. pseudoclonus
псевдокоарктация ж. pseudocoarctation
псевдокодеин м. pseudocodeine
псевдококсалгия ж. pseudocoxalgia, osteochondritis deformans juvenilis
псевдоколлоид м. pseudocolloid
псевдоколобома ж. pseudocoloboma
псевдокоматозный pseudocomatose
псевдокомедон м. false black head
псевдоконтрактура ж. pseudocontracture, functional contracture
псевдокопуляция ж. pseudocopulation
псевдокраснуха ж. pseudorubella
псевдокризис м. pseudocrisis
псевдокрипторхизм м. pseudocryptorchism
псевдокруп м. pseudocroup, catarrhal croup, laryngismus stridulus
псевдоксантома ж. офт. pseudoxanthoma
~, эластическая pseudoxanthoma elasticum
псевдолейкемия ж. pseudoleukemia, Hodgkin's disease, aleukemia, pseudoleukocythemia
~, детская [инфантильная] infantile pseudoleukemia, Jaksch's disease
~, кожная pseudoleukemia cutis
~, лимфатическая lymphatic pseudoleukemia
~, миелогенная myelogenous pseudoleukemia, myelomatosis
псевдолейкодерма ж. pseudoleukoderma
псевдолимфоцит м. pseudolymphocyte
псевдолипома ж. pseudolipoma
псевдолитиаз м. pseudolithiasis
псевдология ж. pseudologia
псевдолюэс м. pseudolues
~, папулёзный papuliferous pseudolues
псевдомастурбация ж. pseudomasturbation, peotillomania, false masturbation
псевдомейоз м. pseudomeiosis
псевдомеланоз м. pseudomelanosis
псевдомелия ж. невр. pseudomelia
~, парестетическая paresthetic pseudomelia
псевдомембрана ж. pseudomembrana, false membrane
псевдомембранный pseudomembranous
псевдоменингит м. pseudomeningitis, meningism
псевдоменструация ж. pseudomenstruation

псевдометамерия ж. pseudometamerism
псевдометаплазия ж. pseudometaplasia
псевдомиксома ж. pseudomyxoma
~ брюшины pseudomyxoma peritonei
псевдомицелла ж. pseudomicel(la)
псевдомнезия ж. paramnesia
псевдомногослойный гист. pseudostratified
псевдомоносомия ж. pseudomonosomy
псевдоморфин м. dehydromorphine
псевдомуцин м. pseudomucin
псевдомуцинозный pseudomucinous
псевдонаркомания ж., псевдонаркотизм м. pseudonarcotism
псевдонаркотический pseudonarcotic
псевдоневрит м., зрительный pseudoneuritis
псевдоневрома ж. pseudoneuroma
псевдоневронофагия ж. pseudoneuronophagia, pseudoneuronophagy
псевдонепроходимость ж. pseudoobstruction
~ кишечника, идиопатическая idiopathic intestinal pseudoobstruction
~ кишечника, хроническая chronic intestinal pseudoobstruction
~ толстой кишки large intestine pseudoobstruction
псевдонефротонический pseudonephrotonic, pseudonephrosclerotic
псевдонистагм м. pseudonystagmus
псевдоопухоль ж. pseudoneoplasm, pseudotumor
~, воспалительная inflammatory pseudotumor
псевдооспа ж. pseudosmallpox, alastrim, variola minor, whitepox, mild smallpox, Kaffir pox
псевдоостеомалятический pseudoosteomalatic
псевдоостеомаляция ж. pseudoosteomalacia
псевдоотёк м. pseudoedema
псевдоотосклероз м. pseudootosclerosis, tympanosclerosis
псевдопапилледема ж. pseudopapilledema
псевдопаразит м. pseudoparasite
псевдопаралитический pseudoparalytic
псевдопаралич м. pseudoparalysis
~, алкогольный alcoholic pseudoparalysis
~, врождённый атонический congenital atonic pseudoparalysis
~, общий артритный arthritic general pseudoparalysis, Klippel's disease
~ Парро Parrot's disease, Parrot's [syphilitic] pseudoparalysis
~, сифилитический Parrot's disease, Parrot's [syphilitic] pseudoparalysis
псевдопараплегия ж. pseudoparaplegia
псевдопарез м. pseudoparesis
псевдопаренхиматозный pseudoparenchymatous
псевдопаркинсонизм м. pseudoparkinsonism
псевдопелада ж. pseudopelade
псевдоперелом м. pseudofracture
псевдоперикардит м. pseudopericarditis
псевдоперитонит м. pseudoperitonitis, peritonism
псевдоплазмолиз м. pseudoplasmolysis
псевдоплегия ж. pseudoplegia, pseudoapoplexy
псевдопневмококк м. pseudopneumococcus
псевдоподагра ж. pseudogout, pseudopodagra

псевдопо́дия ж. pseudopod, pseudopodium, мн. pseudopodia
псевдополимели́я ж. pseudopolymelia
псевдополи́п м. pseudopolyp
псевдополиплоиди́я ж. pseudopolyploidy
псевдопорэнцефали́я ж. pseudoporencephalia
псевдопсевдогипопаратиреоиди́зм м. pseudopseudohypoparathyroidism
псевдопсихопати́я ж. pseudopsychopathy
псевдопто́з м. pseudoptosis, false ptosis
~, трахомато́зный trachomatous pseudoptosis
псевдора́к м. pseudocancer
псевдораство́р м. pseudosolution
псевдорво́та ж. pseudovomiting
псевдореа́кция ж. pseudoreaction, false reaction
псевдоревмати́зм м. pseudorheumatism, rheumatoid arthritis
псевдореду́кция ж. pseudoreduction
псевдоремини́сценция ж. pseudoreminiscence
псевдоретинобласто́ма ж. pseudoglioma
псевдосарко́ма ж. pseudosarcoma
псевдосаркомато́зный pseudosarcomatous
псевдоси́филис м. pseudolues
~, папулёзный papiliferous pseudolues
псевдоскарлати́на ж. pseudoscarlatina
псевдосклеродерми́я ж.:
~ новорождённых pseudosclerema, adiponecrosis neonatorum
псевдосклеро́з м. pseudosclerosis
~ Вестфа́ля Westphal's pseudosclerosis, hepatolenticular degeneration, Wilson's disease
~, спасти́ческий corticostriatal spinal degeneration, Jakob-Creutzfeldt disease
псевдоскрофулоде́рма ж. acne conglobata
псевдосовмести́мость ж. pseudocompatibility
псевдоспондилолисте́з м. pseudospondylolisthesis
псевдосто́ма ж. pseudostoma
псевдострукту́ра ж. pseudostructure
псевдосухо́тка ж., спинна́я pseudotabes, pseudoataxia (см. тж псевдота́бес)
псевдота́бес м. pseudotabes, pseudoataxia
~, диабети́ческий pseudotabes diabetica
~, дифтери́йный pseudotabes diphtheritica, Dejerine's syndrome
~, пупиллотони́ческий pupillotonic pseudotabes, Holmes-Adie syndrome
~, травмати́ческий pseudotabes traumatica
псевдотрихино́з м. pseudotrichiniasis, pseudotrichinosis
псевдотуберкулёз м. pseudotuberculosis
псевдотуберкулёзный pseudotuberculous
псевдоуреми́я ж. pseudouremia
псевдофибри́н м. pseudofibrin, parafibrinogen
псевдофлегмо́на ж. pseudophlegmon
~ Ха́милтона Hamilton's pseudophlegmon
псевдофлуктуа́ция ж. pseudofluctuation
псевдофолли́кул м. pseudofollicle
псевдофолли́кулы м. мн. Бе́ккера Becker's pseudofollicles
псевдофосфатури́я ж. pseudophosphaturia
псевдофотоэстези́я ж. pseudophotesthesia, photism
псевдофурункулёз м. pseudofurunculosis
псевдохала́зион м. pseudochalazion
псевдохилёзный pseudochylous
псевдохоле́ра ж. уст. melioidosis, pseudoglanders
псевдохолинэстера́за ж. pseudocholinesterase
псевдохоре́я ж. pseudochorea
псевдохромгидро́з м. pseudochromhidrosis
псевдохромэстези́я ж. (субъекти́вное восприя́тие цвета, вызываемое определёнными звуками) pseudochromesthesia
псевдохромосо́ма ж. pseudochromosome
псевдоцирро́з м. pseudocirrhosis, cardia cirrhosis
~ пе́чени Пи́ка Pick's disease, Pick's syndrome
псевдоша́нкр м. pseudochancre
псевдошизофрени́я ж. schizophrenia pseudoneurotica
псевдоэмфизе́ма ж. pseudoemphysema
псевдоэндомито́з м. pseudoendomitosis
псевдоэнцефали́т м. pseudoencephalitis
псевдоэозинофи́л м. pseudoeosinophil(e)
псевдоэпителио́ма ж. pseudoepithelioma
~, воспали́тельная inflammatory pseudoepithelioma
псевдоэфедри́н м. pseudoephedrine
псико́за ж. psicose
псиломела́н м. psilomelan
псилоти́ческий psilotic, epilatory
псилотро́н м. psilothron
псилоциби́н м. psilocybin
псилоци́н м. psilocin
пситтако́з м. psittacosis
психалги́я ж. psychalgia, psychalgalia, mind [soul, psychogenic] pain, algopsychalia
психали́я ж. psychalia
психанопси́я ж. psychanopsia, mind blindness
психастени́ческий psychasthenic
психастени́я ж. psychasthenia
психатакси́я ж. psychataxia, mental confusion
психиа́тр м. psychiatrist, уст. psychopathist, alienist
психиатри́ческий psychiatric
психиатри́я ж. psychiatry, psychiatrics, psychiatria
~, пограни́чная boundary psychiatry
~, подростко́вая adolescent psychiatry
~, фармакологи́ческая pharmacological psychiatry, psychopharmacology
психи́зм м. psychism
пси́хика ж. psyche, mentality
психи́ческий mental, psychic
психоаку́стика ж. psychoacoustics
психоаллерги́я ж. psychoallergy
психоана́лиз м. psychoanalysis
~, акти́вный active psychoanalysis
психоанали́тик м. psychoanalyst
психоаналити́ческий psychoanalytical
психоаудито́рный psychoauditory
психобиоло́гия ж. psychobiology
психовитали́зм м. psychovitalism
психогальвани́ческий psychogalvanic

психогальванóметр м. psychogalvanometer
психогенéз м. psychogenesis
психогенúя ж. psychogeny
психогéнный psychogenic
психогигиéна ж. psychohygiene
психогигиенúческий psychohygienic
психогнóстика ж. psychognosis, psychodiagnostics
психогностúческий psychognostic
психогрáмма ж. psychogram
психографúческий psychographic
психогрáфия ж. psychography
психодиагнóстика ж. psychodiagnosis, psychodiagnostics
психодинáмика ж. psychodynamics
психодинамúческий psychodynamic
психодислептúческий psychodisleptic
психодометрúя ж. psychodometry
психóз м. psychosis

~, акрихúновый acrichine (-induced) psychosis
~, алиментáрно-дистрофúческий alimentary dystrophic psychosis
~, алкогóльный alcoholic psychosis
~, алкогóльный полиневритúческий alcoholic polyneuritic psychosis
~, альтернатúвный alternating psychosis
~, артериосклеротúческий arteriosclerotic psychosis
~, атипúческий atypical psychosis
~ аффектúвного тúпа, шизофреноподóбный schizo-affective psychosis
~, аффектúвно-шóковый affective shock psychosis
~, аффектúвный affective psychosis
~ берéменности gestational psychosis
~, биполя́рный bipolar disorder, manic-depressive psychosis
~, брóмистый bromine psychosis
~, бруцеллёзный brucellous psychosis
~, вúрусный virus psychosis
~, гриппóзный influenza psychosis
~, дегенератúвный degenerative psychosis
~, диэнцефалопатúческий diencephalopathic psychosis
~, едúный unitary psychosis
~, инволюциóнный involutional [presenile] psychosis
~, индуцúрованный induced psychosis
~, интермиттúрующий manic-depressive psychosis, bipolar disorder
~, интоксикациóнный toxic psychosis
~, инфантúльный infantile psychosis
~, инфекциóнный infection-exhaustion [febrile] psychosis
~, истерúческий hysterical psychosis
~ истощéния exhaustion delirium
~, кардиогéнный cardiogenic psychosis
~, климактерúческий climacteric psychosis
~, кóрсаковский Korsakoff's [polyneuritic] psychosis, Korsakoff's syndrome, psychosis polyneuritica
~, кортизóновый cortisone psychosis
~, лекáрственный drug psychosis

~, маляри́йный malaria psychosis
~, маниакáльно-депрессúвный manic-depressive psychosis, bipolar disorder
~, маниакáльно-меланхолúческий manic-melancholic psychosis
~, мáрганцевый manganic psychosis
~, мескалúновый mescaline psychosis
~, органúческий organic psychosis
~, органúческий травматúческий posttraumatic organic psychosis
~, óстрый инфекциóнный acute infective psychosis
~, óстрый эпилептúческий acute epileptic psychosis
~, перехóдный transitional psychosis
~, периодúческий periodic psychosis
~, полиневритúческий Korsakoff's [polyneuritic] psychosis, Korsakoff's syndrome, psychosis polyneuritica
~, порфирúновый porphyrin psychosis
~, послеоперациóнный postoperative [postsurgery] psychosis
~, послеродовóй puerperal [postpartum] psychosis
~, постинфекциóнный postinfection psychosis
~, постэнцефалитúческий postencephalitic psychosis
~, предстáрческий [пресенúльный] presenile [involutional] psychosis
~, преэкламптúческий preeclamptic psychosis
~, психогéнный psychogenic psychosis
~, психогéнный депрессúвный psychogenic depressive psychosis
~, психогéнный паранóидный psychogenic paranoid psychosis
~, пуэрперáльный puerperal [postpartum] psychosis
~, реактúвный reactive psychosis
~, реактúвный депрессúвный reactive depressive psychosis
~, реактúвный паранóидный reactive paranoid psychosis
~, ревматúческий rheumatic psychosis
~, родúльный puerperal [postpartum] psychosis
~ сенсибилизáции sensibilization psychosis
~, септúческий septic psychosis
~, симптоматúческий symptomatic psychosis
~, ситуациóнный situational psychosis
~, сифилитúческий syphilitic psychosis
~, смéшанный combined psychosis
~, соматогéнный somatogenous psychosis
~, соматореактúвный somatoreactive psychosis
~ со спýтанностью сознáния, реактúвный reactive confusion psychosis
~ со спýтанностью сознáния, шизофреноподóбный schizophreniform confusion-psychosis type
~, сосýдистый vascular psychosis
~, стáрческий senile psychosis
~, табетúческий tabetic psychosis
~, травматúческий traumatic psychosis
~, туберкулёзный tuberculous psychosis

психохирургия

~ увядания *уст.* involutional [presenile] psychosis
~, функциональный functional [constitutional] psychosis
~, хронический кокаиновый chronic cocaine psychosis
~, циклоидный cycloid psychosis
~, циркулярный manic-depressive psychosis, bipolar disorder
~, шизоаффективный schizo-affective psychosis
~, шизоморфный [шизофреноподобный] schizophreniform psychosis
~, эндогенный endogenous psychosis
~, эпилептический бредовой epileptic delirious psychosis
~, эрготинный ergotin psychosis
психозин *м.* psychosine
психозоподобный psychosis-like
психокатарсис *м.* psychocatharsis
психокинез *м.* psychokinesis
психокинезия *ж.* psychokinesia
психокортикальный psychocortical
психолагния *ж.* psycholagny
психоламаркизм *м.* psycholamarkism
психолепсия *ж.* psycholepsy
психолептический psycholeptic
психолог *м.* psychologist
психология *ж.* psychology
психометрический psychometric
психометрия *ж.* psychometry
психомоторика *ж.* psychomotor system
психомоторный psychomotor
психоневроз *м.* psychoneurosis, neuropsychosis, neuropsychopathy
психоневролог *м.* psychoneurologist
психоневрологический psychoneurological
психоневрология *ж.* psychoneurology, neuropsychiatry
психоневротический psychoneurotic
психономика *ж.* psychonomy
психономический psychonomic
психоортопедия *ж.* psychoorthopedics
психопарез *м.* psychoparesis
психопат *м.* psychopath
~, астенический asthenic psychopath
~, безвольный weak-willed psychopath
~, возбудимый excitable [explosive] psychopath
~, гипертимический hyperthymic psychopath
~, гипотимический hypothymic psychopath
~, истерический hysterical psychopath
~, конституционно-возбуждённый hyperthymic psychopath
~, конституционно-депрессивный hypothymic psychopath
~, конституционно-нервный asthenic psychopath
~, лабильный labile psychopath
~, неустойчивый weak-willed psychopath
~, паранойяльный paranoic psychopath
~, патологически замкнутый pathologically reserved psychopath
~, реактивно лабильный reactively labile psychopath
~, шизоидный schizoid psychopath
~, эмоционально лабильный emotionally labile psychopath
психопатический psychopathic
психопатия *ж.* psychopathy
психопатолог *м.* psychopathologist
психопатологический psychopathologic
психопатология *ж.* psychopathology
психоплазма *ж.* psychoplasma
психоплегический psychoplegic
психоплегия *ж.* psychoplegy
психопневматология *ж.* psychopneumatology
психополовой psychosexual
психоприёмник *м.* (lunatic) asylum
психопрофилактика *ж.* psychoprophylaxis
психопрофилактический psychoprophylactic
психореакция *ж.* psychoreaction, Much-Holzmann reaction
психорексия *ж.* psychorrhexis
психорелаксация *ж.* psychorelaxation
психоритмия *ж.* psychor(r)hythmia
психосенсорный psychosensorial, psychosensory
психосиндром *м.* psychosyndrome
~, органический organic psychosyndrome
~, очаговый [частичный] органический focal [partial] organic psychosyndrome
~, эндокринный endocrinic psychosyndrome
психосинтез *м.* psychosynthesis
психослуховой psychoauditory
психосоматика *ж.* psychosomatics
психосоматический psychosomatic
психосоциология *ж.* psychosociology
психостимулятор *м.* psychostimulant
психотерапевтический psychotherapeutic
психотерапия *ж.* psychotherapy, psychotherapeutics
~, активирующая activating psychotherapy
~, аналитическая analytical psychotherapy
~, групповая group psychotherapy
~, коллективная collective psychotherapy
~, отвлекающая counter-attracting psychotherapy
~, рациональная rational psychotherapy
~, суггестивная suggestive psychotherapy
психотехника *ж.* psychotechnics
психотик *м.* psychotonic
психотический psychotic
психотоген *м.* psychotogen
психотогенный psychotogenic
психотомиметик *м.* psychotomimetic
психотоник *м.* psychotonic
психотопология *ж.* psychotopology
психотравма *ж.* psychologic traumatic experience
психотропный psychotropic
психофармакология *ж.* psychopharmacology
психофизика *ж.* psychophysics
психофизиологический psychophysiologic
психофизиология *ж.* psychophysiology
психофизический psychophysical
психохимия *ж.* psychochemistry
психохирургия *ж.* psychosurgery

психохро́м м. psychochrome
психохроместези́я ж. psychochromesthesia
психоэндокриноло́гия ж. psychoendocrinology
психоэпилепси́я ж. psychoepilepsy, psychic epilepsy
психроалги́я ж. psychroalgia
психро́метр м. psychrometer
психротерапи́я ж. psychrotherapy
психрофи́льный psychrophilic
психрофоби́я ж. psychrophobia
психрофо́р м. psychrophore
психроэстези́я ж. psychroesthesia
псоас-абсце́сс м. psoas abscess
псоас-симпто́м м. psoas symptom
псоас-синдро́м м. psoas syndrome
псои́т м. psoitis
~, гно́йный purulent psoitis
псориа́з м. psoriasis, psora, alphos
~, борода́вчатый verrucous psoriasis
~, буллёзный bullous psoriasis, psoriasis bullosa
~, воронкообра́зный infundibuliform psoriasis, psoriasis infundibuliformis
~, генерализо́ванный generalized psoriasis, psoriasis universalis
~, дискови́дный psoriasis discoidea, psoriasis nummularis
~, диффу́зный psoriasis diffusa
~, капле́ви́дный psoriasis guttata
~, кольцеви́дный psoriasis circinata, psoriasis annularis
~, ладо́нно-подо́швенный palmoplanar psoriasis
~, монетови́дный psoriasis nummularis, psoriasis discoidea
~, папилломато́зный papillomatous psoriasis
~, пустулёзный pustular psoriasis
~, рупио́идный psoriasis rupioides, psoriasis ostreacea
~, сифилити́ческий psoriasis syphilitica
~, спондилити́ческий psoriasis spondylitica
~, фолликуля́рный psoriasis follicularis
~, щёчный psoriasis buccalis
~, экссудати́вный psoriasis exudativa
псориа́зный psoriatic
псориазоподо́бный psoriasiform
псороспе́рмий м. psorosperm
псороспермиче́ский psorospermial, psorospermic
псороспермо́з м. psorospermosis
~ Дарье́, вегети́рующий фолликуля́рный psorospermosis follicularis (vegetans), Darier's disease
птери́гий м. pterygium
~, неразраста́ющийся inactive pterygium
~, подколе́нный popliteal pterygium
птеригиумоподо́бный pterygoid
птеригомаксилля́рный pterygomaxillary
птеригомандибуля́рный pterygomandibular
птериди́н м. pteridine
птери́н м. pterin
птериндезамина́за ж. pterin deaminase
птеро́евый pteroic
птероилгептаглютамилглютами́новый pteroylheptaglutamylglutamic

птероилглютами́новый pteroylglutamic
птероилмоноглютами́новый pteroylmonoglutamic
птероилтриглютами́новый pteroyltriglutamic
птиали́зм м. ptyalism, sialism
птиали́н м. ptyalin
птиалиноге́н м. ptyalinogen
птиалогра́фия ж. ptyalography, sialography
птиалоли́т м. ptyalolith, sialolith
птиалолитиа́з м. ptyalolithiasis, sialolithiasis
птиалолитотоми́я ж. ptyalolithotomy, sialolithotomy
птиалореа́кция ж. ptyaloreaction
птиалоре́я ж. ptyalorrhea, sialorrhea
птиалоце́ле с., подъязы́чное salivary [sublingual] cyst, (sublingual) ptyalocele
птиалэктази́я ж. ptyalectasis
птило́з м. (исчезновение ресниц) ptilosis
птоз м. (blepharo)ptosis
~ ве́рхнего ве́ка (blepharo)ptosis
~, врождённый congenital ptosis
~, ло́жный false ptosis, pseudoptosis
~, симпати́ческий ptosis sympathetica, Horner's syndrome
~, у́тренний morning [waking] ptosis
пто́зный ptotic
птома́ин м. ptoma(t)ine
птомаинеми́я ж. ptomainemia
птомаинотоксико́з м. ptomainotoxicosis
пуберта́тный pubertal
пубитоми́я ж. pubitomy
~, откры́тая open pubitomy
~, подко́жная subcutaneous pubitomy
пу́говица ж. Ме́рфи хир. Murphy's button
пузырёк м. 1. vesicle, vesicula [NA] 2. (пробирка) vial 3. (газа или пара) bubble
~, акросо́мный acrosomal vesicle
~, бластодерма́льный blastodermic vesicle, blastocyst
~, большо́й решётчатый ethmoidal bulla of nasal cavity
~, возду́шный air bubble
~, га́зовый gas bubble
~, глазно́й ocular [ophthalmic, optic] vesicle, vesicula ophthalmica [NA]
~, граа́фов graafian vesicle, graafian [vesicular ovarian] follicle
~, заро́дышевый germinal vesicle
~, зри́тельный ocular [optic, ophthalmic] vesicle, vesicula ophthalmica [NA]
~, мальпи́гиев malpighian vesicle
~, мозгово́й brain [cerebral] vesicle
~, обоня́тельный olfactory vesicle
~, перви́чный мозгово́й primitive cerebral vesicle
~, пиноцито́зный pinocytic vesicle
~, плазмолеммоти́ческий plasmolemmotic vesicle
~, пло́тный dark [opaque] vesicle; dense [compact] vesicle; basal vesicle
~, пове́рхностный superficial [surface] vesicle
~, полово́й sex vesicle
~, пресинапти́ческий presynaptic vesicle

~, семенной seminal vesicle
~, синаптический synaptic vesicle
~, слуховой acoustic [auditory, otic] vesicle
~ хрусталика lens vesicle
~, цитоплазматический cytoplasmic vesicle
пузырно-брюшной vesicoabdominal
пузырно-влагалищно-прямокишечный vesicovaginorectal
пузырно-лонный vesicopubic
пузырно-маточно-влагалищный vesicouterovaginal
пузырно-маточный vesicouterine
пузырно-мочеточниковый vesicoureteral
пузырно-прямокишечный vesicorectal
пузырно-пупочный vesicoumbilical
пузырно-уретральный vesicourethral
пузырно-шеечный vesicocervical
пузырный cystic
пузырчатка *ж. дерм.* pemphigus, blebs
~, бразильская Brazilian pemphigus
~, вегетирующая pemphigus vegetans
~, врождённая impetigo neonatorum, dermatitis exfoliativa infantum
~, вульгарная pemphigus vulgaris
~, гангренозная pemphigus gangrenosus
~ глаз ocular pemphigus, pemphigus ocularis, pemphigus ophthalmicus
~, дифтерическая pemphigus diphtheriticus
~, доброкачественная benign pemphigus
~, истерическая pemphigus hystericus
~, истинная акантолитическая acantholysis (bullosa), epidermolysis bullosa
~, кольцевидная pemphigus circinatus
~, контагиозная pemphigus contagiosa
~, крупозная pemphigus crouposus
~, лепрозная pemphigus leprosus
~, листовидная pemphigus foliaceus
~, неакантолитическая nonacantholytic pemphigus
~, нейрогенная pemphigus neuroticus
~ новорождённых impetigo neonatorum, dermatitis exfoliativa infantum
~, обыкновенная pemphigus vulgaris
~, окулярная ocular pemphigus, pemphigus ocularis, pemphigus ophthalmicus
~, острая butcher's pemphigus, pemphigus acutus
~, острая злокачественная pemphigus acutus febrilis gravis
~, себорейная seborrheal pemphigus
~, семейная доброкачественная хроническая familial benign chronic pemphigus, Hailey-and-Hailey disease
~, сифилитическая pemphigus syphiliticus
~ Хейли — Хейли, семейная доброкачественная familial benign chronic pemphigus, Hailey-and-Hailey disease
~, эксфолиативная pemphigus foliaceus
~, эритематозная pemphigus erythematosus, Senear-Usher syndrome
пузырь *м.* 1. *анат.* bladder 2. *дерм.* bubble; blister; vesicle

~, автономный мочевой autonomic [hypertonic] bladder
~, блуждающий жёлчный floating [wandering] gallbladder
~, болезненный жёлчный tender gallbladder
~ в виде песочных часов, мочевой hour-glass bladder
~, внутрижелудочный intragastric [Garren-Edwards] bubble
~, водяной bleb, blister
~, двухкамерный мочевой two-chamber bladder
~ желудка, газовый gastric air bubble
~, желудочный gastric air bubble
~, жёлчный gallbladder
~, мозговой cerebral [encephalic] vesicle
~, мочевой urinary bladder, vesica urinaria
~, неврогенный мочевой neurogenic bladder
~, нефункционирующий жёлчный nonfunctioning gallbladder
~, ожоговый burn blister
~, отключённый жёлчный nonfunctioning gallbladder
~, плодный fetal bladder
~, растянутый мочевой distended bladder
~, решётчатый ethmoidal bulla, *bulla ethmoidalis* [NA]
~, склеротический мочевой sclerotic bladder
~, сморщенный мочевой contracted bladder, microcystis
~ со льдом ice pack
пузырьковый vesicular, vesiculous, vesiculate
пул *м.* pool
~ крови blood pool
~, промежуточный intermediate pool
~ свободных аминокислот free aminoacids pool
пульверизатор *м. мед. тех.* sprayer, spray tube
пульмоангиография *ж.* pulmoangiography
пульмокардиограф *м.* pulmocardiograph
пульмолит *м.* pulmolith
пульмометр *м.* pulmometer, spirometer
пульмональный pulmonary, pulmonic
пульмонит *м.* pulmonitis, pneumonitis
пульмонология *ж.* pulmonology
пульморадиография *ж.* radiopulmonography, radionuclide ventilation study, ventilation scanning
пульмосканирование *с.*, пульмосканография *ж.* perfusion lung scanning, scintillation camera [radionuclide perfusion] lung imaging, lung scintigraphy
пульмосцинтиграмма *ж.* perfusion lung scan, radionuclide lung perfusion image
пульмосцинтиграфия *ж.* perfusion lung scanning, scintillation camera [radionuclide perfusion] lung imaging, lung scintigraphy
~, внутривенная intravenous radionuclide perfusion lung imaging
~, ингаляционная ventilation scanning, radionuclide ventilation study, radiopulmonography
пульмонэктомия *ж.* pulmonectomy, pneumonectomy
пульмо-пульмональный pulmopulmonary

пу́льпа

пу́льпа *ж.* pulp, *pulpa* [NA] (*см. тж* мя́коть)
~, гипертрофи́ческая hypertrophic pulp
~, жизнеспосо́бная vital [living] pulp
~ зу́ба dental [tooth] pulp, *pulpa dentis* [NA]
~ зу́ба, жива́я vital [living] pulp
~ зу́ба, корнева́я root pulp
~ зу́ба, коро́нковая coronal pulp, *pulpa coronale* [NA]
~ зу́ба, мёртвая dead [nonvital, necrotic] pulp
~ зу́ба, мумифици́рованная mummified pulp
~ зу́ба, некроти́ческая necrotic [nonvital, dead] pulp
~ зу́ба, обнажённая exposed pulp
~ зу́ба, разложи́вшаяся putrescent pulp
~ зу́ба, умерщвлённая devital(ized) pulp
~ зу́ба, центра́льная dental [tooth] pulp, *pulpa dentis* [NA]
~ селезёнки splenic pulp, *pulpa splenica* [NA]
~ селезёнки, бе́лая white pulp
~ селезёнки, кра́сная red pulp
~ эма́левого о́ргана enamel pulp, stellate reticulum
пульпалги́я *ж.* pulpalgia
пульпа́рный pulpal
пульпи́т *м.* pulpitis, odontitis
~, восходя́щий ascending pulpitis
~, гипертрофи́ческий hypertrophic pulpitis
~, гно́йный suppurative [purulent] pulpitis
~, закры́тый closed pulpitis
~, конкременто́зный concrementous [calculus] pulpitis
~, корнево́й root pulpitis
~, необрати́мый irreversible pulpitis
~, о́стрый acute pulpitis
~, откры́тый open pulpitis
~, просто́й simple [plain] pulpitis
~, серо́зный serous pulpitis
~, фибро́зный fibrous pulpitis
~, хрони́ческий chronic pulpitis
~, я́звенный ulcerative pulpitis
пульпови́дный pulpiform, pulpy
пу́льповый pulpar, pulpal
пульпообразова́ние *с.* pulpifaction, pulpation
пульпотоми́я *ж.* pulpotomy
пульпоци́т *м.* pulpocyte
пульпэкстра́ктор *м. мед. тех.* pulp extractor
пульпэктоми́я *ж.* pulpectomy
пульс *м.* pulse ◇ ~ лучево́й арте́рии не прощу́пывается the radial pulse is not palpable; у него́ о́чень ча́стый ~ his pulse goes very rapidly; я́сно прощу́пывался ~ лучево́й арте́рии strong radial pulse was present
~, альтерни́рующий alternating pulse, pulsus alternans
~, анакроти́ческий anacrotic pulse
~, аритми́чный arythmic pulse, pulsus arythmicus
~, артериа́льный arterial pulse
~, близнецо́вый bigeminal [coupled] pulse, pulsus bigeminus
~, бы́стрый abrupt pulse, pulsus celer
~, ва́гусный vagus pulse
~, ве́нный venous pulse
~, высо́кий pulsus magnus
~, вя́лый slow prolongated pulse
~, дикроти́ческий dicrotic pulse
~, заме́дленный pulsus rarus, pulsus tardus
~, интермитти́рующий intermittent pulse, pulsus intermittens, pulsus intercidens
~, и́стинный true pulse
~, капилля́рный capillary [nail, Quincke's] pulse, Quincke's sign
~, катадикроти́ческий catadicrotic pulse, pulsus catadicrotus
~, катакроти́ческий catacrotic pulse, pulsus catacrotus
~, лаби́льный labile pulse
~, ма́лый small pulse, pulsus parvus
~, ме́дленный slow [infrequent] pulse, pulsus infrequens
~, монокроти́ческий monocrotic pulse, pulsus monocrotus
~, мя́гкий soft pulse, pulsus mollis
~, напряжённый tense [cordy, hard] pulse
~ недоста́точного наполне́ния deficient pulse
~, непра́вильный irregular pulse, pulsus irregularis
~, неравноме́рный unequal pulse, pulsus inequalis
~, нерегуля́рный irregular pulse, pulsus irregularis
~, неритми́чный arythmic pulse, pulsus arythmicus
~, ни́зкий small pulse, pulsus parvus
~, нитеви́дный thready pulse
~, обратнопарадокса́льный reversed paradoxical pulse
~, парадокса́льный paradoxical pulse
~, перифери́ческий peripheral pulse
~, печёночный hepatic pulse
~, платообра́зный plateau pulse
~, подска́кивающий bouncing pulse
~, по́лный strong [full] pulse
~, положи́тельный ве́нный positive venous pulse
~, постоя́нно нерегуля́рный permanently irregular pulse, pulsus irregularis perpetuus
~, пра́вильный regular pulse, pulsus regularis
~, псевдокапилля́рный pseudocapillary pulse
~ пупови́ны funic pulse
~, пусто́й pulsus vacuus
~, равноме́рный equal pulse, pulsus equalis
~, разли́чный pulsus differens
~, регуля́рный regular pulse, pulsus regularis
~, ре́дкий slow [infrequent] pulse, pulsus infrequens
~, ритми́чный rhythmic pulse, pulsus rhythmicus
~, ско́рый abrupt pulse, pulsus celer
~, сла́бый weak pulse, pulsus debilis
~ со́нной арте́рии carotid pulse
~ с перебо́ями dropped beat pulse
~, твёрдый tense [cordy, hard] pulse
~, тригемина́льный [тройни́чный] trigeminal pulse, pulsus trigeminus
~, учащённый rapid pulse, pulsus frequens

~ хорошего наполнения strong [full] pulse
~, центральный артериальный systemic arterial pulse
~, частый rapid pulse, pulsus frequens
~, эктопический ectopic beat(s) pulse
~, яремный jugular pulse
пульсация ж. pulsation
~ мозга pulsation of brain
~, надчревная epigastric pulsation
~, печёночная hepatic pulsation
~, прекордиальная precordial movement
~, пресистолическая presystolic pulsation
~, ретростернальная retrosternal pulsation
~, сердечная cardiac pulsation, heart beating
~, систолическая systolic pulsation
~ сонной артерии carotid pulsation
~, сосудистая vascular pulsation
~ шейных вен jugular pulse
~, яремная jugular pulse
пульсировать to pulsate, to beat, to throb
пульсирующий pulsatile, beating, throbbing
пульсометр м. мед. тех. pulsimeter, pulsometer
пульсотахометр м. мед. тех. pulsotachometer, cardiotachometer
пуницин м. punicin(e), pellatierine, granatin
пункт м.:
~, донорский donor center
~, медицинский medical station, medical center
~ первой помощи first-aid [emergency] station
пунктат м. punctate
пунктация ж. stippling
~, базофильная basophilic stippling
~ при малярии malarial stippling
~ эритроцитов, базофильная punctate basophilia, basophilic stippling of erythrocytes
пунктирование с. puncturation, puncturing
пункционный paracentetic
пункция ж. puncture, tapping, paracentesis
~, абдоминальная abdominal paracentesis, paracentesis of abdomen, abdominocentesis
~, аспирационная диагностическая fine-needle aspiration
~ барабанной перепонки paracentesis of middle ear, paracentesis of drum membrane, myringotomy
~ брюшной полости через задний свод влагалища puncture of abdominal cavity through posterior vaginal fornix
~, вентрикулярная ventricular puncture
~ головного мозга paracentesis of head, paracentesis of scull, cephalocentesis, paracentesis capitis
~ грудины sternal puncture
~ грудной клетки paracentesis of chest, thora(co)centesis, paracentesis thoracis
~, диагностическая exploratory puncture, punctura exploratoria, trial paracentesis
~ дугласова кармана culdocentesis
~ живота paracentesis of abdomen, abdominocentesis, abdominal paracentesis
~ Кронекера, экспериментальная Kronecker's paracentesis

пурпура

~ лёгких paracentesis of lung, pneumonocentesis, paracentesis pulmonis
~, люмбальная lumbar puncture, lumbar tap
~ мочевого пузыря paracentesis of (urinary) bladder, paracentesis vesicae (urinaria)
~, надлобковая suprapubic puncture
~ околосердечной сумки [перикарда] paracentesis of pericardium, pericardiocentesis, paracentesis pericardii
~, плевральная pleurocentesis, pleuracentesis, pleural tapping, thoracocentesis
~ плевры pleurocentesis, pleuracentesis; pleural tapping, thoracocentesis
~, поясничная lumbar puncture, lumbar tap
~, пробная exploratory puncture, punctura exploratoria, trial paracentesis
~, спинномозговая spinal [thecal] puncture
~, стернальная sternal biopsy, sternal puncture
~, субокципитальная suboccipital puncture
~ сустава joint puncture, arthrocentesis
~, трансабдоминальная transabdominal puncture
~, цистернальная cisternal puncture
~ яичника paracentesis of ovary, ovariocentesis, paracentesis ovarii
пупиллография ж. pupillography
пупиллометр м. мед. тех. pupillometer
пупиллометрия ж. pupillometry
пупилломоторный pupillomotor
пупиллоплегия ж. pupilloplegia
пупиллоскопия ж. pupilloscopy, retinoscopy
пупиллостатометр м. мед. тех. pupillostatometer
пупиллотонический myotic
пупиллярный pupillary
пуповина ж. umbilical cord
пуповинный funic
пупок м. navel, umbilicus; umbo, *umbilicus*; umbo [NA]
~ барабанной перепонки *umbo membranae tympani* [NA]
~, инфицированный infected umbilicus
пупочно-брыжеечный omphalomesenteric
пупочный umbilicial, omphalic
пурин м. purine
пуринамидазы ж. мн., пуриндеамидазы ж. мн. purine amidases, purine (de)amidases
пуринемический purinemic
пуринемия ж. purinemia
пуриннуклеозид м. purine nucleoside
пуриннуклеозидаза ж. purine nucleosidase
пуриннуклеотид м. purine nucleotide
пуриновый purine
пуринометр м. мед. тех. purinometer
пуромицин м. puromycin
пурпур м. purple
~, зрительный rhodopsin, visual purple
пурпура ж. дерм. purpura
~, абдоминальная abdominal purpura
~, аллергическая allergic [anaphylactoid] purpura
~, анафилактоидная 1. anaphylactoid [allergic] purpura 2. acute vascular [anaphylactoid,

пу́рпура

Henoch's] purpura, Shönlein(-Henoch) disease, purpura rheumatica, purpura nervosa
~, ангионевроти́ческая purpura angioneurotica
~, атромбо(цито)пени́ческая nonthrombocytopenic [athrombopenic] purpura, purpura simplex
~, буллёзная purpura urticans
~, геморраги́ческая idiopathic thrombocytopenic [hemorrhagic] purpura
~ Ге́ноха, геморраги́ческая acute vascular [anaphylactoid, Henoch's] purpura, Shönlein(-Henoch) disease, purpura rheumatica, purpura nervosa
~, гиперглобулинеми́ческая hyperglobulinemic purpura, purpura hyperglobulinemica
~, дугообра́зная телеангиэктати́ческая purpura annularis telangiectodes, Majocchi's disease
~, зудя́щая itching purpura
~, идиопати́ческая тромбоцитопени́ческая idiopathic thrombocytopenic [hemorrhagic] purpura
~, йо́дистая iodic purpura, purpura iodica
~, капилляропати́ческая capillaropathic purpura
~, кольцеви́дная телеангиэктати́ческая purpura annularis telangiectodes, Majocchi's disease
~, мозгова́я malignant purpura, cerebrospinal fever
~, молниено́сная purpura fulminans
~, нетромбоцитопени́ческая nonthrombocytopenic [athrombopenic] purpura, purpura simplex
~, о́спенная purpura variolosa, malignant smallpox
~, о́страя сосу́дистая acute vascular [anaphylactoid, Henoch's] purpura, Shönlein(-Henoch) disease, purpura rheumatica, purpura nervosa
~, паразита́рная purpura pulicans, purpura pulicosa
~, проста́я nonthrombocytopenic [athrombopenic] purpura, purpura simplex
~, ревмато́идная acute vascular [anaphylactoid, Henoch's] purpura, Shönlein(-Henoch) disease, purpura rheumatica, purpura nervosa
~ с висцера́льными симпто́мами, атромбоцитопени́ческая acute vascular [anaphylactoid, Henoch's] purpura, Shönlein(-Henoch) disease, purpura rheumatica, purpura nervosa
~, сени́льная senile purpura
~, симптомати́ческая purpura symptomatica
~, сосу́дистая vascular purpura
~, тромбо(цито)пени́ческая thrombocytopenic purpura
~, тромбоцитопени́ческая тромбогемолити́ческая thrombotic thrombocytopenic purpura
~, уреми́ческая uremic purpura
~, фибринолити́ческая fibrinolytic purpura
~, цинго́тная purpura scorbutica
~ Шенле́йна — Ге́ноха acute vascular [anaphylactoid, Henoch's] purpura, Shönlein(-Henoch) disease, purpura rheumatica, purpura nervosa

пу́рпурный purpuric
пу́стер м. chip-blower

пу́стула ж. дерм. pustule
~, злока́чественная malignant pustule
~, посме́ртная postmortem pustule
пустулёз м. дерм. pustulosis
~ Ба́рбера Barber's pustulosis
~ Ка́поши, вариолифо́рмный pustulosis varioliformis acuta, eczema herpeticum, Kaposi's varicelliform eruption
пустулёзный pustular, pustulant
пустулиза́ция ж. pustulation
пустулообра́зный pustuliform
пусты́рник м. фарм. motherwort, Leonurus
~ пятило́пастный quinquelobate motherwort, Leonurus quinquelobatus
~ серде́чный cardiac motherwort, Leonurus cardiaca
~ сиби́рский Sibirean motherwort, Leonurus sibiricus
пусты́шка ж. (соска) soother, pacifier
пути́ м. мн. tracts, tracti [NA] (см. тж путь)
~, ве́рхние дыха́тельные upper airways, upper air passages
~, внутримозжечко́вые intracerebellar tracts
~, внутриузловы́е intranodal pathways
~, воздухоно́сные airway
~, восходя́щие проекцио́нные ascending projection tracts
~, дополни́тельные проводя́щие accessory conduction pathways; (сердца) added conductive tracts
~, дыха́тельные airway(s), respiratory tracts, breathing passages
~, жёлчные biliary tracts
~, лимфати́ческие lymphatic viae
~, мочевыводя́щие [мочевы́е] urinary tracts
~, нисходя́щие проекцио́нные descending projection tracts
~, обоня́тельные olfactory tracts
~, половы́е genital [reproductive] tracts
~, проекцио́нные projection tracts
~ распростране́ния инфе́кции channels of infection
~, родовы́е maternal [generative] passages
~, спиномозжечко́вые spinocerebellar tracts
~, церебеллопета́льные cerebellopetal tracts
~, церебеллофуга́льные cerebellofugal tracts
путресци́н м. putrescine
пут/ь м. tract, channel, tractus [NA] (см. тж пути́) ◇ лечи́ть операти́вным ~ём to manage with an operation
~ актива́ции комплеме́нта, альтернати́вный alternative pathway of complement activation
~ актива́ции комплеме́нта, класси́ческий classical pathway of complement activation
~, альдола́зный aldolase pathway
~, альтернати́вный alternative pathway
~, боково́й ко́рково-спинномозгово́й [боково́й пирами́дный] lateral pyramidal [lateral corticospinal] tract, tractus pyramidalis lateralis, tractus corticospinalis lateralis [NA]
~, боково́й спиноб́угорный lateral spinothalamic tract, tractus spinothalamicus lateralis [NA]
~, бульба́рно-покры́шечный bulbotectal tract

путь

~, вестибулоспина́льный vestibulospinal tract, *tractus vestibulospinalis* [NA]
~, гипотала́мно-гипофиза́рный hypothalamohypophysial tract, *tractus hypothalamohypophysialis* [NA]
~, дорсолатера́льный dorsolateral tract, *tractus dorsolateralis* [NA]
~, желу́дочно-кише́чный gastrointestinal tract
~, за́дний спинобуго́рный posterior spinothalamic tract, *tractus spinothalamicus posterior* [NA]
~, за́дний спинномозжечко́вый posterior spinocerebellar tract, *tractus spinocerebellaris posterior* [NA]
~, зри́тельный optic [visual] tract, *tractus opticus* [NA]
~, зу́бчато-талами́ческий dentatothalamic tract, *tractus cerebellothalamicus* [NA]
~, ко́рково-мостово́й corticopontine tract, *tractus corticopontini* [NA]
~, ко́рково-я́дерный corticonuclear tract, *tractus corticonuclearis* [NA]
~, краснояде́рно-мозжечко́вый rubrocerebellar tract
~, краснояде́рно-спинномозгово́й rubrospinal tract, *tractus rubrospinalis* [NA]
~, латера́льный ко́рково-спинномозгово́й lateral pyramidal [lateral corticospinal] tract, *tractus pyramidalis lateralis, tractus corticospinalis lateralis* [NA]
~, липоксигена́зный lipoxygenase pathway
~, ло́бно-мостово́й frontopontine tract, *tractus frontopontinus* [NA]
~, лу́ковично-ретикуля́рно-спинномозгово́й bulboreticulospinal tract, *tractus bulboreticulospinalis* [NA]
~, мозжечко́во-буго́рный cerebellothalamic tract, *tractus cerebellothalamicus* [NA]
~, мозжечко́во-краснояде́рный cerebellorubral tract, *tractus cerebellorubralis* [NA]
~, мозжечко́во-оли́вный cerebelloolivary tract, *tractus cerebelloolivaris* [NA]
~, мозжечко́во-понтобаза́льный cerebellopontobasal tract
~, мозжечко́во-понтодорса́льный cerebellopontodorsal tract
~, мозжечко́во-се́тчатый cerebelloreticular tract
~, мо́сто-ретикуля́рно-спинномозгово́й pontoreticulospinal tract, *tractus pontoreticulospinalis* [NA]
~, надзри́тельно-гипофиза́рный supraopticohypophysial tract, *tractus supraopticohypophysialis* [NA]
~, одино́чный solitary tract, *tractus solitarius* [NA]
~, оливомозжечко́вый olivocerebellar tract, *tractus olivocerebellaris* [NA]
~, оливоспинномозгово́й olivospinal [spino-olivary] tract, Helweg's bundle, *tractus olivospinalis* [NA]
~, оливоули́тковый olivocochlear tract, *tractus olivocochlearis* [NA]
~ отто́ка outflow tract

~, паравентрикуля́рно-гипофиза́рный paraventricular hypophysial tract, *tractus paraventriculohypophysialis* [NA]
~ переда́чи инфе́кции, конта́ктный nonpercutaneous [contact] channel of infection
~ переда́чи инфе́кции, парентера́льный percutaneous [parenteral] channel of infection
~, пере́дний ко́рково-спинномозгово́й [пере́дний пирами́дный] anterior pyramidal [anterior corticospinal, direct pyramidal] tract, Türck's column, *tractus pyramidalis anterior, tractus corticospinalis anterior* [NA]
~, пере́дний ретикуля́рно-спинномозгово́й anterior reticulospinal tract, *tractus reticulospinalis anterior* [NA]
~, пере́дний спинобуго́рный anterior spinothalamic tract, *tractus spinothalamicus anterior* [NA]
~, пере́дний спинномозжечко́вый anterior spinocerebellar tract, *tractus spinocerebellaris anterior* [NA]
~, пере́дний спинотала́мический anterior spinothalamic tract, *tractus spinothalamicus anterior* [NA]
~, пирами́дный pyramidal tract, *tractus pyramidalis, tractus corticospinalis* [NA]
~, покры́шечно-се́тчатый tectoreticular tract, *tractus tectoreticularis* [NA]
~, покры́шечно-спинномозгово́й tectospinal tract, *tractus tectospinalis* [NA]
~, понтобазальномозжечко́вый pontobasocerebellar tract
~, понтодорсомозжечко́вый pontodorsocerebellar tract
~, преддве́рно-спинномозгово́й vestibulospinal tract, *tractus vestibulospinalis* [NA]
~, проводя́щий conduction tract; *(нервной системы)* pathway
~, продыря́вленный спира́льный spiral foraminous tract, *tractus spiralis foraminosus* [NA]
~, проекцио́нный projection tract
~, ретикулоспина́льный reticulospinal tract, *tractus reticulospinalis* [NA]
~, сочета́тельный association tract
~, спинобуго́рный spinothalamic tract
~, спинооли́вный spino-olivary [olivospinal] tract, Helweg's bundle, *tractus spino-olivaris* [NA]
~, спинопокры́шечный spinotectal tract, *tractus spinotectalis* [NA]
~, спиноретикуля́рный spinoreticular tract, *tractus spinoreticularis* [NA]
~, среднемозгово́й тройни́чный mesencephalic tract of trigeminal nerve, *tractus mesencephalicus nervi trigemini* [NA]
~, тройни́чного не́рва, спинномозгово́й spinal tract of trigeminal nerve, *tractus spinalis nervi trigemini* [NA]
~, тройни́чно-талами́ческий trigeminothalamic tract, *tractus trigeminothalamicus* [NA]
~, центра́льный покры́шечный central tegmental tract, *tractus tegmentalis centralis* [NA]
~, центробе́жный centrifugal tract

путь

~, центростреми́тельный centripetal tract
пу́фы *м. мн.* puffs
пучегла́зие *с.* exophthalmos, exophthalmus
  ~, злока́чественное malignant exophthalmos
пу́чение *с.* живота́ flatulence
пучки́ *м. мн.* fascicles, tracts, *fasciculi* [NA] (*см. тж* пучо́к)
  ~, за́дние со́бственные posterior proper fascicles, *fasciculi proprii posteriores* [NA]
  ~ ладо́нного подо́швенного апоневро́за, попере́чные transverse fascicles of plantar, palmar aponeurosis, *fasciculi transversi aponeurosis plantaris* [NA]
  ~ моста́, продо́льные longitudinal fascicles of pons, *fasciculi longitudinales pontis* [NA]
  ~, мы́шечные muscular fascicles
  ~, пере́дние со́бственные anterior proper fascicles, *fasciculi proprii anteriores* [NA]
  ~, попере́чные transverse fascicles, *fasciculi transversi* [NA]
  ~, продо́льные longitudinal fascicles, *fasciculi longitudinales* [NA]
  ~, со́бственные proper [intersegmental] fascicles, *fasciculi proprii* [NA]
пучко́вый (*напр. о мышечных волокнах*) fascicular
пучо́к *м.* fascicle, bundle, tract, *fasciculus* [NA] (*см. тж* пучки́)
  ~, атриовентрикуля́рный atrioventricular fascicle, His' bundle, *fasciculus atrioventricularis* [NA]
  ~, буго́рно-ко́рковый thalamocortical fascicle, *fasciculus thalamocorticalis* [NA]
  ~, ве́рхний продо́льный superior longitudinal fascicle, *fasciculus longitudinalis superior* [NA]
  ~, вну́тренний продо́льный medial longitudinal fascicle, *fasciculus longitudinalis medialis* [NA]
  ~ воло́кон fiber bundle, fascicle
  ~ Ги́са His' bundle, atrioventricular fascicle, *fasciculus atrioventricularis* [NA]
  ~, дорсолатера́льный dorsolateral fascicle, *fasciculus dorsolateralis* [NA]
  ~, клинови́дный wedge-shaped [cuneate] fascicle, *fasciculus cuneatus* [NA]
  ~ коне́чного мо́зга, медиа́льный medial telencephalous fascicle, *fasciculus telencephalicus medialis* [NA]
  ~, ко́рково-буго́рный corticothalamic fascicle, *fasciculus corticothalamicus* [NA]
  ~ краево́й борозды́ sulcomarginal fascicle, *fasciculus sulcomarginalis* [NA]
  ~, красноя́дерно-се́тчатый rubroreticular fascicle, *fasciculus rubroreticularis* [NA]
  ~, крючкови́дный uncinate [unciform] fascicle, *fasciculus uncinatus* [NA]
  ~, медиа́льный продо́льный medial longitudinal fascicle, *fasciculus longitudinalis medialis* [NA]
  ~, межпучко́вый interfascicular fascicle, *fasciculus interfascicularis, semilunaris fasciculus* [NA]
  ~, мозжечко́во-спинномозгово́й cerebellospinal fascicle, *fasciculus cerebellospinalis* [NA]
  ~, ни́жний продо́льный inferior longitudinal fascicle, *fasciculus longitudinalis inferior* [NA]
  ~, отогнутый retroflex fascicle, Meynert's retroflex bundle, *fasciculus retroflexus* [NA]
  ~, перегоро́дочно-краево́й septomarginal fascicle, *fasciculus septomarginalis* [NA]
  ~, пирамида́льный pyramidal fascicle, *fasciculus pyramidalis* [NA]
  ~ плечево́го сплете́ния, боково́й lateral cord of brachial plexus, *fasciculus lateralis plexus brachialis* [NA]
  ~ плечево́го сплете́ния, за́дний posterior cord of brachial plexus, *fasciculus posterior plexus brachialis* [NA]
  ~ плечево́го сплете́ния, медиа́льный medial cord of brachial plexus, *fasciculus medialis plexus brachialis* [NA]
  ~, подмозо́листый subcallosal fascicle, *fasciculus subcallosus* [NA]
  ~, предсе́рдно-желу́дочковый atrioventricular fascicle, His' bundle, *fasciculus atrioventricularis* [NA]
  ~, соско́во-покры́шечный mamillotegmental fascicle, *fasciculus mamillotegmentalis* [NA]
  ~, сосу́дистый vascular fascicle, *fasciculus vascularis* [NH]
  ~, сосцеви́дно-буго́рный mamillothalamic fascicle, Vicq d'Azyr's bundle, *fasciculus mamillothalamicus* [NA]
  ~, сосцеви́дно-покры́шечный mamillotegmental fascicle, *fasciculus mamillotegmentalis* [NA]
  ~, сосцеви́дно-талами́ческий mamillothalamic fascicle, Vicq d'Azyr's bundle, *fasciculus mamillothalamicus* [NA]
  ~, субталами́ческий subthalamic fascicle, *fasciculus subthalamicus* [NA]
  ~, талами́ческий thalamic fascicle, *fasciculus thalamicus* [NA]
  ~, теме́нно-заты́лочно-мостово́й parietooccipitopontine fascicle, *fasciculus parieto-occipito-pontinus* [NA]
  ~, то́нкий tract [column] of Goll, *fasciculus gracilis* [NA]
  ~, треуго́льный triangular fascicle, *fasciculus triangularis* [NA]
  ~ эма́ли enamel fascicle, *fasciculus enameli* [NH]
пушо́к *м.* lanugo, *lanugo* [NA]
пуэрили́зм *м.* puerilism, second childhood, childishness
  ~, психоге́нный psychogenic puerilism
пуэри́льный puerile
пуэрпера́льный puerperal, puerperous, puerperant
пуэрпе́рий *м.* puerperium
пфропфгебефрени́я *ж. псих.* pfropfschizophrenia, oligoschizophrenia
пылезолоулови́тель *м.* fly-ash retainer
пылеотдели́тель *м.* dust separator
пылеочи́стка *ж.* dust cleaning
пылеподавле́ние *с.* dust catching
пылеудале́ние *с.* dust removal
пылеула́вливание *с.* dust collecting

пылеуловитель *м.* filter, (flue-)dust collector
пыль *ж.* dust
~, бактериальная bacterial [microbic] dust
~, радиоактивная radioactive dust
пырей *м. фарм.* wheat [couch] grass, *Agropyron*
пьедра *ж. дерм.* piedra
пьезография *ж.* piezography
пьезодатчик *м.* piezosensor
пьезокардиограмма *ж.* piezocardiogram
~, пищеводная esophageal piezocardiogram
пьезометр *м.* piezometer
пьезопульсография *ж.* piezopulsography
пьезорецептор *м.* piezoreceptor
пьезотерапия *ж.* piezotherapy
пьезохимия *ж.* piezochemistry
пьезоэлектрический piezoelectric
пьезоэлектричество *с.* piezoelectricity
пястно-запястный carpometacarpal
пястно-фаланговый metacarpophalangeal
пястный metacarpal
пясть *ж.* metacarpus, *metacarpus* [NA]
пятка *ж.* heel (bone), *calx* [NA]
пятна *с. мн.* macules, spots, *maculae* [NA] (*см. тж* пятно)
~, белковые protein spots
~ Бельского — Филатова (— Коплика) Filatov-Koplik spots
~ беременных lesions of chloasma, chloasma gravidarum
~, двойневые twin spots
~, «млечные» milk spots, maculae albidae, maculae lacteae
~, монгольские mongolian spots, mongolian maculae
~ на коже, ландкартовидные meningitic streaks
~, печёночные liver spots
~, решётчатые cribrose maculae, *maculae cribrosae* [NA]
~ роговицы maculae corneae
~, тазовые *рентг.* pelvic spots
~, трупные livores mortis
~ Филатова — Коплика Filatov-Koplik spots
пятнистость *ж.* maculation, spottiness, mottling
пятнисто-эритематозный maculoerythematous
пятнистый maculosus, spotted
пятно *с.* macula, *macula* [NA] (*см. тж* пятна)
~, атрофическое macula atrophica
~, верхнее решётчатое *macula cribrosa superior* [NA]
~, голубое locus coeruleus
~, гонорейное Saenger's macula, macula gonorrhoica
~, жёлтое macula lutea, yellow spot, *macula retinae* [NA]
~, зародышевое germinal spot, macula germinativa
~, нижнее решётчатое *macula cribrosa inferior* [NA]
~ ногтя, белое lunula unguis
~, пигментное nevus pigmentosis
~, плотное thick spot, macula densa
~, решётчатое *macula cribrosa* [NA]
~ роговицы, белое albugo
~, родимое birthmark, mother's mark
~, светлое light spot
~, синее livor
~, слепое (Mariotte's) blind spot, optic papilla, *papilla nervi optici* [NA]
~, среднее решётчатое *macula cribrosa media* [NA]
~ сферического мешочка *macula sacculi* [NA]
~ сцепления desmosome, macula adherens
~, фокусное focal point, focal spot
~, четвертное решётчатое *macula cribrosa quarta* [NA]
~ эллиптического мешочка *macula utriculi* [NA]
пяточно-большеберцовый calcaneotibial
пяточно-кубовидный calcaneocuboid
пяточно-ладьевидный calcaneonavicular, calcaneoscaphoid
пяточно-таранный calcaneostragaloid
пяточный calcaneal

Р

рабдомиобластома *ж.* rhabdomyoblastoma
рабдомиома *ж.* rhabdomyoma
~, злокачественная malignant rhabdomyoma, rhabdomyosarcoma
рабдомиосаркома *ж.* rhabdomyosarcoma, malignant rhabdomyoma
~, эмбриональная embryonal rhabdomyosarcoma
работа *ж.* work
~ дыхания work of breathing
~, лечебно-консультативная treatment-and-consultation work
~, мышечная muscular work
работник *м.*:
~, медико-санитарный community health worker
~, средний медицинский paramedical worker, nurse
работоспособность *ж.* efficiency
~, физическая exercise performance
равновесие *с.* equilibrium ◊ восстановить душевное ~ больного to restore the patient's emotional equilibrium
~, динамическое dynamic equilibrium
~, кислотно-щелочное acid-base balance
~, экологическое ecological balance
рад *м.* rad
радедорм *м. фарм.* radedorm, nitrazepam, neozepam, mogadon
радиация *ж.* radiation
~, адаптивная adaptive radiation
~, индуцированная induced radiation
~, ионизирующая ionizing radiation
~, космическая space radiation

радиация

~, неионизи́рующая nonionizing radiation
~, оста́точная residual [net] radiation
~, отражённая back radiation
~, проника́ющая penetrating radiation
~, рассе́янная diffuse radiation
~, со́лнечная solar radiation
~, фо́новая background radiation
~, электромагни́тная electromagnetic radiation
ра́дий *м. хим.* radium, Ra
радика́л *м.* radical
~, кисло́тный acid radical
~, свобо́дный free radical
радикотоми́я *ж.* rhizotomy, radicotomy, radiculectomy
радикулалги́я *ж.* radiculalgia
радикули́т *м.* radiculitis
~, грудно́й thoracal radiculitis
~, дискоге́нный diskogenic radiculitis
~, компрессио́нный compression radiculitis
~, пояснѝчно-крестцо́вый lumbosacral radiculitis
~, сакра́льный sacral radiculitis
~, шѐйно-грудно́й thoracocervical radiculitis
~, ше́йный cervical radiculitis
радикулоганглиони́т *м.* radiculoganglionitis, myeloradiculopolyneuronitis, acute idiopatic [infectious] polyneuritis, Guillain-Barré syndrome
радикулогра́фия *ж.* radiculography
радикуломенингомиели́т *м.* radiculomeningomyelitis, rhizomeningomyelitis
радикуломиелопати́я *ж.* radiculomyelopathy
радикулоневри́т *м.* radiculoneuritis
радикулоневропати́я *ж.* radiculoneuropathy
радикулопати́я *ж.* radiculopathy
~, ше́йная cervical radiculopathy
радикулотоми́я *ж.* radiculotomy
радикулэктоми́я *ж.* radiculectomy, radicotomy, rhizotomy
радикуля́рный radicular
радиоактива́ция *ж.* radioactivation
радиоакти́вность *ж.* radioactivity
~ атмосфе́рного во́здуха airborne radioactivity
~ атмосфе́рных оса́дков radioactivity of precipitation
~ воды́ water radioactivity
~, высо́кая high-level radioactivity
~, есте́ственная natural radioactivity
~, иску́сственная [наведённая] induced [artificial] radioactivity
~, ни́зкая low-level radioactivity
~, объёмная radioactivity concentration
~ окружа́ющей среды́ environmental radioactivity
~ по́чвы soil radioactivity
~, приро́дная natural radioactivity
~, си́льная high-level radioactivity
~, сла́бая low-level radioactivity
радиоакти́вный radioactive
радиоанатоми́я *ж.* radioanatomy
радиоаутогра́мма *ж.* radioautogram, autoradiogram, radioautograph, autoradiograph
радиоаутогра́фия *ж.* radioautography, autoradiography

радиоаэрозо́ль *м.* radioaerosol, radioactive aerosol
радиобиоло́гия *ж.* radiobiology, radiation biology
радиогепатогра́фия *ж.* quantitative hepatobiliary scintigraphy
радиогра́мма *ж.* radiogram
радио́граф *м.* radiograph
~, многокана́льный multiple radiation detector
радиогра́фия *ж.* radiography
~, цифрова́я люминесце́нтная digital luminescent radiography
радиодиагно́стика *ж.* radiodiagnosis
радиозо́нд *м.* radioprobe
радиоизото́п *м.* radioactive isotope, radioisotope
радиоиммуноана́лиз *м.* radioimmunoassay, RIA
радиоиммуносорбе́нт *м.* radioimmunosorbent
радиоиммунотерапи́я *ж.* radioimmunotherapy, RIT
радиоиммунотести́рование *с.* radioimmunoassay, RIA
радиоиммуноэлектрофоре́з *м.* radioimmunoelectrophoresis
радиоиндика́тор *м.* (radio)tracer, nuclear [radioisotope, γ-emitting] tracer, radiopharmaceutical
радиоиндика́ция *ж.* radiotracer methodology, radioisotopic tracer technique
радиокардиогра́мма *ж.* radiocardiogram, radionuclide cardiogram
радиокардиогра́фия *ж.* radiocardiography, radionuclide first-pass angiocardiography, radionuclide cardiography, radioangiocardiography, nonimaging first-pass ventriculography
радиокардиопульмоногра́фия *ж.* radioangiocardiopulmonography, radiocardiopulmonography
радиокардиоциркулогра́фия *ж.* radioangiocardiography, radionuclide first-pass angio(cardio)graphy, radiocardiography, radionuclide cardiography, nonimaging first-pass ventriculography
радиокарпа́льный radiocarpal
радиокинематогра́фия *ж.* radiocinematography
радиоколло́ид *м.* radiocolloid, radioactive colloid
радио́лиз *м.* radiolysis, radiolytic decomposition
радиолимфаденогра́фия *ж.* radionuclide lymph nodes imaging
радиолимфогра́фия *ж.* radionuclide [isotope] lymphography, lymphoscintigraphy, scintilymphangiography
радио́лог *м.* radiologist, radiation therapist
радиологи́ческий radiologic(al)
радиоло́гия *ж.* radiology
~, инвази́вная [интервенцио́нная] interventional radiology
~, медици́нская radiology and nuclear medicine, medical radiology
радиоманипуля́тор *м.* radiomanipulating instrument
радио́метр *м.* radiometer, survey meter, ratemeter
радиометри́я *ж.* radiometry, activity [count rate] measurement
~ о́ргана organ-activity measurement
радиомиелогра́фия *ж.* radio(nuclide) myelography

развитие

радиомиметик *м.* radiomimetic (drug)
радиомиметический radiomimetic
радиомодификация *ж.* radiomodification
радионекроз *м.* radionecrosis, radium necrosis
радионуклид *м.* radionuclide, radioactive nuclide
~, генераторный generator-produced [tracer, radiopharmaceutical] radionuclide
~, долгоживущий long-lived radionuclide
~, дочерний daughter radionuclide
~, короткоживущий short-lived radionuclide
~, материнский parent radionuclide
~, позитронно-активный positron-emitting radionuclide
~, ультракороткоживущий ultra-short-lived radionuclide
радиопневмограмма *ж.* (radionuclide) ventilation scan, radionuclide ventilation image
радиопневмография *ж.* radionuclide ventilation study, ventilation scanning, radiopulmonography
радиопоражаемость *ж.* radiation sensitivity, radiosensitivity, radiosensibility
радиопортография *ж.*, внутривенная scintillation splenoportography, scintiphotosplenoportography
радиопротектор *м.* radioprotector
радиопротекция *ж.* radiation protection
радиопульмонограмма *ж.* (radionuclide) ventilation scan, radionuclide ventilation image
радиопульмонография *ж.* radiopulmonography, radionuclide ventilation study, ventilation scanning
радиорезистентность *ж.* radioresistance
~, приобретённая radioimmunity
радиоренография *ж.* (radionuclide) renography, radiorenographic study, radionuclide renocystography
радиорецептор *м.* radioreceptor
радиосенсибилизатор *м.* radiosensitizing drug, radiation sensitizer
радиосенсибилизация *ж.* radiosensitization
радиосиалография *ж.* radionuclide salivary gland imaging
радиоспирография *ж.* radionuclide ventilation study, radiopulmonography, ventilation scanning
радиосцинтиграфия *ж.* (radionuclide) scintigraphy, (scintillation) scanning, scintillation [gamma camera, radionuclide, radioisotope] imaging, scintigraphic study , scintiscanning
радиотелеметрия *ж.* radiotelemetry
радиотерапевт *м.* therapeutic radiologist, radiotherapist
радиотерапия *ж.* radiotherapy, radiotherapeutics, radiation therapy, therapeutic radiology, therapy with radionuclides, therapy with ionizing radiation, radiation intervention, radiation treatment, ray therapeutics
~, внутритканевая interstitial radiotherapy
~, контактная contact radiotherapy
~, ротационная rotation radiotherapy
радиотермия *ж.* radiothermy
радиотиреография *ж.* radionuclide thyroid imaging, thyroid [scanning] scintigraphy
радиотоксемия *ж.* radiotoxemia

радиотоксичность *ж.* radiotoxicity
радиоторакография *ж.* radionuclide ventilation study, ventilation scanning, radiopulmonography
радиоустойчивость *ж.* radioresistance (*см. тж* радиорезистентность)
радиофармакология *ж.* radiopharmacology
радиофармпрепарат *м.* radiopharmaceutical, (radio)tracer, nuclear [radioisotope, γ-emitting] tracer
~, гепатотропный hepatobiliary tracer
~, легкоприготовляемый easy-to-make tracer
~, нефротропный renal imaging agent
~, остеотропный bone-seeking radiopharmaceutical, bone-seeking radionuclide, bone-imaging [skeletal imaging, bone-scanning] agent
~, туморотропный tumor-seeking radiopharmaceutical, radiopharmaceutical for tumors
радиофлебограмма *ж.* radionuclide veins image
радиофлебография *ж.* radionuclide venography
радиофобия *ж.* radiophobia
радиофотограф *м. мед. тех.* (photo)fluorograph, photoroentgenograph
радиофотография *ж.* radiophotography, fluorography
радиохимия *ж.* radiochemistry
радиохирургия *ж.* radiosurgery
~, стереотаксическая stereotactic radiosurgery
радиохолецистография *ж.* cholescintigraphy, biliary scintigraphy
радиохроматограмма *ж.* radiochromatogram
радиохроматография *ж.* radiochromatography
радиоциркулограф *м. мед. тех.* nonimaging multichannel nuclear device
радиоциркулография *ж.* radiocirculography
~, спленопортальная scintillation splenoportography
радиочувствительность *ж.* radiation sensitivity, radiosensitivity, radiosensibility
радон *м. хим.* radon, Rn
радонотерапия *ж.* radonotherapy
радужка *ж.* iris, *iris* [NA]
радужно-роговичный iridocorneal
разбавитель *м.* diluent
разбавление *с.* dilution
разбавлять to dilute
разболтанность *ж.* суставов hypermobility
разбор *м.*, клинический clinical discussion
разборчивость *ж.* речи speech discrimination
развиваться медленно *(о заболевании)* to have an insidious onset
развитие *с.* development
~ болезни, активное aggressive clinical behavior
~ зуба development of tooth, odontogenesis, odontogeny, odontosis, *odontogenesis* [NH]
~ личности, параноййльное paranoic personality development
~ личности, патологическое pathologic personality development
~ плаценты growth of placenta
~ плода fetation, development of fetus
~, половое sexual development
~, постепенное *(болезни)* insidious onset

развитие

~, постнатáльное postnatal development
~, преждеврéменное prematurity
~, преждеврéменное половóе macrogenitosomia, pubertas precox
~ ребёнка, нéрвно-психи́ческое neurologic-and-behavioral maturation, neurologic-and-behavioral development
~ ребёнка, у́мственное intellectual growth and development
~ ребёнка, физи́ческое physical growth and development
~ фолли́кулов follicular development
~, экологи́чески рациона́льное environmentally sustainable development
~, эмбриона́льное embryonal development

разворóт *м.* кишки́ deflation of bowel

разгиба́ние *с.* extension
~ без сопротивлéния unresisted extension
~, избы́точное overextension
~ локтевóго суста́ва extension of elbow
~, пóлное full extension
~ с сопротивлéнием resisted extension

разгиба́тель *м. (мы́шца)* extensor muscle, *musculus extensor* [NA]
~ большóго па́льца ки́сти, дли́нный long radial extensor muscle of wrist, *musculus extensor pollicis longus* [NA]
~ большóго па́льца ки́сти, корóткий short radial extensor muscle of wrist, *musculus extensor pollicis brevis* [NA]
~ запя́стья, дли́нный лучевóй long radial extensor muscle of wrist, *musculus extensor carpi radialis longus* [NA]
~ запя́стья, корóткий лучевóй short radial extensor muscle of wrist, *musculus extensor carpi radialis brevis* [NA]
~ запя́стья, локтевóй ulnar extensor muscle of wrist, *musculus extensor carpi ulnaris* [NA]
~ мизи́нца extensor muscle of little finger, *musculus extensor digiti minimi* [NA]
~ указа́тельного па́льца extensor muscle of index finger, *musculus extensor indicis* [NA]

разгиба́ть to extend, to straighten

разда́вливание *с.*:
~ нéрва neurotripsy
~ пупови́ны omphalotripsy

раздвоéние *с.* bifurcation, *bifurcatio* [NA]
~ аóрты aortic bifurcation
~ верху́шки кóрня зу́ба apical bifurcation of tooth
~ ли́чности dual [double, multiple] personality

раздвóенный bifurcate(d), forked, two-pronged

разделéние *с.* 1. separation 2. *(на части)* partition, disintegration 3. *(расслоéние)* splitting, slicing
~ спáек decollement, adhesion lysis, synechiolysis, adhesiotomy
~ тка́ней separation of tissues
~ тка́ней, óстрое sharp dissection of tissues
~ энантиомéров enantiomeric separation

раздели́тель *м. (защи́тный)* liner

раздели́ть 1. to separate 2. *(на части)* to partition, to disintegrate 3. *(расслаивать)* to split, to slice

раздража́ть to stimulate; to irritate
раздража́ющий stimulating; irritative, irritant
раздражéние *с.* stimulation; irritation, fret
~, болевóе pain(ful) stimulation
~, вестибуля́рное vestibular stimulation
~, дискрéтное discrete stimulation
~ кóжи skin irritation
~, мéстное local irritation
~, нéрвное nervous irritation
~, перистома́льное peristomal skin irritation, peristomal dermatitis
~, проприоцепти́вное proprioceptive stimulation
~ пу́льпы irritation of pulp
~, световóе photoirritation, photic stimulation, photostimulation
~, спина́льное spinal stimulation
~, такти́льное tactile stimulation
~, церебра́льное cerebral stimulation
~ электри́ческим тóком electric (current) stimulation
~, электри́ческое electric (current) stimulation

раздражи́мость *ж.* irritability

раздражи́тель *м.* 1. stimulus 2. stimulant, exciter 3. irritator
~, адеква́тный adequate stimulus
~, безуслóвный unconditioned stimulus
~, болевóй painful stimulus, algetic stimulus
~, вкусовóй gustatory stimulus
~, внéшний exogenous irritant
~, вну́тренний internal stimulus
~, гетерологи́ческий heterologous stimulus
~, гомологи́ческий homologous stimulus
~, дифференцирóвочный discriminative stimulus
~, звуковóй sound stimulus
~, зри́тельный visual stimulus
~, интероцепти́вный interoceptive stimulus
~, кóжный skin irritant
~, максима́льный maximal stimulus
~, механи́ческий mechanical stimulus
~, надпорóговый supraliminal stimulus
~, неадеква́тный inadequate stimulus
~, неспецифи́ческий nonspecific stimulus
~, обоня́тельный olfactory stimulus
~, останóвочный situation stimulus
~, отрица́тельный negative stimulus
~, патогéнный pathogenic stimulus
~, патологи́ческий pathologic stimulus
~, периоди́ческий recurrent irritant
~, пищевóй food stimulus
~, подкрепля́ющий reinforcing stimulus
~, подпорóговый subliminal [subthreshold] stimulus
~, положи́тельный positive stimulus
~, порóговый threshold stimulus
~, сверхмаксима́льный supramaximal stimulus
~, световóй photic stimulus
~, системати́ческий systematic stimulus
~, слóжный complex stimulus

разрез

~, слуховой auditory stimulus
~, специфический specific stimulus
~, стрессорный stress stimulus
~, тепловой thermal stimulus
~, тормозящий inhibiting stimulus
~, условный conditioned stimulus
~, физиологический physiological stimulus
~, физический physical stimulus
~, холодовый cold stimulus
~, чрезвычайный extreme [extraordinary] stimulus
~, экстероцептивный exteroceptive stimulus
~, электрический electric stimulus
~, электромагнитный electromagnetic stimulus, EM-stimulus
раздражительность ж. irritability; irritation
раздробление с. fragmentation, splintering, cleavage
разжижение с. liquefaction
~ стула stool softening
разлагать (лекарство, пищу) to break down
различия с. мн. differences
~, видовые species differences
~, возрастные age differences
~, линейные strain differences
~, межвидовые interspecies [cross-species] differences, differences across species
разложение с., биологическое biological decomposition, biological degradation
размер м. size
~, битемпоральный bitemporal diameter
~ головки плода, бипариетальный biparietal diameter
~ головки плода, лобно-затылочный fronto-occipital diameter
~, конечно-систолический end-systolic dimension
~ матрицы matrix size, matrix format
~ плечиков плода, поперечный biacromial diameter
~ поля, подвергнутого лечению size of field [of area] treated
~ сердца heart size
размещение с.:
~ сброса стоков waste load allocation
~ ядерных отходов nuclear waste disposal
разминание с. (приём массажа) petrissage
размножение с. reproduction
~, бесполое asexual reproduction
~, половое sexual reproduction
размозжение с. crushing
размягчаться to soften
размягчение с.:
~ костей osteomalacia
~ костей, рахитическое pseudo-osteomalacia
~ мозга encephalomalacia
~ ногтевой пластины onychomalacia
~ спинного мозга myelomalacia
~ черепа craniomalacia
~ шейки матки softening of cervix
разница ж. difference

~ длины ног leg length discrepancy
~, значимая significant difference
~ по кислороду, альвеолярно-артериальная alveolar-arterial difference in oxygen pressure
~ по кислороду, артериально-венозная arteriovenous difference in oxygen pressure
разноимённый (о конечности) contralateral
разорванность ж. речи incoherent speech
разработка ж. лекарственных средств development of drugs, drug development
разрастание с.:
~ десны gingival enlargement
~, патологическое excrescence
разрез м. incision, section
~ аорты aortotomy
~ Бевена Bevan's incision
~, боковой lateral incision
~ Брюнинга Brüning's incision
~ брюшной стенки abdominal incision
~ брюшной стенки, поперечный transverse incision, transverse laparotomy
~, вертикальный vertical incision
~ глаз, антимонголоидный downward slant of palpebral fissures, antimongoloid slant
~ глаз, косой oblique slant of palpebral fissures
~ глаз, монголоидный upward slant of palpebral fissures, mongoloid slant
~ головного мозга encephalotomy
~ Дедерлейна Döderlein's incision
~ Джексона Jackson's incision
~, диагностический exploratory incision
~, дугообразный arciform [arcuate, semilunar] incision
~, зигзагообразный zigzag incision
~, изогнутый curved incision
~, косой oblique incision
~ Кохера Kocher's incision
~, крестообразный crucial incision
~, криволинейный curvilinear incision
~, круговой circumferential incision
~, ладонный volar incision
~, лапаротомный laparotomy incision
~, линейный linear [straight] incision
~ Мак-Бернея McBurney's incision
~, наружный lateral incision
~, околосрединный [парамедиальный] paramedian incision
~, парапателлярный parapatellar incision
~, передневнутренний anteromedian incision
~, передненаружный anterolateral incision
~, плавный S-образный lazy-S incision
~, полукружный semicircular incision
~, поперечный transverse incision
~, послабляющий relief [relaxing, aperient] incision, relaxing operation
~, послойный layer-by-layer incision
~ по средней линии брюшной стенки midline abdominal incision, vertical incision of abdomen
~, продольный vertical [lengthwise, longitudinal] incision
~, промежностный perineal section
~ скальпа scalp incision

разре́з

~, среди́нный midline [median] incision, midsection
~, торакоабдомина́льный thoracoabdominal incision
~, ты́льно-боково́й median-dorsal incision
~, углообра́зный elbow incision
~ Уо́ррена Warren's incision

разреше́ние *с. радиол.* resolution
~, временно́е time resolution, resolving time
~, высо́кое high resolution
~, ни́зкое low resolution
~, о́бщее total resolution
~, простра́нственное spatial resolution
~, энергети́ческое energy resolution

разры́в *м.* rupture, disruption; laceration
~ акромиа́льно-ключи́чного сочлене́ния acromioclavicular disruption, acromioclavicular dislocation
~ а́мниона amniorrhexis
~ аневри́змы aneurism rupture
~ аневри́змы брюшно́й ао́рты rupture of abdominal aortic aneurism
~ аневри́змы, преждевре́менный premature rupture of aneurism
~ ао́рты aortic rupture
~ ахи́ллова сухожи́лия Achilles tendon rupture
~ бере́менной ма́тки rupture of pregnant uterus
~ влага́лища colporrhexis, vaginal laceration
~ гематоса́льпинкса hematosalpinx rupture
~ десны́ gingival rupture
~ диафра́гмы rupture of diaphragm
~ жёлтого те́ла rupture of yellow body
~ ка́псулы суста́ва capsular rupture
~ ключи́чно-акромиа́льного сочлене́ния acromioclavicular dislocation, acromioclavicular disruption
~ ко́стной мозо́ли callotasis
~ крестцо́во-подвздо́шного сочлене́ния sacroiliac dislocation, sacroiliac joint disruption, dislocation of sacroiliac joint
~ лёгкого lung laceration
~ лобко́вого си́мфиза symphysiolysis
~ ма́тки hysterorrhexis, metrorrhexis
~ межжелу́дочковой перегоро́дки interventricular septal rupture
~ мо́зга brain laceration
~ мочево́го пузыря́ bladder perforation, bursting of bladder
~ мочево́го пузыря́, внебрюши́нный extraperitoneal bladder rupture
~ мочево́го пузыря́, прикры́тый masked rupture of bladder
~ мы́шцы myorrhexis
~ мя́гких тка́ней tear of tissues
~, неполный incomplete rupture
~ околопло́дных оболо́чек, преждевре́менный preterm rupture of membranes
~ пере́днего та́зового полукольца́ disruption of anterior pelvic ring
~ пе́чени liver rupture, liver laceration
~ пло́дного пузыря́ rupture of membranes
~ пло́дных оболо́чек breaking of waters, ruptured membranes
~ пло́дных оболо́чек, преждевре́менный preterm rupture of membranes
~, повто́рный rerupture
~, подко́жный closed [subcutaneous] rupture
~, по́лный complete separation
~ по́чечной лоха́нки tear of renal pelvis
~ по́чки kidney rupture
~ пояснично-крестцо́вого сплете́ния lumbosacral plexus avulsion injury
~ про́волоки *ортоп.* wire breakage
~, продо́льный longitudinal rupture
~ проме́жности perineal rupture
~ пупови́ны *(во время родов)* omphalorrhexis, cord rupture
~, самопроизво́льный spontaneous rupture
~, све́жий acute rupture
~ свя́зки ligamentous disruption, ligamentous rupture, ligament tear
~ свя́зки, застаре́лый old rupture of ligament
~ свя́зки, по́лный complete rupture of ligament
~ свя́зочного аппара́та коле́нного суста́ва knee ligament rupture
~ селезёнки splenic laceration, splenic rupture
~ селезёнки, спонта́нный spontaneous splenic rupture
~ се́рдца cardiac rupture
~ се́рдца, непо́лный incomplete cardiac rupture
~ сосо́чковой мы́шцы papillary muscle rupture
~ сосу́дистого шунта́ shunt patency
~, спонта́нный spontaneous rupture
~ сте́нки живота́ abdomen burst
~ сфи́нктера за́днего прохо́да sphincter rupture
~ уре́тры rupture of urethra
~, части́чный partial tear, partial rupture
~ ше́йки ма́тки laceration of cervix, cervical rupture
~ яи́чника ovariorrhexis

разря́д *м.* discharge
~, аффекти́вный affective discharge
~, эпилепти́ческий epileptic discharge

разъедине́ние *с.* тка́ней disconnection of tissues

рак *м.* cancer, carcinoma
~, анаплази́рованный anaplastic [undifferentiated] carcinoma
~, анили́новый aniline [auramine] cancer
~, база́льно-кле́точный basal cell carcinoma, basal cell epithelioma, basalioma
~, бете́левый betel cancer
~, борода́вчатый verrucous carcinoma
~, бронхиоге́нный bronchogenic carcinoma, bronchogenic cancer
~, винилхлори́дный vinyl chloride cancer
~, внутриэпителиа́льный carcinoma in situ, intraepithelial [preinvasive] carcinoma
~ в ожо́говом рубце́ burn scar carcinoma
~ ву́львы, желёзисто-кисто́зный adenoid cystic carcinoma of vulva
~, вы́званный возде́йствием экзоге́нных фа́кторов environmental malignancy

~, высокодифференци́рованный high differentiated carcinoma
~, гепатоцеллюля́рный hepatocellular carcinoma, malignant hepatoma
~, гигантокле́точный giant cell carcinoma
~, гипернефро́идный renal cell carcinoma, hypernephroma, renal [clear cell] adenocarcinoma, clear-cell carcinoma of Kidney, Grawitz' tumor
~, гормона́льно-зави́симый hormone-dependent carcinoma
~, грибови́дный fungoid [fungous] carcinoma
~, гу́бчатый carcinoma spongiosum
~, дегтя́рный tar cancer
~, дифференци́рованный differentiated carcinoma
~, древови́дный dendritic cancer
~ дхо́ти dhoti carcinoma
~, желе́зистый adenocarcinoma, glandular neoplasm
~ желу́дка, борода́вчатый verrucous gastric carcinoma
~ желу́дка, диффу́зный linitis plastica, diffuse carcinoma of stomach, lether-bottle stomach
~ жёлчного пузыря́ gallbladder carcinoma, cancer of gallbladder
~ из апокри́нных желёз apocrine carcinoma
~ из бокалови́дных кле́ток goblet cell carcinoma
~ из во́льфовых прото́ков wolffian duct [mesometanephritic] carcinoma
~ из кле́ток Кульчи́цкого Kulchitsky cell carcinoma, carcinoid tumor
~ из кле́ток Ме́ркеля Merkel's cell carcinoma
~ из перстневи́дных кле́ток signet ring cell carcinoma
~ из прида́тков ко́жи skin appendage cell carcinoma
~ из сфери́ческих кле́ток spheroidal cell carcinoma
~ из я́звы carcinoma ex ulcere
~, интрадукта́льный intraductal carcinoma
~ ка́нгри kang(ri) cancer, kangri burn carcinoma
~, кисто́зный cystic cancer
~, клоакоге́нный cloacogenic carcinoma
~ ко́жи skin cancer
~, коллои́дный colloid [mucin-producing, mucinous] carcinoma
~, конта́ктный contact cancer
~, круглокле́точный round cell carcinoma
~, крупнокле́точный large cell carcinoma
~ культи́ ше́йки ма́тки carcinoma of cervical stump
~ кури́льщиков smoker's carcinoma
~ кха́йни (нижней губы) kchaini carcinoma
~, латéнтный latent cancer
~ лёгкого carcinoma [cancer] of lung
~ лёгкого, альвеоля́рно-кле́точный [лёгкого, альвеоля́рный] alveolar cell carcinoma of lung
~ лёгкого, анаплази́рованный anaplastic carcinoma of lung
~ лёгкого, мелкокле́точный small cell carcinoma of lung
~ лёгкого, недифференци́рованный undifferentiated carcinoma of lung
~ лёгкого, овся́но-кле́точный oat cell carcinoma of lung
~, лучево́й post-irradiation carcinoma
~, маститоподо́бный mastitis-like carcinoma
~ ма́тки, фибро́зный metroscirrhus
~ ма́точных труб carcinoma of uterine tubes
~, медулля́рный medullary carcinoma
~, мезонефроге́нный mesonephroma
~, мелкокле́точный small cell carcinoma
~ минда́лин, эпидерма́льный epidermal tonsillar carcinoma
~, многофо́кусный multicentric cancer
~, мозгови́дный medullary carcinoma
~ моло́чной железы́ breast cancer
~ моло́чной железы́, до́льковый lobular carcinoma of breast
~ моло́чной железы́, краево́й marginal breast carcinoma
~ моло́чной железы́, фибро́зный mastoscirrhus
~ моло́чной железы́, экземоподо́бный Paget's carcinoma of breast nipple, Paget's cancer
~ мошо́нки scrotal cancer, chimney sweep's cancer
~ мошо́нки, конта́ктный mineral oil [mule spinner's paraffin, shale worker's] cancer
~, муко́идный mucinous [colloid, mucin-producing] carcinoma
~, мультицентри́ческий multicentric cancer
~, «мя́гкий» soft carcinoma
~ на ме́сте carcinoma in situ, intraepithelial [preinvasive] carcinoma
~ на фо́не коли́та colitis cancer
~ нёба chutta cancer
~, низкодифференци́рованный low differentiated carcinoma
~, овся́но-кле́точный oat cell carcinoma
~, ограни́ченный сли́зистой оболо́чкой carcinoma confined to mucosa
~, одновре́менный (у сожителей) cancer «à deux»
~ остеобла́стный osteoblastic cancer
~, па́нцирный corset [jacket] cancer, cancer en cuirasse
~, папилля́рный papillary carcinoma
~, парафи́новый malignant paraffinoma
~ Пе́джета соска́ моло́чной железы́ Paget's carcinoma of breast nipple, Paget's cancer
~ Пе́джета, экстрамамилля́рный extramammary Paget's disease
~, перви́чный primary cancer
~, перехо́дно-кле́точный transitional [transient] cell carcinoma
~, перстневи́дно-кле́точный signet ring cell carcinoma
~ пе́чени, эмбриона́льный embryonal liver carcinoma, embryonal hepatoblastoma
~, печёночно-кле́точный hepatocellular carcinoma, malignant hepatoma

~ пищево́да cancer of esophagus, esophageal carcinoma
~, плеомо́рфный pleomorphic carcinoma
~, плоскокле́точный epidermoid cancer, epidermoid carcinoma, squamous cell carcinoma of skin
~, плоскокле́точный неороговева́ющий squamous cell nonkeratinous carcinoma
~, плоскокле́точный ороговева́ющий squamous cell keratinous carcinoma
~, по́чечно-кле́точный renal cell carcinoma, renal [clear cell] adenocarcinoma, clear cell carcinoma of kidney, hypernephroma, Grawitz' tumor
~, преинвази́вный carcinoma in situ, preinvasive [intraepithelial] carcinoma
~, профессиона́льный occupational tumor, occupational carcinoma
~ прямо́й кишки́ rectal cancer
~, пульпови́дный pulpaceous [pulplike] carcinoma
~ радио́логов radiologists' [X-ray, radium] cancer
~, рожеподо́бный erysipeloid carcinoma
~, саркомоподо́бный carcinoma sarcomatodes
~, светлокле́точный renal cell carcinoma, renal [clear cell] adenocarcinoma, clear-cell carcinoma of kidney, hypernephroma, Grawitz' tumor
~, секрети́рующий secretory carcinoma
~, скирро́зный scirrhous carcinoma, fibrocarcinoma
~, скры́тый occult cancer
~, слизеобразу́ющий [сли́зистый] mucinous [colloid, mucin-producing] carcinoma
~, со́лидный solid carcinoma
~, сосо́чковый papillary carcinoma
~, сосо́чковый прото́ковый ductal papillary carcinoma
~, спиноцеллюля́рный epidermoid cancer, epidermoid carcinoma, squamous cell carcinoma of skin
~ с региона́рными метаста́зами positive node cancer
~ те́ла ма́тки carcinoma of uterus, uterine carcinoma
~, телеангиэктати́ческий telangiectatic carcinoma
~, трабекуля́рный trabecular carcinoma
~ трубочи́стов *ист.* soot [asbolicum, chimney sweep's] cancer
~, туберо́зный tuberous carcinoma
~, тубуля́рный tubular carcinoma
~, угреви́дный moderately differentiated carcinoma
~ фалло́пиевых труб, перви́чный primary cancer of fallopian tubes
~ фа́терова соска́ cancer of Vater's ampulla
~, фибро́зный sccirrhous [arcinoma] fibrocarcinoma
~, фунго́зный fungous [fungoid] carcinoma
~, холангиоге́нный [холангиоцеллюля́рный] cholangiocellular carcinoma, cholangioma
~, хондро́идный chondrosarcoma, chondroid cancer
~, целоми́ческий malignant mesothelioma
~ че́люсти jaw cancer
~, чёрный black cancer, malignant melanoma
~ ше́йки ма́тки carcinoma of uterine cervix, cervical carcinoma
~ ше́йки ма́тки, внутриэпителиа́льный intraepithelial carcinoma of uterine cervix
~ ше́йки ма́тки, микроинвази́вный cervical microinvasive carcinoma
~ Шо́упа Shope's [rabbit] fibroma
~, экзофи́тный exophytic cancer
~, эксперимента́льный experimental tumor
~, эндометриа́льный endometrial carcinoma
~, эндофи́тный endophytic carcinoma
~, эпидермо́идный epidermoid cancer, epidermoid carcinoma, squamous cell carcinoma of skin
~, эректи́льный erectile [hematoid, hypervascular] carcinoma
~ яи́чника ovarian carcinoma

ра́ковина *ж.* concha, *concha* [NA]
~, ве́рхняя носова́я superior nasal concha, *concha nasalis superior* [NA]
~, клинови́дная sphenoidal turbinated bone, Bertin's bone, Bertin's ossicle, sphenoidal concha, *concha sphenoidalis* [NA]
~, наивы́сшая носова́я supreme nasal [ethmoidal] concha, *concha nasalis suprema* [NA]
~, ни́жняя носова́я inferior nasal concha, *concha nasalis inferior* [NA]
~, носова́я (nasal) turbinate, *concha nasalis* [NA]
~, сре́дняя носова́я middle nasal concha, middle turbinate, *concha nasalis media* [NA]
~, ушна́я auricle, *auricula* [NA]

ра́ковый cancerous, carcinous, cancrine

ракоподо́бный cancriform

ра́ма *ж.* frame
~, балка́нская Balkan frame, Balkan splint
~, ходи́льная walking frame

ра́н/а *ж.* wound, sore (*см. тж* ране́ние) ◇ забинто́вывать ~у to bind a wound with a bandage; зашива́ть ~у to close [to repair] a wound; тампони́ровать ~у to pack a wound; ушива́ть ~у to stitch up a wound; чи́стить ~у to debride a wound
~, асепти́ческая aseptic wound
~, вя́ло зажива́ющая sluggish wound
~, гно́йная septic [purulent, suppurating] wound
~, гранули́рующая granulating wound
~, гря́зная dirty wound
~, дли́тельно не зажива́ющая persistent [(chronic) nonhealing, recalcitrant] wound
~, загрязнённая untidy [contaminated] wound
~, инфици́рованная infected injury, infected wound
~, ко́лотая stab [punctured] wound
~, лапарото́мная laparotomy wound
~, незажива́ющая nonhealing [persistent, recalcitrant] wound
~, непроника́ющая nonpenetrating wound

~, ножева́я knife wound
~, обрабо́танная debrided wound
~, обши́рная vast wound
~, огнестре́льная gunshot [missile] wound
~, ожо́говая burn(ing) wound, thermal injury
~, операцио́нная incisional [operative] wound
~, откры́тая open wound
~, перви́чная initial [original] wound
~, пове́рхностная subcutaneous wound
~, проника́ющая penetrating wound
~, пулева́я missile [gunshot] wound
~, разда́вленная crush injury
~, размозжённая bruising [crushed] wound
~, рва́ная avulsed [lacerated] wound
~, рва́но-уши́бленная tear-contused wound
~, ре́заная cut, incised [slash] wound
~, ру́бленая chopped wound
~, скальпи́рованная "scalping" type wound
~, сквозна́я perforating wound
~, смерте́льная vital wound
~, уку́шенная bite wound
~, уши́бленная contused wound; bruise
~, чи́стая tidy [clean, surgical] wound
рандомиза́ция ж. randomization
  ~, перви́чная initial randomization
  ~ по гру́ппам block design randomization
ране́ние с. wound, injury (см. тж ра́на) ◇ получи́ть смерте́льное ~ to get a mortal hurt
  ~ в упо́р contact wound
  ~, каса́тельное gutter [tangential] wound
  ~, непроника́ющее nonpenetrating wound
  ~, огнестре́льное gunshot [missile] wound
  ~, оско́лочное missile wound
  ~, проника́ющее penetrating wound
  ~, сквозно́е perforating wound
  ~, слепо́е blunt [nonperforating] wound
  ~, тяжёлое severe wound
ра́неный 1. wounded, injured 2. м. casualty
ра́нка ж., пупо́чная umbilical wound
ранорасшири́тель м. retractor
  ~, винтово́й screw-type retractor
  ~, самоуде́рживающийся self-retaining retractor
ра́нула ж. (киста) ranula
рапа́ ж. brine
раска́лывание с. ортоп. splintering; splitting, shattering
раска́чивание с. ту́ловища body-rocking
раскру́чивание с. (заворота кишки) reduction, detorsion
раскрыва́ть (место перелома) to expose ◇ ~ широко́ to freely expose
раскры́тие с. ше́йки ма́тки (в родах) cervical dilatation
распа́д м. disintegration; breakdown; destruction, degradation
  ~, психи́ческий mental deterioration
  ~, радиоакти́вный radioactive decay
  ~, творо́жистый caseous abscess, cheesy degeneration
  ~ эпителиа́льных кле́ток lysis of epithelial cells

распада́ющийся disintegrating, degrading
распа́тор м. rasp(atory)
  ~ Дуайе́на Doyen's rib rasp
  ~, кру́глый сухожи́льный tubular tendon stripper
  ~, о́стрый sharp raspatory
  ~, позвоно́чный raspatory for spinal surgery
  ~, рёберный Doyen's rib rasp
  ~, сухожи́льный tendon stripper
расплю́щивание с. flattening
распознава́ние с. recognition
  ~, имму́нное immune recognition
  ~, В-кле́точное B-cell recognition
  ~, Т-кле́точное T-cell recognition
расположе́ние с. position
  ~ вну́тренних о́рганов, обра́тное visceral inversion
  ~ зубо́в dentition, position of teeth
  ~ о́ргана, непра́вильное malposition, displacement
  ~ пло́да attitude of fetus
распо́рка ж. spacer, spreader
  ~, клинови́дная [межзубна́я] interdental wedge
распределе́ние с. distribution
  ~ в кле́тке (вещества) subcellular distribution
  ~, внутрикле́точное (вещества) subcellular distribution
  ~ в тка́нях (вещества) tissues distribution
  ~, гомоге́нное homogeneous distribution
  ~ до́зы облуче́ния radiation dose distribution
  ~ до́зы облуче́ния, глуби́нное depth radiation dose distribution
  ~ лека́рственного сре́дства drug disposition, distribution of drug
  ~, неравноме́рное uneven [mottles, spotty] distribution
  ~ по о́рганам (вещества) organ distribution
  ~, послойное layered distribution
  ~, равноме́рное homogeneous distribution
  ~ радиофармпрепара́та distribution of radionuclide; scintigraphic uptake pattern
распростране́ние с. propagation, spread, extension
  ~ в проксима́льном направле́нии (заболевания) proximal spread
  ~ в сли́зистую оболо́чку (опухолевого процесса) mucosal extension
  ~ инфе́кции, лимфоге́нное lymphogenic spread of infection
  ~, ме́стное local spread
  ~ на сосе́дние о́рганы (опухоли) adjacent organ extension, extension to adjacent structures
  ~ о́пухоли, ме́стное extension of local disease
  ~ отрабо́тавших га́зов exhaust gases dissipation
  ~ ра́ковых кле́ток во вре́мя опера́ции intraoperational dissemination of tumor cells
  ~, регион́альное regional spread
распространённость ж. (заболевания) prevalence
распространённый (об опухоли; о болезни) extensive

распыление *с.* spraying
распылитель *м.* comminuter, sprayer
рассасывание *с.* resorption, resolution
~ плода decomposition of fetus
рассасывающийся absorbable; biodegradable
рассверливать to ream, to broach
рассечение *с.* dissection, division, transection
~ анального свища в просвет прямой кишки anal fistulotomy
~ влагалища colpotomy, vaginotomy
~ ключиц плода division of fetus clavicles, clavicotomy
~, круговое circular dissection
~ позвоночника плода incision of fetus spinal column, spondylotomy
~ промежности episiotomy
~ свища fistulotomy
~ спаек adhesiotomy
~ ткани по частям nibbled division
~ толстой кишки colotomy
~, циркулярное dissection in a circumferential pattern
~ шейки матки cervicotomy, trachelotomy
рассеяние *с. рентг.* scattering
~, комптоновское Compton scattering
расслабление *с.* relaxation
расслабленный relaxed; slack(ened), atonic
расслаивать to split
расслаиваться to laminate
расслоение *с.* 1. dissection 2. stratification, lamination
~ аорты aortic dissection
~ исследуемой жидкости при центрифугировании spallation
~ позвоночной артерии vertebral artery dissection
~ сонной артерии carotid artery dissection
расстояние *с.* distance
~ источник — кожа source-to-skin distance
~ источник — опухоль source-to-tumor distance
~ источник — ось ротации source-to-axis of rotation distance
~, лобно-подбородочное frontomental diameter
~ между седалищными буграми intertuberous diameter
~, фокусное focal length, focal [convergence] distance
расстройства *с. мн.* disorders (*см. тж* расстройство)
~ внешнего дыхания respiratory distress, respiratory impairment
~, метаболические metabolic disorders, metabolic abnormalities
~, нейроэндокринные neuroendocrine disorders
~ панического типа panic disorders
~ при шизофрении, продромальные schisophrenic prodromal disorders
~, психомоторные psychomotor disturbance
~, психосоматические psychosomatic disorders
~ речи speech disorders
~ свёртывающей системы крови disorders of blood coagulation
~, сенестопатически-гипохондрические senesthopathic hypochondrical disorders
~, транзиторные органические психотические transient organic psychotic conditions
~, функциональные кишечные functional bowel disorders, functional dyspepsia
расстройство *с.* disorder, disturbance, impairment; upset (*см. тж* расстройства)
~ акта дефекации defecation disorder, defecatory dyskinesia, dyschezia
~ активности «я» disturbed "ego" activity
~, биполярное bipolar disorder
~ границ «я» loss of "ego" boundaries
~, двигательное dyskinesia, movement disorder
~ демаркации «я» loss of boundaries of "ego"
~ желудка stomach upset
~ идентичности «я» disturbance of "ego" identity
~ кишечника intestinal [bowel] upset
~ личности personality disorder
~ менструального цикла emmeniopathy, disordered menstrual cycle
~ настроения disturbance of mood
~, неврологическое neural disorder
~, нейротрофическое neurotrophic disorder
~, некорригируемое uncorrectable disorder
~, нервное nervous disorder
~ памяти derangement of memory
~ поведения behavioral disorder
~ сознания disorder of consciousness
~ схемы тела disturbance of body image
~, фобическое phobic disorder
~, характерное distinctive abnormality
раствор *м.* solution
~, антисептический antiseptic solution
~, внутривенный питательный intravenous feed solution
~, водный aqueous solution
~ для пероральной регидратации oral rehydration solution
~ для полоскания полости рта mouth rinse, mouth wash
~, изотонический isotonic solution
~, инъекционный injection
~, кардиоплегический cardioplegic solution
~ Коллина (*для трансплантации сердца*) Collin's solution
~ Люголя Lugol's iodine solution
~, насыщенный saturated solution
~, распыляемый spray
~ Рингера Ringer's [lactated] solution
~, солевой saline
~, соляной brine
~, физиологический (physiologic) saline
растворение *с.* dissolution
растворённый solute, dissolved
растворимость *ж.* solubility
~ в воде water solubility
~ в жирах fat solubility
~, общая total solubility

растворимый soluble
растворитель м. solvent
~, органический organic solvent
~, полярный polar solvent
растворять 1. to dissolve 2. *(клетки)* to lyse
растение с., лекарственное medicinal plant
растирание с. 1. *(процесс)* rub(bing), massage 2. *(вещество)* balm
~, болеутоляющее balm
~ в порошок trituration
~ кожи attrition of skin
растирать *(в порошок)* to triturate
растормаживание с. disinhibition
растр м. *рентг.* grid
~ жёсткого облучения tungsten grid
~, отсеивающий secondary radiation [Potter-Bucky] grid
~, подвижной reciprocating grid
растягиватель м., тканевой tissue expander
растягивать to stretch, to sprain
растяжение с. sprain, stretch, laxity, distension
~ анального сфинктера sphincter [anal] stretch; anal dilatation
~ влагалища colpectasia, colpectasis
~ двуглавой мышцы, фиброзное bicipital aponeurosis, semilunar fascia distension
~ желудочков ventricular distension
~ заднепроходного канала anal stretch
~ капсулы distension of capsule
~ кожи при пластике skin expansion
~ латеральной прямой мышцы глаза, сухожильное lacertus of lateral rectus muscle, *lacertus musculi recti lateralis* [NA]
~ мышц 1. muscle strain 2. *(способ лечения)* muscles stretching treatment
~ плечевого сустава stubbed shoulder
~ приводящих мышц бедра *(у наездников)* riders' sprain
~ связок ligamentous laxity, sprain of ligaments
~ связок голеностопного сустава sprain of ankle, ankle sprain
~ тазового дна relaxation of pelvic floor
~ толстой кишки вследствие колоноскопии *(вид осложнения)* postcolonoscopy distension
~, чрезмерное superdistension, hyperdistension, overextension
~ шейки матки скопившейся кровью hematotrachelos
растяжимость ж.:
~ кожи cutis laxa, hyperextensibility of skin
~ лёгкого lung compliance
растянуть to stretch, to distend, to distract
расхождение с.:
~ венечного шва (черепа) spread of coronal suture
~ краёв раны wound dehiscence, wound disruption
~ лобкового сочленения [лонного симфиза] pubis diastasis, separation of symphysis pubis
~ отломков *(кости)* separation of fragments
~ раны брюшной стенки burst of abdominal wound

~ черепных швов separation of cranial sutures
~ швов апоневроза fascial dehiscence
расшатывание с. зубов loosening of teeth
расширение с. dilatation ◇ ~ сердца устраняется cardiac enlargement resolves
~ аорты aortic dilatation
~ артериол arteriolar dilatation
~ вен, варикозное varix dilatation
~ вен пищевода, варикозное esophageal varicose veins dilatation
~ вирзунгова протока dilatation of Wirsung's duct
~ желудка gastric dilatation
~ заднего прохода, пальцевое manual dilatation of anus
~ зоны инфаркта миокарда extension of myocardial infarction
~, кистозное cystic dilatation
~ лёгочной вены, варикозное pulmonary varix
~ общего жёлчного протока bile duct [choledochal] dilatation
~ пищевода по Пуэстову Puestow's dilatation of esophagus, wire guide dilatation
~ половых органов megasyndrome
~ протока молочной железы mammary duct ectasia
~ сердца auxocardia, enlargement of heart
~ синусоидных капилляров печени hepatic sinusoidal dilatation
~ слепой кишки typhlectasis
~ сосудов, местное *(при воспалении)* local vasodilatation
~ с помощью баллона balloon dilatation
~ стриктуры пищевода Hurst-Maloney dilatation
~ толстой кишки megacolon, megacoly, colectasia
~ толстой кишки, острое идиопатическое Ogilvie's syndrome, false colonic obstruction
~ шейки матки cervical dilatation
~, эндоскопическое endoscopic dilatation
расширенный dilated
расширитель м. *мед. тех.* dila(ta)tor, bougie
~, анальный anal dilator
~ Гегара Hegar's dilator
~, кожный skin retractor
~ Кохера Kocher's retractor
~ Лангенбека Langenbeck's retractor
~ пищевода, пневматический Brown-Mettardy dilator
~, рёберный rib spreader
~ сосуда vessel dilator, vessel spreader
~ трахеи tracheal dilator
~ устья канала (зуба) orifice widener, orifice opener
~ шейки матки Гегара Hegar uterine dilator
~ Эдера — Пуэстова Eder-Puestow dilator
расщелина ж. gap, cleft, opening, *hiatus* [NA]
~ верхней губы, врождённая cleft [hare's] lip, cheiloschisis
~ верхней челюсти, врождённая gnathoschisis

расще́лина

~ кана́ла большо́го камени́стого не́рва hiatus of canal for greater petrosal nerve, *hiatus canalis nervi petrosi majoris* [NA]
~ кана́ла ма́лого камени́стого не́рва hiatus of canal for lesser petrosal nerve, *hiatus canalis nervi petrosi minor* [NA]
~ лица́ facial cleft
~ нёба cleft palate
~ позвоно́чника spina bifida, cleft vertebra
~, полулу́нная semilunar hiatus, *hiatus semilunaris* [NA]
~ сетча́тки retinoschisis

расщепле́ние *с.* breakdown; splitting; separation
~ белко́в proteolysis
~ второ́го то́на *(сердца)* splitting of the second sound
~ второ́го то́на се́рдца, парадокса́льное paradoxical splitting of the second heart sound
~ второ́го то́на, фикси́рованное fixed splitting of the second heart sound
~ груди́ны, врождённое shistosternia
~ губы́ cleft [hare's] lip, cheiloschisis
~ ду́жки позвонка́ spina bifida occulta, cryptomerorrhachischisis
~ культи́ предпле́чья kineplasty
~ ли́чности multiple [dual, double] personality
~, метаболи́ческое metabolic breakdown
~ мошо́нки cleft scrotum
~ мышц divarication of muscles
~ нёба cleft palate
~ окисли́тельное oxidative breakdown
~ позвоно́чника spina bifida, cleft vertebra
~ языка́ cleft tongue
~ язычка́ bifid uvula, bifurcation of uvula

расщепля́ться *биохим.* to be degraded

рахи́т *м.* rickets, rachitis
~, витами́н D-резисте́нтный vitamin D-resistant rickets
~, гипофосфатеми́ческий hypophosphatemic rickets
~, кише́чный celiac rickets
~, печёночный hepatic rickets
~, по́здний late osteomalacia
~, по́чечный renal rickets

рацема́т *м. фарм.* racemate
рацио́н *м.* ration, commons
~, пищево́й dietary intake

ра́шпиль *м. мед. тех.* rasp, file

рво́та *ж.* emesis, vomiting
~, ацетонеми́ческая acetonemic [periodic, cycling, recurrent] vomiting
~ бере́менных vomiting of pregnant
~ бере́менных, многокра́тно рецидиви́рующая multiple vomiting relapses of pregnant
~ бере́менных, неукроти́мая pernicious vomiting of pregnant
~ бере́менных, чрезме́рная hyperemesis gravidarum
~ жёлчью bile [bilious] vomiting, cholemesis
~, идиопати́ческая idiopathic vomiting
~, ка́ловая fecal [stercoraceous, feculent] vomiting
~ «кофе́йной гу́щей» coffee-grounds vomiting
~, крова́вая hematemesis
~, мозгова́я cerebral vomiting
~, не́рвная nervous vomiting
~, неукроти́мая intractable [uncontrollable, pernicious] vomiting
~, привы́чная habitual vomiting
~, психоге́нная psychogenic vomiting
~, упо́рная persistent vomiting
~ фонта́ном projectile vomiting
~, цикли́ческая cyclic [periodic, recurrent, acetonemic] vomiting

рво́тное *с. (средство)* emetic
рво́тный emetic

реабилита́ция *ж.* rehabilitation, aftercare, aftertreatment, follow-up care
~ больно́го по́сле вы́писки post-discharge adjustment
~, медици́нская rehabilitation, aftercare, aftertreatment, follow-up care
~, профессиона́льная vocational rehabilitation
~, функциона́льная functional rehabilitation

реабра́зия *ж.* reabrasion
реаге́нт *м.* reagent
~ Ку́мбса Coombs' reagent
реакти́в *м.* reagent
~, ме́ченый labeled reagent
реактива́тор *м.* reactivator
~ холинэстера́зы acetylcholinesterase reactivator

реакти́вность *ж.* reactivity
~, антиге́нная antigenic reactivity
~, перекрёстная cross-reactivity
~, психологи́ческая psychologic reactivity
~, фотопериоди́ческая photoperiodic responsiveness

реакти́вный reactive

реа́кции *ж. мн.* reactions, tests, responses *(см. тж* реа́кция*)*
~, агресси́вные agressive reactions
~ новорождённого, компенсато́рно-приспособи́тельные neonatal adaptation
~, свободнорадика́льные free radical reactions

реа́кция *ж.* reaction, test, response *(см. тж* про́ба, реа́кции*)*
~ агглютина́ции agglutination reaction
~, адаптацио́нная adaptive response
~, адеква́тная adequate reaction
~ алкого́льная истери́ческая alcoholic hysteric reaction
~, аллерги́ческая allergic reaction
~, амфоте́рная amphoteric reaction
~, аналити́ческая analytical reaction
~, анамнести́ческая anamnestic reaction
~, анафилакти́ческая anaphylactic reaction
~ «антиге́н — антите́ло» antigen-antibody reaction
~, астени́ческая asthenic reaction
~, ацетилхолинэстера́зная acetylcholinesterase histochemistry
~ Ашге́йма — Цо́ндека *гинек.* Aschheim-Zondek test
~ бластотрансформа́ции *(лимфоцитов)* blast-transformation reaction

реакция

~, болевая pain reaction
~ Борде — Жангу *иммун.* Bordet-Gengou test
~ Брамахари *инф. бол.* Bramachari's reaction
~, вагальная vagal reaction
~, вазомоторная vasomotor(ial) [vasomotoric, vasomotory] reaction
~ Вассермана Wassermann reaction, Wassermann test
~ высвобождения *(тромбоцитов)* release reaction
~ гемадсорбции hemadsorption test
~, генерализованная generalized [constitutional] reaction
~, гистаминоподобная histaminoid reaction
~, глазная ophthalmoreaction, oculoreaction, conjunctival reaction
~ Давидсона *пед.* Davidson's reaction
~, двигательная motor reaction, mobile response
~, депрессивная depressive reaction
~ десинхронизации desynchronization test
~ дивергенции divergence [divergency] test
~, диссоциированная dissociative reaction
~ дыхания на CO_2 response to carbon dioxide
~ естественная natural reaction
~ задержки редукции тетразоля tetrazolium reduction inhibition test
~, замедленная delayed response
~, защитная defense reaction
~, зрачковая pupillary reaction, pupillary test
~, идиосинкразическая idiosyncratic reaction
~, иммунная immune reaction
~, ипохондрическая hypochondriac(al) reaction
~, истерическая hysteric reaction
~, каталептическая catalepsy response
~ клеточного иммунитета cellular immunity reaction
~, клеточно-опосредованная cell-mediated reaction
~, кожная skin reaction
~ конвергенции convergence [convergency] test
~, конверсионная conversion reaction
~, конъюнктивальная ophthalmoreaction, oculoreaction, conjunctival reaction
~ коронарных артерий, дилатационная coronary vasodilator response
~ короткого замыкания "short circuit" reaction
~, краткая депрессивная brief depressive reaction
~ Кумбса *иммун.* Coombs' test
~ Ланге Lange's [gold sol] test
~, лейкоцитарная leukocytic reaction
~, лимфатическая lymphatic reaction
~, линейная linear response
~ лордоза lordosis response
~, лучевая radioreaction
~ Манту Mantoux [tuberculin] test
~, местная local reaction
~, метеопатическая meteopathic reaction
~, миастеническая myasthenic reaction

~, микробно-аллергическая microbial allergic reaction
~, мышечная muscular reaction
~ на воздействие лекарственного средства drug response
~ на воздействие лекарственного средства, нежелательная adverse drug response
~ на облучение radiation response
~ на физиотерапию, ответная physical therapeutic response
~ на хориальный гонадотропин reaction for choriogonadotropin
~, неадекватная inadequate [inappropriate] reaction
~, невротическая neurotic reaction
~, невротически-депрессивная neurotic depressive reaction
~, необратимая irreversible [complete] reaction
~, непроизвольная involuntary [spontaneous] reaction
~ несовместимости host [foreign body] reaction
~, ноцицептивная nociceptive response
~, оборонительная defense reaction
~ обострения типа Яриша — Герксгеймера Jarisch-Herxheimer type reaction
~, обратимая reversible reaction
~, общая *(на введение аллергена)* generalized [constitutional] reaction
~, окислительная oxidative reaction
~, окислительно-восстановительная redox reaction
~, органическая acute organic reaction
~ оседания эритроцитов erythrocyte sedimentation rate, ESR
~, острая параноидная acute paranoid reaction
~, острая ситуационная acute situation disturbance
~, острая стрессовая acute reaction to stress
~, отрицательная negative reaction
~ отторжения host [foreign body] reaction
~, параноидная paranoid reaction
~, паранойяльная paranoiac reaction
~ пассивного избегания passive-avoidance response
~, перекрёстная cross-reaction
~, перемежающаяся intermittent reaction
~ Пирке Pirquet's reaction
~, побочная concurrent [adverse] reaction
~, поведенческая behavioral response
~, положительная positive reaction
~, послепрививочная [поствакцинальная] immunization [postvaccinal] reaction
~, постуральная posture effect
~ преципитации precipitation reaction
~, приспособительная adaptive change, adaptive response
~, прямо пропорциональная linear response
~, рефлекторная reflex phenomena
~, световая light reaction
~ связывания комплемента *иммун.* Bordet-Gengou test

реакция

~, серологическая serological reaction
~, сложная complex reaction
~ смешанных лимфоцитов mixed lymphocyte reaction
~, содружественная consensual reaction
~, соматогенная somatogenic reaction
~, сосудистая vascular response
~ «трансплантат против хозяина» graft-versus-host reaction, GVHR
~ тревоги alarm reaction
~, физиологическая physiological reaction
~, фотопериодическая photoperiodic response
~, химическая chemical reaction
~ «хозяина на инфекцию» host response to infection
~, цепная chain reaction
~, шизофреническая schizophrenic reaction
~ Шика Schick test
~, щелочная alkaline reaction
~, эмоциональная emotional reaction
~ эндометрия, ложная децидуальная endometrium pseudodeciduosis
~, энзиматическая enzymatic reaction
реампутация ж. reamputation, consecutive amputation
реанастомоз м. reanastomosis
реаниматолог м. expert in resuscitation
реанимация ж. resuscitation, revivification, reanimation
~ мертворождённого ребёнка transanimation
~ новорождённых neonatal resuscitation
~, сердечно-лёгочная cardiopulmonary resuscitation
ребён/ок м. baby, infant, child ◇ родить доношенного ~ка to carry a child to term; родить ~ка to deliver a child; ~ садится самостоятельно child sits up alone
~ без нарушения дыхания nondistressed infant
~, вскармливаемый грудью breast-fed infant
~, вялый [гипотоничный] floppy infant, limp baby
~, глубоко недоношенный small premature infant
~, грудной infant, nurseling
~ группы высокого риска high-risk infant
~, доношенный (full-)term [mature] infant
~, живорождённый live-birth infant
~, маленький к сроку [маловесный] small-for-date baby
~ младшего возраста (до 2 лет) infant
~, недоношенный dysmature [immature, premature] infant
~, новорождённый newborn (baby), newborn infant
~, переношенный postmature infant
~ раннего возраста toddler, small child
~, резус-конфликтный rhesus baby
~, родившийся в результате искусственного оплодотворения test-tube baby
~, рождённый в результате одноплодной беременности singleton

~, синюшный (с врождённым пороком сердца) blue baby
~ с низкой массой тела при рождении low-birth-weight infant
~ с преждевременным половым и физическим созреванием (при гиперкортицизме) infant Hercules
~, умственно или физически отсталый backward child
~, цианотичный (с врождённым пороком сердца) blue baby
ребро с. rib
~, добавочное cervical rib
~, истинное sternal [true] rib
~, ложное false rib
~, шейное cervical rib
ревакцинация ж. reimmunization, revaccination
реваскуляризация ж. revasculization
~ миокарда myocardial revascularization
~ мозга cerebral revascularization
реверсия ж. ген. reversion
revertaза ж. reverse transcriptase
ревизия ж. inspection, operative exploration
~, плановая вторичная хирургическая second look
~ раны surgical revision, surgical [wound] exploration
~ раны, повторная redébridement
~, хирургическая inspection, operative exploration
ревматизм м. rheumatism
~, климактерический climacteric rheumatism
~, мозговой cerebral rheumatism
~, нервный nervous rheumatism
~, острый acute rheumatism
ревматический rheumatic
ревматолог м. rheumatologist
ревматологический rheumatologic(al)
ревматология ж. rheumatology
ревмокардит м. rheumatic carditis
ревность ж. jealosy
~, бредовая delusional jealosy
~, патологическая pathological jealosy
регенерация ж. regeneration, recuperation, repair
~, внутриклеточная intracellular regeneration
~, восстановительная reparative regeneration
~ кости repair of bone
~, неполная incomplete regeneration
~ отходов waste recovery
~, патологическая pathological regeneration
~, полная complete regeneration
~, репаративная reparative regeneration
~, физиологическая physiologic regeneration
регидратация ж. rehydration
~, оральная oral rehydration
регионарный regional
регистр м. register
~, раковый cancer [tumor] register
регистратура ж. registry, record department, registration office
регистрация ж. registration

~ внутричерепно́го давле́ния intracranial pressure monitoring
~ побо́чных де́йствий лека́рственных средств drug monitoring, monitoring of drug
регре́сс *м.* regression
регре́ссия *ж.* regression; involution
 ~ о́пухоли involution of tumor
 ~ о́пухоли под влия́нием облуче́ния radiation-induced tumor involution
 ~, спонта́нная spontaneous regression
регули́рование *с.* regulation, control, monitoring
 ~ во́дных ресу́рсов water resources regulation
 ~ загрязне́ния, правово́е pollution regulation
 ~ ка́чества воды́ water quality control
 ~ рожда́емости birth [population, fertility] control
ре́гулы *мн.* menstruation, menses, catamenia
регуля́торный regulatory
регуля́ция *ж.* regulation, control
 ~, гормона́льная endocrine control
 ~, имму́нная immune regulation
 ~, нейрогумора́льная neurohumoral regulation
 ~, не́рвно-мы́шечная neuromuscular regulation
 ~, неспецифи́ческая nonspecific regulation
 ~ обме́на metabolic control
 ~, повыша́ющая up-regulation
 ~, понижа́ющая down-regulation
 ~, специфи́ческая specific regulation
 ~, центра́льная central regulation
 ~, эндокри́нная endocrine control
регургита́ция *ж.* regurgitation
 ~, аорта́льная aortic regurgitation
 ~, митра́льная mitral regurgitation
 ~, ортостати́ческая postural regurgitation
 ~, по́здняя систоли́ческая митра́льная late systolic mitral regurgitation
редресса́ция *ж.* redressment
редукта́за *ж.* reductase
реду́кция *ж.* reduction
 ~, избира́тельная preferential segregation
 ~, somатическая somatic reduction
режи́м *м.* regimen, schedule, conditions ◇ соблюда́ть посте́льный ~ to keep to bed
 ~ вентиля́ции (лёгких) при постоя́нном положи́тельном давле́нии в конце́ вы́доха continuous positive end-expired pressure ventilation, PEEP
 ~ вентиля́ции (лёгких) при преры́вистом положи́тельном давле́нии intermittent positive pressure ventilation, IPPV
 ~, во́дный water (consumption) [water intake] schedule
 ~ вспомога́тельной вентиля́ции (лёгких) при подде́рживающем давле́нии pressure support assisted ventilation
 ~ вспомога́тельной подде́рживаемой вентиля́ции (лёгких) synchronized intermittent mandatory ventilation, SIMV
 ~ дефека́ции defecatory pattern
 ~, динами́ческий dynamic mode, dynamic fashion
 ~ дня day regimen
 ~ дози́рования dosage [dose] regimen
 ~ дози́рования, щадя́щий dose-sparing regimen
 ~, и́мпульсный pulse [imaging, scanning] sequence
 ~ кормле́ния feeding schedule
 ~, куро́ртный spa regimen
 ~, лече́бный therapeutic regimen
 ~, пала́тный ambulation, ambulant regimen
 ~ пита́ния dietary habits, eating [dietary] pattern
 ~, питьево́й water (consumption) [water intake] schedule
 ~, пока́дровый frame mode
 ~, посте́льный bed rest, rest cure
 ~ просмо́тра, динами́ческий cine-mode, dynamic fashion
 ~ рабо́ты га́мма-ка́меры, распредели́тельный multigated acquisition mode, MUGA, gated synchronous [gated frame] acquisition mode
 ~, расщеплённый intermittent therapy regimen
 ~, санато́рный sanatorium regimen
 ~ спонта́нной вентиля́ции с по́мощью непреры́вного положи́тельного давле́ния в дыха́тельных путя́х continuous positive airway pressure [CPAP] ventilation
 ~, стати́ческий static mode, static fashion
 ~, стациона́рный steady-state conditions
 ~, температу́рный conditions of temperature, temperature rate
 ~ титрова́ния titration schedule
 ~ управля́емой вентиля́ции (лёгких) с регули́руемым давле́нием pressure control ventilation, servo-ventilation
 ~ управля́емой вентиля́ции (лёгких) с регули́руемым объёмом volume control ventilation
 ~ управля́емой вентиля́ции (лёгких) с регули́руемым объёмом и вздо́хом volume control ventilation and sigh
 ~, установи́вшийся steady-state conditions
резекта́бельность *ж.* resectability
резекта́бельный resectable
резектоско́п *м. мед. тех.* resectoscope
резе́кция *ж.* resection, excision
 ~ антра́льного отде́ла желу́дка antrectomy
 ~ большо́го са́льника omentum resection
 ~, брюшно-ана́льная abdominoanal resection
 ~, брюшно-сакра́льная abdomino(trans)sacral resection
 ~, брюшно-транссфи́нктерная abdominotranssphincteric resection
 ~ внутрита́зовая intrapelvic resection
 ~ голо́вки поджелу́дочной железы́ pancreatic head resection
 ~ диста́льного отде́ла excision of distal end
 ~ до́ли пе́чени hepatic lobectomy
 ~ еди́ным бло́ком en bloc resection
 ~ еди́ным бло́ком, радика́льная curative en bloc resection (of all involved tissues)
 ~ желу́дка partial gastrectomy, stomach [gastric] resection
 ~ желу́дка, диста́льная partial distal gastrectomy
 ~ желу́дка, субтота́льная subtotal gastrectomy
 ~, илеоцека́льная ileocecal resection

резе́кция

~, клини́чески радика́льная curative resection
~, клинови́дная *(яичников)* wedge resection
~, краева́я marginal excision
~ моло́чной железы́, секторáльная partial mastectomy
~ мочето́чника ureterectomy
~ надпо́чечника adrenalectomy
~ не́рва neurectomy
~, обши́рная extensive resection
~, ограни́ченная limited resection
~ одни́м бло́ком en bloc resection
~ о́пухоли tumor resection, tumorectomy
~, паллиати́вная palliative resection, surgical debulking
~, панкреатодуодена́льная pancreaticoduodenal resection, pancreaticoduodenectomy
~, перви́чная primary [initial] resection
~ пе́чени hepatic resection, hepatectomy
~ пе́чени, анатоми́ческая anatomic liver resection
~ пищево́да esophageal resection, esophagectomy
~ подвздо́шной кишки́ ileum [ileal] resection, ileectomy
~ поджелу́дочной железы́ pancreas resection, pancreatectomy
~ попере́чной ободо́чной кишки́ transverse colectomy, transversectomy
~ по́чки partial nephrectomy
~ прямо́й кишки́ proctectomy, resection of rectum
~ прямо́й кишки́, ни́зкая пере́дняя low anterior resection of rectum
~ прямо́й кишки́, пере́дняя anterior [intrapelvic] resection of rectum
~ прямо́й кишки́ с применéнием сшива́ющего аппара́та, пере́дняя anterior rectum resection by stapling
~ прямо́й кишки́, транссакра́льная transsacral resection of rectum
~, расши́ренная excision in continuity, excision of adjacent organs
~ ребра́ costotomy, costectomy
~ ректосигмови́дного уча́стка то́лстой кишки́ rectosigmoid resection
~, сегмента́рная segmental resection
~ сигмови́дной кишки́ sigmoid colectomy, sigmoidectomy, sigmoid resection
~ сли́зистой оболо́чки антра́льного отде́ла желу́дка mucosal antrectomy
~ суста́ва osteoarthrotomy
~ то́нкой кишки́ enterectomy
~ то́щей кишки́ jejunum resection
~, трансуретра́льная transurethral resection
~, унилатера́льная unilateral resection
~, циркуля́рная sleeve resection
~, части́чная limited resection
~ ше́йки мочево́го пузыря́ bladder neck resection
~ щитови́дной железы́ thyroid resection
~, эндоректа́льная endorectal resection
~ яи́чника resection of ovary, ovariotomy
резе́рв *м.* reserve
~, дыха́тельный breathing reserve
резервуа́р *м.* reservoir
~, та́зовый тонкокише́чный pelvic pouch, pelvic ileal reservoir
~, тонкокише́чный *(по Коку)* ileal reservoir, Kock pouch
резе́ц *м. (зуб)* incisor
резеци́ровать *(орган)* to resect
ре́зи *ж. мн.* в животе́ severe colic, gripping intestinal pain
резидуа́льный residual
рези́на *ж.* rubber
~, просвинцо́ванная lead(-impregnated) rubber
резисте́нтность *ж.* resistance
~, бактериа́льная bacterial resistance
~ к инсули́ну insulin resistance
~ к лека́рству drug resistance
~, перекрёстная cross-resistance
резисте́нтный resistant
ре́зко вы́раженный *(о болезни, синдроме)* full-blown
резона́нс *м.* resonance
~, магни́тный nuclear magnetic resonance, NMR, magnetic resonance imaging, MRI
~, прото́нный магни́тный proton magnetic resonance
~, я́дерный магни́тный nuclear magnetic resonance, NMR, magnetic resonance imaging, MRI
резо́рбция *ж.* resorption
~ ко́рня зу́ба resorption of tooth root
~ ко́сти bone resorption
резохи́н *м. фарм.* resochin, chloroquine
результа́т *м.* result
~, ближа́йший short-term [immediate, close] result
~, и́стинно отрица́тельный true-negative result
~, и́стинно положи́тельный true-positive result
~, коне́чный ultimate result
~, космети́ческий cosmetic result
~ лече́ния, положи́тельный positive result of therapy
~, ложноотрица́тельный false-negative result
~, ложноположи́тельный false-positive result
~, непосре́дственный short-term [immediate, close] result
~, неудовлетвори́тельный unacceptable result; poor result
~, о́бщий overall result
~, оконча́тельный end result; overall result
~, отдалённый late fate, follow-up
~, сомни́тельный controversal [equivocal] result
~, сумма́рный overall result
~, удовлетвори́тельный satisfactory [fair] result
~, функциона́льный functional result, functional outcome
ре́зус-агглютиноге́н *м.* Rh-agglutinogen
ре́зус-антиге́н *м.* Rh-antigen
ре́зус-антисы́воротка *ж.* Rh-antiserum
ре́зус-антите́ло *с.* Rh-antibody
ре́зус-изоиммуниза́ция *ж.* rhesus isoimmunization
ре́зус-конфли́кт *м.* rhesus incompatibility

резус-несовмести́мость ж. rhesus incompatibility
резус-несовмести́мый Rh-incompatible
резус-отрица́тельный Rh-negative
резус-положи́тельный Rh-positive
резус-систе́ма ж. Rh-system
резус-фа́ктор м. rhesus-factor, Rh-factor
реимпланта́ция ж. reimplantation
рейн м. фарм. rhein
реиннерва́ция ж. reinnervation
реинфе́кция ж. reinfection
реинфу́зия ж. re(in)fusion
реканализа́ция ж. recanalization
реклина́ция ж. reclination
рекомбина́нт м. ген. recombinant
рекомбина́нтный ген. recombinant
рекомбина́ция ж. ген. recombination
реконстру́кция ж. reconstruction
 ~ ана́льного сфи́нктера sphincter repair
 ~ до́льковой архитекту́ры, анома́льная distorsion of normal lobular architecture
 ~ перифери́ческого не́рва peripheral nerve repair
 ~, томографи́ческая tomosynthesis
 ~, трёхме́рная three-dimensional reconstruction
рекру́тмент м. ото recruitment
ректа́льно through rectum
ректопе́ксия ж. rectopexy, proctopexy
 ~, внутрибрюшна́я abdominal rectopexy
 ~, за́дняя posterior rectopexy, posterior proctopexy
 ~ ивало́новой гу́бкой ivalon rectopexy
ректоромоноскопи́я ж. procto(sigmoido)scopy
ректосигмоидэктоми́я ж. rectosigmoidectomy
ректоско́п м. мед. тех. rectoscope, proctoscope
ректоце́ле с. rectocele
рекупера́ция ж. (регенерация отходов) recuperation
рекурва́ция ж. ортоп. recurvation
 ~ коле́на genu recurvation
релакса́нт м., мы́шечный muscle relaxant
релакса́ция ж. relaxation
 ~ диафра́гмы esophageal relaxation
 ~, попере́чная transverse [spin-spin] relaxation, relaxation of transverse magnetization
 ~, постизометри́ческая postisometric relaxation
 ~, продо́льная [спин-решёточная] spin-lattice [longitudinal] relaxation
 ~, спин-спи́новая spin-spin [transverse] relaxation, relaxation of transverse magnetization
рела́ниум м. relanium, diazepam
релапаротоми́я ж. relaparotomy, reexploration
 ~, пла́новая second look operation
 ~, экстренная urgent [emergency] relaparotomy
реминерализа́ция ж. remineralization
реми́сси/я ж. remission, remittence ◇ доби́ться ~и у больно́го to bring a patient into remission
 ~, ма́лая minor remission
 ~, объекти́вная objective remission
 ~, по́лная complete remission
 ~, спонта́нная spontaneous remission
 ~, устано́вленная клини́чески clinical remission
 ~, части́чная partial remission
ремитти́рующий remittent
рени́н м. биохим. renin
реновазогра́фия ж. renovasography
реногра́мма ж. renogram (curve), renal time-activity curve, (radioisotope) renocystogram
реногра́фия ж. renography
 ~, радиоизото́пная renography, radiorenographic study
ренорадиогра́фия ж. renography, radiorenographic study
реноскани́рование с. static renal radionuclide imaging, kidney scintiscanning
реносцинтигра́фия ж. renal dynamic scintigraphy, radionuclide renal imaging, kidney scanning
рентгеноанатоми́я ж. X-ray anatomy, radioanatomy
рентгеноангиогра́фия ж. X-ray [contrast] angiography, roentgenoangiography
рентгеновазогра́фия ж. roentgenovasocinematography
рентгеновазокардиогра́мма ж. X-ray [contrast] vasocardiogram
рентгеновазокардиогра́фия ж. angiocardiographic [cardioangiographic] roentgen imaging
рентгеновазокинематогра́фия ж. cineangiocardiography, videoangiocardiography, roentgenovasocinematography
рентге́новский X-ray, roentgen
рентгеногра́мма ж. roentgenogram, radiograph, roentgenograph, X-ray film, X-ray plate, shadowgram, shadowgraph
 ~, аксилля́рная axillary view
 ~, боковая lateral X-ray film
 ~ вари́козно расши́ренных вен varicograph
 ~ в боково́й прое́кции lateral X-ray film
 ~ в двух прое́кциях two-dimensional [biplane] roentgenogram
 ~ вено́зных си́нусов sinograph
 ~ ве́рхней и ни́жней челюсте́й, обзо́рная occlusal X-ray film
 ~ верху́шек и околоверху́шечных тка́ней зубо́в periapical X-ray film
 ~ влага́лища vaginograph
 ~ в переднеза́дней прое́кции anterioposterior X-ray film
 ~ в положе́нии сто́я standing X-ray film
 ~ грудно́й кле́тки chest roentgenogram, X-ray of chest
 ~, дента́льная dental X-ray film
 ~ зубо́в dental X-ray film
 ~ зубо́в, при́кусная bitewing radiograph
 ~ контрасти́рованной по́чки contrast nephrogram
 ~, контро́льная comparison X-ray film
 ~ лёгких pneumonogram
 ~ ма́тки hysterogram, hysterograph
 ~ ма́тки и ма́точных труб salpingouterogram
 ~, мя́гкая underpenetrated picture
 ~, недоэкспони́рованная underexposed picture

рентгенограмма

~, обзо́рная plan [survey] X-ray film, plan [survey] radiograph
~, обра́тная inversion-stress roentgenogram
~, панора́мная panoramic radiograph
~, пере́дняя anterior X-ray film
~ пищево́да esophagogram, esophagram
~, послеопераци́онная postoperative roentgenogram
~ при вертика́льном положе́нии те́ла erect X-ray film
~, прице́льная enlargement [spot] X-ray film
~ проксима́льных пове́рхностей зубо́в interproximal X-ray film
~, пряма́я anterioposterior [AP] radiograph
~, станда́ртная standardized [conventional] roentgenogram
~, стро́го бокова́я straight lateral roentgenogram
~ суста́ва arthrogram
~, фа́сная anterioposterior [AP] radiograph
~, функциона́льная stress [functional] roentgenogram, stress radiograph
~, цифрова́я digitized radiograph
~, экспони́рованная два́жды diplogram
рентгенограмметри́я ж. roentgeno(gram)metry
рентгенографи́я ж. radiography, radiologic imaging, roentgenography, X-ray study, X-ray filming
~ варико́зно расши́ренных вен varicography
~ в двух прое́кциях biplane [two-dimensional] roentgenography
~ вено́зных си́нусов sinography
~ вну́тренних о́рганов organography
~ в одно́й прое́кции single-plane radiography
~ в станда́ртных прое́кциях standardized [conventional] roentgenography
~, га́зовая gas pelviradiography, pneumopelvigraphy
~, дигита́льная digital [digitized] radiography
~, дигита́льная субтракци́онная digital subtraction radiography, DSR
~ желу́дочно-кише́чного тра́кта с двойны́м контрасти́рованием double contrast irrigoscopy, mucosa-relief roentgenography
~, конта́ктная contact [close-focus] roentgenography
~, контра́стная contrast radiography
~ лёгких pneumonography
~, обзо́рная plan [survey] radiography
~, операци́онная operative radiography
~ пищево́да esophagography
~ плода́ fetography, embryography
~, посло́йная sectional [body section] roentgenography
~, прице́льная spot-film radiography
~ с двойны́м контрасти́рованием double-contrast roentgenography
~, сери́йная serialography, serial roentgenography, X-ray series, seriography
~, скоростна́я rapid-series radiography
~ с увеличе́нием magnification radiography
~, функциона́льная stress [functional] radiography

~ че́репа craniography
рентгеноденси(то)метри́я ж. roentgen [X-ray] densitometry, roentgen videodensitometry
~, непряма́я roentgen videodensitometry, optical densitometry
~, пряма́я roentgen [X-ray] densitometry
рентгенодиагно́стика ж. radiodiagnosis, roentgen [radiologic, X-ray] diagnosis
~, гинекологи́ческая gynecological roentgenologic diagnosis
рентгенокардиометри́я ж. angiocardiographic measurements
рентгенокимогра́мма ж. roentgenokymogram
рентгенокимо́граф м. мед. тех. roentgenokymograph, X-ray kymograph
рентгенокимографи́я ж. roentgenokymography, RKY, radiokymography
~, многощелева́я multifissure roentgenokymography
~, однощелева́я monofissure roentgenokymography, single-slit kymography
рентгенокинематогра́мма ж. cineradiogram
рентгенокинемато́граф м. мед. тех. radiocinematograph
рентгенокинематографи́я ж. roentgenocinematography, cine roentgenography, cine(mato)radiography, cinefluorography, radiocinematography, cinematographic radiography
рентгеноколпографи́я ж. roentgenocolpography, vaginography
рентгеноконтра́стность ж. radio-opacity, radioopacity, radiodensity
рентгеноконтра́стный radio-opaque, radioopaque, roentgenopaque, radiodense
рентгенолабора́нт м. X-ray laboratory assistant, radiographer, roentgenographer, X-ray [radiological] technician
рентгенолиенопортографи́я ж. splenoportography, hepatolienography
рентгенолимфографи́я ж. roentgenolymphography, lymphography
рентгено́лог м. radiologist, roentgenologist
рентгеноло́гия ж. roentgenology, radiology
~, стоматологи́ческая dental radiography, radiodontics
рентгеномаммографи́я ж. mammography, breast radiography
рентгено́метр м. мед. тех. roentgenometer, X-ray intensity meter
рентгеномикроана́лиз м. X-ray microanalysis
рентгеноморфометри́я ж. roentgenomorphometry
рентгенонепроница́емый radiopaque, roentgenopaque, radiodense
рентгенооперацио́нная ж. X-ray operation room
рентгенопельвиметри́я ж. radiopelvimetry
рентгенопельвицефалометри́я ж. roentgenopelvicephalometry
рентгенопневмопельвигра́фия ж. gas pelviradiography, pneumopelvigraphy
рентгенопрозра́чность ж. radiolucency, radioparency, roentgenoparency, radiotransparency, roentgenolucency

рентгенопрозра́чный radiolucent, radioparent, roentgenoparent, radiotransparent, roentgenolucent

рентгенорадиоло́гия *ж.* radiology and nuclear medicine

рентгеноскопи́я *ж.* roentgenoscopy, fluoroscopy, radioscopy, screening, skiascopy
 ~ вну́тренних о́рганов splanchnoscopy
 ~ грудно́й кле́тки fluoroscopy of chest
 ~, двухпроекцио́нная biplane fluoroscopy
 ~ с примене́нием телевизио́нной приста́вки television screening

рентгеноспектро́граф *м. мед. тех.* X-ray spectrograph

рентгеноспектро́метр *м. мед. тех.* X-ray spectrometer

рентгеностереопельвиметри́я *ж.* stereoradiopelvimetry

рентгеностереоскопи́я *ж.* radiostereoscopy, stereofluoroscopy

рентгеносъёмка *ж.* radiography, radiological imaging, roentgenography, X-ray study, filming
 ~, сери́йная serial roentgenography, serialography, X-ray series, seriography

рентгенотерапи́я *ж.* roentgenotherapy
 ~, близкофо́кусная close-focus roentgenotherapy
 ~, глубо́кая deep roentgenotherapy
 ~, дистанцио́нная long-focus roentgenotherapy
 ~, короткодистанцио́нная close-focus roentgenotherapy
 ~, пове́рхностная superficial X-ray therapy

рентгеноте́хник *м.* X-ray technician, radiographer

рентгеноте́хника *ж.* X-ray engineering

рентгенотомогра́фия *ж.* tomography, tomographic imaging, multisection imaging technique, laminagraphy, laminography, ordiography, planography, planigraphy, stratigraphy, vertigraphy, sectional roentgenography

рентгеноустано́вка *ж.* X-ray unit, X-ray [radiological] apparatus

рентгенофлюорогра́фия *ж.* roentgenofluorography, roentgenophotography, photoroentgenography, radiophotography, (photo)fluorography

рентгенофото́граф *м. мед. тех.* photoroentgenograph, (photo)fluorograph

рентгенофотогра́фия *ж.* roentgenophotography, photoroentgenography, radiophotography, (photo)fluorography, roentgenofluorography

рентгеноцервикогистерогра́фия *ж.* roentgenocervicohysterography

рентгеноцервикогра́фия *ж.* roentgenocervicography

рентгеноцистогра́фия *ж.* cysto(radio)graphy

рентгеноцистоуретрогра́фия *ж.* cystourethrography

рентгеноэлектрокимогра́фия *ж.* electrokymography

реогра́мма *ж.* rheogram

рео́граф *м. мед. тех.* rheograph

реогра́фия *ж.* rheography

реокклю́зия *ж.* reocclusion

реоплетизмогра́фия *ж.* impedance plethysmography

реоэнцефалогра́фия *ж.* rheoencephalography

репарати́вный reparative, restorative

репара́ция *ж.* reparation, restoration

репелле́нт *м.* repellent

реперку́ссия *ж.* repercussion

реперфу́зия *ж.* reperfusion

репигмента́ция *ж.* repigmentation

репланта́ция *ж.* reimplantation, replacement, reattachment
 ~ зу́ба dental reimplantation
 ~ коне́чности extremity replantation
 ~ па́льца reattachment of amputated digit, digital replantation

реплантировать to replant, to reattach

репози́ция *ж.* reduction, reposition
 ~, аппара́тная frame reduction
 ~, закры́тая closed reduction
 ~, неуда́чная failed reposition
 ~, откры́тая open reduction
 ~, отсро́ченная delayed reduction
 ~ перело́ма, закры́тая closed reduction of fracture
 ~ перело́ма, откры́тая open reduction of fracture
 ~, ручна́я manual reposition
 ~, то́чная accurate reposition, anatomical reduction, anatomic fit

реполяриза́ция *ж.* repolarization
 ~ предсе́рдий atrial repolarization

репре́ссор *м. ген.* repressor

репри́з *м.*, коклю́шный inspiratory whoop

репроду́кция *ж.* reproduction

ререци́див *м.* re-recurrence

ресни́тчатый ciliated

ресни́цы *ж. мн.* eyelashes, *cilia* [NA]

респира́тор *м. мед. тех.* respirator

респирато́рный respiratory

рестено́з *м.* restenosis
 ~ митра́льного кла́пана mitral restenosis

ретиту́ция *ж.* restitution

ресу́рсы *м. мн.* resources
 ~, во́дные water resources
 ~, возобнови́мые renewable resources
 ~ кислоро́да oxygen resources
 ~ минера́льных вод mineral water resources
 ~, невозобнови́мые nonrenewable resources
 ~ подзе́мных вод ground water resources
 ~, приро́дные natural resources
 ~, экологи́ческие ecological resources

ретенцио́нный retentional

рете́нция *ж.* retention
 ~ зу́ба dental retention

ретикулёз *м.* reticulosis
 ~ ко́жи, перви́чный cutaneous reticulosis
 ~, липо́идный lipoid reticulosis
 ~, фибромиело́идный lymphogranulomatosis, Hodgkin's disease, fibromyeloid reticulosis

ретикулобласто́ма *ж.* reticuloblastoma

ретикулогистиоцито́з *м.* reticulohistocytosis

ретикулоплазмоцито́з *м.* multiple myeloma

ретикулосарко́ма *ж.* reticulosarcoma

ретикулосаркомато́з *м.* ко́жи reticulosarcomatosis cutis

ретикулоспинáльный reticulospinal
ретикулофибрóзный reticulofibrous
ретикулоцит *м. гемат.* reticulocyte
ретикулоэндотéлий *м.* reticuloendothelium
ретикулоэндотелиóз *м.* reticuloendotheliosis
ретикулоэндотелиóма *ж.* reticuloendothelioma
ретикулярный reticular, reticulated
ретинáль *м.*, ретинальдегид *м.* retinal
ретинит *м.* retinitis
  ~, альбуминурический albuminuric retinitis
  ~, артериосклеротический arteriosclerotic retinitis
  ~ берéменных gravidic retinitis
  ~, пигмéнтный pigmented retinitis
  ~, септический septic retinitis
  ~, туберкулёзный tuberculous retinitis
ретинобластóма *ж.* retinoblastoma, malignant neuroepithelioma
ретинóиды *м. мн.* retinoids
  ~, ароматические aromatic retinoids
ретинóл *м.* retinol
ретинопáтия *ж.* retinopathy
  ~, краснýшная rubella retinopathy
  ~, токсогравидáрная gravidic retinopathy, toxemic retinopathy of pregnancy
  ~, центрáльная серóзная central serous retinopathy, central angiospastic retinitis, central serous choroidopathy
ретрагировать to retract
ретрáктор *м. мед. тех.* retractor
  ~, ампутациóнный amputational retractor
  ~, анáльный anal retractor
  ~, глазнóй eye retractor
  ~ Кóхера Kocher's retractor
  ~, нейрохирургический neurosurgical retractor
  ~, хирургический surgical retractor
ретрáкция *ж.* retraction, recession
  ~ мышц muscle retraction
ретрансплантáция *ж.* retransplantation
ретроверсиофлéксия *ж. (матки)* retroversioflexion
ретровéрсия *ж.* мáтки uterine retroversion
ретровир *м. фарм.* retrovir, azidothymidine
ретровирус *м.* retrovirus
ретрогрáдный retrograde
ретродевиáция *ж.* мáтки retrodeviation of uterus
ретромаммáрный retromammary
ретропателлярный retropatellar
ретроплацентáрный retroplacental
ретропневмоперитонéум *м.* retropneumoperitoneum
ретропозиция *ж.* мáтки retroposition of uterus
ретропýльсия *ж.* retropulsion
ретроспективный retrospective
ретроспондилолистéз *м.* retrospondylolisthesis
ретростернáльный retrosternal
ретрофлéксия *ж.* мáтки retroflexion of uterus
рефлéкс *м.* reflex
  ~, аддýкторный adductor reflex
  ~, аддýкторный дорсáльный adductor dorsal reflex
  ~, аккомодациóнный accommodation [near] reflex
  ~, акустический acoustic reflex
  ~, анáльный anal response, anal reflex
  ~, аноректáльный anorectal reflex
  ~ Аствацатýрова, назолабиáльный Astvatsaturov's reflex
  ~, ауропальпебрáльный auropalpebral [Kisch's] reflex
  ~, ауропупиллярный auropupillar reflex
  ~, ахиллов Achilles (tendon) reflex
  ~ Ашнера Aschner(-Dagnini) reflex
  ~ Бабинского Babinski's sign, Babinski's reflex
  ~ Бáбкина Babkin's reflex
  ~, базáльный суставнóй basal joint reflex
  ~ Бáуэра Bauer's [crawling] response
  ~, безуслóвный unconditioned [innate, instinctive] reflex
  ~ Бéйнбриджа Bainbridge reflex
  ~ Бéттигера Boettiger's reflex
  ~ Бéхтерева — Марú — Фуá *невр.* Bechterew-Marie-Foix reflex
  ~ Бéхтерева — Мéнделя *невр.* Bechterew-Mendel reflex
  ~ Бéхтерева — Якобсона *невр.* Bechterew-Jacobson reflex
  ~ Бинга *невр.* Bing's [Balduzzi's] reflex
  ~ Бриссó *невр.* Brissaud's reflex
  ~ Брудзинского *невр.* Brudzinski's reflex
  ~, брюшнóй abdominal reflex
  ~, брюшнóй глубóкий deep abdominal reflex
  ~, брюшнóй кóжный cutaneous abdominal reflex
  ~, брюшнóй повéрхностный superficial abdominal reflex
  ~, бульбáрный bulbar reflex
  ~, бульбокавернóзный bulbocavernous [virile] reflex
  ~, вазоконстриктoрный vasopressor reflex
  ~ Вáртенберга *невр.* Wartenberg's reflex
  ~, вегетативный autonomic nervous [vegetative] reflex
  ~, вегетосоматический somatic reflex of autonomic nervous system
  ~, векозрачкóвый palpebropupillar reflex
  ~, вестибулоспинáльный vestibulospinal reflex
  ~, вестибулотонический vestibulotonic reflex
  ~, вестибулярный vestibular reflex
  ~ видовóй species reflex
  ~ висцерáльный visceral reflex
  ~, висцеровазомотóрный viscerovasomotor reflex
  ~, висцéро-висцерáльный viscerovisceral reflex
  ~, висцеродермáльный viscerodermal reflex
  ~, висцерокутáнный viscerocutaneous reflex
  ~, висцеромотóрный visceromotor reflex
  ~, висцеросекретóрный viscerosecretory reflex
  ~, висцеросенсóрный viscerosensory reflex
  ~, висцеросоматический viscerosomatic reflex
  ~, вкусослёзный gustatory-lacrimal reflex
  ~ Вóдака *невр.* Wodak's reflex
  ~, врождённый innate [unconditioned, instinctive] reflex
  ~, вульвоанáльный vulvoanal reflex
  ~ вы́сших порядков, услóвный high orders conditioned reflex
  ~ Гáланта innervation of trunk response, Galant's response
  ~, гальванический *невр.* galvanic skin reflex
  ~, гальванозрачкóвый galvanopupillar reflex

рефлекс

~, гальванопупилломоторный galvanopupillomotor reflex
~, гастролингвальный gastrolingual reflex
~, гастроцекальный gastrocecal reflex
~ Геннеберга *невр.* Henneberg's reflex
~ Генри — Гауера *косм. мед.* Henry-Gauer reflex
~ Геринга — Брейера *физиол.* Hering-Breuer reflex
~ Гийена — Алажуанина, лонный Guillain-Alajouanine pubic reflex
~ Гийена — Барре *невр.* Guillain-Barré reflex
~ Гиршберга *невр.* (Marinescu-)Hirschberg reflex
~, глабеллярный glabellar reflex
~, глазодыхательный oculorespiratory reflex
~, глазосердечный Dagnini-Aschner [oculocardiac] reflex
~, глотательный swallowing reflex
~, глоточный pharyngeal [throat] reflex
~, глютеальный gluteal reflex
~ Гнуди *невр.* Gnudi's reflex
~, голенопальцевой femorodigital reflex
~ Гольтца *кард.* Holtz's reflex
~ Гордона *невр.* Gordon's reflex
~ Гоффманна *невр.* Hoffmann's symptom, tonic reflex
~, губной lip reflex
~, губоподбородочный labiomental reflex
~ Даньини — Ашнера Dagnini-Aschner [oculocardiac] reflex
~, двигательный motor reflex
~, двуглавой мышцы biceps reflex
~ Дежерина *невр.* Dejerine's reflex
~ Де Кастро *невр.* de Castro's [mento-mental] reflex
~, депрессорный depressor reflex
~, дыхательный respiratory reflex
~ Жуковского Zhukovsky's reflex
~, защитный defense reflex
~, зрачковый pupillary reflex
~, инструментальный условный tool [instrument] conditioned reflex
~, кардиальный cardiac reflex
~, кардио-кардиальный cardiocardiac reflex
~, карпорадиальный carporadial reflex
~, карпоульнарный carpoulnar reflex
~ Карчикяна Karchikyan's distant oral reflex
~, кашлевой cough reflex
~ Кимова Kimov's reflex
~, клиностатический clinostatic reflex
~, кожно-гальванический *невр.* galvanic skin reflex
~, кожный cutaneous reflex
~, коленный knee(-jerk) [patellar(-tendon)] reflex
~, коленный маятникообразный patellar pendulum-like reflex
~, конъюнктивальный conjunctival reflex
~, координированный coordinated reflex
~, корнеальный corneal reflex
~, кортикальный зрительный cortical visual reflex
~, кортиковисцеральный corticovisceral reflex

~, кохлеарный cochlear reflex
~, кохлеопальпебральный cochleopalpebral reflex
~, кохлеопупиллярный cochleopupillar reflex
~, кремастерный cremasteric reflex
~, кубитальный [кубитопронаторный] pronator [ulnar] reflex
~ Куссмауля — Генцлера, искательный Kussmaul-Henzler search reflex
~, лабиринтный labyrinthine reflex
~, ладонно-подбородочный palmomental [palm-chin] reflex
~, ладонно-рото-головной Babkin's reflex
~ Ландау *невр.* Landau's reflex
~ Лери, суставной Léri's articular reflex
~ Лещенко *невр.* Leshchenko's reflex
~ Либесни *невр.* Liebesny's reflex
~ Лидделла — Шеррингтона *невр.* Liddell-Sherrington [myotactic, muscular, stretch] reflex
~, лицевой facial [bulbomimic, Mondonesi's] reflex
~, лобковый pubic reflex
~, лопаточно-плечевой scapulohumeral [scapuloperiosteal] reflex
~, лопаточный (inter)scapular reflex
~, лучевой radial reflex
~ Мак-Карти, надглазничный McCarthy's supraorbital reflex
~ Мак-Карти, спиноаддукторный McCarthy's spino-adductor reflex
~, мандибулярный mandibular [jaw, masseter] reflex
~ Маринеску — Радовича palmomental [palm-chin] reflex
~, маточно-венозный uterovenous reflex
~, медиоплантарный medioplantar reflex
~, менто-ментальный de Castro's [mento-mental] reflex
~, мигательный wink [opticofacial] reflex
~, моносинаптический monosynaptic reflex
~ Моро Moro's [startle] reflex
~, мочепузырный vesical reflex
~, надбровный McCarthy's supraorbital reflex
~, надкостничный peryosteal reflex
~, надчревный epigastric reflex
~, назолабиальный Astvatsaturov's reflex
~, назопальпебральный nasopalpebral reflex
~ насыщения satiety reflex
~ на укорочение shortening reflex
~, нёбно-сердечный palatocardiac reflex
~, нёбный palatal [palatine] reflex
~ Нери *невр.* Neri' reflex, Neri's sign
~ новорождённого, асимметричный шейно-тонический tonic neck reflex
~ новорождённого, ладонно-рото-головной Babkin's reflex
~ новорождённого, околопозвоночный innervation of trunk response, Galant's response
~ новорождённого, поисковый search reflex
~ новорождённого, сосательный sucking reflex
~ новорождённого, хватательный (forced) grasp(ping) reflex, Robinson's response

рефлекс

~ Нойки *невр.* Noica's reflex
~, ноцицептивный nociceptive reflex
~, оборонительный defense reflex
~, окуло-окулярный oculo-ocular reflex
~ Оппенгейма *невр.* Oppenheim's reflex, Oppenheim's sign
~ орального автоматизма reflex of oral automatism
~, орбикулярный orbicularis pupillary reflex
~ Ортнера *невр.* Ortner's sign
~ ортостатический orthostatic reflex
~ осанки Фуа — Тевенара Foix-Thévenard reflex, postural reflex
~, палатопальпебральный palatopalpebral reflex
~, парадоксальный paradoxical [inverted] reflex
~, пателлярный knee(-jerk) [patellar(-tendon)] reflex
~, патологический pathological reflex
~ первого порядка, условный first order conditioned reflex
~, периостальный periosteal reflex
~, перонеофеморальный peroneofemoral reflex
~, пиломоторный pilomotor reflex
~ Пильтца *невр.* Piltz's reflex
~, пищеводно-слюнный esophagosalivary [Roger's] reflex
~, пищевой food reflex
~, повышенный overactive [reinforced] reflex
~, подбородочный mental reflex
~, подошвенный plantar [sole] reflex
~, подрёберный hypochondrial reflex
~, подчревный hypogastric reflex
~, поисковый search reflex
~ ползания новорождённого crawling [Bauer's] response
~, полисинаптический polysynaptic reflex
~, половой sexual reflex
~, положения postural reflex
~, постуральный postural reflex
~, прессорный pressor reflex
~, прирождённый innate [unconditioned, instinctive] reflex
~, пронаторный pronator [ulnar] reflex
~, проприоцептивный proprioceptive reflex
~, психогальванический psychogalvanic reflex, psychogalvanic response
~, пупилломоторный pupillomotor reflex
~ Пуусеппа Puusepp's reflex
~, пястно-лучевой metacarporadial reflex
~ равновесия statotonic [utricular] reflex
~, радиопронаторный radiopronator reflex
~, разгибательно-локтевой triceps reflex
~, разгибательный extension reflex
~ растяжения мышцы myotactic [muscular, stretch, Liddell-Sherrington] reflex
~, рвотный vomiting [pharyngeal] reflex
~, рёберный costal arch reflex
~ Ремака, бедренный Remak's femoral reflex
~, ретромаллеолярный retromalleolar reflex

~ Робинсона, хватательный (forced) grasp(ing) reflex, Robinson's response
~, роговичный corneal reflex
~ Россолимо, пальцевой Rossolimo's digital reflex
~, сгибательно-локтевой biceps reflex
~, сгибательный flexor reflex
~, сердечный cardiac reflex
~, синокаротидный (carotid) sinus reflex
~, скапулярный scapular reflex
~, скуловой zygomatic reflex
~, слуховой auditory reflex
~, слюнный salivary reflex
~, солярный celiac-plexus reflex
~, соматический somatic reflex
~, сосательный sucking reflex
~, сосудистый vascular reflex
~, сосудодвигательный vasomotor reflex
~ спинального автоматизма reflex of spinal automatism
~, спинальный spinal reflex
~, стапедиальный *ото* stapedial reflex
~, статический static reflex
~, статокинетический statokinetic reflex
~, стволовой trunkal reflex
~ Стерлинга — Русецкого *невр.* Sterling-Russetzky reflex
~, стилорадиальный styloradial [brachioradial] reflex
~ с трёхглавой мышцы triceps reflex
~, сухожильный tendon reflex
~ с четырёхглавой мышцы quadriceps reflex
~, тибиоаддукторный tibioadductor reflex
~, тибиофеморальный tibiofemoral reflex
~ Тома Thomas' reflex
~, тонический *невр.* tonic reflex, Gordon's symptom
~, тонический ладонный *невр.* tonic palmar reflex
~, тонический шейный *невр.* tonic cervical reflex
~ Трёмнера *невр.* Trömner's reflex
~, тригеминопупиллярный trigeminopupillar reflex
~ Триумфова *невр.* Triumfov's reflex
~, тыльно-стопный plantar muscle reflex, Rossolimo's reflex
~ Тюрка Türck's reflex
~, ульнарный ulnar [pronator] reflex
~, условный conditioned [trained, behavior] reflex
~, условный запаздывающий delayed conditioned reflex
~, условный подражательный mimical [imitative] conditioned reflex
~, условный следовой trace conditioned reflex
~, установочный righting reflex
~, феморальный femoral reflex
~, физиологический physiologic reflex
~ Филиппсона Philippson's reflex
~ Финкельбурга, кремастерный Finkelburg's cremasteric reflex

~, хвата́тельный (forced) grasp(ing) reflex, Robinson's response
~, хвата́тельный диста́нтный distant grasp(ing) reflex
~, хоботко́вый lip reflex
~ ходьбы́ новорождённого, автомати́ческий stepping reflex, reflex of stepping automatism
~, цепно́й chain reflex
~ Ча́ддока Chaddock's reflex
~, чеса́тельный scratch reflex
~, четверохо́лмный mesencephal reflex
~, чиха́тельный sneezing [sternutative, sternutatory] reflex
~ Чле́нова — Мак-Ка́рти *невр.* Tchlenov-McCarty reflex
~, ша́говый step reflex
~, ше́йный neck reflex
~ Ше́ррингтона *невр.* Sherrington's reflex
~ Ше́ффера *невр.* Schäffer's reflex
~ Шми́дта *(при диафрагмальном плеврите)* Schmidt's reflex
~ Шуры́гина cochleopupillar reflex
~, эксте́нзорный extensor reflex
~, экстероцепти́вный exteroceptive reflex
~, экстрапирами́дный extrapyramidal reflex
~, эпигастра́льный epigastric reflex
~, ягоди́чный gluteal reflex
рефлексоге́нный reflexogenic, reflexogenous
рефлексоло́гия *ж.* reflexology
рефлексотерапи́я *ж.* reflexotherapy, reflex therapy
рефле́ктор *м.* reflector
~, ло́бный frontal mirror
рефлекто́рный reflex
рефлю́кс *м.* reflux
~, дуоденогастра́льный duodenogastric [duodenal] reflux
~, желу́дочно-пищево́дный gastroesophageal reflux
~, жёлчный bile reflux
~, мочето́чниково-вено́зный reflux ureterovenosus
~, периваскуля́рный [перивено́зный] reflux perivascularis, perivenous reflux
~, печёночно-яре́мный reflux hepatojugularis
~, пиеловено́зный reflux pyelovenosus
~, пиелолимфати́ческий reflux pyelolymphaticus
~, пиелорена́льный reflux pyelorenalis
~, пиелоретроперитонеа́льный reflux pyeloretroperitonealis
~, пиелоси́нусный reflux pyelosinualis
~, пузы́рно-мочето́чниковый vesicoureteral reflux
~, субкапсуля́рный reflux subcapsularis
~, уретровено́зный reflux urethrovenosus
~, форника́льный reflux fornicalis, fornix
рефлю́кс-илеи́т *м.* backwash ileitis
рефлю́кс-тест *м.,* кисло́тный (standard) acid reflux test
рефлю́кс-эзофаги́т *м.* reflux-esophagitis
~ у бере́менных reflux-esophagitis in pregnancy

рефлю́кс-энтери́т *м.* reflux-enteritis
рефракту́ра *ж.* refracture
реце́пт *м.* prescription ◇ возобновля́ть ~ to renew the prescription; отпуска́ть то́лько по ~у врача́ to put a drug on prescription
реце́птор *м.* (re)ceptor, binding [synaptic] site
~, аденози́новый adenosine receptor
~, адренерги́ческий adrenergic receptor
~, а́льфа-адренерги́ческий alpha-adrenergic receptor
~, андроге́новый androgen receptor
~, антиге́нный antigen receptor
~, ацетилхоли́новый acetylcholine receptor
~, бензодиазепи́новый benzodiazepine receptor
~, бе́та-адренерги́ческий beta-adrenergic receptor
~, вестибуля́рный vestibular receptor
~ в ко́жном покро́ве contact receptor
~, вне́шний exteroceptor
~, вну́тренний interoceptor
~ второ́го поря́дка receptor of the second order
~, гистами́новый histamine receptor
~, глици́новый glycine receptor, glycine (binding) site
~, глутама́тный glutamate [glutamatergic] receptor
~, дигидропириди́новый dihydropyridine receptor
~, диста́нтный distant receptor
~, допами́новый dopamine [dopaminergic] receptor
~, зри́тельный visual receptor
~, имидазоли́новый imidazoline receptor, imidazoline binding site
~, иммуноглобули́новый immunoglobulin receptor
~, каина́тный kainate receptor
~, квисквала́тный quisqualate receptor
~ кле́точной пове́рхности cell-surface receptor
~, ко́жный cutaneous receptor
~, конта́ктный contact receptor
~, мускари́новый muscarine receptor
~, мы́шечный muscle receptor
~, не́рвный nerve receptor
~, никоти́новый nicotinic receptor
~, обоня́тельный olfactory receptor
~, опио́идный opioid [opiate] receptor
~ пе́рвого поря́дка receptor of the first order
~, перифери́ческий peripheral receptor
~, перифери́ческий бензодиазепи́новый peripheral benzodiazepine receptor
~, пове́рхностный surface receptor
~, постсинапти́ческий postjunctional [postsynaptic] receptor
~, пресинапти́ческий prejunctional [presynaptic] receptor
~ прогести́нов progestine receptor
~, пуринерги́ческий purinoceptor
~ равнове́сия equilibrium ceptor
~ растя́гивания stretch receptor

рецептор

~, серотони́новый serotonin receptor
~, слухово́й auditory receptor
~, специфи́ческий specific receptor
~, такти́льный tactile receptor
~, тахикини́новый tachykinin receptor
~, температу́рный [теплово́й] thermoreceptor, thermal receptor
~ Т-кле́тки T-cell receptor
~ тре́тьего поря́дка receptor of the third order
~, фенциклиди́новый phencyclidine receptor
~, хими́ческий chemical receptor
~, холинерги́ческий cholinergic receptor
~, холодо́вый cold receptor
~, центра́льный бензодиазепи́новый central benzodiazepine receptor
~ эстроге́нов estrogen receptor, ER
~ N-мети́л-D-аспарта́та N-methyl-D-aspartate receptor
реце́пторный receptor
рецесси́вный recessive
рециди́в *м.* recidivation, relapse, recurrence
~ вы́виха recurrence of dislocation
~ инфа́ркта миока́рда recurrent myocardial infarction
~, краево́й marginal recurrence
~, ме́стно-регнона́рный local-regional recurrence
~, ме́стный local recurrence
~ о́пухоли recurrent tumor
~ о́пухоли по ли́нии швов suture-line recurrence
~ симпто́мов symptomatic relapse
рецидиви́ровать to recur, to be recurrent, to relapse
рецидиви́рующий recurrent, relapsing
рециди́вный recurrent, relapsing
рецикпиза́ция *ж.* waste recycling
реципие́нт *м.* recipient
~, неимму́нный nonimmune recipient
реципро́кный reciprocal
рециркуля́ция *ж.* recirculation, recycling
~ воды́ water recirculation
~ во́здуха air recirculation
~ лимфоци́тов lymphocyte recirculation
~ отрабо́тавших га́зов car-engine emission recirculation
~ сто́чных вод sewage (water) recirculation
речь *ж.* speech
~, мозжечко́вая cerebellar speech
~, невня́тная scrambled speech
~, свобо́дная spontaneous speech
~, сканди́рованная scanning [staccato, syllable] speech
~, спонта́нная spontaneous speech
~, стереоти́пная stereotypic speech
~, фильтро́ванная filtered speech
~, эхоподо́бная echo speech, echolalia
реше́ние *с.*, диагности́ческое diagnostic decision
решётка *ж. рентг.* grid
~ Бу́кки, выбра́сывающаяся catapult Bucky's grid
~, неподви́жная stationary grid
~, обсе́ивающая [рентге́новская] grid
~, стациона́рная stationary grid

рёберно-ключи́чный costoclavicular
рёберно-лопа́точный costoscapular
рёберно-позвоно́чный costovertebral
рёберный costal
рианоди́н *м. фарм.* ryanodine
рибо́за *ж. биохим.* ribose
рибонуклеоти́д *м. биохим.* ribonucleotide
рибонуклеотидредукта́за *ж.* ribonucleotide reductase
рибосо́ма *ж.* ribosome, ribonucleoprotein granule
рибофлави́н *м. биохим.* riboflavin
риги́дность *ж.* rigidity, stiffness, rigor
~, децеребрацио́нная decerebrate rigidity
~ заты́лка neck stiffness, rigid neck
~, мозжечко́вая cerebellar rigidity
~, мы́шечная muscular rigidity
~, проме́жностная perineal rigidity
риги́дный rigid, stiff
ризомели́я *ж.* rhizomelia
ризопати́я *ж.* rhizopathy
ризотоми́я *ж.* rhizotomy, radicotomy, radiculectomy
~, высокочасто́тная radio-frequency rhizotomy
~, за́дняя posterior rhizotomy
~, перкута́нная percutaneous rhizotomy
~, спина́льная spinal rhizotomy
~, стереотакси́ческая stereotactic rhizotomy
риккетсио́з *м.* ricketsiosis
ринaлги́я *ж.* rhinalgia, rhinodynia
рини́т *м.* rhinitis, nazal catarrh
~, аллерги́ческий allergic rhinitis
~, атрофи́ческий atrophic rhinitis
~, вазомото́рный vasomotor rhinitis
~, дифтери́йный diphtheritic rhinitis
~, корево́й measles rhinitis
~, о́стрый acute rhinitis
~, о́стрый катара́льный acute catarrhal rhinitis
~, псевдомембрано́зный croupous [pseudomembranous] rhinitis
~, скарлатино́зный scarlatinal rhinitis
~, фибрино́зный croupous [pseudomembranous] rhinitis
~, хрони́ческий атрофи́ческий chronic atrophic rhinitis, ozena
~, хрони́ческий гипертрофи́ческий hypertrophic rhinitis
~, хрони́ческий катара́льный chronic catarrhal rhinitis
ринола́лия *ж.* rhinolalia, rhinophony, nasonnement
риноли́т *м.* rhinolith
риномико́з *м.* rhinomycosis
ринопати́я *ж.* rhinopathy
ринопла́стика *ж.* rhinoplasty
ринопневмо́метр *м. мед. тех.* rhinopneumometer
ринопневмометри́я *ж.* rhinopneumometry
риноре́я *ж.* rhinorrhea
риносинуси́т *м.* rhinosinusitis
риносинусопати́я *ж.* rhinosinusopathy
риносклеро́ма *ж.* rhinoscleroma
риноско́п *м. мед. тех.* rhinoscope
риноскопи́я *ж.* rhinoscopy

~, задняя postnasal [posterior] rhinoscopy, epipharyngoscopy
~, передняя anterior rhinoscopy
риноспоридиоз *м.* rhinosporidiosis
ринофарингит *м.* rhinopharyngitis, nasopharyngitis
ринофима *ж.* rhinophyma, toper's [whisky, bottle, brandy, rum] nose
ринофония *ж.* rhinophony, rhinolalia, nasonnement
риск *м.* risk ◇ подвергать ~у to expose to risk, to jeopardize
~, высокий high risk
~, операционный operative [surgical] risk
~, смертельный mortality risk
~, хирургический surgical [operative] risk
рисунок *м.* pattern
~, лёгочный lung pattern, lung marking, pulmonary vasculature
~, сосудистый vascular [vessel] pattern
ритм *м.* rhythm, rate
~, выскальзывающий escape rate
~ галопа gallop rhythm
~, идиовентрикулярный idioventricular rhythm
~, сердечный heart [cardiac] rate
~ сердца, фиксированный fixed cardiac rate
~, синусовый sinus rhythm
~, суточный diurnal rhythm
~, узловой atrioventricular nodal rhythm
~, ускоренный выскальзывающий узловой accelerated nodal escape rate
~, ускоренный идиовентрикулярный accelerated idioventricular discharge
~, циркадный [циркодианный] circadian rhythm
~, эктопический ectopic rhythm
ритмилен *м. фарм.* disopyramide
ритмичность *ж.* дыхания rhythmicity of breathing
ритуалы *м. мн.,* навязчивые *псих.* ritualistic behavior, obsessive rituals
РНК *ж.,* информационная messenger RNA, mRNA
рог *м.* corn, horn, *cornu* [NA]
~, височный temporal horn, *cornu temporale* [NA]
~, затылочный occipital horn, *cornu occipitale* [NA]
~, копчиковый coccygeal horn, horn of соссух, *cornu coccygeum* [NA]
~, крестцовый sacral corn, sacral horn, *cornu sacrale* [NA]
~, лобный frontal horn, *cornu frontale* [NA]
~ матки uterine horn, *cornu uterinum* [NA]
~ спинного мозга, боковой lateral horn (of spinal cord), *cornu laterale* [NA]
~ спинного мозга, задний posterior horn, *cornu dorsale* [NA]
~ спинного мозга, передний anterior horn, *cornu ventrale* [NA]
роговица *ж.* cornea, *cornea* [NA]
родентицид *м.* rodenticide
родильница *ж.* puerpera, puerperant

родильный puerperal
родничок *м.* fontanel(le), *fonticulus* [NA]
~, задний [затылочный] occipital [posterior] fontanel
~, клиновидный sphenoidal [anterolateral] fontanel
~, лобный [передний] anterior [bregmatic, frontal] fontanel
родовозбуждение *с.* labor induction, stimulation of delivery ◇ ~ и родостимуляция простагландином labor induction and stimulation with prostaglandins, ~ путём введения окситоцина labor induction by oxytocin
родовспомогательный obstetric(al)
родовспоможение *с.* obstetrics
~ на дому domiciliary obstetrics
родоначальник *м.* класса *биохим.* parent compound
родопсин *м.* rhodopsin
родоразрешение *с.* delivery, labor
~, акушерское obstetric delivery
~ женщин, перенёсших ранее операцию кесарева сечения, консервативное conservation delivery in women with a history of cesarean section
~ женщин с врождёнными аномалиями сердца и магистральных сосудов labor in women with congenital anomalies of heart and great vessels
~ женщин с рубцом на матке после кесарева сечения delivery in women with uterine cicatrices after cesarean section
~ методом вакуум-экстракции vacuum extraction delivery
~, оперативное operative [surgical] delivery
~ посредством высокого наложения щипцов high forceps delivery
~ посредством кесарева сечения delivery by cesarian section, partus caesarius, cesarean delivery
~ посредством наложения щипцов forceps delivery
~ посредством низкого наложения щипцов low forceps delivery
~ посредством срединного наложения щипцов midforceps delivery
~ через естественные родовые пути vaginal birth
родословная *ж. ген.* pedigree, kindred
родоускоряющий parturifacient, oxytocic
родственник *м.*:
~, кровный relative by blood; kinsman; kinswoman
~, некровный relative by marriage, connexion
родство *с.,* кровное consanguinity
роды *мн.* labor, (child)birth, delivery, accouchement, parturition, partus, travail ◇ облегчающий ~ labor-aiding; принимать ~ to deliver a child
~, абдоминальные abdominal delivery
~, безболезненные painless labor
~, быстрые oxytocia, rapid parturition
~, вагинальные vaginal birth

роды

~ в лицевом предлежании face delivery
~ двойней ditocia, ditokia
~, дискоординированные discoordinated labor
~, запоздалые delayed labor, partus serotinus, retarded birth
~, затяжные prolonged labor
~, искусственно вызванные [искусственные] induced labor
~, лёгкие easy labor
~, многоплодные multiple birth
~, несостоявшиеся missed labor
~, нормальные easy delivery
~, оперативные operative delivery
~, осложнённые дородовым излитием околоплодных вод xerotocia, dry labor
~, осложнённые слабостью родовых сил powerless labor
~, патологические mogitocia, abnormal [pathologic] labor
~, первые first labor
~ после психопрофилактики psychoprophylactic labor
~, посмертные (извлечение плода после смерти роженицы) postmortem delivery
~, преждевременные preterm delivery, advanced [premature, preterm] labor, castling [preterm] birth, partus immaturus
~ при головном предлежании плода head birth
~ при затылочном предлежании плода occipital delivery
~ при наличии механического препятствия прохождению плода (напр. опухоли) obstructed labor
~ при ножном предлежании плода foot labor
~ при одноплодной беременности single birth
~ при поперечном положении плода cross birth, parodynia perversa
~ при тазовом предлежании плода breech labor, partus aggripinus
~ при теменном предлежании плода vertex delivery
~ при узком тазе contracted pelvis delivery
~ при ягодичном предлежании плода breech labor, partus aggripinus
~, провоцированные induced delivery
~, программированные programmed labor
~, самопроизвольные spontaneous labor, spontaneous delivery
~, своевременные delivery at term, term labor, labor at (full) term, partus maturus
~, связанные с аномалиями плода fetal dystocia
~ с применением психопрофилактических методов обезболивания psychoprophylactic labor
~, срочные delivery at term, term labor, labor at (full) term, partus maturus
~, стремительные accelerated [precipitated] labor
~, сухие dry labor, xerotocia
~ тройней triplet birth

~, трудные (в связи с аномалиями у матери) maternal dystocia, difficult labor
~, угрожающие преждевременные threatened preterm labor
~, управляемые directed labor
рожа ж. erysipelas, St. Anthony's fire
~, идиопатическая idiopathic erysipelas
~, мигрирующая ambulant erysipelas, erysipelas migrans
~ мошонки scrotal erysipelas
~, флегмонозная phlegmonous erysipelas
~, хирургическая surgical [traumatic] erysipelas
~, эритематозная erythematous erysipelas
рожавшая parous
рожать to give birth, to parturiate, to deliver
рождаемость ж. birth [natality] rate
рождаться to be born
рождение с. birth, delivery
~ близнецов twin birth
~ двойни twinning
~ живого ребёнка live birth
~ нежизнеспособного плода miscarriage, partus immaturus
~ урода monstriparity
роженица ж. parturient [lying in parous] woman
рожистый erysipelatous
рожок м. уст. feeding bottle
розацеа ж. дерм. (acne) rosacea
розевин м. фарм. vinblastine
розеола ж. дерм. roseola
~, сифилитическая syphilitic roseola
розетка ж. иммун., микр. rosette
рокситромицин м. фарм. roxithromycin
ролипрам м. фарм. rolipram
ронтон м. фарм. ronton, ethosuximide
рост м. 1. (процесс) growth 2. (параметр) stature
~, атипический atypical growth
~, деструктивный invasive [destructive] growth
~ заболеваемости incidence rate
~ заболеваемости, стандартизованный по возрасту age-adjusted incidence rate
~, инвазивный invasive growth
~, инфильтративный infiltrating growth
~, карликовый dwarfish stature
~, мультицентрический multicentric growth
~, опухолевый tumor growth
~ плода fetal growth
~ плода, внутриутробный intrauterine growth
~ плода, замедленный fetal growth retardation
~, полиповидный polypoidal growth
~ ребёнка 1. (развитие) growth of child 2. child's stature
~, экзофитный exophytic growth
~, экспансивный expansive growth
~, эндофитный endophytic growth
рот м. mouth
~, беззубый edentulous [toothless] mouth
~, узкий tiny mouth, microstoma
~, широкий wide mouth, macrostoma
ротавирус м. rotavirus
ротаметр м. мед. тех. rotameter
ротация ж. rotation
~, внутренняя internal [inward] rotation

~, нару́жная external [outward] rotation
~ по часово́й стре́лке clockwise rotation
роти́ровать to rotate ◇ ~ внутрь to rotate inward; ~ нару́жу to rotate outward
ротово́й oral
ророрасши́ритель *м. мед. тех.* gag
ртуть *ж. хим.* mercury, Hg
~, радиоакти́вная radiomercury, radioactive mercury
руба́шка *ж.*, смири́тельная *псих.* traitjacket
руб/е́ц *м.* cicatrix, scar ◇ освобожда́ть от ~цо́в to debride of scar tissue; спа́янный ~цо́м bound by a fibrous union
~ в миока́рде myocardial scarring
~, гипертрофи́ческий hypertrophic scar
~, глиа́льный glial cicatrix
~, глиомезенхи́мный gliomesenchymal cicatrix
~, деформи́рующий vicious cicatrix
~, кело́идный keloid [cheloid] cicatrix
~, менингеа́льный meningeal cicatrix
~, менингоцеребра́льный meningocerebral cicatrix
~, мозгово́й cerebral cicatrix
~ на ма́тке uterine scar
~, обезобра́живающий disfiguring scar
~, пло́хо сформиро́ванный irregular [badly aligned, uneven] scar
~, фибро́зный fibrous scar
руби́дий *м. хим.* rubidium, Rb
рубомици́н *м. фарм.* rubomycinum
руброкортика́льный rubrocortical
руброспина́льный rubrospinal
рубротал́мический rubrothalamic
рубцева́ние *с.* cicatrization, scarring ◇ зажива́ть ~м и грануля́циями to heal by granulation and scarring
рубцо́вый cicatricial, scarry
рубцы́ *м. мн.* бере́менности striae gravidarum
рудоте́л *м. фарм.* rudotel, medazepam
рука́ *ж.* arm; *(кисть)* hand
~, вы́тянутая outstretched arm
~, домина́нтная dominant hand
~, таламическая thalamic hand
рукоя́тка *ж.* груди́ны manubrium of sternum, presternum
румина́ция *ж. псих.* rumination, merycism
ру́сло *с.*, сосу́дистое bloodstream
рути́н *м.* rutin
руче́й *м.*, слёзный *rivus lacrimalis* [NA]
ряд *м.* layer, line, row
~, вариацио́нный variational series
~ вну́тренний *(швов анастомоза)* inner layer
~, зубно́й dentition
~ нару́жный *(швов анастомоза)* outer layer

С

сагитта́льный sagittal
сад *м.*, де́тский *(для детей от 3 до 6 лет)* kindergarten
саккулотоми́я *ж. ото* sacculotomy
сакралги́я *ж. невр.* sacralgia, sacrodynia
сакрализа́ция *ж. ортоп.* sacralization
~ поясни́чного позвонка́, по́лная двусторо́нняя assimilation sacrum
сакродини́я *ж. невр.* sacralgia, sacrodynia
сакроилеи́т *м.* sacroileitis
~, гно́йный pyogenic sacroileitis
сакрококсалги́я *ж.* sacrocoxalgia
сакрококцигеа́льный sacrococcygeal
сакролисте́з *м.* sacrolisthesis
сакролюмба́льный sacrolumbal
салазосульфапириди́н *м. фарм.* sulfasalazine, salazosulfapyridine
салива́ция *ж.* salivation, sialism, ptyalism
саливогра́фия *ж. рентг.* sialo(adeno)graphy, ptyalography
салицила́т *м.* salicylate
~ на́трия sodium salicylate
салфе́тка *ж.*, хирурги́ческая surgical drape
сальмонеллёз *м.* salmonellosis
сальмоне́лла *ж.* Salmonella
са́льник *м.* omentum, *omentum* [NA]
~, большо́й greater [gastrocolic] omentum, *omentum majus* [NA]
~, ма́лый lesser [gastrohepatic] omentum, *omentum minus* [NA]
сальпинги́т *м.* salpingitis
~, гно́йный purulent salpingitis
~, гоноко́кковый gonococcal salpingitis
~, истми́ческий isthmic salpingitis
~, катара́льный catarrhal salpingitis
~, ноду́зный nodular salpingitis
~, о́стрый acute salpingitis
~, псевдофоллику́лярный pseudofollicular salpingitis
~, туберкулёзный tuberculous salpingitis
~, узлова́тый nodular salpingitis
~, хрони́ческий chronic salpingitis
~, я́звенный ulcerous salpingitis
сальпингогра́мма *ж.* salpingogram
сальпингогра́фия *ж.* salpingography
сальпинголи́зис *м.* salpingolysis
сальпингоовариотоми́я *ж.* salpingo-ovariotomy
сальпингоовариэктоми́я *ж.* salpingo-ovariectomy
сальпингооти́т *м.* tubootitis, salpingootitis
сальпингоперитони́т *м.* salpingoperitonitis
сальпингопла́стика *ж.* salpingoplasty
сальпи́нго-сальпингостоми́я *ж.* salpingo-salpingostomy
сальпингоскопи́я *ж.* salpingoscopy
сальпингостоматопла́стика *ж.* salpingostomatoplasty
сальпингостоми́я *ж.* salpingostomy, salpingostomatomy
сальпинготоми́я *ж.* salpingotomy
сальпингэктоми́я *ж.* salpingectomy
самоампута́ция *ж.* self-amputation
самоана́лиз *м.* introspection, self-analysis, autoanalysis
самовведе́ние *с.* self-administration

самовнуша́емость

самовнуша́емость ж. autosuggestibility
самовнуше́ние с. autosuggestion, self-suggestion
~, мотиви́рованное motivation autosuggestion
самогипно́з м. autohypnosis, idiohypnosis
самозагрязне́ние с. экол. self-pollution, natural pollution
самоизворо́т м. плода́ spontaneous version of fetus
самоизлече́ние с. self-recovery
самоизоля́ция ж., социа́льная social withdrawal
самоинду́кция ж. autoinduction, self-inductance, self-induction
самолече́ние с. autotherapy, self-medication, self-treatment
самооговор́ м. псих. self-accusation
самоочище́ние с. (вне́шней среды́) autopurification, natural purification, self-purification, self-clarification
самоперева́ривание с. autodigestion, self-digestion, autolysis
самопи́сец м. мед. тех. recorder
~, координа́тный X-Y [curve] plotter
самополимеризу́ющийся self-curing
самопо́мощь ж. self-care
самопроизво́льный spontaneous
самрегуля́ция ж. autoregulation, self-regulation
~, имму́нная immune self-regulation
~ экологи́ческой систе́мы autoregulation of ecological system
самосозна́ние с. self-consciousness
самостимуля́ция ж. self-stimulation
самоуби́йство с. suicide
самоуничиже́ние с. псих. self-humiliation
самоутвержде́ние с. псих. self-affirmation
санато́рий м. sanatorium
санато́рий-профилакто́рий м. sanatorium-preventorium
сана́ция ж. sanation
~ зу́ба dental sanation
~ по́лости рта oral cavity sanation
~ ра́ны débridement of wound
сандимму́н м. фарм. sandimmune, cyclosporine
сандружи́нник м. sanitary activist
санита́р м. aid-man
санита́рка ж. aid-woman, hospital cleaner, nurse's aid(e)
санпропускни́к м. sanitary inspection room
сап м. инф. бол. glanders
~, ко́жный farcy glanders
~, ло́жный malleoidosis, melioidosis, pseudoglanders
сапожо́к м., ги́псовый plaster boot
сапони́ны м. мн. биохим. saponins
сарко́ид м. дерм. sarcoid
саркоидо́з м. sarcoidosis, Boeck's disease
~, внелёгочный extrapulmonary sarcoidosis
~, лёгочный pulmonary sarcoidosis
~, систе́мный systemic sarcoidosis
сарколизи́н м. фарм. sarcolysine, merphalan
сарко́ма ж. sarcoma
~ Бе́ка sarcoidosis, Boeck's disease

~, ботриби́дная botrioid sarcoma
~, веретенокле́точная fasciculated cancer, spindle cell sarcoma
~, гемангиоперицита́рная malignant hemangiopericytoma
~, гигантокле́точная malignant giant cell tumor, malignant osteoblastoclastoma
~, диффу́зная периваскуля́рная perivascular diffuse sarcoma
~ из остеокла́стов malignant giant cell tumor, malignant osteoblastoclastoma
~ Ка́поши Kaposi's sarcoma, sarcoma cutis
~ Ка́поши, геморраги́ческая Kaposi's hemorrhagic sarcoma
~ Ка́поши, мно́жественная геморраги́ческая Kaposi's multiple hemorrhagic sarcoma
~ ко́жи Kaposi's sarcoma, sarcoma cutis
~, круглокле́точная round cell sarcoma
~, лимфангиоэндотелиа́льная lymphangioendothelial sarcoma, lymphangioendothelioma
~, лимфофолликуля́рная nodular [lymphofollicular] sarcoma, Brill-Symmers disease
~ ма́тки uterine sarcoma
~, миелоге́нная myelogenic tumor, myelogenic sarcoma, malignant osteoblastoclastoma
~, миксопласти́ческая mixoplastic sarcoma
~ мя́гких тка́ней, альвеоля́рная alveolar soft tissue sarcoma
~ мя́гких тка́ней у взро́слых adult soft tissue sarcoma
~, нейроге́нная neurogenic sarcoma, neurofibrosarcoma
~, остеобласти́ческая [остеоге́нная, остеолити́ческая] osteogenic sarcoma, osteosarcoma, osteoma sarcomatosum
~, паросталь́ная (юкстакортика́льная) periosteal [juxtacortical osteogenic] sarcoma
~, полимо́рфно-кле́точная polymorphonuclear [epithelioid cell] sarcoma
~ Ра́уса Rous sarcoma
~, ретикулокле́точная reticulum cell sarcoma, histiocytic lymphoma, reticulosarcoma
~, синовиа́льная synovial sarcoma, malignant synovioma
~, тучнокле́точная mast cell sarcoma
~ Хо́джкина Hodgkin's sarcoma, lymphogranulomatosis
~ Шми́нке tonsillar epidermal tumor
~, эндометриа́льная строма́льная endometrial stromal sarcoma
~, эпителиби́дно-кле́точная epithelioid cell [polymorphocellular] sarcoma
~ Ю́инга Ewing's sarcoma, Ewing's tumor, endothelial myeloma
саркоме́р м. sarcomere, *myomerus* [NH]
саркоэндотелио́ма ж., синовиа́льная synovial sarcoendothelioma
са́уна ж. sauna, Finnish bath
са́хар м. sugar
~, моло́чный lactose
сахари́ды м. мн. saccharides
сахари́н м. saccharin

сахароза ж. sucrose, saccharose
сбор м.:
~ информации data acquisition
~ информации в динамическом режиме dynamic data acquisition
~ информации в режиме ЛИСТ LIST data acquisition
~ информации в режиме синхронизации gated synchronous data acquisition
~ информации в статическом режиме static data acquisition, static image accumulation
~ информации, томографический tomographic data acquisition
~ материала для анализа collection of samples
сброс м. 1. экол. release; discharge, dumping 2. (крови) shunt
~ крови слева направо reversed [left-to-right] shunt
~ крови справа налево right-to-left shunt
~ отходов waste disposal, waste discharge
~, предельно допустимый maximum permissible discharge
~ сточных вод, бесконтрольный unregulated wastes discharge
сверление с. drilling, boring
сверло с. мед. тех. reamer, drill point, drill bit, borer
~, литое solid [single-piece] reamer
~, ручное hand-operated reamer
~, трепанационное bur(r)
сверхкомпенсация ж. overcompensation
сверхрадикальный ultraradical
сверхраздражение с. overstimulation
сверхточный high-accuracy
сверхчувствительность ж. supersensitivity
сверхчувствительный supersensitive
свет м. light
~, искусственный artificial light
~, рассеянный diffused [stray] light
~, синий blue light
~, электрический electric light
светильник м. light, lamp
~, операционный surgical light
~, стоматологический dental illuminator
светобоязнь ж. photophobia
светолечение с. phototherapy, heliotherapy, light treatment
светофильтр м. color filter
светочувствительность ж. photosensitivity, actinism
свеча ж. suppository
~, лекарственная medicated suppository
~, ректальная rectal suppository
свёртывание с.:
~ крови blood coagulation, blood clotting
~ крови, диссеминированное внутрисосудистое disseminated intravascular clotting, DIC
свёртываться to clot, to coagulate
свидетельство с. о смерти death certificate
свинец м. хим. lead, Pb
~, радиоактивный radiolead, radioactive lead

свищ м. fistula, syrinx
~, анальный (peri)anal [rectal] fistula
~ анастомоза anastomotic fistula
~, бронхиальный bronchial fistula
~, брюшностеночно-маточный uteroperitoneal [metroperitoneal] fistula
~, вагинальный vaginal fistula
~, влагалищно-прямокишечный rectovaginal fistula
~, влагалищно-пузырный vesicovaginal fistula
~, влагалищный vaginal fistula
~, внутренний internal fistula
~, врождённый пищеводно-трахеальный congenital esophagotracheal fistula
~, высокий тонкокишечный high small intestine fistula
~, гнойный purulent fistula
~ грудного лимфатического протока thoracic lymph duct fistula
~, двухпросветный amphibolic fistula
~, желудочно-кишечный gastrointestinal fistula
~, желудочно-ободочный gastrocolic fistula
~, желудочно-плевральный gastropleural [thoracogastric] fistula
~, желудочно-толстокишечный gastrocolic fistula
~, желудочный gastric fistula
~ жёлчного пузыря biliary fistula
~, жёлчно-пузырно-толстокишечный cholecystocolic fistula
~, жёлчно-тонкокишечный biliary enteric fistula
~, жёлчный biliary fistula
~ заднего прохода (peri)anal [rectal] fistula
~, каловый fecal [stercoral] fistula
~, кишечно-промежностный enteroperineal fistula
~, кишечный intestinal fistula
~ культи двенадцатиперстной кишки duodenal stump fistula
~, лигатурный suture sinus
~, лимфобронхиальный lymphobronchial fistula
~, мочевой urinary fistula
~, мочепузырно-влагалищный vesicovaginal fistula
~, мочепузырно-кишечный vesicointestinal fistula
~, наружный external fistula
~, незаживающий persisting fistula
~, неполный внутренний (прямой кишки) internal fistula
~, неполный наружный (прямой кишки) blind fistula
~, параректальный (peri)anal [rectal] fistula
~, персистирующий persisting fistula
~, печёночно-дуоденальный hepatoduodenal fistula
~ пищевода esophageal fistula
~, пищеводно-желудочный esophagogastric fistula

свищ

~ поджелу́дочной железы́ pancreatic fistula
~, по́лный amphibolic fistula
~, послеоперацио́нный postoperative fistula
~ прямо́й кишки́ (peri)anal [rectal] fistula
~ прямо́й кишки́, внутрисфи́нктерный [прямо́й кишки́, интерсфи́нктерный] intersphincter anal fistula
~ прямо́й кишки́, подковообра́зный horseshoe anal [horseshoe anorectal] fistula
~ прямо́й кишки́, подсли́зистый submucous anal fistula
~ прямо́й кишки́, чрессфи́нктерный transsphincter anal fistula
~ прямо́й кишки́, экстрасфи́нктерный extrasphincter [suprasphincteric, high] anal fistula
~, прямокише́чно-влага́лищный rectovaginal fistula
~ пупка́, мочево́й urachal fistula
~, ректовагина́льный rectovaginal fistula
~, ректовезика́льный rectovesical fistula
~, ректоуретра́льный rectourethral fistula
~, слепо́й blind fistula
~ слепо́й кишки́ cecal fistula
~, сли́зистый mucous fistula
~, слюнно́й salivary fistula
~, толстокише́чно-влага́лищный colovaginal fistula
~, толстокише́чно-ма́точный colouterine fistula
~, толстокише́чно-мочепузы́рный colovesical fistula
~, толстокише́чно-мочето́чниковый coloureteral fistula
~, толстотонкокише́чный coloenteric fistula
~ то́нкой кишки́ small intestine fistula
~, тонкокише́чно-влага́лищный enterovaginal fistula
~, тонкокише́чно-мочепузы́рный enterovesical fistula
~, трахеопищево́дный tracheoesophageal fistula
~ ура́хуса urachal fistula
~, уретровагина́льный urethrovaginal fistula
~, уретроперинеа́льный urethroperineal fistula
~, уретроректа́льный urethrorectal fistula
~ уре́тры urethral fistula
~, функциони́рующий continued [chronic] draining sinus

свищеобразова́ние с. fistula formation, fistulization

свод м. fornix, *fornix* [NA]

~ влага́лища fornix [vault] of vagina, *fornix vaginae* [NA]
~ гло́тки fornix of pharynx, *fornix pharyngis* [NA]
~ желу́дка fornix of ventricle, *fornix ventriculi* [NA]
~ конъюнкти́вы, ве́рхний anterior fornix of conjunctiva, *fornix conjunctivae inferior* [NA]
~ конъюнкти́вы, ни́жний posterior fornix of conjunctiva, *fornix conjunctivae superior* [NA]
~ слёзного мешка́ fornix of lacrimal sac, *fornix sacci lacrimalis* [NA]

~ стопы́ arch
~ стопы́, продо́льный longitudinal arch
~ че́репа calvarium

сво́йства с. мн. properties (см. тж сво́йство)

~ тка́ней, магни́тные magnetic properties of tissue
~ тка́ней, полупроводнико́вые semiconducting properties of tissue
~ тка́ней, электри́ческие electrical properties of tissue

сво́йство с. property (см. тж сво́йства)

~, амнести́ческое amnestic property
~, аналгези́рующее analgesic property
~, анксиолити́ческое anxiolytic property
~, антагонисти́ческое antagonist(ic) property
~, антидепресси́вное antidepressant property
~, антипсихоти́ческое antipsychotic property
~, биофармацевти́ческое biopharmaceutical property
~, биохими́ческое biochemical property
~, вкусово́е taste property
~, ганглиоблоки́рующее ganglion blocking property
~, гидрофо́бное hydrophobic property
~, иммунохими́ческое immunochemical property
~, канцероге́нное carcinogenic property
~, кинети́ческое kinetic property
~, конформацио́нное conformational property
~, лизосомотро́пное lysosomotropic property
~, ме́стно-анестези́рующее local anesthetic property
~, пита́тельное nutritional property
~, противоо́пухолевое antitumor property
~, сигна́льное discriminative stimulus property
~, спектра́льное spectral property
~, структу́рное structural property
~, тератоге́нное teratogenic property
~ токси́ческого вещества́ toxicant property
~, фармакокинети́ческое pharmacokinetic property
~, фармакологи́ческое pharmacologic property
~, фи́зико-хими́ческое physicochemical property
~, физи́ческое physical property
~, функциона́льное functional property
~, хими́ческое chemical property
~, целе́бное healing property
~, электро́нное electronic feature
~, электрофорети́ческое electrophoretic property

свя́зка ж. ligament, *ligamentum* [NA] (см. тж свя́зки)

~, акромиа́льно-ключи́чная acromioclavicular ligament, *ligamentum acromioclaviculare* [NA]
~, артериа́льная arterial ligament, *ligamentum arteriosum* [NA]
~ атла́нта, крестообра́зная cruciform [crucial] ligament of atlas, *ligamentum cruciforme atlantis* [NA]

~ атла́нта, попере́чная transverse ligament of atlas, Lauth's ligament, *ligamentum transversum atlantis* [NA]
~ век, латера́льная lateral palpebral ligament, *ligamentum palpebrale laterale* [NA]
~ век, медиа́льная medial palpebral ligament, *ligamentum palpebrale mediale* [NA]
~, вене́чная coronary ligament, *ligamentum coronarium* [NA]
~, вено́зная venous ligament, *ligamentum venosum* [NA]
~ вертлу́жной впа́дины, попере́чная transverse ligament of acetabulum, *ligamentum transversum acetabuli* [NA]
~, ве́рхняя лобко́вая superior pubic ligament, *ligamentum pubicum superius* [NA]
~, ве́рхняя рёберно-попере́чная superior costotransverse ligament, *ligamentum costotransversarium superius* [NA]
~ верху́шки зу́ба apical dental ligament, *ligamentum apicis dentis* [NA]
~, височно-нижнечелюстна́я латера́льная ligament of temporomandibular articulation, temporomandibular ligament, *ligamentum temporomandibulare* [NA]
~, вну́тренняя бокова́я medial collateral ligament
~, внутрисуставна́я intraarticular ligament
~, внутрисуставна́я грудинорёберная intraarticular sternocostal ligament
~, вы́йная nuchal ligament, *ligamentum nuchae* [NA]
~ Ге́нле inguinal aponeurotic fold, conjoined tendon, *falx inguinalis* [NA]
~, глубо́кая дорса́льная крестцо́во-ко́пчиковая deep dorsal sacrococcygeal ligament, *ligamentum sacrococcygeum dorsale profundum* [NA]
~, глубо́кая попере́чная плюснева́я deep transverse metatarsal ligament, *ligamentum metatarseum transversum profundum* [NA]
~, глубо́кая попере́чная пя́стная deep transverse metacarpal ligament, *ligamentum metacarpeum transversum profundum* [NA]
~ голо́вки бе́дренной ко́сти ligament of head of femur, round ligament of femur, *ligamentum capitis femoris* [NA]
~ голо́вки малоберцо́вой ко́сти, за́дняя posterior ligament of fibula, *ligamentum capitis fibulae posterius* [NA]
~ голо́вки малоберцо́вой ко́сти, пере́дняя anterior ligament of fibula, *ligamentum capitis fibulae anterius* [NA]
~ голо́вки ребра́, лучи́стая radiate ligament of head of rib, *ligamentum capitis costae radiatum* [NA]
~, голосова́я vocal ligament, *ligamentum vocale* [NA]
~, горохови́дно-крючкови́дная pisohamate ligament, *ligamentum pisohamatum* [NA]
~, горохови́дно-пя́стная pisometacarpal ligament, *ligamentum pisometacarpeum* [NA]
~, гребешко́вая pectineal ligament, *ligamentum pectineale* [NA]
~, грудинорёберная sternocostal ligament, *ligamentum sternocostale* [NA]
~, дельтови́дная deltoid ligament, *ligamentum deltoideum* [NA]
~, десневая́ gingival ligament, *ligamentum gingivale* [NA]
~, дли́нная подо́швенная long plantar ligament, *ligamentum plantare longum* [NA]
~, дугообра́зная arcuate ligament, *ligamentum arcuatum* [NA]
~, дугообра́зная подколе́нная arcuate popliteal ligament, popliteal arch, *ligamentum popliteum arcuatum* [NA]
~, желу́дочно-диафрагма́льная gastrophrenic ligament, *ligamentum gastrophrenicum* [NA]
~, желу́дочно-обо́дочная gastrocolic ligament, *ligamentum gastrocolicum* [NA]
~, желу́дочно-селезёночная gastrolienal ligament, *ligamentum gastrolienale, ligamentum gastrosplenicum* [NA]
~, за́гнутая reflex [Colles] ligament, *ligamentum reflexum* [NA]
~, заднепрохо́дно-ко́пчиковая anococcygeal ligament, *ligamentum anococcygeum* [NA]
~, за́дняя грудиноключи́чная posterior sternoclavicular ligament, *ligamentum sternoclaviculare posterius* [NA]
~, за́дняя межберцо́вая posterior tibiofibular ligament, *ligamentum tibiofibulare posterius* [NA]
~, за́дняя менискобе́дренная posterior meniscofemoral ligament, *ligamentum meniscofemorale posterius* [NA]
~, за́дняя продо́льная posterior longitudinal ligament, *ligamentum longitudinale posterius* [NA]
~, за́дняя тара́нно-малоберцо́вая posterior talofibular ligament, *ligamentum talofibulare posterius* [NA]
~ запя́стья, коллатера́льная локтева́я ulnar carpal collateral ligament, *ligamentum collaterale carpi* [NA]
~ запя́стья, коллатера́льная лучева́я radial carpal collateral ligament, *ligamentum collaterale carpi radiale* [NA]
~, зу́бчатая denticulate ligament, *ligamentum denticulatum* [NA]
~, иску́сственная artificial ligament
~, квадра́тная quadrate ligament, *ligamentum quadratum* [NA]
~, клинокубови́дная cuneocuboid ligament, *ligamentum cuneocuboideum* [NA]
~, клюковови́дно-акромиа́льная coracoacromial ligament, *ligamentum coracoacromiale* [NA]
~, клюкови́дно-ключи́чная coracoclavicular ligament, *ligamentum coracoclaviculare* [NA]
~, клюкови́дно-плечева́я coracohumeral ligament, *ligamentum coracohumerale* [NA]

свя́зка

~ коле́на, за́дняя крестообра́зная posterior cruciate ligament of knee, *ligamentum cruciatum genu posterius* [NA]
~ коле́на, пере́дняя крестообра́зная anterior cruciate ligament of knee, *ligamentum cruciatum genu anterius* [NA]
~ коле́на, попере́чная transverse ligament of knee, *ligamentum transversum genus* [NA]
~ коле́нного суста́ва, вну́тренняя боковая́ tibial collateral ligament, *ligamentum collaterale tibiale* [NA]
~ коле́нного суста́ва, нару́жная боковая́ fibular collateral ligament, *ligamentum collaterale fibulare* [NA]
~, кони́ческая conoid ligament, *ligamentum conoideum* [NA]
~, крестцо́во-буго́рная sacrotuberal ligament, *ligamentum sacrotuberale* [NA]
~, крестцо́во-ости́стая sacrospinal ligament, *ligamentum sacrospinale* [NA]
~, кру́глая round ligament
~, крылоости́стая pterygospinal ligament, *ligamentum pterygospinale* [NA]
~, ку́перова Cooper's ligament
~, лакуна́рная lacunar [Gimbernat's] ligament
~, латера́льная lateral ligament, *ligamentum laterale* [NA]
~, лёгочная pulmonary ligament, *ligamentum pulmonale* [NA]
~ лобка́, дугообра́зная arcuate ligament of pubis, *ligamentum arcuatum pubis* [NA]
~, лобко́во-бе́дренная pubofemoral ligament, *ligamentum pubofemorale* [NA]
~, лобко́во-предста́тельная puboprostatic ligament, *ligamentum puboprostaticum* [NA]
~ лопа́тки, попере́чная transverse ligament of scapula, *ligamentum transversum scapulae* [NA]
~ лучево́й ко́сти, кольцева́я annular ligament of radius, *ligamentum annulare radii* [NA]
~ ма́тки, кру́глая round ligament of uterus, *ligamentum teres uteri* [NA]
~, медиа́льная medial ligament, *ligamentum mediale* [NA]
~, межключи́чная interclavicular ligament, *ligamentum interclaviculare* [NA]
~, межъя́мочковая interfoveolar [Hesselbach's] ligament, *ligamentum interfoveolare* [NA]
~, менискобе́дренная meniscofemoral ligament, *ligamentum meniscofemorale* [NA]
~ молото́чка, ве́рхняя superior ligament of malleus, *ligamentum mallei superius* [NA]
~ молото́чка, латера́льная lateral ligament of malleus, *ligamentum mallei lateralis* [NA]
~ молото́чка, пере́дняя anterior ligament of malleus, *ligamentum mallei anterius* [NA]
~ надколе́нника patellar ligament, *ligamentum patellae* [NA]
~ накова́льни, ве́рхняя superior ligament of incus, *ligamentum incudis superius* [NA]

~ накова́льни, за́дняя posterior ligament of incus, *ligamentum incudis posterius* [NA]
~, па́ховая inguinal [Poupart's] ligament, *ligamentum inguinale* [NA]
~ периодонта́льная periodontal ligament, *ligamentum periodontale* [NH]
~, перстнеглото́чная cricopharyngeal [cricosantorinian] ligament, *ligamentum cricopharyngeum* [NA]
~, перстнетрахеа́льная cricotracheal ligament, *ligamentum cricotracheale* [NA]
~, перстнещитови́дная cricothyroid ligament, *ligamentum cricothyroideum* [NA]
~ пе́чени, кру́глая round ligament of liver, *ligamentum teres hepatis* [NA]
~ пе́чени, серпови́дная falciform ligament of liver, *ligamentum falciforme hepatis* [NA]
~, печёночно-дуодена́льная hepatoduodenal ligament, *ligamentum hepatoduodenale* [NA]
~, печёночно-желу́дочная hepatogastric ligament, *ligamentum hepatogastricum* [NA]
~, печёночно-по́чечная hepatorenal ligament, *ligamentum hepatorenale* [NA]
~, подве́шивающая яи́чник suspensory ligament of ovary, *ligamentum suspensorium ovarii* [NA]
~, подвздо́шно-бе́дренная iliofemoral [iliotrochanteric] ligament, *ligamentum iliofemorale* [NA]
~, подвздо́шно-поясни́чная iliolumbar ligament, *ligamentum iliolumbale* [NA]
~, подъязы́чно-надгорта́нная hyoepiglottic ligament, *ligamentum hyoepiglotticum* [NA]
~ полово́го чле́на, праще́ви́дная fundiform ligament of penis, *ligamentum fundiforme penis* [NA]
~, поясни́чно-рёберная lumbocostal ligament, *ligamentum lumbocostale* [NA]
~ преддве́рия vestibular ligament, *ligamentum vestibulare* [NA]
~, продо́льная longitudinal ligament, *ligamentum longitudinale* [NA]
~ проме́жности, попере́чная transverse ligament of perineum, *ligamentum transversum perinei* [NA]
~, пупа́ртова inguinal [Poupart's] ligament, *ligamentum inguinale* [NA]
~, пя́точно-кубови́дная calcaneocuboid ligament, *ligamentum calcaneocuboideum* [NA]
~, пя́точно-ладьеви́дная calcaneonavicular ligament, *ligamentum calcaneonaviculare* [NA]
~, пя́точно-малоберцо́вая calcaneofibular ligament, *ligamentum calcaneofibulare* [NA]
~, раздво́енная bifurcated ligament, *ligamentum bifurcatum* [NA]
~, рёберно-ключи́чная costoclavicular ligament, *ligamentum costoclaviculare* [NA]
~, рёберно-попере́чная costotransverse ligament, *ligamentum costotransversarium* [NA]
~, седа́лищно-бе́дренная ischiofemoral [ischiocapsular] ligament, *ligamentum ischiofemorale* [NA]

~, селезёночно-по́чечная splenorenal [lienorenal] ligament, *ligamentum splenorenale, ligamentum lienorenale* [NA]

~, спира́льная spiral ligament, *ligamentum spirale* [NA]

~, среди́нная пупо́чная median [middle] umbilical ligament, *ligamentum umbilicale medianum* [NA]

~, среди́нная щитоподъязы́чная median thyrohyoid ligament, *ligamentum thyrohyoideum medianum* [NA]

~ стре́мени, кольцева́я annular ligament of stapes, *ligamentum annulare stapedis* [NA]

~, тара́нно-ладьеви́дная talonavicular (dorsal) ligament, *ligamentum talonaviculare* [NA]

~, трапециеви́дная trapezoid ligament, *ligamentum trapezoideum* [NA]

~, шилонижнечелюстна́я stylomandibular ligament, *ligamentum stylomandibulare* [NA]

~ шилоподъязы́чная stylohyoid ligament, *ligamentum stylohyoideum* [NA]

~, щитонадгорта́нная thyroepiglottic ligament, *ligamentum thyroepiglotticum* [NA]

~, эластоволокни́стая elastofibrous ligament, *ligamentum fibrarum elasticarum* [NA]

~ я́ичника, со́бственная (utero-)ovarian ligament, *ligamentum ovarii proprium* [NA]

свя́зки *ж. мн.* ligaments, *ligamenta* [NA] (*см. тж* свя́зка)

~, вентра́льные крестцо́во-подвздо́шные ventral [anterior] sacroiliac ligaments, *ligamenta sacroiliaca ventralia* [NA]

~, внека́псульные extracapsular ligaments, *ligamenta extracapsularia* [NA]

~, грудиноперикардиа́льные sternopericardial ligaments, *ligamenta sternopericardiaca* [NA]

~, дорса́льные крестцо́во-подвздо́шные dorsal sacroiliac ligaments, *ligamenta sacroiliaca dorsalia* [NA]

~, жёлтые yellow [flaval] ligaments, *ligamenta flava* [NA]

~ коле́на, крестообра́зные cruciate ligaments of knee, *ligamenta cruciata genus* [NA]

~, коллатера́льные collateral ligaments, *ligamenta collaterales* [NA]

~, кольцевы́е annular ligaments, *ligamenta annularia* [NA]

~, крылови́дные alar ligaments, *ligamenta alaria* [NA]

~, ладо́нные palmar [volar accessory] ligaments, *ligamenta palmaria* [NA]

~, ладо́нные запя́стно-пя́стные palmar [volar] carpometacarpal ligaments, *ligamenta carpometacarpea palmaria* [NA]

~, ладо́нные межзапя́стные palmar [volar] intercarpal ligaments, *ligamenta intercarpea palmaria* [NA]

~, лучи́стые грудинорёберные radiate sternocostal ligaments, *ligamenta sternocostalia radiata* [NA]

~, межко́стные клиноплюсневы́е interosseous cuneometatarsal ligaments, *ligamenta cuneometatarsalia interossea* [NA]

~, межко́стные крестцо́во-подвздо́шные interosseous sacroiliac ligaments, *ligamenta sacroiliaca interossea* [NA]

~, межко́стные межзапя́стные interosseous intercarpal ligaments, *ligamenta intercarpalia interossea* [NA]

~, межко́стные межклинови́дные interosseous intercuneiform ligaments, *ligamenta intercuneiformia interossea* [NA]

~, межко́стные плюсневы́е interosseous metatarsal ligaments, *ligamenta metatarsalia interossea* [NA]

~, межко́стные пя́стные interosseous metacarpal ligaments, *ligamenta metacarpalia interossea* [NA]

~, межости́стые interspinous ligaments, *ligamenta interspinalia* [NA]

~, межпопере́чные intertransverse ligaments, *ligamenta intertransversaria* [NA]

~, надости́стые supraspinal ligaments, *ligamenta supraspinalia* [NA]

~ пе́чени hepatic ligaments, *ligamenta hepatis* [NA]

~, плюсневы́е metatarsal ligaments, *ligamenta metatarsalia* [NA]

~, подде́рживающие моло́чную железу́ suspensory ligaments of mammary gland, *ligamenta suspensoria mammaria* [NA]

~, подо́швенные plantar ligaments, *ligamenta plantaria* [NA]

~, подо́швенные клиноладьеви́дные plantar cuneonavicular ligaments, *ligamenta cuneonavicularia plantaria* [NA]

~, подо́швенные межклинови́дные plantar intercuneiform ligaments, *ligamenta intercuneiformia plantaria* [NA]

~, подо́швенные плюсневы́е plantar metatarsal ligaments, *ligamenta metatarsalia plantaria* [NA]

~, подо́швенные предплю́сне-плюсневы́е plantar tarsometatarsal ligaments, *ligamenta tarsometatarsea plantaria* [NA]

~, пра́вая и ле́вая треуго́льные right and left triangular ligaments of liver, *ligamenta triangulare dextrum et sinistrum* [NA]

~ предплю́сны, межко́стные interosseous ligaments of tarsus, *ligamenta tarsi interossea* [NA]

~ предплю́сны, подо́швенные plantar ligaments of tarsus, *ligamenta tarsi plantaria* [NA]

~ предплю́сны, ты́льные dorsal ligaments of tarsus, *ligamenta tarsi dorsalia* [NA]

~, рёберно-мечеви́дные costoxiphoid ligaments, *ligamenta costoxiphoidea* [NA]

~ слуховы́х ко́сточек ligaments of auditory ossicles, *ligamenta ossiculorum auditus* [NA]

~, суста́вно-плечевы́е glenohumeral ligaments, *ligamenta glenohumeralia* [NA]

~, трахеа́льные tracheal ligaments, *ligamenta trachealia* [NA]

~, тыльные запя́стно-пя́стные dorsal carpometacarpal ligaments, *ligamenta carpometacarpea dorsalia* [NA]
~, тыльные клиноладьеви́дные dorsal cuneonavicular ligaments, *ligamenta cuneonavicularia dorsalia* [NA]
~, тыльные межзапя́стные dorsal intercarpal ligaments, *ligamenta intercarpea dorsalia* [NA]
~, тыльные межклинови́дные dorsal intercuneiform ligaments, *ligamenta intercuneiformia dorsalia* [NA]
~, тыльные плюсневы́е dorsal metatarsal ligaments, *ligamenta metatarsea dorsalia* [NA]
~, тыльные предплю́сне-плюсневы́е dorsal tarsometatarsal ligaments, *ligamenta tarsometatarsea dorsalia* [NA]
~ ушно́й ра́ковины auricular ligaments, *ligamenta auricularia* [NA]
свя́зочный ligamentous
свя́зывание *с.* binding
~, ковале́нтное covalent binding
~, конкуре́нтное белко́вое competitive protein binding
~, мно́жественное multiple binding
~, насыща́емое saturable binding
~, ненасыща́емое nonsaturable binding
~, необрати́мое irreversible binding
~, нерецепто́рное nonreceptor binding
~, неспецифи́ческое nonspecific binding
~, обрати́мое reversible binding
~, о́бщее total binding
~, радиолига́ндное radioligand binding
~, рецепто́рное receptor binding
~, специфи́ческое specific binding
свя́зывать to bond, to bind; to link
связь *ж.* bond
~, ами́дная amide bond
~, водоро́дная hydrogen bond
~, двойна́я double bond
~, дисульфи́дная disulfide bond
~, макроэнергети́ческая high energy bond
~, ненасы́щенная unsaturated bond
~, обра́тная feedback
~, обра́тная биологи́ческая biofeedback
~, одина́рная single bond
~, отрица́тельная обра́тная negative feedback
~, пепти́дная peptide bond
~, положи́тельная обра́тная positive feedback
~, сенсо́рная обра́тная sensory feedback
~, тройна́я triple bond
~, хими́ческая chemical bond
сгиба́ние *с.* flexion, bending
~, акти́вное active flexion
~, боково́е lateroflexion
~ в локтево́м суста́ве flexion of elbow
~ го́лени knee flexion
~, доста́точное acceptable flexion
~, ладо́нное palmar [volar] flexion
~, непо́лное semiflexion
~, пасси́вное fixed [passive] flexion
~ подо́швы plantar flexion
~ с сопротивле́нием loaded flexion

~, тыльное dorsiflexion, dorsal flexion
~ ше́и вле́во left lateral bending of neck
~ ше́и впра́во right lateral bending of neck
сгиба́тель *м. (мышца)* flexor, *musculus flexor* [NA]
~ большо́го па́льца ки́сти, дли́нный long flexor muscle of thumb, *musculus flexor pollicis longus* [NA]
~ большо́го па́льца ки́сти, коро́ткий short flexor muscle of thumb, *musculus flexor pollicis brevis* [NA]
~ большо́го па́льца стопы́, дли́нный long flexor muscle of great toe, *musculus flexor hallucis longus* [NA]
~ большо́го па́льца стопы́, коро́ткий short flexor muscle of great toe, *musculus flexor hallucis brevis* [NA]
~ запя́стья, локтево́й ulnar flexor muscle of wrist, *musculus flexor carpi ulnaris* [NA]
~ запя́стья, лучево́й radial flexor muscle of wrist, *musculus flexor carpi radialis* [NA]
~ ма́лого па́льца стопы́, коро́ткий short flexor muscle of little toe, *musculus flexor digiti minimi brevis pedis* [NA]
~ мизи́нца ки́сти, коро́ткий short flexor muscle of little finger, *musculus flexor digiti minimi brevis manus* [NA]
~ па́льцев ки́сти, глубо́кий deep flexor muscle of fingers, *musculus flexor digitorum profundus manus* [NA]
~ па́льцев ки́сти, пове́рхностный superficial flexor muscle of fingers, *musculus flexor digitorum superficialis manus* [NA]
~ па́льцев стопы́, дли́нный long flexor muscle of toes, *musculus flexor digitorum longus pedis* [NA]
~ па́льцев стопы́, коро́ткий short flexor muscle of toes, *musculus flexor digitorum brevis pedis* [NA]
сгиба́ть to flex, to bend
сгла́живание *с. радиол.* smoothing
~, временно́е temporal smoothing
~, девятито́чечное nine-point smoothing
~, простра́нственное spatial smoothing
сгу́сток *м.,* кровяно́й blood clot
сдавле́ние *с.* compression
~ головно́го мо́зга cerebral compression
~ не́рва nerve compression
~ сосу́дов vascular embarrassment
~ спинно́го мо́зга spinal cord compression
~ ствола́ мо́зга brain stem compression
сдвиг *м. биохим.* shift
~, хими́ческий chemical shift
себоре́я *ж. дерм.* seborrhea
~, густа́я concrete seborrhea
~, жи́рная seborrhea oleosa
~, засто́йная seborrhea congestiva, lupus erythematosus
~ новорождённых, чешу́йчатая seborrhea squamosa neonatorum
~, ста́рческая seborrhea senilis
~, суха́я seborrhea sicca

~, чёрная seborrhea nigra
~, юношеская seborrhea faciei, seborrhea of face
себоцистоматоз *м. дерм.* steatocystoma multiplex, steatomatosis
сегмент *м.* segment
~, межузловой *(оболочки нейронного отростка)* internodal segment, *segmentum internodale* [NH]
~, отводящий efferent limb
~, приводящий afferent limb
~ хромосомный chromosome band
сегментарно-рефлекторный reflexosegmental
сегментарный segmental
сегментация *ж.*, ритмическая nonpropulsive segmental activity
сегрегация *ж. ген.* segregation
седалищно-копчиковый ischiococcygeal
седативный sedative
седация *ж.* sedation, restful state
седиментация *ж.* sedimentation
седло *с.*, турецкое Turkish saddle, *sella turcica* [NA]
седуксен *м. фарм.* seduxen, diazepam
секвестр *м.* sequestrum; necrotic caries
~, венечный ring sequestrum
секвестрация *ж.* sequestration
~, лёгочная lung sequestration
секвестрэктомия *ж.* sequestrectomy
секобарбитал *м. фарм.* secobarbital
секретин *м.* secretin
секреторный secretory
секреция *ж.* secretion
~ антител antibody secretion
~ гонадотропина gonadotropic function
~, желудочная gastric secretion
~ кислоты в ночное время nocturnal acid secretion
~ молока lactation
~ молока, усиленная superlactation
селезёнка *ж.* spleen, *lien, splen* [NA]
~, блуждающая floating spleen
~, добавочная accessory spleen
~, сальная lardaceous spleen
~, септическая septic splenitis, acute splenic tumor
селективный selective
селектор *м.* (импульсов):
~, амплитудный discriminator
~, дифференциальный амплитудный differential counting discriminator
~, интегральный амплитудный integral counting discriminator
селекция *ж.* selection
~ антигеном antigenic selection
~ вирусов virus selection
~, гаметическая gametic selection
~ клона clonal selection
~, радиационная radiation selection
селен *м. хим.* selenium, Se
~, радиоактивный radioselenium, radioactive selenium
селенометионин *м. биохим.* selenomethionine

селенопротеин *м.* P selenoprotein P
семап *м. фарм.* semap, penfluridol
семейно-наследственный heredofamilial
семейный familial
семенник *м.* testicle, *testis* [NH]
семенной seminal
семиология *ж.*, **семиотика** *ж.* symptomatology, sem(e)iotics, sem(e)iology
сенестопатия *ж. псих.* cenestopathy
сенилизм *м.* senilism
сенильный senile
сенктид *м. фарм.* senktide
сеннозиды *м. мн. биохим.* sennosides
сенсибилизация *ж.* sensitization
~, активная active sensitization
~, аутоэритроцитарная autoerythrocyte sensitization
~, пассивная passive sensitization
~, перекрёстная crossed sensitization
~, повторная resensitization
сенсибилизированный sensitized
сенсибилизировать to sensitize
сенситивность *ж.* sensitivity
сенсорный sensory
сепаратор *м. мед. тех.* separator
~ зубов teeth separator
~, стоматологический teeth separator
сепарация *ж.* separation
сепсис *м.* sepsis; septicemia
~, акушерский obstetric sepsis
~, анаэробный anaerobic sepsis
~, бактериальный грамнегативный gram-negative bacterial sepsis
~ вследствие осложнений катетеризации catheter-related sepsis
~, генерализованный overwhelming sepsis
~, гинекологический gynecologic sepsis
~, кандидамикотический Candida sepsis
~, коли-бактериальный severe coliform infection
~, криптогенный cryptogenic sepsis
~, неонатальный neonatal sepsis
~ новорождённых neonatal sepsis
~, ожоговый burn (wound) sepsis
~, перинатальный perinatal sepsis
~, послеабортный postabortive sepsis
~, послеродовой puerperal sepsis, lechopyra
~, посттравматический posttraumatic sepsis
~, пупочный umbilical sepsis
~, пуэрперальный puerperal sepsis, lechopyra
~, раневой wound sepsis, traumatic sepsis
~, ротовой oral sepsis
~, синегнойный Pseudomonas sepsis
~, тазовый pelvic sepsis
~, хирургический surgical sepsis
~, хронический persistant sepsis
септикопиемия *ж.* septicopyemia, systemic infection
септицемия *ж.* septicemia
~, акушерская obstetric septicemia
~, гинекологическая gynecologic septicemia
~, послеродовая puerperal septicemia

септи́ческий

септи́ческий septic
септэктоми́я *ж.* (*удаление перегородки*) septectomy
се́ра *ж. хим.* sulfur, S
~, радиоакти́вная radiosulfur, radioactive sulfur
~, ушна́я cerumen, earwax
сервоанестези́я *ж.* (*анестезия со следящей системой — обратной связью*) servo-anesthesia
серде́чно-сосу́дистый cardiovascular
серде́чный cardiac
се́рдце *с.* heart, *cor* [NA]
~ асте́ника drop [suspended] heart
~, бы́чье bovine [ox] heart
~ в ви́де «деревя́нного башмака́» boot-shaped [sabot, wooden-shoe] heart
~, вися́чее suspended [drop] heart
~, волоса́тое [ворси́нчатое] hairy heart
~ гиперсте́ника horizontal heart
~, глазу́рное frosted [icing] heart
~, двухка́мерное cor biloculare
~, жи́рное fat(ty) heart, cor adiposum
~, иску́сственное artificial heart
~, ка́пельное elongated [drop-like, "hypoplastic"] heart
~, лежа́чее horizontal heart
~, лёгочное cor pulmonale
~, о́строе лёгочное acute cor pulmonale
~, па́нцирное stone heart
~, «пивно́е» beer heart
~, спорти́вное athlete's heart
~, тигро́вое tiger heart
~, тиротокси́ческое thyrotoxic heart disease
~, транспланти́рованное transplanted heart
~, трёхка́мерное cor triloculare
~, хрони́ческое лёгочное chronic cor pulmonale
сердцебие́ние *с.* palpitation, heartbeats
~ плода́ fetal heartbeats
~, учащённое palpitation
серебро́ *с. хим.* silver, Ag
~, герма́нское (*никелево-латунный сплав*) German silver
~, осаждённое precipitated silver
~, радиоакти́вное radioactive silver, radiosilver
seри́н *м. биохим.* serine
серио́граф *м. мед. тех.* (rapid) film [serial] changer, serialographic unit
серкля́ж *м. оптом.* cerclage, tiring
серо́зно-фибрино́зный serofibrinous
серо́зный serous
сероиммуните́т *м.* seroimmunity
сероконве́рсия *ж.* seroconversion
серологи́ческий serologic
сероло́гия *ж.* serology
серонегати́вный seronegative
серопозити́вный seropositive
серопрофила́ктика *ж.* seroprophylaxis
серотерапи́я *ж.* serotherapy
сероти́п *м.* serotype
серотони́н *м. фарм.* serotonin, 5-hydroxytryptamine
серотрансфу́зия *ж.* serotransfusion

пероци́т *м.* serous [albuminous] cell, *serocytus* [NH]
серп *м.* falx, *falx* [NA]
~ большо́го мо́зга falx of cerebrum, *falx cerebri* [NA]
~ мозжечка́ falx of cerebellum, *falx cerebelli* [NA]
~, па́ховый inguinal aponeurotic fold, conjoined tendon, *falx inguinaiis* [NA]
сесквитерпе́ны *м. мн.* sesquiterpenes
сестра́ *ж.* (*медицинская*) nurse; *англ.* sister
~, дежу́рная медици́нская nurse on duty
~, дипломи́рованная операцио́нная trained theater nurse
~, медици́нская nurse; *англ.* sister
~, мла́дшая медици́нская assistant [practical] nurse
~, операцио́нная медици́нская scrub nurse
~, патрона́жная медици́нская health visiter
~, ста́ршая медици́нская head nurse
се́точка *ж.*, трабекуля́рная trabecular gauze, trabecular net(work), *reticulum trabeculare* [NH]
сетча́тка *ж.* retina, *retina* [NA]
се́тчатый reticular, reticulate
сеть *ж.* net(work); reticulum, *rete* [NA]
~, агранули́рная эндоплазмати́ческая agranular endoplasmic reticulum
~, акромиа́льная acromial network, *rete acromiale* [NA]
~, артериа́льная arterial network, *rete arteriosum* [NA]
~, вено́зная venous network, *rete venosum* [NA]
~, внутримы́шечная артериа́льная intramuscular arterial net(work), *rete arteriale intramusculare* [NH]
~, гла́дкая эндоплазмати́ческая agranular endoplasmic reticulum
~ запя́стья, ты́льная dorsal carpal network, *rete carpi dorsale* [NA]
~, звёздчатая stellate reticulum
~, зерни́стая эндоплазмати́ческая granular endoplasmic reticulum
~, имму́нная immune network
~, клубо́чковая капилля́рная (*почки*) glomerular capillary net, *rete capillare glomerulare* [NH]
~, коле́нная суставна́я articular network of knee, *rete articulare genus* [NA]
~, ко́рковая околокана́льцевая [ко́рковая перитубули́рная] капилля́рная (*почки*) cortical peritubular capillary net, *rete capillare peritubulare corticalis* [NH]
~, латера́льная лоды́жковая lateral malleolar network, *rete malleolare laterale* [NA]
~, лимфокапилля́рная lymphocapillar network, *rete lymphocapillare* [NA]
~, локтева́я суставна́я articular network of elbow, *rete articulare cubiti* [NA]
~, медиа́льная лоды́жковая medial malleolar network, *rete malleolare mediale* [NA]

~, мозговая околоканальцевая [мозговая перитубулярная] капиллярная *(почки)* medullar(y) peritubular capillary net, *rete capillare peritubulare medullaris* [NH]
~ надколенника network of patella, *rete patellaris* [NA]
~, незернистая эндоплазматическая agranular endoplasmic reticulum
~, нервная neural [nerve] network
~, подошвенная венозная plantar venous network, *rete venosum plantare* [NH]
~, подслизистая артериальная submucous [submucosal] arterial network, *rete arteriale submucosum* [NH]
~, подэпителиальная лимфокапиллярная subepithelial lymphocapillary network, *rete lymphocapillare subepitheliale* [NH]
~, пяточная calcaneous network, *rete calcaneum* [NA]
~, саркоплазматическая sarcoplasmic reticulum
~ стопы, тыльная венозная dorsal venous network of foot, *rete venosum dorsale pedis* [NA]
~ эластического волокна, эластическая elastic net of elastic fiber, *rete elasticum* [NH]
~, эндоплазматическая endoplasmic reticulum, ER
~ яичка network of testis, Haller's rete, *rete testis* [NA]
сечение *с.* мочевого пузыря cystotomy
сжатие *с.* compression, constriction
 ~ сфинктера, волевое voluntary constriction of sphincter
сиаладенит *м.* sial(o)adenitis
сиаладенэктомия *ж.* sialoadenectomy
сиалидаза *ж. биохим.* sialydase
сиалидоз *м.* sialydosis
сиалилтрансфераза *ж. биохим.* sialyl transferase
сиалограмма *ж. рентг.* sialogram, sialograph
сиалография *ж. рентг.* sialo(adeno)graphy, ptyalography
сиалодохит *м. стом.* sialodochitis, sialoductitis
сиалолитиаз *м. стом.* sialolithiasis
сиалосканография *ж. рентг.* sialoscanography
сиалостаз *м.* sialoschesis
сиалосцинтиграфия *ж. рентг.* sialoscanography
сибазон *м. фарм.* diazepam, seduxen
сибсы *мн.* sibs, siblings
сигмоидит *м.* sigmoiditis
 ~, катаральный catarrhal sigmoiditis
 ~, хронический chronic sigmoiditis
 ~, язвенный ulcerative sigmoiditis
сигмоидоскопия *ж.* sigmoidoscopy
 ~, гибкая flexible sigmoidoscopy
 ~, жёсткая rigid sigmoidoscopy
сигмопроктостомия *ж.* sigmoproctostomy
сигмостома *ж.* sigmostoma
сигмоцистопластика *ж.* sigmocystoplasty
сигнал *м.* signal
 ~, аналоговый analog signal
 ~, биоэлектрический bioelectrical signal
 ~, входной input signal
 ~, выходной output signal
 ~ от кровотока flow-related signal

~, отражённый echo [reflected] echo
~ свободной индукции free induction decay, FID
~, шумовой sampling noise
сигнатура *ж. фарм.* signature, prescription label
сиделка *ж.* orderly approved nurse
сидеродромофобия *ж.* siderodromophobia
сидеротический siderotic
сиднокарб *м. фарм.* sydnocarb, mesocarb
сиднофен *м. фарм.* sydnophen
сикоз *м.* sycosis
 ~ (Брока), люпоидный lupoid sycosis
 ~, обыкновенный sykosis vulgaris, folliculitis barbae, barber's itch
 ~, паразитарный parasitic sycosis
сила *ж.* strength, force
 ~ захвата pinch power
 ~ конечности extremity strength
 ~, мышечная muscle strength
 ~ натяжения tensile force
 ~ срезывания shearing force
 ~ схвата grip strength
 ~ сцепления adhesive force
силикатный silicate
силикоз *м.* silicosis
силикон *м. биохим.* silicone
 ~, вспененный silastic foam
силуэт *м.* сердца, рентгеновский cardiac silhouette, heart shadow
силы *ж. мн.* организма, защитные host defenses
симболофобия *ж.* symbolophobia
символ *м.* symbol
симпаталгия *ж.* sympathalgia
симпатикотомия *ж.* sympathicotomy
симпатикотонический sympathicotonic
симпатикотония *ж.* sympathicotonia
симпатикотропный sympathicotropic
симпатический sympa(the)tic
симпатоадреналовый sympathoadrenal
симпатобласт *м.* sympathoblast
симпатобластома *ж.* sympathoblastoma
симпатоганглионит *м.* sympathicoganglionitis
симпатолитики *м. мн.* sympatholytics
симпатолитический sympatholytic
симпатомиметик *м.* sympathomimetic (agent)
симпатомиметин *м.* sympathomimetin
симпатомиметический sympathomimetic
симпатопатия *ж.* sympathopathy
симпатэктомия *ж.* sympathectomy
 ~, периартериальная periarterial sympathectomy, Leriche's operation
 ~, постганглионарная postganglionic sympathectomy
 ~, поясничная lumbar sympathectomy
 ~, преганглионарная preganglionic sympathectomy
 ~, химическая chemical sympathectomy
симптом *м.* sign, symptom *(см. тж* симптомы, признак, признаки)
 ~ Аарона Aaron's symptom
 ~ Абади *невр.* Abadie's sign
 ~ Абрахамса Abrahams' symptom
 ~ Александрова Alexandrov's symptom

симптóм

~ Алексéева — Шрáмма *нефр.* Alexeev-Schramm symptom
~ Áмосса Amoss' symptom
~ Ангелéску Anghelescu's symptom
~ Андрáля Andral's symptom
~ Áнтона Anton's symptom
~ Áншютца Anschütz's symptom
~ Áрди — Горчакóва *дерм.* Hardy's symptom
~ Áриас-Стéллы *гинек.* Arias-Stella's symptom
~ Аррóйо Arroyo's symptom
~ Áссмана — Фáульхабера Assmann-Faulhaber symptom
~ Áстрова (I) Astrov's symptom (I)
~ Áстрова (II) Astrov's symptom (II)
~ Атанáссио *офт.* Athanassio's symptom
~ Áуэнбруггера *кард.* Auenbrugger's symptom
~ Ашáффенбурга *псих.* Aschaffenburg's symptom
~ Áшнера Aschner's symptom, oculocardiac reflex
~ Бáбеша Babes' symptom
~ Бабúнского *невр.* great toe [Babinski's] sign, Babinski's phenomenon
~ Бабúнского (I — IX) Babinski's symptom (I — IX)
~ Бáбука Babuk's symptom
~ Бáбчина Babchin's symptom
~ Бáйера Baeyer's symptom
~ Байкóва *травм.* Bajkov's symptom
~ Байяржé Baillarger's symptom
~ Балдýччи *невр.* Balduchi's symptom
~ Баллé *энд.* Ballet's sign
~ Бáмбергера Bamberger's sign
~ Бáнки Banki's symptom
~ Бáнти Banti's symptom
~ Бáра Bard's sign
~ Бáрани Bárány's symptom
~ Бáрлоу Barlow's symptom
~ Бáрона Baron's symptom
~ Баррé *невр.* Barré's symptom
~ Баррé, вéрхний Barré's higher symptom
~ Баррé, нúжний Barré's lower symptom
~ Бартомьé *гастр.* Bartomier's symptom
~ Бáруха Baruch's symptom
~ Бáсслера *гастр.* Bassler's symptom
~ Бастéдо Bastedo's symptom
~ Бáстиана Bastian's symptom
~ Бахтиáрова *невр.* Bakhtiarov's symptom
~ Бачéлли *пульм.* Baccelli's symptom
~ Бейé — Áрди Beyea-Hardy symptom
~ Бéйсмана Beisman's symptom
~ Бéка Beck's symptom
~ Бéккера Becker's symptom
~ Беклáра Béclard's symptom
~ Бéлера Böhler's symptom
~ Бéлла Bell's symptom
~ бéлого пятнá *(при скарлатине)* rash blanching at pressure symptom
~ Белостóцкого Belostotsky's symptom
~ Бéльца *дерм.* Baelz's symptom
~ Бен-Áшера *гастр.* Ben-Ashers symptom
~ Бенедúкта *гастр.* Benedict's symptom
~ Бéнзадона Benzadon's symptom
~ Беньé Besnier's symptom
~ Бéра 1. *офт.* Behr's symptom 2. *энд.* Behr's symptom
~ Бéргера Berger's symptom
~ Бéргманна Bergmann's symptom
~ Бéрда Bird's symptom
~ Березнегóвского *хир.* Bereznegovsky's symptom
~ Бéрлина *офт.* Berlin's symptom
~ Бернáцкого *невр.* Biernacki's symptom
~ Бéрнгардта Bernhardt's symptom
~ Бéрри Berry's symptom
~ Бéртона Burton's symptom
~ Беспáлова Bespaloff's symptom
~ Бéхтерева Bechterew's symptom
~ Бéхтерева — Мéнделя *невр.* Bechterew-Mendel symptom
~ Бéцольда Bezold's symptom
~ Бúвора *невр.* Beevor's symptom
~ Бúга Bieg's symptom
~ Бúдерманна *дерм.* Biedermann's symptom
~ Бильшóвского *невр.* Bielschowsky's symptom
~ Бúнга Bing's symptom
~ Биндá *пульм.* Binda's symptom
~ Бúрмера *хир.* Biermer's symptom
~ Битó *офт.* Butot's symptom
~ Бúтторфа *хир.* Bittorf's symptom
~ Бúтторфа — Тушúнского *кард.* Bittorf-Tushinsky symptom
~ Блéксленда Blaxland's symptom
~ Блинóва Blinov's symptom
~ Блýмберга — Щёткина Blumberg's sign, guarding symptom
~ Блýмера Blumer's symptom
~ Бóаса *гастр.* Boas' symptom
~ Боголéпова Bogolepov's symptom
~ Бóйса *гастр.* Boys' symptom
~ Бóльта *гинек.* Bolt's symptom
~ большóго пáльца (кúсти Бéхтерева) thumb sign
~ Бьéррума Bjerrum's symptom
~, ведýщий guiding [cardinal] symptom
~ Вéйлля *пульм.* Weill's symptom
~ Вéйнберга Weinberg's symptom
~ Вéйсмана *невр.* Weisman's symptom
~ Вéкслера *псих.* Wechsler's symptom
~ Верагýта *невр.* Veraguth's symptom
~ Веркó Verco's symptom
~ Вéрмеля — Маркéлова *невр.* Vermel-Markelov's symptom
~ Вернéя *травм.* Verneuil's symptom
~ Вéрнике *офт.* Wernicke's symptom
~ Вестфáля *невр.* Westphal's [Westphal-Erb] sign, Westphal's phenomenon
~ Вестфáля — Пúльтца *офт.* Westphal-Piltz phenomenon
~ Вигурý — Шаркó *энд.* Vigouroux's symptom
~ Вúдмера *гастр.* Widmer's symptom
~ Вилéнкина *невр.* Vilenkin's symptom
~ Вилларé *невр.* Villaret's symptom

симптом

~ Вилли́зия *невр.* Willis' paracusia
~ Виногра́дова — Дюрозье́, двойно́й *кард.* Vinogradov-Durozier symptom
~ Ви́нтера *гастр.* Wynter's symptom
~ Ви́тека *невр.* Vitek's symptom
~ вишнёвой ко́сточки *офт.* cherry-red spot (sign)
~ вожжей (Ко́рнева) *невр.* Kornev's [reins] sign
~ возду́шной поду́шки *невр.* Dupré's symptom
~ Волко́вича (I, II) *гастр.*, *ортоп.* Volkovich's symptom (I, II)
~ во́лоса *невр.* hair's sign
~ встава́ния *невр.* stand-up [rise] sign
~ выдвижно́го я́щика *травм.* drawer sign
~ Вюльпиа́на *невр.* Vulpian's symptom
~ Га́рсии — Со́джерса *рентг.* Garcia-Sogers symptom
~ Га́усса *гинек.* Gauss' symptom
~ Гви́ста *офт.* Guist's symptom
~ гвоздя́ *невр.* nail's sign
~ Ге́неля *офт.* Haenel's sign
~ Ге́нслена *хир.* Gaenslen's symptom
~ Ге́нтера *гинек.* Genter's sign
~ Гео́ргиевского — Мюсси́ *гастр.* Mussy's symptom
~ Ге́рхардта *торак. хир.* Gerhardt's symptom
~ Гийе́на *невр.* Guillain's symptom
~ Гийе́на — Либе́ра *невр.* Guillain-Libert symptom
~ гипотони́и век (Боголе́пова) *невр.* (Bogolepow's) hypotonic eyelids sign
~ глаз и языка́ *невр.* eyes and language sign
~ Го́ворова — Годелье́ *инф. бол.* Govorov-Godélier symptom
~ Го́льдфлама *хир.* Goldflam's symptom
~ Го́рдона *невр.* Gordon's sign, finger phenomenon
~ Горине́вской *ортоп.* Gorynevskaya's symptom
~ граммофо́на *невр.* gramophone sign
~ Грассе́ *невр.* Grasset's symptom
~ Гре́фе *энд.* Graefe's sign
~ Гре́я *гастр.* Gray's symptom
~ Гри́зингера *невр.* Griesinger's symptom
~ Гри́на *кард.* Greene's symptom
~ Грю́нвальда *гастр.* Grünwald's symptom
~ губы́ *рентг.* lipping
~ Гу́ддена *псих.* Gudden's symptom
~ Гу́нна *невр.* Gunn's sign, palpebromandibular synkinesia
~ Гу́рвича *ортоп.* Gurvich's symptom
~ Гуре́вича *гастр.* Gurevich's symptom
~ Гуре́вича — Ма́нна *нейрохир.* Gurevich-Mann symptom
~ Гу́ттманна *хир.* Guttmann's symptom
~ Гю́нтца *ортоп.* Güntz's symptom
~ Дане́лиуса *хир.* Danelius's symptom
~ Да́нса Dance's symptom
~ Дежери́на *невр.* Dejerine's symptom
~ Дельбе́ Delbet's symptom
~ Де́нди *невр.* Dandy's symptom
~ Дже́ксона (I, II) *невр.* Jackson's symptom (I, II)
~, дислокацио́нный *невр.* cerebral dislocation sign
~ Доброво́льской *хир.* Dobrovolskaya's symptom
~ До́йникова *невр.* Doynikov's symptom
~ Доннелли *гастр.* Donnelly's symptom
~ дополни́тельного противоде́йствия *невр.* accessory [assistant, consecutive] symptom
~ До́рендорфа *пат. анат.* Dorendorf's symptom
~ Дра́ммонда *пат. анат.* Drummond's symptom
~ Ду́гаса *травм.* Dugas' symptom
~ Дюпюитре́на *стом.* Dupuytren's symptom
~ Дюше́нна *хир.* Duchenne's symptom
~ Елли́нека *энд.* Jellinek's symptom
~ Е́ргасона *хир.* Jergason's symptom
~ Жакку́ Jaccoud's symptom
~ жгута́ bandage [Rumpel-Leede] sign
~ Жендри́нского Zhendrinsky's symptom
~ Жильбе́ра Gilbert's symptom
~ Жоффруа́ *энд.* Joffroy's symptom
~ Жюсте́ра *невр.* Juster's symptom
~ Забло́цкого-Деся́товского *ото* Zablotsky-Desyatovsky's symptom
~ за́навеса *невр.* curtain sign
~ занаве́ски *урол.* curtain symptom
~ засто́йного соска́ *невр.* papillary stasis sign, papilledema
~ За́ттлера *офт.* Sattler's symptom
~ Зе́гессера *гастр.* Saegesser's symptom
~ Зе́йделя *офт.* Seidel's symptom
~ Зе́йтца *офт.* Seitz's symptom
~ Зе́лльгейма *гинек.* Sellheim's symptom
~ Зельдо́вича *урол.* Zeldovich's symptom
~ зе́ркала *невр.* mirror sign
~ Зи́нченко *невр.* Zinchenko's symptom
~ зу́бчатого колеса́ *невр.* cogwheel sign
~ Ивано́ва — Смоле́нского *псих.* Ivanov-Smolensky symptom
~ Игнато́вской Ignatovskaya's symptom
~ Калито́вского *невр.* Kalitowsky's symptom
~ Ка́ллена *гастр.* Cullen's symptom
~ Ка́нтора *гастр.* Cantor's symptom
~ Карвалло́ *кард.* Carvallo's sign
~ ка́ски *невр.* helmet sign
~ ката́ния пилю́ль *невр.* pills rolling sign
~ Ка́тценштейна *кард.* Katzenstein's symptom
~ Ка́уфманна *ото* Kaufmann's symptom
~ кача́ния *невр.* shaking's [Leshchenko's] sign
~ Кве́ккенштедта *нейрохир.* Queckenstedt's symptom
~ Кви́нке Quincke's symptom
~ Ке́ра *гастр.* Kehr's symptom
~ Ке́рера *невр.* Kehrer's symptom
~ Ке́рнига *невр.* Kernig's symptom
~ Ке́рте Körte's symptom
~ Ки́вуля Kywul's symptom
~ Ки́на Keen's symptom

симпто́м

~ Кипши́дзе *невр.* Kipshidze's symptom
~ кла́вишей piano-key phenomenon
~ Кла́рка *гастр.* Clark's symptom
~ Кли́ппеля — Ве́йля *невр.* Klippel-Weil sign
~ Ко́дмана Codman's symptom
~ козырька́ *рентг.* lipping
~ коле́нчатого узла́ *невр.* geniculate ganglion [Dejerine-Souques-Sicard] sign
~ Комо́лли *оптол.* Comolli's symptom
~ Кончало́вского — Ру́мпеля — Ле́еде Konchalovsky-Rumpel-Leede symptom
~ Копыло́ва *невр.* Kopylov's symptom
~, корнеомандибуля́рный *невр.* corneomandibular sign
~ Корриге́на *кард.* Corrigan's symptom
~, ко́свенный indirect symptom
~ Ко́туи *гастр.* Co Tui-Meyer symptom
~ Ко́упа *гастр.* Cope's symptom
~ Ко́хера *невр.* Kocher's sign
~ Красноба́ева *пед.* Krasnobaev's symptom
~ Кре́йзига *кард.* Kreysig's symptom
~ «крокоди́ловых слёз» *невр.* crocodile tears sign, Bogorad's syndrome
~ Кро́ля *(при ишиалгии)* Krol's symptom
~ Кры́мова Krymov's symptom
~ Крювелье́ — Ба́умгартена *абд. хир.* Cruveilhier-Baumgarten symptom
~ Крю́кова — За́уэрбруха *торак. хир.* Kryukov's symptom
~ «ку́кольных глаз» *невр.* doll's eyes [Aronovich's] sign
~ кулака́ *невр.* fist sign, Lévy's symptom
~ Ку́ленкампффа — Га́ри *псих.* Kulenkampff's symptom
~ Ку́пернейла *хир.* Coopernail's symptom
~ Курвуазье́ *хир.* Courvoisier's symptom
~ куре́ния тру́бки *невр.* smoking of pipe sign
~ ку́ртки *невр.* Roth's symptom
~ Куртуа́ *невр.* Courtois' symptom
~ Куссма́уля Kussmaul's symptom
~ Кушеле́вского Kushelevsky's symptom
~ Лаге́ *невр.* Laguer's symptom
~ Ла́дингтона *хир.* Ludington's symptom
~, ладо́нно-подборо́дочный *невр.* palmomental [Marinescu-Radovici] sign
~ Ланда́у *дерм.* Landau's symptom
~ Ла́нца Lanz's symptom
~ Ларре́я *невр.* Larrey's symptom
~ Ласе́га *невр.* Lasègue's sign, Lasègue's test
~, латерализацио́нный *невр.* lateralization sign
~ Леви́ *невр.* Lévy's symptom, fist sign
~ Левинсо́на *невр.* Levinson's symptom
~ Лёжнева *урол.* Lezhnev's symptom
~ Лерми́тта *невр.* Lhermitte's symptom
~ Леса́жа *невр.* Lessage's symptom
~ ле́стницы *невр.* staircase [getting up] sign
~ ли́кворного толчка́ liquor push [Razdolsky's] sign
~ Ли́пманна *псих.* Liepmann's symptom
~, лобко́во-экстéнзорный *невр.* puboextensoric sign
~ Лю́ста *невр.* Lust's symptom

~ Мак-Берне́я McBurney's symptom
~ Ма́льча *инф. бол.* Malcz's sign
~ Ма́нна *невр.* Mann's symptom
~ Ма́нро Munro's symptom
~ Манья́на *псих.* Magnan's symptom
~ Мара́ньона *невр.* Marañón's [cervicoplantar] sign
~ Мари́ — Гийе́на *невр.* Marie-Guillain sign
~ Маринéску *невр.* Marinescu's sign
~ Маринéску — Ги́ршберга *невр.* Marinescu-Hirschberg sign
~ Мари́ — Фуа́ *невр.* Marie-Foix symptom
~ Ма́ркова *невр.* Markov's sign
~ Ма́ркса *оптол.* Marks's symptom
~ Марфа́на *инф. бол.* Marfan's symptom
~ ма́ски клóуна *невр.* clown mask sign
~ Ма́слова *пед.* Maslov's symptom
~ Матьé Mathieu's symptom
~ Мацкéвича *невр.* Mazkewitch's test
~ Мéйера *невр.* Meyer's symptom
~ Мéйо *хир.* Mayo's symptom
~ Мéйо-Ро́бсона Mayo-Robson's symptom
~ Мéльтцера *гастр.* Meltzer's symptom
~ Мéнделя — Бéхтерева *невр.* Mendel-Bechterew sign
~, менингеáльный *невр.* meningeal symptom
~ Мéрфи *гастр.* Murphy's sign
~, мéстный local sign
~ Мёбиуса *офт.* Möbius's symptom
~ мёртвых па́льцев *невр.* deathly fingers *or* toes symptom
~ Мингацци́ни *невр.* Mingazzini's symptom
~ Мирша́на *инф. бол.* Mirchamp's symptom
~ мо́крой тря́пки *невр.* wet rag sign
~ Мона́кова *невр.* Monakow's symptom
~ Мондонéзи tonic bulbofacial sign, Mondonesi's reflex
~ Мо́нрада — Кро́на *невр.* Monrad-Krohn sign
~ Мо́ркио *невр.* Morquio's sign
~ Мо́рриса Morris' symptom
~ морщи́нистости кóжи *(при раке груди)* wrinkling skin sign
~ Моско́вского *гастр.* Moskovsky's symptom
~ Мута́р-Мартéна *невр.* Moutard-Martin symptom
~ Мю́ллера *кард.* Müller's symptom
~, настора́живающий alarming symptom
~ натяжéния *невр.* stretch symptom
~ Наффци́гера *невр.* Naffziger's symptom
~, неврологи́ческий втори́чный neurological secondary sign
~, неврологи́ческий очаго́вый neurological focal sign
~, неврологи́ческий перви́чный neurological primary sign
~, невроти́ческий neurological sign, neurological symptom
~ Нéгро *невр.* Negro's sign
~ непроходи́мости obstructive symptom
~ Нéри *невр.* Neri's sign

симптом

~ Никольского *дерм.* Nikolsky's symptom
~ ниши *рентг.* niche sign, Haudek's niche
~ ножниц Вредена *ортоп.* Vreden's symptom
~ Обуховской больницы Hochenegg's symptom
~, объективный objective sign
~ Ожеховского *невр.* Orzechowski's sign
~, окципитотригеминальный *невр.* occipitotrigeminal sign
~ Оливера — Кардарелли *кард.* Oliver-Cardarelli symptom
~ Ома Ohm's symptom
~ Оппенгейма *невр.* Oppenheim's symptom
~ Оппольцера *кард.* Oppoltzer's symptom
~ Ортнера *гастр.* Ortner's symptom
~ Оршанского *невр.* Orshansky's sign
~ Ослера *морф.* Osler's symptom
~ Осны — Школьникова *невр.* Osna-Shkolnikov symptom
~ остановки мыслей *псих.* thought deprivation [thought obstruction, thought blocking] sign
~ остистого отростка [отведения бедра] *невр.* Razdolsky's [abduction of femur] sign
~ отдачи *невр.* Stewart-Holmes sign
~ открытого рта *невр.* opened mouth sign
~, очаговый focal sign
~ Павлова *псих.* Pavlov's sign
~ Падалки *инф. бол.* Padalka's symptom
~ падающей капли Вильмса falling drop sound
~ Пайнса Pines's symptom
~ Пайра *невр.* Payr's sign
~ Парро Parrot's symptom
~ Пастернацкого Pasternatsky's symptom
~, патогномоничный pathognomonic symptom, diagnostic sign
~, первичный *псих.* primary [first-rank] symptom
~ переднего выдвижного ящика anterior drawer sign
~ Переса Perez's symptom
~ «песочных часов» *гастр., рентг.* hour-glass deformity sign
~ Пика *инф. бол.* Pick's symptom
~ Пинса Pins' symptom
~, пирамидный *невр.* pyramid sign
~ Питра *невр.* Pitres' symptom
~ «плавающих глаз» *невр.* floating eyes sign
~ площадки *(при раке груди)* flattened skin
~ подвешивания *пед.* hanging [Lessage's] sign
~ поднимания по лестнице *невр.* upstairs [Zinchenko's] symptom
~ поклона Neri's sign
~ Политцера *ото* Politzer's symptom
~ полукуртки Roth's symptom
~ Поля *кард.* Paul's symptom
~ поперечного смеха *невр.* transverse laugh(ter) sign
~ Попова *энд.* Popov's symptom
~ посадки *невр.* seat sign

~ Поттенджера Pottenger's symptom
~, превалирующий prevailing [predominating] symptom
~ Прево *невр.* Prevost's symptom
~, преобладающий prevailing [predominating] symptom
~ «прилипшей пятки» *ортоп.* "stuck heel" sign
~ приседания *невр.* curtsy [Shereshevsky's] sign
~ Прозорова *рентг.* Prosorov's symptom
~ Прусака *невр.* Prusak's symptom
~, психический негативный negative mental symptom
~, психический позитивный positive mental symptom
~ Пула *невр.* Pool's symptom
~ Пуркинье (— Сансона) *офт.* Purkinje-Sanson symptom
~ Пууseппа *невр.* Puusepp's symptom
~ Пфуля Pfuhl's symptom
~ Равич-Щербо *пульм.* Ravich-Shcherbo's symptom
~ раздельного зажмуривания глаз *невр.* Revilliod's [inability to close the affected eye] sign
~ Раздольского *невр.* Razdolsky's [abduction of femur] sign
~ раздражения *невр.* irritating [irritative] sign
~ Раймиста *невр.* Raymist's symptom
~ Ревийо *невр.* Revilliod's [inability to close the affected eye] sign
~ Редера Reder's symptom
~ Редлиха *псих.* Redlich's symptom
~ Рейхардта *псих.* Reichardt's symptom
~ Ремака *невр.* Remak's symptom
~, рентгенографический roentgenographic evidence
~ ресниц *невр.* eyelash sign
~ Риверо-Корвальо *кард.* Rivero-Corvallo's sign
~ Робертсона *кард.* Robertson's symptom
~ Ровсинга Rovsing's symptom
~ Рогальской *ортоп.* Rogalskaya's symptom
~ роговичного кольца *невр.* cornea ring sign, Kayser-Fleischer symptom
~ Розе *невр.* Rose's symptom
~ Розе — Найлена *невр.* Rose-Nylin symptom
~ Розенбаха *невр.* Rosenbach's symptom
~ Розенгейма Rosenheim's symptom
~ Романова *торак. хир.* Romanov's symptom
~ Ромберга *невр.* Romberg's symptom
~ Рота *невр.* Roth's symptom
~ Руккера *офт.* Rucker's symptom
~ Сабати *кард.* Sabathie's symptom
~ Сазмена *кард.* Suzman's symptom
~ сального лица *невр.* greasy [sebaceous] face sign
~ Салюса *гинек.* Salus' symptom
~ Самнера Sumner's symptom
~ Сансома *кард.* Sansom's symptom
~, седалищный *невр.* Wartenberg's sciatic sign
~ Седана *офт.* Sédan's symptom
~ Сейка *кард.* Seyk's symptom

симпто́м

~ Се́йля Sale's symptom
~ Се́ндерса *кард.* Sanders' symptom
~ Сенто́на *невр.* Sainton's symptom
~ Сержа́на *невр.* Sergent's symptom
~ сжа́тия па́льцев в кула́к *невр.* fingers clench(ing) sign
~ Сёдерберга *невр.* Söderbergh's [bridle] sign
~ Сика́ра *невр.* Sicard's sign
~ Сика́ра — Фуа́ *невр.* Sicard-Foix symptom
~ силуэ́та *рентг.* silhouette sign
~, синкинети́ческий *невр.* Gunn's sign, palpebromandibular synkinesia
~ Сироти́нина — Кукове́рова *кард.* Sirotinin-Kukoverov symptom
~ Ситко́вского Sitkovsky's symptom
~ ска́тывания пилю́ль *невр.* pills-rolling sign
~ складно́го ножа́ *невр.* clasp-knife sign
~ Скло́вского *инф. бол.* Sklowsky's symptom
~ скрещённых рук *невр.* crossed arms sign
~ Сми́та — Фи́шера *пульм.* Smith's symptom
~ смыка́ния век *невр.* closing of eyelids [Kohanowsky's] sign
~ соля́рного гвоздя́ *невр.* solar plexitis sign, plexalgia
~, сонографи́ческий (ultra)sonographic sign
~ сопротивле́ния *невр.* resistance sign
~, сопу́тствующий epiphenomenon, concomitant symptom
~ Соре́зи Soresi's symptom
~ Спа́лдинга Spalding's symptom
~ Спасокуко́цкого Spasokukotsky's symptom
~ Спе́ка Speck's symptom
~ Спижа́рного Spizharniy's symptom
~, спина́льный *невр.* spinal sign
~ Сти́лла *кард.* Still's symptom
~ Сто́кса Stokes's symptom
~ Стю́арта — Хо́лмса *невр.* Stewart-Holmes sign
~, субъекти́вный subjective symptom
~ Су́ка *невр.* Souques' symptom
~ Су́кера *энд.* Suker's symptom
~ Сьера *хир.* Sieur's symptom
~ Та́уссига *инф. бол.* Taussig's symptom
~ твёрдого отёка *невр.* hard edema symptom
~ Те́леки *невр.* Teleky's symptom
~ Тине́ля *невр.* Tinel's symptom
~ То́блера *пед.* Tobler's symptom
~ То́йнби *ото* Toynbee's symptom
~ толка́ния *невр.* push symptom, Foix-Thévenard sign
~ Тома́ *невр.* Thomas' symptom
~ Тома́ — Жюманти́ *невр.* Thomas-Jumantie symptom
~ То́маса Thomas' symptom
~ топта́ния *невр.* marching-in sign
~ Тра́убе *кард.* Traube's symptom
~ Трела́ *пульм.* Trélat's symptom
~ трепета́ния век *невр.* flutter of eyelids sign, Zylberlast-Zand sign
~ тре́снувшего горшка́ *хир.* cracked pot [Macewen's] sign
~ Тру́нечека *невр.* Truneček's symptom
~ Труссо́ *энд.* Trousseau's sign

~ Ту́рнера *невр.* Turner's symptom
~ Ту́рына *невр.* Turyn's symptom
~ Тюффье́ Tuffier's symptom
~ узды́ *невр.* bridle [Söderbergh's] sign
~, ультрасонографи́ческий (ultra)sonographic sign
~ Фаже́ *инф. бол.* Faget's symptom
~, факультати́вный facultative sign
~ Федери́чи *торак. хир.* Federici's symptom
~ Фе́рстера *нефр.* Foerster's symptom
~ фикса́ции взо́ра *невр.* gaze fixation sign
~ Фи́шера *кард.* Fischer's symptom
~ Флата́у *невр.* Flatau's symptom
~ Фра́нка *пульм.* Frank's symptom
~ Фра́нцеля *кард.* Frantzel's symptom
~ Франческе́тти *пед.* Franceschetti's symptom
~ Фрего́ли *псих.* Fregoli's symptom
~ Фре́нкеля *невр.* Fränkel's symptom
~ Фре́шельса *ото* Fröschels' symptom
~ Фри́дрейха *кард.* Friedreich's symptom
~ Фрома́на *невр.* Froment's symptom
~ Фуа́ — Тевена́ра *невр.* Foix-Thévenard sign, push symptom
~ Фу́кса *невр.* Fuchs' symptom
~ Фю́рбрингера *хир.* Fürbringer's symptom
~ Ха́ммершлага *ото* Hammerschlag's symptom
~ Хво́стека *невр.* Chvostek's symptom
~ Хега́ра *гинек.* Hegar's symptom
~ Хе́йма — Кре́йсига *кард.* Heim-Kreysig symptom
~ Хе́ннера *невр.* Henner's symptom
~ Хе́ртога *энд.* Hertoghe's symptom
~ Хе́ртцеля *кард.* Hertzel's symptom
~ Хи́лла — Тессье́ *кард.* Hill-Teissier symptom
~ хлопка́ *невр.* crack [Herman's] sign
~ хоботка́ *псих.* snout reflex
~ Хо́лла *кард.* Hall's symptom
~ Хо́лмса *кард.* Holmes' symptom
~ холо́дной воды́ *невр.* cold water sign
~ Хо́лстеда Halsted's symptom
~ хореи́ческой руки́ *невр.* choreic [choreal] hand sign
~ Хо́рна ten Horn's sign
~ Хо́упа *кард.* Hope's symptom
~ Хроба́ка *онк.* Chrobak's symptom
~ Ча́клина *ортоп.* Chaklin's symptom
~, ча́сто наблюда́емый common presentation sign
~ Че́мберлена *рентг.* Chamberlain's symptom
~ Че́рни *пед.* Czerny's symptom
~ Чижа́ *псих.* Chizh's symptom
~ Чука́лова Chukalov's symptom
~ Чухрие́нко Chukhrienko's symptom
~ Шапи́ро Shapiro's symptom
~ Шарко́ *невр.* Charcot's symptom
~ Шва́ртце *ото* Schwartze's symptom
~, ше́йно-корешко́вый *невр.* cervicoradicular [Adesman's] sign
~, ше́йно-подо́швенный *невр.* cervicoplantar sign, Marañón's sign
~ Ше́лли *аллерг.* Shelley's symptom

синдактилия

~ Шерешёвского *невр.* Shereshevsky's [curtsy] sign
~ Шика *пульм.* Schick's symptom
~ Шильдера *невр.* Schilder's symptom
~ Шинца *рентг.* Schinz's symptom
~ Ширея — Роже́ *невр.* Chiray-Roger symptom
~ Шкоды Škoda's symptom
~ Шкоды — Уильямса *кард.* Škoda-Williams symptom
~ Шланге Schlange's symptom
~ Шлезингера Schlesinger's symptom
~ шпоры *рентг.* lipping
~ Штейнманна *травм.* Steinmann's symptom
~ Штелльвага *офт.* Stellwag's symptom
~ Штерна *невр.* Stern's symptom
~ Штернберга *гастр.* Sternberg's symptom
~ Штирлина *рентг.* Stierlin's symptom
~ Штрассманна *гинек.* Strassmann's symptom
~ Шультца — Чарлтона *микр.* Schultz-Charlton symptom
~ Шультце *невр.* Schultze's symptom
~ шума плеска Mathieu's symptom
~ щелчка *травм.* click sign
~ Щёткина — Блюмберга Blumberg's sign, guarding symptom
~ щипка pinch [Hecht's] sign
~ Эбштейна *кард.* Ebstein's sign
~ Эйзенменгера *кард.* Eisenmenger's symptom
~ Эллиса *травм.* Allis' symptom
~ Элсберга — Дайка *невр.* Elsberg-Dyke symptom
~ Эннебера *ото* Hennebert's symptom
~ Энрота *офт.* Enroth's symptom
~ Эрба *невр.* Erb's symptom
~ Эрбена *невр.* Erben's symptom
~ Эриксена *пульм.* Erichsen's symptom
~, эхографический (ultra)sonographic sign
~ Юдина — Якушева Yudin-Yakushev symptom
~ Юинга *офт.* Ewing's symptom
~ Юэрта — Тессье *кард.* Ewart-Teissier's symptom
~ Яворского Yaworsky's symptom
~ Ягера — Кинга *невр.* Jager-King symptom
~ Якоба *невр.* Jakob's sign
~ Якобсона *травм.* Jakobsohn's symptom
~ Янишевского *невр.* Yanishevsky's symptom
~ Яновского *пульм.* Yanovsky's symptom

симптоматика *ж.* symptomatology, sem(e)iotics, sem(e)iology

симптоматический symptomatic

симптомокомплекс *м.* symptom complex, symptom group, syndrome
~ Сладера *невр.* Sluder's syndrome, sphenopalatine ganglion neuralgia
~ Фурье *невр.* Fourier's symptom group

симптом/ы *м. мн.* symptoms (*см. тж* симптом, признак, признаки) ◇ не имеющий клинических ~ов clinically silent; ослабить ~ астмы to relieve asthma; ~ появляются поздно presentation is late
~, вызываемые молочным белком milk-protein-related symptoms
~, желудочно-кишечные gastrointestinal symptoms
~, клинические clinical signs
~, малозаметные trivial symptomatology, microsymptoms
~ Мари *невр.* Marie's signs
~ Менделя *гастр.*, *невр.* Mendel's symptoms
~, общие generalized symptoms
~, остаточные residual symptoms
~, патологические pathological signs
~ Потена *кард.* Potain's symptoms
~, проявляющиеся поздно late onset symptoms
~, рентгенологические radiological signs
~ Румпфа Rumpf's symptoms
~, смазанные клинические vague clinical symptoms
~, электрофизиологические electrophysiological signs
~ Юэрта *кард.* Ewart's symptoms

симуляция *ж.* simulation, malingering

симфалангия *ж.* symphalangy, symphalangism; syndactyly syndactylism

симфиз *м.* symphysis, fibrocartilaginous joint
~, подбородочный mandibular symphysis, *symphysis menti* [NA]

симфизит *м.*, послеродовой puerperal symphysitis

симфизэктомия *ж.* symphyseotomy, symphysiotomy

синапс *м.* synapse, *synapsis* [NH]
~, аксо-аксональный axoaxonic synapse, *synapsis axoaxonalis* [NH]
~, аксодендритический axodendritic synapse, *synapsis axodendritica* [NH]
~, аксосоматический axosomatic synapse, *synapsis axosomatica* [NH]
~, беспузырьковый nonvesicular [vesicle-free, electric(al)] synapse, *synapsis nonvesicularis (electricalis)* [NH]
~, дендро-дендритический dendrodendritic synapse, *synapsis dendrodendritica* [NH]
~, инвагинированный invaginated synapse, *synapsis invaginata* [NH]
~, межнейронный interneuronic synapse, *synapsis interneuronalis* [NH]
~, пузырьковый vesicular synapse, *synapsis vesicularis* [NH]
~, соматодендритический somatodendritic synapse, *synapsis somatodendritica* [NH]
~, соматосоматический somatosomatic synapse, *synapsis somatosomatica* [NH]
~, электрический electric(al) [nonvesicular, vesicle-free] synapse, *synapsis nonvesicularis (electricalis)* [NH]

синапсис *м.* synapsis, *synapsis* [NH]

синаптический synaptic

синартроз *м.* synarthrosis, synarthrodia

сингенный syngeneic

синдактилия *ж.* syndactyly, syndactylism; symphalangy, symphalangism

синдактилия

~, искусственная artificial webbing
~, кожная webbed fingers
синдесмография ж. рентг. syndesmography
синдесмоз м. ligamentous joint, syndesmosis, *syndesmosis* [NA]
~, дистальный межберцовый distal tibiofibular articulation
~, лучелоктевой radioulnar syndesmosis, radioulnar articulation
~, межберцовый tibiofibular syndesmosis, tibiofibular articulation
синдесмофит м., оссифицирующий syndesmophyte
синдром м. syndrome, symptom complex, symptom group
~ Абдергальдена — Фанкони Abderhalden-Fanconi syndrome, cystinosis
~ Аберкромби Abercrombie's syndrome, amyloidosis
~, абстинентный невр. abstinence [withdrawal] syndrome
~ абстиненции новорождённых neonatal withdrawal syndrome
~, абулически-акинетический abulioakinetic syndrome
~ Авеллиса невр. Avellis's syndrome, Avellis's symptom complex
~, адаптационный местный невр. adaptation local syndrome
~, адаптационный общий невр. general adaptation syndrome, adaptation syndrome of Selye
~, адипозогенитальный adiposogenital [Fröhlich's] syndrome, dystrophia adiposogenitalis
~, адреногенитальный adrenogenital syndrome
~, акинетико-ригидный невр. akineticorigid syndrome
~ «Алисы в стране чудес» невр. Alice in Wonderland syndrome
~ Аллеманна урол. Allemann's syndrome
~, альгодистрофический невр. algodystrophic syndrome
~ Альпорта пед. Alport's syndrome
~ Альстрема невр. Alström's syndrome
~, альтернирующий невр. alternating syndrome
~, альтернирующий бульбарный невр. alternating bulbar syndrome
~, альтернирующий педункулярный невр. alternating peduncular syndrome
~, альтернирующий понтинный невр. alternating pontine syndrome
~, альтернирующий стволовой невр. alternating trunk syndrome
~, альтернирующий экстрацеребральный невр. alternating extracerebral syndrome
~, амнестико-органический невр. amnestico-organic syndrome
~, амнестический невр. amnestic [dysmnestic, Korsakoff's] syndrome
~, аноректальный anorectal syndrome, anal pain
~ Антона — Бабинского невр. Anton-Babinski syndrome

~ апатии новорождённых newborn apathy syndrome
~, апатико-абулический apathy abulia syndrome
~, апатический невр. apathetic syndrome
~ Апера пед. Apert's syndrome
~ апноэ во сне sleep apnea [sudden infant death] syndrome, crib-death
~, апоплексический невр. apoplectic [stroke] syndrome
~, апоплектиформный невр. apoplectiform syndrome
~ Аргайлла Робертсона невр. Argyll Robertson syndrom
~ Арлекина невр. Arlekino's syndrome
~ Арнольда — Киари нейрохир. Arnold-Chiari malformation
~ артерии сосудистого сплетения syndrome of vascular plexus artery
~, астенический невр. asthenic syndrome
~, астеновегетативный asthenovegetative syndrome
~, астенодепрессивный asthenodepressive syndrome
~, астеноипохондрический asthenohypochondriac syndrome
~, атаксический невр. ataxic syndrome
~ аурикулоостеодисплазии Билса Beals' [auriculo-osteodysplasia] syndrome
~ аурикулотемпоральный невр. auriculo-temporal (nerve) [gustatory sweating, Frey's] syndrome
~, аффективно-бредовой affective delusional syndrome
~ Ашара стом. Achard's syndrome
~ Бабинского — Фрелиха невр. Babinski-Fröhlich syndrome
~ Бабинского — Фромана невр. Babinski-Froment syndrome
~ Бадда — Киари гастр. Budd-Chiari syndrome
~ базально-клеточного невуса basal cell nevus [Gorlin's] syndrome
~, базально-лобный невр. basofrontal [(Foster) Kennedy's] syndrome
~ базилярной артерии basilar artery syndrome
~ Байуотерса Bywaters' [crush, compression] syndrome
~ Банти Banti's [hepatolienal] syndrome, hepatosplenomegaly
~ барабанного сплетения невр. tympanic plexus [Reichert's] syndrome
~ Бара — Пика гастр. Bard-Pic syndrome
~ Барре, болевой невр. Barré's painful syndrome
~ Барре, дисгармонический невр. Barré's disharmonic syndrome
~ Барре, нижний Mingazzini-Barré test
~ Бартенверфера Bartenwerfer's syndrome
~ Барттера Bartter's [secondary hyperaldosteronism] syndrome
~ бедренного нерва femoral nerve syndrome

синдром

~ бе́дренно-полово́го не́рва genitofemoral nerve syndrome
~ безымя́нной арте́рии *невр.* anonymous artery syndrome
~ Бе́ка *дерм.* Böök's syndrome
~ бе́лых па́льцев *невр.* white fingers disease
~ Бенеди́кта *невр.* Benedict's syndrome
~ Берардине́лли *энд.* Berardinelli's [Lawrence-Seip] syndrome, congenital total lipodystrophy
~ Бе́ргманна Bergmann's syndrome
~ Бе́рнетта *энд.* Burnett's [milk alkali] syndrome
~ Бертоло́тти *травм.* Bertolotti's syndrome
~ Бе́рьесона *пед.* Börjeson's syndrome
~ «беспоко́йных ног» restless legs (syndrome), Ekbome syndrome
~ беспоко́йства *невр.* anxiety syndrome
~ бессолево́й дие́ты low salt [low sodium] syndrome
~ Бе́хчета *дерм.* Behçet's syndrome, Behçet's disease
~ Бильшо́вского — Я́нского *невр.* Bielschowsky-Jansky syndrome, neuronal ceroid lipofuscinosis (infantile form)
~ бло́ка *невр.* blockade [Droin-Nonne] syndrome
~ бло́кового не́рва trochlear nerve syndrome
~ Блоха́ — Су́льцбергера *дерм.* Bloch-Sulzberger syndrome, incontinentia pigmenti
~ блужда́ющего не́рва vagus nerve syndrome
~ боково́го ро́га спинно́го мо́зга lateral horn syndrome
~ боково́го столба́ спинно́го мо́зга lateral column syndrome
~, болево́й pain syndrome
~ боле́зни Морва́на Morvan's disease, Morvan's syndrome
~ боле́зни Мо́ртона *невр.* Morton's disease, Morton's syndrome
~ большеберцо́вого не́рва tibial nerve syndrome
~ большо́го заты́лочного не́рва greater occipital nerve syndrome
~ большо́го ушно́го не́рва great auricular nerve syndrome
~ Бонньé *ото* Bonnier's syndrome
~ брадикарди́и — тахикарди́и bradycardia-tachycardia syndrome
~ Бра́ндта *дерм.* Brandt's syndrome
~, брахиоскелетогенита́льный brachioskeletogenital syndrome, Elsahy-Waters syndrome
~ Бра́шфилда — Уа́йетта *дерм.* Brushfield-Wyatt syndrome
~ Бре́мера *невр.* Bremer's syndrome
~ Брике́ *псих.* Briquet's syndrome
~ Бри́лла — Си́ммерса *онк.* Brill-Symmers syndrome
~ Бриссо́ — Мари́ *невр.* Brissaud-Marie syndrome
~ Бриссо́ — Сика́ра *невр.* Brissaud-Sicard syndrome
~ Бро́ка Brock's [middle lobe] syndrome

~ Бро́ун-Сека́ра *нейрохир.* Brown-Séquard's syndrome
~ Брудзи́нского, иденти́чный контралатера́льный Brudzinski's identic contralateral syndrome
~ Брудзи́нского, щёчный Brudzinski's buccal sign
~ Бру́нса *нейрохир.* Bruns' syndrome
~, бульба́рный *невр.* bulbar syndrome
~ Бья́нки *псих.* Bianchi's syndrome
~ Бюро́ *дерм.* Bureau's syndrome
~ Бюро́ — Барьéра *дерм.* Bureau-Barrière syndrome
~, вазовага́льный vasovagal [Lewis'] syndrome
~ Ва́лленберга *невр.* Wallenberg's syndrome
~ Ван-Бо́гарта *невр.* Van Bogaert's syndrome
~ Ван-дер-Ху́ве *офт.* van der Hoeve's syndrom
~ варо́лиева моста́ *невр.* pons varolii syndrome
~ Ве́бера *невр.* Weber's syndrome
~ Ве́бера — Кокке́йна *дерм.* Weber-Cockayne epidermolysis, bullosa tarda syndrome
~, вегетоастени́ческий *невр.* vegetoasthenic syndrome
~ вентрикуля́рной геморраги́и *невр.* ventricle of brain hemorrhage syndrome
~ Ве́рбрайка Verbryke's syndrome
~ Ве́рмера endocrine multiple neoplasia, Werner's syndrome
~ Ве́рнера *энд.* Werner's [progeria] syndrome
~ ве́рхнего ше́йного отде́ла спинно́го мо́зга *невр.* supercervical cerebrospinal syndrome
~ ве́рхнего ше́йного симпати́ческого узла́ *невр.* superior cervical ganglion syndrome
~ ве́рхней глазни́чной щели́ *невр.* superior orbital fissure syndrome
~ ве́рхней поло́й ве́ны superior vena cava syndrome
~ ве́рхней ча́сти плечево́го сплете́ния *невр.* Duchenne-Erb palsy, Duchenne-Erb syndrome, Duchenne-Erb paralysis
~, верхнемедиастина́льный upper mediastinal syndrome
~ верху́шки лёгкого apex pulmonis [Pancoast's] syndrome
~ Вестфа́ля — Бе́рнхардта *невр.* Westphal-Bernhardt syndrome
~ Ви́лдерванка *невр.* Wildervanck's syndrome
~ Виле́нского Wilensky's syndrome
~ Ви́льсона — Ми́кити *пед.* Wilson-Mikity syndrome, pulmonary dismaturity syndrome
~ Ви́скотта — О́лдрича *пед.* Wiskott-Aldrich syndrome
~ висо́чной до́ли *невр.* temporal lobe syndrome
~ Ви́сслера — Фанко́ни *пед.* Wissler-Fanconi syndrome, phase of rheumatoid arthritis
~ висцеромегали́и и офтальмоце́ле Beckwith-Wiedemann [visceromegaly and ophthalmocele] syndrome
~ вися́щего кла́пана *кард.* floppy valve syndrome
~ влия́ния external influence syndrome, psychic automatism

синдром

~ внеза́пной сме́рти ребёнка sleep apnea [sudden infant death] syndrome, crib death
~ внечерепно́й заку́порки вну́тренней со́нной арте́рии extracranial occlusion of arteria carotis interna syndrome
~ вне́шнего возде́йствия external influence syndrome, psychic automatism
~ вну́треннего ло́бного гиперосто́за Morgagni's syndrome
~ вну́тренней ка́псулы *невр.* internal capsule syndrome
~ внутричерепно́й заку́порки вну́тренней со́нной арте́рии intracranial occlusion of arteria carotis interna syndrome
~ возвра́тного не́рва recurrent [laryngeal] nerve syndrome
~ Во́льффа — Па́ркинсона — Уа́йта [ВПУ] *кард.* Wolff-Parkinson-White [preexcitation] syndrome, WPW-syndrome
~, врождённый congenital syndrome
~ вторже́ния intrusion syndrome
~, галлюцинато́рно-парано́идный paranoid hallucinatory syndrome
~ Га́мсторп Gamstorp's syndrome, periodic hyperkaliemic paralysis
~ Га́рднера Gardner's syndrome, Gardner's stigmata
~ Гарсе́на *невр.* Garsin's syndrome
~ га́ссерова узла́ *невр.* trigeminal ganglion [Gasser's] syndrome
~ Гасто́ *невр.* Gastaut's syndrome
~ Ге́ллера *псих.* Heller's syndrome
~, гемоли́тико-уреми́ческий hemolytic-uremic syndrome
~, геморраги́ческий hemorrhagic syndrome
~, генети́ческий genetic syndrome
~, гепатолиена́льный Banti's [hepatolienal] syndrome, hepatosplenomegaly
~, гепаторена́льный hepatorenal [hepatonephric, liver-kidney] syndrome
~, гепатоцеребра́льный *невр.* hepatocerebral syndrome
~ Ге́рстманна *невр.* Gerstmann's ["gyri angularis"] syndrome
~ Ге́тчинсона — Ги́лфорда *пед.* Hutchinson-Gilford syndrome
~, гидроцефа́льный hydrocephalic syndrome, syndrome of hydrocephalus
~ гиперакти́вности у дете́й hyperactive-child syndrome
~ гипераминоациду́рии hyperaminoaciduria [Rowley-Rosenberg] syndrome
~, гипервентиляцио́нный hyperventilation syndrome
~, гипергонадотро́пный hypergonadotropic syndrome
~, гиперкинети́ко-гипотони́ческий *невр.* hyperkineticohypotonic syndrome
~ гиперсекре́ции hypersecretory syndrome
~, гиперсомни́ческий *невр.* hypersomnic syndrome
~ гипертелори́зма — гипоспади́и hypertelorism-hypospadia syndrome

~, гипертензи́вный *невр.* hypertensive syndrome
~, гипертерми́ческий hyperthermic syndrome
~, гипогликеми́ческий *невр.* hypoglycemic syndrome
~, гипокинети́чески-гипертони́ческий *невр.* hypokineticohypertonic syndrome
~, гипокинети́ческий *невр.* hypokinetic syndrome
~, гипометаболи́ческий hypometabolic syndrome
~, гиперперистальти́ческий hypoperistalsis syndrome
~ гипоплази́и бедра́ и необы́чного лица́ Franz's [femoral hypoplasia-unusual facies] syndrome
~ гипоспади́и — дисфаги́и G-syndrome, Opitz-Frias syndrome
~, гипотони́чески-гиперкинети́ческий *невр.* hypotonicohyperkinetic syndrome
~, гипотони́ческий *невр.* hypotonic syndrome
~, гипофиза́рный *невр.* hypophysial syndrome, dystrophia adiposogenitalis
~ гистами́новой цефалги́и histamine cephalgia [Horton's] syndrome
~, глазозубопальцево́й oculo-dento-osseous dysplasia
~ Глена́ра Glénard's syndrome, enteroptosis, splanchioptosis
~ глухоты́, нейросенсо́рный juvenile diabetes mellitus optic atrophy and deafness, DIDMOAD-syndrome
~ голубы́х пелёнок *пед.* blue diaper syndrome, triptophan malabsorption
~ Го́льца *гастр.* Goltz's syndrome
~, горметони́ческий *невр.* (Davidenkov's) hormetonic syndrome
~ Го́рнера *невр.* Horner's syndrome
~ Го́ттрона *энд.* Gottron's syndrome
~ Граденига́ *ото* Gradenigo's syndrome, suppurative otitis
~ Гра́ухана *стом.* Grauhan's syndrome, cheilopalatoschisis
~ Гре́га *стом.* Greig's syndrome, ocular hypertelorism
~ Гре́фе — Шёгрена *невр.* Graefe-Sjögren syndrome
~ Гро́ба *невр.* Grob's syndrome
~ Гру́бера Meckel's [Gruber's] syndrome, dysencephalia splanchnocystica
~ Гудпа́счера Goodpasture's syndrome, primary pulmonary hemosiderosis with glomerulonephritis
~ Гужеро́ — Дюппера́ *дерм.* Gougerot's syndrome
~ Гу́нтера Hunter's syndrome, type II mucopolysaccharidosis
~ Да́уна *пед.* Down's [trisomy 21] syndrome, mongolism
~ де Ври *невр.* De Vries's [parahemophylia and syndactyly] syndrome
~ Дежери́на *невр.* Dejerine's syndrome

синдро́м

~ Дежери́на — Русси́ *невр.* Dejerine-Roussy [thalamic] syndrome
~ де Ла́нге *пед.* Cornelia de Lange syndrome
~ деле́ции deletion syndrome
~, делирио́зный delirium
~ Де́нди — Уо́кера *невр.* Dandy-Walker syndrome
~, деперсонализацио́нно-дереализацио́нный depersonalization syndrome
~, депресси́вный *псих.* depressive syndrome
~ де Тони́ — Дебре́ — Фанко́ни de Toni-Debré-Fanconi syndrome, refractory rickets with multiple defects of renal tubules
~ дефици́та антите́л antibody deficiency syndrome
~ диагности́ческой диспракси́и *невр.* diagnostic dyspraxia syndrome
~ диафрагма́льного не́рва phrenic nerve syndrome
~ дискальциеми́и *энд.* milk-alkali [Burnett's] syndrome
~, дискоге́нный *невр.* discogenic syndrome
~, дислокацио́нный *невр.* dislocation syndrome
~ диссемини́рованного внутрисосу́дистого свёртывания disseminated intravascular coagulation, DIC
~ диссемини́рованной внутрисосу́дистой коагуля́ции disseminated intravascular coagulation, DIC
~ дистрофи́и грудно́й кле́тки thoracic dystrophy [Jeune's] syndrome
~ дисфу́нкции височно-нижнечелюстно́го суста́ва temporomandibular joint dysfunction syndrome
~ дисфу́нкции си́нусного узла́ sinoatrial node dysfunction syndrome
~, диэнцефа́льный diencephalic syndrome
~ дли́тельного разда́вливания crush [compression, Bywaters'] syndrome
~ доба́вочного не́рва accessory nerve syndrome
~ До́нохью *пед.* leprechaunism, Donohue's disease
~ Дре́сслера *кард.* Dressler's syndrome
~ Ду́бина — Джо́нсона *пед.* Dubin-Johnson syndrome
~ дуги́ ао́рты *невр.* aortic arch [Takayasu's] syndrome
~ дыха́тельной недоста́точности respiratory distress syndrome
~ Дюше́нна — Э́рба *невр.* Duchenne-Erb syndrome, Duchenne-Erb paralysis, Duchenne-Erb palsy
~ Жанбо́на *гастр.* Janbon's syndrome
~ «жже́ния ног» *невр.* acroparesthesia [burning legs, Gopalan's] syndrome
~ Жильбе́ра — Ме́йленграхта *пед.* familial nonhemolytic [Gilbert's] syndrome
~ Жиля́ де ла Туре́тта *невр.* Gilles de la Tourette's syndrome
~ за́дней центра́льной изви́лины *невр.* постериor central gyrus syndrome
~ за́дней черепно́й я́мки *невр.* posterior cranial fossa syndrome
~, за́дний ше́йный симпати́ческий *невр.* Barré-Liéou [posterior cervical sympathetic] syndrome, cervical migraine
~ заку́порки ве́рхней брыже́ечной арте́рии occlusion of superior mesenteric artery syndrome
~ заку́порки ве́рхней мозжечко́вой арте́рии occlusion of superior cerebellar artery syndrome
~ заку́порки задненижней мозжечко́вой арте́рии occlusion of posterior inferior cerebellar artery syndrome
~ заку́порки мозгово́й арте́рии occlusion of cerebral artery syndrome
~ заку́порки подключи́чной арте́рии occlusion of subclavian artery syndrome
~ запира́тельного не́рва obturator nerve syndrome
~, запя́стный *невр.* carpal syndrome
~, запя́стный сухожи́льный *невр.* carpal tunnel syndrome
~ звёздчатого узла́ *невр.* stellate ganglion syndrome
~ зерка́льного движе́ния рук *невр.* mirror movement syndrome
~ Зо́ллингера — Э́ллисона *гастр.* Zollinger-Ellison syndrome, multiple endocrine neoplasms
~ зри́тельного бугра́ *невр.* thalamic [Roussy-Dejerine] syndrome
~ зри́тельного не́рва optic nerve syndrome
~ зри́тельного тра́кта *невр.* optic tract syndrome
~ Зу́дека *ортоп.* Sudeck's atrophy, Sudeck's disease
~ Йвема́рка *пед.* Ivemark's triad of asplenia
~ идиопати́ческой гиперкальциеми́и idiopathic hypercalcemia [Williams] syndrome
~ избы́точной перфу́зии luxury perfusion syndrome
~, илеоцека́льный ileocecal syndrome
~, ипохондри́ческий *невр.* hypochondriac syndrome
~ Ира́сека — Цю́льцера — Уи́лсона *хир.* Jirásek-Zuelzer-Wilson syndrome
~, истери́ческий hysteric syndrome
~ Ице́нко — Ку́шинга *невр.* Itsenko-Cushing syndrome
~, ишеми́ческий ischemic syndrome
~ каверно́зного си́нуса cavernous sinus syndrome
~, каверно́зный cavernous syndrome
~ Ка́забаха — Ме́рритт *дерм.* Kasabach-Merritt syndrome
~ Камура́ти — Э́нгельманна *невр.* Camurati-Engelmann syndrome
~ Канди́нского *псих.* Kandinskiy's syndrome
~ Канди́нского — Клерамбо́ *псих.* Kandinskiy-Clérambault syndrome
~ Ка́ннера *псих.* Kanner's syndrome, infantile autism
~ Капгра́ *псих.* Capgras' syndrome
~ Капла́на Caplan's syndrome

синдро́м

~, кардиоаудито́рный prolonged Q-T interval, surdocardiac [Jervell and Lange-Nielsen] syndrome
~, кардиоцеребра́льный cardiocerebral syndrome
~ кароти́дного си́нуса *невр.* carotid sinus [Charcot-Weiss-Baker] syndrome
~ карпа́льного кана́ла carpal tunnel syndrome
~ Ка́рпентера *пед.* Carpenter's syndrome
~ Картагене́ра *хир.* Kartagener's syndrome
~, карцино́идный carcinoid syndrome
~, кататони́ческий *псих.* catatonic syndrome
~ кауда́льной регре́ссии caudal regression syndrome, sirenomielia
~, ка́шлево-мозгово́й *невр.* cough cerebral syndrome
~, ка́шлево-обморочный *невр.* cough syncopal syndrome
~ Ке́нига *онк.* König's syndrome
~ Ке́ннеди *невр.* Kennedy's syndrome
~ Клайнфе́лтера *энд.* Klinefelter's syndrome
~ Кле́йне — Ле́вина *невр.* Kleine-Levin syndrome
~, климактери́ческий climacteric [menopausal] syndrome
~, клини́ческий clinical syndrome
~ Кли́ппеля *невр.* Klippel's syndrome
~ Кли́ппеля — Треноне́ *хир.* Klippel-Trenaunay syndrome
~ Кли́ппеля — Фе́йля *невр.* Klippel-Feil syndrome
~ Клю́вера — Бью́си *нейрохир.* Klüver-Bucy syndrome
~ Ко́бба *невр.* Cobb's syndrome
~ Кокке́йна *невр.* Cockayne's syndrome
~ Ко́лле — Сика́ра *невр.* Collet-Sicard syndrome
~, коммоцио́нно-контузио́нный *невр.* commotiocontusional syndrome
~, компрессио́нный спина́льный spinal compression syndrome
~ Ко́нради — Хю́нерманна *пед.* Conradi-Hünermann syndrome
~ «ко́нского хвоста́» *невр.* horse tail syndrome
~ ко́нуса *невр.* medullary cone syndrome
~, корешко́вый radicular syndrome
~, ко́рсаковский Korsakoff's [amnestic] syndrome
~, ко́ртико-висцера́льный *невр.* corticovisceral syndrome
~ Ко́стманна *гемат.* Kostmann's infantile lethal agranulocytosis syndrome
~ Кота́ра *псих.* Cotard's syndrome
~ Коту́ньо *невр.* Cotugno's syndrome
~ «коша́чьего кри́ка» cat cry [cri du chat, Lejeune's] syndrome
~ Кра́ббе *невр.* Krabbe's morbus, globoid cell sclerosis, Krabbe's disease
~, краниоспина́льный *невр.* craniospinal syndrome
~ кра́сного ядра́ *невр.* red nucleus [Claude's] syndrome
~ крестцо́вой ёлочки *невр.* sacral fir syndrome
~ Кри́глера — Найя́ра *пед.* Crigler-Najjar syndrome
~ Кри́ста — Си́менса — Туре́на *дерм.* hypohydrotic ectodermal dysplasia syndrome
~ «крокоди́ловых слёз» *невр.* crocodile tears [Bogorad's] syndrome
~ Кро́нкхайта — Ка́нада Cronkhite-Canada syndrome
~ Кро́сби Crosby's syndrome, nonspherocyte hereditary hemolytic anemia
~ Кро́сса — Маккью́сика — Бри́на Cross-McKusik-Breen [k-family] syndrome
~ Крузо́на *морф.* Crouzon's syndrome, craniofacial dysostosis
~, крыловидный *невр.* wing-shaped [pterygoid] syndrome
~, крылонёбного узла́ *невр.* pterygopalatine ganglion [Sluder's] syndrome
~ Ку́ндрата *онк.* Kundrat's syndrome
~ Курвуазье́ — Терье́ Courvoisier-Terrier syndrome
~ Ку́рциуса *стом.* Curtius' syndrome
~ Ку́шинга pituitary [Cushing's] basophilism, Cushing's syndrome
~ Кю́сса Küss' syndrome
~ Ла́йелла *аллерг.* Lyell's syndrome
~ Ла́йтвуда — О́лбрайта *пед.* Lightwood-Albright syndrome
~ Ламбле́на *гастр.* Lambling's syndrome
~ Ла́ндольта *пед.* Landolt's syndrome
~ Ландри́ *невр.* Landry's paralysis, Landry's syndrome
~ Левенфе́льда — Ге́ннеберга *невр.* cataplexy, emotional asthenia
~ Леже́на cat cry [cri du chat, Lejeune's] syndrome
~ Лено́бля — Обино́ *невр.* Lenoble-Aubineau syndrome
~, летарги́ческий *невр.* lethargic syndrome
~ Ле́ттерера — Си́ве *пед.* Letterer-Siwe syndrome
~ Ле́ффлера Löffler's syndrome
~ Ле́ша — На́йхана *пед.* Lesch-Nyhan syndrome
~ Лиа́на — Сигье́ — Вельти́ *невр.* Lian-Siguier-Welti syndrome
~ ли́зиса о́пухоли tumor lysis syndrome
~ Ли́ттла — Лассюэ́ра *дерм.* Lassueu-(Graham-)Little syndrome
~ ло́бной до́ли *невр.* frontal lobe syndrome
~, ло́бный *невр.* frontal lobe syndrome
~ локтево́го не́рва ulnar nerve syndrome
~, лопа́точно-рёберный *невр.* scapulocostal syndrome
~ Ло́ренса — Му́на — Барде́ — Би́для *невр.* Laurence-Moon-Bardet-Biedl syndrome
~ Ло́у Lowe's [oculocerebrorenal] syndrome
~ Луи́-Бар *невр.* Louis-Bar syndrome
~ лучево́го не́рва radial nerve syndrome

~ льюисова тéла *невр.* hemiballism
~ Лютамбашé *кард.* Lutembacher's syndrome
~ Мáделунга *морф.* Madelung's syndrome, Buschke's disease
~ Мак-Кéнзи *ото* Mackenzie's syndrome
~ Мак-Куáрри *пед.* MacQuarrie's syndrome
~ Мак-Лáуда Mcleod's [Swyer-James] syndrome
~ малабсóрбции malabsorption syndrome
~ малоберцóвого нéрва peroneal nerve syndrome
~ мáлого затылочного нéрва lesser occipital nerve syndrome
~ Мáллори — Вéйсса *гастр.* Mallory-Weiss syndrome
~, мандибуло-окулофациáльный *невр.* mandibulo-oculofacial syndrome
~ Мáрдена — Уóлкера Marden-Walker syndrome
~ Маринéску — Шéгрена *псих.* Marinescu-Sjögren syndrome
~ Мариóна *урол.* Marion's syndrome
~ Маркезáни *офт.* Marchesani's syndrome
~ Маротó — Ламú *пед.* Maroteaux-Lamy syndrome
~ Мáртина — Óлбрайта Martin-Albright syndrome, Albright's hereditary osteodystrophy
~ Мáртланда *невр.* Martland's syndrome
~ Марторéля Martorell's syndrome
~ Марфáна *пед.* Marfan's syndrome
~ Маффýччи *дерм.* Maffucci's syndrome
~ медиáльного кóжного нéрва плечá medial cutaneous nerve of brachium syndrome
~ медиáльного кóжного нéрва предплéчья medial cutaneous nerve of forearm syndrome
~ медиáльной пéтли *невр.* medial loop syndrome
~, медиастинáльный mediastinal syndrome
~ межпозвонóчного дúска intervertebral disk syndrome
~ межфасциáльного прострáнства compartment syndrome
~, мезэнцефáльный mesencephalic syndrome
~ Мéйгса *гинек.* Meigs' syndrome
~ Мéккеля Meckel's [Gruber's] syndrome, dysencephalia splanchnocystica
~ мекóниевой аспирáции meconium aspiration syndrome
~ Мéлькерссона — Розентáля *невр.* Melkersson-Rosenthal syndrome
~ Мéндельсона *анест.* Mendelson's syndrome
~ мéнеджера *невр.* manager's syndrome
~, менингеáльный *невр.* meningeal syndrome
~ Мéнкеса *невр.* Menkes' syndrome
~ Меньéра *невр.* Ménière's syndrome, Ménière's disease
~ Мёбиуса *невр.* Möbius' syndrome
~ мигрéни migraine syndrome
~, миелитúческий myelitic syndrome
~ Мийáра — Гюблéра *невр.* Millard-Gubler syndrome

~ Микýлича *стом.* Mikulicz's syndrome
~ Мирúцци *гастр.* Mirizzi's syndrome
~ Мúшера *дерм.* Miescher's syndrome
~ мнóжественных гамартóм multiple hamartoma syndrome, Cowden's disease
~ мозжечкóвого намёта *невр.* cerebellar tentorial syndrome
~, мозжечкóвый *невр.* cerebellar syndrome
~ мозóлистого тéла *невр.* corpus callosum syndrome
~ Монтандóна *гастр.* Montandon's syndrome
~ Мóра orofaciodigital syndrome type I, Mohr's syndrome
~ Моргáньи Morgagni's syndrome
~ Моргáньи — Áдамса — Стóкса *патол.* Morgagni-Adams-Stokes disease
~ Моргáньи — Стюарта — Морéля *невр.* Morgagni-Stewart-Morel syndrome, craniopathy
~ Мориáка *пед.* Mauriac's syndrome
~ Мóркио Morquio's syndrome, type IV mucopolysaccaridosis
~ Мóртона Morton's neuralgia, metatarsalgia, Morton's syndrome
~ мостá мóзга *невр.* pontine syndrome
~ мостомозжечкóвого углá *невр.* cerebellopontine angle syndrome
~ Муньé-Кýна Mounier-Kuhn syndrome, tracheobronchomegaly
~ Мýра *псих.* Moore's syndrome
~ мышечно-кóжного нéрва musculocutaneous nerve syndrome
~, мышечный muscular syndrome
~ навязчивости obsessional syndrome
~ нарýжного кóжного нéрва бедрá external cutaneous nerve of femur syndrome
~, наслéдственный hereditary syndrome
~, неврологúческий neurologic syndrome
~ недостáточности пищеварéния maldigestion syndrome
~ Незелóфа *невр.* Nezelof-type thymic dysplasia
~, нейрокутáнный *невр.* neurocutaneous [Sturge-Weber-Krabbe] syndrome
~, нейролептúческий neuroleptic syndrome
~, нейроциркулятóрный neurocirculatory syndrome
~ нефротúческий nephrotic syndrome
~ новорождённого, аспирациóнный neonatal aspiration syndrome
~ новорождённых, отёчный hydrops fetalis
~ Нóнне *невр.* Nonne's syndrome
~ Нóнне, компрессиóнный Nonne's compression syndrome
~ носореснúчного нéрва nasocililar [Charlin's] syndrome
~ Нотнáгеля *невр.* Nothnagel's syndrome
~ «обкрáдывания» (*в мозговом кровообращении*) steal syndrome
~ обонятельного нéрва olfactory nerve syndrome
~, óбщий адаптациóнный general adaptation syndrome

синдром

~ овладения *псих.* capture syndrome
~ оглушения сознания *псих.* stunned consciousness syndrome
~, окуловестибулослуховой oculovestibuloauditory [Cogan's] syndrome
~, окулодентодигитальный oculodentodigital syndrome
~, окулоцереброренальный oculocerebrorenal syndrome
~ Олбрайта Albright's syndrome, Albright's hereditary osteodystrophy, pseudohypoparathyroidism
~ Ольеника *нейрохир.* Oljenick's sign
~ Омбреданна *пед.* Ombrédanne's syndrome
~, онероидный *псих.* oneroid syndrome
~, оперкулярный *невр.* opercular syndrome
~ Оппенгейма *невр.* Oppenheim's syndrome
~, оптико-гемиплегический *невр.* opticohemiplegic [opticopyramidal] syndrome
~, опухолевый эндокриноподобный neoplastic endocrine-like syndrome
~ опущения промежности descending perineum syndrome
~, ортостатический *невр.* orthostatic syndrome
~ Ослера — Рандю Osler's [hemorrhagic telangiectasia] syndrome, Rendu-Osler morbus
~ основной артерии *невр.* basilar artery syndrome
~ острой дыхательной недостаточности acute respiratory distress syndrome
~, острый лучевой acute radiation syndrome
~, острый мозговой acute brain syndrome
~ отводящего нерва abducent nerve syndrome
~ отмены *(лекарства)* withdrawal [abstinence] syndrome
~ отопалатодигитальный Rubinstein-Taybi [otopalatodigital] syndrome
~ отчуждения *псих.* alienation syndrome
~ ошпаренной кожи scalded skin syndrome
~, паллидарный *невр.* pallidum syndrome
~ панастении *невр.* (Itsenko's) panasthenic syndrome
~ Папийона-Лефевра *дерм.* Papillon-Lefèvre syndrome
~ Папийон-Леаж — Псома *стом.* Papillon-Léage and Psaume syndrome
~ парагемофилии и синдактилии parahemophylia and syndactyly [De Vries'] syndrome
~, параноидный paranoid syndrome
~, параноияльный paranoiac syndrome
~, паратригеминальный *невр.* (Raeder's) paratrigeminal syndrome
~, парафренный *псих.* paraphrenia
~ Паркинсона *невр.* Parkinson's syndrome
~ Паркинсона, постэнцефалитный *невр.* postencephalitic Parkinson's syndrome
~ паркинсонизма parkinsonian syndrome
~ Парри — Ромберга *невр.* Parry-Romberg syndrome
~ Патау *пед.* Patau's syndrome
~ Пейтца — Егерса [Пейтца — Турена] Peutz-Jeghers' [Peutz-Touraine] syndrome

~ Пелицеуса — Мерцбахера *невр.* Pelizaeus-Merzbacher syndrome
~ Пеллицци *энд.* Pellizzi's syndrome
~ Пендреда *энд.* Pendred's syndrome
~ первого крестцового корешка *невр.* first sacral root syndrome
~ передней лестничной мышцы *невр.* scalenus-anticus [Naffziger's] syndrome
~ передней мозговой артерии *невр.* anterior cerebral artery syndrome
~ передней центральной извилины *невр.* anterior central gyrus syndrome
~ передних корешков спинного мозга *невр.* anterior roots of spinal cord syndrome
~ передних рогов спинного мозга *невр.* anterior horns of spinal cord syndrome
~ перекреста зрительных нервов chiasmal syndrome
~ перемежающейся хромоты intermittent claudication [Charcot's] syndrome
~ пещеристого синуса Bonnet's syndrome
~ Пика *невр.* Pick's syndrome
~ Пиквика *пульм.* obesity hypoventilation, pickwickian syndrome
~ Пламмера — Винсона *дерм.* Plummer-Vinson syndrome
~, плечекистевой *невр.* brachiomanual [Steinbrocker's] syndrome
~ пляшущих глаз *невр.* dancing eyes syndrome, opsoclonia, opsoclonus
~ повышенной раздражимости толстой кишки irritable colon [irritable bowel] syndrome
~ подколенного птеригиума *офт.* popliteal pterygium syndrome
~ подкрыльцового нерва axillary nerve syndrome
~ подъязычного нерва hypoglossal nerve syndrome
~ позвоночного нерва disk syndrome
~ Познера — Шлоссманна *офт.* Posner-Schlossmann syndrome
~ полисиндактилии и краниофациальной аномалии polysyndactyly and craniofacial anomaly syndrome
~ половинного поражения спинного мозга hemisection of spinal cord [Brown-Séquard] syndrome
~ пониженного всасывания malabsorption syndrome
~ поперечного поражения спинного мозга transversal section of spinal cord syndrome
~ поражения мозгового ствола brain stem syndrome
~ поражения покрышки (среднего мозга) tegmental syndrome
~ поражения стриопаллидарной системы *невр.* paleostriatal [pallidal, Hunt's] syndrome
~ поражения черепного нерва cranial nerve syndrome
~ поражения черепно-мозгового нерва cranial nerve syndrome
~ поражения экстрапирамидной системы extrapyramidal syndrome

синдром

~, постгастрорезекцио́нный postgastrectomy syndrome
~, посткомиссурото́мный *невр.* postcommissurotomy syndrome
~, посттравмати́ческий posttraumatic [postconcussion] syndrome
~, посттромбофлебити́ческий postthrombophlebitic syndrome
~, постхолецистэктоми́ческий postcholecystectomy syndrome
~, похме́льный alcohol withdrawal syndrome, hangover
~ поясни́чного утолще́ния *невр.* lumbar enlargement of spinal cord syndrome
~ Пра́дера — Ви́лли *энд.* Prader-Willi syndrome
~ Праса́да — Ко́уза Prasad-Koza agammaglobulinemia with lymphadenopathy
~ предвозбужде́ния желу́дочков preexcitation [Wolff-Parkinson-White] syndrome, WPW-syndrome
~ приводя́щей пе́тли afferent loop syndrome
~ приобретённого иммунодефици́та acquired immune deficiency syndrome, AIDS
~ прогресси́рующего супранукле́арного парали́ча *невр.* progressive supranuclear palsy [Steele-Richardson-Olszewski] syndrome
~ продолгова́того мо́зга, латера́льный *невр.* lateral aspect of medulla [Wallenberg-Zacharchenko] syndrome
~ прямо́й спины́ *кард.* straight back syndrome
~ псе́вдо-Ба́рттера pseudo-Bartter's syndrome
~, псевдобульба́рный pseudobulbar syndrome
~ псе́вдо-Гу́рлер pseudo-Hurler's polydystrophy syndrome, type III mucolipidosis
~ псе́вдо-Кла́йнфе́лтера pseudo-Klinefelter's syndrome
~, псевдоневрастени́ческий pseudoneuroasthenic syndrome
~ псевдообстру́кции кише́чника syndrome of intestinal pseudoobstruction, Ogilvie's syndrome
~, псевдопаралити́ческий pseudoparalytic syndrome
~, псевдопаралити́ческий алкого́льный alcoholic pseudoparalytic syndrome
~, псевдопаралити́ческий атрофи́ческий atrophic pseudoparalytic syndrome
~, псевдопаралити́ческий о́пухолевый *невр.* tumoral pseudoparalytic syndrome
~, псевдопаралити́ческий сифилити́ческий syphilitic pseudoparalytic syndrome
~, псевдопаралити́ческий сосу́дистый vascular pseudoparalytic syndrome
~, псевдопаралити́ческий травмати́ческий traumatic pseudoparalytic syndrome
~ психи́ческого автомати́зма mental automatism
~, психооргани́ческий psychoorganic syndrome
~ Пфа́нненштиля *гинек.* Pfannenstiel's syndrome

~ Пфе́йффера Pfeiffer's syndrome, Pfeiffer type [type V] acrocephalosyndactyly
~ Пье́ра Робе́на *пед.* Pierre Robin syndrome
~ пя́того поясни́чного корешка́ *невр.* fifth lumbar root syndrome
~ Ра́бенхорста Rabenhorst cranio-acrofacial syndrome
~ разда́вливания crush [compression, Bywaters] syndrome
~ раздраже́ния irritation syndrome
~ раздражённой то́лстой кишки́ irritable colon [irritable bowel] syndrome
~, ра́ковый насле́дственный cancer hereditary syndrome
~ распа́да о́пухоли tumor lysis syndrome
~ Ра́сселла — Си́львера (Russell-)Silver syndrome
~ расстро́йства дыха́ния у взро́слых adult respiratory distress syndrome
~ Ра́ухфуса — Киселя́ Rauchfuss-Kissel [hypoplastic left heart] syndrome, aortic atresia
~ Рейно́ Raynaud's syndrome
~ Ре́йнхардта — Пфе́йффера Reinhardt-Pfeiffer [mesomelic dysplasia] syndrome
~ Ре́йтера Reiter's syndrome, Reiter's morbus, Reiter's urethro-ocular arthritis
~ ремня́ безопа́сности seat belt syndrome
~, рентгенологи́ческий X-ray syndrome
~ Ре́фсума *дерм.* Refsum's syndrome
~ Ри́гера Rieger's eye malformation sequence
~ Ри́ттера *дерм.* Ritter's syndrome
~ Робе́на *пед.* Pierre Robin syndrome
~ Ро́ссбаха *гастр.* Rossbach's syndrome
~ Россоли́мо — Ме́лькерссона Rossolimo-Melkersson [recurrent facial paralysis] syndrome
~ Ро́тмунда *пед.* Rothmund(-Thomson) syndrome
~, ротолицепальцево́й I orofaciodigital syndrome type I, orodigitofacial syndrome
~, ротолицепальцево́й II orofaciodigital [OFD] syndrome type II, Mohr's syndrome
~ Ро́тора *гастр.* Rotor's syndrome
~ Ру́бинста́йна — Те́йби *пед.* Rubinstein-Taybi [otopalatodigital] syndrome
~, рубротала́мический *невр.* rubrothalamic syndrome
~ Санфили́ппо Sanfilippo's syndrome, type III mucopolysaccharidosis
~ сдавле́ния crush syndrome
~ седа́лищного не́рва sciatic [ischiatic] nerve syndrome
~ Се́йпа — Ло́уренса congenital total lipodystrophy, Seip-Lawrence syndrome
~ Селье́, адаптацио́нный Selye's stress [general adaptation] syndrome
~ семе́йного колоректа́льного полипо́за familial colorectal polyposis syndrome
~, семе́йный холестати́ческий familial cholestatic syndrome
~, сенсо́рно-протопати́ческий *невр.* sensoriprotopathic syndrome

синдром

~ «сердце — рука» heart-hand [Holt-Oram] syndrome
~ «серого ребёнка» gray baby syndrome, chloramphenicol intoxication
~ Сильвершельда *ортоп.* Silverskiöld's syndrome
~ скованности *невр.* chained movement syndrome
~ слабости синусового узла *кард.* sick sinus syndrome
~ солитарной язвы прямой кишки solitary rectal ulcer syndrome
~ спазма тазового дна spastic pelvic floor syndrome
~ срединного нерва median nerve syndrome
~ срединной расщелины лица median cleft face syndrome
~ среднего мозга mesencephalic syndrome
~, среднедолевой middle lobe [Brock's] syndrome
~ средней мозговой артерии middle cerebral artery syndrome
~ Стёрджа — Вебера — Краббе *невр.* Sturge-Weber-Krabbe [neurocutaneous] syndrome
~ Стивенса — Джонсона Stevens-Johnson syndrome, ectodermosis
~ Стиклера Stickler arthro-ophthalmopathy syndrome
~ Стила — Ричардсона — Ольшевского *невр.* Steele-Richardson-Olszewski syndrome, progressive supranuclear palsy syndrome
~, стриарный *невр.* striatic syndrome
~ Стюарта — Тривса *онк.* Stewart-Treves syndrome
~ Суайера Swyer's syndrome, gonadal dysgenesis, type XY
~, табетический *невр.* tabetic syndrome
~, таламический *невр.* thalamic [Dejerine's, Dejerine-Roussy] syndrome
~ таламоколенчатой артерии *невр.* thalamogeniculate artery syndrome
~ Тауссиг — Снеллена — Альберса Taussig-Snellen-Albers syndrome, anomalous pulmonary veins drainage
~, тенториальный *невр.* cerebellar tentorial syndrome
~ Тёрнера *энд.* Turner's syndrome, gonadal dysgenesis
~ Терри *офт.* Terry's syndrome
~ тестикулярной феминизации testicular feminization [feminizing testes] syndrome
~, тетаноидный *невр.* tetanoid syndrome
~ Тибьержа — Вейссенбаха *дерм.* Thiebièrge-Weissenbach syndrome
~ Тинеля *невр.* Tinel's syndrome, acromegaly
~ Титце *хир.* Tietze's syndrome
~, токсический toxic syndrome
~ Томсона Thomson's syndrome, mandibulofacial disostosis
~ тонкокишечного стаза small intestinal stasis syndrome
~, транзитарный transient syndrome
~ третьего желудочка *невр.* third ventricle syndrome
~ трисомии 21 *невр.* trisomy 21 [Down's] syndrome, mongolism
~ тройничного нерва trigeminal syndrome
~ тройничного узла trigeminal ganglion syndrome
~, тромбэмболический *кард.* thromboembolic syndrome
~ Турко Turcot syndrome
~ Уайетта Wyatt syndrome
~, увеоменингеальный *невр.* uveomeningeal syndrome
~ углово́й извилины *невр.* angular gyrus syndrome
~ удлинения от интервала QT *кард.* long QT syndrome
~ удлинения от интервала QT без глухоты *кард.* long QT syndrome without deafness
~ укороченного желудка small stomach syndrome
~ укороченного кишечника short gut [short bowel] syndrome
~ Унны Unna's syndrome, congenital hypotrichosis
~ Уотерхауза — Фридериксена *пед.* Waterhouse-Friderichsen syndrome
~ «усталых ног» restless legs (syndrome), Ekbome syndrome
~ ушно-височного нерва auriculo-temporal (nerve) [gustatory sweating, Frey's] syndrome
~ ущемления миндалин мозжечка *невр.* syndrome of cerebellum tonsils compression
~ Фабри *дерм.* Fabry's syndrome
~ Фара Fahr's disease, hereditary calcinosis of cerebral blood vessels
~ Фёвре *невр.* Fevre's syndrome
~ Фёрстера *невр.* Foerster's morbus, atonia-astasia
~, фетальный алкогольный fetal alcohol syndrome
~, фетальный аминоптериновый fetal aminopterin syndrome
~, фетальный варфариновый fetal warfarin syndrome
~, фетальный гидантоиновый fetal hydantoin syndrome
~, фетальный радиационный fetal radiation syndrome
~ Фовилля *невр.* Foville's syndrome
~ Фолькманна Volkmann's deformity syndrome
~ Фордайса *дерм.* Fordyce's syndrome
~ Форни *кард.* Forney's syndrome
~ Франца Franz's [femoral hypoplasia-unusual facies] syndrome
~ Франческетти — Клейна mandibulofacial dysostosis, Franceschetti-Klein syndrome
~ Фрёлиха Fröhlich's [adiposogenital] syndrome, dystrophia adiposogenitalis
~ Фрёшельса Fröschels' syndrome, disphasia associativa
~ Фридманна, вазомоторный Friedmann's vasomotor syndrome

~ Фурнье́ (*перианальный некроз*) Fournier's syndrome
~ Ха́гемана Hageman's coagulopathy, factor XII deficiency syndrome
~ Ха́лбрехта Halbrecht's syndrome, erythroblastosis
~ Ха́ллерманна — Штра́йффа oculomandibulo-dyscephaly with hypotrichosis [Hallermann-Streiff] syndrome
~ Ха́ммена — Ри́ча Hamman-Rich syndrome, idiopathic diffuse interstitial fibrosis of lung
~ Ха́нта *стом.* Hunt's syndrome
~ Ха́нтера Hunter's syndrome, type II mucopolysaccharidosis
~ Ха́рбитца — Мю́ллера Harbitz-Müller morbus, type II hypercholesteremia
~ Хе́гглина Hegglin's syndrome, energo-dynamic heart failure
~ Хе́нда — Шю́ллера — Кри́счена Schüller-Christian syndrome, hystiocytosis X
~ Хе́рлитца Herlitz-type epidermolysis bullosa
~ хиа́змы *невр.* chiasmal [chiasmatic] syndrome
~ Хо́лта — О́рама Holt-Oram [heart-hand] syndrome
~, хореи́ческий *невр.* choreic syndrome
~ Хо́ртона *невр.* Horton's syndrome
~, хромосо́мный chromosomal syndrome
~ хрони́ческой гипертрофи́ческой акроасфикси́и Cassirer's [chronic hypertrophic acroasphyxy] syndrome
~ хрони́ческой гранулоцитопени́и chronic granulocytopenia syndrome
~ Це́львегера Zellweger [cerebrohepatorenal] syndrome
~ центра́льного паралича́ central paralysis syndrome
~ церебра́льного гиганти́зма cerebral gigantismus [Sotos] syndrome
~, церебро-оку́ло-фациоскеле́тный cerebrooculo-facio-skeletal [COFS] syndrome
~ части́чной моносоми́и partial monosomy syndrome
~ части́чной трисоми́и partial trisomy syndrome
~ Чедиа́ка — Хига́си Chédiak-Higashi syndrome
~ червя́ мозжечка́ *невр.* vermis of cerebellum syndrome
~, че́репно-гла́зо-зубно́й cranio-oculo-dental syndrome
~ четверохо́лмия *невр.* lamina quadrigemina syndrome, Nothnagel's sign
~ четверохо́лмной арте́рии *невр.* lamina quadrigemina artery syndrome
~ четвёртого желу́дочка *невр.* fourth ventricle syndrome
~ Шёгрена Sjögren's sicca [Mikulicz-Sjögren] syndrome
~ Шёгрена — Ла́рссона *псих.* Sjögren-Larsson syndrome
~ Ше́йе Scheie's syndrome, type V mucopolysaccharidosis
~ ше́йного межпозвоно́чного ди́ска *невр.* cervical disk syndrome
~ ше́йного ребра́ cervical rib syndrome
~ ше́йного утолще́ния *невр.* cervical enlargement of spinal cord
~ ше́йно-грудно́го узла́ *невр.* cervicothoracal [stellate] ganglion syndrome
~, ше́йно-плечево́й *невр.* cervicobrachial syndrome
~, ше́йный посттравмати́ческий posttraumatic neck [cervical tension] syndrome
~ Ше́йтхауэра — Мари́ — Сенто́на *невр.* Scheuthauer-Marie-Sainton syndrome
~ Шереше́вского — Те́рнера *энд.* Turner's syndrome, gonadal dysgenesis
~ Шми́дена *хир.* Schmieden's syndrome
~ Шми́дта, альтерни́рующий *невр.* Schmidt's alternating syndrome
~ Шпи́льмейера — Фо́гта late juvenile type of cerebral sphingolipidosis, Batten-Mayou [Spielmeyer-Vogt, Vogt-Spielmeyer] disease
~ Шти́ллера Stiller's asthenia
~ Эбште́йна Ebstein's heart anomaly
~ Эдва́рдса Edwards' [trisomy 18] syndrome
~ Э́йзенме́нгера *кард.* Eisenmenger's syndrome
~ Э́клина Ecklin's syndrome, anemia splenica congenita
~, экстрапирами́дный *невр.* extrapyramidal syndrome
~ Э́лерса — Данло́са Ehlers-Danlos' [cutis hyperelastica] syndrome
~ Э́ллиса — Ван-Кре́вельда Ellis — van Creveld [chondroectodermal dysplasia] syndrome
~ Э́нгеля — Реклингха́узена Engel-Recklinghausen syndrome, primary hyperparathyreoidism
~, энцефалотригемина́льный сосу́дистый *невр.* encephalotrigeminal vascular syndrome
~ эпико́нуса *невр.* epiconicum syndrome
~, эпилептифо́рмный epileptiform [epileptoid] syndrome
~ Эскоба́ра Escobar's [multiple pterygium] syndrome
~ Яда́ссона — Левандо́вского *дерм.* Jadassohn-Levandowsky syndrome
~ языкогло́точного не́рва glossopharyngeal nerve syndrome
~ язы́чного не́рва lingual nerve syndrome
~ яре́много отве́рстия *невр.* jugular foramen [Vernet-Sicard-Collet] syndrome
синерги́дный synergistic
синерги́зм *м.* synergism
~, терапевти́ческий therapeutic synergism
синерги́ст *м.* synergist
синерги́ческий synergistic
синестезиалги́я *ж. невр.* synesthesialgia, synesthesia algica, painfull synesthesia
синестези́я *ж.* synesthesia
~, боле́зненная *невр.* synesthesia algica, painfull synesthesia, synesthesialgia
синехи́я *ж.* synechia

синкинези́я

синкинези́я ж. synkinesis
 ~, глоба́льная global synkinesis
 ~, имитацио́нная imitation synkinesis
 ~, координато́рная coordination synkinesis
 ~ Ле́щенко *невр.* Leshchenko's synkinesis
 ~, пальебромандибуля́рная palpebromandibular synkinesis, Gunn's syndrome
 ~, патологи́ческая *невр.* pathologic synkinesis
 ~, спасти́ческая *невр.* spastic synkinesis
 ~, физиологи́ческая physiologic synkinesis
синкопа́льный syncopal, syncopic
синкопе́ *м.* (*обморок*) syncope, swoon(ing), faint(ing)
синкума́р *м. фарм.* acenocoumarol, syncumar
синобронхи́т *м.* sinobronchitis
синовиало́ма ж. *онк.* synovialoma
синовиа́льный synovial
синовио́ма ж. *онк.* synovioma
 ~, гигантокле́точная giant cell synovioma
 ~, доброка́чественная benign synovioma
 ~, злока́чественная synovial sarcoma, malignant synovioma
 ~, ксантомато́зная xanthomatous synovioma
синовиоци́т *м.* synoviocyte, *synoviocytus* [NH]
 ~, секрето́рный secretory synovial cell, *synoviocytus secretorius* [NH]
 ~, фагоцита́рный phagocytic synoviocyte, *synoviocytus phagocyticus* [NH]
синовиоэндотелио́ма ж. synovial endothelioma
синови́т *м.* synovitis
 ~, ворси́нчатый villous synovitis
 ~, геморраги́ческий hemorrhagic synovitis
 ~, гно́йный purulent [suppurative] synovitis
 ~ коле́нного суста́ва gonarthritis
 ~, о́стрый acute synovitis
 ~, ревмато́идный rheumatoid synovitis
 ~, серо́зно-фибрино́зный serofibrinous synovitis
 ~, серо́зный serosynovitis, serous synovitis, hydrarthrosis
 ~ с незначи́тельным вы́потом dry synovitis, synovitis sicca
 ~ сухожи́льных влага́лищ tendinous [vaginal] synovitis, tenosynovitis
 ~, туберкулёзный tuberculous synovitis
 ~, хрони́ческий chronic synovitis
сино́вия ж. synovia, synovial fluid
синовэктоми́я ж. synovectomy
синосто́з *м. ортоп.* synostosis
 ~, врождённый congenital synostosis
 ~, иску́сственный artificial synostosis
 ~, костнопласти́ческий osteoplastic synostosis
 ~ ости́стых отро́стков vertebral synostosis
 ~, посттравмати́ческий posttraumatic synostosis
синта́за ж. жи́рных кисло́т fatty acid synthase
си́нтез *м.* synthesis
 ~ на твёрдой фа́зе solid phase synthesis
 ~, радиохими́ческий radiosynthesis
 ~ фермента inducible enzyme synthesis
синтези́ровать to synthesize
синтета́за ж. synthetase
 ~ δ-аминолевули́новой кислоты́ δ-aminolevulinic acid synthetase

си́нус *м.* sinus, *sinus* [NA] (*см. тж* па́зуха, па́зухи)
 ~ ао́рты aortic [Petit's] sinus, *sinus aortae* [NA]
 ~, вене́чный coronary sinus, *sinus coronarius* [NA]
 ~, вено́зный venous sinus, *sinus venosus* [NA]
 ~, ве́рхний камени́стый superior petrosal sinus, *sinus petrosus superior* [NA]
 ~, ве́рхний сагитта́льный superior sagittal sinus, *sinus sagittalis superior* [NA]
 ~, диафрагмомедиастина́льный phrenicomediastinal recess, *recessus phrenicomediastinalis* [NA]
 ~, заты́лочный occipital sinus, *sinus occipitalis* [NA]
 ~, каверно́зный cavernous sinus, *sinus cavernosus* [NA]
 ~ кла́пана (*вены*) valve sinus (of vein), *sinus valvulae* [NA]
 ~, клинови́дно-теменно́й sphenoparietal sinus, *sinus sphenoparietalis* [NA]
 ~, корона́рный coronary sinus, *sinus coronarius* [NA]
 ~ лёгочного ствола́ sinus of pulmonary trunk, *sinus trunci pulmonalis* [NA]
 ~, лимфати́ческий lymphatic sinus
 ~, медулля́рный medullary sinus
 ~, межпеще́ристый intercavernous sinus, *sinus intercavernosi* [NA]
 ~, ни́жний камени́стый inferior petrosal sinus, *sinus petrosus inferior* [NA]
 ~, ни́жний сагитта́льный inferior sagittal sinus, *sinus sagittalis inferior* [NA]
 ~, пеще́ристый cavernous sinus, *sinus cavernosus* [NA]
 ~, пилонида́льный *морф.* pilonidal sinus
 ~, плевра́льный pleural recess, pleural sinus, *recessus pleurales* [NA]
 ~, подка́псульный subcapsular sinus
 ~ по́лых вен sinus of venae cavae, *sinus venorum cavarum* [NA]
 ~, попере́чный transverse sinus, *sinus transversus* [NA]
 ~ прямо́й кишки́ rectal sinus, *sinus rectus* [NA]
 ~, рёберно-диафрагма́льный costodiaphragmatic recess, *recessus costodiaphragmaticus* [NA]
 ~, рёберно-медиастина́льный costomediastinal recess, *recessus costomediastinalis* [NA]
 ~ селезёнки splenic sinus, *sinus lienis, sinus splenus* [NA]
 ~ се́рдца, вене́чный coronary sinus of heart, *sinus coronarius cordis* [NA]
 ~, сигмови́дный sigmoid sinus, *sinus sigmoideus* [NA]
 ~ скле́ры, вено́зный venous sinus of sclera, *sinus venosus sclerae* [NA]
 ~, со́нный carotid sinus, *sinus caroticus* [NA]
 ~, субкапсуля́рный subcapsular sinus
 ~ твёрдой мозгово́й оболо́чки venous sinus of durae matris, *sinus durae matris* [NA]

синусография *ж.* sinusography
синусоидный sinusoid(al)
синусотомия *ж. офт.* sinusotomy
синхейлия *ж. стом.* syncheilia
синхондроз *м.* synchondrosis, *synchondrosis* [NA]

~, задний внутризатылочный posterior intraoccipital synchondrosis, *synchondrosis intraoccipitalis posterior* [NA]

~, каменисто-затылочный petro-occipital synchondrosis, *synchondrosis petro-occipitalis* [NA]

~, клиновидно-затылочный sphenooccipital synchondrosis, *synchondrosis spheno-occipitalis* [NA]

~, клиновидно-каменистый sphenopetrosal synchondrosis, *synchondrosis sphenopetrosa* [NA]

~, клиновидно-решётчатый sphenoethmoidal synchondrosis, *synchondrosis sphenoethmoidalis* [NA]

~ мечевидного отростка xiphisternal synchondrosis, *synchondrosis xiphosternalis* [NA]

~, передний внутризатылочный anterior intraoccipital synchondrosis, *synchondrosis intraoccipitalis anterior* [NA]

синхронизатор *м. мед. тех.* (electronic) gate, gating device

синхронизация *ж.* gating, synchronization, triggering

~ воздействий synchronization of exposures

~, ретроспективная retrospective gating

~ ритмов synchronization of rhythms

~ с дыхательными движениями respiratory gating

~ с фазами сердечного цикла cardiac gating, cardiac triggering

~ с ЭКГ ECG gating

синхронный synchronous
синяк *м.* fruise
сирингобульбия *ж. невр.* syringobulbia
сирингома *ж.* syringo(cystadeno)ma
сирингоменингоцеле *с. невр.* syringomeningocele
сирингомиелия *ж. невр.* syringomyelia, cavitary myelitis, hydrosyringomyelia, Morvan's disease
сирингомиелоцеле *с.* syringomyelocele, hydrorrhachis interna
сирингоцистаденома *ж.* syringo(cystadeno)ma

~ (кожи), папиллярная syringocystadenoma papilliferum

сирингоэнцефалия *ж. невр.* syringoencephalia
сирингоэнцефаломиелия *ж. невр.* syringoencephalomyelia
сирингоэпителиома *ж.* Апатенко Apatenko's syringoepithelioma
сироп *м. фарм.* syrup
система *ж.* system

~, автономная нервная autonomic nervous system

~, адаптивная иммунная adaptive immune system

~, адренергическая adrenergic system

~ амплитудной селекции *радиол.* discriminating system

~, бесклеточная cell-free system

~, болепроводящая pain-conducting system

~, вегетативная нервная vegetative [involuntary] nervous system

~, вегетативно-эндокринная vegetoendocrinic [vegetoendocrinous] system

~ визуализации imaging system

~, висцеральная (симпатическая) нервная visceral (sympathetic) nervous system

~ воротной вены portal system

~, вторая сигнальная *физиол.* second signaling system

~, гаверсова haversian system

~ гипофиз — кора надпочечников pituitary-adrenocortical axis system

~ для обратного переливания крови autotransfuser

~ для трансфузии transfusion system

~ доставки *(лекарственных средств)* delivery system

~ доставки в форме отдельных частиц *(гранул, микрокапсул и т.п.)* multiparticulate delivery system

~ доставки для внутривенного введения intravenous delivery system

~ доставки, трансдермальная transdermal delivery system

~, дыхательная respiratory system, *systema respiratorium* [NA]

~ жёлчных протоков biliary system, biliary tree

~ жизнеобеспечения life support system

~, иммунная immune system

~ иммунного надзора immune surveillance system

~, иммунологическая immunological system

~, коллимирующая collimating system

~ комплемента complement system

~, компьютеросцинтиграфическая nuclear camera computer system

~ контролируемой доставки *(лекарственного средства к участку действия)* controlled-release delivery system

~ контроля качества воды water quality control system

~ контроля качества (окружающей) среды environmental quality control system

~ контроля качества (окружающей) среды, космическая space environmental quality control system

~ контроля качества (окружающей) среды, наземная ground environmental quality control system

~, костно-мышечная musculoskeletal [apparatus] system

~, кровеносная (blood) vascular [circulatory] system

~, лимбическая limbic system

~, лимфатическая lymphatic system, *systema lymphaticum* [NA]

~, лимфоидная lymphoid system

система

~ макрофа́гов reticuloendothelial system, RES
~, метаме́рная не́рвная metameric [propriospinal] nervous system
~ микроциркуля́ции system of microcirculation
~ монито́ринга окружа́ющей среды́ environmental monitoring system
~ мононуклеа́рных фагоци́тов reticuloendothelial system, RES
~, мочеполова́я urogenital system, *systema urogenitale* [NA]
~, мы́шечная muscular system
~, нейрорецепто́рная neuroreceptor system
~, не́рвная nervous system, *systema nervosum* [NA]
~, не́рвно-мы́шечная neuromuscular system
~, не́рвно-эндокри́нная neuroendocrinous system
~, неспецифи́ческая nonspecific system
~, несу́щая лека́рственное сре́дство drug-carrier system
~, окуломото́рная oculomotor system
~, опио́идная пептидерги́ческая opioid peptidergic system
~ опти́ческой регистра́ции photorecording system
~ отво́да, сбо́ра и очи́стки сто́чных вод waste water facilities
~ очище́ния бро́нхов bronchial clearance system
~, палеокинети́ческая paleokinetic system
~, парасимпати́ческая не́рвная parasympathetic nervous system
~, пе́рвая сигна́льная *физиол.* first signaling system
~, перифери́ческая не́рвная peripheral nervous system, *systema nervosum periphericum* [NA]
~, пищевари́тельная digestive system, digestive apparatus, *systema digestorium, apparatus digestorius* [NA]
~ половы́е же́лезы — гипо́физ — гипотала́мус gonadal-pituitary hypothalamic axis
~, прессорецепто́рная pressoreceptor system
~, промывна́я suction-irrigation system
~, проперди́новая properdin system
~, проприоцепти́вная proprioceptive system
~, проприоцепти́вная чувстви́тельная proprioceptive sensory system
~, ретикулоэндотелиа́льная reticuloendothelial system, RES
~, ретикуля́рная активи́рующая reticular activating system
~, руброспина́льная rubrospinal system, Monakow's bundle
~ сбо́ра твёрдых отхо́дов solid waste collection system
~, серде́чно-сосу́дистая cardiovascular system
~ се́рдца, проводя́щая conducting system of heart
~ с заме́дленным высвобожде́нием *(лека́рственного вещества́)* delayed-release [sustained-release] system

~, симпати́ческая не́рвная sympathetic nervous system
~, симпатоадрена́ловая sympathoadrenal system
~ с контроли́руемым высвобожде́нием, трансдерма́льная controlled-release transdermal system
~ слеже́ния tracking system
~, somatíческая не́рвная somatic nervous system
~, сосу́дистая vascular system
~, спи́новая spin system
~, спланхни́ческая splanchnic vascular system
~, стереотакси́ческая stereotax system
~, стоматогастри́ческая симпати́ческая не́рвная stomatogastric sympathetic nervous system
~, трофи́ческая не́рвная trophic nervous system
~, ультразвукова́я диагности́ческая ultrasonic imaging system
~ управле́ния водоохра́нным ко́мплексом water protection complex control system
~, холинерги́ческая cholinergic system
~, центра́льная не́рвная central nervous system, *systema nervosum centrale* [NA]
~, цереброспина́льная cerebrospinal system
~, ЭВМ-сцинтиграфи́ческая nuclear camera computer system, scintillation camera interfaced with a computer
~, экстрапирами́дная extrapyramidal system
~, эндокри́нно-вегетати́вная vegetoendocrinic [vegetoendocrinous] system
систе́ма-носи́тель *ж. (для доставки лекарственных средств)* carrier system
~, полу́ченная выпа́риванием раствори́теля evaporated solvent carrier system
систе́мный systemic
си́стола *ж.* systole
~ желу́дочков ventricular systole
~, коне́чная end-systole, ES
~ предсе́рдий atrial [auricular] systole
~, эктопи́ческая ectopic systole
~, электри́ческая electric systole
ситостери́н *м. биохим.* sitosterol
ситостеринеми́я *ж.* sitosteronemia
ситуа́ция *ж.,* стре́ссовая stress situation
сифили́д *м.* syphilid
~, бугорко́вый nodular syphilid
~, везикулёзный vesicular syphilid
~ ладо́ней и подо́шв, псориазифо́рмный papulosquamous syphilid
~, папулёзный papular syphilid
~, пигме́нтный pigmentary syphilid
~, пустулёзный pustular syphilid
~, пятни́стый macular syphilid
си́филис *м.* syphilis, lues
~, бытово́й syphilis innocentium, insontium syphilis
~, висцера́льный visceral syphilis
~, врождённый congenital [prenatal] syphilis
~, втори́чный secondary syphilis
~, гуммо́зный gummatous [nodular] syphilis
~, злока́чественный malignant syphilis

~, латентный latent syphilis
~ нервной системы lues nervosa, syphilis of nervous system
~, первичный primary syphilis
~, поздний врождённый syphilis hereditaria tardea
~, приобретённый acquired syphilis
~, скрытый latent syphilis
~, трансфузионный transfusion syphilis
~, третичный tertiary syphilis
~, экстрагенитальный extragenital syphilis
сифилитический syphilitic, luetic
сифилоид *м.* syphiloid
сифилома *ж.* syphiloma
скаленус-синдром *м. невр.* scalenus syndrome
скальп *м.* scalp
скальпель *м. мед. тех.* scalpel, (operating) knife, scraper
~, анатомический dissecting [postmortem] knife
~, брюшистый bellied scalpel, general operating knife
~, глазной ophthalmic scalpel
~ для раскрытия абсцесса, штыковой abscess knife
~, лазерный laser knife
~, обоюдоострый double-edged knife
~, остроконечный sharp-pointed scalpel
~, «световой» laser knife
~ со съёмным лезвием scalpel with a removable blade
~, стоматологический stomatological scalpel
скальпирование *с.* scalping
сканер *м. мед. тех.* 1. scanner, scanning device 2. scintiscanner, scintillation scanner
~, инфракрасный infrared scanner, thermograph, thermovision camera
~, компьютерный томографический computer tomographic scanner
~, прямолинейный rectilinear scanner
~, секторальный real-time sector scanner
~, ультразвуковой ultrasound [ultrasonic, supersonic] scanner
~, цветной color scanner
сканикамера *ж.* whole-body (gamma) camera
сканирование *с.* 1. scanning 2. radionuclide [radioisotope] scanning, scintiscanning, radionuclide [radioisotope] scintigraphy
~ внутренних органов visceral scanning
~ в реальном масштабе времени, секторальное real-time (ultra)sonography, real-time ultrasound
~ всего тела whole-body scanning
~, компьютерное томографическое computed tomographic scanning
~ костей bone scanning
~, многовекторное [многопроекционное] multiple view scanning
~, многоцелевое multipurpose scanning
~ мозга, радионуклидное radionuclide brain scanning
~ печени liver scanning
~, полипозиционное multiple view scanning

~, полярoидное цветное polaroid color scanning
~ почки kidney scanning
~, радиоизотопное [радионуклидное] radioisotope [radionuclide] scanning, scintiscanning, radioisotope [radionuclide] scintigraphy
~, трансректальное transrectal scanning
~, трансуретральное transurethral scanning
~, ультразвуковое supersonic [ultrasonic, ultrasound] scanning
сканирующий scanning
сканограмма *ж.* scan, scanning image
~, радиоизотопная radioisotope [redionuclide] scan, scintiscan
~, трансмиссионная transmission scan
~, ультразвуковая ultrasound [ultrasonic, ultrasonographic] scan, (ultra)sonogram, echogram
~, цветная color scan
~, эмиссионная emission scan
~, эмиссионно-трансмиссионная (radionuclide) emission-transmission image
скарификатор *м. мед. тех.* scarificator
скарификация *ж.* scarification
скарлатина *ж.* scarlatina, scarlet fever
~, ангинозная anginose scarlatina
~, атипичная latent scarlatina
~, геморрагическая scarlatina hemorrhagica
~, раневая wound scarlatina
~, скрытая latent scarlatina
~, токсическая scarlatina maligna
~, экстрабуккальная [экстрафарингеальная] extrabuccal scarlatina
скарлатинозный scarlatinal
скат *м.* (черепа) clivus
~, блюменбахов Blumenbach's clivus
~ затылочной кости clivus of occipital bone
~ клиновидной кости clivus of sphenoidal bone
~ червя мозжечка clivus of vermis of cerebellum
скатофагия *ж. псих.* scatophagy
скафоцефалический scaphocephalous
скафоцефалия *ж.* scaphocephalism, scaphocephaly
скачка *ж.* идей *псих.* flight of ideas
сквален *м. биохим.* squalen
скелет *м.* skeleton, osseous system
~, висцеральный visceral skeleton
~, внутренний endoskeleton
~, добавочный appendicular skeleton
~, костный bony skeleton
~, наружный exoskeleton
~, осевой axial skeleton
~ плода fetal skeleton
~, хрящевой cartilaginous skeleton
скелетизация *ж.* skeletonization
скелетно-мышечный musculoskeletal
скелетный skeletal
скиаграмма *ж. рентг.* skiagram, skiagraph
скиаграфия *ж. рентг.* skiagraphy
скиаметр *м. мед. тех.* skiameter
скиаскоп *м. мед. тех.* skiascope
скиаскопия *ж. офт.* skiascopy, retinoscopy
~, полосчатая shadow test

скипидáр

скипидáр *м.* turpentine

скирр *м. онк.* scirrhus, scirrhoma, scirrhous [fibrous] carcinoma

склáдка *ж.* fold, *plica* [NA] (*см. тж* склáдки)

~, бахрóмчатая fimbriated fold, *plica fimbriata* [NA]

~, веконосовáя palpebronasal fold, *plica palpebronasalis* [NA]

~, вестибулярная vestibular fold, false vocal cord, *plica vestibularis* [NA]

~, выйная кóжная nuchal skin fold

~, голосовáя vocal fold, *plica vocalis* [NA]

~, дýгласова rectouterine [Douglas'] fold, *plica rectouterina* [NA]

~, дуоденáльно-еюнáльная duodenojejunal fold, *plica duodenojejunalis* [NA]

~, зáдняя молотóчковая posterior mallear fold, *plica mallearis posterior* [NA]

~, илеоцекáльная ileocecal fold, *plica ileocecalis* [NA]

~ конъюнктúвы, полулýнная semilunar fold of conjunctiva, *plica semilunaris conjunctivae* [NA]

~, латерáльная пупóчная lateral umbilical [epigastric] fold, *plica umbilicalis lateralis* [NA]

~ лéвой пóлой вéны fold of left vena cava, *plica venae cavae sinistrae* [NA]

~, медиáльная пупóчная medial umbilical fold, *plica umbilicalis medialis* [NA]

~, межмочетóчниковая interureteric fold, *plica interureterica* [NA]

~, надгортáнная epiglottidean fold, *plica epiglottica* [NA]

~ наковáльни incudal fold, *plica incudis* [NA]

~, носогубнáя nasolabial fold

~, «обезьянья» simian crease

~, парадуоденáльная paraduodenal fold, *plica paraduodenalis* [NA]

~, пáховая inguinal fold

~, перéдняя молотóчковая anterior mallear fold, *plica mallearis anterior* [NA]

~, поднадколéнная синовиáльная infrapatellar synovial fold, *plica synovialis infrapatellaris* [NA]

~, подъязычная sublingual fold, *plica sublingualis* [NA]

~, полулýнная semilunar fold, *plica semilunaris* [NA]

~, попéречная пузырная transverse vesical fold, *plica vesicalis transversa* [NA]

~ постсинаптúческой мембрáны fold of postsynaptic membrane, *plica membranae postsynapticae* [NA]

~ преддвéрия vestibular fold, false vocal cord, *plica vestibularis* [NA]

~, прямокишéчно-мáточная rectouterine [Douglas'] fold, *plica rectouterina* [NA]

~, синовиáльная synovial fold, *plica synovialis* [NA]

~, слепокишéчная vascular cecal fold, *plica cecalis vascularis* [NA]

~, слёзная lacrimal [Hasner's] fold, *plica lacrimalis* [NA]

~, спирáльная spiral fold, *plica spiralis* [NA]

~, средúнная пупóчная medial umbilical fold, *plica umbilicalis medialis* [NA]

~ стрéмени stapedial fold, *plica stapedis* [NA]

~, треугóльная triangular fold, *plica triangularis* [NA]

~, трýбно-глóточная salpingopharyngeal fold, *plica salpingopharyngea* [NA]

~, трýбно-нёбная salpingopalatine fold, *plica salpingopalatina* [NA]

склáдки *ж. мн.* folds, *plicae* [NA] (*см. тж* склáдка)

~, влагáлищные vaginal rugae, *rugae vaginales* [NA]

~ желýдка gastric folds, *plicae gastricae* [NA]

~ желýдка, ворсúнчатые villous folds of stomach, *plicae villosae ventriculi* [NA]

~ прямóй кишкú, попéречные rectal transverse folds, Houston's valves

~ рáдужки folds of iris, *plicae iridis* [NA]

~ слúзистой оболóчки жёлчного пузыря folds of mucosa of gallbladder, *plicae tunicae mucosae vesicae felleae* [NA]

~ Хáустона rectal transverse folds, Houston's valves

склáдчатый plicate, plaited, folded

склéра *ж.* sclera, *sclera* [NA]

склерáльный scleral

склередéма *ж.* взрóслых (Бýшке) scleredema adultorum, Buschke's disease

склерéма *ж.* sclerema

~ новорождённых sclerema neonatorum

склеродéрма *ж.* scleroderma, dermatosclerosis, sclerodermatitis

~, бéлая morphea alba

~, бляшечная morphea guttata

~, кольцевúдная morphea

~, лентовúдная morphea linearis

~, ограничéнная [очагóвая] morphea

~, полосовúдная scleroderma striata

~, пятнúстая morphea pigmentosa

~, системная scleroderma systematica

склеродерматúт *м.* sclerodermatitis

склеродермúя *ж.* scleroderma, dermatosclerosis, sclerodermatitis (*см. тж* склеродéрма)

склерóз *м.* sclerosis

~, ангиогéнный angiogenic sclerosis

~, боковóй амиотрофúческий amyotrophic lateral sclerosis

~, васкулярный angiogenic sclerosis

~, возрастнóй presenile sclerosis

~, диффýзный diffuse sclerosis

~, диффýзный дéтский семéйный diffuse infantile familial sclerosis, Krabbe's disease

~ жёлчных путéй biliary sclerosis

~ зáдних пучкóв спиннóго мóзга posterior spinal sclerosis

~, идиопатúческий idiopathic sclerosis

~, кóстный bone sclerosis

~ лёгких pneumosclerosis, pneumofibrosis, pulmonary fibrosis

~, мышечный myosclerosis

~, очагóвый focal [insular] sclerosis

~ пóчек nephrosclerosis

~, рассе́янный disseminated [multiple] sclerosis
~, ревмати́ческий rheumatic sclerosis
~ се́рдца cardiosclerosis
~, систе́мный прогресси́рующий progressive systemic sclerosis
~ спинно́го мо́зга myelosclerosis, spinal sclerosis
~, туберо́зный tuberous sclerosis, Bourneville's syndrome
~ у́ха otosclerosis, sclerotitis
склероми́кседе́ма ж. А́рндта — Го́ттрона Arndt-Gottron scleromyxedema
склеропойкилодерми́я ж. (А́рндта — Я́ффе) Arndt-Jaffe scleropoikilodermia
склеротерапи́я ж. sclerotherapy
~, инъекцио́нная injection sclerotherapy
~, эндоскопи́ческая endoscopic sclerotherapy
склерото́м м. мед. тех. sclerotome
склеротоми́я ж. sclerotomy
~, за́дняя posterior sclerotomy
~, пере́дняя anterior sclerotomy
склероувеи́т м. sclerouveitis
склерэктази́я ж. sclerectasia
склерэктоми́я ж. sclerectomy
скоба́ ж. bow; stirrup; brace
~ для удержа́ния шва suture retention bridge
~, зажи́мная clamping fixture
ско́бка ж. staple
~ Мише́ля, металли́ческая Michel's agraffe
~ скрепле́ния отло́мков bone clamp
~, хирурги́ческая (surgical) staple
ско́ванность ж.:
~ в суста́ве joint stiffness
~ па́льцев constrained digital motion
скол м. split
~, вну́тренний internal split, *facies plasmica* [NH]
~, нару́жный external split, *facies extraplasmica* [NH]
сколио́граф м. мед. тех. scoliometer
сколио́з м. scoliosis, lateral curvature
~, врождённый congenital scoliosis
~, втори́чный secondary scoliosis
~, грудно́й thoracic [thoracal] scoliosis
~, идиопати́ческий idiopathic scoliosis
~, компенсато́рный compensatory scoliosis
~, миопати́ческий myopathic scoliosis
~, неврогенный neurogenic scoliosis
~, некомпенси́рованный uncontrollable scoliosis
~, остеопати́ческий osteopathic scoliosis
~, парали́тический paralytic scoliosis
~, пояснично-грудно́й thoracolumbar scoliosis
~, поясни́чный lumbar [coxitic] scoliosis
~, приобретённый acquired scoliosis
~, прогресси́рующий progressive scoliosis, advancing curvature
~, профессиона́льный occupational scoliosis
~, радикулоалги́ческий sciatic scoliosis
~, рахити́ческий rachitic scoliosis
~, рефлекто́рно-болево́й reflex algesic scoliosis
~, рубцо́вый cicatrical scoliosis
~, спасти́ческий spastic scoliosis
~, стати́ческий static scoliosis
~, травмати́ческий traumatic scoliosis
~, функциона́льный functional scoliosis
~, ше́йно-грудно́й thoracocervical scoliosis
сколио́зный scoliotic
скопле́ние с.:
~ бластоподо́бных одноя́дерных кле́ток cluster of blast-like mononuclear cells
~ га́зов meteorism, intestinal gas collection
~ контра́стного вещества́ accumulation of contrast medium, contrast pooling
скополами́н м. фарм. scopolamine
ско́рбут м. scorbutus, (sea) scurvy
скорлупа́ ж. (*структура мозга*) putamen
ско́рость ж. velocity
~ визуализа́ции imaging speed
~ вса́сывания rate of absorption
~ выведе́ния ацета́та из органи́зма acetate clearance rate
~ вы́доха, максима́льная объёмная peak expiratory flow rate, PEFR
~ диффу́зии diffusion rate
~ ка́дров framing rate
~ клубо́чковой фильтра́ции glomerular filtration rate, GFR
~ кровото́ка blood circulation, blood velocity
~ кровото́ка, максима́льная (blood) peak flow
~ мито́за mitotic rate
~ наполне́ния, максима́льная peak filling rate, PFR
~ опорожне́ния ejection rate
~ опорожне́ния, максима́льная peak ejection rate
~ оседа́ния эритроци́тов erythrocyte sedimentation rate, ESR
~ счёта count rate
~ укороче́ния циркуля́рных воло́кон velocity of circumferential fiber shortening
~ фильтрова́ния воды́ rate of water filtration
~ элимина́ции elimination rate
скороте́чный fulminant
скотоло́жство с. псих. zoophilia, zooerastia, bestiality, sodomy
ското́ма ж. офт. scotoma
~, абсолю́тная absolute scotoma
~ Бье́ррума Bjerrum's scotoma, Bjerrum's sign
~, гемианопи́ческая hemianopic scotoma
~ Зе́йделя Seidel's scotoma
~, кольцеви́дная [кру́глая] annular scotoma
~, мерца́тельная scintillating scotoma
~, объекти́вная negative scotoma
~, относи́тельная relative scotoma
~, отрица́тельная negative scotoma
~, парацентра́льная paracentral scotoma
~, перифери́ческая peripheric scotoma
~, перицентра́льная pericentral scotoma
~, положи́тельная positive scotoma
~, психи́ческая psychic scotoma
~, сосу́дистая vascular scotoma
~, функциона́льная functional scotoma
~, центра́льная central scotoma
~, центроцека́льная cecocentral scotoma

скотометр *м.* Бьéррума Bjerrum's scotom(am)eter
скотофилия *ж. псих.* scotophilia, nyctophilia
скотофобия *ж. псих.* scotophobia, nyctophobia
скрежетáние *м.* зубáми *псих.* tooth-grinding
скрéпка *ж.*:
~, кóжная percutaneous staple, skin closure strip
~, хирургическая surgical clips, surgical fastener, surgical staple
скрéщивание *с. ген.* cross(ing)
скрининг *м.* screening
~, антенатáльный antenatal screening
~, лекáрственный drug screening
~, многопрофильный multiphasic screening
~ по холестерину cholesterol screens
~, фармакологический pharmacological screening
скротáльный scrotal
скрóфула *ж.* scrofula
скрофулодéрма *ж.* scrofuloderma
скручивание *с.* torsion; twisting
скрытый latent, occult
скутамил *м. фарм.* scutamil, isoprothan
слабéть (*о зрении*) to decay
слабительное *с.* laxative
~, увеличивающее объём кишéчных масс bulk-forming laxative
слабительный laxative, purgative
слабовóлие *с.* abulia
слабовыраженный ill-defined
слáбость *ж.* 1. weakness, asthenia; inertia 2. debility 3. impotence
~, мышечная muscle weakness
~, нéрвная neurasthenia
~, óбщая general weakness
~, паретическая paretic debility
~, психическая psychic impotence, psychasthenia
~, раздражительная irritable weakness
~ родовóй деятельности uterine inertia, powerless labor
~ родовóй деятельности, вторичная secondary uterine inertia
~ родовóй деятельности, первичная primary uterine inertia
~ связок ligamentous laxity
~ сосáния weakness of suckling
слабоýмие *с.* dementia (*см. тж* деме́нция)
~, ажитированное dementia agitata
~, алкогóльное alcoholic dementia, alcoholic psychosis
~, амнестическое amnestic dementia
~, апатическое apathetic dementia
~, апоплексическое apoplectic dementia
~, артериосклеротическое arteriosclerotic dementia
~, аффективное affective dementia
~, врождённое mental deficiency, mental retardation, oligophrenia
~, вторичное secondary dementia
~, гебефреническое hebephrenic dementia
~, глобáрное total dementia
~, дéтское dementia infantilis
~, кататоническое catatonic dementia
~, концентрическое concentric dementia
~, лакунáрное lacunar dementia
~, лóжное pseudodementia
~, миоклоническое myoclonic dementia
~, олигофреническое oligophrenic dementia
~, органическое organic dementia
~, óстрое acute [short, self-limited] dementia
~, очагóвое focal dementia
~, паралитическое paralytic dementia, dementia paralytica, general paresis, Boule's disease, cerebral tabes, syphilitic meningoencephalitis
~, паранóидное dementia paranoides, paranoid schizophrenia
~, парциáльное partial dementia
~, первичное primary dementia
~, подкóрковое subcortical dementia
~, полисклеротическое polysclerotic dementia
~, постинфекциóнное postinfectious dementia
~, посттравматическое posttraumatic dementia
~, предстáрческое [пресенильное] presenile [primary senile, Alzheimer's] dementia, primary neuronal degeneration, Alzheimer's disease, Alzheimer's sclerosis
~, приобретённое acquired dementia
~, простóе dementia simplex
~, псевдопаралитическое pseudoparalytic dementia
~, псевдостáрческое pseudosenile dementia
~, психомотóрное psychomotor dementia
~, рáннее dementia praecox
~, регредиéнтное regredient dementia
~, сáмое рáннее dementia precocissima, premature dementia
~, стáрческое senile dementia, senile psychosis
~, стáрческое конфабулярное confabulatory senile dementia
~, табетическое tabetic dementia
~, таламическое thalamic dementia
~, терминáльное terminal dementia
~, токсическое toxic dementia
~, тотáльное total dementia
~, травматическое traumatic dementia
~, транзитóрное transitional dementia
~, хореатическое choreatic [choreal, choreic] dementia
~, хроническое chronic dementia
~, циркулярное circular dementia
~, шизофреническое schizophrenic dementia
~, эпилептическое epileptic dementia
~, эретическое erethic dementia
слежéние *с.* за окружáющей средóй environmental monitoring
слезá *ж.* tear
слезотечéние *с.* lacrimation
слепоглухонемóй blind deaf-mute
слепоглухонемотá *ж.* deaf-mutism with blindness
слепоглухотá *ж.* blindness with deafness
слéпок *м.* cast; impression
~, гипсовый (plaster) cast
~ с зубóв dental model
~ слизистой оболóчки тóлстой кишки colon mucosal [necrotic large bowel] cast

слепота́ ж. blindness
 ~, бу́квенная letter blindness
 ~, верба́льная word [text] blindness, alexia
 ~, вкусова́я taste blindness
 ~, вре́менная temporary blindness
 ~, дневна́я day blindness, hemeralopia
 ~, ко́рковая cortical blindness
 ~, ко́рково-психи́ческая cortical psychic blindness
 ~, кури́ная night blindness, nyctalopia, nyctanopia
 ~, непо́лная amaurosis partialis fugax
 ~, по́лная complete blindness, amaurosis
 ~, по́лная цветова́я complete color blindness, achromatopsia, achromatopsy
 ~, преходя́щая amaurosis fugax
 ~, произво́дственная [профессиона́льная] occupational blindness
 ~, психи́ческая psychic blindness
 ~, психоге́нная psychogenic blindness
 ~, рефлекто́рная reflex amaurosis
 ~, слове́сная word [text] blindness, alexia
 ~, сне́жная snow blindness
 ~, такти́льная astereognosis, stereoanesthesia
 ~, травмати́ческая traumatic blindness
 ~, уреми́ческая uremic amaurosis
 ~, цветова́я color blindness, daltonism
 ~, части́чная цветова́я partial color blindness, dischromasia, dischromatopsia
слёзный lacrimal
слизеобразу́ющий mucin-producing, mucinous
сли́зисто-ко́жный mucocutaneous, cutaneomucosal
сли́зистый mucous, mucilaginous
слизь ж. mucus
 ~, бронхиа́льная bronchial mucus
 ~ в моче́ blennuria
 ~, кише́чная crypt cell production
 ~, ше́ечная cervical mucus
слипа́ние с. ма́трикса ген. adhesion of matrix
слия́ние с. ген. union, fusion
 ~ хромосо́м chromosome fusion
 ~, центри́ческое centric fusion, robertsonian translocation
слой м. layer, stratum [NA, NH]
 ~, база́льный basal layer, *stratum basale* [NH]
 ~, вну́тренний internal layer, *stratum interna* [NH]
 ~, вну́тренний продо́льный (*мышечной оболочки мочеточника*) internal longitudinal layer, *stratum longitudinale internum* [NH]
 ~, волокни́стый fibrous layer, *stratum fibrosum* [NH]
 ~ грушеви́дных нейро́нов ganglionic layer, layer of periform neurons, *stratum neuronum periformium* [NA]
 ~ денти́на ко́рня, зерни́стый granulose [granular] layer of root dentin(e), *stratum granulosum dentini radicis* [NH]
 ~, зерни́стый granular layer, *stratum granulosum* [NA]

 ~, кортика́льный cortical shell, cortical bone, cortical tube, cortex
 ~, миели́новый myelinic layer, *stratum myelini* [NH]
 ~, молекуля́рный molecular stratum, *stratum moleculare* [NA]
 ~ мы́шечной оболо́чки, кругово́й circular layer of muscular tunic, *stratum circulare tunicae muscularis* [NA]
 ~ мы́шечной оболо́чки, продо́льный longitudinal layer of muscular tunic, *stratum longitudinale tunicae muscularis* [NA]
 ~, нару́жный продо́льный (*мышечной оболочки мочевого пузыря*) external longitudinal layer, *stratum longitudinale externum* [NH]
 ~, озо́нный ozone layer
 ~ па́лочек и ко́лбочек (*сетчатки глаза*) columnar layer
 ~, пещери́стый (*слизистой оболочки носа*) cavernous layer, *stratum cavernosum* [NH]
 ~ полови́нного ослабле́ния [полуослабле́ния] half-value layer, half-thickness, half-value thickness
 ~, промежу́точный intermediate layer, *stratum intermedium* [NH]
 ~, porговой corneal layer, *stratum corneum* [NA]
 ~, синовиа́льный synovial layer, *stratum synoviale* [NH]
 ~, сосо́чковый (*слизистой оболочки желудка*) papillary layer, *stratum papillare* [NH]
 ~, субдонтодентинобласти́ческий subdontodentinoblastic layer, *stratum subdentinoblasticum* [NH]
 ~, фибро́зный fibrous layer, *stratum fibrosum* [NH]
 ~, хондроге́нный chondrogenic layer, *stratum chondrogenicum* [NH]
 ~, эласти́ческий elastic layer, *stratum elasticum* [NH]
 ~ эпиде́рмиса, промежу́точный [эпиде́рмиса, шипова́тый] spinous layer of epidermis, *stratum spinosum epidermidis* [NA]
слоно́вость ж. elephantiasis, elephant [Barbados] leg, pachydermia
 ~ век и лица́ elephantiasis nostras
 ~, врождённая congenital elephantiasis, Milroy's disease
 ~, ло́жная elephantiasis neuromatosa
 ~ мошо́нки scrotal elephantiasis
 ~, нейрофиброматозная elephantiasis neuromatosa
 ~ полово́го чле́на penile elephantiasis
 ~, стрептоко́кковая elephantiasis nostras
 ~, телеангиэктати́ческая elephantiasis telangiectatic
слу́жба ж.:
 ~ здравоохране́ния health service
 ~ консультати́вной по́мощи consultation service
 ~ родовспоможе́ния maternity obstetric service

слу́жба

~ экстренной медици́нской по́мощи accident service
слух *м.* hearing, audition, acusis
~, абсолю́тный absolute hearing
~, binaural binaural hearing
~, монаура́льный monaural hearing
~, музыка́льный ear for music
~, норма́льный acusis, normal hearing
~, пони́женный diminished hearing
~, цветно́й color hearing
слухопротези́рование *с.* hearing aid
слу́чай *м.* case; accident
~, несча́стный accident, casualty
~, пограни́чный borderline case
~, споради́ческий sporadic case
слы́шимость *ж.* audibility
слюна́ *ж.* saliva
~, иску́сственная artificial saliva
слю́нный saliva
слюноотделе́ние *с.* salivation, sialism
~ недоста́точное oligosialia
~, повы́шенное excessive salivation
~, психи́ческое psychic salivation
слюноотсо́с *м.* saliva ejector
слюнотече́ние *с.* drooling, salivation, salivary discharge
сма́зка *ж.*:
~, перворо́дная [сырови́дная, творо́жистая] vernix caseosa
сма́зывать *(инструменты)* to lubricate
сма́чиваемость *ж.* wettability
сма́чивать to moisten
сме́гма *ж.* smegma
~ кли́тора smegma clitoridis
сме́на *ж.* зубо́в second dentition
смерте́льный fatal, lethal
сме́ртность *ж.* mortality, death rate
~, антенатальная antenatal mortality
~, больни́чная hospital mortality
~, де́тская children's mortality
~, матери́нская maternal mortality
~, младе́нческая infant mortality
~, неонатальная neonatal mortality
~ несосу́дистого ге́неза nonvascular mortality
~, ожида́емая expected mortality
~ от злока́чественных о́пухолей [от ра́ка] oncological [cancer] mortality
~, перинатальная perinatal mortality
~, по́здняя late mortality
~, ра́нняя де́тская neonatal mortality
смерть *ж.* death, expiration
~, биологи́ческая death
~, внеза́пная sudden [unexpected] death
~, внеза́пная серде́чная sudden cardiac death
~, внутриутро́бная intrauterine death
~ во вре́мя опера́ции operative death
~ в результа́те несча́стного слу́чая accidental death
~, голо́дная starvation death
~, есте́ственная natural death
~, интранатальная intrapartum death
~, клини́ческая apparent death
~, матери́нская maternal death
~, мни́мая *псих.* mors putativa
~ мо́зга brain death
~, мозгова́я cerebral death
~ на операцио́нном столе́ operative death
~, наси́льственная *суд. мед.* violent death
~ от сосу́дистого заболева́ния vascular death
~, патологи́ческая untimely death
~ плода́ fetal death
~ плода́, внутриутро́бная intrauterine fetal death
~ по́сле опера́ции postoperative death
~, преждевре́менная untimely death
~, скоропости́жная sudden [unexpected] death
~, сомати́ческая somatic death
~, физиологи́ческая natural death
смесь *ж.* compound, composite; mixture; formula
~, газоэфи́рная наркоти́ческая gas-oxygen-ether mixture
~, иску́сственная пита́тельная feeding formula
~, моло́чная milk formula
~, рацеми́ческая racemic mixture, racemate
~, суха́я моло́чная evaporated milk formula
~, эфи́рно-возду́шная наркоти́ческая ether-air mixture
смех *м.* laughter
~, истери́ческий hysterical laughter
~, наси́льственный spasmodic [compulsive] laughter
~, немотиви́рованный unmotivated laughter
~, непроизво́льный involuntary laughter
~, спазмати́ческий [су́дорожный] spasmodic [compulsive] laughter
сме́шанный mixed
смеще́ние *с.* 1. displacement 2. dislocation, shifting; deviation; heterotopia, local heterology, ectopia
~ ао́рты впра́во overriding of aorta
~ вверх upward dislocation
~ вперёд anteposition
~, втори́чное redislocation, redisplacement, secondary malalignment
~ зу́ба displacement of tooth
~ кза́ди retrodisplacement; retrodeviation
~ кни́зу downshift
~ ко́рня лёгкого hilar displacement
~ кпе́реди antedisplacement
~ ма́тки metrectopia, metrectropy
~ о́рганов брюшно́й по́лости displacement of abdominal viscera
~ о́рганов средосте́ния mediastinal displacement
~ позвонка́ dislocation of vertebra
~, ротацио́нное rotational deformity, rotational malalignment
~ сегме́нта ST ST-segment displacement
~ се́рдца, врождённое ectopia cordis
~ сухожи́лия migration [retraction] of tendon
~, углово́е angulation, tilt
смещённый 1. dislocated, displaced, shifted 2. heterotopic
смог *м. гиг.* smog
~ ло́ндонского ти́па London-type smog

~, фотохимический photochemical smog
смола́ ж. resin
  ~, анионообме́нная anion-exchange resin
  ~, жи́дкая pitch, tar
  ~, ионообме́нная ion-exchange resin
  ~, катионообме́нная cation-exchange resin
  ~, композицио́нная пломбиро́вочная composite restoration resin
  ~, твёрдая resin
  ~, термопласти́ческая thermoplastic resin
  ~, термореакти́вная thermosetting [heat-convertible] resin, resinoid
  ~, эпокси́дная epoxide [epoxy] resin
смо́рщивание с., рубцо́вое shrinkage, contraction
смо́ченный wetted; saturated
смыв м. 1. (мазо́к) swab 2. lavage
  ~ из бро́нха bronchial lavage
  ~, перитонеа́льный peritoneal lavage
смыка́ние с. зубо́в joining [closure] of teeth
смягча́ть to mitigate; to alleviate; to relieve
смягча́ющий emollient
смягче́ние с. (напр. спазма) alleviation, emollescence
смягчи́тель м. 1. softener; plasticizer 2. emollient
снижа́ть (напр. боль) to alleviate, to relieve; to lower
сниже́ние с. loss; reduction; impairment
  ~ высо́кой температу́ры temperature abatement, temperature dropping
  ~ накопле́ния, диффу́зное diffuse loss of uptake
  ~ накопле́ния, очаго́вое localized diffuse loss of uptake
  ~ непереноси́мости к лека́рству resolution of drug intolerance
  ~ разме́ров и объёма о́пухоли reduction in tumor size and volume
  ~ си́лы diminution of strength
  ~ слу́ха hearing impairment, hearing loss
  ~ толера́нтности к глюко́зе resolution of glucose intolerance
  ~ у́ровня ли́чности personality decline
сни́мок м. film (image), roentgenogram
  ~ грудно́й кле́тки, рентге́новский chest film, chest roentgenogram
  ~ зу́ба dental X-ray image
  ~ зубо́в, внутрирото́вой intra-oral X-ray image
  ~, обзо́рный рентге́новский plain film
  ~, поляро́идный polaroid (type) photo(graph), polaroid film
  ~, прице́льный рентге́новский target X-ray image, localized film, spot-film roentgenograph, spot radiograph
  ~, рентге́новский roentgenogram, roentgenograph, radiogram, X-ray photograph, X-ray image
  ~, чёрно-бе́лый black and white film
сновиде́ния с. мн. dreams (см. тж сон)
  ~, кошма́рные псих. anxiety dreams, nightmare
сноговоре́ние с. somniloquence, sleeptalking
снотво́рное с. hypnotic, soporific, somnifacient

~ дли́тельного де́йствия long-acting hypnotic
снотво́рный soporific, somniferous, somnific
снохожде́ние с. somnambulism, somnambulance, sleepwalking, lunacy
сня́тие с.:
  ~ аппара́та ортоп. removal of external fixator
  ~ блока́ды reversal of blockade
  ~ зажи́ма declamping
  ~ зубны́х отложе́ний scaling
  ~ отёка decongestion
совкаи́н м. фарм. cincoccaine hydrochloride
совмести́мость ж. compatibility
  ~, перекрёстная cross-compatibility
совмести́мый compatible
  ~ биологи́чески tissue compatible
совмеще́ние с. изображе́ний super(im)position [overlapping] of images
совокупи́тельный coital
совокупле́ние с. coitus, copulation, coition
  ~, заде́ржанное coitus reservatus
  ~, пре́рванное [преры́вистое] coitus interruptus
  ~ че́рез за́дний прохо́д anal intercourse
совоку́пность ж.:
  ~, генера́льная general totality
  ~ клини́ческих симпто́мов clinical constellation
согрева́ние с. rewarming
со́да ж. soda
  ~, двууглеки́слая sodium bicarbonate
  ~, кальцини́рованная soda ash
  ~, каусти́ческая caustic soda, sodium hydroxide
  ~, питьева́я baking [cooking] soda
содержа́ние с. content
  ~ вещества́ (в тканях) substance content
  ~, допусти́мое permissible content
  ~ загрязня́ющих веще́ств pollution content
  ~ ка́льция в сы́воротке кро́ви serum calcium value
  ~ лету́чих веще́ств volatile content
  ~ пестици́дов pesticide content
  ~ пы́ли dust content
содержи́мое с. contents
  ~ бро́нхов bronchial secretion
  ~ волдыря́ blister fluid
  ~ желу́дка gastric contents
содо́ку ж. инф. бол. sodoku, rat-bite fever
содоми́я ж. сексол. sodomy; bestiality, zooerastia
соедине́ние с. 1. junction, junctura [NA]; commissure, commissura [NA] 2. conjugation, conjugata [NA] 3. фарм. compound (chemical) 4. joint
  ~, адренерги́ческое adrenergic compound
  ~, азо́тистое nitrogenous compound
  ~, аромати́ческое aromatic compound
  ~, биологи́чески акти́вное bioactive compound
  ~ ви́смута bismuth compound
  ~, волокни́стое fibrous joint, junctura fibrosa [NA]
  ~, гетероаромати́ческое heteroaromatic compound
  ~, гетероцикли́ческое heterocyclic compound

соединение

~, дентиноцементное dentinocemental junction, *junctura dentinocementi* [NH]
~, дентиноэмалевое dentinoenamel junction, *junctura dentinoenameli* [NH]
~ золота gold compound
~, зубчатое межклеточное dental intercellular junction, *junctio intercellularis denticulata* [NH]
~, исходное parent compound
~, классификационное parent compound
~ костей union of bones, *junctura ossium* [NA]
~, летучее volatile compound
~, малых органов, анатомическое junction, juncture
~, межсухожильное tendinous junction, *junctura tendinum* [NA]
~, меченое tagged [radiolabeled, (radioactively) labeled] compound
~, нерастворимое insoluble compound
~, нервно-мышечное myoneural [neuromuscular] junction
~, оптически активное optically active compound
~, пальцевидное межклеточное digitation intercellular junction, *junctio intercellularis digitiformis* [NH]
~, поверхностно-активное surfactant
~, полифенольное polyphenol compound
~, полностью ароматическое fully aromatic compound
~, простое межклеточное simple intercellular junction, *junctio intercellularis simplex* [NH]
~, радиофармацевтическое radiopharmaceutical
~, растворимое soluble compound
~, родоначальное parent compound
~, селенорганическое seleno-organic compound
~, синовиальное synovial joint, *junctura synovialis* [NA]
~, сложное межклеточное complex intercellular junction, *junctio intercellularis complex* [NH]
~ с разветвлённой цепью branched(-chain) compound
~, стойкое органическое resistant organic matter
~, тонкое химическое fine chemical
~, третичное tertiary compound
~, фенольное phenol compound
~, фосфорорганическое organophosphorous compound
~, химическое chemical compound
~, хрящевое cartilaginous joint, *junctura cartilaginea* [NA]
~, четвертичное quaternary compound
~, четвертичное аммониевое quaternary ammonium compound
~, шарнирное swivel joint
~, щелевидное gap junction, *nexus (macula communicans)* [NH]
соединительный conjunctive, joining, connecting, *conjunctivus* [NA]

соединять to joint, to connect
сознание *с.* consciousness ◇ потерять ~ to faint
~, альтернирующее *псих.* alternating consciousness
~, спутанное *псих.* mental confusion, psychataxia
~, ясное clear consciousness
созревание *с.* ripening, maturation
~, зависящее от антигена antigen-dependent maturation
~ кишечной стомы maturation of intestinal stoma
~ колостомы colostoma maturation
~, не зависящее от антигена antigen-independent maturation
~, неполное semimaturation
~, половое puberty, pubertas, pubescence
~, преждевременное половое pubertas precox
созревать to mature; *(о нарыве)* to gather
сок *м.* juice
~, дуоденальный duodenal juice
~, желудочный gastric [appetite] juice
~, кишечный intestinal juice
~, панкреатический pancreatic juice
~, пищеварительный digestive juice
~, поджелудочный pancreatic juice
~ предстательной железы prostatic fluid
~, тканевый tissue juice
соклетие *с.* syncytium
сокогонный succagogue, secretogogue
сокоотделение *с.* secretion (of juice)
сократимость *ж.* contractility
~ желудка ventricular contractility
~ миокарда myocardial contractility
~, мышечная myotility, musclar contractility
~, электрическая electrocontractility
сократимый, сократительный contractile
сокращаться to contract
сокращение *с.* 1. *(мышечное)* clonus, contraction, *contractio* 2. *(сердечное)* beat
~, асинхронное asynchronous contraction
~, голодное hunger contraction
~ желудочков ventricular contraction
~ зрачков contraction of pupils
~ из A-V соединения atrioventricular junctional contraction
~, изометрическое isometric contraction
~, маточное uterine contraction
~, мышечное contraction, clonus
~ мышцы, вызванное замыканием катода cathodal closure contraction
~ мышцы, вызванное размыканием катода cathodal opening contraction
~, одиночное вызванное судорогой single twitch
~, реципрокное reciprocal beat
~, ритмическое beating
~, сердечное heartbeat, cardiac beat
~, синхронное synchronic [synchronous] contraction
~, сливное fusion beat
~, узловое atrioventricular junctional contraction

сопоставле́ние

солево́й saline
солеобразова́ние с. salification
солеобразу́ющий salifiable
солита́рный (напр. о полипе) solitary, isolated
солитёр м. tapeworm
~, бы́чий beef tapeworm, Taenia saginata
~, свино́й pork tapeworm, Taenia solium
солкосери́л м. фарм. solcoseryl
со́лод м. malt
соло́дка ж. фарм. licorice, Glycyrrhiza
соль ж. salt
~ бро́ма bromine salt
~ ви́смута bismuth salt
~, пищева́я dietary salt
~, четверти́чная quaternary salt
сольва́т м. solvate
сольвата́ция ж. solvation
сольвати́ровать(ся) to solvate
солюбилиза́ция ж. solubilization
соля́рий м. solarium
соляри́т м. solar plexitis
со́ма ж. soma
somatíческий somatic
соматоге́нный somatogenic
соматолибери́н м. growth hormone-releasing factor
соматоло́гия ж. somatology
сомато́м м. эмбр. somatome, somite
соматомаммотропи́н м. somatomammotropin
соматомеди́н м. somatomedin
сомaтометри́я ж. somatometry
соматомото́рный somatomotor
соматопати́ческий somatopathic
соматопла́зма ж. somatoplasm
соматоплевра́льный somatopleural
соматопсихи́ческий somatopsychic
соматопсихо́з м. somatopsychosis
соматореце́птор м. somatoreceptor
соматосе́нсорный somatosensory
соматоскопи́я ж. somatoscopy
соматостати́н м. фарм. somatostatin
соматотропи́н м. фарм. somatotropin, growth hormone
соматотро́пный somatotrop(h)ic
сомбреви́н м. фарм. propanidid, sombrevin
соми́т м. эмбр. somite, somatome
сомнамбули́зм м. somnambulism, somnambulance, sleepwalking, lunacy
сомнамбули́ст м. somnambulist
сомноле́нтность ж. невр. somnolentia, somnolence
сон м. dream, sleep
~, акти́вный active sleep
~, бы́стрый fast sleep, rapid eye movement, REM
~, гипноти́ческий hypnotic sleep
~, глубо́кий deep sleep
~, дли́тельный prolonged sleep
~, летарги́ческий lethargic sleep
~, медикаменто́зный medication sleep
~, ме́дленный slow sleep
~, наркоти́ческий narcotic sleep
~, неесте́ственно глубо́кий sopor
~, норма́льный normal sleep
~, парадокса́льный paradoxical sleep, narcolepsy, Yélineau's syndrome
~, пароксизма́льный paroxysmal sleep, narcolepsy, Gélineau's syndrome
~, пасси́вный passive sleep
~, преры́вистый interrupted sleep
~, усло́вно-рефлекто́рный conditioned reflex sleep
~, электри́ческий electrical sleep
~, эпилепти́ческий псих. epileptic sleep
сонапа́кс м. фарм. thioridazine, sonapax
сонли́вость ж. sleepiness, somnolence, somnolency, drowsiness
~, глубо́кая hypersomnia
~, лёгкая slight sleepiness
~, повы́шенная hypersomnia; excessive sleepiness
со́нный carotic, caroticus [NA]
сонограмма ж. (ultra)sonogram, ultrasonic [ultrasound, ultrasonographic] scan, echogram, ultrasound image
~, коса́я oblique sonogram
~, неинформати́вная nondiagnostic sonogram
~, парасагитта́льная parasagittal sonogram
~, попере́чная transverse sonogram, cross-section scan
~, продо́льная longitudinal sonogram, longitudinal section scan
~, сагитта́льная sagittal sonogram
~, фронта́льная coronal sonogram
сонография́ ж. (ultra)sound, US, (ultra)sonography, echography
~, влага́лищная vaginal sonography
~ в реа́льном масшта́бе вре́мени real-time (ultra)sonography
~, интраоперацио́нная intraoperative ultrasound evaluation, operative sonography, open-wound scanning
~, трансректа́льная transrectal ultrasound
~, эндоскопи́ческая endoscopic ultrasonography, endosonography
сонофоре́з м. sonic phoresis, phonophoresis
сооруже́ние с.:
~, водозабо́рное water intake structure, headworks, diversion works
~, водоохра́нное water-protective structure
~, очистно́е treatment facilities, purification plants, disposal works
соотве́тствующий appropriate
соотноше́ние с. ratio
~ поло́в sex ratio
~ челюсте́й, центра́льное centric (jaw) relation
соощуще́ние с. псих. synesthesia
сополиме́р м. copolymer
~, многоцепо́чечный multichain copolymer
со́пор м. псих. sopor
сопоро́зный soporose, soporous
сопоставле́ние с.:
~ краёв ко́жной ра́ны approximation of skin
~, то́чное perfect [anatomic] reduction, anatomic alignment

сопротивле́ние c. resistance
~, акусти́ческое specific acoustic impedance
~, бронхиа́льное airways resistance
~, взаи́мное mutual resistance
~ дыха́тельных путе́й airways resistance
~ лёгочных сосу́дов pulmonary arterial resistance
~, пасси́вное passive resistance
~, синапти́ческое synaptic resistance
~, сосу́дистое vascular resistance
~, сосу́дистое систе́мное systemic vascular resistance, SVR
~ тка́ней, электри́ческое electrical resistance of tissues
сопротивля́емость ж. resistibility, resistivity
сопряже́ние c. coupling
сопряжённый coupled
сопу́тствующий concomitant, associated, concurrent, accompanying
соразме́рность ж. proportionality
сораствори́тель м. фарм. cosolvent
сорби́т м. sorbitol, sorbite
сорбо́за ж. sorbose, sorbitose, sorbin, sorbinose
со́рбция ж. sorption
соса́ние c. sucking, suction
~ па́льцев finger [thumb] sucking
соса́тельный sucking
соса́ть to suck, to suckle
со́ска ж. (для кормления) nipple
соска́бливание c. scaling, scraping
соска́бливать to strip off, to scrape
со́ска-пусты́шка ж. pacifier
соско́б м., полу́ченный с по́мощью ки́сточки brush cytology
сосо́к м. nipple; papilla, *papilla* [NA]
~, втя́нутый inverted nipple
~ зри́тельного не́рва optic papilla, *papilla nervi optici* [NA]
~, пло́ский inverted nipple
сосо́чек м. papilla, *papilla* [NA]
~, ана́льный anal papilla
~, вкусово́й (*языка*) taste bud
~, грибови́дный fungiform papilla, *papilla fungiformis* [NA]
~ двенадцатипе́рстной кишки́, большо́й major duodenal papilla, *papilla duodeni major* [NA]
~ двенадцатипе́рстной кишки́, ма́лый minor duodenal papilla, *papilla duodeni minor* [NA]
~, десневой gingival papilla, *papilla gingivalis* [NA]
~, десневой межзу́бный gingival interdental small papilla, *papilla gingivalis (interdentalis)* [NA]
~, желобови́дный vallate papilla, *papilla vallata* [NA]
~ зу́ба dentinal papilla, *papilla dentis* [NA]
~, конусови́дный conoid papilla, *papilla conica* [NA]
~, листови́дный foliate papilla, *papilla foliata* [NA]
~, нитеви́дный filiform papilla, *papilla filiformis* [NA]

~, околоушно́й parotid papilla, *papilla parotidae* [NA]
~, подъязы́чный sublingual papilla, *caruncula sublingualis* [NA]
~, по́чечный renal papilla, *papilla renalis* [NA]
~, резцо́вый incisive papilla, *papilla incisiva* [NA]
~, слёзный lacrimal papilla, *papilla lacrimalis* [NA]
~, чечевицеви́дный lenticular papilla, *papilla lentiformis* [NA]
~ языка́ lingual papilla, *papilla lingualis* [NA]
сосо́чковый papillary, papillate
соста́в м. 1. composition 2. фарм. formulation
~ вы́броса, хими́ческий chemical composition of emission
~ для трансдерма́льного введе́ния transdermal formulation
~, липи́дный lipid composition
~ с заме́дленным высвобожде́нием sustained-release formulation
~ сто́чных вод waste water composition
~, фармацевти́ческий pharmaceutical formulation
~, хими́ческий chemical composition
состоя́ние c. condition; state ◊ ~ пацие́нта кра́йне тяжёлое the patient's condition is very bad, the patient is in a very bad condition
~ аффе́кта affective state
~, безнадёжное hopeless condition
~, беспоко́йное anxiety state, anxiety neurosis
~, бессозна́тельное unconsciousness
~, боле́зненное disease state
~ больно́го status of patient
~, бредово́е delirious state, delirium
~ водоёма, санита́рное sanitary state of water reservoir
~, возбуждённое 1. status raptus 2. радиол. excited state
~, высокоаффи́нное high-affinity state
~, галлюцино́зное hallucination
~, гипердинами́ческое hyperdynamic state
~, гипноида́льное subwaking [hypnoidal] state
~, гипоманиака́льное hypomania
~, депресси́вное depression
~ диссоциа́ции dissociative state
~ зави́симости state of dependence
~ здоро́вья level of health
~ здоро́вья, о́бщее general well-being
~ зубо́в dental health
~, иммунодефици́тное immunodeficiency state
~, кисло́тно-осно́вное [кисло́тно-щелочно́е] acid-base balance
~, клини́ческое clinical state
~, клони́ческое clonicity
~, коллапто́идное collaptoid state
~, комато́зное comatose state, coma
~, крити́ческое critical state
~, лаби́льное labile state
~, летарги́ческое lethargic stupor
~ лимфоузло́в lymph-node status, node status

~, метастабильное metastable state
~, навязчивое impulsive obsession, besetment, obsessive-compulsive neurosis
~, ненормальное abnormal state, abnormality
~, нестабильное unstable state
~, неустойчивое unsteady state
~ нечувствительности narcosis
~, низкоаффинное low-affinity state
~, нормальное normal state, normality, normalcy
~, обморочное syncopal [syncopic] state, faintness, collapse
~, общее general condition, general habitus
~ окружающей среды state of environment, environmental conditions
~ опьянения ebrietas, ebriety, inebriety, drunkenness, alcohol intoxication
~, основное ground state
~ паники panic state
~ параноидное paranoid state
~, патологическое pathological state, diseased [morbid] condition
~ питания *(ребёнка)* nutritional status
~, пограничное in-between [borderline] state
~ покоя *(клеток)* dormancy
~, полубессознательное semiconscious [dreamy] state
~, полукоматозное semicomatous state
~ после черепно-мозговой травмы post-brain injury state
~, предкоматозное precoma
~, предобморочное precollaptoid state, precollapse
~, предраковое precancerous condition, precancerous lesion
~, предсмертное terminal state
~, предынфарктное preinfarction angina
~, психическое mental [psychic] state
~, психопатическое psychopathic state
~, психопатоподобное psychopathy-like state
~ психоэмоционального напряжения neurosis
~, равновесное equilibrium (state)
~, реактивное reactive state
~ сердечно-сосудистой системы, функциональное cardiovascular fitness
~, сонное sleepy [drowsy] state
~, сопорозное soporose state
~, спастическое spastic state
~ спутанности confusion state
~ спутанности, эпилептическое epileptic confusion state
~ с реакцией паники, острое тревожное panic attack
~, стабильное stable state
~, стационарное *(о культурных микроорганизмах, животных клетках)* steady state
~, ступорозное stuporous state, stupor
~, судорожное convulsive state
~, сумеречное twilight state
~, твёрдое solid state
~, терминальное terminal state, terminal condition

~, тимико-лимфатическое status thymicolymphaticus, Paltauf's syndrome
~, тифозное status typhosus
~ тревоги anxiety state, anxiety neurosis
~, тяжёлое grave [poor] condition
~ угнетённое психическое depression
~, умственное mental condition
~ упитанности nutritional status
~ физиологического покоя челюстей freeway space
~, хорошее общее general well-being, good health
~, эмоциональное emotional state
~, эпилептическое epileptic state, status epilepticus
~, эпилептическое сумеречное epileptic twilight state

сосуд *м.* vessel, vas [NA] *(см. тж* сосуды*)*
~, анастомотический anastomotic vessel, vas anastomoticum [NA]
~, артериальный arterial vessel, artery
~, венозный venous vessel, vein
~, выносящий efferent vessel, vas efferens [NA]
~, выступающий prominent vessel, vas prominens [NA]
~, глубокий лимфатический deep lymphatic vessel, vas lymphaticum profundus [NA]
~, искусственный artificial vessel
~, коллатеральный collateral vessel, vas collaterale [NA]
~, коронарный coronary vessel
~, кровеносный blood vessel, vas sanguineum [NA]
~, лимфатический lymphatic vessel, vas lymphaticum [NA]
~, лимфатический выносящий lymphatic efferent vessel
~, лимфатический приносящий lymphatic afferent vessel
~, лимфокапиллярный lymphocapillar vessel, vas lymphocapillare [NA]
~, магистральный great vessel
~, поверхностный лимфатический superficial lymphatic vessel, vas lymphaticum superficiale [NA]
~, приносящий afferent vessel, vas afferens [NA]
~, спиральный spiral vessel, vas spirale [NA]
~ улиткового протока, спиральный spiral vessel of cochlear duct, vas spirale ductus cochlearis [NA]
сосудисто-нервный neurovascular
сосудистый vascular
сосудообразующий vasoformative
сосудорасширяющий vasodilating, vasorelaxant
сосудосуживающий vasoconstrictive
сосуды *м. мн.* vessels, vasa [NA] *(см. тж* сосуд*)*
~, почечные кровеносные renal blood vessels, vasa sanguinea renalia [NA]
~ сетчатки глаза, кровеносные blood vessels of retina, vasa sanguinea retinae [NA]
~ сосудов vessels of vessels, vasa vasorum [NA]

сосуществова́ние *с.* coexistence
сосуществу́ющий coexisting
сотрясе́ние *с.* commotio(n), concussion
~ головно́го мо́зга brain concussion, cerebral contusion, commotio cerebri
~ грудно́й кле́тки commotio thoracis
~ спинно́го мо́зга spinal concussion, commotio spinalis
соу́стье *с.* anastomosis, fistula
~, артериоси́нусное arterio-sinus fistula
~, желу́дочно-кише́чное gastroenterostomy
~, кароти́дно-каверно́зное carotid-cavernous fistula
сохране́ние *с.* preservation
~ бере́менности maintenance of pregnancy
соче́танный combined, associated
сочета́тельный associative
сочлене́ние *с.* joint, articulation
~, акромиа́льно-ключи́чное acromioclavicular joint
~, крестцо́во-ко́пчиковое sacrococcygeal joint
~, ло́нное symphysis pubis
~, окципитоцервика́льное occipitocervical junction
сошни́к *м.* vomer, *vomer* [NA]
сошно́во-носово́й vomeronasal
сошнико́во-основно́й vomerobasilar
сошнико́вый vomerine
сою́з *м.*, Междунаро́дный противора́ковый International Union Contra Cancrum, IUCC
спада́ть *(об отёке)* to dissipate
спаде́ние *с.*:
~ воздухоно́сных путе́й airway collaps
~ лёгких pulmonary [lung] collapse, atelectasis
~ стро́мы stromal collapse
спа́ечный commissural
спазм *м.* spasm; cramp
~ аккомода́ции (гла́за) spasm of accommodation, accommodation cramp
~ ана́льного сфи́нктера anal sphincter spasm, sphincterismus
~ арте́рии arteriospasm
~, вазомото́рный vasomotor spasm
~, гло́точный pharyngismus, pharyngospasm
~ голосово́й щёли laryngospasm
~, губоязы́чный glossolabial spasm
~ жева́тельных мышц masticatory spasm
~ икроно́жных мышц systremma
~, интенцио́нный intention spasm
~, карпопеда́льный carpopedal spasm
~ кише́чника intestinal colic, intestinal spasm
~, клони́ческий clonic spasm
~ мими́ческой мускулату́ры mimic spasm, mimic tic
~, миотони́ческий muscle spasm
~ мозговы́х сосу́дов cerebral vasospasm
~, мы́шечный muscle spasm
~, пи́счий graphospasm, writer's cramp, mogigraphia
~ пищево́да esophageal spasm
~, подви́жный mobile spasm

~, профессиона́льный occupational [professional] spasm, occupational neurosis
~ ресни́чных мышц ciliary spasm
~, рефлекто́рный reflex spasm
~ руки́ chirospasm
~, сгиба́тельный flexural spasm
~ сосу́дов vasospasm, angiospasm
~, тони́ческий tonic spasm
~, торсио́нный torsion spasm
~ языка́ glossospasm
спазмати́ческий spasmodic, spastic
спазмоге́нный spasmogenic
спазмоли́тики *м. мн.* spasmolytics
спазмолити́н *м.* spasmolytin
спазмолити́ческий spasmolytic
спазмотокси́н *м.* spasmotoxin
спазмофили́ческий spasmophilic
спазмофили́я *ж.* spasmophilia, infantile tetany
спайк *м.* spike
спа́йка *ж.* commissure, *commissura* [NA] *(см. тж* спа́йки)
~, бе́лая white commissure, *commissura alba* [NA]
~ век, латера́льная lateral palpebral commissure, *commissura palpebrarum lateralis* [NA]
~ век, медиа́льная medial palpebral commissure, *commissura palpebrarum medialis* [NA]
~, вентра́льная супраопти́ческая ventral supraoptic commissure, *commissura supraoptica ventralis* [NA]
~ ве́рхних хо́лмиков *commissura colliculorum cranialium* [NA]
~ губ commissure of lips, *commissura labiorum* [NA]
~ губ, за́дняя posterior labial commissure, *commissura labiorum posterior* [NA]
~ губ, пере́дняя anterior labial commissure, *commissura labiorum anterior* [NA]
~, дорса́льная супраопти́ческая dorsal supraoptic commissure, *commissura supraoptica dorsalis* [NA]
~, за́дняя *(большо́го мо́зга)* epithalamic commissure, *commissura epithalamica* [NA]
~, кры́шечная кауда́льная *commissura tectalis caudalis* [NA]
~, кры́шечная ростра́льная *commissura tectalis rostralis* [NA]
~ морско́го коня́ commissure of fornix, hypocampal commissure, *commissura fornicis* [NA]
~, надзри́тельная ве́рхняя Meynert's commissure, *commissura supraoptica* [NA]
~, надзри́тельная наивы́сшая Ganser's commissure, *commissura supraoptica suprema* [NA]
~, надзри́тельная ни́жняя Gudden's commissure, *commissura supraoptica* [NA]
~ ни́жних хо́лмиков *commissura colliculorum caudalium* [NA]
~, пере́дняя *(большо́го мо́зга)* anterior commissure, *commissura anterior* [NA]
~ поводко́в commissure of habenulae, *commissura habenularum* [NA]

~ свода commissure of fornix, hypocampal commissure, *commissura fornicis* [NA]
~, эпиталамическая epithalamic commissure, *commissura epithalamica* [NA]
спайки *ж. мн.* adhesions; commissures, *commissurae* [NA] (*см. тж* спайка)
 ~, ангиоматозные angiomatous adhesions
 ~ брюшной полости abdominal adhesions
 ~, перидуоденальные periduodenal adhesions
 ~, периовариальные periovarial adhesions
 ~, перитубальные peritubal adhesions
 ~, плевральные pleural adhesions
 ~, послеоперационные postoperative adhesions
 ~, рубцовые cicatrical adhesions
 ~, тазовые pelvic adhesions
 ~, фиброзные fibrous adhesions
спантид *м. фарм.* spantide
спартеин *м. фарм.* sparteine
спастика *ж.* spasticity
 ~, посттравматическая posttraumatic spasticity
спастический spastic, spasmodic
спастичность *ж.* spasticity
спектр *м.* spectrum
 ~ гамма-излучения gamma spectrum
 ~ излучения radiation [emission] spectrum
 ~, непрерывный continuous spectrum
 ~ поглощения absorption spectrum
 ~ противоопухолевого действия antitumor spectrum
 ~, рентгеновский roentgen [X-ray] spectrum
 ~, сплошной continuous spectrum
 ~, фацио-аурикуловертебральный facioauriculovertebral spectrum
 ~ электромагнитного излучения electromagnetic spectrum
 ~, энергетический energy spectrum
спектрин *м. биохим.* spectrin
спектрометр *м. мед. тех.* spectrometer
спектроскопия *ж.* spectroscopy
 ~, жидкостная сцинтилляционная liquid scintillation spectroscopy
 ~, магнитно-резонансная magnetic resonance spectroscopy, MR spectroscopy, MRS
 ~, мессбауэровская Mössbauer effect study
 ~, ультрафиолетовая ultraviolet spectroscopy
 ~ электронного парамагнитного резонанса electron spin resonance spectroscopy
 ~, ядерная гамма-резонансная Mössbauer effect study
спектрофотометр *м. мед. тех.* spectrophotometer
спектрофотометрия *ж.* spectrophotometry
 ~, ультрафиолетовая ultraviolet spectrophotometry
сперма *ж.* semen
сперматида *ж.* spermatid, *spermatidum* [NH]
сперматогенез *м.* spermatogenesis
сперматогония *ж.* spermatogone, spermatogonium, spermatoblast, *spermatogonium* [NH]
 ~, промежуточная intermediate spermatogone, *spermatogonium intermedium* [NH]
сперматозоид *м.* spermatozoon

сперматоцеле *с.* spermatocele
сперматоцит *м.* spermatocyte
 ~, вторичный secondary spermatocyte, *spermatocytus secundarius* [NH]
 ~, первичный primary spermatocyte, *spermatocytus primarius* [NH]
спермидин *м. биохим.* spermidine
спермидин-N'-ацетилтрансфераза *ж. биохим.* spermidine N'-acetyltransferase
спермий *м.* sperm cell
спермин *м. биохим.* spermine
спермин-N'-ацетилтрансфераза *ж. биохим.* spermine N'-acetyltransferase
спермицидный spermicidal
спермограмма *ж.* spermogram
специализация *ж.* (по хирургии) graduate (surgical) education
специфический specific
специфичность *ж.* (*теста, пробы*) specificity
 ~, аллотипическая allotypic specificity
 ~ диагностики diagnostic specificity
 ~, идентичная identical specificity
 ~, изотипическая антигенная isotypic antigenic specificity
 ~, общая public specificity
 ~, тканевая tissue specificity
 ~, частная private specificity
спикула *ж.* spicule
спин *м. биофиз.* spin, angular momentum
спина *ж.* back, *dorsum* [NA]
 ~, круглая sway back
 ~, плоская flat back
 ~, сутулая round-shouldered [stooping] back
спинальный spinal, rachial
спинка *ж.* 1. back, *dorsum* [NA] 2. backrest
 ~ носа dorsum of nose, *dorsum nasi* [NA]
 ~ полового члена dorsum of penis, *dorsum penis* [NA]
 ~ турецкого седла *dorsum sellae, dorsum ephipii* [NA]
 ~ языка back of tongue, upper surface of tongue, *dorsum linguae* [NA]
спинной dorsal
спинномозговой cerebrospinal
спиноаддукторный spino-adductor
спиноспинальный spinospinal
спиноталамический spinothalamic
спинотектальный spinotectal
спиперон *м. фарм.* spiperone
спиразидин *м. фарм.* spirazidin, spirasidine
спирали *ж. мн.* Куршманна (*в мокроте при бронхиальной астме*) Curschmann's spirals
спиральный helical, spiral
спирамицин *м. фарм.* spiramycin
спирема *ж. ген.* spireme
спирограмма *ж.* spirogram
спирограф *м. мед. тех.* spirograph
спирометр *м. мед. тех.* spirometer, pneumometer
спирометрия *ж.* spirometry, pneumometry, pneometry

спиронолактон *м. фарм.* spironolactone
спироперидол *м. фарм.* spiroperidol
спирорадиография *ж.* radionuclide ventilation study, radiopulmonography
спирохета *ж. микр.* spirochete
спирохетоз *м.* spirochetosis
спирт *м.* alcohol
  ~, бензиловый benzyl alcohol
  ~, поливиниловый polyvinyl alcohol
  ~, этиловый ethanol
спиртовка *ж.* alcohol lamp
спиц/а *ж.* pin, drill [extension] wire ◇ натянуть ~у to tighten a pin
  ~, градуированная graduated pin
  ~ Киршнера K-wire, Kirschner's wire
  ~, направляющая guide pin
  ~, резьбовая threaded wire
  ~ с упорной площадкой bulb-tipped pin
спиценатягиватель *м.* wire tightener
сплав *м.* alloy
  ~, драгоценный precious metal alloy
  ~, зубной dental alloy
  ~, металлический metal alloy
  ~, никелево-латунный nickel brass alloy
  ~, хромо-никелевый chrome nickel alloy
спланхнология *ж.* splanchnology
спленограмма *ж.* splenogram
спленография *ж.* splenography, splenic venography
спленома *ж.* splenoma
спленомегалия *ж.* hypersplenism, splenomegaly
  ~, застойная congestive splenomegaly
спленопексия *ж.* splenopexy
спленопневмопексия *ж.* splenopneumopexy
спленопортограмма *ж.* splenoportogram
спленопортография *ж.* splenoportography, hepatolienography, hepatosplenography
  ~, радиоизотопная [радионуклидная] scintillation splenoportography, scintiphotosplenoportography, transsplenic radionuclide portography
  ~, транспариетальная transparietal splenoportography
  ~, чрескожная percutaneous splenoportography
спленорафия *ж.* splenorrhaphy
спленосканирование *с.*, спленосканография *ж.* splenic scintiscanning
спленэктомия *ж.* splenectomy
сплетение *с.* plexus, plexus [NA] (*см. тж* сплетения)
  ~, базилярное basilar plexus, *plexus basilaris* [NA]
  ~, барабанное tympanic plexus, *plexus tympanicus* [NA]
  ~, бедренное femoral plexus, *plexus femoralis* [NA]
  ~ блуждающего нерва, глоточное pharyngeal plexus of vagus, *plexus pharyngeus nervi vagi* [NA]
  ~ бокового желудочка, сосудистое chorioid plexus of lateral ventricle, *plexus chorioideus ventriculi laterali* [NA]
  ~, брюшное аортальное abdominal aortic plexus, *plexus aorticus abdominalis* [NA]
  ~, венозное venous plexus, *plexus venosus* [NA]
  ~, верхнее брыжеечное superior mesenteric plexus, *plexus mesentericus superior* [NA]
  ~, верхнее зубное superior dental plexus, *plexus dentalis superior* [NA]
  ~, влагалищное венозное vaginal venous plexus, *plexus venosus vaginalis* [NA]
  ~, внутреннее сонное internal carotid plexus, *plexus caroticus internus* [NA]
  ~, внутримышечное венозное intramuscular venous interlacement, *plexus venosus intramuscularis* [NA]
  ~, внутримышечное сосудистое intramuscular vascular interlacement, *plexus vascularis intramuscularis* [NA]
  ~, внутрислизистое лимфатическое intramucous lymphatic interlacement, *plexus lymphaticus intramucosus* [NA]
  ~, глоточное pharyngeal plexus, *plexus pharyngeus* [NA]
  ~, грудное аортальное thoracic aortal plexus, *plexus aorticus thoracicus* [NA]
  ~, интрамуральное нервное intramural nervous interlacement, *plexus nervorum intramuralis* [NA]
  ~, кишечное enteric plexus, *plexus entericus* [NA]
  ~, копчиковое coccygeal plexus, *plexus coccygeus* [NA]
  ~, крестцовое sacral plexus, *plexus sacralis* [NA]
  ~, крестцовое венозное sacral venous plexus, *plexus venosus sacralis* [NA]
  ~, крыловидное венозное pterygoid venous plexus, *plexus venosus pterygoideus* [NA]
  ~, лёгочное pulmonary plexus, *plexus pulmonaris* [NA]
  ~, лимфатическое lymphatic plexus, *plexus lymphaticus* [NA]
  ~, лозовидное pampiniform plexus, *plexus pampiniformis* [NA]
  ~, маточно-влагалищное uterovaginal plexus, *plexus uterovaginalis* [NA]
  ~, маточное венозное uterine venous plexus, *plexus venosus uterinus* [NA]
  ~, межбрыжеечное intermesenteric plexus, *plexus intermesentericus* [NA]
  ~, мочепузырное венозное vesical venous plexus, *plexus venosus vesicalis* [NA]
  ~, мочеточниковое ureteric plexus, *plexus uretericus* [NA]
  ~, мышечно-кишечное myenteric plexus, *plexus myentericus* [NA]
  ~, мышечно-кишечное нервное musculo-intestinal nervous interlacement, *plexus nervorum myentericus* [NA]
  ~, надпочечниковое suprarenal plexus, *plexus suprarenalis* [NA]
  ~, наружное сонное external carotid plexus, *plexus caroticus externus* [NA]
  ~, непарное щитовидное unpaired thyroid plexus, *plexus thyroideus impar* [NA]

~, нéрвное nerve plexus, *plexus nervosus* [NA]
~, нѝжнее брыжéечное inferior mesenteric plexus, *plexus mesentericus inferior* [NA]
~, нѝжнее зубнóе inferior dental plexus, *plexus dentalis inferior* [NA]
~, нѝжнее подчрéвное inferior hypogastric plexus, *plexus hypogastricus inferior* [NA]
~, óбщее сóнное common carotid plexus, *plexus caroticus communis* [NA]
~ овáльного отвéрстия, венóзное venous plexus of foramen ovale, *plexus venosus foraminis ovalis* [NA]
~, околососкóвое венóзное areolar venous plexus, *plexus venosus areolaris* [NA]
~, околоушнóе parotid plexus, *plexus parotideus* [NA]
~, панкреатѝческое pancreatic plexus, *plexus pancreaticus* [NA]
~, периартериáльное periarterial plexus, *plexus periarterialis* [NA]
~, печёночное hepatic plexus, *plexus hepaticus* [NA]
~, пищевóдное esophageal plexus, *plexus esophageus* [NA]
~, плечевóе brachial plexus, *plexus brachialis* [NA]
~, подзатьˊıлочное венóзное suboccipital venous plexus, *plexus venosus suboccipitalis* [NA]
~, подключѝчное subclavian plexus, *plexus subclavius* [NA]
~, подмьˊıшечное лимфатѝческое axillary lymphatic plexus, *plexus lymphaticus axillaris* [NA]
~, подсерóзное subserous plexus, *plexus subserosus* [NA]
~, подсерóзное лимфатѝческое subserous lymphatic interlacement, *plexus lymphaticus subserosus* [NA]
~, подслѝзистое submucous plexus, *plexus submucosus* [NA]
~, подслѝзистое венóзное submucous venous interlacement, *plexus venosus submucosus* [NA]
~, подслѝзистое лимфатѝческое submucous lymphatic interlacement, *plexus lymphaticus submucosus* [NA]
~, подслѝзистое нéрвное submucous nervous interlacement, *plexus nervorum submucosus* [NA]
~, подслѝзистое сосýдистое submucous vascular interlacement, *plexus vasculosus submucosus* [NA]
~ подъязьˊıчного канáла, венóзное venous plexus of hypoglossal canal, *plexus venosus canalis hypoglossi* [NA]
~, позвонóчное vertebral plexus, *plexus vertebralis* [NA]
~, пóчечное renal plexus, *plexus renalis* [NA]
~, поясничное lumbar plexus, *plexus lumbalis* [NA]
~, поясничнo-крестцóвое lumbosacral plexus, *plexus lumbosacralis* [NA]
~, предстáтельное prostatic plexus, *plexus prostaticus* [NA]

~, предстáтельное венóзное prostatic venous plexus, *plexus venosus prostaticus* [NA]
~, прямокишéчное венóзное rectal venous plexus, *plexus venosus rectalis* [NA]
~, селезёночное splenic plexus, *plexus lienalis*, *plexus splenicus* [NA]
~ семявынoсящего протóка deferential plexus, *plexus deferentialis* [NA]
~, сердéчное cardiac plexus, *plexus cardiacus* [NA]
~, сóлнечное celiac [solar] plexus, *plexus celiacus* [NA]
~ сóнного канáла, венóзное internal carotid venous plexus, *plexus venosus caroticus internus* [NA]
~, сосýдистое vascular plexus, *plexus vasculosus* [NA]
~ спинномозговьˊıх нéрвов plexus of spinal nerves, *plexus nervorum spinalium* [NA]
~, субодонтобластѝческое нéрвное subodontoblastic nervous plexus, *plexus nervorum subdentinoblasticus* [NA]
~, тáзовое pelvic plexus, *plexus pelvinus* [NA]
~, хориóидное choroid plexus, *plexus choroideus* [NA]
~, чрéвное celiac [solar] plexus, *plexus celiacus* [NA]
~, шéйное cervical plexus, *plexus cervicalis* [NA]
~, яѝчковое testicular plexus, *plexus testicularis* [NA]
~, яѝчниковое ovarian plexus, *plexus ovaricus* [NA]

сплетéния *с. мн.* plexuses, *plexus* [NA] (*см. тж* сплетéние)
~, автонóмные autonomic plexuses, *plexus autonomici* [NA]
~, вéрхние прямокишéчные superior rectal plexuses, *plexus rectales superiores* [NA]
~, висцерáльные autonomic plexuses, *plexus autonomici* [NA]
~, внýтренние венóзные internal vertebral venous plexuses, *plexus venosi vertebrales interni* [NA]
~, желýдочные gastric plexuses, *plexus gastrici* [NA]
~, мочепузьˊıрные vesical plexuses, *plexus vesicales* [NA]
~, нарýжные венóзные external vertebral venous plexuses, *plexus venosi vertebrales externi* [NA]
~, нѝжние прямокишéчные inferior rectal plexuses, *plexus rectales inferiores* [NA]
~, подвздóшные iliac plexuses, *plexus iliaci* [NA]
~ рáковин (нóса), пещéристые cavernous plexuses of conchae, *plexus cavernosi concharum* [NA]

сплошнóй solid
сплющивание *с.* flattening
спонгиoблáст *м.* spongioblast
спонгиoблaстóма *ж.* spongioblastoma
~, полярная polar spongioblastoma

спонгио́зный spongy, spongioid, spongiform
спондилалги́я ж. spondylalgia, spondylodynia
спондилёз м. spondylosis, vertebral ankylosis
~, деформи́рующий spondilosis deformans
~, ше́йный cervical spondylosis
спондили́т м. spondylitis
~, анкилози́рующий ankylosing [rheumatoid] spondylitis, Strümpell-Marie disease
~, деформи́рующий spondylitis deformans, poker back, Bechterew's [Strümpell's] disease
~, травмати́ческий traumatic [Kümmell's] spondylitis
~, туберкулёзный tuberculous spondylitis, Pott's disease
спондилоартри́т м. spondylarthritis
~, анкилози́рующий ankylosing [rheumatoid] spondylitis, Strümpell-Marie disease
спондилоартро́з м. spondylarthrosis
~, втори́чный secondary spondylarthrosis
~, грудно́й thoracal spondylarthrosis
~, деформи́рующий spondylarthrosis deformans
~, перви́чный primary spondylarthrosis
~, пояснѝчный lumbal spondylarthrosis
~, ше́йный cervical spondylarthrosis
спондилоартропа́тия ж. spondyloarthropathy
~, серонегати́вная seronegative spondyloarthropathy
спондилогра́мма ж. spondylogram
спондилогра́фия ж. radiography of spine
спондилоде́з м. хир. spondylosyndesis, spinal [spine, vertebral] fusion
~, за́дний posterior spine [posterior interbody] fusion
~, интеркорпора́льный [межте́ловый] interbody [vertebral] fusion
~, пере́дний anterior spine [anterior interbody] fusion
спондилодини́я ж. spondylodynia, spondylalgia
спондило́лиз м. spondylolysis
спондилолисте́з м. spondylolisthesis
~, дегенерати́вный degenerative spondylolisthesis
~, травмати́ческий traumatic spondylolisthesis
спондилопа́тия ж. spondylopathy, rachiopathy
~, табети́ческая tabetic spondylopathy
~, травмати́ческая traumatic spondylopathy
спондилосхи́з м. spondyloschisis, rachischisis
спондилотоми́я ж. акуш. spondylotomy
спонта́нный spontaneous
спо́ра ж. spore
спорадѝческий sporadic
споротрихо́з м. sporotrichosis
~, абсцеди́рующий sporotrichosis dori
~, висцера́льный visceral sporotrichosis
~, диссемини́рованный sporotrichosis beurmanni
спорынья́ ж. фарм. ergot, Claviceps
спо́соб м. method, technique
~ Баро́на хир. Baron's method
~ Бра́уна нейрохир. Braun's method
~ Бра́хта гинек. Bracht's method

~ опера́ции, закры́тый blind procedure, closed technique
~ По́ттенджера [флота́ции] пульм. Pottendjer's method
спосо́бность ж. capacity ◇ ~ пропуска́ть тепло́ diathermancy
~, ионизи́рующая ionizing force
~ лёгких, диффузио́нная diffusing lung capacity
~ пе́чени к свя́зыванию пигме́нта ability of liver to handle pigment load
~, проника́ющая penetration power
~ прямо́й кишки́, адаптацио́нная compliance [level of accommodation] of rectum
~ прямо́й кишки́ к растяже́нию rectal distention capacity
~ прямо́й кишки́, резервуа́рная compliance [level of accommodation] of rectum
~, разреша́ющая resolution
~, реакцио́нная reactivity
~ тка́ней к удержа́нию швов suture-holding capacity
спринцева́ние с. syringing; irrigation
спру ж. дерм. (tropical) sprue
спу́танность ж. псих. confusion
~, аменти́вная речева́я amentive speech confusion
~, маниака́льная речева́я manic speech confusion
~, речева́я speech confusion
~ созна́ния mental confusion
~ созна́ния, ста́рческая senile (mental) confusion
~, хореати́ческая речева́я choreatic speech confusion
спу́танный confusional
спу́тник м. хромосо́мы chromosome satellite, satelles chromosomalis [NH]
сравне́ние с. comparison
~, коли́чественное quantitative comparison
сравни́тельный comparative
срамно́й pudendal
сраста́ние с. (заживле́ние) union; fusion; healing (см. тж сраще́ние)
~, бы́строе rapid union
~, втори́чное secondary fusion, secondary healing
~, заме́дленное delayed union
~, клини́ческое clinical union
~, ко́стное bony union
~, непра́вильное malunion, vicious union
~, перви́чное primary fusion, primary healing
~ перело́ма fracture [bone] healing, (fracture) union, consolidation
~ перело́ма, ускóренное accelerated (fracture) union
~, про́чное sound [solid] (fracture) union
~, рентгенологи́ческое radiographical healing
~, фибро́зное faulty union
сраще́ние с. adhesion, fusion (см. тж сраста́ние)
~, рубцо́вое adhesion
среда́ ж. 1. environment 2. medium

срéдство

~, антропогéнная anthropogenic [man-made] environment

~ Бордé — Жангý *бакт.* Bordet-Gengou potato blood agar

~, внéшняя outdoor environment

~, воздýшная окружáющая ambient air

~, вя́зкая viscous medium

~, деградѝровавшая окружáющая degraded environment

~ инкубáции incubation medium

~, кислóтная acidic medium

~ культивѝрования culture medium

~, культурáльная culture medium

~ обитáния человéка 1. environment 2. *псих.* milieu

~, окружáющая environment

~, прирóдная natural environment

~, произвóдственная working [occupational] environment

~, согласýющая *(для ультразвуковых воздéйствий)* coupling medium

~, социáльная social environment

~, трáнспортная transport medium

~, щелочнáя alkaline medium

сред́инный median, *medianus* [NA]

срéдний mean

средостéние *с.* mediastinum, mediastinal septum, *mediastinum* [NA]

~, зáднее posterior mediastinum, *mediastinum posterius* [NA]

~, перéднее anterior mediastinum, *mediastinum anterius* [NA]

~ яѝчка partial septum of testis, Highmore's body, *mediastinum testis* [NA]

срéдства *с. мн. (см. тж* **срéдство**) ◇ давáть успокáивающие ~ to give sedatives; отпускáть лекáрственные ~ to issue drugs

– защѝты protectors

– радиозащѝтные radioprotectors

~, симпатолитѝческие sympatholytics

~, цитотоксѝческие cytotoxic drugs

срéдств/о *с.* agent; *(лекáрственное)* drug *(см. тж* **срéдства**) ◇ в кáчестве паллиатѝвного ~а for palliation; приготóвить лекáрственное ~ соглáсно рецéпту to fill a prescription for a drug

~, адреноблокѝрующее adrenoceptor antagonist, adrenergic blocker, adrenolytic [adrenergic blocking] agent

~, алкилѝрующее alkylating agent

~, аналгезѝрующее analgesic (drug), analgetic, pain-killer

~, анксиогéнное anxiogenic drug

~, анксиолитѝческое anxiolytic (agent), anxiolytic [antianxiety] drug, minor tranquilizer

~, анорексигéнное anorectic (agent), anorectic drug

~, антацѝдное ant(i)acid

~, антиангинáльное antianginal agent, antianginal drug

~, антиаритмѝческое antiarrhythmic [antidysrhythmic] drug

~, антибактериáльное antibacterial agent

~, антибластóмное antineoplastic agent

~, антигельмѝнтное anthelmintic agent

~, антигипертензѝвное antihypertensive agent, antihypertensive drug

~, антигистамѝнное antihistamine

~, антигистамѝнное не обладáющее седатѝвным дéйствием nonsedating antihistamine

~, антидепрессѝвное antidepressant

~, антидиарéйное antidiarrheal (agent), neuroleptic (drug)

~, антиимплантациóнное anti-implantational agent

~, антимикобактериáльное antimicobacterial agent

~, антипаркинсонѝческое antiparkinsonian drug, antiparkinsonian agent

~, антипсихотѝческое antipsychotic (agent), neuroleptic (drug)

~, антипсориáзное antipsoriatic agent

~, антисекретóрное antisecretory agent

~, антиспазматѝческое antispasmodic, spasmolytic

~, антитиреóидное thyroid hormone antagonistic [antithyroid] drug, antithyroid agent

~, антитромботѝческое antithrombotic (agent)

~, антитромбоцитáрное antiplatelet agent

~, антифертѝльное antifertility agent, contraceptive (agent)

~, антифобѝческое tranquilizer

~, антихолинергѝческое anticholinergic drug

~, антихолинэстерáзное anticholinesterase drug, cholinesterase inhibitor

~, атарактѝческое ataractic drug

~, блокѝрующее рецéптор receptor-blocking drug

~, болеутоля́ющее analgesic (drug), analgetic, pain-killer

~, бронхолитѝческое [бронхорасширя́ющее] bronchodilator

~, внутримáточное противозачáточное intrauterine device

~, водораствори́мое лекáрственное water-soluble drug

~ в фóрме оптѝческого изомéра, лекáрственное (single-)enantiomeric drug

~, вызывáющее брадикардѝю bradycardic agent

~, вызывáющее воспалéние proinflammatory agent

~, вызывáющее вы́кидыш antifertility agent

~, вызывáющее менструáцию emmenagogue

~, вызывáющее рвóту emetic (drug)

~, вызывáющее рубцевáние cicatrising drug, cicatrisant

~, вызывáющее склерóз sclerosant

~, высýшивающее exsiccant

~, ганглиоблокѝрующее ganglionic blocking agent

~, гастрокинетѝческое gastrokinetic agent

~, гемопоэтѝческое hemopoietic [hemopoiesis-stimulating] drug

~, гемостатѝческое hemostatic, (hemo)styptic

~, гипогликемѝческое hypoglycemic [antihyperglycemic] agent

средство

~, гиполипидеми́ческое hypolipidemic agent, hypolipemic
~, гипотензи́вное antihypertensive [hypotensive] drug
~, гипохолестеринеми́ческое hypocholesterolemic agent, cholesterol-lowering drug
~, дезактивацио́нное decontamination agent, (radioactivity) decontaminant
~, дезинфици́рующее disinfectant
~, десорбцио́нное desorbing agent
~, детоксици́рующее detoxicant
~, дефибрилли́рующее defibrillating agent
~, диагности́ческое diagnostic agent
~, диурети́ческое diuretic (agent)
~, дли́тельно де́йствующее long-acting agent
~ для внутриве́нного введе́ния intravenous agent
~ для ингаля́ции inhalant, vapor
~ для ингаляцио́нного введе́ния inhalation agent
~ для нарко́за anesthetic drug, general anesthetic
~ для нарко́за, ингаляцио́нное inhalation [volatile] anesthetic, volatile anesthetic agent
~ для оказа́ния пе́рвой по́мощи first-aid medicine
~ для уничтоже́ния грызуно́в rodenticide
~ для уничтоже́ния клеще́й acaricide
~, допаминерги́ческое dopaminergic drug
~, жаропонижа́ющее antifebrile, antipyretic (agent)
~, желу́дочное stomachic (medication)
~, защища́ющее сли́зистую оболо́чку желу́дка gastric mucosa protectant
~ из расте́ний [из расти́тельного сырья́], лека́рственное herbal medicine, herbal remedy
~ из сме́си органи́ческих соедине́ний, мо́ющее built detergent
~ имму́нной терапи́и immunotherapeutic agent
~, иммунодепресси́вное immunosuppressive agent
~, иммуномодули́рующее immunomodulator, immunomodulatory drug
~, иммуностимули́рующее immunostimulating drug, immunostimulant
~, иммунотерапевти́ческое immunotherapeutic agent
~, калийсберега́ющее мочего́нное potassium-sparing diuretic, potassium-sparing agent
~, канцероге́нное лека́рственное carcinogenic drug
~, кардиоакти́вное cardioactive drug
~, кардиозащи́тное cardioprotective agent
~, кардиотони́ческое cardiotonic agent, "inodilator"
~, кардиотро́пное cardiotropic agent, cardiac drug
~, комбини́рованное лека́рственное codrug
~, комбини́рованное противоопухолевое combined antitumor agent
~, контрацепти́вное contraceptive (agent), antifertility agent

~, кровоостана́вливающее hemostatic, (hemo)-styptic
~, курарепод́обное muscle [neuromuscular, muscular] relaxant
~, курарепод́обное деполяризу́ющее depolarizing muscle relaxant
~, курарепод́обное неделоляризу́ющее nondepolarizing muscle relaxant
~, лека́рственное drug, medicinal agent, remedy, medicine, medication, medicament, pharmaceutical
~, лече́бное therapeutic agent
~, лизосомотро́пное lysosomotropic agent
~, липофи́льное лека́рственное lipophilic drug
~, мембраностабилизи́рующее membrane stabilizer
~, мочего́нное diuretic (agent)
~, муколити́ческое mucolytic agent
~, мукорегули́рующее mucoregulatory agent
~, наркоти́ческое narcotic (drug), drug
~ наро́дной медици́ны folk [folksy] remedy
~, нейролепти́ческое antipsychotic (agent), neuroleptic (drug)
~, нейротро́пное neurotropic drug
~, ненаркоти́ческое аналгети́ческое nonnarcotic analgesic drug
~, нестеро́идное противовоспали́тельное nonsteroidal antiinflammatory drug, NSAID
~, но́вое лека́рственное novel [new] drug, new medicine
~, ноотро́пное nootropic agent, nootropic (drug)
~ от ка́шля antitussive (drug)
~ отпуска́емое без реце́пта, лека́рственное over-the-counter drug
~ отпуска́емое по реце́пту, лека́рственное prescription [prescribed] drug, prescribed medicine
~, отха́ркивающее expectorant (drug)
~ перифери́ческого де́йствия peripherally acting agent
~, повыша́ющее секре́цию secretogogue
~, потенци́рующее potentiator
~, потого́нное diaphoretic drug
~, провоспали́тельное proinflammatory agent
~ пролонги́рованного де́йствия retard(ed) drug
~, противоаллерги́ческое antiallergic drug
~, противоаритми́ческое antidysrhythmic [antiarrhythmic] drug
~, противоастмати́ческое antiasthmatic drug, antiasthmatic (agent)
~, противобактериа́льное antibacterial agent
~, противови́русное antiviral agent
~, противовоспали́тельное antiphlogistic (agent), antiinflammatory agent, antiinflammatory drug
~, противогли́стное antihelmintic drug
~, противогрибко́вое antifungal [antimycotic] agent, antimycotic
~, противодиабети́ческое antidiabetic agent

срез

~, противодиарейное antidiarrheal (agent)
~ против ожирения antiobesity agent
~, противозастойное decongestant
~, противозачаточное contraceptive (agent), antifertility agent
~, противокашлевое antitussive (drug)
~, противококцидное anticoccidial agent
~, противолейкозное antileukemic drug
~, противолепрозное antileprotic
~, противомалярийное antimalarial drug
~, противомикобактериальное antimycobacterial agent
~, противомикробное antimicrobial agent
~, противоопухолевое anticancer [antitumor] drug
~, противоотёчное decongestant
~, противопаркинсоническое antiparkinsonian drug, antiparkinsonian agent
~, противопротозойное antiprotozoal drug
~, противопсориазное antipsoriatic agent
~, противорвотное antiemetic agent
~, противоревматическое antirheumatic drug
~, противосудорожное anticonvulsant (drug)
~, противоэпилептическое antiepileptic
~, противоязвенное antiulcerant, antiulcer [antiulcerogenic] agent
~ против подагры antigout agent
~ против серповидно-клеточной анемии antisickling agent
~ против СПИДа anti-AIDS agent
~ против ретровирусов antiretroviral agent
~ против трипаносомоза antitrypanosomal drug
~, профилактическое prophylactic drug
~, психоседативное psychosedative
~, психотерапевтическое psychotherapeutic drug
~, психотомиметическое psychodelic [psychotomimetic] agent, psychotomimetic drug
~, психотропное psychotropic agent
~, радиосенсибилизирующее radiosensitizer
~, радиофармацевтическое radiopharmaceutical, radiotracer, nuclear [radioisotope] tracer, imaging [scanning] agent, radioactive drug
~, раздражающее irritant (drug)
~, растительное лекарственное herbal medicine, herbal remedy
~, рвотное emetic (drug)
~, рентгеноконтрастное radiopaque contrast agent
~, седативное sedative
~, склерозирующее sclerosant
~, слабительное purgative, cathartic, evacuant, aperient, laxative
~, снижающее сердечный выброс cardiac output-lowering drug
~, снотворное soporific, somnifacient, hypnotic (agent)
~, сосудорасширяющее vasorelaxant, vasodilator, vasodilating [vasodilative] agent
~, сосудосуживающее vasoconstrictor, vasoconstrictive agent
~ с отрицательным инотропным действием negative inotropic agent
~, спазмолитическое antispasmodic, spasmolytic
~ с положительным инотропным действием positive inotropic agent
~, способствующее выведению мочевой кислоты uricosuric agent, uricosuric drug
~, способствующее рубцеванию cicatrising drug, cicatrisant
~, стероидное steroidal agent
~, стимулирующее менструацию emmenagogue
~, терапевтическое therapeutic agent
~ тиазидной структуры, диуретическое thiazide diuretic
~, тимолептическое antidepressant
~, токолитическое tocolytic agent
~, традиционной восточной медицины traditional oriental medicine
~, транквилизирующее tranquilizer
~, тромболитическое thrombolytic agent
~, увлажняющее wetting agent
~, угнетающее желудочную секрецию gastric antisecretory agent
~, угнетающее секрецию antisecretory agent
~, усиливающее секрецию secretogogue
~, успокаивающее tranquilizer
~, фибринолитическое fibrinolytic agent
~, фотосенсибилизирующее photosensitizing drug, photosensitizer
~, химиотерапевтическое chematherapeutic agent
~, холинергическое cholinergic agent
~, холинолитическое anticholinergic drug, cholinergic antagonist
~, холиномиметическое cholinomimetic (agent)
~ центрального действия central acting agent
~, цитотоксическое cytotoxic agent
~ широкого спектра действия broad-spectrum agent
~, шистосомицидное schistosomicide
~, эффективное при рефлюксе antireflux agent

срез *м.* section; slice
~, аксиальный axial section
~, вертикальный vertical section
~, вертикальный профильный vertical profile
~, гистологический histologic(al) section
~, гистотопографический histotopographic section
~, горизонтальный профильный horizontal profile
~, замороженный frozen section
~ иглы bevel of needle
~, коронарный coronal slice, coronal section
~, криостатный frozen section
~ КТ CT [computer-tomography] scan
~, полутонкий semifine section
~, поперечный transverse section
~, продольный longitudinal section
~, профильный profile
~, радионуклидный томографический radionuclide tomographic image
~, сагиттальный sagittal slice

срез

~, свежезамороженный frozen-tissue section
~, серийный serial section
~, толстый *(ткани)* bulk specimen
~, трансаксиальный transaxial section
~, ультразвуковой ultrasonic [sonographic] section
~, фронтальный coronal slice, coronal section
~, целлоидиновый celloidin section
~, эхографический sonographic [ultrasonic] section
сродство *с.* affinity
~, высокое high affinity
~ к кислороду sensitivity to oxygen
~, низкое low affinity
срок *м.* period
~ наблюдения follow-up period
~ радиоразрешения delivery time
срыв *м.* высшей нервной деятельности mental disturbance, insanity
срыгивание *с.* regurgitation
ссадина *ж.* abrasion, scratch
стабилизация *ж.* stabilization
~ раствора *фарм.* solution stabilization
стабилизировать to stabilize
стабильность *ж.* позвоночника spine stability
стагнация *ж. гастр.* stagnation
стадия *ж.* stage
~ болезни stage of disease
~ имплантации stage of implantation
стаз *м.* stasis
~, венозный venous stasis
~, жёлчный bile stasis, cholestasis
~, ишемический ischemic stasis
~, каловый coprostasis, coprostasia
~, мочевой urostasis
~, серозный serous stasis
стакан *м.*, химический beaker
стандарт *м.* standard
~, бактериальный bacterial standard
~, внутренний internal standard
~ мутности turbidity standard
~, оптический optic standard
стандартизация *ж.* standardization
~ аллергенов standardization of allergens
~ лекарственных препаратов standardization of drugs
стандартизованный standardized
стандартный standard
станция *ж.* station
~ аэрации aeration station
~, водоочистная water purification station, water purification plant
~, водоподготовительная water treatment plant
~ заготовки консервированной крови bank of blood
~ мониторинга качества воды water monitoring station
~ мониторинга качества воздуха air monitoring station
~ мониторинга фонового загрязнения background monitoring station
~, мусоросжигательная incineration plant
~ отбора проб sampling station

~ перекачки сточных вод sewage lift station
~ переливания крови hemotransfusion station
~, радарная radar station
~, рентгеновская передвижная mobile X-ray [mobile radiography] unit
~ скорой и неотложной медицинской помощи first-aid [emergency] station
~, фильтровальная filter plant
~ фоновых наблюдений baseline station
стапедопластика *ж.* stapedoplasty
стапедэктомия *ж.* stapedectomy
старение *с.* aging, senescence
~, патологическое pathologic aging
~, преждевременное premature [precox] aging, presenilation
~, физиологическое physiologic aging, senescence
стареть to grow old, to age
стареющий aged, senescent
старость *ж.* senility, old age, senium
~, демографическая vital senility
старческий senile, gerontal, gerontic
статистика *ж.* statistics
~, биологическая biostatistics
~, госпитальная hospital statistics
~, демографическая population [vital] statistics
~ заболеваемости sickness statistics
~ здоровья населения public health statistics
~ здравоохранения public health statistics
~ инвалидности disablement statistics
~, медицинская medical statistics
~ населения vital [population] statistics
~, санитарная medical statistics
статический static
статокинетический statokinetic
статоконии *мн.* statoconia, statoliths, otoliths, otolites, otoconia
статус *м.* state
~ абсанса absentia epileptic state
~, алиментарный nutritional state
~, секреторный secretory state
~, эпилептический epileptic seizure, status epilepticus
стафиледема *ж. стом.* staphyledema
стафилодермия *ж.* staphyloderma, staphylococcal pyoderma
стафилококк *м.* staphylococcus
стафилококковый staphylococcic, staphylococcal
стафилома *ж. офт.* staphyloma
~, задняя posterior [Scarpa's] staphyloma
~, интеркалярная intercalary staphyloma
~, передняя anterior staphyloma
~ роговой оболочки corneal staphyloma, keratoconus
~ склеры scleral staphyloma
~, цилиарная ciliary staphyloma
~, экваториальная equatorial staphyloma
стафиломикоз *м.* staphylomycosis, staphylococcemia, staphylococcia sepsis
стафилоптоз *м.* staphyloptosis
стафилорафия *ж.* staphylorrhaphy
стафилотоксин *м.* staphylotoxin, staphyloplasmin
стафилотомия *ж.* staphylotomy, uvulatomy

стациона́р *м.* in-patient [hospital] department, hospital ◇ выпи́сывать (больно́го) из ~а to discharge (a patient) from a hospital; направля́ть (больно́го) в ~ to direct [to refer] a patient to a hospital
~, однодне́вный day ward, day hospital
~, онкологи́ческий cancer clinic, cancer department
стациона́рный stationary, steady-state
ствол *м.* trunk, truncus [NA] (*см. тж* стволы́)
~, артериа́льный arterial trunk, truncus arteriosus [NA]
~ блужда́ющего не́рва vagal trunk, truncus vagalis [NA]
~ блужда́ющего не́рва, за́дний posterior vagal trunk, truncus vagalis posterior [NA]
~ блужда́ющего не́рва, пере́дний anterior vagal trunk, truncus vagalis anterior [NA]
~ доба́вочного не́рва trunk of accessory nerve, truncus nervi accessorii [NA]
~, ле́вый бронхосредосте́нный left bronchomediastinal trunk, truncus bronchomediastinalis sinister [NA]
~, ле́вый поясни́чный left lumbar trunk, truncus lumbalis sinister [NA]
~, ле́вый яре́мный left jugular trunk, truncus jugularis sinister [NA]
~, лёгочный pulmonary trunk, truncus pulmonalis [NA]
~ мо́зга brainstem, truncus cerebri [NA]
~ мозо́листого те́ла trunk of corporum callosi, truncus corporis callosi [NA]
~, не́рвный nerve trunk
~, плечеголовно́й brachiocephalic trunk, truncus brachiocephalicus [NA]
~, подключи́чный subclavian trunk, truncus subclavius [NA]
~, поясни́чно-крестцо́вый lumbosacral trunk, truncus lumbosacralis [NA]
~, пра́вый бронхосредосте́нный right bronchomediastinal trunk, truncus bronchomediastinalis dexter [NA]
~, пра́вый поясни́чный right lumbar trunk, truncus lumbalis dexter [NA]
~, пра́вый яре́мный right jugular trunk, truncus jugularis dexter [NA]
~, рёберно-ше́йный costocervical trunk, truncus costocervicalis [NA]
~, симпати́ческий sympathetic trunk, truncus sympathicus [NA]
~ спинномозгово́го не́рва trunk of spinal nerve, truncus nervi spinalis
~, чре́вный celiac trunk, truncus celiacus [NA]
~, щитови́дно-ше́йный thyrocervical trunk, truncus thyrocervicalis [NA]
~, язы́чно-лицево́й linguofacial trunk, truncus linguofacialis [NA]
стволы́ *м. мн.* trunks, trunci [NA] (*см. тж* ствол)
~, кише́чные intestinal trunks, trunci intestinales [NA]
~, лимфати́ческие lymphatic trunks, trunci lymphatici [NA]

~ плечево́го сплете́ния trunks of brachial plexus, trunci plexus brachialis [NA]
~, поясни́чные lumbar trunks, trunci lumbales [NA]
ство́рка *ж.* cusp, cuspis [NA]
~, ко́стная flap of bone
~ серде́чного кла́пана, за́дняя posterior cusp, cuspis posterior [NA]
~ серде́чного кла́пана, перегоро́дочная septal cusp, cuspis septalis [NA]
~ серде́чного кла́пана, пере́дняя anterior cusp, cuspis anterior [NA]
стеатогранулёма *ж.* steatogranuloma
стеаторе́я *ж.* steatorrhea, fatty stools
~, кише́чная intestinal steatorrhea
~, непанкреати́ческая nonpancreatic steatorrhea
~, пищева́я alimentary steatorrhea
сте́бель *м.* tube [tubed pedicle, rope] flap, tunnel [bucket-handle, tube] graft
~ гипо́физа pituitary stalk
~, ползу́чий advancement flap
~, фила́товский Filatov-Gillies tube [Filatov's] graft, Filatov-Gillies tubed pedicle flap
стекло́ *с.* glass
~ для заме́шивания цеме́нта *стом.* glass slab
~ для ультрафиоле́товых луче́й, прозра́чное diactinic [cathedral] glass
~, защи́тное свинцо́вое protective lead glass
~, покро́вное cover glass
~, радиозащи́тное protective lead glass
сте́лька *ж.*:
~, вкладна́я plate
~, ортопеди́ческая inner sole, (corrective) insole, arch support
сте́нк/а *ж.* wall, paries [NA] ◇ выходи́ть за преде́лы ~и (*об опухоли*) to be transmural
~ арте́рии wall of artery
~ вну́треннего о́ргана splanchnic wall
~, грудна́я chest wall
~ желу́дка, за́дняя posterior wall of stomach, paries posterior [NA]
~ желу́дка, пере́дняя anterior wall of stomach, paries anterior [NA]
~, лабири́нтная medial wall of tympanic cavity, paries labyrinthicus [NA]
~, париета́льная parietal wall
~, перепо́нчатая membranous wall, paries membranaceus [NA]
~, покры́шечная roof of tympanic cavity, paries tegmentalis [NA]
~ се́рдца cardiac wall
~, со́нная anterior wall of tympanic cavity, paries caroticus [NA]
~, сосцеви́дная posterior wall of tympanic cavity, paries mastoideus [NA]
~, торака́льная thoracic wall
~, яре́мная floor of tympanic cavity, paries jugularis [NA]
стено́з *м.* stenosis, stricture, constriction
~, ана́льный anal stenosis
~ ао́рты, врождённый congenital aortic stenosis

стеноз

~ бронха, клапанный bronchial "check-valve" stenosis
~ ветви лёгочной артерии stenosis of branch of pulmonary artery
~ жёлчных протоков biliary duct stenosis, biliary stricture
~, идиопатический гипертрофический субаортальный idiopathic hypertrophic subaortic stenosis
~ клапанов лёгочной артерии pulmonary valve artery stenosis
~ левого атриовентрикулярного отверстия mitral stenosis
~ лёгочного ствола pulmonary stenosis
~ лёгочной артерии pulmonary artery stenosis
~ митрального клапана mitral stenosis
~ митрального клапана, врождённый congenital mitral stenosis
~ митрального клапана, «немой» silent mitral stenosis
~ митрального клапана, ревматический rheumatic mitral stenosis
~, опухолевый tumor stenosis, obstruction by tumor
~ пищевода, рубцовый corrosive [cicatrical] strictures of esophagus
~ правого атриовентрикулярного отверстия tricuspid stenosis
~ привратника желудка pyloric stenosis
~ прямой кишки anorectal stenosis
~, рубцовый cicatrical stenosis
~ сильвиевого водопровода sylvian aqueduct stenosis
~ сосуда angiostenosis
~, субаортальный subaortic stenosis
~, субаортальный мышечный muscular subaortic stenosis
~ толстой кишки colonic stenosis
~ трахеи, врождённый congenital tracheal stenosis
~, трикуспидальный tricuspid stenosis
~ устьев коронарных артерий, сифилитический syphilitic coronary ostial stenosis
~ устья аорты aortic stenosis
~ устья аорты, врождённый congenital aortic stenosis
~ устья аорты, надклапанный supravalv(ul)ar aortic stenosis
~ устья лёгочного ствола stenosis of right ventricular outflow
~ фатерова соска ampullary [papillary] stenosis
стенозирование с. stricture formation
стенокардия ж. angina pectoris, stenocardia, breast pang, Heberden's angina, Rougnon-Heberden disease
~, атипическая atypical angina pectoris
~, вариантная variant angina pectoris
~, вызванная кардиостимуляцией pacing-induced angina pectoris
~ напряжения exertional angina (pectoris)
~, нестабильная instable angina (pectoris)
~, ночная nocturnal angina (pectoris)
~ покоя rest angina (pectoris)
~ Принцметала Prinzmetal's angina
~, стабильная stable angina (pectoris)
~, тяжёлая severe angina (pectoris)
стеноцефалия ж. stenocephalia
степень ж. degree, rate
~ активности degree of activity
~ воспалительной реакции degree of inflammatory response
~, докторская degree of doctor, doctorate
~ загрязнения экол. pollution rate
~ зрелости новорождённого degree of maturation of newborn
~ излечения recovery [cure] rate
~ ионизации degree of ionization
~ очистки экол. purification [treatment] rate
~ очистки газа efficiency of gas cleaning
~ сужения amount of narrowing
~ точности degree of accuracy
степпаж м. equine [prancing] gait, steppage (gait)
стереогноз м. tactile gnosis
стереоизбирательность ж. stereoselectivity
стереоизомер м. stereoisomer
стереоизомерия ж. stereoisomerism
стереокольпограмма ж. stereocolpogram
стереокольпоскопия ж. stereocolposcopy
стереопиелография ж. stereoscopic pyelography
стереорентгеноангиография ж. stereoscopic X-ray angiography
стереорентгенограмма ж. stereogram, stereograph, stereoscopic X-ray picture
стереорентгенография ж. stereoroentgenography, stereoskiagraphy, stereoradiography
стереорентгенокинематография ж. stereocinefluorography
стереорентгенометрия ж. stereoroentgenometry
стереорентгеноскопия ж. radiostereoscopy, stereofluoroscopy, stereoscopic fluoroscopy
стереосальпингография ж. stereosalpingography
стереоселективность ж. stereoselectivity
стереосканирование с. multiple view scanning
стереоспецифичность ж. stereoselectivity
стереотаксис м. stereotaxis, stereotaxy
стереотаксический stereotaxic, stereotactic
стереотипия ж. stereotypy
~, двигательная motor stereotypy
~, речевая speech stereotypy
стереофотокольпоскопия ж. stereophotocolposcopy
стереохимия ж. stereochemistry
стереоэнцефалометрия ж. stereoencephalometry
стереоэнцефалотомия ж. stereoencephalotomy
стержень м. rod, nail, pin
~, блокирующий interlocking nail
~ Богданова ортоп. Bogdanov's nail
~, гибкий интрамедуллярный elastic intramedullary nail
~, паяльный solder stick
~ Раш Rush rod, Rush pin
~, резьбовой threaded nail
~, силиконовый silicone rod
~ Эндера, упругий Ender's elastic nail
стерилизатор м. sterilizer

~, паровой steam sterilizer
стерилизационная ж. sterilization room
стерилизация ж. sterilization
 ~ Брауде, половая Braude's sexual sterilization
 ~ в растворе cold sterilization
 ~ гамма-излучением gamma-ray sterilization
 ~ Гентера, половая Genter's sexual sterilization
 ~, жаропаровая steam sterilization
 ~ облучением (ir)radiation sterilization
 ~, половая биологическая biological sterilization
 ~, половая лучевая radiation sterilization
 ~, половая хирургическая operative sterilization
 ~, радиационная (ir)radiation sterilization
 ~, «холодная» cold sterilization
стерильность ж. sterility, infertility
 ~, вторичная secondary sterility
стерильный sterile; abacterial
стерин м. sterol
стернотомия ж. sternotomy
 ~, поперечная transverse sternotomy
 ~, срединная median [midline] sternotomy
стероид м. steroid
 ~, анаболический anabolic steroid
 ~, половой sex steroid
 ~, эстрогенный estrogenic steroid
 ~ яичников ovarian steroid
стероидогенез м. steroidogenesis
стероидогенный steroidogenic
стетоскоп м. stethoscope
 ~, акушерский fetoscope
 ~, ядерный nuclear stethoscope
стехиометрический stoichiometric
стибоглюконат м. натрия sodium stibogluconate
стигма ж. (характерный признак) stigma
 ~, дизэмбриогенетическая disembriogenetic stigma
стигмы ж. мн., истерические stigmata hysterica
стилет м. мед. тех. stylet(te)
 ~, хирургический surgical stylet
стилоидит м. styloiditis
стимул м. stimulus
 ~, безусловный unconditioned stimulus
 ~, визуальный visual stimulus
 ~, механический mechanical stimulus
 ~, нейтральный neutral stimulus
 ~, подпороговый subthreshold stimulus
 ~, пороговый threshold stimulus
 ~, речевой verbal stimulus
 ~, световой photic stimulus
 ~, слуховой auditory stimulus
 ~, тактильный tactile stimulus
 ~, тепловой thermic stimulus
 ~, условный conditioned stimulus
 ~, электрический electric stimulus
стимулирование с. stimulation
стимулировать to stimulate, to encourage
стимулирующий stimulating
стимулятор м. stimulator
 ~, высоковольтный импульсный high-voltage pulse stimulator

 ~ дифференцировки differentiation inducer
 ~ защитных сил организма host resistance stimulator, host resistance enhancer
 ~, нейромышечный neuromuscular stimulating apparatus
 ~ нервов, чрескожный stimulator for transcutaneous irritation of nerves
 ~ низковольтный мышечный low-voltage muscle stimulator
 ~ постоянного тока, высоковольтный импульсный high voltage-pulsed galvanic stimulator
 ~ постоянного тока, импульсный pulse galvanic stimulator
 ~, электрический electrical stimulator
стимуляция ж. stimulation
 ~, антигенная antigen stimulation
 ~, высокочастотная high-frequency stimulation
 ~ гальваническим током galvanic stimulation
 ~ импульсным током pulse stimulation
 ~ интерференционными токами interferential stimulation
 ~, непрерывная continuous stimulation
 ~ нервов, чрескожная электрическая transcutaneous electrical nerve stimulation
 ~ овуляции stimulation of ovulation
 ~ поведения reinforcement of behavior
 ~ предсердий atrial pacing
 ~, предсердная atrial pacing
 ~, программированная электрическая programmed electrical stimulation
 ~ родов augmentation of labor
 ~, электрическая electric (current) stimulation
 ~ электрическим током electric (current) stimulation
 ~, электромагнитная electromagnetic [pulse electromagnetic-field] stimulation
 ~ эндометрия endometrial stimulation
стираемость ж. зуба dental abrasion
стойкий persistent, persevering, constant
стол м. 1. table 2. (диета) diet
 ~, аппаратный радиол. imaging [scanning] table
 ~, бессолевой low sodium [low salt] diet
 ~, вибрационный vibrating [vibratory] table
 ~, гипсовальный plaster table
 ~ для аутопсии autopsy table
 ~ для инструментов table for instruments, instrument table
 ~ для исследования всего тела радиол. whole-body table
 ~, общий general diet
 ~, операционный surgical [operating] table, patient plate
 ~, ортопедический fracture [orthopedic traction, extension] table
 ~, перевязочный dressing table
 ~, процедурный радиол. 1. imaging [scanning] table 2. therapy table
 ~, радиоманипуляционный radiomanipulation table
 ~, секционный autopsy table

615

СТОЛ

~ с ручны́м управле́нием, операцио́нный hand-operated operating table
~, хирурги́ческий surgical [operating] table, patient plate
столб *м.* column, *columna* [NA] (*см. тж* столбы́)
~, боково́й lateral column, *columna lateralis* [NA]
~, боково́й промежу́точный lateral intermedial column, *columna intermediolateralis* [NA]
~, грудно́й thoracic column, *columna thoracica*, *nucleus thoracicus* [NA]
~, за́дний posterior [dorsal] column of spinal cord, *columna posterior* [NA]
~, пере́дний anterior [ventral] column of spinal cord, *columna anterior* [NA]
~, позвоно́чный backbone, spine, dorsal [spinal, vertebral] column, *columna vertebralis* [NA]
~, по́чечный renal [Bertin's] column, *columna renalis* [NA]
~ сво́да column of fornix, *columna fornicis* [NA]
столбня́к *м.* tetanus (*см. тж* тета́нус)
~ новорождённых neonatal tetanus
~, послеродово́й postpartum tetanus
сто́лбчатый column, *columnaris* [NA]
столбы́ *м. мн.* columns, *columnae* [NA] (*см. тж* столб)
~ влага́лищных скла́док columns of rugae of vagina, *columnae rugarum* [NA]
~, заднепрохо́дные anal columns, *columnae anales* [NA]
~, се́рые gray columns, *columnae griseae* [NA]
сто́лик *м.* table
~, инструмента́льный side table
~, надкрова́тный overbed table
сто́м/а *ж. уст.* stoma, ostomy ◇ выводи́ть ~у to bring out [to deliver, to tunnel] a stoma
~ сто́лбиком column stoma
~, сформиро́ванная persistent stoma
стомати́т *м.* stomatitis
~, ангуля́рный angular stomatitis
~, афто́зный aphthous stomatitis
~, везикуля́рный vesicular stomatitis
~, ви́смутовый bismuthic stomatitis
~, гангрено́зный gangrenous stomatitis
~, герпети́ческий herpetic stomatitis
~, кандидо́зный thrush (of mouth), oral moniliasis
~, катара́льный catarrhal stomatitis, stomatitis simplex
~, лейкеми́ческий [лейко́зный] leukemic stomatitis
~, лека́рственный drug stomatitis
~, лучево́й radial stomatitis
~, медикаменто́зный drug-induced stomatitis
~, микоти́ческий mycotic stomatitis
~, пелагро́зный pellagrous stomatitis
~, профессиона́льный occupational stomatitis
~, рецидиви́рующий афто́зный recurrent aphthous stomatitis
~, рту́тный mercurial stomatitis
~, свинцо́вый lead stomatitis

~, я́звенно-гангрено́зный ulcerogangrenous stomatitis
~, я́звенно-плёнчатый ulceromembranous stomatitis
~, я́звенный ulcerative stomatitis
стомато́лог *м.* stomatologist, dentist
стоматоло́гия *ж.* stomatology, dentistry
~, ортопеди́ческая prosthodontics, prosthetic dentistry
~, терапевти́ческая preventive dentistry
~, хирурги́ческая operative dentistry; dental surgery
стомато́лог-рентгено́лог *м.* radiodentist
стоматоневроло́гия *ж.* stomatoneurology; neurostomatology
стопа́ *ж.* foot, *pes* [NA]
~ атле́та athlete's foot, tinea pedis
~, ва́льгусная (tali)pes valgus
~, ва́русная [во́гнутая] (tali)pes varus
~, деформи́рованная clubfoot, talipes equinovarus
~, ко́нская tip foot, talipes [pes] equinus
~, ма́ршевая forced [march, strained] foot
~, отвиса́ющая [паралити́ческая] foot drop, drop [dangle] foot
~, паралити́ческая пло́ская flat drop foot
~, пло́ская flat [splay] foot, (pes) planus, platypodia
~, плосковальгу́сная planovalgus deformity
~, по́лая short [hollow] cavovarus deformity
~, попере́чно-распла́станная broad [spread] foot
~, пя́точная heel foot, (tali)pes calcaneus
~, расщеплённая cleft [split] foot
~, транше́йная trench [immersion] foot
~ Фри́дрейха Friedreich's foot
стоя́ние *с.*:
~ голо́вки плеча́, высо́кое high-riding humeral head
~ лопа́тки, высо́кое congenital elevation of scapula, congenital high scapula
страби́зм *м.* strabismus, squint, heterotropia, heterotropy
~, вне́шний external [divergent] squint, exotropia
~, вну́тренний strabismus convergens, internal [convergent] squint, esotropia
~, скры́тый latent [suppressed] squint
~, содру́жественный concomitant squint
странгуля́ция *ж.* strangulation
страте́гия *ж.* здравоохране́ния health strategy
стратиграфи́я *ж.* stratigraphy, tomography, laminagraphy, laminography, tomographic imaging, multisection imaging technique, sectional roentgenography, orthography, planography, planigraphy, vertigraphy
страх *м.* fear; dread; anxiety; phobia; alarm
~, боле́зненный morbid fear, phobia
~, инстинкти́вный instinctive fear
~, навя́зчивый obsessive fear
~, ночно́й nightmare
~ опера́ции preoperative fear
~ стра́ха fear of fearing

страхование *с.* insurance
 ~, добровольное voluntary insurance
 ~, медицинскоое medical insurance
 ~, социальное social insurance
 ~, частное private insurance
стремя *с.* stirrup, *stapes* [NA]
 ~, амортизирующее (leg) stirrup; walking iron
стрептодермия *ж.* streptococcal impetigo
стрептокиназа *ж.* streptokinase
стрептококк *м.* streptococcus
 ~, зеленящий α-hemolytic streptococcus
стресс *м.* stress
 ~, антропогенный anthropogenic stress
 ~, водный *экол.* water stress
 ~, катастрофический catastrophic stress
 ~, климатический climatic stress
 ~, тепловой thermal stress
 ~, хирургический surgical stress
 ~, экологический ecological [environmental] stress
 ~, эмоциональный 1. mental stress 2. psychologic stress
стрессор *м.* stressor
стресс-терапия *ж.* stress-therapy
стресс-фактор *м.* stressor
стриатум *м.* striatum, *corpus striatum* [NA]
стридор *м.* stridor, glottic spasm, wheeze
стриктура *ж.* stricture, stenosis, constriction
 ~ анастомоза anastomotic stricture, stricture of anastomosis
 ~ желудка в виде песочных часов hour-glass constriction
 ~ жёлчных протоков biliary stricture
 ~ лучевая irradiation stricture
 ~ мочеточника ureteric stricture
 ~ пищевода esophageal stricture
 ~ пищевода, доброкачественная benign esophageal stricture
 ~ стомы stomal stenosis
 ~ уретры urethral stricture
 ~ уретры, клапанная valvular urethral stricture
стриктуропластика *ж.* stricture-plasty
стрихнин *м. фарм.* strychnine
стробоскоп *м. мед. тех.* stroboscope
стробоскопия *ж.* stroboscopy
строение *с.* зуба dental structure
строма *ж.* stroma, *stroma* [NA]
 ~ печени hepatic framework
 ~ радужки stroma of iris, *stroma iridis* [NA]
 ~, ретикулиновая reticulin framework
 ~, ретикулярная reticular stroma
 ~, стекловидная stroma of vitreous, *stroma vitreum* [NA]
 ~ эритроцита stroma of red blood cell, stroma of erythrocyte, *stroma erythrocyti* [NA]
 ~ яичника stroma of ovary, *stroma ovarii* [NA]
строматоз *м.* stromatosis, endometriosis genitalis externa
стронгилоидоз *м.* strongyloidiasis
стронций *м. хим.* strontium, Sr
 ~, радиоактивный radiostrontium, radioactive strontium
 ~, хлористый strontium chloride
строфантидин *м. фарм.* strophanthidin
строфантин *м. фарм.* ouabain(e), strophanthine
строфулюс *м.* strophulus, gum rash, prurigo simplex
 ~, папулёзный strophulus pruriginosus
стружка *ж.*, костная bone [candelous] chips
структура *ж.* structure (*см. тж* структуры)
 ~, акустическая echostructure, echotexture, echo(graphic) pattern, echomorphology, sonomorphology
 ~, гибкая flexible structure
 ~, гистотипическая histotypic structure
 ~, гомогенная homogenous structure
 ~, жёсткая rigid structure
 ~, молекулярная molecular skeleton
 ~, нервная nervous structure
 ~, околосухожильная peritendinous structure
 ~, органотипическая organotypic structure
 ~, распознающая recognition structure
 ~, срединная midline structure
 ~, узелковая nodular architecture
 ~, химическая chemical structure
 ~, эхогенная echo-producing [echogenic] structure, hyperechogenicity, increased echogenicity
 ~, эхонегативная echo-free structure
 ~, эхопозитивная echo-producing [echogenic] structure, hyperechogenicity, increased echogenicity
 ~, эхопрозрачная echo-free structure
структурный structural
структуры *ж. мн.* structures (*см. тж* структура)
 ~, воздушные air-filled structures
 ~, сосудистые vascular structures
струма *ж.* struma, goiter
струмит *м.* strumitis, thyroiditis
струна *ж.*, барабанная tympanichord, cord of tympanum, *chorda tympani* [NA]
струп *м.* eschar, slough, crust, scab ◇ сдирать ~ья to displace crusts
 ~, молочный milk crust, crusta lactea
 ~, ожоговый eschar
стру/я *ж.* ◇ отводить каловую ~ю to divert fecal stream
 ~, воздушная air jet
 ~, каловая fecal stream
стук *м.* перикарда pericardial knock
стул *м.* (*испражнения*) stool, feces, excrements, intestinal discharge ◇ задерживать ~ to defer stool
 ~ в виде рисового отвара rice-water stool
 ~, водянистый watery diarrhea
 ~, дёгтеобразный tarry [currant jelly] stool
 ~, жидкий liquid [watery] stool
 ~, жирный fatty stool
 ~, кашицеобразный semi-liquid [doughy] feces
 ~, кровавый melena, tarry motions
 ~, мягкий pulpy stool
 ~, нерегулярный irregular bowel movements
 ~, неустойчивый unstable stool
 ~, обильный bulky stool
 ~, оформленный formed [solid] stool

стул

~, пе́нистый frothy stool
~, перехо́дный transitional stool
~, полужи́дкий semi-liquid [doughy] stool
~, полусформирова́вшийся semi-formed stool
~, разжи́женный thin stool
~ с прожи́лками кро́ви blood-streaked stool
~, фрагменти́рованный fragmentation stool
стулобоя́знь ж. fear of stool
сту́пка ж. mortar ◇ ~ и пе́стик *(для амальга́мы)* mortar and pestle
сту́пор м. *псих.* stupor
~, апати́ческий anergic stupor
~, аффекти́вный depressive [benign] stupor
~, галлюцинато́рный hallucination stupor
~, депресси́вный [доброка́чественный] depressive [benign] stupor
~, ка́жущийся pseudostupor
~, катато́нический catatonic stupor
~, маниака́льный maniacal stupor
~, меланхоли́ческий depressive [benign] stupor
~, психоге́нный psychogenic stupor
~ с неблагоприя́тным прогно́зом malignant stupor
~, эпилепти́ческий 1. epileptic stupor 2. postconvulsive stupor
ступоро́зный stuporous
стык м. junction
субаддити́вный subadditive
субарахноида́льный subarachnoid
субдепре́ссия ж. subdepression
субдура́льный subdural
субинволю́ция ж. ма́тки subinvolution of uterus
субкло́н м. subclone
субкомпенси́рованный subcompensated
субкульту́ра ж. *(пассированная культура)* subculture, passed culture
сублима́ция ж. sublimation
сублими́ровать to sublime
субли́ния ж. subline
субмаксилли́т м. submaxill(ar)itis
субминима́льный subminimal
субсе́псис м. Ви́сслера — Фанко́ни Wissler-Fanconi subsepsis, early phase of rheumatoid arthritis
субсеро́зный subserous
субста́нция ж. substance
~, желатино́зная substantia gelatinosa
~, лека́рственная drug substance
~, чёрная substantia nigra
субталами́ческий subthalamic
субтенториа́льный infratentorial
субтра́кция ж. subtraction
~, дигита́льная digital subtraction
субэпителиа́льный subepithelial
суггести́вный suggestive
суггести́я ж. suggestion
су́дно с., подкладно́е bedpan
су́дорога ж. cramp, convulsion, spasm *(см. тж* су́дороги)
~ взо́ра gaze spasm
~, генерализо́ванная generalized convulsion
~, гипнагоги́ческая hypnagogic cramp
~ жева́тельных мышц masseteric cramp
~, зева́тельная yawning cramp
~, кива́тельная nodding spasm, salaam convulsion, spasmus nutans
~, клони́ческая clonic convulsion
~, лока́льная local convulsion
~, посттравмати́ческая posttraumatic convulsion
~, профессиона́льная occupational [professional] spasm, occupational neurosis
~, салаа́мова nodding spasm, salaam convulsion, spasmus nutans
~, тони́ческая tonic [tetanic] convulsions
~, фебри́льная febrile convulsions
~, эклампти́ческая eclamptic convulsion
су́дороги ж. мн. convulsions, spasms *(см. тж* су́дорога)
~, апоплекти́ческие apoplectic convulsions
~, аудиоге́нные audiogenic [sound-induced] seizures
~, аффекти́вные affect spasms
~ в поствакцина́льном пери́оде vaccine-associated seizures
~, ко́рковые cortical [central] convulsions
~, кратковре́менные self-limited seizure
~, перемежа́ющиеся intermittent cramps
~ при перенапряже́нии мышц в усло́виях перегре́ва heat cramps
~, теплов́ые heat cramp
~, то́нико-клони́ческие tonoclonic spasms
су́дорожный spastic, spasmodic, convulsive
суже́ние с. constriction, stricture, stenosis
~ анастомо́за anastomotic constriction
~ грани́ц резе́кции shorter margin of distal clearance
~ кровено́сных сосу́дов vasoconstriction
~ о́бщего жёлчного прото́ка common biliary duct stenosis
~ пищево́да, кольцево́е constriction of Schatzki's ring
~ по́ля созна́ния narrowing [restriction] of consciousness field
~ просве́та (по́лого о́ргана) luminal narrowing
~ прямо́й кишки́ proctostenosis
~, рубцо́вое scarry [cicatrical] stricture
~ сто́мы stoma stenosis
~ уре́тры, врождённое congenital urethral stricture
суици́д м. suicide
сукралфа́т м. *фарм.* sucralfate
суксиле́п м. *фарм.* suxilep, ethosuximide
сукцинатдегидрогена́за ж. *биохим.* succinate dehydrogenase
сульбакта́м ж. *фарм.* sulbactam
сульмазо́л м. *фарм.* sulmazole
сульпири́д м. *фарм.* sulpiride
сульфадимези́н м. *фарм.* sulfadimine
сульфадимиди́н м., сульфаметази́н м. *фарм.* sulfamethazine, sulfadimidine
сульфаметоксазо́л м. *фарм.* sulfamethoxazole
сульфанилами́ды м. мн. *фарм.* sulfonamides, sulfanilamides

сульфасалазин *м. фарм.* sulfasalazone, salazosulfapyridine
сульфат *м.* sulfate
~ бария barium sulfate
сульфатирование *с.* sulfation
сульфид *м.* sulfide
сульфит *м.* sulfite
сульфитоксидаза *ж. биохим.* sulfite oxidaze
сульфогруппа *ж.* sulfonate group
сульфоокисление *с.* sulfoxidation
сульфоцистеин *м. фарм.* sulfocysteine
сумасшествие *с.* madness, insanity, unsoundness of mind, mental disease
сумка *ж.* bursa, *bursa* [NA]
~, акромиальная подкожная bursa of acromion, *bursa subcutanea acromialis* [NA]
~ ахиллова сухожилия Achilles bursa, *bursa tendinis calcanei* [NA]
~ большой круглой мышцы, подсухожильная subtendinous bursa of teres major muscle, *bursa subtendinea musculi teretis majoris* [NA]
~ большой ягодичной мышцы, вертельная trochanteric bursa of gluteus maximus muscle, *bursa trochanterica musculi glutei maximi* [NA]
~ большой ягодичной мышцы, седалищная ischial bursa of gluteus maximus muscle, *bursa ischiadica musculi glutei maximi* [NA]
~ бугристости большеберцовой кости, подкожная subcutaneous bursa of tibial tuberosity, *bursa subcutanea tuberositas tibiae* [NA]
~ внутренней запирательной мышцы, седалищная ischial bursa of internal obturator muscle, *bursa ischiadica musculi obturatorii interni* [NA]
~ выступа гортани, подкожная subcutaneous bursa of prominence of larynx, *bursa subcutanea prominentiae laryngeae* [NA]
~ грушевидной мышцы bursa of piriform muscle, *bursa musculi piriformis* [NA]
~ гусиной лапки anserine bursa, *bursa anserina* [NA]
~ двуглавой мышцы бедра, верхняя superior bursa of biceps femoris, *bursa musculi bicipitis femoris superior* [NA]
~, двуглаво-лучевая bicipitoradial bursa, *bursa bicipitoradialis* [NA]
~ икроножной мышцы, латеральная подсухожильная subtendinous bursa of lateral head of gastrocnemius muscle, Brodie's [humeral] bursa, *bursa subtendineae musculi gastrocnemii lateralis* [NA]
~ клювовидно-плечевой мышцы coracobrachial bursa, *bursa musculi coracobrachialis* [NA]
~ локтевая внутрисухожильная intratendinous bursa of elbow, bursa of Monro, *bursa intratendinea olecrani* [NA]
~, локтевая подкожная subcutaneous bursa of olecranon, *bursa subcutanea olecrani* [NA]
~ малой ягодичной мышцы, вертельная trochanteric bursa of gluteus minimus muscle, *bursa trochanterica musculi glutei minimi* [NA]
~ мышцы, натягивающей нёбную занавеску bursa of tensor veli palatini muscle, *bursa musculi tensoris veli palatini* [NA]
~, наднадколенниковая suprapatellar bursa, *bursa suprapatellaris* [NA]
~ передней большеберцовой мышцы, подсухожильная subtendinous bursa of anterior tibial muscle, *bursa subtendinea musculi tibialis anterioris* [NA]
~, подакромиальная subacromial bursa, *bursa subacromialis* [NA]
~, поддельтовидная subdeltoid bursa, *bursa subdeltoidea* [NA]
~, подкожная вертельная trochanteric subcutaneous bursa, *bursa subcutanea trochanterica* [NA]
~, подкожная преднадколенниковая subcutaneous prepatellar bursa, *bursa subcutanea prepatellaris* [NA]
~, подкожная пяточная subcutaneous calcaneal bursa, *bursa subcutanea calcanea* [NA]
~, подкожная синовиальная subcutaneous synovial bursa, *bursa synovialis subcutanea* [NA]
~ подлопаточной мышцы, подсухожильная subscapular bursa, *bursa subtendinea musculi subscapularis* [NA]
~ подостной мышцы, подсухожильная infraspinatus bursa, *bursa subtendinea musculi infraspinati* [NA]
~, подподъязычная infrahyoid bursa, *bursa infrahyoidea* [NA]
~, подсухожильная подвздошная subtendinous iliac bursa, *bursa subtendinea iliaca* [NA]
~, позадиподъязычная retrohyoid bursa, *bursa retrohyoidea* [NA]
~ полуперепончатой мышцы bursa of semimembranosus, gastrocnemiosemimembranous [posterior genual, semimembranous] bursa, *bursa musculi semimembranosi* [NA]
~ пяточного сухожилия Achilles bursa, *bursa tendinis calcanei* [NA]
~, сальниковая omental bursa, *bursa omentalis* [NA]
~, синовиальная synovial [muscous] bursa, *bursa synovialis* [NA]
~, слизистая bursa, bursal sac
~ средней ягодичной мышцы, вертельная trochanteric bursa of gluteus medius muscle, *bursa trochanterica musculi glutei medii* [NA]
~ трёхглавой мышцы плеча, подсухожильная triceps bursa, *bursa subtendinea musculi tricipitus brachii* [NA]
~ Фабрициуса bursa of Fabricius, *bursa fabricii* [NA]
~, ядерная nuclear bag, nuclear pouch, *bursa nuclearis myocyti* [NA]
сумки *ж. мн.* ягодичных мышц, межмышечные gluteofemoral [intermuscular gluteal] bursae, *bursae intermusculares musculorum gluteorum* [NA]
суперинфекция *ж.* superinfection
супероксид *м.* superoxide

суперокси́ддисмута́за *ж.* *биохим.* superoxide dismutase
суперпози́ция *ж.* *рентг.* overlapping
супина́тор *м.* *(для ортопедической коррекции деформации ступни)* supinator, instep insole, instep raiser
супина́ция *ж.* supination
суппозито́рий *м.* suppository
~, **вагина́льный** vaginal suppository
супрареносцинтигра́мма *ж.* adrenal scintigram
супрареносцинтигра́фия *ж.* adrenal scintigraphy, (radionuclide) adrenal scanning, radionuclide adrenal imaging
супраспина́льный supraspinal
сурами́н *м.* *фарм.* suramin
сурдо́лог *м.* audiologist
сурдоло́гия *ж.* audiology
сурфакта́нт *м.* *(поверхностно-активное вещество)* surfactant
~, **иску́сственный** artificial surfactant
суспенди́рование *с.* slurrying
суспенди́ровать to slurry
суспе́нзия *ж.* suspension, slurry
~, **во́дная** aqueous suspension
~, **ма́сляная** oil suspension
суспензо́рий *м.* suspensory
суста́в *м.* joint, articulation, *articulatio* [NA] *(см. тж суста́вы)* ◇ **в полусо́гнутом положе́нии** ~a with joint semi-flexed
~, **акромиа́льно-ключи́чный** acromioclavicular joint, *articulatio acromioclavicularis* [NA]
~, **артродези́рованный** arthrodesed joint
~, **атлантозаты́лочный** atlanto-occipital joint, *articulatio atlanto-occipitalis* [NA]
~, **атрофи́ческий ло́жный** atrophic pseudoarthrosis, atrophic nonunion
~, **блокови́дный шарни́рный** ginglymus, ginglymoid [hinge] joint
~, **болта́ющийся** loose [flail] joint, joint hyperlaxity
~, **височно-нижнечелюстно́й** (temporo)mandibular joint, *articulatio temporomandibularis* [NA]
~, **голеносто́пный** ankle [talocrural] joint, *articulatio tolocruralis* [NA]
~ **голо́вки ребра́** articulation of rib head, capitular articulation, *articulatio capitis costae* [NA]
~ **горохови́дной ко́сти** articulation of pisiform bone, *articulatio ossis pisiformis* [NA]
~, **грудиноключи́чный** sternoclavicular joint, *articulatio sternoclavicularis* [NA]
~, **двухо́сный** biaxial joint
~, **диста́льный лучелоктево́й** distal [inferior] radioulnar joint, cubitoradial articulation
~, **запя́стный** middle carpal joint, *articulatio mediocarpea* [NA]
~ **ки́сти, запя́стно-пя́стный** carpometacarpal articulation of hand, first carpometacarpal articulation
~, **клиноладьеви́дный** cuneonavicular articulation, *articulatio cuneonavicularis* [NA]
~, **коле́нный** knee joint, articulation of knee, *articulatio genus* [NA]

~, **крестцо́во-подвздо́шный** sacroiliac [ileosacral] articulation, sacroiliac symphysis
~, **латера́льный атлантоосево́й** lateral atlantoaxial articulation
~, **ло́жный** false joint, nonunion, neoarthrosis, protracted nonunion, pseudoarthrosis
~, **локтево́й** elbow joint, cubital articulation, articulation of elbow, *articulatio cubiti* [NA]
~, **лучезапя́стный** radiocarpal [brachiocarpal] articulation, wrist joint, *articulatio radiocarpea* [NA]
~, **лучелоктево́й** radioulnar joint
~, **межберцо́вый** tibiofibular articulation, *articulatio tibiofibularis* [NA]
~, **межфала́нговый** interphalangeal [digital] joint, *articulatio interphalangea* [NA]
~, **многоо́сный** universal [multiaxial, polyaxial] joint
~, **мы́щелковый** condylar [ellipsoidal] joint, condylar articulation, *articulatio ellipsoidea, articulatio condylaris* [NA]
~, **накова́льне-молото́чковый** incudomalleal articulation, *articulatio incudomallearis* [NA]
~, **накова́льне-стременно́й** incudostapedial articulation, *articulatio incudostapedia* [NA]
~, **неподви́жный** immovable joint
~, **нестаби́льный** unstable joint
~, **нестаби́льный тазобе́дренный** unstable hip joint
~, **одноо́сный** uniaxial joint
~, **перстнечерпалови́дный** cricoarytenoid articulation, *articulatio cricoarytenoidea* [NA]
~, **перстнещитови́дный** cricothyroid articulation, *articulatio cricothyroidea* [NA]
~, **плечево́й** shoulder joint, humeral articulation, *articulatio humeri* [NA]
~, **плечелоктево́й** humeroulnar joint, *articulatio humeroulnaris* [NA]
~, **плечелучево́й** humeroradial joint, *articulatio humeroradialis* [NA]
~, **пло́ский** plane [gliding, arthrodial] joint, plane [gliding] articulation, arthrodia, *articulatio plana* [NA]
~, **подтара́нный** subtalar articulation, subtalar joint, *articulatio subtalaris* [NA]
~ **предплю́сны, попере́чный** transverse tarsal [Chopart's] joint, transverse tarsal [Chopart's] articulation, *articulatio tarsi transversa* [NA]
~, **проксима́льный лучелоктево́й** proximal [superior] radioulnar articulation
~, **седлови́дный** saddle joint, *articulatio sellaris* [NA]
~, **сло́жный** composite [compound] joint, composite [compound] articulation
~, **среди́нный атлантоосево́й** medial atlantoaxial articulation, *articulatio atlantoaxialis mediana* [NA]
~, **среднезапя́стный** middle carpal joint, *articulatio mediocarpaea* [NA]
~, **тазобе́дренный** hip joint, articulation of hip, *articulatio coxae* [NA]

~, таранно-пяточно-ладьевидный talocalcaneonavicular articulation, *articulatio talocalcaneonavicularis* [NA]
~ Хелала, лоскутный Helal's flap joint
~, цилиндрический trochoid [pivot] articulation, trochoid [pivot] joint, *articulatio trochoidea* [NA]
~, чашеобразный cup-and-ball joint
~ Шарко Charcot's arthropathy, Charcot's joint
~, шаровидный spheroidal [enarthrodial, ball-and-socket] joint
~, щёлкающий тазобедренный snapping hip
~, эллипсовидный [эллипсоидный] condylar [ellipsoidal] joint, condylar articulation, *articulation ellipsoidea, articulatio condylaris* [NA]
суставной articular, joint, *articulatio spheroidea* [NA]
суставы *м. мн.* joints, articulations, *articulationes* [NA] (*см. тж* сустав)
~, грудинорёберные sternocostal articulations, *articulationes sternocostales* [NA]
~ кисти articulations [joints] of hand, *articulationes manus* [NA]
~, межзапястные intercarpal articulations, intercarpal joints
~, межплюсневые intermetatarsal joints, articulations of metatarsal bones, *articulationes intermetatarsae* [NA]
~, межпредплюсневые intertarsal articulations
~, межпястные intermetacarpal articulations, intermetacarpal joints
~, межхрящевые intercostal articulations, interchondral articulations of ribs
~, плюснефаланговые metatarsophalangeal articulations
~, предплюсне-плюсневые tarsometatarsal articulations, *articulationes tarsometatarsae* [NA]
~, пястно-фаланговые metacarpophalangeal articulations
~, рёберно-позвоночные costovertebral articulations
~ стопы articulations of foot
сут/ки *мн.* day ◇ в течение целых ~ок over the entire circadian period
сутулость *ж.* slouch
суфентанил *м. фарм.* sufentanil
сухожилие *с.* tendon, *tendo* [NA]
~, ахиллово Achilles [calcaneal, heel] tendon, heelstring, *tendo calcaneus* [NA]
~ глубокого сгибателя profundus tendon
~, перстнепищеводное cricoesophageal tendon, *tendo cricoesophageus* [NA]
~ поверхностного сгибателя sublimit [superficial] tendon
~, пяточное Achilles [calcaneal, heel] tendon, heelstring, *tendo calcaneus* [NA]
~ сгибателя flexor tendon
~, соединённое [соединительное] conjoined tendon, inguinal falx, Henle's ligament
сухожильный tendinous
сухость *ж.* dryness
~ во рту dry mouth
~ глаза xerophthalmus

~ кожи xerosis; xeroderma, xerodermia
~, патологическая xerosis
~ слизистой оболочки носа xeromycteria
~ слизистой оболочки рта xerostomia
сухотка *ж.* tabes
~ спинного мозга tabes dorsalis, locomotor ataxia, posterior spinal sclerosis
сушить to dry
существование *с.* existence
сфеноидный sphenoidal
сфеноцефалия *ж.* sphenocephaly
сфероцитоз *м.* spherocytosis
~, наследственный hereditary spherocytosis, Minkowski-Chauffard disease
сферула *ж.* центромера spherule of centromere, *spherula centromeri* [NH]
сфигмоманометр *м.* sphygmomanometer
сфингомиелин *м.* sphingomyelin
сфингомиелиназа *ж.* sphingomyelinase
сфингомиелиноз *м.* sphingomyelinosis, Niemann-Pick disease
сфингооснования *с. мн.* sphingoid bases
сфинктер *м.* sphincter (muscle), *musculus sphincter* [NA]
~ ампулы constrictor muscle, *musculus sphincter ampullae hepatopancreaticae* [NA]
~ заднего прохода, внутренний interior sphincter muscle of anus, *musculus sphincter ani internus* [NA]
~ заднего прохода, наружный external sphincter muscle of anus, *musculus sphincter ani externus* [NA]
~ зрачка sphincter muscle of pupil, *musculus sphincter pupillae* [NA]
~, искусственный prosthetic [artificial] sphincter
~ мочеиспускательного канала sphincter muscle of urethra, *musculus sphincter urethrae* [NA]
~ общего жёлчного протока (, мышечный) sphincter muscle of common bile duct, *musculus sphincter ductus choledochi* [NH]
~ Одди Oddi's sphincter, *musculus sphincter ampullae hepaticopancreaticae* [NA]
~ привратника sphincter muscle of pylorus, *musculus sphincter pylori* [NA]
~, тонкотолстокишечный ileocolonic sphincter
сфинктерит *м.* sphincteritis
сфинктерография *ж.* sphincterography
сфинктерометрия *ж.* sphincterometry
сфинктеропластика *ж.* sphincteroplasty
~, трансдуоденальная transduodenal sphincteroplasty
сфинктеротомия *ж.* sphincterotomy
~, боковая внутренняя lateral internal sphincterotomy
~, боковая наружная lateral external sphincterotomy
~, внутренняя анальная internal anal sphincterotomy
~, латеральная внутренняя закрытая closed lateral internal sphincterotomy
~, латеральная внутренняя открытая open lateral internal sphincterotomy

сфинктеротомия

~, открытая open sphincterotomy
~, открытая боковая open lateral sphincterotomy
~, эндоскопическая endoscopic sphincterotomy
схватки *ж. мн.*:
~, ложные родовые false labor pains
~, родовые labor [birth, dilating] pains, parodynia
~, судорожные родовые spasmodic labor pains, clonus uteri
схваткообразный cramping, cramp-like, spasmodic
схватывание *с. (пломбировочного материала)* setting
схватываться *(о материале)* to set
схем/а *ж.* ◇ назначить ~у лечения to institute a regimen
~ изучения trial design, trial regime
~ комбинированного лекарственного лечения multidrug regimen
~ лекарственного лечения medical regimen
~ лечения treatment regimen
~ приёма лекарственного средства drug dosage regimen
~ применения *(лекарственного средства)* dosage [dosing] schedule
~ радиоактивного распада decay scheme
~ структурная block diagram
~ тела body scheme
схиндилёз *м.* schindylesis, wedge-and-groove joint
сходить *(о коже, грязи)* to come off
сходство *с.* similarity, likeness
сцеживание *с.* грудного молока expression of breast milk
сцепление *с.* linkage
сцепленный interconnected
сцепляться to interlock; to interconnnect
сцинтиграмма *ж.* scintigram, scintiscan, scintigraphic [(gamma) camera, scintillation, nuclear] image, gamma camera [radioisotope] scan
~, ингаляционная aerosol inhalation scan, radionuclide ventilation image
~, негативная negative scintigram
~, отсроченная delayed scan, delayed (static) image, delayed view, delayed scintigram
~, перфузионная radionuclide perfusion image, perfusion scan
~, плоскостная planar scintigram, planar scan
~, позитивная positive scintigram
~, эмиссионно-трансмиссионная emission-transmission image
сцинтиграф *м.* (scinti)scanner, planar nuclear imaging system, gamma-tomograph, gamma-ray irradiation plant
сцинтиграфия *ж.* (radionuclide) scintigraphy, scintillation [gamma camera, radionuclide, radioisotope] imaging, (scintillation) scanning, (radionuclide) scanning, scintiscanning, scintillography, scintigraphic study, scintimaging
~ без синхронизации ungated scintigraphy
~ в двух проекциях biplanar scintigraphy
~, вентиляционно-перфузионная ventilation-perfusion scintigraphy
~, динамическая dynamic [serial] scintigraphy, serial imaging
~, ингаляционная ventilation scintigraphy, ventilation [inhalation radioxenon] imaging, radionuclide ventilation study
~, компьютерная quantitative [computer] scintigraphy
~ костного мозга radionuclide bone marrow imaging
~, многокадровая dynamic [serial] scintigraphy, serial imaging
~, нагрузочная stress scintigraphy
~, перфузионная perfusion scintigraphy, radionuclide perfusion imaging
~, плоскостная planar scintigraphy
~, полипозиционная multiplanar imaging
~ с антимиозином antimiosin imaging
~ с изучением перераспределения redistribution scintigraphy
~, синхронизированная gated scintigraphy
~ с мечеными моноклональными антителами (radio)immunoscintigraphy, radioimmunoimaging
~, статическая static radionuclide imaging
сцинтиллятор *м.* scintillator, scintillation counter
сцинтилляция *ж.* scintillation
сцинтитопография *ж.* (radionuclide) scintigraphy, scintillation [gamma camera, radionuclide, radioisotope] imaging, (scintillation) scanning, (radionuclide) scanning, scintiscanning, scintillography, scintigraphic study, scintimaging
сцинтифото *с.*, сцинтифотограмма *ж.* scintiphoto(graph), analog image on film, scintigram, scintiscan, radioisotope scan, (gamma) camera [nuclear, scintigraphic] image
сцинтифотография *ж.* (radionuclide) scintigraphy, scintillation [gamma camera, radionuclide, radioisotope] imaging, (scintillation) scanning, (radionuclide) scanning, scintiscanning, scintillography, scintigraphic study, scintimaging
счёт *м.* count(ing)
~, навязчивый compulsive counting
~, общий total [gross] count
счётчик *м.* counter
~ альфа-частиц alpha counter
~ бета-частиц beta counter
~ Гейгера — Мюллера Geiger-Müller [G-M] counter
~ для газообразных радиоактивных веществ gas counter
~ для определения радиоактивности в организме человека human counter
~ для проверки радиоактивного загрязнения рук hand counter
~, жидкостный сцинтилляционный liquid scintillation counter
~ излучения radiation [radioactive] counter
~ излучения всего тела whole-body ["open booth" body] counter
~ ионизирующего излучения, торцовый end-window counter
~, колодезный well(-type scintillation) counter

~, погружной сцинтилляционный immersible scintillation counter
~, пропорциональный proportional counter
~ радиоактивных загрязнений contamination counter
~ радиоактивных частиц в воздухе jet dust counter
~, сцинтилляционный scintillation counter, scintillometer, scintillascope
сшивание с. suturing
сыворотк/а ж. 1. (крови) serum ◇ у больных в ~е крови появились HBeAg patients cleared [seroconverted] HBeAg 2. (молочная) whey
~, агглютинирующая agglutinating serum
~, антибактериальная antibacterial serum
~, антииммуноглобулиновая antiimmunoglobulin serum
~, антикомплементарная anticomplementary serum
~, антилимфоцитарная antilymphocyte serum
~, антиретикулярная цитотоксическая antireticular cytotoxic [Bogomolz's] serum
~, антитоксическая antitoxic serum
~, антиэпителиальная antiepithelial serum
~, бактериолитическая bacteriolytic serum
~, бактерицидная bactericidal serum
~, бивалентная bivalent serum
~, гемолитическая hemolytic serum
~, гетерологичная heterogenous serum
~, гипериммунная hyperimmune serum
~, диагностическая diagnostic serum
~, донорская donor serum
~, жидкая человеческая liquid human serum
~, защитная [иммунная] immune [protective] serum
~, инактивированная inactivated serum
~, индикаторная indicator serum
~, инородная foreign serum
~ крови blood serum
~, кроличья rabbit serum
~, лейкотоксическая leukotoxic serum
~, лошадиная horse serum
~, люминесцирующая luminescent serum
~, моновалентная monovalent serum
~, монорецепторная monoreceptor serum
~, неиммунная nonimmune serum
~, нормальная normal serum
~, очищенная purified serum
~, поливалентная polyvalent serum
~, преципитирующая precipitating serum
~, противобруцеллёзная antibrucella serum
~, противовирусная antivirus serum
~, противогангренозная gas bacillus [gas gangrene] antitoxin, antigas gangrene serum
~, противогриппозная antigrippal serum
~, противодизентерийная antidysentery serum
~, противодифтерийная antidiphtheric serum
~, противококлюшная human pertussis immune serum

~, противокоревая human measles immune serum
~, противоменингококковая antimeningococcic serum
~, противораковая cancer serum
~, противосибиреязвенная antianthrax serum
~, противоскарлатинозная human scarlet fever immune serum
~, противостолбнячная antitetanus [antitetanic] serum, tetanus antitoxin
~, противострептококковая antistreptococcic serum
~, противотуляремийная antitularemia serum
~, противочумная plague serum
~, смешанная pool(ed) serum
~, спермоцитотоксическая spermocytotoxic serum
~, специфическая specific serum
~, сухая человеческая dried human serum
~, типоспецифическая type specific serum
~, тиреотоксическая thyreotoxic serum
~, цитотоксическая cytotoxic serum
сывороточный serum
сыпь ж. rash, eruption
~, атипичная коревая atypical measles rash
~, буллёзная ветряночная varicella bullosa
~, вакцинная vaccinal eruption
~ в форме бабочки butterfly rash
~, зудящая pruritic rash
~, кожная skin eruption
~, коревая measles rash
~, кореподобная morbilliform rash
~, лекарственная [медикаментозная] drug rash, drug [medicinal] eruption, drug dermatitis
~, мелкопятнистая скарлатинозная punctate [finely papular] scarlet fever rash
~, мономорфная monomorphous eruption
~ на ладонях palmar rash
~, незудящая папулёзная nonpruritic papular rash
~, петехиальная petechial skin rash
~, полиморфная polymorphous eruption
~, розеолёзная typhoid maculopapular rash
~, сливная confluent rash
~, точечная скарлатинозная punctate [finely papular] scarlet fever rash
~, узелково-узловатая papulonodular eruption
~, уртикарная urticaria
сыроядение с. uncooked plants diet
сырьё с., лекарственное crude drug
съёмный replaceable, removable

Т

табакерка ж., анатомическая anatomic(al) snuffbox
табес м. tabes

~, спинномозговой tabes dorsalis, tabes spinalis, locomotor ataxia, posterior spinal sclerosis, spinal atrophy, Duchenne's disease
табетический tabetic, tabic, tabid
таблетка ж. tablet; pill
~, вагинальная vaginal tablet
~, жевательная chewable tablet
~, матричная matrix(-type) tablet
~, полимерная матричная polymeric matrix tablet
~ прогестерона progesterone only pill, POP
~ пролонгированного действия sustained-action tablet
~ с замедленным высвобождением *(лекарственного вещества)* slow-release [sustained-release] tablet
~ с кишечно-растворимым покрытием enteric-coated tablet
~, содержащая стимулирующий нервную систему препарат pep pill
~ с плёночным покрытием film-coated tablet
~ с полимерной матрицей polymeric matrix tablet
~, шипучая effervescent tablet
табопаралич м. taboparesis
табурет м., винтовой adjustable-height stool
тагамет м. *фарм.* tagamet, cimetidine
таз м. pelvis, *pelvis* [NA]
~, анатомически узкий anatomically contracted pelvis
~, большой large [false] pelvis
~, воронкообразный choanoid [funnel(-shaped)] pelvis
~, девентеровский Deventer's pelvis
~ детского типа juvenile [infantile] pelvis
~, инфантильный infantile [juvenile] pelvis
~, кифосколиотический kyphoscoliotic pelvis
~, клинически узкий cephalopelvis disproportion, clinically contracted pelvis
~, кососуженный obliquely oval contracted [unilateral synostotic, coxalgic] pelvis
~, малый small [true] pelvis, pelvis minor
~, общеравномерносуженный pelvis justo minor
~, общесуженный плоский generally contracted flat pelvis
~, остеомалятический beaked [osteomalacic, rostrate] pelvis
~, плоский flat(tened) pelvis
~, плоскорахитический flat rachitic pelvis
~, поперечно-суженный dollichopellic pelvis
~, простой плоский simple flat pelvis
~, рахитический rachitic pelvis
~, спондилолистетический spondylolisthetic [Prague, Rokitansky's] pelvis
~, узкий contracted [narrow] pelvis
тазепам м. *фарм.* tazepam, oxazepam, nozepam
тазовый pelvic
тазомер м. pelvimeter
тазоподъёмник м. pelvis hoist

тазоугломер м. pelviclisiometer, pelvigoniometer
таймер м. timer
тайна ж., врачебная medical secrecy
таксация ж. taxation, assessment, valuation
таксис м. taxis
тактик/а ж. policy (of treatment); management; approach ◇ наша ~ заключалась в исследовании всей толстой кишки it has been our policy that the whole colon should be examined; разработать ~у лечения to plan a therapeutic approach
~, акушерская obstetric management
~, выжидательная expectant management, conservative treatment
~, лечебная therapeutic approach, therapeutic management
~ лечения, агрессивная aggressive therapeutic approach
~ лечения, активная invasive therapeutic approach
~ лечения, активно-выжидательная noninvasive therapeutic approach
~ лечения, выжидательная expectant management, conservative treatment
~ полного удаления всех полипов независимо от их размеров policy to completely remove all polyps regardless of size
~ при инфицированном и септическом аборте, лечебная management of infectious and septic abortion
~, хирургическая surgical approach
тактильный tactile
талалгия ж. talalgia
таламический thalamic
таламокортикальный thalamocortical
таламолентикулярный thalamolenticular
таламомамиллярный thalamomamillary
таламорубральный thalamorubral, rubrothalamic
таламоруброоливарный thalamorubroolivary
таламотегментальный thalamotegmental
таламотомия ж. thalamotomy
таламоэнцефалический thalamencephalic
таламус м. (optic) thalamus, thalamus opticus, *thalamus* [NA]
~, задний dorsal thalamus, *thalamus dorsalis* [NA]
~, передний central thalamus, *thalamus ventralis* [NA]
таламэктомия ж. thalamectomy
талассемия ж. thalass(an)emia
~, большая thalassemia major, Cooley's anemia
талассотерапия ж. thalassotherapy
талассофобия ж. thalassophobia
таллий м. *хим.* thallium, Tl
~, радиоактивный radiothallium, radioactive thallium
талия ж. waist
~ сердца waist of heart
~ сердца, сглаженная flat waist of heart

тальк *м.* talc(um)
тампо́н *м.* pack, tampon, wick, (surgical) swab
 ◇ вводи́ть ~ to tampon
 ~, вагина́льный vaginal tampon
 ~, ва́тный *(для зубной полости)* cotton pellet, cottonwool tampon
 ~, влага́лищный vulval pad
 ~, ма́рлевый gauze tampon
 ~, полостно́й cavity tampon
 ~, расса́сывающийся soluble swab
 ~, ректа́льный rectal tampon
тампона́да *ж.* tamponade, swabbing, packing
 ~ влага́лища, туга́я vaginal tight tamponade
 ~, возду́шная air tamponade
 ~, лу́ночковая alveolar pack
 ~ но́са, за́дняя posterior nasal packing
 ~ но́са, пере́дняя anterior nasal packing
 ~ се́рдца cardiac [pericardial] tamponade
 ~ се́рдца, о́страя acute cardiac tamponade
тампони́ровать to tampon, to plug
танатофо́бия *ж.* thanatophobia
тангенциа́льный tangential
тани́н *м.* tannin, tannines
танта́л *м. хим.* tantalum, Ta
танта́ловый tantalum
тардокинези́я *ж.* *(задержка начала сокращения)* tardokinesis, phase delay, delayed wall motion, delayed onset of contraction, delay of motion
тарзалги́я *ж.* tarsalgia, podalgia, pododynia
тарза́льный tarsal
тарзорафи́я *ж.* tarsorrhaphy
тарзотоми́я *ж.* tarsotomy
татуиро́вка *ж.* tattooing
 ~ рогови́цы tattooing of cornea
 ~, эндоскопи́ческая endoscopic tattooing
таури́н *м.* taurine
тауролипи́д *м.* taurolipid
тафофили́я *ж.* taphophilia
тафофоби́я *ж.* taphophobia
тафтси́н *м.* tuftsin
тахиаритми́я *ж.* tachyarrhythmia
 ~, желу́дочковая ventricular tachyarrhythmia
 ~, наджелу́дочковая [суправентрикуля́рная] supraventricular tachyarrhythmia
тахикарди́я *ж.* tachycardia, tachyrhythmia
 ~, двунапра́вленная желу́дочковая bidirectional ventricular tachycardia, *фр.* torsade de pointes
 ~, желу́дочковая ventricular tachycardia
 ~, непароксизма́льная суправентрикуля́рная nonparoxysmal supraventricular tachycardia
 ~, непароксизма́льная узлова́я nonparoxysmal atrioventricular junctional [nonparoxysmal atrioventricular nodal] tachycardia
 ~, пароксизма́льная paroxysmal [recurrent, reentrant] tachycardia
 ~, пароксизма́льная суправентрикуля́рная paroxismal supraventricular tachycardia
 ~, пароксизма́льная узлова́я A-V atrioventricular nodal reentrant tachycardia
 ~ плода́ fetal tachycardia
 ~, полимо́рфная желу́дочковая polymorphic ventricular tachycardia
 ~, рецидиви́рующая paroxysmal [reentrant, recurrent] tachycardia
 ~, реципро́кная reciprocating tachycardia
 ~, си́нусовая sinus tachycardia
 ~, узлова́я atrioventricular junctional tachycardia
 ~, хаоти́ческая полимо́рфная желу́дочковая bidirectional ventricular tachycardia, *фр.* torsade de pointes
 ~, хаоти́ческая предсе́рдная chaotic [multifocal] atrial tachycardia
тахикини́ны *м. мн.* tachykinins
тахилали́я *ж.* tachylalia, rapid speech
тахиодди́я *ж.* tachyoddia, abnormally rapid phasic contractions of Oddi's sphincter
тахипно́э *с.* tachypnea
тахифилакси́я *ж.* tachyphylaxis
 ~, перекрёстная cross-tachyphylaxis
тверде́ть to harden
твёрдый firm, solid, hard
творо́г *м.* cottage cheese, curds
тегмента́льный tegmental
те́ка *ж.* theca
текабласто́ма *ж.* я́ичника ovarian thecoblastoma
тека́льный thecal
теко́ма *ж.* *(текаклеточная опухоль)* thecoma, theca cell tumor
тектоспина́льный tectospinal
тектоталами́ческий tectothalamic
теку́честь *ж.* fluidity
тела́ *с. мн.*, кето́новые ketone bodies
телеангиэктази́я *ж.* telangiectasia
 ~ Бро́ка, борода́вчатая verrucous telangiectasia
 ~, геморраги́ческая насле́дственная [геморраги́ческая семе́йная] hereditary hemorrhagic telangiectasia, Rendu-Osler-Weber disease, Rendu-Osler-Weber syndrome, Osler's disease
 ~ идиопати́ческая парафовеоля́рная parafoveal telangiectasia
 ~, лимфати́ческая telangiectasia lymphatica
 ~ лица́ telangiectasis facies
 ~, мозгова́я cerebral telangiectasia
 ~, паукови́дная spider telangiectasia, arterial spider
телегаммааппара́т *м.* teletherapy gamma-apparatus
телегамматерапи́я *ж.* gamma(-ray) telethepary
теле́жка *ж.* для перево́зки новорождённых trolley for newborns, babies carriage
телека́нт(ус) *м.* telecanthus
телепа́тия *ж.* telepathy
телерентгеногра́мма *ж.* teleroentgenogram
телерентгеногра́фия *ж.* teleradiography, teleroentgenography
телерентгеноскопи́я *ж.* teleroentgenoscopy, telefluoroscopy

телерентгенотерапи́я

телерентгенотерапи́я *ж.* tele (roentgeno) therapy, X-ray teletherapy
телеско́п *м.*, **прице́льный** collimator
теле́сный corporeal
телеэндоскопи́я *ж.* teleendoscopy
теллу́р *м. хим.* tellurium, Te
~, радиоакти́вный radiotellurium, radioactive tellurium
те́ло *с.* body, corpus, soma, *corpus* [NA, NH]
~ бе́дренной ко́сти shaft of femur, *corpus femoris* [NA]
~ большеберцо́вой ко́сти shaft of tibia, *corpus tibiae* [NA]
~ ве́рхней че́люсти body of maxilla, *corpus maxillae* [NA]
~ гла́за, иноро́дное intraocular foreign body
~ глазни́цы, жирово́е adipose body of orbit, *corpus adiposum orbitae* [NA]
~ глиоци́та gliacyte body, *corpus gliocyti* [NH]
~ груди́ны body of sternum, *corpus sterni* [NA]
~ железы́ body of gland, gland body, *corpus glandulae* [NA]
~ желу́дка body of stomach, *corpus ventriculi* [NA]
~, жёлтое yellow body, *corpus luteum* [NA]
~ жёлчного пузыря́ body of gallbladder, *corpus vesicae felleae, corpus vesicae biliaris* [NA]
~, жирово́е fat [fatty] pad, adipose body
~, иноро́дное foreign body
~, интеррена́ловое *эмбр.* interrenal body
~, каверно́зное cavernous body, *corpus cavernosum* [NA]
~ клинови́дной ко́сти body of sphenoid bone
~ кли́тора body of clitoris, *corpus clitoridis* [NA]
~ кли́тора, пещёристое cavernous body of clitoris, *corpus cavernosum clitoridis* [NA]
~ ключи́цы body of clavicula, *corpus claviculae* [NA]
~, латера́льное коле́нчатое lateral geniculate body, *corpus geniculatum laterale* [NA]
~ лобко́вой ко́сти body of pubic bone
~ локтево́й ко́сти shaft of ulna, *corpus ulnae* [NA]
~ лучево́й ко́сти shaft of radius, *corpus radii* [NA]
~ малоберцо́вой ко́сти shaft of fibula, *corpus fibulae* [NA]
~ ма́тки body of womb, *corpus uteri* [NA]
~, медиа́льное коле́нчатое medial geniculate body, *corpus geniculatum mediale* [NA]
~, миндалеви́дное amygdaloid body, *corpus amygdaloideum* [NA]
~, многопузырько́вое multivesicular body, *corpus multivesiculare* [NH]
~, многотру́бчатое multitubular body, *corpus multitubulare* [NH]
~, мозгово́е medullary body of cerebellum, *corpus medullare cerebelli* [NA]
~ мозжечка́ cerebeller body, body of cerebellum, *corpus cerebelli* [NA]
~, мозо́листое *corpus callosum* [NA]
~ моло́чной железы́ body of mammary gland, *corpus mammae* [NA]
~ мочево́го пузыря́ body of urinary bladder, *corpus vesicae urinariae* [NA]
~, мультивезикуля́рное multivesicular body, *corpus multivesiculare* [NH]
~ накова́льни body of incus, *corpus incudis* [NA]
~, нару́жное коле́нчатое lateral geniculate body, *corpus geniculatum laterale* [NA]
~ нейро́на *corpus neuroni* [NH]
~, неполноце́нное жёлтое defective yellow body
~ ни́жней че́люсти body of mandible
~ но́гтя body of nail, *corpus unguis* [NA]
~, околопо́чечное жирово́е adipose body of kidney, *corpus adiposum pararenale* [NA]
~, пещёристое cavernous body, *corpus cavernosum* [NH]
~ плечево́й ко́сти shaft of humerus, *corpus humeri* [NA]
~ плюсневой ко́сти shaft of metatarsal bone
~ подвздо́шной ко́сти body of ilium
~ поджелу́дочной железы́ body of pancreas, *corpus pancreatis* [NA]
~, поднадколе́нное жирово́е infrapatellar fatty body
~ подъязы́чной ко́сти body of hyoid bone, basihyoid
~ позвонка́ vertebral body
~ полово́го чле́на body of penis, *corpus penis, scapus penis* [NA]
~ полово́го чле́на, гу́бчатое spongy body of penis, *corpus spongiosum penis* [NA]
~ полово́го чле́на, пещёристое cavernous body of penis, *corpus cavernosum penis* [NA]
~, полоса́тое striate body, *corpus striatum* [NA]
~ прида́тка яи́чка *corpus epididymides* [NA]
~ пя́стной ко́сти shaft of metacarpal bone, *corpus ossis metacarpalis* [NA]
~ ребра́ shaft of rib, *corpus costae* [NA]
~, ресни́чное ciliary body, *corpus ciliare* [NA]
~, свобо́дное loose body
~ сво́да body of fornix, *corpus fornicis* [NA]
~ седа́лищной ко́сти body of ischium, *corpus ossis ischii* [NA]
~ седа́лищно-прямокише́чной я́мки, жирово́е adipose body of ischiorectal fossa, *corpus adiposum fossae ischio-rectalis* [NA]
~, сосцеви́дное mamillary body, *corpus mamillare* [NA]
~, стекловидное vitreous body
~ тара́нной ко́сти body of talus, *corpus tali* [NA]
~, трапециеви́дное trapezoid body, *corpus trapezoideum* [NA]
~ фала́нги main part of each phalanx; shaft of phalanx
~, шишкови́дное *(железа́)* pineal body, pineal gland, *corpus pineale* [NA]

~ щеки́, жирово́е fat body of cheek, Buchat's fat-pad, sucking cushion, sucking [suctorial] pad, *corpus adiposum buccae* [NA]
~ языка́ *corpus linguae* [NA]
~ яи́чника, белова́тое white body of ovary, *corpus ovarium albicans* [NA]
~ яи́чника, жёлтое yellow body of ovary, *corpus ovarium luteum* [NA]
телодендро́н *м.* telodendron, end-brush, *telodendron* [NH]
теломе́р *м.* telomere, *telomerus* [NH]
телосложе́ние *с.* constitution, habit of body, habitus, body-build
телофа́за *ж.* telophase
телофра́гма *ж.* telophragma
тельца́ *с. мн.* bodies, corpuscles, *corpuscula* [NA]
~ Ба́беша — Не́гри Negri corpuscles, Negri bodies
~ Гасса́лля Hassall's corpuscles
~, генита́льные genital bodies
~, парааорта́льные paraaortic bodies, *corpora paraaortica* [NA]
~ Пачи́ни pacinian corpuscles, *corpuscula lamellosa* [NA]
~ Паше́на Paschen's corpuscles
~, пласти́нчатые pacinian corpuscles, *corpuscula lamellosa* [NA]
~, ри́совые rice body, mucin clots
~, слю́нные salivary corpuscles
~ Ша́уманна *(при саркоидозе)* Schaumann's bodies
те́льце *с.* body, corpuscle; clot; small body, *corpusculum* [NA, NH]
~, апика́льное apical body, acrosomal [head] cap
~, база́льное *(реснички, кинетоцилии)* basal corpuscles, *corpusculum basale (cilii kinetocilii)*
~ Ба́рра, хромати́новое Barr's [sex] chromatin body, *corpusculum chromatini sexualis* [NA]
~, бе́лое кровяно́е white corpuscle, leukocyte
~, инкапсули́рованное не́рвное capsulated nervous body, *corpusculum nervosum capsulatum* [NH]
~, канкро́идное cancroid body
~, капсули́рованное не́рвное capsulated nervous body, *corpusculum nervosum capsulatum* [NH]
~, ко́пчиковое coccygeal body, *corpus coccygeum* [NA]
~, кра́сное кровяно́е red corpuscle, erythrocyte
~, луковицеобра́зное bulb-like body, *corpusculum bulboideum* [NA]
~, мальпи́гиево renal [malpighian] corpuscle, *corpusculum renale* [NA]
~, меланинсодержа́щее пласти́нчатое melanin-containing lamellar corpuscle, *corpusculum lamellosum melaniferum* [NA]
~, моло́зивное colostrum corpuscle
~, неинкапсули́рованное осяза́тельное noncapsulated tactile body, *corpusculum tactus noncapsulatum* [NA]

~, оста́точное residual corpuscle, *corpusculum residuale* [NH]
~, осяза́тельное tactile corpuscle, *corpusculum tactum* [NH]
~, пло́тное solid [compact, firm, dense, thick] corpuscle, *corpusculum insertionis, rea densa* [NH]
~ полово́го хромати́на Barr's [sex] chromatin body, *corpusculum chromatini sexualis* [NA]
~, по́чечное renal [malpighian] corpuscle, *corpusculum renale* [NA]
~ прикрепле́ния solid [compact, firm, dense, thick] corpuscle, *corpusculum insertionis, rea densa* [NH]
~, промежу́точное intermediate corpuscle, *corpusculum intermedium* [NH]
~ Фа́тера — Пачи́ни Vater-Pacini corpuscle
~, центра́льное centrosphere, centrosome, astrocele
~, я́дрышковое nucleolar corpuscle, *corpusculum nucleare* [NH]
те́менно-висо́чный parietotemporal
те́менно-заты́лочный parietooccipital
темённой parietal
те́менно-ло́бный parietofrontal
темп *м.* rate, pace, tempo
~ психи́ческих проце́ссов tempo of mental processes
темпера́мент *м.* temperament
~, меланхоли́ческий melancholic [atrabilious] temperament
~, сангвини́ческий sanguine(ous) temperament
~, флегмати́ческий lymphatic [phlegmatic] temperament
~, холери́ческий choleric [bilious] temperament
температу́р/а *ж.* temperature ◊ сбива́ть ~у to bring down the temperature; у больно́го упа́ла ~ the patient defervesced
~, внутрирото́ва́я mouth temperature
~, индиффере́нтная indifferent temperature
~, интермитти́рующая intermittent fever
~ окружа́ющего во́здуха ambient temperature
~ плавле́ния point of fusion, fusion temperature
~, повы́шенная fever; febrile course, pyrexia, fever hyperpyrexia
~, постоя́нная высо́кая continuous [persistent] fever
~ при поступле́нии больно́го admission temperature
~, ректа́льная rectal temperature
~, ремитти́рующая remittent fever
~, субфебри́льная mild pyrexia, low grade fever
~ те́ла body temperature
~ те́ла, норма́льная normal body temperature
~ тка́ни tissue temperature
~, эффекти́вная effective temperature
те́мпы *м. мн.* заживле́ния healing rates
те́мя *с.* crown (of head), *vertex* [NA]
тенатги́я *ж.* tenalgia, tenodynia
те́нар *м.* thenar, ball of thumb
тендини́т *м.* tendinitis, tendonitis

тендовагинит *м.* tendovaginitis, tendinous [vaginal] synovitis, ten(do)synovitis (*см. тж* теносиновит)

тендопатия *ж.* tenopathy

тенезмы *м. мн.* tenesmus

тени *ж. мн.*, **сливающиеся** confluent shadows

тенипозид *м. фарм.* tenyposide

тенобурсит *м.* ten(d)osynovitis, tendovaginitis, tendinous [vaginal] synovitis

тенодез *м.* tenodesis

тенолигаментокапсулотомия *ж.* tenoligamentocapsulotomy

тенолиз *м.* tenolysis, tendon lysis, tendolysis

теномиопластика *ж.* tenomyoplasty

теномиотомия *ж.* tenomyotomy, myotenotomy

тенонит *м.* tenonitis

тенопластика *ж.* ten(d)oplasty

тенорафия *ж.* tendon suture, tenorrhaphy

тенорецептор *м.* teno(re)ceptor

теносиновит *м.* tendinous [vaginal] synovitis, ten(d)osynovitis, tendovaginitis

~, **асептический** aseptic tenosynovitis

~, **гнойный** purulent [infectious] tenosynovitis

~, **гнойный инкапсулированный** thecal abscess

~, **крепитирующий** tenosynovitis crepitans, tenalgia crepitans, crepitant paratenovitis

~, **неспецифический** nonspecific tenosynovitis

~, **узловатый** nodular tenosynovitis

тенотом *м. мед. тех.* ten(d)otome

тенотомия *ж.* ten(d)otomy

~, **Z-образная** Z-tenotomy

тень *ж. рентг.* shadow; opacity, opacification

~, **акустическая** acoustic shadow

~, **гомогенная** homogeneous shadow, homogeneous opacity, opacity of homogeneous density

~, **неоднородная** patchy opacification, mottled shadow, mottled opacity

~, **однородная** homogeneous shadow, homogeneous opacity, opacity of homogeneous density

~ **опухоли** *рентг.* tumor stain

~ **плевры** pleural reflection

~, **расширенная сердечная** enlarged cardiac silhouette

~, **сердечная** cardiac silhouette

~, **сосудистая** *рентг.* vascular marking, vascular opacification

~ **с чёткими контурами** well-defined shadow, well-defined opacity

~ **эритроцита** shadow corpuscle, phantom corpuscle, blood shadow, *umbra erythrocytica* [NH]

теория *ж.* theory

~ **боковых цепей** side chain theory

~ **вероятности** probability theory

~ **возникновения опухоли**, **эмбриональная** embryonal [Cohnheim's] theory

~ **зародышевых зачатков Конгейма** embryonal [Cohnheim's] theory

~ **зародышевых листков** germ layer theory

~ **избыточного притока** overflow theory

~, **инструктивная** instructive theory

~, **клонально-селекционная** clonal selection theory

~ **Конгейма** embryonal [Cohnheim's] theory

~, **неврогенная** neurogenic theory

~, **селективная** selective theory

~ **цветоощущения, трёхкомпонентная** trichromatic theory of color vision

тепло *с.* heat, warm

~, **лучистое** radiant heat

~, **поверхностное** superficial heat

тепловидение *с.* thermovision, thermography

тепловизор *м.* thermovision camera, thermograph, infrared scanner, temperature control unit

теплоёмкость *ж.* heat [thermal] capacity

~, **удельная** specific heat capacity

теплоизлучение *с.* heat radiation

теплоизоляция *ж.* heat [thermal] insulation

теплообменник *м.* heat exchanger

теплообразующий calorigenic, calorific

теплоотдача *ж.* emission of heat

теплопоглощение *с.* heat absorption

теплопотери *ж. мн.* heat loss

теплопроводность *ж.* thermal conductivity, thermal conduction

~ **тканей** thermal conductivity of tissues

~, **удельная** thermal conductivity

теплота *ж.* heat

терапевт *м.* therapeutist, therapist, internist, general practitioner, physician

~, **лучевой** radiotherapist, therapeutic radiologist

терапи/я *ж.* therapy, treatment, cure, management ◇ **лазерная** ~ **может повысить выживаемость по сравнению с лучевой ~ей** laser therapy may prolong survival over radiotherapy; **подвергаться лучевой ~и** to receive radiation therapy

~, **аверсионная** aversion treatment, aversion therapy

~, **антикоагулянтная** anticoagulant [anticoagulation] therapy

~, **близкофокусная лучевая** short-distance radiation therapy

~, **вакуумная** vacuum therapy

~ **в акушерско-гинекологической практике, лазерная** laser therapy in obstetrics and gynecology

~, **вихревая** whirlpool therapy

~, **внутриполостная** intracavitary therapy

~, **внутритканевая (лучевая)** interstitial (radio)therapy

~, **гормональная** (*лечение эндокринными препаратами*) hormonal [gland] treatment, glandular therapy

~, **дезинтоксикационная (инфузионная)** disintoxication (infusion) therapy

~, **дециметроволновая** decimeter wave therapy, DMW-therapy

~ **дискоординированной родовой деятельности** treatment of discoordinated labor contractions

~, дистанцио́нная лучева́я teletherapy, beam therapy
~, замести́тельная replacement [substitution, substitutive] therapy
~, замести́тельная гормона́льная hormonal replacement therapy
~ зубо́в conservative dentistry
~, ингаляцио́нная aerosol [inhalation] therapy
~, индукцио́нная induction therapy
~, интенси́вная intensive [critical] care
~ интерференцио́нными то́ками interferential therapy
~ инфракра́сными луча́ми infrared therapy, IR-therapy
~, инъекцио́нная injection therapy
~, комбини́рованная combination [combined] therapy
~, компенсацио́нная compensation therapy
~, ко́мплексная complex therapy
~, конверге́нтная лучева́я converging beam therapy
~, консервати́вная conservative therapy, conservative treatment
~, конта́ктная лучева́я contact radiation therapy
~, ла́зерная laser therapy
~, лека́рственная medication, drug therapy, drug treatment; pharmacotherapy
~, лучева́я radiation therapy, radiation intervention, radiation treatment, radiotherapy, radiotherapeutics, therapeutic radiology, ray therapeutics, therapy with ionizing radiation, therapy with radionuclides
~, магни́тная magnetotherapy
~, магнитола́зерная magnetic-laser therapy
~, мантиеви́дная лучева́я mantle radiotherapy
~, мануа́льная manual therapy, manual technique
~, мегаво́льтная лучева́я megavoltage radiotherapy
~, ме́стная local [topical] treatment
~, ме́стная лучева́я local radiotherapy
~, микроволно́вая microwave therapy, microwave treatment
~, многопо́льная лучева́я multiple field treatment
~, напра́вленная на вы́работку рефле́кса отвраще́ния (*напр. при хроническом алкоголизме*) aversion therapy, aversion treatment
~, нейтро́нная neutron therapy
~, нейтронозахва́тная neutron capture therapy
~, ортопеди́ческая физи́ческая orthopedic physical therapy
~ отвраще́ния (*напр. при хроническом алкоголизме*) aversion treatment, aversion therapy
~ откры́тыми радионукли́дами targeted therapy
~ парафи́новым тепло́м paraffin heat therapy
~ поведе́ния (*вид психотерапии*) behavioral treatment, behavior therapy
~, поведе́нческая (*вид психотерапии*) behavioral treatment, behavior therapy

~, подде́рживающая supporting [supportive, maintenance] therapy
~ под компью́терным контро́лем, лека́рственная computer-assisted drug therapy
~, противорво́тная antiemetic therapy
~, противоревмати́ческая antirheumatic therapy
~, прото́нная proton therapy
~, ра́стровая лучева́я grid [raster] therapy
~, ротацио́нная лучева́я rotation radiotherapy
~, сантиметрово́лновая centimeter wave therapy
~, сверхвысокочастотная superhigh-frequency therapy, SHF-therapy
~, синерги́ческая synergistic therapy
~ синусоида́льными модули́рованными то́ками sinusoidal modulated current therapy, SMT-therapy
~, систе́мная systemic treatment
~, склерози́рующая sclerotherapy
~, сочета́нная лучева́я combined radiotherapy
~ с примене́нием изото́пов ко́бальта, дистанцио́нная лучева́я telecobalt therapy
~ с расши́ренным по́лем облуче́ния, лучева́я extended-field radiotherapy
~, теплова́я heat therapy
~, тканева́я tissue therapy
~, токолити́ческая tocolytic therapy
~, тромболити́ческая thrombolytic therapy
~ тяжёлых форм гесто́зов therapy of severe gestoses
~, ультравысокочастотная ultrahigh-frequency therapy, UHF-therapy
~, ультразвукова́я ultrasound [ultrasonic] therapy
~ ультрафиоле́том ultraviolet therapy, UV-therapy
~, физи́ческая physical therapy
~, холодо́вая cold therapy
~, щадя́щая sparing therapy
~, электромагни́тная electromagnetic therapy, EMF therapy
~, электро́нная electron beam therapy
~, электрошо́ковая electroshock therapy
~, эндоскопи́ческая endoscopic therapy
~ эстроге́нами, замести́тельная estrogen replacement therapy

тератобласто́ма *ж.* terato(blasto)ma, teratoid tumor

тератоге́н *м.* (*тератогенное вещество*) teratogen

тератоге́нность *ж.* teratogenicity

тератоге́нный teratogenic

тератоло́гия *ж.* teratology

терато́ма *ж.* terato(blasto)ma, teratoid tumor
~, бигермина́льная bigerminal teratoma
~, злока́чественная апласти́ческая aplastic malignant teratoma
~, крестцо́во-ко́пчиковая sacrococcygeal teratoma
~, сакра́льная sacral teratoma

тератóма

~, супраселля́рная suprasellar teratoma
~ че́репа cranial teratoma
термина́льный terminal, final
терми́стор *м.* thermistor
термоанестези́я *ж.* thermoanesthesia
термогипералгези́я *ж.* thermohyperalgesia
термогиперестези́я *ж.* thermohyperesthesia
термогипестези́я *ж.* thermohypesthesia
термогра́мма *ж.* thermogram
термо́граф *м.* thermograph, thermovision camera, infrared scanner, temperature control unit
термографи́я *ж.* thermography
термодиагно́стика *ж.* thermodiagnosis
термока́устика *ж.* thermocautery
термока́утер *м.* (thermo)cauter
термокоагуля́ция *ж.* thermocoagulation, actual cautery
термо́метр *м.* thermometer
термоме́три́я *ж.*, ко́жная skin thermometry
термоневро́з *м.* thermoneurosis
термопа́ра *ж.* thermocouple
термоплацентографи́я *ж.* thermoplacentography
терморегуля́ция *ж.* thermoregulation
терморецéптор *м.* thermoreceptor
термосклеростоми́я *ж.* cautery sclerostomy
термоста́т *м.* thermostat
~ для парафи́новых зали́вок paraffin coating thermostat
термостимуля́ция *ж.* thermostimulation
термофоби́я *ж.* thermophobia
терпенои́ды *м. мн.* terpenoids
терпе́ны *м. мн.* terpens
тесёмка *ж.* strap
~, перекре́щивающаяся crossed straps
~, эласти́чная elastic strap
тест *м.* test
~ А́ллена Allen's test
~, антиглобули́новый antiglobulin test
~ Ве́бера Weber's test
~ враща́ющегося сте́ржня rod rotating test
~ вы́ученной беспо́мощности learned helplessness test
~ горя́чей пласти́нки hot plate test
~, йодпоглоти́тельный (radioiodine) thyroid uptake [radioiodine accumulation] test
~, ко́жный skin test
~ ко́рчей, вы́званных введе́нием у́ксусной кислоты́ acetic acid-induced writhing test
~, лепроми́новый ко́жный lepromin skin test
~ лёгочных фу́нкций pulmonary function test
~ максима́льного электрошо́ка maximal electroshock seizure test
~ Ма́нна — У́итни Mann-Whitney test
~ Монтго́мери, конфли́ктный Montgomery's conflict test
~, мурици́дный mouse-killing [muricide] test
~ на выно́сливость endurance test
~ на жизнеспосо́бность vitality test
~ на нали́чие бере́менности pregnancy test
~ на переноси́мость физи́ческой нагру́зки exercise tolerance test
~ на по́длинность *(лекарственного вещества)* test for identity
~ на распада́емость *(напр. таблеток)* disintegration test
~ на скры́тую кровь *(в кале)* (fecal) occult blood [hemoccult, guaiac] test
~ на трево́жность anxiety test
~ отдёргивания хвоста́ tail-flick [tail-withdrawal] procedure
~ «откры́тое по́ле» open field test
~, поведе́нческий behavioral test
~ поведе́нческого отча́яния behavioral despair test
~ подве́шивания за хвост tail suspension test
~ принуди́тельного пла́вания forced swimming test
~, провокацио́нный provocation test
~, радиоаллергосорбе́нтный radioallergosorbent test, RAST
~, радиойо́дный (radioiodine) thyroid uptake [radioiodine accumulation] test
~ Ро́уза — Ва́алера Rose-Waaler test
~, рути́нный routine test
~ сда́вливания хвоста́ tail pinch test
~, скри́нинговый screening test
~ «социа́льного взаимоде́йствия» social interaction test
~ с солево́й нагру́зкой saline load test
~ Тиффно́ Tiffeneau's test
~, фармакологи́ческий pharmacological test
~ Фо́геля, конфли́ктный Vogel's conflict test
~, холодо́вый прессо́рный cold pressor test
~ Ши́ллинга Schilling's [urine excretion, vitamin B_{12} resorption] test
тести́рование *с.* testing
~, поведе́нческое behavioral testing
~, психологи́ческое psychologic testing
тестостеро́н *м.* testosterone
тестостеро́н-редукта́за *м.* testosterone reductase
тетани́я *ж.* tetany
~ бере́менных tetania gravidarum
тета́нус *м.* tetanus *(см. тж* столбня́к*)*
~ ма́тки uterine tetanus
тетра́да *ж.* Фалло́ Fallot's tetrad, Fallot's tetralogy
тетранекти́н *м.* tetranectin
тетрапаре́з *м.* tetraparesis, quadriparesis
~, спасти́ческий spastic tetraparesis
тетраплеги́я *ж.* tetraplegia, quadriplegia, quadriparesia
тетрастеро́н *м.* tetrasterone
тетура́м *м. фарм.* desulfiram
технéций *м. хим.* technecium, Tc
те́хник *м.*, зубно́й dental mechanic, dentalprothetist
те́хника *ж.* 1. *(приёмы, методы)* technique 2. *(приборы)* equipment, apparatus
~ наложе́ния анастомо́за anastomotic technique
~ наложе́ния анастомо́за, ввора́чивающая inverting anastomotic technique

~, оперативная operative [surgical] technique
~ оперативного вмешательства operative [surgical] technique
~, радиологическая radiological equipment
~, рентгеновская X-ray equipment
~, ультразвуковая ultrasonic equipment
~, хирургическая surgical [operative] technique
течение с.:
~ болезни clinical course
~ болезни, бессимптомное [болезни, скрытое] asymptomatic [quiescent, occult, hidden] disease course
~ болезни, хроническое chronicity
~, послеоперационное postoperative course, postoperative period
тиамазол *м. фарм.* thiamazol(e), methymazol(e)
тиамин *м.* thiamine
тиаминпирофосфат *м.* thiamine pyrophosphate
тигель *м.* crucible
тигроид *м.* tigroid [chromophil, basophil, Nissl] substance, Nissl bodies, Nissl granules, substantia basophilia
тизерцин *м. фарм.* tisercin, levomepromazine
тик *м.* tic
~, лицевой facial [mimic] tic
~, мезенцефальный mesencephalic tic
~, психический psychic tic
~, речевой speech tic
тилёз *м.* tylosis
тимидилаткиназа *ж.* thymidilate kinase
тимидилатсинтаза *ж.* thymidilate synthase
тимидин *м. фарм.* thymidine
тимидинкиназа *ж.* thymidine kinase
тимин *м. фарм.* thymine
тимозин *м. фарм.* thymosin
тимол *м. фарм.* thymol
тимолептик *м.* antidepressant
тимома *ж.* thymoma
тимопоэтин *м.* thymopoietin
тимотаксин *м.* thymotaxin, chemotactic protein
тимоцит *м.* thymocyte
~, зрелый mature thymocyte
~, кортикальный cortical thymocyte
~, малый small thymocyte
~, незрелый immature thymocyte
тимпанальный tympanic
тимпанит *м.* tympanitis
тимпанический tympanic
тимпанометрия *ж.* tympanometry
тимпанопластика *ж.* tympanoplasty
тимпаносклероз *м.* tympanosclerose
тимпанотомия *ж.* tympanotomy
тимпанофония *ж.* tympanophony
тимус *м.* thymus, *thymus* [NA]
тимэктомия *ж.* thymectomy
тиннитус *м.* tinnitus, ear noise
тиогуанин *м. фарм.* tioguaninum, 6-Thioguanine
тиодипин *м. фарм.* thiodipinum
тиолы *м. мн.* thiols

тиопентал *м.* натрия *фарм.* (*барбитуровый гипнотик*) thiopental sodium, thiopentone
тиофосфамид *м.* thiophosphamide
тип *м.* type
~ дыхания, брюшной abdominal type of breathing
~, женский feminizing type
~ иммунодефицита, швейцарский Swiss-type combined immune deficiency syndrome
~, мужской virilizing type
~ повреждения type of injury
типирование *с.* тканей tissue typing
тиреоглобулин *м. фарм.* thyreoglobulin
тиреография *ж.*:
~, радиоизотопная [радионуклидная] radionuclide thyroid imaging, thyroid scintigraphy, thyroid scanning
тиреоидит *м.* thyroiditis
~, гранулематозный гигантоклеточный [подострый] giant-cell [subacute granulomatous] thyroiditis, de Quervain's thyroiditis
~ Хашимото Hashimoto's thyroiditis, Hashimoto's disease, struma lymphomatosa
тиреоидэктомия *ж.* thyreoidectomy
тиреолимфография *ж.* thyroidolymphography
тиреорадиография *ж.* radionuclide thyroid imaging, thyroid scintigraphy, thyroid scanning
тиреорадиометр *м.* thyroid uptake system
тиреорадиометрия *ж.* radioiodine thyroid uptake [radioiodine accumulation] test
тиреосканирование *с.*, тиреосканография *ж.* thyroid scanning, radionuclide thyroid imaging, thyroid scintigraphy
тиреосцинтиграмма *ж.* radionuclide thyroid image, thyroid scan
тиреосцинтиграфия *ж.* thyroid scintigraphy, radionuclide thyroid imaging, thyroid scanning
тиреотоксикоз *м.* thyrotoxicosis
~, первичный primary thyrotoxicosis
тиреотропин *м.* thyrotropin, thyroid stimulating hormone
тирозин *м. фарм.* tyrosine
тирозиназа *ж.* tyrosinase
тирозинаминотрансфераза *ж.* tyrosine aminotransferase
тирозингидроксилаза *ж.* tyrosine hydroxylase
тирозинемия *ж.* (hyper)tyrosinemia
тирозинкиназа *ж.* tyrosine kinase
тирозиноз *м.* tyrosinosis
тироксин *м. фарм.* thyroxin
тиролиберин *м.* thyrotropin-releasing hormone, TRH
тиронин *м. фарм.* thyronine
тиротоксикоз *м.* thyrotoxicosis
титр *м.* (*раствора*) titer
~ антител antibody titer
титрование *с.* titration
тиф *м.* typhus, jail [camp, ship] fever
~, брюшной typhoid fever
~, возвратный relapsing fever

~ джу́нглей tsutsugamushi (fever), tsutsugamushi [akamushi] disease, scrub [mite, tropical] typhus, flood [Japanese river, kedani, inundation, island] fever
~, рецидивный сыпной [спорадический сыпной] Brill's disease, recrudescent typhus
~, сыпной epidemic [louse-borne] typhus
~, сыпной эндемический endemic [murine] typhus
~, сыпной эпидемический epidemic [louse-borne] typhus
тифли́т *м.* typhlitis
~, рецидиви́рующий recurrent typhlitis
тифлоколи́т *м.* typhlocolitis
тифлотоми́я *ж.* typhlotomy, cecotomy
тканеспецифи́чный tissue-specific
тка́ни *ж. мн.* tissues
~ зу́ба tooth tissues
~ зу́ба, твёрдые hard tooth tissues
~, мя́гкие soft tissues
~, окружа́ющие surrounding tissues
~, параартикуля́рные paraarticular structures
~, подлежа́щие subjacent [underlying] tissues
ткань *ж.* tissue
~, ассоции́рованная с кише́чником лимфо́идная gut-associated lymphoid tissue
~, ассоции́рованная со сли́зистой лимфо́идная mucosal associated lymphoid tissue
~, втори́чная лимфо́идная secondary lymphoid tissue
~, гомологи́ческая homologous tissue
~, грануляцио́нная granulation tissue
~, грубоволокни́стая соедини́тельная fibrous connective tissue
~, гу́бчатая ко́стная spongy bone tissue
~, девитализи́рованная devitalized tissue
~, жизнеспосо́бная vitalized tissue
~, жирова́я adipose tissue
~, зре́лая ко́стная trabecular bone tissue
~, ко́стная bone stock, bone [osseous] tissue
~, лимфо́идная lymphoid tissue
~, мозгова́я brain tissue
~, мы́шечная muscular tissue
~, нежизнеспосо́бная devitalized tissue
~, не́рвная neural [nerve] tissue
~, остеоге́нная osteogenic tissue
~, остео́идная osteoid tissue
~, перви́чная лимфо́идная primary lymphoid tissue
~, ретикуля́рная reticular tissue
~, рубцо́вая healing [scar] tissue
~, ры́хлая волокни́стая соедини́тельная loose connective tissue
~, соедини́тельная connective tissue
~, фибро́зная fibrous tissue
Т-кле́тка *ж.* T-cell
Т-кле́тки *ж. мн.*, очи́щенные purified T-cells
Т-лимфоци́т *м.* T-lymphocyte, thymus-dependent lymphocyte
~, супре́ссорный suppressor T-lymphocyte
~, хе́лперный helper T-lymphocyte

~, цитолити́ческий cytolytic T-lymphocyte
~, цитотокси́ческий cytotoxic T-lymphocyte
ток *м.* поврежде́ния current of injury
токографи́я *ж.* tocography
~, вну́тренняя internal tocography
~, нару́жная external tocography
токодинамометри́я *ж.* tocodynamometry
токоферо́лы *м. мн.* tocopherols
токофоби́я *ж.* tocophobia
токсеми́я *ж.* toxemia, toxicosis
токсидерми́я *ж.* toxicodermia, toxicoderm(at)itis, toxicodermatosis
токсико́з *м.* toxicosis, toxemia
~ бере́менности toxicosis [toxemia] of pregnancy, dysgravidism, gestosis, gestational toxicosis
~ бере́менности, поздний late gestosis, late pregnancy toxemia
~ бере́менности, ра́нний early gestosis, early pregnancy toxemia
~ бере́менных, тяжёлый severe pregnancy toxemia
~, травмати́ческий *хир.* crush [compression, Bywater's] syndrome
токсикокине́тика *ж.* toxicokinetics
токсикомани́я *ж.* toxicomania
токси́н *м.* toxin
~, коклю́шный pertussis toxin
токси́чность *ж.* toxicity
~, гематологи́ческая hematologic toxicity
~, гонадотро́пная gonadotropic toxicity
~, желу́дочно-кише́чная gastrointestinal toxicity
~, ко́жная skin toxicity
~ лека́рства drug toxicity
~, лека́рственная drug toxicity
~, лета́льная lethal toxicity
~, лёгочная pulmonary toxicity
~, лока́льная [ме́стная] local toxicity
~, неврологи́ческая neurologic toxicity
~, необрати́мая irreversible toxicity
~, непосре́дственная immediate toxicity
~, обрати́мая reversible toxicity
~, о́страя acute toxicity
~, относи́тельная relative toxicity
~, печёночная liver toxicity
~, подо́страя subacute toxicity
~, по́чечная nephrotoxicity
~, психологи́ческая psychologic toxicity
~, серде́чно-сосу́дистая cardiovascular toxicity
~, хрони́ческая chronic toxicity
токси́чный toxic
токсокаро́з *м.* toxocariasis
токсоплазмо́з *м.* toxoplasmosis
~, врождённый congenital toxoplasmosis
~, глазно́й ocular toxoplasmosis
толера́нтность *ж.* tolerance
~, есте́ственная natural tolerance
~, имму́нная immune tolerance
~, иммунологи́ческая immunological tolerance
~, индуци́рованная антиге́ном antigen-induced tolerance

~, индуцированная антителами antibody-induced tolerance
~ к глюкозе glucose tolerance
~ к нитратам nitrate tolerance
~, неполная incomplete tolerance
~, острая acute tolerance
~, перекрёстная crossed tolerance
~, функциональная functional tolerance
~, B-клеточная B-cell tolerance
~, T-клеточная T-cell tolerance

толкатель *м.* шва suture pusher
толперизон *м. фарм.* tolperison hydrochloride
толуол *м.* toluene
толчок *м.*:
~, верхушечный apical thrust, apex beat
~, резкий jerk, knock

толщина *ж.* thickness
~ кожной складки skinfold thickness
~ подкожного жира subcutaneous fat thickness
~ среза section thickness

томограмма *ж.* tomogram, scan, tomographic [sectional] image, stratigram, laminagram, laminogram, sectional roentgenogram
~ во время нагрузки stress scan
~, компьютерная computed tomogram, computed tomography scan, CT-scan
~, магнитно-резонансная magnetic resonance image, MR-image, MR(I)-scan
~, отсроченная delayed scan
~, позитронная эмиссионная positron scan, PET-scan
~, поперечная (trans)axial [cross-sectional] image

томограммы *ж. мн.*, последовательные sequential scans

томограф *м.* tomograph(ic system), tomographic scanner
~, компьютерный computerized tomographic system, computed tomographic scanner
~, линейный linear tomograph
~, магнитно-резонансный MR-imager, MR-imaging unit, NMR-machine, NMR-scanner, magnet imaging system, MR-imaging installation
~, позитронный эмиссионный positron emission tomograph, PET camera
~, рентгеновский компьютерный CT-scanner
~ с круговым «размазыванием» circular tomograph
~ с эллиптическим «размазыванием» elliptic tomograph
~, трансмиссионный компьютерный transmission tomographic system
~, эмиссионный компьютерный emission (computerized axial) tomographic system, rotating gamma [rotating tomographic] camera

томография *ж.* tomography, tomographic imaging, multisection imaging technique, laminagraphy, laminography, ordography, planography, planigraphy, stratigraphy, vertigraphy, sectional roentgenography

~ без использования контрастных веществ, магнитно-резонансная unenhanced [baseline] magnetic resonance imaging, MRI without enchancement
~, биоимпедансная applied potential [electrical impedance, impedance computed] tomography
~, высокоразрешающая компьютерная high resolution computed tomography
~, гипоциклоидная hypocycloidal tomography
~ головы, компьютерная head computed tomography
~, двухфотонная эмиссионная компьютерная double photon emission computed tomography
~, двухэнергетическая компьютерная dual energy computed tomography, dual energy CT
~, компьютерная computed [computerized] tomography, CT, computed tomographic [CT] scanning, computerized axial tomography, CAT
~, контрастная магнитно-резонансная contrast (material-)enhanced magnetic resonance imaging
~, линейная linear tomography
~, магнитная резонансная [магнитно-резонансная] magnetic resonance imaging, MR-imaging, MRI
~, многоплоскостная multiplanar tomography
~, объёмная компьютерная three-dimensional computed tomography
~, однофотонная эмиссионная компьютерная single-photon emission computed tomography, SPECT, SPECT-scanning, SPECT-imaging
~, плоскостная planar tomography
~, позитронная эмиссионная positron (emission) tomography, PET
~, поперечная transversal [transaxial] tomography, cross-sectional imaging technique
~, радиоизотопная radioisotope [radionuclide] tomography, tomoscintigraphy
~, рентгеновская body section radiography, body section roentgenography, radiotomy
~, рентгеновская компьютерная X-ray [radiologic] computed tomography, X-CT, computed X-ray imaging
~, синхронизированная gated tomography
~ с расходящимся пучком fan-beam tomography
~, стробоскопическая компьютерная gated computed tomography
~, субтракционная subtraction tomography, tomosynthesis
~, традиционная рентгеновская plan-film tomography
~, трансмиссионная компьютерная transmission computed tomography
~, ультразвуковая ultrasonic [ultrasound] tomography, echotomography, ultrasonic B-scanning, 2D echo
~, эмиссионная компьютерная emission computed [rotational emission] tomography, rotating gamma camera imaging, single-photon imaging with gamma camera
~, ядерно-магнитно-резонансная (nuclear) magnetic resonance imaging, MR-imaging, MRI

томография

~, ядерно-спиновая magnetic resonance imaging, MR-imaging, MRI
томоденситография ж. computed [computerized] tomography, CT, computed tomographic [CT] scanning, computerized axial tomography, CAT
томокамера ж. rotating gamma [rotating tomographic] camera, emission tomographic system
томосцинтиграмма ж. SPECT scan, SPECT image
томосцинтиграфия ж. tomoscintigraphy
томофлюорограф м. fluorographic planigraph
томофлюорография ж. fluorographic planigraphy
тон м. sound; tone (см. тж тоны)
 ~ выброса, аортальный aortic ejection sound
 ~ изгнания ejection sound
 ~ изгнания, аортальный систолический aortic ejection sound
 ~ изгнания лёгочного клапана [изгнания лёгочной артерии] pulmonic ejection sound
 ~ растяжения аорты aortic ejection sound
 ~ растяжения лёгочной артерии pulmonic ejection sound
 ~ сердца, второй second heart sound
 ~ сердца, первый first heart sound
 ~ сердца, третий third heart sound
 ~ сердца, четвёртый fourth heart sound
тонзиллит м. tonsillitis, amygdalitis
 ~, острый acute tonsillitis, acute amygdalitis
 ~, хронический chronic tonsillitis, chronic amygdalitis
тонзиллолит м. tonsillolith
тонзилломикоз м. tonsillomycosis
тонзиллотомия ж. tonsillotomy
тонзиллэктомия ж. tonsillectomy
тонография ж. tonography
тонометр м. мед. тех. tonometer
 ~, аппланационный applanation tonometer
тонометрия ж. tonometry
 ~, аппланационная applanation tonometry
 ~, пневматическая pneumatic tonometry
тоноскопия ж. (измерение давления в артерии сетчатки) ophthalmodynamometry
тонус м. tone, tonus, tonicity
 ~, витальный vital tonus
 ~, мышечный muscular tonus, muscle tone
 ~, нервно-мышечный neuromuscular tonus
 ~, сосудистый vascular tone
 ~ сфинктера tonic contraction of sphincter, sphincter tone
тоны м. мн. sounds; tones (см. тж тон)
 ~ Короткова Korotkoff's sounds
 ~ сердца heart sounds
 ~ сердца, глухие muffled heart sounds
топический topical
топограмма ж., радионуклидная planar nuclear [(gamma) ray] image, scintigram, scintiscan, radioisotope scan
топонол м. фарм. dibunolum
топэктомия ж. topectomy
тораколапаротомия ж. thoracolaparotomy

торакопластика ж. thoracoplasty
торакоскопия ж. thoracoscopia, thoracoscopy
торакотомия ж. thoracotomy
торакоцентез м. thoracocentesis
торий м. хим. thorium, Th
 ~, радиоактивный radioactive thorium, radiothorium
торможение с. inhibition
 ~, безусловное unconditioned inhibition
 ~, генерализованное generalized inhibition
 ~, охранительное protective inhibition
 ~, парабиотическое parabiotic inhibition
 ~, пессимальное pessimal inhibition
 ~, реципрокное reciprocal inhibition
 ~, синаптическое synaptic inhibition
 ~, условное conditional inhibition
 ~, центральное central inhibition
тормозной, тормозящий inhibitory
торс м. torso, body, trunk
торсионный torsion
торсия ж. torsion
торулёз м. criptococcosis
точка ж. 1. poit, punctum [NA] 2. spot, point
 ~ Мак-Бернея McBurney's point
 ~ окостенения focus of bone, focus of ossification, osteite
 ~ пережатия pressure point
 ~ равного давления equal pressure point
 ~, слёзная lacrimal point, punctum lacrimale [NA]
 ~ фиксации point of fixation
 ~, фокальная рентг. fixation point, focal spot
 ~ Эрба Erb's point
 ~ ясного зрения, дальнейшая far point, punctum remotum [NA]
точки ж. мн. оптической системы глаза, узловые nodal points of eye's optic system
точность ж., диагностическая diagnostic accuracy
тошнота ж. nausea
 ~ беременных, утренняя morning sickness [nausea] of pregnancy
трабекула ж. trabecule, trabeculum [NA] (см. тж трабекулы)
 ~, перегородочно-краевая septomarginal trabecule, trabecula septomarginalis [NA]
трабекулит м. trabeculitis
трабекулопластика ж., аргоновая лазерная argon laser trabeculoplasty
трабекулотом м. мед. тех. trabeculotome
трабекулотомия ж. trabeculotomy
трабекулы ж. мн. trabecules, trabeculae [NA]
 ~ губчатого тела trabecules of corpus spongiosum, trabeculae corporis spongiosi [NA]
 ~, мясистые carneal trabecules, trabeculae carneae [NA]
 ~ пещеристых тел trabecules of corpus cavernosum, trabeculae corporum cavernosorum [NA]
 ~ селезёнки splenic trabecules, trabeculae lienis [NA]
трабекулэктомия ж. trabeculectomy

тра́вм/а ж. trauma, injury; accident ◇ получи́ть ~у to sustain an injury; со дня ~ы from the date of injury
  ~, автомоби́льная motor-vehicle accident
  ~, бытова́я home [domestic] accident, civilian trauma
  ~ головно́го мо́зга brain injury
  ~ головы́ head injury, head trauma
  ~ головы́, о́страя acute head injury
  ~ грудно́й кле́тки chest [intrathoracic] injury
  ~, доро́жно-тра́нспортная pedestrian [road (traffic), vehicle] accident
  ~ живота́ (intra)abdominal injury
  ~, закры́тая closed injury
  ~, закры́тая черепно-мозгова́я closed craniocerebral injury
  ~ зу́ба dental trauma
  ~, инвалидизи́рующая incapacitating trauma
  ~, механи́ческая mechanical injury
  ~ мо́зга по ти́пу противоуда́ра contrecoup injury of brain
  ~ мо́лнией lightning injury
  ~, мотоцикле́тная motorcycle [motorized-bicycle] accident
  ~, мы́шечно-ко́стная musculoskeletal trauma
  ~, незначи́тельная trivial trauma
  ~, непряма́я indirect trauma
  ~, обши́рная major trauma
  ~, ожо́говая burning injury
  ~, операцио́нная operative trauma, operative morbidity, surgical insult
  ~ опо́рно-дви́гательного аппара́та orthopedic trauma
  ~, полиорга́нная concomitant injury, (associated) multisystem trauma, multitrauma, polytrauma
  ~ при вертика́льном паде́нии vertical deceleration injury
  ~ при ныря́нии diving accident, diving trauma
  ~, произво́дственная occupational [professional, factory] accident, accident at work, work(-related) [industrial, occupational] injury
  ~, пряма́я direct trauma, coup injury
  ~, психи́ческая psychic trauma
  ~ ремня́ми безопа́сности safety [seat] belt injury
  ~, родова́я birth injury, birth trauma
  ~, родова́я внутричерепна́я intracranial birth injury
  ~, сельскохозя́йственная farming [farm-related] accident
  ~, скеле́тная orthopedic trauma
  ~, «скры́тая» hidden trauma
  ~, сочетанная (и мно́жественная) multitrauma, polytrauma, (associated) multisystem trauma
  ~ спинно́го мо́зга spinal cord trauma
  ~, спорти́вная athletic [sport] injury, sporting [sports-related] accident
  ~, терми́ческая heat [thermal] injury
  ~, тра́нспортная road (traffic) [vehicle, pedestrian] accident
  ~, тупа́я blunt trauma, blunt injury
  ~, тяжёлая severe trauma, severe injury
  ~, хлыстова́я (шеи) whiplash injury
  ~, холодова́я cold [freezing] injury
  ~, хрони́ческая permanent injury
  ~, че́люстно-лицева́я maxillofacial trauma
  ~ че́репа, закры́тая closed head injury
  ~, черепно-мозгова́я craniocerebral injury, craniocerebral trauma
  ~, ятроге́нная iatrogenic injury
травмати́зм м. traumatism
  ~, бытово́й home [domestic] traumatism
  ~, произво́дственный occupational traumatism
травмати́ческий traumatic
травмато́лог м. traumatic surgeon, traumatologist
травматологи́ческий traumatologic
травматоло́гия ж. traumatology, traumatic surgery
травми́рованный injured, affected, traumatized
травми́ровать to traumatize, to injure
тракт м. tract
  ~, желу́дочно-кише́чный gastrointestinal tract
  ~, обоня́тельный olfactory tract
  ~, пирами́дный pyramidal tract
  ~, пищевари́тельный digestive tract, digestive system
  ~, подвздо́шно-большеберцо́вый iliotibial tract
  ~, спиноталами́ческий spinothalamic tract
  ~, увеа́льный uveal tract
трактото́м м. мед. тех. tractotome
трактотоми́я ж. tractotomy
  ~, бульба́рная bulbar tractotomy
  ~, медулля́рная medullary tractotomy
  ~, мезэнцефа́льная mesencephalic tractotomy
тра́кция ж. traction
  ~, осева́я axis traction, piston-like motion
транзи́т м. transit
  ~, кише́чный intestinal [(whole) gut] transit
  ~ пи́щи по желу́дочно-кише́чному тра́кту gastrointestinal transit
  ~, по́лный кише́чный (whole) gut [intestinal] transit
  ~, тонкокише́чный small bowel transit
транзитиви́зм м. transitivism
транквилиза́тор м. tranquilizer
  ~, ма́лый minor tranquilizer
транс м. trance
трансамини́рование с. transamination
трансвагина́льный transvaginal
трансверзосигмостоми́я ж. transversosigmostomy
трансверзостоми́я ж. transverse colostomy
трансглутамина́за ж. transglutaminase
трансдура́льный transdural
трансду́цер м. (перехо́дник) transducer
  ~, ультразвуково́й ultrasound transducer
трансиллюмина́ция ж. transillumination, diaphanoscopy
транскрипта́за ж., обра́тная reverse transcriptase, revertase
транскрипцио́нный transcriptional
транскри́пция ж. transcription

трансмура́льный transmural
транспланта́т *м.* graft, transplant ◇ загота́вливать ~ to harvest a graft; замеща́ть дефе́кт ко́сти ~ом to bridge the space with the graft
~, аутоко́стный autogenous bone graft
~, бессосу́дистый nonvascular graft
~, биологи́ческий саморазруша́ющийся bioresorbable graft, biodegradable prosthesis
~ в ви́де вя́занки хво́роста match stick grafts
~, вено́зный vein graft
~, вы́варенный ко́стный "soup" bone graft
~, гу́бчатый cancellous (bone) graft
~, дермато́мный machine meshed graft
~ из малоберцо́вой ко́сти на сосу́дистой но́жке vascularized fibular graft
~, интрамедулля́рный гу́бчатый intramedullary cancellous graft
~ ко́жи, ды́рчатый meshed skin graft
~, ко́жно-ко́стный osteocutaneous graft
~, ко́жный skin [dermal, dermic] graft
~, консерви́рованный banked graft
~, ко́рково-гу́бчатый corticocancellous graft
~, ко́рковый [кортика́льный] cortical (bone) graft
~ ко́стного мо́зга bone marrow transplant
~, ко́стный bone graft
~, мозгово́й brain transplant, brain graft
~, мостови́дный intercalated [bridging] graft
~, мы́шечно-ко́жно-ко́стный osteomyocutaneous graft
~, мы́шечный graft of muscle
~ на но́жке pedunculated [pedicular, pedicle] graft
~ на сосу́дистой но́жке vascularized graft
~ на сосу́дистой но́жке, ко́стный vascularized bone graft
~, переве́рнутый reversed graft
~, перекрёстный cross-over graft
~, перфори́рованный ко́жный meshed skin graft
~, послойный ко́жный full-thickness skin graft
~, расщеплённый ко́жный split-skin [split-thickness, thick-split] graft
~, свобо́дный free graft, free flap
~, скользя́щий sliding graft
~, сло́жный composite graft
~, тру́пный postmortem graft, cadaveric transplant
транспланта́ция *ж.* transplantation, grafting, transfer, graft placement
~, аутопласти́ческая autoplastic transplantation
~, вспомога́тельная auxiliary transplantation
~ гаме́т, интратуба́рная intratubar gamete transfer
~, гетеропласти́ческая heteroplastic transplantation
~ головно́го мо́зга brain transplantation
~, гомопласти́ческая homoplastic transplantation
~ кише́чника intestinal transplantation
~ ко́мплекса «се́рдце — лёгкие» heart-lung transplantation
~, микрососу́дистая microvascular transplantation
~ не́рва nerve transplantation, nerve grafting
~ не́рвной тка́ни neural transplantation
~, ортотопи́ческая orthotopic transplantation
~ островко́вых кле́ток поджелу́дочной железы́ pancreatic islet transplantation
~, поэта́пная staged transplantation
~ се́рдца, гетеротопи́ческая heterotopic cardiac transplantation
~ се́рдца, ортотопи́ческая orthotopic cardiac transplantation
~ спинно́го мо́зга spinal cord transplantation
~ эмбрио́на, интратуба́рная intratubar embryo-transfer
транспланти́ровать to transplant
транспланто́логия *ж.* transplantology
трансплацента́рный transplacental
трансплевра́льный transpleural
транспози́ция *ж.* transposition, transfer
~ больши́х сосу́дов transposition of great vessels
~ зу́ба dental transposition
~ магистра́льных сосу́дов, по́лная complete transposition of great vessels
~ сухожи́лия tendon transfer
транспроложе́ни/е *с.* ◇ де́йствующий в ~и trans-acting
тра́нспорт *м.* (*вещества́*) transport
~ в пе́чени hepatic transport
~, гепатобилиа́рный hepatobiliary transport
~, печёночный hepatic transport
транспорта́бельный carriageable
транссексуали́зм *м. псих.* transsexualism
транссуда́т *м.* transsudate
транссуда́ция *ж.* transsudation
транстирети́н *м.* transthyretin
трансферри́н *м.* transferrin
трансфе́р-фа́ктор *м.* transfer-factor
трансфикса́ция *ж.* transfixion
трансфикси́я *ж.* transfixing
трансформа́ция *ж.* transformation
~ бла́стных кле́ток blast cell transformation
~ лимфоци́тов lymphocyte transformation
трансфузио́лог *м.* transfusiologist
трансфу́зия *ж.* transfusion
~ кро́ви blood transfusion
трансцервика́льный transcervical
трахеи́т *м.* tracheitis
трахеобронхи́т *м.* tracheobronchitis
~, нисходя́щий descending tracheobronchitis
трахеобронхомаля́ция *ж.* tracheobronchomalacia
трахеобронхомегали́я *ж.* tracheobronchomegaly, Mounier-Kuhn syndrome
трахеобронхоскопи́я *ж.* tracheobronchoscopy
трахеомаля́ция *ж.* tracheomalacia
трахеопла́стика *ж.* tracheoplasty
трахеоско́п *м.* tracheoscope
трахеоскопи́я *ж.* tracheoscopy

трахеостеноз *м.* tracheostenosis
трахеостома *ж.* tracheostome
трахеостомия *ж.* tracheostomy
трахеотом *м. мед. тех.* tracheotome
трахеотомия *ж.* tracheotomy
трахеоцеле *с.* tracheocele
трахея *ж.* trachea
трахома *ж.* trachoma, granular [Egyptian] ophthalmia, granular lids
трахоматозный trachomatous
тревога *ж.* anxiety, alert
трегалоза *ж.* trehalose
трек *м.* track
тремор *м.* tremor
  ~, динамический [интенционный] kinetic [intention, volitional] tremor
  ~, наследственный hereditary tremor
  ~, паркинсонов parkinsonian tremor
  ~, патологический pathologic tremor
  ~, «порхающий» flapping tremor
  ~, постуральный postural tremor
  ~, семейный familial tremor
  ~, сенильный [старческий] senile tremor
  ~, статический static tremor
  ~, физиологический physiologic tremor
  ~, эссенциальный essential tremor
  ~ языка tremor of tongue
треморный tremulous
треморограмма *ж.* tremorogram
треморограф *м.* tremorograph
треморография *ж.* tremorography
тренировка *ж.* training
  ~ аккомодации accommodation exercises
  ~, аутогенная autogenous training
треонин *м. фарм.* threonine
трепан *м.* trephine, trepan, crown saw
трепанация *ж.* trepanation, trephination
  ~, декомпрессивная decompressive trepanation
  ~ зуба trepanation of pulp cavity
  ~ сосцевидного отростка (antro)mastoidotomy, antrotomy
  ~ ультразвуковая ultrasonic trepanation
  ~ черепа craniotomy, craniotrypsis
  ~ черепа, декомпрессивная decompressive craniotomy
трепанировать to trepan(ize), to trephine
трепанобиопсия *ж.* trepanobiopsy
трепетание *с.*:
  ~ предсердий atrial flutter
  ~ предсердий, врождённое congenital atrial flutter
трепетание-мерцание *с. кард.* torsade de pointes
треск *м.* crepitus, grating
треть *ж.*:
  ~ кости, дистальная [кости, нижняя] distal one-third of bone, lower midshaft of bone
  ~ кости, проксимальная proximal one-third of bone
  ~ кости, средняя middle one-third of bone, midshaft of bone
треугольник *м.* triangle, trigone, *trigonum* [NA]

~, бедренный femoral trigone, Scarpa's triangle, *trigonum femorale* [NA]
~ блуждающего нерва trigone of vagus nerve, *trigonum nervi vagi* [NA]
~, грудинорёберный sternocostal triangle, *trigonum sternocostale* [NA]
~, коллатеральный collateral trigone, *trigonum collaterale* [NA]
~, мостомозжечковый pontocerebellar trigone, *trigonum pontocerebellare* [NA]
~, мочепузырный triangle [trigone] of bladder, Lieutaud's triangle, *trigonum vesicae* [NA]
~, обонятельный olfactory trigone, *trigonum olfactorium* [NA]
~, паховый inguinal trigone, *trigonum inguinale* [NA]
~ петель Reif triangle, triangle [trigone] of fillet, *trigonum lemnisci* [NA]
~ поводка trigone of habenula, *trigonum habenulae* [NA]
~ подъязычного нерва trigone of hypoglossal nerve, *trigonum nervi hypoglossi* [NA]
~, пояснично-рёберный Bochdalek's gap
~, поясничный lumbar trigone, Petit's triangle, *trigonum lumbale* [NA]
~, фиброзный левый fibrous left trigone, *trigonum fibrosum sinistrum* [NA]
~, фиброзный правый fibrous right trigone, *trigonum fibrosum dextrum* [NA]
трещин/а *ж.* fissure; fracture ◇ сделать ~у в кости to split the bone
  ~, анальная anal fissure, fissure-in-ano
  ~ губы labial fissure
  ~ заднего прохода anal fissure, fissure-in-ano
  ~ кости hairline [incomplete, crack, capillary, fissured] fracture
  ~, острая анальная acute anal fissure
  ~ соска fissure of nipple, nipple crack
  ~, хроническая анальная chronic anal fissure
триада *ж.* triad
  ~ Блейлера Bleuler's triad
  ~ Шарко Charcot's triad
триамцинолон *м. фарм.* triamcinolone
тригеминальный trigeminal
тригеминия *ж.* trigeminy
триглицерид *м.* triglyceride
тригонеллин *м. фарм.* trigonelline
тригоноцефалия *ж.* trigonocephaly
тризм *м.* trismus, lockjaw
трийодтиронин *м. фарм.* triiodothyronine
трикрезол *м. фарм.* tricresol
трикрезол-формалин *м. фарм.* tricresol-formalin
триместр *м.* беременности trimester of pregnancy
триметиламинурия *ж.* trimethylaminuria
триплегия *ж.* triplegia
трипликатура *ж.* мочеточника triplication of ureter
трипсин *м.* tripsin
трипсиноген *м.* tripsinogen
триптофан *м.* tryptophan
триптофанемия *ж.* triptophanemia

триседи́л

триседи́л *м. фарм.* trisedyl, trifluperidol
тританомали́я *ж.* tritanomaly
тританопи́я *ж.* tritanopia
трифтази́н *м. фарм.* triftazine, trifluoroperazine
трихиа́з *м.* trichiasis
трихинеллёз *м.* trichinosis
трихобезоа́р *м.* trichobezoar, pilobezoar, hairball
трихомона́да *ж.*, влага́лищная Trichomonas vaginalis
трихомоно́з *м.* trichomoniasis
 ~ мочево́го пузыря́ cystic trichomoniasis
трихонокардио́з *м.* trichomycosis, trichocardiosis
 ~ подкры́льцо́вый trichomycosis axillaris
 ~, узелко́вый trichomycosis nodosa
трихопо́л *м. фарм.* trichopol, metronidazole
трихоре́ксис *м.* trichorrhexis, fragilitas crinium
 ~, узлова́тый trichorrhexis nodosa
трихотилломани́я *ж.* trichotillomania
трихофити́я *ж.* trichophytosis
 ~ бороды́ и усо́в tinea sycosis, trichophytosis barbae
 ~ волоси́стой ча́сти головы́ trichophytosis capitis
 ~ гла́дкой ко́жи tinea carcinata, tinea corporis, ringworm of body
 ~ ногте́й onychomycosis favosa, favus of nails
 ~ проме́жности tinea cruris, trichophytosis cruris
 ~ стоп tinea pedis, athlete's foot, dermatomicosis pedis, ringworm of foot
 ~, хрони́ческая favus, tinea favosa, tinea vera
трихоши́зис *м.* trichoschisis
трихоэпителио́ма *ж.* trichoepithelioma
 ~, мно́жественная узелко́вая trichoepithelioma papillosum multiplex
трихромази́я *ж.* trichromatism
 ~, анома́льная anomalous trichromatism
трихрома́т *м.* trichromat
трихуро́з *м.* кише́чника intestinal trichuriasis
троака́р *м.* trocar
тро́йня *ж.* triplet babies
трока́р *м.* trocar
тромб *м.* thrombus
 ~, артериа́льный arterial thrombus
 ~, верху́шечный apical clot, apical thrombus
 ~, кра́сный red thrombus
 ~ ле́вого желу́дочка left ventricular thrombus
 ~, обтураци́о́нный obstructive thrombus
 ~, о́пухолевый tumor thrombus
 ~, париета́льный [присте́ночный] mural [parietal] thrombus
 ~, све́жий fresh thrombus
 ~, серде́чный cardiac thrombus
 ~, шарови́дный ball-valve thrombus
тромбангии́т *м.*, облитери́рующий thromboangiitis obliterans, Buerger's disease
тромбастени́я *ж.* thrombastenia, Glanzmann's disease
тромби́н *м.* thrombin
тромби́рованный thrombosed
тромбо́з *м.* thrombosis ◇ ~ как осложне́ние thrombotic complication
 ~ а́орты aortic thrombosis
 ~, артериа́льный arterial thrombosis
 ~ арте́рии arterial thrombosis
 ~ брыже́ечных вен mesenteric venous thrombosis
 ~, вено́зный venous thrombosis
 ~, внутрисосу́дистый intravascular thrombosis
 ~ воро́тной ве́ны portal vein thrombosis
 ~ глубо́ких вен deep venous [deep vein] thrombosis, DVT
 ~ корона́рной арте́рии coronary artery thrombosis
 ~, корона́рный coronary artery thrombosis
 ~, мезентериа́льный mesenteric ischemia
 ~, о́пухолевый tumor thrombosis
 ~, о́стрый acute thrombosis
 ~, плацента́рный placental thrombosis
 ~ подключи́чной ве́ны subclavian (vein) thrombosis
 ~, подо́стрый subacute thrombosis
 ~, послеродово́й puerperal thrombosis
 ~, постепе́нный gradual thrombosis
 ~, присте́ночный mural thrombosis
 ~ сосу́дов головно́го мо́зга cerebral thrombosis
 ~, спонта́нный spontaneous thrombosis
тромбокса́н *м.* thromboxane
тромболи́зис *м.*, внутрикорона́рный intraluminal coronary thrombolysis
тромболити́ческий thrombolytic
тромбомодули́н *м.* thrombomodulin
тромбопласти́н *м.* thromboplastin
тромбофлеби́т *м.* thrombophlebitis
 ~, послеродово́й puerperal phlebitis, phlegmasia alba dolens, leukophlegmasia dolens, thrombotic phlegmasia, white [milk] leg
 ~, та́зовый септи́ческий septic pelvithrombophlebitis
тромбоцито́з *м.* thrombocytosis
тромбоцитопени́я *ж.* thrombocytopenia
тромбоцитоферё́з *м.* plateletpheresis
тромбоэмболи́я *ж.* (thrombo)embolism
 ~, лё́гочная pulmonary thromboembolism
 ~ лё́гочной арте́рии pulmonary embolism
тромбэктоми́я *ж.* thrombectomy
тропаци́н *м. фарм.* tropazine, diphenyl tropin hydrochloride
тропомиози́н *м. фарм.* tropomyosin
тропони́н *м. фарм.* troponin
трость *ж.* cane, (walking) stick
тро́фика *ж.* trophism
трофи́ческий trophic
трохоско́п *м.* trochoscope
трохоскопи́я *ж.* trochoscopy
труба́ *ж.* tube, tuba [NA]
 ~, ма́точная uterine [fallopian] tube, oviduct, salpinx, *tuba uterina, tuba fallopii, salpinx uterina* [NA]
 ~, слухова́я auditory [otopharyngeal, eustachian] tube, otosalpinx, *tuba auditiva, tuba acustica* [NA]
тру́бка *ж.* tube
 ~, аспираци́о́нная aspirating [suction] tube
 ~, газоотво́дная flatus tube

~, двухпросветная интубационная double-lumen tube
~ для близкофокусной терапии, рентгеновская short-distance [superficial therapy] X-ray tube
~ для лучевой терапии, рентгеновская therapy X-ray tube
~ для поверхностного облучения, рентгеновская surface therapy X-ray tube
~, дренажная drainage tube; surgical [suction] drain
~, дырчатая дренажная fenestrated tube
~, дыхательная respiratory tube; airway
~, плевральная дренажная chest tube
~, резиновая rubber tube
~, резиновая дренажная rubber drain
~, рентгеновская X-ray tube
~ с вращающимся анодом, рентгеновская rotation-anode X-ray tube
~ с надувной манжёткой, трахеотомическая tracheotomy tube with an inflated cuff
~, тимпаностомическая tympanostomy tube
~, трахеотомическая tracheotomy tube
~, электронно-лучевая cathode-ray tube, CRT
~, эндотрахеальная (endo)tracheal tube
труд *м.* labor; work
~, интеллектуальный brain work
~, тяжёлый физический treadmill, heavy manual labor
~, физический physical labor
трудоспособность *ж.* work-status, working capacity, working ability
трудотерапия *ж.* occupational therapy, ergotherapy
трудоустройство *с.* инвалида resettlement
труп *м.* cadaver, dead body, corps
Т-супрессор *м.* T suppressor
тубазид *м. фарм.* isoniazid
туберкул *м.* tubercle
туберкулёз *м.* tuberculosis
~, бычий bovine tuberculosis
~, внелёгочный extrapulmonary tuberculosis
~, внутригрудной thoracic tuberculosis
~, вторичный secondary [postprimary, reinfection] tuberculosis
~, гематогенно-диссеминированный hematogenously disseminated tuberculosis
~, диссеминированный disseminated [acute, miliary] tuberculosis
~ кишечника tuberculosis colitis, colorectal tuberculosis
~ кожи cutaneous tuberculosis, tuberculosis cutis, scrofuloderma
~ кожи, бородавчатый lupus verrucosis, tuberculosis cutis verrucosa
~ кожи, колликвативный tuberculosis cutis colliquativa
~ кожи, лихеноидный papular scrofuloderma, tuberculosis cutis lichenoides
~ кожи, люпозный lupus vulgaris, tuberculosis cutis luposa
~ кожи, острый милиарный tuberculosis cutis disseminata miliaris acuta
~ кожи, папулонекротический tuberculosis papulonecrotica
~ кожи, язвенный tuberculosis cutis ulcerosa, tuberculosis cutis orificialis
~, костно-суставной surgical tuberculosis, tuberculosis of bones and joints
~ лёгких pulmonary tuberculosis
~ лёгких, вторичный postprimary pulmonary tuberculosis
~ лёгких, первичный primary pulmonary tuberculosis
~, милиарный miliary tuberculosis
~ молочной железы tuberculosis of breast, mammary tuberculosis, tuberculous mastitis
~ мочевого пузыря cystic tuberculosis
~ оболочек мозга meninges tuberculosis
~, острый acute [miliary, disseminated] tuberculosis
~, открытый open tuberculosis
~, первичный primary tuberculosis
~ позвоночника spinal tuberculosis
~, постпервичный postprimary tuberculosis
~ почки renal tuberculosis
~ предстательной железы prostatic tuberculosis
~ уретры urethral tuberculosis
туберкулёма *ж.* tuberculoma
~ мозга cerebral tuberculoma
туберкулид *м.* tuberculide
туберкулин *м.* tuberculin
туберкулинотрицательный tuberculin-negative
туберкулинположительный tuberculin-positive
тубокурарин *м. фарм.* (*классический неполяризующий миорелаксант*) tubocurarin chloride
тубоовариальный tubo-ovarian
тубоовариит *м.* tubo-ovaritis, salpingo-oophoritis
тубоотит *м.* tubootitis, tubotympanitis, salpingo-otitis
тубосонометрия *ж.* tubosonometry, sonotubometry
тубулин *м.* tubulin
тубулярный (*относящийся к железе*) glandular, glandulus
тубус *м.* cone
~ аппарата лучевой терапии X-ray treatment cone
~ рентгеновской трубки radiographic [X-ray] cone
тубусодержатель *м.* cone holder
тугой tight, tense
тугоподвижность *ж.* сустава joint stiffness, stiff joint, joint rigidity
тугоподвижный stiff, rigid
тугоухость *ж.* hearing loss, deafness, bradyacusia
~, звукопроводящая conductive deafness, conductive hearing loss
~, нейросенсорная [перцептивная] sensorineural [sensory] deafness, sensorineural [perceptive] hearing loss
~, профессиональная occupational deafness
~, сенсоневральная sensorineural [sensory] deafness, sensorineural [perceptive] hearing loss

туловище *с.* trunk, torso, body
туляремия *ж.* tularemia, deep-fly [rabbit] fever, Pahvant valley plague
туморо́зный tumor-like
туннелизация *ж.* forage
ту́пость *ж. псих.* flattening
 ~, аффекти́вная affective flattening
 ~, эмоциона́льная affective flattening
ту́пфер *м.* swab
ту́ргор *м.* turgor
турнике́т *м. мед. тех.* tourniquet, garrot
туру́нда *ж.* turunda, wick drain
 ~, ма́рлевая gauze turunda
ту́тор *м.* removable joint-immobilizer
ты́льный dorsal
тя́га *ж.*:
 ~, мы́шечная pull of muscle
 ~, эласти́ческая elastic recoil
тяж *м.*, фибрино́зный band of fibrous tissue
тяжелора́неный seriously wounded
тя́жесть *ж.* (*заболевания, травмы*) severity ◇ установи́ть ~ поврежде́ния to estimate severity of injury
 ~ тра́вмы severity of injury
тяжёлый (*о повреждении, деформации*) severe

У

уабаи́н *м. фарм.* ouabain(e), strophanthine
убихино́н *м.* ubiquinone
увеа́льный uveal
увеи́т *м.* uveitis
 ~, аллерги́ческий allergic uveitis
 ~, белко́во-анафилакти́ческий phacogenic uveitis
 ~, втори́чный secondary uveitis
 ~, гипертензи́вный hypertensive uveitis
 ~, гно́йный purulent uveitis
 ~, грибко́вый fungal uveitis
 ~, за́дний posterior uveitis
 ~, интермедиа́рный intermediate uveitis
 ~, ишеми́ческий ischemic uveitis
 ~, метастати́ческий metastatic uveitis
 ~, о́стрый acute uveitis
 ~, перви́чный primary [idiopathic] uveitis
 ~, пере́дний anterior uveitis
 ~, перифери́ческий peripheral uveitis
 ~, ревмати́ческий rheumatic uveitis
 ~, рецидиви́рующий recurrent uveitis
 ~, симпатизи́рующий sympathizing uveitis
 ~, симпати́ческий sympathetic uveitis
 ~, травмати́ческий traumatic uveitis
 ~, туберкулёзный tuberculous uveitis
 ~, факоге́нный phacogenic uveitis
 ~, хрони́ческий chronic uveitis
 ~, хрони́ческий гранулемато́зный chronic granulomatous uveitis
 ~, эндоге́нный endogenous uveitis
увеличе́ние *с.* increase; enlargement
 ~ амплиту́ды движе́ний в суста́ве increase in motion of joint
 ~ глубины́ дыха́ния hyperpnoe
 ~ живота́ enlargement of abdomen
 ~ ле́вого предсе́рдия left atrial enlargement
 ~ лимфати́ческих узло́в lymphadenopathy
 ~ пе́чени large liver mass
 ~ подчелюстны́х слю́нных желёз ranula, sublingual sialadenitis
 ~ полово́го чле́на phallic hypertrophy
 ~ се́рдца cardiac enlargement
увеопароти́т *м.* uveoparotid fever, Heerfordt's syndrome
уве́чье *с.* mutilation
увлажни́тель *м.* humidifier, wetting agent
угаса́ние *с.* сы́пи rash fading
углеводоро́ды *м. мн.* hydrocarbons
углево́ды *м. мн.* carbohydrates
углекислота́ *ж.* carbonic acid
 ~, газообра́зная carbonic acid gas
 ~, твёрдая carbonic acid snow, dry ice
углеро́д *м. хим.* carbon, C
 ~, радиоакти́вный radiocarbon, radioactive carbon
углово́й angular
угломе́р *м.* goniometer, fleximeter
углубле́ние *с.* recess, socket; notch; pouch; excavation; hollow, *recessus* [NA] ◇ име́ющий ~ recessed
 ~ бараба́нной перепо́нки, за́днее posterior recess of tympanic membrane, *recessus membranae tympani posterior* [NA]
 ~ бараба́нной перепо́нки, пере́днее anterior recess of tympanic membrane, *recessus membranae tympani anterior* [NA]
 ~, ве́рхнее дуодена́льное superior duodenal recess, *recessus duodenalis superior* [NA]
 ~, ве́рхнее илеоцека́льное superior ileocecal recess, *recessus ileocecalis superior* [NA]
 ~ воро́нки infundibular recess, *recessus infundibuli* [NA]
 ~ ди́ска зри́тельного не́рва optic disk cupping, excavation of optic disk, optic [physiological] cup, *excavatio disci* [NA]
 ~, зри́тельное optic recess, *recessus opticus* [NA]
 ~, клинови́дно-решётчатое sphenoethmoidal recess, *recessus sphenoethmoidalis* [NA]
 ~, кратерообра́зное cup
 ~, межсигмови́дное intersigmoidal recess, *recessus intersigmoideus* [NA]
 ~, мешкообра́зное sacciform recess
 ~, надбараба́нное epitympanic recess, *recessus epitympanicus* [NA]
 ~, надшишкови́дное suprapineal recess, *recessus suprapinealis* [NA]
 ~, ни́жнее дуодена́льное inferior duodenal recess, *recessus duodenalis inferior* [NA]

~, нижнее илеоцекальное inferior ileocecal recess, *recessus ileocecalis inferior* [NA]
~, печёночно-почечное hepatorenal recess, *recessus hepatorenalis* [NA]
~, поддиафрагмальное subphrenic recess, *recessus subphrenici* [NA]
~, подколенное subpopliteal recess, *recessus subpopliteus* [NA]
~, подпечёночное subhepatic recess, *recessus subhepatici* [NA]
~, позадислепокишечное retrocecal recess, *recessus retrocecalis* [NA]
~, прямокишечно-маточное rectouterine [Douglas'] pouch, *excavatio rectouterina* [NA]
~, прямокишечно-пузырное retrovesical pouch, Proust's space, *excavatio retrovesicalis* [NA]
~, пузырно-маточное vesicouterine [uterovesical] pouch, *excavatio vesicouterina* [NA]
~, селезёночное splenic recess, *recessus lienalis* [NA]
~, сферическое spherical recess of vestibule, *recessus sphericus* [NA]
~, улитковое cochlear recess, *recessus cochlearis* [NA]
~, шишковидное pineal recess, *recessus pinealis* [NA]
~, эллиптическое elliptical recess of vestibule, *recessus ellipticus* [NA]
угнетение *с.* 1. suppression, inhibition 2. *(депрессия функции)* depression
~ дыхания respiratory depression
~ ЦНС central nervous system depression
угол *м.* angle, *angulus* [NA]
~, акромиальный acromial angle, *angulus acromialis* [NA]
~ акромиона acromial angle, *angulus acromialis* [NA]
~ активных движений, суммарный total active motion
~, аноректальный anorectal angle
~ Беннетта *травм.* Bennett's angle
~ глаза, латеральный lateral angle of eye, *angulus oculi lateralis* [NA]
~ глаза, медиальный medial angle of eye, *angulus oculi medialis* [NA]
~ грудины sternal [Louis', Ludwig's angle, *angulus sterni* [NA]
~ грудной клетки, подгрудинный infrasternal angle of thorax, subcostal [substernal] angle
~, диафизарно-эпифизарный shaft-epiphysis angle
~ зрения visual angle
~ косоглазия angle of squint strabismus, squint angle
~ лопатки, верхний superior [medial] angle of scapula
~ лопатки, латеральный lateral [acromial, external] angle of scapula, condyle of scapula
~ лопатки, нижний inferior angle of scapula
~, мостомозжечковый cerebellopontine angle
~ наклона angulation

~ нижней челюсти angle of mandible, angle of jaw, gonial [mandibular] angle, *angulus mandibulae* [NA]
~ отклонения angle of deviation
~ отклонения, вторичный secondary angle of deviation
~ отклонения, первичный primary angle of deviation
~, открытый кзади posterior angulation
~, открытый кнутри valgus angulation
~, открытый к тылу dorsal angulation
~ передней камеры глаза angle of anterior chamber
~ подлобковый subpubic angle, subpubic arch, *angulus subpubicus* [NA]
~, пояснично-крестцовый lumbosacral [sacrovertebral] angle
~, радиоульнарный radial angle
~, радужно-роговичный iridocorneal angle, *angululus iridocornealis* [NA]
~ ребра costal angle, angle of rib, *angulus costae* [NA]
~ рта angle of mouth, *angululus oris* [NA]
~ теменной кости, затылочный occipital [posterior superior] angle of parietal bone
~ теменной кости, клиновидный spheroid [anterior inferior] angle of parietal bone
~ теменной кости, лобный frontal [anterior superior] angle of parietal bone, coronary angle
~ теменной кости, сосцевидный mastoid [posterior inferior] angle of parietal bone
~, шеечно-диафизарный neck-shaft angle
уголь *м.*, активированный absorbed [activated] carbon, activated charcoal
угри *мн.* acne
~, белые acne albida, milium
~, вульгарные acne vulgaris, acne simplex
~, конглобатные acne conglobata
~, красные acne rosacea
~, лекарственные acne artificialis
~, папулёзные acne papulosa
~, пустулёзные обыкновенные acne pustulosa
~, розовые acne rosacea
~, точечные acne punctata
~, чёрные (black) comedones
~, шаровидные acne conglobata
удаление *с.* 1. *(иссечение)* excision, ablation 2. removal, extraction, expulsion ◇ ~ путём... removing via...
~ аденоидов adenoidectomy
~ вилочковой железы thymectomy
~ диска diskectomy
~ дренажа drain removal
~ единым блоком removing en bloc
~ зуба tooth [dental] extraction, removal of tooth
~ кисты cyst excision
~ копчика coccygectomy
~ крестца sacrectomy, sacrum removing
~ матки hysterectomy, uterectomy
~ мениска excision of meniscus
~, местное local excision

удаление

~ металлоконструкций removal of hardware
~ мочевого пузыря cystectomy
~ надколенника patellectomy
~ опухоли, радикальное eradication of tumor
~ паращитовидных желёз parathyroidectomy
~ петлей через эндоскоп sharing
~ придатков матки salpingo-oophorectomy
~ слизистой оболочки прямой кишки *(при проктоколэктомии)* mucosectomy, mucosal proctectomy
~ спинного мозга cordectomy
~ струпа escharectomy
~ татуировки removal of tattoos
~ тела позвонка corporectomy
~, хирургическое surgical removal
~ штифта nail removal, nail extraction
~ эмбриона embryectomy
~ яичника ovariectomy, oophorectomy
удалять *(содержимое)* to remove, to extract
удар *м.* strike, stroke; knock, impact, blow
~, апоплектический stroke, apoplexy
~ копытом cuff
~ кулаком punch
~ ногой kick
~, основной bulk of impact
~, прямой direct blow
~ рогом horn strike
~, сердечный *(пульс)* heart beat
~, солнечный sunstroke
~, тепловой thermoplegia, heat injury, heat stroke, heat apoplexy
удвоение *с.* duplication
~ желудка gastric duplication
~ желудочно-кишечного тракта duplication of gastrointestinal tract
~ жёлчного пузыря duplex [double] gallbladder
~ мочевого пузыря duplex [double] bladder
~ мочеточника duplex [double] ureter, ureteric duplication, duplication of ureter
~ почек duplication of kidneys
~ почки и собирательной системы duplication of kidney and collecting system
~ толстой кишки duplication of colon
удерживание *с.*:
~ в печени *(вещества)* hepatic handling
~ в почке *(вещества)* renal handling, handling by kidney
~ кала fecal [rectal] continence
~ кишечного содержимого continence for gas and stool
удерживатель *м.* retinaculum, *retinaculum* [NA]
~ разгибателей extensor retinaculum, *retinaculum extensorum* [NA]
~ сгибателей flexor retinaculum, *retinaculum flexorum* [NA]
~ сухожилий малоберцовых мышц, верхний retinaculum of superior peroneal muscles, *retinaculum musculorum peroneorum superius* [NA]
~ сухожилий малоберцовых мышц, нижний retinaculum of inferior peroneal muscles, *retinaculum musculorum peroneorum inferius* [NA]

~ сухожилий разгибателей flexor retinaculum of foot, *retinaculum musculorum flexorum* [NA]
~ сухожилий разгибателей, верхний superior extensor retinaculum of foot, *retinaculum musculorum extensorum superius* [NA]
~ сухожилий разгибателей, нижний inferior extensor retinaculum of foot, *retinaculum musculorum extensorum inferius* [NA]
удерживать to hold, to restrain
удлинение *с.* augmentation; lengthening, stretching; prolongation
~ интервала prolongation of interval
~ конечности extremity lengthening, extremity stretching
~, парциальное fractional lengthening
~ сухожилия tendon lengthening
~ сухожилия, Z-образное Z-shaped tenotomy
~ Q-T интервала prolongation of Q-T interval
удлинять to augment; to lengthen, to stretch; to prolong
УДФ-глюкуронилтрансфераза *ж.* UDP-glucuronyl transferase
уздечка *ж.* frenulum, *frenulum* [NA]
~ верхнего мозгового паруса frenulum of superior medullary velum, *frenulum veli medullaris superioris* [NA]
~ верхней губы frenulum of upper lip, *frenulum labii superioris* [NA]
~ илеоцекального клапана frenulum of ileocecal valve, *frenulum valvae ileocaecalis* [NA]
~ клитора frenulum of clitoris, *frenulum clitoridis* [NA]
~ крайней плоти frenulum of prepuce, *frenulum preputii* [NA]
~ нижней губы frenulum of lower lip, *frenulum labii inferioris* [NA]
~ половых губ frenulum of pudendal lips, *frenulum labiorum pudendi* [NA]
~ языка frenulum of tongue, *frenulum linguae* [NA]
~ языка, короткая ankyloglossia, tongue-tie, short frenulum
узел *м.* node, ganglion, *nodus, ganglion* [NA] *(см. тж* узлы)
~, атриовентрикулярный atrioventricular [A-V] node, node of Aschoff and Tawara, *nodus atrioventricularis* [NA]
~, барабанный tympanic ganglion, *ganglion tympanicum* [NA]
~, брыжеечный, верхний superior mesenteric ganglion, *ganglion mesentericum superius* [NA]
~, брыжеечный, нижний inferior mesenteric ganglion, *ganglion mesentericum inferius* [NA]
~, верхний шейный superior cervical ganglion, *ganglion cervicale superius* [NA]
~, внутренностный splanchnic ganglion, *ganglion splanchnicum* [NA]
~ в суставе, подагрический arthrolith
~, гассеров trigeminal [gasserian, Gasser's] ganglion, *ganglion trigeminale* [NA]

узлы́

~, геморроида́льный hemorrhoidal bolus, pile, hemorrhoid, hemorrhoidal cushion

~, «горя́чий» hot node, hot spot, area of increased activity, focal uptake

~, двубрю́шно-яре́мный jugulodigastric node, *nodus jugulodigastricus* [NA]

~, желчепузы́рный лимфати́ческий cystic nodus, *nodus cysticus* [NA]

~, звёздчатый stellate ganglion, *ganglion stellatum* [NA]

~ коле́нца geniculate ganglion, *ganglion geniculi* [NA]

~, концево́й terminal ganglion, *ganglion terminale* [NA]

~, ко́пчиковый coccygeal ganglion, *ganglion impar* [NA]

~, крылонёбный pterygopalatine [Meckel's] ganglion, *ganglion pterygopalatinum* [NA]

~ лаку́ны, промежу́точный *nodus lacunaris intermedius* [NA]

~, лимфати́ческий lymph node, *nodus lymphaticus*

~, непа́рный coccygeal ganglion, *ganglion impar* [NA]

~, не́рвный nerve knot, ganglion

~, ни́жний ше́йный inferior cervical ganglion, *ganglion cervicale inferius* [NA]

~, о́пухолевый tumor node, tumor nodule

~, парасимпати́ческий parasympathetic ganglion, *ganglion parasympathicum* [NA]

~, поднижнечелюстно́й submandibular ganglion, *ganglion submandibulare* [NA]

~, позвоно́чный vertebral ganglion, *ganglion vertebrale* [NA]

~, поражённый лимфати́ческий affected lymph node

~, преддве́рный vestibular ganglion, *ganglion vestibulare* [NA]

~, предсе́рдно-желу́дочковый atrioventricular [A-V] node, node of Aschoff and Tawara, *nodus atrioventricularis* [NA]

~,ресни́чный ciliary ganglion, *ganglion ciliare* [NA]

~ са́льпингового отве́рстия foraminal node, *nodus foraminis* [NA]

~, симпати́ческий sympathetic ganglion, *ganglion sympathicum* [NA]

~, синоаурикуля́рный synoauricular [S-A] node

~, си́нусно-предсе́рдный sinoatrial [sinus] node, *nodus sinuatrialis* [NA]

~, солита́рный solitary node

~, солита́рный лёгочный solitary [pulmonary] coin lesion

~, спинномозгово́й spinal ganglion, *ganglion spinale* [NA]

~, тригемина́льный [тройни́чный] trigeminal [gasserian, Gasser's] ganglion, *ganglion trigeminale* [NA]

~, тройно́й triple knot

~ ули́тки, спира́льный spiral ganglion of cochlea, *ganglion spirale cochleae* [NA]

~, ули́тковый cochlear ganglion, *ganglion cochleae* [NA]

~, ушно́й otic ganglion, *ganglion oticum* [NA]

~, хирурги́ческий surgeon's knot

~, «холо́дный» cold node, cold spot, cold [photon-deficient, hypofixing] area, photopenic zone, photopenic region, area of decreased activity

~, чувстви́тельный sensory ganglion, *ganglion sensoriale* [NA]

~, ше́йно-грудно́й stellate ganglion, *ganglion cervicothoracicum, ganglion stellatum* [NA]

~ щитови́дной железы́, солита́рный solitary cold [dominant] nodule

~, яре́мно-лопа́точно-подъязы́чный juguloomohyoid node, *nodus juguloomohyoideus* [NA]

узелки́ *м. мн.* nodules, *noduli* [NA] *(см. тж* узлы́*)*

~ Ге́бердена Heberden's nodes

~ дои́льщиц milker's nodules

~ засло́нок ао́рты nodules of aortic valve, *noduli valvarum semilunarium* [NA]

~ певцо́в singer's [vocal, teacher's] nodules

~ полулу́нных ство́рок nodules of pulmonary (trunk) valve, *noduli valvarum semilunaris* [NA]

~, ревмати́ческие rheumatic nodules

узлова́тость *ж.* nodosity

узлово́й nodular

узлы́ *м. мн.* nodes, ganglions, *nodi*, *ganglia* [NA] *(см. тж* у́зел*)*

~, автоно́мные autonomic ganglions, *ganglia autonomica, ganglia visceralia* [NA]

~, аортопо́чечные aortorenal ganglions, *ganglia aortorenalia* [NA]

~, аппендикуля́рные лимфати́ческие *nodi lymphatici appendiculares* [NA]

~, бронхолёгочные лимфати́ческие bronchopulmonary lymph nodes, *nodi lymphatici bronchopulmonales* [NA]

~, брыже́ечно-ободо́чные лимфати́ческие mesocolic lymph nodes, *nodi lymphatici mesocolici* [NA]

~, брыже́ечные лимфати́ческие mesenteric lymph nodes, *nodi lymphatici mesenterici* [NA]

~, вегетати́вные autonomic ganglions, *ganglia autonomica, ganglia visceralia* [NA]

~ вегетати́вных сплете́ний ganglia of autonomic plexuses, *ganglia plexuum autonomicorum, ganglia plexuum visceralium* [NA]

~, висцера́льные visceral nodes, *nodi viscerales* [NA]

~, грудны́е thoracic ganglions, *ganglia thoracica* [NA]

~, диафрагма́льные phrenic ganglions, *ganglia phrenici* [NA]

~, диафрагма́льные лимфати́ческие phrenic lymph nodes, *nodi lymphatici phrenici* [NA]

~, желу́дочные лимфати́ческие gastric lymph nodes, *nodi lymphatici gastrica* [NA]

узлы

~, желу́дочно-са́льниковые лимфати́ческие *nodi lymphatici gastroepiploici* [NA]

~, за́дние средосте́нные лимфати́ческие posterior mediastinal lymph nodes, *nodi lymphatici mediastinales posterior* [NA]

~, запира́тельные лимфати́ческие obturator lymph nodes, *nodi lymphatici obturatorii* [NA]

~, заслепокише́чные лимфати́ческие retrocecal lymph nodes, *nodi lymphatici retrocecales* [NA]

~, заты́лочные лимфати́ческие occipital lymph nodes, *nodi lymphatici occipitales* [NA]

~, крестцо́вые sacral ganglions, *ganglia sacralia* [NA]

~, крестцо́вые лимфати́ческие sacral lymph nodes, *nodi lymphatici sacralia* [NA]

~, латера́льные ше́йные лимфати́ческие lateral cervical lymph nodes, *nodi lymphatici cervicales laterales* [NA]

~, лёгочные юкстапищево́дные лимфати́ческие juxta-esophageal pulmonary lymph nodes, *nodi lymphatici juxta-esophageales pulmonares* [NA]

~, лицевы́е лимфати́ческие facial lymph nodes, *nodi lymphatici faciales* [NA]

~, локтевы́е лимфати́ческие cubital lymph nodes, *nodi lymphatici cubitales* [NA]

~, ма́точные лимфати́ческие parauterine lymph nodes, *nodi lymphatici parauterini* [NA]

~, межгрудны́е лимфати́ческие interpectoral lymph nodes, *nodi lymphatici interpectorales* [NA]

~, межподвздо́шные лимфати́ческие interiliac lymph nodes, *nodi lymphatici interiliaci* [NA]

~, межрёберные лимфати́ческие intercostal lymph nodes, *nodi lymphatici intercostales* [NA]

~ мы́са, лимфати́ческие *nodi lymphatici promontoni* [NA]

~, надчре́вные лимфати́ческие epigastric lymph nodes, *nodi lymphatici epigastrici* [NA]

~, ободо́чные лимфати́ческие colic lymph nodes, *nodi lymphatici colici* [NA]

~, о́бщие подвздо́шные лимфати́ческие common iliac lymph nodes, *nodi lymphatici iliaci communes* [NA]

~, околовлага́лищные лимфати́ческие paravaginal lymph nodes, *nodi lymphatici paravaginales* [NA]

~, окологруди́нные лимфати́ческие parasternal lymph nodes, *nodi lymphatici parasternales* [NA]

~, окологрудны́е лимфати́ческие paramammary lymph nodes, *nodi lymphatici paramammarii* [NA]

~, околомочепузы́рные лимфати́ческие paravesicular lymph nodes, *nodi lymphatici paravesiculares* [NA]

~, околопрямокише́чные лимфати́ческие pararectal lymph nodes, *nodi lymphatici pararectales* [NA]

~ околоушно́й железы, глубо́кие лимфати́ческие deep parotid lymph glands, *nodi lymphatici parotidei profundi* [NA]

~ околоушно́й железы, пове́рхностные лимфати́ческие superficial parotid lymph glands, *nodi lymphatici parotidei superficiales* [NA]

~, панкреати́ческие лимфати́ческие pancreatic lymph nodes, *nodi lymphatici pancreatici* [NA]

~, панкреатодуодена́льные лимфати́ческие pancreaticoduodenal lymph nodes, *nodi lymphatici pancreaticoduodenales* [NA]

~, парието́льные лимфати́ческие parietal lymph nodes, *nodi lymphatici parietales* [NA]

~, па́ховые лимфати́ческие inguinal lymph nodes, *nodi lymphatici inguinales* [NA]

~, пере́дние средосте́нные лимфати́ческие anterior mediastinal lymph nodes, *nodi lymphatici mediastinales anterior* [NA]

~, пере́дние ше́йные лимфати́ческие anterior cervical lymph nodes, *nodi lymphatici cervicales anterior* [NA]

~, печёночные лимфати́ческие hepatic lymph nodes, *nodi lymphatici hepatici* [NA]

~, пилори́ческие лимфати́ческие pyloric lymph nodes, *nodi lymphatici pylorici* [NA]

~, плечевы́е лимфати́ческие brachial lymph nodes, *nodi lymphatici brachiales* [NA]

~, подаорта́льные лимфати́ческие subaortic lymph nodes, *nodi lymphatici subaortici* [NA]

~, подборо́дочные лимфати́ческие submental lymph nodes, *nodi lymphatici submentales* [NA]

~, подвздо́шно-ободо́чные лимфати́ческие ileocolic lymph nodes, *nodi lymphatici ileocolici* [NA]

~, подвздо́шные лимфати́ческие iliac lymph nodes, *nodi lymphatici iliaci* [NA]

~, подколе́нные лимфати́ческие popliteal lymph nodes, *nodi lymphatici popliteales* [NA]

~, подко́рковые basal ganglia

~, подмы́шечные лимфати́ческие axillary lymph nodes, *nodi lymphatici axillares* [NA]

~, поднижнечелюстны́е лимфати́ческие submandibular lymph nodes, *nodi lymphatici submandibulares* [NA]

~, постаорта́льные лимфати́ческие postaortal lymph nodes, *nodi lymphatici postaortici* [NA]

~, поясни́чные lumbar ganglions, *ganglia lumbalia* [NA]

~, поясни́чные лимфати́ческие lumbar lymph nodes, *nodi lymphatici lumbalia* [NA]

~, предаорта́льные лимфати́ческие preaortic lymph nodes, *nodi lymphatici preaortici* [NA]

~, предгорта́нные лимфати́ческие prelaryngeal lymph nodes, *nodi lymphatici prelaryngeales* [NA]

~, предперикардиа́льные лимфати́ческие prepericardial lymph nodes, *nodi lymphatici prepericardiales* [NA]

~, предслепокише́чные лимфати́ческие prececal lymph nodes, *nodi lymphatici prececales* [NA]

~, предтрахеа́льные лимфати́ческие pretracheal lymph nodes, *nodi lymphatici pretracheales* [NA]

~, регионарные regional nodes, *nodi reginales* [NA]
~, селезёночные лимфатические splenic lymph nodes, *nodi lymphatici splenici, nodi lymphatici lienales* [NA]
~, сердечные cardiac ganglions, *ganglia cardiaca* [NA]
~, сосцевидные лимфатические mastoid lymph nodes, *nodi lymphatici mastoidei* [NA]
~, тазовые pelvic ganglions, *ganglia pelvina* [NA]
~, трахеобронхиальные лимфатические tracheobronchial lymph nodes, *nodi lymphatici tracheobronchiales* [NA]
~, черепно-спинномозговые craniospinal ganglions, *ganglia craniospinalia, ganglia encephalospinalia* [NA]
~ черепных нервов, чувствительные sensory ganglions of cranial nerves, *ganglia sensorialia nervi cranialium* [NA]
~, чревные лимфатические celiac lymph nodes, *nodi lymphatici celiaci* [NA]
~, щитовидные лимфатические thyroid lymph nodes, *nodi lymphatici thyroidei* [NA]
~, ягодичные лимфатические gluteal lymph nodes, *nodi lymphatici gluteales* [NA]
~, яремные лимфатические jugular lymph nodes, *nodi lymphatici jugulares* [NA]

узуры *ж. мн.* зубной эмали usuras of tooth enamel, tooth enamel attrition

указатель *м. (в приборе)* cursor

укладка *ж.* больного [пациента] *рентг.* patient positioning

укол *м.* 1. *(острая боль)* stab 2. *(инъекция)* injection

укомплектование *с.* персоналом staffing

укомплектованность *ж.* больничными койками bed complement

укорочение *с.* shortening
 ~ конечности shortening of limb
 ~ перкуторного звука dullness on percussion
 ~ пищевода shortening of esophagus
 ~ уздечки верхней губы shortening of upper lip frenulum

укреплять to strengthen, to reinforce

укус *м.* bite
 ~ животного animal bite
 ~ змеи snake bite
 ~ насекомого sting
 ~ сороконожки centipede bite

улитка *ж.* cochlea, *cochlea* [NA]

улучшение *с.* improvement, salvage
 ~, временное temporary improvement
 ~ неврологических функций ascension of neurologic level
 ~ состояния amelioration

улучшенный improved

улыбка *ж.* smile
 ~, сардоническая sardonic grin

ультразвук *м.* ultrasound

~, импульсный impulse ultrasound
~, непрерывный uninterrupted [continuous] ultrasound
~, низкочастотный low-frequency ultrasound
~, фокусированный focused ultrasound

ультразвуковой ultrasonic

ультрасонография *ж.* (ultra)sonography, echography, ultrasound, US
 ~ в реальном масштабе времени real-time ultrasonography
 ~, интраоперационная (intra)operative sonographic evalution, intraoperative ultrasound, open-wound scanning
 ~ по Допплеру Doppler ultrasonography
 ~ по серой шкале gray-scale ultrasonography
 ~, трансректальная transrectal ultrasound
 ~, эндоскопическая endoscopic ultrasonography, endosonography

ультрасонотерапия *ж.* ultrasonic(-frequency current) therapy

ультрафиолет *м.* ultraviolet
 ~, длинноволновый long-wave ultraviolet
 ~, коротковолновый short-wave ultraviolet

ультрафонофорез *м.* phonophoresis

улэритема *ж.* ulerythema
 ~, надбровная ulerythema ophryogenes

уменьшать to reduce

уменьшение *с.* объёма желудка gastric restriction

умерщвление *с.* подопытного животного sacrifice

умирающий moribund, dying

умножитель *м.*, фотоэлектронный photomultiplier (tube)

универсальный universal; multipurpose

унификация *ж.* unification
 ~ методов лабораторной диагностики unification of laboratory diagnostic methods

уничтожение *с. (микробов)* elimination, antisepsis

упаковка *ж.*, стерильная sterile pouch

уплотнение *с.* induration; sclerosis

уплотнения *с. мн.* молочной железы, узелковые breast nodularity

уплощение *с.* flattening
 ~ весовой кривой flattening of weight curve
 ~ волны T flattening of T-wave
 ~ переносицы flattening of nose bridge
 ~ черепа flattening of skull

употребление *с. (лекарства),* неправильное *(ошибочное)* abuse

управление *с.* 1. *(экономическое, административное)* management 2. *(технической системой, процессом, производством)* control 3. *(структурное подразделение, административный орган)* department

упражнения *с. мн.* exercises, training
 ~, активные active exercises
 ~ без нагрузки unloaded exercises
 ~, дыхательные breathers
 ~, изометрические isometric exercises

упражнéния

~, маятникообрáзные pendulum exercises
~, пасси́вные passive exercises
~, силовы́е muscle-strengthening exercises
~ с подня́тием гру́за weight-lift training
~ с сопротивлéнием exercises against resistance, resisted exercises
упру́гий elastic; flexible
упру́гость ж. elasticity; flexibility
уравнéние с. equation
~ Лармо́ра Larmour's equation
~ Стю́арта — Хáмилтона (для измерения сердечного выброса) Stewart-Hamilton equation
урани́зм м. uranism, pederasty
уратури́я ж. uraturia
урáты м. мн. urates
урáхус м. urachus
урацíл м. uracil
урбазо́н м. фарм. urbason, methylprednisolone
ургéнтный urgent
ургидро́з м. ur(h)idrosis
уремíя ж. uremia, azotemia
уретери́т м. ureteritis
~, виллёзный villous ureteritis
~, кисто́зный cystic ureteritis
~, спасти́ческий spastic ureteritis
уретерогрáмма ж. ureterogram
уретерогрáфия ж. рентг. ureterography
уретероилеостомíя ж. ureteroileostomy
уретероколостомíя ж. ureterocolostomy
уретерокутанеостомíя ж. ureterostomy
уретеролитотомíя ж. ureterolithotomy
уретеропиелогрáфия ж. рентг. ureteropyelography, pyeloureterography, pelviureterography
уретеропиелостомíя ж. ureteropyelostomy
уретероректостомíя ж. ureterorectostomy
уретеросигмостомíя ж. ureterosigmostomy
уретеротомíя ж. ureterotomy
уретероуретеростомíя ж. ureteroureterostomy
уретероцéле с. ureterocele
уретерэктазíя ж. ureterectasia
уретерэктомíя ж. ureterectomy
уре́тра ж. urethra, *urethra* [NA]
~, врождённо коро́ткая congenitally short urethra
~, же́нская female urethra, *urethra feminina* [NA]
~, мужска́я male urethra, *urethra masculina* [NA]
уретри́т м. urethritis
~, аллерги́ческий allergic urethritis
~, амёбный amebic urethritis
~, бактериáльный bacterial urethritis
~, венери́ческий urethritis venerea, gonorrhea
~, ви́русный viral urethritis
~, втори́чный secondary urethritis
~, гонорéйный gonorrheal [specific] urethritis, gonorrhea
~, за́дний posterior urethritis
~, кандидамикоти́ческий candidamycotic urethritis
~, кисто́зный cystic urethritis
~, конгести́вный congestive urethritis
~, микоти́ческий mycotic urethritis
~, перви́чный primary urethritis
~, передний anterior urethritis
~, травмати́ческий traumatic urethritis
~, трихомонáдный mycotic urethritis
~, туберкулёзный tuberculous urethritis
уретрогрáмма ж. urethrogram
уретрогрáфия ж. рентг. urethrography
~, комбини́рованная combined urethrography
~, нисходя́щая descending urethrography
~, ретрогрáдная retrograde urethrography
~, экскреторная excretory urethrography
уретролитиáз м. urethrolithiasis
уретропексíя ж. urethropexy
уретроплáстика ж. urethroplasty
уретроско́п м. urethroscope
уретроскопи́я ж. urethroscopy
уретростено́з м. urethrostenosis
уретростомíя ж. urethrostomy
уретрото́м м. мед. тех. urethrotome
уретротомíя ж. urethrotomy
~, промéжностная perineal urethrotomy
уретроцéле с. urethrocele
уретроцисти́т м. urethrocystitis
уретроцистогрáмма ж. urethrocystogram
уретроцистогрáфия ж. рентг. urethrocystography
уретроцистостомíя ж. urethrocystostomy
уридилтрансферáза ж. uridyl transferase
уриди́н м. uridine
уридиннуклеоти́д м. uridine nucleotide
урикемíя ж. iricosuria
урикотели́ческий uricotelic
у́ровень м. level; rate
~ акти́вности радиол. count rate, radiation [radioactivity] level
~ анестези́и level of anesthesia
~ в кро́ви blood level
~ в сы́воротке serum level
~ в ткáнях tissue level
~ давлéния на разры́в кишéчного анастомо́за intestinal anastomosis burst pressure level
~ дискриминáции, вéрхний discrimination upper level
~ дискриминáции, ни́жний discrimination lower level
~, исхо́дный baseline; basal value
~ мо́щности power level
~ радиоакти́вности radiation [radioactivity] level, count rate
~ резéкции level of resection
~ рециди́вов, о́бщий crude recurrence rate
~, термогéнный thermogenic level
~ то́ка rate of current
~ то́ка, волнообрáзно меня́ющийся variable surge rate of current
~ ультразву́ка, применя́емый для диагно́стики diagnostic ultrasound level

~ ультразву́ка, применя́емый для терапи́и clinical ultrasound level
у́ровни *м. мн.*, газожи́дкостные air-fluid levels
урогенитогра́фия *ж. рентг.* genitography and urethrocystography
урогра́мма *ж.* urogram
урографи́н *м. фарм.* urografin, verografin
урогра́фия *ж. рентг.* urography, pyelou(retero)graphy, nephrography
~, внутриве́нная intravenous [excretion, excretory, descending] urography
~, инфузио́нная infusion urography
~, комбини́рованная combined urography
~, контра́стная contrast urography
~, нисходя́щая descending [excretion, excretory, intravenous] urography
~, обзо́рная plain urography
~, цистоскопи́ческая cystoscopic [retrograde, ascending] urography
~, экскрето́рная excretory [excretion, descending, intravenous] urography
уро́дство *с.* malformation, deformity, handicap
~, врождённое congenital malformation
~, тяжёлое severe handicap
урокина́за *ж.* plasminogen activator, urokinase
~, одноцепо́чечная single chain urokinase
урокинематогра́фия *ж. рентг.* urocinematography, cineurography
уролитиа́з *м.* urolithiasis
уро́лог *м.* urologist
уроло́гия *ж.* urology
уро́метр *м. мед. тех.* ur(in)ometer, urogravimeter
уронефро́з *м.* uronephrosis
уропорфири́н *м.* uroporphyrin
уропорфириноге́ндекарбоксила́за *ж.* uroporphyrinogen decarboxylase
урорентгенокинематогра́фия *ж. рентг.* cineurography, urocinematography
уросе́псис *м.* urosepsis
уростереорентгеногра́фия *ж. рентг.* stereoscopic urography
уротокси́чность *ж.* urinary (tract) toxicity
уротра́ст *м. фарм.* urografin, verografin
уроце́ле *с.* uro(scheo)cele
урча́ние *с.* в животе́ *разг.* borborygmus
усвое́ние *с.*:
~ в то́лстой кишке́ colonic salvage
~ пи́щи в кише́чнике intestinal uptake
усвоя́емость *ж.*, биологи́ческая bioavailability
усиле́ние *с.* enchancement; amplification; increase
~, акусти́ческое acoustic enchancement
~ изображе́ния в реа́льном масшта́бе вре́мени real-time image enchancement
~ изображе́ния при компью́терной обрабо́тке computer enchancement
~, контра́стное contrast enchancement
~ кровото́ка и кровенаполне́ния increase of blood flow and vascularity
~ пе́рвого то́на (се́рдца) loud first sound

~, сосу́дистое vascular enchancement
уси́ливать to amplify; to enhance; to increase
уси́лие *с.* force; load
~, мы́шечное muscle force
~, отводя́щее strength of abduction
~, приводя́щее strength of adduction
~, сжима́ющее constriction [collapsing] force
~, скру́чивающее torque force
~, сре́зывающее shearing force
усили́тель *м.* amplifier
~, рентге́новский электро́нно-опти́ческий optoelectronic X-ray image amplifier
~ рентге́новского изображе́ния X-ray image amplifier
уско́ренный accelerated
ускори́тель *м.* accelerator
~, лине́йный linear accelerator
ускоря́ть to accelerate
усло́вия *с. мн.* conditions ◇ в амбулато́рных ~х in the outpatient setting
~ жи́зни (челове́ка) living conditions
~, станда́ртные *(при которых измеря́ют га́зовые объёмы кро́ви)* STPD, standard temperature (0°C *or* 273°K), pressure (760 mm Hg) and dry
~, стациона́рные steady-state conditions
~, учи́тываемые при измере́ниях пара́метров вентиля́ции лёгких BTPS, body temperature, pressure (ambient, prevailing atmospheric) and saturation (water vapor)
усоверше́нствование *с.* ка́дров advanced training
успока́ивать to soothe; to calm
успока́ивающий soothing; calming
уста́лость *ж. мед. тех.* lassitude; fatigue
устано́вка *ж. мед. тех.* installation; unit; device
~ в ви́де каби́ны для лече́ния ДУФ больны́х псориа́зом booth for long-wave ultraviolet treatment of patients with psoriasis
~, га́мма-терапевти́ческая gamma-therapy [gamma-ray] (teletherapy) unit
~, дезактивацио́нная decontamination installation
~ для визуализа́ции imager
~ для влива́ний infusion unit
~ для облуче́ния irradiation unit
~, ла́зерная медици́нская laser medical equipment
~, ла́зерная офтальмологи́ческая laser ophthalmology equipment
~, ла́зерная терапевти́ческая laser therapy equipment
~, ла́зерная физиотерапевти́ческая laser physical therapy equipment
~, ла́зерная хирурги́ческая laser surgical equipment
~, операцио́нная рентгенотелевизио́нная surgical X-ray TV unit
~, полева́я рентге́новская field X-ray installation

устано́вка

~, рентге́новская [рентгенодиагности́ческая] X-ray unit
~, рентгенотелевизио́нная X-ray TV unit
~, сигна́льная дозиметри́ческая gamma alarm system
~, стоматологи́ческая dental unit, dental set, dental device
~, стоматологи́ческая рентге́новская dental X-ray apparatus
~, телетерапевти́ческая gamma-therapy [gamma-ray] teletherapy unit
~, ультразвукова́я ultrasonic device
~ универса́льная ла́зерная медици́нская universal laser medical equipment
~, флюорографи́ческая photofluorographic unit
~, цифрова́я рентгенографи́ческая digital radiographic (computer) system
~, электрорентгенографи́ческая xeroradiograph

усто́йчивость ж. stability; resistance
~ бакте́рий *(к лека́рственным сре́дствам)* bacterial resistance
~ бакте́рий к мно́гим лека́рственным сре́дствам multidrug bacterial resistance
~ к теплов́ым возде́йствиям thermostability, tolerance to heat procedure
~, лека́рственная drug resistance
~, мно́жественная лека́рственная multidrug resistance

усто́йчивый stable
устране́ние с. elimination, suppression; reversal
устраня́ть to eliminate, to suppress
устро́йство с. device
~ вне́шней фикса́ции external fixation device
~, внутрима́точное intrauterine device, IUD
~ для визуализа́ции imager
~ для группов́ых облуче́ний arrangement for group radiation
~ для лека́рственного ионофоре́за ionophoretic drug delivery system
~ для наложе́ния анастомо́за anastomotic device
~ для о́бщего и ме́стного облуче́ния одного́ больно́го, передвижн́ое moving arrangement for general and local radiation of one patient
~ для пода́чи воды́ water supply device
~ для пода́чи во́здуха air supply device
~ для разделе́ния витко́в ка́беля, испо́льзуемого для индуктотерми́и special separator between the turns of the cable for shortwave diathermy
~ для форе́за phoresis system
~, зажи́мное clamping device
~, запомина́ющее storage
~, защи́тное safety [protection, protective] device
~, имплантируемое инфузио́нное implantable infusion device

~, контроли́рующее control equipment
~, ла́зерное счи́тывающее laser (image digitizing) reader
~, мультискани́рующее multiple detector assembly scanner
~, натя́гивающее tensioning device
~, скани́рующее scanning device, scanner
~, термостати́рующее thermostatic system
~, ультразвуково́е скани́рующее ultrasonic scanner, ultrasonic detection apparatus
~, фикси́рующее fixation device
~, цифропеча́тающее digital printer

у́стье с. кана́ла зу́ба tooth canal orifice
усыновле́ние с. adoption
усыпля́ть *(с по́мощью нарко́за)* to put to sleep
утероглоби́н м. uteroglobin
утерогра́фия ж. *рентг.* uterography, metrography, hysterography
утероли́т м. uterolith
утеро́метр м. *мед. тех.* uterometer
уте́чка ж. leakage
утилиза́ция ж. utilization
~ эне́ргии energy utilization
утолще́ние с. thickening
~ концев́ых фала́нг clubbed fingers
~, поясни́чно-крестцо́вое lumbosacral intumescence, *intumescentia lumbosacralis* [NA]
~ узде́чки ве́рхней губы́ thickening of upper lip frenulum
~, ше́йное cervical intumescence, *intumescentia cervicalis* [NA]

утомле́ние с. fatigue
утомля́емость ж. fatigability
~, бы́страя rapid fatigability
~, мы́шечная muscle fatigability
~, повы́шенная undue fatiguability

утопле́ние с. drowning
утра́та ж. движе́ний loss of motion
у́хо с. ear, *auris* [NA]
~ боксёра boxer's ear
~, вну́треннее internal [inner] ear, *auris interna* [NA]
~, иску́сственное artificial ear
~, коша́чье cat's ear
~ мака́ки macacus ear
~, морщи́нистое crumpled ear
~, нару́жное external [outer] ear, *auris externa* [NA]
~ сати́ра satyr ear
~, свёрнутое scroll ear
~, сре́днее middle ear, *auris media* [NA]

ухо́д м. care ◇ облегча́ть ~ за больны́м to make nursing easier
~ за больны́м nursing (care), care
~ за больны́м, послеопераци́онный aftercare
~ за зуба́ми dental care
~ за кише́чной сто́мой stoma care
~ за онкологи́ческими больны́ми cancer patients' care

~ за ребёнком child care
ухудшáться to impair, to worsen
ухудшéние *с. (состояние)* deterioration, impairment, aggravation
~, прогресси́рующее progressive deterioration
участкóвость *ж.*:
~, специализи́рованная specialist-oriented district approach method
~, цеховáя system of shopfloor physicians
учáсток *м.* district; site; area
~, антитéло-комбини́рующий antibody combining site
~, дóнорский donor site
~, медици́нский health care area, health care district
~ свя́зывания binding site
~ свя́зывания антигéна antigen-binding site
~ свя́зывания, предпочти́тельный preferred binding site
~, территориáльный акушéрско-гинекологи́ческий district covered by obstetric-and-gynecologic care
~, территориáльный педиатри́ческий district covered by childhealth care
~, территориáльный сéльский врачéбный rural health care area
~, территориáльный терапевти́ческий district covered by a therapist
~, территориáльный фтизиатри́ческий district covered by a phthisiologist
~ узнавáния recognition site
~, эхонегати́вный echo-free [echo-poor, hypoechoic, hypoechogenic] area
~, эхопозити́вный hyperechogenic area, hyperechogenicity, increased echogenicity
учéние *с.*:
~ о лечéбном применéнии теплá thermatology
~ о мы́шечных движéниях kinesiology
учёт *м.* больны́х registration of patients
учреждéние *с.* institution
~, аптéчное pharmaceutical institution
~, больни́чное medical institution, patient care institution
~, дéтское дошкóльное preschool institution
~, лечéбное patient care institution
~, медици́нское амбулатóрно-поликлини́ческое outpatient-and-polyclinic institution, outpatient department, polyclinic, dispensory health unit
~, онкологи́ческое cancer care facility
~ охрáны матери́нства и дéтства maternal and child health care institution
~ переливáния крóви blood transfusion institution
~, санатóрно-курóртное sanatorium-and-spa institution
~ санитáрного просвещéния health education institution
~, санитáрно-профилакти́ческое sanitary-and-prophylactic institution
~, санитáрно-эпидемиологи́ческое sanitary-and-epidemiologic institution

~ скóрой и неотлóжной пóмощи emergency and immediate care institution
~ социáльного ухóда maternity and welfare home
~ судéбной экспертизы forensic medical examination institution
~ экспертизы нетрудоспосóбности disability examination institution
уши́б *м.* hurt, contusion
~ головнóго мóзга brain contusion
~ лёгочной паренхи́мы lung contusion
~ мóзга cerebral contusion
~ мя́гких ткáней soft tissue bruise
~ пóчки kidney contusion
ушибáть to contuse
ушиби́ться to hurt *oneself*
уши́бленный contused
ушивáние *с.*:
~ кровоточáщего учáстка suture ligation of bleeding point
~ мы́шцы myorrhaphy
~, перекрёстное overlapping suture
~ перфорациóнного отвéрстия suture plication
~, повтóрное resuture
~, послóйное layered [layer-by-layer] closure
~ рáны wound closure
~ рáны, втори́чное secondary wound closure
~ рáны нáглухо complete closure; oversewing; suturing
~ рáны, отсрóченное delayed wound closure
~ рáны, перви́чное primary wound suture, primary closure
~ рáны, части́чное partial wound closure
~ чéрез все слóи mass closure
~ шéйки мáтки trachelorrhaphy, Emmet's operation
ушкó *с.* auricle, *auricula* [NA]
~ гвоздя́ cyclet [eye] of nail, top hole
~, лéвое left auricle, *auricula sinistra* [NA]
~, прáвое right auricle, *auricula dextra* [NA]
~ предсéрдия [сéрдца] atrial auricle, *auricula atrii* [NA]
ущемлéние *с.* incarceration, entrapment
~, пристéночное parietal [Richter's] hernia
ущемля́ть to trap

Ф

фави́зм *м.* favism, fabism
фáвус *м.* favus, crusted ringworm, tinea favosa
~, волосянóй favus pilaris
~, герпесоподóбный favus herpetiformis, favus murium
~, ногтевóй favus of nails, onychomycosis favosa
фаголизосóма *ж.* phagolysosome
фагосóма *ж.* phagosome

фагоцит

фаго́ци́т *м.* phagocyte
~, альвеоля́рный alveolar phagocyte
~, мононуклеа́рный mononuclear phagocyte
фагоцито́з *м.* phagocytosis
~, заверше́нный complete phagocytosis
~, индуци́рованный induced phagocytosis
~, незавершённый uncomplete phagocytosis
~, спонта́нный spontaneous phagocytosis
фагоцито́лиз *м.* phagocytolysis
фа́за *ж.* phase
~, артериа́льная arterial phase
~ бы́строго изгна́ния rapid ejection phase
~, вено́зная venous phase
~, восстанови́тельная recovery phase
~ выведе́ния wash-out [excretory, downslope] phase
~ накопле́ния wash-in [accumulatory, upslope] phase
~ наполне́ния filling phase
~ равнове́сия equilibrium phase
фазорентгенокардио́граф *м.* phasoroentgenocardiograph
фазоспецифи́чный phase-specific
факодоне́з *м.* phakodonesis, phacodonesis
факомато́з *м.* phacomatosis
факопротези́рование *с.* intraocular lens implantation
факоскле́роз *м.* phacosclerosis
факофрагмента́ция *ж.* phacofragmentation
факоэмульсифика́ция *ж.* phacoemulsification
факти́ческий actual
фа́ктор *м.* factor (*см. тж* фа́кторы)
~ актива́ции макрофа́гов, macrophage-activating factor, MAF
~ актива́ции тромбоци́тов platelet-activating factor, PAF
~, активи́рующий макрофа́ги macrophage-activating factor, MAF
~, активи́рующий тромбоци́ты platelet-activating factor, PAF
~ анафилакси́и, эозинофи́льный хемотакти́ческий eosinophil chemotactic factor of anaphylaxis
~ B-кле́тки, ростово́й B-cell growth factor
~, вреднодействующий [вре́дный] noxious agent
~, вызыва́ющий нагре́в (пове́рхностных тка́ней) (superficial tissues) heating agent
~, вызыва́ющий покрасне́ние ко́жи rubefacient agent
~, гиперкальциеми́ческий hypercalcemia factor
~ Кавачинага́но Kawachinagano's factor
~ Кви́ка Quick's factor
~, колониестимули́рующий colony-stimulating factor
~, лизоге́нный lysogenic factor
~, лютеинизи́рующий гормонвысвобожда́ющий luteinizing hormone-releasing factor, LRF, LH-RF
~, механи́ческий mechanical agent
~ молока́ Bittner milk factor, mammary tumor virus of mice
~, натрийурети́ческий atrial natriuretic factor, atriopeptin
~ некро́за о́пухоли tumor necrosis factor
~ перено́са transfer factor
~, подавля́ющий мигра́цию migration inhibiting factor
~, предрасполага́ющий predisposing factor
~, предсе́рдный натрийурети́ческий atrial natriuretic factor, atriopeptin
~, причи́нный (*заболевания*) causative [etiological] agent
~ ра́ка моло́чных желёз мыше́й Bittner milk factor, mammary tumor virus of mice
~ распознава́ния recognition factor
~, раствори́мый soluble factor
~, ревматои́дный rheumatoid factor
~ ри́ска risk factor
~ ро́ста, а́льфа-трансформи́рующий TGF-alpha factor
~ ро́ста, бе́та-трансформи́рующий TGF-beta factor
~ ро́ста, инсулиноподо́бный insulin-like growth factor, somatomedin, IGF
~ ро́ста не́рвов nerve growth factor
~ ро́ста, трансформи́рующий transforming growth factor, TGF
~ ро́ста, тромбоцита́рный platelet-derived growth factor
~ ро́ста тромбоци́тов platelet growth factor
~ ро́ста фиброблас́тов fibroblast growth factor
~ ро́ста эпиде́рмиса epidermal growth factor
~, социа́льный social factor
~, стимули́рующий колониеобразова́ние colony-stimulating factor, granulopoietin
~ Стю́арта Stuart(-Prower) factor, factor X
~, терми́ческий thermal agent
~, тканево́й tissue factor, factor III, tissue tromboplastin
~ T-кле́тки T-cell factor
~ T-кле́тки, ростово́й T-cell growth factor
~, транскрипцио́нный transcription factor
~, трансформи́рующий transforming factor
~, физи́ческий physical agent
~ фон Виллебра́нда von Willebrand factor, factor VIIIR
~ Ха́гемана Hageman's factor, factor XII
~ хемота́ксиса макрофа́гов, macrophage chemotaxic factor, MCF
~, хими́ческий chemical agent
~, эндотелиа́льный констри́кторный endothelium-derived constricting factor
~, эндотелиа́льный релакси́рующий endothelium-derived relaxing factor
~, этиологи́ческий (*заболевания*) etiological [causative] agent
~ Gm Gm factor
~ Inv Inv factor
фа́кторы *м. мн.* factors (*см. тж* фа́ктор)
~, куро́ртные spa [health-resort] factors

~, лече́бные therapeutic [salutary, sanative, sanatory, salubrious] factors
~ ро́ста growth factors
~ ро́ста, гемопоэти́ческие hemopoietic growth factors
~ ро́ста, свя́зывающие гепари́н heparin-binding growth factors
~, спосо́бствующие повыше́нию работоспосо́бности *или* трениро́ванности ergogenics
фала́нга *ж.* phalanx, phalangeal bone
~, диста́льная [ногтева́я] terminal [distal, ungual] phalanx, nail [distal phalangeal] bone, phalangette
~, основна́я [проксима́льная] proximal phalanx
~, сре́дняя middle phalanx
фаланги́т *м.*, сифилити́ческий syphilitic phalangitis
фаллопла́стика *ж.* phalloplasty
фанодо́рм *м. фарм.* phanodorm, cyclobarbital
фантазиофрени́я *ж.* fantasmophrenia
фантази́рование *с.*:
~, истери́ческое mythomania
~, патологи́ческое pathologic fantasy generation
фанта́зия *ж.* fantasy
~, бредоподо́бная *псих.* delusion-like fantasy
фанто́м *м.* phantom
~, акуше́рский *псих.* Schultze's phantom
~ для динами́ческих иссле́дований dynamic phantom
~ для эмиссио́нной компью́терной томогра́фии SPECT phantom
~, дозиметри́ческий tissue-equivalent phantom
~ коне́чности phantom limb
~, нестанда́ртный do-it-yourself phantom
~, пло́ский flood phantom
~, полоса́тый bar phantom
~, тканеэквивале́нтный tissue-equivalent phantom
~ щитови́дной железы́ thyroid phantom
фаринги́т *м.* pharyngitis
~, атрофи́ческий atrophic pharyngitis
~, гипертрофи́ческий hypertrophic pharyngitis
~, гранулёзный granular [follicular] pharyngitis
~, катара́льный catarrhal pharyngitis
~, о́стрый acute pharyngitis
~, хрони́ческий chronic pharyngitis
фарингогра́мма *ж.* contrast radiogram of pharinx
фарингогра́фия *ж.* contrast radiography of pharinx
фаринголаринги́т *м.* pharyngolaryngitis
фарингомико́з *м.* pharyngomycosis
фарингопла́стика *ж.* pharyngoplasty
фарингоскопи́я *ж.* pharyngoscopy
фаринго́стома *ж.* pharyngostoma
фарингостоми́я *ж.* pharyngostomy
фаринготоми́я *ж.* pharyngotomy
фармакоангиогра́фия *ж.* pharmacoangiography
фармакогене́тика *ж.* pharmacogenetics
фармакогно́зия *ж.* pharmacognosy
фармакодина́мика *ж.* pharmacodynamics
фармакокине́тика *ж.* pharmacokinetics

~ в стациона́рном состоя́нии steady-state pharmacokinetics
~, нелине́йная nonlinear pharmacokinetics
~ радиофармпрепара́та radiopharmacokinetics
~, сравни́тельная comparative pharmacokinetics
фармакокинети́ческий pharmacokinetic
фармаколо́гия *ж.* pharmacology
~, кле́точная cellular pharmacology
~, клини́ческая clinical pharmacology
~, молекуля́рная molecular pharmacology
~, о́бщая general pharmacology
~ радиофармпрепара́тов radiopharmacology
~, хими́ческая chemical pharmacology
~, ча́стная particular pharmacology
фармакопе́я *ж.* pharmacopeia
фармакопсихиатри́я *ж.* pharmacopsychiatry
фармакотерапи́я *ж.* pharmacotherapy; chemotherapy
фармакофо́р *м.* pharmacophore
фармакохи́мия *ж.* pharmacochemistry
фармакоэпидемиоло́гия *ж.* pharmacoepidemiology
фармаце́вт *м.* pharmacist
~, клини́ческий hospital pharmacist
фармацевти́ческий (*относя́щийся к фарма́ции*) pharmaceutical
фарма́ция *ж.* pharmacy
~, клини́ческая clinical pharmacy
фа́ртук *м.*, рентгенозащи́тный lead-rubber [X-ray protection, (X-ray) protective] apron
фасе́тка *ж.*, суставна́я joint facet(te)
фасциолёз *м.* liver fluke [fasciola hepatica] infection
фасциотоми́я *ж.* facsiotomy
~, декомпресси́вная decompressive facsiotomy
фасци́т *м.* fasciitis
~, гно́йный purulent fasciitis
~, некротизи́рующий necrotizing fasciitis
~, подо́швенный plantar fasciitis
фа́сция *ж.* fascia, *fascia* [NA]
~, брюши́нно-проме́жностная Denonvillier's fascia, Denonvilliers' aponeurosis, *fascia peritoneoperinealis* [NA]
~ Вельпо́ fascia Velpeau's
~, височна́я temporal fascia, temporal aponeurosis
~, вну́тренняя семенна́я internal spermatic fascia, *fascia spermatica interna* [NA]
~, внутригрудна́я endothoracic fascia, *fascia endothoracica* [NA]
~, вы́йная nuchal [deep cervical] fascia
~ глазно́го я́блока *fascia bulbi*
~ го́лени crural fascia, crural aponeurosis
~, грудна́я pectoral fascia
~, дельтови́дная deltoid fascia
~ Денонвилье́ Denonvilliers' fascia, Denonvilliers' aponeurosis, *fascia peritoneoperinealis* [NA]
~, диафрагмоплевра́льная phrenicopleural fascia, *fascia phrenicopleuralis* [NA]
~ диафра́гмы та́за, ве́рхняя superior fascia of pelvic diaphragm, *fascia diaphragmatis pelvis superior* [NA]

фа́сция

~ диафра́гмы та́за, ни́жняя inferior fascia of pelvic diaphragm, *fascia diaphragmatis pelvis inferior* [NA]
~, жева́тельная masseteric fascia, *fascia masseterica* [NA]
~, забрюши́нная supraperitoneal fascia, *fascia supraperitonealis* [NA]
~, запира́тельная obturator fascia
~, истончённая *fascia retinens rostralis* [NA]
~ ки́сти, ты́льная dorsal fascia of hand
~ ключи́чно-грудна́я clavipectoral [coracoclavicular] fascia, *fascia clavipectoralis* [NA]
~ мочеполово́й диафра́гмы, ве́рхняя superior fascia of urogenital diaphragm, *fascia diaphragmatis urogenitalis superior* [NA]
~ мочеполово́й диафра́гмы, ни́жняя inferior fascia of urogenital diaphragm, *fascia diaphragmatis urogenitalis inferior* [NA]
~ мы́шцы, поднима́ющей я́ичко cremasteric fascia, *fascia cremasterica* [NA]
~, нару́жная семенна́я external spermatic fascia, *fascia spermatica externa* [NA]
~ околоу́шной железы́ parotid fascia
~ плеча́ brachial fascia, *fascia brachii* [NA]
~, подвздо́шная iliac fascia
~, подмы́шечная axillary fascia
~ полово́го чле́на, глубо́кая deep fascia of penis, *fascia penis profunda* [NA]
~ полово́го чле́на, пове́рхностная superficial fascia of penis, *fascia penis superficialis* [NA]
~, попере́чная transverse fascia, *fascia transversalis* [NA]
~, по́чечная renal fascia, *fascia renalis* [NA]
~, пояснично-грудна́я thoracolumbar [lumbodorsal] fascia
~ предпле́чья antebrachial fascia, deep fascia of forearm, *fascia antebrachii* [NA]
~, предста́тельная fascia of prostate, *fascia prostatae* [NA]
~ проме́жности, пове́рхностная superficial perineal fascia, *fascia perinei superficialis* [NA]
~, решётчатая cribriform fascia, *fascia cribrosa* [NA]
~ стопы́, ты́льная dorsal fascia of foot
~ та́за pelvic fascia, *fascia pelvis* [NA]
~ та́за, висцера́льная visceral pelvic fascia, *fascia pelvis visceralis* [NA]
~ та́за, париета́льная parietal pelvic fascia, *fascia pelvis parietalis* [NA]
~, тено́нова Tenon's fascia
~, ше́йная cervical fascia, fascia of neck
~, щёчно-гло́точная buccopharyngeal fascia, *fascia buccopharyngea* [NA]
фека́лии *мн.* excrements, stool, feces, intestinal discharge
фекало́ма *ж.* coproma, fecaloma, fecal impaction
фека́льный fecal
фелля́ция *ж. сексол.* fellatio(n), fellatorism, irrumation
фе́льдшер *м.* doctor's assistant
феминиза́ция *ж.* feminization
~, тестикуля́рная testicular feminization
феминизи́рующий feminizing
фенестра́ция *ж.* fenestration
~ лабири́нта labyrinthine fenestration
~ стре́мени stapedial fenestration
фенилалани́н *м.* phenylalanine
фенилалани́н-гидроксила́за *ж.* phenylalanine hydroxylase
фенилаланинеми́я *ж.* phenylalaninemia
фенилацета́т *м.* phenyl acetate
фенилкетонури́я *ж.* phenylketonuria, phenylpyruvic oligophrenia, Fölling's disease
фениллакта́т *м.* phenyl lactate
фенилпирува́т *м.* phenyl pyruvate
фенобарбита́л *м. фарм.* phenobarbital, luminal
фено́л *м.* phenol
феноме́н *м.* phenomenon
~ Арть́оса Arthus phenomenon
~ «бе́лое без вдавле́ния» white-without-pressure phenomenon
~ «бе́лое с вдавле́нием» white-with-pressure phenomenon
~ Вестфа́ля Westphal's sign, Westphal's reflex
~ Вилли́зия Willis' phenomenon
~ «зу́бчатого колеса́» cogwheel phenomenon
~, иммунологи́ческий immunological phenomenon
~ ка́льциевого парадо́кса calcium paradox phenomenon
~ Ку́шинга Cushing's phenomenon
~ наруше́ния микроциркуля́ции обструкти́вного ге́неза no-reflow phenomenon
~ обкра́дывания steal phenomenon
~ Пфе́йффера Pfeiffer's phenomenon
~ Се́ченова Sechenov's phenomenon
~ Тинда́ля Tyndall's effect
~ Шва́ртцмана Shwartzman's phenomenon
фенотиази́ны *м. мн.* phenothiazines
фенотипи́рование *с.* phenotyping
фентани́л *м. фарм.* fentanyl
фентолами́н *м. фарм.* phentolamine
феохромобласто́ма *ж.* pheochromoblastoma, pheochromocytoma
феохромоцито́ма *ж.* pheochromocytoma, pheochromoblastoma
ферме́нт *м.* enzyme *(см. тж* ферме́нты*)*
~, ангиотензи́н-конверти́рующий [ангиотензи́н-превраща́ющий] angiotensin converting enzyme, ACE
~, метаболизи́рующий лека́рственные сре́дства drug metabolizing enzyme
ферме́нт-марке́р *м.* enzymatic marker
ферме́нтный enzymatic
ферме́нты *м. мн.* enzymes *(см. тж* ферме́нт*)*
~, гликолити́ческие glycolytic enzymes
~, лизосома́льные lysosomal enzymes
~, липоге́нные lipogenic enzymes
~, липолити́ческие lipolytic enzymes
феррити́н *м.* ferritin
ферти́льность *ж.* fertility
фетиши́зм *м.* fetishism
фетогра́фия *ж.* fetography, embryography
фетометри́я *ж.* fetometry
фетопати́я *ж.* fetopathy, embryopathy
~, алкого́льная fetal alcohol syndrome
~, ви́русная viral fetopathy
~, диабети́ческая diabetic fetopathy

~, краснушная congenital [fetal] rubella, rubella fetopathy, rubella embryopathy
~, листериозная listerious fetopathy
~, сифилитическая syphilitic fetopathy
~, токсоплазмозная toxoplasmotic fetopathy
~, цитомегалическая cytomegalic fetopathy
фетоплацентарный fetoplacental
фетопротеин *м.* fetoprotein
фетотоксический fetotoxic
фибрилляция *ж.* fibrillation
~ желудочков ventrical [ventricular] fibrillation
~ предсердий atrial [auricular] fibrillation
фибрин *м.* fibrin
фибриноген *м.* fibrinogen
~, меченный радиоактивным йодом radioiodinated fibrinogen
фибринолиз *м.* fibrinolysis
~, первичный primary fibrinolysis
фибринолитический fibrinolytic
фиброаденома *ж.* fibrous adenoma, fibroadenoma
~ молочной железы, внутрипротоковая intraductal mammary fibroadenoma
~ молочной железы, гигантская giant fibrous adenoma of breast
~ молочной железы, периканаликулярная pericanalicular fibroadenoma of breast
~, филлоидная phylloid fibroadenoma
фибробласт *м.* fibroblast
фибробронхоскоп *м.* fiber-optic [flexible] bronchoscope
фибробронхоскопия *ж.* fiber-optic bronchoscopy
фиброглиома *ж.* fibroglioma
фиброглия *ж.* fibroglia
фибродисплазия *ж.*, оссифицирующая врождённая fibrodysplasia ossificans congenita
фиброз *м.* fibrosis
~ воротной вены portal fibrosis
~, диффузный идиопатический интерстициальный лёгочный diffuse idiopathic interstitial pulmonary fibrosis
~, кистозный cystic fibrosis
~ лёгких pulmonary fibrosis, pneumofibrosis, pulmonary sclerosis, pneumosclerosis
~ лёгких, идиопатический idiopathic diffuse interstitial fibrosis of lung, Hamman-Rich syndrome
~ лёгких, идиопатический хронический idiopathic chronic pulmonary fibrosis
~, лёгочный pulmonary fibrosis, pneumofibrosis, pulmonary sclerosis, pneumosclerosis
~ молочной железы, дольчатый lobular fibrosis of breast
~, панкреатический кистозный cystic fibrosis [fibrocystic disease] of pancreas
~ перикарда pericardial fibrosis
~ печени hepatic fibrosis
~ печени, врождённый congenital hepatic fibrosis
~, ретроперитонеальный идиопатический idiopathic retroperitoneal fibrosis, Ormond's disease
~, семейный идиопатический лёгочный familial idiopathic pulmonary fibrosis

~, эндомиокардиальный endomyocardial fibrosis
фиброзный fibrous, fibrotic
фиброксантома *ж.* fibroxanthoma, fibrous xanthoma, dermatofibroma, sclerosing hemangioma, (fibrous) histocytoma, nodular subepidermal fibrosis
~, злокачественная malignant fibroxanthoma
фибролипоангиомиома *ж.* benign mesenchymoma
фибролипома *ж.* fibrolipoma
фиброма *ж.* fibroma
~, десмоидная desmoid fibroma
~, инвазивная invasive fibroma
~ кожи dermatofibroma
~ кожи на ножке fibroma pendulum
~ матки uterine fibroid tumor, fibroma uteri
~ носоглотки, юношеская juvenile epipharyngeal fibroma
~ сухожильного влагалища fibroma of tendon sheath
~, хондромиксоидная chondromyxoid fibroma, chondromyxoma
~ Шоупа Shope fibroma
фиброматоз *м.* fibromatosis
~, агрессивный aggressive fibromatosis, desmoid tumor
~, врождённый семейный congenital familial fibromatosis
~ десны gingival fibromatosis, fibromatous accretion of gum
~ дёсен (*тип Коудена*) multiple hamartoma syndrome, Cowden's disease
~, келоидный keloid fibromatosis
~, юношеский апоневротический juvenile aponeurotic fibromatosis
фибромиксохондроэпителиома *ж.* fibromyxochondroepithelioma
фибронектин *м.* fibronectin
фироплазия *ж.* fibroplasia
~, ретролентальная [ретролентарная] retrolental fibroplasia, Terry's syndrome, retinopathy of prematurity
фибросаркома *ж.* fibrosarcoma
~ кожи fibrosarcoma cutis
~, периневральная perineural fibrosarcoma
фиброскоп *м.* fiberscope
~, вводимый по проводнику rope-way type fiberscope
~ зондового типа sonde-type fiberscope
~ толчкового типа push-type fiberscope
фиброспленома *ж.* fibrosplenoma
фиброторакс *м.* fibrothorax
фиброхолангиокистоз *м.* печени congenital hepatic fibrosis
фиброэластоз *м.* fibroelastosis
~ эндокарда endocardial fibroelastosis
фиброэндоскопия *ж.* fiber-optic endoscopy
фигура *ж.* звезды *офт.* macular star
физиология *ж.* physiology
физиотерапевт *м.* physical therapist, physiatrist
физиотерапия *ж.* physiotherapy, physiatrics, physical therapy
физкультура *ж.* physical culture; physical training

физкульту́ра

~, лече́бная exercise therapy, remedial [curative] gymnastics, therapeutic physical training
физостигми́н *м.* physostigmine
фикса́ж *м.* fixing agent
фикса́тор *м.* fixator, fixation device
 ~, ва́куумный *радиол.* vacuum cushion
 ~ Го́ффманна, нару́жный Hoffmann-type external fixator
 ~ зубно́го проте́за attachment
 ~, интрамедулля́рный internal [intramedullary, intraosseous] fixation device
 ~, однора́мовый вне́шний single-frame external fixator
 ~, расса́сывающийся biodegradable fixation device
 ~ че́репа skull clamp
фикса́ция *ж.* fixation; anchorage; stabilization
 ~ витка́ми про́волоки circumferential wiring
 ~, вне́шняя external (skeletal) fixation
 ~, внутрико́стная internal [intramedullary, intraosseous] fixation
 ~ ги́псовой повя́зкой plaster fixation
 ~, дополни́тельная adjunctive [supplemental] fixation
 ~, жёсткая rigid [strong, secure] fixation
 ~, интрамедулля́рная internal [intramedullary, intraosseous] fixation
 ~ ма́тки, чрезбрюши́нная gastrohysteropexy, laparohysteropexy, ventrofixation of uterus
 ~ ма́тки, чрезвлага́лищная vaginal hysteropexy
 ~, нару́жная чреско́стная external fixation
 ~, нестаби́льная unstable surgical fixation
 ~ отло́мков, адеква́тная перви́чная expedient initial fracture stabilization
 ~ отло́мков, дополни́тельная fracture adjunctive [supplemental] fixation
 ~ прида́тков ма́тки adnexopexy
 ~ спи́цей Ки́ршнера Kirschner wire fixation
 ~, стаби́льная rigid [strong, secure] fixation
 ~ стя́гивающей пе́тлей по Ве́беру tension band wiring
 ~, трансартикуля́рная transarticular fixation
 ~, центра́льная central fixation
 ~ церкля́жной про́волокой cerclage wiring
 ~, эксцентри́чная eccentric fixation
 ~ яи́чника oophoro(pelio)pexy
фикси́рованный fixed, fastened; immobile
фикси́ровать to fix, to fasten, to immobilize
фильтр *м.* filter
 ~, выра́внивающий compensating [flattening] filter
 ~, клинови́дный wedge filter
 ~, компенса́торный [компенсацио́нный] compensating [flattening] filter
 ~, полосово́й bandpass filter
 ~, решётчатый *радиол.* grid
 ~, тканекомпенси́рующий tissue compensating filter
фильтра́ция *ж.* filtration
 ~, клубо́чковая glomerular filtration
 ~, простра́нственная image filtration
фильц *м.* felt wheel
 ~, полиро́вочный polishing buff

филяриато́з *м.* filariasis
фимо́з *м. урол.* phimosis
 ~, атрофи́ческий atrophic phimosis
 ~, врождённый congenital phimosis
 ~, гипертрофи́ческий hypertrophic phimosis
 ~, приобретённый acquired phimosis
финопти́н *м. фарм.* finoptin, verapamil, isoptin
фиссу́ра *ж.* fissure
фи́стула *ж.* fistula
 ~, артериовено́зная arteriovenous fistula
 ~, бронхоплевра́льная bronchopleural fistula
 ~, вну́тренняя inner opening
 ~, врождённая артериовено́зная congenital arteriovenous fistula
 ~ лабири́нта labyrinthine fistula
 ~ лёгкого, артериовено́зная pulmonary arteriovenous fistula
 ~ окна́ преддве́рия *ото* oval window fistula
 ~ окна́ ули́тки *ото* round window fistula
 ~, преаурикуля́рная *ото* preauricular sinus, preauricular fistula
 ~, преаурикуля́рная врождённая *ото* congenital preauricular fistula
 ~ фильтрацио́нной поду́шки leak of filtering bleb
фистулогра́мма *ж.* fistulogram
фистулогра́фия *ж.* fistulography
фистулоплеврогра́фия *ж.* fistulopleurography
фистуло(холецисто)холангиогра́фия *ж.* fistulocholangiography, fistulous cholangiography
фистулэктоми́я *ж.* fistulectomy, syringectomy
фитобезоа́р *м.* phytobezoar
 ~ желу́дочно-кише́чного тра́кта gastrointestinal phytobezoar
фитогемагглютини́н *м.* phytohemagglutinin, PHA
фитомитоге́н *м.* phytomitogen
фитотерапи́я *ж.* phytotherapy
 ~, традицио́нная traditional phytotherapy
фитохи́мия *ж.* phytochemistry
флавинмононуклеоти́д *м.* flavin mononucleotide
флаво́н *м.* flavone
флавони́д *м.* flavonoid
флавонолгликози́д *м.* flavonol glycoside
флагелли́н *м.*, полимеризи́рованный polymerized flagellin
флаги́л *м. фарм.* flagyl, metronidazole
флако́н *м.* vial
флеби́т *м.* phlebitis, superficial venous thrombosis
 ~ ни́жней коне́чности, послеродово́й milk [white] leg
 ~, послеродово́й puerperal phlebitis
флебогра́мма *ж.* phlebogram, venogram
флебогра́фия *ж.* phlebography, venography
 ~, внутривённая intravenous phlebography
 ~, внутрико́стная intraosseous phlebography
 ~, ма́точная hysterophlebography
 ~, печёночная hepatovenography
 ~, порта́льная portal phlebography, porto(veno)graphy
 ~, селезёночная splenoportography, hepatolienography, splenic portography, splenic venography

флебокавография ж. (veno)cavography
флеболиз м. phlebolysis
флеболит м. phlebolit(h)
флеболог м. phlebologist
флебология ж. phlebology
флебометрит м. phlebometritis
флебостаз м. phlebostasia
флеботензиометрия ж. phlebomanometry
флеботомия ж. phlebotomy, venotomy
флеботромбоз м. phlebothrombosis
флебэктомия ж. phlebectomy
флегмона ж. phlegmon
 ~, анаэробная anaerobic phlegmon
 ~, газовая gas [emphysematous] phlegmon
 ~, деревянистая ligneous [woody] phlegmon
 ~ дна рта, гнилостно-невротическая Ludwig's angina
 ~, каловая stercoral abscess
 ~ кисти pulp space infection
 ~ кисти, подапоневротическая web space infection
 ~ кишечника intestinal inflammation
 ~, субпекторальная subpectoral phlegmon
флегмонозный phlegmonous
флексия ж. flexion
 ~, ладонная palmar flexion
 ~, тыльная dorsal flexion
фликтена ж. phlyctena, phlyctenule
 ~, блуждающая "wandering" phlyctenule
 ~, милиарная miliary phlyctenule
 ~, солитарная solitary phlyctenule
 ~, странствующая "wandering" phlyctenule
флокула ж. flocculus
фломоксеф м. flomoxef
флора ж. flora
 ~, влагалищная vaginal flora
 ~ кожи, микробная skin autoflora
флотация ж. грудной клетки flail chest, floating ribs
флоуметр м. (прибор для измерения скорости кровотока) flowmeter
 ~ Допплера Doppler ultrasonic flowmeter
 ~, электромагнитный electromagnetic flowmeter
флоуметрия ж., ультразвуковая Doppler ultrasounds, Doppler ultrasonography
флюктуация ж. fluctuation
флюоресцеин м. fluorescein
флюоресценция ж. fluorescence
флюоресграмма ж. photofluorogram
флюорограф м. мед. тех. photoroentgenograph, (photo)fluorograph, photofluorographic unit
 ~, крупнокадровый large picture frame photofluorograph
 ~, мелкокадровый small picture frame photoroentgenograph
флюорография ж. рентг. (photo)fluorography, roentgenofluorography, photoroentgenography, radiophotography
 ~, крупнокадровая large picture frame photoroentgenography
 ~, мелкокадровая small picture frame photoroentgenography
флюороз м. зубов dental fluorosis
флюороскоп м. fluoroscope
флюороскопия ж. рентг. fluoroscopy, roentgenoscopy, radioscopy, skiascopy
флюорофотометрия ж. fluorophotometry
фобия ж. phobia
фобофобия ж. phobophobia, fear of fearing
фовеальный foveal
фовеола ж. foveola
фовеолярный foveolar
фокальный focal
фокомелия ж. phocomelia
фокусирование с. ультразвука ultrasound focusing
фолликул м. follicle, folliculus [NA] (см. тж фолликулы)
 ~, везикулярный vesicular ovarian [graafian] follicle, folliculus ovaricus primorius [NA]
 ~, вторичный secondary follicle
 ~, вторичный лимфоидный secondary lymphoid follicle
 ~, зреющий яичниковый maturing ovarian follicle
 ~ конъюнктивы conjunctival follicle
 ~, лимфатический lymphatic follicle, folliculus lymphaticus [NA]
 ~, лимфоидный lymphoid follicle
 ~, первичный primary follicle
 ~, первичный яичниковый primary [primordial] ovarian follicle, folliculus ovarici primarii [NA]
 ~, предовуляторный preovulatory follicle
 ~, примордиальный primary [primordial] ovarian follicle, folliculus ovarici primarii [NA]
 ~, пузырчатый яичниковый vesicular ovarian graafian follicle, folliculus ovaricus primorius [NA]
 ~, трахоматозный trachome [trachomatous] follicle
 ~, яичниковый ovisac, ovarian follicle
фолликулёз м. конъюнктивы conjunctival folliculosis
фолликулит м. folliculitis
 ~ бороды folliculitis barbae, tinea sycosis
 ~ головы, абсцедирующий и подрывающий folliculitis abscendens et suffodiens capitis
 ~, декальвирующий folliculitis [acne] decalvans, Quinquaud's disease
 ~ затылка, склерозирующий folliculitis sclerosans nuchae
 ~, келоидный folliculitis keloidalis
 ~, угревой folliculitis sebaceae
фолликулы м. мн. follicles, folliculi [NA] (см. тж фолликул)
 ~, везикулярные маточные vesicular ovarian follicles, folliculi ovarici vesiculosi [NA]
 ~, групповые лимфатические aggregated lymphatic follicles, folliculi lymphatici aggregati [NA]
 ~, одиночные лимфатические solitary lymphatic follicles, folliculi lymphatici solitarii [NA]
 ~, селезёночные лимфатические splenic lymphatic follicles, folliculi lymphatici lienales [NA]
фоллитропин м. follitropin, follicle stimulating hormone

фон *м.* (*в протонных исследованиях сердца*) background
~, аффекти́вный holothymia
~ ионизи́рующего излуче́ния ionizing radiation [radioactive] background
~, радиацио́нный [радиоакти́вный] ionizing radiation [radioactive] background
фонастени́я *ж.* phonasthenia
фона́ция *ж.* phonation
фонд *м.* pool
~, метаболи́ческий metabolic pool
фониа́тр *м.* phoniatrist
фониатри́я *ж.* phoniatrics
фоноамплипульстерапи́я *ж.* phonoamplipulse therapy
фонодиадинамотерапи́я *ж.* phonodiadynamic therapy
фонокардиогра́мма *ж.* phonocardiogram
фонокардиогра́фия *ж.* phonocardiography
~ плода́ fetal phonocardiography
фоноресе́птор *м.* phonoreceptor
фонофоре́з *м.* phonophoresis
фонури́т *м. фарм.* fonurit, acetazolamide
фопури́н *м.* phopurinum
фораминотоми́я *ж.* foraminotomy
фора́н *м.* (*ингаляционный антисептик*) forane
фори́я *ж.* phoria
фо́рма *ж.* form; shape (*см. тж* фо́рмы)
~ адреногенита́льного синдро́ма, сольтеря́ющая salt-losing form of adrenogenital syndrome
~, биоразложи́мая лека́рственная biodegradable dosage form
~ ветряно́й о́спы, висцера́льная generalized chicken pox
~ губы́ labial form
~ для нару́жного примене́ния, лека́рственная topical (drug) formulation
~ для пероральнoгo применения, лекарственная oral dosage form
~ для трансдерма́льного введе́ния, лека́рственная transdermal (drug) formulation
~ зу́ба dental form
~, инкапсули́рованная лека́рственная capsule dosage form
~ инфе́кции, висцера́льная systemic infection
~, лека́рственная (drug) dosage form, (drug) formulation, (pharmaceutical) dosage form
~, моноли́тная лека́рственная single-unit dosage form
~, нати́вная native form
~ ра́ка cancer type
~ с бы́стрым высвобожде́нием, лека́рственная fast-release dosage form
~ с заме́дленным высвобожде́нием, лека́рственная sustained [delayed] release dosage form, sustained release formulation
~ с контроли́руемым высвобожде́нием, лека́рственная controlled release dosage form
~, состоя́щая из мно́жества части́ц лека́рственная multiparticulate-type [multiple-unit] dosage form
~ с плёночным покры́тием, лека́рственная film-coated (drug) formulation

~, твёрдая лека́рственная solid dosage form
~ че́репа, рахити́ческая caput quadratum
~ QRS ко́мплекса QRS contour
формали́н *м.*, бу́ферный buffered formalin
формальдеги́д *м.* formaldehyde
форма́ция *ж.*, ретикуля́рная reticular formation
формирова́ние *с.* зу́ба tooth formation
фо́рмула *ж.* formula
~, зубна́я dental formula
~, структу́рная structural formula
фо́рмы *ж. мн.* forms; shapes (*см. тж* фо́рма)
~, мно́жественные молекуля́рные multiple molecular forms
~, молекуля́рные molecular forms
форникотоми́я *ж.* fornicotomy
форо́метр *м.* phorometer
фоскарне́т *м.* foscarnet, phosphonoformate
фосфа́т *м.* phosphate
~ ка́льция calcium phosphate
фосфата́за *ж.* phosphatase
~, ки́слая acid phosphatase
~, щелочна́я alkaline phosphatase
фосфатидилглицери́н *м.* phosphatidyl glycerol
фосфатидилинозито́л *м.* phosphatidyl inositol
фосфатидилсери́н *м.* phosphatidyl serine
фосфатидилхоли́н *м.* phosphatidylcholine
фосфатидилхоли́н-стеро́л-ацилтрансфера́за *ж.* phosphatidylcholine-sterol-acyltransferase
фосфа́тный phosphate
фосфатури́я *ж.* phosphaturia
фосфа́ты *м. мн.*, макроэрги́ческие macroergic phosphates
фосфе́н *м.* phosphene
фосфоглицераткина́за *ж.* phosphoglycerate kinase
фосфоглюкомута́за *ж.* phosphoglucomutase
фосфодиэстера́за *ж.* phosphodiesterase
~ цикли́ческих нуклеоти́дов cyclic nucleotide phosphodiesterase
фосфодиэфи́ры *м. мн.* phosphodiesters
фосфоинозити́ды *м. мн.* phosphoinositides
фосфокислота́ *ж.* phosphonic acid
фосфолипа́за *ж.* phospholipase
фосфолипи́ды *м. мн.* phospholipids
~, полиненасы́щенные polyunsaturated phospholipids
фо́сфор *м. хим.* phosphorus, P
~, радиоакти́вный radiophosphorus, radioactive phosphorus
фосфоресце́нция *ж.* phosphorescence
5-фосфорибози́л-1-пирофосфорсинтета́за *ж.* 5-phosphorybosyl-1-pyrophosphate synthetase
фосфорила́за *ж.* phosphorylase
фосфорили́рование *с.* phosphorylation
~, окисли́тельное oxidative phosphorylation
фосфорилхоли́н *м.* phosphoryl choline
фосфотрансфера́за *ж.* phosphotransferase
фосфофруктокина́за *ж.* phosphofructokinase
фотодермато́з *м.* photodermatosis, photosensitivity disease
фотодози́метр *м.* photodosimeter, film dosimeter, film batcher

фотодозиметрия ж. photographic dosimetry
фотозапись ж. photorecording
фотокамера ж. photocamera
фотокератоскоп м. photokeratoscope
фотокоагулятор м. photocoagulator
фотокоагуляция ж. photocoagulation
  ~ сетчатки, панпериферическая panperipheral retinal photocoagulation
  ~ сетчатки, панретинальная panretinal photocoagulation
фотокольпоскопия ж. photocolposcopy
фотолаборатория ж. photolaboratory
фотомидриаз м. photomydriasis
фотон м. photon
фотоофтальмия ж. photoelectric ophthalmia
фотоофтальмометрия ж. keratometry
фотопик м. photopeak, photon [gamma energy] peak
фотопический photopic
фотопластинка ж. photographic plate
фотоплёнка ж. photographic film
фотоповреждение с. photopathy, photonosus
фотопсия ж. photopsy
фотораздражитель м. photostimulus, photic stimulus
фоторентгенограф м. photoroentgenograph, (photo)fluorograph
фоторентгенография ж. рентг. photoradiography, radiophotography, roentgenophotography, photoroentgenography
фоторецептор м. photo(re)ceptor
фотосенсибилизатор м. photosensitizer
фотосканограмма ж. photoscan
фотостимуляция ж. photostimulation
фотострeсc м. photostress
фототерапия ж. phototherapy, photodynamic therapy
фотофобия ж. photophobia
фотофорез м. photophoresis
фотохимиотерапия ж. photochemotherapy
фоточувствительность ж. photosensitivity, photosensitization, light sensitivity
фотоэлектрон м. photoelectron
фотоэлемент м. photoelectric cell
фотоэффект м. photoelectric effect
фотрин м. фарм. photrinum, tentirin
фрагмент м. fragment ◇ Fab-фрагмент Fab fragment; F(ab)$_2$-фрагмент F(ab)$_2$ fragment; Fc-фрагмент Fc fragment
  ~, костный (при переломе) bone (fracture) fragment
  ~, промежуточный intercalated fragment
фрагментация ж. fragmentation
фракционирование с. fractionation
  ~ дозы dose fractionation
фракция ж. fraction
  ~ выброса ejection fraction, EF
  ~ выброса левого желудочка left ventricular ejection fraction
  ~ выброса, локальная regional ejection fraction
  ~ выброса, общая global ejection fraction
  ~ выброса правого желудочка right ventricular ejection fraction
  ~ выброса, региональная regional ejection fraction
  ~ гамма-глобулина gamma-globulin fraction
  ~, грубая crude fraction
  ~ изгнания ejection fraction, EF
  ~ микросомальная microsomal fraction
  ~ регургитации regurgitant fraction
  ~ синаптосом synaptosomal fraction
  ~, фильтрационная filtration fraction, FF
фрамбезия ж. yaws, frambesia
франклинизация ж. franklinization
  ~, акупунктурная acupuncture franklinization
фреза ж. bone [milling] cutter, bone-drilling bur; dental cutter
  ~, колесовидная wheel-shaped dental cutter
  ~, конусная conical dental cutter
  ~, цилиндрическая cylinder-shaped bone cutter; circular dental cutter
френикотомия ж. phrenicotomy
френикоэкзерез м. phrenicectomy, phrenicoexeresis, phreniconeurectomy
френолон м. фарм. phrenolon, metofenazate
фригидность ж. сексол. frigidity
фринодерма ж. phrynoderma, toad skin
фронтит м. frontal sinusitis, frontitis
фруктоза ж. fructose
фруктозамин м. fructosamine
фруктозобисфосфатаза ж. fructose bisphosphatase
фруктозодифосфат м. fructose diphosphate
фруктозодифосфатальдолаза ж. fructose diphosphate aldolase
фруктозофосфатальдолаза ж. fructose phosphate aldolase
фруктокиназа ж. fructokinase
фтизис м. глазного яблока phthisis bulbi
фтор м. хим. fluorine, F
фторафур м. фарм. futraful, phthorafurum
фторацизин м. phthoracizin
фтордеоксиглюкоза ж. fluorodeoxyglucose, FDG
фтористый fluoride
фторотан м. фарм. halothane
фторурацил м. фарм. fluorouracil
фторфеназин м. фарм. phthorphenazin, fluphenazine hydrochloride
фторфеназин-деканоат м. fluorophenazine decanoate
фторхинолóны м. мн. fluoroquinolones
фубромеган м. фарм. fubromegan
фуга ж. псих. fugue
фузионный fusional
фузия ж. fusion
фукозидаза ж. fucosidase
фукозидоз м. fucosidosis
фукозилтрансфераза ж. fucosyl transferase
фульгурация ж. fulguration
фумигант м. fumigant
фумигация ж. (окуривание) fumigation
фунг м. (феномен ускоренного нарастания громкости) recruitment
фунгистатический fungistatic

фунгици́д

фунгици́д *м.* fungicide
фунгици́дный fungicidal
фундопликáция *ж.* fundoplication, Nessen's operation
фу́ндус-кáмера *ж.* fundus-camera
функули́т *м. урол.* funiculitis
функулоцéле *с.* funiculocele
функционáльный functional
функциони́ровать to function
фу́нкция *ж.* function
~ антитéл antibody function
~ внéшнего дыхáния respiratory function
~, гипофизáрная pituitary function
~, двигáтельная movement [motor] function
~, желу́дочка (сéрдца) ventricular function
~, зри́тельная visual function
~, когнити́вная cognitive function
~ мóзга brain function
~ мышц, сократи́тельная contractile muscle function
~, насóсная pumping ability
~ пáльцев ки́сти digital performance
~, репродукти́вная reproductive function
~, речевáя language function
~, сердéчная cardiac function
~, сни́женная diminished function
~, супрéссорная suppressor function
~, хéлперная helper function
~, экспоненциáльная exponential function
фурадони́н *м. фарм.* nitrofurantoin
фуросеми́д *м. фарм.* furosemide, lasix
фуру́нкул *м.* furuncle, furunculus, boil
~ губы́ labial furuncle
фурункулёз *м.* furunculosis
фурункулёзный furuncular, furunculous
футля́р *м.*, фасциáльный fascial [muscle] compartment

X

халазиóн *м.* chalasion
халази́я *ж.* кардии cardioesophageal relaxation, chalasia
халькóз *м. офт.* chalcosis
~ глáза chalcosis of eye
~ хрустáлика chalcosis lentis
харáктер *м.* character
~, патологи́ческий pathologic character
~ прекордиáльной пульсáции characteristics of precordial motion
~, эпилепти́ческий epileptic temperament
характери́стики *ж. мн.* characteristics
~ больнóго patient characteristics
~, наслéдственные hereditary characteristics
~ свя́зывания binding characteristics
~, фармакологи́ческие pharmacological characteristics

хвост *м.* tail, cauda [NA]
~, кóнский cauda equina [NA]
~ поджелу́дочной железы́ tail of pancreas, cauda pancreatis [NA]
~ придáтка яи́чка tail of epididymis, cauda epididymidis [NA]
хейли́т *м.* cheilitis
~, актини́ческий actinic cheilitis, cheilitis actinica
~, ангуля́рный angular cheilitis
~, гландуля́рный cheilitis glandularis
~, гнóйный impetiginous cheilitis, pyoderma of lips
~, гранулематóзный granulomatous cheilitis
~, грибкóвый [кандидóзный] commissural cheilitis
~, космети́ческий cheilitis venenata
~, простóй cheilitis simplex
~, экзематóзный exematous cheilitis
~, эксфолиати́вный cheilitis exfoliativa
хейлогнатопалатосхи́зис *м.* cheilognathopalatoschisis
хейлóз *м.* cheilosis
хейлоплáстика *ж.* cheiloplasty
хейлофаги́я *ж.* cheilophagia
хелáт *м.* chelate
хелатообразовáние *с.* chelation
хелатообразовáтель *м.* chelator, chelating agent
хелáтор *м.* chelator, chelating agent
~ железá iron chelator, iron chelating agent
хелáты *м. мн.* метáллов metal chelates
хéлпер *м.* helper
хемилюминесцéнтный chemiluminescent
хемилюминесцéнция *ж.* chemiluminescence
хемодектóма *ж.* chemodectoma, nonchromaffin paraganglioma, aortic body [carotid body, chemoreceptor, glomus jugulare] tumor, receptoma
хемóз *м.* (отёк конъюнктивы) chemosis
хемонуклеóлиз *м.* chemonucleolysis
хемопаллидэктоми́я *ж.* chemopallidectomy
хеморецéптор *м.* chemoreceptor
хемотáксис *м.* chemotaxis
хемоталамэктоми́я *ж.* chemothalamectomy
хиáзма *ж.* optic chiasm
хиломикрóны *м. мн.* chylomicrons
хилоперикáрд *м.* chylopericardium
хилотóракс *м.* chylothorax
хилури́я *ж.* chyluria
химáза *ж.* chymase
химиоиммунотерапи́я *ж.* chemoimmunotherapy
химиопрофилáктика *ж.* chemoprophylaxis
химиотерапéвт *м.* chemotherapeutist
химиотерапевти́ческий chemotherapeutical
химиотерапи́я *ж.* chemotherapy; pharmacotherapy
~, агресси́вная aggressive chemotherapy
~, адъювáнтная adjuvant chemotherapy
~, внутриартериáльная intraarterial [i.a.] chemotherapy
~, внутрибрюши́нная intraperitoneal [intraabdominal, i.p.] chemotherapy

хлордиазепоксид

~, внутривенная intravenous [i.v.] chemotherapy
~, внутрилимфатическая intralymphatic chemotherapy
~, внутрипузырная intravesicular chemotherapy
~ двумя препаратами two-drug chemotherapy
~, длительная long-term [prolonged] chemotherapy
~, дополнительная adjuvant chemotherapy
~, индукционная induction chemotherapy
~, интратекальная intrathecal chemotherapy
~, инфузионная infusion chemotherapy
~, клиническая clinical chemotherapy
~, комбинированная combined chemotherapy, polychemotherapy
~, консолидирующая consolidating chemotherapy
~, массивная massive chemotherapy
~ перемежающимися курсами alternative [alternating] chemotherapy
~, перфузионная perfusion chemotherapy
~, поддерживающая supportive [maintenance] chemotherapy
~, последовательная sequential chemotherapy
~, противомикробная antimicrobial chemotherapy
~, противоопухолевая (anti)cancer [antitumor] chemotherapy
~, противоопухолевая местная local antitumor chemotherapy
~, экспериментальная experimental chemotherapy
химиоэндокринный chemohormonal
химия *ж.* chemistry
~, аналитическая analytical chemistry
~, клиническая clinical chemistry
~, радиационная radiation chemistry
химозин *м.* chemosin
химотрипсиноген *м.* chemotrypsinogen
химус *м.* chyme, chymus
хинакрин *м. фарм.* quinacrine, chinacrin(e), mepacrin(e)
хингамин *м. фарм.* chingamin, chloroquine
хинидин *м. фарм.* quinidine
хинин *м. фарм.* quinine
хинолоны *м. мн.* quinolones
хинуклидинилбензилат *м.* quinuclidinyl benzilate
хиральность *ж.* chirality, optical isomerism
хиропрактика *ж.* chiropractic
хирург *м.* surgeon
~, военный military surgeon
~, гражданский civilian surgeon
~, оперирующий operating surgeon
хирургия *ж.* surgery
~, абдоминальная abdominal surgery
~, амбулаторная ambulatory [outpatient, day] surgery
~, брюшная abdominal surgery

~, военно-полевая field [military] surgery
~, восстановительная (ana)plastic [restorative, reconstructive, reparative] surgery, plasty
~ глиом glioma surgery
~, гнойная contaminated surgery
~ головного мозга brain surgery
~, детская pediatric surgery
~ жёлчных путей biliary surgery
~ кисти hand surgery
~, колоректальная colorectal surgery
~, лазерная laser surgery
~, «малая» minor surgery
~, общая general surgery
~, оперативная operative surgery
~, ортопедическая orthopedic surgery
~, плановая selective surgery
~, пластическая (ana)plastic [reconstructive, restorative, reparative] surgery, plasty
~, радикальная major [excisional, therapeutic] surgery
~, реконструктивная reconstructive [(ana)plastic, restorative, reparative] surgery, plasty
~ с лечебной целью curative surgery
~ сосудов мозга cerebrovascular surgery
~ с сохранением конечности limb-sparing surgery
~, стереотаксическая stereotax [stereotactic] surgery
~, ургентная emergency surgery, surgical emergency
~, челюстно-лицевая oral surgery
~, чистая clean surgery
~, экстренная emergency surgery, surgical emergency
~, эндоскопическая endoscopic surgery
хирург-клиницист *м.* surgical clinician
хирург-онколог *м.* cancer surgeon
хирург-ортопед *м.* orthopedic surgeon
хирург-проктолог *м.* colorectal surgeon
хирург-стоматолог *м.* dental surgeon
хирург-травматолог *м.* traumatic surgeon
хирург-учёный *м.* academic [research] surgeon
хламидии *ж. мн.* clamydia
хламидиоз *м.* clamidiosis
хлоазма *ж.* chloasma; mask of pregnancy
~ беременных chloasma [mask] of pregnancy, melasma uterinum
~, гепатическая chloasma hepaticum, liver spots
~, идиопатическая idiopathic chloasma
~, симптоматическая symptomatic chloasma
хлодитан *м. фарм.* chloditane, mitotan
хлоракон *м. фарм.* chloracon, beclamide
хлоралгидрат *м.* chloral hydrate
хлоралоза *ж.* chloralose
хлорамфеникол *м. фарм.* chloramphenicol
хлорбутанол *м. фарм.* chlorbutanol
хлорбутин *м. фарм.* leukeran, chlorbutin
хлоргексидин глюконат *м. фарм.* chlorhexidine gluconate
хлордиазепоксид *м.* chlordiazepoxide

хлорид

хлори́д *м.* chloride
~ та́ллия thallium [thallous] chloride
хлоридоре́я *ж.*, врождённая congenital chloridorrhea
хлоризондами́н *м. фарм.* chlorisondamine
хлорлейкеми́я *ж.*, **хлорлейко́з** *м.* chloroleukemia, chloroma
хлоролимфосарко́ма *ж.* chlorolymphosarcoma
хлоро́ма *ж.* chloroma, chloroleukemia
хлоропе́рча *ж.* chloropercha
хлорофо́рм *м.* для нарко́за anesthetic chloroform
хлорофта́льм *м.* chlorophthalm
хлорохи́н *м.* chloroquine
хлорпрокаи́н *м. фарм.* chloroprocaine
хлорпромази́н *м. фарм.* chlorpromazine
хлорпротиксе́н *м. фарм.* chlorprothixene hydrochloride
хлортрианизе́н *м. фарм.* chlorotrianisene, chlorestrol
хлорфено́л *м.* chlorophenol
хлорэто́л *м.* chloroethanol
хоа́ны *ж. мн.* choanae, *choanae* [NA]
ход *м.*:
~, альвеоля́рный alveolar duct, *ductus alveolaris* [NA]
~, ве́рхний носово́й superior nasal meatus, *meatus nasi superior* [NA]
~, ни́жний носово́й inferior nasal meatus, *meatus nasi inferior* [NA]
~, свищево́й sinus tract
~, спицево́й pin track
ходи́лка *ж.* walking aid, walking frame
ходи́ть *(о пациенте)* to ambulate
~ босико́м to walk barefoot
ходьба́ *ж.* ambulation, walking
~ без костыле́й ambulation without crutches
~ без нагру́зки коне́чности nonweight-bearing ambulation
~ вверх по ле́стнице stair climbing, climbing stairs, proceeding up stairs
~ вниз по ле́стнице proceeding down stairs
~ на костыля́х crutch ambulation, ambulation on crutches
~ на костыля́х без нагру́зки на опери́рованную коне́чность nonweight-bearing ambulation on crutches
~ на костыля́х с нагру́зкой на но́гу weight-bearing crutch ambulation
~ на цы́почках walking on tip-toes, tip-toe walking
~ с приступа́нием на но́гу walking with floor contact, touch-down ambulation
хожде́ние *с.* босико́м по мо́крой траве́ *(лечение по Кнейпу)* dew cure
холангиогепати́т *м.* cholangiohepatitis
холангиогра́мма *ж.* cholangiogram
холангиогра́фия *ж.* cholangiography
~, внутриве́нная intravenous cholangiography
~, интраоперацио́нная (intra)operative [intraoperation] cholangiography

~, лапароскопи́ческая laparoscopic cholangiography
~ на операцио́нном столе́ intraoperation [(intra)operative] cholangiography
~, послеоперацио́нная postoperative [transdrainage tube] cholangiography
~, радиоизото́пная cholescintigraphy, biliary [hepatobiliary, HIDA] scintigraphy, radionuclide hepatobiliary imaging, HIDA scanning
~ с одновреме́нной дуоденогра́фией, чреско́жная чреспечёночная percutaneous transhepatic cholangioduodenography
~, субоперацио́нная intraoperation [(intra)operative] cholangiography
~ Т-обра́зным кате́тером T-tube cholangiography
~, трансдуодена́льная endoscopic retrograde cholangiography
~ че́рез пузы́рный прото́к cystic duct cholangiography
~ че́рез свищ fistulous cholangiography, fistulocholangiography
~, чреско́жная transdermal [percutaneous] cholangiography
~, чреско́жная транспечёночная [чреско́жная чреспечёночная] percutaneous [transdermal, fine needle] transhepatic cholangiography, PTC
~, чреспечёночная transhepatic cholangiography
~, эндоскопи́ческая ретрогра́дная endoscopic retrograde cholangiography
холангиоеюностоми́я *ж.* cholangiojejunostomy
~, внутрипечёночная intrahepatic cholangiojejunostomy
холангиокарцино́ма *ж.* cholangioma, cholangiocellular carcinoma, cholangiocarcinoma
холангио́ма *ж.* cholangioma, cholangiocellular carcinoma, cholangiocarcinoma
холангиопанкреатогра́мма *ж.* cholangiopancreatogram
холангиопанкреатогра́фия *ж.* cholangiopancreatography
~, эндоскопи́ческая ретрогра́дная endoscopic retrograde cholangiopancreatography, ERCP
холангиохолецистогра́фия *ж.* cholangiocholecystography
~, внутриве́нная intravenous cholangiocholecystography
холанги́т *м.* cholangitis, angiocholitis
~, о́стрый acute cholangitis
~, перви́чный склерози́рующий primary sclerosing cholangitis
~, склерози́рующий sclerosing cholangitis
холегра́мма *ж.* cholangiogram
холегра́фия *ж.* cholegraphy
~, инфузио́нная infusion cholegraphy
~, перора́льная peroral cholegraphy
холедохогастростоми́я *ж.* choledochogastrostomy
холедохогра́мма *ж.* choledochogram
холедохогра́фия *ж.* choledochography

~, радионукли́дная bile-duct scintigraphy
холедоходуоденостоми́я ж. choledochoduodenostomy
холедохоеюностоми́я ж. choledochojejunostomy
холедохолитиа́з м. choledocholithiasis
холедохолитотоми́я ж. choledocholithotomy
холедохолитотрипси́я ж. choledocholithotripsy
холедохопла́стика ж. choledochoplasty
холедохоскопи́я ж. choledochoscopy
 ~, ги́бкая flexible choledochoscopy
холедохостоми́я ж. choledochostomy
холедохотоми́я ж. choledochotomy
холедохоэнтеростоми́я ж. choledochoenterostomy
холелитиа́з м. cholelithiasis
холе́ра ж. cholera
холеста́з м. cholestasis, cholestasia
 ~ бере́менных pregnancy cholestasis
 ~, идиопати́ческий idiopathic cholestasis
холестеато́ма ж. cholesteatoma, epithelial [epidermoid] pearl tumor
 ~, ушна́я ear cholesteatoma
холестери́н м. cholesterol, cholesterin
 ~ липопротеи́нов lipoprotein cholesterol
 ~, ме́ченный радиоакти́вным йо́дом radiocholesterol, iodocholesterol
холестеринсульфа́т м. cholesterol sulfate
холестеро́л-7а-гидроксила́за ж. cholesterol-7a-hydroxylase
холестеролоксида́за ж. cholesterol oxidase
холесцинтигра́мма ж. cholescintigram
холесцинтиграфи́я ж. cholescintigraphy, biliary [hepatobiliary] scintigraphy, radionuclide hepatobiliary imaging
холецисти́т м. cholecystitis; gallbladder inflammation
 ~, бескаменный acalculous cholecystitis; acalculous disease of gallbladder
 ~, гангрено́зный gangrenous cholecystitis
 ~, геморраги́ческий hemorrhagic cholecystitis
 ~, гно́йный purulent cholecystitis
 ~, калькулёзный calculous cholecystitis
 ~, катара́льный catarrhal cholecystitis
 ~, о́стрый acute cholecystitis
 ~, флегмоно́зный phlegmonous cholecystitis
 ~, хрони́ческий chronic cholecystitis
 ~, эмфизематозный emphysematous cholecystitis
холецистогастростоми́я ж. cholecystogastrostomy
холецистогра́мма ж. cholecystogram
холецистографи́я ж. cholecystography
 ~, лапароскопи́ческая laparoscopic cholecystography
 ~, ора́льная [перора́льная] (per)oral cholecystography
 ~, радиоизото́пная cholescintigraphy, biliary scintigraphy, radionuclide biliary imaging, radionuclide imaging of biliary tree
 ~, серийная serial cholecystography
холецистодуоденостоми́я ж. cholecystoduodenostomy
холецистоеюностоми́я ж. cholecystojejunostomy

холецистокини́н м. cholecystokinin
холецистопанкреати́т м. cholecystopancreatitis
холецистопати́я ж. cholecystopathy
холецистопекси́я ж. cholecystopexy
холецистора́фия ж. cholecystorrhaphy
холецистоскани́рование с. radionuclide gallbladder scanning
холецистосканогра́фия ж. radionuclide gallbladder scanning
холецистостоми́я ж. cholecystostomy
холецистотоми́я ж. cholecystotomy
холецистотомогра́фия ж. gallbladder tomography
холецистохолангиогра́фия ж. cholecystocholangiography
 ~, внутриве́нная intravenous cholecystocholangiography
холецистоэнтеростоми́я ж. cholecystoenterostomy
холецистэктоми́я ж. cholecystectomy
 ~, антегра́дная antegrade cholecystectomy
 ~, лапароскопи́ческая laparoscopic cholecystectomy
холи́н м. choline
холинацетилтрансфера́за ж. choline acetyl transferase
холинерги́ческий cholinergic
холиноблока́тор м. cholinergic antagonist, anticholinergic drug
 ~, мускари́новый muscarinic antagonist, antimuscarinic agent, muscarinic receptor blocker
 ~, никоти́новый nicotinic antagonist, nicotinic receptor blocker
холиноли́тик м. anticholinergic drug, cholinergic antagonist (см. тж холиноблока́тор)
холиномиме́тик м. cholinomimetic (agent)
холинореце́птор м. cholinergic receptor
 ~, мускари́новый muscarinic (acetylcholine) receptor, muscarinic cholinoreceptor
 ~, никоти́новый nicotinic (acetylcholine) receptor, nicotinic cholinoceptor
холинэстера́за ж. choline esterase
хо́лмик м., семенно́й seminal colliculus, seminal crest, seminal hillock, colliculus seminalis [NA]
хондри́т м. chondritis
хондробласт(окласт)о́ма ж. chondroblastoma, chondroblastoclastoma
хондродермати́т м. chondrodermatitis
 ~ ушно́й ра́ковины, узелко́вый chondrodermatitis nodularis, chronica helicis, Winkler's disease
хондродисплази́я ж. chondrodysplasia
хондродистрофи́я ж. chondrodystrophy, chondrodystrophia
 ~, атипи́ческая Morquio's disease, osteochondrodystrophy
 ~, врождённая деформи́рующая hereditary deforming chondrodystrophy, hereditary multiple exostoses
 ~, гиперпласти́ческая hyperplastic chondrodystrophy
 ~, гипопласти́ческая hypoplastic chondrodystrophy
хондроитинсульфа́т м. chondroitin sulfate

хондрокальциноз *м.* chondrocalcinosis
хондролиз *м.* тазобедренного сустава hip chondrolysis
хондрома *ж.* chondroma, cartilaginous tumor
~, эктопическая ectopic chondroma
хондромаляция *ж.* chondromalacia
~ надколенника chondromalacia patellae, Büdinger-Ludloff-Laewen syndrome
хондроматоз *м.* chondromatosis
~ костей chondralloplasia
~ сустава joint chondromatosis
~, теносиновиальный (teno)synovial chondromatosis
хондромиксома *ж.* chondromyxoma
хондромиксосаркома *ж.* chondromyxosarcoma
хондромиома *ж.* chondromyoma
хондроостеодистрофия *ж.* osteochondrodystrophy, chondro-osteodystrophy, gargoylism
хондропатия *ж.* chondropathy
хондроперихондрит *м.* chondroperichondritis
~ гортани laryngeal chondroperichondritis
~ ушной раковины auricular chondroperichondritis
хондропластика *ж.* chondroplasty
хондросаркома *ж.* chondrosarcoma, chondroma sarcomatosum, chondroid cancer
~, дедифференцированная dedifferentiated chondrosarcoma
хорда *ж.* chorda, cord
~ межкостной перепонки предплечья, косая oblique cord of elbow joint, Weitbrecht's cord, Weitbrecht's ligament
хордома *ж.* chordoma
~, сакральная sacral chordoma
~ ската clival chordoma
хордотомия *ж.* cordotomy, chordotomy
~, открытая open cordotomy
~, перкутанная percutaneous cordotomy
~, стереотаксическая stereotactic cordotomy
хорды *ж. мн.,* сухожильные tendinous cords, chordae tendineae [NA]
хорееформный choreiform, choreoid
хореоатетоз *м.* choreoathetosis
хореоретинит *м.* choreoretinitis
хорея *ж.* chorea
~ беременных chorea gravidarum
~ Гентингтона Huntington's [hereditary] chorea
~, малая juvenile [rheumatic, Sydenham's] chorea, chorea minor, Saint Vitus dance
~, постгемиплегическая posthemiplegic chorea
~, ревматическая rheumatic chorea, chorea minor, juvenile chorea
~, сенильная senile chorea
~ Сиденгама Sydenham's chorea
хориоаденома *ж.* chorioadenoma
хориоамнионит *м.* chorioamnionitis
хориоид *м.* choroid
хориоидальный choroidal
хориоидеремия *ж.* choroideremia, progressive tapetochoroidal dystrophy, progressive choroidal atrophy
хориоидея *ж.* choroid(ea)

хориоидит *м.* choroiditis
~, амёбный amebic choroiditis
~, географический перипапиллярный geographic choroidopathy
~, диссеминированный disseminated choroiditis
~, диффузный diffuse choroiditis
~, очаговый focal choroiditis
~, ползучий перипапиллярный gyrate atrophy of choroid
~, рассеянный disseminated choroiditis
~, саркоидный sarcoid chorioretinitis
~, симпатический sympathetic choroiditis
~, сифилитический syphilitic choroiditis
~, туберкулёзный tuberculous choroiditis
~, туберкулёзный милиарный tuberculous miliary choroiditis
хориоидкарцинома *ж.* chorioid carcinoma
хориоидопатия *ж.* choroidopathy
~, серпигинозная serpiginous choroidopathy
хориоидпапиллома *ж.* choroid papilloma
хориоидэктомия *ж.* choroidectomy
хориоидэпителиома *ж.* choroid epithelioma
хориокарцинома *ж.* choriocarcinoma, trophoblastoma, chorioepithelioma
хориоменингит *м.* choriomeningitis
~, лимфатический [лимфоцитарный] lymphocytic choriomeningitis
хорион *м.* chorion
~, ворсинчатый villous [shaggy] chorion
~, гладкий smooth chorion
хорионаденома *ж.* chorioadenoma
хорионэпителиома *ж.* chorioepithelioma
хориопатия *ж.,* центральная серозная central serous chorioretinopathy
хориоретинит *м.* chorioretinitis
~, диссеминированный disseminated chorioretinitis
~, сифилитический syphilitic chorioretinitis
~, токсоплазмозный toxoplasmic chorioretinitis
~, туберкулёзный tuberculous chorioretinitis
~, центральный ангионевротический central serous retinopathy, central angiospastic retinitis, central serous choroidopathy
~, центральный геморрагический central hemorrhagic chorioretinitis, central hemorrhagic chorioiditis
~, центральный миопический central myopic chorioretinopathy
~, центральный серозный central serous retinopathy, central angiospastic retinitis, central serous choroidopathy
хориоретинопатия *ж.* chorioretinopathy
хориосклероз *м.* chorioidal sclerosis
хориоцентез *м.* choriocentesis
хористома *ж.* choristoma
хранилище *с. радиол.* long-term storage
храп *м.,* храпение *с.* snore, snoring
храпеть to snore
хризомаллин *м.* chrysomalline
хрипота *ж.* hoarseness
хрипы *м. мн.:*

~, вла́жные rales, bubbling [moist] rales, crackles
~, высо́кие свистя́щие сухи́е wheezes, sibilant rales
~, крепити́рующие crackling rales, crepitations
~, крупнопузы́рчатые вла́жные coarse moist [large bubbling] rales
~, мелкопузы́рчатые вла́жные fine moist [small bubbling] rales
~, среднепузы́рчатые вла́жные medium moist rales
~, сухи́е dry rales
хром *м. хим.* chromium, Cr
~, радиоакти́вный radiochromium, radioactive chromium
хромати́н *м.* chromatin
хроматогра́фия *ж.* chromatography
~, аффи́нная affine chromatography
~ высо́кого разреше́ния, жи́дкостная high-yield [high-performance] liquid chromatography, HPLC
~, высокоэффекти́вная жи́дкостная high-yield [high-performance] liquid chromatography, HPLC
~, га́зовая gas chromatography
~, газожи́дкостная gas-liquid chromatography, GLC
~, жи́дкостная liquid chromatography
~, иммуноаффи́нная immunoaffine chromatography
~, ионообме́нная ion-exchange chromatography
~, ио́н-па́рная жи́дкостная ion-pair liquid chromatography
~, ио́н-па́рная обращённофа́зная жи́дкостная ion-pair reversed-phase liquid chromatography
~, капилля́рная газожи́дкостная capillary gas-liquid chromatography, capillary GLC
~, коло́ночная column chromatography
~, микроколо́ночная жи́дкостная microcolumn liquid chromatography
~ под высо́ким давле́нием high-pressure liquid chromatography
~, тонкослойная thin-layer chromatography
хрома́то-масс-спектрометри́я *ж.* chromatography-mass spectrometry
хроматопси́я *ж.* chromatopsia
хроматофоро́ма *ж.* chromatophoroma
хрома́ть to limp
хромаффино́ма *ж.* chromaffinoma
хромаффиноцито́ма *ж.* chromaffinocytoma
хромидро́з *м.* chrom(h)idrosis, red sweat
хромограни́н *м.* chromogranin
хромо́й limped
хромоскопи́я *ж.* chromoscopy
хромосо́ма *ж.* chromosome
~, акроцентри́ческая acrocentric chromosome
~, гетеротро́пная heterotropic chromosome
~, гомологи́чная homologous chromosome
~, дицентри́ческая dicentric chromosome
~, кольцева́я ring chromosome
~, марке́рная marker chromosome
~, метацентри́ческая metacentric chromosome

~, полова́я sex chromosome
~, субметацентри́ческая submetacentric chromosome
~, телоцентри́ческая telocentric chromosome
~, я́дрышковая nucleolar chromosome
хромота́ *ж.* limp(ing), claudication
~, перемежа́ющаяся intermittent claudication, jimmy [jitter] legs, Dejerine's syndrome
хромотерапи́я *ж.* chromotherapy, chromotherapeutics
хромофо́р *м.* chromophore
хромоцистоскопи́я *ж.* chromocystoscopy, cystochromoscopy
хромоэндоскопи́я *ж.* chromoendoscopy
хронакси́метр *м.* chronaximeter
хронаксиметри́я *ж.* chronaximetry
хронакси́я *ж.* chronaxia
~, мото́рная motor chronaxia
~, сенсо́рная sensory chronaxia
хрони́ческий chronic
хронотро́пный chronotropic
хру́пкий friable, fragile
хруста́лик *м.* lens, *lens* [NA]
~, иску́сственный intraocular lens (implant)
хрящ *м.* cartilage, gristle, *cartilago* [NA] (*см. тж* хрящи́)
~, бронхиа́льный bronchial cartilage
~ ве́ка, ве́рхний superior ciliary cartilage, *tarsus superior* [NA]
~ ве́ка, ни́жний inferior ciliary cartilage, *tarsus inferior* [NA]
~ ве́рхнего ве́ка upper tarsus, upper tarsal plate
~, волокни́стый fibrocartilage
~, гиали́новый hyaline [true] cartilage
~, зернови́дный triticeal cartilage, *cartilago triticea* [NA]
~ крыла́ но́са, латера́льный lateral nasal cartilage, *cartilago nasi lateralis* [NA]
~, межпозвоно́чный intervertebral cartilage
~, надгорта́нный epiglottic cartilage, *cartilago epiglottica* [NA]
~ ни́жнего ве́ка lower tarsus, lower tarsal plate
~ но́са, большо́й greater alar cartilage, *cartilago alaris major* [NA]
~ перегоро́дки но́са cartilage of nasal septum, *cartilago septi nasi* [NA]
~, перстневи́дный cricoid [annular, innominate] cartilage, *cartilago cricoidea* [NA]
~, рёберный costal [sternal] cartilage
~, рожкови́дный corniculate cartilage, *cartilago corniculata* [NA]
~, сесамови́дный sesamoid cartilage, *cartilago sesamoidea* [NA]
~ слухово́го прохо́да cartilage of acoustic meatus, *cartilago meatus acustici* [NA]
~ слухово́й трубы́ cartilage of auditive tube, tubal cartilage, *cartilago tubae auditivae* [NA]
~, сошнико́во-носово́й vomeronasal [Jacobson's, subvomerine] cartilage, *cartilago vomeronasalis* [NA]
~, суставно́й articular [(di)arthrodial, investing, obducent] cartilage, *cartilago articularis* [NA]

хрящ

~ ушно́й ра́ковины auricular cartilage, *cartilago auriculae* [NA]
~, черпалови́дный arytenoid cartilage, *cartilago arytenoides* [NA]
~, щитови́дный thyroid cartilage, *cartilago thyroidea* [NA]
~, эпифиза́рный epiphyseal cartilage
хрящи́ *м. мн.* cartilages, *cartilagines* [NA] (*см. тж* хрящ)
~ горта́ни laryngeal cartilages, *cartilagines laryngis* [NA]
~, доба́вочные носовы́е accessory nasal cartilages, *cartilagines nasales accessoriae* [NA]
~ кры́льев но́са, ма́лые lesser alar cartilages, *cartilagines alares minores* [NA]
~ но́са nasal cartilages, *cartilagines nasi* [NA]
~ трахе́и tracheal cartilages, *cartilagines tracheales* [NA]
худе́ть to grow lean, to grow thin, to lose flesh, to lose weight

Ц

цара́пина *ж.* scratch, abrasion
цвет *м.* color
 ~, ахромати́ческий achromatic color
 ~ губ labial color
 ~ лица́ complexion
цвета́ *м. мн.* colors
 ~, дополни́тельные complementary colors
 ~, основны́е [перви́чные] primary colors
 ~, спектра́льные spectral colors
цветоощуще́ние *с.* chromatic sensitivity, color sense
цветоразличе́ние *с.* color discrimination
цветоте́ст *м. офт.* Worth's four-dot test
цека́льный cecal
цекопекси́я *ж.* cecopexy, tythlopexy
цекоплика́ция *ж.* cecoplication
цекопроктостоми́я *ж.* cecoproctostomy
цекосто́ма *ж.* cecostoma
цекостоми́я *ж.* cecostomy
цекотоми́я *ж.* cecotomy, typhlotomy
целиаки́я *ж.* celiac disease, nontropical sprue, gluten enteropathy, Heubner-Herter disease
целиакогра́мма *ж.* celiac angiogram
целиакогра́фия *ж.* celiacography, celiac arteriography, celiac angiography
целлуло́идный celluloid
целлюли́т *м.* cellulitis
целотелио́ма *ж.* celothelioma, mesothelioma
це́лый intact
це́льный solid, intact
цеме́нт *м.* cement
 ~ зу́ба (tooth) cement, *cementum* [NA]
 ~, ко́стный bone cement
 ~, фосфа́тный phosphoric acid cement
 ~, цинк-фосфа́тный zinc phosphate cement

це́нность *ж.* value
 ~, диагности́ческая diagnostic value
центр *м.* center (*см. тж* центры)
 ~ Брока́ Broca's center
 ~, вазомото́рный vasomotor center
 ~ Ве́рнике Wernicke's center
 ~, дви́гательный motor center
 ~, дыха́тельный respiratory center
 ~, зри́тельный visual center
 ~ лимфати́ческого узла́, заро́дышевый germinal center of Flemming, reaction center
 ~, медулля́рный дыха́тельный medullary respiratory center
 ~, мото́рный речево́й Broca's center
 ~, ожо́говый burn center
 ~ размноже́ния germinal center, *centrum germinale* [NH]
 ~ размноже́ния лимфати́ческого узла́ germinal center of Flemming, reaction center
 ~, рво́тный vomiting center
 ~, рефлекто́рный reflectory center
 ~ свя́зывания (*вещества́*) binding site
 ~, сенсо́рный sensory center
 ~, слухово́й auditory center
 ~, сосудодви́гательный vasomotor center
 ~, сосудорасширя́ющий vasodilatator center
 ~, сосудосу́живающий vasoconstrictor center
 ~, спина́льный spinal center
 ~, сухожи́льный central tendon of diaphragm, tendinous center, *centrum tendineum* [NA]
 ~, травматологи́ческий traumatology center
 ~ тя́жести те́ла body center of gravity
центра́тор *м. мед. тех.* localizer, positioner
 ~, опти́ческий light localizer
 ~, светово́й light localizer
центра́ция *ж.* очко́вых линз centering of spectacle lenses
центрифуги́рование *с.* centrifugation
центроци́т *м.* centrocyte, Lipschütz cell
центроцита́рный pertaining to centrocyte
це́нтры *м. мн.* centers (*см. тж* центр)
 ~, понти́нные дыха́тельные pontine respiratory centers
 ~ эпифиза́рного окостене́ния epiphyseal centers of ossification
це́пень *м.*, ка́рликовый Hymenolepis nana
цепо́чка *ж.* мы́шца — сухожи́лие, функциона́льная motor-tendon unit
цепь *ж.* chain
 ~, дыха́тельная respiratory chain
 ~, лёгкая light chain
 ~, нейро́нная neuronic chain
 ~ пацие́нта (*конту́р*) patient's circuit
 ~, соединя́ющая joining chain
 ~, тяжёлая heavy chain
цервикалги́я *ж.* cervicalgia
цервика́льный cervical
цервикопла́стика *ж.* cervicoplasty
цервици́т *м.* cervicitis, trachelitis
 ~, трихомона́дный trychomonad cervicitis
церебра́льно-васкуля́рный cerebrovascular
церебра́льный cerebral
церебрози́ды *м. мн.* cerebrosides

церебропатия *ж.* cerebropathy, encephalopathy
цереброскероз *м.* cerebrosclerosis
цереброспинальный cerebrospinal
церебротомия *ж.* cerebrotomy
цероид-липофусциноз *м.*, невронáльный neuronal ceroid lipofuscinosis
церулеин *м. фарм.* caerulein
церулетид *м. фарм.* ceruletide
церулоплазмин *м. фарм.* ceruloplasmin
цефалгия *ж.* cephalgia
цефалогематома *ж.* cephalohematoma
цефалометрия *ж.* cephalometry
цефалопаг *м.* cephalopagus
цефалополисиндактилия *ж.* cephalopolysyndactyly
цефалоспорин *м. (иммунодепрессант)* cephalosporin
цефалоспориоз *м. мед. тех.* cephalosporiosis, acremoniosis
цефалотом *м. мед. тех.* cephalotome
цефалотомия *ж.* cephalotomy
цефалотрипсия *ж.* cephalotripsy
цефамицины *м. мн.* cephamycins
цефемы *м. мн.* cephems
цианидин-3-ацетилрутинозид *м.* cyanidin-3-acetylrutinoside
цианогруппа *ж.* cyano group
цианоз *м.* cyanosis
~ новорождённых cyanosis neonatorum
~, периферический peripheral cyanosis
~, центральный central cyanosis
цианокобаламин *м.* cyanocobalamin
цианопсия *ж.* cyanopsia
цианотичный cyanotic
цикл *м.* cycle
~, ановуляторный anovulatory cycle
~, гамма-глутаминовый gamma-glutamyl cycle
~, глиоксилатный glyoxylate cycle
~, дыхательный breathing cycle
~, менструальный menstrual cycle, menstrual (monthly) period
~ облучений (микроволнами) (microwave) exposure cycle
~, овариальный ovarian cycle
~, половой sex cycle
~, рабочий duty cycle
~, сердечный cardiac cycle
~, эндометриальный endometrial cycle
~, яичниковый ovarian cycle
циклазоцин *м. фарм.* cyclazocine
циклит *м.* cyclitis
циклобарбитал *м. фарм.* cyclobarbital, phanodorm
циклобутоний *м.* cyclobutonium, truxicurium iodide
циклодекстрин *м.* cyclodextrin
циклодиализ *м.* cyclodialysis
циклодиатермия *ж.* cyclodiathermy
~, неперфорирующая transconjunctival cyclodiathermy
~, перфорирующая perforating cyclodiathermy
циклодиатермопунктура *ж.* perforating cyclodiathermy

циклокоагуляция *ж.*, лазерная laser cyclocoagulation
циклокриотерапия *ж.* cyclocryotherapy
циклопия *ж.* cyclopia, synophthalmia
~, истинная true cyclopia
циклоплегия *ж.* cycloplegia
циклопропан *м. (газовый анестетик)* cyclopropane
циклорезекция *ж. офт.* iridocyclectomy
циклоскопия *ж.* cycloscopy
циклоспорин *м.* cyclosporine
циклотимия *ж.* cyclothymia
циклотрон *м.* cyclotron
циклофилин *м.* cyclophilin
циклофория *ж.* cyclophoria
циклофосфан *м. фарм.* cyclophosphan
циклофрения *ж.* cyclothymia, cyclophrenia
циклоцитидин *м. фарм.* cyclocitidine
циклэктомия *ж.* iridocyclectomy
цилиарный ciliary
цилиндр *м.*, осевой axon
цилиндрический cylindric
цилиндрома *ж.* cylindro(adeno)ma, trychobasalioma hyalinicum, turban tumor
~ яичника cylindroma ovarii
циметидин *м.*, цинамет *м. фарм.* cinamet, cimetidine
цинга *ж.* scorbutus, (sea) scurvy, Barlaw's disease
цингулотомия *ж.* cingulotomy
цинк *м. хим.* zinc, Zn
циннаризин *м. фарм.* cinnarizine
циркулография *ж.* radiocirculography
циркуль *м.* caliper
циркумцизия *ж.* circumcision
цирроз *м.* cirrhosis
~ лёгкого cirrhosis of lung
~ печени liver [hepatic] cirrhosis, hepatocirrhosis
~ печени, билиарный biliary cirrhosis
~ печени, билиарный вторичный secondary biliary cirrhosis
~ печени, билиарный первичный primary biliary [Hanot's] cirrhosis
~ печени, криптогенный cryptogenic cirrhosis
~ печени, сердечный cardiac cirrhosis, cardiac liver
цисплатин *м.* cisplatin, cys-platinum
цис-положени/е *с.* ◇ действующий в ~и cis-acting
цистаденокарцинома *ж.* cystadenocarcinoma
цистаденома *ж.* cyst(o)adenoma, cystic adenoma
цисталгия *ж.* cystalgia
цистамин *м.* cystamine
цистатин *м.* cystatin
цистатионин-β-лиаза *ж.* cystathionine β-lyase
цистатионин-β-синтетаза *ж.* cystathionine β-synthetase
цистатионинурия *ж.* cystathioninuria
цистеин *м.* cysteine
цистерна *ж.* cistern, *cisterna* [NA]
~, базальная basal cistern
~ грудного протока chylocyst, cistern of Pecquet, *cisterna chyli* [NA]

цистéрна

~ латерáльной я́мки большóго мóзга cistern of lateral fossa of cerebrum, *cisterna fossae lateralis cerebri* [NA]
~, межнóжковая interpeduncular cistern, *cisterna interpeduncularis* [NA]
~, мозжечкóво-мозговáя cerebellomedullary cistern, *cisterna cerebellomedullaris* [NA]
~ перекрéста chiasmatic cistern, *cisterna chiasmatis* [NA]
~, хиазмáльная chiasmatic cistern, *cisterna chiasmatis* [NA]
цистернáльный cisternal
цистерногрáмма *ж.* cisternogram, cisternographic image
цистерногрáфия *ж.* cisternography, cerebrospinal fluid imaging
~, изотóпная [радионукли́дная] isotope [radionuclide] cisternography
цистерносцинтигрáфия *ж.* radionuclide cisternography
цистéрны *ж. мн.* cisterns, *cisternae* [NA] (*см. тж* цистéрна)
~, подпаути́нные subarachnoidal cisterns, *cisternae subarachnoideales* [NA]
цисти́н *м.* cystine
цистинóз *м.* cystinosis, Abderhalden-Fanconi syndrome
цистинури́я *ж.* cystinuria
цисти́т *м. урол.* cystitis
~, абактериáльный abacterial cystitis
~, буллёзный bullous cystitis
~, втори́чный secondary cystitis
~, гангренóзный gangrenous cystitis
~, геморраги́ческий hemorrhagic cystitis
~, гландуля́рный cystitis glandularis
~, гранулематóзный granulomatous cystitis
~, дефлорациóнный deflorative cystitis
~, застóйный congestive cystitis
~, инкрустациóнный encrusted cystitis
~, инкрусти́рующий inlay [alkaline] cystitis
~, интерстициáльный interstitial cystitis, cystic ulcer
~, катарáльный catarrhal cystitis
~, кистóзный cystitis cystica
~, лучевóй (ir)radiation cystitis
~, óстрый acute cystitis
~, перви́чный primary cystitis
~, полипóидный polypoid cystitis
~, пролиферати́вный proliferative [proliferous] cystitis
~, фибринóзный fibrinous cystitis
~, флегмонóзный phlegmonous cystitis
~, фолликуля́рный follicular cystitis
~, хрони́ческий chronic cystitis
~, хрони́ческий интерстициáльный chronic interstitial cystitis
~, шéечный cystitis colli
~, эмфиземáтозный emphysematous cystitis
~, эозинофи́льный eosinophilic cystitis
~, я́звенно-некроти́ческий ulcero-necrotic cystitis
~, я́звенный ulcerative cystitis
цистицеркóз *м.* cysticercosis

цистогастростоми́я *ж.* cystogastrostomy
цистогрáмма *ж.* cystogram
цистогрáфия *ж.* cystography
~ во врéмя мочеиспускáния micturating cystography
~, восходя́щая ascending [direct] cystography
~, комбини́рованная combined cystography
~, контрáстная contrast cystography
~, нисходя́щая descending [indirect] cystography
~, осáдочная sedimentary pneumocystography
~, радионукли́дная radionuclide cystography
~, ретрогрáдная ascending [direct] cystography
~, экскретóрная descending [indirect] cystography
цистодуоденостоми́я *ж.* cystoduodenostomy
цистоеюностоми́я *ж.* cystojejunostomy
цистоилеоплáстика *ж.* cystoileoplasty
цистоколоплáстика *ж.* cystocoloplasty
цистолити́аз *м.* cystolithiasis
цистолитотрипси́я *ж.* cystolithotripsy
цистóма *ж.* cystoma
цистометри́я *ж.* cystometry
цистоплáстика *ж.* cystoplasty
цистоплеги́я *ж.* cystoplegia, cystoparalysis
цистопроктостоми́я *ж.* cystoproctostomy, cystorectostomy
цистоптози́я *ж.* cystoptosia, cystoptosis
цисторафи́я *ж.* cystorrhaphy
цисторраги́я *ж.* cystorrhagia
цистосигмостоми́я *ж.* cystosigmostomy
цистоскóп *м.* cystoscope
цистоскопи́я *ж.* cystoscopy
цистоспáзм *м.* cystospasm
цистостоми́я *ж.* cystostomy
цистосцинтигрáфия *ж.* cystoscintigraphy, radionuclide [quantitative nuclear] cystography
цистотóм *м. мед. тех.* cystotome
цистотоми́я *ж.* cystotomy
~, надлобкóвая suprapubic cystotomy, epicystotomy
~, промéжностная perineal cystotomy, hypocystotomy
~, чрезбрюши́нная transabdominal cystotomy, cystidolaparotomy
~, шéечная cystotrachelotomy, cystauchenotomy
цистоуретери́т *м.* cystoureteritis
цистоуретерогрáмма *ж.* cystoureterogram
цистоуретерогрáфия *ж.* cystoureterography, ureterocystography
цистоуретри́т *м.* cystourethritis
цистоуретрогрáфия *ж.* cystourethrography
~ во врéмя мочеиспускáния voiding [micturating] cystourethrography
~, микциóнная voiding [micturating] cysto(urethro)graphy
цистоуретроскопи́я *ж.* cystourethroscopy
цистоуретроцéле *с.* cystourethrocele
цистоцéле *с.* cystocele
цистэктоми́я *ж.* cystectomy
цитараби́н *м.* cytarabine, arabinosylcytosine, araC, aC

цитаферéз *м.* cytapheresis
цитембéна *ж.* cytembena
цитемия *ж.* cythemia
цитобластóма *ж.* cytoblastoma
цитозáр *м. фарм.* cytosar
цитозóль *м.* cytosol
цитокератин *м.* cytokeratin
цитокин *м.* cytokine
цитокинины *м. мн.* cytokinins
цитóлиз *м.* cytolysis
цитóлог *м.* cyto(patho)logist
цитолóгия *ж.* cytology
  ~ перитонеáльной жидкости peritoneal cytology
  ~, щёточная brush cytology
  ~, эксфолиативная exfoliative cytology
цитомегалия *ж.*, врождённая fetal cytomegalic inclusion disease
цитометрия *ж.* cytometry
  ~, проточная flow cytometry
цитоморфолóгия *ж.* cytomorphology
цитопатолóгия *ж.* cytopathology, cellular pathology
цитопротéкция *ж.* cytoprotection
цитостáтик *м.* cytostatic agent, cytostatic (drug)
цитостатический cytostatic
цитотоксичность *ж.* cytotoxicity
  ~, антителозависимая [клéточно-обусловленная] antibody-dependent [cell-mediated] cytotoxicity
цитохрóм-с-оксидáза *ж.* cytochrome-c-oxidase
цитохрóмы *м. мн.* cytochromes
цитрáт-синтáза *ж.* citrate synthase
цитруллин *м.* citrulline
цитруллинемия *ж.* citrullinemia
цуцугамуши *с.* tsutsugamushi (fever), tsutsugamushi [akamushi] disease, scrub [mite, tropical] typhus, flood [Japanese river, kedani, inundation, island] fever

Ч

частица *ж.* particle
частицы *ж. мн.*, намагниченные magnetized [magnetic] particles
частичный incomplete
частотá *ж.* frequency, rate; occurence (*см. тж* частóты)
  ~ выживáния survival rate
  ~ дыхáния [дыхáтельных движéний] respiratory rate
  ~ заболевáний prevalence
  ~ импульсов pulse (repetition) rate
  ~ импульсов, изменяющаяся changing pulse rate
  ~ импульсов, модулированная modulated rate of pulses
  ~ колебáний oscillation [vibration] frequency
  ~, лармóрова Larmor's [precession] frequency
  ~ модуляции modulation frequency
  ~ нагноéний incidence of infection
  ~, несущая carrier frequency
  ~ оперативных вмешáтельств revision rate
  ~, оптимáльная optimal [most effective] frequency
  ~ повторéния импульсов pulse (repetition) rate
  ~ прецéссии precession [Larmor's] frequency
  ~ пульса pulse rate
  ~, резонáнсная resonance frequency
  ~ рецидивов recurrence rate
  ~ стула stool frequency
  ~ электромагнитного излучéния frequency of electromagnetic radiation
частóты *ж. мн.* frequencies (*см. тж* частотá)
  ~, звуковые audio frequencies
  ~ используемые в терапии, ультразвуковые therapeutic ultrasonic frequencies
  ~, микроволновые microwave frequencies
  ~, ультразвуковые ultrasonic frequencies
часть *ж.* part, portion, pars [NA] (*см. тж* отдéл)
  ~ аóрты, брюшнáя abdominal part of aorta, *pars abdominalis aortae* [NA]
  ~ аóрты, восходящая ascending part of aorta, *pars ascendens aortae* [NA]
  ~ аóрты, груднáя thoracic part of aorta, *pars thoracica aortae* [NA]
  ~ аóрты, нисходящая descending part of aorta, *pars descendens aortae* [NA]
  ~, атлáнтовая atlantic part, *pars atlantica* [NA]
  ~, базáльная basal part, *pars basalis* [NA]
  ~, блуждáющая *pars vagalis* [NA]
  ~ височной кóсти, барабáнная tympanic part of temporal bone, *pars tympanica ossis temporalis* [NA]
  ~ височной кóсти, камениста́я petrous part of temporal bone, *pars petrosa ossis temporalis* [NA]
  ~ височной кóсти, чешуйчатая squamous part of temporal bone, *pars squamosa ossis temporalis* [NA]
  ~, внутридолевáя intralobar part, *pars intralobaris* [NA]
  ~, внутрисегментáрная intrasegmental part, *pars intrasegmentalis* [NA]
  ~, внутричерепнáя intracranial part, *pars intracranialis* [NA]
  ~ глóтки, гортáнная laryngopharynx, *pars laryngea pharyngis* [NA]
  ~ глóтки, носовáя nasopharynx, *pars nasalis pharyngis* [NA]
  ~ глóтки, ротовáя oropharynx, *pars oralis pharyngis* [NA]
  ~, глубóкая (*напр. жевáтельной мышцы*) deep part [deep portion] of masseter muscle
  ~, грудино-рёберная sternocostal portion
  ~ двенадцатипéрстной кишки, восходящая *pars ascendens duodeni* [NA]

часть

~ двенадцатипёрстной кишки, горизонтáльная inferior part of duodenum, *pars horizontalis duodeni*, *pars inferior duodeni* [NA]
~ двенадцатипёрстной кишки, нисходящая *pars descendens duodeni* [NA]
~, двигательная motor unit
~ желýдка, кардиáльная *pars cardiaca ventriculi* [NA]
~ желýдка, приврáтниковая pyloric part of stomach, *pars pylorica ventriculi* [NA]
~ зáдних межпоперéчных мышц шéи, латерáльная lateral part of posterior intertransverse muscles of neck
~ зáдних межпоперéчных мышц шéи, медиáльная medial part of posterior intertransverse muscles of neck
~, зáдняя большеберцóво-тарáнная posterior talotibial ligament, *pars tibiotalaris posterior* [NA]
~ затылочной кóсти, латерáльная lateral part of occipital bone
~, зачечевицеобрáзная retrolenticular part, *pars retrolenticularis* [NA]
~, ключичная clavicular portion
~, компáктная compact part, *pars compacta* [NA]
~ крестцá, латерáльная lateral wing [lateral mass] of sacrum
~ круговóй мышцы глáза, вековáя palpebral part of orbicular muscle of eye
~ круговóй мышцы глáза, глазничная orbital part of orbicular muscle of eye
~ круговóй мышцы глáза, слёзная lacrimal part of orbicular muscle of eye
~ круговóй мышцы рта, губнáя *pars labialis musculi orbicularis oris* [NA]
~ круговóй мышцы рта, краевáя *pars marginalis musculi orbicularis oris* [NA]
~, крылоглóточная *pars pterygopharyngea* [NA]
~ лёгкого, медиастинáльная *pars mediastinalis faciei medialis pulmonis* [NA]
~ лёгкого, позвонóчная vertebral part of lung, *pars vertebralis faciei medialis pulmonis* [NA]
~ лóбной кóсти, глазничная orbital part [orbital plate] of occipital bone
~ лóбной кóсти, носовáя prefrontal bone, nasal plate of frontal bone
~ мáточной трубы, мáточная *pars uterina tubae uterinae* [NA]
~ медиáльной связки, большеберцóво-ладьевидная tibionavicular ligament
~ медиáльной связки, большеберцóво-пяточная calcaneotibial ligament, *pars tibiocalcanea ligamenti medialis* [NA]
~ медиáльной связки, большеберцóво-тарáнная передняя anterior talotibial ligament, *pars tibiotalaris anterior ligamenti medialis* [NA]
~, межсегментáрная intersegmental part, *pars intersegmentalis* [NA]
~ мозжечкá, дрéвняя *paleocerebellum* [NA]
~ мозжечкá, нóвая *neocerebellum* [NA]
~ мозжечкá, стáрая *archeocerebellum* [NA]
~ мочетóчника, брюшнáя *pars abdominalis ureteris* [NA]
~ мочетóчника, тáзовая *pars pelvica ureteris* [NA]
~, обонятельная olfactory part, *pars olfactoria* [NA]
~, островкóвая insular part, *pars insularis* [NA]
~, парасимпатическая parasympathetic part, *pars parasympathica* [NA]
~ перегорóдки нóса, подвижная mobile part of nasal septum, *pars mobilis septi nasi* [NA]
~, перстнеглóточная *pars cricopharyngea* [NA]
~ перстнещитовидной мышцы, прямáя *pars recta musculi cricothyroidei* [NA]
~ пищевóда, груднáя middle part of esophagus, *pars thoracica eosophagi* [NA]
~ пищевóда, шéйная *pars cervicalis esophagi* [NA]
~, повéрхностная (*напр. жевáтельной мышцы*) superficial part
~, поддолевáя infralobar part, *pars infralobaris* [NA]
~ поджелýдочной железы, экзокринная *pars exocrina pancreatis* [NA]
~ поджелýдочной железы, эндокринная *pars endocrina pancreatis* [NA]
~, подсегментáрная infrasegmental part, *pars infrasegmentalis* [NA]
~, подчечевицеобрáзная sublenticular part, *pars sublenticularis* [NA]
~ полости гортáни, межперепóнчатая *pars intermembranacea rimae glotidis* [NA]
~ полости гортáни, межхрящевáя interarytenoid space, *pars intercartilaginea rimae glotidis* [NA]
~ полости нóса, кóстная nasal bone, *pars ossea septi nasi* [NA]
~ полости нóса, перепóнчатая membranous septum of nose, *septum membranecum nasi*, *pars membranacea septi nasi* [NA]
~ пóчки, лучистая Ferrein's pyramid, *pars radiata renis* [NA]
~ пóчки, свёрнутая *pars convoluta lobuli corticalis renis* [NA]
~, преддвéрная vestibular part, *pars vestibularis* [NA]
~, предпозвонóчная prevertebral part, *pars prevertebralis* [NA]
~ ребрá, кóстная rib bone
~, роговично-склерáльная corneoscleral part, *pars corneoscleralis* [NA]
~, рожкóво-глóточная *pars ceratopharyngea* [NA]
~, сéтчатая reticular part, *pars reticularis* [NA]
~ сетчáтки, зрительная optic part of retina, *pars optica retinae* [NA]
~ сетчáтки, рáдужковая iridial part of retina, *pars iridica retinae* [NA]
~ сетчáтки, ресничная ciliary part of retina, *pars ciliaris retinae* [NA]
~, симпатическая sympathetic part, *pars sympathica* [NA]

~ слуховой трубы, костная osseous part of auditory tube, *pars ossea tubae auditivae* [NA]
~ слуховой трубы, хрящевая cartilaginous part of auditory tube, *pars cartilaginea tubae auditivae* [NA]
~, составная constituent, component, ingredient, integral part
~, таламочечевицеобразная thalamolenticular part, *pars thalamolenticularis* [NA]
~ трахеи, грудная thoracic part, *pars thoracica* [NA]
~ трахеи, шейная cervical part, *pars cervicalis* [NA]
~, треугольная triangular part, *pars triangularis* [NA]
~, увеальная uveal part, *pars uvealis* [NA]
~, улитковая cochlear part, *pars cochlearis* [NA]
~ уретры, губчатая spongiose part of male urethra, *pars spongiosa urethrae masculinae* [NA]
~ уретры, перепончатая membranous part of male urethra, *pars membranacea urethrae masculini* [NA]
~, хрящеглоточная *pars chondropharyngea* [NA]
~, челюстно-глоточная *pars mylopharyngea* [NA]
~ шейки матки, влагалищная *portio vaginalis* [NA]
~ шейки матки, надвлагалищная *portio supravaginalis* [NA]
~, щёчно-глоточная *pars buccopharyngea* [NA]
~, щитоглоточная *pars thyropharyngea* [NA]
~, языкоглоточная *pars glossopharyngea* [NA]
часы *мн.*, песочные hourglass
чашечка *ж.*, коленная patella
чашка *ж.*:
~ Петри Petri dish
чашки *ж. мн.*, почечные renal calices, *calices renalis* [NA]
челюстно-лицевой maxillofacial
челюсть *ж.* jaw
~, беззубая edentulous jaw
~, верхняя upper jaw, *maxilla* [NA]
~, нижняя lower jaw, *mandibula* [NA]
червеобразный *анат.* vermiform
червь *м.* мозжечка *vermis cerebelli* [NA]
череп *м.* skull
~, башенный acrocephaly, oxycephaly, hypsicephaly, turricephaly, tower [steeple] skull
~, брахицефалический brachicephalic skull
~, долихоцефалический dolichocephalic skull
~, ладьевидный scaphocephaly
~, неповреждённый intact cranium
~, макроцефалический macrocephalic skull
~, микроцефалический microcephalic skull
~, трепанированный trephined skull
черепной cranial
черепно-лицевой craniofacial
черепно-мозговой craniocerebral
чесотка *ж.* scabies

четверохолмие *с.* quadrigeminal plate
чешуйчатый squamous, squamosal, scaly, plate-like
чешуя *ж.* squama
~, затылочная occipital squama
~, лобная frontal squama, squama of frontal bone
«чётки» *мн.*, рахитические rachitic rosary
чирей *м. разг.* boil, furuncle
число *с.* наблюдений number of observations
чистка *ж.* зубов (щёткой) tooth brushing
чистота *ж.* purity; cleanness
~, оптическая optical purity
~, радионуклидная radionuclidic purity
~, радиохимическая radiochemical purity
~, химическая chemical purity
чистый pure; clean
чихание *с.* sneezing
член *м.*, половой penis
чревовещание *с.* 1. ventriculoquism 2. esophageal speech
чревосечение *с.* laparotomy, celiotomy
чрезвертельный pertrochanteric
чрезвлагалищный transvaginal
чрескожный transcutaneous, percutaneous
чрескостный transosseous
чрессосудистый transvessel
чтение *с.* с губ lip reading
чувства *с. мн.* овладевания *псих.* passivity feelings
чувствительность *ж.* sensitivity, sensitiveness, sensibility, susceptibility, sensation
~, болевая algesthesia, pain sensitivity, pain sensation
~, вибрационная vibration sensation
~, глубокая deep sensibility
~, дискриминационная two-point discrimination, sense of discriminatory touch, discriminatory capability
~ зуба dental sensitivity
~ к антибиотикам antibiotic susceptibility
~ к облучению radiosensitivity, radiation sensitivity, radiosensibility
~, кожная skin sensitivity
~, контрастная contrast sensation
~ к свету light sensitiveness, photosensitivity, photosensitization, photoesthesia
~, метеорологическая meteorological sensitivity
~, повышенная hypersensitization
~, проприоцептивная proprioceptive [posture] sensibility
~, протопатическая protopathic sensibility
~, тактильная touch sensibility; tactile sensation, skin taction, touch sensitivity
~, температурная temperature sensitivity
~, тепловая thermal sensitivity
~, холодовая cold sensitivity, cryosensitivity
~, экстероцептивная exteroceptive sensibility
~, эпикритическая epicritic sensation
чувствительный sensitive
чувство *с.* sense, feeling, sensation (*см. тж* ощущение)

ЧУ́ВСТВО

~ бы́строго насыще́ния early satiety
~ вре́мени time sense
~ давле́ния baresthesia, pressure sense
~ жже́ния burning sensation
~, мы́шечное [мы́шечно-суставно́е] kinesthesia, muscular sense
~, простра́нственное space sense
~ стаби́льности sense of stability
~ хо́лода cold sense
чу́вствовать to sense, to feel
чужеро́дность ж. foreignness
чужеро́дный foreign
чулки́ м. мн., эласти́ческие лече́бные elastic compression [therapeutic] stockings
чуло́чек м., нару́жный хло́пковый extra cotton stockinette
чума́ ж. plague

Ш

шаг м. step; stride
~, большо́й stride
~ резьбы́ thread pitch
~, томографи́ческий intersection gap, gap between sections, slice interval, scan spacing
ша́йба ж. washer
шанкр м. (true) chancre
~, мя́гкий ulcus molle, ulcus venerium, chancroid, soft [simple] chancre
~, твёрдый hard [indurated, true] chancre
шанкро́ид м. chancroid, ulcus molle, ulcus venerium, soft [simple] chancre
шанкро́идный chancrous, chancroidal
шапкообразова́ние с. cap formation, capping
ша́почка ж., медици́нская cap
ша́рик м., ва́тный (зубоврачёбный) cotton pellet
шарни́р м. hinge, knuckle
шары́ м. мн., денти́нные dentinal globes
шванно́ма ж. (neuro)schwannoma, neurinoma, neurilemoma
~, злока́чественная malignant schwannoma, neurofibrosarcoma
швы м. мн. sutures (см. тж шов) ◇ накла́дывать наводя́щие ~ на ко́жу to approximate the skin loosely
~, глубо́кие сближа́ющие approximation sutures
~, неабсорби́рующие nonabsorbable sutures
~, отде́льные interrupted sutures
~, ре́дкие ко́жные loose closure of wound
~, сближа́ющие coaptation sutures
~, сли́зисто-ко́жные mucocutaneous sutures
~ че́репа cranial sutures
шевеле́ние с. плода́ fetal movement
ше́йка ж. neck; cervix, collum [NA]
~ бе́дренной ко́сти femoral neck, neck of femur, collum femoris [NA]
~ голо́вки полово́го чле́на collum glandis penis [NA]
~ жёлчного пузыря́ gallbladder neck, collum vesicae fellae [NA]
~ зу́ба dental cervix, neck of tooth, cervix dentis [NA]
~ лопа́тки neck of scapula, collum scapulae [NA]
~ лучево́й ко́сти neck of radius, collum radii [NA]
~ малоберцо́вой ко́сти neck of fibula, collum fibulis [NA]
~ ма́тки neck of uterus, neck of womb, cervix uteri [NA]
~ мочево́го пузыря́ neck of urinary bladder, cervix vesicae urinariae [NA]
~ плечево́й ко́сти, анатоми́ческая anatomical neck of humerus, collum anatomicum humeri [NA]
~ плечево́й ко́сти, хирурги́ческая surgical neck of humerus, collum chirurgicum humeri [NA]
~ ребра́ neck of rib, collum costae [NA]
~ тара́нной ко́сти neck of talus, collum tali [NA]
~, хирурги́ческая surgical neck
ше́йный cervical
шелуше́ние с. дерм. desquamation
~, отрубеви́дное branny desquamation
~, пласти́нчатое scaling, scaled desquamation
ше́я ж. neck
~, крылови́дная [перепо́нчатая] webbed neck
шёлк м. silk
~, стери́льный хирурги́ческий sterile surgical silk
шигеллиоз м. shigellosis
шизомани́я ж. schizomania
шизоневро́з м. pseudoneurotic schizophrenia
шизопати́я ж. Бле́йлера Bleuler's schizopathy
шизофази́я ж. schizophasia
шизофрени́я ж. schizophrenia
~, амбулато́рная ambulatory schizophrenia
~, атипи́чная atypical schizophrenia
~, вялотеку́щая continuous sluggish schizophrenia
~, галопи́рующая nuclear schizophrenia
~ гебефре́нного ти́па hebephrenic type schizophrenia
~, гебо́идная heboid schizophrenia
~, ипохондри́ческая hypochondric schizophrenia
~ кататони́ческого ти́па catatonic type schizophrenia
~, лате́нтная latent schizophrenia
~, малопрогредие́нтная [медленнотеку́щая] continuous sluggish schizophrenia
~, неврозоподо́бная pseudoneurotic schizophrenia
~, парано́идная paranoid schizophrenia
~, паранойя́льная paranoial schizophrenia
~, парафре́нная paraphrenic schizophrenia
~, периоди́ческая recurrent schizophrenia
~, приви́тая induced schizophrenia

~, приступообразная прогредиентная shift-like schizophrenia
~, простая simple schizophrenia
~, псевдоневрастеническая pseudoneurasthenic schizophrenia
~, псевдоневротическая pseudoneurotic schizophrenia
~, рекуррентная recurrent schizophrenia
~, ремиттирующая remittent schizophrenia
~, сенестопатическая cenestopathic schizophrenia
~, шубообразная shift-like schizophrenia
~, ядерная nuclear schizophrenia
шило с. awl, pricker
~, ручное handled awl
шин/а ж. frame, splint; brace ◊ накладывать ~у to splint, to dress in splint
~ Бёлера Böhler frame
~, внутренняя internal splint
~, временная temporary splint
~, гибкая трубчатая flexible pipe splint
~, гипсовая plaster(-of-Paris) splint
~, деротационная derotation brace
~ Дитерихса Diterichs' splint
~, динамическая dynamic [functional] splint
~ для нижних конечностей, проволочная breeches splint
~, дополнительная гипсовая supplemental cast brace
~, желобоватая gutter splint, fracture box
~, задняя dorsal [posterior] splint
~, задняя гипсовая posterior plaster splint
~ Крамера Cramer's splint
~, лестничная ladder splint
~, надувная inflatable [air] splint
~, отводящая abduction [airplane] splint, abduction frame
~, пневматическая inflatable [air] splint
~, проволочная wire splint
~, съёмная removable splint
~, транспортная transportation splint
~, тыльная dorsal [posterior] splint
~, функциональная functional brace
~, шарнирная caliper splint
~, V-образная sugar-tongs splint, V-splint
шиндилёз м. schindylesis, wedge-and-groove joint
шинирование с. splinting, splintage
~, наружное external splintage
~ подвижных зубных протезов splinting of mobile prostheses
ширма ж. screen, shield
~, защитная protective screen
~, радиационная защитная radiation shield
~, рентгеновская X-ray shelter
шистосомоз м. schistosomiasis
~, кишечный intestinal schistosomiasis, schistosomal colitis
~, подвздошно-толстокишечный ileocolic schistosomiasis
шишка ж. bump, bunion
шкала ж. scale; score
~ Апгар Apgar score
~ глубины комы Глазго Glasgow coma scale
~ оценок rating scale
~ Сильвермена Silverman score
~ тяжести травмы injury severity score
~ Хоунсфильда Hounsfield units
шкаф м.:
~ для рентгеновских плёнок, сушильный X-ray film drier
~ для стерильных материалов sterile storage
~, сушильный exsiccator
шлем м. galea, galea [NA]
~, сухожильный epicranial aponeurosis, galea aponeurotica [NA]
шнур м. для бормашины engine belt
шов м. 1. suture, raphe, sutura [NA] 2. хир. suture, stitch (см. тж швы) ◊ накладывать ~ to place a suture
~ Альберта Albert's suture
~ анастомоза, непрерывный однорядный single-layer continuous anastomosis
~, анкерный stay suture
~, аппаратный machine stitch
~, атравматический [атравматичный] atraumatic [eyeless needle] suture
~ бок в бок side-to-side suture
~ брюшной стенки с захватом апоневроза, глубокий far-near suture, far-(and-)near suture
~ Везьена Vezien's suture
~, венечный coronal suture, sutura coronalis [NA]
~, вертикальный матрацный vertical mattress suture
~, викриловый vicryl suture
~, височно-скуловой temporozygomatic suture
~, внутрикожный subcuticular [Halsted's] suture
~, внутрикостный skeletal fixation, transosseous suture
~, восьмиобразный figure-of-eight suture
~, вторичный secondary suture
~, выворачивающий everting suture
~, гемостатический hemostatic suture
~ глотки raphe of pharynx, raphe pharyngis [NA]
~ Гуссенбауэра, кишечный Gussenbauer's suture
~, двухрядный кишечный two-layer intestinal technique, two-layer intestinal closure
~ Дуайена Doyen's suture
~, затылочно-сосцевидный occipitomastoid suture
~, затянутый knotted suture
~, зубчатый serrated suture
~, кисетный purse-string suture
~, кишечный intestinal suture
~, клиновидно-верхнечелюстной sphenomaxillary suture
~, клиновидно-лобный sphenofrontal suture
~, клиновидно-решётчатый sphenoethmoidal suture
~, клиновидно-скуловой sphenozygomatic suture

ШОВ

~, клинови́дно-сошнико́вый sphenovomeral suture
~, клинови́дно-теменно́й sphenoparietal suture
~, клинови́дно-чешу́йчатый sphenosquamous suture
~, коаптацио́нный apposition [coaptation] suture
~, компрессио́нный compression suture
~ коне́ц в коне́ц end-to-end suture
~, корнеосклера́льный corneoscleral suture
~, космети́ческий cosmetic suture
~, крылонижнечелюстно́й pterygomandibular raphe, *raphe pterygomandibularis* [NA]
~ Ку́шинга Cushing's suture
~, ламбдови́дный lambdoid suture
~ Ламбе́ра, кише́чный (interrupted) Lembert suture
~, ло́бно-верхнечелюстно́й frontomaxillary suture
~, ло́бно-носово́й frontonasal [nasofrontal] suture
~, ло́бно-решётчатый frontoethmoidal suture
~, ло́бно-скулово́й frontozygomatic [zygomaticofrontal] suture
~, ло́бно-слёзный frontolacrimal suture
~, ло́бный frontal [metopic] suture
~, матра́цный mattress [quilted] suture
~, межверхнечелюстно́й intermaxillary suture
~, межносово́й internasal suture
~, межпучко́вый funicular suture
~, метопи́ческий metopic [frontal] suture
~, механи́ческий machine stitch
~ мошо́нки raphe of scrotum, *raphe scroti* [NA]
~ мы́шцы myorrhaphy
~, наводя́щий apposition [coaptation] suture
~, накла́дываемый атравмати́ческой иглой atraumatic [eyeless needle] suture
~ на ко́жу skin closure
~ на пу́говице button suture, suture over button
~, незатя́нутый unknotted suture
~, непреры́вный uninterrupted [knotless, circular, running, continuous, spiral, twisted] suture
~, нерасса́сывающийся nonabsorbable suture
~ не́рва neurorrhaphy, nerve suture
~ не́рва, втори́чный secondary nerve suture
~ не́рва, микрохирурги́ческий microneurorrhaphy
~ не́рва, перви́чный primary nerve suture
~ не́рвов, межпучко́вый interfascicular suture
~ нёба palatine raphe, *raphe palati* [NA]
~, нёбно-верхнечелюстно́й palatomaxillary suture
~, нёбно-решётчатый palatoethmoidal suture
~, носоверхнечелюстно́й nasomaxillary suture
~, обвивно́й blanket suture
~, одноря́дный узлово́й single-knot suture, one-layer technique, single-layer interrupted suture
~, отсро́ченный delayed suture
~, перви́чно-отсро́ченный primary delayed suture
~, перви́чный primary suture
~ пе́чени Бе́ка Beck hepatic suture

~ пе́чени Джорда́но Giordano hepatic suture
~ пе́чени Ко́ффи Coffey hepatic suture
~ пе́чени О́вера Auvert hepatic suture
~ пе́чени Ро́бинсона — Бу́тхера Robinson-Butcher hepatic suture
~, пло́ский flat suture
~, погружно́й buried [implanted] suture
~, подсли́зистый submucosal suture
~ полово́го чле́на *raphe penis* [NA]
~, попере́чный нёбный transverse palatine suture
~, послабля́ющий relaxation [retention, tension] suture
~, преры́вистый interrupted suture
~, прецизио́нный meticulous suture
~ При́брама Pribram suture
~, прови́зорный retension [relaxation, tension] suture
~, про́волочный wire suture, wiring
~, разгружа́ющий tension [relaxation, retention] suture
~ ра́ны, перви́чный primary wound suture, primary suture of wound
~, расса́сывающийся absorbable suture
~ Реверде́на Reverdin suture
~, резцо́вый incisive suture
~, решётчато-верхнечелюстно́й ethmoidomaxillary suture
~, решётчато-слёзный ethmoidolacrimal suture
~, сагитта́льный sagittal suture
~, «сапо́жный» *(двумя иглами на одной ни́ти)* cobbler's [doubly armed] suture
~, сеpо́зно-мы́шечный кише́чный seromuscular suture
~ с захлёстом grasping suture, encircling stitch
~, синтети́ческий расса́сывающийся synthetic absorbable suture
~, скорня́жный glover's suture
~, скуловерхнечелюстно́й zygomaticomaxillary suture
~, слёзно-верхнечелюстно́й lacrimomaxillary suture
~, слёзно-ра́ковинный lacrimoconchal suture
~, сопоставля́ющий apposition [coaptation] suture
~, среди́нный нёбный median palatine suture
~ сухожи́лия tendon suture, tenorrhaphy
~ сухожи́лия по Ба́ннеллу Bunnell-type stitch
~, съёмный pull-out suture
~, те́менно-сосцеви́дный parietomastoid suture
~, трансосса́льный skeletal fixation, transosseous suture
~, транспупилля́рный transpupillary suture
~, удаля́емый pull-out suture
~, узде́чковый bridle suture
~, узлово́й interrupted suture
~, фасцикуля́рный fascicular suture
~, хирурги́ческий surgical [operative] suture
~ Хо́лстеда, кише́чный Halsted's intestinal suture
~ Хо́лстеда, подко́жный subcuticular [Halsted's] suture
~ хроми́рованным ке́тгутом chromic suture

~ через все слои, однорядный single-layer mass suture
~ Черни (, кишечный) Czerny's suture
~, чешуйчато-сосцевидный squamosomastoid suture
~, чешуйчатый squamous suture
~, чрескостный skeletal fixation, transosseous suture
~, шёлковый silk suture
~ Шмидена Schmieden suture
~ Ювары Juvar suture
~, U-образный U-shaped stitch
шов-держалка м. traction suture
шок м. shock
~, анафилактический anaphylactic shock
~, аффективный psychic shock
~, бактериальный [бактериемический] bacter(i)emic shock
~, болевой pain shock
~, вторичный true [secondary] shock
~, геморрагический hemorrhagic shock
~, гемотрансфузионный posttransfusion shock
~, гиповолемический hypovolemic [oligemic] shock
~, гипогликемический hypoglycemic shock
~, декомпенсаторный irreversible [decompensated] shock
~, избегаемый escapable shock
~, инсулиновый insulin shock
~, кардиогенный cardiogenic shock
~, кардиопульмональный cardiopulmonary arrest
~, компенсаторный reversible [compensated] shock
~, культуральный culture shock
~, неизбегаемый inescapable shock
~, нейрогенный neurogenic shock
~, необратимый irreversible [decompensated] shock
~, обратимый reversible [compensated] shock
~, ожоговый burn shock
~, операционный operative [surgical] shock
~, отсроченный delayed shock
~, первичный primary shock
~, послеоперационный postoperative shock
~, посттравматический posttraumatic [secondary] shock
~, психический psychic shock
~, психогенный psychogenic shock
~, родовой labor shock
~, септический septic [septicemic] shock
~, сопоставляющий кожный coaptation shock
~, спинальный spinal shock
~, токсический toxic shock syndrome
~, травматический traumatic [wound] shock
~, турникетный tourniquet shock
~, хирургический surgical [operative] shock
~, электросудорожный electroconvulsive shock
~, эмоциональный psychic shock
~, эндотоксический endotoxic shock
шпатель м. spatula, (tongue) depressor
~ Барракера Barraquer's spatula
~, глазной ocular spatula

~ для замешивания цемента cement spatula
~ Ёгера Jaeger's spatula
~, нейрохирургический neurosurgical spatula
шперрунг м. псих. thought deprivation, thought obstruction, thought blocking
шпора ж. calcar, spur
~ анастомоза anastomotic spur
~, костная (bony) spur
~, пяточная calcaneal [heel, prominent] spur
~, склеральная scleral spur
шприц м. (medical) syringe
~, ампульный cartridge syringe, ampule injector
~, ангиографический angiographic injector
~ для введения противозачаточных средств contraceptives administration syringe
~ для внутриматочных вливаний intrauterine irrigator
~ Жане Janet's syringe
~, одноразовый disposable [single-use] syringe
~, радиозащитный radioprotective syringe
шприц-тюбик м. syrette
шрам м. scar
штамм м. strain
~, опухолевый tumor strain
штанга ж. bar, rod
штангенциркуль м., антропометрический anthropometric sliding caliper
штанцмарка ж. recoil injury
штат м. (персонал) staff, personnel
~ сотрудников staff
~ хирургической регистратуры surgical clerkship
штатив м. rack, support
штифт м. nail, rod, pin; стом. post ◇ вводить ~ до конца to drive the nail home; забивать ~ to hammer [to tap] the rod, to seat the nail; зенковать ~ to countersink the nail
~ АО АО [AO/ASIF] nail
~, блокирующий locking nail
~, винтовой screw post
~, гуттаперчевый guttapercha point
~ для остеосинтеза fracture nail, joint-pin for osteosynthesis
~ для пломбирования канала (зуба) root canal post
~, зубной post
~, изогнутый bend [curved] nail, curved rod
~, интрамедуллярный intramedullary rod, intramedullary pin
~, компрессирующий compression nail
~, костный bone nail, (cortical) bone peg
~, круглый литой round-cast solid nail
~ Кюнчера Küntscher rod, Küntscher nail
~, литой solid nail
~, массивный thick metal nail
~, полуовальный semi-oval nail
~ с винтовой нарезкой screw post
~, серебряный silver post
~ с резьбой screw post
~, четырёхгранный four-sided nail
~, эластичный flexible nail
~ Эндера Ender's pin, Ender's rod

штихель

штихель *м.*, зуботехнический graver
штопфер *м.* stopfer; plugger
　~, стоматологический plugger
　~, шаровидный ball burnisher
шум *м.* noise; hum; *(аускультативный феномен)* murmur
　~, аортальный aortic murmur
　~, белый white noise
　~, венозный venous hum
　~ в сердце cardiac murmur
　~ в ушах tinnitus, ear noise
　~, высокочастотный high-pitched noise
　~ Грэма Стилла Graham Steell's murmur
　~, диастолический diastolic murmur
　~ изгнания ejection murmur
　~ изгнания, систолический ejection systolic murmur
　~, кишечный intestinal murmur
　~, маскирующий masking noise
　~, маточный uterine souffle
　~, мезодиастолический middiastolic murmur
　~, мезосистолический midsystolic murmur
　~ по верхушке, систолический apical [apex] systolic murmur
　~ под животом, сосудистый abdominal bruit
　~, низкочастотный low-pitched noise
　~, органический систолический organic systolic murmur
　~ Остина Флинта Austin Flint murmur
　~, пансистолический holosystolic murmur
　~, плаценты placental souffle
　~ плеска *(симптом Склярова при кишечной непроходимости)* splashing sound, splash
　~, поздний систолический late systolic murmur
　~, постоянный continuous murmur
　~, пресистолический presystolic murmur
　~, производственный in-plant noise
　~ пуповины fetal [funic(ular), umbilical] sounds, umbilical souffle
　~, ранний систолический early systolic murmur
　~, регургитации regurgitant murmur
　~, сердечный cardiac murmur
　~, систолический systolic murmur
　~, сосудистый vascular murmur
　~, среднесистолический midsystolic murmur
　~, транспортный traffic noise
　~ трения брюшины peritoneal murmur
　~ трения перикарда pericardial murmur, pericardial friction rub
　~ трения, плевроперикардиальный pleuropericardial friction rub
　~ трения плевры pleural friction rub
　~, узкополосный narrow-band noise
　~, ушной tinnitus, ear noise
　~, функциональный functional [innocent, inorganic] murmur
　~, функциональный систолический functional systolic murmur
　~, шейный венозный cervical venous hum
　~, широкополосный broad-band [wide-brand] noise

шунт *м.* shunt, bypass
　~, артериовенозный arteriovenous shunt
　~, вентрикулоатриальный ventriculoatrial shunt
　~, глутатионовый glutathione shuttle
　~, оптикоцилиарный opticociliary shunt vessels
　~, пентозофосфатный pentose-phosphate pathway
　~, пульсирующий pulsatile bypass
　~, сердечно-лёгочный cardiopulmonary [cardiac pulmonary] bypass, artificial heart and lung extracorporeal circuit
　~ слева направо left-to-right shunt
　~ справа налево right-to-left shunt
　~, субдурально-перитонеальный subdural peritoneal shunt
шунтирование *с.* shunting, bypass
　~, аортокоронарное обходное coronary artery bypass grafting
　~, артериально-венозное venous-arterial shunting
　~ коронарной артерии coronary artery bypass grafting
　~, спленоренальное *(при варикозе вен пищевода)* distal splenorenal shunting
шунтография *ж.* bypass angiography
шуруп *м.* screw ◇ вкручивать ~ to tap the screw
　~ для лодыжек malleolar screw
　~, компрессирующий compression screw
шут *м. псих.* acute schizophrenic episode

Щ

щека *ж.* check, *bucca* [NA]
щели *ж. мн.* fissures, grooves, clefts, hiatus, *fissurae, rimae* [NA] *(см. тж* щель*)*
　~, межтрабекулярные intertrabecular sheets
　~ мозжечка cerebellar fissures, *fissura cerebelli* [NA]
щелочной alkaline
щелчок *м.* pop, click
　~ открытия митрального клапана opening snap of mitral valve
　~ открытия трёхстворчатого клапана opening snap of tricuspid valve
　~, систолический systolic click
　~, слышимый audible click
　~, среднесистолический midsystolic click
щель *ж.* fissure, groove, cleft, hiatus, *fissura, rima* [NA] *(см. тж* щели*)*
　~, барабанно-сосцевидная tympanomastoid fissure, auricular fissure, *fissura tympanomastoidea* [NA]
　~, барабанно-чешуйчатая tympanosquamous fissure, *fissura tympanosquamosa* [NA]

~ большо́го мо́зга, попере́чная transverse fissure of cerebrum, *fissura transversa cerebri* [NA]
~ большо́го мо́зга, продо́льная longitudinal fissure of cerebrum, *fissura longitudinalis cerebri* [NA]
~ век palpebral fissure, *rima palpebrarum* [NA]
~ вено́зной свя́зки fissure for ligamentum venosum, *fissura ligamenti venosi* [NA]
~, ве́рхняя глазни́чная superior orbital fissure, (superior) sphenoidal fissure, *fissura orbitalis superior* [NA]
~, глазна́я palpebral fissure, *rima palpebrarum* [NA]
~, голосова́я fissure of glottis, *rima glottidis* [NA]
~, жа́берная branchial cleft, branchial fissure
~ желу́дка, врождённая gastroschisis
~, камени́сто-бараба́нная petrotympanic fissure, *fissura petrotympanica* [NA]
~, камени́сто-заты́лочная petro-occipital fissure, *fissura petro-occipitalis*
~, камени́сто-чешу́йчатая petrosquamous fissure, *fissura petrosquamosa* [NA]
~, клинови́дно-камени́стая sphenopetrosal fissure, *fissura sphenopetrosa* [NA]
~ кру́глой свя́зки fissure for ligamentum, teres fissure of round ligament, umbilical fissure, *fissura ligamenti teretis* [NA]
~ лёгкого, коса́я oblique fissure of lung, *fissura obliqua pulmonis* [NA]
~ мозжечка́, втора́я secondary cerebellar fissure, *fissura cerebelli secunda* [NA]
~ мозжечка́, пе́рвая primary cerebellar fissure, *fissura cerebelli prima* [NA]
~, периодонта́льная periodontal fissure
~, пограни́чная *fissura limitans* [NA]
~, подко́жная saphenous opening, oval fossa of thigh
~, полова́я pudendal fissure, *rima pudendi* [NA]
~ пра́вого лёгкого, горизонта́льная horizontal fissure of right lung, *fissura horizontalis pulmonis dextri*
~, противокозелко́во-завитко́вая antifragohelicine fissure, posterior fissure of auricle, *fissura antifragohelicinea* [NA]
~, ротова́я oral fissure, *rima oris* [NA]
~, сосу́дистая choroid fissure, *fissura choroidea* [NA]
~, стенопе́ическая *офт.* stenopeic slit pinhole
~, суставна́я joint [cartilage] space
~, циклодиа́лизная cyclodialysis cleft
щёлок *м.* lye
щёлочь *ж.* alkali
щётка *ж.* brush
~, зубна́я tooth brush
~, стоматологи́ческая dental brush
щёчки *ж. мн.* (щипцо́в) beaks
щёчный buccal
щи́колотка *ж.* ankle
щипцы́ *мн.* 1. (*инструмент*) forceps, nippers, pliers 2. forceps, *forceps* [NA]
~, або́ртные abortzang, abortion forceps

~, акуше́рские obstetrical [axis-traction, midwifery] forceps
~, влага́лищные vaginal forceps
~, геморроида́льные око́нчатые fenestrated hemorrhoidal forceps
~, ги́псовые plaster bending forceps
~ для биопси́и biopsy forceps
~ для наложе́ния ско́бок staple applying forceps
~ для ногте́й, фре́зерные nail cutters
~ для отгиба́ния краёв ги́псовой повя́зки plaster bending forceps
~ для сня́тия металли́ческих ско́бок metal staple removing forceps
~ для удале́ния зубо́в dental [extracting] forceps
~, заты́лочные ма́лые occipital forceps, *forceps occipitalis minor* [NA]
~, зубоврачёбные dental [extracting] forceps
~, изо́гнутые curved forceps, bending iron
~, клювови́дные beak-shaped forceps
~, коро́нковые клювови́дные crown beak-shaped forceps
~, ко́стные bone [lion-jaw; bone-holding] forceps; bone nippers
~, ко́стные акуше́рские bone-cutting obstetrical forceps
~, ло́бные больши́е frontal forceps, *forceps frontalis major* [NA]
~, ортодонти́ческие orthodontic pliers
~, полостны́е cavity forceps
~, прямы́е straight forceps
~, пулевы́е bullet forceps
~, секвестра́льные sequestrum [bone necrosis] forceps
~ с коро́ткими бра́ншами, акуше́рские leniceps
~ с S-обра́зными ру́чками forceps with S-shaped handles
~, хирурги́ческие surgical forceps
~, штыкови́дные bayonet-shaped forceps
~, эндоскопи́ческие endoscopic forceps
щипцы́-клипсодержа́тель *мн.* staple applying forceps
щипцы́-крокоди́л *мн.* alligator forceps
щипцы́-куса́чки *мн.* cutting pliers, gouge [(bone-)cutting, Liston's] forceps
щипцы́-плоскогу́бцы *мн.* pliers

Э

эвагина́ция *ж.* evagination
эвакуа́ция *ж.* evacuation
эвгено́л *м.* eugenol
эвентра́ция *ж.* eventration
~, подко́жная subcutaneous eventration
эве́рсия *ж.* слёзной то́чки eversion of lacrimal punctum

эвисцера́ция ж. (d)evisceration
~ гла́за evisceration of eye
~ та́за pelvic exenteration, pelvic disembowelment
ЭВМ-сцинтиграфи́я ж. quantitative scintigraphy
эвтана́зия ж. euthanasia
эзери́н м. фарм. eserin, physostigmine
эзотропи́я ж. esotropia
~, аккомодацио́нная accommodative esotropia
эзофаги́т м. esophagitis
~, жёлчный bile esophagitis
~, коррози́вный corrosive esophagitis
~ Ку́шинга Cushing's esophagitis
~, пепти́ческий peptic esophagitis
~, рефлю́ксный reflux esophagitis
~, я́звенный ulcerative esophagitis
эзофагогастроанастомо́з м. esophagogastric anastomosis
эзофагогастродуоденоскопи́я ж. esophagogastroduodenoscopy
эзофагогастроеюностоми́я ж. esophagogastrojejunostomy
эзофагогастроскопи́я ж. esophagogastroscopy
эзофагогастростоми́я ж. esophagogastrostomy
эзофагогастросцинтиграфи́я ж. gastroesophageal scintigraphy, radionuclide gastroesophagography
эзофагогастрэктоми́я ж. esophagogastrectomy
эзофагографи́я ж. esophagography
эзофагоеюностоми́я ж. esophagojejunostomy
эзофагокимографи́я ж. esophagokymography
эзофагоколопла́стика ж. esophagocoloplasty
эзофагомаля́ция ж. esophagomalacia
эзофагоманометри́я ж. esophagomanometry
эзофагомиотоми́я ж. esophagomyotomy
эзофагопла́стика ж. esophagoplasty
эзофагоско́п м. мед. тех. esophagoscope
эзофагоскопи́я ж. esophagoscopy
эзофагоспа́зм м. esophagospasm
эзофагосто́ма ж. esophagostoma
эзофагостоми́я ж. esophagostomy
~ по Комаро́ву, петлева́я шеечная Komarov's cervical loop esophagostomy
эзофагосцинтиграфи́я ж. radionuclide gastroesophagography, gastroesophageal scintigraphy
эзофаготоми́я ж. esophagotomy
эзофагэктази́я ж. esophagectasia, esophagectasis
эзофагэктоми́я ж. esophagectomy
~, трансдиафрагма́льная transhiatal (blunt) esophagectomy
~, трансстерна́льная split-sternum esophagectomy
эзофори́я ж. esophoria
эйкозано́иды м. мн. eicosanoids
эйконо́метр м. мед. тех. eikonometer
эйфори́я ж. euphoria
экватор м. глаза equator of eye
эквивале́нт м. equivalent
~, вентиляцио́нный ventilation equivalent, VE
~ до́зы dose equivalent, DE
~ рентге́на, биологи́ческий roentgen-equivalent-man, REM
~, свинцо́вый lead equivalent

~ стенокарди́и anginal equivalent
~ су́мки Фабри́циуса bursal equivalent
ЭКГ-монитори́рование с. electrocardiographic monitoring
экзартикуля́ция ж. disarticulation
~, травмати́ческая traumatic disarticulation
экзацерба́ция ж. exacerbation (см. тж обостре́ние)
экзе́ма ж. eczema
~, атопи́ческая atopic eczema, atopic dermatitis
~, вакцина́льная eczema vaccinatum
~, гипертрофи́ческая eczema hypertrophicum
~ головы́ eczema capitis
~, де́тская infantile eczema
~, дисгидроти́ческая dyshidrotic eczema, eczema dyshidroticum
~, краева́я eczema marginatum, tinea cruris
~, лихено́идная lichenoid eczema
~, микро́бная microbial eczema
~, мо́кнущая weeping eczema, eczema madidans, moist [humid, wet] tetter
~, окаймлённая eczema marginatum, tinea cruris
~, папулёзная papular eczema
~, пузы́рчатая vesicular eczema
~, пустулёзная pustular eczema
~, себоре́йная seborrheic eczema, seborrhea
~, чешу́йчатая eczema squamosum
~, эритемато́зная eczema erythematous
экземати́д м. eczematid
экзентера́ция ж. exenteration, exenterative surgery
~ гла́за evisceration of eye
~, орбитосинуа́льная orbitomaxillectomy
~ орби́ты orbital exenteration
~ орби́ты, поднадко́стничная subperiostal orbital exenteration
~ та́за pelvic exenteration, pelvic disembowelment
экзеро́з м. exerosis
экзоге́нный exogenous
экзогистеропекси́я ж. exohysteropexy
экзодонти́я ж. exodontia
экзометри́т м. exometritis
экзо́н м. exon
экзоневро́лиз м. external neurolysis
экзо́нный exonic
экзосто́з м. exostosis
~, ко́стно-хрящево́й osteochondroma
~, мно́жественный multiple exostosis
~, подногтево́й subungual exostosis
~, хрящево́й exostosis cartilaginea
экзосто́зы м. мн., ко́стно-хрящевы́е мно́жественные osteochondromatosis
экзотропи́я ж. exotropia
экзофи́т м. periosteoma, periosteophyte, osteophyte
экзофи́тный exophytic
экзофори́я ж. exophoria
экзофта́льм м. exophthalmos, exophthalmus
~, воспали́тельный inflammatory exophthalmos
~, двухсторо́нний bilateral exophthalmos
~, злока́чественный malignant exophthalmos

~, мнимый pseudoexophthalmos
~, односторонний unilateral exophthalmos
~, перемежающийся intermittent exophthalmos
~, пульсирующий pulsating exophthalmos
~, тиреотоксический [тиреотропный] thyrotropic exophthalmos, exophthalmic thyreotoxicosis, Graves' disease
~, эндокринный endocrine exophthalmos
экзофтальмометр *м.* exophthalmometer
экзофтальмометрия *ж.* exophthalmometry
экзоцитоз *м.* exocytosis
эклампсия *ж.* eclampsia
~ беременных eclampsia of pregnancy
~, послеродовая puerperal eclampsia
экмнезия *ж.* ecmnesia
экология *ж.* ecology
экран *м.* screen, shield; barrier
~, бетонный concrete shield
~ для защиты от прямого облучения direct exposure shield
~, защитный (protective) barrier, protective shield
~, люминесцирующий fluorescent [fluoroscopic, salt] screen
~, поглощающий absorbing screen
~, подвижный slip-on screen
~, радиозащитный radiation screen
~, рентгеновский X-ray screen
~, рентгеновский усиливающий X-ray intensifying screen
~, рентгенозащитный X-ray protective shield
~, свинцовый lead shield
~, усиливающий *рентг.* (intensifying) screen
~, флюоресцентный [флюоресцирующий] fluorescent [fluoroscopic, salt] screen
экранирование *с.* shielding
~, сплошное bulk shielding
эксгумация *ж. суд. мед.* disinterment, exhumation
эксикатор *м.* exsiccator, desiccator
эксикоз *м.* exicosis
экскаватор *м.* excavator
~, стоматологический hand excavator
экскавация *ж.* excavation, cupping
~ диска зрительного нерва excavation [cupping] of optic disk
~ диска зрительного нерва, атрофическая atrophic cupping of optic disk
~ диска зрительного нерва, глаукоматозная glaucomatous excavation [cupping] of optic disk
~ диска зрительного нерва, краевая marginal cupping of optic disk
~ диска зрительного нерва, физиологическая physiologic excavation [cupping] of optic disk
экскориация *ж.* excoriation
~ соска excoriation of nipple
экскохлеация *ж.* excochleation
экскременты *мн.* feces, excrements
экскреция *ж.* excretion
~, билиарная biliary excretion
~ жира, фекальная fecal fat excretion
~, кумулятивная cumulative excretion

~, почечная renal excretion
~ с жёлчью biliary excretion
~ с мочой renal [urinary] excretion
~ с фекалиями fecal excretion
~, фракционная fractional excretion
экскурсия *ж.* сухожилия gliding amplitude, range of tendon excursion
экспансия *ж.*, клональная clonal expansion
эксперимент *м.* experiment
экспериментальный experimental
экспертиза *ж.* examination
~ временной нетрудоспособности temporary disability examination
~, медицинская medical examination
~ нетрудоспособности disability examination
~, судебно-медицинская forensic medical examination
~ трудоспособности working capacity examination
экспозиция *ж.* exposure
~, длительная long [prolonged] exposure
~, ежедневная daily exposure
~ исследования acquisition [imaging, run] time
~, короткая short-term exposure
~, оптимальная optimum exposure
экспрессия *ж.* фолликулов expression of follicles
экспрессор *м.* Кунта Kuhnt's forceps
экспресс-стерилизация *ж.* flash sterilization
экссудат *м.* exudate, effluent
~, геморрагический hemorrhagic exudate
~, гнойный purulent effluent
~, раневой wound effluent
~, серозно-фибринозный serofibrinous exudate
~, серозный serous exudate
~, фибринозный fibrinous exudate
экссудативный exudative
экссудация *ж.* exudation
экстаз *м.* ecstasy
экстериоризация *ж. псих.* exteriorization
экстерорецептор *м.* exteroreceptor
экстерорецепция *ж.* exteroreception
экстероцептивный exteroceptive
экстирпация *ж.* extirpation
~ матки hysterectomy, uterectomy
~ матки, влагалищная vaginal uterectomy
~ матки, надвлагалищная supravaginal uterectomy
~ матки, полная total uterus extirpation
~ матки, радикальная radical uterus extirpation, radical hysterectomy, Wertheim's operation
~ прямой кишки extirpation of rectum
~ прямой кишки, брюшно-промежностная abdominoperineal resection
~ прямой кишки, комбинированная брюшно-промежностная combined abdominoperineal resection
~ пульпы (зуба) extirpation of pulp
~ спинного мозга cordectomy
экстрабульбарный extrabulbar
экстравагинальный extravaginal
экстравазат *м.* extravasate
экстравазация *ж.* extravasation

экстравентрикуля́рный extraventricular
экстрадура́льный extradural
экстра́кт *м.* extract
 ~, во́дно-спиртово́й aqueous alcoholic extract
 ~, во́дный aqueous extract
 ~ лека́рственных препара́тов extraction of officinal preparations
 ~ лече́бной гря́зи therapeutic mud extract
 ~, спиртово́й ethanolic extract
экстра́ктор *м. мед. тех.* extractor, stripper
 ~, ва́куумный vacuum extractor
 ~, петлеви́дный loop-like extractor
 ~, хирурги́ческий surgical extractor
экстра́кция *ж.* extraction
 ~, жи́дкостная liquid extraction
 ~ зу́ба tooth extraction
 ~ катара́кты cataract extraction
 ~ катара́кты, интракапсуля́рная intracapsular cataract extraction
 ~ катара́кты, экстракапсуля́рная extracapsular cataract extraction
 ~ плода́ extraction of fetus
экстраперитониза́ция *ж.* extraperitonization
экстрапирами́дный extrapyramidal
экстраполя́ция *ж.* extrapolation
экстраси́стола *ж.* extrasystole, premature contraction
 ~, желу́дочковая ventricular ectopic beat, premature ventricular complex
 ~, узлова́я premature atrioventricular junctional complex, atrioventricular nodal beat
экстрасистоли́я *ж.* extrasystole, beats
 ~, желу́дочковая ventricular premature beats
э́кстренный emergency
экстрофи́я *ж.* extrophy
 ~ мочево́го пузыря́ extrophy of bladder
экстуба́ция *ж.* extubation
эксцереба́ция *ж.* excerebration
эксци́зия *ж.* excision
эксциклофори́я *ж.* excyclophoria
эктази́я *ж.* ectasia
 ~ антра́льного отде́ла желу́дка, диффу́зная сосу́дистая diffuse gastric antral vascular ectasia
 ~ моло́чных прото́ков ductular [mammary duct] ectasia
 ~ скле́ры scleral ectasia
э́ктима *ж.* ecthyma, ulcerative impetigo
 ~, вульга́рная ecthyma vulgaris
 ~, проника́ющая ecthyma terebrans
 ~, сифилити́ческая ecthyma syphiliticum
 ~, скрофулёзная ecthyma scrofulosum
эктодермо́з *м.* ectoderm(at)osis
эктомели́я *ж.* ectomelia
эктоми́я *ж.* ectomy
эктопи́ческий ectopic
эктопи́я *ж.* ectopia, ectopic position, malposition
 ~ а́нуса, пере́дняя anterior ectopic anus
 ~ за́днего прохо́да ectopic anus, displacement of anus
 ~ зрачка́ ectopic pupil, corectopia
 ~ мочево́го пузыря́ cystic ectopia
 ~ поджелу́дочной железы́ ectopic pancreas

 ~ у́стья мочето́чника ectopic ureteric orifice
 ~ яи́чка ectopia of testis, ectopic testis
эктопроте́з *м.* external prosthesis
эктро́пион *м.* ectropion, ectropium
эктропи́я *ж.* ectropion, ectropium
 ~, ана́льная anal ectropion
экхондро́ма *ж.* ecchondroma
эласта́за *ж.* elastase
эласти́н *м.* elastin
эласти́чность *ж.* flexibility, elasticity
эласто́з *м.* elastosis
эластоидо́з *м.* ко́жи cutaneous elastoidosis
эласто́ма *ж.* elastoma
эластофибро́ма *ж.* elastofibroma
элева́тор *м.* elevator
 ~, гинекологи́ческий uterine elevator
 ~ для удале́ния корне́й зубо́в root elevator
электроакупункту́ра *ж.* electroacupuncture
электроаналгези́я *ж.* electroanalgesia, electric analgesia
 ~, короткои́мпульсная short-impulse electroanalgesia
 ~ не́рвов electroanalgesia of nerves
 ~, церебра́льная cerebral electroanalgesia
электроанестези́я *ж.* electroanesthesia, electric anesthesia
электроаэрозо́ль *м.* electroaerosol
электроаэрозольингаля́ция *ж.* electroaerosol inhalation
электроаэрозольтерапи́я *ж.* electroaerosol therapy
электровагиногра́фия *ж.* electrovaginography
электровозбуди́мость *ж.* electroexcitability
электрогипно́з *м.* electrohypnosis
электрогистерогра́фия *ж.* electrohysterography
электрогонио́метр *м.* electrogoniometer
электрогра́мма *ж.* electrogram
 ~ предсе́рдия atrial electrogram
 ~, септа́льная septal electrogram
электрогре́лка *ж.* thermophore, electric pad
электрогря́зь *ж.* electromud, electrical mud
электро́д *м.* electrode (*см. тж* электро́ды)
 ~, биомедици́нский biomedical electrode
 ~ вихревы́х то́ков eddy current electrode
 ~, влага́лищный vaginal electrode
 ~, вну́тренний internal electrode
 ~, глуби́нный [глубо́кий] depth electrode
 ~ для гальваниза́ции и электрофоре́за воротнико́вой о́бласти electrode for galvanization and electrophoresis of collar area
 ~ для ультравысокочасто́тной терапи́и в ви́де бандажа́ belt-like electrode for ultrahigh frequency therapy
 ~, ёмкостный capacitor electrode
 ~, изо́гнутый curved electrode
 ~ к дугово́й ла́мпе, у́гольный crayon
 ~, конденса́торный capacitor electrode
 ~, ле́нточный tape electrode
 ~, медици́нский (bio)medical electrode
 ~, наза́льный (*для гальванизации и электрофореза*) nasal electrode
 ~, нару́жный external electrode

~, подвижный *(для ультразвуковых воздействий)* removable electrode
электродерматом *м. мед. тех.* electric dermatome
электродиагностика *ж.* electrodiagnosis, electrodiagnostics
электрод-петля *м.* snare
электроды *м. мн.* electrodes *(см. тж* электрод*)*
~ для электростимуляции stimulating electrodes
~, контактные contacting electrodes
электроиглоанестезия *ж.* electric needle anesthesia
электроимпульсатор *м. мед. тех.* electric pulses generator
~, универсальный universal electric pulses generator
электрокардиограмма *ж.* electrocardiogram, ECG
~, пищеводная esophageal electrocardiogram
~, стандартная standard electrocardiogram
~ с физической нагрузкой exercise electrocardiogram
электрокардиография *ж.* electrocardiography
~ плода fetal electrocardiography
электрокардиостимулятор *м. мед. тех.* pacemaker
~, предсердный асинхронный atrial asynchronous pacemaker
электроакустика *ж.* electrocautery, galvanocautery
электрокаутер *м. мед. тех.* electrocauter
электрокаутеризация *ж.* яичника ovarian electrocautery
электрокимограмма *ж.* electrokymogram
электрокимограф *м. мед. тех.* electrokymograph
~, сцинтилляционный scintillation electrokymograph
электрокимография *ж.* electrokymography
электрокоагуляция *ж.* electrocoagulation
~, биполярная bipolar electrocoagulation
~, высокочастотная radio-frequency electrocoagulation
электрокольпотонометрия *ж.* electrocolpotonometry
электрокортикограмма *ж.* electrocorticogram
электрокортикография *ж.* electrocorticography
электролечение *с.* electrotherapy, electrotherapeutics
электролиз *м.* electrolysis
электролиты *м. мн.* electrolytes
электромагнит *м.* (electro)magnet
~, резистивный resistive magnet
~, сверхпроводящий superconducting magnet
электромассаж *м.* electromassage
электромиограмма *ж.* electromyogram, EMG
электромиограф *м. мед. тех.* electromyograph
электромиография *ж.* electromyography
электромиостимуляция *ж.* electrical myostimulation
электромолокоотсос *м.* electric breast pump

электронаркоз *м.* electric anesthesia, electronarcosis
электрон-вольт *м.* electron volt, eV
электронейрограмма *ж.* electroneurogram
электронейростимулятор *м.*, чрескожный противоболевой *мед. тех.* transcutaneous analgetic electric stimulator of nerves
электронистагмография *ж.* electronystagmography
электронож *м. мед. тех.* cauterodyne, diathermy knife, electrocautery, electric cutting probe
электрооборудование *с.* electric equipment
электроожог *м.* electric burn
электроокулограмма *ж.* electro-oculogram
электроокулография *ж.* electro-oculography
электроофтальмия *ж.* ultraviolet keratoconjunctivitis, photoelectric ophthalmia
электропроводящий electroconductive
электрораздражение *с.* electrostimulation
электрорезекция *ж.* electroresection
электрорентгенограмма *ж.* xerogram
электрорентгенограф *м. мед. тех.* xeroradiograph
электрорентгенография *ж.* xero(radio)graphy, electroroentgenography
~ грудных желёз xeromammography
~ слюнных желёз xerosialography
электрорентгеносканирование *с.* xeroradiography and radionuclide scanning, xeroradiography with overlapping of images, emission-transmission imaging technique
электрорентгеносканограмма *ж.* superposed xerogram and scintiscan
электрорентгенотомография *ж.* xerotomography
электроретинограмма *ж.* electroretinogram
электроретинография *ж.* electroretinography
электросон *м.* electrosleep therapy, electrosleep, electrical sleep
электростимулятор *м.* electrical [(electro)galvanic] stimulator
~, высоковольтный high-voltage galvanic stimulator
~ для чрескожного раздражения нерва transcutaneous electrical nerve stimulator
~, импульсный pulsed galvanic stimulator
~, мышечный muscle stimulating apparatus, muscle contraction inducer
электростимуляция *ж.* electric(al) stimulation, electrostimulation
~ мышц muscle electrostimulation
~ нервов nerve electrostimulation
электросубкортикография *ж.* electrosubcorticography
электротерапия *ж.* electrotherapy, electrotherapeutics, current methods, electric treatment, electrology, electric(al) therapy
электротермокоагуляция *ж.* electrothermic coagulation
электротермотерапия *ж.* electrothermotherapy
электротравма *ж.* electrical accident, electrical injury
электроутерография *ж.* electrouterography

электрофизиологи́ческий electrophysiological
электрофонофоре́з *м.* лека́рств electrophonophoresis of medicines, officinal electrophonophoresis
электрофоре́з *м.* electrophoresis
  ~ воротнико́вой о́бласти electrophoresis of collar area
  ~ грязево́го раство́ра electrophoresis of mud solution
  ~, лека́рственный medicine [officinal] electrophoresis, iontophoresis
  ~ о́бласти лица́ electrophoresis of face, electrophoresis of facial area
  ~ по Ве́рмелю Vermel electrophoresis
  ~ позвоно́чника electrophoresis of vertebral column
  ~ по Касси́лю и Гра́щенкову [по наза́льной мето́дике] nasal method of electrophoresis
  ~ по Щербаку́ electrophoresis of collar area
  ~ сли́зистой оболо́чки но́са nasal method of electrophoresis
электрофототерапи́я *ж.* electrophototherapy
электрохирурги́я *ж.* electrosurgery, surgery diathermy
электрочувстви́тельность *ж.* electrosensitivity
электрошо́к *м.* electric shock
электроэнцефалогра́мма *ж.* electroencephalogram, EEG
электроэнцефалогра́фия *ж.* electroencephalography, EEG
электроэнцефалоско́п *м.* electroencephaloscope
электроэнцефалоскопи́я *ж.* electroencephaloscopy
элеме́нт *м.* 1. *(электрической батареи)* cell 2. *(химический, изображения)* element
  ~, гальвани́ческий electric cell
  ~ изображе́ния picture element, pixel
  ~, индика́торный tracer element
  ~, ме́ченый tagged element
  ~, радиоакти́вный radioactive element, radioelement
  ~ с металли́ческим рефле́ктором, нагрева́тельный heating lamp with metal reflector
  ~ трёхме́рного изображе́ния volume element, voxel
элеме́нт-индика́тор *м.* tracer element
эле́ниум *м. фарм.* elenium, chlordiazepoxide
эликси́р *м.* elixir
элимина́ция *ж.* elimination
  ~ (вещества́) из пла́змы plasma elimination
  ~ (вещества́) с жёлчью biliary elimination
элимини́рование *с.* elimination
эллиптоцито́з *м.* elliptocytosis, ovalocytosis
элюа́т *м.* eluate
элюе́нт *м.* eluent
элюиди́рование *с.*, элю́ция *ж.* elution
эмаскуля́ция *ж.* emasculation, castration
эмбо́л *м.* embolus
  ~, жи́дкий liquid embolus, fat globus
  ~, о́пухолевый tumor embolus
  ~, пло́тный solid embolus
  ~, седлови́дный saddle embolus
эмболиза́ция *ж.* embolization
  ~, о́пухолевая tumor embolization
эмболи́я *ж.* embolism
  ~, амниоти́ческая amniotic embolism
  ~, амниоти́ческая жи́дкая amniotic fluid embolism
  ~, артериа́льная arterial embolism
  ~, атеромато́зная atheromatous embolism, atheroembolism
  ~, вено́зная venous embolism
  ~, возду́шная air [gas] embolism
  ~, жирова́я fat [oil] embolism (syndrome), systemic fat embolism
  ~ корона́рных арте́рий coronary embolism
  ~, костномозгова́я bone marrow embolism
  ~ лёгких pulmonary embolism
  ~ лёгких амниоти́ческой жи́дкостью pulmonary amniotic fluid embolism
  ~ лёгких, жирова́я pulmonary fat embolism
  ~, лёгочная pulmonary embolism
  ~ лёгочной арте́рии pulmonary embolism
  ~, лимфати́ческая lymphatic embolism
  ~ мезентериа́льных сосу́дов mesenteric occlusion, mesenteric artery embolism
  ~, о́пухолевая tumor cell embolism
  ~, парадокса́льная paradoxical embolism
  ~, послеродова́я puerperal embolism
  ~ сосу́дов мо́зга cerebral vascular embolism
  ~, церебра́льная cerebral embolism
эмболэктоми́я *ж.* embolectomy
эмбриогене́з *м.* embryogenesis
эмбриоло́гия *ж.* embryology
эмбрио́н *м.* embryo
  ~, заморо́женный congelated embryo
эмбриона́льный embryonal, embryonic
эмбриопати́я *ж.* embryopathy, fetopathy
  ~, ви́русная viral embryopathy
  ~, диабети́ческая diabetic embryopathy
  ~, красну́шная congenital [fetal] rubella, rubellar fetopathy, rubellar embryopathy
  ~, лека́рственная medicinal embryopathy
  ~, лучева́я radiation embryopathy
  ~, рубеоля́рная congenital [fetal] rubella, rubellar fetopathy, rubellar embryopathy
  ~, токси́ческая toxical embryopathy
эмбриотокси́чность *ж.* embryotoxicity
эмбриотоксо́н *м.* embryotoxon
  ~, за́дний posterior embryotoxon
  ~, пере́дний anterior embryotoxon
эмбриотоми́я *ж.* embryotomy
эмбриотрофи́я *ж.* embryotrophy
эмбриоцито́ма *ж.* embryocytoma, teratoma
эмисса́рий *м.* emissarium, emissary
  ~ скле́ры exit of vessel from sclera
эми́ссия *ж.* emission
  ~, втори́чная secondary emission
эмметропи́ческий emmetropic
эмметропи́я *ж.* emmetropia
эмо́ция *ж.* emotion
эмпие́ма *ж.* empyema
  ~ жёлчного пузыря́ gallbladder empyema
  ~ мошо́нки empyocele
  ~ пле́вры pleural empyema, empyema thoracis

~ плёвры, самопроизвольно вскрывшаяся наружу empyema necessitatis
~ пупочного канатика pyourachus
эмульгатор м. emulsifier, emulsifiying agent
эмульсия ж. emulsion
~, жировая fat emulsion
~, перфторированная perfluorochemical emulsion
~ скипидара turpentine emulsion
~ типа вода в масле water-in-oil [w/o-type] emulsion
~ типа масло в воде oil-in-water [o/w-type] emulsion
эмфизема ж. emphysema
~ глазницы orbital emphysema
~, подкожная (sub)cutaneous emphysema
~, средостенная pneumomediastinum, mediastinal emphysema
~, трупная cadaveric emphysema
эналаприл м. enalapril
энантиомер м. enantiomer
энантиоселективность ж. enantioselectivity
энграмма ж. engram
эндартериит м. endarteritis
~, облитерирующий obliterating endarteritis, endarteritis obliterans
эндартерэктомия ж. endarterectomy
эндогенный endogenous
эндодонтия ж. root canal treatment
эндокардит м. endocarditis
~, бактериальный bacterial endocarditis
~, инфекционный infective endocarditis
~ Лёффлера Löffler's endocarditis
~ Либмана — Сакса Libman-Sacks endocarditis
~, острый септический acute bacterial endocarditis
~, подострый септический subacute bacterial endocarditis
эндокринный endocrine
эндокринотерапия ж. hormonal treatment, endocrinotherapy
эндокриноцит м., хромофобный chromophobe endocrine cell, *endocrinocytus chromophobus* [NH]
эндолимфа ж. endolymph
эндометриальный endometrial
эндометрий м. endometrium
эндометриоз м. endometriosis
~ кишечника intestinal endometriosis
~ мочевого пузыря bladder endometriosis
~, позадишеечный retrocervical endometriosis
~, стромальный endometrial stromal sarcoma
эндометрит м. endometritis
~, атрофический atrophic endometritis
~, децидуальный decidual endometritis
~, железистый glandular endometritis
~, казеозный caseous endometritis
~, кистозный cystic endometritis
~, милиарный miliary endometritis
~, острый acute endometritis
~, отслаивающий endometritis dissecans, exfoliativa endometritis

~ после кесарева сечения postcesarean endometritis
~, послеродовой puerperal endometritis
~, постабортный postabortal endometritis
~, септический septic endometritis
~, туберкулёзный tuberculous endometritis
~, хронический интерстициальный chronic interstitial endometritis
эндомиометрит м. endomyometritis
~, эозинофильный eosinophilic endomyometritis
эндоневролиз м. internal neurolysis
эндооссальный endoosseous
эндопептидаза ж., нейтральная neutral endopeptidase
эндопротез м. implant, (endo)prosthesis
~, армированный reinforced implant
~ вертлужной впадины acetabulum prosthesis cup
~ головки бедра femoral-head prosthesis
~ коленного сустава condylar prosthesis
~ кости запястья implant, spacer
~ межпозвоночного диска intervertebral disk endoprosthesis
~, самозапирающийся self-locking endoprosthesis
~, силиконовый silicone implant
~ сосуда vessel prosthesis, stent
~ сустава joint implant
~ сухожилия tendon prosthesis, gliding tendon implant
~ сухожилия, активный active tendon prosthesis, active gliding tendon implant
~ сухожилия, пассивный tendon spacer, space saver, passive gliding tendon implant, Hunter's tendon
~ тазобедренного сустава femoral [hip] prosthesis, femoral endoprosthesis
~ тазобедренного сустава, биодинамический biodynamic total hip prosthesis
~ тазобедренного сустава, двухполюсный bipolar femoral endoprosthesis, bipolar [total hip] prosthesis
~ тазобедренного сустава, однополюсный unipolar prosthesis, hemi-implant
~ тазобедренного сустава, тотальный bipolar femoral endoprosthesis, bipolar [total hip] prosthesis
эндопротезирование с. endoprosthesis [prosthesic] replacement
~ головки бедра proximal femoral replacement
~, первичное primary endoprosthesis replacement
~ плечевого сустава shoulder replacement
~ сустава replacement [prosthesic] arthroplasty
~ сустава, однополюсное hemiarthroplasty, hemialloplastic joint replacement
~ сустава, тотальное total articular replacement (arthroplasty)
~ тазобедренного сустава hip replacement
~ тазобедренного сустава, двухполюсное hip replacement (arthroplasty)

эндопротезирование

~ тазобёдренного сустава, однополюсное hemialloplastic hip replacement
~ тазобёдренного сустава, тотальное total hip replacement (arthroplasty)
эндорфины *м. мн.* endorphin(e)s
эндосальпингит *м.* endosalpingitis
эндосальпингоз *м.* endosalpingiosis
эндоскоп *м.* endoscope
~, гибкий flexible endoscope
эндоскопия *ж.* endoscopy
~, гибкая fiber-optic endoscopy
эндосома *ж.* endosome
эндост *м.* endosteum, internal peristeum
эндостальный endosteal, intraosseous, intraosteal
эндостеит *м.* endosteitis, endostitis
эндостеома *ж.* endosteoma, endostoma
эндотелий *м.* роговицы corneal endothelial cell
эндотелин *м.* endothelin
эндотелиома *ж.* endothelioma
~ костей, диффузная Ewing's tumor, Ewing's sarcoma, endothelial myeloma
~, саркоматозная malignant mesothelioma
~, синовиальная synovial endothelioma, synovioma
эндотермия *ж.* heat penetration in tissues
эндотоксемия *ж.* endotoxemia, endotoxin shock
эндотоксин *м.* endotoxin
эндофитный endophytic
эндофтальмит *м.* endophthalmitis
~, метастатический metastatic endophthalmitis
~, микотический mycotic endophthalmitis
~, посттравматический гнойный posttraumatic purulent endophthalmitis
~, эндогенный endogenous endophthalmitis
эндоцервицит *м.* endocervicitis
эндоцитоз *м.* endocytosis
энергия *ж.* energy
энергообразование *с.* energy production
энзиматический enzymatic
энзимопатия *ж.* enzymopathy
~, наследственная hereditary enzymopathy
~, эритроцитарная red cell enzymopathy
энкефалиназа *ж.* enkephalinase
энкефалины *м. мн.* enkephalins
энкопрез *м.* encopresis, fecal [stool] incontinence
эноксацин *м.* enoxacin
эностоз *м.* enostosis
энофтальм *м.* enophthalmos, enophthalmia
энтальпия *ж.* enthalpy
энтерит *м.* enteritis
~, гранулематозный regional enteritis, Crohn's disease
~, кампилобациллярный campylobacteriosis
~, лекарственный drug-induced enteritis
~, лучевой radiation enteritis, intestinal radiation damage
~, регионарный regional enteritis, Crohn's disease
~, язвенный ulcerative enteritis
энтероанастомоз *м.* enteroanastomosis
энтерография *ж.* enterography
энтерокистома *ж.* enterocystoma
энтероклизма *ж.* small bowel enema

энтероколит *м.* enterocolitis
~, нейтропенический neutropenic enterocolitis
~, некротизирующий necrotizing enterocolitis
~, псевдомембранозный pseudomembranous enterocolitis
~, хронический chronic enterocolitis
энтероколостомия *ж.* enterocolostomy
энтеролит *м.* enterolith
~, фасётчатый faceted enterolith
энтерология *ж.* enterology
энтеропатия *ж.* enteropathy
~, экссудативная exudative [protein-losing] enteropathy
энтеропексия *ж.* enteropexy
энтеропептидаза *ж.* enteropeptidase, enterokinase
энтеропроктостомия *ж.* enteroproctostomy
энтероптоз *м.* enteroptosis
энтероскоп *м.* enteroscope
~ зондового типа sonde-type enteroscope
энтероскопия *ж.* enteroscopy
~, трансанальная transanal enteroscopy
энтероспазм *м.* enterospasm
энтеростеноз *м.* enterostenosis
энтеростомия *ж.* enterostomy
~, двуствольная double-barrel enterostomy
~ по Микуличу Mikulicz's enterostomy
энтеротом *м. мед. тех.* enterotome
энтеротомия *ж.* enterotomy
энтероцеле *с.* enterocele
энтероцистома *ж.* enterocystoma
энтерохромаффинома *ж.* carcinoid (tumor)
энтероэнтероанастомоз *м.* enteroenteroanastomosis
энтропион *м.* entropion
энтропия *ж.* entropy
энуклеация *ж.* enucleation
~ глаза enucleation of eye
энурез *м. (недержание мочи)* enuresis, urinary incontinence, involuhtary urination
энфлюран *м. (галогенсодержащий ингаляционный анестетик)* enflurane
энхондрома *ж.* enchondroma, medullary chondroma
энцефалит *м.* encephalitis
~, весённе-лётний клещевой vernal [tick-borne] encephalitis
~, вирусный viral encephalitis
~, геморрагический hemorrhagic encephalitis
~, герпетический herpes [zoster] encephalitis
~, гнойный purulent encephalitis
~, клещевой tick-borne [vernal] encephalitis
~, летаргический lethargic encephalitis, von Economo's disease
~, некротический necrotic [necrotizing] encephalitis
~, очаговый focal encephalitis
~, поствакцинальный postvaccinal encephalitis
~, ревматический rheumatic encephalitis
~, эрнтеровирусный enterovirus encephalitis
~, эпидемический epidemic encephalitis
энцефалоангиосцинтиграмма *ж.* cerebral radionuclide angiogram

энцефалоангиосцинтиграфия ж. cerebral radionuclide angiography
энцефалограмма ж. encephalogram
энцефалограф м. encephalograph
энцефалография ж. encephalography
~, ультразвуковая ultrasonic encephalography, echoencephalography
энцефалоз м. encephalosis
энцефаломаляция ж. encephalomalacia
энцефаломенингит м. encephalomeningitis
энцефаломенингоцеле с. encephalomeningocele
энцефалометр м. encephalometer
энцефалометрия ж. encephalometry
энцефаломиелит м. encephalomyelitis
~, вирусный viral encephalomyelitis
~, герпетический herpes encephalomyelitis
~, поствакцинальный postvaccinal encephalomyelitis
энцефаломиелопатия ж. encephalomyelopathy
энцефаломиелополирадикулоневрит м. encephalomyelopolyradiculoneuritis
энцефалопатия ж. encephalopathy, cerebropathy
~ Вернике Wernicke's encephalopathy, Wernicke's syndrome
~, геморрагическая hemorrhagic encephalopathy
~, гипернатриемическая hypernatremic encephalopathy
~, гипертоническая hypertensive encephalopathy
~, демиелинизирующая demyelinating encephalopathy
~, острая азотемическая психотическая acute delirium, Bell's mania
~, печёночная portal systemic [hepatic] encephalopathy
~, подкорковая subcortical encephalopathy
~, прогрессирующая субкортикальная progressive subcortical encephalopathy
~, рецидивирующая palindromic [recurrent] encephalopathy
~, ртутная mercury encephalopathy
~, свинцовая lead [saturnine] encephalopathy
~, семейная familial encephalopathy
~, сосудистая vascular encephalopathy
~, тиреотоксическая thyrotoxic encephalopathy
~, токсическая toxic encephalopathy
~, травматическая traumatic encephalopathy
~, травматическая прогрессирующая progressive traumatic encephalopathy
~, туберкулёзная tuberculous encephalopathy
энцефалорадиограмма ж. cerebral radionuclide angiogram, radioencephalogram
энцефалорадиография ж. radionuclide cerebral perfusion imaging, gamma encephalography, radioencephalography
энцефалосканирование с., энцефалосканография ж. nuclear brain [radionuclide cerebral] imaging, (radionuclide) brain (scinti)scanning
энцефалоскоп м. encephaloscope
энцефалоскопия ж. encephaloscopy
энцефалосцинтиграмма ж. radionuclide brain image, brain scan
энцефалосцинтиграфия ж. nuclear brain [radionuclide cerebral] imaging, (radionuclide) brain (scinti)scanning
энцефалотом м. мед. тех. encephalotome
энцефалотомия ж. encephalotomy
энцефалоцеле с. encephalocele
эозинофил м. eosinophil, eosinocyte, eosinophilic [acidophilic] cell, acidocyte, acidophil
эпендима ж. ependyma
эпендиматит м. ependymitis
эпендимин м. ependymin
эпендимобласт м. ependymoblast
эпендимобластома ж. ependymoblastoma
эпендимома ж. ependymoma
~, злокачественная malignant ependymoma
~, папиллярная papillary ependymoma
эпиглоттит м. epiglottitis
эпидемиология ж. epidemiology
~ рака cancer epidemiology
эпидермодисплазия ж. epidermodysplasia
~, бородавчатая epidermodysplasia verruciformis, Lewandowski-Lutz disease
эпидермоид м. (киста кожи) epidermoid (cyst)
~, внутрипозвоночный intraspinal epidermoid
эпидермолиз м. epidermolysis
~, буллёзный epidermolysis bullosa
эпидермофития ж. epidermophytosis, epidermophytia
~, дисгидротическая vesiculous epidermophytosis
~ межпальцевых промежутков стопы epidermophytosis interdigitalis pedum
~, паховая tinea cruris, epidermophytia plicarum, epidermophytosis inguinalis, eczema marginalis
~ стоп tinea pedis, ringworm of feet, athlete's foot
эпидидимит м. epididymitis
~, острый acute epididymitis
~, туберкулёзный tuberculous epididymitis
~, хронический chronic epididymitis
эпидидимография ж. epididymography
эпидуральный epidural, peridural
эпидурография ж. epidurography, peridurography
эпизиоперинеопластика ж. episioperineoplasty
эпизиоперинеорафия ж. episioperineorrhaphy
эпизиорафия ж. episiorrhaphy
эпизиотомия ж. episiotomy
эпикантус м. epicanthus
~, врождённый congenital epicanthus
~, рубцовый cicatricial epicanthus
эпикератофакия ж. epikeratophakia
эпикондилалгия ж. epicondylalgia
эпикондилит м. epicondylitis
~, латеральный плечевой lateral humeral epicondylitis, tennis elbow
~, профессиональный occupational epicondylitis
~, травматический traumatic epicondylitis
эпикриз м. epicrisis
эпилепсия ж. epilepsy, epilepsia
~, акинетическая akinetic epilepsy

эпилепсия

~, алкого́льная alcoholic epilepsy
~, вазовага́льная vasovagal epilepsy
~, вазомото́рная vasomotor epilepsy
~, височная temporal lobe epilepsy
~, висцера́льная visceral epilepsy
~, враща́тельная epilepsia rotatoria
~, вы́званная activated epilepsy
~, генерализо́ванная generalized epilepsy
~, генуи́нная idiopathic epilepsy
~, де́тская epilepsia nutans
~, дже́ксоновская jacksonian epilepsy
~, диэнцефа́льная (automatic) diencephalic epilepsy
~, идиопати́ческая idiopathic epilepsy
~, инкура́бельная intractable epilepsy
~, коже́вниковская [ко́рковая, кортика́льная] epilepsia partialis continua, Kojewnikoff's [cortical] epilepsy
~, ма́лая abortive [latent minor] epilepsy, petit mal
~, многофока́льная multifocal epilepsy
~, ночна́я nocturnal epilepsy
~ Оппенге́йма Oppenheim's [acoustic] epilepsy
~, подко́рковая subcortical epilepsy
~, по́здняя delayed [tardy] epilepsy
~, посттравмати́ческая posttraumatic epilepsy
~, прокурси́вная procursive epilepsy
~, психи́ческая psychic epilepsy
~, психомото́рная psychomotor [temporal lobe] epilepsy
~, психоти́ческая psychotic epilepsy
~, ретина́льная retinal epilepsy
~, рефлекто́рная reflex [peripheral] epilepsy
~, сенсо́рная sensory epilepsy
~, симптомати́ческая symptomatic epilepsy
~, сомнамбули́ческая somnambulic epilepsy
~, спровоци́рованная activated epilepsy
~, талами́ческая thalamic epilepsy
~, травмати́ческая (post)traumatic epilepsy
~, фока́льная focal epilepsy
эпиле́птик м. epileptic
эпилептифо́рмный epileptoid, epileptiform
эпилепти́ческий epileptic
эпилептоге́нный epileptogenic
эпиля́ция ж. epilation
эпиме́р м. epimer
эпиневротоми́я ж. epineurotomy
эпинефри́н м. epinephrine, adrenaline
эпиретина́льный epiretinal
эпискле́ра ж. episclera
эпискпери́т м. episcleritis
~, мигри́рующий episcleritis periodica fugax
~, узелко́вый nodular episcleritis
эписпади́я ж. epispadia
~ полово́го чле́на epispadia penis
эпистрофе́й м. odontoid vertebra, axis [NA]
эпителиза́ция ж. epithelization
эпителио́идный epithelioid
эпителио́ма ж. epithelioma
~, аденои́дная кисто́зная epithelioma adenoides cysticum
~, база́льно-кле́точная [базоцеллюля́рная] basal cell epithelioma, basalioma

~, глубокосидя́щая deep-seated epithelioma
~, злока́чественная malignant [cancer] epithelioma
~, кальцифици́рованная Malherbe's calcifying epithelioma, pilomatrixoma
~, ко́жи Мале́рба Malherbe's calcifying epithelioma, pilomatrixoma
~ Ли́ттла, мно́жественная эритемато́зная Little's multiple erithematous epithelioma, flat superficial nonulcerating basalioma of skin
~, обызвествлённая Malherbe's calcifying epithelioma, pilomatrixoma
~, мно́жественная доброка́чественная epithelioma adenoides cysticum
~, мно́жественная пове́рхностная multiple superficial epithelioma
~, педжето́идная Paget-type epithelioma, epithelioma pagetoides
~ пе́чени hepatocellular carcinoma, liver epithelioma, hepatoma
~, рецидиви́рующая recurrent [relapsing] epithelioma
~, саморубцу́ющаяся keratosis follicularis, Darier's disease
~, слизеобразу́ющая mucin-producing epithelioma
~, спиноцеллюля́рная epithelioma spinocellulare
~ ту́ловища, пло́ская flat epithelioma of body
эпителиоподо́бный epithelioid
эпити́мпанум м. epitympanum
эпито́п м. epitope
~, иммунодомина́нтный immunodominant epitope
эпифаринги́т м. rhinopharyngitis, nasopharyngitis
эпи́физ м. epiphysis, epiphysis [NA]
эпифизеоде́з м. epiphyseal arrest, epiphysiodesis
эпифизео́лиз м. epiphyseal separation, slipped epiphysis, epiphyseal fracture, epiphysiolysis, avulsion of epiphysis
~ бе́дренной ко́сти slipped femoral epiphysis
эпифизеонекро́з м. epiphysionecrosis
эпифизеопати́я ж. epiphysiopathy
эпифизи́т м. epiphysitis
эпифо́ра ж. epiphora
эпицистостоми́я ж. epicystostomy
эпицистотоми́я ж. epicystotomy, suprapubic cystotomy
эпоксидгидрола́за ж. epoxide hydrolase
эпони́хий м. eponychium
эпонто́л м. (внутривенный анестетик) epontol, propanidid, sombrevin
эпоофорэктоми́я ж. epoophorectomy
эпули́с м. (fibrous) epulis, fibrous gingival hypertrophy
эрготами́н м. ergotamine
эрготерапи́я ж. ergotherapy
эре́кция ж. erection
~, боле́зненная painful erection
эризипело́ид м. erysipeloid, erysipelas suis, swine erysipelas
эризифа́к м. erysiphake
эрите́ма ж. erythema

эффе́кт

~, индурати́вная erythema induratum, Bazin's disease, Darier-Roussy sarcoid
~, кольцеви́дная erythema annulare
~, лучева́я radiation erythema
~, ревмати́ческая [ревмато́идная] erythema marginatum
~, рентге́новская X-ray erythema
~, узлова́тая erythema nodosum, dermatitis contusiformis
~, экссудати́вная многофо́рмная erythema multiforme, herpes iris
эритемато́зный erythematic, erythematous
эритра́зма ж. erythrasma
эритреде́ма ж. erythredema, acrodynia
эритреми́я ж. erythremia
~, о́страя acute erythremia
эритробласто́з м. erythroblastosis
эритробласто́ма ж. erythroblastoma
эритробластомато́з м. erythroblastomatosis
эритроде́рма ж., эритродерми́я ж. erythroderma, erythrodermatitis
~ новорождённых, десквамати́вная lamellar exfoliation [lamellar desquamation, lamellar ichthyosis] of the newborn, ichthyosis congenita, ichthyosis fetalis
эритрокератодерми́я ж. erythrokeratoderma
~, фигу́рная вариа́бельная erythrokeratoderma variabilis, keratosis rubra figurata
эритролейко́з м. erythroleukemia
эритромиело́з м. erythromyelosis
эритроплази́я ж. erythroplasia
~ Кейра́ erythroplasia of Queyrat
~ полово́го чле́на penile erythroplasia of Queyrat
эритропоэти́н м. erythropoietin
эритропси́я ж. erythropsia
эритроциано́з м. ко́жи erythrocyanosis
эритроци́т м. гемат. erythrocyte, red (blood) cell
эритроцитеми́я ж. гемат. erythrocythemia, polycythemia
эро́зия ж. erosion
~ желу́дка gastric erosion
~ рогови́цы erosion of cornea
~ хряща́ articular cartilage erosion
~ ше́йки ма́тки cervical erosion, erosio colli uteri
эротомани́я ж. erotomania
~ Клерамбо́ Clérambault's erotomania
э́смолос м. (антигипертензивное средство) esmolos
эссенциа́льный essential
эстезио́метр м. esthesiometer, tactometer
эстерифика́ция ж. esterification
эстиоме́н м. esthiomene, esthiomenus
эстоци́н м. фарм. estocin, dimenoxadol hydrochloride
эстрадио́л м. фарм. estradiol
эстрадио́л-диоксигена́за ж. estradiol dioxygenase
эстрадури́н м. фарм. estradurin, polyestradiol phosphate
эстрио́л м. estriol

эстроге́нный estrogenic
эстроге́ны м. мн. estrogens
~, конъюги́рованные conjugated estrogens
эстро́н м. estrone
этамбуто́л м. ethambutol
этанина́л м. на́трия sodium pentobarbital
этано́л м. ethanol
этаноламинури́я ж. ethanolaminuria
этаперази́н м. фарм. aethaperazinum, perphenazine
этерифика́ция ж. etherification
э́тика ж. ethics
этике́тка ж. label
этикети́рование с. labeling
эти́л м. ethyl
~, хло́ристый ethyl chloride
этиленгликоль м. ethylene glycol
этилендиаминтетраацета́т м. ethylene diamine tetraacetate, EDTA
этилкетоциклазоци́н м. ethylketocyclazocine
этилморфи́н м. ethylmorphine hydrochloride
эти́ловый ethyl
этинилэстрадио́л м. ethinyl estradiol
этиоло́гия ж. causation, etiology
этмоиди́т м. ethmoiditis
этмоидотоми́я ж. ethmoidotomy
этмоидэктоми́я ж. ethmoidectomy
этопози́д м. фарм. etoposide
этре́н м. ethrene
эуглобули́н м. фарм. euglobulin
эутирео́идный euthyroid
эутопи́ческий eutopic
эуфилли́н м. фарм. aminophylline
эфи́р м. ether; ester
~ аспараги́новой кислоты́ aspartate
~ для нарко́за diethyl ether
~, медици́нский diethyl ether
~, мети́ловый methyl ether
~, просто́й ether
~, сло́жный ester
~ холестери́на cholesterol ester
~, эти́ловый ether
эффе́кт м. effect
~, аддити́вный additive effect
~, аллоге́нный allogen(e)ic effect
~, благоприя́тный favorable effect
~, вентиля́торный ventilation effect
~, гемодинами́ческий hemodynamic effect
~, гемолити́ческий hemolytic effect
~ гепари́нового рикоше́та heparin rebound
~, гипотала́мо-гипофиза́рный hypothalamic-pituitary effect
~, дво́йственный dual effect
~, зави́симый от до́зы dose-dependent effect
~, иммуноге́нный immunogenic effect
~, иноторо́пный inotropic effect
~, кардиозащи́тный cardioprotective effect
~, кардиореспирато́рный cardiorespiratory effect
~, ко́мптоновский Compton effect
~ лека́рства, побо́чный drug side effect
~ лече́ния treatment response
~ Мессба́уэра Mössbauer's effect
~, неблагоприя́тный adverse effect

эффéкт

~, нежелáтельный побóчный unwanted side effect
~, нейроэндокрúнный neuroendocrinological effect
~, неспецифúческий паллиатúвный nonspecific palliative effect
~, облегчáющий facilitatory effect
~ облучéния, генетúческий genetic effect of radiation
~ облучéния, сомáтический somatic effect of radiation
~, отрицáтельный negative effect
~, отрицáтельный инотрóпный negative inotropic effect
~, отрицáтельный хронотрóпный negative chronotropic effect
~, паллиатúвный palliative effect
~, побóчный side effect
~, положúтельный beneficial [positive] effect, beneficial action
~, положúтельный инотрóпный positive inotropic effect
~, постантибиотúческий postantibiotic effect
~, пострадиациóнный (ir)radiation effect
~, потенциалозавúсимый voltage-dependent effect
~, прессóрный pressor effect
~, промóторный promotive effect
~, противокашлевóй antitussive [cough-depressant] effect
~, радиациóнный radiative effect
~, радиобиологúческий radiobiologic effect
~, симптоматúческий symptomatic action, symptomatic effect
~, термогéнный thermogenic effect
~, тормозящий inhibitory effect
~, фотоэлектрúческий photoelectrical effect
~, хронотрóпный chronotropic effect
~, частúчный partial effect
~, частóтно-завúсимый frequency-dependent effect
~, экранúрующий shadow [shielding] effect
эффектúвность ж. effectiveness, efficiency, efficacy, potency
~, геометрúческая радиол. geometric efficiency
~ излучéния, относúтельная канцерогéнная relative carcinogenic effectiveness of radiation
~ контрацéпции contraceptive effectiveness
~ мéтки labeling efficiency
~ облучéния irradiation efficiency
~, относúтельная биологúческая relative biologic effectiveness, RBE
~ посéва (о культуре клеток) plating efficiency
~, сравнúтельная comparative efficacy
~ счёта радиол. counting efficiency, efficiency of counting
~, терапевтúческая therapeutic effectiveness, therapeutic efficacy

эффектúвный effective, efficacious
эфферéнтный efferent(ial), centrifugal
эхинокóкк м. Echinococcus
эхинококкóз м. echinococcosis, hydatid disease
~ лёгкого hydatid disease of lung
~ мóзга cerebral echinococcosis
~ мочевóго пузыря cystic echinococcosis
~ пéчени hydatid disease of liver
~ пéчени, альвеолярный alveolar echinococcosis of liver
~ пóчки renal echinococcosis
эхинококкэктомúя ж. echinococcectomy, hydatidectomy
эхо с. echo
эхо-врéмя с. echo time, TE
эхогéнность ж. echogenicity
эхогепатогрáфия ж. hepatic sonography
эхогрáмма ж. (ultra)sonogram, echogram, ultrasonic [ultrasound] scan, ultrasound image
~, томографúческая ultrasonic sectional echogram
~, ультразвуковáя ultrasonic echogram
эхогрáфия ж. echography, echoscopy, (ultra)sonography, ultrasound, US, ultrasonic scanning
~ в реáльном масштáбе врéмени real-time sonography
~, двухмéрная echotomography, two-dimensional [2D] echography, ultrasonic [ultrasound] tomography, ultrasonic B-scanning, 2D echo, B-mode representation, B-scan ultrasonography
~, дóплеровская Doppler ultrasonography
~ жёлчного пузыря cholecystosonography, ultrasonocholecystography, ultrasonic cholecystography
~, интраоперациóнная intraoperative sonographic evaluation, intraoperative ultrasound, operative sonography, open-wound scanning
~, одномéрная A-mode representation, A-scan ultrasonography
~ органов брюшнóй пóлости abdominal ultrasound
~ органов мáлого тáза pelvic ultrasound
~ пéчени hepatic sonography
~ по сéрой шкалé gray-scale ultrasonography
~ пóчек nephrosonography
~ пуповúнной артéрии echography of arteria umbilicalis
~, трансанáльная transanal echography
~, трансректáльная transrectal ultrasound
~, ультразвуковáя (ultra)sonography, ultrasound, US, echography, echographia, echoscopy, ultrasound scanning
~, чрезвлагáлищная transvaginal ultrasonography, vaginal echography
~, эндоскопúческая endoscopic ultrasonography, endosonography
эхозóнд м. endosonic probe
эхоизображéние с. ultrasound image, ultrasound [ultrasonic] scan, (ultra)sonogram, echogram
эхокардиогрáмма ж. echocardiogram
эхокардиóграф м. echocardiograph

эхокардиография *ж.* echocardiography, cardiac ultrasound
~ в М-режиме M-mode echocardiography
~ в реальном масштабе времени real-time echocardiography
~, двухмерная cross-sectional [two-dimensional, 2D] echocardiography
~, доплеровская Doppler cardiometry, Doppler echocardiography, echocardiography with Doppler analysis
~, контрастная contrast echocardiography
~, негативная контрастная negative contrast echocardiography
~, одномерная A-mode echocardiography
~, секторальная cross-sectional [two-dimensional, 2D] echocardiography
эхокардиолокатор *м.* echocardiograph
эхо-КГ *ж.*, эхо-КГ-изображение *с.* echocardiogram
эхолалия *ж.* echolalia, echoprasia
эхолокализатор *м.*, эхолокатор *м.* ultrasonoscope, ultrasound scanner
эхолокация *ж.* echoscopy, echography, (ultra)sonography, ultrasound, US, ultrasonic scanning
эхомимия *ж.* echopathy, echomimia
эхоофтальмограф *м.* ultrasound scan system for ophthalmic evaluation
эхоофтальмография *ж.* echoophthalmography, ocular ultrasonography
эхопраксия *ж.* echopraxia, echomatism, echomotism
эхо-сигнал *м.* echo signal
эхоскопия *ж.* echoscopy, echolocation
эхоструктура *ж.* echostructure, echotexture, echo(graphic) pattern, echomorphology, sonomorphology
эхотахокардиограф *м.* echocardiograph
эхотомограмма *ж.* (ultra)sonogram, ultrasonic [ultrasound] scan, ultrasound image, echogram
эхотомография *ж.* echotomography, two-dimensional [2D] echography, ultrasonic [ultrasound] tomography, ultrasonic B-scanning, 2D echo, B-mode representation, B-scan ultrasonography
эхотомоскоп *м.* ultrasound [supersonic] scanner
эхотомоскопия *ж.* echotomoscopy
эхо-удар *м.* echo beat
эхофразия *ж.* echophrasia, echolalia
эхоэнцефалограмма *ж.* echoencephalogram
эхоэнцефалограф *м.* echoencephalograph
эхоэнцефалография *ж.* echoencephalography, ultrasonic encephalography, cranial ultrasonography, neurosonography
эхоэнцефалоскоп *м.* echoencephalograph
эякуляция *ж.* ejaculation

Ю

ювенильный juvenile
югулярный jugular

Я

явления *с. мн.*, остаточные residual effects
явный frank
ягодицы *ж. мн.* buttocks, nates, breech
яд *м.* venom, poison
~, змеиный snake venom
ядра *с. мн.*, гипоталамические hypothalamic nuclei
ядро *с.* nucleus, *nucleus* [NA]
~, базальное *nucleus basalis* [NA]
~, двойное ambiguous nucleus, *nucleus ambiguus* [NA]
~, дорсальное медиальное *nucleus medialis thalami* [NA]
~, зубчатое dentate nucleus
~, красное red nucleus, *nucleus ruber* [NA]
~ Мейнерта, базальное nucleus basalis of Meynert
~ окостенения focus of bone, focus [center] of ossification
~, прилежащее *nucleus accumbens* [NA]
~, пульпозное [студенистое] *nucleus pulposus* [NA]
~, хвостатое caudate nucleus, *nucleus caudatus* [NA]
~ хрусталика nucleus of lens
~ хрусталика, взрослое [хрусталика, старческое] adult [sclerotic] nucleus of lens
~ шва dorsal raphe nucleus
язва *ж.* ulcer, sore
~, антральная antral ulcer
~, афтоидная aphthoid ulcer
~, варикозная varicose ulcer
~ вульвы ulceration of vulva
~ вульвы, острая acute ulceration of vulva, Lipschütz's ulcer, ulceus vulvae acutum
~ голени crus ulcer
~ двенадцатиперстной кишки duodenal ulcer
~, длительно не заживающая indolent ulcer
~ желудка gastric ulcer, ulcer of stomach
~ желудка, бессимптомная asymptomatic gastric ulcer
~ желудка, высокая high(-lying) gastric ulcer
~ желудка, двойная double gastric ulcer
~ желудка, каллёзная callous gastric ulcer
~ желудка, кровоточащая bleeding gastric ulcer
~ желудка, незаживающая часто рецидивирующая refractory ulcer
~ желудка, острая acute gastric ulcer
~ желудка, пенетрирующая penetrating ulcer of stomach
~ желудка, стенозирующая stenosing ulcer of stomach
~ желудка, субкардиальная [желудка, юкстакардиальная] subcardial [juxtacardial, type IV gastric] ulcer
~, ишемическая ischemic ulcer
~ кишечной стомы stomal ulcer

я́зва

~ Ку́рлинга, трофи́ческая о́страя Curling's [stress] ulcer
~, малигнизи́рованная malignant ulcer
~ мочево́го пузыря́ cystic [bladder] ulcer
~ на по́чве варико́зного расшире́ния вен varicose ulcer
~, неспецифи́ческая nonspecific ulcer
~, пепти́ческая peptic ulcer, peptic ulceration
~, перфорати́вная [перфори́рованная] perforated ulcer
~, пилори́ческая pyloric ulcer
~, препилори́ческая prepyloric [type III gastric] ulcer
~ привра́тника желу́дка pyloric ulcer
~, прободна́я perforated ulcer
~, про́лежневая pressure ulcer
~ прямо́й кишки́, солита́рная solitary ulcer of rectum, solitary rectal ulcer, solitary rectal ulceration
~ рогови́цы corneal ulcer
~ рогови́цы, диплобацилля́рная diplococcus corneal ulcer
~ рогови́цы, краева́я marginal corneal ulcer
~ рогови́цы, ползу́чая corneal ulcer serpens, hypopyon keratitis
~ рогови́цы, разъеда́ющая corneal rodent ulcer
~ рогови́цы, трахомато́зная trachomatous corneal ulcer
~, сифилити́ческая hard ulcer, chancre
~, солита́рная solitary ulcer
~, стеркора́льная stercoral ulcer
~, стре́ссовая stress [Curling's] ulcer
~ те́ла желу́дка corporeal [type I] gastric ulcer
~, трофи́ческая trophic [venous stasis] ulcer
~, хрони́ческая chronic ulcer
язы́к *м.* tongue, lingua, glossa
~, географи́ческий geographic tongue, glossitis areata exfoliativa, benign migratory glossitis
~, обло́женный furred tongue
~, скла́дчатый fissured tongue, lingua plicata
~, «чёрный волоса́тый» black hairy tongue, lingua nigra pilosa, glossophytia
языкодержа́тель *м.* tongue forceps
язычо́к *м.*, нёбный uvula

яи́чко *с.* testicle, testis, orchis, didymus
~, мигри́рующее migrating testicle, migrating testis, testicular pseudoretention
~, неопусти́вшееся undescended testis
яи́чник *м.* ovary, *ovarium* [NA]
~, большо́й се́рый enlarged cystic ovary
~, доба́вочный accessory [third] ovary
~, микрополикисто́зный micropolycystic ovary
~, поликисто́зный polycystic ovary
~, раздво́енный disjunctus ovary
~, узлова́тый mulberry ovary
яйцево́д *м.* oviduct, *tuba uterina* [NA]
яйцекле́тка *ж.* ovum; oocyte, ovocyte
~, до́норская donor ovum
~, оплодотворённая fertilized [impregnated] ovum
я́мка *ж.* fossa, *fossa* [NA]
~, височна́я temporal fossa, *fossa temporalis* [NA]
~, гипофиза́рная pituitary fossa, *fossa hipophysialis* [NA]
~ ди́ска зри́тельного не́рва optic pit
~, за́дняя черепна́я posterior cranial fossa, *fossa cranii posterior* [NA]
~, локтева́я antecubital fossa
~, подколе́нная popliteal space, *fossa poplitea* [NA]
~, подмы́шечная axillary cavity, axilla, armpit, axillary space, *fossa axillaris* [NA]
~, сре́дняя черепна́я middle cranial fossa
~, черепна́я cranial fossa
ЯМР-интроскопи́я *ж.* magnetic resonance imaging, MR-imaging, MRI
ЯМР-томо́граф *м.* MR-imager, MR-imaging unit, NMR-machine, NMR-scanner, magnet imaging system, MR-imaging installation
ЯМР-томогра́фия *ж.* magnetic resonance imaging, MR-imaging, MRI
я́ркость *ж.* brightness
ятроге́нный iatrogenic
яче́йка *ж.* изображе́ния picture element, pixel
ячме́нь *м. офт.* hordeolum
~, вну́тренний hordeolum internum, hordeolum meibomianum
~, нару́жный hordeolum externum, sty

СОКРАЩЕНИЯ

а. [артерия] artery, a.
аа. [артерии] arteries, aa.
А-В [артериовенозный] arteriovenous, A-V
АВР [артериально-венозная разность] arteriovenous difference
А/Г [альбуминово-глобулиновый индекс] albumin/globulin, A/G
Аг [антиген] antigen, Ag
а-ГиРГ [агонист гонадотропин-рилизинг-гормона] agonist GnRH
АД [артериальное давление] arterial blood pressure, ABP
АДГ 1. [алкогольдегидрогеназа] alcohol dehydrogenase 2. [антидиуретический гормон] antidiuretic hormone, ADH
Адр [адреналин] adrenaline
АДФ [аденозиндифосфат] adenosine diphosphate, ADP
АДФ-аза [аденозиндифосфатаза] adenosine diphosphatase, ADPase
АЕ [антитоксическая единица] antitoxic unit, A.U.
АИГ-неодимовый лазер [лазер на алюмоиттриевом гранате с неодимом] yttrium aluminum garnet neodymium laser, YAG-Nd laser
АКТГ [адренокортикотропный гормон] adrenocorticotropic hormone, ACTH
АКФ [ангиотензинконвертирующий фермент] angiotensin converting enzyme, ACE
АКШ [аортокоронарное шунтирование] coronary artery bypass grafting
Алл.[аллель] allele
АЛС [антилимфоцитарная сыворотка] antilymphocyte serum
АМА 1. [Американская медицинская ассоциация] American Medical Association, A.M.A. 2. Австралийская медицинская ассоциация] Australian Medical Association, A.M.A.
АМК [азот мочевины крови] blood urea nitrogen, BUN
АМН [Академия медицинских наук] Academy of Medical Sciences
АМФ [аденозинмонофосфат] adenosine monophosphate
Ангстр.[ангстрем] Angstrom Unit, A.U.
АПУД-система [клетки-предшественники биогенных аминов, обладающие активностью декарбоксилазы] amine precursor uptake and decarboxylation cells, APUD
АСТ [аспартатаминотрансфераза] aspartate aminotransferase, AST
АТ 1. [антитело] antibody 2. [компьютерная аксиальная томография] computerized axial tomography, CAT
АТС [антитимоцитарная сыворотка] antithymic-cell serum
АТФ [аденозинтрифосфат] adenosine triphosphate, ATP
АТФаза [аденозинтрифосфатаза] adenosine triphosphatase, ATPase

АФП [альфа-фетопротеин человека] human alpha-fetoprotein, HAFP
АХ [ацетилхолин] acetyl choline, Ach
АХЭ [ацетилхолинэстераза] acetylcholinesterase, Ach-ase
БВД [белково-витаминная добавка] protein and vitamin supplement
БВК [белково-витаминный концентрат] protein and vitamin concentrate
Бк [беккерель] becquerel, Bq
БКГ [баллистокардиография] ballistocardiography, BCG
БОЕ [бляшкообразующая единица] plaque-forming unit
БПК [биохимическая потребность кислорода] biochemical oxygen demand
БПС [бычья плодная сыворотка] fetal calf serum, FCS; fetal bovine serum, FBS
БСА [общий сывороточный глобулин] general serum globulin
БЦЖ [бацилла Кальметта — Герена] Calmette-Guérin bacillus, BCG
БЭП [биоэлектрический потенциал] bioelектрический potential
бэр [биологический эквивалент рентгена] roentgen-equivalent-man, Rem
в. [вена] vein, v.
ВБК [воспалительная болезнь кишечника] inflammatory bowel disease, IBD
вв. [вены] veins, vv.
в/в [внутривенно] intravenously, I.V., i.v.
ВГД [внутриглазное давление] intraocular pressure
ВЖП [внутрижелудочковая проводимость] intraventricular conduction
ВИ [внутриматочная инсеминация] intrauterine insemination, IUI
ВИП [вазоактивный интестинальный/полипептид] vasoactive intestinal polypeptide, VIP
ВИЧ [вирус иммунодефицита человека] human immunodeficienct virus, HIV
в/к [внутрикожно] intracutaneous, i.c., intradermally, id
ВКЖ [внеклеточная жидкость] extracellular fluid, ECF
ВКНЦ [Всероссийский кардиологический научный центр] All-Russia Research Center for Cardiology
в/м [внутримышечно] intramuscularly, I.M., i.m.
в/мин [в минуту] per minute
ВНД [высшая нервная деятельность] higher nervous activity
ВНС [вегетативная нервная система] autonomic [vegetative] nervous system, ANS
ВОЗ [Всемирная организация здравоохранения] World Health Organization, WHO
ВП [врождённый порок] congenital malformation

впРНК [высокополимерная РНК] high-polymeric RNA, hp RNA
ВПСП [возбуждающий постсинаптический потенциал] excitatory postsynaptic potential
ВПЧ [вирус папилломы человека] human papilloma virus, HPV
ВРП [вспомогательные репродуктивные технологии] lacertus reproductive technologies
в/сек [в секунду] per second
ВСП [вызванный соматосенсорный потенциал] somatosensory evoked potential
ВЧ [высокая частота] high frequency
ВЧД [внутричерепное давление] intracranial pressure
ВЭЖХ [высокоэффективная жидкостная хроматография] high-performance liquid chromatography, HPLC
г [грамм] gram, g
ГАМК [гамма-аминомасляная кислота] gamma aminobutyric acid, GABA
ГиРГ [гонадотропин-рилизинг-гормон] gonadotropin releasing hormone, GnRH
ГИФТ [перенос эмбрионов в маточные трубы] gamete intrafallopian transfer, GIFT
ГЛП [гиперлипопротеидемия] hyperlipoproteinemia
ГМФ [гуанозинмонофосфат] guanosine monophosphate
ГНЛ [гелий-неоновый лазер] helium-neon laser
ГО [гипербарическая оксигенация] hyperbaric oxygenation therapy, HOT
ГП [глюкоза плазмы] plasmatic glucose
ГПТ [гормоны пищеварительного тракта] gut hormones
Гр [грей] gray, Gy
гр.[гран] gran, gr.
Гр/с [грей в секунду] gray per second, Gy/s
ГСИК [гормон, стимулирующий интерстициальные клетки] interstitial cell-stimulating hormone, ICSH
ГТГ [гонадотропный гормон] gonadotropic hormone, GTH
ГТФ [гуанозинтрифосфат] guanosine triphosphate
ГЭБ [гематоэнцефалический барьер] hematoencephalic barrier
гяРНК [гетерогенная ядерная РНК] heterogeneous nuclear RNA
дАДФ [дезоксиаденозиндифосфат] deoxyadenosine diphosphate
дАМФ [дезоксиаденозинмонофосфат] deoxyadenosine monophosphate
дАТФ [дезоксиаденозинтрифосфат] deoxyadenosine triphosphate
ДВК [диссеминированная внутрисосудистая коагуляция] disseminated intravascular coagulation, DIC
ДВК-синдром [синдром диссеминированной внутрисосудистой коагуляции] disseminated intravascular coagulation syndrome
дг [дециграмм] decigram, dg
дГДФ [дезоксигуанозиндифосфат] deoxyguanosine diphosphate

дГМФ [дезоксигуанозинмонофосфат] deoxyguanosine monophosphate
дГТФ [дезоксигуанозинтрифосфат] deoxyguanosine triphosphate
ДДТ [дихлордифенилтрихлорэтан] dichlorodiphenyl-trichloroethane, DDT
ДК [дыхательный коэффициент] respiratory coefficient
дм [дециметр] decimeter, dm
ДМЖП [дефект межжелудочковой перегородки] ventricular septal defect
ДМК [дисфункциональные маточные кровотечения] dysfunctional uterine bleedings
д.м.н. [доктор медицинских наук] Doctor of Medical Science
ДН [дыхательная недостаточность] respiratory failure
днДНК [двухнитевая ДНК] double-stranded DNA
ДНК [дезоксирибонуклеиновая кислота] desoxyribonucleic acid, DNA
днРНК [двухнитевая РНК] double-stranded RNA
ДОФА [диоксифенилаланин] dioxyphenylalanine
ДПН [дифосфопиридиннуклеотид] diphosphopyridine nucleotide
дТТФ [дезокситимидинтрифосфат] deoxythymidine triphosphate
дУДФ [дезоксиуридиндифосфат] deoxyuridine diphosphate
дУМФ [дезоксиуридинмонофосфат] deoxyuridine monophosphate
дУТФ [дезоксиуридинтрифосфат] deoxyuridine triphosphate
ДУФ [длительное УФЛ при псориазе] long-wave ultraviolet treatment of patients with psoriasis
ДФА [дифениламин] diphenylamine
дЦДФ [дезоксицитидиндифосфат] deoxycytidine diphosphate
дЦМФ [дезоксицитидинмонофосфат] deoxycytidine monophosphate
ДЦП [детский церебральный паралич] cerebral spastic infantile paralysis
дЦТФ [дезоксицитидинтрифосфат] deoxycytidine triphosphate
ДЭАЭ [диэтиламиноэтил] diethylaminoethyl, DEAE
ЖЕЛ [жизненная ёмкость лёгких] lung [pulmonary] vital capacity
ЖИП [желудочный ингибиторный полипептид] gastric inhibitory polypeptide, GIP
ЖК [желудочно-кишечный] gastrointestinal, GI
ЖКТ [желудочно-кишечный тракт] gastrointestinal tract
ЖЛ [жизненная ёмкость] vital capacity, VC
ЖПР [желудочно-пищеводный рефлюкс] gastroesophageal reflux disease, GERD
ЗИФТ [перенос зигот в маточные трубы] zygote intrafallopian transfer, ZIFT

ЗППП [заболевания, передаваемые половым путём] sexually transmitted diseases, STD
ИАГ-неодимовый лазер [лазер на алюмоиттриевом гранате с неодимом] yttrium aluminum, garnet neodymium laser, YAG-Nd laser
ИБС [ишемическая болезнь сердца] coronary heart disease, CHD
ИВЛ [искусственная вентиляция лёгких] artificial lung ventilation, ALV
Игл. [иммуноглобулин] immunoglobulin, Ig
ИДФ [инозиндифосфат] inosine diphosphate
ИКСИ [внутриплазматическая инъекция сперматозоида] intracytoplasmic sperm injection, ICSI
ИЛ [интерлейкин] interleucin
ИМ [инфаркт миокарда] acute myocardial infarction, AMI
ИМТ 1. [избыточная масса тела] overweight 2. [индекс массы тела] body build index
инфРНК [информационная РНК] informational RNA, mRNA
ИОЛ [интраокулярная линза] intraocular lens
ИСМ/ИСД [внутриматочная инсеминация спермой мужа/донора] intrauterine insemination of husband/donor's sperm
ИТШ [индекс транспортных шумов] traffic noise index
ИУК [индолилуксусная кислота] indole acetic acid
ИФН [интерферон] interferon
КААИ [качественная анатомическая изменчивость] qualitative anatomical variation
кал [калория] calorie, cal
кап. [капли] gtt. [drops]
КАТ [компьютерная аксиальная томография] computed axial tomography, CAT
КД [кожная доза] skin dose, S.D.
кДНК [комплементарная ДНК] complementary DNA
КДО [конечный диастолический объём] end diastolic volume
Ки [кюри] curie, Cu
ккал [килокалория] kilocalorie, kcal
к.м.н. [кандидат медицинских наук] Candidate of Medical Science
КОАИ [количественная анатомическая изменчивость] quantitative anatomical variation
компл.[комплемент] complement
Корт. [кортизол] cortisol
КПД, кпд [коэффициент полезного действия] efficiency (factor)
кРНК [комплементарная РНК] complementary RNA, cRNA
КСО [конечный систолический объём] end systolic volume
КТ [компьютерная томография] computer tomography
КЩС [кислотно-щелочное равновесие, кислотно-щелочной баланс] acid-base balance, ABB
Л. [лейкоцит] white blood cell, W.B.C.

ЛГ 1. [лютеинизирующий гормон] luteinizing [interstitial cell-stimulating] hormone 2. [лютеотропин] luteotrophin
ЛД [летальная доза] lethal dose, LD
ЛДГ [лактатдегидрогеназа] lactate dehydrogenase, LDH
ЛЖК [летучие жирные кислоты] volatile fatty acids
Лимф. [лимфоцит] lymphocyte
ЛОР [ухо-горло-нос] ear, nose, throat, ENT
ЛП [липопротеины] lipoproteins
ЛПВП [липопротеины высокой плотности] high-density lipoproteins, HDL
ЛПНП [липопротеины низкой плотности] low-density lipoproteins, LDL
ЛПС [липополисахарид] lipopolysaccharide, LPS
ЛТ [лучевая терапия] radiation therapy
ЛТГ 1. [лактогенный] galactopoietic, lactogenic 2. [лютеотропный гормон] lactation hormone
ЛУ [лимфоузел] lymph node
ЛФК [лечебная физкультура] exercise therapy; remedial gymnastics
МАК [минимальная альвеолярная концентрация] minimum alveolar concentration
МАФ [фактор активации макрофагов] macrophage activation factor, MAF
МБК [минимальная бактерицидная концентрация] minimum bactericide concentration
МВЛ 1. [максимальная вентиляция лёгких] maximal pulmonary ventilation 2. [минутная вентиляция лёгких] minute pulmonary ventilation
мг [миллиграмм] milligram, mg
МГК [мегакариоцит] megakaryocyte
МД [мышиная доза] mouse unit, m.u.
МЕ [международная единица] international unit, IU
МЕЗА [аспирация сперматозоидов из придатка яичка] spermatozoons aspiration from epididymis, MEZA
МЖЕЛ [максимальная жизненная ёмкость лёгких] maximum vital lung capacity
МЗ [Министерство здравоохранения] Ministry of Public Health
МКА [моноклональные антитела] monoclonal antibodies
МКБ [международная классификация болезней и причин смерти ВОЗ] International Classification of Diseases, ICD of WHO
мм [миллиметр] millimeter, mm
МОКТ [микоз, обусловленный красным трихофитоном] tinea, ringworm
МП [магнитное поле] magnetic field
МПД [максимально переносимая доза] maximum permissible dose, MPD
МПКП [миниатюрный потенциал концевой пластинки] end-plate minimum potential
МПС [мукополисахарид] mucopolysaccharide
мРНК [матричная РНК] messenger RNA, mRNA, iRNA
МСЕ [Международная система единиц] International System of Units, SI

МСОП [Международный союз охраны природы] International Union for Conservation of Nature and Natural Resources, IUCN
мтДНК [митохондриальная ДНК] mitochondrial DNA
МХФ [фактор хемотаксиса макрофагов] macrophage chemotactic factor, MCF
МЭД [минимальная эффективная доза] minimum effective dose, MED
НАД [никотинамидадениндинуклеотид] nicotine amide adenine dinucleotide, NAD
НАДФ [никотинамидадениндинуклеотидфосфат] nicotine amide adenine dinucleotide phosphate, NADF
НВЛ [неинвазивная вентиляция лёгких] noninvasive positive pressure ventilation, NPPV
нмцРНК [низкомолекулярная цитоплазматическая РНК] low-polymeric RNA, lpRNA
нмяРНК [низкомолекулярная ядерная РНК] low-polymeric nuclear RNA, lpn RNA
НПВС [негормональные противовоспалительные средства] nonsteroidal anti-inflammatory drugs, NSAID
НРБ [нормы радиационной безопасности] radiation standards
ОБЭ [относительная биологическая эффективность] relative biologic effectiveness, RBE
ОВП [окислительно-восстановительный потенциал] redox potential
ОДН [острая дыхательная недостаточность] acute respiratory failure, ARF
ОЕЛ [общая ёмкость лёгких] total lung capacity
ОК [оральные контрацептивы] oral contraceptives
онДНК [однонитевая ДНК] single-stranded DNA
онРНК [однонитевая РНК] single-stranded RNA
ООЛ [остаточный объём лёгких] pulmonary residual volume
ОП [оптическая плотность] optical density
ОПН [острая почечная недостаточность] acute renal failure, ARF
ОРЗ [острое респираторное заболевание] acute respiratory disease, ARD
ОЦК [объём циркулирующей крови] blood volume
ОЭР [основной электрический ритм] basic electrical rhythm, BER
П. [пульс] pulse
ПА [плазмаферез] plasmapheresis
ПАБК [п-аминобензойная кислота] para-aminobenzoic acid, PAB(A)
ПАСК [п-аминосалициловая кислота] para-aminosalicylic acid, PAS(A)
ПВ [протромбиновое время] prothrombin time
ПГ, Пгл [простагландин] prostaglandin, PG
ПД [потенциал действия] action potential
ПДК [предельно допустимая концентрация] maximum permissible [maximum allowable] concentration, MPC
пДНК [плазмидная ДНК] plasmid DNA

ПЗД [рассечение зоны пеллюцида] pellucid zone dissection, PZD
ПЗр. [поле зрения] field of vision, F, vf
ПК [пировиноградная кислота] pyroracemic [pyruvic] acid
п/к [подкожный] subcutaneous, s/c
ПКП [потенциал концевой пластинки] end-plate potential
ПКЯ [поликистозные яичники] polycystic ovaries
ПЛ [плацентарный лактоген] placental lactogen
ПМЖА [передняя межжелудочковая артерия] anterior interventricular artery
ПРЛ [пролактин] prolactin
Прог. [прогестерон] progesteron
ПСНС [парасимпатическая нервная система] parasympathetic nervous system
ПТМ [пневмотахоманометрия] pneumotachometry
ПХФ [пентахлорфенол] pentachlorophenol, PCP
ПЭГ 1. [пневмоэнцефалография] pneumoencephalography, PEG 2. [полиэтиленгликоль] polyethylene glycol
ПЭД [пороговая эритемная доза] threshold erythema dose, TED
ПЭМ [просвечивающая электронная микроскопия] transmission electron microscopy
РА [реакция агглютинации] conglutination reaction
РВ [реакция Вассермана] Wasserman reaction, WR
РГА [реакция гемагглютинации] hemagglutination-inhibition reaction
РДС [респираторный дистресс-синдром] respiratory distress syndrome, RDS
рекДНК [рекомбинантная ДНК] recombinant DNA
РИА [радиоиммунологический анализ] radio-(immuno)assay
РНК [рибонуклеиновая кислота] ribonucleic acid, RNA
РОЭ [реакция оседания эритроцитов] erythrocyte sedimentation rate, ESR
р-р [раствор] solution, sol.
рРНК [рибосомная РНК] ribosomal RNA, rRNA
РСК [реакция связывания комплемента] Reiter's complement fixation test, (R)CFT
РТПХ [реакция «трансплантат против хозяина»] graft-versus-host, GVH
РХПГ [ретроградная холангиопанкреатография] retrograde cholangiopancreatography, RCP
РЭА [раково-эмбриональный антиген] carcinoembryonal antigen, CEA
РЭМ [растровая электронная микроскопия] raster electron microscopy, REM
РЭС [ретикулоэндотелиальная система] reticuloendothelial system, RES
СВ [сердечный выброс] cardiac output
СВСР [синдром внезапной смерти ребенка] sudden infant death syndrome

СВЧ [сверхвысокая частота] superhigh frequency, SHF

СГ [соматотропный гормон] somatotropic hormone, STH

СГОТ [глутамат-оксалоацетат-трансаминаза сыворотки крови, аспартатаминотрансфераза] serum glutamate-oxaloacetate-transaminase, SGOT

СГПТ [глутамат-пируват-трансаминаза, аланин-аминотрансфераза сыворотки крови] serum glutamate-pyruvate-transaminase, SGPT

СГЯ [синдром гиперстимуляции яичников] ovarian hyperstimulation

СДР [синдром длительного раздавливания] crush syndrome

СЖК [сыворотка жерёбой кобылы] pregnant-mare serum, PMS

СКА [серповидно-клеточная анемия] sickle-cell disease, SCD

см [сантиметр] centimeter, cm

СМЖ [спинномозговая жидкость] cerebrospinal fluid, CSF

СНС [симпатическая нервная система] sympathetic nervous system, SNS

СОЭ [скорость оседания эритроцитов] erythrocyte sedimentation rate, ESR

СПА [специфический простатический антиген] specific prostatic antigen, SPA

СПЖ [средняя продолжительность жизни] mean life

СПИД [синдром приобретённого иммунодефицита] acquired immunodeficiency syndrome, AIDS

СРБ [С-реактивный белок] C-reactive protein, CRP

ССП [синдром слепой петли] blind loop syndrome, BLS

ССС [сердечно-сосудистая система] cardiovascular system, CVS

СТ [серотонин] serotonin

СТГ [соматотропин, гормон роста] somatotropic [growth] hormone, STH

стДНК [сателлитная ДНК] satellite DNA

СУЗИ [введение сперматозоида под зону пеллюцида] spermatozoon under-pellucid zone injection, SUZI

СЭМ [сканирующая электронная микроскопия] scanning electron microscopy, SEM, sem

Т 1. [тироксин] thyroxin 2. [трийодтиронин] triiodothyronin

Т/А [токсин-антитоксин] toxin-antitoxin, TA, TAT

ТДФ [тимидиндифосфат] thymidine diphosphate

ТЕЗА [аспирация сперматозоидов из яичка] testicle spermatozoon aspiration, TESA

Тест. [тестостерон] testosteron

ТМФ [тимидинмонофосфат] thymidine monophosphate

ТПН [трифосфопиридиннуклеотид] triphosphopyridine nucleotide

ТПСП [тормозной постсинаптический потенциал] inhibitory postsynaptic potential

тРНК [транспортная РНК] transfer RNA

ТСБ [тироксин-связывающий белок] thyroxine binding protein

ТСХ [тонкослойная хроматография] thin-layer chromatography

ТТГ [тиреотропный гормон] thyroid-stimulating hormone, thyrothrop(h)in, TSH

ТТФ [тимидинтрифосфат] thymidine triphosphate

ТУР [трансуретральная резекция простаты] transurethral prostatic resection, TURP

ТФ [тетрада Фалло] Fallot's tetrad

ТЭМ [трансмиссионная электронная микроскопия] transmission electron microscopy

УДФ [уридиндифосфат] uridine diphosphate

УЗДГ [ультразвуковая диагностика] ultrasound imaging

УЗИ [ультразвуковое исследование] ultrasound, US, ultrasonic scanning, echography, echographia, echoscopy, (ultra)sonography

УКФ [уровень клубочковой фильтрации] glomerular filtration rate

УМФ [уридинмонофосфат] uridine monophosphate, UMP

УОК [ударный объём крови] stroke volume

УПК [угол передней камеры глаза] angle of anterior chamber of eye

УТФ [уридинтрифосфат] uridine triphosphate, UTP

УФ [ультрафиолетовый] ultraviolet

УФЛ [ультрафиолетовое излучение] ultraviolet irradiation, UV

фаг [бактериофаг] bacteriophage

ФАД [флавинадениндинуклеотид] flavin adenine dinucleotide

ФВД [функция внешнего дыхания] external respiration

ФГА [фитогемагглютинин] phytohemagglutinin, PHA

ФЖЕЛ [форсированная жизненная ёмкость лёгких] maximal expiratory flow volume

ФКГ [фонокардиограмма] phonocardiogram

ФМН [флавинмононуклеотид] flavin mononucleotide

ФОЕ [функциональная остаточная ёмкость лёгких] functional residual capacity

ФП [флавопротеид] flavoprotein

ФСГ [фолликулостимулирующий гормон] follicle-stimulating hormone, FSH

5-ФУ [5-фторурацил] fluorouracil, 5-FU

ФУДР [флоксуридин] 5-fluorouracil deoxyribonucleoside, FUDR

фунг [феномен ускоренного нарастания громкости] recruitment

ХАГ [хронический активный гепатит] chronic active hepatitis, CAH

ХГ [хорионический гонадотропин] chorionic gonadotropin

ХЛТ [хронический лимфоцитарный тиреоидит] chronic lymphocyte thyroiditis

ХОЗЛ [хроническое обструктивное заболевание лёгких] chronic obstructive pulmonary disease, COPD
хпДНК [хлоропластная ДНК] chloroplast DNA
ХПН [хроническая почечная недостаточность] chronic rena linsufficiency
Хр.[хромосома] chromosome
цАМФ [циклический аденозинмонофосфат] cyclic adenosine monophosphate
ЦВД [центральное венозное давление] central venous pressure, CVP
ЦМФ [цитидинмонофосфат] cytidine monophosphate
ЦНИИ ССХ [Центральный научно-исследовательский институт сердечно-сосудистой хирургии] Central Research Institute of Cardiovascular Surgery
ЦНС [центральная нервная система] central nervous system, CNS
цРНК [цитоплазматическая РНК] cytoplasmic RNA
ЦСА [цифровая субтракционная ангиография] digital subtraction angiography
ЦТК [цикл трикарбоновых кислот] tricarboxylic acid cycle
ЦТФ [цитидинтрифосфат] cytidine triphosphate
ЧД [частота дыхания] breathing rate
чМГ [человеческий менопаузальный гонадотропин] human menopausal gonadotropin
ЧСА [человеческий сывороточный альбумин] human serum albumin
ЧСС [частота сердечных сокращений] heart rate
чХГ [человеческий хорионический гонадотропин] human chorionic gonadotropin, hCG
ЩФ [щелочная фосфатаза] alkaline phosphatase
Э [эозинофил] eosinophil
ЭА [этилацетат] ethylacetate
эВ [электрон-вольт] eV
ЭДТА [этилендиаминтетраацетат] ethylene diamine tetraacetate, EDTA
ЭДТК [этилендиаминтетрауксусная кислота] ethylenediaminetetraacetic acid, EDTA
ЭКГ [электрокардиограмма] electrocardiogram, ECG
ЭКО [экстракорпоральное оплодотворение] in vitro fertilization, IVF
ЭКО и ПЭ [экстракорпоральное оплодотворение и перенос эмбриона] in vitro fertilization and embryo transfer, IVF & ET
ЭКТ [эмиссионная компьютерная томография] emission computed tomography
элиз [элемент изображения] picture element, pixel
ЭЛИЗА [иммуноферментный твердофазный анализ] enzyme-linked immunosorbent assay, ELISA
ЭМГ [электромиограмма] electromyogram
ЭМП [электрическое магнитное поле] electric magnetic field
ЭОС [электрическая ось сердца] electrical axis
ЭП 1. [электрическое поле] electric field 2. [эритропоэтин] erythropoietin
ЭПР [электронный парамагнитный резонанс] electron spin resonance
Эр. [эритроцит] red blood cell, RBC
ЭРХПГ [эндоскопическая ретроградная холангиопанкреатография] endoscopic retrograde cholangiopancreatography, ERCP
ЭСВ [экстрасенсорное восприятие] extrasensory perception, ESP
ЭУВЛ [экстракорпоральная ударно-волновая литотрипсия] extracorporal shock-wave lithotripsy, ESWL
ЭФ [электрофорез] electrophoresis
Эхо-КГ [эхокардиограмма] echocardiogram
ЭЭГ [электроэнцефалограмма] electroencephалogram, EEG
ЮГ [ювенильные гормоны] juvenile hormones
яДНК [ядерная ДНК] nuclear DNA
ЯМР [ядерный магнитный резонанс] nuclear magnetic resonance, NMR
яРНК [ядерная РНК] nuclear RNA

Издательство «Р У С С О», выпускающее научно-технические словари,

предлагает:

Англо-русский биологический словарь
Англо-русский словарь по машиностроению и автоматизации производства
Англо-русский словарь по нефти и газу
Англо-русский словарь по психологии
Англо-русский словарь по патентам и товарным знакам
Англо-русский словарь по химии и химической технологии
Англо-русский словарь сокращений по компьютерным технологиям
Англо-русский словарь по электротехнике и электроэнергетике
Англо-русский словарь по энергетике и защите окружающей среды
Англо-русский юридический словарь
Большой англо-русский политехнический словарь в 2-х томах
Большой русско-английский медицинский словарь
Русско-английский геологический словарь
Русско-английский словарь по нефти и газу
Русско-английский политехнический словарь
Русско-английский физический словарь
Русско-английский юридический словарь
Англо-русский и русско-английский медицинский словарь
Англо-русский и русско-английский словарь ресторанной лексики
Англо-русский и русско-английский словарь по солнечной энергетике
Русско-англо-немецко-французский металлургический словарь
Латинско-англо-немецко-русский словарь лекарственных растений
Словарь названий животных. Насекомые (латинский, русский, английский, немецкий, французский).
Французско-англо-русский банковско-биржевой словарь

Адрес: 117071, Москва, Ленинский пр-т, д. 15, офис 323.
Тел./факс: 955-05-67, 237-25-02.
Web-страница: http: //www.aha.ru/~russopub/
E-mail: russopub@aha.ru

СПРАВОЧНОЕ ИЗДАНИЕ

БЕНЮМОВИЧ
Макс Самойлович
РИВКИН
Владимир Львович
ТАТОЧЕНКО
Владимир Кириллович и др.

БОЛЬШОЙ РУССКО-АНГЛИЙСКИЙ МЕДИЦИНСКИЙ СЛОВАРЬ

Ответственный за выпуск
ЗАХАРОВА Г. В.

Ведущий редактор
МОКИНА Н. Р.

Редакторы
ГАЛКИНА Н. П.
ГВОЗДЕВА Т. Ф.
КИСЛОВА Е. Е.
КОЛПАКОВА Г. М.
КРОВЯКОВА А. В.
МОШЕНЦЕВА И. И.
СМУЛЬСКАЯ Т. К.
УРВАНЦЕВА А. И.

Лицензия ИД № 00179
от 28.10.1999 г.

Подписано в печать 05.04.2001. Формат 70 × 100/16.
Бумага офсет № 1. Печ. л. 44, усл. печ. л. 57,2.
Тираж 3060 экз. Зак. 7300.

«РУССО», 117071, Москва, Ленинский пр-т, д. 15, офис 323.
Телефон/факс: 955-05-67, 237-25-02.
Web: http: //www.aha.ru/~russopub/
E-mail: russopub@aha.ru

Отпечатано в полном соответствии
с качеством предоставленных диапозитивов
в ОАО «Можайский полиграфический комбинат».
143200, г. Можайск, ул. Мира, 93.